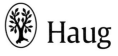

Samuel Hahnemann

Gesamte Arzneimittellehre

Alle Arzneien Hahnemanns:
Reine Arzneimittellehre, Die chronischen Krankheiten und weitere Veröffentlichungen in einem Werk

Herausgegeben und bearbeitet von
Christian Lucae und Matthias Wischner

Band 3: O – Z

2., unveränderte Auflage

Karl F. Haug Verlag · Stuttgart

**Bibliografische Information
der Deutschen Nationalbibliothek**
Die Deutsche Nationalbibliothek verzeichnet
diese Publikation in der Deutschen Nationalbibliografie;
detaillierte bibliografische Daten sind im Internet über
http://dnb.d-nb.de abrufbar.

Anschrift der Herausgeber
Dr. med. Christian Lucae
Franz-Joseph-Str. 5
80801 München

Dr. med. Matthias Wischner
Am Mühlenteich 35 A
21680 Stade

1. Auflage 2007

© 2013 Karl F. Haug Verlag in
MVS Medizinverlage Stuttgart GmbH & Co. KG
Oswald-Hesse-Str. 50, 70469 Stuttgart

Unsere Homepage: www.haug-verlag.de

Printed in Germany

Umschlaggestaltung: Thieme Verlagsgruppe
Umschlagfoto: www.fotolia.com
Satz: Mitterweger & Partner, Plankstadt
Satzsystem: Typoscript
Druck: Grafisches Centrum Cuno, Calbe

ISBN 978-3-8304-7669-6   1 2 3 4 5 6

Wichtiger Hinweis: Wie jede Wissenschaft ist die Medizin ständigen Entwicklungen unterworfen. Forschung und klinische Erfahrung erweitern unsere Erkenntnisse, insbesondere was Behandlung und medikamentöse Therapie anbelangt. Soweit in diesem Werk eine Dosierung oder eine Applikation erwähnt wird, darf der Leser zwar darauf vertrauen, dass Autoren, Herausgeber und Verlag große Sorgfalt darauf verwandt haben, dass diese Angabe dem Wissensstand bei Fertigstellung des Werkes entspricht.

Für Angaben über Dosierungsanweisungen und Applikationsformen kann vom Verlag jedoch keine Gewähr übernommen werden. Jeder Benutzer ist angehalten, durch sorgfältige Prüfung der Beipackzettel der verwendeten Präparate und gegebenenfalls nach Konsultation eines Spezialisten festzustellen, ob die dort gegebene Empfehlung für Dosierungen oder die Beachtung von Kontraindikationen gegenüber der Angabe in diesem Buch abweicht. Eine solche Prüfung ist besonders wichtig bei selten verwendeten Präparaten oder solchen, die neu auf den Markt gebracht worden sind. Jede Dosierung oder Applikation erfolgt auf eigene Gefahr des Benutzers. Autoren und Verlag appellieren an jeden Benutzer, ihm etwa auffallende Ungenauigkeiten dem Verlag mitzuteilen.

Geschützte Warennamen (Warenzeichen) werden nicht besonders kenntlich gemacht. Aus dem Fehlen eines solchen Hinweises kann also nicht geschlossen werden, dass es sich um einen freien Warennamen handelt.

Das Werk, einschließlich aller seiner Teile, ist urheberrechtlich geschützt. Jede Verwertung außerhalb der engen Grenzen des Urheberrechtsgesetzes ist ohne Zustimmung des Verlags unzulässig und strafbar. Das gilt insbesondere für Vervielfältigungen, Übersetzungen, Mikroverfilmungen und die Einspeicherung und Verarbeitung in elektronischen Systemen.

Inhalt

Band 3

Oleander	1407
Opium	1418
Paris quadrifolia	1441
Petroleum	1446
Phosphoricum acidum	1463
Phosphorus	1495
Platinum metallicum	1536
Pulsatilla pratensis	1551
Rheum palmatum	1583
Rhus toxicodendron	1590
Ruta graveolens	1618
Sabadilla officinalis	1628
Sabina	1642
Sambucus nigra	1653
Sarsaparilla officinalis	1658
Sepia	1676
Silicea terra	1713
Spigelia anthelmia	1740
Spongia tosta	1762
Squilla maritima	1775
Stannum metallicum	1784
Staphysagria	1814
Stramonium	1837
Sulphur	1853
Sulphuricum acidum	1907
Taraxacum officinale	1920
Thuja occidentalis	1929
Valeriana officinalis	1947
Veratrum album	1948
Verbascum thapsus	1968
Viola odorata	1975
Viola tricolor	1978
Zincum metallicum	1983

Anhang

Glossar	2015
Tabellarische Übersicht aller Arzneimittel .	2018
Vorrede (Samuel Hahnemann)	2025
Arzneimittelverzeichnis	2028

Oleander

Oleander. **Nerium Oleander [RAL I (1830), S. 326–347]**

(Ungeachtet die Arzneikraft dieses Gewächses eben nicht sehr flüchtig zu seyn scheint und man sich daher zum arzneilichen Gebrauche recht wohl der frisch getrockneten und gepülverten Blätter mit Weingeist zur Tinktur ausgezogen bedienen könnte, so pflege ich doch, um ein stets gleichförmig kräftiges Mittel zu erhalten, mich der grünen, frischen Blätter, zur Zeit der anfangenden Blüthe gepflückt, dergestalt zu bedienen, daß eine Unze davon, klein geschnitten, erst mit so viel Weingeist im Mörsel befeuchtet wird, als zur Erlangung eines dicken, aber fein gestampften Breies hinreicht, dann aber der übrige Weingeist (zusammen überhaupt eine Unze) zur Verdünnung der dicken Masse angewandt, zuletzt aber durch ein leinenes Tuch der Saft ausgepreßt wird, den man einige Tage hinstellt zur Absetzung seines Eiweiß- und Faserstoffs; worauf man dann den hellen, dunkelgrünen Saft zum Gebrauche oben abgießt; wie man auch mit Sadebaum-, Taxus-, Lebensbaum- und ähnlichen saftarmen Blättern zu thun pflegt.)

Ich habe zwar mehrere Gewächse und Gewächstheile, auch Mineralien, zuerst in den Arzneivorrath eingeführt und ich kann mir wohl schmeicheln, denselben damit bereichert zu haben. Unter andern aber ist auch Oleander ein heilsames neues Heilmittel von wünschenswerthen Kräften, die wir bei keinem andern Arzneimittel antreffen.

Er wird sich in einigen Arten von Geisteszerrüttungen z.B. der Zerstreutheit, und in gewissen Arten schmerzloser Lähmungen, bei Kopfausschlägen und einigen äußern Kopfleiden, wo nicht als vollkommnes Heilmittel, doch als unentbehrliches Zwischenmittel erweisen, und so wird der homöopathische Arzt noch andre Heilkräfte aus den Beschwerden, die er für sich an gesunden Personen erzeugt, sich von ihm zu Nutze zu machen wissen.

Ich habe mich bisher nur einer billionfachen Verdünnung des angeführten Saftes bedient, glaube aber, daß er, um auch bei den empfindlichsten Naturen ohne Anstoß gebraucht zu werden, eine viel weiter getriebene potenzirte Verdünnung (und Entfaltung seiner innern Kraft) bedürfen wird.

Die Namens-Verkürzungen der Mit-Beobachter sind *Franz [Fz.]*, *Groß [Gß.]*, *Gutmann [Gn.]*, *Hartmann [Htn.]*, *Langhammer [Lr.]*.

Oleander

■ **Gemüt**

Unlust zur Arbeit [*Htn.*]. [RAL 345]
Stumpfsinnig, mißgestimmt, zu nichts aufgelegt [*Gn.*]. [RAL 346]
Weder zur Arbeit, noch zur angenehmsten Beschäftigung aufgelegt [*Gn.*]. [RAL 347]
Mangel des Vertrauens zu sich selbst und deßhalb traurige Gemüths-Stimmung [*Gn.*]. [RAL 348]
Mißgestimmt, zurückgezogen [*Gn.*]. [RAL 349]
Er kann keinen Widerspruch vertragen [*Gß.*]. [RAL 350]
Aergerlich, verdrießlich, zu nichts aufgelegt [*Fz.*]. [RAL 351]
Die Hitze übereilt ihn gleich; er fährt zornig auf, doch reuet es ihn gleich wieder [*Gß.*]. [RAL 352]

■ **Schwindel, Verstand und Gedächtnis**

(Beim Gehen im Freien) Schwindel, nicht zum Taumeln und Fallen; er stand fest, aber die Gegenstände, Bäume und Menschen schienen so unter einander zu schweben, wie in einem verwirrten Tanze, und vor den Augen wards dunkel mit blitzenden Flimmern (als wenn der Schnee blendet) (n. 4½ St.) [*Lr.*]. [RAL 1]
Drehend, taumelig [*Gn.*]. [RAL 2]
Wenn er gerade steht, und auf die Erde sehen will, so wird's ihm schwindlicht vor den Augen und als ob er alles doppelt sähe; sah er aber gerade vorwärts, stehend oder gebückt, so empfand er nichts davon (n. 7 St.) [*Htn.*]. [RAL 3]
Da er vom Lager aufstand, konnte er vor heftigem Schwindel im ganzen Kopfe kaum über die Stube gehen (n. 10 St.) [*Htn.*]. [RAL 4]
Drehendes Schwindeln in der Stirne und Wanken der untern Gliedmaßen, wie von Schwäche derselben (n. 1½ St.) [*Htn.*]. [RAL 5]
Der Schwindel verläßt ihn, selbst beim Gehen in der freien Luft, nicht [*Htn.*]. [RAL 6]
Besinnungslosigkeit [*Petrus de Abano, de Venenis. Cap. 37*]. [RAL 7]
Eingenommenheit des ganzen Kopfs (n. ½ St.) [*Gn.*]. [RAL 8]
Der Geist ist stumpf; er kann nicht wohl denken [*Gn.*]. [RAL 9]
Beim Lesen längerer Sätze in einem Buche fällt es ihm oft schwer, den periodischen Zusammenhang zu fassen [*Gß.*]. [RAL 10]
Es wird ihm sehr schwer, ein gelehrtes Buch zu lesen; er muß sich manchen Satz drei, viermal wiederholen, ehe er ihn versteht, weil er mit der größten Anstrengung das Gelesene nicht mit dem Geiste erfassen kann, sondern von andern, selbst geschaffenen Gedanken gestört wird, die immer den gelesenen, fremden verdrängen [*Gß.*]. [RAL 11]
Beim Studiren hat er stets andre Gedanken; er träumt sich in die Zukunft, und mahlt sich in der Einbildung schöne Bilder davon aus (n. 4 St.) [*Htn.*]. [RAL 12]
Beim Lesen eines Buchs faßt er die vorgetragenen Gedanken dann am allerwenigsten, wenn er beim lebhaften Bestreben, sie zu verstehen, daran denkt, daß er sie nicht verstehen wird; seine Gedanken verwirren sich dann und machen ihn nun ganz unfähig, weiter zu lesen; wohl aber versteht er alles leichter, wenn er gar nicht darauf denkt, es verstehen zu wollen; ihn beschäftigt dann außer der Sache selbst, keine Nebenidee [*Gß.*]. [RAL 13]
Das Erinnerungsvermögen ist schwach; er kann sich auf die bekanntesten Namen nicht besinnen (n. 2½ St.) [*Gn.*]. [RAL 14]

■ **Kopf**

Schwere des Kopfs (n. 24 St.) [*Gn.*]. [RAL 15]
Er kann den Kopf nicht in der Höhe erhalten, wegen großen Schwere-Gefühls darin; er muß aufhören zu lesen und sich niederlegen; beim Liegen fühlt er keinen Kopfschmerz und befindet sich wohl, wenn er aber aufsteht, so fühlt er wieder die Schwere und Eingenommenheit im Kopfe, die Uebelkeit und die übrigen unangenehmen Empfindungen (n. 9 St.) [*Gn.*]. [RAL 16]
Schmerz im Kopfe, als wenn ein zentnerschweres Gewicht nach vorne zöge (n. 10 St.) [*Gn.*]. [RAL 17]
Gefühl, als wäre der Kopf eingespannt, mehr betäubend als schmerzhaft [*Gß.*]. [RAL 18]
In der rechten Schläfe klemmender Schmerz [*Gß.*]. [RAL 19]
Drückender Schmerz im Gehirne (nach 6, 14 Stunden). [RAL 20]
Betäubender Druck in der rechten Kopf-Seite, wie von einem langsam eingedrückten, stumpfen Werkzeuge [*Gß.*]. [RAL 21]
Heraus drückender Kopfschmerz über der Stirne, von innen heraus (n. 11½ St.) [*Gn.*]. [RAL 22]
Ein dumpfes Zusammendrücken in der Stirne [*Gß.*]. [RAL 23]

Drückender Kopfschmerz zur Stirne heraus (n. 4, 24 St.) [*Gn.*]. [RAL 24]

Drücken in den obern Schädelknochen, mit Gefühl, als wenn sie wund wären (n. 36 St.) [*Gn.*]. [RAL 25]

Schmerz in der Stirne, als wenn sie entzweispringen sollte [*Gn.*]. [RAL 26]

Empfindliches Drücken, nach außen im linken Stirnhügel, was nach darauf Drücken mit der Hand verging (n. 1 1/4 St.) [*Htn.*]. [RAL 27]

Drückende Unruhe im Umfange der Stirne [*Gß.*]. [RAL 28]

Ein herauf und herunter ziehender, drückender Schmerz in der linken Schläfe, der im Freien vergeht [*Fz.*]. [RAL 29]

Ein gelindes Ziehen in der linken Schläfe [*Gß.*]. [RAL 30]

Langsam pulsartig klopfender Schmerz im Kopfe, in der Stirne [*Fz.*]. [RAL 31]

Schmerz, wie ein Stoß auf die linke Schläfe [*Gß.*]. [RAL 32]

Plötzlich ein betäubender Schmerz vorne in der Stirne, wie von einem derben Schlage [*Gß.*]. [RAL 33]

Bohrender Schmerz im ganzen Gehirne [*Gn.*]. [RAL 34]

Bohrender Schmerz, oben im Gehirne (n. 26 St.) [*Gn.*]. [RAL 35]

Langsam folgende, tief eindringende, scharfe Stiche in der rechten Seite des Scheitels [*Gß.*]. [RAL 36]

Fressendes Jücken wie von Läusen auf dem ganzen Haarkopfe, das zum Kratzen nöthigte, abwechselnd den ganzen Tag (n. 56 St.) [*Lr.*]. [RAL 37]

Arges (Jücken) Fressen auf dem Haarkopfe, wie von Läusen; nach dem Kratzen schründet es, wie aufgekratzt [*Gß.*]. [RAL 38]

Fressendes Jücken auf dem Haarkopfe, was zum Kratzen nöthigt [*Gß.*]. [RAL 39]

Jückender Blüthen-Ausschlag auf dem Haarkopfe. [RAL 40]

Abschuppung der Oberhaut auf dem Haarkopfe. [RAL 41]

Nachts, beständiges beißendes Jücken auf dem Haarkopfe, wie von Läusen [*Fz.*]. [RAL 42]

Zusammenziehend brennender Schmerz äußerlich an der linken Seite des Scheitels [*Fz.*]. [RAL 43]

Scharf drückender äußerer Schmerz an der linken Seite des Hinterhaupts [*Fz.*]. [RAL 44]

Auf einer kleinen Stelle des Hinterhauptes, stumpfer Druck [*Gß.*]. [RAL 45]

Druck auf die rechte Seite des Kopfs, als würde sie eingedrückt [*Gß.*]. [RAL 46]

Drücken auf dem rechten Stirnhügel [*Gß.*]. [RAL 47]

Ein Paar Schläge vor die Stirne, auf einer kleinen Stelle, wie mit einem Hammer [*Gß.*]. [RAL 48]

Spannender Stich im Hinterhauptknochen [*Gß.*]. [RAL 49]

■ Gesicht und Sinnesorgane

Drückender Schmerz in den Knochen der rechten Gesichts-Seite, auch bei Bewegung des Unterkiefers anhaltend (n. 3/4 St.) [*Gn.*]. [RAL 50]

Dumpf drückender Schmerz am rechten Oberkiefer, unter dem Jochbeine (n. 48 St.) [*Gn.*]. [RAL 51]

Druck auf dem Jochbeine, mehr betäubend als schmerzhaft, der sich tief hinein in den Kopf und die Nasenwurzel erstreckt; eine spannende, betäubende, beschwerliche Empfindung [*Gß.*]. [RAL 52]

Bald höher, bald tiefer, in den Schläfen heftig drückender Schmerz beim Kauen [*Fz.*]. [RAL 53]

Nach dem Aufstehen früh aus dem Bette, ganz verstörtes Gesicht; er sieht ganz blaß aus, die Augen sind mit blauen Rändern umgeben und die Wangen eingefallen [*Htn.*]. [RAL 54]

Den ganzen Tag hindurch blasse Gesichtsfarbe (n. 40 St.) [*Lr.*]. [RAL 55]

Beim Befühlen, Wundheits-Schmerz im rechten Augenbraubogen, nach der Schläfe zu (n. 14 St.) [*Gn.*]. [RAL 56]

Stumpfes Drücken auf dem obern Augenhöhlrande, absetzend, bald stärker, bald minder [*Gß.*]. [RAL 57]

Erweiterte Pupillen (n. 1 St.) [*Lr.*]. [RAL 58]

Verengerte Pupillen (n. 25 St.) [*Lr.*]. [RAL 59]

Beim Seitwärtssehen, ohne den Kopf zu wenden, wollte es ihm schwarz vor den Augen werden [*Gß.*]. [RAL 60]

Es ist ihm, als sollte es ihm schwarz vor den Augen werden [*Gß.*]. [RAL 61]

Beim Lesen thränen die Augen [*Gß.*]. [RAL 62]

Beim Lesen, ein Spannen in den linken Augenlidern (n. 6 1/2 St.) (Gn.). [RAL 63]

Drücken im linken Auge von oben herab und im linken Jochbeine [*Fz.*]. [RAL 64]

Wehthun der Augen, als hätte er sie durch viel Lesen zu sehr angestrengt [*Gß.*]. [RAL 65]

Beißen im linken Auge [*Fz.*]. [RAL 66]

Ein Drücken in den Augen, als wenn ein harter Körper darin wäre [*Gn.*]. [RAL 67]

Brennen am untern Augenlide und Jücken um das Augenlid herum [*Fz.*]. [RAL 68]

Brennen im rechten obern Augenlide (n. 10½ St.). [RAL 69]

Abends, ein spannender Schmerz in dem einen Augenwinkel, gleich als wenn das Auge stark heraufwärts gedreht würde; es ward ihm schwer, das Auge jenseits zu drehen (n. 5 Tagen) [*Fz.*]. [RAL 70]

Brennendes Spannen in beiden rechten Augenlidern, selbst bei Bewegung (n. 8 St.) [*Gn.*]. [RAL 71]

Jücken im rechten Augapfel (n. 30 St.) [*Gn.*]. [RAL 72]

Feines Stechen und Jücken am linken obern Augenlide [*Fz.*]. [RAL 73]

Die Augenlider zogen sich so unwillkürlich zusammen, als wenn er schläfrig wäre (n. 8½ St.) [*Gn.*]. [RAL 74]

Neben dem linken Auge, an der Nasenwurzel und am linken Jochbeine ein fein stechendes Jücken [*Fz.*]. [RAL 75]

Rothe Geschwulst unter den Augen, von Ansehen, als wenn da ein Ausschlag hervorbrechen wollte. [RAL 76]

Eine sonderbare, taube Empfindung steigt rings, äußerlich vom Halse nach dem Kopfe empor [*Gß.*]. [RAL 77]

Taubes Gefühl, wie ein schmerzloses Drücken auf dem Rücken der Nase [*Gß.*]. [RAL 78]

Beißendes Jücken in der Nasenwurzel nach dem linken Auge zu, als wenn Rauch in der Stube wäre [*Fz.*]. [RAL 79]

Betäubender, stumpfer Druck zwischen der Nasenwurzel und der linken Augenhöhle [*Gß.*]. [RAL 80]

Brennendes Jücken an der Stirne, dem linken Backen und an der Spitze des Kinnes, worauf kleine Knötchen entstehen, mit erhabnem, hartem Rande und schmerzlos für sich und bei Berührung [*Fz.*]. [RAL 81]

Am linken Backen Gefühl, als wehete ihn ein kalter Wind an; beim Anfühlen mit der Hand ist dieß Gefühl weg und die Hand fühlt ihn heiß, und wärmer als den andern Backen [*Gß.*]. [RAL 82]

Röthe der Backen, ohne Hitze [*Fz.*]. [RAL 83]

Hitz-Gefühl und Hitze der Backen ohne Röthe, mit Trockenheit im Gaumen und Halse [*Fz.*]. [RAL 84]

Ein (jückendes?) Fressen auf dem rechten Backen [*Gß.*]. [RAL 85]

Betäubendes Zusammendrücken beider Jochbeine, als würden sie mit einer Zange gepackt [*Gß.*]. [RAL 86]

Auf dem linken Jochbeine dicht neben dem Ohre ein dumpfer, tauber, unschmerzhafter Druck [*Gß.*]. [RAL 87]

Heftiger Druck auf dem rechten Backen, neben dem Winkel des Unterkiefers [*Gß.*]. [RAL 88]

Klammartiges Ziehen am äußern Ohre, und darunter, als würde es herausgezogen, sich allmälig erst verstärkend, dann wieder vermindernd. [*Gß.*]. [RAL 89]

Bald vom rechten, bald vom linken Ohrkäppchen anfangende Hitze, die sich über diese Seite und von da über das ganze Gesicht verbreitet [*Fz.*]. [RAL 90]

In der linken Schläfe und im äußern Gehörgange, Empfindung, wie sie beim Gähnen zu entstehen pflegt [*Fz.*]. [RAL 91]

Im Innern des Ohres, ein scharf drückender Schmerz [*Fz.*]. [RAL 92]

Unausgesetztes Wuwwern im linken Ohre [*Fz.*]. [RAL 93]

Singen im linken Ohre. [RAL 94]

Ein gellendes, betäubendes Klingen im linken Ohre [*Gß.*]. [RAL 95]

Brennen im Eingange des linken Ohres [*Gn.*]. [RAL 96]

Unter dem Ohre, über dem Warzenfortsatze, ein Schmerz, als würde ein stumpfer Nagel in den Kopf gestoßen, mit Betäubung [*Gß.*]. [RAL 97]

Den ganzen Nachmittag, Jücken um die Nase [*Gn.*]. [RAL 98]

Brennendes Stechen über dem linken Mundwinkel [*Fz.*]. [RAL 99]

Unschmerzhaftes Gefühl, als sei die Oberlippe geschwollen (eine Art tauben Gefühls) [*Gß.*]. [RAL 100]

Brennender Schmerz in der rechten Unterlippe, anhaltend in und nach der Bewegung (n. 79 St.) [*Gn.*]. [RAL 101]

Die Lippen sind braun, vorzüglich die Unterlippe, bei übrigens unveränderter, kaum blasser Gesichtsfarbe [*Morgagni, de sedib. et caus morb.* Ep. LIX. §. 12]. [RAL 102]

Konvulsives Zucken des linken Mundwinkels nach außen [*Gß.*]. [RAL 103]

Jählinge Geschwulst um den linken Mundwinkel. [RAL 104]

Eiterndes Blüthchen an der rechten und an der linken Seite des Kinns (n. 78, 48 St.) [*Lr.*]. [RAL 105]

Gefühl, als wehte ihn auf der linken Seite des Halses ein kühler Wind an [*Gß.*]. [RAL 106]

Scharf drückender Schmerz an der linken Seite des Halses, neben dem Adamsapfel [*Fz.*]. [RAL 107]

Schmerz, als drückte eine stumpfe Spitze rechts am Halse auf die Speiseröhre, und beim äußerlichen Aufdrücken schmerzen auch die Halsmuskeln einfach [*Gß.*]. [RAL 108]

Ein heran schiebendes Drücken in den vordern Halsmuskeln, so daß er die Halsbinde lösen mußte, eine drosselnde, erstickende Empfindung [*Fz.*]. [RAL 109]

Vor sich schon fühlbares, heftiges und volles, obgleich langsames Pulsiren der Carotiden [*Gß.*]. [RAL 110]

Gegen Abend und in der Nacht, stumpfreißender Schmerz in der linken Seite des Nackens und im linken Schulterblatte, abwechselnd mit Reißen in der Schläfe und im linken zweiten Backzahne [*Fz.*]. [RAL 111]

■ Mund und innerer Hals

In der Nacht immerwährender Zahnschmerz, reißend ziehend im linken ersten Backzahne und zuweilen in dem hohlen daneben; dieser Zahnschmerz hörte sogleich auf, als er das Bett verließ und kehrte gleich zurück, sobald er wieder in's Bett kam, mit einiger Angst, als wenn er sterben müßte; dabei häufiges Uriniren, Brecherlichkeit und Hitze im linken Backen (die erste Nacht.) [*Fz.*]. [RAL 112]

In den untern, rechten Backzähnen, einfaches Ziehen [*Gß.*]. [RAL 113]

Scharf ziehender Zahnschmerz am zweiten linken Backzahne [*Fz.*]. [RAL 114]

Während des Kauens, ein schneidend drückender Zahnschmerz, welcher nach dem Kauen gleich vergeht; doch ist der Zahn beim Befühlen und darauf Drücken unschmerzhaft (n. 2 St.) [*Fz.*]. [RAL 115]

Empfindlichkeit der Backzähne beim Kauen, als ob sie alle hohl wären [*Fz.*]. [RAL 116]

Sonderbares Gefühl im Munde, als ob alle Zähne darin lose und locker wären, mit bläulich weißem Zahnfleische des ganzen Ober- und Unterkiefers (n. 34 St.) [*Lr.*]. [RAL 117]

Weißbelegte Zunge mit Trockenheits-Gefühl im Munde und dürren Lippen (n. 31 St.) [*Lr.*]. [RAL 118]

Die Zungenwärzchen stehen alle in die Höhe gerichtet, was der Zunge ein ganz rauhes Ansehen giebt, von schmutzig weißer Farbe [*Gß.*]. [RAL 119]

Brennende Stiche in der linken Seite der Zunge (n. 2 1/2 St.) [*Gn.*]. [RAL 120]

Feine Stiche in der Zunge [*Gn.*]. [RAL 121]

Sprachvermögen fast gänzlich verloren, bei gehörigem Athem [*Morgagni,* a.a.O.]. [RAL 122]

Auf Befragen wollte sie antworten, vermochte aber nur Töne, aber keine verständlichen Worte vorzubringen [*Morgagni,* a.a.O.]. [RAL 123]

Eine Art Brennen im Schlunde bis in den Magen (n. 9 St.) [*Gn.*]. [RAL 124]

Sie genoß nichts, nahm nichts zu sich [*Morgagni,* a.a.O.]. [RAL 125]

Ein lätschiger Geschmack im Munde, außer dem Essen, wie von verderbtem Magen. [RAL 126]

■ Magen

Kein Appetit zu essen oder Tabak zu rauchen [*Htn.*]. [RAL 127]

Er ist appetitlos, doch nicht ohne Hunger; er ißt mehr mit Unbehagen, als mit Vergnügen und sehr wenig [*Fz.*]. [RAL 128]

Appetitlos; es schmeckte ihm zwar das Essen, aber er war gleich satt (n. 5 1/2 St.) [*Lr.*]. [RAL 129]

Durst; er trinkt mehr als sonst [*Fz.*]. [RAL 130]

Durst nach Kaltem, vorzüglich nach frischem Wasser (n. 30 St.) [*Lr.*]. [RAL 131]

Kein Appetit und doch Heißhunger; er verschlang viel und begierig [*Gn.*]. [RAL 132]

Heißhunger mit Zittern der Hände beim Essen, und große Schwäche im ganzen Körper (nach einem halbstündigen Geschwindgehen) [*Gn.*]. [RAL 133]

Vor Verlangen nach dem vorliegenden Essen zittern ihm die Hände [*Gn.*]. [RAL 134]

Während des Mittagmahls, das er mit einer Hast, wie im Heißhunger, verschlingt, ist's ihm im Kopfe so taumlich, als sollte ihm Hören und Sehen vergehen, und besonders, als wollte es ihm vor dem rechten Auge schwarz werden [*Gß.*]. [RAL 135]

Großer Hunger mit vielem Appetite (n. 6 St.) [*Gn.*]. [RAL 136]

Beim Essen, Mittags, starkes, öfteres, leeres Aufstoßen [*Gß.*]. [RAL 137]

Aufstoßen fauligen Geruchs, mehrmals (n. 4 T.). [RAL 138]

Starkes, öfteres, leeres Aufstoßen [*Gß.*]. [RAL 139]

Beim Aufstoßen kömmt ihm etwas aus dem Magen in den Mund (Aufrülpsen) [*Gß.*]. [RAL 140]

Ekel vor dem ihm sonst angenehmen Käse [*Gn.*]. [RAL 141]

Abends schmecken ihm alle Speisen ganz unkräftig und weichlich [*Gß.*]. [RAL 142]

Kein Appetit, alles ekelt ihn an, als sollte er darnach brechen oder Durchfall bekommen [*Gß.*]. [RAL 143]

Es kömmt ihm brecherlich herauf und Wasser läuft ihm im Munde zusammen [*Gß.*]. [RAL 144]

Es ist ihm sehr brecherlich und Wasser läuft ihm im Munde zusammen; verschluckt er dieß, so vergeht die Brecherlichkeit auf Augenblicke; dabei eigner fader Geschmack im Munde [*Gß.*]. [RAL 145]

Die Brecherlichkeit nimmt zu beim Bücken und wird auf Augenblicke durch Aufstoßen gelindert [*Gß.*]. [RAL 146]

Nach der Brecherlichkeit, großer Hunger [*Gß.*]. [RAL 147]

Uebelkeit [*Gn.*]. [RAL 148]

Uebelkeit im Munde, als wenn er sich erbrechen müßte (n. 4 St.) [*Lr.*]. [RAL 149]

Uebelkeit wie im Munde und öfters, bei jedem Würgen, Wasserauslaufen aus dem Munde, wie Würmerbeseigen, zwei Stunden lang; dabei zog's ihm klammartig schmerzhaft die Halsmuskeln zusammen, als wollte es ihn erdrosseln und zugleich den Unterleib und die Bauchmuskeln; Anfangs brachte er mit vielem Würgen bloß Schleim aus dem Rachen, dann aber erfolgte etwas Flüssiges von den genossenen Speisen darauf mit sauerm Geschmacke, zwei Stunden lang (n. 6 St.) [*Lr.*]. [RAL 150]

Nach dem Essen eines Bissen Brodes hob es ihn sogleich und er mußte sich übergeben, da er dann nichts als kleine Brodstückchen und das Wenige, eben Genossene mit einer Menge Wasser ausbrach (n. 6½ St.) (*Htn.*). [RAL 151]

Das Mittagsmahl schmeckt ihm sehr gut; er muß aber bald aufhören, da es ihm übel und weichlich wird [*Gß.*]. [RAL 152]

Ungeheures Erbrechen und darauf Durst [*Morgagni*, a.a.O.]. [RAL 153]

Erbrechen eines gelblich grünen Wassers von bitterm Geschmacke (n. 12 St.) [*Htn.*]. [RAL 154]

Allgemeines Uebelbefinden mit Brecherlichkeit [*Gn.*]. [RAL 155]

Gefühl von Leere in der Gegend der Herzgrube, bei Vollheits-Gefühl im Bauche [*Gß.*]. [RAL 156]

Links über der Herzgrube, absetzendes Pochen [*Gß.*]. [RAL 157]

Empfindung in der Herzgrube, als wenn er jeden Pulsschlag des Herzens durch die ganze Brust schlagen fühlte, wie nach einer starken Erhitzung, ob er gleich beim Befühlen mit dem Finger nichts davon spürt, und das Herz nicht stärker und fühlbarer schlägt als zu andern Zeiten [*Htn.*]. [RAL 158]

Schmerzhaftes Drücken unter den kurzen Ribben der linken Seite, der Magen-Gegend, auf einer nur kleinen Stelle, bei jedem Ausathmen, das bei jedem Einathmen verschwand, durch Druck von außen sich vermehrte und eine halbe Stunde lang anhielt (n. 3 St.) [*Htn.*]. [RAL 159]

→ Magen: *Mund und innerer Hals*

■ **Abdomen**

Kälte-Gefühl, wie von einem kühlen Hauche auf der rechten Seite des Unterbauchs [*Gß.*]. [RAL 160]

Kälte-Gefühl in der rechten Bauch-Seite [*Gß.*]. [RAL 161]

Rechts, neben dem Nabel, ein lang gedehnter, sich wie aus dem Bauche windender, stichartiger Schmerz [*Gß.*]. [RAL 162]

In der Bauch-Seite, über dem linken Hüftknochen eine Art zuckend drückenden Schmerzes [*Gß.*]. [RAL 163]

Links unter dem Nabel, stumpfe Stiche oder Stöße [*Gß.*]. [RAL 164]

Jückendes Feinstechen in der linken Bauch-Seite, gleich unter den kurzen Ribben [*Gß.*]. [RAL 165]

Ein kneipendes Stechen im Bauche, während des Gehens (n. 60 St.) [*Gn.*]. [RAL 166]

Absetzendes Kneipen im Bauche, zuweilen mit Durchfallregungen [*Gß.*]. [RAL 167]

Kneipen in den Gedärmen (n. 24, 75 St.) [*Gn.*]. [RAL 168]

Es ist ihm, als wären die Eingeweide durch Laxanzen geschwächt und als sollte er Durchfall bekommen [*Gß.*]. [RAL 169]

Große Leerheit im Oberbauche [*Gß.*]. [RAL 170]

Innerlich unter dem Nabel, ein Nagen [*Gß.*]. [RAL 171]

Gleich links über dem Nabel, ein nagender Schmerz [*Gß.*]. [RAL 172]

Nadelstichartiger Schmerz unter dem Nabel (n. 58 St.) [*Gn.*]. [RAL 173]

Schmerzhafte Empfindlichkeit um den Nabel, mit Uebelbehagen im ganzen Unterbauche, und einer Unruhe um den Nabel, die sich bald wie Drücken, bald wie Nagen äußert [*Gß.*]. [RAL 174]

Ganz unten im Unterbauche, über der Wurzel der Ruthe, flüchtige, zuckende Stöße, worüber er erschrickt [*Gß.*]. [RAL 175]

Knurren und Poltern in der Gegend des Nabels, mit Leerheits-Empfindung im Unterleibe; kurz darauf einiger Blähung-Abgang (n. 1/2 St.) [*Htn.*]. [RAL 176]

Im Ober- und Unterbauche, Knurren [*Gß.*]. [RAL 177]

Knurren im Bauche [*Petrus de Abano*, a.a.O. Cap. 37]. [RAL 178]

- **Rektum**

Abgang vieler, sehr stinkender Blähungen von Fauleier-Geruche (n. 26, 30 St.) [*Gn.*]. [RAL 179]

Abgang häufiger Blähungen [*Gß.*]. [RAL 180]

Vergebliches Drängen und Zwängen zum Stuhle [*Fz.*]. [RAL 181]

Vergebliches Drängen zum Stuhle. [RAL 182]

Den ersten Tag kein Stuhl [*Htn.*]. [RAL 183]

Stuhl; der erste Koth ist Durchfall, der folgende aber fester; er muß aber pressen [*Gß.*]. [RAL 184]

Stuhlgang erst nach 24 Stunden, dessen erster Theil hart und bröckelig, der übrige dünn war [*Htn.*]. [RAL 185]

Stuhlgang hart und schwierig (n. 31 St.) [*Gn.*]. [RAL 186]

Stuhlgang ganz dünn und gelb, vor dem Stuhle aber Kollern und Knurren im Bauche (n. 39 St.) [*Htn.*]. [RAL 187]

Durchlauf. [RAL 188]

Die am vorigen Abende gegessene Speise ging ziemlich unverdaut ab und fast ohne Nöthigung; er wähnte, es gehe bloß eine Blähung ab (n. 48 St.) [*Htn.*]. [RAL 189]

Weicher Stuhlgang (n. 48 St.) [*Gn.*]. [RAL 190]

Abgang wenigen, dünnen, wässerigen Stuhls (n. 6 1/4 St.) [*Lr.*]. [RAL 191]

Brennen im After außer der Zeit des Stuhlganges, auch vor und nach demselben [*Fz.*]. [RAL 192]

- **Harnwege**

Häufiges Drängen zum Harnen mit wenigem Urinabgange (n. 27 St.) [*Lr.*]. [RAL 193]

Oefterer Abgang vielen Urins (n. 24 St.) [*Gn.*]. [RAL 194]

- **Atemwege und Brust**

Heftiges, zweimaliges Niesen [*Gß.*]. [RAL 195]

Feiner Stich im Schildknorpel [*Gn.*]. [RAL 196]

Zäher Schleim in der Luftröhre, er muß früh beim Aufstehen viel kotzen [*Gß.*]. [RAL 197]

Kitzel im Luftröhrkopfe, der, durch Einathmen der Luft erzeugt, einen den ganzen Körper erschütternden, kurzen Husten hervorbringt [*Htn.*]. [RAL 198]

Plötzliches Kälte-Gefühl auf der linken Brust [*Gß.*]. [RAL 199]

Große Leerheit in der Brust, wie ausgeweidet [*Gß.*]. [RAL 200]

Starkes Herzklopfen mit dem Gefühle, als wäre die Brust weiter geworden; er athmet dann mit starker Erhebung der Brust, ohne Beängstigung [*Gß.*]. [RAL 201]

Beim Liegen ist es ihm, als sei die Brust zu enge; er muß in langen und tiefen Zügen Athem holen (n. 6 St.) [*Htn.*]. [RAL 202]

Es beklemmt ihm die Brust in der Herzgrube beim Liegen und eine Viertelstunde nach dem Niederlegen erbricht er Schleim, Wasser und kleine vorher genossene Brodstückchen; wenn er sich vom Liegen aufrichtet, so verläßt ihn die Beklemmung der Brust (n. 7 1/2 St.) [*Htn.*]. [RAL 203]

Gefühl, als ob etwas Schweres auf der Brust läge, das sie zusammenpreßte, wodurch ein tiefes und ängstliches Einathmen entsteht, beim Gehen, Stehen und Liegen (n. 10 St.) [*Htn.*]. [RAL 204]

Herzklopfen und Aengstlichkeit [*Petrus de Abano*, a.a.O. Cap. 13]. [RAL 205]

Mehrere Anfälle von Herzklopfen. [RAL 206]

Aengstlichkeit um's Herz, ohne ängstliche Gedanken, mit Zittern des ganzen Körpers, mehrere Stunden lang (n. 7 St.) [*Lr.*]. [RAL 207]

Dumpf ziehender Schmerz über dem Herzen, heftiger beim Bücken und anhaltend beim Ausathmen (n. 55 St.) [*Gn.*]. [RAL 208]

Wühlendes Wehthun in den Ribbenknorpeln der rechten Brust, mit absetzendem Drücken auf einer kleinen Stelle, vermehrt durch darauf Drücken [*Gß.*]. [RAL 209]

Wehthun der rechten Brust äußerlich, wie hart gedrückt [*Gß.*]. [RAL 210]

Kriebelndes Stechen im Brustbeine. [RAL 211]

Im Brustbeine, ein stumpfer, anhaltender Stich (n. 24 St.) [*Gn.*]. [RAL 212]

Rechts, neben dem Brustbeine, an einer der falschen Ribben, stumpfe Stiche, wo es beim darauf Drücken einfach weh thut [*Gß.*]. [RAL 213]

Spannendes Stechen im Brustbeine, beim Bücken heftiger (n. 12 St.) [*Gn.*]. [RAL 214]

Während des Gehens stumpfe Stiche in der Brust, beim Ausathmen stärker (n. 8 St.) [*Gn.*]. [RAL 215]

Oben auf dem Brustbeine, stumpfe Drucke [*Gß.*]. [RAL 216]

In der linken Ribben-Seite, einige absetzende, stumpfe Stöße [*Gß.*]. [RAL 217]

Links an einer der Ribben (der Herzgrube gegenüber), ein absetzendes Nagen [*Gß.*]. [RAL 218]
An der Brust, unter der rechten Achsel, ein Pochen, wie stumpfe Stöße [*Gß.*]. [RAL 219]
Dumpfer Schmerz im Brustbeine (n. 10 St.) [*Gn.*]. [RAL 220]
Stumpfer Stich **in der linken Brust, anhaltend beim Ein- und Ausathmen** (n. 29 St.) [*Gn.*]. [RAL 221]
Stumpfer Stich in der rechten Brust, anhaltend beim Ein- und Ausathmen (n. 5½ St.) [*Gn.*]. [RAL 222]
Stiche im Zwergfelle beim Liegen beim Ein- und Ausathmen, die beim Aufrichten aufhören (n. 31 St.) [*Gn.*]. [RAL 223]
Feine Stiche in der linken Brust (n. 1½ St.) [*Gn.*]. [RAL 224]
Ein Stich in der linken Brust wie mit einem Messer (n. 48 St.) [*Gn.*]. [RAL 225]
Kneipender Stich in der linken Brust-Seite zu den falschen Ribben heraus (n. 6 St.) [*Gn.*]. [RAL 226]
Stumpfstechen in der linken Brust-Seite beim Gehen [*Gß.*]. [RAL 227]
Spannender Stich in der Mitte der Brust (n. 31 St.) [*Gn.*]. [RAL 228]
Zucken in den rechten Brustmuskeln (n. 15 St.) [*Gn.*]. [RAL 229]

- **Rücken und äußerer Hals**

In der rechten Rück-Seite, ein Schmerz, als stämmte man da eine Hand gewaltsam ein, oder wie von Verheben [*Gß.*]. [RAL 230]
Spannendes Stechen im Rückgrate, beim Gehen und Stehen (n. 29 St.) [*Gn.*]. [RAL 231]
Brennender Stich im Rücken unter dem linken Schulterblatte, im Sitzen, der beim Bewegen verging (n. 78 St.) [*Gn.*]. [RAL 232]
In der rechten Hälfte des Rückens, tief innen, plötzliche, feine Stiche, daß er fast erschrickt [*Gß.*]. [RAL 233]
Jücken am rechten Schulterblatte [*Gn.*]. [RAL 234]
Auf der rechten Schulterhöhe, stumpfer Druck [*Gß.*]. [RAL 235]
Wenn er die Arme weit in die Höhe hebt oder im Bette sie unter den Kopf legt, so schmerzen sie im Schulter-Gelenke wie verrenkt [*Gß.*]. [RAL 236]
→ Äußerer Hals: *Gesicht und Sinnesorgane*

- **Extremitäten**

Ein dauernder Stich in der linken Achselhöhle, durch Reiben verkürzt (n. 27 St.) [*Gn.*]. [RAL 237]

Aeußerlich, oben am linken Oberarme, ein kneipender Schmerz [*Gß.*]. [RAL 238]
Klammartiges Ziehen in der linken Oberarmröhre beim Ellbogen, in abgemessenen Rucken [*Gß.*]. [RAL 239]
Zucken in den Muskeln des linken Arms (n. 36 St.) [*Gn.*]. [RAL 240]
Empfindung von Zucken im rechten Oberarme [*Fz.*]. [RAL 241]
Jückender, etwas anhaltender Stich im linken Oberarme (n. 31 St.) [*Gn.*]. [RAL 242]
Empfindung von Jücken über der Ellbogenbeuge [*Fz.*]. [RAL 243]
Jücken in der rechten Ellbogenspitze (n. 34 St.) [*Gn.*]. [RAL 244]
Stumpfdrücken auf dem Vorderarme, wie von einem derben Schlage [*Gß.*]. [RAL 245]
Auf der äußern Seite des linken Vorderarms auf einer kleinen Stelle, absetzendes Drücken [*Gß.*]. [RAL 246]
Stumpfe Stiche oder Stöße am linken Vorderarme bei der Handwurzel [*Gß.*]. [RAL 247]
Ziehen im rechten Vorderarme über dem Hand Gelenke [*Gß.*]. [RAL 248]
Stumpfe Drucke am Vorderarme, gleich unter dem Ellbogen [*Gß.*]. [RAL 249]
Brennender Stich im linken Vorderarme (n. 28 St.) [*Gn.*]. [RAL 250]
Geschwollene Adern der Hand, ohne Hitze derselben [*Fz.*]. [RAL 251]
Absetzendes, stumpfes Drücken in der hohlen Hand [*Gß.*]. [RAL 252]
Pulsirender Schmerz an der innern Seite des rechten Vorderarms beim Hand Gelenke [*Gß.*]. [RAL 253]
Zittern der Hand während des Schreibens (vor dem Essen) [*Gn.*]. [RAL 254]
In den Fingern Klamm-Schmerz (klammartiges Ziehen) [*Gß.*]. [RAL 255]
Ziehen in den hintersten Finger Gelenken [*Gß.*]. [RAL 256]
Brennende Stiche in der Spitze des linken Zeigefingers (n. 12 St.) [*Gn.*]. [RAL 257]
Am vordersten Gliede des rechten Zeigefingers, ein brennender Stich, daß der Finger zittert [*Gß.*]. [RAL 258]
Am hintersten Gliede des linken Mittelfingers, klammartiges, zuckendes Reißen [*Gß.*]. [RAL 259]
Feines Stechen und Jücken am hintern Gliede des Mittelfingers [*Fz.*]. [RAL 260]
Jählinge Geschwulst des Ringfingers, mit brennendem Schmerze; er konnte ihn nicht biegen. [RAL 261]

Feines Zwicken am Finger [*Gß.*]. [RAL 262]

Jücken am rechten Daumen, daß er kratzen muß, wovon es erst vergeht, bald darauf aber zu einem Fressen wird [*Gß.*]. [RAL 263]

Spannendes Brennen in der Spitze des linken Daumens (n. 2 St.) [*Gn.*]. [RAL 264]

Im vordersten Gliede des Daumens Schmerz, als hätte er einen derben Schlag darauf bekommen, wobei der Daumen zitterig wird [*Gß.*]. [RAL 265]

Ueber den Hinterbacken, Jücken, was zum Kratzen zwingt [*Gß.*]. [RAL 266]

Jückende Bläschen auf den Hinterbacken [*Gn.*]. [RAL 267]

In den Hinterbackenmuskeln des einen Oberschenkels zusammenziehender Schmerz beim Gehen, wie Verrenkung [*Fz.*]. [RAL 268]

Stumpfe Stiche, hinten am Hüftknochen; beim darauf Drücken thut's einfach weh [*Gß.*]. [RAL 269]

Ziehendes Stechen im rechten Oberschenkel; beim Stehen und Steigen unbemerkbar (n. 37 St.) [*Gn.*]. [RAL 270]

Nadelstichartiger Schmerz in den innern Seitenmuskeln des linken Oberschenkels (n. 1¼ St.) [*Lr.*]. [RAL 271]

Schwäche in den Ober- und Unterschenkeln und ein Gefühl in den Unterfüßen, am meisten in den Fußsohlen, als wenn sie eingeschlafen wären, beim Gehen (n. 12 St.) [*Gn.*]. [RAL 272]

An der Seite des Oberschenkels ein Hitz-Gefühl, bald darauf weiter unten ein Kälte-Gefühl [*Gß.*]. [RAL 273]

(Brennendes Spannen im rechten Oberschenkel) [*Gn.*]. [RAL 274]

Ein Wuwwern durch die Beine herab [*Gß.*]. [RAL 275]

Beim Starkgehen, vorne auf dem Oberschenkel ein Schmerz, wie wenn man auf einen zerstoßenen Fleck drückt. [RAL 276]

Gluckern im rechten Oberschenkel [*Gn.*]. [RAL 277]

An der äußern Seite des linken Oberschenkels, ein betäubender Druck, als wäre der Theil stark gebunden und der Blutlauf dadurch gehemmt [*Gß.*]. [RAL 278]

Ein jückender Stich in den hintern Muskeln des Oberschenkels; nach dem Kratzen brennt's [*Gß.*]. [RAL 279]

Am rechten Oberschenkel, ein stumpf stechendes Drücken [*Gß.*]. [RAL 280]

Oben auf dem rechten Oberschenkel, absetzendes Drücken, durch darauf Drücken vermehrt [*Gß.*]. [RAL 281]

Auf der äußern und vordern Seite des rechten Oberschenkels, Jücken, was durch Kratzen auf einige Zeit vergeht [*Gß.*]. [RAL 282]

Auf der untern Fläche des linken Oberschenkels unschmerzhaftes Zucken, als würde ein Muskel bewegt [*Gß.*]. [RAL 283]

Am Oberschenkel, gleich über dem Knie, einfaches Drücken [*Gß.*]. [RAL 284]

Im rechten Oberschenkel, gleich über dem Knie, eine Stelle mit brennendem und fein stechendem Schmerze [*Fz.*]. [RAL 285]

Klammartiges Ziehen im rechten gebogenen Kniee [*Gß.*]. [RAL 286]

Eine surrende Empfindung in den Unterschenkeln, beim Sitzen, wie nach einer Fußreise [*Gß.*]. [RAL 287]

Die Füße thun ihm im Sitzen weh; er muß sie bald anziehen, bald ausstrecken, um sich auf Augenblicke zu erleichtern [*Gß.*]. [RAL 288]

In den Füßen ein schmerzliches Schwachheits-Gefühl, wie von einer weiten Fußreise [*Gß.*]. [RAL 289]

In den Röhrknochen der Unterschenkel, wellenförmiges Ziehen [*Gß.*]. [RAL 290]

Beim angezognen Unterschenkel, pulsirender Schmerz in der Kniekehle [*Gß.*]. [RAL 291]

Empfindung von Zucken in der rechten Wade [*Fz.*]. [RAL 292]

Schmerzhafter Klamm in der rechten Wade beim Sitzen [*Gn.*]. [RAL 293]

Reißen in der linken Wade, beim Gehen (n. 34 St.) [*Gn.*]. [RAL 294]

Nachdem er eine Weile mit angezognen Füßen gesessen hat, fühlt er beim Gehen eine lähmige Schwäche darin [*Gß.*]. [RAL 295]

Gleich über dem Gelenke des linken Unterfußes schmerzliches Drücken, in langen Pausen, beim Stehen [*Gß.*]. [RAL 296]

Jückender, etwas anhaltender Stich im rechten Fuß-Gelenke, nach vorne zu, auch bei Bewegung fortdauernd (n. 29 St.) [*Gn.*]. [RAL 297]

Auf dem Rücken des Unterfußes, einfaches Drücken [*Gß.*]. [RAL 298]

Jückender Stich im rechten innern Fußknöchel, der von Kratzen verging (n. 10 St.) [*Gn.*]. [RAL 299]

Feines Stechen und Jücken an der linken Ferse [*Fz.*]. [RAL 300]

Stumpfe Stiche in der linken fünften Zehe, in Ruhe und Bewegung (n. 8 St.) [*Gn.*]. [RAL 301]

Ein Schmerz in der kleinen Zehe und ihrem Ballen, wie wenn sie stark gedrückt würde [*Gß.*]. [RAL 302]

Brennen in der Spitze der rechten großen Fußzehe, im Sitzen (n. 31 St.) [*Gn.*]. [RAL 303]
Schmerzhaftes Pochen über dem Ballen der linken, großen Zehe [*Gß.*]. [RAL 304]
Spannende Stiche in der Spitze der linken großen Zehe (n. 32 St.) [*Gn.*]. [RAL 305]
Auf der rechten Fußsohle, auf einer kleinen Stelle, absetzendes, stumpfes Drücken, als wenn er Schläge darauf erhalten hätte [*Gß.*]. [RAL 306]
Jückend stechende Empfindung in der rechten Fußsohle, in der Ruhe (n. 12 St.) [*Gn.*]. [RAL 307]

- **Allgemeines und Haut**

Gewaltsames Eindrücken an mehrern Stellen des Körpers, sich allmälig verstärkend oder mindernd [*Gß.*]. [RAL 308]
Klamm-Schmerz (klammartiges Ziehen) an mehrern Stellen der Gliedmaßen, z.B. am Daumenballen, in den Unterfüßen u.s.w [*Gß.*]. [RAL 309]
Klemmendes Drücken an mehrern Stellen des Körpers und der Gliedmaßen, an Fingern und Zehen, als würden die Knochen derselben gequetscht [*Gß.*]. [RAL 310]
Große Empfindlichkeit der Haut des ganzen Körpers; von wenigem Reiben der Kleider wird sie wund, roh und schmerzt, z.B. am Halse vom Halstuche, an den Oberschenkeln von geräumigen Beinkleidern beim Gehen [*Gß.*]. [RAL 311]
(Die Zufälle sind den zweiten Tag weit heftiger, als den ersten) [*Gß.*]. [RAL 312]
Geschwulst. [RAL 313]
Allgemeines Jücken. [RAL 314]
Jücken hie und da am Körper, daß er kratzen muß [*Gß.*]. [RAL 315]
Beim Entkleiden, ein beißendes Jücken auf dem ganzen Körper, wie von einem Ausschlage, zu kratzen nöthigend (n. 40 St.) [*Lr.*]. [RAL 316]
Schwäche des Körpers [*Gn.*]. [RAL 317]
Uebelbefinden und Schwäche im Bauche und in der Brust; es ist ihm gar nicht wohl [*Gß.*]. [RAL 318]
Matt, träge und zu aller Arbeit verdrossen [*Gn.*]. [RAL 319]
Sehr hinfällig und mattherzig; es fehlt ihm überall [*Gß.*]. [RAL 320]
Mattherzig, als sollte er mit jedem Odem die Seele aushauchen [*Gß.*]. [RAL 321]
Schwäche des ganzen Körpers; er war nicht im Stande, allein zu gehen, sondern mußte sich nach Hause führen lassen und sich zu Bette legen, wo er bis gegen Abend im Schlummer lag, dann aber die Nacht gut schlief [*Lr.*]. [RAL 322]
Bei wenigem Gehen Müdigkeit und die Fußsohlen schmerzen [*Gß.*]. [RAL 323]
Müdigkeit und Mattigkeit aller Glieder; er kann kaum über die Straße gehen; die Kniee sind zu schwach [*Htn.*]. [RAL 324]
Ohnmachten [*Petrus de Abano,* a.a.O. Cap. 13]. [RAL 325]
Dehnen des Oberkörpers und der Arme (n. 9½ St.) [*Gn.*]. [RAL 326]
Dehnen und Renken der Glieder, was mit einem allgemeinen Wohlbehagen verbunden ist (n. 4½ St.) [*Htn.*]. [RAL 327]

- **Schlaf, Träume und nächtliche Beschwerden**

Oefteres Gähnen, wobei jedesmal ein Schauder den ganzen Körper überlief, der alle Muskeln in eine erst schüttelnde, dann aber zitternde Bewegung setzte (sogleich) [*Htn.*]. [RAL 328]
Sie lag wie im Schlummer, doch bei Besinnung und Fähigkeit sich zu bewegen [*Morgagni.*]. [RAL 329]
Schlaflosigkeit. [RAL 330]
Wohllüstige Träume mit Samenergiessung (die zweite und dritte Nacht) [*Lr. – Gn.*]. [RAL 331]
Unruhige Träume [*Gn.*]. [RAL 332]
Nachts im Bette, keine Ruhe und kein Schlaf [*Fz.*]. [RAL 333]
Nach dem Schlafen, empfindet er beim Liegen eine Weichlichkeit und Wabblichkeit in der Herzgrube, als ob er sich brechen sollte mit einer Schweräthmigkeit, die sich beim Aufrichten vermindert (n. 5½ St.) [*Htn.*]. [RAL 334]

- **Fieber, Frost, Schweiß und Puls**

Der Puls ist sehr abwechselnd, bald häufig, bald sparsamer, bald voll, bald weich, klein und matt [*Gß.*]. [RAL 335]
Früh nach dem Aufstehen geht der Puls langsamer [*Gß.*]. [RAL 336]
Er schaudert plötzlich zusammen, wie im stärksten Fieberfroste, oder als wenn er sich vor etwas heftig entsetze [*Gß.*]. [RAL 337]
Beim Gähnen schaudert's ihn [*Gß.*]. [RAL 338]
Fieberschauder über und über ohne Durst und ohne Hitze darauf, in Ruhe und Bewegung (n. 1½ St.) [*Lr.*]. [RAL 339]
Frostschauder über und über, mit kalten Händen und warmen Backen, ohne Durst, in Ruhe und Bewegung (n. 3½ St.) [*Lr.*]. [RAL 340]

Häufiger und voller Puls (Abends) [*Gß.*]. [RAL 341]

Gefühl von Hitze und zugleich Frost des ganzen Körpers, ohne Durst; er war dabei wärmer anzufühlen, als gewöhnlich (n. 7 St.) [*Lr.*]. [RAL 342]

Fliegende Hitze überläuft ihn, besonders, wenn er etwas eifrig betreibt (auch im Sitzen); auch wenn er schnell geht, wird's ihm sehr warm und im Gesichte sticht ihn die Hitze, wie mit vielen feinen Nadeln [*Gß.*]. [RAL 343]

Während des Lesens drängt sich eine Hitze aus dem Körper heraus [*Gn.*]. [RAL 344]

Opium

Mohnsaft. **Opium [RAL I (1830), S. 264–313]**

Der getrocknete Milchsaft aus den grünen, halbreifen Köpfen des *Papaver somniferum*, vorzüglich des großköpfigen, weißen Mohns, *Papaver officinale*. Gm.

Eine Menge Scheidekünstler haben sich in den neuern Zeiten unsägliche Mühle gegeben, das Opium zu zergliedern und mehre Bestandtheile desselben zu trennen: Morphium (Morphin), Narkotin (Opian), Mekonsäure (Mohnsäure), Extraktiv-Stoff, Kautschuck, Opium-Balsam, fettes Oel, kleberartigen Stoff, Harz, Gummi, flüchtigen Stoff. Sie sind aber meist unter einander uneins sowohl in Hinsicht der Trennungs-Weise mittels einer Menge verschiedener und komplicirter Verfahrungs-Anstalten, theils auch in Angabe der chemischen Natur dieser Bestandtheile, sowie auch in ihren Meinungen über die relative Wirksamkeit derselben, so daß, alles wohl erwogen, so wenig für die Arzneikunst überhaupt, als auch für das Heil der Kranken insbesondere das mindeste Zuverlässige oder Wohlthätige daraus hervorzugehen scheint.

Da nun die Homöopathik einzig mit den ganzen, unzertrennten Arzneisubstanzen, wie sie im natürlichen Zustande sind, zu thun hat und die einfachste Bereitung derselben beabsichtigt, in welcher alle Bestandtheile derselben gleichmäßig zur Auflösung und zur Entwickelung ihrer Heilkräfte kommen, sie auch nur aufs Heilen, nicht aufs Verderben der Menschheit ausgeht, folglich nicht, wie die neuere Pharmacie eine Ehre darin sucht, den schmerzlosest schnell tödtendsten Stoff (morphium aceticum) aus Mohnsaft zu bereiten, so kann die nur zum Wohlthun bestimmte, homöopathische Heilkunst alle jene gefährlichen Künsteleien gern entbehren.

Sie wird daher entweder, wie bisher geschah, einen Gran fein gepülverten Mohnsaft mit 100 Tropfen Weingeist in Stuben-Temperatur, binnen einer Woche, zur Tinktur ausziehn und einen Tropfen davon mit andern 100 Tropfen Weingeist zweimal schütteln und so zu höhern Kraft-Entwickelungen fortgehen, oder – besser –

Es wird ein Gran ausgesucht guten Opiums, wie jede andre, trockne Arznei-Substanz, erst mit 3 Mal 100 Granen Milchzucker (auf die Art, wie es zu Anfange des zweiten Theils des Buches von den chron. Krankh. gelehrt wird) binnen drei Stunden zur Millionfachen Pulver-Verreibung gebracht, wovon dann ein Gran in 100 Tropfen gewässerten Weingeiste aufgelöst und mit 2 Schüttel-Schlägen potenzirt eine Flüssigkeit giebt, deren ein Tropfen mit 100 Tropfen Weingeist auf gleiche Art verdünnt und mittels zweier Schüttelschläge potenzirt sofern er durch noch 25 andre Verdünnungs-Gläser bis zur decillionfachen Kraft-Entwickelung erhöht wird, womit ein oder ein Paar Streukügelchen, feinster Art, befeuchtet alles ausrichten, was homöopathisch nur vom Mohnsafte Wohlthätiges in Heilung der dazu geeigneten menschlichen Befindens-Beschwerden auszurichten ist.

Der Mohnsaft ist weit schwieriger in seinen Wirkungen zu beurtheilen, als fast irgend eine andre Arznei.

In der Erstwirkung kleiner und mäßiger Gaben, in welcher der Organism, gleichsam leidend, sich von der Arznei afficiren läßt, scheint er die Reitzbarkeit und Thätigkeit der dem Willen unterworfenen Muskeln auf kurze Zeit zu erhöhen, die der unwillkürlichen aber auf längere Zeit zu mindern und während er die Phantasie und den Muth in seiner Erstwirkung erhöhet, zugleich (die äußern Sinne) das Gemeingefühl und das Bewußtseyn abzustumpfen und zu betäuben. – Das Gegentheil bringt hierauf der lebende Organism in seiner thätigen Gegenwirkung, in der Nachwirkung hervor: Unreitzbarkeit und Unthätigkeit der willkürlichen und krankhaft erhöhete Erregbarkeit der unwillkürlichen Muskeln, und Ideenlosigkeit und Stumpfheit der Phantasie mit Zaghaftigkeit, bei Ueberempfindlichkeit des Gemeingefühls.

In großen Gaben steigen die Symptome der Erstwirkung nicht nur zu einer weit gefährlichern Höhe, sondern gehen auch in stürmischer Eile durch einander, oft untermischt mit Nachwirkungen oder in dieselben schnell übergehend. Bei einigen Personen sind einzelne Symptome auffallender, bei Andern andre.

Keine Arznei in der Welt unterdrückt die Klagen des Kranken schneller als der Mohnsaft und hierdurch verleitet, haben die Aerzte einen ungeheuer häufigen Gebrauch (Mißbrauch) von ihm gemacht und weit und breit eben so ungeheuer großen Schaden mit ihm angerichtet.

Wenn die Anwendung des Mohnsaftes bei den Krankheiten eben so wohlthätig in ihren Folgen wäre, als sie häufig ist, so gäbe es keine Arznei, wovon die Kranken öfter **gesund** würden, als der Mohnsaft. **Aber gerade das Gegentheil hievon geschieht durchgängig.**

Schon seine ungeheure Kräftigkeit und schnelle Wirkung setzt voraus, daß ungemein viel Einsicht in seine Wirkungen und ungemein genaue Beurtheilung und Würdigung derselben zu seiner arzneilichen Anwendung erforderlich seyn müsse, wenn man **wahrhaft wohlthätig** damit handeln will, **welches ohne homöopathische Anwendung desselben unmöglich ist.**

Weil man aber bisher fast bloß einen antipathischen, palliativen Gebrauch vom Mohnsaft machte und fast bloß seine Erstwirkungen den gegentheiligen Krankheitszuständen entgegensetzte, contrariis curentur (– außer wo man dieser durch Alterthum geheiligten Cur-Regel *Galen's* zuweilen geradezu [aus Versehen? oder numinis afflatu?] entgegen handelte und dann Wunder von Heilungen damit verrichtete); so hat auch keine Arznei in der Welt mehr täuschende Schein-Erleichterung, mehr betrügliche Vermäntelung und Uebertünchung der Krankheits-Symptome, mit bösartigern Folgen, als die ursprüngliche Krankheit selbst war, erzeugt, keine in der Welt mehr positiven Schaden (unter anfänglich scheinbarer Erleichterung) angerichtet, als eben dieser Mohnsaft.

Allen Arten von Husten, Durchfällen, Erbrechen, Schlaflosigkeit, Melancholie, Krämpfen und Nervenbeschwerden – vorzüglich aber allen Arten von Schmerzen ohne Unterschied setzte man Mohnsaft als das vermeintliche Hauptmittel entgegen.

Alle diese zahllosen Beschwerden liegen aber nicht in der Erstwirkung des Opiums sondern das Gegentheil hievon; man kann also leicht denken, welch wenig dauerhaften, welch wenig wohlthätigen Erfolg eine solche Anwendung desselben in der Mehrzahl aller Leiden des Körpers und der Seele gehabt haben müsse! Und dieß lehrt auch die tägliche Erfahrung.

Wenn Mohnsaft in einigen wenigen Fällen Husten, Durchfall, Erbrechen, Schlaflosigkeit, Zittern u.s.w. hebt, so ist dieß nur dann, wenn diese Uebel in einem bisher gesunden Körper erst jetzt und plötzlich entstanden und klein sind. Da kann wohl z.B. ein eben erst von einer Verkältung entstandenes Hüsteln, ein durch Schreck[1] eben erst entstandenes Zittern, ein von Furcht, Verkältung oder sonst von kleinen Ursachen plötzlich entstandener Durchlauf, ein durch Gemüthserregung, Ekel u.s.w. entstandenes Brechwürgen u. dgl. durch Mohnsaft zuweilen schnell verschwinden, weil er die gedachten Beschwerden hier nur einmal obenhin nur auf kurze Zeit zu unterdrücken nöthig hat, um dem vorher gesunden Körper wieder Freiheit zu verstatten, alle fernere Neigung zu diesen Uebeln nun von selbst entfernt zu halten und den vorigen Stand der Gesundheit aus eignen Kräften fortzusetzen (m. s. Organon der Heilkunst, vierte Ausg. § 63. Anm.).

Aus dieser, in gedachten **wenigen** Fällen zureichenden, palliativen Unterdrückung dieser schnellen leichten Uebel folgt aber nicht, daß Mohnsaft eine wahre Heilkraft besitze, diese Beschwerden in jedem Falle, auch die anhaltender Art, unter jeder Bedingung dauerhaft zu heben; er kann sie durchaus nicht heben und in Gesundheit verwandeln, wenn sie nur Zufälle einer andern Krankheit sind, auf die Mohnsaft mit seinen Erstwirkungen nicht als homöopathisches Heilmittel paßt, oder wenn sie schon einige Zeit gedauert haben, weil diese Beschwerden nicht in den Erstwirkungen des Mohnsaftes enthalten sind.[2]

Daher ward es bisher durchgängig in der ärztlichen Praxis des ganzen Erdkreises fast immer nur zum Schaden und mit verderblichem Erfolge in alten Husten, anhaltenden Durchfällen, langwieriger Schlaflosigkeit, chronischem Erbrechen und zur Gewohnheit gewordenen Krämpfen, Aengstlichkeiten und Zittern angewendet. Nie aber und in keinem einzigen Falle konnten diese, einige Zeit lang im Körper bestandenen, und, ganz andre Krankheiten, für welche Mohnsaft kein homöopathisches Mittel ist, zum Grunde habenden Beschwerden durch Mohnsaft geheilt werden, so daß dauerhafte Gesundheit auf seinen Gebrauch zurück gekehrt wäre.

---

[1] Riechen an ein Senfsamen großes Streukügelchen mit potenzirter Mohnsaft-Auflösung befeuchtet stellt den auch noch so heftig Erschrockenen fast augenblicklich wieder her, aber nur unter der Bedingung, daß er es sogleich nach erfolgtem Schrecke riecht – später angewendet bringt es keine Hülfe, eher Nachtheil hervor.
[2] Bloß in seiner Nachwirkung (und der, unten zu erwähnenden, anfänglichen, momentanen Reaktion – ihrem Widerscheine-) sind sie anzutreffen.

Man erfährt auch beim Gebrauche des Mohnsaftes in gedachten chronischen Leiden, daß er **bloß anfänglich** eine täuschende Linderung, eine kurz dauernde Unterdrückung der Uebel auf einige Stunden bewirkt, daß er dann ohne Erhöhung seiner Gaben nicht weiter lindert, bei Erhöhung der Gaben aber die Beschwerden kaum auf kurze Zeit zum Schweigen bringt, und wenn er dieß ja thut, auf der andern Seite neue Uebel und eine weit beschwerlichere, schlimmere, künstliche Krankheit erschafft; – wahrlich! ein verderblicher, obgleich bisher allgemein eingeführter Mißbrauch dieser zur Entfernung ganz entgegengesetzter Leiden[3] erschaffenen Gabe Gottes.

Am auffallendsten aber war der Mißbrauch, den schier alle Aerzte bis den heutigen Tag[4] auf dem ganzen Erdboden vom Mohnsafte machten, indem sie ihn gegen **Schmerzen** aller Art, sie mochten auch noch so alt und eingerostet seyn, als Haupt-Hülfsmittel anwendeten. Es widerspricht schon an sich der gesunden Vernunft und gränzt an die Thorheit einer Universal Arznei, wenn man von einer einzigen Substanz die Heilung aller, so unendlich unter sich verschiedener Schmerzen erwarten will. Man hätte bedenken sollen, daß die Arten der Schmerzen in Krankheiten, ihr Ort, die Zeit und die Bedingungen ihrer jedesmaligen Entstehung, Erneuerung, Erhöhung und Verminderung u.s.w. so außerordentlich von einander abweichen, daß der Schöpfer nicht umhin konnte, eine große Zahl verschiedener Arzneien dagegen zu erschaffen, indem jedes endliche Ding nur einen endlichen, beschränkten Wirkungskreis haben kann. Aber gerade Mohnsaft gehört nicht unter diese Schmerzen stillenden und heilenden Mittel. **Fast nur Mohnsaft allein erregt in der Erstwirkung keinen einzigen Schmerz.** Jedes andere bekannte Arzneimittel dagegen erregt im gesunden menschlichen Körper, jedes seine eigene Arten von Schmerzen in seiner Erstwirkung, und kann daher die ähnlichen in Krankheiten (homöopathisch) heilen und vertilgen, vorzüglich wenn auch die übrigen Symptome der Krankheit mit den von der Arznei beobachteten in Aehnlichkeit übereinstimmen. Nur allein Mohnsaft kann keinen einzigen Schmerz homöopathisch, das ist, dauerhaft besiegen, **weil er für sich keinen einzigen Schmerz in der Erstwirkung erzeugt**, sondern das gerade Gegentheil, **Empfindungslosigkeit**, deren unausbleibliche Folge (Nachwirkung) eine größere Empfindlichkeit vorher und daher eine peinlichere Schmerzempfindung ist.

Alle durch Mohnsaft mittels seiner Betäubungskraft und Empfindungs-Unterdrückung palliativ auf kurze Dauer beschwichtigten Schmerzen von irgend einiger Dauer kommen daher sogleich wieder. Wenn die betäubende Erstwirkung desselben verflossen ist, und zwar wenigstens[5] eben so stark, als vorher, wie die Erfahrung aller aufmerksamen Aerzte zeigt. Ja diese Schmerzen kommen allgewöhnlich schlimmer wieder und müssen, so lange man keinen bessern Weg, als diesen alten, verderblichen Schlendrian, befolgen will, nicht nur durch wiederholte, sondern auch verstärkte Gaben Mohnsaft jedesmal wieder unterdrückt werden, während er dagegen andre **schlimmere** Uebel erzeugt, an denen der Kranke vorher noch nicht litt. Die Unterdrückungen eines Schmerzes von nur einiger Dauer und Größe durch Mohnsaft sind

---

[3] Denn wo fände sich wohl ein dem Mohnsaft gleiches Heilmittel in der hartnäckigsten Leibverstopfung und in den hitzigen Fiebern mit klagenloser, betäubungsähnlicher Schlafsucht unter Schnarchen bei halboffnem Munde, und Zucken der Glieder, mit brennender Hitze des schwitzenden Körpers und in einigen andern, den Erstwirkungen des Mohnsaftes **an Aehnlichkeit entsprechenden** Krankheits-Zuständen.

[4] Ob ich gleich schon vor 20 Jahren an eben dieser Stelle (in der ersten Ausgabe des **Organon** 1810) jenen unter den Aerzten allgemein eingeführten Mißbrauch des Mohnsaftes gegen Schmerzen als eine offenbare Versündigung am Wohle der Kranken unwiderleglich gerügt habe, so hat man doch nicht bemerkt, daß ihr Gewissen sich nur einigermaßen geregt hätte, und sie von diesem eben so thörichten, als verbrecherischen Verfahren zurückgekommen wären. Sie schreien dann bei solchen Ermahnungen bloß über Störung ihres Schlendrians, und schimpfen und verlästern den, der sie auf solche Fehltritte aufmerksam macht, wie der sich in der Bußpredigt getroffen fühlende Sünder bloß auf den Bußprediger schimpft, ohne sich bessern zu wollen. Doch was kümmere ich mich, der ich so wichtige Wahrheiten zu Gemüthe zu führen innern Beruf fühle, und Wahrheit und Natur auf meiner Seite habe, was kümmere ich mich um diese unverbesserlichen Schreier?
„Wer Kraft in sich fühlt, Irrthümer zu entdecken und die Gränzen der Wissenschaft zu erweitern, ist nicht allein verbunden, es zu thun, sondern auch das Publikum ist verpflichtet, ihn zu hören, und wenn es auch einer ganzen Schule unangenehm seyn sollte, die ihre Autorität für so gegründet hält, daß sie es nicht zugeben will, von ihr an die Natur zu appelliren, oder sich wenigstens nach ihren Kräften alle Mühe giebt, jene Beobachter der Vergessenheit zu überliefern."
Fr. Casimir Medicus.

[5] So sagt *Willis* in seiner pharmacia rationalis S. 298: „Die Opiate stillen gemeiniglich die grausamsten Schmerzen und bringen Gefühllosigkeit hervor – eine gewisse Zeit über; ist aber dieser Zeitpunkt verlaufen, so erneuern sich die Schmerzen **sogleich** wieder und gelangen bald zu der gewöhnlichen Heftigkeit"; und S. 295: „Wenn die Wirkungsdauer des Mohnsaftes vorüber ist, so kehren die Bauchschmerzen zurück und lassen **nichts von** ihrer Grausamkeit nach, bis man wieder mit dem Zauber des Mohnsaftes kömmt."

daher nichts als Quacksalberei – nichts als blaue Dunst – Täuschung des Kranken und der Angehörigen mit nachtheiligen Folgen, die oft verderblich, und nicht selten tödtlich sind, von solchen Unheilkünstlern aber für neue und ohne ihr Zuthun entstandene Krankheiten ausgegeben werden.[6]

Nur chronische Krankheiten sind der Prüfstein ächter Heilkunst, weil sie nicht von selbst in Gesundheit übergehen; schnell entstandene, leichte Uebel vergehen ohne und bei Arzneien – offenbar durch eigne Kraft des Organisms; bei Arzneien aber müssen die akuten Uebel auffallend schneller und dauerhafter weichen, als für sich, wenn es Heilung genannt werden soll.

Wenn Mohnsaft in akuten Krankheiten zuweilen Schmerzen zu heben scheint, so geschieht es aus der leicht einzusehenden Ursache, weil diese Krankheiten, wenn sie indeß nicht tödten, schon von selbst binnen einigen Tagen verlaufen und sammt ihren Schmerzen vergehen.

Nur etwa in dem seltnen Falle kann Mohnsaft Schmerzen wirklich zu heilen scheinen, wo er mit seinen übrigen Erstwirkungen auf die Symptomen der Krankheit homöopathisch paßt und so die Krankheit selbst hebt, da dann die Schmerzen natürlich auch weichen müssen, aber hier also nur mittelbar. Da z. B. jede Ruhr eine Kothverhaltung in den obern Gedärmen zum Grunde hat, so können einige mit Hitze und Betäubung verbundene Arten derselben durch Mohnsaft heilen, da diese Symptome von den ähnlichen Erstwirkungen des Mohnsaftes homöopathisch folglich auch beizu die Schmerzen gehoben werden, weil sie meist auf krampfhafter Zurückhaltung des Darmkothes beruhen.

Eben so kann der Mohnsaft die Schmerzen der Bleikolik nicht eher tilgen, als bis er durch seine Leib verstopfende Erstwirkung, die von Blei veranlaßte, hartnäckige Leibverstopfung homöopathisch aufgehoben hat, also auch hier nur mittelbar, nicht aber durch seine Betäubungskraft, nämlich in kleinen, nicht betäubenden Gaben gereicht.

---

[6] Der wahre (homöopathische) Arzt bekömmt keine Gehirn-Entzündung in seiner Praxis zu sehen, außer im Anfange der gefährlichsten Typhus-Fieber, die er samt ihrer Hirn-Entzündung heilt, und keine Darm-Entzündung kömmt ihm vor, außer bei Vergiftungen und bei Darm-Einklemmungen; aber **häufig entstehen** tödtliche Hirn- und Darm-Entzündungen durch die Bemühungen der Allöopathen, arges Kopfweh und unerträgliche Leibschmerzen mit gesteigerten Gaben Mohnsaft unterdrücken zu wollen.

Schmerzen aber unmittelbar zu heben, ohne Nachtheil, vermag der Mohnsaft **nie;** vielmehr ist er, gerade im Gegentheile, ein Hauptmittel in denjenigen Betäubungskrankheiten, wo der Schmerz eines großen Uebels vom Kranken nicht gefühlt wird, wie z. B. beim gefährlichen Aufliegen, wo der Kranke, im betäubten Zustande seines Bewußtseyns, über keinen Schmerz klagen kann u.s.w.

Die schmerzhaften Krankheiten akuter und chronischer Art können (wenn auch die ganze Welt voll antipathischer und allöopathischer Aerzte dagegen schrieen) doch einzig nur mit Erfolg dauerhafter Gesundheit durch dasjenige Arzneimittel geheilt und in Gesundheit verwandelt werden, welches außerdem, daß es durch seine übrigen Erstwirkungen auf die Symptome des Krankheitszustandes in Aehnlichkeit paßt, zugleich eine sehr ähnliche Art von Schmerzen für sich zu erregen geeignet ist, als in der Krankheit angetroffen werden. Ist es so gewählt, so verschwindet Schmerz und Krankheit zusammen, wunderbar schnell und dauerhaft, bei Reichung der kleinsten Gabe, wie das **Organon der Heilkunst** lehrt und die Erfahrung Jeden überzeugt.

Indem man dieß unterließ und alle Arten von Schmerzen bloß mit Mohnsaft antipathisch behandelte, fand man freilich mancherlei große Nachtheile bei seinem Gebrauche: Betäubung, Leibesverstopfung und andre beschwerliche und gefährliche Symptome, die bei dieser zweckwidrigen antipathischen Anwendung desselben natürlich zum Vorscheine kommen mußten, und des Opiums eigenthümliche Wirkungen sind, ohne welches es nicht Opium wäre. Diese bei einer solchen Anwendung unvermeidlichen, lästigen Wirkungen hielt man aber nicht für das, was sie sind, für Eigenthümlichkeit des Wesens des Mohnsaftes, sondern für ihm bloß anklebende Unart, die man ihm durch allerlei Künste benehmen müsse, um ihn ganz unschädlich und gutartig zu machen. In diesem ihrem Wahne versuchten sie von Zeit zu Zeit, seit nun fast zwei tausend Jahren, durch sogenannte Corrigentia ihm diese angeblichen Unarten zu benehmen, damit es fortan Schmerzen und Krämpfe stillen lerne, ohne Delirien oder Hartleibigkeit zu erzeugen, – Erbrechen und Durchfall hemme, ohne zu betäuben, und alte Schlaflosigkeit zu gutem Schlafe umwandle, ohne Hitze zu erregen und ohne Kopfschmerz, Zittern, Mattigkeit, Frostigkeit und Niedergeschlagenheit zu hinterlassen.

Daher setzte man ihm hitzige Gewürze zu, um seine in der Nachwirkung anzutreffende kältende Eigenschaft, und fügte ihm Laxirmittel und Salze bei, um seine leibverstopfende Unartigkeit zu tilgen u.s.w. Vorzüglich suchte man durch mehrmaliges Auflösen desselben in Wasser, dann Durchseihen und Eindicken, sein rohes, ihm angeblich unnützes, schädliches Harz davon zu scheiden, auch wohl durch monatlange Digestionen das ihm anhängende, flüchtige, vermeintlich giftartig narkotische Wesen davon zu treiben; ja man ging so weit, daß man diesen Saft durch Rösten über Feuer zu veredeln und mild zu machen suchte und bildete sich dann ein, eine köstliche Panacee gegen alle Uebel und Beschwerden, gegen Schmerzen, Schlaflosigkeit, Durchfall u.s.w. erarbeitet zu haben, welche alle bekannte Mohnsaft-Unarten abgelegt hätte.

Man täuschte sich aber gänzlich; man machte durch letztere Veranstaltungen den Mohnsaft bloß unkräftiger, ohne seine Natur zu ändern. Man bedurfte nun weit größerer Gaben, um gleichen Zweck zu erreichen, und gab man dann diese größern Gaben, so wirkten sie immer wieder wie ursprünglicher Mohnsaft; das neue Präparat betäubte eben so, verstopfte den Leib eben so u.s.w., und so ward es offenbar, daß Mohnsaft keine abzusondernde Unart, so wenig als irgend eine andre Arznei, besitze, daß aber seine eigenthümlichen Arzneikräfte lästig, nachtheilig und gefährlich dann werden müssen, wenn man ihn in großen Gaben bloß antipathisch braucht und keine homöopathische Anwendung von ihm zu machen versteht, – der Mohnsaft werde nun in seinem natürlichen, vollkräftigen Zustande, oder durch eine Menge theurer Künsteleien geschwächt, in größern, zu antipathischem Gebrauche zureichenden Gaben gebraucht.

Der Mohnsaft hat vor vielen andern Arzneien die Eigenheit voraus, daß er bei ganz Ungewohnten und bei sehr erregbaren Personen, noch mehr aber in sehr großen Gaben zuweilen eine kurz dauernde, oft nur augenblickliche, anfängliche Reaktion besonderer Art sehen läßt, die aber theils ihrer Kürze, theils ihrer Seltenheit, theils ihrer Natur wegen, nicht mit der eigentlichen Haupt- und Erstwirkung verwechselt werden darf. Diese seltnen, augenblicklichen, anfänglichen Reaktionen stimmen fast völlig mit der Nachwirkung des Organism auf Opium überein (und sind, so zu sagen, ein Wiederschein dieser Nachwirkung):

Todtenblässe, Kälte der Gliedmaßen oder des ganzen Körpers, kalter Schweiß, zaghafte Angst, Zittern und Zagen, schleimiger Stuhlgang, augenblickliches Erbrechen, oder Hüsteln, und sehr selten dieser oder jener Schmerz.

Bei ganz großen Vergiftungsgaben des Mohnsaftes wird fast gar nichts von den eigentlichen Erstwirkungen desselben sichtbar, sondern diese anfängliche Reaktion geht dann gleich als Nachwirkung unmittelbar in den Tod über, wie mir selbst Fälle vorgekommen sind und *Willis* (pharm. rat. sect. VII. Cap. I. S. 292) erzählt.

Die morgenländischen Schwelger in Opium sind nach Ausschlafung des Mohnsaftrausches stets in einem Zustande von Mohnsaft-Nachwirkung; ihre Geisteskräfte sind dabei durch allzu öftern Gebrauch sehr geschwächt. Frostig, bleich, gedunsen, zitterig, muthlos, schwach, stupid und mit einem sichtbar ängstlichen innern Uebelgefühle wankt er früh in die Taverne, um seine Zahl Mohnsaft-Pillen einzunehmen und seinem Blute wieder beschleunigtern Lauf und Wärme zu geben, seine gesunkenen Lebensgeister zu ermuntern, seine erkaltete Phantasie wieder mit einigen Ideen zu beleben und seinen lähmigen Muskeln wieder einige Thätigkeit palliativ zu verschaffen.

Die hierunten aufgezeichneten Mohnsaft-Symptome sind größtentheils Nachwirkung und Gegenwirkung des Organismus. Aerzte, die sich noch nicht überwinden können, von dem so schädlichen Mißbrauche des Mohnsaftes in großen Gaben zu palliativen (antipathischen) Zwecken abzustehen, mögen diese gräßlichen Nachwirkungen beherzigen; es müßte nicht gut seyn, wenn ihr Menschengefühl nicht dadurch erschüttert und ihr Gewissen nicht erregt und zu bessern Entschlüssen bestimmt werden sollte.

Die Gegenmittel gefährlicher Gaben Mohnsaft sind Ipekakuanhe-Tinktur, Kampher, vorzüglich aber starker Kaffeetrank von oben und unten in Menge warm eingeflößt, mit Reiben des Körpers vergesellschaftet. Wo aber schon Eiskälte des Körpers, Gefühllosigkeit und Mangel an Reizbarkeit der Muskelfaser eingetreten ist, muß noch ein (palliatives) warmes Bad mit zu Hülfe genommen werden.

Wo um Schmerzen zu stillen und Bauchflüsse zu hemmen Mohnsaft in großen Gaben angewendet, wie nicht selten, wahre Lähmung der Gliedmaßen erzeugt hatte, da findet wohl nie Heilung einer solchen Lähmung statt, so wenig Lähmungen von großen elektrischen Schlägen wohl je Besserung annehmen.

Einige Erstwirkungen des Mohnsaftes dauern nur ein Paar Stunden, andre vorzüglich von größern Gaben, länger, wenn sie indeß nicht tödten.

An sich gehört Mohnsaft zu denjenigen Arzneien, deren Erstwirkungen selten in den menschlichen Krankheiten homöopathische Anwendung finden; dann dient aber ein sehr kleiner Theil eines Tropfens decillionfacher potenzirter Verdünnung zur Gabe.

Die Namens-Verkürzungen der Mit-Beobachter sind: *Cubitz [Ctz.], Gutmann [Gn.], Schönike [Sche.], Stapf [Stf.]*.

Mohnsaft

■ Gemüt

Zufriedenheit. [RAL 598]

Abwechselnder Zustand von sorgenloser Grämlichkeit und Heiterkeit. [RAL 599]

In sich gekehrtes Stillseyn (nach der kleinsten Gabe). [RAL 600]

Ruhige Gleichgültigkeit gegen irdische Dinge; sie achteten nichts gegen die Exstase der Phantasie [*Mead*, de venenis, in Oper. D. II. S. 190. edit. Götting.]. [RAL 601]

Immer ruhige Vergnügsamkeit des Gemüths; wie im Himmel [*Hecquet*, reflexions sur l'usagede l'opium. à Paris, 1726. S. 184]. [RAL 602]

Schmerzlos blieb er die ganze Nacht in höchster Vergnügsamkeit der Seele[7] [*Van Swieten*, Comment. I. S. 878]. [RAL 603]

Die angenehmste Empfindung, die sich denken läßt, mit Ruhe des Geistes und Vergessenheit aller Uebel [*Van Swieten*, a.a.O.]. [RAL 604]

Sie konnte sich auf keine andere Art vollkommene Ruhe und Glückseligkeit des Geistes verschaffen [*Jones*, the mysteries of opium revealed]. [RAL 605]

Nicht selten eine ungemeine Selbstgenügsamkeit und ungemeine Ruhe des Geistes [*Mos. Charas*, pharm. reg. chym. C. 51]. [RAL 606]

Nicht geschlafen, sondern so ruhig geworden, als wenn er im Himmel wäre [Eph. Nat. Cur. Dec. II. ann. X. obs. 80].[8] [RAL 607]

Süße, liebliche Phantasieen, deren Reitz sie aller bekannten Glückseligkeit vorziehen, am meisten, wenn sie vorher von Schmerzen gemartert worden [*Boerhave*, Praelect. in inst. ad §. 856]. [RAL 608]

Gefühl, als wenn er im Himmel wäre, starke, liebliche Phantasieen schweben ihm vor, wie wachende Träume, die ihm den Schlummer vertreiben [*Mead*, a.a.O.]. [RAL 609]

Die Heiterkeit des Geistes von Opium ist mehr ein Traum ohne Schlaf zu nennen [*Tralles*, de usu et abusu Opii, I. S. 122]. [RAL 610]

Ruhe des Geistes [*de Ruef*, App. ad Nova Acta Nat. Cur. V. S. 63]. [RAL 611]

Munterkeit des Geistes [*de Ruef*, a.a.O.]. [RAL 612]

Ein, traurigen Gedanken nachhängendes Frauenzimmer ward davon wundersam erleichtert; ihr Gram schwieg auf einige Zeit [Act. Nat. Cur. IV. obs. 145].[9] [RAL 613]

Es macht die Leiden der Seele auf einige Zeit vergessen und versetzt dann in eine Entzückung und erquickende Seligkeit des Geistes [*Tralles*, a.a.O. S. 98]. [RAL 614]

Es macht die (gewöhnlich traurig stupiden) Opiumschlucker fröhlich; sie schwelgen viel, singen verliebte Lieder, lachen viel und treiben andre Possen; dieser angenehm erhöhete Geistes- und Gemüthszustand dauert eine Stunde, dann werden sie zornig und unbändig, wonach sie wieder traurig werden und weinen, bis sie in Schlaf gerathen und so wieder in gewöhnlichen Zustand kommen [*Alpin*, Med. Aegypt. IV. Cap. 1]. [RAL 615]

Heiterkeit, Munterkeit, Zufriedenheit, gestärkte Kräfte [*Freind*, Opera, Tom. 1. Emmenol. S. 139]. [RAL 616]

Stärke, Munterkeit, Selbstzufriedenheit (*Hufel.* Journ. XIII. 1). [RAL 617]

Kräftigkeit [*C.C. Matthaei*, in *Hufel.* Journ. VIII. 4. S. 134]. [RAL 618]

Heiterkeit, Aufgelegtheit zu Geschäften, Furchtlosigkeit, Muth [*Alpin*, a.a.O.]. [RAL 619]

Muth, Unerschrockenheit, Großherzigkeit. [RAL 620]

Gefühl von Muth mit Lustigkeit, so, als wollte er mit Gewalt, wo nöthig, etwas durchsetzen, ohne Scheu oder Furcht, mit einem eigenen Gefühle von Wollust (doch nur einige Minuten dauernd) (n. 1/4 St.); darauf sogleich Düsterkeit im Kopfe u.s.w [*Ctz.*]. [RAL 621]

Unerschrockenheit in Gefahr [*Reineggs*, in *Blumenbechs* med. Bibl. I. 1]. [RAL 622]

Mohnsaft giebt den sich für einer chirurgischen Operation Fürchtenden Muth und Standhaftigkeit [*G. Young*, treatise an opium]. [RAL 623]

Verbrecher verlieren (in Indien) die Todesfurcht und gehen der Hinrichtung muthig entgegen [*Tralles*, a.a.O.].[10] [RAL 624]

Verwegene Wildheit [*Reineggs*, a.a.O.]. [RAL 625]

---

[7] Er hatte einen Gran gegen einen beschwerlichen Schmerz Abends eingenommen.

[8] Nachdem er wegen unerträglicher Steinschmerzen eine mäßige Gabe Opium genommen hatte.

[9] Sie mußte aber, da es durch opponirten Gegensatz (palliativ) wirkte, um immer dieselbe Erleichterung zu erhalten, mit dem Gebrauche des Opiums nicht nur fortfahren, sondern die Gaben auch erhöhen, bis sie endlich in einer Woche anderthalb Unzen Mohnsaft einzunehmen genöthigt war.

[10] Die letzten 9 Symptome sind palliative Erstwirkungen des Mohnsaftes bei an sich niedergeschlagenen, zaghaften Gemüthern.

Wildheit, Grausamkeit gleich wüthenden Thieren [*Kämpfer*, Amoen. exot. Fasc. III. obs. 15].[11] [RAL 626]

Wuth [*Corry*, in *Recueil period*. S. 74]. [RAL 627]

Wahnsinn und Wuth [*Berger*, de vi opii rere facient.]. [RAL 628]

Wüthender Wahnsinn und Verzerrung des Mundes (von Opium-Auflegung auf die Schläfen) [*Corry*, a.a.O.]. [RAL 629]

Verstandes-Verwirrung [*Clarck*, Essays and obs. phys. and lit. Edit. 3. 1771. – de Garter, Med. Dogm. Cap. 1]. [RAL 630]

Delirien [*Pitcairne*, Element. med. Lib. II. Cap. 6. § 8]. [RAL 631]

Der Kranke hat Erscheinungen [*Müller* in *Hufel. Journ*. XVIII. 4]. [RAL 632]

Furchtsamkeit und Schreckhaftigkeit [*Young*, – *Tralles*, a.a.O.]. [RAL 633]

Muthlosigkeit. [RAL 634]

Furcht (n. 8, 12 St.). [RAL 635]

Schreckliche Phantasiebilder [*Clarck*, a.a.O.]. [RAL 636]

Sie ward durch den vermeintlichen Anblick von Gespenstern, Teufeln und Fratzen wachend gepeinigt, die sich angeblich um ihr Bett versammelten und sie sehr belästigten, wie sie delirirend schwatzte [*Tralles*, a.a.O.].[12] [RAL 637]

Er schwatzte mancherlei unzusammenhängendes Zeug und wies mit Fingern auf angeblich ihm sich nähernde, verlarvte Leute; bald brach er in lautes Gelächter aus; bald fuhr er schreckhaft zusammen vor vermeintlichen Fechtern, die ihn erstechen könnten, – ward böse, wenn man es ihm ausreden und ihn für wahnsinnig halten wollte, warf sich aber selbst im Delirium seine Narrheit vor [*Tralles*, a.a.O. S. 126].[13] [RAL 638]

Er schwatzt delirirend von allerlei Begebenheiten mit offenen Augen und entsinnt sich des Geschwätzes nachher nur, als hätte es ihm geträumt (*Manchart*, Eph. Nat. Cur. Cent. 1 obs. 15). [RAL 639]

Heiß, ängstlich und trunken redete sie allerlei unter einander, nahm ihre Worte wieder zurück, erschrack bald plötzlich, bald ergriff sie zornig die Hand der Umstehenden [*Tralles*, a.a.O. S. 125].[14] [RAL 640]

Er begehet Ungereimtheiten [*Reineggs*, a.a.O.]. [RAL 641]

Die steigende Lustigkeit und Gedankenseligkeit geht in's Widersinnige und Unvernünftige über [*Tralles*, a.a.O.].[15] [RAL 642]

Heftiger Wahnsinn bei rothem Gesichte, glänzenden Augen und größerer Lebhaftigkeit des Körpers [*Matthaei*, a.a.O.]. [RAL 643]

Er wälzt sich auf der Erde wahnsinnig, brennenden Zorns, drohend; er kennt seine Freunde nicht, mit geschwollenem Kopfe und Gesichte, röthlich-blauen geschwollenen Lippen und hervorgetretenen, entzündeten Augen [*Tralles*, a.a.O. S. 90]. [RAL 644]

Erst Entzückung und nach der Entzückung, Traurigkeit und Niedergeschlagenheit [*Chardin*, Voyage en Perse, Amst. 1771. Tom. IV. S. 203. 204]. [RAL 645]

Traurigkeit. [RAL 646]

Hoffnungslosigkeit, mürrisches Wesen, Verdrießlichkeit (n. 8, 12 St.). [RAL 647]

Jämmerliches Weinen und Heulen (in den ersten St.). [RAL 648]

Sie ärgert sich über einen Schmerz bis zum Weinen. [RAL 649]

Mißtrauen. [RAL 650]

Grämlichkeit [*F. C. Grimm*, Acta Nat. Cur. III. obs. 19]. [RAL 651]

Melancholie [*Bergius*, mat. med. S. 482]. [RAL 652]

Aengstlichkeit [*Rademacher*, in Hufel. Journ. IV. 3. S. 587. – *Tralles*, a.a.O.]. [RAL 653]

Ungeheure Angst [*Muzell*, Wahrnehmungen II. S. 131]. [RAL 654]

Herzensangst und Unruhe (n. 2 St.) [*Young*, a.a.O.].[16] [RAL 655]

■ Schwindel, Verstand und Gedächtnis

Vom Bücken, Schwindel (n. 20 St.). [RAL 1]

Schwindel [*C.C. Matthaei*, in Hufel. Journ. XI. 2. – *Young*, a.a.O. – *Tralles*, a.a.O. – *Clarck*, a.a.O. – *Murray*, Apparat. Med. II. S. 282]. [RAL 2]

---

[11] Bei größern Gaben, als die erhöheten Muth und gesteigerte Kräfte palliativ den Muthlosen und Schwächlingen geben, bringt der Mohnsaft Verwegenheit, Unbändigkeit, Zorn und Wuth hervor. Diese palliative Erstwirkung bringt die durch Mohnsaft exaltirten Türken während des ersten Angriffs bei einer beginnenden Schlacht in eine fast unwiderstehliche Kampfwuth, die aber in ein Paar Stunden in die feigste Zaghaftigkeit oder Betäubung bei ihnen übergeht, worin sie leichter als jedes andere Heer zu besiegen sind.

[12] Jedesmal, wenn ihre krankhaften Zufälle: Herzklopfen, Erbrechen, Schlucksen, Herzdrücken, Bauchweh, Zittern und konvulsive Bewegungen, palliativ, durch Opium gestillt wurden.

[13] Nach Opium in einem ruhrartigen Durchfalle gegeben.

[14] Von Opium bei einem unsäglichen Schmerze, der in Zuckungen ausarten wollte, gegeben.

[15] Von größerer Gabe.

[16] Immer erneuerte Gaben Mohnsaft, waren der einzige, palliative, Trost darin, immer nur auf kurze Zeit.

Schwindel und Betäubung des Kopfs [*Matthaei*, a.a.O.]. [RAL 3]

Starker Schwindel nöthigt ihn, sich niederzulegen [*Matthaei*. a.a.O.]. [RAL 4]

Schwindel. als wenn alles mit ihm um den Ring ginge [*Schelhammer*, a.a.O.]. [RAL 5]

Schwindlicht, ängstlich. irrsinnig [*Tralles*, a.a.O. S. 283]. [RAL 6]

Schwindel und Kopf-Verwirrung [*Young*, a.a.O.]. [RAL 7]

Trunken schwindlicht wankte er hin und her [*Al. Thompson*, Diss. de Opio, S. 121]. [RAL 8]

Trunkenheit [*Rademacher*, a.a.O. – *Büchner*, diss. de Opio. Halae, 1748. § 45]. [RAL 9]

Eine Art Trunkenheit, die sie verhinderte, sich auf den Beinen zu erhalten [*Leroux*, Journ. de Med.]. [RAL 10]

In größern Gaben, als die sind, welche Heiterkeit hervorbringen, erregt der Mohnsaft Trunkenheit [*Tralles*. de usu et abusu Opii.]. [RAL 11]

Benebelung des Kopfs (sogleich) [*de la Croix*, Journ. de Med. XXXIX.]. [RAL 12]

Düsterheit im Kopfe, mit einem trocknen Hitz-Gefühle in den Augen, und Neigung der Augen, sich zu schließen, ohne Schläfrigkeit, nebst einer Empfindung, als ob er die vorige Nacht gewacht hätte [*Ctz*.]. [RAL 13]

Der Kopf ist schwer und wie betrunken (12 Stunden lang.) [*Tralles*, a.a.O. S. 101]. [RAL 14]

Eingenommenheit des Kopfs [*Matthaei*, a.a.O.]. [RAL 15]

Eingenommenheit des Kopfs, als wenn Rauch in's Gehirn stiege [*Matthaei*, a.a.O.]. [RAL 16]

Betäubung [*Bergius*, a.a.O.]. [RAL 17]

Betäubung des Verstandes, als wenn er ein Bret vor dem Kopfe hätte und zum Liegen zwingender Schwindel; dann Zittern des Körpers einige Zeit lang [*Matthaei*, a.a.O.]. [RAL 18]

Heftige Betäubung und Berauschung (vom Geruche vielen Opiums) [*Lorry*, Journ. encyclop. I. part. II. S. 72]. [RAL 19]

Dumpfe Betäubung mit matten Augen und äußerster Kraftlosigkeit [*Matthaei*, a.a.O.]. [RAL 20]

Betäubung und Unempfindlichkeit; gleichwohl antwortet er angemessen [*Vicat*, plantes vénéneuses de la Suisse, S. 226] (Vergl. mit 40). [RAL 21]

Empfindung im Kopfe, als wenn man nach einem heftigen Weinrausche ausgeschlafen hat und erwacht [*Tralles*, a.a.O. S. 101]. [RAL 22]

Stumpfheit des Geistes, kurzer, ängstlicher Athem, wobei sich die Brust hoch hebt; die Augen gebrochen und voll Wasser [*Matthaei*, a.a.O.]. [RAL 23]

Häufig zuströmende Ideen mit Lustigkeit. [RAL 24]

Es macht den Sinn munterer und aufgelegter zu ernsthaften, wichtigen Geschäften [*Wedel*, Opiologia, S. 165]. [RAL 25]

Aufgelegter zu erhabenen Betrachtungen die ganze Nacht, ohne Schlaf (Eph. Nat. cur. Dec. II. ann. X. obs. 80). [RAL 26]

Es verschwand (nach Abends vorher genommenem Mohnsafte) alle Neigung zu schlafen, die Kraft der Einbildung und des Gedächtnisses erhöhete sich zum Verwundern, so daß er die Nacht in den tiefsinnigsten Meditationen zuzubringen, so zu sagen, gezwungen war; bei Tagesanbruch schlummerte er einige Stunden, konnte sich aber dann alles dessen, was er die Nacht über gedacht hatte, nicht mehr entsinnen.[17] [*Rudgeri* Ouwens Noctes Haganae, Vorr. S. 14]. [RAL 27]

Langsame Besinnung, Stupidität, Sinnlosigkeit [*Willis*, pharm. rat. S. 305]. [RAL 28]

Stillschweigen [*Bergius*, a.a.O.]. [RAL 29]

Geistes-Schwäche [*Grimm*, a.a.O.]. [RAL 30]

Die Geistesfähigkeiten verschwinden [*Bergius*, a.a.O.]. [RAL 31]

Stumpfsinnigkeit [*Sauvages*. Nosol. method. I. S. 847]. [RAL 32]

Stumpfheit des Geistes [*Bohn*, dé officio med. S. 362]. [RAL 33]

Alle Fähigkeiten des Geistes, alle Sinne sind stumpf [*Chardin*, a.a.O.]. [RAL 34]

Gleichgültigkeit gegen Schmerz und Vergnügen [*Reineggs*. a.a.O.]. [RAL 35]

Betäubung, Gleichgültigkeit [*Ev. Jo. Thomassen a Thuessink*, Diss. de opii usu in Syphilitide, L. B. 1785.8]. [RAL 36]

Eingenommenheit des Kopfs; er hat von nichts einen wahren Begriff, und kann beim Lesen den

---

[17] Die Geistes- und Gemüthssymptome lassen sich beim Mohnsaft nicht so genau von einander trennen, wie bei andern Arzneien, und die erstern zu Anfange bei den Kopfsymptomen, die andern zu Ende aller andern Zufälle stellen, weil sie beim Mohnsafte beide gewöhnlich sich zusammenpaaren.

Wenn Mohnsaft zur palliativen Unterdrückung der Schmerzen, der Krämpfe, des entgegengesetzten Geistes- und Gemüthszustandes, wie in (619, 25, 612, 613, 611, 605, 614) oder auch zur Vertreibung des naturgemäßen Nacht-Schlafes (in letzterm Falle gewissermaßen homöopathisch) gebraucht wird, so bringt er an der Stelle gewöhnlich solche Exstasen des Geistes und Entzückungen des Gemüths hervor – alles schnell vorübergehende Erstwirkung. Diese Exstasen und Entzückungen kommen dem innern verklärten Erwachen der Somnambülen (Clairvoyance) oft sehr nahe.

Sinn nicht errathen [*Schelhammer*, a.a.O.]. [RAL 37]

Stumpfsinnigkeit (n. 8, 12 St.). [RAL 38]

Er kennt die nächsten Anverwandten, die bekanntesten Gegenstände nicht. [RAL 39]

Stumpfsinnig, unempfindlich, seines Daseyns fast nicht bewußt antwortete er gleichwohl ziemlich passend [*Schelhammer*, a.a.O.] (Vergl. mit 21). [RAL 40]

Ist seiner nicht bewußt [*Reineggs*, a.a.O.]. [RAL 41]

Sinnenbetäubung und Vernunftlosigkeit [*Fr. Hoffmann*, Diss. de operatione opii, Hal. 1700. S. 5]. [RAL 42]

Stumpft das Gefühl ab und nimmt es zuweilen ganz weg [*Tralles*, a.a.O.]. [RAL 43]

Sie wußte nicht, was um ihr her vorging und gab kein Zeichen von Empfindung; die Gelenke waren biegsam und alle Muskeln erschlafft [*Lassus*, in Mem. de l'inst. national des sc. et arts, Tom. II.]. [RAL 44]

Umnebelung und Schwäche des Verstandes; Selbsttäuschung, als wären seine Augen viermal größer und sein Körper riesenhaft groß [*Schelhammer*, in Misc. Nat. Cur. Dec. II. ann. V. obs. 12]. [RAL 45]

Es ist ihm, als ob er in der Luft flöge oder schwebte, und sich alles mit ihm herum drehete [*Schelhammer*, a.a.O.]. [RAL 46]

Er ist zwar nicht des Gesichts und Gehörs, aber doch des Geschmacks-, Geruchs- und Tastsinns in Bezug auf die äußern Gegenstände beraubt; doch fühlte er die Kälte seines eigenen Körpers (n. 1½ St.) [*Schelhammer*, a.a.O.]. [RAL 47]

Dummheit [*Reineggs*, a.a.O.]. [RAL 48]

Dummheit, Gleichgültigkeit gegen äußere Gegenstände [*Crumpe*, Natur und Eigensch. des Op.]. [RAL 49]

Dummheit und Blödsinn [*Haller*, in Praelect. in Boerh. Instit. IV. S. 519]. [RAL 50]

Opiumesser sind schläfrig und fast dumm [*Alpin*, a.a.O.]. [RAL 51]

Opiumesser sind immer träge und trunken [*Alpin*, a.a.O.]. [RAL 52]

Gedächtniß-Mangel [*Reineggs*, a.a.O.]. [RAL 53]

Gedächtniß-Verlust [*Bergius*, a.a.O.]. [RAL 54]

Oft Gedächtniß-Schwäche (bei öfterm Gebrauche des Opiums.) [*Willis*, a.a.O.]. [RAL 55]

Gedächtniß-Verlust auf mehrere Wochen [*Willis*, a.a.O.]. [RAL 56]

Langwieriger Gedächtniß-Verlust [*Cocq* bei *Stallpaart van der Wiel*, Observ. Cent. II. obs. 41]. [RAL 57]

Verlornes Gedächtniß [*Bonet*, Sepulcret. anatom. lib. 1. Sect. 1. S. 214].[18] [RAL 58]

Schwankende Begriffe [*Schelhammer*, a.a.O.]. [RAL 59]

Gefühllosigkeit für Schamhaftigkeit und feinere Empfindungen [*Reineggs*, a.a.O.]. [RAL 60]

Die Kraft des Willens verschwand durch die geringste Kleinigkeit [*de Ruef*. a.a.O.]. [RAL 61]

Opiumesser stehen im Rufe der Unbeständigkeit; sie versprechen oft, was sie bald sich weigern zu halten, (jeder hütet sich vor ihnen, niemand will etwas mit ihnen zu thun haben) [*Alpin*, a.a.O. Cap. 2]. [RAL 62]

■ **Kopf**

Drang des Blutes nach dem Gehirne [*Haller*, a.a.O. IV. S. 509]. [RAL 63]

(Die Gefäße des Gehirns waren vom Blute ausgedehnt) [*Mead*. a.a.O.] [RAL 64]

Pulsation der Arterien des Kopfs [*Charvet*.]. [RAL 65]

Er hört die Arterien das Blut zum Gehirn bringen [*Charvet*.]. [RAL 66]

Höchst peinlicher, den Hinterkopf einnehmender Kopfschmerz [*d'Outrepont*.]. [RAL 67]

Einseitiger Kopfschmerz in der Stirne, als wenn es herausdrückte, vermindert durch äußern Druck. [RAL 68]

Kopfweh, wie Herausdrücken in der Stirne. [RAL 69]

Reißen und Pucken in der Stirne, saures Aufstoßen, saures Erbrechen, sie mußte sich legen und da schwitzte sie. [RAL 70]

Einzelnes Zucken in den Schläfemuskeln. [RAL 71]

Art von Druck in der Stirne, welcher sich bis zu den Augen und der Nase fortzupflanzen schien [*Charvet*.]. [RAL 72]

Ein Gefühl von Spannung im Kopfe [*Charvet*.]. [RAL 73]

Kopfweh [*Matthaei*, a.a.O. VIII. 4.]. [RAL 74]

Heftiges Kopfweh [*Muzell*, a.a.O.]. [RAL 75]

Drückender Schmerz im Kopfe [*Matthaei*, a.a.O. VIII. 4. u. XI. 2.]. [RAL 76]

Schmerz, wie alles zerrissen im Kopfe und Empfindung, als wenn sich alles im Körper umdrehete, mit unwilliger Unbehaglichkeit [*Ctz*.]. [RAL 77]

---

[18] Anm. zu 48, 49, 50, 51, 52, 53, 54, 55, 56, 57, 58. Sind alle diese Zustände anhaltend und nach langer Wiederholung des Opium-Genusses bleibend geworden, so sind sie zur chronischen Krankheit gediehen, zu einer Art Lähmung der Geistesorgane, die wohl unheilbar seyn mag (53. bis 58. Nachwirkungen).

Schwere des Kopfs [*Murray*, a.a.O. – *Bergius*, a.a.O. S. 482. – *Gn.*]. [RAL 78]

Mehrere Tage sehr schwerer Kopf, das Hinterhaupt wie Blei, so daß der Kopf immer wieder zurückfiel und er ihn nicht aufrecht erhalten konnte [*Tralles*, a.a.O. S. 87]. [RAL 79]

Er kann den Kopf nicht aufrecht erhalten; er schwankt hin und her [*Tralles*, a.a.O. I. S. 283]. [RAL 80]

■ **Gesicht und Sinnesorgane**

Eingefallenes, blasses Gesicht [*Pyl*, Aufsätze, Samml. I. S. 95]. [RAL 81]

Gesichts-Blässe [*Sche.*]. [RAL 82]

Oeftere Abwechselung von Röthe und Blässe des Gesichts. [RAL 83]

Blässe des Gesichts und Uebelkeit, mit Gefühl von Schläfrigkeit und Verminderung aller Ab- und Aussonderungen, ja oft selbst der Ausdünstung [*a Thuessink*, a.a.O.]. [RAL 84]

Blasses Gesicht, Stirne, gläserne Augen [*Sauvages*, a.a.O.]. [RAL 85]

Erdfahle Gesichtsfarbe [*Reineggs*, a.a.O.]. [RAL 86]

Erdfarbne, bleiche Gesichtsfarbe, matte Augen voll Wasser; er schlummert mit halb eröffneten Augen, achtet auf nichts, giebt unbestimmte Antworten, läßt den Stuhlgang unwillkürlich von sich gehen, sinkt zusammen zu den Füßen herab und hat kurzen, ängstlichen Athem [*Matthaei*, a.a.O.]. [RAL 87]

Bläulichtes und erdfarbnes Gesicht [*Grimm*, a.a.O.]. [RAL 88]

Ansehen des Gesichts, als ob er nicht ausgeschlafen, oder die Nacht geschwärmt hätte, mit eingefallenen, blinzelnden Augen [*Ctz.*]. [RAL 89]

Alle Gesichtsmuskeln erscheinen wie erschlafft, wodurch das Gesicht gleichsam ein stupides Ansehen erhält; die Unterlippe hat die Neigung, schlaff herabzuhängen, die Nasenlöcher sind weit geöffnet und das obere Augenlid kann nur mit Mühe in die Höhe gezogen werden [*Sche.*]. [RAL 90]

Rothe Flecken auf den bleichen Wangen [*Matthaei*, a.a.O.]. [RAL 91]

Aufgedunsenes Gesicht [*Thompson*, a.a.O. S. 120]. [RAL 92]

Aufgetriebenes Gesicht, heiße, trockne Haut, weiße Zunge, Heiserkeit, sehr beengtes Athemholen, Blutspeien [*Young*, a.a.O.]. [RAL 93]

Dunkelrothes Gesicht [*Vicat*, a.a.O.]. [RAL 94]

Ganz rothes Gesicht [*Matthaei*, a.a.O.]. [RAL 95]

Rothes, aufgetriebnes, geschwollenes Gesicht (*Murray*, a.a.O. – *Müller*, in Hufel. Journ. XVIII. IV.). [RAL 96]

Kirschbraunes Gesicht [*Schweickert*, in Hufel. Journ. VIII. 3]. [RAL 97]

Aufgetriebne Adern im Gesichte [*Reineggs*, a.a.O.]. [RAL 98]

Rothes, aufgetriebnes Gesicht und strotzende Adern am Kopfe [*Hoffmann*, a.a.O.]. [RAL 99]

Gesichts-Röthe und rothe Augen [*Berger*, a.a.O.]. [RAL 100]

Gesichts-Röthe und rothe, entzündete Augen [*J. Hunter*, über d. vener. Krankh. S. 640]. [RAL 101]

Ungewöhnliche Gesichts-Röthe mit geschwollenen Lippen [*Hamberger*. Diss. de Opio. Jen. 1740 §. 16]. [RAL 102]

Nicht bloß rothes, sondern wie entzündetes Gesicht [*Hecquet*, a.a.O.]. [RAL 103]

Ganz rothes Gesicht, mit wilden, hervorgequollenen, rothen Augen [*Stentzel*, de venenis, I. §. 16]. [RAL 104]

Entstellte Gesichtszüge, Stillschweigen, offene Augen [*Aepli* sen. in Hufel. Journ. XXV. 3]. [RAL 105]

Krämpfe der Gesichtsmuskeln [*Knebel*, in Hufel. Journ. XXVI. 2]. [RAL 106]

Krampfhafte Bewegungen der Gesichtsmuskeln (n. 7 Tagen) [*Levesque* – *Blasource*, in Journ. de Medec. 1808. Juillet.]. [RAL 107]

Konvulsives Zittern der Gesichtsmuskeln, der Lippen, der Zunge [*Aepli*, a.a.O.]. [RAL 108]

Glänzende, funkelnde Augen [*Matthaei*, a.a.O.]. [RAL 109]

Stiere Augen von übermäßigem Glanze [*Müller*, a.a.O.]. [RAL 110]

Gläserne, hervorgequollene, unbewegliche, nichts sehende Augen, wie die eines Sterbenden [*Vicat*, Observationum delectus, S. 242]. [RAL 111]

Unbeweglichkeit der Pupillen am Lichte [*Murray*, a.a.O.]. [RAL 112]

Erweiterte Pupillen (d. ersten St.). [RAL 113]

Leicht zu erweiternde Pupillen. [RAL 114]

Zusammengezogene Pupillen. [RAL 115]

Das Auge nur halbgeschlossen, die Pupillen erweitert ohne Reitzfähigkeit [*Kilian*, in Med. Annal. 1800. Oct.]. [RAL 116]

Offene Augen, mit aufwärts gedrehten Pupillen [*Pyl*, a.a.O.]. [RAL 117]

Gefühl in den Augen, als wenn sie zu groß für ihre Höhlen wären [*Charvet.*]. [RAL 118]

Er starrt die Anwesenden an, mit wässerigen Augen, weiß aber nicht, was geschieht, und kann die Personen nicht erkennen [*Reineggs*, a.a.O.]. [RAL 119]

Funken vor den Augen [*Clarck*, a.a.O.]. [RAL 120]

Trübsichtigkeit; es ist als wenn er durch einen Flor sähe [*Müller*, a.a.O.]. [RAL 121]

Es ist ihm schwarz vor den Augen und schwindlicht [*Matthaei*, a.a.O.]. [RAL 122]

Er klagt, bei vollem Verstande, seine Augen würden dunkel, er sei blind (n. 4 St.) [*Willis*, a.a.O.]. [RAL 123]

Geschwulst der untern Augenlider [*Grimm*, a.a.O.]. [RAL 124]

Wie gelähmt herabhängende Augenlider [*d'Outrepont.*]. [RAL 125]

Zitternde Augenlider, die den Bulbus nur zur Hälfte bedecken [*Guiand.*]. [RAL 126]

Dumpfes Brausen in den Ohren, nach dem Essen (n. 4 St.) [*Charvet.*]. [RAL 127]

Sausen in den Ohren (sehr bald) [*Charvet.*]. [RAL 128]

Ohrenklingen [*Young*, a.a.O. – *Murray*, a.a.O.]. [RAL 129]

Die Unterlippe ist schmerzhaft, wenn er sie mit den obern Zähnen oder mit den Fingern berührt [*Sche.* a.a.O.]. [RAL 130]

Verzerrung des Mundes [*Lorry*, a.a.O.]. [RAL 131]

Kinnbackenkrampf [*de la Croix – Pyl*, a.a.O.]. [RAL 132]

Heftige Schmerzen des Unterkiefers (n. 7 Tagen) [*Levesque – Blasource*, a.a.O.]. [RAL 133]

Man konnte ihr den Mund nur mit Gewalt öffnen, und sie nur schwer einige Löffel Flüssigkeit schlucken lassen [*de la Croix.*]. [RAL 134]

Schmerz des Oberkiefers (n. 8 St.). [RAL 135]

■ **Mund und innerer Hals**

Zahnweh. [RAL 136]

Wackeln der Zähne. [RAL 137]

Feiner, fressender Schmerz in den Nerven des Zahnes (n. 8 St.). [RAL 138]

Die Unterkinnlade hing herab [*Kilian*, a.a.O.]. [RAL 139]

Lähmung der Zunge [*Reineggs*, a.a.O.]. [RAL 140]

Die Sprache wird schwach, wenn er spricht; nur mit Anstrengung kann er laut sprechen [*Ctz.*]. [RAL 141]

Mit offenem Munde kann er nicht reden [*Reineggs*, a.a.O.]. [RAL 142]

Er stammelt [*Reineggs*, a.a.O.]. [RAL 143]

Weiße Zunge [*Young – Grimm*, a.a.O.]. [RAL 144]

Schwarze Zunge [*Levesque – Blasource*, a.a.O.]. [RAL 145]

Speichelfluß [*Hargens*, in Hufel. Journ. IX. 2. – *Reineggs*, a.a.O.]. [RAL 146]

Starker Speichelfluß [*Alston.* Edinb. Vers. V. 1]. [RAL 147]

Speichelfluß wie von Quecksilber [*a Thuessink*, a.a.O.]. [RAL 148]

Aus dem Munde floß beständig Speichel [*Kilian*, a.a.O.]. [RAL 149]

Unterdrückt die Ausleerung der Speicheldrüsen, des Nasenschleims und der Drüsen des Kehlkopfs [*Murray*, a.a.O.]. [RAL 150]

Verdickt den Speichel, den Nasenschleim, den Schleim der Luftröhre und macht die Zunge trocken [*Young*, a.a.O.]. [RAL 151]

Trockenheit der Zunge, des Gaumens und Rachens, ohne Neigung zu trinken [*Ctz.*]. [RAL 152]

Gefühl von Trockenheit des vordern Theils der Zunge, ohne Durst, früh. [RAL 153]

Bei Trockenheit im Munde, ohne Verlangen auf Getränk, Frost über den Unterleib. [RAL 154]

Trockenheit des ganzen Mundes mit wenigem Durste [*Sche.*]. [RAL 155]

Trockenheit hinten im Halse [*Bergius*, a.a.O.]. [RAL 156]

Trockenheit im Halse und auf der Zunge [*Ettmüller*, Diss. de vi opii diaphor. Lips. 1694. Cap. 1. §5. – *Murray*, a.a.O.]. [RAL 157]

Trockenheit des Mundes, daß er kaum ein Wort vorbringen kann [*Schelhammer*, a.a.O.]. [RAL 158]

Starker Durst, vorzüglich auf Dünnbier (Kofent) [*Matthaei*, a.a.O.]. [RAL 159]

Dringender Durst [*Ettmüller – Murray*, a.a.O.]. [RAL 160]

Erregt Geschwürchen im Munde und auf der Zunge [*Matthiolus* bei Tralles, a.a.O. Sect. IV. S. 190].[19] [RAL 161]

Exulcerirt den Gaumen und die Zunge [*Wedel*, a.a.O. S. 26]. [RAL 162]

Gekaut verbrennt es den Mund und die Zunge und entzündet die Kehle [*Lindestolpe*, de venenis, S. 591]. [RAL 163]

Erregt unerträgliches, beißendes Brennen wie Pfeffer auf der Zunge [*Boerhave*, Praelect. IV. S. 529].[20] [RAL 164]

Am Halse aufgetriebne Venen und heftig pulsirende Arterien [*Matthaei*, a.a.O.]. [RAL 165]

Mühsames Schlingen [*Lassus*, a.a.O.]. [RAL 166]

Unvermögenheit zu schlingen [*Aepli*, a.a.O.]. [RAL 167]

---

[19] Vom Kosten des Opiums.

[20] In einiger Menge in den Mund genommen.

Bitterkeit des Mundes [*Grimm*, a.a.O.]. [RAL 168]
Fader, lätschiger, fast gar kein Geschmack. [RAL 169]
Saurer Geschmack. [RAL 170]
Bitterer Geschmack im Munde, den andern Morgen [*Charvet*.]. [RAL 171]

- **Magen**

Appetitlosigkeit. [RAL 172]
Benimmt (in größerer Gabe) sogleich die Eßlust [*Willis*, a.a.O.]. [RAL 173]
Appetitlosigkeit [*Joerdens*, in Hufel. Journ. XVII. 1. – Reineggs – Bergius, a.a.O.]. [RAL 174]
Mangel an Appetit zu Speisen und Getränken [*Murray*, a.a.O.]. [RAL 175]
Es ekelt ihm vor Allem [*Reineggs*, a.a.O.]. [RAL 176]
Auf lange Zeit, Widerwillen gegen alle Nahrungsmittel [*Tralles*, Sect. I. S. 142]. [RAL 177]
Höchster Abscheu vor Speisen, mit äußerster Schwäche [*Matthaei*, a.a.O.]. [RAL 178]
Höchster Abscheu vor Fleisch-Speisen, bei unreiner Zunge [*Matthaei*, a.a.O.]. [RAL 179]
Er verlangt zu essen, hat aber kaum einen Bissen zu sich genommen, so mag er das übrige nicht [*Reineggs*, a.a.O.]. [RAL 180]
Vermehrter Appetit. [RAL 181]
Heißhunger in öftern Anfällen, zuweilen mit fadem Geschmacke im Munde (n. 3 u. mehrern St.). [RAL 182]
Heißhunger [*Kämpfer*, a.a.O.]. [RAL 183]
Heißhunger mit Auftreibung und Beschwerung des Magens nach dem Essen [*Mouchard*, a.a.O.]. [RAL 184]
Ungeheurer Hunger mit großer Mattigkeit [*Ward*, in n. Journ. d. ausländ. med. Literatur, IV. 1]. [RAL 185]
Heißhunger mit Abscheu vor Speisen [*Grimm*, a.a.O.]. [RAL 186]
Uebelkeit [*Grimm – Matthaei*, a.a.O. VIII. 4]. [RAL 187]
Brecherlichkeit [*Matthaei*, a.a.O. XI. 2]. [RAL 188]
Oft Ekel und Erbrechen [*J. J. Waldschmid*, Monita medica circa opium. Marburg, 1679]. [RAL 189]
Starkes, vergebliches Würgen [*Matthaei*, a.a.O.]. [RAL 190]
Vergebliche Anstrengung, sich zu erbrechen [*Charvet*.]. [RAL 191]
Erbrechen (n. einigen Minuten). [RAL 192]
Neigung zum Erbrechen, bei Bewegung [*Charvet*.]. [RAL 193]
Uebergeben, nach dem Essen [*Charvet*.]. [RAL 194]

Bewegungen zum Erbrechen, Blut-Erbrechen [*Hecquet*, a.a.O. S. 314]. [RAL 195]
Erregt Erbrechen [*Wedel*, a.a.O.]. [RAL 196]
Unter Magenweh und konvulsiven Bewegungen, erbricht sie sich [*Juncker* und *Böhmer*, Dis. sistens casum matronae largissimo usu opii tractatae. Halae, 1744. S. 7]. [RAL 197]
Anhaltendes Erbrechen [*Pyl*, a.a.O. S. 94]. [RAL 198]
Grünes Erbrechen [*de la Croix*, a.a.O.]. [RAL 199]
Unempfindlichkeit des Magens gegen Brechmittel [*Murray*, a.a.O.]. [RAL 200]
Aufstoßen (n. 5 St.) [*Grimm*, a.a.O.]. [RAL 201]
Voll im Magen [*Joerdens*, a.a.O.]. [RAL 202]
Magendrücken [*Bohn*, a.a.O.]. [RAL 203]
Schlucksen anhaltend, mit kurzen Unterbrechungen [*Schweickert*, in Hufel. Journ. VIII. 3]. [RAL 204]
Starkes Drücken im Magen (sogleich) [*Willis*, a.a.O.]. [RAL 205]
Magenschwäche. [RAL 206]
Drücken im Magen, als wenn ein Stein darin läge (n. 2 St.). [RAL 207]
Gleich nach dem Essen, heftiger Druck in der Magen-Gegend, der sich beim Gehen mindert [*Ctz.*]. [RAL 208]
Schmerzhafte Aufgetriebenheit des Magens [*d'Outrepont*.]. [RAL 209]
Nach dem Mittagessen, höchst lästiges Drücken über den Magen herüber, als ob er zu viel oder zu harte Speisen gegessen hätte, welche Beschwerde sich durch Bewegung in freier Luft mindert [*Sche*.]. [RAL 210]
Heftige Magenschmerzen [*Levesque – Blasouree*, a.a.O.]. [RAL 211]
Schnell, Magendrücken und Zusammendrückung des Zwergfells [*Fr. Hoffmann*, Diss. de correctione Opii. Hal. 1702. § 16]. [RAL 212]
Zusammenschnürender Magenschmerz, welcher unerträglich ist und in Todesangst versetzt [*Young*, a.a.O.][21] [RAL 213]
Schwächt den Magen (Haller, a.a.O. S. 519). [RAL 214]
Macht die Verdauung langsamer und mindert den Appetit [*Geoffroy*, Mat. med. II.]. [RAL 215]
Langsame Verdauung [*Willis*, a.a.O. Cap. 2]. [RAL 216]
Stört die Verdauung, erregt im Magen ein Gefühl von Schwere und Zusammendrückung und eine

---

[21] Von Opium gleich nach dem Mittagmahle genommen.

unbeschreibliche Beschwerde in der Herzgrube [*Ettmüller*, a. a. O.]. [RAL 217]
Schmerzhafte Auftreibung der Herzgrube [*Tralles*, a. a. O. S. 142]. [RAL 218]

■ **Abdomen**

Der Leib wird aufgetrieben, besonders in der Nabel-Gegend [*de la Croix.*]. [RAL 219]
Gefühl von Auftreibung des Unterleibes und besonders des Magens. [RAL 220]
Im Magen und den Därmen Anhäufung von Blähungen [*Murray*, a. a. O.]. [RAL 221]
Aufgetriebener Unterleib [*de la Croix – Tralles*, a. a. O.]. [RAL 222]
Unterleib gespannt und schmerzhaft [*J. Hunter*, a. a. O.]. [RAL 223]
Leibweh, wie von einer Purganz (n. 1/2 St.). [RAL 224]
Leibweh, wie von Verkältung. [RAL 225]
Leibweh einfachen Schmerzes, wie zerschlagen (n. 2 Stund.). [RAL 226]
Drücken und pressendes Auftreiben des Unterleibes bis zum Zerplatzen; durch Körper-Bewegung ward es ihm leichter, beim Niedersetzen aber kam das Drücken wieder (n. 2 St.) [*Gn.*]. [RAL 227]
Beständige Blähung-Erzeugung [*Tralles*, a. a. O. S. 142. u. 148. – *Reineggs*, a. a. O.]. [RAL 228]
Häufiger Blähungen Abgang (n. 24 St.) [*Gn.*]. [RAL 229]
Empfindung wie von einer Last im Unterleibe in der Nabel-Gegend, mit Aengstlichkeit, Gefühle fliegender, innerer Hitze und Kopfbetäubung (n. 1 St.). [RAL 230]
Klopfen im Unterleibe. [RAL 231]
Drückender und spannender Schmerz im Unterleibe (n. 24 St.). [RAL 232]
Stiche in der linken Bauch-Seite, auch außer dem Athemholen (n. 3 St.). [RAL 233]
Leibweh vor und nach dem Stuhlgang. [RAL 234]
Druck und Schwere im Unterleibe wie von einem Steine [*Ch. G. Büttner*, Unterr. über d. Tödtlichk. d. Wunden. S. 224]. [RAL 235]
Ziehendes Bauchweh [*Matthaei*, a. a. O.]. [RAL 236]
Schmerz im Unterleibe, als wenn die Gedärme zerschnitten würden [*Juncker u. Böhmer*, a. a. O. S. 8]. [RAL 237]
→ Verdauung: *Magen*

■ **Rektum**

Trägheit Darmbewegung und verhaltener Stuhl [*Willis*, a. a. O.]. [RAL 238]
Lähmung der Gedärme [*Pyl*, a. a. O. S. 94]. [RAL 239]
Verstopft den Leib fast immer [*Tralles*, a. a. O. S. 145]. [RAL 240]
Seltne Leibesöffnung [*Murray*, a. a. O.]. [RAL 241]
Stets Zurückhaltung des Stuhls und Hartleibigkeit [*Tralles*, a. a. O. S. 144]. [RAL 242]
Zurückhaltung der Darmausleerung. [RAL 243]
Darmausleerung und Harnen unterbrochen [*Kilian*, a. a. O.]. [RAL 244]
Zehntägige Leibesverstopfung (die mit dem Tode endigte) [*Pyl*, a. a. O.]. [RAL 245]
Harter Stuhlgang, mit vorgängigem Bauchkneipen und Blähungen [*Gn.*]. [RAL 246]
Bei der Anstrengung zum Stuhlgange, Gefühl, als wenn der Weg in den Mastdarm verschlossen wäre. [RAL 247]
Harter und nur mit Anstrengung erfolgender Stuhl, sechs Tage über [*Ctz.*]. [RAL 248]
Hartleibigkeit zu 6, 8 Wochen lang, mit Appetitlosigkeit; bloß durch Klistire gingen Exkremente ab, doch in kleine, harte Kugeln geformt [*Juncker und Böhmer*, a. a. O. S. 8]. [RAL 249]
Hartleibigkeit mehrere Monate lang [*Tralles*, a. a. O. S. 145]. [RAL 250]
Stuhl in kleinen, harten Knoten, mit wehenartigen Schmerzen, wie zur Geburt [*Tralles*, a. a. O. S. 146]. [RAL 251]
Fast unheilbare, langwierige Hartleibigkeit [*Waldschmid*, a. a. O. S. 17]. [RAL 252]
Mohnsaft macht (in der Nachwirkung) zuweilen Durchfall [*Hamberger*, a. a. O. § 15]. [RAL 253]
Darmausleerung, breiichte Stuhlgänge (sogleich oder binnen 1/4 St.). [RAL 254]
Sehr stinkender Stuhlgang (n. 20 St.). [RAL 255]
Vermehrter Stuhlgang [*Bauer*, in Acta Nat. Cur. II. obs. 94]. [RAL 256]
Wässeriger Durchfall [*Bautzmann*, in Misc. Nat. Cur. Dec. II. ann. 8].[22] [RAL 257]
Ausleerung einer schwarzen Materie durch den Stuhl (n. 24 St.) [*Levesque – Blasource*, a. a. O.]. [RAL 258]
Flüssige, schäumige Stuhlgänge, mit jückendem Brennen am After und heftigem Stuhlzwange [*Grimm*, a. a. O.]. [RAL 259]
Höchst stinkender Durchfall [*Grimm*, a. a. O.]. [RAL 260]

---

[22] Sobald sie Mohnsaft gegen ihre Zahnschmerzen brauchte.

Heftige, schmerzhafte, oft Stunden lang aussetzende, aber desto stärker wiederkehrende Bewegungen des Kindes [*d'Outrepont.*]. [RAL 261]

Die Gebärmutter war weich [*d'Outrepont.*]. [RAL 262]

Ungeheure, wehenartige Schmerzen in der Bährmutter, welche den Unterleib zusammen zu krümmen nöthigen, mit ängstlichem, aber fast vergeblichem Drange zum Stuhle (n. ¼ St.). [RAL 263]

Ungeheurer, drückend auseinander pressender Mastdarmschmerz (zwischen 4 u. 6 St.). [RAL 264]

- **Harnwege**

Citrongelber Harn, mit vielem Satze [*Grimm*, a.a.O.]. [RAL 265]

Dunkelfarbiger Harn [*Riedlin*, lin. med. ann. IV. Decemb. obs. 16]. [RAL 266]

Dunkler Harn und trockne Zunge (an sich selbst) [*Young*, a.a.O.]. [RAL 267]

Sehr dunkelrother Harn, welcher einen Satz bildet [*Matthaei*, a.a.O.]. [RAL 268]

Blutharnen [*Hecquet*, a.a.O.]. [RAL 269]

Sehr wenig, sehr rother Harn, ohne Wolken [*Matthaei*, a.a.O.]. [RAL 270]

Der Harn hat einen ziegelfarbigen Bodensatz [*Charvet.*]. [RAL 271]

Gefühl bei der Anstrengung zum Harnen, als wenn der Weg zur Harnröhre verschlossen wäre. [RAL 272]

Unfreiwillige Unterbrechung des Strahls bei Urinlassen [*Charvet.*]. [RAL 273]

Er kann nur nach langer Anstrengung den Harn lassen [*Charvet.*]. [RAL 274]

Er läßt wenig Harn von sehr dunkelrother Farbe, mit schneidenden Schmerzen während dem Lassen [*Matthaei*, a.a.O.]. [RAL 275]

Unterdrückt die Harnausleerung [*Murray*, a.a.O.]. [RAL 276]

Harnen unterdrückt [*Kilian*, a.a.O.]. [RAL 277]

Urinverhaltung [*Matthaei*, a.a.O. – *Hunter*, a.a.O. S. 641]. [RAL 278]

Mohnsaft hält die Abscheidung des Urins zurück [*Pitcairne*, Diss. de circulatione in animalibus genitis et non genitis, L. B. §. 13]. [RAL 279]

Harnverhaltung bei ganz trocknem Munde und erhöhetem Durste [*Matthaei*, a.a.O.]. [RAL 280]

Hält die Harnausleerung zurück [*Ettmüller*, a.a.O. §. 3 u. 4]. [RAL 281]

Schwächt die Zusammenziehkraft der Harnblase [*de Haller*, de partib. corp. viritab. et sensib. Sect. 2]. [RAL 282]

Zuweilen unterdrückt Opium den Harn, zuweilen erregt es ihn [*Geoffroy*, a.a.O.]. [RAL 283]

Erregt den Harn [*Willis*, a.a.O. – *Berger*, a.a.O. §. 2]. [RAL 284]

- **Geschlechtsorgane**

Steifheit der männlichen Ruthe während des Schlafs und nach dem Erwachen gänzliche Impotenz [*Stalpaart van der Wiel*, Cent. II. obs. 41]. [RAL 285]

Uebermäßige Steifigkeiten der Ruthe [*Moses Charas*, pharm. reg. Cap. 51]. [RAL 286]

Erregter Geschlechtstrieb, mit Steifigkeiten der Ruthe, Pollutionen und geilen Träumen [*Murray*, a.a.O.]. [RAL 287]

Erregung des Geschlechtstriebs, Steifigkeiten der Ruthe, nächtliche Samenergießungen [*Geoffroy*, a.a.O.]. [RAL 288]

Geile Träume und nächtliche Samenergießungen [*Wedel*, a.a.O. II. 3]. [RAL 289]

Es erregt den Geschlechtstrieb [*Wedel*, a.a.O.]. [RAL 290]

Verliebte Entzückung, vier und zwanzigstündige Ruthe-Steifigkeit, geile Träume, nächtliche Samenergießungen [*Tralles*, a.a.O. S. 131]. [RAL 291]

Nächtliche Samenergießung (d. 1. Nacht.). [RAL 292]

Nächtliche verliebte Bilder, Pollutionen [*Ch. de Hellwich*, Bresl. Sammlungen, 1702]. [RAL 293]

Unbändige Geilheit [*Joh. Jac. Saar*, Reise nach dem Orient.]. [RAL 294]

Bei Einigen Erregung, bei Andern Minderung des Geschlechtstriebes [*Sachs von Lewenheim*, in Misc. Nat. Cur. ann. 2. obs. 69]. [RAL 295]

Trägheit des Geschlechtstriebes [*Renodaeus*, Mat. med. lib. 1. Sect. 13. Cap. 2]. [RAL 296]

Wird für entmannend und Zeugungstrieb schwächend gehalten [*Wedel*, a.a.O.]. [RAL 297]

Erregung des Geschlechtstriebes. [RAL 298]

Impotenz [*Charvet.*]. [RAL 299]

Männliches Unvermögen [*Reineggs*, a.a.O. – *Garcias ab Horto*, hist. aromat. I. Cap. 4]. [RAL 300]

Erkaltung des Begattungstriebes [*Reineggs*, a.a.O.]. [RAL 301]

Vermehrte Monatreinigung (n. 2 St.). [RAL 302]

Mohnsaft ließ die Monatzeit in seiner Ordnung, selbst wo er 30 Jahre zu einem Quentchen und mehr täglich unter Veranlassung höchst schmerzhafter und krampfhafter Anfälle gebraucht ward [*Juncker* und *Böhmer*, a.a.O.]. [RAL 303]

→ Gebärmutter: *Rektum*

■ **Atemwege und Brust**

In warmer Stube, nach Gehen im Freien, Verstopfung der Nase, wie Stock-Schnupfen [*Gn*.]. [RAL 304]

Heiserkeit [*Young*, a.a.O.]. [RAL 305]

Heiserkeit bei sehr trocknem Munde und weißer Zunge [*Grimm*, a.a.O.]. [RAL 306]

Höchste Heiserkeit (*Young*, a.a.O.). [RAL 307]

Heiserkeit, wie von Schleim in der Luftröhre. [RAL 308]

Sie hustete beim Schlucken von Flüssigkeit [*de la Croix*.]. [RAL 309]

Der Husten wird nach dem Essen schlimmer. [RAL 310]

Hohler, sehr trockner Husten (gleich nach dem Einnehmen); er vergeht schnell wieder. [RAL 311]

Anfall von einem heftigen, trocknen Husten; darauf Gähnen und plötzliches, lautes Geschrei (n. 36 St.). [RAL 312]

Er wird plötzlich blau im Gesichte und will husten, aber der Athem bleibt aus (Steckfluß); darauf tiefer Schlaf bei kaltem Schweiße des Körpers (n. 30 St.). [RAL 313]

Husten beim Schlingen [*de la Croix*, a.a.O.]. [RAL 314]

Er hustet schäumigen Schleim aus [*Matthaei*, a.a.O.]. [RAL 315]

Blutspeien [*Young*, a.a.O.]. [RAL 316]

Auswurf dicken, blutigen Schleims [*Matthaei*, a.a.O.]. [RAL 317]

Hält Blutauswurf und Stuhlausleerung zurück [*Thompson*, a.a.O.]. [RAL 318]

Schneller Odem [*Büchner*, a.a.O. §. 45]. [RAL 319]

Schneller, beklommener, ängstlicher Odem [*Grimm*, a.a.O.]. [RAL 320]

Schnelleres, schwieriges Athmen [*Murray*, a.a.O.]. [RAL 321]

Immer kürzerer und kürzerer Odem [*Sauvages*, a.a.O.]. [RAL 322]

Langsamer Odem. [RAL 323]

Schwerer, beengter Odem, vorzüglich Nachts. [RAL 324]

Bald einzelne, tiefe Athemzüge, bald minutenlanges Ausbleiben des Athems. [RAL 325]

Die Athemzüge sind lang und seufzend [*Charvet*.]. [RAL 326]

Kurzes, schnarchendes Athemholen, welches von Zeit zu Zeit auf eine halbe Minute außen bleibt [*Pyl*, a.a.O. S. 95]. [RAL 327]

Schweres Athemholen [*Tralles*, a.a.O.]. [RAL 328]

Kurz dauernde Anfälle von Aengstlichkeit, mit kurzem, beengtem Athem und Zittern der Arme und Hände [*Ctz*.]. [RAL 329]

Schweres Athmen und Aengstlichkeit (*Hamberger*, a.a.O. §. 10. u. 49). [RAL 330]

Aengstlichkeit mit Zusammenziehung und Verengerung der Brust [*Matthaei*. a.a.O.]. [RAL 331]

Zusammenschnürung der Brust, als wenn sie steif wäre; schweres Athmen [*Young*, a.a.O.]. [RAL 332]

Engbrüstigkeit, als wenn der Seitenstich bevorstünde und Spannung im Schulterblatte [*Gabr. Clauder* in Eph. Nat. Cur. Dec. II. ann. 5 obs. 178]. [RAL 333]

Krampfhafte Engbrüstigkeit [*Young*, a.a.O.]. [RAL 334]

Beengtes und schwieriges Athmen und Aengstlichkeit um's Herz [*Fr. Hoffmann*, Med. rat. syst. II. S. 270]. [RAL 335]

Verhindertes Athemholen, Engbrüstigkeit [*Stütz*, in Hufel. Journ. VIII. 3]. [RAL 336]

Schweres, verhindertes Odemholen [*Vicat*, pl. vénén. a.a.O.]. [RAL 337]

Tiefes, schnarchendes Athemholen [*Sauvages*, a.a.O.]. [RAL 338]

Schweres, tiefes Athemholen [*de la Croix*, a.a.O.]. [RAL 339]

Keuchender, lauter Athem [*Willis*, pharm. rat. S. 305]. [RAL 340]

Lautes, schweres Athmen [*Lasrus*, a.a.O.]. [RAL 341]

Er holt Odem mit der größten Anstrengung und Aengstlichkeit, mit offenem Munde [*Grimm*, a.a.O.]. [RAL 342]

Die Respiration war bald schnarchend und laut, bald schwer und sehr schwach [*Leroux*.]. [RAL 343]

Laute, mühsame, röchelnde Respiration [*de la Croix*.]. [RAL 344]

Langsamer schwieriger, schnarchender Odem [*Crumpe*, a.a.O.]. [RAL 345]

Stöhnender, langsamer Athem (n. 4 St.) [*Muzell*, a.a.O.]. [RAL 346]

Stöhnendes, unterbrochnes Athemholen [*Aepli*, a.a.O.]. [RAL 347]

Die Respiration wird unterbrochen [*Alibert*.]. [RAL 348]

Respiration unmerkbar, manchmal mit etwas Geräusch [*Vermendois.*]. [RAL 349]

Unordentliches, Erstickung drohendes Athemholen [*Grimm*, a.a.O.]. [RAL 350]

Beengtes und nicht nur schwieriges, sondern auch ungleiches Athmen [*Willis*, a.a.O.]. [RAL 351]

Einige Minuten aufhörendes, dann mit einem tiefen Seufzer wiederkehrendes Athmen [*Sauvages*, a.a.O.]. [RAL 352]

Ausbleibender Odem; er war fünf Minuten wie todt, dann kurze, jählinge Odemzüge, als wenn Schlucksen kommen wollte [*Schweickert*, a.a.O.]. [RAL 353]

Der Athem bleibt immer länger und länger aus bis zum Tode [*Sauvages*, a.a.O.]. [RAL 354]

Ungeheuer drückender Schmerz in der rechten Brust-Seite, auch außer dem Odemholen, mit Stichen in derselben Seite, während des Einathmens (n. 1 St.). [RAL 355]

Ziehend reißender Schmerz in der Brust-Seite. [RAL 356]

Zusammenziehender (klemmender) Schmerz im Brustbeine und Rücken, bei Bewegung fühlbar. [RAL 357]

Er fühlt Hitze in der Brust (an sich selbst) [*Bellonius*, libr. 3. observ. Cap. 15]. [RAL 358]

Im Herzen ein Brennen, wie von glühenden Kohlen, so daß sie glaubt, vergehen zu müssen [*Juncker* et *Böhmer*, Diss. Casus matr. S. 7]. [RAL 359]

Schmerz der Hypochondern, besonders des rechten [*Grimm*, a.a.O.]. [RAL 360]

Spannung der Unterribben-Gegend, die bei Berührung höchst schmerzhaft ist (n. 4 St.) [*Grimm*, a.a.O.]. [RAL 361]

Spannender Schmerz unter den kurzen Ribben längs dahin, wo das Zwergfell anhängt, während des Athmens. [RAL 362]

■ **Extremitäten**

Einzelnes Zucken in den Armen [*Rademacher*, a.a.O.]. [RAL 363]

Einzelnes Zucken in den Armen. [RAL 364]

In dem einen oder andern Arme, ein konvulsives Hin- und Herbewegen. [RAL 365]

Anfallweise Zittern im linken Arme (n. 3 St.). [RAL 366]

Eingeschlafenheits-Kriebeln in den Fingern, welches sich beim Zugreifen mehrt. [RAL 367]

Jücken an den Armen und auf der Achsel [*Matthaei*, a.a.O.]. [RAL 368]

Zittern der Hände [*a Thuessink*, a.a.O.]. [RAL 369]

Der Arm ist gelähmt (n. 48 St.) [*Levesque – Blasource*, a.a.O.]. [RAL 370]

Unangenehmes Kriebeln in den Händen und Füßen, welches in ein fürchterliches, unausstehliches Rollen überging [*Müller*, a.a.O.]. [RAL 371]

Fast kein Gefühl im Schenkel [*Young*, a.a.O.]. [RAL 372]

Starkes Jücken an den Unterschenkeln, Abends [*Matthaei*, a.a.O.]. [RAL 373]

Schwäche der Unterschenkel [*Grimm*, a.a.O.]. [RAL 374]

Empfindung, bald als wenn flüchtiges Feuer, bald als wenn eiskaltes Wasser durch die Adern liefe [*Juncker* und *Böhmer*, a.a.O.]. [RAL 375]

Ziehend reißender Schmerz im Rücken. [RAL 376]

Er schlägt, wie in Konvulsion mit dem Fuße auf und nieder, unter plötzlichem, lautem Geschrei. [RAL 377]

Taubheit im Fuße. [RAL 378]

Der Fuß ist wie steif und so empfindlich, daß er nicht darauf treten, noch gehen kann. [RAL 379]

Fuß-Geschwulst. [RAL 380]

Schwere der Füße nach dem Essen (n. 2 St.). [RAL 381]

■ **Allgemeines und Haut**

Schreckliche Schmerzen, die durch das Mark der Knochen dringen [*Chardin*, a.a.O.]. [RAL 382]

Abmagerung des Körpers [*Bergius*, a.a.O.]. [RAL 383]

Wassersüchtige Beschaffenheit des Körpers [*Reineggs*, a.a.O.]. [RAL 384]

Unerträglichkeit der freien Luft und Gefühl, als werde er sich verkälten. [RAL 385]

Blasse, bläuliche Hautfarbe [*Grimm*, a.a.O.]. [RAL 386]

Bläue der Haut des Körpers, besonders der Schamtheile [*Aepli*, a.a.O.]. [RAL 387]

Blaue Flecken hie und da am Körper (n. 15 St.) (Histoire de l'academie des sc. 1735). [RAL 388]

Röthe des ganzen Körpers [*J. Hunter*, a.a.O.]. [RAL 389]

Brennender Schmerz, zuweilen Jücken der Haut [*Matthaei*, a.a.O.]. [RAL 390]

Brennen, Jücken und Erhebung des Oberhäutchens in Pusteln [*Hecquet*, a.a.O.].[23] [RAL 391]

Hie und da in der Haut feinstechendes Jücken. [RAL 392]

---

[23] Bei öfterm Mohnsaft-Gebrauche.

Jücken besonders an den obern Theilen des Körpers von der Brust an über das Gesicht, besonders an der Nase [*Matthaei*, a. a. O.]. [RAL 393]

Sehr beschwerliches Jücken [*Willis*, a. a. O.]. [RAL 394]

Beschwerliches Jücken über den ganzen Körper [*Berger*, a. a. O. §. 3.]. [RAL 395]

Röthe und Jücken der Haut [*Geoffroy*, a. a. O.]. [RAL 396]

Jücken über den ganzen Körper; nach dem Kratzen kommen dicke, rothe Knoten (Quatteln) hervor, welche sehr jücken, aber bald verschwinden [*Matthaei*, a. a. O.]. [RAL 397]

Haut-Ausschläge und zuweilen Jücken [*Freind*, a. a. O. Cap. 14. S. 139]. [RAL 398]

Nach Schweißen, oft Haut-Ausschläge und beißendes Jücken in der Haut [*Tralles*, a. a. O. S. 137]. [RAL 399]

Kleine rothe, jückende Flecken hie und da auf der Haut [*Matthaei*, a. a. O.]. [RAL 400]

Jücken und Kriebeln in allen Gliedern (n. 5 St.) [*Schelhammer*, a. a. O.]. [RAL 401]

Erst Empfindungs-Minderung, nachgehends Reitzbarkeits-Minderung. [RAL 402]

Stumpfheit und Unempfindlichkeit der Gliedmaßen [*Stütz*, a. a. O. X. 4.]. [RAL 403]

Betäubung und Unempfindlichkeit der Glieder bei Kälte des ganzen Körpers (n. 2 St.) [*Schelhammer*, a. a. O.]. [RAL 404]

Kalter, steifer Körper [*Pyl*, a. a. O.]. [RAL 405]

Starrkrampf [*Muzell*, a. a. O.]. [RAL 406]

Anfang, von rückwärts beugendem Starrkrampf (Opisthotonus) [*Aepli*, a. a. O.]. [RAL 407]

Rückwärts gebogener Kopf (eine Art Starrkrampf des Genickes) (n 1 St.). [RAL 408]

Der Rücken ist steif und gerade (eine Art Starrkrampf) (zwischen 1 u. 2 St.). [RAL 409]

Krümmung des Rumpfes, wie ein Bogen, von der heftig zitternden Bewegung in den Gliedern, welche alle Nerven zerzerrt [*Juncker* und *Böhmer*, a. a. O.]. [RAL 410]

Starrheit des ganzen Körpers (n. 1 St.) [*Levesque – Blasource*, a. a. O.]. [RAL 411]

Starrkrampf und epileptische Konvulsionen [*Stentzelius*, de Venen. I. §. 46].[24] [RAL 412]

Konvulsionen [*Van Swieten*, a. a. O. S. 372. – Acta nat. Cur. Cent. I. obs. 54. – *Schweickert*, a. a. O.].[25] [RAL 413]

Krampfhafte Bewegungen, von Schreien begleitet [*Levesque – Blasource*, a. a. O.]. [RAL 414]

Konvulsivische Bewegungen [*Muzell*, a. a. O.]. [RAL 415]

Epilepsie [*Muzell*, a. a. O.]. [RAL 416]

Epileptische Anfälle, mit heftigen Delirien [*Muzell*, a. a. O.]. [RAL 417]

Schaum vor dem Munde [*Reineggs*, a. a. O.]. [RAL 418]

Unruhe in den gesunden Gliedmaßen, die keine Minute auf einer Stelle ruhen können [*Matthaei*, a. a. O.]. [RAL 419]

Zittern am ganzen Körper, als wenn er erschrocken wäre, mit einzelnen Rucken des Körpers und Zucken in den Gliedmaßen, wo bloß die Beugemuskeln thätig sind, mit äußerlicher Kälte des Körpers. [RAL 420]

Konvulsives Zittern der Gliedmaßen [*Aepli*, a. a. O.]. [RAL 421]

Krampfhaftes Zittern der Gliedmaßen [*Stütz*, a. a. O.]. [RAL 422]

Zitternde Bewegung in allen Gliedern, die alle Nerven verzieht [*Juncker* und *Böhmer*, a. a. O.]. [RAL 423]

Wanken [*Reineggs – Grimm*, a. a. O.]. [RAL 424]

Schwanken; er kann ohne Taumeln nicht gehen [*Schelhammer*, a. a. O.]. [RAL 425]

Angenehme Müdigkeit, wie von Trunkenheit [*Matthaei*, a. a. O.]. [RAL 426]

Langsamer, schwankender Gang. [RAL 427]

Unüberwindliche Müdigkeit [*Matthaei*, a. a. O.]. [RAL 428]

Trägheit [*Stütz*, a. a. O. – *Fr. Hoffmann*, de correct. Opii. §. 16]. [RAL 429]

Große Neigung, sich überall anzulehnen, die Füße nachlässig auszustrecken und den Kopf auf eine Hand zu stützen [*Sche.*]. [RAL 430]

Gefühl von Stärke. [RAL 431]

Ermattung (n. 8, 12 St.). [RAL 432]

Schlaffheit, Trägheit [*Reineggs*, a. a. O.]. [RAL 433]

Träge Bewegung [*Murray*, a. a. O. S. 285]. [RAL 434]

Mattigkeit; alles Aeußere ist ihm zuwider; er ist schläfrig, dämlich, betäubt, traurig und das Gedächtniß verläßt ihn [*Murray*, a. a. O.].[26] [RAL 435]

Mattigkeit [*Bergius* – (sogleich) *Willis*, a. a. O.]. [RAL 436]

Setzt die willkürlichen Muskeln außer Thätigkeit, mindert die Empfindung und macht daher Schlaf [*Tralles*, a. a. O. S. 110]. [RAL 437]

---

[24] Kurz vor dem Tode.
[25] Von großen Gaben.

[26] Wenn die Erstwirkung des Mohnsafts vorüber ist.

Vermindert (bei kräftigen Personen) die Kraft der dem Willen unterworfenen Muskeln, macht Schwere des Kopfs und große Mattigkeit [*Tralles*, a.a.O. S. 107].[27] [RAL 438]

Frühes Altern [*Bergius*, a.a.O.]. [RAL 439]

Merkbare Abnahme der Kräfte erzeugt es und benimmt den festen Theilen Ton und Bewegung [*Fr. Hoffmann*, Med. rat. II. S. 270]. [RAL 440]

Erschlaffung der Gliedmaßen und Schwäche [*Hamberger*, a.a.O. §. 16]. [RAL 441]

Die Bewegungskraft der Muskeln sinkt herab [*Ettmüller*, a.a.O.]. [RAL 442]

Schwere der Glieder (n. 1 1/4 St.) [*Gn.*]. [RAL 443]

Schwäche der Kräfte [*Kämpfer*, a.a.O. S. 645].[28] [RAL 444]

Schlagfluß nicht selten [*Wepfer*, de Apoplexia, S. 24. – *Mead*, a.a.O. S. 133. – *van Swieten*, a.a.O. S. 325. – *Lorry*, a.a.O.].[29] [RAL 445]

Sinken der Kräfte [*Clarck – Willis*, a.a.O.].[30] [RAL 446]

Kraftlosigkeit, Sinken der Kräfte [*Reineggs*, a.a.O.]. [RAL 447]

Zu aller Arbeit unfähig, matt und schwach [*Chardin*, a.a.O.]. [RAL 448]

Er kann die Füße kaum rühren, kaum mit Gewalt genöthigt, vorwärts gehen [*Schelhammer*, a.a.O.]. [RAL 449]

Ermattung der Kräfte und Unfähigkeit sich zu bewegen [*Fr. Hoffmann*, Dissert. de operatione opii, S. 8]. [RAL 450]

Er lag in der größten Schwäche [*Tralles*, a.a.O. S. 238]. [RAL 451]

Die Muskeln bewegen sich schwieriger [*Berger*, a.a.O. §. 10]. [RAL 452]

Vermehrte Unbeweglichkeit der Glieder [*Schelhammer*, a.a.O.]. [RAL 453]

Der Ton der Muskeln ist erschlafft, so daß eine Art Lähmung erfolgt [*Freind*, a.a.O. Cap. 14]. [RAL 454]

Alle Muskeln erschlafft [*Lassus*, a.a.O.]. [RAL 455]

Lähmung [*Baglio*, Prax. med. lib. 1 S. 65].[31] [RAL 456]

Die Glieder lagen unbeweglich und blieben liegen, wo man sie hinlegte [*Kilian*, a.a.O.]. [RAL 457]

Große Hinfälligkeit, Sinken aller Lebensgeister [*Willis*, a.a.O.]. [RAL 458]

Unbehaglichkeit, Gefühl von Uebelbefinden Leibes und der Seele (n. 3, 12 St.). [RAL 459]

Ohnmachten [*Müller*, a.a.O. – *Fr. Hoffmann*, Diss. de correct. opii. §. 16]. [RAL 460]

Alle Viertelstunden wiederkehrende Ohnmacht; er schließt die Augen, läßt den Kopf hängen, bei schwachem Athem, ohne Bewußtseyn, mit unverändertem Pulse; dann einige krampfhafte Erschütterungen des Körpers, worauf nach einigen Minuten der Paroxysm sich mit einem Seufzer endigt; darauf folgt Aengstlichkeit [*Müller*, a.a.O.].[32] [RAL 461]

Aus der unlängst geöffneten Vene, Blutfluß (bis zum Tode) [*Pet. Borell*, Cent. 4. obs. 57]. [RAL 462]

Bei erhöheten Kräften versucht sie, aus dem Bette aufzustehen, fällt aber gleich in Ohnmacht und ist schwindlicht; beim wieder Niederliegen kömmt gleich die Munterkeit wieder [*Matthaei*, a.a.O.]. [RAL 463]

Neigung sich niederzulegen [*Grimm*, a.a.O.]. [RAL 464]

■ **Schlaf, Träume und nächtliche Beschwerden**

Vielstündiges Gähnen mit Schmerz in den Kiefer-Gelenken, als wollten sie zerbrechen [*Stf.*]. [RAL 465]

Schläfrigkeit [*Bergius – Matthaei*, a.a.O.]. [RAL 466]

Starke Neigung zum Schlaf [*Charvet.*]. [RAL 467]

Plötzliches Einschlafen (n. wenigen Minuten) [*Charvet.*]. [RAL 468]

Wachende Schlaf-Trunkenheit. [RAL 469]

Unverständliches Geschwätz in der Schlaf-Trunkenheit. [RAL 470]

Eine Art betäubten Schlafes, bei halb geöffneten Augenlidern, aufwärts unter das obere Augenlid gekehrten Augäpfeln, mehr oder weniger geöffnetem Munde und schnarchendem Einathmen. [RAL 471]

Schläfrigkeit, Schlummer, Betäubung [*Freind*, a.a.O. XIV. S. 140]. [RAL 472]

Schlummer [*Sauvages*, a.a.O. – *Büchner*, a.a.O.]. [RAL 473]

---

[27] Mohnsaft mindert nur in der Nachwirkung die Kraft der dem Willen unterworfenen Muskeln, lähmt sie dann auch wohl ganz; aber in seiner Erstwirkung erregt er sie; wird aber diese Erstwirkung durch Betäubung und betäubten Schlummer unterbrochen, so zuckt doch dieses oder jenes Glied in diesem Opiumschlafe.

[28] Bei täglichem Mißbrauche des Opiums.

[29] Von großen Gaben.

[30] Bis zum Tode.

[31] Von zu vielen und zu starken Mohnsaftgaben.

[32] Von Opiumtinktur mit Hirschhorngeist gemischt.

Macht statt eines gesunden Schlafes leicht einen krankhaften Schlummer [*Tralles*, a.a.O. S. 112]. [RAL 474]

Er lag wie in Schlummer versunken [*Schelhammer*, a.a.O.]. [RAL 475]

Nächtliche, anhaltende Schlummersucht, mit vermehrtem Durste, fast reiner, am Rande dunkelrother Zunge und dürren, aufgesprungenen Lippen [*Juncker* und *Böhmer – Matthaei*, a.a.O.]. [RAL 476]

Schlummer-Betäubung [*de la Croix*, a.a.O.]. [RAL 477]

Der von Opium erzeugte Schlaf ging in eine ungewöhnliche Betäubung über [*Riedlin*, a.a.O. ann. V. Oct. obs. 30]. [RAL 478]

Ein so betäubender Schlummer, daß man keine Antwort aus ihm bringen kann [*Stalpaart van der Wiel*, Cent. II. obs. 42]. [RAL 479]

Ganz fester Schlaf mit röchelndem Athem, wie nach Schlagfluß (n. 6 St.) [*Lassus.*]. [RAL 480]

Unter fast stetem Schlummern, bei halb verschlossenen Augenlidern, liest er Flocken und tastet überall umher [*Rademacher*, a.a.O.]. [RAL 481]

Dummer Schlaf ohne alles Bewußtseyn, mit Röcheln auf der Brust [*Kilian*, a.a.O.]. [RAL 482]

Schlaf mit Bewußtseyn: er hört alles um sich, kann sich aber nicht aus demselben herausreißen; Erwachen nach 2 Stunden [*Charvet.*]. [RAL 483]

Wenn man die Kranke rüttelte und zu ihr sprach, so konnte man sie aus ihrem Schlafe erwecken; sie beklagte sich dann, und wünschte bald zu sterben [*Leroux.*]. [RAL 484]

Schlafsucht und Unempfindlichkeit bei gehöriger Wärme und natürlichem Pulse und Odem [*Willis*, a.a.O.]. [RAL 485]

Unüberwindlicher Schlaf, in welchem er doch Schmerz fühlt und beim Kneipen die Augen öffnet [*Sauvages*, a.a.O.]. [RAL 486]

Unwiderstehlicher Schlaf (sogleich, auf Einnahme von 2 und mehr Gran), der aber durch Träume gestört ward und ihm beim Aufwachen keine Erquickung, sondern Uebelkeit empfinden ließ [*a Thuessink*, a.a.O.]. [RAL 487]

Unerquicklicher Schlaf bei allgemeinem Schweiße [*Grimm*, a.a.O.]. [RAL 488]

Nach langem Opium-Schlafe, Müdigkeit [*Young*, a.a.O.]. [RAL 489]

Beim Erwachen Mattherzigkeit [*Young*, a.a.O.]. [RAL 490]

Nach dem Erwachen, Brecherlichkeit [*Young*, a.a.O.]. [RAL 491]

Nach dem Opium-Schlafe, Mattigkeit, Kopf-Schwere und Trockenheit des Halses [*Bergius*, a.a.O.]. [RAL 492]

Unter dem Schlafe Ruthe-Steifigkeit und nach dem Erwachen, männliches Unvermögen [*Stalpaart van der Wiel*, a.a.O. obs. 41]. [RAL 493]

Nach dem Opium-Schlafe, Stammeln [*Plater*, Observ. lib. I. S. 127]. [RAL 494]

Nach dem Erwachen, schwierige Bewegung der Zunge [*Schelhammer*, a.a.O.]. [RAL 495]

Nach dem Schlafe, Düsterheit des Kopfs [*Jördens*, a.a.O. XVII. 1]. [RAL 496]

Aufschrecken in Schlafe und nach dem Erwachen ist er wie trunken und halb wahnsinnig [*Tralles*, a.a.O. I. S. 282]. [RAL 497]

Nach dem Schlafe, Rausch und Schwindel [*Tralles*, I. S. 282]. [RAL 498]

Mehr erschöpft nach dem Erwachen, von unruhigen Träumen die Nacht über [*Tralles*, a.a.O. I. S. 122]. [RAL 499]

Eine lange Zeit von Träumen freier Mann träumte nach Mohnsaft [*Riedlin*, a.a.O. ann. II. Nov. Obs. 16]. [RAL 500]

Der Schlaf von etwas großen Gaben Opium ist nicht ohne Träume [*Tralles*, a.a.O. S. 120]. [RAL 501]

Die ganze Nacht mit einer Menge Bilder und Phantasieen im Schlafe beschäftigt [*Tralles*, a.a.O. S. 121]. [RAL 502]

Der Schlaf von Mohnsaft ist immer mit Träumen und Geberden verbunden [*Lindestolpe*, a.a.O. Cap. 10 thes. 75]. [RAL 503]

Lustige Träume [*de Ruef*, a.a.O.]. [RAL 504]

Zuweilen angenehme, zuweilen traurige, zuweilen ängstliche und fürchterliche Träume [*Tralles*, a.a.O. S. 120]. [RAL 505]

Schlaf, bald von angenehmen, bald von schrecklichen Träumen gestört, ausartend entweder in Schlummersucht oder einen apoplektischen Tod mit Konvulsionen [*Murray*, a.a.O.]. [RAL 506]

Opium greift das Gehirn an und bringt unruhige Träume [*Bellonius*, lib. 3. Observ. Cap. 15]. [RAL 507]

Tiefer, fester Schlaf, mit rasselndem Odem, gleich einer apoplektischen [*Lassus*, a.a.O.]. [RAL 508]

Schnarchen [*de la Croix*, a.a.O.]. [RAL 509]

Schnarchen während des Schlafes unter dem Ausathmen. [RAL 510]

Wimmern im Schlafe (n. 2 St.). [RAL 511]

Jammergeschrei im Schlafe. [RAL 512]

Unruhiger Schlaf voll Seufzen und Stöhnen [*Young*, a.a.O.]. [RAL 513]

Aengstlicher Schlaf voll Träume (n. 7 St.) [*Grimm*, a.a.O.]. [RAL 514]

Aengstliche Träume [*Fr. Ruef*, a.a.O. S. 63]. [RAL 515]

Aengstlicher Schlaf von den traurigsten Träumen beunruhigt, so daß er schlaftrunken in beständigen Delirien zu schweben scheint [*Grimm*, a.a.O.]. [RAL 516]

Schlaf voll Träume. [RAL 517]

Erstickungs-Anfall im Schlafe (Alpdrücken). [RAL 518]

Schlaf voll schrecklicher Phantasieen und fürchterlicher Träume [*Fr. Hoffmann*, Diss. de operat. opii §. 5]. [RAL 519]

Schreckenvoller Schlaf; wenn er die Augen zuthut, ist es ihm, als hätte er den Verstand verloren (n. 3 St.) [*Schelhammer*, a.a.O.]. [RAL 520]

Höchst lebhafte, verdrießliche Träume, in denen alles fehlschlägt, vieles zum Verdruß und Aerger ist (n. 2 St.). [RAL 521]

Schreckhafte Träume [*Fr. Hoffmann*, a.a.O.]. [RAL 522]

Aufschrecken im Schlafe [*Tralles*, a.a.O. S. 282]. [RAL 523]

Sanfter, angenehmer Schlummer, aus dem ihn schreckhafte Rucke in den Gliedern plötzlich zum Wachen bringen [*Ctz*.]. [RAL 524]

Schlaf durch Aufschrecken unterbrochen [*Young*, a.a.O.]. [RAL 525]

Unruhige, schlaflose Nacht [*Matthaei*, a.a.O.]. [RAL 526]

Bei aller Schläfrigkeit, kann er nicht in Schlaf kommen, bei langsamem Pulse [*Grimm*, a.a.O.]. [RAL 527]

Die Schlaf machende Kraft des Opiums wird durch einen großen Schmerz oder schweren Kummer gar sehr gemindert [*Young*, a.a.O.]. [RAL 528]

Schlaflose Nacht mit Unruhe und Irrereden [*Matthaei*, a.a.O.]. [RAL 529]

Schlaflosigkeit voll unwillkommner Bilder und voll Phantasieen, die von den ihn umgebenden Dingen höchst verschieden waren, wie bei Wahnsinnigen [*Tralles*, a.a.O. S. 122]. [RAL 530]

Zwischen Wachen und Schlafen inne stehende Träume und Phantasieen von Drachen, Todtengerippen und scheußlichen Geistern und Fratzen [*Tralles*, a.a.O. S. 125]. [RAL 531]

Unruhige Nacht, Schlummersucht mit Wachen abwechselnd, viel Irrereden, heiße Haut und Betäubung, wobei er auf einem Klumpen liegt [*Matthaei*, a.a.O.]. [RAL 532]

Schlaf und Gesichts-Röthe [*Bergius*, a.a.O.]. [RAL 533]

■ **Fieber, Frost, Schweiß und Puls**

Der Puls ward von 108 Schlägen auf 72 Schläge vermindert; dabei Frost und Schauder, verminderte Munterkeit, große Mattigkeit und doch vermehrter Hunger [*Ward*, Neues Journ. d. ausländ. med. chir. Lit. IV. 1]. [RAL 534]

Vermindert die Schnelligkeit des Pulses und Athemholens [*a Thuessink*, a.a.O.]. [RAL 535]

Erst Puls um 14 Schläge langsamer (d. ersten 4 St.), nachgehends (n. 10 St.) um 30 Schläge vermehrt [*Sam. Bard*, Diss. de viribus Opii, Edinb. 1765].[33] [RAL 536]

(Blutlauf um die Hälfte gemindert).[34] [RAL 537]

(Das Herz schlug viermal langsamer) [*Whytt*, Neue Edinb. Vers. I. Art. 19].[35] [RAL 538]

Großer, langsamer Puls, bei schwerem, tiefem Odem [*de la Croix*, a.a.O.]. [RAL 539]

Großer, langsamer Puls, bei langsamem, schwerem, schnarchendem Odem [*Crumpe*, a.a.O.]. [RAL 540]

Langsamer Puls. [RAL 541]

Stärkerer Puls. [RAL 542]

Anfangs, voller, langsamer Puls, nachgehends schwacher Puls [*Bergius*, a.a.O.]. [RAL 543]

Langsamer Puls, bei stöhnendem, langsamem Odem, höchst rothem, aufgetriebnem Gesichte und höchst starkem Schweiße mit Konvulsionen [*Muzell*, a.a.O. S. 131].[36] [RAL 544]

Voller, gleicher, langsamer Puls, bei tiefem, schnarchendem Odem [*Sauvages*, a.a.O.]. [RAL 545]

Matter, unterdrückter, langsamer, kleiner Puls [*Fr. Hoffmann*, Med. syst. III. S. 537]. [RAL 546]

Er klagt Frost [*Willis – Reineggs*, a.a.O.]. [RAL 547]

Neigung zum Schauder [*Reineggs*, a.a.O.]. [RAL 548]

Wärme-Verminderung. [RAL 549]

Frost im Rücken, bei unterdrücktem, kaum bemerkbarem Pulse [*Schelhammer*, a.a.O.]. [RAL 550]

Frost im Rücken. [RAL 551]

Kälte der Gliedmaßen. [RAL 552]

Durst bei Froste. [RAL 553]

Fieber: erst Frost, dann flüchtige Gesichts-Hitze (mit weißer Zunge und Schweiß vor Mitternacht). [RAL 554]

---

[33] Von Einreibung zweier Quentchen Mohnsaft – nach 50 Minuten.

[34] Dieß sah *Alston* (Edinb. Vrs. V. P. I. Sect. III.) durchs Vergrößerungsglas im Fuße eines Frosches, dem er einige Tropfen Mohnsafttinktur eingegeben.

[35] In einem Frosche, dem man Mohnsaft eingegeben hat.

[36] Von Mohnsaft mit Hirschhorngeiste.

Fieber; erst Schüttelfrost, dann Hitze mit Schlaf, in welchem er sehr schwitzt. [RAL 555]

(Fieber: er schläft im Froste ein; im Froste kein Durst; in der Hitze Durst, und starker, allgemeiner Schweiß). [RAL 556]

Abends im Bette, sogleich Frost, worauf sie, sobald sie einschläft, in Schweiß geräth, der um den Kopf herum vorzüglich stark ist. [RAL 557]

(Fieber: Zitterfrost mit Durst, dann vermehrte Hitze des ganzen Körpers, mit Neigung, sich aufzudecken, bei starkem, vollem Pulse, Trockenheit des Rachens ohne Durst und Lebhaftigkeit der Ideen und des Gedächtnisses) (n. 1 St.). [RAL 558]

Kälte der äußern Gliedmaßen [*Willis*, a.a.O.]. [RAL 559]

Kälte mit Betäubung [*Chardin*, a.a.O.]. [RAL 560]

Erst (nach dem Thermometer) verminderte Wärme, nachgehends vermehrte Ausdünstung [*Rolandson, Martin*, in Vetensk. acad. Handling. 1773. P. II. Nr. 7]. [RAL 561]

Starker, sehr geschwinder Puls, welcher zuletzt (n. 8½ St.) schwach und aussetzend wird (kurz vor dem Tode) [*Alston*, Medical Essays].[37] [RAL 562]

Schneller und ungewöhnlich schwacher Puls bei schnellem, beengtem, ängstlichem Odem (n. mehrern St.) [*Grimm*, a.a.O.]. [RAL 563]

Geschwinder Puls bei Kopfweh [*Young*, a.a.O.]. [RAL 564]

Schneller, heftiger, härtlicher Puls bei dunkelrothem Gesichte [*Vicat*, Obs. a.a.O.]. [RAL 565]

Drang des Blutes nach dem Gehirne [*Haller*, in Praelect. Boerhavii IV. S. 509. – *Murray*, a.a.O.]. [RAL 566]

(Die Gefäße des Gehirns waren vom Blute ausgedehnt) [*Mead*, a.a.O.]. [RAL 567]

Heftiger, geschwinder, harter Puls, bei schwerem, gehindertem Odemholen [*Vicat*, Plantes venen. a.a.O.]. [RAL 568]

Schnellerer Blutlauf mit Hitz-Empfindung [*Murray*, a.a.O. S. 281, 282]. [RAL 569]

Die Blutgefäße strotzen [*Murray*, a.a.O.]. [RAL 570]

Vermehrte Hitze [*Murray – Young*, a.a.O.]. [RAL 571]

Abwechselung temperirter Wärme mit Kälte. [RAL 572]

Hitze. [RAL 573]

Starke Gesichtsröthe, mit brennender Hitze des Körpers, acht Stunden lang; dann konvulsives Schlagen des rechten Armes und Fußes, unter lautem Geschrei, schwerem Athem und Kälte des Gesichts und der Hände, mit Perl-Schweiß besetzt (kurz nach dem Einnehmen). [RAL 574]

Sechs Abende nach einander, eine brennende Hitze im Gesichte und Hitz-Gefühl, besonders in den Augen, ohne Durst [*Ctz.*]. [RAL 575]

Hitze mit Durst [*Clarck*, a.a.O.]. [RAL 576]

Vermehrt die Hitze des ganzen Körpers und hinterläßt Trockenheit des Mundes und Durst [*Berger*, a.a.O. §. 2]. [RAL 577]

Zuweilen trockne, heiße Haut, zuweilen gelinder Schweiß [*Young*, a.a.O.]. [RAL 578]

Hitze des Körpers mit großer Aengstlichkeit [*Berger*, a.a.O.]. [RAL 579]

Unerträgliche Hitze mit großer Aengstlichkeit [*Matthaei*, a.a.O.]. [RAL 580]

Hitziges Fieber mit Phantasieen, welches nach kurzem Schlafe eintrat und zwölf Stunden dauerte, worauf er sehr schwach und mit Uebelkeiten befallen ward, bei mattem Pulse; nach drei Stunden, wieder Phantasiren, welches 48 Stunden anhielt, mit starkem vollem Pulse; darauf achtstündiger Schlaf [*J. Hunter*, a.a.O. S. 641]. [RAL 581]

Bei Unruhe, Beklommenheit, verwirrten Ideen und Funken vor den Augen, steigt eine brennende, unangenehme Hitze in den Kopf und verbreitet sich dann über den ganzen Körper [*Matthaei*, a.a.O.]. [RAL 582]

Schweiß zuerst am Kopfe, dann über dem ganzen Körper wie Thautropfen, und Schlaf [*Matthaei*, a.a.O.]. [RAL 583]

Erhöhete Ausdünstung. [RAL 584]

Schweiß nur bei Körper-Bewegung. [RAL 585]

Allgemeiner Schweiß. [RAL 586]

Früh, während des Schlafes, Schweiß über und über, mit Neigung sich zu entblößen (n. 12, 36 St.). [RAL 587]

Kalter Stirn-Schweiß. [RAL 588]

Schweiß vorzüglich an den obern Theilen, während die untern heiß und trocken sind [*Matthaei*, a.a.O.]. [RAL 589]

Erregt fast stets Schweiß [*Berger, Büchner, Freind, Geoffroy, Haller, Pitcairne, Thompson, Wedel*, a.a.O.]. [RAL 590]

Häufiger Schweiß [*Muzell, – Tralles*, a.a.O. S. 134]. [RAL 591]

Starker Schweiß (12 Stunden lang) [*Vicat*, pl. ven. a.a.O.]. [RAL 592]

Allgemeiner Schweiß (n. 8 St.) [*Grimm*, a.a.O.]. [RAL 593]

---

[37] Von einem Skrupel.

Unter ziemlich ruhigem Schlafe, heftiger Schweiß [*Matthaei*, a.a.O.]. [RAL 594]

Um desto stärker ist der Schweiß, so daß selbst die Haut in Jücken geräth und mit Ausschlag überzogen wird, während alle Sinne unempfindlich werden, Tastsinn, Sehkraft und Geruch [*Murray*, a.a.O.]. [RAL 595]

Schweiß und rother Friesel-Ausschlag mit Jücken [*Tralles*, a.a.O. S. 138]. [RAL 596]

Allgemeiner Schweiß des höchst heißen Körpers, bei großem Durste, vollem, starkem Pulse, lebhaften Augen und munterm Geiste [*Matthaei*, a.a.O.]. [RAL 597]

(Bei äußerer Auflegung, vorzüglich in Substanz.)
Brennender Schmerz und Reitzung [*Alston*, a.a.O.]. [RAL 656]

Auf die Haut gelegt, zieht es Blasen [*Boerhave*, Praelect. IV. S. 520]. [RAL 657]

Wie ein Pflaster auf die Haut gelegt, erregt es große Hitze und Schmerzen, zieht eine Blase, frißt die Haut an und erregt den Brand [*Boerhave*, de morb. nerv. S. 448]. [RAL 658]

Frißt die Haut an, beitzt die Haare aus und erregt Jücken [*Jones*, a.a.O.]. [RAL 659]

Beitzt die Haare ab, erregt Jücken, frißt die Haut an und zieht Blasen [*Geoffroy*, a.a.O.]. [RAL 660]

Unmittelbar auf den Nerven gelegt, benimmt es ihm die Empfindlichkeit nicht, sondern vermehrt im Gegentheile den Schmerz [*Monno*, Essays phys. and literar. Vol. III. S. 327]. [RAL 661]

Auf die Muskeln gelegt, zerstört es gar bald ihre Reitzbarkeit [*Monno*, a.a.O. S. 309]. [RAL 662]

Paris quadrifolia

Paris (Paris quadrifolia L. Vierblätterige Einbeere.) [ACS 8 (1829), Heft 1, S. 177–188]

[Vorrede und Zusammenstellung der Symptome von Ernst Stapf.]

(Eine an waldigen Orten wild wachsende perennirende Pflanze, von welcher Beere und Wurzel, besonders aber die Blätter, zu arzneilichem Gebrauch angewendet werden.)

Nur wenig und unvollständiges ist es, was wir von den eigenthümlichen Wirkungen dieser bisher kaum gebrauchten, doch äußerst kräftigen und für therapeutische Zwecke vielversprechenden Pflanze wissen, deren Wichtigkeit schon **Murray**[1] erkennt und daher genauere Kenntniß derselben für wünschenswerth erachtet. Die nachstehenden Symptome enthalten jedoch schon mehrfache schätzbare Andeutungen, in welchen Krankheitsfällen sie sich vorzugsweise heilsam erweisen werde, und sie können wenigstens als ein willkommener Anfang zu einer, durch fernere Versuche zu gewinnenden, nähern und vollständigern Kenntniß ihrer Heilkräfte angesehen werden und hier eine Stelle finden.

Besonders ausgezeichnet ist die Wirkung dieser Pflanze auf die **Respirationsorgane**, namentlich auf die **Luftröhre**, wie dieß aus den diesfalsigen Symptomen deutlich hervorgeht. (Sympt. 75–86). Eine eigene Art **Heiserkeit** mit beständigem **Schleimräuspern**, selbst bedeutender **Husten**, ist darin scharf bezeichnet und mir und mehreren andern homöopathischen Aerzten ist es bereits in einigen entsprechenden Fällen gelungen, Zustände dieser Art vermittelst dieser Pflanze homöopathisch zu beseitigen. Vielleicht wäre selbst in einer Art angehender **Luftröhrenschwindsucht** etwas von ihr zu erwarten, wenn nicht in dieser und ähnlichen chronischen Krankheiten, insofern ihnen, wie meistens, ein specifisches Miasma zu Grunde liegt, die Anwendung der antipsorischen Mittel weit vorzuziehen ist. **Berger**[2] gab zehn – zwölfjährigen an Keuchhusten leidenden Knaben alle Abende einen Scrupel der getrockneten Blätter mit erwünschtem Erfolge. Unverkennbar ist ebenfalls ihre Wirkung auf die Haut, (Sympt. 9, 23, 29, 37, 38, 39, 40 u. m. A.) auf welcher sie, an verschiedenen Stellen, Ausschläge, Blüthchen, Bläschen, mit meist juckenden Schmerzen hervorbringt. Auch auf die Harnwerkzeuge ist ihre Wirkung bedeutend und stark (Sympt. 75–79.) und verspricht daher in Krankheiten dieser Organe, bei angemessener Anwendung, günstige Resultate zu liefern. Man bereitet die Tinktur der Paris durch Vermischung des frischausgepreßten Saftes der Blätter der (im Junius) eben zu blühen anfangenden Pflanze mit gleichen Theilen Weingeist, von welcher Mischung man, nach 24 stündigem ruhigen Stehen und Absetzen der unauflöslichen Theile, die helle Tinktur abgießt. Ich habe die Paris bisher in sechster Verdünnung zu einem kleinen Theile eines Tropfens mit Erfolg angewendet, wage jedoch, bei ungenügender Erfahrung, vor der Hand noch nicht zu bestimmen, ob eine höhere Verd. vielleicht noch angemessener seyn dürfte. Auch hierüber müssen weitere sorgfältige Beobachtungen entscheiden. – Nachstehende Symptome sind theils vom Hrn. Hofrath D. **Hahnemann**, theils von den DD. **Groß** (*Gß.*) **Hartmann**, (*Htm.*) **Wislizenus**, (*Wz.*) **Langhammer**, (*Lgh.*) **Teuthorn**, (*Thn.*) und **Stapf**, (*St.*) sorgfältig beobachtet und aufgezeichnet worden.

---

[1] *Murray Apparet. medicam. VI. 20.*

[2] *Mater. medic. p. 313.*

- Schwindel, Verstand und Gedächtnis

Plötzlicher, drehender Schwindel, besonders im Sitzen (*Gß.*) [ACS 1]
Dummlichkeit im Kopfe. (*Gß.*) [ACS 2]

- Kopf

Beim (gewohnten) Tabakrauchen, Kopfweh. (n. 5 St.) (*Lgh.*) [ACS 3]
In der linken Stirne, ein betäubender Kopfschmerz, pulsähnlich klopfend. (*Gß.*) [ACS 4]
Inwendiges Kopfweh, die Nacht beim Erwachen, wie Glucksen; er konnte nicht wieder einschlafen wegen innerer Unruhe. (*Hahnemann.*) [ACS 5]
Ein immerwährendes schmerzhaftes Drücken tief im rechten Stirnhügel. (n. 1 St.) (*Htm.*) [ACS 6]
Drückender Schmerz in der rechten Schläfegegend, der durch Aufdrücken mit der Hand vergeht. (n. 2 St.) (*Htm.*) [ACS 7]
Spannen in den Bedeckungen der Stirne und des Hinterhauptes; es ist, als wäre die Haut fest an den Knochen angewachsen, und fast ohne Bewegung. (*Gß.*) [ACS 8]
An der Stirn Ausschlagsblüthen, die beim Befühlen drückend schmerzen. (*Hahnemann.*) [ACS 9]
Empfindung, als würde eine scharfe Spitze auf dem rechten Stirnhügel aufgesetzt (oberflächlich stechender Druck). (n. 1 St.) (*Gß.*) [ACS 10]
Betäubende Stiche auf der linken Stirnseite äußerlich. (n. 1 St.) (*Lgh.*) [ACS 11]
Absetzender, ziehender Schmerz in den Muskeln des Hinterhauptes rechter Seite. (n. 3 St.) (*Lgh.*) [ACS 12]
Beim Anfühlen Schmerz des Haarkopfs und der Kopfhaut, als wenn die Haare schmerzten. (n. 1 1/4 St.) (*Lgh.*) [ACS 13]
Auf dem linken Scheitelbeine eine blos bei Berührung wie sehr wund schmerzende Stelle (die in der Nacht entstand), wie nach einem harten Stoße, woran man äußerlich nichts krankhaftes sehen kann. (n. 24 St.) (*Gß.*) [ACS 14]
Der Kopf ist schwer; die Nackenmuskeln wollen ihn nicht aufrecht erhalten, er sinkt vorwärts. (*Gß.*) [ACS 15]
Spannen in den Hals- und Nackenmuskeln, so daß der Kopf fast unwillkürlich vorgezogen wird. (*Gß.*) [ACS 16]
Empfindung, als läge eine große Last auf dem Nacken. (*Gß.*) [ACS 17]

- Gesicht und Sinnesorgane

Gesichtsblässe. (n. 12 St.) (*Lgh.*) [ACS 18]
Schmerzhaftes Drücken über der linken Augenhöhle, was das obere Augenlid herabzudrücken schien. (*Htm.*) [ACS 19]
Erweiterung der Pupillen. (n. 1/4 St.) (*Lgh.*) [ACS 20]
Zucken und Fippern der obern Wimper des rechten Auges. (n. 1/2 St.) (*Wz.*) [ACS 21]
Kriebeln am Rande der obern Wimper des rechten Auges. (n. 2 1/2 St.) (*Wz.*) [ACS 22]
Kleine trockene Blüthchen mit jückendem Fressen über der linken Augenbraue; vom Kratzen wird das Fressen ärger und es ist ihm dann, als stecke eine feine Spitze (Splitter) in der Haut. (*Gß.*) [ACS 23]
Die innern Augenwinkelschmerzen brennend. (*Gß.*) [ACS 24]
In den innern Augenwinkeln, am Tage, Augenbutter und brennender Schmerz, vorzüglich bei Berührung. (*Gß.*) [ACS 25]
Augentriefen, früh nach dem Aufstehn. (*Gß.*) [ACS 26]
Kratzendes Drücken unter den Jochbeinen. (n. 3/4 St.) (*Wz.*) [ACS 27]
Spannen und Drücken in der linken Backe. (n. 5 Minuten) (*Gß.*) [ACS 28]
Jückende, rothe Flecken am Backen und an den Aesten des Unterkiefers, wie Hirsekörner, die beim Reiben und Kratzen schmerzen und ohne Feuchtigkeit sind. (*Gß.*) [ACS 29]
Reißen im rechten Ohre, als wenn das Ohr aus dem Kopfe gerissen würde. (n. 10 Min.) (*Gß.*) [ACS 30]
Ein schnell entstehender Schmerz in beiden Ohren, als wäre in den Gehörgang ein Keil eingetrieben, der die Wendungen desselben auseinander triebe; zuletzt blos im rechten Ohre sehr arg; das Einbohren mit dem Finger hob es nur auf kurze Zeit, (beim Gehen im Freien Abends.) (n. 10 St.) (*St.*) [ACS 31]
Ein Klingen im linken Ohre. (n. 4 St.) (*Lgh.*) [ACS 32]
Empfindung, als läge ein dicker Nebel vor beiden Ohren; es ist ihm, als hörte er nicht wohl. (n. 1/2 St.) (*Gß.*) [ACS 33]
Nasenbluten. (n. 3 St.) (*Thn.*) [ACS 34]
Heftiges Nasenbluten. (n. 6 St.) (*Thn.*) [ACS 35]
Eine Ausschlagsblüthe an der Oberlippe unter der Nase, mit Eiter in der Spitze und mit einem rothen Hof umgeben. (n. 4 St.) (*Lgh.*) [ACS 36]
(Abends, vor dem Schlafengehn) ungeheures jückendes Fressen und Brennen an der linken

Seite des Unterkiefers und unter seinem linken Rande; früh, nach dem Aufstehn, zeigen sich an dieser Stelle aufgekratzte, blutige Blüthen, wie Hirsekörner. (*Gß.*) [ACS 37]

Eine Blüthe mitten an der Oberlippe, außer dem Rothen, mit rothem Hofe und Eiter in der Spitze. (n. 1/2 St.) (*Lgh.*) [ACS 38]

Ein jückendes Blüthchen an der rechten Seite des Kinnes, welches nach dem Kratzen schmerzt. (n. 24 St.) (*Lgh.*) [ACS 39]

■ Mund und innerer Hals

Ein Bläschen am Innern der Unterlippe. (n. 1/4 St.) (*Lgh.*) [ACS 40]

Wie mit Hirsekörnern weißbelegte Zunge und Rauhigkeit derselben. (n. 1 1/4 St.) (*Lgh.*) [ACS 41]

Braune Zungenwurzel, früh nach dem Aufstehn. (*Gß.*) [ACS 42]

Es läuft Speichel im Munde zusammen, der, obgleich geschmacklos, doch den Mund zusammen zieht, wie herbe Dinge zu thun pflegen. (*St.*) [ACS 43]

Tief hinten am Gaumen, ein bisweilen schnell entstehendes Trockenheitsgefühl mit kratziger Empfindung, mit Zusammenlaufen einer Menge geschmacklosen Wassers im Munde, wie wenn man hungert. (*St.*) [ACS 44]

Früh beim Erwachen ist der Mund ganz ausgedörrt. (*Gß.*) [ACS 45]

Bei Trockenheit und Rauheit der Zunge, bitterer Geschmack im Munde. (n. 1/4 St.) (*Lgh.*) [ACS 46]

Raksen, von im Rachen angehäuften Schleime. (*Gß.*) [ACS 47]

■ Magen

Schlucksen. (n. 3/4 St.) (*Lgh.*) [ACS 48]

Nach dem Essen immerwährendes Schlucksen. (*Htm.*) [ACS 49]

Nach dem geringen Mittagessen überläuft ihn über den Rücken und die Stirne eine Wärme mit Schweiß; dann Schauder im Rücken mit Nachlaß des Schweißes, u. trockne, brennende Hitze und Röthe im Gesichte. (n. 2 1/2 St.) (*St.*) [ACS 50]

Hunger, bald nach der nahrhaften Mahlzeit. (*St.*) [ACS 51]

Tabakrauchen will nicht schmecken. (*Hahnemann.*) [ACS 52]

■ Abdomen

Klammartiges Reißen in den ganzen Bauchmuskeln bis zur Herzgrube herauf, beim eingebognen Sitzen stärker, als im Gehen. (n. 1/4 St.) (*Wz.*) [ACS 53]

Ein rother, krummer Streif über dem Nabel, da wo vorne die Ribben aufhören, mit schmerzhaft drückender Empfindung vorzüglich in seiner Mitte. (*Gß.*) [ACS 54]

Nach dem Essen wird der Unterleib dick und unbehaglich. (*Hahnemann.*) [ACS 55]

Links über dem Nabel, auf einer kleinen Stelle, ein Drücken, als wenn da etwas Hartes läge. (*Gß.*) [ACS 56]

Drückende Leibschmerzen. (*Hahnemann.*) [ACS 57]

Unruhe im Unterleibe. (*Hahnemann.*) [ACS 58]

Unschmerzhaftes Knurren und Poltern im Unterbauche. (*Gß.*) [ACS 59]

Kollern unter dem Magen im Bauche, wie von Leerheit. (n. 1 1/2 St.) (*Htm.*) [ACS 60]

■ Rektum

Etwas dünner, schleimartiger Stuhlgang. (n. 3/4 St.) (*Htm.*) [ACS 61]

Etwas harter, schwieriger Stuhlg. (n. 3 1/2 St.) (*St.*) [ACS 62]

Mehrmaliger Stuhlgang. (n. 15 St.) (*Lgh.*) [ACS 63]

Sehr stinkende Stuhlgänge, wie faules Fleisch. (*Hahnemann.*) [ACS 64]

■ Harnwege

Mehrere Tage lang sehr dunkelgelber Harn, der selbst bei längerem Stehen keinen Bodensatz fallen läßt. (*St.*) [ACS 65]

Drängen auf den Harn, aller 10, 15 Minuten und Brennen beim Lassen des Urins. (*Hahnemann.*) [ACS 66]

Früh, nach jedem Urinlassen, Harnzwang. (n. 3/4 St.) (*Lgh.*) [ACS 67]

Im Sitzen, **heftiges Brennen in der Spitze der Harnröhre.** (n. 2 1/2 St.) (*Lgh.*) [ACS 68]

Feine Stiche vorne in der Harnröhre. (n. 1 1/4 St.) (*Lgh.*) [ACS 69]

■ Geschlechtsorgane

Nächtlicher Saamenerguß. (*Hahnemann.*) [ACS 70]

- **Atemwege und Brust**

Früh nach dem Aufstehn, ganz verstopfte Nase; er schnaubt mit vieler Mühe Schleim mit Blut vermischt aus. (*Gß.*) [ACS 71]

Ausschnauben rothen und grünlichen Nasenschleims. (*Gß.*) [ACS 72]

Fließender Schnupfen, abwechselnd mit Stockschnupfen. (*Gß.*) [ACS 73]

Stockschnupfen. (*Gß.*) [ACS 74]

Luftröhre (und der Mund) ist früh beim Erwachen **ganz ausgedörrt, mit einiger Heiserkeit der Stimme.** (*Gß.*) [ACS 75]

Rauhheit in der Luftröhre u. davon tiefe Baßstimme. (*Gß.*) [ACS 76]

Eine so starke Heiserkeit, daß er kein lautes Wort herausbringen kann, periodisch wiederkehrend, in viertel- u. halben Stunden, ohne schmerzhafte Empfindung im Halse. (n. 1½ St.) (*St.*) [ACS 77]

Es liegt ihm Schleim auf der Brust, ohne Reiz ihn auszuwerfen. (n. 4¾ St.) (*Lgh.*) [ACS 78]

Im Luftröhrkopfe ist ein Reiz zum Kotzen, wie vom Schwefeldampfe und beim Kotzen geht immer nur ganz wenig Schleim weg, und schon nach einigen Minuten ist der Reiz wieder da, u. er muß von neuem kotzen. (*Gß.*) [ACS 79]

Früh nach dem Aufstehn, stetes Kotzen, worauf kein Auswurf erfolgt; nach etwa einer halben Stunde erfolgt grüner, zäher Schleim. (*Gß.*) [ACS 80]

Sehr öfteres Kotzen; er will zähen Schleim, der sich hinten im Kehlkopfe festgesetzt zu haben scheint, loshüsteln. (*Gß.*) [ACS 81]

Er hustet und kotzt zähen grünlichen Schleim aus dem Kehlkopfe. (*Gß.*) [ACS 82]

Wenn er auf der linken Seite im Bette liegt, fängt der Husten sogleich an. (*Hahnemann.*) [ACS 83]

Anhaltendes Kotzen und Husten, ohne Schleimabgang, sobald er sich zu Bette legt; er kotzt so heftig, daß ihm Funken vor den Augen erscheinen. (*Gß.*) [ACS 84]

Beständiges Schleimräuspern; es war als läge eine Menge Schleim oben im Kehlkopfe, den er losräuspern müßte, worauf ein weißer, zäher, geschmackloser Schleim zum Vorschein kam. (*St.*) [ACS 85]

Mehrere Tage lang löset sich beständig ein Klümpchen Schleim von dem obern Theile der Luftröhre schmerzlos ab, selbst ohne bedeutendes Räuspern. (*St.*) [ACS 86]

Beim Einathmen ein stark drückendes Stechen auf der linken Brustwarze. (n. 5½ St.) (*Htm.*) [ACS 87]

Feines, schmerzhaftes Stechen zwischen den vier letzten rechten Ribben, dicht am Rückgrate, beim Einathmen stärker. (n. 3 St.) (*Htm.*) [ACS 88]

Unterhalb der linken Brustwarze, eine kleine Stelle mit pulsirender schmerzlicher Empfindung, bei Berührung stechend schmerzend. (*Gß.*) [ACS 89]

Sehr heftige, bald schneidende, bald stechende Empfindung in der rechten Seite der Brusthöhle neben dem Schwerdknorpel, als wenn der Schmerz vom Rücken und dem Brustbeine gleich weit entfernt, in der Mitte der Brusthöhle selbst wäre, doch mehr nach der rechten Seite zu. (*Gß.*) [ACS 90]

Fressend nagender Schmerz auf dem Brustbeine. (n. ½ St.) (*Wz.*) [ACS 91]

Herzklopfen, in Ruhe und Bewegung. (Abends) (*Gß.*) [ACS 92]

- **Rücken und äußerer Hals**

→ Nacken: *Kopf*

- **Extremitäten**

Gefühl von Schwere in den Armen, auch in der Ruhe. (n. ¼ St.) (*Wz.*) [ACS 93]

Ein Schmerz im Vorderarme, als wenn er ihn sehr lange zum Schreiben angestrengt hätte, am schlimmsten, wenn der Arm hängt. (*Lgh.*) [ACS 94]

Heftiges Reißen im rechten Vorderarm, in allen Lagen. (n. 4½ St.) (*Lgh.*) [ACS 95]

Klammartiger Schmerz hinter dem linken Handgelenke. (n. 1 St.) (*Wz.*) [ACS 96]

Kriebeln an der innern Fläche der linken Hand, fast wie von Eingeschlafenheit. (n. 1½ St.) (*Wz.*) [ACS 97]

Ein jückendes Blüthchen am Mittelhandknochen des Zeige- und Mittelfingers der rechten Hand, nach dem Kratzen schmerzt die Stelle. (n. 3½ St.) (*Lgh.*) [ACS 98]

Schmerz in der Spitze des Mittelfingers, wie unterköthig, oder mit Blut unterlaufen. (*Lgh.*) [ACS 99]

Arges Reißen im ganzen linken Zeigefinger, ohne Hinderung seiner Bewegung. (n. 2 Tg.) (*Gß.*) [ACS 100]

Pulsartiges, spitziges Stechen im Steißbeine. (*Gß.*) [ACS 101]

Im rechten Hüftgelenke schmerzhafte Empfindung blos beim Gehen; wenn er beim Gehen den linken Fuß aufsetzt und der rechte gleich vor dem Fortsetzen, noch in seiner weitesten Ausstreckung nach hinten befindlich ist, so zieht es im rechten Hüftgelenke, als würde dieser Fuß gewaltsam nach hinten gerissen. (*Gß.*) [ACS 102]

Feines Nadelstechen in der rechten Hüfte, absatzweise zurückkehrend. (n. 1 St.) (*Htm.*) [ACS 103]

Schmerzhaftes Spannen auf dem rechten Knie, blos wenn es gebogen wird und ein Theil der Körperlast drauf ruht, aber nicht im Geradestehen, Sitzen oder Liegen. (*Gß.*) [ACS 104]

Klammartiger Schmerz um die rechte Kniescheibe, der sich durch keine Bewegung verlor. (n. 3 1/2 St.) (*Htm.*) [ACS 105]

Beim Stehen, ein heraufziehender Schmerz an den Flechsen der rechten Kniekehle. (n. 2 St.) (*Lgh.*) [ACS 106]

Kneipen auf dem Rücken des Unterfußes. (n. 10 St.) (*Wz.*) [ACS 107]

Stumpfe Stiche auf dem Rücken des rechten Unterfußes. (n. 1 1/4 St.) (*Lgh.*) [ACS 108]

(Im Sitzen) heftige, scharfe Stiche auf dem innern Knöchel des Linken Unterfußes. (n. 1 1/2 St.) (*Lgh.*) [ACS 109]

Heftig schmerzende Stiche auf der Fußsohle, quer über die Ballen der Zehen. (n. 2 St.) (*Lgh.*) [ACS 110]

Auf der linken Fußsohle ein lähmiger Schmerz beim Auftreten, mehrere Tage anhaltend. (*Gß.*) [ACS 111]

■ Allgemeines und Haut

Kriebeln an mehrern Stellen unter der Haut, ohne Jücken. (n. einigen Minuten) (*Wz.*) [ACS 112]

■ Schlaf, Träume und nächtliche Beschwerden

Immerwährendes Gähnen. (n. 4 St.) (*Htm.*) [ACS 113]

Nachmittags, Gähnen mit Schläfrigkeit. (n. 12 St.) (*Lgh.*) [ACS 114]

Nachts, traumvoller Schlaf. (*Lgh.*) [ACS 115]

■ Fieber, Frost, Schweiß und Puls

Frösteln an Brust und Unterleibe und den Untergliedmaßen mit Gänsehaut und Gähnen, bei eiskalten Füßen. (n. 1 1/4 St.) (*Htm.*) [ACS 116]

Ein feines Frösteln an den Untergliedmaßen und Empfindung von Zusammenziehn der Haut, während der Oberleib, die Obergliedmaßen und die unter Füße warm sind. (n. 2 1/4 St.) (*Htm.*) [ACS 117]

Schauder überläuft ihn. (n. 10 Minuten) (*Wz.*) [ACS 118]

Die ganze rechte Hälfte des Körpers vom Kopfe bis zum Fuße ist kalt, während die andre Hälfte ihre gehörige Wärme hat. (n. 4 1/2 St.) (*Htm.*) [ACS 119]

Erhöhete Wärme des ganzen Körpers. (n. 3/4 St.) (*Lgh.*) [ACS 120]

Früh, beim Erwachen, allgemeiner beißend jückender Schweiß, der zum Kratzen nöthigte. (n. 22, 48 St.) (*Lgh.*) [ACS 121]

Petroleum

Petroleum, Oleum petrae. Bergöl, Steinöl
[CK IV (1838), S. 498–528]

Dieses an Geruch, Geschmack und arzneilicher Wirkung äusserst kräftige Erzeugniss des Innern der Erde muss zum Arznei-Gebrauche sehr dünnflüssig und hellgelb von Farbe seyn. Bei dieser Dünnflüssigkeit ist es nicht wohl möglich, dass es mit fetten Gewächsölen verfälscht seyn könnte. Um sich aber dennoch hievon gänzlich zu überzeugen, habe ich in dem Buche: **Kennzeichen der Güte und Verfälschung der Arzneien** (Dresden 1787. S. 221.) die Prüfung durch zugemischte starke Schwefelsäure angegeben, welche das Bergöl unberührt lässt und bloss die etwa beigemischten fremden Oele in eine Art Schwefel umwandelt. Doch kann man auch, und zwar auf eine einfachere Weise, nur auf ein Stück weisses Schreibpapier einen Tropfen Bergöl tröpfeln, welches, an die freie Luft oder auf eine recht warme Stelle gelegt, bald verfliegt und das Papier ohne einen durchsichtigen oder durchscheinenden Fleck zurücklässt, wenn kein fettes Oel beigemischt war. Oefterer mag ein Zusatz eines flüchtigen, vegetabilischen, z. B. des Terbenthinöls, zur Verfälschung statt gefunden haben. Um hievor sicher zu seyn, thut man auf jeden Fall wohl, das Bergöl, vor seiner arzneilichen Anwendung, mit doppelt so vielem Weingeist zu mischen, es etliche Mal umzuschütteln und durch Fliesspapier (was vorher mit Weingeist befeuchtet worden war) wieder zu scheiden. So bleibt das reine Bergöl im Filtrum zurück, (wird in Fläschgen deren Stöpsel und Mündung man mit Siegellack umschmolzen aufbewahret) und der durchgetröpfelte Weingeist enthält dann das flüchtige Pflanzenöl, wenn dergleichen im Bergöle vorhanden war.

Zur ersten Verreibung mit 100 Gran Milchzucker wird, statt eines Grans, ein Tropfen Bergöl genommen.

Vorzüglich that es Dienste, wo folgende Krankheits-Zustände hervorragten:

Aengstlichkeit; Schreckhaftigkeit; Aufgeregtes Gemüth; Schimpfen; Mangel an Gedächtniss; Gedächtniss- und Gedanken-Schwäche; Befangenheit des Kopfes; **Schwindel**, wie starkes hin und her Schwanken; Kopfschmerz von Aergerniss; Drückend stechender Kopfschmerz; Klopfen im Hinterkopfe; Ausschlag auf dem Kopfe und im Nacken; Grinder auf dem Haarkopfe; Ausfallen der Haare; Flor vor den Augen; Langsichtigkeit, kann ohne Brille keine feine Schrift lesen; Kurzsichtigkeit; Trockenheit und lästige Trockenheits-Empfindung des innern Ohres; Taubhörigkeit;[1]

Klingen der Ohren; Ohr-Geräusch; Brausen und **Sausen vor den Ohren**; Gilbe des Gesichtes; Geschwulst der Unterkiefer-Drüsen; Weiss belegte Zunge; Uebler Geruch aus dem Munde; Fauler, lätschiger Geschmack im Munde; Ekel vor warmen, gekochten Speisen; Ess-Gier; Ekel vor Fleisch; Heisshunger; Lautes Aufstossen; Brecherlichkeit; See-Krankheit; **Würmerbeseigen**; Appetitlosigkeit; Herzgrube dick und schmerzhaft bei Berührung; Wüstheit im Bauche; Leibschneiden; Leisten-Bruch; Knolliger, ungewöhnlicher, **harter Stuhl**; Oeftere Stühle des Tages; Durchfall; Unwillkührliches Harn-Sickern; Bettpissen (*Hg.*); Verengerung der Harnröhre; Brennen in der Harnröhre; **Jücken** und Nässen **des Hodensackes**; Häufige Pollutionen; Schwäche und Nerven-Reiz auf Beischlaf; Abfluss von Prostata-Saft; – Nasen-Trockenheit und lästiges Trockenheits-Gefühl in der Nase; Nasen-Verstopfung; Schnupfen; Heiserkeit; Husten, Abends, nach dem Niederlegen; Trockner Nacht-Husten; Erstickender Nacht-Husten, ohne Auswurf (*Hg.*); Stechen in der Brust-Seite; Herzklopfen; Flechte auf der Brust; **Kreuzschmerz**, der das Stehen nicht erlaubt; Rückenweh; Flechten im Nacken; Reissen in den Händen; Braune Flecke an der Handwurzel; Rissige Haut der Hände und Finger voll blutiger Schrunden, im Winter; Gichtisch steife Finger-Gelenke; Flechte am Knie; Stiche im Knie; Kalte Füsse; Geschwulst der Füsse; Hühneraugen; Hartnäckige Zeh-Geschwüre, aus Fressblasen entstanden, mit hohen Rändern, feuchtem, rothem, flachem Grunde (*Hg.*); Ziehende Schmerzen an Kopf, Stirn, Schläfen und Backzähnen; Eingeschlafenheit der Glieder; Knacken in den Gelenken und Steifheit derselben; Blut-Wallungen; Abneigung vor freier Luft; Schmerz der Frost-Beulen; Wildfleisch in den Geschwüren; Lebhafte Träume; Früh-Unausgeschlafenheit; Nacht-Hitze; Abend-Wechselfieber, erst Frost, dann Gesichts-Hitze bei kalten Füssen; Nacht-Schweisse.

Riechen an ein Hanfsamen grosses Streukügelchen mit hochpotenzirter Krähenaugen-Tinktur befeuchtet, hat sich als das hülfreichste Antidot des Bergöls erwiesen.

---

[1] Vorzüglich nach vorgängiger Anwendung der Salpeter-Säure.

Petroleum

- **Gemüt**

Traurigkeit und Muthlosigkeit, dabei krankes Gefühl von Herz-Schwäche. [CK 1]

Niedergeschlagenheit (n. 12 T.). [CK 2]

Niedergeschlagen, früh, still, mit Trübsichtigkeit (n. 22, 23 T.). [CK 3]

Aengstlichkeit unter dem Geräusche vieler Menschen. [CK 4]

Unruhe; er wusste sich nicht zu lassen. [CK 5]

Angegriffen, schreckhaft, weinerlich über Kleinigkeiten. [CK 6]

Grosse Schreckhaftigkeit; heftige Erschütterung von Schreck über Kleinigkeiten. [CK 7]

Grösste Unentschlossenheit. [CK 8]

Willenlosigkeit. [CK 9]

Er kann von dem, wovon er spricht, nicht gut los kommen. [CK 10]

Keine Lust zu arbeiten, kein Wohlgefallen an sonst geliebten Gegenständen, daher unerträgliche Langeweile. [CK 11]

Hypochondrisch, beim Gehen im Freien, unaufmerksam, für geistige Unterhaltung oder andre Zerstreuung. [CK 12]

Unzufriedenheit mit Allem. [CK 13]

Verstimmung des Gemüthes; starke Anlage zur Hypochondrie, mit einem fieberhaften Zustande; der 14 Tage anhielt. [CK 14]

Sehr reizbar; es wirkt Alles sehr widrig und düster auf ihn; er konnte sich über manches, ihm sonst Geringfügiges, nicht beruhigen und mit dem besten Willen sich nicht erheitern. [CK 15]

Verdriesslich und träge (n. 16 T.). [CK 16]

Aergert sich über Alles, auch über die geringste Kleinigkeit, und will nicht antworten. [CK 17]

Alle Morgen zu heftigem Aerger geneigt. [CK 18]

Missmüthig, zornig, früh, beim Erwachen. [CK 19]

Sehr verdriesslich und zornig; er fährt leicht auf. [CK 20]

Heftig, reizbar, über Kleinigkeiten aufbrausend. [CK 21]

Zänkisch ärgerliche Weinerlichkeit (n. etl. St.). [CK 22]

Zänkisch und hitzig. [CK 23]

Wüthend boshaft und ärgerlich. [CK 24]

Das Kind wird wild und unbändig. [CK 25]

Erst Ausgelassenheit und Ueberspannung mit innerem Beben; dann Traurigkeit und Muthlosigkeit. [CK 26]

- **Schwindel, Verstand und Gedächtnis**

Er ist den ganzen Tag wie nur in halbem Bewusstseyn, wie nur halb lebendig. [CK 27]

Es fehlt ihm an Kraft zu denken. [CK 28]

Sehr vergesslich und zum Denken unaufgelegt. [CK 29]

Eingenommenheit des Kopfes mit Schmerz. [CK 30]

Eingenommenheit des Kopfes, früh, dick, schwer, voll Hitze. [CK 31]

Eingenommenheit des Kopfes, wie in Nebel gehüllt. [CK 32]

Duseligkeit, gleich vom Mittag-Essen an (n. 9 T.). [CK 33]

Düsterheit im Kopfe und Uebelbehagen (n. 20 St.). [CK 34]

Schwindel, öfters, beim Gehen. [CK 35]

Schwindel und Uebelkeit, vom Bücken. [CK 36]

Schwindel beim Bücken und beim Aufstehn vom Sitze. [CK 37]

Schwindel, wie im Hinterhaupte, als sollte sie vorwärts fallen, vorzüglich beim Aufrichten der Augen. [CK 38]

Schwindel und Uebelkeit, Abends im Bette, vorzüglich, wenn sie mit dem Kopfe tief liegt. [CK 39]

Arger Schwindel, der ihn nöthigt, sich vorzubücken, mit Gesichts-Blässe und Uebelkeit, mehr im Stehen, als Sitzen; im Liegen vergehend; dabei langsamer Puls, Aufstossen und Gähnen, Mangel an Appetit und Drücken im Bauche. [CK 40]

Schwindel, beim Aufstehn vom Liegen; im Liegen, Gesichts-Hitze. [CK 41]

- **Kopf**

Schwere des Kopfes, früh, und wie Vollheit und Hitze darin, besonders beim Bücken und Nähen. [CK 42]

Schwere des Hinterhauptes, wie Blei (d. 2. 3. T.). [CK 43]

Kopfschmerz-Anwandlung, alle Morgen. [CK 44]

Kopfschmerz, gleich früh, bis nach dem Frühstücke. [CK 45]

Kopfschmerz, Abends, nach Gehen im Freien. [CK 46]

Kopfschmerz, früh, beim Aufstehen, mehrere Tage. [CK 47]

Kopfschmerz rechter Seite; sie konnte die Augen nicht aufthun, den Kopf nicht aufrecht halten; musste liegen. [CK 48]

Dumpfe Kopfschmerzen von früh an mit Ziehen nach der Stirn bis Abend; zugleich arger Frost bis Mittag. [CK 49]

Druck im Kopfe, in den Zähnen und Oberkiefer-Höhlen. [CK 50]

Drücken im Hinterhaupte. [CK 51]

Drücken in der Stirn, mit einzelnen Stichen über dem Auge (n. 26 T.). [CK 52]

Drücken und stechendes Drücken im Hinterhaupte, früh. [CK 53]

Heftiger Druck im Kopfe, beim Bücken. [CK 54]

Starker Druck auf dem Scheitel, mit Duseligkeit. [CK 55]

Drücken und Pressen im Kopfe (n. 24 St.). [CK 56]

Pressen am Kopfe, mit einer Art Weichlichkeit (n. 2 T.). [CK 57]

Spannung im Kopfe. [CK 58]

Spannungs-Gefühl und wie Zerren an der harten Hirnhaut. [CK 59]

Spannungs-Gefühl der harten Hirnhaut, täglich, mit Eingenommenheit. [CK 60]

Wie Zusammengepresstheit des Gehirnes. [CK 61]

Zusammenschnürender, ziehender Kopfschmerz. [CK 62]

Zusammenziehender, schnürender Kopfschmerz. [CK 63]

Wie zusammengeschraubt im Kopfe. [CK 64]

Klammartiger Kopfschmerz in der linken Schläfe. [CK 65]

Klammartiges, sehr empfindliches Ziehen und Drücken in der linken Schläfe (n. 4 T.). [CK 66]

Klammartiges, flüchtiges Ziehen in den Schläfen. [CK 67]

Kneipende Kopfschmerzen (n. 2 T.). [CK 68]

Kneipen im Hinterkopfe. [CK 69]

Kneipendes Ziehen nach der linken Schläfe herauf (n. 11 T.). [CK 70]

Ziehendes Kopfweh; vorher Zieh-Schmerz im rechten Arme. [CK 71]

Ziehender Kopfschmerz in der Stirn, mit Stichen über den Augen. [CK 72]

Ein drückendes Ziehen in der rechten Schläfe, auch im Schlummer fühlbar (n. etl. St.). [CK 73]

Stechen und zugleich Drücken im Kopfe, mit Uebelkeit. [CK 74]

Stechen im linken Hinterhaupte, Nachmittags. [CK 75]

Stich-Schmerz in der Stirn, früh beim Erwachen, der sich bald über den Hintertheil des Kopfes verbreitete. [CK 76]

Stechen und viel Hitze im Kopfe. [CK 77]

Dumpfe, zuckende Stiche auf dem Scheitel, in den Kopf hinein, Abends, und bald darauf ein anhaltender Druck daselbst. [CK 78]

Ungeheure stechende Rucke im Kopfe, beim Bücken und Gehen; sie musste nach einigen Schritten immer wieder still stehen. [CK 79]

Klopfende Stiche in der einen Kopfseite über dem Auge. [CK 80]

Pochen im Kopfe. [CK 81]

Klopfen im Hinterkopfe den ganzen Tag. [CK 82]

Pulsiren im Hinterkopfe beim Liegen darauf. [CK 83]

Starkes, pulsirendes Wogen, besonders in der Stirn, als ob der Kopf bersten wollte, bei Bewegung besser. [CK 84]

Wie Blutdrang nach dem Kopfe, bei jeder schnellen Bewegung, was ihm einen Stich durch's Gehirn gab. [CK 85]

Bohren im Kopfe. [CK 86]

Widriges Gefühl im Kopfe, als wäre Alles darin lebendig, und drehte und wirbelte darin, mit Arbeits-Scheu. [CK 87]

Beben, Schweben und Brausen im Kopfe und dem Ohre, wie von Blutdrang nach dem Kopfe, doch ohne Hitz-Gefühl. [CK 88]

Der äussere Kopf ist wie taub anzufühlen, wie von Holz (n. 3 T.). [CK 89]

Aeusserlich schmerzt der Kopf auf beiden Seiten beim Befühlen, wie unterschworen. [CK 90]

Schmerz auf der linken Kopf-Seite, wie unterschworen. [CK 91]

Zerschlagenheits-Schmerz der Kopf-Haut. [CK 92]

Zerschlagenheits-Schmerz des Scheitels, wie mürbe. [CK 93]

Einzelne weiche Geschwülste auf dem Haar-Kopfe, die bei Berührung ungeheuer schmerzen. [CK 94]

Viel Jücken auf dem Haar-Kopfe (n. 10 St.). [CK 95]

Jücken auf dem Haarkopfe; nach Kratzen, Schmerz wie wund. [CK 96]

Ausschlags-Blüthen auf dem Kopfe. [CK 97]

Ausfallen der Kopfhaare, drei Tage lang, vorzüglich nach 12 Tagen. [CK 98]

Starkes Ausfallen der Haare. [CK 99]

Starker Schweiss am Kopfe, Abends, nach dem Niederlegen. [CK 100]

Gefühl am Kopfe, als umwehe ihn kalter Zugwind. [CK 101]

- Augen

Augen-Drücken, Abends. [CK 102]

Viel Drücken in den Augen, besonders Abends bei Licht. [CK 103]

Starkes Drücken in den Augen, wie von einem Sandkorne. [CK 104]

Schneiden in den Augen, bei Anstrengung zum Lesen. [CK 105]

Stechen und Pucken in den Augenbrauen. [CK 106]

Stiche in den Augen und Thränen derselben. [CK 107]

Stiche vom äussern Augenwinkel nach dem innern zu. [CK 108]

Stechen in den Augen, für sich und wenn er etwas drauf drückt. [CK 109]

Klopfender Schmerz im rechten Auge. [CK 110]

Jücken der Augenlider; er muss sie reiben. [CK 111]

Jücken und Trockenheit der untern Augenlider (n. 12 T.). [CK 112]

Jücken und Stechen in den Augen. [CK 113]

Jücken, Stechen und Brennen im Auge. [CK 114]

Beissen in den Augen. [CK 115]

Beissen in den Augen, wie von Rauche. [CK 116]

Beissen und Hitze in den Augen. [CK 117]

Brennen in den Augen (n. 5 T.). [CK 118]

Brennen in den Augen und Drücken, und Verdunklung, wenn sie angestrengt sieht. [CK 119]

Brennen und Drücken im innern Augenwinkel. [CK 120]

Entzündungs-Geschwulst im innern Augenwinkel, wie eine beginnende Thränen-Fistel, ein Taubenei gross; dabei mehrtägige Trockenheit der rechten Nasenseite. [CK 121]

Ausschlags-Blüthen auf den Augenlidern. [CK 122]

Thränen der Augen, 5 Tage lang (n. 6 T.). [CK 123]

Thränen der Augen, in freier, nicht kalter Luft. [CK 124]

Thränen der Augen, öfters, auch im Zimmer (n. 16 T.). [CK 125]

Viel Wasser dringt aus beiden Augenwinkeln. [CK 126]

Schwäche der Augen. [CK 127]

Leichte Ermüdung der Augen. [CK 128]

Zuckungen der Augen. [CK 129]

Zittern und Fippern der Augenlider. [CK 130]

Fippern des rechten Augenlides. [CK 131]

Blinzeln, und Wimpern mit den Augen. [CK 132]

Augen oft so, als wollten sie sich verdrehen. [CK 133]

Früh kann er die Augenlider nicht öffnen, und sein Gesicht ist trübe und florig. [CK 134]

Sehr trübe Augen (n. 22 T.). [CK 135]

Die Sehkraft ist bleich, die Augen florig (n. 5, 6 T.). [CK 136]

Grosse Erweiterung der Pupillen, viele Tage lang; das linke Auge kann in der gewöhnlichen, kurzen Entfernung die Buchstaben nicht erkennen; in grösserer Ferne werden sie deutlicher, aber kleiner. [CK 137]

Langsichtiger. [CK 138]

Doppeltsehen mit beiden Augen. [CK 139]

Oft verdunkelte Augen, und zuweilen Doppelsehen einiger Gegenstände (n. 14 T.). [CK 140]

Schwarze Flecke vor den Augen, welche das Lesen hindern. [CK 141]

Es schwebt und fippert ihr zuweilen Etwas vor den Augen, doch sieht sie die Gegenstände hell und klar, wenn sie genau drauf sieht. [CK 142]

Fippern vor den Augen, Abends (n. 10 T.). [CK 143]

Flimmern und Schwittern vor den Augen, die Gegenstände scheinen sich fein zu bewegen. [CK 144]

Flimmern und schwarze Figuren vor den Augen (n. 18 T.). [CK 145]

Feuerfunken vor den Augen. [CK 146]

Schmerzhafte Empfindlichkeit der Augen gegen das Tages-Licht; er muss sie verdeckt halten. [CK 147]

- Ohren

Das Ohr schmerzt äusserlich (vom Dunste). [CK 148]

Drücken in den Ohren, mit Hitze (n. 5 T.). [CK 149]

Klamm-Schmerz im rechten Ohre (n. 16 T.). [CK 150]

Klammartiges Ziehen im rechten Ohre (n. 7 T.). [CK 151]

Schmerzliches Ziehen und Zucken am rechten Ohre (n. 5 T.). [CK 152]

Höchst schmerzhaftes Ziehen, wie von Verrenkung in den Muskeln vom Zitzfortsatze bis zum Schlüsselbeine, an beiden Hals-Seiten, alle 5 Minuten ein Riss (n. 11 T.) (*Foisac*.). [CK 153]

Zuckender Schmerz im linken Ohre (n. 13 T.). [CK 154]

Reissen im rechten Ohre. [CK 155]

Schneiden im linken Ohre. [CK 156]

Erst Kitzel und Stechen im Ohre, drauf Steifheit im Kiefer-Gelenke, als wollte dasselbe bei Bewegung knacken und knarren. [CK 157]

Jücken im linken Ohre, und blutiger Eiter-Ausfluss (n. 48 St.). [CK 158]

Verschwollener Ohrgang. [CK 159]

Ausschlags-Blüthe am rechten Ohre, die Abends aufging (n. 5 T.). [CK 160]

Ausschläge am äussern Ohre, 30 Tage lang. [CK 161]

Röthe, Rohheit, Wundheit und Feuchten hinter den Ohren. [CK 162]

Vermindertes Gehör (n. 5 T.). [CK 163]

Verlust des Gehöres im rechten Ohre, wohin es aus dem Auge schmerzhaft gezogen war (n. 38 T.). [CK 164]

Beim Aufstossen trat ihm Etwas vors Ohr, dass er nicht gleich hören konnte. [CK 165]

Singen in den Ohren. [CK 166]

Brausen und Schmerz in den Ohren. [CK 167]

Wind-Sausen vor den Ohren, das Gehör mindernd. [CK 168]

Sausen vor dem linken Ohre, Abends, wie Wasser-Rauschen, und zuweilen Knacken darin; 3 Abende (n. 21 T.). [CK 169]

Knacken im Ohre von Zeit zu Zeit (n. 28 T.). [CK 170]

Glucksen in den Ohren. [CK 171]

■ Nase

An der Nasenwurzel, querüber, von einer Augenbraue zur andern, ein spannender Schmerz, und bei Berührung Geschwür-Schmerz der Stelle. [CK 172]

Jücken an der Nasenspitze. [CK 173]

Brennen auf und neben der Nase (n. etl. St.). [CK 174]

Ein Blüthchen in der Nase. [CK 175]

Ein Eiter-Blüthchen an der Nase (n. 7 T.). [CK 176]

Ein Eiter-Blüthchen, unten, inwendig an der Nasen-Scheidewand, mit rothem Hofe. [CK 177]

Eiterbläschen am rechten Nasenflügel, bei Berührung schmerzend. [CK 178]

Geschwürige Nasenlöcher. [CK 179]

Schorfe in der Falte des linken Nasenflügels, ohne Schmerz für sich. [CK 180]

Blutiger Schleim wird früh ausgeschnaubt. [CK 181]

Bluten der Nase (n. etl. St.). [CK 182]

■ Gesicht

Gesichts-Hitze und Backen-Röthe. [CK 183]

Hitz-Empfindung im Gesichte (n. 3 T.). [CK 184]

Hitze im Gesichte und Kopfe (n. 6 T.). [CK 185]

Brennende Hitze an der Stirne und im Gesichte, mit Jücken. [CK 186]

Viel Hitze im Gesichte; den ganzen Tag, besonders nach Tische (n. 4 T.). [CK 187]

Hitze im Gesichte und in den Augen (sogleich). [CK 188]

Grosse, anhaltende Blässe des Gesichtes. [CK 189]

Jücken im Gesichte, hie und da, (vom Dunste). [CK 190]

Ausschlags-Blüthen im Gesichte. [CK 191]

Ausschlags-Blüthen um die Augen. [CK 192]

Blüthen im Gesichte, wie kleine Pocken, mit weissen Spitzen. [CK 193]

Lippen-Ausschlag. [CK 194]

Ausschlags-Blüthe im Mundwinkel, stechenden Schmerzes. [CK 195]

Schorfige Blüthe über der Oberlippe, stechenden Schmerzes für sich, nicht beim Betasten. [CK 196]

Aufgesprungene Lippen. [CK 197]

Ein Blutschwär an der Unterlippe. [CK 198]

Am Kinne ein Eiter-Bläschen, schmerzend bei Berührung. [CK 199]

Ziehen und Spannen am Kiefer, unter dem Ohre. [CK 200]

Leicht Verrenken des rechten Kiefer-Gelenkes, früh, im Bette, unter grossen Schmerzen. [CK 201]

Geschwulst an beiden Unterkiefern, schmerzend beim Bücken und darauf Drücken. [CK 202]

Geschwulst der Unterkiefer-Drüsen. [CK 203]

■ Mund und innerer Hals

Zahnschmerz mit dick geschwollnem Backen; sie kann Nachts vor Schmerz nicht liegen, muss im Bette aufsitzen. [CK 204]

Schmerz in den Zähnen, wenn freie Luft hinein geht. [CK 205]

Druck-Schmerz in den rechten Backzähnen. [CK 206]

Ziehende Zahnschmerzen. [CK 207]

Zieh-Schmerz in den obern Vorderzähnen, mit Kälte-Gefühl (n. 10 T.). [CK 208]

Reissen im hohlen Zahne, von Abend bis Mitternacht, bei wund schmerzendem Zahnfleische. [CK 209]

Schneidender und zusammenziehender Schmerz in den Zähnen. [CK 210]

Ein Stich im (hohlen) Vorderzahne. [CK 211]

Stechender Zahnschmerz, wie mit Messern, in beiden Kiefern, Nachts am heftigsten; sie konnte nicht im Bette bleiben. [CK 212]

Stichartige Rucke in den Zähnen, alle Abende bis 11½ Uhr. [CK 213]

Schmerz in den Zähnen, wie unterschworen, mit klopfendem Drücken im rechten Unterkiefer, bis an das Ohr und die hintern Halsmuskeln. [CK 214]

Bohrender Zahnschmerz. [CK 215]

Taubheits-Gefühl der Zähne und Schmerz beim Aufbeissen. [CK 216]

Alle untern und theils auch die obern Zähne sind höher und schmerzen wie unterschworen. [CK 217]

Beide Spitzzähne sind wie zu lang, früh. [CK 218]

Die Zähne sind immer mit Unreinigkeit belegt. [CK 219]

Das Zahnfleisch schmerzt beim Kauen wie wund. [CK 220]

Das Zahnfleisch zwischen den vordersten untern Zähnen ist wie entzündet, mit stechenden und brennenden Schmerzen. [CK 221]

Geschwulst des Zahnfleisches, mit Stich-Schmerz bei Berührung. [CK 222]

Eine Blase am Zahnfleische. [CK 223]

Ein Eiter-Bläschen am Zahnfleische über dem hohlen Zahne, wie eine Zahnfistel. [CK 224]

Ein schwarzes, hohles Bläschen an einem untern Backzahne, empfindlich gegen Wasser und kalte Luft; der Zahn schmerzt schon beim Oeffnen des Mundes. [CK 225]

Im Munde entstehen Geschwüre am innern Backen. [CK 226]

Die Zunge ist mit gilblichen Flecken besetzt. [CK 227]

Weisse Zunge. [CK 228]

Belegte Zunge, alles Abschabens ungeachtet. [CK 229]

Belegte Zunge (n. 4 T.). [CK 230]

Die Zunge und rechte Gaumen-Seite tief nach den Halsmuskeln zu ist so roh empfindlich, dass er Nichts Hartes im Munde bewegen und essen darf; säuerliche und salzige Dinge machen Schründen, als wäre die Zunge wund. [CK 231]

Uebler Mund-Geruch; auch der Speichel roch übel. [CK 232]

Uebler Mund-Geruch, den Andere spüren. [CK 233]

Mund-Gestank, zuweilen wie Knoblauch, zuweilen faulicht. [CK 234]

Der Hals ist innerlich wie verschwollen. [CK 235]

Beim Schlucken dringt Etwas des zu Verschluckenden in die Choanen herauf. [CK 236]

Stechendes Halsweh, bloss beim Schlingen. [CK 237]

Stich-Schmerz im Halse, beim Schlingen, als werde diess durch eine Fisch-Gräte verhindert. [CK 238]

Heftiges Kitzeln im Halse, bis ins Ohr, beim Schlucken. [CK 239]

Kriebeln im Schlunde und der Nase, wie von Schnupftaback. [CK 240]

Kratzen und Scharren im Halse. [CK 241]

Rauhheit im Schlunde, beim Schlingen. [CK 242]

Rohheits-Gefühl im Schlunde, bis zum Magen (n. 6 T.). [CK 243]

Wundheits-Schmerz im Halse, und wie verschworen. [CK 244]

Geschwulst im Halse, mit Trockenheit im Munde. [CK 245]

Trockenheit im Munde, früh. [CK 246]

Trockenheit im Munde und Halse, früh, so stark, dass sie den Athem versetzt. [CK 247]

Grosse Trockenheit im Halse, die viel Husten macht. [CK 248]

Trockenheit im Halse, mit Aufstossen und Kraftlosigkeit. [CK 249]

Verschleimt im Halse. [CK 250]

Er muss immer, besonders früh, dicken Schleim ausrachsen. [CK 251]

Stetes Schleim-Rachsen, früh, unter Kopfschmerz. [CK 252]

Starke Verschleimung im Munde und Nase. [CK 253]

Schleimiger Geschmack im Munde, bei weisser Zunge. [CK 254]

Sehr pappiger Mund, 20 Tage lang. [CK 255]

Schleimig im Munde und kein Appetit zum Essen und Trinken. [CK 256]

Säuerlich schleimiger Mund-Geschmack. [CK 257]

Saurer Mund-Geschmack. [CK 258]

Bitter saurer Geschmack im Munde, früh. [CK 259]

Bitterkeit im Munde, nach dem Frühstücke, mit Kratzen im Halse und Aufstossen. [CK 260]

Lätschigkeit und ein Speichel im Munde, wie von verdorbnem Magen. [CK 261]

Geschmack im Munde, wie von verdorbnem Magen, mit Schwere des Kopfes. [CK 262]

Fauler Geschmack im Munde. [CK 263]

Faulichter Geschmack im Munde, wie von verdorbnem Fleische. [CK 264]

Ranziger Geschmack im Schlunde. [CK 265]

- **Magen**

Viel Durst, den ganzen Tag. [CK 266]

Viel Durst auf Bier, eine ganze Woche lang. [CK 267]

Kein Appetit, kein Durst. [CK 268]

Heisshunger, öfters, dass ihr ganz übel davon wird und sie auch Nachts davon erwacht. [CK 269]

Unersättlichkeit beim Mittag-Essen. [CK 270]

Naschhaftigkeit. [CK 271]

Wenige Speisen, besonders Sauerkohl, Braunkohl u.s.w. verderbt ihm den Magen, und die Verdauung, vorzüglich bei stürmischer Witterung, so dass er davon Durchfall Tag und Nacht bekömmt. [CK 272]

Die geringste und jede Speise verderbt ihr den Magen; sie kann gar Nichts vertragen. [CK 273]

Das gewohnte Tabakrauchen benebelt (n. 3 St.). [CK 274]

Wenig Wein bei Tische genossen, steigt ihm in den Kopf und macht ihn befangen. [CK 275]

Nach wenigem Essen, wie benebelt, duselig und schwindelig im Kopfe. [CK 276]

Nach dem Essen, Blutdrang nach dem Kopfe. [CK 277]

Nach dem Essen, kurze, aufsteigende Hitze an der linken Kopf-Seite, mit anhaltender Backen-Röthe. [CK 278]

Nach dem Essen, Hitz-Gefühl und Schweiss, am meisten am Kopfe. [CK 279]

Nach jedem Essen, starkes Zusammenlaufen des Speichels im Munde; sie muss viel spucken. [CK 280]

Nach sehr mässigem Mittag-Essen, Vollheit, mit Druck in der Herzgrube (n. 3 T.). [CK 281]

Gleich nach dem Essen, früh und Mittags, sehr schmerzhafter, klammartiger Brust-Krampf, welcher den Athem versetzt; Bücken erleichterte dies, doch kehrte die Athemversetzung beim Aufrichten wieder. [CK 282]

Nach dem Abend-Essen, Unbehaglichkeit. [CK 283]

Nach dem Essen, viel Lätschigkeit und Unruhe. [CK 284]

Nach dem Essen vergeht die Mattigkeit, die zuvor da war. [CK 285]

Nach dem Frühstücke, Zahnschmerz. [CK 286]

Beim Mittag-Essen, scharf saures Aufstossen. [CK 287]

Saures Aufstossen mit bleicher Sehkraft. [CK 288]

Saures Aufstossen, dass die Zähne stumpf werden. [CK 289]

Saures Wasser-Aufschwulken, bis in den Mund, nach dem Frühstücke. [CK 290]

Wiederholtes, heisses, scharf saures Aufstossen und Aufschwulken. [CK 291]

Kratziges Aufstossen, auch nach leichter Mahlzeit (n. 4 T.). [CK 292]

Aufstossen nach dem Essen, den ganzen Nachmittag. [CK 293]

Aufstossen, ohne Geschmack, den ganzen Tag. [CK 294]

Aufstossen, mit Drücken im Bauche. [CK 295]

Aufstossen, früh, wie faules Ei (n. 24 St.). [CK 296]

Soodbrennen, gegen Abend, und Aufstossen. [CK 297]

Soodbrennen, früh. [CK 298]

Kratziger Sood. [CK 299]

Starkes Schlucksen, Abends, zweimal, und dann viel Niesen (n. 36 St.). [CK 300]

Starkes Schlucksen, wohl dreimal täglich, mehrere Tage. [CK 301]

Uebelkeit mit Aufstossen (n. 24 St.). [CK 302]

Uebelkeit, früh, beim Erwachen, bis zum Frühstücke, 1 St. lang. [CK 303]

Uebelkeit, alle Morgen, gleich nach dem Erwachen; sie kann nicht frühstücken. [CK 304]

Uebel und wabblicht, den ganzen Tag (n. 6. 10 T.). [CK 305]

Uebelkeit, den ganzen Tag so stark, dass es ihr manchmal den Athem benimmt, ohne Erbrechen. [CK 306]

Uebelkeit, den ganzen Tag, mit Appetitlosigkeit, säuerlichem Mund-Geschmacke, und weisstrockner Zunge. [CK 307]

Heftige Uebelkeit mit kaltem Schweisse und Stichen in der rechten Bauch-Seite. [CK 308]

Uebelkeit, früh, mit Wasser-Zusammenlaufen im Munde. [CK 309]

Jählinge Uebelkeit beim Spazieren, mit Wasser-Zusammenlaufen im Munde, schneller Gesichts-Hitze und Schwindel; eine Viertelstunde lang (n. 14 T.). [CK 310]

Augenblickliche Uebelkeiten, früh, oder Abends, wobei es auch zum Erbrechen hebt. [CK 311]

Weichlichkeits-Gefühl im Magen (n. 24 St.). [CK 312]

Leerheits-Gefühl im Magen, mit Kopf-Befangenheit. [CK 313]

Grosses Leerheits-Gefühl im Magen, wie nach langem Hunger. [CK 314]

Schlaffheit des Magens. [CK 315]

Unerträgliche Schwere im Magen, durch starke Bewegung zu Fusse erleichtert. [CK 316]

Magenschmerz, früh. [CK 317]

Drücken im Magen, nüchtern, was durch Essen vergeht. [CK 318]

Drücken im Magen und Durchfall, Nachmittags, auf vorgängiges Leibweh. [CK 319]

Drücken in der Herzgrube, zwei Morgen nach einander, nüchtern und mit Uebelkeit. [CK 320]

Aufgetriebenheit des Magens, Nachmittags. [CK 321]

Magen und Bauch oft schmerzhaft, bald als wenn sie zusammengezogen, bald als wenn sie ausgedehnt würden. [CK 322]

Klemmen in der Herzgrube (n. 2 T.). [CK 323]

Raffen im Magen, wie von Verkältung, mit Aengstlichkeit, Abends, eine Viertelstunde lang. [CK 324]

Raffen im Magen, wie von Verkältung, weckt sie sehr früh. [CK 325]

Arger Schmerz in der Herzgrube, als wolle da etwas abreissen. [CK 326]

Schneiden um den Magen, mit Trieb zum Stuhle (n. 4 T.). [CK 327]

Stiche in der Herzgrube, Nachmittags. [CK 328]

- Abdomen

In der Leber-Gegend, Drücken. [CK 329]

Stiche in der Leber-Gegend, bei einiger Anstrengung des Körpers. [CK 330]

Stiche in der rechten Bauch-Seite, mit Uebelkeit. [CK 331]

Im linken Hypochonder, Druck (n. 12 T.). [CK 332]

Stechen in beiden Hypochondern, ohne Winde-Abgang vergehend. [CK 333]

Bauchweh drückenden Schmerzes. [CK 334]

Drücken und Kneipen im Bauche, wie nach Verkältung, weckt ihn um Mitternacht. [CK 335]

Aufgetriebenheit des Bauches, besonders nach Tische, mit Drücken unter der Herzgrube. [CK 336]

Auftreibung des Bauches, zwei Tage lang (n. 3 T.). [CK 337]

Aufgetriebner Bauch von Blähungen. [CK 338]

Sehr aufgetriebner Unterleib, Abends, bei Schlafen gehen. [CK 339]

Sehr aufgetriebner Bauch, von wenigem Trinken (n. 4 T.). [CK 340]

Aufgetriebner, gespannter Bauch, und Trägheit, Nachmittags, einige Stunden lang. [CK 341]

Schmerzhafte Spannung über den ganzen Bauch, mit Schmerz unten in der linken Bauch-Seite, als wolle da Etwas durchbrechen, oder wie von einer innern Wunde, in Anfällen zu zwei, drei Stunden lang. [CK 342]

Spannung und Krämpfe im Bauche (n. 3 T.). [CK 343]

Raffen in beiden Bauch-Seiten heran, mit Schwere der Beine und grosser Schläfrigkeit. [CK 344]

Greifen und Kneipen über dem Nabel herum, in öftern Anfällen. [CK 345]

Kneipen im Bauche, mehrere Abende (n. 48 St.). [CK 346]

Kneipen im Bauche, alle 10 Minuten; sie muss sich jedes Mal zusammen krümmen (n. 13 T.). [CK 347]

Kneipen und Knurren im Bauche, Abends. [CK 348]

Kneipen im Bauche und Durchfall, den ganzen Tag (n. 24 St.). [CK 349]

Schneiden im Oberbauche, mit Uebelkeit und Laxiren weckt ihn früh, 4 Uhr (n. 48 St.). [CK 350]

Schneidender Leibschmerz, Abends, spät; sie musste sich zusammenkrümmen. [CK 351]

Schneiden im Bauche, wie von Verkältung; drauf Durchfall mit Pressen (n. 36 St.). [CK 352]

Schneiden im Bauche, (sogleich), und nach 72 Stunden wieder, früh, beim Erwachen, und mehrmals am Tage. [CK 353]

Viel Schneiden im Unterleibe, zwei Tage lang, und erst Koth-Abgang, dann blutige Schleim-Stühle mit wenig Koth. [CK 354]

Arg schneidendes Leibweh, zwei Tage lang, mit Greifen im Bauche; dann viel Aufstossen, Erbrechen klaren Wassers, Durchfall und Kopfweh (n. etl. St.). [CK 355]

Schneidendes Bauchweh, ganz früh, dann Durchfall von sehr stinkendem, kampherartigem Geruche, und nach dem Abgange vergeblicher Stuhldrang. [CK 356]

Ziehendes Schneiden im Bauche, mit Aufstossen und Winde-Abgang. [CK 357]

Bauchweh, wie von Verkältung. [CK 358]

Unangenehmes inneres Jücken im Bauche, äusseres Reiben besserte nicht. [CK 359]

Eine Art kriebelnder Eingeschlafenheit der Unterbauch-Muskeln, bis zu den Oberschenkeln, im Sitzen; sie musste aufstehen und herumgehen (n. 21 T.). [CK 360]

Eine Ausschlags-Blüthe am Bauche, brennend bei Berührung. [CK 361]

Im rechten Bauchringe, Drücken (n. etl. St.). [CK 362]

Stechen im rechten Schoosse, auf nächtliche Pollution. [CK 363]

Klamm-Schmerz in beiden Schössen, wie Druck beim Gehen und Liegen, doch am meisten beim Sitzen. [CK 364]

Schmerz im Schoosse, als wolle sich ein Leistenbruch durchdrängen, bei jedem Hustenstosse. [CK 365]

Blähungs-Anhäufung und Bewegungen derselben im Unterleibe (sogleich). [CK 366]

Knurren im Bauche, Abends. [CK 367]

■ **Rektum**

Abgang sehr vieler, sehr stinkender Winde, viele Tage. [CK 368]

Sehr stinkende Winde, vor dem flüssigen Stuhle. [CK 369]

Abends, Gefühl im Bauche, wie zu Durchfall, ohne Stuhl. [CK 370]

Oefteres Drängen zum Stuhle, mit wenigem durchfälligen Abgange jedes Mal, unter vielem Pressen, als solle noch viel nachkommen (n. 24 St.). [CK 371]

Neigung zu Durchfall und zwei weiche Stühle (n. 24 St.). [CK 372]

Durchfall mit Leibschneiden. [CK 373]

Durchfall, nach Magen-Verderbniss, vorzüglich bei stürmischer Witterung. [CK 374]

Wässrichter Stuhl, mit Leibweh, 6 Tage lang. [CK 375]

Zweimaliger Durchfall-Stuhl, und darnach ungeheure Ermattung. [CK 376]

Schleim beim Stuhle. [CK 377]

Starker Schleim-Durchfall (n. etl. St.). [CK 378]

Durchfall vielen blutigen Schleimes (n. 4 T.). [CK 379]

Oeftere Stühle bloss blutigen Schleimes unter grosser Mattigkeit. [CK 380]

Stuhl weich und doch mit Zwang. [CK 381]

Weicher, schwieriger Stuhl, wie von Unthätigkeit der Därme. [CK 382]

Oefteres Drängen zum Stuhle, wo jedesmal wenige durchfällige Ausleerung erfolgt, mit häufigem Pressen, als sollte noch viel kommen. [CK 383]

Der Stuhl wird in der Nachwirkung härter (n. 28 T.). [CK 384]

Stuhl nur mit vieler Anstrengung, als habe der Mastdarm keine Kraft, ihn fortzutreiben. [CK 385]

Kein Stuhl, zwei Tage, doch viel Drang; der Mastdarm schien zu schwach, den Koth fortzutreiben (n. 4, 5 T.). [CK 386]

Stuhl schwer abgehend, mit Wundheits-Schmerz im After. [CK 387]

Bei schwierigem Stuhle verliert das Kind Blut. [CK 388]

Mit dem Stuhle gehen Askariden ab. [CK 389]

Abgang von Madenwürmern. [CK 390]

Nach dem Stuhle, Heisshunger, doch schnelle Sättigung. [CK 391]

Nach dem Stuhle, Blähungs-Auftreibung. [CK 392]

Nach (einem zweiten) guten Stuhle, Wabblichkeit und Schwäche-Gefühl (n. 24 St.). [CK 393]

Nach dem Stuhle, ganz schwach und düselig, das Gesicht verging ihm, und er musste die Augen schliessen, um sich wieder zu erholen. [CK 394]

Drücken am After (n. 6 T.). [CK 395]

Druck-Schmerz im Mastdarme, zwei Tage vor der Regel; sie musste sich vorwärts biegen; beim gerade Richten des Körpers stach's im Mastdarme und beim Gehen mehrten sich die Stiche. [CK 396]

Jücken am After, bei Schlafengehn. [CK 397]

Brenn-Schmerz in der Gegend des Afters. [CK 398]

Brennen und Stechen im Mastdarme und After (n. 18 T.). [CK 399]

Mastdarm-Fistel. [CK 400]

Schorf am Rande des Afters, kitzelnd schründender Empfindung. [CK 401]

■ **Harnwege**

Oefterer Harndrang; der Urin geht in zweitheiligem Strahle ab, mit Brenn-Schmerz, und mit Reissen in der Eichel. [CK 402]

Oefterer Drang zum Harnen; es kömmt aber nur wenig Harn. [CK 403]

Sehr oftes Harnen und sehr wenig auf ein Mal (n. 4, 7 T.). [CK 404]

Häufiges Harnen (n. 10 T.). [CK 405]

Doppelt öfteres Lassen des Harns und weit mehr, als er getrunken hatte (n. 24, 25, 26 T.). [CK 406]

Unwillkührliches Harnen. [CK 407]

Harn mit weissem Satze (n. 9 T.). [CK 408]

Ganz dunkelgelber Harn, mit vielem rothem Satze (n. 3, 4 T.). [CK 409]

Der Urin setzt schnell einen rothen Satz ab, während die Oberfläche mit einem glänzenden Häutchen überzogen ist. [CK 410]

Urin blutroth und trübe. [CK 411]

Dunkelbraune Wolken im Harne, nach einigem Stehen. [CK 412]

Brauner Harn, sehr stinkenden, säuerlichen Geruches. [CK 413]

Stark ammoniakalischer Geruch des Urins. [CK 414]

Stinkender Geruch des Harns; er setzt rothen, schleimigen Sand ab, der sich im Geschirre fest anlegt. [CK 415]

Drücken auf die Blase; es drängte ihn Nachmittags wohl zehn Mal zum Harnen, und dauerte jedes Mal lange, ehe etwas Urin kam (n. 9 T.). [CK 416]

Harn-Brennen. [CK 417]

Beim Harnen, Brennen im Blasen-Halse. [CK 418]

Beim Anfange und zu Ende des Harnens, Schneiden im Blasen-Halse. [CK 419]

Nach dem Harnen tröpfelt noch einiger Urin nach. [CK 420]

Heftiges Zusammenziehen in der Gegend der Harnblase, zu beiden Seiten des Schamberges, vorzüglich beim Lassen des Harnes, der während dessen oft still stand. [CK 421]

Brenn-Schmerz in der Harnröhre, gegen Abend. [CK 422]

Zucken in der Harnröhre, wie beim Samen-Ergusse. [CK 423]

Schleim-Ausfluss aus der Harnröhre. [CK 424]

- **Geschlechtsorgane**

In der Ruthe, ein Stich beim Harnen. [CK 425]

In der Eichel, Reissen (sogleich). [CK 426]

In Stechen übergehendes Jücken der Eichel. [CK 427]

Ein glatter, rother Fleck auf der Eichel, ohne Empfindung (n. 12 T.). [CK 428]

Röthlicher Ausschlag auf der Eichel, mit Jücken. [CK 429]

Im linken Hoden (Samenstrange?) Klamm-Schmerz, wobei sich der Hodensack zusammenzog. [CK 430]

Jückendes Zerren im rechten Theile des Hodensackes, anhaltend. [CK 431]

Jücken und **Nässen des Hodensackes**. [CK 432]

Röthe und feuchtende Wundheit an der einen Seite des Hodensacks. [CK 433]

Weniger Neigung zum Beischlafe und weniger Anregung dazu in der Phantasie (d. erst. Tage). [CK 434]

Mehrere Erektionen, ohne geile Gedanken (n. 21 T.). [CK 435]

Nächtliche Ruthe-Steifheit, ohne geile Phantasie. [CK 436]

Steifheit der Ruthe, jeden Morgen, beim Erwachen (d. erst. 18 Tage). [CK 437]

Stellt auf ein paar Monate Erektion und Potenz her. [CK 438]

Heftiger Reiz zur Samen-Entleerung, früh, nach dem Erwachen, im innern der Zeugungs-Organe, ohne Blähungs-Beschwerde (n. 4 T.). [CK 439]

Bei verliebter Tändelei, Abgang des Samens (n. 11 T.). [CK 440]

Beim Beischlafe, später Samen-Abgang (n. 21 T.). [CK 441]

Zwei Pollutionen (d. erste Nacht.). [CK 442]

Pollution und ängstliche Hitze darauf, früh (n. 48 St.). [CK 443]

Neben den weiblichen Schamtheilen, Wundheit. [CK 444]

Jücken in der weiblichen Harnröhre beim Harnen, auf Harndrang. [CK 445]

Weibliche Abneigung vor Beischlafe (d. ersten 4 Wochen). [CK 446]

Brennen in den Geschlechtstheilen mit etwas Blut-Abgang (n. etl. St.). [CK 447]

Die lange ausgebliebne Regel erscheint etwas (n. 6 T.). [CK 448]

Regel zu früh (n. 4 T.). [CK 449]

Regel einige Tage zu früh und zu gering (d. 4. T.). [CK 450]

Regel um einige Tage zu früh (n. 8 T.). [CK 451]

Regel um 5 Tage zu früh (n. 2 T.). [CK 452]

Regel um 6 Tage zu früh. [CK 453]

Regel um 10 Tage, bis zum Vollmonde, verspätigt (n. 24 T.). [CK 454]

Das bei der Regel abfliessende Blut macht Jücken an den Geburtstheilen. [CK 455]

Bei der Regel, Hitze in den Fusssohlen und Händen. [CK 456]

Bei der Regel, Singen und Brausen in den Ohren. [CK 457]

Bei der Regel, schmerzliches Reissen im Oberschenkel. [CK 458]

Bei der Regel, Stellen an den Unterschenkeln, die bei Berührung schmerzen. [CK 459]

Bei der Regel, matt im Körper und wie zerschlagen. [CK 460]

Scheide-Fluss, wie Eiweiss. [CK 461]

Weissfluss, täglich in grösserer Menge, mehrere Tage (n. etl. St.). [CK 462]

- **Atemwege und Brust**

Niesen, täglich und sehr oft. [CK 463]

Viel Niesen, unter Schläfrigkeit, gegen Abend. [CK 464]

Niesen und schnupfig im Halse, was zum Husten kitzelt. [CK 465]

Verstopfungs-Gefühl in den hintern Nasen-Oeffnungen. [CK 466]

Stock-Schnupfen und geschwürige Nasenlöcher. [CK 467]

Starker Schnupfen (n. 13 T.). [CK 468]

Stocken des Schleims in der Nase, er muss ihn mit Gewalt ausschnauben, in kleinen Klümpchen. [CK 469]

Heiserkeit, Nachmittags. [CK 470]

Starke Heiserkeit, mehrere Tage. [CK 471]

Husten von Trockenheit im Halse (n. 10 T.). [CK 472]

Husten von Kratzen im Halse (n. 19 T.). [CK 473]

Husten mit Kratzen im Halse (n. 4 T.). [CK 474]

Husten tief aus der Brust (n. 3 T.). [CK 475]

Husten, von jedem Tabakrauchen. [CK 476]

Gegen Abend ein die Brust angreifender Husten, durch Reiz, tief in der Luftröhre. [CK 477]

Nachts, Husten. [CK 478]

Bloss Nachts, nach dem Einschlafen, und dann sehr arger Husten. [CK 479]

Trockner Schurr-Husten, der den Athem benimmt; sie kann nicht aufhusten. [CK 480]

Starker Husten und viel Auswurf, 8 Tage lang (n. 23 T.). [CK 481]

Beim Husten wird ihr brecherlich. [CK 482]

Der Athem ist schwer vorzüglich beim Treppensteigen, beim Anfange des Gehens und starkem Sprechen. [CK 483]

Wenn das Kind einmal fiel, oder sich woran stiess, versetzte es ihm gleich den Athem. [CK 484]

Beim Athmen, Schnärcheln in der Luftröhre, Abends, im Bette. [CK 485]

Röcheln in der Luftröhre und trockner Husten, Abends, im Bette, vor dem Einschlafen. [CK 486]

Engbrüstigkeit und Dämpfigkeit, wie von Zusammenschnürung der Luftröhre, mit Kitzel zu trocknem Husten. [CK 487]

Engbrüstigkeit, Abends, einige Stunden lang. [CK 488]

Kurzer Athem (n. 18 T.). [CK 489]

Beklemmung der Brust, Nachts, und unruhiger Schlaf. [CK 490]

Beklemmung der Brust und Schweräthmigkeit, mehr im Sitzen, als beim Gehen. [CK 491]

Die Brust ist sehr empfindlich gegen kalte Luft, und ist sie derselben ausgesetzt gewesen, so wird sie Tages darauf sehr beengt auf der Brust. [CK 492]

Drücken und Engheit auf der Brust, Nachmittags. [CK 493]

Drücken auf dem Brustbeine, früh. [CK 494]

Drücken oben auf dem Brustbeine, Nachts, durch Aufstossen vergehend. [CK 495]

Ein zusammenhaltendes Drücken auf der Brust, von vorne. [CK 496]

Drücken und Wühlen in der Brust. [CK 497]

Empfindlich drückend ziehender Schmerz an den linken kurzen Ribben, auf der linken Brust und im rechten Hypochonder. [CK 498]

Stechen in der rechten, dann in der linken Brust-Seite, gleich unter dem Arme. [CK 499]

Stechend schneidender Schmerz, vorne, von der rechten Brustseite bis zur linken, wenn er sich, (während der Mahlzeit) mit dem Rumpfe links biegt. [CK 500]

Stechen in der Brust. [CK 501]

Stechen auf der Brust und Zusammenzieh-Schmerz im Kopfe, beim Husten. [CK 502]

Heftige Seiten-Stiche. [CK 503]

Ein heftiger Stich an's Herz, der den Athem benahm. [CK 504]

Kälte-Gefühl in der Brust, in der Herz-Gegend. [CK 505]

Herzklopfen zuweilen, auf Augenblicke. [CK 506]

Eine Art Herzklopfen, bis zum Nabel, Abends, im still Sitzen. [CK 507]

An der Brust, unterm Arme, arger Schmerz, mehr Reissen, als Stechen; es hielt die ganze Nacht vom Schlafe ab. [CK 508]

Die Brustwarzen jücken und haben einen mehlichten Ueberzug. [CK 509]

■ **Rücken und äußerer Hals**

Das Steissbein schmerzt beim Sitzen. [CK 510]

Kreuzschmerz, stark, doch kurz, beim Aufstehen vom Sitze (n. 14 T.). [CK 511]

Schneidender Kreuzschmerz, früh, nach Aufstehen und Abends, vor Schlafengehen, bloss bei Bewegung und Bücken, nicht beim aufrecht Stehen. [CK 512]

Schmerzhafte Rucke im Kreuze, bei manchen Bewegungen. [CK 513]

Verrenkungs-Schmerz im Kreuze, früh, im Bette, auch beim Sitzen. [CK 514]

Grosse Müdigkeit und Steifheit im Kreuze und Steissbeine, Abends. [CK 515]

Schwäche im Kreuze, nach Spazieren (n. 8 T.). [CK 516]

Rückenschmerz, so arg, dass er sich nicht rühren kann. [CK 517]

Das Rückgrat schmerzt vom bequemen Fahren im Wagen, wie Erschütterung. [CK 518]

Drücken auf den Schultern und im Rücken. [CK 519]

Drücken, Schwere und Müdigkeit im Rücken, früh (n. 11 T.). [CK 520]

Schwere im Rücken. [CK 521]

Klamm im Rücken und die Ribben vor, dabei Perl-Schweiss im Gesichte und auf den Armen, drei Viertelstunden lang; drauf starker Schleim-Durchfall (n. etl. St.). [CK 522]

Starrheit im Rücken. [CK 523]

Steifheit und Ziehen im Rücken. [CK 524]

Ziehen im Rücken, durch zurück Beugen vergehend. [CK 525]

Oft ein gähnendes Ziehen im Rumpfe. [CK 526]

Verrenkungs-Schmerz und Beklemmung zwischen den Schulterblättern, bis in die Brust vor. [CK 527]

Verrenkungs-Schmerz im Rücken und den Schulterblättern, bis in die Brust, täglich 2, 3 Mal, das Athmen hindernd. [CK 528]

Reissen im Rücken, zwischen den Schulterblättern, dass sie sich nicht rühren kann. [CK 529]

Ein schmerzhafter Ruck im Rücken, bei jedem Schlingen, auch bei unvollkommnem Aufstossen; zuweilen auch ohne Schlingen, in der Ruhe; jedes Mal aber nachher den Athem beklemmend. [CK 530]

Schweiss am Rücken und auf der Brust, in der Ruhe, am Tage. [CK 531]

Die Haut der linken Rücken-Seite schmerzt wie wund gerieben. [CK 532]

Im Nacken, drückender Schmerz, durch die kleinste Bewegung verstärkt. [CK 533]

Schmerz im Nacken. [CK 534]

Schwere im Nacken. [CK 535]

Sehr schmerzhaftes, beschwerliches Ziehen im Nacken zum Hinterkopfe. [CK 536]

Die rechte Hals-Seite ist wie steif. [CK 537]

■ Extremitäten

Das Achsel-Gelenk schmerzt beim Aufheben des Armes. [CK 538]

Spannen und Ziehen auf der Achsel. [CK 539]

Zieh-Schmerz in der linken Schulter, bis zum Ellbogen. [CK 540]

Ein öfteres Zucken in der rechten Schulter (n. 8 St.). [CK 541]

Verrenkungs-Schmerz im Achsel-Gelenke, beim Aufheben des Armes. [CK 542]

Starker Achselgruben-Schweiss. [CK 543]

Eine Beule in der Achsel-Grube, mehr reissenden, als stechenden Schmerzes, mit Eiterung drohend. [CK 544]

Im Arme hie und da, ein schneller, klammartiger Druck. [CK 545]

Muskel-Zuckungen an den Armen. [CK 546]

Früh im Bette streckt sich der Arm, er muss ihn unwillkührlich ausdehnen. [CK 547]

Zieh-Schmerz im rechten Arme, dann im Kopfe. [CK 548]

Stiche, auf und abwärts, im ganzen rechten Arme, über den Ellbogen weg, besonders beim Biegen des Armes, doch auch in der Ruhe. [CK 549]

Eingeschlafenheit des linken Armes, mehrere Tage. [CK 550]

Leichtes Einschlafen der Arme und Hände, wenn er sich Nachts darauf legt. [CK 551]

Grosse Schwäche in den Armen. [CK 552]

Ein inneres Zittern im Arme. [CK 553]

Rothlauf-Entzündung der Haut am Arme, mit Brenn-Schmerz. [CK 554]

Gelbe Flecke am rechten Arme (n. 6 T.). [CK 555]

Im Oberarme, arger Klamm, beim Halten einer Kleinigkeit mit der Hand, und durch die geringste Bewegung erneut; der Delta-Muskel wird ganz hart; den Tag drauf schmerzt die Stelle wie zerschlagen. [CK 556]

Scharfes Drücken auf dem rechten Oberarme, wie Zucken anfangend (n. 16 T.). [CK 557]

Reissen im rechten Oberarme. [CK 558]

Um das Ellbogen-Gelenk, Lähmung, zwei Tage lang. [CK 559]

Jücken in der Ellbogen-Beuge (n. 12 T.). [CK 560]

Auf dem Vorderarme ein Blutschwär, stechenden Schmerzes bei Berührung. [CK 561]

Das Hand-Gelenk schmerzt wie verstaucht. [CK 562]

Zieh-Schmerz in der rechten Hand und dem Zeigefinger (d. 3. T.). [CK 563]

Stechen in der rechten Hand, bis in die Finger, früh, im Bette (n. 15 T.). [CK 564]

Sie friert beständig in den Händen; sie muss sie verdecken und einwickeln. [CK 565]

Brennen in den Handtellern (n. 4 T.). [CK 566]

Brennen in den Händen, früh, beim Erwachen (n. 6 T.). [CK 567]

Erst Hitze der Hände, dann Schweiss der Handteller. [CK 568]

Viel Schweiss der Hände. [CK 569]

Haut der Hände, spröde und rauh. [CK 570]

Aufgesprungene, rissige Haut der Hände, voll Schrunden (n. 13 T.). [CK 571]

Jücken in der Handfläche (n. 16 T.). [CK 572]

In den Fingern, Ziehen, auf Augenblicke. [CK 573]

Ziehen in den Fingerspitzen. [CK 574]

Ein ritzender Schmerz am hintersten rechten Daumen-Gelenke. [CK 575]

Stich-Schmerz im vordersten Gelenke des rechten Zeigefingers, wie von einem Splitter im Knochen; äusserlich jückte es. [CK 576]

Flüchtige Stiche im rechten Daumenballen (n. 6 T.). [CK 577]

Verrenkungs-Schmerz im hintern Daumen-Gelenke. [CK 578]

Erstarren, Abends, erst nur eines Fingers, dann auch der übrigen, bis durch den ganzen Arm herauf, mit Ohnmachts-Anwandlung; durch schnelles hinaus Gehen an die freie Luft gab sich Alles, bis auf anhaltendes Herzklopfen und Schwere im Arme (n. 19 T.). [CK 579]

Jücken auf den Finger-Gelenken. [CK 580]

Rauhe, rissige, aufgesprungene Finger-Spitzen, mit stechenden und schneidenden Schmerzen (n. 8 T.). [CK 581]

Die Nägel der Finger schmerzen beim Anfassen, wie zerschlagen. [CK 582]

In der Warze am Finger, Picken, Abends, im Bette; beim Befühlen schmerzt sie wie wund. [CK 583]

Brenn-Schmerz in der Warze am Finger, als wollte sie schwären, Abends, im Bette. [CK 584]

In der Hüfte, Drücken, beim Sitzen. [CK 585]

Flüchtiger Zieh-Schmerz im linken Hüft-Gelenke (n. 7 T.). [CK 586]

Verrenkungs-Schmerz in der Hüfte, neben dem Kreuzbeine, bei Bewegung. [CK 587]

Röthe und feuchtende Wundheit, oben innen am Beine (n. 12 T.). [CK 588]

Kleine, jückende Blüthen im Winkel zwischen dem Hodensacke und Schenkel. [CK 589]

Arges Stechen in einer vieljährigen, unschmerzhaften, weichen Beule, oben, am Innern des rechten Ober-Schenkels. [CK 590]

Jücken an einer rothen Flechten-Stelle, oben an der Inseite des Ober-Schenkels. [CK 591]

Die Beine sind schwer. [CK 592]

Kälte-Gefühl im rechten Beine, Nachts. [CK 593]

Schmerz und Steifheit in den Beinen (n. 5 T.). [CK 594]

Zieh-Schmerz im linken Beine. [CK 595]

Unruhe in den Beinen; er muss sie immer hin und her bewegen. [CK 596]

Die Oberschenkel sind beim Gehen steif und schwerfällig. [CK 597]

Schmerz im linken Oberschenkel bei Bewegung; sie konnte davor nicht vom Sitze aufstehen (n. 8 T.). [CK 598]

Spannendes Drücken, hinten am Oberschenkel, über der Kniekehle. [CK 599]

Klamm in den Oberschenkeln, den ganzen Tag. [CK 600]

Flüchtig zuckender Schmerz im linken Oberschenkel (n. 16 T.). [CK 601]

Eine entzündete, grosse Ausschlags-Blüthe über dem Knie. [CK 602]

Ein grosser Blutschwär am Oberschenkel (n. 25 T.). [CK 603]

Im Knie, Spannen, beim ersten Schritte nach Sitzen. [CK 604]

Krampfiger Schmerz im Knie-Gelenke. [CK 605]

Klamm im linken Knie, beim Gehen. [CK 606]

Strammen und Brennen in den Kniekehlen. [CK 607]

Steifheit der Knie und Unterschenkel. [CK 608]

Steifheit in der Kniekehle und dem Unterschenkel (n. 9 T.). [CK 609]

Steifheit in den Knieen und Fuss-Gelenken. [CK 610]

Zerrender Schmerz mit Kitzel an den Knie-Gelenken. [CK 611]

Reissen im linken Knie, Abends; sie konnte es nicht ausstrecken. [CK 612]

Stiche in den Knieen. [CK 613]

Stechen im rechten Knie-Gelenke, wie von Verrenkung, Abends, beim Gehen und Liegen; nicht im Sitzen. [CK 614]

Zerschlagenheits-Schmerz in den Knieen und Schienbeinen. [CK 615]

Schmerz, wie nach Stoss, an der Kniescheibe. [CK 616]

Stetes lähmiges, stichlichtes Eingeschlafenheits-Gefühl von über dem Knie an, bis unten in den Fuss, im Gehen und Sitzen. [CK 617]

Schwäche im rechten Knie, im Gehen, was sich bei weiterem Gehen verliert. [CK 618]

Schmerzhafte Schwäche in den Knieen; früh, gleich nach Aufstehen aus dem Bette. [CK 619]

Knacken im Knie, als wenn ein Knorpel überspränge, und Schmerz beim Bewegen desselben. [CK 620]

Ein grosser, rother Fleck am linken Knie, der später drückend schmerzt. [CK 621]

Oft ein kalter Fleck am Knie, von dem aus ein kalter Strom durch das ganze Bein geht. [CK 622]

Die Unterschenkel und besonders das Fuss-Gelenk, sind wie in ein eisernes Band eingeschnürt. [CK 623]

Schmerz der Schienbeine, beim Gehen. [CK 624]

Klamm in den Waden, Oberschenkeln und Füssen den ganzen Tag. [CK 625]
Starker Klamm in den Unterschenkeln (sogleich). [CK 626]
Krampfhaftes Ziehen im rechten Schienbeine. [CK 627]
Zucken des rechten Unterschenkels vom Knie an, schmerzhaft und bloss im Gehen. [CK 628]
Reissen, Stechen und Drücken an einer (ehemals geschwürigen) Stelle des Unterschenkels. [CK 629]
Ausschlags-Knoten an beiden Waden, die sehr jücken. [CK 630]
Am Fusse, Druck-Schmerz und Schwäche unter dem äussern Knöchel. [CK 631]
Drücken in der rechten Ferse. [CK 632]
Spannen im Fusse, beim Gehen (n. 7 T.). [CK 633]
Klamm in der Fusssohle, Nachts (n. 8, 11 T.). [CK 634]
Steifheit des Fusses, und bei Bewegung desselben, Klamm in der Sohle. [CK 635]
Ziehen im Fusse, auf Augenblicke, im Gehen. [CK 636]
Arges Ziehen und Zucken in den Füssen (n. 9 T.). [CK 637]
Reissen in der Ferse, früh, beim Erwachen. [CK 638]
Knacken im Fuss-Gelenke, bei Bewegung des Fusses. [CK 639]
Stiche, wie Splitter, in der Ferse. [CK 640]
Klopfen in den Fusssohlen, am schlimmsten, wenn er zur Ruhe kam. [CK 641]
Geschwulst-Gefühl in den Füssen. [CK 642]
Geschwulst des Fusses, mehrere Tage lang. [CK 643]
Geschwulst und Hitze des vordern Theils der Fusssohle, zwei Abende, nach einander, eine Stunde lang, mit Brennen. [CK 644]
Brennendes Jücken am äussern Fussknöchel. [CK 645]
Blasen an der Ferse. [CK 646]
Schweiss der Fusssohlen. [CK 647]
Stark schweissige Füsse (n. 56 T.). [CK 648]
Die Zehen werden Abends von Klamm einwärts gezogen. [CK 649]
Drücken im Ballen des grossen Zehes als wäre er erfroren gewesen oder ein eisernes Band darum. [CK 650]
Reissendes Ziehen im Ballen des rechten grossen Zehes. [CK 651]
Stiche, wie von Nadeln, sich durchkreuzend, in den Zehen. [CK 652]

Verrenkungs-Schmerz in den hintersten Zeh-Gelenken, beim Auftreten. [CK 653]
Ausschlag zwischen den Zehen. [CK 654]
In den Hühneraugen, Stiche. [CK 655]
Brennender Schmerz in den Hühneraugen. [CK 656]

■ Allgemeines und Haut

Jücken der Haut, mit Frost-Schauder. [CK 657]
Jücken am ganzen Körper, früh, noch im halben Schlafe. [CK 658]
Jückende Stiche über den ganzen Körper, mit grosser Aengstlichkeit, Abends, 7 Uhr. [CK 659]
Stiche am Körper, bald hier, bald dort (d. 2. 3. T.). [CK 660]
Schmerzhafte Empfindlichkeit der Haut des ganzen Körpers; jede Bekleidung schmerzt. [CK 661]
Es ist ihr alles zu hart, beim Sitzen und Liegen. [CK 662]
Süchtige Haut; selbst kleine Verletzungen schwären und greifen um sich. [CK 663]
Im Geschwüre Stechen. [CK 664]
Leicht Verkältung; es wird ihr davon wie ohnmächtig. [CK 665]
Von Erkältung, Kopfschmerz, thränende Augen, Entzündung des Halses, Husten und Schnupfen (n. 2 T.). [CK 666]
Scheu vor der freien Luft. [CK 667]
Abends, beim Spazieren, fiel ihm die Luft sehr auf, er fror (im July). [CK 668]
Die freie Luft fällt ihm beim Spazieren auf und ist ihm zuwider. [CK 669]
Nach einem kleinen Spaziergange, eine Art Nerven-Schwäche im ganzen Körper. [CK 670]
Beim Spazieren, Brennen über den ganzen Körper. [CK 671]
Bei herannahendem Gewitter, wie Ohnmacht. [CK 672]
Ein kleiner Aerger schadet sehr; der Mund-Geschmack wird bitter, der Appetit ist verloren; ein kleiner Spaziergang greift sie dann an; sie muss mehrmals laxiren; bei Schlafengehn ist das Blut noch sehr in Wallung; dabei Aufstossen und Uebelkeit; unruhiger Schlaf; früh darauf, ein Beben und Zittern durch den ganzen Körper, Durchfall und ein innerer Jammer, dass ihr die Thränen immer in den Augen standen (n. 9 T.). [CK 673]
Starker Blutlauf, bei geringer Bewegung. [CK 674]
Heftige Blutwallung, Abends, und Bitter-Geschmack. [CK 675]

Starker Puls, besonders beim Gehen und Treppen-Steigen (n. 2, 3 T.). [CK 676]

Starker Puls, im Gehen mit Gesichts-Blässe und erschwerter Sprache (n. 9 T.). [CK 677]

Nach Fahren; Aussteigen aus dem Wagen und auf und ab Gehen im Freien, jählinge heftige Uebelkeit und solche Schwäche, dass sie zusammensank, mit Reiz zum Stuhle, ganz kaltem Schweiss am Kopfe, Halse und der Brust, bei völliger Gesichts-Blässe und blauen Rändern um die Augen; nach dem Stuhle, heftiger Frost, und Abends darauf, etwas Hitze. [CK 678]

Zuckungen, im Mittags- und Nacht-Schlafe. [CK 679]

Zucken in den Gliedern, am Tage (n. 7 T.). [CK 680]

Verrenkungs-Schmerz in Armen, Brust und Rücken, Vormittags (n. 18 T.). [CK 681]

Steife, ungelenkige Arme und Beine, früh, nach dem Aufstehen. [CK 682]

Bebendes Spannen durch den ganzen Körper, mit Bänglichkeit und Unmuth. [CK 683]

Knarren der Gelenke. [CK 684]

Schwäche in den Gelenken (n. 15 T.). [CK 685]

Zerschlagenheit der Glieder, Abends; er weiss nicht wohin er sie legen soll (n. 13 T.). [CK 686]

Gicht-Schmerz im Hüft-, Knie- und Fuss-Gelenke, Nachts. [CK 687]

Lähmiges, drückendes Ziehen im linken Schienbeine und Unterarme auf der Streck-Seite (n. 24 St.). [CK 688]

Ziehender Druck auf den Knochen, hie und da, durch Gehen im Freien nicht gemindert (n. 3 T.). [CK 689]

Zuckendes, scharfes Drücken an diesen und jenen Theilen (n. 16 T.). [CK 690]

Klammartiges Ziehen und Druck in den Gliedern (n. 5 T.). [CK 691]

Brennen im Halse, Magen und der rechten Bauch-Seite. [CK 692]

Leichtes Einschlafen der Arme und Beine. [CK 693]

Schwere in den Füssen und dem ganzen Körper. [CK 694]

Schwere in allen Gliedern und Trägheit. [CK 695]

Grosse Schwere der Beine; sie schwankte im Gehen. [CK 696]

Unruhe in den Gliedern; er kann auf keiner Stelle bleiben. [CK 697]

Ermüdungs-Schmerz in den Achseln, dem Rückgrate und den Lenden. [CK 698]

Mattigkeit im Körper und Schwere in den Beinen. [CK 699]

Allgemeines unleidliches Gefühl, als stehe ihm eine grosse Krankheit bevor, mit zittrigem Wesen und grosser Mattigkeit (n. 3 T.). [CK 700]

Grosse Mattigkeit, ohne äussere Ursache (n. 15 T.). [CK 701]

So matt, dass die Glieder vor Müdigkeit schmerzten. [CK 702]

Grosse Mattigkeit, nach einem Spaziergange (n. 11 T.). [CK 703]

Er wird sehr leicht von der kleinsten Beschäftigung müde. [CK 704]

Kraftlosigkeit (n. 7 T.). [CK 705]

Ohnmachts-Gefühl, früh, nach Ausgehn, im Zimmer angelangt, ward es ihm unwohl, es trat Hitze ins Gesicht und wie ein Schleier vor die Augen, mit Zusammenpressen in den Schläfen; er war einer Ohnmacht nahe, als er sich aber zusammennahm, verging Alles in 3 Minuten. [CK 706]

Jählinge, fast augenblickliche Kraftlosigkeit, bis zur Ohnmacht, mit Blässe des Gesichtes und plötzlicher schnellkommender und vergehender Uebelkeit von einer Viertelstunde Dauer (n. 4, 5 T.). [CK 707]

Sichtliche Abmagerung, bei gutem Appetite. [CK 708]

Zittern, früh, beim Aufstehen. [CK 709]

Unüberwindliche Müdigkeit. [CK 710]

Sehr müde, früh, im Bette, die Glieder wie zerschlagen (n. 11 T.). [CK 711]

Müdigkeit und Zerschlagenheit der Glieder, vorzüglich Abends im Bette, beim Liegen. [CK 712]

Sehr matt, früh, beim Aufstehen, sie muss sich eine halbe Stunde lang setzen, sich zu erholen. [CK 713]

Abspannung, früh, im ganzen Körper; er konnte nur mit Anstrengung im Zimmer umhergehen und musste sich wieder legen. [CK 714]

Arge Schläfrigkeit und Müdigkeit in allen Gliedern. [CK 715]

So schwach, dass sie im Sitzen einschläft. [CK 716]

■ **Schlaf, Träume und nächtliche Beschwerden**

Tages-Schläfrigkeit (n. 17 T.). [CK 717]

Abend-Schläfrigkeit, beim still Sitzen mehrere Abende. [CK 718]

Abends im Bette kann er lange Zeit nicht einschlafen und wirft sich die ganze Nacht umher. [CK 719]

Er wirft sich die Nacht im Bette umher und schläft nur zu Viertelstunden. [CK 720]

Er liegt in stetem Schlummer. [CK 721]

Schnieben im Schlafe, früh. [CK 722]

Nacht-Schlaf unterbrochen, durch Pollutionen und Harndrang. [CK 723]
Nachts viel Harnen. [CK 724]
Alle Nächte wacht er zwei drei Mal zum Harnen auf und lässt viel Urin. [CK 725]
Nachts, Schwere der Beine und Müdigkeit im Rücken. [CK 726]
Nachts, Wadenklamm. [CK 727]
Nachts, Klamm an der Achill-Senne. [CK 728]
Nachts lässt ihn Kälte der Füsse nicht schlafen. [CK 729]
Nachts wird ihr unter dem Deckbette gleich unerträglich heiss; sie muss sich von Zeit zu Zeit entblössen. [CK 730]
Nachts, ängstliche Hitze, (mit Jücken), dass er ausser sich ist vor Verzweiflung und sich nicht zu lassen weiss. [CK 731]
Nachts, erst Schweiss im Rücken, worüber er um 4 Uhr erwacht; drauf trockne, innere Hitze mit Unbehagen, worüber er nicht wieder einschlafen kann. [CK 732]
Nachts, schwärmerisches Schlummern. [CK 733]
Nachts, kein Schlaf, bloss Phantasieen über einen und denselben unangenehmen Gegenstand, mit Nacht-Schweiss. [CK 734]
Er wähnt, es liege Jemand neben ihm. [CK 735]
Er richtet sich im Bette auf und steigt heraus. [CK 736]
Traumvoller Nacht-Schlaf. [CK 737]
Aergerliche Träume, Nachts. [CK 738]
Verworrene Träume, Nachts und öfters Erwachen. [CK 739]
Lebhafte, unerinnerliche Träume (n. 2 T.). [CK 740]
Unruhiger Schlaf und **ängstliche Träume** (n. 10 T.). [CK 741]
Lebhafte, grausige Träume, alle Nächte. [CK 742]
Fürchterliche Träume, alle Nächte, von Räubern. [CK 743]
Fürchterliche Träume, alle Nächte; jeder Traum geht die ganze Nacht fort und früh ist sie matt. [CK 744]
Traum von begangener Unzucht und Mordthat, mit grosser Aengstlichkeit; im Nachmittags-Schlafe wiederholt, als morde er dieselbe Person vollends. [CK 745]
Aufschrecken, Nachts, von fürchterlichen Träumen. [CK 746]
Aufschrecken, Abends, im Schlafe, dass die Glieder zitterten. [CK 747]
Sie erschrak im Schlafe, bekam Herzklopfen, Zittern, Erbrechen und einen starken Durchfall-Stuhl. [CK 748]

Abends, noch wachend im Bette, ruckt der ganze Körper zusammen. [CK 749]

■ **Fieber, Frost, Hitze, Schweiß**

Kälte, Abends, im Bette, dass sie sich nicht erwärmen kann; drauf Nacht-Schweiss. [CK 750]
Kalte Füsse, alle Abende. [CK 751]
Frostigkeit, Abends, und dann fliegende Hitze im Gesichte. [CK 752]
Schüttelfrost, alle Abende. [CK 753]
Ungeheurer Frost, von früh, bis Mittag, mit dumpfem Kopfschmerz und Ziehen nach der Stirne, den ganzen Tag (n. 24 St.). [CK 754]
Starker Frost, Vormittags, 10 Uhr, mit Kälte der Hände und des Gesichtes, ohne Durst, eine halbe Stunde lang; dann Nachmittags Hitze im Gesichte, besonders in den Augen, mit Durst, eine Stunde lang. [CK 755]
Arger, innerer Schüttelfrost, Abends, 10 Uhr, $1/4$ Stunde lang, mehrere Abende. [CK 756]
Frost durch den ganzen Körper; er muss sich legen (n. 72 St.). [CK 757]
Frost, alle Nachmittage, 3, 4 Uhr, zwei Stunden lang, mit kalten Händen und Trockenheit im Munde. [CK 758]
Fieber-Kälte, Abends, 6 Uhr, mit blauen Nägeln (n. 7 T.). [CK 759]
Fieber und Frost mit völliger Abspannung und einem schmerzlichen Gefühle im ganzen Körper (n. 2 T.). [CK 760]
Schüttel-Frost, Abends 7 Uhr, eine Stunde lang, dann Schweiss im Gesichte und am ganzen Körper, ausser an den Beinen, die dabei ganz kalt waren (n. 6 T.). [CK 761]
Fieber mit vollem Pulse und Brennen in der Haut, doch ohne Schmerz. [CK 762]
Hitze im Kopfe, bei kalten, feuchten Händen. [CK 763]
Hitze, vor Mitternacht, mit Brenn-Schmerz im Munde; nach Mitternacht, Frost (n. 4 T.). [CK 764]
Bei innerer Hitze des Körpers, Hitze und Trockenheit in der Luftröhre; dabei Unbehagen, Gereiztheit, Erschöpfung. [CK 765]
Hitze und Frost zugleich, (fast wie Schüttel-Frost), beides innerlich, Abends, 10 Uhr, mit weinerlicher Laune. [CK 766]
Hitze am ganzen Körper, früh, beim Erwachen. [CK 767]
Hitze, mehrere Abende, von 5 bis 6 Uhr (n. 9 T.). [CK 768]

Hitz-Gefühl am ganzen Körper, 36 Stunden lang. [CK 769]

Fliegende Hitze über den ganzen Körper (n. 5 T.). [CK 770]

Fliegende Hitze, 6, 8 Mal des Tages, dass sie gleich über und über schwitzte. [CK 771]

Fliegende Hitze im Gesichte, brennendheisse Hände, dürre Zunge und bewegter Athem, alle Abende von 5 bis 6 Uhr. [CK 772]

Er geräth sehr leicht in Schweiss. [CK 773]

Schweiss der Unterschenkel, bis über die Knie, und der Unterarme, besonders an den Hand-Gelenken. [CK 774]

Starker Nacht-Schweiss (n. 6 T.). [CK 775]

Sehr starker Nacht-Schweiss (n. 24 St.). [CK 776]

Phosphoricum acidum

Phosphoricum acidum. **Phosphor-Säure**
[CK V (1839), S. 79–114]

Am besten ist's, zur Bereitung dieser für den homöopathischen Gebrauch zu dynamisirenden Arznei Einen Gran geschmolzener und trocken im verstopften Glase aufbewahrten Phosphor-Säure, man mag sie nun aus dem Phosphor selbst durch Salpeter-Säure geschieden oder aus Knochen gezogen haben auf folgende, mir zuerst eigne Weise: Ein Pfund weissgebrannte, zerstückelte Knochen wird in einem porcellanen Napfe mit Einem Pfunde der stärksten Schwefel- (Vitriol-) Säure übergossen, und das Gemisch in 24 Stunden mehrmals mit einer Glasröhre umgerührt. Der so entstandene Brei wird dann mit zwei Pfunden starkem Branntwein oder Rum wohl zusammengemischt und verdünnt, das Ganze dann in einen Sack von Leinwand gebunden und zwischen zwei glatten Bretern, mit Gewichten beschwert, ausgepresst. Der Rest im Sacke kann nochmals mit zwei Pfunden starken Branntweins verdünnt und das Ausgepresste mit ersterer Flüssigkeit zusammengegossen ein Paar Tage, verdeckt, stehen bleiben, damit das Trübe sich daraus absetze. Das hell abgegossene dickt man über dem Feuer in einer gewärmten porcellanen Schale ein und schmelzt es darin bei Glüh-Hitze. Die geschmolzene Phosphor-Säure muss krystallhell seyn. Sie wird, noch warm, zerstückelt und im wohl verstopften Glase aufbewahrt, da sie an der Luft schnell und gänzlich in eine (wasserhelle) dickliche Flüssigkeit zerrinnt, anzuwenden, die man, wie andre trockne Stoffe mit Milchzucker auf die am Ende des ersten Theils dieses Buchs angegebne Weise bis zur millionfachen Pulver-Verdünnung reibt und dann Einen Gran davon auflöset weiter durch Schütteln potenzirt.

Eine allzuheftige Wirkung der Phosphor-Säure wird durch Kampher gemildert.

In Fällen, wo die gehörig potenzirte Phosphor-Säure indicirt ist, heilte sie zugleich auch folgende Beschwerden:

Früh-Kopfweh; Unerträglichkeit des Geräusches und Gespräches; Schorfe auf dem Nasenrücken; Gestank aus der Nase; Brennen in den Backen; Blüthen am Kinne; Blüthen um Stirne und Kinn; Brennen im Unterbauche; Nacht-Harnen; Bei der Regel, Leberschmerz; Rauhheit der Kehle; Zum Husten reizendes Kratzen am Kehlkopfe; Kurzäthmigkeit und Unfähigkeit, anhaltend zu sprechen; Schwäche der Brust von Sprechen; Blüthen-Ausschläge an den Armen; Fuss-Schweiss; Flechten; Hühneraugen; Nacht-Schweiss.

Dr. *Hering* heilte damit: Unfähigkeit zu Geistes-Arbeit mit grossem Missmuthe und Trägheit des Geistes und Körpers; Kopfschwere als wäre er voll Wasser; Augen-Entzündung mit Brennen; Thränen; Scheu vor Sonnenlicht; Gelbwerden der Zähne; **Anhaltende Uebelkeit im Halse**; Nach dem Essen, wie Schwanken des Magens, auf und nieder; Zähes Schleim-Rachsen; Nagender Hodenschmerz; Schleim-Hüsteln, früh; Oeftere Stuhlgänge; **Blutschwäre auf den Hinterbacken** und unter den Achseln; Geschwulst am Hinterbacken; Fuss-Geschwulst; Hodenschmerz beim Anrühren; Jücken des Geschwürs; Flache, schmerzlose Geschwüre am Unterschenkel, ohne Röthe, mit zackig unebenem Grunde und schmutzigem Eiter; Grosse Müdigkeit nach Gehen; **Milch-Harnen**.

Die Namens-Verkürzungen meiner Mit-Beobachter sind: (*Br.*) Becher; (*Frz.*) Franz; (*Gr.*) Gross; (*Gtm.*) Gutmann; (*Fr. H.*) Friedrich Hahnemann; (*Hrm.*) (Herrmann); (*Htm.*) Hartmann; (*Mr.*) Meyer; (*Stf.*) Stapf; (*Tth.*) Teuthorn; (*Wsl.*) Wislicenus; (*Hg.*) Hering.

Phosphorsäure (Acidum phosphoricum)
[RAL V (1826), S. 188–237]

(Man bereitet sie, indem man ein Pfund weißgebrannte, zerstückelte Knochen in einem porcellanenen Napfe mit einem Pfunde der stärksten Schwefel- (Vitriol-) Säure übergießt, das Gemisch in 24 Stunden mehrmals mit einer gläsernen Röhre umrührt, diesen Brei dann mit zwei Pfunden gutem Branntwein wohl zusammenmischt und verdünnt und das Ganze nun, in einen Sack von Leinwand gebunden, zwischen zwei glatten Bretern, mit Gewichte beschwert, auspresset. Der Rest im Sacke kann nochmals mit zwei Pfunden Branntwein verdünnt und das Ausgepreßte mit ersterer Flüssigkeit zusammen gegossen, ein Paar Tage stehen bleiben, damit das Trübe sich daraus absetze. Das hell Abgegossene dickt man über dem Feuer in einer porcellanenen Schale ein und schmelzt es darin bei Glüh-Hitze. Die geschmolzene Phosphorsäure muß krystallhell seyn, und wird, noch warm zerstückelt, in verschlossenem Glase aufbewahrt, da sie an der Luft sich schnell und gänzlich in eine (wasserhelle) dickliche Flüssigkeit auflöset.)

Ein Gran dieses sauern Salzes wird in 100 Tropfen eines Gemisches aus 9 Theilen Wasser und einem Theile Weingeist (der leichtern Tropfbarkeit wegen, hinzugesetzt), aufgelöset, die Auflösung zweimal (mit zwei Armschlägen) umgeschüttelt, ein Tropfen davon wieder mit 100 Tropfen Weingeist mit zwei Armschlägen zusammengeschüttelt $\frac{1}{10000}$, und hievon wiederum ein Tropfen mit 100 Tropfen Weingeist wohl gemischt, mittels Zusammenschütteln mit zwei Armschlägen ($\frac{1}{I}$). Und so wird mit dem Verdünnen fortgefahren bis zum Trillionfachen ($\frac{1}{III}$). Mit dieser trillionfachen Verdünnung wird ein Mohnsamen großes Streukügelchen befeuchtet und so zur homöopathischen Gabe gereicht.

Beifolgende, merkwürdige, reine, künstliche Krankheitssymptome, von der Phosphorsäure in gesunden Körpern hervorgebracht, sprechen schon für sich die natürlichen Krankheitszustände aus, in denen sie mit homöopathischer Aehnlichkeit specifisch heilsam ist.

Jede Gabe wirkt in chronischen Krankheitsfällen über zwei Wochen lang.

Die allzuheftige Wirkung der Phosphorsäure wird durch Kampher gemindert.

Phosphoricum acidum [CK], *Phosphorsäure* [RAL]

■ Gemüt

Niedergeschlagenheit (n. 4 T.). [CK 1; RAL 260]
Traurig. [CK 2]
Traurig und voll Sorgen, sie könne krank werden. [CK 3]
Unruhig und voll Angst, sie möchte krank werden. [CK 4]
Muss immer grübeln über seine Krankheit (*Hg.*). [CK 5]
Traurig und besorgt wegen der Zukunft (*Gtm.*). [CK 6] **Traurig gestimmt aus Sorge über die Zukunft** (n. 50 St.). [RAL (406)]
Weinerlichkeit, wie vom Heimweh (*Tth.*). [CK 7] Gemüth weinerlich, wie von Heimweh. [RAL (407)]
Traurig, ernsthaft, muthlos, bloss beim Gehen im Freien, je mehr er geht, desto mehr zunehmend; zu Hause verging es allmählig und er ward heiterer. [CK 8] Bloß beim Gehen im Freien, ernsthaft, muthlos und traurig, und je mehr er ging, desto trauriger, ernsthafter und muthloser ward er; zu Hause verging es allmälig und er ward heiter. [RAL 267]
Aengstlichkeit und Unruhe durch den ganzen Körper. [CK 9] Durch den ganzen Körper, Unruhe und Aengstlichkeit. [RAL 259]
Grosse Beängstigungen; er muss sich Nachmittags legen (d. 3. T.). [CK 10; RAL 258]
Bangigkeit, als wenn die Brust zu eng wäre, mit innerer Hitze (n. 8 St.) (*Hrm.*). [CK 11] Innere Hitze und Bangigkeit; es ist, als wenn die Brust zu enge wäre (n. 8 St.). [RAL (398)]
Innere Unruhe hindert ihn an der Arbeit. [CK 12; RAL 262]
Hastigkeit beim Sprechen; er kann Alles nicht geschwind genug bekommen. [CK 13] Beim Sprechen, eine Art Hastigkeit; er kann alles nicht geschwind genug bekommen, da er doch sonst viel Geduld hat. [RAL 261]
Sehr gereizt, der Geist gedrückt, der Körper matt. [CK 14; RAL 264]
Stets verdriesslich mit Rede-Unlust. [CK 15] Stets verdrießlich, Redeunlust. [RAL 263]
Stille Verdriesslichkeit (*Hrm.*). [CK 16; RAL (401)]
Er spricht ungern, das Reden wird ihm sauer (*Stf.*). [CK 17] Er spricht ungern, das Reden wird ihm sehr sauer. [RAL (402)]
Er spricht wenig und beantwortet Fragen ungern (*Hrm.*). [CK 18] Er spricht wenig, und die an ihn gethanen Fragen beantwortet er ungern (n. 5 St.). [RAL (403)]
Unlust zu sprechen (*Lgh.*). [CK 19; RAL (404)]
Unzufriedenheit mit sich selbst, Selbstvorwürfe (*Lgh.*). [CK 20; RAL (408)]
Sehr misslaunig, ärgerlich, gereizt (*Stf.*). [CK 21] Sehr gereizt, ärgerlich, mißlaunig. [RAL (400)]
Er sieht sehr übellaunig und mürrisch aus, so dass ihn Jedermann fragt, was ihm fehle; er war jedoch nicht krank (*Stf.*). [CK 22] **Er sieht sehr übellaunig und mürrisch aus**, so daß ihn jedermann fragt, was ihm fehle, ohne daß er jedoch eigentlich krank aussieht. [RAL (399)]
Eigensinnig über Alles. [CK 23] Er ist über alles eigensinnig. [RAL 265]
Er ärgert sich leicht und wird leicht hitzig. [CK 24]
Ueber eine kleine Aergerniss wie ausser sich und heiss. [CK 25] Er wird über eine kleine Aergerniß wie außer sich und heiß. [RAL 266]
Still, gleichgültig, bohrt viel in der Nase (*Hg.*). [CK 26]
Gleichgültig, unruhig (*Stf.*). [CK 27] Unruhig, gleichgültig. [RAL 405]
Zur Arbeit unaufgelegt. [CK 28]
Sehr heiter und aufgelegt (*Br.*). [CK 29] **Er ward sehr heiter und aufgelegt**[1]. [RAL (410)]
Munteres, lebhaftes Gemüth (n. 24 St.) (*Frz.*). [CK 30] Gemüth munter und lebhaft[1] (n. 24 St.). [RAL (409)]
Sehr lustig und oft ganz ausgelassen. [CK 31] (Gemüth ist oft ganz ausgelassen lustig.)[2] [RAL 268]
Sie tanzte ohne Besinnung, heftig und wild, mehrere Tage, ohne sich, ausser Nachts, niederzulegen (*Fr. H.*). [CK 32] (Eine mit Fallsucht Behaftete tanzte ohne Besinnung, heftig und wild, mehre Tage über, ohne sich, außer die Nacht, niederzulegen)[3]. [RAL (411)]

■ Schwindel, Verstand und Gedächtnis

Es greift ihm den Verstand an (*Fr. H.*). [CK 33; RAL (10)]
Er kann die Gedanken nicht in gehörige Verbindung bringen. [CK 34; RAL 8]
Er kann von einem Gedanken nicht wegkommen und die damit zu verbindenden kommen nicht herbei. [CK 35; RAL 6]

---

[1] Gegenwirkung des Organism's, Nachwirkung.
[2] Diese fehlerhafte Lustigkeit scheint eine (seltnere) Wechselwirkung zu seyn.
[3] Diese fehlerhafte Lustigkeit scheint eine seltnere Wechselwirkung zu seyn.

Er kann beim Sprechen die gehörigen Worte nicht finden (n. 2 St.). [CK 36]

Er darf nicht allein seyn, ohne in Gedankenlosigkeit und Unbewusstseyn zu verfallen, früh (*Frz.*). [CK 37; RAL (5)]

Mangel an Ideen, und Geistes-Schwäche; beim Nachdenken wards ihm schwindelig (*Hrm.*). [CK 38] Er kann über nichts gehörig nachdenken, wegen Mangel an Ideen und Geistesschwäche; es ward ihm schwindlicht, wenn er worüber nachdenken sollte. [RAL (6)]

Träger, stumpfer, schwungloser Geist, ohne Phantasie, unaufgelegt selbst zu angenehmen geistigen Arbeiten (*Stf.*). [CK 39] Träger, stumpfer, schwungloser Geist, ohne Phantasie, unaufgelegt zu selbst angenehmen, geistigen Arbeiten. [RAL (7)]

Beim Lesen kamen ihm tausenderlei andre Gedanken in den Kopf, er konnte Nichts begreifen, das Gelesene war ihm dunkel und Alles gleich vergessen, mit schwierigem Besinnen auch auf das, was er längst wusste (*Mr.*). [CK 40] Wenn er las, kamen ihm tausenderlei andre Gedanken in den Kopf, und er konnte nichts recht begreifen; das Gelesene war ihm wie dunkel im Kopfe, und er vergaß gleich alles (48 Stunden lang); auch was er längst wußte, darauf mußte er sich mühsam besinnen. [RAL (8)]

Sinnentäuschung, als höre er den Glockenschlag oder hohe neben ihm, ausser seinem Gesichts-Kreise liegende Dinge sich bewegen (*Frz.*). [CK 41] Sinnentäuschung: er glaubt den Glockenschlag zu hören und neben ihm (außer seinem Gesichtskreise) liegende Dinge sich bewegen zu sehen. [RAL (9)]

Abends im Sitzen kamen ihm lauter Ziffern vor die Augen, dabei ward es ihm dumm im Kopfe und schlimm, zuletzt sehr heiss. [CK 42] Abends, im Sitzen, kamen ihm lauter Ziffern vor die Augen, eine Stunde lang; dabei ward es ihm so dumm im Kopfe und schlimm – zuletzt sehr heiß. [RAL 7]

Düsterheit des Kopfes (n. 4 T.). [CK 43; RAL 10]

Wüstheit im Kopfe, drei Stunden lang (*Frz.*). [CK 44; RAL (11)]

Eingenommenheit des ganzen Kopfes (*Hrm.*). [CK 45; RAL (12): mit Hervorhebung]

Eingenommenheit des Vorderkopfes, besonders der Augenhöhlen (*Gr.*). [CK 46; RAL (13)]

Eingenommenheit des Kopfes, wie von übermässigem Beischlafe, drei Tage lang (sogleich.) (*Fr. H.*). [CK 47; RAL (14)]

Eingenommenheit des Kopfes, Unfähigkeit zu denken (*Hg.*). [CK 48]

Wüste im Kopfe und in den Gliedern, wie nach Rausch oder wie nicht ausgeschlafen (*Frz.*). [CK 49] Es ist ihm ganz wüste im Kopfe und in den Gliedern, als wenn er nach einem Rausche noch nicht ausgeschlafen hätte (n. 1 St.). [RAL (15)]

Benebelter Kopf, Vormittags, wie übernächtig, oder wie auf Nacht-Schwärmerei. [CK 50] Vormittags ist ihm der Kopf wie benebelt, wie übernächtig, oder wie auf Nachtschwärmerei. [RAL 9]

Schwäche des Kopfes, früh, nach dem Aufstehen, als solle er taumeln. [CK 51] Früh, nach dem Aufstehen aus dem Bette, Kopfschwäche, als sollte er taumeln. [RAL 5]

Schwindel den ganzen Tag. [CK 52; RAL 1]

Schwindel, gegen Abend, beim Stehen und Gehen, wie trunken, er taumelt; mehrere Abende. [CK 53] **Schwindel, gegen Abend, beim Stehen und Gehen**, wie trunken; er taumelt; im Sitzen kein Schwindel (mehre Abende). [RAL 2]

Schwindel beim Bücken (*Hg.*). [CK 54]

Schwindel im Sitzen; er fürchtet immer umzufallen (*Hg.*). [CK 55]

Schwindel, früh, zum Umfallen, beim Stehen. [CK 56; RAL 3]

Schwindel, mehrere Morgen, beim Aufstehen aus dem Bette. [CK 57] Mehre Morgen, beim Aufstehen aus dem Bette, Schwindel. [RAL 4]

Schwindel, der **Kopf will** vor und **rückwärts sinken** (sogleich) (*Hrm.*). [CK 58; RAL (2): ohne Hervorhebung] Schwindel: der Kopf will rückwärts sinken (n. ½ St.). [RAL (3)]

Schwindel beim Aufstehen nach langem Sitzen. [CK 59]

Schwindel nach Lesen. [CK 60]

Schwindel, früh, im Bette; beim Schliessen der Augen wars, als wenn sich die Füsse in die Höhe hüben und er auf dem Kopf zu stehen käme (*Br.*). [CK 61] Schwindel: früh im Bette, wenn er die Augen schloß, wars, als wenn sich die Füße in die Höhe höben und er auf den Kopf zu stehen käme. [RAL (4)]

Schwindel öfters von Hitze im Kopfe, selbst im Sitzen; er musste beim Schreiben oft unwillkürlich nicken; die Dinge schienen sich zu drehen, der Tisch umzufallen, und im Gehen und Stehen wollte er vorstürzen, und musste einen Schritt vorwärts thun, sich zu erhalten (*Mr.*). [CK 62] Hitze im Kopfe, die oft Schwindel verursachte, selbst im Sitzen; er mußte beim Schreiben oft unwillkührlich nicken; die Gegenstände schienen sich zu drehen; der Tisch deuchtete ihm umzufallen; wenn er sich im Gehen daran hielt, und wenn er im Stehen auf die Erde sah, wollte er vorstürzen und mußte einen Schritt vorwärts thun, um sich zu erhalten. [RAL (1)]

■ Kopf

Kopfweh, gleich früh, beim Erwachen, das beim Aufstehen vergeht. [CK 63; RAL 11]

Kopfschmerz in der Stirne, beim schnell Drehen des Kopfes und stark Auftreten. [CK 64]

Kopfweh im Hinterhaupte, zum Niederlegen. [CK 65] Kopfweh im Hinterhaupte, welches zum Liegen zwingt. [RAL 18]

Arge Kopfschmerzen zum Niederlegen, mit Steifheit des Genickes. [CK 66] Arge Kopfschmerzen, die ihn zum Liegen nöthigten und das Genick war ihm steif. [RAL 15]

Immerwährender Kopfschmerz (*Hrm.*). [CK 67; RAL (18): mit Hervorhebung]

Kopfschmerz durch die geringste Erschütterung oder durch Lärm ungeheuer vermehrt (*Hrm.*). [CK 68] **Bei der geringsten Erschütterung, oder bei Lärm wurden die Kopfschmerzen äußerst heftig.** [RAL (19)]

Arger Kopfschmerz über den Augen, dass sie dieselben nicht öffnen konnte. [CK 69]

Kopfschmerz, wie nach Verheben, wie eine Schwere darin. [CK 70] Kopfweh, wie wenn man sich verhoben hat, wie eine Schwere darin. [RAL 19]

Schwere des Kopfes (*Gtm.*). [CK 71] Der Kopf ist ihm schwer. [RAL (21)]

Grosse Schwere des ganzen Kopfes, mit heftigem Drucke nach dem linken Stirnhügel ziehend (*Htm.*). [CK 72] Eine große Schwere im ganzen Kopfe, welche mit einem heftigen Drucke sich nach dem linken Stirnhügel zog. [RAL (20)]

Schwere und vorwärts Drücken im Hinterhaupte, beim Vorbiegen des Kopfes, durch rückwärts Biegen desselben vergehend (*Htm.*). [CK 73] Beim Vorbiegen des Kopfs, ein mit Schwere verbundenes Vordrücken im Hinterhaupte, was nur dann erst verschwindet, wenn er den Kopf rückwärts biegt (n. 2¾ St.). [RAL (22)]

Dumpfer Kopfschmerz in der Stirn und den Schläfen, mit ziemlicher Munterkeit (*Frz.*). [CK 74] Dumpfer Schmerz in der Stirne und den Schläfen, wobei er aber ziemlich munter ist. [RAL (16)]

Dumpfer kriebelnder Kopfschmerz im Vorderhaupte, mit Stirn-Schweiss (*Fr. H.*). [CK 75] Dumpf kriebelnde Empfindung im Vorderhaupte, mit Stirnschweiß (sogleich). [RAL (17)]

Dämischer Kopfschmerz, wenn er Abends in die warme Stube kömmt. [CK 76] Wenn er abends in die warme Stube kömmt, ist es ihm so dämisch im Kopfe. [RAL 13]

Dummheits-Kopfschmerz mit Sumsen im Kopfe, beim Husten dann Schmerz, als wolle der Kopf springen. [CK 77] **Kopfweh, wie Dummheit, mit Sumsen im Kopfe**; beim Husten thut ihm dann der ganze Kopf weh, als wollte er zerspringen. [RAL 14]

Druck-Schmerz im rechten Hinterhaupte, zum Theil auch nach vorn zu, den ganzen Tag, beim Aufdrücken und beim Drehen des Kopfes erhöht (n. 7 St.) (*Gtm.*). [CK 78] Drückender Schmerz im rechten Hinterhaupte, der sich auch zum Theil nach vorne zu verbreitet; beim Aufdrücken mit der flachen Hand und beim Drehen des Kopfs ward er heftiger, den ganzen Tag lang (n. 7½ St.). [RAL (23)]

Drücken im Gehirn, hinter dem linken Ohre (*Gtm.*). [CK 79] Drückender Schmerz im Gehirne, hinter dem linken Ohre (n. 3 St.). [RAL (24)]

Schmerzhaftes Drücken in der rechten Hinterhaupt-Seite, nach aussen (n. 1½ St.) (*Htm.*). [CK 80] In der rechten Seite des Hinterhauptes, ein schmerzhaftes Drücken nach außen (n. 2¼ St.). [RAL (25)]

Absetzender stumpf stechender Druck, tief im linken Scheitel (*Gr.*). [CK 81] Absetzender Druck, wie mit einer stumpfen Spitze, tief im linken Scheitel, so daß er die Stelle nicht genau angeben kann (n. 7 Tagen). [RAL (26)]

Drückender dumpfer Schmerz über den Augenhöhlen, mit Stichen hinter den Ohren, Nachmittags (*Tth.*). [CK 82] Dumpfes Kopfweh, mit Drücken über den Augenhöhlen, mit Stichen hinter den Ohren, Nachmittags, 4 Stunden lang. [RAL (27)]

Harter Druck an der linken Stirn-Seite (*Hrm.*). [CK 83] **Harter Druck an der linken Seite der Stirne.** [RAL (28)]

Heftiges Drücken im rechten Stirnhügel, nach aussen (*Htm.*). [CK 84] Ein heftig drückender Schmerz im rechten Stirnhügel, nach außen (n. 2 St.). [RAL (29)]

Drücken in der Stirn, wie nach Rausch (*Mr.*). [CK 85; RAL (30)]

Harter Druck über der linken Schläfe, bis ins Hinterhaupt, mit Scheu vor Bewegung (*Mr.*). [CK 86]

Ein harter Druck über der linken Schläfe bis in den Hinterkopf, mit Scheu vor Bewegung. [RAL (31)]

Drücken im Kopfe, besonders beim Treppen-Steigen. [CK 87]

Harter Druck, fast wie Zerschlagenheit, in der Stirn oder in den Schläfen, wie auf der Oberfläche des Gehirns, beim Nachdenken, vorzüglich Abends, doch das Denken nicht hindernd. [CK 88]

Heftiger, äusserst harter Druck-Schmerz wie auf der Oberfläche des Gehirns und in der Beinhaut des Theils des Schädels, auf dem er eben liegt, nach Mitternacht, beim Erwachen, durch Liegenbleiben auf der Stelle wird er bis zum Unerträglichen erhöht, und beim Legen auf eine andere Stelle, beginnt er dort mit gleicher Wuth, während er auf der vorigen vergeht. [CK 89]

Starker Druck von der Stirn nach der Nase herab. [CK 90; RAL 35]

Druck im Kopfe, wie von einer Last, von oben herab, oder als wenn der Kopf oben zerschlagen wäre. [CK 91] Ein Druck, wie von einer Last, von oben herab im Kopfe, oder als wenn er oben zerschlagen wäre. [RAL 20]

Arges Drücken in der Stirn, früh, beim Erwachen, dass sie ganz betäubt war und die Augen nicht öffnen konnte; der Schmerz liess sie kaum reden und die leiseste Bewegung erhöhte ihn. [CK 92] Früh, beim Erwachen, arger Kopfschmerz, ein Drücken in der Stirne, daß sie ganz betäubt war und die Augen nicht öffnen konnte; sie konnte vor Schmerz kaum reden, die leiseste Bewegung erhöhte ihn. [RAL 17]

Aeussert starker Druck im Kopfe, Nachmittags. [CK 93; RAL 21]

Kopfschmerz, als wenn das Gehirn aufwärts gedrückt würde, mit schmerzhaft pulsirendem Pochen darin. [CK 94] Kopfschmerz, als wenn das Gehirn aufwärts gedrückt würde, zugleich mit einem schmerzhaften Pochen darin, wie Pulsschlag. [RAL 24]

Drückender und stechender Schmerz in allen Theilen des Kopfes, absatzweise. [CK 95; RAL 27]

Heftiges Drücken in der rechten Schläfe nach aussen (*Htm.*). [CK 96; RAL (33)]

Ein klemmender Druck in den Scheitelbeinen, heftiger bei Bewegung (*Hrm.*). [CK 97] **Klemmender Druck in beiden Scheitelbeinen, bei Bewegung heftiger.** [RAL (36)]

Druck im Hinterhaupte, als ob er auf etwas Hartem läge (*Mr.*). [CK 98] Drückender Schmerz am Hinterhaupte, als hätte er auf einem harten Steine gelegen, durch äußeres Reiben gemindert. [RAL (61)]

Klemmendes, stumpfes, hartes Drücken in der linken Schläfe, in taktmässigen Absätzen (*Gr.*). [CK 99] In der linken Schläfe, ein taktmäßig absetzender, klemmend drückender Schmerz, wie mit einem stumpfen, harten Körper. [RAL (41)]

Klemmender Druck und Reissen im Gehirn, bald hier, bald da (*Hrm.*). [CK 100] **Reißen und klemmender Druck im Gehirne bald hie, bald da** (n. 7 St.). [RAL (43)]

Ein klemmend reissender Druck im Hinterhaupte, durch Lärm und die geringste Bewegung vermehrt (*Hrm.*). [CK 101] **Reißender Druck im Hinterhaupte, bei Lärm und bei der geringsten Bewegung heftiger.** [RAL (44)]

Ein klemmendes Drücken in der rechten Schläfe (*Gr.*). [CK 102; RAL (34): mit Hervorhebung]

Klemmender Druck in und an der rechten Schläfe, heftiger bei Bewegung (*Hrm.*). [CK 103] **Klemmender Druck in und an der rechten Schläfe, bei Bewegung** (n. ¾ St.). [RAL (32)]

Schmerz im ganzen Gehirne, als würde es zusammengepresst (*Gtm.*). [CK 104] Schmerz im ganzen Gehirne, als wenn es zusammengepreßt würde (n. 34 St.). [RAL (35)]

Schmerz, als würden beide Schläfebeine mit einer Zange gegen einander geknippen (*Gr.*). [CK 105] **Schmerz, als würden die beiden Schläfen gegen einander wie mit einer Zange heftig zusammengeknippen.** [RAL (37)]

Schmerz, Abends im Bette, als würden beide Schläfen in einzelnen Stücken zusammengeschnürt (*Frz.*). [CK 106] Abends im Bette, Kopfschmerz in beiden Schläfen, als würden sie in einzelnen Rucken (Rissen) zusammengeschnürt. [RAL (50)]

Heftiges Drängen und Pressen zum Scheitel heraus, drei Tage lang. [CK 107] Heftiger Kopfschmerz: ein Drängen und Pressen auswärts im Scheitel, drei Tage lang. [RAL 23]

Zucken durch den Kopf, von hinten nach vorn, in pulsartig tacktmässigen Absätzen (*Wsl.*). [CK 108] Zucken durch den Kopf, von hinten nach vorne, im Takte des Pulses (n. ½ St.). [RAL (47)]

Zucken im Kopfe. [CK 109; RAL 29]

Ziehender Druck im rechten Scheitel und Hinterhauptbeine, heftiger bei Bewegung (*Hrm.*). [CK 110] **Ziehender Druck im rechten Scheitel- und Hinterhauptbeine, bei Bewegung heftiger.** [RAL (42)]

Ziehen in der linken Schläfe und dem vordern Ohrknorpel, bei Bewegung zu einem Drücken werdend (*Hrm.*). [CK 111] **Ziehen in der linken Schläfe und dem vordern Ohrknorpel, welches bei Bewegung zu einem drückenden Schmerze wird** (n. ½ St.). [RAL (46)]

Reissen im Scheitel und Hinterhaupte (*Hrm.*). [CK 112; RAL (48): mit Hervorhebung]

Reissen in der linken Schläfe, bis in die Stirn, ärger bei Bewegung (*Hrm.*). [CK 113] **Reißen in der linken Schläfe bis vor in die Stirne, bei Bewegung heftiger** (n. ¼ St.). [RAL (49)]

Stechen über dem linken Auge, aufwärts im Kopfe. [CK 114] Stechen über dem linken Auge, aufwärts im Kopfe (beim Stehen) (n. 14 St.). [RAL 28]

Stumpfes Stechen zur Mitte der Stirn heraus (*Gtm.*). [CK 115] Stumpf stechender Schmerz zur Mitte der Stirne heraus. [RAL (51)]

Ein stumpfer Stich fährt, wie von einem Pfeile, in die rechte Schläfe, bis tief ins Gehirn, in öftern Absätzen (*Gr.*). [CK 116] In die rechte Schläfe fährt ein stumpfer Stich, wie von einem stumpfen Pfeile, bis tief in's Gehirn, in öftern Absätzen. [RAL (52)]

Heftiges Stechen in der rechten Schläfe, bis ins Auge (*Mr.*). [CK 117] **Heftig stechender Kopfschmerz in der rechten Schläfegegend, der sich bis ins rechte Auge erstreckte.** [RAL (54)]

Starkes Stechen in der rechten Schläfe (*Htm.*). [CK 118; RAL (55): mit Hervorhebung]

Stechen mit Ziehen auf dem Scheitel, durch Aufdrücken gemindert (*Wsl.*). [CK 119] Stechendes Ziehen auf dem Scheitel, was durch Drücken mit der Hand gemindert wird (n. 20 Min.). [RAL (56)]

Einzelne scharfe Stösse in der rechten Schläfe (*Htm.*). [CK 120; RAL (53)]

Einzelne Schläge im Kopfe, wie mit einem Hammer. [CK 121; RAL 25]

Hacken im Kopfe, wie mit einem Beile (*Staphis heilte.*) (*Hg.*). [CK 122]

Brickelnder Kopfschmerz, früh beim Aufstehen, bis Mittag. [CK 123] Früh, beim Aufstehen, und den ganzen Vormittag, ein prickelnder Kopfschmerz. [RAL 26]

Brennender Kopfschmerz oben im Gehirne. [CK 124; RAL 22]

Wühlendes Bohren im rechten Hinterhaupte (*Gtm.*). [CK 125] Wühlend bohrender Schmerz im rechten Hinterhaupte (n. 2 St.). [RAL (40)]

Bohren mit Drücken in der linken Schläfe (*Frz.*). [CK 126] Bohrend drückender Schmerz in der linken Schläfe. [RAL (38)]

Bohren im Kopfe, als wenn Löcher durch die Hirnschale gebohrt würden, vorzüglich am Wirbel (*Fr. H.*). [CK 127] Kopfschmerz, als wenn Löcher durch die Hirnschale gebohrt würden, vorzüglich oben am Wirbel. [RAL (39)]

Schmerzhafte Erschütterung im Kopfe, beim Gehen. [CK 128; RAL 16]

Sausen im Kopfe. [CK 129; RAL 12]

Schmerz der Kopfhaut, beim Berühren, wie wund, oder wie von Ziehen an den Haaren. [CK 130] Die Haut des Haarkopfs thut weh, beim Befühlen, als wenn er an den Haaren gerauft würde; eine Art Wundheitsschmerz. [RAL 32]

Dumpfer Schmerz auf dem Haarkopfe (*Gtm.*). [CK 131; RAL (59)]

Drücken am Hinterhaupte, wie von hartem Lager, durch Reiben gemindert (*Mr.*). [CK 132] Druck im Hinterhaupte, als ob er auf etwas Hartem läge. [RAL (45)]

Druck-Schmerz an der rechten Schläfe (*Gtm.*). [CK 133] Drückender Schmerz an der rechten Schläfe (n. 30 St.). [RAL (62)]

Drücken und Nagen auf der Stirn, an der Nasenwurzel (*Frz.*). [CK 134] Auf der Stirne, an der Nasenwurzel, Drücken und Nagen (n. 5 St.). [RAL (71)]

Jückendes Fressen an der Stirn (*Wsl.*). [CK 135; RAL (72)]

Jücken auf dem Haarkopfe. [CK 136]

Zerschlagenheits-Schmerz am Hinterhaupte, da, wo sich die Nacken-Muskeln ansetzen (*Frz.*). [CK 137] Am Hinterhaupte, da wo sich die Nackenmuskeln befestigen, Schmerz, als wären sie zerschlagen. [RAL (63)]

Zieh-Schmerz in den Hinterhaupt-Knochen, alle Tage. [CK 138] Ziehschmerz in den Hinterhauptknochen, alle Tage; doch war die Berührung unschmerzhaft. [RAL 33]

Ein brennender Stich auf dem Kopfe (*Frz.*). [CK 139] Auf dem Kopfe, ein brennender Stich. [RAL (57)]

Ein spitziger, langanhaltender Stich, äusserlich auf dem Wirbel, durch Berührung verstärkt. [CK 140; RAL 30]

Brenn-Schmerz auf der rechten Seite des Haarkopfes (*Gtm.*). [CK 141] Brennende Empfindung auf der rechten Seite des Haarkopfs (n. 3½ St.). [RAL (58)]

Brenn-Schmerz in der linken Stirnhaut (*Gtm.*). [CK 142] Brennender Schmerz in der linken Stirnhaut (n. 57 St.). [RAL (73)]

Wärme-Gefühl an der Seite des Stirnbeines (*Frz.*). [CK 143; RAL (74)]

Kälte-Gefühl auf dem Haarkopfe (*Hrm.*). [CK 144] Gefühl von Kälte auf dem Haarkopfe. [RAL (60)]

Schmerzhafte Erhöhung auf der Kopf-Haut, mit Gefühl, als ob er da bei den Haaren gerauft werde; beim Befühlen, Zerschlagenheits-Schmerz. [CK 145] Es bildet sich auf der Kopfhaut eine schmerzhafte Erhöhung; es ist ihm, als ob ihm jemand an der Stelle bei den Haaren raufte – sie schmerzt beim Befühlen wie zerschlagen. [RAL 31]

Starkes Ausfallen der Haare. [CK 146]

■ **Augen**

Die Augenlider sind schwer, als wollten sie zufallen (*Gr.*). [CK 147] Schwere der Augenlider, als wollten sie zufallen (sogleich). [RAL (93)]

Die Augen schmerzen früh, beim Oeffnen, sie kann sie nicht lange aufbehalten. [CK 148] Früh, beim Oeffnen der Augen, schmerzen sie; sie kann sie nicht lange aufbehalten. [RAL 46]

Jählinger Schmerz im linken Auge, als drücke da ein Sandkörnchen oder sey ein Blüthchen daran (*Frz.*). [CK 149; RAL (98)]

Druck am linken untern Augenlide (*Hrm.*). [CK 150; RAL (99): mit Hervorhebung]

Druck am rechten Augenlide und Schwere-Gefühl darin (*Hrm.*). [CK 151] Druck am rechten Augenlide und Gefühl von Schwere darin. [RAL (100)]

Stetes Drücken auf den Augen, wie bei zu langem Sehen auf einen Gegenstand, zum Schliessen der Augen zwingend (*Htm.*). [CK 152] Ein immerwährendes Drücken auf den Augen, wie wenn man zu lange auf einen und denselben Gegenstand sieht, und welches zum Zudrücken der Augen zwingt (n. ¾ St.). [RAL (101)]

Drücken der Augen, als wären sie zu gross, mit Unbeweglichkeit derselben, als hätte er nicht ausgeschlafen, und Dummheit im Kopfe (*Mr.*). [CK 153] Ein Drücken der Augen, als wenn sie zu groß wären und in ihren Höhlen nicht Raum hätten; die Augen sind so unbeweglich, als wenn er nicht ausgeschlafen hätte, und dabei ist's ihm so dumm im Kopfe. [RAL (103)]

Drücken unter dem untern, linken Augenlide, durch Aufdrücken erhöht und dann gleich vergehend (*Gtm.*). [CK 154] Drückender Schmerz unter dem untern linken Augenlide; durch Drücken mit dem Finger ward es heftig und verging dann gleich. [RAL (112)]

Druck in beiden Augen, nach hinten zu (*Hrm.*). [CK 155; RAL (97)]

Drückendes Klemmen im linken obern Augenhöhlrande (*Gr.*). [CK 156; RAL (94)]

Schmerz, als würden die Augäpfel gewaltsam zusammen und in den Kopf gedrückt (*Gr.*). [CK 157; RAL (96): mit Hervorhebung]

Gefühl, als würden die Augen herausgepresst, und daher öfteres Blinzeln (*Hrm.*). [CK 158] Die Augen schienen herausgepreßt zu werden, weshalb er die Augen öfters zublinzen mußte (n. ½ St.). [RAL (102)]

Jücken im Auge. [CK 159]

Jücken und Drücken im Auge. [CK 160]

Ziehendes Stechen durch die Augenlider, von einem Winkel nach dem andern hin, mit scharfen Stichen in den Winkeln und im Umfange der Augenhöhlen (*Wsl.*). [CK 161] Stechendes Ziehen durch alle Augenlider, von einem Winkel nach dem andern hin, nebst scharfen Stichen in den Winkeln selbst und am Umfange der Augenhöhlen (n. 14 St.). [RAL (108)]

Dumpfer, bald stechender, bald brennender Schmerz drängte den rechten Augapfel in den äussern Winkel, darauf vor dem Auge, wie eine lange Schneefläche, auf welche feurige Punkte herabfielen, und später eine ganz feurige Fläche vor den Augen, auf welche glänzend weisse Punkte herabfielen (*Br.*). [CK 162] Ein dumpfer, bald stechender, bald brennender, bald brennend stechender Schmerz drängte den rechten Augapfel in den äußern Augenwinkel; da konnte er auf diesem Auge nichts sehen, sondern es war ihm, als sähe er eine unübersehbare, bergan laufende Schneefläche, auf welche von Zeit zu Zeit feurig glänzende Punkte herabfielen; als dieß mehrmals geschehen war, ward die Fläche feurig und die herabfallenden Punkte glänzend weiß (n. 1½ St.). [RAL (110)]

Schnelle Stiche unter dem rechten Augenlide, wie elektrisch, er musste drauf die Augen zudrücken (*Mr.*). [CK 163] Schnelle, den elektrischen gleiche Stiche unter dem rechten Augenlide; er mußte drauf die Augen zudrücken. [RAL (111)]

Scharfes Stechen in der dünnen Knochenwand der Augenhöhle, gegen die Nasenwurzel zu (*Mr.*). [CK 164; RAL (113)]

Fühlbare Kälte der innern Augenlid-Ränder, beim Schliessen der Augen (*Htm.*). [CK 165] Die innern Ränder der Augenlider sind sehr kalt, beim Zuschließen der Augen bemerkbar (n. ½ St.). [RAL (115)]

Brennen in den Augen, mit brennenden Thränen (*Mr.*). [CK 166] Ein Brennen in den Augen, und die zuweilen hervorkommenden Thränen brannten noch stärker (n. 6 Tagen) (*Becher.*). [RAL (114)]

Jählinges Brennen im linken Auge (*Mr.*). [CK 167]

Schnell vorübergehendes Brennen im linken Auge, als wenn man etwas Flüchtiges röche (n. 1 St.) (*Meyer.*). [RAL (95)]

Brennen und Drücken in den Augen; sie kann Abends nicht ins Licht sehen. [CK 168] Drücken und Brennen in den Augen; sie kann Abends nicht in's Licht sehen; doch schwären sie früh nicht zu. [RAL 41]

Brennen in den Augendecken den ganzen Tag, und brennendes Jücken im innern Winkel. [CK 169; RAL 42]

Brennen unter dem obern Augenlide. [CK 170; RAL 44]

Brennen im innern Augenwinkel, meist Nachmittags, als dränge allzuviel Luft und Licht ein; beim Zudrücken der Augen ist es geringer. [CK 171] Ein Brennen im innern Augenwinkel, gewöhnlich Nachmittags, gleich als dränge an dieser Stelle allzuviel Luft und Licht ein; beim Zudrücken der Augen ist es geringer. [RAL 45]

Beissendes Brennen in den Augen, vorzüglich Abends, bei Licht. [CK 172] Mehr beißender, als brennender Schmerz in den Augen, vorzüglich Abends bei Lichte. [RAL 50]

Entzündung der Augen und ein Gerstenkorn am obern Lide. [CK 173] Augen-Entzündung, ein Gerstenkorn am obern Lide (n. 24 St.). [RAL 43]

Geschwulst und Röthe der untern Augenlider (*Lgh.*). [CK 174; RAL (104)]

Geschwulst der untern Augen-Bedeckungen und unter den Lidern (*Mr.*). [CK 175] Geschwulst der untern Augenbedeckungen (*Meyer*, a.a.O.). [RAL (105)] Geschwulst unter den untern Augenlidern. [RAL (106)]

Wässern beider Augen (*Htm.*). [CK 176] Beide Augen wässern. [RAL (116)]

Beissendes Wasser läuft ihm aus den Augen (n. etl. St.). [CK 177] Es läuft ihm beißendes Wasser aus den Augen (n. einigen St.). [RAL 47]

Trockner Eiter an den Lidern, früh, mit Schründen beim Reinigen der Augen. [CK 178] Früh hat er trockne Augenbutter an den Lidern, und wenn er sie davon reinigt, so schründet es. [RAL 48]

Zuschwären der Augen. [CK 179] (Die Augen schwären zu.) [RAL 49]

Ein gelber Fleck im Weissen des Auges, gegen den innern Winkel, doch mehr noch nach der Hornhaut zu, zugleich Trübsichtigkeit, die bei Erweiterung der Pupille durch Vorhaltung der Hand vergeht (*Mr.*). [CK 180] Ein gelber Fleck im Weißen, gegen den innern Augenwinkel, doch mehr nach der Hornhaut zu; zugleich eine Trübsichtigkeit, welche aber bei Vorhaltung der Hand (bei Erweiterung der Pupille) nicht mehr war. [RAL (117)]

Gläsernes Ansehn beider Augen, am meisten beim starr vor sich hin Sehen (*Br.*). [CK 181] Beide Augen hatten ein gläsernes Ansehen, und die Augäpfel waren sehr und fast unwillkührlich beweglich, am meisten beim starr vor sich Hinsehn. [RAL (109)]

Matte, gläserne Augen (*Tth.*). [CK 182] Die Augen sind glasicht und matt (n. 4 St.). [RAL (87)]

Glanzlose Augen (*Hrm.*). [CK 183] Die Augen sind ganz glanzlos (n. 6 St.). [RAL (88)]

Matte, eingefallene Augen (*Hrm.*). [CK 184; RAL (89)]

Zucken des untern Augenlides, nach dem innern Winkel zu (n. 9 St.) (*Wsl.*). [CK 185] Das untere Augenlid zuckt nach dem innern Winkel zu (n. 9 St.). [RAL (107)]

Stierer Blick (*Hrm.*). [CK 186; RAL (92)]

Erweiterte Pupillen erst, dann Verengerung derselben, 16 Stunden lang (n. 1 St.) (*Tth.*). [CK 187] Erweiterung der Pupillen (n. ½ St.) und dann Verengerung (n. 1 St.), welche 16 Stunden dauerte. [RAL (81)]

Verengerte Pupillen, mehrere Tage lang (n. ½ St.) (*Stf.*). [CK 188; RAL (82)]

Zusammengezogene Pupillen ohne Veränderung der Sehkraft (n. ¾ St.). [CK 189] Die Pupillen wurden sehr zusammengezogen, ohne Veränderung der Sehkraft (n. ¾ St.). [RAL 40]

Erweiterte Pupillen, 6 Stunden lang (n. 3 St.) (*Mr.*). [CK 190; RAL (83)]

Erweiterte Pupillen (*Lgh.* u. *Htm.*) (n. 1 St.). [CK 191] Erweiterung der Pupillen (n. 1 St.). [RAL (84)]

Ungeheure Erweiterung der rechten Pupille, um so mehr, je mehr er die Augen zum Sehen anstrengte, und noch nach sieben Tagen war sie viermal grösser, als die linke (sogleich) (*Br.*). [CK 192] Die Pupille des rechten Auges ward ungewöhnlich erweitert, so daß die ganze Regenbogenhaut zu verschwinden schien (n. 2 Min.); je mehr er die Augen zum Sehen anstrengte, desto größer ward die Pupille, und sie war noch nach sieben Tagen viermal größer, als die des linken Auges, welches stets in gesundem Zustande blieb. [RAL (85)]

Stark erweiterte Pupillen (n. 8½ St.) (*Htm.*). [CK 193] Sehr stark erweiterte Pupillen (n. 8½ St.). [RAL (86)]

Kurzsichtigkeit, beim Nähen, Lesen und Schreiben, wie Flor vor den Augen; sie erkennt die Buchstaben nicht; aber in der Ferne ist ihr Alles hell und klar; sieht sie einen Augenblick von der Arbeit weg, so kann sie wieder besser in der Nähe sehen; doch kömmt die Trübsichtigkeit beim Lesen gleich wieder, ohne Schmerz der Augen. [CK 194]

Er sieht besser in die Ferne (Heilwirkung bei einem Kurzsichtigen) (*Lgh.*). [CK 195] Er sieht besser in der Entfernung[4]. [RAL (118)]

Vermehrte Kurzsichtigkeit (*Hg.*). [CK 196]

Weiter, als 6 Schritte, ist ihm Alles in Nebel gehüllt (*Hg.*). [CK 197]

Trübheit der Augen, mit Fippern davor und Drücken im innern Winkel, wenn sie lange auf eine Stelle sieht; nach Reiben kommen Thränen und die Trübheit vergeht. [CK 198] Trübheit vor den Augen; sieht sie lange auf eine Stelle, so wird's ihr fipperig vor den Augen; es fängt im innern Winkel an, zu drücken – reibt sie dann das Auge, so kommen Thränen und die Trübheit ist weg. [RAL 51]

Schwäche der Augen, mehr Vor- als Nachmittags; die entfernten Gegenstände waren wie in Nebel gehüllt und wurden nur bei angestrengtem Sehen deutlicher, jeder nahe, etwas helle Gegenstand aber blendete ihn und machte Drücken in den Augen, so auch wenn er plötzlich ins Dunkele kam. [CK 199] Augenschwäche, mehr Vor- als Nachmittags; die entfernten Gegenstände waren wie in einen Nebel gehüllt, und nur bei angestrengtem Sehen wurden sie deutlicher; jeder nahe Gegenstand aber, welcher einiges Licht hatte, blendete ihn und es drückte ihn in den Augen – so auch, wenn er plötzlich ins Dunkle kam. [RAL 38]

Schwarzer Streif vor den Augen; Wischen hilft nicht; es ist ihr, als müsste sie mit gesenktem Kopfe unter der Stirn oben wegsehen können (*Hg.*). [CK 200]

Flimmern vor den Augen, während des Lesens bei Lichte. [CK 201] Während des Lesens bei Lichte, Flimmern vor den Augen. [RAL 39]

■ **Ohren**

Im Ohre krampfhaft ziehender Schmerz. [CK 202] Krampfhaft ziehender Schmerz im linken Ohre. [RAL 55]

Krampfhafter Zieh-Schmerz im rechten Ohre (*Htm.*). [CK 203] **Schmerzlich ziehender, gleichsam krampfhafter Schmerz im rechten äußern Ohre** (n. 4½ St.). [RAL (129)]

Ziehen im rechten innern und äussern Gehörgange (*Hrm.*). [CK 204; RAL (125): mit Hervorhebung]

Feines Zucken im rechten Ohrläppchen (*Wsl.*). [CK 205; RAL (133)]

Zuckendes, bisweilen auch nur einfaches Reissen im linken Ohrknorpel (*Hrm.*). [CK 206] Zuckendes Reißen, bisweilen nur einfaches Reißen im linken Ohrknorpel. [RAL (127)]

Reissen im äussern und innern Ohre (*Mr.*). [CK 207] Reißen im äußern und innern Gehörgange (n. 30 St.). [RAL (126)]

Ein fast schmerzloser Stich im linken Ohre, der beim hinein Fühlen verging (n. 6½ St.) (*Gtm.*). [CK 208; RAL (130)]

Stiche in den Ohren, nur bei jedem musikalischen Tone und Glockenschlage, sogar beim eigenen Singen (*Br.*). [CK 209] Er empfand bei jedem Glockenschlage und jedem musikalischen Tone, Stiche in den Ohren, wie Ohrenzwang, sogar beim eignen Singen; unmelodisches Geräusch aber und Lärm, wie Gerassel von Wagen, Thüren-Zuwerfen u. dergl. machte ihm keine Stiche und war ihm ganz gleichgültig (n. 53 St.). [RAL (123)]

Stiche im Ohre, nebst Zieh-Schmerz in den Kiefern und Zähnen. [CK 210]

Stiche in den Ohren, nebst Zieh-Schmerz im linken Backen. [CK 211] Zieh-Schmerz im linken Backen und Stiche in den Ohren. [RAL 58]

Ein langdauernder feiner Stich, tief im rechten Ohre. [CK 212; RAL 56]

Brennende Stiche in den Ohren. [CK 213] In den Ohren, brennende Stiche. [RAL 57]

Jückende Stiche im Innern des rechten Ohres, anhaltend bei Bewegung des Unterkiefers (n. 27 St.) (*Gtm.*). [CK 214; RAL (131)]

Stechendes Jücken am rechten Ohrläppchen (n. 2 St.) (*Frz.*). [CK 215; RAL (132)]

Geschwulst und Hitze beider Ohren, mit Brennen und Jücken. [CK 216] (Beide Ohren sind dick, heiß, mit Brennen und Jücken.) [RAL 54]

Ein grosser Knoten hinter dem rechten Ohrläppchen, vorzüglich beim Befühlen, wie wund

---

[4] Heilwirkende Gegenwirkung des Organism's bei einem Kurzsichtigen.

schmerzend. [CK 217] Ein großer rother Knoten hinter dem Ohrläppchen, welcher für sich wund schmerzt, noch weit heftiger aber beim Befühlen. [RAL 53]

Starkes Wiederhallen jedes Schalles im Ohre (*Hg.*). [CK 218]

Beständiges Singen vor den Ohren, stärker im Liegen. [CK 219]

Klingen vor den Ohren, wie Glocken (*Mr.*). [CK 220] Klingen, wie Glocken, im rechten Ohre. [RAL (120)]

Klingen im linken Ohre, Nachts. [CK 221]

Schreien im Ohre, beim Schnauben. [CK 222; RAL 61]

Sausen der Ohren, alle Tage. [CK 223]

Sausen vor den Ohren, vom Abend an, doch nicht beim Liegen im Bette, wohl aber früh wieder. [CK 224]

Brausen vor den Ohren, vorzüglich dem rechten (n. 15 St.). [CK 225; RAL 59]

Brausen vor den Ohren, mit Schwerhörigkeit. [CK 226; RAL 60]

Er hört eine mässig entfernte Taschenuhr gar nicht, drei Spannen weit vom Ohre deutlicher, ganz dicht davor bloss ein Zischen, keinen Schlag (*Br.*). [CK 227] Er hörte eine, in mäßiger Entfernung aufgehangene Taschenuhr auf beiden Ohren gar nicht; drei Spannen weit vom Ohre gehalten, hörte er die Schläge deutlich; aber dicht an dieselben gehalten, hörte er bloß ein Zischen im Ohre selbst, aber keinen Schlag (n. 1½ St.). [RAL (121)]

Er hört die sonst auf 20 Schritt vernommene Taschen-Uhr, nur auf 10 Schritte (*Br.*). [CK 228] Er konnte die Taschenuhr, welche er in gesunden Zeiten über 20 Schritt weit hörte, nur 10 Schritt weit hören (n. 6 Tagen). [RAL (122)]

Musikalische Töne blieben ihm lange Zeit unleidlich (*Br.*). [CK 229] Musikalische Töne waren und blieben ihm unleidlich, ob sie gleich keinen Schmerz im Ohre verursachten. [RAL (124)]

■ Nase

Höchst empfindlicher Geruch. [CK 230]

Die Nasenspitze jückt, er muss kratzen (*Mr.*). [CK 231] **Jücken in der Nasenspitze; er mußte daran kratzen.** [RAL (134)]

Kriebeln und Brennen auf der Nase. [CK 232; RAL 62: in Klammern]

Ein Blüthchen auf der Nasenspitze, mit Klopfen darin und Schmerz bei Berührung. [CK 233] Ein Blüthchen auf der Nasenspitze, mit klopfender Empfindung darin; auch beim Befühlen thut es weh. [RAL 63]

Geschwulst des Nasenrückens, mit rothen Flecken, auch an der Seite, die bald kommen, bald vergehen, spannender Empfindung (*Mr.*). [CK 234] Der Rücken der Nase ist geschwollen und mit rothen Flecken besetzt, so wie auch mit rothen Flecken an der Seite derselben, die bald vergehen, bald kommen, von spannender Empfindung. [RAL (135)]

Jückender Schorf unten an der Nasen-Scheidewand. [CK 235] Unten an der Nasen-Scheidewand, ein jückender Schorf. [RAL 64]

Schleim-Stockung in der Nase. [CK 236; RAL 67]

Aus den Choanen kommt oft bitterer Schleim in den Rachen und Mund. [CK 237]

Kalte Nase (*Hg.*). [CK 238]

Eiter-Ausfluss aus der Nase. [CK 239] (Es fließt Eiter aus der Nase.) [RAL 66]

Bluten der Nase und öfteres Blut-Schnauben. [CK 240] Nasenbluten und öfteres Blutausschnauben. [RAL 65]

■ Gesicht

Gesichts-Blässe (*Fr. H.*). [CK 241; RAL (78)]

Blässe des Gesichtes, früh, gleich nach dem Aufstehen, mit Neigung zu stierem Blicke (*Br.*). [CK 242] Früh, gleich nach dem Aufstehen, Blässe des Gesichts und Neigung zu stierem Blicke (n. 17 St.). [RAL 77]

Blaue Ränder um die Augen (*Hrm.*). [CK 243; RAL (90)]

Blau geränderte Augen (*Mr.*). [CK 244] Die Augen sind blau gerändert. [RAL 91]

Eingefallene, matte Augen (*Hrm.*). [CK 245]

Hitze der Gesichts-Hälfte, auf der er nicht lag (*Frz.*). [CK 246; RAL (76)]

Oft ganz dunkelrothes Gesicht, auf Augenblicke, bei fliegender Hitze des Gesichtes. [CK 247]

Spannen der Gesichts-Haut, als wenn Eiweiss darauf trocknete, bei äusserlich fühlbarer Hitze derselben. [CK 248] (Während einer, beim Angreifen, fühlbaren Hitze im Gesichte, ein Spannen der Gesichtshaut, als wenn Eiweiß darauf angetrocknet wäre.) [RAL 34]

Krabbeln und Kriechen im Gesichte, wie von einem Insekte, und auch an andern Theilen (*Hrm.*). [CK 249] Krabbeln und Kriechen: es ist, als ob ein kleines Insekt auf dem Gesichte und an einigen Theilen des Körpers umherliefe. [RAL (79)]

Feines, schnell vorübergehendes Ziehen durch den linken Backen, bis ins Ohr (*Wsl.*). [CK 250] Feines, schnell vorübergehendes Ziehen durch den linken Backen bis ins innere Ohr (n. ¾ St.). [RAL (75)]

Brennender Schmerz in der Wangenhaut neben dem rechten Mundwinkel (*Gtm.*). [CK 251] Brennender Schmerz in der Backenhaut, neben dem rechten Mundwinkel (n. 27 St.). [RAL (141)]

Brenn-Schmerz auf einer kleinen Stelle der linken Backe (*Fr. H.*). [CK 252] Brennender Schmerz auf einem kleinen Flecke der linken Backe. [RAL (119)]

Jücken im ganzen Gesichte. [CK 253]

Grosse Ausschlags-Blüthen im Gesichte. [CK 254; RAL 52: ohne Hervorhebung] Etliche große Ausschlags-Blüthen im Gesichte. [RAL 37]

Rothe Blüthen, kleiner, als eine Linse, auf den Backen und an der Nase, mit Eiter gefüllt und vorzüglich beim Berühren jückend (*Hrm.*). [CK 255] Rothe Blüthen im Gesichte, auf den Backen und der Nase, kleiner als eine Linse, mit wenig Eiter angefüllt; sie jücken vorzüglich beim Berühren (n. 3 Tagen). [RAL (80)]

Eine grosse, auch bei Berührung wund schmerzende Blüthe an der Stirn. [CK 256] Eine große Blüthe an der Stirne, die beim Befühlen und für sich wie wund schmerzt. [RAL 36]

Kleine Bückelchen an der Stirn. [CK 257]

In der Unterlippe heftiger Brenn-Schmerz, auch bei Bewegung derselben anhaltend (*Gtm.*). [CK 258] **Heftig brennender Schmerz in der rechten Unterlippe, auch in der Bewegung derselben anhaltend** (n. 5, 8½ St.). [RAL (139)]

Brenn-Schmerz an der linken Seite der Unterlippe (*Gtm.*). [CK 259] Brennender Schmerz an der linken Seite der Unterlippe (n. 12 St.). [RAL (140)]

Stumpfes Stechen und Kriebeln auf einem Punkte im Rothen der Lippe (*Frz.*). [CK 260] Im Rothen der Oberlippe, ein Punkt mit stumpfem Stechen und Eingeschlafenheits-Kriebeln (n. 32 St.). [RAL (137)]

Aufgesprungene Unterlippe, in der Mitte. [CK 261] Die Unterlippe ist in der Mitte aufgesprungen. [RAL 71]

Ein schräger Riss, wie geschnitten, auf der rechten Seite der Oberlippe, mit Wundheits-Schmerz vorzüglich bei Bewegung der Lippe, mehrere Tage (*Stf.*). [CK 262] Auf der rechten Seite der Oberlippe, ein schräger Riß, als hätte er sich geschnitten, mit Wundheits-Schmerz, vorzüglich bei Bewegung der Lippe, mehre Tage über. [RAL (136)]

Brennend schmerzende Blüthen auf dem Rothen beider Lippen. [CK 263] (Blüthen auf dem Rothen der Ober- und Unterlippe, welche brennend schmerzen.) [RAL 68]

Schwärende, vertiefte Stellen auf dem Rothen beider Lippen, mit spannendem Beissen, selbst für sich; sie setzen dunkelfarbige Haut an, welche sich leicht durch Waschen abreibt, wonach sie bluten und bei Berührung wund und beissend schmerzen. [CK 264] (Auf dem Rothen der Ober- und Unterlippe, schwärende, vertiefte Stellen, welche einen spannenden und beißenden Schmerz verursachen, selbst ohne Bewegung der Lippen; sie setzen eine dunkelfarbige Haut an, welche sich leicht durch Waschen abreibt, da sie dann bluten und bei Berührung wie wund und beißend schmerzen.) [RAL 69]

Ausschlag am Rande der Unterlippe, nahe beim Mundwinkel. [CK 265] Ausschlag am Rande der Unterlippe, unweit des Mundwinkels. [RAL 70]

Gelbbrauner, krustiger Eiter-Ausschlag auf der Unterlippe, nach dem Mundwinkel zu, ohne Schmerz, sechs Tage lang (*Fr. H.*). [CK 266] Gelbbrauner, krustiger, Eiter enthaltender Ausschlag auf der Unterlippe, nach dem Mundwinkel zu, ohne Schmerz, sechs Tage lang. [RAL (138)]

Der Unterkiefer schmerzt, vorn am Ohre, als würde er aus seinem Gelenke gerissen, heftiger beim Kauen (*Hrm.*). [CK 267] Schmerz, als würde der rechte Unterkiefer aus seinem Gelenke, vorne am Ohre, herausgerissen, auch wenn er den Theil nicht bewegt – doch beim Kauen heftiger. [RAL (128)]

Schmerz, wie ein breit drückender Stich bei Berührung der Drüse unter dem linken Unterkiefer-Winkel, in Verbindung mit innerem Halsweh. [CK 268] Schmerz bei Berührung der Drüse unter dem linken Unterkieferwinkel, wie ein breit drückender Stich, in Verbindung mit innerm Halsweh. [RAL 72]

Stumpf drückender Zieh-Schmerz am rechten Unterkiefer-Winkel (*Gtm.*). [CK 269] Stumpf drückender, ziehender Schmerz am rechten Winkel des Unterkiefers (n. 7 St.). [RAL (142)]

■ **Mund und innerer Hals**

Zahnweh argen Schmerzes in einem hohlen Zahne, wenn beim Essen Etwas hineinkommt, nach Ausräumung desselben vergehend. [CK 270]

Schmerz des Weisheits-Zahnes. [CK 271; RAL 81]

Ruckweises Reissen in den obern rechten Backzähnen, ohne Bezug auf Kauen. [CK 272] Ruckweises Reißen in den obern rechten Backzähnen, durch Kauen weder vermehrt, noch vermindert. [RAL 84]

Reissen in den Zähnen, bis in den Kopf, als würde der Zahn auseinander gepresst und herausgetrieben, durch Bett-Wärme, so wie durch alles Heisse oder Kalte verschlimmert. [CK 273] Ein Reißen in den Zähnen, bis in den Kopf, als wenn der Zahn auseinander gepreßt und herausgetrieben würde, durch Bettwärme verschlimmert, so wie durch alles Heiße oder Kalte. [RAL 86]

Bohrend stechende Zahnschmerzen, die mit Backen-Geschwulst endigen. [CK 274] Bohrend stechende Zahnschmerzen, die sich durch Backengeschwulst endigen. [RAL 85]

Kälte-Gefühl, früh schmerzhaft, in den Wurzeln, vorzüglich der Backzähne, wenn er irgend Etwas kaut; nach dem Essen vergehend (*Htm.*). [CK 275] Wenn er irgend etwas kaut, bekommt er eine kältende (früh, schmerzhaft kalte) Empfindung in den Wurzeln, vorzüglich der Backzähne, welche sich nach dem Essen verliert. [RAL (143)]

Buwwern im hohlen Zahne, wie buwwerndes Brennen. [CK 276] Im hohlen Zahne, ein Lummern, wie lummerndes Brennen. [RAL 82]

Brenn-Schmerz in den Vorderzähnen, Nachts. [CK 277] Brennender Schmerz in den Vorderzähnen, die Nacht. [RAL 83]

Stumpfheit der Zähne, wie von ätzender Säure. [CK 278] Die Zähne sind stumpf, wie von einer ätzenden Säure. [RAL 76]

Starkes Bluten aus einem hohlen Zahne. [CK 279; RAL 80]

Das innere Zahnfleisch ist geschwollen und schmerzt bei Essen und Berühren. [CK 280; RAL 79]

Wundheits-Schmerz des ganzen Zahnfleisches bei Berührung, mit Bluten beim Reiben. [CK 281] Das ganze Zahnfleisch thut bei Berührung weh, wie wund, und blutet, wenn man es reibt. [RAL 77]

Bluten des Zahnfleisches bei der geringsten Berührung. [CK 282; RAL 78]

Im Munde Schmerz, wie wund und roh, ausser dem Schlingen. [CK 283] Schmerz im Munde, wie wund und roh, außer dem Schlingen (n. 2 St.). [RAL 87]

Grosse Trockenheit im Munde, Nachmittags, bei vielem, geschmacklosem, klebrichtem, seifigtem Schleime, den er öfters ausspuckt (*Stf.*). [CK 284] Nachmittags, große Trockenheit im Munde, bei einer Menge geschmacklosen, klebrigen, seifigen Schleims, den er öfters ausspuckt. [RAL (148)]

Viel gäschiger Speichel im Munde, von barschem Geschmacke (n. 2 St.) (*Fr. H.*). [CK 285; RAL (159)]

Viel säuerlicher Speichel im Munde. [CK 286] Viel Absonderung säuerlichen Speichels im Munde (*Teuthorn.*). [RAL (157)]

Schleimicht, ölicht und durstig im Munde, früh. [CK 287] Früh ist es ihm so durstig und so schleimig und ölicht im Munde. [RAL 97]

Die Zunge ist ganz trocken (n. 24 St.). [CK 288; RAL 88]

Trockenheits-Gefühl auf der Zunge und am Gaumen, ohne Durst (*Frz.*). [CK 289] **Trockenheits-Gefühl auf der Zunge und am Gaumen**, ohne Durst (n. 6 St.). [RAL (147)]

Stechen in der Zungen-Spitze (*Frz.*). [CK 290] Stechen an der Zungenspitze. [RAL (144)]

Jückendes Stechen auf der Zungen-Spitze (*Wsl.*). [CK 291; RAL 145]

Stechender Schmerz in der rechten Zungen-Seite (*Gtm.*). [CK 292] Stechender Schmerz an der rechten Zungenseite (n. 26 St.). [RAL (146)]

Jücken auf der Zunge, mehrere Tage. [CK 293]

Brennen auf der Zunge (sogleich). [CK 294]

Brennen auf mehreren Punkten der Zunge, wie von etwas Aetzendem (*Wsl.*). [CK 295] Brennen auf mehren Punkten der Zunge, als ob etwas Aetzendes auf dieselbe gekommen wäre, ohne äußere Veränderung derselben (n. 6 St.). [RAL (149)]

Geschwulst der Zunge mit Schmerz beim Sprechen. [CK 296]

Der Gaumen ist trocken, ohne Durst (*Frz.*). [CK 297] Trockenheit des Gaumens, ohne Durst (n. 6 St.). [RAL (150)]

Brennen hinten am Gaumen-Vorhange, als wäre er entzündet und wund (*Frz.*). [CK 298; RAL (152)]

Schmerzhafte Wundheit am Gaumen-Vorhange und Rohheit im Halse, besonders beim Ausathmen (*Frz.*). [CK 299] Schmerzhafte Wundheit am Gaumenvorhange und Rohheit im Halse, vorzüglich beim Ausathmen fühlbar (n. 6½ St.). [RAL (153)]

Geschwulst- und Wundheits-Gefühl an den Choanen (*Frz.*). [CK 300] Empfindung von Geschwulst und Wundheit an den hintern Nasenöffnungen (n. 3½ St.). [RAL (154)]

Der Hals schmerzt beim Schlingen in der Gegend des Schildknorpels. [CK 301]

Halsweh, wie roh; sie muss kotzen, und es schmerzt sie beim Reden und Schlingen. [CK 302] Hals wie roh; sie muß kotzen; es thut darin weh beim Reden und Schlingen. [RAL 91]

Wundheits-Gefühl im Halse, beim Schlingen. [CK 303] Beim Schlingen, Wundheits-Empfindung im Halse. [RAL 90]

Schründen im Halse, ausser dem Schlingen. [CK 304; RAL 89]

Kratzen im Halse, beim Brod-Schlingen. [CK 305] Beim Schlingen des Brodes ist es ihm kratzig im Halse. [RAL 96]

Stechen im Halse, beim Speise-Schlingen. [CK 306] **Beim Hinterschlingen des Essens, Stechen im Halse.** [RAL 95]

Ein drückender Stich im Halse, so lange er Speichel hinterschlingt. [CK 307] Beim Schlingen des Speichels, ein drückender Stich, welcher so lange anhält, als das Schlingen dauert. [RAL 94]

Halsweh auf der linken Seite, wie ein Geschwür, klopfend, spannend, und wie trocken, ausser dem Schlingen; das Sprechen ist beschwerlich, und beim Schlingen ein kratzig wunder Schmerz bis in die Ohren, wo es ebenfalls kratzig stechend schmerzt. [CK 308] Halsweh: Schmerz auf der linken Seite, wie ein Geschwür, klopfend, spannend und wie trocken an dieser Stelle, außer dem Schlingen; das Sprechen ist ihm beschwerlich; beim Schlingen selbst entsteht ein kratzig wunder Schmerz bis in die Ohren, wo es zu gleicher Zeit kratzig stechend schmerzt. [RAL 92]

Entzündung des innern Halses, mit einem Bläschen beissenden Schmerzes. [CK 309] Innere Halsentzündung (mit einem Bläschen, beißenden Schmerzes). [RAL 93]

Er konnte nicht gut schlingen, es war, als habe sich hinter dem Gaumen Etwas vorgelegt (*Mr.*). [CK 310] Er konnte nicht gut schlingen; es war, als wenn sich etwas hinter dem Gaumen vorgelegt hätte (n. 10 St.). [RAL (151)]

Geschmack faulicht, lätschig (*Gtm.*). [CK 311] Fauliger, lätschiger Geschmack im Munde. [RAL (160)]

Steter, säuerlicher Mund-Geschmack (*Wsl.*). [CK 312] Fortwährender säuerlicher Geschmack im Munde (n. 4 St.). [RAL (158)]

Faulichter, dunstiger Mund-Geschmack. [CK 313] Faulig dunstiger Mund-Geschmack. [RAL 100]

Kräuterartiger Geschmack, früh, auch des Frühstückes. [CK 314] Vormittags, kräuterartiger Geschmack im Munde, und so schmeckt auch das Frühbrod. [RAL 101]

Langer Nach-Geschmack des genossenen Brodes, mit etwas Kratzen im Halse. [CK 315; RAL 99]

Langer Nachgeschmack der Speisen, früh, besonders des Brodes. [CK 316] Früh hat er den Geschmack der Speisen, vorzüglich des Brodes, noch im Munde. [RAL 98]

Schwarzes Brod ekelt ihn an, schon von Ansehen, und besonders wegen seines säuerlichen Geruches, auch beim Genusse desselben, fast zum Erbrechen (*Br.*). [CK 317] Schwarzes Brod ekelt ihn schon von Ansehn und Geruch an; das Säuerliche seines Geruchs war ihm am widerlichsten; auch beim Essen war ihm das Säuerliche des Brodes widerlich, fast zum Erbrechen (n. 24 St.). [RAL (161)]

Brod schmeckt gallbitter, bei übrigens richtigem Geschmacke (*Fr. H.*). [CK 318] Brod schmeckt gallbitter, bei übrigens richtigem Geschmacke im Munde. [RAL (162)]

■ Magen

Heftiger Durst (*Fr. H.*). [CK 319; RAL (163)]

Kaum zu stillender Durst auf kalte Milch (*Br.*). [CK 320; RAL (164): mit Hervorhebung]

Viel Bier-Durst, nach den Leibschmerzen, den ganzen Tag (*Mr.*). [CK 321; RAL (165)]

Appetitlosigkeit (*Hrm.*). [CK 322; RAL (166)]

Das Kind verlangt immer nach Essen, ohne doch viel zu essen (*Hg.*). [CK 323]

Essen hat nur einen ganz geringen, doch keinen fremden Geschmack (*Fr. H.*). [CK 324; RAL (167)]

Nach und bei dem Essen, Kopf-Eingenommenheit. [CK 325] Nach und bei dem Essen bekommt sie Kopf-Eingenommenheit. [RAL 102]

Nach jedem Essen, Drücken im Magen, wie von einer Last, mit Schläfrigkeit, dass er Nichts arbeiten kann. [CK 326] **Jedesmal nach dem Essen, ein Drücken im Magen, wie eine niederdrückende Last darin;** dabei Schläfrigkeit, so daß er nichts arbeiten kann. [RAL 103]

Nach dem Essen (Frühstück), solche Abspannung, dass sie zusammensank und in's Bett getragen werden musste. [CK 327] Nach dem Essen (Frühstück) überfiel sie eine solche Abspannung, daß sie zusammensank und ins Bett getragen werden mußte (doch ohne Unbesinnlichkeit oder kalten Schweiß) (n. 10 Tagen). [RAL 104]

Nach Essen und Trinken, Drücken im Magen und grosse Schläfrigkeit. [CK 328] Nach dem Essen,

Drücken im Magen und große Schläfrigkeit, so auch auf das Trinken; nach dem Essen ward es ihm so schwer, wie Blei, im Magen. [RAL 105]

Nach dem Essen, Schwere im Magen, wie Blei. [CK 329] Nach dem Essen, Drücken im Magen und große Schläfrigkeit, so auch auf das Trinken; nach dem Essen ward es ihm so schwer, wie Blei, im Magen. [RAL 105]

Nach dem Essen, Kopf-Eingenommenheit, zwei Stunden lang. [CK 330] Nach dem Essen ist ihm der Kopf eingenommen, zwei Stunden lang. [RAL 107]

Nach dem Essen so voll, unbehaglich und ängstlich. [CK 331] Er ist so voll, unbehaglich und ängstlich. [RAL 108]

Nach Tische gleich so voll im Bauche, doch leidlicher Appetit. [CK 332] Nach Tische ist der Unterleib gleich so voll, und doch leidlicher Appetit. [RAL 109]

Nach dem Essen, anhaltendes öfteres Luft-Aufstossen und jedes Mal Kollern im Magen zuvor (*Tth.*). [CK 333] Nach dem Essen, häufiges und anhaltendes Aufstoßen von Luft und jedesmal vorher Kollern in der Magengegend. [RAL (168)]

Oefteres Luft-Aufstossen (*Wsl.*). [CK 334] Oefteres Aufstoßen von Luft. [RAL (169)]

Unvollkommnes, widriges Aufstossen (*Frz.*). [CK 335; RAL (170)]

Säuerliches Aufstossen, eine Stunde nach Tische (*Frz.*). [CK 336; RAL (171)]

Sauer im Magen (*Hg.*). [CK 337]

Brennendes, säuerliches Aufstossen, nicht hörbar und nicht bis in den Mund kommend (*Br.*). [CK 338] Brennendes, säuerliches Aufstoßen, ohne Geschmack, was nicht hörbar ist und nicht bis vor in den Mund gelangt (n. 3 St.). [RAL (172)]

Uebelkeit, wie im Gaumen (*Hrm.*). [CK 339] **Uebelkeit im Gaumen.** [RAL (155)]

Uebelkeits-Regung auf der Brust, mit Wasser-Zusammenlaufen im Munde (*Frz.*). [CK 340] Es läuft ihm immer der Mund voll Wasser, mit Uebelkeitsregung auf der Brust. [RAL (156)]

Brech-Uebelkeit in der Magen-Gegend (*Tth.*). [CK 341] Brecherlichkeit in der Magengegend (sogleich). [RAL (173)]

Sehr brecherlich, Abends, zum Niederlegen zwingend. [CK 342]

Arge Uebelkeit, dass sie sich legen musste (nach dem Essen), vorher Winden um den Magen (*Fr. H.*). [CK 343] Ein Winden am Magen (nach dem Essen), dann sehr arge Uebelkeit, daß sie sich in's Bette legen mußte. [RAL (174)]

Erbrechen der Speisen und dann fast alle Stunden Erbrechen, Tag und Nacht, bis früh (*Fr. H.*). [CK 344; RAL (175)]

Saures Erbrechen (*Hg.*). [CK 345]

Magen-Drücken, schon vor und auch nach dem Essen, durch Bewegung verschlimmert. [CK 346] Drücken im Magen, schon vor dem Essen, und auch nach dem Essen, welches durch Bewegung sich verschlimmert. [RAL 106]

Drückender Magenschmerz bei jeder Berührung der Herzgrube, er darf sich nicht fest zuknöpfen. [CK 347]

Drückendes Stechen in der Herzgrube, als solle Etwas weggezogen werden (*Hg.*). [CK 348]

Stechen in der Herzgrube und von da aus ein Ziehen nach dem Kreuze zu. [CK 349]

Kälte im Magen. [CK 350]

Brennen im Magen, unter der Herzgrube, dann nach links ziehend (*Mr.*). [CK 351] Ein brennender Schmerz im Magen, welcher unter der Herzgrube entstand und sich dann links zog. [RAL (184)]

■ Abdomen

In den Hypochondern, Drücken und Pressen, mit grosser Angst, als dürfe er nicht leben bleiben, meist im Stehen (*Frz.*). [CK 352] Drücken und Pressen in den Hypochondern, welches ihm große Angst verursacht, als dürfe er nicht leben bleiben (meist im Stehen) (n. 38 St.). [RAL (178)]

Periodisches, drückendes Klemmen unter den kurzen Ribben (*Gr.*). [CK 353] Unterhalb der kurzen Ribben, ein periodisches, drückendes Klemmen. [RAL (179)]

Drückendes Klemmen nach einigem Gehen, gleich über der Leber- und von da bis in die Nabel-Gegend (*Gr.*). [CK 354] Nach einigem Gehen, ein drückendes Klemmen gleich über der Leber, unter den Ribben und von da bis in die Nabelgegend (n. 10 Tagen). [RAL (180)]

Klemmen in den Hypochondern, nach der linken Seite zu (*Gr.*). [CK 355] Nach der linken Seite zu, unter den falschen Ribben, ein Klemmen (n. 5 Minuten). [RAL (181)]

Gefühl von Schwere der Leber. [CK 356; RAL 110: in Klammern]

Stechen in der Leber- und Milz-Gegend. [CK 357]

Brenn-Schmerz in einer Stelle der Leber-Gegend. [CK 358; RAL 115]

Bauch-Aufgetriebenheit, schon durch Abgang nur eines Windes ganz beseitigt (*Htm.*). [CK 359]

Der Bauch ist sehr von Winden aufgeblasen; aber schon durch Abgang einer einzigen, mäßigen Blähung erhielt der Unterleib gleich seine gehörige Beschaffenheit wieder (n. 1 St.). [RAL (191)]

Anspannung des Bauches, mit Vollheits-Gefühl, ohne Blähungen (*Tth.*). [CK 360] Anspannung des Unterleibes und Vollheits-Empfindung, ohne daß er Blähungen spürt (n. ½ St.). [RAL (190)]

Spannender Schmerz im Oberbauche, der fast den Athem benahm (*Gtm.*). [CK 361] Spannender Schmerz in dem Oberbauche, daß es ihm fast den Odem benahm (n. 6½ St.). [RAL (185)]

Gespannter Bauch, mit Uebelkeit. [CK 362]

Druck an mehreren Orten im Unterbauche (*Hrm.*). [CK 363; RAL (194)]

Drückender kneipender Bauch-Schmerz, wie Blähungs-Kolik, beim Gehen (im Freien). [CK 364]

Klemmendes Bauchweh, Abends, beim Spazieren. [CK 365; RAL 117: ohne Hervorhebung]

Anhaltendes, stark drückendes Klemmen in der Nabel-Gegend (*Gr.*). [CK 366] **In der Nabelgegend, ein anhaltendes, starkes, drückendes Klemmen** (n. 10 Min.). [RAL (183)]

Periodisches drückendes Klemmen im Nabel (*Gr.*). [CK 367] **Im Nabel, ein periodisches, drückendes Klemmen.** [RAL (182)]

Zusammenziehen der Därme, früh, beim Stuhlgange, und darauf Beissen im Mastdarme. [CK 368] Früh, beim Stuhlgange, ein Zusammenziehen der Gedärme und darauf ein Beißen im Mastdarme. [RAL 116]

Ungeheures, kneipendes Zusammenziehen der Därme von beiden Seiten der Nabel-Gegend (*Htm.*). [CK 369; RAL (196): mit Hervorhebung]

Greifen und Kneipen in der Nabel-Gegend, im Sitzen (*Mr.*). [CK 370] Leibschmerz, wie Eingreifen und Kneipen in der Nabelgegend (im Sitzen), doch ohne nachfolgenden Stuhlgang. [RAL (197)]

Schneidendes Kneipen im Bauche, wie zu Durchfall, Abends, vor Schlafengehen (*Frz.*). [CK 371] Vor dem Schlafengehen, schneidendes Bauchkneipen, als wenn ein Durchfall entstehen sollte, Abends. [RAL (198)]

Schneidender Schmerz, quer durch den Bauch in Anfällen (*Frz.*). [CK 372] Anfälle von schneidendem Schmerze quer durch den Unterleib. [RAL (199)]

Schneidendes Bauchweh im Gehen (*Frz.*). [CK 373; RAL (200)]

Schneidender Schmerz im Bauche und zugleich stumpf stechendes Drücken im Steissbeine (*Gtm.*). [CK 374] Schneidender Schmerz im Bauche, und zugleich ein stumpf spitzig drückender Schmerz im Steißbeine (n. 10 St.). [RAL (202)]

Spannender Stich-Schmerz in der ganzen rechten Bauch- und Brust-Seite, der fast den Athem benahm (*Gtm.*). [CK 375] Spannend stechender Schmerz in der ganzen rechten Bauch- und Brustseite, so daß es ihm fast den Odem benahm (n. 10½ St.). [RAL (203)]

Schneidende Bauchschmerzen, mit Ziehen im Becken, Nachts. [CK 376] Schneidende Bauchschmerzen, mit ziehendem Schmerze im Becken, Nachts. [RAL 111]

Absetzende, drückende, stumpfe Stiche um die Nabel-Gegend herum und an vielen andern Stellen des Körpers und der Glieder (*Gr.*). [CK 377] Um die Nabelgegend herum, und so noch an vielen andern Stellen des Körpers und der Gliedmaßen, absetzende, drückende, stumpfe Stiche, wie mit einer stumpfen Spitze. [RAL (186)]

Feine absetzende Stiche im Bauche, nach der Herzgrube herauf, vorzüglich beim Aufrichten des Körpers im Sitzen (*Wsl.*). [CK 378] Feine, absetzende Stiche im Unterleibe, nach der Herzgrube herauf, vorzüglich beim Aufrichten des Körpers im Sitzen (n. 9 St.). [RAL (187)]

Stechender Bauchschmerz unter der letzten linken Ribbe, heftiger beim Einathmen (*Gtm.*). [CK 379] Stechender Schmerz im Bauche, unter der letzten, linken, wahren Ribbe, heftiger beim Einathmen (n. 1 St.). [RAL (188)]

Bohrender Stich in der Haut des Oberbauches, anhaltend beim Ein- und Ausathmen (*Gtm.*). [CK 380; RAL (189)]

Stechen ganz unten im Bauche, gleich über dem Schoosse, bloss bei Veränderung der Lage, wenn er zu gehen anfängt, oder sich eben setzt. [CK 381] Ganz unten im Unterbauche, gleich über dem Schooße, ein Stechen, bloß bei Veränderung der Lage, wenn er zu gehen anfängt oder sich eben setzt. [RAL 118]

In den Bauch-Muskeln linker Seite, Nadelstiche (*Wsl.*). [CK 382] Nadelstiche in den Bauchmuskeln linker Seite (n. ¼ St.). [RAL (204)]

Brennen und Schründen in der Nabel-Gegend, beim Gehen im Freien. [CK 383] (Beim Gehen im Freien) ein Brennen und Schründen in der Nabelgegend. [RAL 114]

Im linken Schooße schneidender Schmerz (*Gtm.*). [CK 384] Schneidender Schmerz im linken Schooße (n. 11 St.). [RAL (201)]

Geschwulst der Leistendrüsen (*Hg.*). [CK 385]

Herausdrücken im rechten Schoosse, als wolle ein Bruch entstehen im Gehen, durch Aufdrücken vermehrt (*Gtm.*). [CK 386] Herausdrückender Schmerz im rechten Schooße, als wenn ein Bruch entstehen wollte, im Gehen – beim Draufdrücken mit der Hand, heftiger, eine Viertelstunde anhaltend. [RAL (195)]

Einzelne glucksende Zucke im rechten Schoosse. [CK 387; RAL 119]

Blähungs-Einklemmung. [CK 388] Eingeklemmte Blähungen. [RAL 112]

Lautes Knurren im ganzen Bauche, vorzüglich im Oberbauche, bloss im Liegen (*Gtm.*). [CK 389] **Lautes Knurren im ganzen Unterleibe, vorzüglich im Oberbauche,** bloß im Liegen. [RAL (193)]

Knurren und Kollern in der Magen-Gegend (*Htm.*). [CK 390; CK 391; RAL (176)]

Hörbares Kollern im Bauche (*Br.*). [CK 392] Hörbares Kollern in der Bauchhöhle. [RAL (177)]

Heftiges Kollern in der linken Bauch-Seite. [CK 393]

Gluckern im Bauche, wie von Wasser (quatschend), wenn er sich vor oder hinter biegt, auch beim Befühlen des Bauches. Viel Blähungen und Blähungs-Abgang (*Htm.*). [CK 394] Wenn er sich vor oder hinter biegt, so gluckert es im Leibe, als wenn Wasser darin wäre; auch beim Befühlen des Unterleibes quatscht und gluckert es darin. [RAL 113] Blähungen und Blähungsabgang weit mehr, als in gesunden Tagen. [RAL (192)]

■ **Rektum**

Stuhl erst nach 32 Stunden, erst hart, dann breiig (*Mr.*). [CK 395] Stuhlgang nur erst nach 32 Stunden; der erste Koth war hart, der folgende breiig. [RAL (209)]

Kein Stuhl, mit Blähungs-Qual im Bauche, zwei Tage lang (n. 10 T.). [CK 396]

Kein Stuhl, mit sehr aufgetriebenem Bauche. [CK 397]

Oefterer Stuhldrang. [CK 398]

Vergeblicher Stuhldrang, 24 Stunden lang, dann schwieriger Stuhl, den folgenden Tag keinen (*Frz.*). [CK 399] Vergebliches Nöthigen zum Stuhle, 24 Stunden lang, dann schwieriger Stuhlgang – den folgenden Tag gar keiner. [RAL (208)]

Harter Stuhl (n. 5 St.) (*Gtm.*). [CK 400; RAL (210)]

Harter, brockiger Stuhl (*Mr.*). [CK 401] Stuhl hart und brockig. [RAL (212)]

Sehr harter, schwieriger Stuhl (n. 30 St.) (*Frz.*). [CK 402] Sehr harter, schwierig abgehender Stuhlgang (n. 30 St.). [RAL (211)]

Stuhl mit grosser Anstrengung, ob er gleich nicht hart ist. [CK 403]

Täglich Stuhl, die ersten 6 Tage, dann nur alle 48, später nur alle 72 Stunden. [CK 404] Die ersten sechs Tage täglich Stuhlgang, dann mehre Tage alle 48 Stunden Stuhl, später nur alle 72 Stunden. [RAL 125]

Stuhl weich und häufig (n. 72 St.) (*Br.*). [CK 405; RAL (213)]

Weicher Stuhl, alle 2, 3 Stunden (n. 24 St.) (*Fr. H.*). [CK 406] Aller zwei, drei Stunden, ein weicher Stuhl (n. 24 St.). [RAL (214)]

Durchfall, nicht schwächend. [CK 407] Ein nicht schwächender Durchfall. [RAL 123]

Viermaliger Durchfall, alle Viertelstunden einmal, mit Bauchweh (*Fr. H.*). [CK 408; RAL (215)]

Weissgraue Durchfall-Stühle. [CK 409] Weißgraue, durchfällige Stühle. [RAL 124]

Unwillkürlicher, breiichter, hellgelber Stuhl, unter Gefühl, als wolle eine Blähung abgehen. [CK 410] Beim Gefühl, als wolle eine Blähung abgehen, kommt schnell und unwillkührlich etwas breiiger, hellgelber Stuhl. [RAL 122]

Beim Stuhle, Austreten der Mastdarm-Aderknoten, wie Tauben-Eier gross. [CK 411]

Nach schwerem Stuhle, Beissen im After, wie von etwas Scharfem. [CK 412]

Nach dem Stuhle, langes Drängen und Zwang, ohne Leibweh, der erste Koth war stets hart, der folgende breiig (*Tth.*). [CK 413] Nach dem Stuhlabgange, ein langes Drängen und Stuhlzwang, ohne Leibweh; der erste Koth war jedesmal hart, der folgende breiig. [RAL (207)]

Reissen im After und an der Ruthe, Abends und früh. [CK 414] Reißender Schmerz im After und an der männlichen Ruthe, Abends und früh. [RAL 120]

Reissen im Mastdarme und Durchfalls-Regung, ohne Stuhl (*Frz.*). [CK 415] Im Mastdarme, reißender Schmerz und Durchfalls-Regung, ohne darauf folgenden Stuhlgang. [RAL (206)]

Jückender Stich im äussern Umfange des Afters (*Gtm.*). [CK 416; RAL (205): mit Hervorhebung]

Jückendes Fressen über dem Mastdarme, am Steissbeine. [CK 417; RAL 121]

Beissendes Jücken am After. [CK 418]

▪ Harnwege

Harn-Verhaltung die ersten 7 Stunden, dann öfteres, doch geringeres Harnen, als sonst, mit Brennen am Blasenhalse (*Mr.*). [CK 419] Kein Urinabgang die ersten sieben Stunden; dann öfteres Harnen, doch weniger an Menge, als gewöhnlich, mit einem unangenehmen, fast brennenden Gefühle am Blasenhalse. [RAL (218)]

Drang zum Harnen, mit wenig Abgang (n. 1/2 bis 3 St.) (*Lgh.*). [CK 420] **Harndrang, mit wenig Harnabgang** (n. 1/2, 3/4, 3 St.). [RAL (217)]

Drang zum Harnen, Tags wohl 8 Mal, Nachts 2, 3 Mal. [CK 421; RAL 126]

Drängen zum Harnen und Brennen dabei. [CK 422; RAL 130]

Drängen in der Harnröhre und im Mastdarme, wie beim schneidenden Wasser. [CK 423; RAL 131]

Häufiges Harnen (n. 24 St.). [CK 424; RAL 127]

Harnfluss mit schneidendem Brennen in der Harnröhre, und Krampf-Schmerzen im Kreuze. [CK 425] Harnfluß, mit schneidendem Brennen in der Harnröhre und krampfhaftem Schmerze im Kreuze. [RAL 128]

Oefteres und reichliches Harnen, viele Tage (*Hrm.*). [CK 426] Er muß oft und jedesmal viel Harn lassen (n. 24 St.), viele Tage lang. [RAL (223)]

Häufigerer, stärkerer Harn-Abgang während der letzten Tage (*Htm.*). [CK 427] Während der zwei letzten Tage, häufigerer und stärkerer Harnabgang. [RAL (224)]

Häufiger Abgang wässrichten Harnes, den er oft kaum halten konnte (n. 10, 14 St.) (*Frz.*). [CK 428] Vormittags kein Harnabgang, aber Nachmittags (n. 10, 14 St.) häufiger Abgang eines wässerigen Harns, den er oft kaum halten konnte. [RAL (220)]

Häufiger, dunkler Harn, der eine Wolke bildet (d. 2. T.) (*Frz.*). [CK 429] Der Urin geht den zweiten Tag noch sehr häufig, aber dunkelfarbig, ab und bildet eine Wolke. [RAL (222)]

Heller, wasserfarbiger Harn (*Wsl.*). [CK 430] Der Urin sieht hell wasserfarbig aus. [RAL (219)]

Wasserheller Harn, mit Satz nach Stehen (*Hg.*). [CK 431]

Ganz blasser Harn, der gleich eine dicke, weissliche Wolke bildet (*Gr.*). [CK 432; RAL (225): mit Hervorhebung]

Beim Harnen, ein Brennen und darauf vermehrter Tripper-Ausfluss. [CK 433] Beim Harnen, ein Brennen (und darauf vermehrter Tripperausfluß). [RAL 129]

Beim Ende des Harnens, Gefühl, als drücke eine im Unterbauche liegende Last nach den Geschlechtstheilen zu (n. 1/2 St.) (*Gr.*). [CK 434] Zuletzt beim Abgange des Urins ist es, als läge eine drückende Last im Unterbauche und drückte nach den Geschlechtstheilen (n. 1/2 St.). [RAL (221)]

Starkes Brennen in der Harnröhre, das den Harn aufhält, und darnach immer wieder zum Harnen reizt. [CK 435] Starkes Brennen in der Harnröhre, wovon das Uriniren aufgehalten wird; es reizte hinterdrein immer wieder zum Harnen. [RAL 132]

Brennen, beim Harnen, und ehe das Wasser kam, ein Schneiden, unter vergeblichem Nöthigen. [CK 436] Ein Brennen beim Wasserlassen, und ehe es kam, ein Schneiden; der Urin kam nicht gleich, sondern es nöthigte ihn eine halbe Minute lang vergeblich dazu. [RAL 133]

Ziehen in der Harnröhre, bis an den After hin. [CK 437; RAL 134: in Klammern]

Oft Rohheits-Gefühl in der Harnröhre, zuweilen Stechen darin. [CK 438]

Stechen in der Harnröhre, ausser dem Harnen (sogleich). [CK 439] Ein Stechen vorne in der Harnröhre, außer dem Harnen (sogleich). [RAL 135]

Kriebeln in der Harnröhre, ausser dem Harnen. [CK 440; RAL 136]

Schmerzhafte Stiche am Ende der Harnröhre, ausser dem Harnen. [CK 441] Schmerzhafte Stiche am Ende der Harnröhre (*Wislicenus.*). [RAL (230)]

Schmerzlich krampfhaftes Zusammenschnüren der Harnblase, ohne Harndrang (*Htm.*). [CK 442] Schmerzlich krampfhaftes Zusammenschnüren der Harnblase, ohne auf den Urin zu drängen. [RAL (216)]

Geschwulst der Harnröhr-Mündung. [CK 443]

▪ Geschlechtsorgane

An der Ruthe, hinten, äusserlich, kriebelndes Jücken (*Frz.*). [CK 444] Kriebelndes Jücken unterwärts, hinten an der äußern Haut der Ruthe (n. 4 1/2 St.). [RAL (226)]

In der Eichel Gefühl von Schwere, besonders beim Harnen (*Hrm.*). [CK 445] Gefühl von Schwere in der Eichel, besonders beim Harnen. [RAL (227)]

Jückendes, feines Stechen an der Eichel (*Hrm.*). [CK 446; RAL (228)]

Feines Stechen an der Spitze der Eichel (*Lgh.*). [CK 447] Feines Stechen an der Spitze des männlichen Gliedes (n. ¼ St.). [RAL (229)]

Brennendes Schneiden in der Eichel, unter herausdrückendem Schmerze in den Schössen. [CK 448] Ein brennendes Schneiden in der Eichel, mit einem herausdrückenden Schmerze in beiden Schößen. [RAL 140]

Jückendes Kriebeln am Fleischbändchen. [CK 449] Jückendes Kriebeln unter der Eichel, am Fleischbändchen. [RAL 137]

Bläschen neben dem Fleischbändchen, jückend nur beim Aufdrücken. [CK 450] Bläschen neben dem Fleischbändchen, welche nur beim Draufdrücken jücken. [RAL 139]

Feuchtende, jückende Bläschen am Bändchen, nach vorgängigem Kriebeln daselbst. [CK 451] Ein Kriebeln neben dem Fleischbändchen unter der Eichel; es entstanden da kleine Bläschen, welche feuchteten und jückten. [RAL 138]

An den Feigwarzen, Hitze und Brennen. [CK 452] (An den Feuchtwarzen, Hitze und Brennen.) [RAL 142]

Wundheits-Schmerz an den Feigwarzen, im Gehen und Sitzen. [CK 453] An den Feuchtwarzen, Wundheits-Schmerz, beim Gehen und Sitzen. [RAL 143]

In den Hoden, ziehendes Schründen, wie von Wundheit. [CK 454] Ein ziehender, schründender Schmerz in den Hoden, wie von etwas Wundem. [RAL 141]

Drücken in beiden Hoden, beim Befühlen und Gehen erhöht (*Hrm.*). [CK 455] Drückender Schmerz an beiden Hoden, beim Befühlen und beim Gehen heftiger. [RAL (233)]

Brennendes Reissen im linken Hoden, und Brennen in der Vorsteherdrüse, unter häufigen Erektionen (*Frz.*). [CK 456; RAL (236)]

Jücken am Hodensacke. [CK 457]

Am Hodensacke, ein jückender, langer Stich (*Frz.*). [CK 458] Jückender, langer Stich am Hodensacke. [RAL (232)]

Kriebeln am Hodensacke, wie von Ameisen, nach Kratzen in Brennen und Wundheits-Schmerz übergehend (*Htm.*). [CK 459] Ein Kriebeln am Hodensacke, wie von Ameisen, welches nach dem Kratzen in Brennen und Wundheits-Schmerz übergeht (n. 2¾ St.). [RAL (235)]

Wundheits-Schmerz am Hodensacke (*Frz.*). [CK 460; RAL (231)]

Entzündungs-Geschwulst des Hodensackes. [CK 461]

Geschwulst des linken Hoden (*Hg.*). [CK 462]

Härte und Spannen des Samenstranges (*H.*). [CK 463]

Geschwulst des Samenstranges bei Benommenheit des Kopfes. [CK 464]

Kleine rothe Blüthchen am Hodensacke und an dem hintern Theile der Ruthe, mit Hitz-Gefühl darin (*Br.*). [CK 465] Ein Ausschlag von kleinen, rothen Blüthchen auf der vordern Seite des Hodensacks und dem hintern, untern Theile der Ruthe, mit Gefühl von Hitze darin (n. 32 St.); auch die Haare an den Schamtheilen gingen zum Theil aus (n. 52 St.). [RAL (234)]

Haar-Ausfallen an den Schamtheilen (*Br.*). [CK 466] Ein Ausschlag von kleinen, rothen Blüthchen auf der vordern Seite des Hodensacks und dem hintern, untern Theile der Ruthe, mit Gefühl von Hitze darin (n. 32 St.); auch die Haare an den Schamtheilen gingen zum Theil aus (n. 52 St.). [RAL (234)]

Geschlechtsrieb mangelnd. [CK 467] Mangel an Geschlechtstrieb. [RAL 144]

Anschwellung der Ruthe, mehrere Minuten, ohne irgend eine Ursache (*Htm.*). [CK 468] **Ohne verliebte Anreizung weder durch Gedanken, noch Worte, noch Handlungen, Anschwellung der Ruthe, mehre Minuten lang** (n. 1¾ St.). [RAL (237)]

Neigung zu Ruthe-Steifheit, früh, beim Stehen. [CK 469]

Erektion, früh, im Bette. [CK 470]

Heftige Ruthe-Steifheit, ohne Geschlechtstrieb. [CK 471] Heftige Steifigkeit der Ruthe, ohne Geschlechtstrieb. [RAL 145]

Samen-Abgang, beim Pressen zum Stuhle (*Hg.*). [CK 472]

Allzuhäufige Pollutionen. [CK 473]

Bei gehöriger, körperlicher und geistiger Aufgeregtheit zum Beischlafe und anhaltendem Begattungs-Vermögen, sinkt endlich die Ruthe beim höchsten Genusse zur Schlaffheit herab, ohne Samen-Erguss. [CK 474]

Die viele Monate ausgebliebene Regel wird zum Vollmonde wieder hergestellt. [CK 475] (Das viele Monate ausgebliebene Monatliche wird wieder hergestellt, zum Vollmonde.) [RAL 146]

Weissfluss, nach der Regel, einige Tage über. [CK 476] Weißfluß nach dem Monatlichen, einige Tage über. [RAL 147]

Starker, gelblicher Weissfluss mit Jücken, 4, 5 Tage lang, einige Tage nach der Regel. [CK 477]

- **Atemwege und Brust**

Trockne Nase (*Hg.*). [CK 478]

Schnupfen-Fieber; es thun ihm alle Glieder weh und es schmeckt ihm Nichts. [CK 479; RAL 149: in Klammern]

Heftiger Schnupfen, mit rothen Nasenrändern (*Hg.*). [CK 480]

Zusammenziehender, das Halsgrübchen gleichsam verengernder Schmerz, schlimmer beim Biegen des Halses (*Gtm.*). [CK 481] Ein das Halsgrübchen gleichsam verengernder, zusammenziehender Schmerz, beim Biegen des Halses schlimmer, zehn Minuten lang (n. 3½ St.). [RAL (238)]

Rauhheit im Halse, die am Reden hindert (*Fr. H.*). [CK 482; RAL (239)]

Starke Heiserkeit. [CK 483] Starke **Heiserkeit.** [RAL 148]

Husten-Reiz zuweilen, der aber bloss ein paar Stiche im Gaumen, keinen Husten hervorbringt. [CK 484] Zuweilen ein Reiz wie zum Husten, welcher aber bloß ein Paar Stiche im Gaumen verursacht, doch keinen wirklichen Husten hervorbringt. [RAL 158]

Husten-Reiz von Kitzel im Halsgrübchen. [CK 485] Reiz zum Husten von einem Kitzel im Halsgrübchen. [RAL 159]

Husten wie durch Feder-Kitzeln von der Brust-Mitte, bis zum Kehlkopfe (*Hg.*). [CK 486]

Fortwährender Reiz-Husten. [CK 487]

Husten, von Brennen in der Brust erregt. [CK 488] Ein Brennen in der Brust reizt sie zum Husten. [RAL 157]

Starker Husten, der zum Erbrechen hebt, doch ohne Schmerz (*Fr. H.*). [CK 489; RAL (241)]

Husten mit Brech-Neigung. [CK 490]

Husten mit Speise-Erbrechen. [CK 491]

Trockner Husten von Kitzel, tief in der Brust, gleich über der Herzgrube; Abends nach dem Niederlegen ist der Husten am schlimmsten (*Fr. H.*). [CK 492]

Trockner Husten; die Aufreizung und der Kitzel dazu wird gleich über der Herzgrube, tief drin, empfunden; Abends, nach dem Niederlegen, ist der Husten am schlimmsten (*Fr. Hahnemann.*). [RAL (240)]

Husten mit Auswurf, nach Vollheit der Brust beim Erwachen. [CK 493]

Heftiger Husten mit starkem Auswurfe, wovon der Unterleib schmerzt. [CK 494]

Husten, früh, mit gelbem Auswurfe. [CK 495] Früh, Husten, mit weißgelbem Auswurfe. [RAL 160]

Husten, **Auswurf kräuterartigen Geschmacks und Geruchs.** [CK 496]

Vor dem Husten schreit er schon im Voraus über Leibschmerzen. [CK 497] (Ehe der Husten kommt, schreit er im voraus über Unterleibs-Schmerzen.) [RAL 161]

Vom Husten Kopfweh, als sollte der Schädel springen. [CK 498] Vom Husten, Kopfweh, als wollte der Schädel zerspringen. [RAL 162]

Beim Husten und Fliessschnupfen, Brennen in der Brust und im Halse heran bis in den Mund, auch wenn sie nicht hustete. [CK 499] Bei Fließschnupfen und Husten, Brennen in der Brust und im Halse heran, bis in den Mund vor, auch wenn sie nicht hustete. [RAL 163]

Athmen schwer und beengt, mit kleinen Stichen zwischen den kurzen Ribben, am meisten der linken Seite (*Htm.*). [CK 500] Schweres, beengtes Athmen, mit kleinen Stichen zwischen den kurzen Ribben beider Seiten, am meisten der linken (n. 3½ St.) (*Hartmann.*). [RAL (245)]

Gerüche benehmen ihm den Athem. [CK 501]

Athem-Mangel, beim Erwachen aus halbstündigem Vormittags-Schlafe, unter Unruhe und Schweiss am Körper. [CK 502]

Sehr beängstigt auf der Brust. [CK 503]

Brust-Schmerz, wie von Mattigkeit, oder wie nach langem Sitzen, durch die ganze Brust, von Gehen gemindert. [CK 504] Brustschmerz, wie von Mattigkeit, gleich als von langem Sitzen herrührend, durch die ganze Brust, – durch Gehen vermindert. [RAL 151]

Schmerz auf den rechten, untersten Ribben, beim darauf Drücken. [CK 505]

Brust-Beklemmung, Nachmittags, es zog die Brust zusammen, mit Stichen. [CK 506] Brustbeklemmung; es zog die Brust zusammen, zugleich mit Stichen (Nachmittags). [RAL 152]

Schmerzhafte Beklemmung der Brust, beim Anfange des Gehens (*Stf.*). [CK 507; RAL (254)]

Schmerz der Brust, wie eingeschnürt. [CK 508] Brustschmerz, wie eingeschnürt. [RAL 153]

Schmerzhafter Brust- oder Zwergfell-Krampf, in der Gegend der untersten rechten Ribben, schnell und unverhofft entstehend; sie darf sich nicht schnell gerade richten, muss ganz krumm sitzen, und beim Athmen sticht's da. [CK 509]

Drücken in der Brust, mehrere Stunden (d. 5. T.). [CK 510]

Drücken in der Brust, nach dem Magen zu, was sie beklommen macht. [CK 511]

Drücken auf der Brust, Nachts, dass er nur schwer athmen kann (*Hg.*). [CK 512]

Arges Drücken über die ganze Brust, Nachts aus dem Schlafe weckend; es zog nach dem Bauche und verschwand nach Winde-Abgang. [CK 513] (Ein die Nacht aus dem Schlafe weckendes arges Drücken über die ganze Brust, was sich nach dem Unterleibe zog und durch Abgang einer Blähung verschwand.) [RAL 155]

Drücken und Beklemmung hinter dem Brustbeine, das Einathmen erschwerend (*Frz.*). [CK 514] **Drücken und Beklemmung hinter dem Brustbeine, wovon das Einathmen erschwert wird** (n. 3 St.). [RAL (250)]

Druck-Schmerz in der linken Brust, am heftigsten beim Athmen (*Gtm.*). [CK 515] Drückender Schmerz in der linken Brust, am heftigsten beim Ein- und Ausathmen (n. 10 St.). [RAL (257)]

Drücken in der Mitte der Brust, am heftigsten beim Ausathmen, als wollte es das Brustbein herausdrücken, heftiger beim Aufdrücken aufs Brustbein, Bücken und Husten (*Gtm.*). [CK 516] **Drückender Schmerz in der Mitte der Brust, beim Ausathmen am heftigsten; es ist, als wenn es ihm den Brustknochen herausdrücken wollte; beim Aufdrücken mit der Hand auf das Brustbein ward der Schmerz heftiger, so wie auch beim Bücken, Husten u.s.w.**, eine Stunde lang (n. 25 St.). [RAL (258)]

Klemmendes Drücken in der rechten Brust-Seite, in der Gegend der siebenten Ribbe (*Gr.*). [CK 517] In der rechten Seite, in der Gegend der siebenten Ribbe, ein drückendes Klemmen. [RAL (251)]

Absetzendes, klemmendes Drücken, nahe am Brustbeine, um die siebente Ribbe (*Gr.*). [CK 518] In der Gegend der siebenten Ribbe, unweit des Brustbeins, ein absetzendes, drückendes Klemmen. [RAL (252)]

Klemmendes Drücken in der Gegend der linken Brustwarze (*Gr.*). [CK 519] In der Gegend der linken Brustwarze, ein drückendes Klemmen. [RAL (253)]

Klemmender Druck, vorn in der Nähe des Brustbeins, unter der rechten letzten falschen Ribbe (*Hrm.*). [CK 520] Klemmender Druck unter der rechten, letzten, falschen Ribbe, vorne in der Gegend des Brustbeins (n. 3 St.). [RAL (255)]

Klemmender Druck unter der rechten Achselgrube, der Brustwarze gegenüber (*Hrm.*). [CK 521] Klemmender Druck, der rechten Brustwarze gegenüber, unter der rechten Achselhöhle (n. 23 St.). [RAL (256)]

Heftig klemmender Schmerz in der Herz-Gegend, und nach dem Brustbeine hin, in Absätzen, Abends beim Gehen (*Hg.*). [CK 522]

Schneidendes Drücken auf der linken Brust-Seite, beim tief Athmen (*Wsl.*). [CK 523] Schneidendes Drücken auf der linken Seite der Brust, beim Tiefathmen. [RAL (261)]

Stechen in der untern rechten Ribbe, im Sitzen, beim Einathmen; im Gehen verschwindend. [CK 524] Ein Stechen in der untern rechten Brust, im Sitzen, beim Odem-Einziehen, welches beim Gehen verschwindet. [RAL 154]

Stumpfe Stiche in der Mitte des Brustbeins (*Gtm.*). [CK 525; RAL (242)]

Stumpfes Stechen in der linken Seite, zwischen der untersten Ribbe und dem Becken, durch die ganze Bauchhöhle, beim Einathmen heftiger (*Hrm.*). [CK 526] Stumpfes Stechen auf der linken Seite, zwischen der untern falschen Ribbe und dem Becken, welches sich in der Bauchhöhle zu verbreiten scheint, beim Einathmen heftiger. [RAL (243)]

Scharfe Stiche in der Gegend der rechten untern Ribben (*Hrm.*). [CK 527] Scharfe Stiche in der Gegend der rechten ersten falschen Ribbe (n. 34 St.). [RAL (244)]

Scharfes Stechen in der obern Brust, unter dem rechten Arme, auf Augenblicke den Athem versetzend (*Mr.*). [CK 528] In der obern Gegend der Brust, unter dem rechten Arme, ein scharfes Stechen, welches auf Augenblicke den Athem versetzt, wie wenn man jähling ins Wasser fällt (n. 3, 4 St.). [RAL (246)]

Bohrender, stumpfer anhaltender Stich in der linken Brust, beim Einathmen heftiger (*Gtm.*). [CK 529] Bohrender, stumpfer Stich in der linken Brust, anhaltend; beim Einathmen heftiger (n. ¼ St.). [RAL (247)]

Bohrendes Kneipen in der linken Brust, anhaltend beim Athmen (*Gtm.*). [CK 530] Bohrendes Kneipen in der linken Brust, anhaltend beim Ein- und Ausathmen (n. 3¼ St.). [RAL (249)]

Kneipendes Stechen in der ganzen Brust (*Gtm.*). [CK 531; RAL (248)]

Brennender Wundheits-Schmerz innerlich an der letzten Ribbe (*Frz.*). [CK 532; RAL (263)]

Aeusserliches Brennen auf der Brust. [CK 533] Brennen auf der Brust, äußerlich. [RAL 156]

Brennen auf der Brust (*Fr. H.*). [CK 534; RAL (264)]

Brennend schneidender Schmerz in der linken Brust im Sitzen, stärker beim Befühlen (*Mr.*). [CK 535] Brennend schneidender Schmerz in der

linken Brust (im Sitzen), beim Anfühlen stärker (n. 9 St.). [RAL (262)]
Kriebelnder Schmerz in der Brust, in der Ruhe; beim Bücken, Betasten und jedem Bewegen thut's auf dem Brustbeine weh. [CK 536] Ein kriebelnder Schmerz in der Brust, in der Ruhe; beim Bücken thut's auf dem Brustbeine weh, so wie bei jeder Bewegung und beim Betasten. [RAL 150]
Empfindung auf der Seite der Brust, als wären die Ribben eingeschlagen (Frz.). [CK 537; RAL (260)]
Scharfer Druck in der linken Brustdrüse (Fr. H.). [CK 538; RAL (259)]
Jückendes Stechen, wie von vielen Flöhen, zwischen beiden Brüsten, worüber sie um Mitternacht aufwacht und davon weder ruhig liegen, noch sitzen kann, sondern aufstehen und umhergehen muss (Fr. H.). [CK 539] Ein jückendes Stechen, wie von vielen Flöhen, zwischen beiden Brüsten, worüber sie um Mitternacht aufwacht und davor weder ruhig liegen, noch sitzen kann, sondern das Bette verlassen und eine Stunde in der Stube herumgehen muß. [RAL (265)]
Jückendes Fressen an den rechten falschen Ribben, er muss kratzen (Hrm.). [CK 540] Jückendes Fressen auf der rechten Seite an den falschen Ribben, welches zum Kotzen reizt. [RAL (266)]
Herzklopfen, nach jedem Aufschrecken im Schlafe. [CK 541] Nach jedem Aufschrecken im Schlafe, Herzklopfen. [RAL 164]

■ Rücken und äußerer Hals

Am Steissbeine ein jückender Stich (Gtm.). [CK 542] Jückender Stich über dem After am Steißbeine, einige Minuten lang (n. 8 St.). [RAL (270)]
Feine Stiche am Steissbeine und auf dem Brustbeine (Wsl.). [CK 543] Feine Stiche über dem After, am Steißbeine und auf dem Brustbeine (n. ¼ St.). [RAL (271)]
Im Kreuze ein lebendiger Schmerz, wie Ziehen und Drücken, zuweilen reissend, nur im Stehen deutlich fühlbar (Frz.). [CK 544; RAL (272)]
Absetzender, schnell ziehender, drückender Kreuzschmerz am meisten im Stehen, weniger im Gehen; durch Aufdrücken, Niedersetzen und Bücken vergehend (Frz.). [CK 545] Absetzender, schnell ziehender und drückender Kreuzschmerz, am meisten im Stehen, weniger im Gehen, welcher durch Aufdrücken, beim Niedersetzen und auch beim Bücken vergeht. [RAL (273)]

Absetzendes Reissen im Kreuze, nach Aufrichten vom Bücken; beim Stillstehen ruckweise ruhig ziehend (Frz.). [CK 546] Absetzend reißender Kreuzschmerz nach dem Aufrichten vom Bücken, aber ruckweise ruhig ziehend, wenn er still steht. [RAL (274)]
Brennender Schmerz auf einer Stelle gleich über dem Kreuze. [CK 547] Unten, gleich über dem Kreuze, eine Stelle brennenden Schmerzes. [RAL 165]
Ein arger Stich im Kreuze, beim Aufrichten nach Niederkauern. [CK 548] Beim Aufrichten nach Niederkauern, ein arger Stich im Kreuze. [RAL 166]
Jücken und Schweiss im Rücken. [CK 549]
In den Rücken-Wirbeln, schmerzhaftes Ziehen, als wären sie zerschlagen, meist im Sitzen (Frz.). [CK 550; RAL (277)]
Reissender Schmerz im Rücken, Nachts. [CK 551] Nachts, reißender Schmerz im Rücken. [RAL 168]
Kneipender Schmerz in der Mitte des Rückgrats (Wsl.). [CK 552; RAL (275)]
Ein Stich in den Lenden, beim Heben, der im Sitzen fortwährend anhielt, beim Bewegen aber sogleich verschwand. [CK 553] Beim Heben entstand ein Stich über der Hüfte in den Lenden, welcher im Sitzen fortwährend anhielt; bei Bewegung verschwand er sogleich. [RAL 167]
Stechen in der Nieren-Gegend. [CK 554]
Kleine, heftige, ruckende Stiche in der Mitte des Rückgrats (Htm.). [CK 555; RAL (276)]
Jückendes Fressen um die Lendenwirbel und an andern Theilen des Rumpfes, auch am Oberschenkel; er muss kratzen (Hrm.). [CK 556] Jückendes Fressen in der Gegend der Lendenwirbel, welches zum Kratzen reizt. [RAL (269)]
Jückendes Fressen an mehren Theilen des Rumpfs und Oberschenkels, bald hie, bald da. [RAL (268)]
Rothe Blüthchen auf dem Rücken, der Brust und dem Halse vorzüglich über den Schulterblättern, vorzüglich Abends, weniger am Morgen sichtbar, bloss beim Reiben und Berühren der Kleider empfindlich, und 14 Tage andauernd (Wsl.). [CK 557] Rothe Blüthchen an dem Halse, der Brust und dem Rücken, vorzüglich über den Schulterblättern, welche bloß beim Berühren und Reiben der Kleider empfindlich sind (am meisten die auf dem Brustbeine) und sich vorzüglich Abends zeigen, des Morgens aber zum Theil verschwunden sind, zum Theil aber an 14 Tage dauern. [RAL (267)]

Ausschlag auf dem Schulterblatte, ohne Jücken, nur beim Betasten schmerzend. [CK 558] Ausschlag auf dem Schulterblatte, welcher nicht jückt, aber beim Betasten weh thut. [RAL 169]

Auf dem linken Schulterblatte, schmerzhaftes Reissen, im Sitzen, bei vorgebeugtem Körper (*Frz.*). [CK 559] Schmerzhaftes Reißen auf dem linken Schulterblatte, im Sitzen, beim vorgebeugten Körper (n. 26 St.). [RAL (278)]

Heimliches Ziehen und Drücken auf den Knochen, wie Nagen, unter der Spitze des Schulterblattes (*Frz.*). [CK 560] Unter der Schulterblattspitze, ein heimliches Ziehen und Drücken auf dem Knochen, wie Nagen. [RAL (279)]

Im Nacken, ziehend stechendes Drücken, unvermerkt nach dem Hinterhaupte gehend und daselbst verschwindend (*Htm.*). [CK 561] Ein ziehend stechendes Drücken im Nacken, welches sich unvermerkt nach dem Hinterhaupte zieht und daselbst verschwindet (n. 1¼ St.). [RAL (64)]

Zuckende Empfindung im Nacken, in der Ruhe, doch öfterer noch beim Aufrichten des Kopfes (*Br.*). [CK 562] Eine zuckende Empfindung im Nacken, in der Ruhe, doch öfterer beim Aufrichten des Kopfs (von 6 bis 8 Tagen). [RAL (65)]

Steifigkeits-Gefühl im Nacken, in der Ruhe, durch Bewegung vergehend (*Htm.*). [CK 563] Gefühl von Steifigkeit des Nackens, in der Ruhe, durch Bewegung verschwindend (n. 8 St.). [RAL (66)]

Brennender Wundheits-Schmerz, seitwärts am Nacken (*Frz.*). [CK 564; RAL (70): mit Hervorhebung]

Am Halse, vorn und auf den Seiten, Druck (*Hrm.*). [CK 565] Druck vorne und an beiden Seiten des Halses (n. 4 St.). [RAL (69)]

Kneipender Schmerz auf einer kleinen Stelle des Halses (*Frz.*). [CK 566] Ein kneipender Schmerz auf einem kleinen Punkte am Halse (*Hartmann.*). [RAL (68)]

Schmerzhaftes Drücken auf der linken Hals-Seite, als wolle er innerlich böse werden, doch weder durch Schlingen, noch durch Sprechen verschlimmert (*Frz.*). [CK 567] Ein schmerzhaftes Drücken auf der linken Halsseite, als wollte er inwendig böse werden, was aber weder durch Schlingen, noch durch Sprechen sich verschlimmert (n. 3¾ St.) (*Hartmann.*). [RAL 67]

Krampfhaftes Ziehen in den rechten Halsmuskeln, bis zum Auge hin, beim Drehen des Kopfes. [CK 568] In den rechten Halsmuskeln entsteht, beim Drehen des Kopfs, ein krampfhaft ziehender Schmerz bis zum rechten Auge hin. [RAL 73]

Die rechten Halsmuskeln thun sehr weh. [CK 569; RAL 74]

Schmerzhafte Steifheit der linken Halsmuskeln, es strammt bis in den Kopf. [CK 570; RAL 75]

■ Extremitäten

Achsel-Drüsen-Geschwulst, die von selbst verging. [CK 571]

Im Achsel-Gelenke, Ziehen und Pochen. [CK 572] In dem Schultergelenke, Ziehen und Pochen. [RAL 170]

Rheumatisch lähmiger Schmerz im rechten Schulter-Gelenke (*Hg.*). [CK 573]

Reissen in der Achsel und in der linken Hand. [CK 574] Reißen der linken Achsel und in der linken Hand. [RAL 171]

Klemmender Druck auf der rechten Schulterhöhe (*Hrm.*). [CK 575; RAL (280)]

Blutschwäre auf der rechten Schulter (*Hg.*). [CK 576]

Am Arme hie und da, und auf der Schulter, Brennen, wie von glühenden Kohlen. [CK 577] Hie und da am Arme und auf der Schulter, ein brennender Schmerz, wie von einer glühenden Kohle. [RAL 172]

Schwäche im Arme, Vormittags, dass er zitterte. [CK 578] Vormittags, eine Schwäche im Arme, daß er zitterte. [RAL 173]

Der (beschädigte) Arm wird steif und schmerzt bei jeder Bewegung; die Hand wird bleischwer; im Geschwüre pickt und sticht es und im Daumenballen und den Fingern reisst und sticht es; die Hand fühlt innerlich ein schmerzhaftes Brennen, und beim Hangenlassen des Armes schiesst das Blut in die Hand vor. [CK 579] Der (beschädigte) Arm wird steif und schmerzt bei jeder Bewegung; die Hand wird bleischwer; im Geschwür pickt und sticht es, und im Daumenballen und in den Fingern reißts und sticht's; die Hand fühlt einen innern, brennenden Schmerz; beim Hängenlassen des Arms schießt das Blut in die Hand vor. [RAL 174]

Ziehen in beiden Armen herab von der Achsel an. [CK 580; RAL 175]

Am Oberarme ein jückender Stich, durch Kratzen nicht getilgt (*Gtm.*). [CK 581] Ein jückender Stich am rechten Oberarme, welcher von Kratzen nicht ganz verging (n. 1 St.). [RAL (281)]

Muskel-Zucken am Oberarme, durch Bewegung getilgt (*Gtm.*). [CK 582] Muskelzucken am linken Oberarme, über der Ellbogenbeuge, was durch Bewegung verging (n. 1¼ St.). [RAL (282)]

Schmerzhaft zuckendes Reissen in den Armen, Fingern und Gliedern überhaupt (*Gr.*). [CK 583] Sehr schmerzliches, zuckendes Reißen in den Gliedern, im Arme, den Fingern, u.s.w. [RAL (283)]

Lähmiger klemmender Druck an den Oberarmen, durch Berührung erhöht (*Hrm.*). [CK 584] Lähmiger, klemmender Druck am rechten Oberarme, nach vorne, bei Berührung heftiger (n. 13 St.). [RAL (284)] Lähmiger Druck am linken Oberarme, nach hinten, bei Berührung heftiger. [RAL (285)]

Gefühl von Eiskälte auf dem rechten Oberarme (*Mr.*). [CK 585] Ein Gefühl, wie Eiskälte, auf dem rechten Oberarme. [RAL (286)]

Ziehen im Oberarme, vom Ellbogen nach der Schulter. [CK 586] Ein Ziehen vom Ellbogen nach der Schulter. [RAL 176]

In den Ellbogen-Spitzen, brennende Empfindung. [CK 587] In beiden Ellbogenspitzen, eine brennende Empfindung. [RAL 177]

Schmerz des Ellbogen-Gelenkes beim Anfühlen. [CK 588] Das Ellbogengelenk thut beim Anfühlen weh. [RAL 179]

Ziehendes Schneiden in den Ellbogen-Hand- und hintern Finger-Gelenken. [CK 589] Ziehend schneidender Schmerz im Ellbogengelenke, in den Handgelenken und den hintern Fingergelenken. [RAL 178]

Die Vorderarme schmerzen wie zerschlagen, beim Auflegen damit auf den Tisch (*Frz.*). [CK 590] Die Vorderarme schmerzen, wie zerschlagen, wenn er sich mit ihnen auf den Tisch auflegt (n. 26 St.). [RAL (287)]

Klemmender Druck am Vorderarme, nach innen und unten (*Hrm.*). [CK 591; RAL (290)]

Schmerzhaft klemmende Schwere im rechten Vorderarme (*Htm.*). [CK 592; RAL (289)]

Scharfstechendes Bohren an der Inseite des linken Vorderarms nah an der Ellbogen-Beuge, am schlimmsten in der Ruhe (*Gtm.*). [CK 593] **Scharf stechend bohrende Schmerzen an der innern Seite des linken Vorderarms, nah an der Ellbogenbeuge, in der Ruhe am schlimmsten** (n. 37 St.). [RAL (288)]

Lähmiger Schmerz aussen am Vorderarme, unter dem Ellbogen, die Bewegung des Armes aber nicht hindernd. [CK 594] Unter dem Ellbogen, außen am Vorderarme, ein lähmiger Schmerz, welcher jedoch die Bewegung des Arms nicht hindert. [RAL 180]

Im Hand-Gelenke, Steifheits-Gefühl und Klemmen, durch Bewegung erhöht (*Htm.*). [CK 595] Empfindung von Steifigkeit und klemmendem Schmerze im rechten Handgelenke, bei Bewegung noch schmerzhafter (n. 8 St.). [RAL (291)]

Kneipendes Klemmen zwischen den rechten Mittelhand-Knochen, als würden sie zusammengeklemmt (*Htm.*). [CK 596] Kneipender, klemmender Schmerz zwischen den rechten Mittelhandknochen, als würden sie zusammengeklemmt (n. 1½ St.). [RAL (303)]

Reissendes auf- und abwärts Rollen, zuweilen mit Stechen in den Knochen der Hände, Finger und Vorderarme (*Br.*). [CK 597] An den Unterarmröhren und den Knochen der Hand und der Finger, ein reißendes Rollen auf- und abwärts, zuweilen in stumpfes Stechen darin (vom 6. bis 8. Tage). [RAL (292)]

Kneipender Schmerz über dem rechten Hand-Gelenke (*Wsl.*). [CK 598; RAL (294)]

Reissen quer über das rechte Hand-Gelenk (*Mr.*). [CK 599] Reißen im rechten Handgelenke querüber (n. 10 St.). [RAL (295)]

Ziehendes Stechen in den Handflächen (*Htm.*). [CK 600] Ziehend stechende Schmerzen in den Muskeln der rechten hohlen Hand (n. 4¾ St.). [RAL (297)] Ziehend stechende Schmerzen in den Muskeln der linken hohlen Hand. [RAL (298)]

Vermehrte Wärme in beiden Handflächen (*Fr. H.*). [CK 601] Vermehrte Wärme in beiden hohlen Händen (n. ½ St.). [RAL (296)]

Zittern der Hände beim Schreiben, mit Kriebeln und Jücken darin (*Wsl.*). [CK 602] Die Hände zittern beim Schreiben, er kann sie nicht still halten und er fühlt ein Kriebeln und Jücken derselben (n. 3 St.). [RAL (293)]

Jücken auf beiden Handrücken, durch Kratzen vermehrt. [CK 603] Jücken auf beiden Handrücken, was sich durch Kratzen vermehrt. [RAL 181]

Ein Ueberbein zwischen den Mittelhand-Knochen, höchst schmerzhaft, besonders Nachts, am meisten bei Berührung. [CK 604] (Zwischen den Mittelhandknochen, ein Ueberbein, höchst schmerzhaft für sich, besonders die Nacht, am schmerzhaftesten bei Berührung.) [RAL 182]

Rauhe, runzelige, dürre Haut der Hände. [CK 605; RAL 183]

In den Finger-Gelenken, Stiche. [CK 606] Stiche in den Fingergelenken. [RAL 184]

Reissen in den Fingern, vorzüglich in den Gelenken, mit Spannen bei Bewegung, als wären die Flechsen zu kurz (*Hrm.*). [CK 607] Reißen im Daumen und Zeigefinger der rechten Hand, vorzüglich in den Gelenken; bei Bewegung entsteht eine Art von Spannung, es ist, als wenn die Flechsen zu kurz wären. [RAL (299)] Reißen in dem Mittel- und Zeigefinger der rechten Hand (n. 2 St.). [RAL (300)] Reißen im linken Ringfinger. [RAL (301)]

Heftiges, scharfstechendes Reissen im hintersten Gliede des rechten Mittelfingers (*Htm.*). [CK 608; RAL (302): mit Hervorhebung]

Klammschmerz in den Fingern der linken Hand, ohne Bezug auf Bewegung (*Gr.*). [CK 609] Eine Art Klammschmerz in den Fingern der linken Hand, wobei jedoch die Bewegung frei bleibt. [RAL (304)]

Schmerzhaft drückendes Ziehen am kleinen Finger, vorzüglich am Gelenke, durch Beugung des Fingers in die Hand herein vergehend (*Fr.*). [CK 610] Am kleinen Finger, ein schmerzhaft drückendes Ziehen, vorzüglich am Gelenke, welches vergeht, wenn er den ausgestreckten Finger in die Hand herein biegt. [RAL (305)]

Absetzende, stumpfe Stiche im Daumenballen (*Gr.*). [CK 611; RAL (310)]

Feines Stechen durch den Rücken des rechten Daumens, bis unter den Nagel (*Wsl.*). [CK 612] Feines Stechen durch den Rücken des Daumens der rechten Hand bis unter den Nagel (n. 1½ St.). [RAL (311)]

Hinter dem Finger-Nagel, Entzündung und Eiterung. [CK 613]

Fressendes Jücken am linken Mittelfinger, nach Kratzen bald wiederkehrend (*Gr.*). [CK 614] Fressendes Jücken am Mittelfinger der linken Hand, welches nach dem Kratzen nur auf kurze Zeit verging. [RAL (312)]

Abgestorbenheit einer Seite des linken Zeigefingers, während des Frostes, mit scharfer Abgränzung (*Frz.*). [CK 615] Die eine Seite des linken Zeigefingers ist während des Frostes ganz abgestorben und weicher anzufühlen, so daß es scheint, als liefe zwischen dem lebenden und dem abgestorbenen Theile längst des Fingers eine harte Linie hin (n. 3 St.). [RAL (306)]

Eingeschlafenheit, Kälte, Gelbheit und Runzeln der Finger, bei langsamem, sehr kleinem, kaum fühlbarem Pulse (*Mr.*). [CK 616] Die Finger wurden kalt, gelb, runzlicht und eingeschlafen, wobei der Puls langsam, sehr klein und kaum fühlbar war (n. 13 St.). [RAL (309)]

Taubheit der Fingerspitzen. [CK 617]

Tiefsitzende, harte, jückende Bläschen im Daumenballen (*Hg.*). [CK 618]

Blüthenartige, rothe Fleckchen auf den Fingerrücken, ohne Empfindung (*Br.*). [CK 619] Blüthenartige, rothe Fleckchen auf dem Rücken der Finger, ohne Empfindung. [RAL (307)]

Rothe Blüthchen, wie ein Nadelkopf gross, an und zwischen den Fingern; ohne Empfindung, fünf Tage lang, zuletzt mit einer weissen Erhöhung in ihrer Mitte (n. 11 T.) (*Br.*). [CK 620] Rothe Blüthchen, wie ein Nadelkopf groß (zuletzt mit einer weißen Erhöhung in ihrer Mitte) auf dem Rücken der Finger, ihren Seiten und zwischen den Fingern, ganz ohne Empfindung, welche fünf Tage anhielten (n. 11 Tagen). [RAL (308)]

Am Hinterbacken, ein Blutschwär. [CK 621] Ein Schwär am Hinterbacken. [RAL 185]

Klammartiges Ziehen im linken Hinterbacken im Gehen (*Frz.*). [CK 622] Im Gehen, klammhaftes Ziehen im linken Hinterbacken. [RAL (313)]

Jückendes Zucken in beiden Gesäss-Muskeln (*Gtm.*). [CK 623] Jückendes Zucken in beiden Gesäßmuskeln, über dem Steißbeine (n. 28 St.). [RAL (314)]

Jücken an der rechten Hüfte. [CK 624]

Das Hüft-Gelenk schmerzt beim Gehen und Betasten, wie zerbrochen. [CK 625] Im Trochanter, ein Schmerz beim Gehen und beim Betasten, wie zerbrochen. [RAL 186]

Schmerz im Hüft-Gelenke, beim Aufstehen vom Sitze (*Hg.*). [CK 626]

Krampf im Hüft-Gelenke, durch den ganzen Schenkel Reissen, bei Essen und Sitzen unerträglich (*Hg.*). [CK 627]

Dehnender und Zerschlagenheits-Schmerz im Hüft-Gelenke, schlimmer bei Bewegung (*Br.*). [CK 628] Ein dehnender und Zerschlagenheits-Schmerz im Hüftgelenke, bei Bewegung schlimmer. [RAL (316)]

Schwere und Lähmigkeit im Hüft-Gelenke, zu Anfange des Gehens nach Sitzen; nach einiger Bewegung vergehend (*Htm.*). [CK 629] Nach dem Sitzen, eine Schwere und gleichsam Lähmung im linken Hüftgelenke, zu Anfange des Gehens, was aber nach einiger Bewegung verschwindet (n. 2¼ St.). [RAL (317)]

Die Beine schmerzen in den Ober- und Unterschenkeln beim Gehen wie zerschlagen (*Mr.*). [CK 630] Die Ober- und Unterschenkel deuchten beim Gehen wie zerschlagen. [RAL (324)]

Reissen im Beine vom Oberschenkel bis in die grosse Zehe (*Hg.*). [CK 631]

Schwere, die bald schmerzhaft wird, in allen Gelenken der Unterglieder (*Hg.*). [CK 632]

Rheumatische Lähmigkeit des ganzen linken Schenkels (*Hg.*). [CK 633]

Einschlafen der Beine, im Sitzen. [CK 634]

Am Oberschenkel stumpfer Druck (*Hrm.*). [CK 635] Druck, wie mit einem stumpfen Holze, hinterwärts am Oberschenkel. [RAL (321)]

Drückender Klamm-Schmerz im rechten Oberschenkel (*Hrm.*). [CK 636; RAL (323)]

Reissen oben am Oberschenkel, wie von der Kniekehle herauf (*Frz.*). [CK 637] Reißender Schmerz am Oberschenkel, etliche Zoll unter der Hüfte, welcher von der Kniekehle aufwärts zu gehen deuchtet, beim Aufdrücken aber sich nicht mindert. [RAL (318)]

Reissendes Drücken oben an der Aussenseite des Oberschenkels und zugleich am Schienbeine (*Frz.*). [CK 638] Unter der Hüfte, auswärts am Oberschenkel, und zugleich auf dem Schienbeine, ein reißend drückender Schmerz (sogleich). [RAL (319)]

Brenn-Gefühl in den hintern Oberschenkel-Muskeln, im Stehen, verschwindet im Gehen (*Frz.*). [CK 639] In den hintern Oberschenkel-Muskeln, eine brennende Empfindung, im Stehen, welche sich im Gehen verliert (n. 4½ St.). [RAL (320)]

Starke Stiche in den Oberschenkeln, bei Bewegung, am meisten beim Setzen und Aufstehen vom Sitze. [CK 640; RAL 188]

Bohrender, stumpfer Stich im linken Oberschenkel, nahe am Bauchringe, in der Ruhe (*Gtm.*). [CK 641; RAL (322)]

Zerschlagenheits-Schmerz in den Oberschenkel-Muskeln. [CK 642; RAL 187]

Zerschlagenheits-Schmerz quer über die Mitte der Oberschenkel, sie wollen zusammenbrechen beim Gehen, dass er taumelt (*Mr.*). [CK 643] In der Mitte der Oberschenkel, querüber, sind sie wie zerschlagen, bloß beim Gehen; es ist, als wenn sie in der Mitte zusammenbrechen wollten, so daß er taumeln muß. [RAL (326)]

Oberschenkel wie abgeschlagen, kann sich kaum fortschleppen, ärger nach dem Schlafe (*Hg.*). [CK 644]

Schenkeldrüsen schmerzhaft geschwollen, kann die Füsse nicht ausstrecken (*Hg.*). [CK 645]

Müdigkeit und ängstliche Unruhe in den Oberschenkeln, im Sitzen, dass er die Füsse immer bewegen muss (*Mr.*). [CK 646] In den Oberschenkeln, beim Sitzen, eine ängstliche Müdigkeit; er mußte, um sich zu erleichtern, die Füße immer bewegen. [RAL (325)]

Scharfes Drücken in den rechten Oberschenkel-Muskeln, bis zum Knie (*Wsl.*). [CK 647] Ein sehr scharfes Drücken in den Muskeln des rechten Oberschenkels bis zum Knie (n. 2½ St.). [RAL (327)]

Schmerzhaft pulsirendes Zucken von der Mitte des Oberschenkels, bis zum Knie (*Wsl.*). [CK 648; RAL (328)]

Druck am Oberschenkel, eine Hand breit über beiden Knieen (*Hrm.*). [CK 649] Druck wie mit dem Finger, eine Hand breit über beiden Knieen (n. ¼ St.). [RAL (329)]

Drückendes Klemmen über dem Knie, aussen am Oberschenkel (*Gr.*). [CK 650] **Drückendes Klemmen über dem Knie, an der äußern Seite des linken Oberschenkels.** [RAL (330)]

In den Kniekehl-Flechsen, dehnender Schmerz, schlimmer bei Bewegung und auch beim Befühlen (*Br.*). [CK 651] Ein dehnender Schmerz in den Flechsen der Kniekehlen – schlimmer bei Bewegung – welche dann auch beim Befühlen schmerzten. [RAL (333)]

Schmerzliches Ziehen tief im linken Knie und nach dem Schienbeine herab, im Gehen, wenn im Gehen der Körper auf diesem einen Beine gestützt ist (*Gr.*). [CK 652] Schmerzliches Ziehen tief im linken Knie und nach dem Schienbeine herab, wenn im Gehen die Last des Körpers auf dem Fuße ruht und der Körper sich eben auf den fortbewegten, rechten Fuß stützen will. [RAL (334)]

Stechender Schmerz in der rechten Kniescheibe, am schlimmsten bei Bewegung (*Gtm.*). [CK 653] Stechender Schmerz in der rechten Kniescheibe, in der Ruhe; bei Bewegung am schlimmsten (n. 32 St.). [RAL (335)]

Heftig jückende Blüthen auf dem Knie und an der Wade, am Tage und besonders Abends im Bette, mit Brennen nach Kratzen; die Blüthen flossen zusammen, griffen um sich und wurden zu leicht blutenden Geschwüren (*Mr.*). [CK 654] Auf dem Knie und an der Wade, mehre Blüthchen mit heftigem Jücken, am Tage und Abends im Bette, wogegen das Kratzen erst angenehm war, dann aber ein Brennen hinterließ; die Blüthen flossen zusammen, wurden böse, griffen um sich und wurden jedes zu einem leicht blutenden Geschwüre. [RAL (336)]

In den Unterschenkeln ein Druck, unter beiden Knieen (*Hrm.*). [CK 655] Druck, eine Hand breit unter beiden Knieen. [RAL (331)]

Stumpfer, klemmender Druck, gleich unter dem linken Knie, alle 5, 6 Minuten 2 bis 6 Sekunden lang (*Gr.*). [CK 656] Gleich unter dem linken Knie, ein Druck, wie von etwas Stumpfem, eine

Art Klemmen, in Perioden aller 5 bis 6 Minuten und von 2 bis 6 Sekunden Dauer (n. ½ St.). [RAL (332)]

Krampfhaftes Ziehen im Unterschenkel, auch Nachts im Bette; sie musste am Tage davor aufstehen und gehen, Nachts das Bein bald dahin, bald dorthin legen. [CK 657] Krampfhaftes Ziehen im Unterschenkel, auch die Nacht im Bette; sie mußte das Bein bald dahin, bald dorthin legen; kommt's am Tage im Sitzen, so muß sie aufstehen und gehen. [RAL 189]

Fühlbares Pulsiren im linken Unterschenkel, in der Ruhe (*Gtm.*). [CK 658] Fühlbares Pulsiren am linken Unterschenkel, in der Ruhe (n. 8½ St.). [RAL (337)]

Jückendes Fressen am linken Unterschenkel, nach Kratzen, wozu es reizt, bald stärker wiederkehrend (*Hrm.*). [CK 659] Jückendes Fressen am linken Unterschenkel; es reizt zum Kratzen; nach dem Kratzen entsteht kurze Linderung, und dann wird das jückende Fressen stärker, als vorher. [RAL (338)]

Mattigkeit in den Unterschenkeln, beim Gehen (*Mr.*). [CK 660; RAL (339): mit Hervorhebung]

Kriebeln am rechten Unterschenkel (*Gr.*). [CK 661; RAL 344; mit Hervorhebung]

Am Schienbeine, Jücken. [CK 662]

Druck-Schmerz im rechten Schienbeine, in der Ruhe, im Gehen verschwindend (*Gtm.*). [CK 663] Drückender Schmerz im rechten Schienbeine, in der Ruhe, was beim Gehen verschwand (n. 12 St.). [RAL (340)]

Nächtliches brennendes Reissen im Schienbeine, von oben nach unten (*Hg.*). [CK 664]

Scharfes Stechen im Untertheile des Schienbeins (*Lgh.*). [CK 665; RAL (341)]

In der Wade, schneidendes Stechen, abwärts (*Htm.*). [CK 666] Schneidend stechender Schmerz in den Muskeln der linken Wade, abwärts (n. 6½ St.). [RAL (343)]

Krampfhaftes Zwicken in der linken Wade, nach Reiben einige Zeit nachlassend (*Wsl.*). [CK 667] Krampfhaftes Zwicken in der linken Wade, welches nach dem Reiben einige Zeit nachläßt (n. 10 Min.). [RAL (342)]

Im Fuss-Gelenke, dumpfer, lähmiger Schmerz in der Ruhe, mit Knacken darin beim Bewegen (*Gtm.*). [CK 668] Dumpfer, lähmiger Schmerz im linken Fußgelenke, in der Ruhe; beim Bewegen knackt es drin (n. 15 St.). [RAL (345)]

Schmerz, wie verstaucht, im Fuss-Gelenke, selbst früh, im Bette. [CK 669] Schmerz, wie verstaucht, im Unterfußgelenke, selbst früh im Bette. [RAL 191]

Krampfige Schmerzen in den Füssen, von Bewegung (*Hg.*). [CK 670]

Spannend stechender Schmerz am rechten innern Fussknöchel, bis nach dem Schienbeine herauf. [CK 671] (Am rechten, innern Fußknöchel, ein spannend stechender Schmerz bis nach dem Schienbeine herauf.) [RAL 192]

Spannen und Eingeschlafenheit im vordern Theile des rechten Fusses und der Zehen, im Gehen (*Gtm.*). [CK 672] Spannendes Gefühl und Eingeschlafenheit im Vordertheile des rechten Unterfußes und der Zehen (beim Gehen). [RAL (346)]

Klemmender Druck auf den Fusssohlen (*Hrm.*). [CK 673] **Klemmender Druck auf der rechten Fußsohle, nach vorne** (n. 7 St.). [RAL 351] **Klemmender Druck auf der linken Fußsohle** (n. 3 St.). [RAL 353]

Heftige, ruckartige Stiche auf der rechten Sohle (*Htm.*). [CK 674; RAL (350)]

Absetzender Druck auf der linken Fusssohle, nach der grossen Zehe zu (*Hrm.*). [CK 675] **Absetzender Druck auf der linken Fußsohle, nach vorne, in der Gegend der großen Zehe.** [RAL (352)]

Stechen in der Fusssohle und Ferse, und in der Ruhe Blei-Schwere darin (*Hg.*). [CK 676]

Fersen und Zeh-Ballen schmerzen wie wund beim Auftreten (*Hg.*). [CK 677]

Schründender Schmerz an der äussern Seite des rechten Fusses, früh. [CK 678] Früh, schründender Schmerz an der äußern Seite des rechten Unterfußes. [RAL 193]

Brennendes Stechen in den Sohlen, vorzüglich Abends, früh bloss Brennen darin. [CK 679] In den Fußsohlen, ein brennend stechender Schmerz, vorzüglich Abends, früh aber bloß Brennen darin. [RAL 194]

Brennen in den Füssen und Sohlen. [CK 680; RAL 195]

Brennen in den Sohlen und im Kopfe (*Hg.*). [CK 681]

Brennende Hitze der Fuss-Sohlen, bei Wundheit zwischen den Zehen. [CK 682]

Kälte der Beine von den Fussknöcheln bis an die Waden, immerwährend. [CK 683]

Der linke Fuss ist ganz taub, fühllos und todt, bloss beim Gehen. [CK 684] Der linke Fuß ist ganz taub und wie leblos und ohne Gefühl, bloß beim Gehen, nicht im Sitzen. [RAL 197]

Arges Jücken am Fussknöchel, durch Kratzen wird die Stelle roth. [CK 685] Auf dem Fußknöchel, ein arges Jücken; durch Kratzen wird die Stelle roth. [RAL 190]

Jücken an den Fersen. [CK 686]

Im Ballen der linken grossen Zehe, reissende Stiche (*Htm.*). [CK 687] Reißende Stiche im Ballen der linken großen Zehe (n. 2½ St.). [RAL (347)]

Klemmender Druck an den beiden letzten rechten Zehen (*Hrm.*). [CK 688] Klemmender Druck an den beiden letzten Zehen des rechten Fußes (n. 1 St.). [RAL (348)]

Anhaltend bohrender Stich in der linken kleinen Zehe, in Ruhe und Bewegung (*Gtm.*). [CK 689; RAL (349)]

Alle Zehen schmerzen wie geschwürig (*Hg.*). [CK 690]

Ein ins Fleisch gewachsener Nagel macht Entzündung und Schmerz. [CK 691]

Geschwulst des Knöchels der grossen Zehe, mit Brennen, Klopfen; bei Berührung Messerschnitte, wovon die Zehe zuckt; sogar Furcht vor Annäherung oder Schlucken erregt die Schmerzen (*Hg.*). [CK 692]

Wasser-Blasen auf den Zeh-Ballen (*Hg.*). [CK 693]

In den Hühneraugen Stechen und Brennen, 8 Tage lang. [CK 694; RAL 196]

■ **Allgemeines und Haut**

Laufen über den ganzen Körper, wie von Ameisen, mit einzelnen feinen Stichen (*Hrm.* und *Wsl.*). [CK 695] Es ist, als ob Ameisen am Körper umherliefen, bald hie, bald da (*Herrmann.*). [RAL (356)] Gefühl über den ganzen Körper, als ob etwas über die Haut hinliefe, mit einzelnen feinen Stichen gemischt (n. einigen Min.) (*Wislicenus.*). [RAL (355)]

Kriebeln, wie Ameisenlaufen, bald hier, bald da (*Gr.*). [CK 696] **Ueber den Körper, bald hie, bald da, ein Kriebeln (Jücken), wie Ameisenlaufen** (n. 6 St.). [RAL (357)]

Jückendes Kriebeln am Körper und an den Händen, Abends nach Niederlegen (*Gr.*). [CK 697] **Jückendes Kriebeln am Körper und an den Händen, Abends nach dem Niederlegen.** [RAL (358)]

Schnell entstehendes Jücken hie und da am Körper, auf dem Rücken, an den Armen, an der Scham-Gegend und selbst auf der Kopf-Haut, durch Kratzen nur kurz getilgt (*Stf.*). [CK 698] Schnell entstehendes Jücken hie und da am Körper, auf dem Rücken, an den Armen, an der Schamgegend und selbst auf der Kopfhaut, welches von Kratzen nur auf Augenblicke vergeht. [RAL (359)]

Heftiges, brennend stechendes Jücken an mehreren Stellen, nach Kratzen vermehrtes Brennen und Stechen mit erhöhter Röthe. [CK 699] An mehren Stellen des Körpers, ein heftiges, brennend stechendes Jücken; je mehr er kratzte, desto röther ward die Stelle, und desto mehr brannte und stach es hinterdrein. [RAL 199]

Die Haut thut überall weh, selbst das Rasiren schmerzt (*Hg.*). [CK 700]

Rothe Flecke an den Ober- und Untergliedern, die wie Feuer brennen. [CK 701] Rothe Flecke an den Ober- und Untergliedmaßen, welche wie Feuer brennen. [RAL 198]

Erhöhte Röthe des ganzen Körpers, mit einzelnen grossen rothen Stellen auf den Achseln, ohne Empfindung, und rothen Streifen über den Kniescheiben und von den Hüften bis zum Nabel, dabei grosse Empfindlichkeit gegen die Luft; Bett-Wärme thut wohl (*Wsl.*). [CK 702] Der ganze Körper (Gesicht, Hände und Füße ausgenommen) sieht röther aus, als gewöhnlich; sehr ausgezeichnet rothe, große Flecken und Stellen, ohne Empfindung, zeigen sich auf den Achseln; über den Kniescheiben und von beiden Hüften bis zum Nabel ziehen sich breite, rothe Streifen hin; entblößt ist der Körper gegen die äußere Luft sehr empfindlich, die Bettwärme aber thut ihm wohl; die großen, rothen Flecke dauerten über 24 Stunden. [RAL (354)]

Ausschlag rother, glatter Knötchen am Vorderarme und Halse, mit rothem Hofe, nur beim Betasten schmerzend, wie wund. [CK 703] Ausschlag rother, glatter Knöpfchen am Vorderarme und am Halse, mit Röthe darum herum, welche für sich ohne Empfindung sind, beim Befühlen aber wie wund schmerzen. [RAL 200]

Friesel am ganzen Körper, mehr brennend als jückend. [CK 704] Friesel am ganzen Körper, welches mehr brennt, als jückt. [RAL 201]

Krätzbläschen am Hinterbacken, den Zehballen und Zehen (*Hg.*). [CK 705]

Wunde Stellen, an Zehen, Leisten, Scham (*Hg.*). [CK 706]

Die Geschwüre schmerzen brennend. [CK 707; RAL 202: in Klammern]

Jede beschädigte Stelle schmerzt wie wund. [CK 708] Jede böse oder beschädigte Stelle am Körper schmerzt wie wund. [RAL 203]

Schründender Schmerz in den Wunden, selbst in Knochen-Wunden. [CK 709] In den Wunden, schründender Schmerz, selbst in den Wunden der Knochen. [RAL 204]

Alle Schmerzen von Phosphor-Säure bleiben durch äussern Druck unverändert (*Gr.*). [CK 710] Alle Schmerzen von Phosphorsäure lassen sich durch Druck mit der Hand weder verschlimmern, noch erleichtern. [RAL (360)]

Die Nachtschmerzen lassen sich durch Druck mindern (*Hg.*). [CK 711]

Er muss immer den Platz verändern, weil die Schmerzen bei Bewegung geringer sind, als in Ruhe (*Hg.*). [CK 712]

Kaffee schien zu stören; Rum nicht (*Hg.*). [CK 713]

Empfindlicher Schmerz, wie Schaben mit einem Messer, auf der Beinhaut aller Knochen (*Mr.*). [CK 714] Sehr empfindlicher Schmerz, wie ein Schaben mit einem Messer, auf der Beinhaut aller Knochenröhren des ganzen Körpers (n. 1, 2 St.). [RAL (361)]

Krampfhaftes Ziehen in Händen und Füssen, wie Eingeschlafenheit, Abends und früh. [CK 715] Krampfhaftes Ziehen in den Händen und Füßen, wie Eingeschlafenheit, früh und Abends. [RAL 205]

Eingeschlafenheit der Arme und Beine, Nachts, dass er die Glieder durch Andere bewegen lassen muss. [CK 716] Einschlafen der Arme und Beine die Nacht; er kann sie dann nicht selbst bewegen, die Glieder müssen durch Andere von der Stelle gehoben werden. [RAL 206]

Eingeschlafenheits-Kriebeln und Kraftlosigkeit in den Ober- und Untergliedern. [CK 717] Gefühl in den Ober- und Untergliedmaßen, wie von Eingeschlafenheit, Kriebeln und Kraftlosigkeit darin. [RAL 207]

Zerschlagenheit aller Gelenke, früh, an den Armen, den Beinen und dem Genicke. [CK 718] **Des Morgens sind ihm die Gelenke wie zerschlagen, an den Armen, den Beinen** und dem Genicke. [RAL 208]

Zerschlagenheit der Hände und Füsse, wie gelähmt. [CK 719] Hand und Fuß sind wie zerschlagen (wie gelähmt). [RAL 209]

Wie kontrakt in den Gliedern (*Fr. H.*). [CK 720] Er ist wie kontrakt in allen Gliedern. [RAL (362)]

Wie zerschlagen in den Hüften, Armen, Oberschenkeln und im Nacken, wie vom Wachsen, mit einzelnen reissenden Stichen in allen diesen Theilen zugleich, besonders beim Treppen-Steigen und Anfange des Gehens (*Br.*). [CK 721] **Gefühl, wie zerschlagen in den Hüften, den Oberschenkeln, den Armen und im Nacken,** **wie vom Wachsthum; dabei zu wiederholten Malen einzelne reißende Stiche in allen diesen Theilen zugleich**; die Stiche jedesmal beim Anfange des Gehens und vorzüglich beim Treppensteigen, der Zerschlagenheits-Schmerz aber anhaltend im Sitzen, Stehn und Gehen (n. 53 St.). [RAL (315)]

Muskelzucken hie und da besonders in den Beinen. [CK 722]

Wie ein Toben im Blute. [CK 723; RAL 210]

Grosse Unruhe, ein Drängen und Treiben im Blute, er ist wie ausser sich. [CK 724; RAL 211]

Abends, Unruhe im Körper bei Jücken in den Augenwinkeln, an den Nasenlöchern, im Gesichte und auf dem Haarkopfe. [CK 725]

Bei vielem Sprechen, Hitze im Kopfe, mit eiskalten Händen. [CK 726]

Schweiss-Anfälle über und über, im Sitzen. [CK 727]

Er schwitzt unbändig beim Gehen. [CK 728; RAL 212]

Sehr empfindlich gegen kühle Luft (*Hg.*). [CK 729]

Von Spazierengehen sehr angegriffen, matt und niedergeschlagen; zu Hause Frösteln (n. 24 St.). [CK 730; RAL 213]

Beim Gehen im Freien, starker Schweiss über und über, vorzüglich an den Zeugungstheilen. [CK 731] Beim Gehen im Freien schwitzt er sehr stark über und über, vorzüglich an den Zeugungstheilen. [RAL 214]

Abmagerung mit elendem Aussehen und tiefliegenden Augen. [CK 732] Er wird magerer, sieht elend im Gesichte aus und hat tief liegende Augen. [RAL 215]

Schwerfälliger Körper, unthätiger Geist. [CK 733] Der Körper schwerfällig, der Geist unthätig. [RAL 216]

Matter Körper, gedrückter Geist (d. 4. T.). [CK 734] Der Körper matt, der Geist gedrückt (den vierten Tag). [RAL 217]

Er glaubt beim Gehen zu wanken (*Fr. H.*). [CK 735] Er glaubt im Gehen zu wanken. [RAL (363)]

Nach Treppen-Steigen Schwäche, mit Schmerz in der Herzgrube (*Hg.*). [CK 736]

Schwächer und matter. [CK 737] Er ist schwächer und matter. [RAL 218]

So schwach, früh nach dem Aufstehen, bei blassem Aussehen, dass sie sich wieder einige Zeit legen muss, dann ist sie wohl. [CK 738] Früh, nach dem Aufstehen, ist sie so matt (und sieht blaß aus), daß sie sich wieder einige Zeit legen muß; dann ist sie wohl. [RAL 219]

Mattigkeit in allen Theilen des Körpers (*Hrm.*). [CK 739; RAL (364)]

Mattigkeit des Körpers (*Wsl.*). [CK 740; RAL (365)]

Eine Art Fallsucht (sogleich) (*Fr. H.*). [CK 741] (Eine Art Fallsucht [gleich nach dem Einnehmen].) [RAL (366)]

▪ Schlaf, Träume und nächtliche Beschwerden

Viel Gähnen, wobei das Wasser aus den Augen läuft. [CK 742; RAL 220]

Stetes Gähnen und Renken der Obergliedern, mit Schläfrigkeit (*Htm.*). [CK 743] Beständiges Gähnen und Renken der Obergliedmaßen, mit Schläfrigkeit (n. 1¾ St.). [RAL (367)]

Grosse Schläfrigkeit und Müdigkeit am Tage, welche beim Gehen weicht; Nachts Schlaflosigkeit, Hitze und Schweiss vom Abend bis Mitternacht. [CK 744] Am Tage, große Müdigkeit und Schläfrigkeit, welche beim Gehen weicht; die Nacht aber kann sie nicht zum Einschlafen kommen und hat vom Abend an bis Mitternacht Hitze und Schweiß. [RAL 221]

Schläfrigkeit, die ihm die Augen zuzieht, mit Gähnen, den ganzen Tag, vorzüglich auch Abends (*Frz.*). [CK 745] Schläfrigkeit den ganzen Tag, mit Gähnen, welches ihm immer die Augen zuzieht. [RAL (370)] Abends, große Schläfrigkeit, mit Gähnen, welche ihm immer die Augen zuzieht. [RAL (371)]

Schlafsucht nach dem Mittag-Essen, er schläft mitten im Reden ein (*Mr.*). [CK 746] Schlafsucht: Drang zum Schlafe nach dem Mittagsessen; er schläft mitten im Reden ein. [RAL (369)]

Er schläft mitten im Schreiben unwiderstehlich ein, fest und tief (*Fr. H.*). [CK 747; RAL 368]

Abends zeitig schläfrig und früh grosse Schläfrigkeit, lange Zeit. [CK 748; RAL 223]

Früh nicht zu ermuntern und sehr schläfrig. [CK 749] **Er ist früh nicht aus dem Schlafe zu ermuntern** und noch sehr schläfrig. [RAL 240]

Er schläft, wie aus Mattigkeit, zeitiger ein und schläft fester, als sonst. [CK 750; RAL 226]

Fester Tages-Schlaf, Nacht-Schlaf unterbrochen (*Hg.*). [CK 751]

So tiefer Schlaf, dass er früh kaum zu erwecken ist (*Htm.*). [CK 752; RAL (372)]

Spätes Einschlafen, Abends (n. 3 T.). [CK 753] Er kann Abends nur spät einschlafen (n. 3 Tagen). [RAL 224]

Spätes Einschlafen, Abends, es kamen ihm einige Stunden lang lauter Ziffern vor die Augen, was beim Aufrichten im Bette verging. [CK 754] Er lag Abends ein Paar Stunden im Bette, ohne einschlafen zu können; es kamen ihm lauter Ziffern vor die Augen, als wäre er nicht richtig im Kopfe; wenn er sich aufrichtete, verging's. [RAL 229]

Abends, vor dem Einschlafen, Hitze in den Backen und Ohren. [CK 755; RAL 222]

Unruhiger Schlaf mit trockner Hitze (d. 6. N.). [CK 756; RAL 238]

Nachts weckt ihn Heisshunger. [CK 757; RAL 225]

Aengstliches Erwachen. [CK 758; RAL 237]

Allzuzeitiges Erwachen, Nachts und dann schwer wieder Einschlafen (*Fr. H.*). [CK 759] Allzu zeitiges Aufwachen die Nacht, wonach er nicht wieder einschlafen konnte. [RAL (381)]

Früh im Bette, Unruhe. [CK 760] Unruhe, früh im Bette. [RAL 239]

Früh, beim Aufstehen, sehr misslaunig, matt und schläfrig. [CK 761] Er steht früh sehr mißlaunig, matt und schläfrig auf. [RAL 242]

Früh, Druck im Kopfe und Bittergeschmack im Munde (d. 5. T.). [CK 762; RAL 241]

Im Schlummer wimmert er sehr. [CK 763; RAL 227: in Klammern]

Im Schlummer zuckt er mit den Händen, und redet und jammert, bei halb offnen Augen. [CK 764] (Mit halb eröffneten Augen jammert und redet er im Schlummer und zuckt mit den Händen.) [RAL 228]

Bald lachende, bald weinende Mienen im Schlummer, unter Verdrehung der halb geöffneten Augen. [CK 765] (Im Schlummer zieht er bald lachende, bald weinende Mienen, unter Verdrehung der halb geöffneten Augen.) [RAL 230]

Singen im Schlafe (*Hg.*). [CK 766]

Nachts im Schlafe beisst er sich oft in die Zunge (*Hg.*). [CK 767]

Nachts, Samen-Erguss, ohne Ruthe-Steifheit (d. 1. N.). [CK 768] Nächtlicher Samenerguß, ohne Ruthesteifheit (die erste Nacht). [RAL 235]

Traumvoller Schlaf, mit Erektionen [CK 769] Nachtschlaf von Träumen und Ruthesteifheit beunruhigt. [RAL 234]

Geile Träume, mit Samen-Erguss (*Gtm.*). [CK 770; RAL (374)]

Theils ärgerliche, theils gleichgültige Träume; gegen Morgen legt er die Arme unter den Kopf, die ihm dann einschlafen (*Frz.*). [CK 771] Schlaf mit theils ärgerlichen, theils gleichgültigen Träumen, wobei er gegen Morgen die Arme unter den Kopf legt, die ihm dann einschlafen. [RAL (373)]

Lebhafte Träume, wie am Tage, von Schmausereien. [CK 772; RAL 233]

Träume, alle Nächte, von den am Abend ihm zuletzt vorgekommenen Dingen. [CK 773] Alle Nächte beschäftigt er sich im Traume mit den ihm Abends zuletzt vorgekommenen Dingen. [RAL 232]

Wunderliche Träume. [CK 774] (Wunderliche Träume, die Nacht.) [RAL 231]

Beunruhigende Träume. [CK 775; RAL 236]

Vor Mitternacht angenehme, nach Mitternacht fürchterliche, doch wenig erinnerliche Träume (*Gtm.*). [CK 776] Vor Mitternacht angenehme, nach Mitternacht sehr fürchterliche, doch wenig erinnerliche Träume. [RAL (375)]

Lebhafter, grauenvoller, doch unerinnerlicher Traum (*Stf.*). [CK 777] Lebhafter, grauenvoller, doch früh unerinnerlicher Traum. [RAL (377)]

Aengstliche Träume von Todten, mit Furcht beim Erwachen (*Frz.*). [CK 778] Die erste Nacht, Träume von Todten, wobei er sich sehr ängstigt und dann, halb erwacht, sich ungemein fürchtet. [RAL (380)]

Träume voll Zank und Streit; unruhige Nacht (*Lgh.*). [CK 779] Unruhige Nacht, mit Träumen voll Zank und Streit. [RAL 376]

Oefteres Aufschrecken, Nachts, als falle er von einer Höhe oder ins Wasser (*Lgh.*). [CK 780] Oefteres Aufschrecken die Nacht aus dem Schlafe, als wenn er herab und ins Wasser fiele. [RAL (378)]

Nachts, um 1 Uhr, Erwachen mit trüben, sorgenvollen Gedanken, bei ziemlich hellem Bewusstseyn, eine halbe Stunde lang; drauf wieder ruhiger Schlaf bis früh (*Stf.*). [CK 781] Er wacht die Nacht um 1 Uhr auf und hat, bei ziemlich hellem Bewußtseyn, doch sehr trübe, ängstliche, sorgenvolle Gedanken, eine halbe Stunde lang, worauf er wieder bis früh ruhig fortschläft. [RAL (379)]

■ Fieber, Frost, Schweiß und Puls

Schauder-Anfälle, Abends, drauf Nachts, ermattender Schweiss (d. 2. T.). [CK 782] Abends, Anfälle von Fieberschaudern, darauf Nachts abmattender Schweiß (die zweite Nacht). [RAL 245]

Oefteres kaltes Ueberlaufen, mit Frösteln und Herzklopfen. [CK 783; RAL 248]

Frost, Abends, beim Niederlegen, und nach dem ersten Erwachen, Hitze über und über, ohne Durst (n. 12 St.). [CK 784] Abends, beim Niederlegen, Frost, und nach dem ersten Aufwachen Hitze über und über, ohne Durst (n. 12 St.). [RAL 249]

Schüttelfrost, Vormittags, mit blauen Nägeln, Reissen in den Hand-Gelenken und lähmiger Schwäche der Arme. [CK 785]

Frost zum Zittern, Abends, früh dann Gesichts-Hitze, Trockenheit im Munde und stechendes Halsweh beim Schlingen. [CK 786] Abends, Frost zum Zittern, früh dann Gesichtshitze, Trockenheit im Munde und stechendes Halsweh beim Schlingen. [RAL 250]

Arger Schüttelfrost, von Nachmittag bis Abends, 10 Uhr, dann trockne Hitze, so gross, dass er fast bewusstlos ward. [CK 787; RAL 251]

Frost am ganzen Körper, mit Ziehen in den Gliedern, weckt sie, Abends, nach einer Stunde Schlaf auf, alle Nächte, ohne Hitze darauf. [CK 788] Alle Nächte Fieber; Abends, nach einer Stunde Schlaf, wacht sie auf über Frost am ganzen Körper und Ziehen in den Gliedern, ohne Hitze darauf. [RAL 252]

Stundenlang Frost und Kälte, gegen Abend, ohne Durst und ohne Hitze darauf. [CK 789] Gegen Abend, stundenlanger Frost und Kälte, ohne Durst und ohne nachfolgende Hitze. [RAL 253]

Abwechslung von Schauder und Hitze, Abends. [CK 790; RAL 254]

Oeftere Abwechslungen von Frost und Hitze, Abends; die trockne Gesichts-Hitze ohne Röthe, mit Frost; nach dem Aufhören der Hitze noch stärkerer Frost, am ganzen Leibe überläuft es ihn kalt; gegen Morgen starker Schweiss im Nacht-Schlafe, d. i. wenn er, nach dem Erwachen, wieder eingeschlafen war. [CK 791] Oeftere Abwechselungen von Frost und Hitze, Abends; die trockne Hitze im Gesichte ist ohne Röthe, und während dieser Hitze Frost; nach dem Aufhören der Hitze noch stärkerer Frost, am ganzen Leibe überläuft es ihn kalt; gegen Morgen, starker Schweiß im Nachschlafe, das ist, wenn er, nach dem Aufwachen, wieder eingeschlafen war. [RAL 255]

Frost-Gefühl am Gesichte, den Schläfen, der Stirn, wie von Anwehen eines kühlen Hauches, mit Kälte-Gefühl in den Fingerspitzen, die auch äusserlich ganz kalt waren (*Stf.*). [CK 792] Frostgefühl am Gesicht, an den Schläfen und der Stirne, wie vom Anwehen eines kühlen Hauchs, mit Kältegefühl in den Fingerspitzen, welche ganz kalt anzufühlen waren (n. 1 St.). [RAL (383)]

Schauder über den Unterleib mit kalten Fingerspitzen, zwei Stunden lang, ohne Durst, am meisten beim Zutritte der geringsten freien Luft, ohne Hitze darauf (*Tth.*). [CK 793] Schauder über den Unterleib, mit kalten Fingerspitzen, zwei Stunden lang, ohne Durst, am meisten beim Zutritt der freien Luft, selbst wenn er nur zum Fenster hinaus sah, ohne folgende Hitze (n. 2 St.). [RAL (384)]

Oefteres Kälte-Gefühl am rechten Backen, bei Wärme-Gefühl des linken, ohne äusserlich fühlbare veränderte Temperatur (*Br.*). [CK 794] Oefteres Kältegefühl am rechten, und Wärmegefühl am linken Backen, ohne äußerlich fühlbar veränderte Temperatur daran. [RAL (385)]

Kälte-Gefühl, bei Frostigkeit und Kälte im Bauche (*Hg.*). [CK 795]

Frostigkeit, selbst beim Gehen in der warmen Stube (*Stf.*). [CK 796; RAL (386)]

Frost über den ganzen Körper (*Mr.*). [CK 797; RAL (387)]

Frost den ganzen Vormittag, ruckweise, wie allgemeiner Schauder, selbst in der Stube, mit blauen, eiskalten Händen und trocknem Gaumen, ohne besondern Durst (*Frz.*). [CK 798] Frost, den ganzen Vormittag, ruckweise, wie allgemeiner Schauder (doch nicht laufend), selbst in der Stube, mit blauen, eiskalten Händen und trocknem Gaumen, ohne besondern Durst. [RAL (388)]

Schüttelfrost am ganzen Körper, mit eiskalten Fingern, ohne Durst, (eine Stunde nach dem Essen); nach vier Stunden, erhöhte Wärme, ohne Durst (*Mr.*). [CK 799; RAL (389)]

Ueberlaufende, Minuten lang dauernde Frost-Schauder von Zeit zu Zeit, ohne Durst, mit gleich darauf folgender, ebensoschnell mit Frösteln wechselnder Hitze (*Gr.*). [CK 800] Von Zeit zu Zeit überlaufender Frostschauder, ohne Durst, Minuten lang, mit gleich drauf folgender, minutenlanger, aber so schnell mit Frösteln abwechselnder Hitze. [RAL (390)]

Puls unregelmäßig, öfters einen oder zwei Schläge aussetzend (*Wsl.*). [CK 801] Der Puls geht unregelmäßig und setzt öfters einen oder ein Paar Schläge aus. [RAL (382)]

Vollerer Puls, bei aufgetriebenen Schläfe-Arterien und Hand-Adern (*Wsl.*). [CK 802] Die Schläfarterie und die Adern der Hand sind aufgelaufen, und die Arterien schlagen voller. [RAL (391)]

Starker Puls (*Br.*). [CK 803] Puls in starken Schlägen (n. 9 St.). [RAL (395)]

Kann Hitze nicht vertragen (*Hg.*). [CK 804]

Fieberhitze ohne Durst, am Tage von 11 bis 5 Uhr (*Hg.*). [CK 805]

Hitze am ganzen Körper, Abends, und unruhige Nacht darauf. [CK 806] Abends, Hitze des ganzen Körpers und unruhige Nacht darauf. [RAL 257]

Trockne Hitze bei Schlafengehen (d. 4. T.). [CK 807] Bei Schlafengehen, trockne Hitze (den vierten Abend). [RAL 256]

Hitze am ganzen Kopfe, Abends, nach dem Niederlegen, bei sehr kalten Füssen und nur mässig warmem Körper (*Htm.*). [CK 808] Nach dem Niederlegen, Abends, Hitze am ganzen Kopfe, bei nur mäßig warmem Körper, aber sehr kalten Füßen (n. 14½ St.). [RAL (392)]

Hitze im Gesichte mit Durst, Nachmittags, ohne Röthe (*Frz.*). [CK 809] Nachmittags, Hitze im Gesichte, ohne Röthe, mit Durst. [RAL (396)]

Viel Hitze im Gesichte, Nachts (*Br.*). [CK 810] Nachts, viel Hitze im Gesichte. [RAL (397)]

Innere Hitze durch den ganzen Körper, ohne Durst, äusserlich nicht fühlbar und ohne Backen-Röthe, mit tief Athmen und Bänglichkeit (*Wsl.*). [CK 811] Innere Hitze durch den ganzen Körper, ohne Durst, äußerlich nicht fühlbar und ohne Backenröthe; es wird ihm bänglich und er holt tief Athem (n. 1¼ St.). [RAL (393)]

Hitze auf den Backen und fliegende Hitze im Rücken, Abends, beim Gehen im Freien (*Frz.*). [CK 812] Abends, beim Gehen im Freien, Hitze auf den Backen und fliegende Hitze im Rücken. [RAL (394)]

Viel Hitze und Schweiss über und über, bei Tag und Nacht, mit heftigem Wasser-Durste. [CK 813] (Heftiger Wasserdurst, mit viel Hitze und Schweiß über und über, bei Tag und Nacht.) [RAL 247]

Starker Nacht-Schweiss, zwei Nächte, um Mitternacht und im Wachen, am Kopfe anfangend und am stärksten auf der Brust. [CK 814] Zwei Nächte, um Mitternacht und im Wachen, starker Schweiß, welcher am Kopfe anfing und auf der Brust am stärksten war. [RAL 246]

Früh-Schweiss, mit schweren Träumen von Todten und als wenn er gejagt würde. [CK 815; RAL 243]

Starker Früh-Schweiss. [CK 816; RAL 244]

Schweiss die ganze Nacht, mit heissen Füssen und heisser Stirne (*Hg.*). [CK 817]

Schweiss im Nacken, besonders im Tag-Schlafe (*Hg.*). [CK 818]

Phosphorus

Phosphorus. **Phosphor [CK V (1839), S. 1–78]**

Das merkwürdige, so schnell durch Selbst-Verbrennung zersetzliche Produkt der Chemie aus Knochen- (Phosphor-) Säure und Holzkohle durch Destillation bereitet, der Phosphor wird zu homöopathischem Gebrauche dynamisirt, wie zu Ende des ersten Theils der chr. Kr. (zw. Aufl.) S. 184. gelehrt worden.

Phosphor auf diese Weise gehörig potenzirt ist eine der unentbehrlichsten homöopathischen und vorzüglich antipsorischen Arzneien.[1]

Doch wird sie in Fällen chronischer (unvenerischer) Krankheiten, wo sich Mangel an Geschlechts-Triebe und Schwäche der Zeugungs-Theile kenntlich macht, oder die weibliche Periode allzu spät zurückkehrt, selten angemessen gefunden werden und eben so wenig überhaupt bei allzu grosser Schwäche und Armuth an Lebens-Kräften. Sollte sie in letzterm Falle doch übrigens homöopathisch passen, so muss bei ihrer Anwendung, um die Kräfte möglichst aufrecht zu erhalten, die Einflössung der Lebenskraft von einem Gesunden (Mesmerism[2] mit zu Hülfe genommen werden, indem von Zeit zu Zeit eine gutmeinende, kräftige, gesunde Person mit ihren Händen die Hände des schwachen Kranken, mit auf ihn gerichtetem, mitleidigem und möglichst wohlwollendem Gemüthe, ein Paar Minuten lang hält, oder sie auf den geschwächtesten, leidensten Theil seines Körpers auflegt unter Entfernung alles, die Aufmerksamkeit des Kräfte-Mittheilers und des Kranken störenden Geräusches umher oder des Zudrängens Andrer.

Bei langwierig weichem oder dünnem Stuhlgange ist diese Arznei am passendsten.

In Fällen wo die potenzirte Phosphor-Arznei homöopathisch angezeigt war, hob sie auch zugleich folgende, etwa gegenwärtige Beschwerden:

Unheiterkeit; Bänglichkeit beim Alleinseyn; Aengstlichkeit für die Zukunft; Reizbarkeit und Aengstlichkeit; Schreckhaftigkeit; Furchtsamkeit; Reizbarkeit und Aergerlichkeit; **Scheu vor der Arbeit**; Schwindel verschiedner Art; Betäubungs-Kopfschmerz; Blutdrang nach dem Kopfe; **Früh-Kopfweh**; Stechen, äusserlich an der Kopf-Seite; Jücken auf dem Kopfe; **Ausfallen der Haare**; Brennen und Schründen im äussern Augenwinkel; Entzündung der Augen, mit Hitze darin und Drücken, wie von einem Sandkorne; Thränen der Augen im Winde; Thränende, Nachts zuschwärende Augen; Schweres Oeffnen der Augenlider; Trübsichtigkeit; **Kurzsichtigkeit**; Tages-Blindheit, wo Alles, wie eine graue Decke erscheint; Dunkelheit der Augen bei Kerzen-Lichte; grauer Staar; Glaukom; Schwarzer Schein vor dem Gesichte; **Schwarze, vor dem Gesicht schwebende Flecke; Klopfen, Pochen im Ohre; Ohr-Sausen; Schwerhörigkeit** für die Menschensprache; Blutschnauben; Nasenbluten; Uebler Geruch aus der Nase; Mangel des Geruchs; Schmutzige Gesichts-Farbe; Röthe und Brennen der Backen; Reissen im Ober- und Unterkiefer, Nachts, beim Liegen; Zahnschmerz, wie unterschworen, früh beim Kauen; Stechender Zahnschmerz, alle Nächte, bis 2 Uhr; Wundheit im innern Munde; Schleim im Munde; Weisse Zunge; **Trockenheit im Halse**, bei Tag und Nacht; Kratzen und Brennen im Halse; Schründen und Brennen im Halse; **Früh, Schleim-Rachens aus dem Rachen**; Schleimiger Geschmack im Munde; Käsiger Mund-Geschmack; Geschmacks-Mangel; **Aufstossen**; Krampfhaftes Aufstossen; Saures Aufstossen; Hungrige Früh-Uebelkeit; Lechzen nach Erquickendem; Hunger nach dem Essen; Heisshunger; Nach sauren Genüssen, stets Würmerseigen; Uebelkeit nach dem Essen; Weichlichkeit im Bauche nach dem Frühstücke; Hitze und Bangigkeit nach dem Essen; Brennen in den Händen nach dem Essen; Nach dem Essen, Trägheit und Schläfrigkeit; Magenschmerz; **Arges Magen-Drü-**

---

[1] Wie gänzlich die Arznei-Substanzen durch die von der Homöopathie zuerst angewandte Potenzirung mittels Reibens und Schüttelns aus ihrer chemischen Sphäre entfernt werden, sieht man unter anderm z. B. aus der verwundernswürdigen Thatsache, dass ein solches 1, 2 oder mehr mit dieser, gehörig, etwa zu Decillion potenzirten Phosphor-Arznei befeuchtet gewesene, feinste Streukügelchen enthaltendes Milchzucker-Pülverchen, wenn es auch Jahr und Tag aufgehoben worden, doch seine Arznei-Kraft unvermindert behalten hat und am Kranken ausübt mit dynamischer Phosphor-Wirkung, also ganz und gar nicht zu Phosphor-Säure zersetzt worden ist, welche höchst verschiedene arzneiliche Wirkungen auf das menschliche Befinden äussert.

[2] Nach dem Namen ihres ersten, thätigsten Verbreiters, **Mesmer**, dankbar so zu benennen.

cken nach dem Essen mit Erbrechen alles Genossenen; Eine Art Verengerung des obern Magenmundes, die kaum genossene Speise kommt wieder in den Mund herauf; Schmerzhaftigkeit der Herzgrube beim Anfühlen; Wühlen in der Herzgrube; Vollheit im Magen; **Aufblähung** nach dem Mittag-Essen; Leibweh, früh, im Bette; Mangel an Spann-Kraft im Bauche; Drängen in den Bauch-Seiten; **Kollern im Bauche; Knurren im Bauche; Qual von Blähungen; Blähungs-Versetzung**; Leistenbruch; Arger Drang vor dem Stuhle; Reissen im Unterleibe, mit vielem Stuhl-Drang vor dem Stuhle; Reissen im Unterleibe, mit vielem Stuhldrange; Allzutrockner Stuhl; Chronische Dünn- und Weichleibigkeit; **Blut-Abgang beim Stuhle**; Bandwurm-Abgang; After-Jücken; **Mastdarm- und After-Aderknoten**; Schleimfluss aus dem stets geöffneten After; Spannen in der Harnröhre; Schründen in der Harnröhre beim Harnen; Harn-Brennen; Brennartiges Zucken in der Harnröhre, ausser dem Harnen; Allzustarke Abend-Erektionen; **Unablässiger Drang zum Beischlafe**; Kraftlose und allzuschnelle Samen-Ergiessung im Beischlafe; **Allzuhäufige Pollutionen; Stiche in der Scheide, bis in die Gebärmutter**; Regel allzuwenig und wässricht; Bei der Regel, Gähren; Weissfluss.

Stockschnupfen; Lästige Trockenheit der Nase; Steter Schleim-Fluss aus der Nase; Rauhheit der Kehle; Schleim-Auswurf aus der Kehle; Kitzel im Halse, zum Husten; Kitzel auf der Brust; **Kitzel-Husten**; Chronischer Husten; Husten von Lachen erregt; Husten zum Erbrechen; **Husten mit Rohheit und Heiserkeit auf der Brust**; Nacht-Husten mit Stichen in der Kehle; Schweres Athmen; Lauter, keichender Athem; Drücken auf der Brust; Schwere in der Brust; Stiche in der linken Brust-Seite, wo es auch bei Berührung sticht; Chronische Stiche in der Seite; Wundbrenn-Schmerz in der Brust; Schmerz unter der linken Brust beim darauf Liegen; **Herzklopfen** im Sitzen; Zerbrochenheits-Schmerz im Rücken; **Genick-Steifigkeit**; Dicken Hals; Schmerz des Armes beim Aufheben desselben; Reissendes Stechen in den Armen und Schulterblättern; Hitze der Hände; Zittern der Hände; Ziehschmerz in den Knieen; Zucken in den Waden; Knochen-Geschwulst an den Schienbeinen; Nächtliche Kälte der Füsse; Unterköthigkeits-Schmerz der Sohlen beim Gehen; Rucke in den Füssen, bei Tage und Nachts vor dem Einschlafen; Reissen in den Gliedern; Taubheit der Finger- und Zeh-Spitzen; Gelbe Flecke am Unterleibe und auf der Brust; Braune Flecke am Körper; Verheben; Pulsiren im ganzen Körper; Tages-Schläfrigkeit; Früh-Schläfrigkeit; **Spätes Einschlafen**; Traumvoller Schlaf; Fürchterliche Träume; Frostigkeit alle Abende, im Bette; Fliegende Hitze; **Früh-Schweiss**.

Meine Mitbeobachter sind: Medizinal-Rath Dr. *Stapf* (*Stf.*); Dr. *Gross* (*Gr.*); die Herren DD. *Hartlaub* und *Trinks* (*Htb.* u. *Trs.*) in ihrer reinen Arzneimittellehre, und drei Ungenannte; *Bds., Mbn.*, und *Ng.* ebendaselbst; (*Hg.*) Dr. *Hering*; (*Sr.*) Dr. *Schréter*; (*Gll.*) Dr. *Goullon*.

Phosphorus

■ Gemüt

Grosse Niedergeschlagenheit (n. 5 T.). [CK 1]
Trübe, verschlossen, nachdenkend (*Ng.*). [CK 2]
Zu Nichts aufgelegt, träge, verdrossen (*Ng.*). [CK 3]
Traurig und niedergeschlagen, lange Zeit (*Ng.*). [CK 4]
Traurig und melancholisch, als habe sich unter den Seinen ein Unglücksfall ereignet (n. 14 T.) (*Ng.*). [CK 5]
Trostlose Grämlichkeit, mit Weinen und Heulen, früh (n. 5 T.). [CK 6]
Traurig und missmüthig, doch nicht zum Weinen. [CK 7]
Traurig, niedergeschlagen (*Stf.*). [CK 8]
Betrübte Laune, Niedergeschlagenheit. [CK 9]
Traurigkeit in der Dämmerung, einige Abende nach einander, zur gleichen Stunde. [CK 10]
Melancholie. [CK 11]
Die Welt war ihm erschrecklich, nur Weinen konnte ihn erleichtern; bald darauf gänzliche Abgestumpftheit und Gleichgültigkeit. [CK 12]
Gemüthliche Melancholie und heftiges Weinen, gegen Morgen, beim Erwachen aus einem Wehmuth erregenden Traume; er konnte das Weinen nicht stillen, noch sich beruhigen und jammerte noch über eine Viertelstunde lang (*Htb.*). [CK 13]
Trübe Stimmung und sehr empfänglich für Gemüths-Bewegungen, vorzüglich für Bangigkeit (die ganze Zeit hindurch) (*Htb.*). [CK 14]
Traurig, bang, kleinmüthig (*Ng.*). [CK 15]
Angst (*Voigtel, Arzneimittellehre*). [CK 16]
Bangigkeit, als sey ihr leid um Etwas, öfterer wiederkehrend (*Ng.*). [CK 17]
Aengstlichkeit und Hitze im Kopfe, mit heissen, rothen Händen, öfters wiederkehrend und im Stehen scheinbar erleichtert (*Ng.*). [CK 18]
Aengstliche Beklommenheit. [CK 19]
Angst zuweilen, Abends, wie zum Sterben (d. 1sten Tag). [CK 20]
Bangigkeit, wie Ahnung von Unglück. [CK 21]
Viel Beängstigungen, Abends (n. 8 T.). [CK 22]
Aengstlich besorgt, wegen unglücklichen Ausgangs ihrer Krankheit. [CK 23]
Angst und innere Unruhe, ohne erdenklichen Grund. [CK 24]
Aengstlichkeit und Unruhe, mit viel Stirn-Schweiss und Hitze im Kopfe. [CK 25]
Unruhe im Kopfe, Vormittags (*Ng.*). [CK 26]
Unruhe (*Voigtel*). [CK 27]
Unruhig bei Gewittern. [CK 28]
Grosse Unruhe (n. 2 T.). [CK 29]
Furchtsamkeit und Grauen, Abends. [CK 30]
Grausige Furchtsamkeit, Abends spät, als sähe aus jedem Winkel ein grässliches Gesicht hervor. [CK 31]
Grosse Aengstlichkeit und Reizbarkeit beim Alleinseyn. [CK 32]
Aengstlichkeits-Anfälle, wie unter der linken Brust, was sie so peinigt, dass sie am ganzen Körper zittert, dabei zuweilen bittres Aufstossen und Herzklopfen. [CK 33]
Lebens-Ueberdruss. [CK 34]
Ueberempfindlichkeit aller Sinne, besonders des Gehöres und Geruches. [CK 35]
Sehr schreckhaft. [CK 36]
Missvergnügt und unentschlossen. [CK 37]
Misslaunig. [CK 38]
Sehr übler Laune, beim besten Befinden. [CK 39]
Sehr unaufgelegt (*Ng.*). [CK 40]
Missmüthige Stimmung (*Bds.*). [CK 41]
Ueble Laune und Verdriesslichkeit (*Ng.*). [CK 42]
Missmüthig über seine Gesundheit. [CK 43]
Mürrisch, jeder Gegenstand, besonders Menschen und Geräusch, sind ihm sehr zuwider. [CK 44]
Mürrisch und träge. [CK 45]
Höchst unzufrieden. [CK 46]
Reizbar und ärgerlich. [CK 47]
Sehr zum Aerger reizbar. [CK 48]
Sehr ärgerlich, Vormittags. [CK 49]
Sehr ärgerlich und kann das Aergerliche nicht vergessen. [CK 50]
Grosser Aerger, vor dem Mittag-Essen, über die geringste Kleinigkeit; drauf Gefühl von Hitze, dann Drücken im Magen; darnach Uebelkeit mit vieler Gesichts-Hitze und gänzlichem Verluste der Esslust. [CK 51]
Grosser Aerger auf geringe Veranlassung, mit kalten Händen, Hitze im Gesichte und Herzklopfen. [CK 52]
Aergerlicher, als jemals. [CK 53]
Aerger über jede Kleinigkeit, dass er ausser sich ist. [CK 54]
Sehr leicht konnte sie sich ärgern. [CK 55]
Grillich, empfindlich (*Stf.*). [CK 56]
Grosse Gereiztheit des Gemüthes. [CK 57]
Hypochondrisch. [CK 58]
Wenn er an Unangenehmes denkt, überfällt ihn eine Art Bangigkeit, wovon die Empfindung am meisten in der Herzgrube ist. [CK 59]
Wenn sie einen Gedanken recht lebhaft auffasst, überfällt sie eine Hitze, als wäre sie mit heissem Wasser übergossen. [CK 60]

Von unangenehmer Veranlassung geräth sie in Angst, mit Furcht und Aerger gemischt und wird zum Weinen geneigt. [CK 61]
Sehr reizbar von Gemüthe, jedes Wort nimmt sie hoch auf und wird kleinmüthig davon. [CK 62]
Schon ein kleiner Aerger greift ihn sehr an. [CK 63]
Aufgebracht über jede Kleinigkeit. [CK 64]
Sie kommt beim Aerger in wüthenden Zorn und Bosheit. [CK 65]
Aufgebracht und zornig, fast ohne Ursache. [CK 66]
Jähzornig mitunter. [CK 67]
Hartnäckig (*Stf.*). [CK 68]
Menschen-Hass. [CK 69]
Zärtlichkeit (Nachwirkung). [CK 70]
Erhöhung des Gemein-Gefühls (*Jahn*, Mat. med.). [CK 71]
Erhöhte Munterkeit in den ersten Tagen (*Kortum*, in Hufel. Journ.). [CK 72]
Sehr aufgelegt, besonders Nachmittags (*Ng.*). [CK 73]
Lustig, gutgelaunt, sie singt und trällert (*Ng.*). [CK 74]
Heiterkeit (*Jahn*). [CK 75]
Freiheit des Geistes, wohlgemuthet, mit angenehmer Wärme im ganzen Körper, besonders an den Händen, die ganz roth sind von Blut-Andrang; es ist ihm Alles heller (d. 2. T.) (*Ng.*). [CK 76]
Krampfhaftes Lachen und Weinen. [CK 77]
Sie muss wider Willen lachen, während sie traurig ist. [CK 78]
Gewöhnlich Abends so lebhafte Phantasie, dass schon die Vorstellung widriger Dinge ihr Schauder erregt. [CK 79]
Schamlosigkeit; sie entblösst sich und will nackt gehen, wie wahnsinnig. [CK 80]
Grosse Gleichgültigkeit gegen Alles. [CK 81]
Gleichgültig gegen ihr sonst geliebtes Kind. [CK 82]
Zur Arbeit unaufgelegt und unheiter, doch ohne Kopf-Befangenheit. [CK 83]

- Schwindel, Verstand und Gedächtnis

Zerstreut, früh, obschon er Neigung zur Arbeit hat. [CK 84]
Vergesslich und düselig. [CK 85]
Vergesslich und dummlich, dass er etwas ganz anderes thut, als er will. [CK 86]
Langsamer Ideen-Gang, Gedanken-Leere (*Stf.*). [CK 87]
Zuströmen von Gedanken, die sie schwer ordnen kann. [CK 88]
Delirirende Phantasieen im Schlummer und im Wachen, als sey sie auf einer entfernten Insel, habe grosse Geschäfte, sey eine vornehme Dame u.s.w. [CK 89]
Allgemeine leichte Eingenommenheit des Kopfes (*Mbn.*). [CK 90]
Eingenommenheit des Kopfes nach dem Essen (*Bds.*). [CK 91]
Starke Eingenommenheit des Kopfes und Schwindel zum Niederlegen (*Mbn.*). [CK 92]
Eingenommener, trüber Kopf (n. 4 T.). [CK 93]
Schmerzhafte Düseligkeit, acht Morgen nach einander. [CK 94]
Düselig, früh, nach dem Erwachen, so sehr, dass sie aus dem Bette geführt werden musste. [CK 95]
Düselig, Abends im Bette. [CK 96]
Düselig im Kopfe, wenn sie sich bewegte. [CK 97]
Düseligkeit mit argem Kopfschmerze, Schauder und Frost, ohne Durst, abwechselnder Hitze im Kopf, Schauder und Uebelbehagen des ganzen Körpers (n. 36 St.). [CK 98]
Wie dumm und verdutzt, viele Tage lang. [CK 99]
Eingenommenheit und Schwere im Vorderkopfe, der Kopf will vorwärts fallen; in der kühlen Luft und durch Stirn-Runzeln vermindert, im Zimmer wiederkommend und durch Bücken vermehrt (*Ng.*). [CK 100]
Dummliche Kopf-Eingenommenheit, mehr am Ober- und Vorderkopfe (*Ng.*). [CK 101]
Düsterheit des Kopfes (*Bds.*). [CK 102]
Düsteres, unbehagliches Gefühl, früh, nach dem Aufstehen (*Htb.*). [CK 103]
Langdauernde Düsterheit im Kopfe, wie nicht ausgeschlafen (*Ng.*). [CK 104]
Er kann sich früh, beim Aufstehen gar nicht besinnen, **der Kopf ist schwindlicht, schwer und schmerzt, als hätte er die Nacht zu tief mit dem Kopfe gelegen.** [CK 105]
Wie betäubt, wenn sie Nachts erwacht. [CK 106]
Besinnungslosigkeit, als könne er keinen Gedanken fassen, mit Kopfschmerz. [CK 107]
Schmerzhafte Betäubung des Kopfes, früh, beim Erwachen, die erst eine Weile nach dem Aufstehen vergeht. [CK 108]
Schwäche im Kopfe; wenn er worüber nachdenkt, thut ihm der Kopf weh. [CK 109]
Grosse Schwäche im Kopfe, dass sie keinen Ton auf dem Klaviere vertragen konnte. [CK 110]
Schwäche im Kopfe; vom Lachen, von stark Auftreten, oder beim Ausdehnen der Glieder, ein Klopfen und Schlagen im Kopfe, besonders stark nach längerem Sitzen. [CK 111]

Leichte Betäubung und Kopfschmerz zwischen den Augen in der Stirne, nach dem Mittag-Essen vergehend, eine Stunde drauf aber wiederkehrend, und bis Abend anhaltend (*Htb.*). [CK 112]

Schwindel (*Bds.*). [CK 113]

Schwindel, mit Eingenommenheit oder Betäubung des Kopfes, als wenn die Besinnung ihr entgehen wollte, zuweilen beim Eintritt aus dem Freien in die warme Stube (*Ng.*). [CK 114]

Schwindel beim Aufstehen vom Sitze (*Ng.*). [CK 115]

Schwindel mit Schwarzwerden vor den Augen (*Ng.*). [CK 116]

Schwindel, dann Uebelkeit und niederdrückender Schmerz in der Mitte des Gehirns, mit Betäubung und Gefühl als sollte er umfallen; früh und nach dem Mittag-Essen; drauf Nachmittags, Uebelkeit, Soodbrennen, rothes Gesicht und Gefühl, als sässe ihr etwas im Halse; mit Traurigkeit und Weinen ohne Ursache; Abends florig vor den Augen und Jücken am Augenlide (*Mbn.*). [CK 117]

Schwindel-Gefühl, Nachmittags, als werde der Stuhl, auf dem er sass, viel höher und als sähe er von oben herab; drauf hypochondrische Stimmung mit Schläfrigkeit und Mattigkeit, bis Abends gegen 9 Uhr (*Htb.*). [CK 118]

Schwindel zum Umfallen, früh, nach dem Aufstehen (*Sr.*). [CK 119]

Schwindel, früh, beim Aufstehen aus dem Bette. [CK 120]

Schwindel, früh, immer steigend, wie ein schweres Niederdrücken vorn im Kopfe, mit ohnmachtartiger Uebelkeit, und beim Bücken, Schwarzwerden vor den Augen, mit vielem Niesen, bis Abends; im Freien gemindert (n. 7 T.). [CK 121]

Schwindel, Vormittags, auch auf dem Spaziergange ging Alles mit ihr herum; sie taumelte und hatte keinen festen Schritt. [CK 122]

Drehend im Kopfe, Abends, beim Liegen im Bette; sie konnte nicht liegen, sondern musste sich aufrichten, dann erfolgten 4 Durchfallstühle mit argem Schüttelfroste und hierauf starke Hitze und Schweiss, über und über. [CK 123]

Schwindel-Anfall, als wenn es ihn herumdrehe; er fand sich darauf in einer Stellung mit ausgespreizten Armen, als hätte er wollen nach Etwas greifen, um sich anzuhalten. [CK 124]

Kurzer, aber heftiger Schwindel, Abends, 10 Sekunden lang. [CK 125]

Starker Schwindel, Abends, beim Gehen; es ging Alles mit ihr herum; beim Stehen liess es nach und kam im Gehen wieder. [CK 126]

So heftiger Schwindel, Mittags, dass er vom Stuhle fallen wollte. [CK 127]

Schwindel, oft, Mittags, dass er sich beim Ausgehen sehr zusammen nehmen musste, um nicht zu fallen. [CK 128]

Schwindel beim Aufstehen vom Mittag-Essen (n. 9 T.). [CK 129]

Schwindel-Anfall, alle Tage nach Tische, dass er nicht recht weiss, ob er bei sich ist. [CK 130]

Schwindel, mehrmals des Tages, sie taumelte beim Gehen, wie trunken, an die Leute an. [CK 131]

Schwindel, beim Schliessen der Augen, als drehe sie sich immer rund herum. [CK 132]

Schwindel beim Bücken, mit Frostigkeit und Uebelkeit, von Zeit zu Zeit. [CK 133]

Schwindelartiger Zufall, wenn sie sich einmal herum drehte, wusste sie nicht, wo sie war, so auch nach Bücken, Vormittags. [CK 134]

Schwindel mit Kopfschmerz und viel Speichel-Zufluss; sie musste viel ausspucken, drei Tage lang. [CK 135]

■ Kopf

Kopfschmerz, im Liegen, mit Uebelkeit, und als er verging, eine Art Schwindel. [CK 136]

Heftiger Kopfschmerz vom Bücken (im Freien) (n. 11 T.). [CK 137]

Kopfweh über dem linken Auge, mit fliegenden Flecken vor dem Gesichte (*Gll.*). [CK 138]

Kopfschmerz beim Nachdenken, Abends (*Ng.*). [CK 139]

Kopfschmerz bei der geringsten Aergerniss. [CK 140]

Kopfweh, früh, beim Anfange des Gehens, und bei andern kleinen Bewegungen erneuert. [CK 141]

Kopfweh in der Stirn, über den Augen, weckt sie alle Morgen, und vergeht nach dem Aufstehen aus dem Bette allmählig, 21 Tage nach einander. [CK 142]

Kopfweh, das gleich nach dem Niederlegen ins Bett anfängt, zwei Abende nach einander. [CK 143]

Kopfschmerzen, Nachts, nach abendlicher Uebelkeit. [CK 144]

Heftiger dumpfer Kopfschmerz mit Uebelkeit, Aufstossen und Wasserzusammenlaufen im Munde (*Mbn.*). [CK 145]

Dumpfer Schmerz in der linken Kopf-Hälfte (*Ng.*). [CK 146]

Dummlicher Kopfschmerz in der Stirn, mit Hitze (*Ng.*). [CK 147]

Dummlicher Kopfschmerz und üble Laune, früh, beim Erwachen und nach dem Aufstehen (d. 2. T.) (*Ng.*). [CK 148]

Dumpfer, betäubender Kopfschmerz, (oben auf dem Scheitel) (*Ng.*). [CK 149]

Dumpfer Kopfschmerz, wie nach Nacht-Schwärmerei (*Ng.*). [CK 150]

Heftiges Taubheits- und Düseligkeits-Gefühl mit drückendem Schmerze im Kopfe, Unfähigkeit und Unaufgelegtheit zur Arbeit, besonders zu geistiger, und Schläfrigkeit; nach ruhigem Liegen in halbem Schlafe fast ganz gebessert, doch bald nach dem Aufstehen und Bewegen wieder anfangend, mit Gefühl, als wenn kein Zusammenhalt im Kopfe wäre, und mit Wundheits-Schmerz einzelner Kopf-Stellen beim Befühlen, mehrere Tage lang (*Htb.*). [CK 151]

Wüstheits-Kopfschmerz, wie bei bevorstehendem Schnupfen. [CK 152]

Schwere, Kraftlosigkeit und Wüstheit des Kopfes, früh. [CK 153]

Schwere des Kopfes; er sieht, wie durch Flor. [CK 154]

Grosse Schwere des Kopfes (n. 18 T.). [CK 155]

Schwere des Kopfes (d. 1. T.) (*Ng.*). [CK 156]

Vollheit des Kopfes mit Verstopftheit der Ohren, ohne Gehör-Verminderung, ausser beim Schlingen (*Ng.*). [CK 157]

Voll und wüste im Kopfe. [CK 158]

Vollheit im Gehirne, nicht als wäre es mit Blut angefüllt, und ohne das Denken zu hindern. [CK 159]

Zerschlagenheits-Schmerz, oder wie zertrümmert, im Gehirne, von Nachmittag bis Abends zum Einschlafen, worauf es im Schlafe vergeht. [CK 160]

Drückendes Kopfweh hier und da, was in einen Schmerz ausartet, als wäre das Gehirn auf seiner Oberfläche zertrümmert und zerschlagen. [CK 161]

Drücken, welches im Kopfe hin und her fährt. [CK 162]

Drückender Kopfschmerz in der Stirne, bis in die Augen, als sollten sie herausgepresst werden. [CK 163]

Drückender Kopfschmerz in der Stirn, Abends. [CK 164]

Drückender und kneipender Kopfschmerz. [CK 165]

Drückender Kopfschmerz in der Stirne über den Augen, zwei Tage nach einander, von früh bis in die Nacht, mit Wühlen oben auf dem Kopfe (n. 4 T.). [CK 166]

Drückendes Kopfweh, oder wie Wüstheit, mit Rucken im Kopfe, oder reissend, alle Morgen; beim Erwachen, durch Bewegung verschlimmert. [CK 167]

Drückender, halbseitiger Kopfschmerz, der beim Gehen im Freien verschwindet (sogleich). [CK 168]

Drückendes Kopfweh hie und da auf der Oberfläche des Gehirns im Scheitel. [CK 169]

Drückendes Kopfweh, abwechselnd in den Schläfen und im Oberkopfe, mit Vollheits-Gefühle im Gehirne, doch nicht, wie von Blut-Anhäufung (n. 2 St.). [CK 170]

Drücken vom rechten Vorderkopfe, bis über das Auge (*Ng.*). [CK 171]

Drängen im Vorderkopfe, nach der Nasenwurzel zu (*Ng.*). [CK 172]

Herauspressender Kopfschmerz über den Augen, als sollte die Stirn herausfallen, mehr äusserlich (n. 24 St.). [CK 173]

Schmerz, als sollte der Kopf zerspringen, so heftig, dass sie laut weinte, von früh 6 Uhr, bis Abends nach dem Niederlegen (*Ng.*). [CK 174]

Zusammenschnürender Kopfschmerz, einen Tag um den andern. [CK 175]

Ziehend drückender Schmerz in beiden Schläfen (*Stf.*). [CK 176]

Ziehend drückendes Kopfweh, bald auf der rechten, bald auf der linken Seite, mit Eingenommenheit (*Ng.*). [CK 177]

Ziehender Schmerz auf einer kleinen Stelle der rechten Kopf-Seite, Abends (*Ng.*). [CK 178]

Ziehender Kopfschmerz, früh, gegen 12 Uhr in eine Art Schwindel mit Flackern vor den Augen übergehend, nach dem Essen verschwindend, um 2 Uhr aber wiederkehrend, mit raschem Blut-Umlaufe, Heiterkeit und Aufregung des Geistes; Abends darauf ungewöhnliche Müdigkeit und Abspannung, mit Unfähigkeit zu aller Arbeit (*Htb.*). [CK 179]

Krampfhaftes Ziehen unter dem Scheitel, mit Stichen in den Schläfen. [CK 180]

Reissen in der Stirn (*Ng.*). [CK 181]

Heftiges Reissen im Oberhaupte, bis gegen das Jochbein, Nachmittags im Sitzen (*Ng.*). [CK 182]

Reissen in den Schläfen, Schwindel im Vorderkopfe, und Klopfen mit Stechen auf dem Scheitel (*Ng.*). [CK 183]

Reissen in beiden Schläfen, nach darauf Drücken, kurz gemindert, aber fast sogleich heftiger wiederkehrend (*Ng.*). [CK 184]

Reissen, oben in der rechten Kopf-Seite, als würde sie bei einem Haare gezogen, im Sitzen (*Stf.*). [CK 185]

Leichtes Reissen im Kopfe, besonders über dem rechten Auge (*Htb.*). [CK 186]

Heftiges Reissen in der rechten Kopf-Seite, nach oben, Abends, im Sitzen (*Ng.*). [CK 187]

Bei heftigem Reissen im Kopfe, Stechen in der rechten Bauch-Seite, im Sitzen (*Ng.*). [CK 188]

Oefteres Zucken, oben in der linken Schläfe, und darauf Ziehen nach der Stirn-Seite, nach dem Mittag-Essen (*Ng.*). [CK 189]

Periodischer zuckend klopfender Kopfschmerz in der Nasenwurzel, 8 Tage hindurch, jedesmal um die 9te Stunde, auch in die Nase und die Augen gehend, um Mittag am heftigsten, wo sie sich erbrach (*Sr.*). [CK 190]

Graben und Wühlen im Kopfe von Zeit zu Zeit, mit Dummlichkeit, den ganzen Tag, mehr gegen die rechte Seite zu und nach der Nase herabstrahlend, bei Bewegung und Ruhe und nur an kühler Luft vermindert (*Ng.*). [CK 191]

Mit Stichen periodisch vermischter Schmerz im Vorder-Kopfe, besonders in der linken Seite, mehr Nachmittags und Abends (*Htb.*). [CK 192]

Stiche, zuweilen brennend, in der Stirn-Gegend, auf dem Scheitel, in den Kopf-Seiten, in das linke Oberhaupt hinein, und in den Schläfen, zuweilen mit Gefühl, als zöge man sie bei den Haaren, oder auch, als sollte der Kopf springen, mitunter nach dem Mittag-Essen, oder früh, meist im Sitzen und durch Reiben zuweilen vergehend (*Ng.*). [CK 193]

Stiche in der linken Kopf-Hälfte (*Htb.*). [CK 194]

Reissende Stiche in verschiedenen Theilen des Kopfes (n. 5 W.) (*Htb.*). [CK 195]

Stiche in der rechten Schläfe, Abends (n. etl. St.). [CK 196]

Einzelne Stiche im Kopfe, Abends (n. 5 St.). [CK 197]

Stiche in den Schläfen, Abends, mit Schmerz im ganzen Kopfe. [CK 198]

Stiche an einzelnen Stellen des Kopfes, besonders Abends. [CK 199]

Stechen in der rechten Kopf-Seite, mehrere Tage. [CK 200]

Stiche im Hinterkopfe. [CK 201]

Stiche wie von Nadeln im Wirbel des Kopfes. [CK 202]

Erst Stechen und Drücken im Hinterkopfe, dann arges Pochen in der Stirne. [CK 203]

Klopfen im Scheitel, auch in der linken Kopf-Seite, besonders am Hinterhaupte (*Ng.*). [CK 204]

Pochender Schmerz in den Schläfen, oft zu halben Stunden. [CK 205]

Pulsiren im Kopfe, früh, beim Erwachen. [CK 206]

Pochen im Kopfe, beim Liegen. [CK 207]

Pochender Schmerz, oben in und auf dem Kopfe, vorzüglich beim Kauen und bei Berührung schmerzhaft. [CK 208]

Klopfen und Nagen im rechten Seitenbeine, wie im Knochen, Abends (*Ng.*). [CK 209]

Pulsirender Schmerz in der rechten Kopf-Seite, tief im Gehirne, Abends (*Ng.*). [CK 210]

Hämmern und Stechen auf dem Scheitel, von vorn herkommend (*Ng.*). [CK 211]

Schüsse aus der Kopf-Seite nach der Nasenwurzel auf dem rechten Handballen (*Ng.*). [CK 212]

Rucke im Vorder-Kopfe, als würden Blei-Stücke im Gehirne geschüttelt. [CK 213]

Mehrere Stösse im Kopfe, besonders während des mühsamen Stuhlganges. [CK 214]

Blutdrang nach dem Kopfe (*Kortum – Voigtel*). [CK 215]

Leichtes Blutwallen nach dem Kopfe, gegen Abend (*Htb.*). [CK 216]

Blutdrang nach dem Kopfe, der nicht auszuhalten war (*Weigel*, Diss. inaug. d. phosph. us.). [CK 217]

Blutdrang nach dem Kopfe, mit brennender Hitze und Röthe des Gesichtes, im Sitzen (*Ng.*). [CK 218]

Summen und Brummen im Kopfe, fast den ganzen Tag (*Ng.*). [CK 219]

Sumsen im Kopfe (n. 2 St.). [CK 220]

Arges Brausen im Kopfe, meist im Sitzen. [CK 221]

Kitzeln im Kopfe (*Ng.*). [CK 222]

Vorübergehender kriebelnder Kopfschmerz in der Stirn (*Gr.*). [CK 223]

Viel Hitze und Hitz-Gefühl im Kopfe, besonders in der Stirn und im Gesicht, (wie auch an den Händen), zuweilen mit Klopfen im Kopfe, zuweilen (vom Rücken) aufsteigend, und mitunter an freier (kühler) Luft vergehend (*Ng.*). [CK 224]

Hitze im Kopfe, dann im ganzen Leibe und auch an den Füssen, als wenn Schweiss ausbrechen wollte, eine Stunde nach dem Mittag-Essen (*Ng.*). [CK 225]

Hitze-Aufsteigen von der Brust in den Kopf und ganzen Leib, beim (Suppe-) Essen, mit Gefühl, als wolle Schweiss ausbrechen (*Ng.*). [CK 226]

Hitz-Gefühl im Kopfe und Herumgehen darin, wie von einem fremden Körper (*Ng.*). [CK 227]

Brennender Kopfschmerz in der Stirn-Gegend, zuweilen mit Uebelkeit (*Ng.*). [CK 228]

Brennender Kopfschmerz in der Stirn. [CK 229]

Kälte der linken Kopf-Seite, mit Schmerz, tief im Ohre. [CK 230]

Kühle im Kopfe und Körper wechseln öfters mit Hitze an denselben ab (n. 2 St.) (*Ng.*). [CK 231]

Gefühl, als wenn ihm das Gehirn erstarrte, beim Aufenthalte im Freien. [CK 232]

Im Freien ist ihr leichter im Kopfe (*Ng.*). [CK 233]

Nach dem Mittag-Essen, bei Gehen im Freien sind die Kopfschmerzen, bis auf Etwas Wüstheit und Verstopfung der Ohren, fast verschwunden, sie erneuern sich aber in der warmen Stube bald wieder (*Ng.*). [CK 234]

Aeusserliche Empfindlichkeit und Zucken am Scheitel, als wenn sie Jemand bei den Haaren zöge (*Ng.*). [CK 235]

Bohren und Klopfen in der rechten Seite der Kopf-Haut, im Sitzen (*Ng.*). [CK 236]

Brenn-Schmerz äusserlich am Kopfe; er war heiss anzufühlen, ohne erhöhte Wärme des übrigen Körpers, dabei Appetitlosigkeit und Niederlegen (n. 9 T.). [CK 237]

Reissend ziehender Schmerz auf beiden Kopf-Seiten, mit Schmerz der Haare bei Berührung, welcher Abends entsteht und die Nacht durch sich vermehrt (d. 3. T.). [CK 238]

Schmerz auf dem Scheitel, wie blutrünstig. [CK 239]

Leichtes Verkälten am Kopfe. [CK 240]

Druck an einzelnen Kopf-Stellen, als wären Knoten unter der Haut. [CK 241]

Glänzende, doch nicht entzündete, schmerzlose Geschwulst an der Stirne, mit den heftigsten Kopfschmerzen über den Augen. [CK 242]

Drücken auf dem Haarkopfe, im Gesichte und am Halse. [CK 243]

Arges Jücken auf dem Haarkopfe. [CK 244]

Viele Schuppen auf dem Haarkopfe, die zuweilen jücken (n. 8 T.). [CK 245]

Jückende Bückelchen auf dem Haarkopfe, bei Berührung wie Blutschwäre schmerzend. [CK 246]

Der Kopf-Ausschlag schründet, und beisst bei wenigem Jücken. [CK 247]

Die Haare fallen häufig aus (d. ersten Tage). [CK 248]

Haar-Ausfallen, die Haarwurzeln sind wie vertrocknet (*Gr.*). [CK 249]

Ein Fleck über dem Ohre wird kahl (n. 12 T.). [CK 250]

Gefühl, als wenn die Haut an der Stirn zu eng wäre, mit Aengstlichkeit, viele Tage (n. 3 St.). [CK 251]

Krampfhafter Zusammenzieh-Schmerz oben auf dem Kopfe, Nachmittags und Abends (n. 5 T.). [CK 252]

Am ganzen linken Kopfe, ein kalter, krampfhafter Schmerz. [CK 253]

■ **Augen**

Um die Augen Kitzel der Beinhaut. [CK 254]

Wühlender Schmerz in den Augen. [CK 255]

Schmerz der Augenlid-Ränder. [CK 256]

Druck in den obern Augenlidern. [CK 257]

Drücken in den Augen. [CK 258]

Druck und Schwere auf den Augen, wie Neigung zu schlafen. [CK 259]

Drücken in den Augen, mit Trübheit. [CK 260]

Stumpf drückender Schmerz in der Augenhöhle. [CK 261]

Drücken in den Augen, wie Sand (*Gll.*). [CK 262]

Drücken und Stechen in den Augen, sie sind trüb und blöde. [CK 263]

Die Augäpfel schmerzen, wie gedrückt, Sehen mehrt den Schmerz. [CK 264]

Drücken und Brennen in den Augen, zwei Tage lang. [CK 265]

Spannen in den Augen (*Ng.*). [CK 266]

Ein Stich und Riss in den rechten Augapfel hinein, Nachmittags, im Sitzen. [CK 267]

Stechen und Trockenheit in den Augen (*Ng.*). [CK 268]

Stiche im linken Auge, und am untern Lide ein Gerstenkorn. [CK 269]

Stechen hinter den Augen. [CK 270]

Feines Stechen in den innern Augenwinkeln, im Freien schlimmer, früh (*Ng.*). [CK 271]

Jücken in den Augenlidern, öfters am Tage. [CK 272]

Jücken in den Augen. [CK 273]

Empfindung im rechten, äussern Augenwinkel, als wäre Scharfes, Salziges, Beissiges darin, ohne Röthe (*Stf.*). [CK 274]

Beissen und Trockenheit der Augen, beim Lesen. [CK 275]

Beissen im linken Auge (n. 3 St.) (*Ng.*). [CK 276]

Blutdrang nach den Augen, er fühlt die Augäpfel, doch nicht unangenehm (*Gr.*). [CK 277]

Jücken im linken Auge, durch Reiben vergehend (*Ng.*). [CK 278]

Brennen am Augapfel, 1/2 Minute lang. [CK 279]

Brennschmerz im Auge und umher. [CK 280]

Brennen in den obern Augenlidern (n. 3 St.) (*Bds.*). [CK 281]

Erhitzte Augen und Brennen darin, öfters des Tages, zu 4, 5 Minuten lang. [CK 282]

Entzündung der Augen (n. 27 T.). [CK 283]

Entzündung der Augen, mit Brennen und Jücken darin (n. etl. St.). [CK 284]

Entzündung der Augen, mit Stichen (*Hg.*). [CK 285]

Entzündung des rechten Auges, während das linke schwach war. [CK 286]

Entzündung und Röthe des Auges, mit **Jücken** und drückendem Schmerze. [CK 287]

Röthe des Augen-Weisses, mit Jücken und Schründen, und vielem Ausflusse brennenden und schründenden Wassers (*Mbn.*). [CK 288]

Röthe der Bindehaut, mit Gefühl, als sey Etwas in das Auge gekommen, was zu stetem Wischen und Reiben nöthigte (*Mbn.*). [CK 289]

Röthe, Entzündung, Geschwulst und Zugeschworenheit des rechten Auges, mit Brennschmerz, zwei Tage lang. [CK 290]

Gelbheit des Weissen im Auge (*Weickard* bei *Bouttaz*, über den Phosphor). [CK 291]

Geschwulst des rechten, obern Augenlides, mit Jücken und Drücken. [CK 292]

Eine Art Luft-Geschwulst des rechten obern Augenlides. [CK 293]

Geschwulst des linken Augenlides, mit Schmerz des Augenhöhl-Knochens beim Anrühren. [CK 294]

Eine Beule am Rande der Augenhöhle. [CK 295]

Trockenheit der Augen, bald vergehend (*Ng.*). [CK 296]

Trockenheit der Augen, früh, beim Erwachen (*Ng.*). [CK 297]

Trockenheits-Gefühl in den Augen. [CK 298]

Thränen der Augen, früh, bei der Arbeit, und Trübheit derselben (n. 4 T.). [CK 299]

Thränen der Augen, sehr leicht, in freier Luft. [CK 300]

Thränen der Augen (*Stf.*). [CK 301]

Arges Thränen der Augen, selbst Nachts. [CK 302]

Thränen, Beissen und Schleim im rechten Auge, Abends. [CK 303]

Wässrigkeit und Trübheit der Augen beim Lesen (*Ng.*). [CK 304]

Wässern der Augen in der warmen Stube (*Ng.*). [CK 305]

Ankleben der Augenlider an die Augen, vor Wässrigkeit (*Ng.*). [CK 306]

Zugeschworne Augen, früh, beim Erwachen, und schwieriges Oeffnen (*Ng.*). [CK 307]

Zugeschworenheit der innern Augenwinkel, früh. [CK 308]

Zugeschworenheit der Augen, früh, mit Brennen und Stechen darin und floriger Trübsichtigkeit. [CK 309]

Zugeschworenheit der Augen, früh; mit Eitern und Thränen am Tage. [CK 310]

Fippern der Augenlider und äussern Winkel des linken Auges, sehr oft wiederkehrend (*Gr.*). [CK 311]

Sehr verengte Pupille (*Sr.*). [CK 312]

Schwache, matte, schläfrige Augen. [CK 313]

Vorzüglich früh, beim Erwachen, grosse Schwäche der Augen, die sich beim Aufstehen etwas bessert (n. 5 T.). [CK 314]

Vergehen der Augen beim Lesen (*Ng.*). [CK 315]

Neigung, nur mit einem Auge zu sehen. [CK 316]

Kurzsichtigkeit, die Umrisse entfernter Dinge sind wie verwaschen. [CK 317]

Sie muss die Dinge nahe halten, wenn sie Etwas deutlich sehen will; in der Entfernung sieht sie Alles wie im Rauche, oder wie durch Flor; doch kann sie auch beim nahe Halten das deutlich Sehen nicht lange aushalten; besser kann sie sehen, wenn sie die Pupillen durch Beschattung der Augen mit darüber gehaltener Hand erweitert. [CK 318]

Früh, in der Dämmerung, sieht er deutlicher, als am Tage. [CK 319]

Er sieht Alles, wie durch einen Flor, mit einigem Verluste des Bewusstseyns. [CK 320]

Die Augen sind sehr finster, er sieht wenig (*Sr.*). [CK 321]

Jählinges Erblinden öfters und wie eine graue Decke vor den Augen (*Sr.*). [CK 322]

Wie schwarzer Flor vor dem rechten Auge. [CK 323]

Dunkle Körper und Flecken vor den Augen (*Ng.*). [CK 324]

Schwarze, vorüberziehende Punkte vor den Augen. [CK 325]

Grosse, schwarze, vor den Augen schwebende Flecke, nach dem Essen. [CK 326]

Zittern der Gegenstände vor dem Gesichte, früh beim Erwachen; sie schienen nur ungewisse Umrisse zu haben. [CK 327]

Flimmern vor den Augen und Sausen im Kopfe. [CK 328]

Funken vor den Augen, im Dunkeln. [CK 329]

Grüner Schein um das Kerzen-Licht, Abends. [CK 330]

Empfindlichkeit der Augen gegen Kerzen-Licht, Abends. [CK 331]

Am Tages- und Kerzen-Lichte schmerzen die Augen beim Lesen. [CK 332]

Blenden der Augen vom Tages-Lichte (*Sr.*). [CK 333]

■ **Ohren**

Ohren-Zwang. [CK 334]
Drücken in beiden Ohren. [CK 335]
Drücken vor beiden Ohren, in der warmen Stube, in der Kälte vergehend (*Ng.*). [CK 336]
Empfindlicher Ziehschmerz in beiden Ohren. [CK 337]
Dumpfziehender Schmerz am Ohrläppchen. [CK 338]
Reissen im rechten Ohre, auch Vormittags, im Sitzen (*Ng.*). [CK 339]
Schmerzhaftes Reissen, gleich unter dem rechten Ohre, im Sitzen, durch Reiben vergehend (*Ng.*). [CK 340]
Fürchterliches Reissen und Stechen im Ohre und rings umher im Kopfe, dass derselbe hätte zerspringen mögen. [CK 341]
Zucken im linken Ohre (*Ng.*). [CK 342]
Ein heftig zuckender Stich aus dem linken Ohre in das Ohrläppchen, im Sitzen (*Ng.*). [CK 343]
Starke Stiche, tief in beiden Ohren (*Bds.*). [CK 344]
Stechen im rechten Ohrläppchen (*Ng.*). [CK 345]
Häufige sehr empfindliche Nadelstiche am rechten äussern Gehörgange (*Ng.*). [CK 346]
Stechen im Ohre. [CK 347]
Schmerz im rechten Ohrläppchen, wie ein starker Druck mit der Hand, und solche Empfindlichkeit, dass sie kein Tuch daran leiden konnte, Abends vergehend (*Ng.*). [CK 348]
Starkes Jücken im Ohre. [CK 349]
Pulsiren im Ohre, nach schnell Gehen. [CK 350]
Heftig stechendes Klopfen hinter dem Ohre, am Läppchen (*Ng.*). [CK 351]
Hitze und Röthe des Ohres. [CK 352]
Feuchten des innern Ohres. [CK 353]
Trockenheits-Gefühl im Ohre, mit und ohne Sausen. [CK 354]
Blüthchen im Ohre, mit Stechen (*Hg.*). [CK 355]
Bläschen brennenden Schmerzes in der Ohrmuschel. [CK 356]
Bläschen-Ausschlag hinter den Ohren. [CK 357]
Die Ohr-Drüse macht lästiges Spannen, vorzüglich beim Bücken, und schmerzt beim Befühlen. [CK 358]
Brennen zuweilen in der Ohr-Drüse. [CK 359]
Starkes Wiederhallen in den Ohren, früh. [CK 360]
Fremde und eigne Worte schallen stark in den Ohren, wie ein Echo (*Gr.*). [CK 361]
Nachklingen jedes Tones, den Jemand vernehmlich spricht, in derselben Höhe und Tiefe. [CK 362]
Dröhnen im Kopfe, beim stark Sprechen, dass er sich nicht getraute, laut zu reden. [CK 363]
Es setzt sich zuweilen Etwas vor das rechte Ohr. [CK 364]
Es legt sich fast beständig Etwas vor die Ohren (*Ng.*). [CK 365]
Es schiesst ihr plötzlich ins linke Ohr, und dann brauset es drin; dann bald Schwerhörigkeit, bald Ausfluss gelber Feuchtigkeit, mehrere Wochen lang; nach äusserm Drucke auf das Ohr hört sie auf Augenblicke besser (*Gr.*). [CK 366]
Starkes Sausen vor den Ohren (n. 23 T.). [CK 367]
Sumsen in den Ohren, als wäre ein Flor darüber gezogen. [CK 368]
Lauten und Klingen im linken Ohre. [CK 369]
Beständiges Singen vor den Ohren, beim Liegen stärker. [CK 370]
Schwerhörigkeit, mit Gefühl, als sey ein fremder Körper im Ohre. [CK 371]
Beständiges Wuwwern in beiden Ohren (*Ng.*). [CK 372]

■ **Nase**

In der Nase, starker Schmerz, Vormittags. [CK 373]
Vollheits-Gefühl in der Nase (*Ng.*). [CK 374]
Drückendes Gefühl in der Nase, wie beim Schnupfen (*Ng.*). [CK 375]
Jücken und Kitzeln in und an der Nase, auch nach dem Mittag-Essen (*Ng.*). [CK 376]
Jücken der Nase. [CK 377]
Oefteres Jücken im linken Nasenloche, früh (*Ng.*). [CK 378]
Wundheits-Schmerz beider Nasenlöcher, auch beim Befühlen. [CK 379]
Bläschen im rechten Nasenloche, nur beim Befühlen brennend (*Ng.*). [CK 380]
Dunkle Röthe eines Nasenflügels, mit schründendem Schmerze beim Befühlen. [CK 381]
Innere Nasen-Entzündung, mit Trockenheits-Gefühl und langsamem Bluten der Nase. [CK 382]
Geschwulst der Nase beim Schnupfen. [CK 383]
Geschwulst der Nase, die bei Berührung schmerzt. [CK 384]
Geschwürige Nasenlöcher (böse Nase). [CK 385]
Jücken und Blüthchen an der Nase (*Hg.*). [CK 386]
Im rechten Nasenflügel ein schmerzhaftes Blüthchen (*Sr.*). [CK 387]
Bläschen in der Nase und um dieselbe herum, so dass sie fast entzündet ist (*Htb.*). [CK 388]
Viel Sommersprossen auf der Nase, früh, nach nächtlicher, erhitzender Bewegung (n. 12 T.). [CK 389]

Pfropfe in der Nase (*Hg.*). [CK 390]
Häutiges Gerinnsel in der Nase, ohne Jücken und Verstopfung (*Hg.*). [CK 391]
Jücken der Nase, und Bluten nach dem Reiben (*Hg.*). [CK 392]
Bohren in der Nase, bis Blut kommt (*Hg.*). [CK 393]
Blutige Streifen im Nasen-Schleime. [CK 394]
Einige Tropfen Blutes kommen aus der Nase. [CK 395]
Bluten der Nase (sogleich, auch n. 17 T.). [CK 396]
Starkes Nasenbluten, Abends (n. 7 T.). [CK 397]
Oefteres und starkes Nasenbluten. [CK 398]
Sehr starkes Nasenbluten (n. 24 T.). [CK 399]
Nasenbluten vorzüglich beim Stuhlgange. [CK 400]
Oefteres Blut-Schnauben. [CK 401]
Oefteres Blut-Schnauben, früh, mit gelbem Schleime aus der Nase. [CK 402]
Schärferer Geruch, besonders widrig riechender Dinge (*Gr.*). [CK 403]
Geruch vorzüglich fein beim Kopfschmerze. [CK 404]

- **Gesicht**

Gesichts-Blässe (*Brera,* bei *Voigtel*). [CK 405]
Jählinge, auffallende Blässe im Gesichte, mit Frostigkeit, Bauchweh und Kopfschmerzen (n. 12 T.). [CK 406]
Blasse, kranke Gesichts-Farbe (n. 8 T.). [CK 407]
Blässe des Gesichtes, eingefallene, blaurandige Augen (d. 2. T.) (*Htb.*). [CK 408]
Eingefallenes, erdfahles Gesicht mit tiefliegenden, hohlen, blaurandigen Augen (n. 6, 7 St.) (*Stf.*). [CK 409]
Bleich gelbliches Gesicht. [CK 410]
Bleiches, krankhaftes Aussehen, Abends (*Ng.*). [CK 411]
Hippokratisches Gesicht (*Voigtel*). [CK 412]
Breite, blaue Ränder um die Augen. [CK 413]
Ungeheure, fast blaue Röthe der Wangen, ohne Hitz-Gefühl, früh, 8 Uhr (*Htb.*). [CK 414]
Röthe des Gesichts (*Hg.*). [CK 415]
Röthe und Hitze im Gesichte, mit leichtem Stirn-Schweisse und Kopf-Eingenommenheit (n. 12 St.) (*Htb.*). [CK 416]
Grosse Gesichts-Hitze, gegen Abend. [CK 417]
Arge Gesichts-Hitze, nach Waschen, mit rothen Flecken. [CK 418]
Wärme überläuft den obern Theil des Gesichtes mit erhöhter Röthe, unter Umnebelung der Augen (*Stf.*). [CK 419]

Glühende Hitze, alle Abende, auf dem einen oder dem andern Backen, zwei Stunden lang, ohne Durst. [CK 420]
Brennen im Gesichte, um die Nase und Oberlippe, wie von Schärfe. [CK 421]
Schweiss im Gesichte, bei Kälte desselben und Uebelkeit, Vormittags. [CK 422]
Blutdrang nach dem Gesichte, mit Gefühl von Aufgetriebenheit desselben, im Freien; in der Stube vergehend (*Ng.*). [CK 423]
Gedunsenheit des Gesichtes auf der Seite, auf der er gelegen (*Hg.*). [CK 424]
Gedunsen im Gesichte. [CK 425]
Gedunsenheit und Geschwulst um die Augen. [CK 426]
Geschwulst der Umgebungen des Auges. [CK 427]
Geschwulst des Backens und Zahnfleisches, ohne Schmerz. [CK 428]
Blüthen im Gesicht und auf dem Nasenflügel (*Hg.*). [CK 429]
Heftiges Jücken im Gesichte, dass sie Alles blutig und roh kratzt (*Hg.*). [CK 430]
Ausschlags-Blüthen im Gesichte. [CK 431]
Blüthen-Ausschlag auf beiden Backen. [CK 432]
Oeftere Eiter-Blüthen und Geschwürschorfe im Gesichte, nach den mindesten Verletzungen der Haut desselben. [CK 433]
Rauher, rother, marmorirter, etwas erhabener Gesichts-Ausschlag (*Sr.*). [CK 434]
Einzelne rothe Blüthen im Gesichte. [CK 435]
Fein grieseliger Ausschlag an Stirn und Kinn. [CK 436]
Spannen der ganzen Gesichts-Haut. [CK 437]
Abschuppung der Gesichts-Haut (*Gr.*). [CK 438]
Brennendes Schründen der Gesichts-Haut, wie nach Aufenthalt in kalter, scharfer Luft. [CK 439]
Weh in den Gesichts-Knochen. [CK 440]
Zuckungen in den Backen-Muskeln. [CK 441]
Zuckungen in den Muskeln unter dem rechten Auge. [CK 442]
Druckschmerz in den Backen-Knochen, Seitenbeinen und Zähnen, besonders beim Kauen warmer Speisen, und beim Eintritte aus der Kälte in ein warmes Zimmer. [CK 443]
Hineindrücken über dem linken Augenrande, nach dem Mittag-Essen (*Ng.*). [CK 444]
Spannen in den Jochbeinen, als würden sie gewaltsam gegen einander gedrückt, durch Reiben vergehend. [CK 445]
Reissen in den Gesichts-Knochen und Schläfen, als wollte es Alles herausreissen, immer zunehmend, bis Abends 8 Uhr (*Ng.*). [CK 446]

Reissen in den Kiefer-Knochen, Abends im Liegen; beim Essen und Bewegen des Unterkiefers schweigend. [CK 447]
Arges Reissen am untern Augenhöhl-Rande, als würde da das Fleisch losgerissen (*Ng.*). [CK 448]
Reissen im Jochbeine (*Ng.*). [CK 449]
Arges Reissen unter dem rechten Ohre (*Ng.*). [CK 450]
Zucken am linken Jochbeine, nach Reiben vergehend (*Ng.*). [CK 451]
Ein heftiger Stich von der Mitte des linken Unterkiefers, tief durch den Backen und das Auge, bis zur Stirn heraus (*Ng.*). [CK 452]
Stich im linken Backen. [CK 453]
Lippen trocken, den ganzen Tag (*Ng.*). [CK 454]
Trockenheit der Lippen und des Gaumens, ohne Durst (*Ng.*). [CK 455]
Blaue Lippen (*Brera*). [CK 456]
Brennende Stiche am Rande der Oberlippe, im Sitzen (*Ng.*). [CK 457]
Brennen beider Lippen, wie Feuer (*Ng.*). [CK 458]
Brenn-Schmerz am Rothen der Unterlippe, mit weissen Blasen am Innern derselben, brennenden Schmerzes (n. 11 T.). [CK 459]
Starke Aufgesprungenheit der Unterlippe in ihrer Mitte. [CK 460]
Ein jückender Fleck am linken Unterkiefer, den er wund kratzen musste. [CK 461]
Jücken der Oberlippe, mit Schmerz nach Reiben. [CK 462]
Geschwollne Oberlippe, alle Morgen. [CK 463]
Ausschlag am Rothen beider Lippen, zuweilen mit Stichen. [CK 464]
Eiter-Bläschen am Mundwinkel (*Gll.*). [CK 465]
Schmerzhafte, erbsengrosse Blasen am Innern der Unterlippe, mit Lymphe gefüllt (*Gll.*). [CK 466]
Flechte im linken Mundwinkel, mit Schneiden und Stechen darin. [CK 467]
Flechte über der Oberlippe. [CK 468]
Rauhe Haut um beide Lippen. [CK 469]
Geschwüriger Mundwinkel (n. 13 T.). [CK 470]
Ausschlags-Blüthe am rechten Mundwinkel. [CK 471]
Schmerzhaftes Geschwür an der innern Fläche der Unterlippe. [CK 472]
Drücken, Ziehen und Reissen im Unterkiefer, gegen das Kinn zu (*Ng.*). [CK 473]
Verschliessung der Kinnbacken, dass sie die Zähne nicht von einander bringen konnte. [CK 474]
Unwillkürliches Knirschen mit den Zähnen, wie von Krampf, und etwas schmerzhaft. [CK 475]
Zucken im Unterkiefer, fast wie Zahnschmerz. [CK 476]
Heftiges Ziehen im Unterkiefer. [CK 477]
Drüsen-Geschwülste am Unterkiefer-Gelenk (*Hg.*). [CK 478]

■ **Mund und innerer Hals**

Zahnschmerz im Backen-Geschwulst. [CK 479]
Heftige Zahnschmerzen, Abends im Bette, drei Abende nach einander. [CK 480]
Heftige Zahnschmerzen auf der linken Seite und 2 Tage drauf sehr schmerzhafte Hals-Geschwulst, mit 5 grossen, weissen Blattern im Munde (*Sr.*). [CK 481]
Zahnschmerz, bloss Nachts im Bette, beim Aufstehen vergeht er. [CK 482]
Zahnschmerz in einem hohlen Zahne, durch Bett-Wärme erregt und vermehrt (n. 22 T.). [CK 483]
Zahnschmerz beim Gehen in freier Luft. [CK 484]
Zahnschmerz (Reissen?) in den obern Schneidezähnen, durch Athmen kalter Luft, von warmem Essen und von Berührung erregt. [CK 485]
Zahnweh, früh, nach Erwachen, in zwei untern Backzähnen, nach dem Aufstehen vergehend (*Ng.*). [CK 486]
Heftiger Schmerz in den linken Backzähnen, bei starkem Schnauben, der mit Zähneklappern und nachfolgender Backen-Hitze endete. [CK 487]
Druck auf die linken obern und untern Zähne, von hinten nach vorn zu (n. 8 T.). [CK 488]
Ziehender Zahnschmerz bei kalten Händen und Füssen. [CK 489]
Zieh-Schmerz in den vordern Schneidezähnen. [CK 490]
Ziehen und Wühlen in den Zähnen. [CK 491]
Ziehen in einem untern Backzahne, und darnach Stechen im rechten Oberkiefer bis ins Ohr, früh (*Ng.*). [CK 492]
Ziehen in einem untern Backzahne (*Ng.*). [CK 493]
Zuckender Schmerz in zwei hohlen Zähnen, beim Oeffnen des Mundes, mit grosser Empfindlichkeit bei Berührung mit der Zunge, beim Kauen erneuert, wenn etwas Speise in dieselben kommt (*Ng.*). [CK 494]
Sehr schmerzhaft zuckendes Reissen in den Wurzeln der obern rechten Backzähne (*Ng.*). [CK 495]
Stechendes Reissen in mehreren Wurzeln der obern rechten Zähne, durch darauf Drücken vergehend, Abends (*Ng.*). [CK 496]
Reissen in den Zähnen, alle Tage, Abends oder früh, meist in freier Luft, oder nach Heimkunft aus derselben. [CK 497]

Reissen von den Backzähnen nach dem Jochbogen, durch Reiben vergehend, im Sitzen (*Ng.*). [CK 498]

Reissen in den obern rechten Backzähnen (*Bds.*). [CK 499]

Reissen in einer untern linken Zahnlücke, durch Aufdrücken vergehend (*Ng.*). [CK 500]

Reissen in den obern rechten Backzähnen, zuweilen schussweise, öfters wiederkehrend und stets durch Aufdrücken nachlassend (*Ng.*). [CK 501]

Reissen und Bohren in einem linken Backzahne, in jeder Lage, auch bei Berührung und Kauen (*Ng.*). [CK 502]

Heftig stechender Schmerz in den obern Vorderzähnen, mit starker Geschwulst der Oberlippe (*Sr.*). [CK 503]

Nagen in einem untern, linken Backzahne (*Ng.*). [CK 504]

Stetes Bohren in einem rechten Backzahne. [CK 505]

Heftiges Nagen und Bohren im Zahne, früh und Abends, beim Liegen im Bette. [CK 506]

Klopfen, Zucken und Stechen in den Zähnen, an der mindesten freien Luft, nicht aber im Zimmer oder bei verbundenem Backen. [CK 507]

Wundartiger Zahnschmerz. [CK 508]

Die Zähne sind beim darauf Beissen so glatt, wie mit Seife oder Fett bestrichen, früh (*Ng.*). [CK 509]

Ein blutendes Geschwür an einem hohlen Backzahne (*Ng.*). [CK 510]

Hohlwerden eines Zahnes (n. 10 T.). [CK 511]

Stumpfheit der Zähne (n. 18 T.). [CK 512]

Lockerheit der Zähne, so dass sie nicht kauen kann. [CK 513]

Lockerheit aller untern Vorderzähne, dass man sie heraus nehmen kann. [CK 514]

Plötzliches Bluten der obern Backzähne, ohne Ursache. [CK 515]

Das Zahnfleisch schmerzt, wie wund. [CK 516]

Schmerzhafte Empfindlichkeit des Zahnfleisches, wovor er nicht essen konnte, mit zwei kleinen Geschwüren dran. [CK 517]

Jücken und Pucken am Zahnfleische. [CK 518]

Brennen und Wundheitsschmerz des innern Zahnfleisches der obern Vorderzähne. [CK 519]

Wundes, schmerzhaftes, geschwollenes Zahnfleisch (*Sr.*). [CK 520]

Entzündung des Zahnfleisches. [CK 521]

Geschwulst des Zahnfleisches über dem bösen Zahne. [CK 522]

Geschwulst des Zahnfleisches mit Jücken. [CK 523]

Starke Geschwulst des Zahnfleisches. [CK 524]

Geschwür am Zahnfleische, nach Zahnschmerz. [CK 525]

Geschwür am Zahnfleische, mit Geschwulst der Oberlippe (n. 17 T.). [CK 526]

Bluten des Zahnfleisches bei der geringsten Berührung. [CK 527]

Leichtes Bluten und Abklaffen **des Zahnfleisches.** [CK 528]

In den Mund kommt Blut (n. 24 St.) (*Stf.*). [CK 529]

Ein schmerzhafter Knoten an der Inseite des Backens. [CK 530]

Schmerz am Zungen-Bändchen und am Gaumen, wodurch Essen und Sprechen gehindert wird. [CK 531]

Weissschleimige Zunge, bei schleimigem Munde (*Ng.*). [CK 532]

Unreine Zunge (*Kortum*). [CK 533]

Belegte Zunge, wie Pelz. [CK 534]

Brennen hinten an der rechten Zungen-Seite (*Ng.*). [CK 535]

Viele kleine rothe, blutende Tüpfchen, mit Brennen, auf der vordern Zungen-Fläche (*Ng.*). [CK 536]

Zwei kleine, helle, bei Berührung brennende Bläschen an der Zungenspitze (*Ng.*). [CK 537]

Brennende, weissbelegte Zunge, Nachts (*Ng.*). [CK 538]

Brickelndes Jücken hinten am Gaumen, wie bei Schnupfen; sie muss kratzen (*Ng.*). [CK 539]

Eine schmerzhafte Stelle am Gaumen. [CK 540]

Unausstehlicher Kitzel um den Gaumen. [CK 541]

Jücken am Gaumen, mehrere Minuten lang. [CK 542]

Brennen oben am Gaumen. [CK 543]

Blasen am Gaumen, welche aufspringen und eitern. [CK 544]

Empfindung am Gaumen, als wolle sich die Haut ablösen (*Ng.*). [CK 545]

Ein Stich oben im Gaumen, gleich nach dem Mittag-Essen (*Ng.*). [CK 546]

Schmerzhafte Empfindlichkeit im Munde, am Zahnfleische und am Gaumen. [CK 547]

Rauhheit im Munde und wie wund an verschiedenen Stellen. [CK 548]

Schmerzhafte Bläschen im Munde, mit Halsweh beim Schlingen und Durste. [CK 549]

Geschwulst an der Zungen-Wurzel (d. 2. T.). [CK 550]

Feines Stechen in der Zungenspitze. [CK 551]

Brickelndes Gefühl am Zungen-Bändchen (*Ng.*). [CK 552]

Wie verbrannt und rauh auf der Zungenspitze (*Ng.*). [CK 553]
Brennen auf der Zungenspitze, mit Gefühl, als sey da ein Ausschlag (*Ng.*). [CK 554]
Halsweh, wie roh und wund hinten im Halse, mit sichtbar dunkler Röthe. [CK 555]
Druck im Halse, früh. [CK 556]
Stickender Druck im Halsgrübchen. [CK 557]
Halsweh, wie von Geschwulst des Zäpfchens. [CK 558]
Schmerz im Halse, beim Niesen und Gähnen (*Ng.*). [CK 559]
Halsweh, wie wund und verwachsen, bei und ausser dem Schlingen; Kehlkopfschmerz oft bei äusserm Drucke (*Ng.*). [CK 560]
Wund-Weh im Halse, bei und ausser dem Schlingen (*Ng.*). [CK 561]
Wundheits-Schmerz im Halse, beim Husten (*Ng.*). [CK 562]
Starke Geschwulst der Mandeln. [CK 563]
Starke Geschwulst der linken Mandel, am Schlingen und an Bewegung des Kopfes hindernd (n. 11 St.). [CK 564]
Druck oben im Halse, nach dem Magen herunter. [CK 565]
Drücken im Halse, und Geschwulst: der Mandeln, deren Berührung Hüsteln verursacht. [CK 566]
Drücken im Halse, wie ein Halsweh. [CK 567]
Kratzen im Halse, Nachmittags und Abends. [CK 568]
Rauhes, kratziges Wesen im Halse (n. 34 St.) (*Stf.*). [CK 569]
Scharrig im Halse. [CK 570]
Stechendes Halsweh beim Schlingen. [CK 571]
Brennen im Schlunde (*Conradi* in *Hufel.* Journ.). [CK 572]
Schmerzhafter Reiz in der Zunge und Speiseröhre, als wenn man mit einer Nadel hinab führe (*Ng.*). [CK 573]
Zwängen im obern Theile der Speiseröhre (*Ng.*). [CK 574]
Beschwerliches Schlingen mit Schmerz, gegen Mittag (*Bds.*). [CK 575]
Gefühl von Engigkeit um den Hals (*Ng.*). [CK 576]
Trockenheit der Zunge, ohne Durst (*Ng.*). [CK 577]
Trocken und rauh am Gaumen, Vormittags (*Ng.*). [CK 578]
Beständige Abwechselung von Trockenheit und Feuchtigkeit im Munde (*Stf.*). [CK 579]
Trockenheit im Munde, bei sehr kalten Füssen. [CK 580]
Ungeheures Trockenheits-Gefühl im Munde, klebrig, mit heftigem Durste; obgleich er viel Wasser trinkt, wird das Klebrige doch nicht gemindert (*Stf.*). [CK 581]
Trockenheit im Schlunde und Rachen. [CK 582]
Trockenheit im Halse, dass sie kaum schlingen konnte, früh, beim Erwachen, nach dem Essen vergehend (*Ng.*). [CK 583]
Viel Speichel fliesst im Munde zusammen. [CK 584]
Viel Zusammenlaufen wässrichten Speichels (*Ng.*). [CK 585]
Wasserzusammenlaufen im Munde, unter Bitterkeit im Halse (*Ng.*). [CK 586]
Wasserzusammenlaufen im Munde (*Mbn.*). [CK 587]
Bittersaurer Speichel kommt in den Mund (*Ng.*). [CK 588]
Viel wässrichter Speichel im Munde (*Stf.*). [CK 589]
Speichel im Munde, wie dicker Seifen-Schaum, doch ohne übeln Geschmack (*Stf.*). [CK 590]
Sie spuckt Abends Speichel aus, der wie faules Wasser schmeckt. [CK 591]
Viel Schleim-Rachsen, früh. [CK 592]
Der gewöhnliche Früh-Auswurf von Schleim, ohne Husten, ist sehr vermindert (*Gr.*). [CK 593]
Der ausgerachste Schleim schmeckt sauer (*Ng.*). [CK 594]
Grauer, salzig schmeckender Auswurf durch Rachsen. [CK 595]
Garstiger, klebriger Mund-Geschmack, früh beim Aufstehen (n. 1 T.). [CK 596]
Salzig-süsslicher, säuerlicher Geschmack, mit Gefühl im Munde, als liefe viel Speichel zusammen (*Stf.*). [CK 597]
Süsser Geschmack im Halse, welcher Speichel-Zusammenfluss bewirkt (n. 1½ St.). [CK 598]
Sehr saurer Geschmack im Munde, sie muss viel spucken. [CK 599]
Bitter im Munde, mit Rauhheit im Halse (*Ng.*). [CK 600]
Bitter im Munde und Halse, Abends, mit grosser Trockenheit, vielem Durste und starkem Wasser-Trinken, nach Niederlegen vergehend (*Ng.*). [CK 601]
Scharfe Bitterkeit im Schlunde, mit Rauhheit (*Ng.*). [CK 602]
Bitter-Geschmack im Munde, den ganzen Tag. [CK 603]
Bitter-Geschmack des Frühstücks (*Gr.*). [CK 604]
Sehr bitterer Geschmack im Munde, früh (d. 1. T.). [CK 605]
Säure im Halse und Kratzen in der Kehle. [CK 606]
Sauer und lätschig im Munde, früh, nach Brod-Essen vergehend (*Ng.*). [CK 607]

Saurer Mund-Geschmack. [CK 608]

Gleich saurer Geschmack im Munde, nach Milch-Genuss. [CK 609]

Saurer Geschmack im Munde, am meisten früh. [CK 610]

Säure nach dem Essen. [CK 611]

Vermehrte Säure nach jedem Essen, und pulsirender Kopfschmerz in der Stirn. [CK 612]

Es säuert Alles, auch das Unschuldigste bei ihm. [CK 613]

Miss-Geschmack des Brodes, besonders früh. [CK 614]

Brod schmeckte nicht, es schmeckte wie Teig. [CK 615]

Es schmeckt ihr kein Essen, aber trinken möchte sie immer. [CK 616]

■ Magen

Verminderter Appetit (*Gr.*). [CK 617]

Appetitlosigkeit, früh, mit weisser Zunge, und Vollheit in der Herzgrube, bei richtigem Geschmacke der Speisen (*Gr.*). [CK 618]

Abgekochte Milch ist ihm ganz zuwider (*Gr.*). [CK 619]

Bloss früh mangelt ihm nicht nur aller Appetit, sondern er fühlt sich auch nach dem Genusse des Frühstücks so voll und unbehaglich, wie überladen (*Gr.*). [CK 620]

Die Esslust ist stärker, und natürlicher Geschmack der Speisen (*Gr.*). [CK 621]

Verringerter Appetit, bei Mattigkeit (*Htb.*). [CK 622]

Das Frühstück schmeckt nicht, bei richtigem Geschmacke desselben (*Ng.*). [CK 623]

Keine Esslust, kein Hunger (n. 3 T.). [CK 624]

Mangel an Esslust und kein Hunger, Essen ist ihm ganz gleichgültig und er würde nicht essen, wenn es nicht die Zeit mit sich brächte; kein Wohlgeschmack an Speise und Trank; alle Genüsse haben einen nur allzugeringen, keinen fremden Geschmack, und schmecken fast Alle überein; geistige Getränke schmecken wässricht und zum Tabakrauchen fehlt die gewohnte Neigung. [CK 625]

Leichte Sättigung mit Tabak, er kann nur wenig rauchen, obgleich er ihm nicht übel schmeckt. [CK 626]

Appetitlosigkeit. [CK 627]

Kein Appetit; kein Durst. [CK 628]

Wenig Appetit, aber auch keine Sattheit. [CK 629]

Durst, Mittags vor dem Essen. [CK 630]

Durst nach dem Essen (*Ng.*). [CK 631]

Durst, früh, gleich nach dem Aufstehen (*Ng.*). [CK 632]

Steter Durst. [CK 633]

Viel Durst auf Wasser. [CK 634]

Kein Hunger, den ganzen Tag, wenn sie aber isst, isst sie mit Appetit. [CK 635]

Vermehrter Hunger und Appetit (d. 1. 2. T.) (*Ng.*). [CK 636]

Heisshunger (*Lobstein*, Unters. üb. d. Phosph.). [CK 637]

Heftiger Appetit, wie Heisshunger (*Bouttaz*). [CK 638]

Heisshunger, Nachts, den kein Essen stillt, dann Mattigkeit mit Hitze und Schweiss, darauf Frost mit äusserer Kälte und Zähneklappern. [CK 639]

Nach Milch-Trinken, saures Aufstossen (*Gr.*). [CK 640]

Nach dem Essen, behagliches Sättigungs-Gefühl, was er sonst nie recht unterschied (*Gr.*). [CK 641]

Wenn er Abends sich nur ein wenig satt isst, gleich Unbehagen in der Herzgrube, unruhiger Schlaf, und am andern Morgen kein Appetit (*Gr.*). [CK 642]

Nach dem Essen, fast täglich, Weichlichkeit und Wabblichkeit um den Magen, wie Brecherlichkeit. [CK 643]

Nach Tische schmeckt der Speichel nach dem Genossenen (n. 9 T.). [CK 644]

Ganz voll bis oben in den Hals, was ihr den Appetit benimmt. [CK 645]

Vollheit oben im Schlunde, als stünde das Essen oben, und müsse ausgebrochen werden, ohne Uebelkeit. [CK 646]

Nach dem Essen, leeres Aufstossen. [CK 647]

Beim Essen fangen immer die Schmerzen an und dauern solange er isst, Mittags und Abends. [CK 648]

Nach dem Essen, Schlucksen (n. 7 T.). [CK 649]

Nach Essen, selbst mit Appetit, gleich voll im Bauche. [CK 650]

Aufs Mittag-Essen, Kopfschmerz, alle Tage. [CK 651]

Nach dem Mittag-Essen wird ihr der Kopf so wüste, dass sie sich kaum besinnen kann. [CK 652]

Gleich nach dem Essen, viel Gesichts-Hitze. [CK 653]

Nach dem Essen (Abends), eine Art Schwindel, die Gegenstände scheinen theilweise dunkel und unsichtbar, indem flimmernde Zickzacke und

Ringe vor den Augen das Sehen hindern; ihm deuchtete der Kopf sich zu drehen, und er wusste nicht, ob er recht auf dem Stuhle sass. [CK 654]

Beim Essen, schläfrig. [CK 655]

Nach dem Essen, **Schläfrigkeit.** [CK 656]

Nach dem Mittag-Essen, Schläfrigkeit (n. 15 T.). [CK 657]

Nach dem Mittag-Essen, unbezwinglicher Schlaf. [CK 658]

Eine Stunde nach dem Mittag-Essen, Magenschmerz, der nach einiger Zeit verging. [CK 659]

Nach dem Essen, Magen-Drücken (n. 4 T.). [CK 660]

Auf jedes Essen, arges Magen-Drücken (n. 2 St.). [CK 661]

Einige Stunden nach dem Essen. Mittags, viel Magenweh, mit Uebelkeit und Kopf-Benommenheit. [CK 662]

Ein paar Stunden nach dem Mittag-Essen, wabblicht, wie ohnmächtig, sie muss sich setzen. [CK 663]

Bald nach dem Essen, starkes Pulsiren unter der Herzgrube (n. 4 T.). [CK 664]

Nach dem Essen, Drücken auf der Brust und kürzerer Athem. [CK 665]

Nach dem Mittag-Essen, Herzstösse, zwei Stunden lang, die sie zum öftern Husten nöthigten und wobei ihr oft Röthe ins Gesicht steigt (d. 4. T.). [CK 666]

Nach dem mindesten Essen, Athem-Beklemmung. [CK 667]

Nach dem Mittag-Essen, Beklemmung auf der Brust, mit Aengstlichkeit. [CK 668]

Nach jedem Essen, ein ängstliches Drücken im Bauche, mit Auftreibung. [CK 669]

Nach Tische, Spannen und Drücken um den Magen und arge Aufgetriebenheit des Bauches. [CK 670]

Nach wenigem Essen, Angst und Unruhe im Blute. [CK 671]

Nach dem Essen, kratzig im Munde und grosse Müdigkeit; das Gehen griff ihn sehr an, er war frostig und verstimmt (n. 25 St.) (*Stf*.). [CK 672]

Nach dem Essen, grosse Schwäche im ganzen Körper, und vorzüglich im leidenden Theile. [CK 673]

Eine Stunde nach dem Essen, Blasen auf der Zunge. [CK 674]

Nach dem Essen, Mittags und Abends, dehnendes Leibweh, mit viel Poltern im Bauche. [CK 675]

Nach dem Essen, starkes Drängen zum Stuhle. [CK 676]

Oefteres Aufstossen; der Magen ist wie von Luft ausgedehnt (*Alph. Le Roi* bei *Bouttaz*). [CK 677]

Drückendes Aufsteigen, wie zum Aufstossen (*Ng*.). [CK 678]

Stete Neigung zum Aufstossen, mit Uebelkeit im Magen (*Ng*.). [CK 679]

Erst versagendes, dann leeres Aufstossen (*Ng*.). [CK 680]

Versagendes Aufstossen, zuweilen mit versagendem Gähnen (*Ng*.). [CK 681]

Aufstossen öfters, leer, auch während und bei dem Essen (*Ng*.). [CK 682]

Aufstossen mit Schmerz im Magen (*Ng*.). [CK 683]

Stetes Aufstossen und dabei Gähren im Bauche (n. 24 St.). [CK 684]

Oefteres lautes Aufstossen (*Ng*.). [CK 685]

Aufstossen mit Urin-Geschmack, öfters (*Ng*.). [CK 686]

Aufstossen mit Pomeranzen-Geschmack (*Ng*.). [CK 687]

Beim Aufstossen, Schmerz am obern Magenmunde, als wolle da Etwas abreissen. [CK 688]

Viel versagendes Aufstossen mit Brust-Drücken (n. 11 T.). [CK 689]

Versagendes Aufstossen mit Leibkneipen (n. 10 T.). [CK 690]

Oft leeres Aufstossen, besonders nach dem Essen. [CK 691]

Leeres Aufstossen (n. 3 St.) (*Stf*.). [CK 692]

Oft versagendes Aufstossen, mit Gefühl, als sey um die Hypochondern Alles voll Luft, die sich nicht genug entladen könne. [CK 693]

Isst er Etwas, **so stösst es ihm auf**, anfänglich nur leer, später auch **nach dem Genossenen**, als wenn keine Verdauung vor sich ginge. [CK 694]

Aufstossen mit Brennen (*Htb*.). [CK 695]

Oefteres Aufstossen und Gähnen (n. 6 St.) (*Mbn*.). [CK 696]

Aufstossen mit Wasser-Zusammenlaufen und Zusammenziehen im Munde, bis zum Würgen erhöht, mit Schleim-Auswurf, drauf Aufstossen und Gähnen (n. etl. St.) (*Mbn*.). [CK 697]

Bitteres Aufstossen (*Ng*.). [CK 698]

Heftiges Aufstossen und davon Brustschmerz (n. etl. St.). [CK 699]

Arges Aufstossen nach dem Geschmacke des Genossenen, auch des Unschuldigsten, mit Umgehen und Rollen im Leibe, wie nach einer Purganz. [CK 700]

Aufstossen, zum Theil nach den Speisen, zum Theil sauer. [CK 701]

Saures Aufstossen, nach jedem Essen. [CK 702]

Saures Aufstossen, Abends. [CK 703]

Aufstossen mit Phosphor-Geruch und Geschmack, und blauem Dunste aus dem Munde (*Htb.* u. *Ng.*). [CK 704]

Aufstossen mit Phosphor-Geschmack, unter Gähnen, Brennen und Rauhheit im Halse, mit Schleim-Auswurf und Eingenommenheit des Kopfes (*Mbn.*). [CK 705]

Aufstossen mit Baumöl-Geruch und Aufsteigen durch die Nase, aus der ein weisser Dunst kommt (*Ng.*). [CK 706]

Ranzig im Halse (*Ng.*). [CK 707]

Bittres, ranziges Wasser-Aufschwulken (*Ng.*). [CK 708]

Bittres Wasser-Aufschwulken (*Ng.*). [CK 709]

Saures Aufschwulken der Speisen, mit garstig schmeckendem Aufrülpsen, zuweilen nach Tische, mehrere Tage (*Htb.*). [CK 710]

Aufschwulken des Genossenen und Aufrülpsen, ohne üblen Geschmack. [CK 711]

Aufschwulken eines Mundes voll Galle, beim tief Bücken. [CK 712]

Wasser-Aufsteigen aus dem Magen, bis in den Schlund, wie nach Salpeter-Genuss (*Ng.*). [CK 713]

Soodbrennen, früh und Nachmittags. [CK 714]

Soodbrennen, die ersten Tage. [CK 715]

Soodbrennen, schon nach mässigem Fett-Genusse. [CK 716]

Soodbrennen, zwei Nachmittage nach einander. [CK 717]

Oefteres Schlucksen des Tages, auch vor dem Essen (n. 15 T.). [CK 718]

Anhaltendes Schlucksen (*Ng.*). [CK 719]

Schlucksen nach dem Mittag-Essen, so stark, dass die Herzgrube davon drückend und wie wund schmerzt (*Ng.*). [CK 720]

Ekel, auch mit Schütteln, zwei Tage lang (*Ng.*). [CK 721]

Uebelkeit (*Lobstein*). [CK 722]

Uebelkeit, auch mit vielem Schleim-Auswurfe, ohne Husten (*Mbn.*). [CK 723]

Uebel und weichlich im Magen, Vormittags im Sitzen (*Ng.*). [CK 724]

Weichlich, übel und brecherlich im Magen, mit Wasser-Aufsteigen zuweilen (*Ng.*). [CK 725]

Uebelkeit im Magen, mit Schwindel und Beklommenheit in der Herzgrube, und Aufstossen nach Phosphor (*Mbn.*). [CK 726]

Stete Uebelkeit (n. 11 T.). [CK 727]

Uebelkeit fast den ganzen Tag. [CK 728]

Uebelkeit mit grossem Durste. [CK 729]

Uebelkeit mit grossem Durste und Appetitlosigkeit, sie muss sich legen. [CK 730]

Uebelkeit, gegen Mittag und Nachmittags, nach Trinken vergehend. [CK 731]

Uebelkeit, die durch Wasser-Trinken vergeht (*Bouttaz*). [CK 732]

Oeftere Uebelkeiten. [CK 733]

Uebelkeit, Abends im Bette, die ihr die Sprache matt macht. [CK 734]

Uebelkeit, früh, von 8 bis 9 Uhr, bis zur Ohnmacht. [CK 735]

Uebelkeit den ganzen Tag, und Abends Erbrechen. [CK 736]

Uebelkeit, Abends spät, bis zur Ohnmacht und Erbrechen. [CK 737]

Brech-Uebelkeit bis zur Ohnmacht, theils Vormittags, theils Abends. [CK 738]

Brech-Uebelkeit, zuweilen mit Wasser-Aufsteigen, auch Vormittags, im Sitzen (*Ng.*). [CK 739]

Brech-Uebelkeit, früh, bis zum Frühstücke. [CK 740]

Brech-Uebelkeit und Ohnmachts-Anwandlungen, unter dumpfem Drucke in der Herzgrube, dass sie keine äussere Bedeckung darauf leiden konnte (n. 41 St.). [CK 741]

Würmerbeseigen. [CK 742]

Würmerbeseigen, nach Tische, mit Aufstossen, Uebelkeit und Wasser-Auslaufen aus dem Munde. [CK 743]

Erbrechen, mehrmals (*Lobstein, Robbi*). [CK 744]

Bei den schrecklichsten Qualen suchte er vergebens sich zu erbrechen, nur kalt Wasser Trinken erleichterte (*Le Roi* bei *Voigtel*). [CK 745]

Leeres Erbrechen (*Voigtel*). [CK 746]

Heftiges Erbrechen (*Weikard*). [CK 747]

Erbrechen mit äusserster Schwäche, kleinem, schnellem Pulse und Schmerzen im Bauche – Tod (*Lobstein*). [CK 748]

Anhaltendes Erbrechen, innere Krämpfe, Geistes-Abwesenheit, Lähmung des Armes – Tod (*Htb.* u. *Tr.*). [CK 749]

Erbrechen und Uebelkeit beim Fahren. [CK 750]

Schleim-Erbrechen, mit Baumöl-Geschmack, Nachts (*Ng.*). [CK 751]

Erbrechen des Genossenen, Abends. [CK 752]

Gall-Erbrechen, einige Mal (*Kortum*). [CK 753]

Gall-Erbrechen, 18 Stunden lang, und darauf nach 24 Stunden Brech-Uebelkeit und Appetitlosigkeit, ohne unrechten Mundgeschmack (n. 18 T.). [CK 754]

Gall-Erbrechen, die ganze Nacht hindurch. [CK 755]

Saures, gallichtes Erbrechen, gegen Abend, nach vorherigem heftigem Schwindel mit Uebelkeit; dabei wurden erst die Hände, dann auch die Füsse eiskalt und völlig taub, vor der Stirn stand kalter Schweiss; nach mehrmaligem Erbrechen binnen 2 Stunden zwei ordentliche Stühle, Uebelkeit und Kälte-Gefühl vergingen erst nach dem Niederlegen (d. 26. T.) (*Gr.*). [CK 756]

Magen-Beschwerden mit Uebelkeit und Brechreiz (*Robbi*). [CK 757]

Weichlichkeit in der Herzgrube und bald darauf Schauder (*Ng.*). [CK 758]

Schmerzhaftigkeit der Magen-Gegend bei Berührung (*Ng.*). [CK 759]

Schmerzhaftigkeit des Magens, früh, **bei äusserer Berührung** und auch beim Gehen. [CK 760]

Leerheits- und Nüchternheits-Gefühl im Magen (*Ng.*). [CK 761]

Verdorbener, schwacher Magen, lange Zeit (*Kortum*). [CK 762]

Schlechte Verdauung (*Lobstein*). [CK 763]

Schwere Verdaulichkeit des sonst ohne Beschwerde Genossenen. [CK 764]

Magenweh, wie leer, mit aufsteigender Uebelkeit, früh, nach dem Aufstehen (*Ng.*). [CK 765]

Ausdehnender Magenschmerz, früh (*Ng.*). [CK 766]

Magenschmerz, wie voll, Abends, bis zum Einschlafen (*Ng.*). [CK 767]

Heftige Magenschmerzen, die sich nach und nach über den ganzen Bauch verbreiten, mit Erbrechen erst grünlicher, dann schwärzlicher Stoffe (*Lobstein*). [CK 768]

Druck auf einer kleinen Stelle des Magens und zugleich in der rechten Schläfe (*Ng.*). [CK 769]

Drücken im Magen (*Mbn., Brera, Robbi*). [CK 770]

Druck gleich über dem Magen. [CK 771]

Drücken am obern Magenmunde, besonders beim Niederschlingen des Brodes, welches da sitzen zu bleiben scheint. [CK 772]

Drücken in der Herzgrube, anhaltend, auch nüchtern, doch mehr beim Sitzen. [CK 773]

Drücken über der Herzgrube, wie von einem grossen Körper, mit Kälte (alsobald) (*Ng.*). [CK 774]

Drücken im Magen, früh, im Bette (n. 8 T.). [CK 775]

Druck im Magen, Abends (n. 2 T.). [CK 776]

Druck in der Magen-Gegend (n. 25 St.) (*Stf.*). [CK 777]

Druck im Magen nach dem Essen, als wenn eine starke Last darin wäre (*Mbn.*). [CK 778]

Das härteste Drücken in und über der Herzgrube, dann auch im ganzen Brustbeine und auf den Ribben, zum Athem-Versetzen, im Gehen und Sitzen gleich (n. 2 St.). [CK 779]

Sehr voll im Magen. [CK 780]

Vollheit, Drücken und Umgehen im Magen (*Ng.*). [CK 781]

Aufblähung im Magen und Bauche, mit Neigung zum Aufstossen, das aber nicht immer erleichtert (*Ng.*). [CK 782]

Schwere-Gefühl im Magen (*Ng.*). [CK 783]

Zusammenhalten von beiden Magen-Seiten her, im Sitzen (*Ng.*). [CK 784]

Krampfhaftes Gefühl, wie Frost-Zittern im Magen, Herzgrube und Brust (*Ng.*). [CK 785]

Magen-Krämpfe (*Lobstein*). [CK 786]

Krampfhafte Empfindung im Magen, vor und nach dem Abend-Essen, welche sich dann in die Brust zieht, von beiden Seiten. [CK 787]

Magen-Krampf, Abends, beim Niederlegen in's Bette (n. 25 T.). [CK 788]

Schmerz im Magen, wie zusammengedrückt, früh, im Bette, nach Schweisse. [CK 789]

Spannendes Zusammenziehen im Magen, mit säuerlichem Aufstossen. [CK 790]

Zusammenziehendes Kneipen im Magen (n. 6 T.). [CK 791]

Zusammenziehen und Nagen im Magen. [CK 792]

Greifen in der Magen-Gegend, in Absätzen und Dauer von etlichen Minuten (d. 22. T.). [CK 793]

Greifen von Winden im Magen, Nachts. [CK 794]

Ziehen und Dehnen im Magen, beim Fahren im Wagen. [CK 795]

Zieh-Schmerz in der Herzgrube bis auf die Brust. [CK 796]

Schneiden in der Magen-Gegend. [CK 797]

Stiche über dem Magen und durch den Bauch, der dann dick ward. [CK 798]

Stechen in der Herzgrube, dass sie keinen Athem bekommen konnte, durch Aufstossen vergehend, alle Abend 10 Uhr. [CK 799]

Ein Stich in der Magen-Gegend (*Mbn.*). [CK 800]

Gluckern, Rollen und Knurren im Magen, oder Gefühl, als wenn Luft-Blasen zersprängen, mit Neigung zum Aufstossen (*Ng.*). [CK 801]

Rucken, schmerzhaft vom Magen in den Hals herauf, als ob es von Schleim herrühre, im Sitzen (*Ng.*). [CK 802]

Kälte-Gefühl im Magen, zuweilen mit Wärme wechselnd (*Ng.*). [CK 803]

Wärme-Gefühl oder Hitze im Magen, zuweilen bei kalten Händen (*Ng.*). [CK 804]

Heftige, brennende Hitze im Magen, die auch wie heisses Gas aus dem Munde ging (*Le Roi*). [CK 805]

Brennen im Magen (n. 10 T.). [CK 806]
Brennen vom Magen bis in den Hals, wie Sood (*Ng.*). [CK 807]
Heftiges Brennen im Magen und in den Därmen (*Lobstein*). [CK 808]
Arges Brennen im Magen, mit heftigem Durste, Angst, Gesichts-Convulsionen, heftigem Schauder, kalten Gliedern, hellen, thränenden Augen, blassen Lippen, schwachem Pulse, Schwinden der Kräfte und – Tod (*Lobstein*). [CK 809]
Brennen und Schneiden in der Magen-Gegend (*Hufel.* Journ.). [CK 810]
Brennen im Magen und Darmkanale (*Brera*). [CK 811]
Entzündung des Magens (*Horn*, Archiv). [CK 812]
Entzündung und Brand im Magen und Darmkanale, mit heftigem Brennen und Schneiden (*Voigtel*). [CK 813]
Brennen und drückende Last im Magen (*Brera*). [CK 814]

- Abdomen

In den Hypochondern, Kneipen, auf einer kleinen Stelle, besonders im rechten, durch Reiben vergehend (*Ng.*). [CK 815]
Arger Schmerz im linken Hypochonder, er konnte sich nicht bücken, nicht auf der rechten Seite liegen. [CK 816]
Aengstliches Wesen unter der linken Brust, mit bitterem Aufstossen, alle Tage. [CK 817]
Stiche unter der linken Brust, mit vieler Aengstlichkeit. [CK 818]
Stechen im linken Hypochonder, auch im Sitzen, zuweilen mit Empfindlichkeit der Stelle darnach (*Ng.*). [CK 819]
Die Leber-Gegend ist empfindlich, und schmerzt beim Befühlen stumpf drückend, vorzüglich, wenn er auf der rechten Seite liegt. [CK 820]
Stiche in der Leber-Gegend. [CK 821]
Stechen im rechten Hypochonder und in denselben hinein, zuweilen mit Brennen der Haut, was durch Reiben vergeht, oder auch mit Gefühl, als würde sie da festgehalten (*Ng.*). [CK 822]
Ziehendes Schneiden unter den kurzen Ribben, mit Brust-Beklemmung. [CK 823]
Stemmen der Blähungen unter den Ribben, beim Spazieren. [CK 824]
Ziehend drückender Schmerz im Oberbauche und als wäre die Stelle wund. [CK 825]
Spannung im Oberbauche, auch von jeder Bewegung des Rumpfes erregt (*Ng.*). [CK 826]
Heftiges Kneipen in der linken Oberbauch-Seite, gegen die Magen-Gegend zu, drauf Gefühl auf der Stelle, wie von etwas Lebendigem, im Stehen und Sitzen (*Ng.*). [CK 827]
Kneipen und Schneiden im Oberbauche, wie von einer Purganz, im Gehen (*Ng.*). [CK 828]
Angenehme Wärme im Oberbauche (*Ng.*). [CK 829]
Bauchweh, vorzüglich früh. [CK 830]
Bauchweh bei kühlem Wetter (*Hg.*). [CK 831]
Arge Schmerzen im ganzen Bauche (*Lobstein – Weikard*). [CK 832]
Drücken im Bauche auf das Kreuz, wie von Blähungen, die auch sparsam, mit einiger Erleichterung abgehen (*Ng.*). [CK 833]
Druck im Unterbauche, Vormittags und auch Abends nach dem Essen (d. ersten Tage). [CK 834]
Druck, tief im Unterleibe, wie Ausleerungs-Drang (*Stf.*). [CK 835]
Krampfhafter Druck, tief im Unterbauche, bei den Schamtheilen, früh, im Bette. [CK 836]
Druck im Unterbauche, jeden Morgen, beim Erwachen, fast wie auf die Blase. [CK 837]
Zuweilen ein sehr schmerzhaftes, zusammenziehendes Drücken im ganzen Bauche, von kurzer Dauer. [CK 838]
Zusammenzieh-Gefühl in der linken Bauch-Seite (*Ng.*). [CK 839]
Zusammenzieh-Schmerz in den Därmen, zuweilen. [CK 840]
Brennender Zusammenzieh-Schmerz im Unterbauche, wie zum Monatlichen, Nachts, (was schon mehrere Tage vorüber war); sie wusste sich vor Schmerz nicht zu lassen (n. 4 T.). [CK 841]
Auftreibungs-Gefühl und Auftreibung des Bauches, zuweilen drückend, durch Bewegung erleichtert, zuweilen mit erschwertem tief Athmen, oder mit Zerschlagenheits-Schmerz im Kreuz und Bauche beim Befühlen (*Ng.*). [CK 842]
Die Aufgetriebenheit des Bauches scheint durch Kaffeetrank vermindert zu werden (*Ng.*). [CK 843]
Aufgeschwollener, äusserst empfindlicher Bauch (*Lobstein*). [CK 844]
Nachts so voll gepresst im Bauche, nach dem Magen zu, vorzüglich nach Mitternacht dämmt es sehr. [CK 845]
Es steigt ihr vom Bauche herauf bis in den Hals, wie Blähungen; bekam sie Aufstossen, so fiels hinunter. [CK 846]

Versetzte Blähungen, mit Kälte des Körpers und Hitze im Gesichte. [CK 847]

Aufgespannter Bauch von Blähungen, ungeachtet vielen Winde-Abganges. [CK 848]

Aufgetriebener, harter Leib, mit vielen Blähungen. [CK 849]

Sehr voll im Bauche. [CK 850]

Sehr voller, aufgespannter Unterleib. [CK 851]

Aufgetriebenheit des Bauches (d. erst. beid. Tage). [CK 852]

Harter, gespannter Bauch, bei wenigem Essen und geringem Appetite. [CK 853]

Aufgedunsener Bauch, selbst bei guter, schneller Verdauung. [CK 854]

Kolik-Anfall von der Leistenbruch-Stelle an, bis in den Magen. [CK 855]

Blähungs-Kolik, vorzüglich in den Bauch-Seiten, als wären die Blähungen hier und da eingesperrt, welche binnen 12 Stunden nur kurz, abgebrochen und mit grosser Anstrengung abgehen. [CK 856]

Drückende Blähungs-Stauchungen im Unterleibe, im Sitzen und Liegen, fast gar nicht fühlbar beim Gehen; es ist als wenn der Bauch mit unangenehmer Empfindung einwärts gezogen würde. [CK 857]

Greifen, Umgehen und Drängen unter dem Nabel, dann Drang, wie zu Durchfall, doch geht nur zusammenhängender Stuhl ab (*Ng.*). [CK 858]

Krampfhaftes Greifen und Zusammenziehen unter dem Nabel, wie im Uterus, Abends, beim Bücken und nachher (*Ng.*). [CK 859]

Kneipen, im Bauche, nach dem Mittag-Essen (*Ng.*). [CK 860]

Kneipen in der linken Bauchseite und später in der Magen-Gegend (*Ng.*). [CK 861]

Kneipen und Umgehen im Bauche, mit Durchfall brauner Flüssigkeit, darnach etwas Brennen und Aufhören der Bauchschmerzen (*Ng.*). [CK 862]

Grimmen im Bauche, darauf sauer riechender Koth-Durchfall, mit etwas Zwang und Brennen darnach; dabei Steifheit der Ruthe, früh (*Ng.*). [CK 863]

Nachts 2 Uhr heftiges Bauch-Grimmen und darauf flüssiger Stuhl, mit Brennen im After darnach: früh 5 Uhr wiederholt (*Ng.*). [CK 864]

Schneiden im Bauche mit kurzem Stuhldrange (*Ng.*). [CK 865]

Heftiges Schneiden im Bauche weckt sie aus dem Schlafe, darauf flüssiger, gewaltsam abspritzender Stuhl, unter Aufhören der Schmerzen, früh, 3 Uhr (*Ng.*). [CK 866]

Kneipen im Bauche öfters, als sollte Durchfall kommen. [CK 867]

Ein schmerzhafter Schnitt in der linken Unterbauch-Seite über den Nabel herüber, beim Einathmen; beim darauf Drücken, Schmerz, wie eine stark gespannte Geschwulst; im Gehen nach dem Mittag-Essen (*Ng.*). [CK 868]

Heftiges Leibschneiden. [CK 869]

Oefteres Schneiden in den Därmen, besonders Abends. [CK 870]

Heftiges Leibschneiden, Abends vor Schlafengehen. [CK 871]

Blitzschnelles Schneiden vom Magen bis zum Nabel. [CK 872]

Stechen in den Bauch hinein, im Sitzen (*Ng.*). [CK 873]

Ein stumpfer Stich in die rechte Bauch-Seite (*Ng.*). [CK 874]

Feines Stechen im linken Bauche unterhalb der falschen Ribben (*Ng.*). [CK 875]

Ein langer Stich vom Unterbauche bis in's Mittelfleisch (*Ng.*). [CK 876]

Stechendes Leibweh, bei Blässe des Gesichtes, Frostigkeit und Kopfweh, Mittags (n. 12 T.). [CK 877]

Stechen zuweilen querüber im Bauche. [CK 878]

Zucken und Stechen im Unterbauche, über den Schamtheilen, früh, im Bette. [CK 879]

Ein kneipender Ruck zuweilen, Nachmittags, im Unterbauche, und darauf Winde-Abgang. [CK 880]

Schmerz, als wäre ihm etwas im Leibe zersprungen. [CK 881]

Schmerz, im rechten Unterbauche; über der Hüfte, als wäre da Etwas geschwollen und verletzt; beim Befühlen aber, Schmerz, wie zerschlagen. [CK 882]

Wundheits- oder Entzündungs-Schmerz im Unterbauche bis an die Scham, vorzüglich beim Befühlen schmerzhaft, als wenn die Därme wund wären, mit Mattigkeit (*Htb.*). [CK 883]

Kolik wunden und stechenden Schmerzes, mit Erleichterung durch Liegen auf dem Bauche. [CK 884]

Krampf-Kolik der heftigsten Art, erst in der rechten Seite, dann hinterwärts nach dem Rücken zu, (auch im rechten Hoden) und aufwärts nach der Magen-Gegend hin, mit Schweiss, lautem Stöhnen und Verzerrung der Gesichts-Muskeln (n. 7 T.). [CK 885]

Kolik-Schmerz, als wolle Durchfall kommen, nur kurz, aber oft erneuert, dann, beim Drücken, einwärts über dem Darmbeine, starker Wundheits-Schmerz. [CK 886]

Kälte-Gefühl und Kälte im Bauche (*Ng.*, *Bds.*). [CK 887]

Wärme-Gefühl und Wärme im Bauche (*Ng.*). [CK 888]

Kälte-Gefühl in den Därmen, über der Nabel-Gegend (n. 11 T.). [CK 889]

Hitze im Bauche und Gesichte, früh. [CK 890]

Brennen und Drücken im Bauche. [CK 891]

Brennen im Bauche, beim Essen, dann, nach einer Stunde, weicher Stuhl (*Ng.*). [CK 892]

Leerheits- und Schwäche-Gefühl im Bauche. [CK 893]

Grosses Leerheits-Gefühl im Bauche, nach vielem Winde-Abgange (n. 9 T.). [CK 894]

Grosses Schwäche-Gefühl im Bauche und Rücken, dass sie liegen musste (n. 28 T.). [CK 895]

Schlaffheit im Bauche. [CK 896]

Empfindlichkeit des Bauches unter dem Nabel, beim darauf Drücken (*Ng.*). [CK 897]

Jücken an der rechten Brust- und Bauch-Seite, durch Kratzen vergehend (*Ng.*). [CK 898]

Durch Reiben nicht zu tilgendes Jücken im Nabel selbst (n. 6 St.). [CK 899]

Ein grosser gelber Fleck auf dem Bauche, seitwärts des Nabels. [CK 900]

Zwei Blutschwäre am Bauche. [CK 901]

Weh im linken Schoosse. [CK 902]

Starker Schmerz in der Bruch-Stelle, auch ohne Berührung, beim Monatlichen. [CK 903]

Leistendrüsen-Geschwülste (*Hg.*). [CK 904]

Eiter-Beule im Schoosse, mit Brenn-Schmerz. [CK 905]

Schmerzhafter Drang nach beiden Bauchringen, bei der Blähungs-Kolik, als wollten Leistenbrüche entstehen. [CK 906]

Der Leistenbruch tritt hervor, bei weichem Stuhle, und schmerzt sehr, wie eingeklemmt, beim Bücken, Betasten, Gehen, und selbst im Liegen auf der Bauch-Seite, er lässt sich mit der Hand nicht zurückbringen. [CK 907]

Kollern und Gluckern in der Bruch-Stelle. [CK 908]

Umgehen, Knurren, Drängen und Kollern im Bauche, zuweilen auch nach der Kreuz-Gegend hinab (*Ng.*). [CK 909]

Schmerzhaftes Kollern im Bauche (*Htb.*). [CK 910]

Kollern im Bauche, von Winden, als sollte Durchfall kommen (n. 48 St.). [CK 911]

Kollern im Bauche, selbst nach Tische (n. 4 T.). [CK 912]

Sehr lautes Kollern im Bauche (n. 1 St.). [CK 913]

Poltern und Knurren im Bauche, mit viel Winde-Abgang (*Gll.*). [CK 914]

Vergeblicher Drang zu Blähungen (n. 1 St.) (*Ng.*). [CK 915]

■ Rektum

Abgang vieler Blähungen (*Bouttaz*). [CK 916]

Häufiger Blähungs-Abgang, ohne Leibweh (n. 4 St.) (*Stf.*). [CK 917]

Leichter Blähungs-Abgang, zuweilen Abends, mit Stuhldrang (*Ng.*). [CK 918]

Häufiger Abgang geruchloser Winde (*Gr.*). [CK 919]

Abgang sehr stinkender, zuweilen lauter Winde (*Ng.*). [CK 920]

Ungenüglicher Winde-Abgang, Abends, nach Niederlegen (*Ng.*). [CK 921]

Nach Blähungs-Abgang, bald bröcklicher Stuhl, mit Stechen im Mastdarme, wie von Nadeln und lang nachbleibender Empfindlichkeit (*Ng.*). [CK 922]

Drang zu Stuhl, doch gehen nur Winde mit Gewalt ab (*Ng.*). [CK 923]

Kein Stuhl, oder verspäteter, manche Tage (*Ng.*). [CK 924]

Verstopfung (*Lobstein*). [CK 925]

Verzögerung des Stuhls um 24 Stunden (sogleich). [CK 926]

Kein Stuhl, die ersten Tage. [CK 927]

Der nächste Stuhl bleibt aus (n. 20 St.). [CK 928]

Stuhl-Verstopfung, sechs Tage lang; mit Drücken in der Herzgrube nach dem Essen, Leib-Auftreibung und Versetzung der Blähungen (n. 24 St.). [CK 929]

Leib-Verstopfung und starke Hartleibigkeit (in der Nachwirkung?). [CK 930]

Schwerer Abgang des Stuhls (n. 24 St.). [CK 931]

Stuhl nur mit Pressen (*Ng.*). [CK 932]

Stuhl mit heftigem Pressen, erst bröcklich, dann zusammenhängend, dann weich (*Ng.*). [CK 933]

Stuhl mit starkem Pressen, wobei immer nur ein kleines Stück abgeht (*Ng.*). [CK 934]

Heftiges Pressen bei nicht hartem Stuhle (*Ng.*). [CK 935]

Stuhl mit wenig Koth, darauf Blut aus dem After (*Bds.*). [CK 936]

Hartleibigkeit (d. 2. T.) (*Htb.*). [CK 937]

Harter, fester Stuhl (d. 1. 2. 3. T.) (*Ng.*). [CK 938]

Stuhl nur alle zwei Tage und hart. [CK 939]

Hartleibigkeit die ersten 4 Tage. [CK 940]

Harter Stuhl in kleinen Knoten. [CK 941]

Harter Stuhl, mit Schleim überzogen und etwas Blut daran. [CK 942]

Harter Stuhl, mit Schneiden am After. [CK 943]
Zweimal täglich guter Stuhl (d. 1. T.) (*Ng.*). [CK 944]
Viermal täglich guter Stuhl, doch nur wenig jedesmal. [CK 945]
Nach Leibkneipen, Stuhl mit Zusammenziehung des Mastdarms; 2 Stunden darauf wieder Stuhl, ohne Kneipen, doch vorher viel Winde-Abgang und danach wieder Zusammenziehung des Mastdarms (d. 1. T.) (*Mbn.*). [CK 946]
Sehr weicher Stuhl, Abends, ohne Beschwerde (*Ng.*). [CK 947]
Weicher Stuhl, mit Drang und Schneiden in den dicken Därmen (n. 2 T.). [CK 948]
Aufblähung von im Bauche herumgehenden Blähungen und statt eines Windes ging Durchfall-Stuhl ab (d. ersten 12 St.) – den zweiten Tag, bei Bewegung der Blähungen im Bauche, Zerschlagenheits-Schmerz der Gedärme – den dritten Tag Blähungs-Versetzung in der rechten Bauch-Seite drückenden Schmerzes – den vierten Tag, Blähungs-Versetzung in der rechten Bauch-Seite kneipenden Schmerzes. [CK 949]
Stuhl wie heiss beim Durchgange (*Ng.*). [CK 950]
Breiartiger Stuhl zur ungeordneten Zeit (d. erst. Tage). [CK 951]
Durchfälliger Stuhl mit Zwängen im After und Rollen im Bauche, 16 Tage lang, durch Kaffeetrank erleichtert (*Ng.*). [CK 952]
Halbflüssiger Stuhl, dreimal früh (d. 6. T.) (*Ng.*). [CK 953]
Stuhl nach Umgehen im Bauche und Kneipen um den Nabel, erst zusammenhängend, dann halbflüssig, mit Brennen im After dabei und danach (d. 5. T.) (*Ng.*). [CK 954]
Halbflüssiger geringer, mit Gewalt abgehender **Stuhl** (*Ng.*). [CK 955]
Durchfall mit Abgang von Maden-Würmern. [CK 956]
Grüner Stuhl (des Säuglings, dessen Amme Phosphor eingenommen). [CK 957]
Grüne, mehr weiche Stühle (*Gr.*). [CK 958]
Grüne und schwarze Stühle (*Lobstein*). [CK 959]
Grauer Stuhl. [CK 960]
Unter dem weichen Stuhle weisse Schleim-Klümpchen (*Gr.*). [CK 961]
Leuchtende Stühle (*Voigtel*). [CK 962]
Vor dem Stuhle, etwas Hitze im Körper. [CK 963]
Vor dem Stuhle, starker Frost. [CK 964]
Vor dem (harten) Stuhle, früh, Leibweh. [CK 965]
Vor dem Stuhlgange, arger Zusammenzieh-Schmerz, mit Stichen, im Mastdarme. [CK 966]
Vor und bei dem harten Stuhle, wundartiges Drücken am After. [CK 967]
Bei weichem Stuhle, Kriebeln und Jücken im Mastdarme. [CK 968]
Beim Abgange des nicht harten Stuhles, Schründen im Mastdarme. [CK 969]
Beim Stuhlgange, flüchtiger Schmerz vom Steissbeine durch das Rückgrat, bis in den Scheitel, was ihm den Kopf rückwärts zieht. [CK 970]
Beim Stuhle treten starke Mastdarm-Aderknoten hervor, die bei Berühren, Sitzen und Gehen brennend schmerzen (n. etl. St.). [CK 971]
Beim Stuhlgange, Blut, zwei Morgen (d. erst. Tage). [CK 972]
Beim Stuhle, Blut, 4 Tage nach einander. [CK 973]
Mit dem Stuhle geht fast täglich Blut ab. [CK 974]
Starker Blut-Abgang aus dem After (n. etl. St.). [CK 975]
Blut aus dem Mastdarme bei Winde-Abgang (n. 11 T.). [CK 976]
Ein Tropfen Blut aus dem Mastdarme. [CK 977]
Nach dem Stuhle, Wundheit am After. [CK 978]
Nach dem Stuhle Drücken im Mastdarme. [CK 979]
Nach dem Stuhle, oft scharfes Kratzen und Brennen im After, mit brennendem Harndrange, ohne viel Urin-Abgang. [CK 980]
Nach dem Stuhle, Vortreten grosser After-Aderknoten, die sehr schmerzen. [CK 981]
Nach dem Stuhle, Stuhlzwang. [CK 982]
Einige Zeit nach dem Stuhle, furchtbares Zwängen im After und Mastdarme. [CK 983]
Nach geringer Anstrengung beim Stuhle, gleich Schmerz über dem After, 6 Tage nach einander (n. 8 T.). [CK 984]
Nach weichem Stuhle, starkes Brennen im After und Mastdarme, und grosse Ermattung. [CK 985]
Nach (weichem) Stuhle grosse Erschlaffung im Bauche (n. 3 T.). [CK 986]
Nach dem zweiten Stuhle, sehr schwindelig und einer Ohnmacht nahe. [CK 987]
Nach dem Stuhle saueres Erbrechen, oder doch Würgen einige Morgen über (n. 14 T.). [CK 988]
Eine Weile nach dem Stuhle, kommt weisser, fressender Schleim aus dem After (n. etl. St.). [CK 989]
Reissen im Mastdarme (*Bds.*). [CK 990]
Kriebelndes Stechen im After, im Gehen (*Ng.*). [CK 991]
Stechen und Krallen an der linken Seite des Afters nach dem Mittag-Essen (*Ng.*). [CK 992]
So heftiger Schmerz im After, als wolle es ihm den Leib auseinander reissen, bei Schneiden und Umgehen im ganzen Bauche, mit stetem vergeb-

lichen Stuhldrange; dabei Hitze in den Händen und Aengstlichkeit; nur durch Auflegen warmer Tücher ward der Schmerz gebessert (d. 3. T.) (*Ng.*). [CK 993]

Schneiden im After und Mastdarme, besonders Abends (n. 6, 7 T.). [CK 994]

Nadelstiche im Mastdarme, ausser dem Stuhle. [CK 995]

Stechen im After. [CK 996]

Brennen im Mastdarme. [CK 997]

Risse im Mastdarme und den Geburtstheilen zum Niedersinken. [CK 998]

Anhaltendes krampfiges Drängen um den Mastdarm. [CK 999]

Starker, beschwerlicher Mastdarm-Krampf, früh, im Bette. [CK 1000]

Empfindung im Mastdarme, Abends, als wenn Etwas davor läge, was das Herausgehen des Kothes hinderte, bei nicht hartem Stuhle. [CK 1001]

Der Mastdarm ist wie verengt und beim Durchgehen des, selbst weichen, Stuhles entsteht ein scharf beissender Wundheits-Schmerz darin, der mehrere Stunden anhält und sich herauf bis in den Bauch erstreckt. [CK 1002]

Stark hervortretende Mastdarm-Aderknoten. [CK 1003]

Wundheits-Schmerz in den After-Aderknoten, viele Tage, im Sitzen und Liegen, mit heftigem Drücken und Stechen darin beim Aufstehen. [CK 1004]

Kitzel und Jücken am After, Abends. [CK 1005]

Fressen und Jücken am After (n. 7 T.). [CK 1006]

Jücken am After, nach Spazierengehen und Abends. [CK 1007]

Oefteres Jücken und Kriebeln im After, nach Gehen im Freien. [CK 1008]

- Harnwege

Zum Harnen und Stuhl viel Drang (n. 3 T.). [CK 1009]

Schwieriger Abgang des Harns, als wäre ein Widerstand da. [CK 1010]

Alle Augenblicke stockt der Harn und will nicht fort; dabei Aufblähung. [CK 1011]

Harnlassen erschwert durch einen dumpfen Schmerz im Unterbauche, früh, im Bette, der ihn verhinderte, das Wasser bis auf die letzten Tropfen zu lassen; nach kurzen Pausen fühlte er immer wieder neues Bedürfniss, Harn zu lassen, wo dann nur wenig und tropfenweise abging (d. 9. T.) (*Gr.*). [CK 1012]

Verminderter Harn (d. 1. T.) (*Ng.*). [CK 1013]

Oefterer Harn-Abgang (*Ng.*). [CK 1014]

Oefteres Harnen, in gewöhnlicher Menge, 5 Mal in 2 Stunden, früh, nach dem Aufstehen, einige Tage (*Htb.*). [CK 1015]

Steter Harndrang, doch gehen immer nur einige Tropfen ab, im Stehen; im Sitzen vergehend (*Ng.*). [CK 1016]

Oefteres Harnen, aber wenig auf einmal (n. 40 St.) (*Stf.*). [CK 1017]

Vieler Harn-Abgang (*Lobstein*). [CK 1018]

Vermehrter, dunkelbrauner Harn, nach Knoblauch und Schwefel riechend (*Robbi*). [CK 1019]

Vermehrter Harn (d. 1. T.) (*Ng.*). [CK 1020]

Vermehrtes und öfteres Harnen (d. 2. T.) (*Ng.*). [CK 1021]

Schneller, kaum aufzuhaltender Harndrang, früh (n. 3 W.) (*Htb.*). [CK 1022]

Harndrängen, mehr beim Sitzen, als beim Gehen. [CK 1023]

Harndrang am Tage (n. 3 T.). [CK 1024]

Viel Harnen beim Fahren (n. 3 T.). [CK 1025]

Heftiger Harndrang, ohne Durst, er konnte den Harn nicht aufhalten und er ging ihm wider Willen ab. [CK 1026]

Oefteres Harnen, auch Nachts (d. erst. 14 T.). [CK 1027]

Nachts öfteres Harnen, nur zu wenigen Tropfen; lehmiger Harn. [CK 1028]

Nächtliches Bettpissen (*Ng.*). [CK 1029]

Unwillkührlicher Abgang des Harns, häufig (*Weikard; Lobstein; Zisler*; bei *Bouttaz*). [CK 1030]

Da er der ersten Mahnung zum Harnen nicht folgte, floss der (röthliche) Urin unwillkührlich ab. [CK 1031]

Beim Husten will der Harn fort, es gehen einige Tropfen ab. [CK 1032]

Mangel an Harndrang, auch bei gefüllter Blase fühlte sie keine Regung, Harn zu lassen, konnte es jedoch, wenn sie wollte, ohne Beschwerde. [CK 1033]

Der Harn bekommt einen stark ammoniakalischen Geruch, trübt sich und macht einen weissgelblichen Satz (n. 6 T.). [CK 1034]

Scharfer, widrig riechender Harn, wie Veilchen-Wurzel. [CK 1035]

Sehr übelriechender Harn, mehrere Tage über. [CK 1036]

Viel wässrichter, farbloser Harn, bei den Schmerz-Anfällen. [CK 1037]

Heller Harn, wie klares Wasser (*Htb.*). [CK 1038]

Blasser Harn (d. 1. T.) (*Ng.*). [CK 1039]

Weisser, stark riechender Harn (*Bds.*). [CK 1040]
Brauner Harn, mit rothsandigem Satze. [CK 1041]
Sehr rother, nach Schwefel riechender Harn, der nach 2 Stunden viel dicken, weissen schleimigen Satz fallen liess (*Lobst.*). [CK 1042]
Der beim Lassen goldgelbe Urin lässt bald einen weisslichen Satz fallen (n. 30 St.) (*Stf.*). [CK 1043]
Blassgelber Harn, bald eine Wolke zeigend (d. 3. T.) (*Ng.*). [CK 1044]
Harn weissmolkichten Satzes. [CK 1045]
Der Harn wird bald trübe und macht ziegelrothen Satz. [CK 1046]
Schillerndes, farbiges Fett-Häutchen auf dem Harn (*Gr.*). [CK 1047]
Der blasse Harn setzt an den Seiten des Geschirrs eine weisse Rinde an. [CK 1048]
Gelber Satz im Harne. [CK 1049]
Nach dem Harnen, früh, gleich matt zum Niederlegen. [CK 1050]
Stechen in der Harnröhre und im After. [CK 1051]
Unangenehme Empfindung vorn in der Harnröhre. [CK 1052]
Nach dem Harnen, stechender Schmerz, vorn in der Ruthe. [CK 1053]
Ein Stich vom Blasen-Halse in der Ruthe her, Abends, beim Einschlafen. [CK 1054]
Schneidendes Wasser, mit Blut-Harnen. [CK 1055]
Brennen in der Harnröhre, mit Harndrang, Abends. [CK 1056]
Zu Ende des Harnens, und nach demselben, beissender Schmerz in der Eichel (n. 32 St.) (*Stf.*). [CK 1057]
Beim Harnen, das erste Mal nach dem Stuhle, kamen einige Tropfen Schleim aus der Harnröhre unter Schmerz im Mittelfleische. [CK 1058]
Brennen in der Harnröhre (*Bds.*). [CK 1059]
Schnelles hin und her Ziehen in der Harnröhre bis zur Blase mit zusammenziehender Empfindung (n. 10 T.). [CK 1060]
Spannen über der Harnblase, im Unterbauche. [CK 1061]

■ Geschlechtsorgane

In der Eichel ein Stich, in der Gegend des Bändchens. [CK 1062]
An der Vorhaut ein (bald heilendes) Geschwürchen. [CK 1063]
Hodenschmerz mehrere Tage lang. [CK 1064]
Heftiges Ziehen im Hoden. [CK 1065]
Ziehend dehnender Schmerz in den Samensträngen (*Sr.*). [CK 1066]
Geschwulst des Samenstranges, der nebst dem Hoden schmerzt (bei weichem Stuhle). [CK 1067]
Ungewöhnlicher Reiz in den Geschlechtstheilen (*Bouttaz, Lobstein*). [CK 1068]
Mehr innerer Geschlechts-Reiz, Vormittags. [CK 1069]
Heftiger Geschlechtstrieb. [CK 1070]
Die ersten Tage schweigt der Geschlechtstrieb. [CK 1071]
Ausserordentlicher, unwiderstehlicher Trieb zum Beischlafe (*Lobstein, Le Roi*). [CK 1072]
Steifheit der Ruthe, ohne Phantasie, Abends (*Ng.*). [CK 1073]
Bei einem alten Mann, noch hie und da eine kräftige Erektion, die ersten 7 Tage, dann aber 22 Tage gar keine, vom 29. Tage an aber bis zum 43., desto stärker. [CK 1074]
Erektionen bei Tag und Nacht. [CK 1075]
Nachts öftere Ruthe-Steifheit (n. 4 T.). [CK 1076]
Heftige Früh-Erektionen (n. 6 T.). [CK 1077]
Erektionen, früh, nach dem Erwachen (*Gr.*). [CK 1078]
Männliche Abneigung vor Beischlaf (n. 25 T.). [CK 1079]
Mangel an Erektion (n. 17 T.). [CK 1080]
Pollution, ohne Phantasie-Erregung (n. 8 T.). [CK 1081]
Pollution bald nach Beischlafe. [CK 1082]
Nach Pollutionen, nervöse Schwäche in den Lenden. [CK 1083]
Pollution, Nachts; ohne geilen Traum (n. 8 u. 10 T.) (*Gr.*). [CK 1084]
Pollution, Nachts, aus steifer Ruthe, unter angenehmem Gefühle (*Gr.*). [CK 1085]
Vorsteher-Drüsen-Saft, bei hartem Stuhle (*Sr.*). [CK 1086]
Völlige Impotenz, keine Erektion mehr. [CK 1087]
Weibliche Abneigung vor Beischlaf (in der Nachwirkung?) (n. 25 T.). [CK 1088]
Regel 4 Tage zu spät (n. 17 T.). [CK 1089]
Regel 6 Tage zu spät (n. 22 T.). [CK 1090]
Regel 5 Tage zu spät (n. 41 T.). [CK 1091]
Die Regel macht Phosphor später erscheinen in der Nachwirkung. [CK 1092]
Regel 4 Tage zu früh und zu gering (n. 17 T.). [CK 1093]
Regel 3 Tage zu früh (n. 18 T.). [CK 1094]
Regel 9 Tage zu früh (sogleich). [CK 1095]
Regel 2 Tage zu früh (n. 18 T.). [CK 1096]

Regel 2 Tage zu früh, sonst sehr dick, diesmal sehr hellroth (*Ng.*). [CK 1097]

Die viele Wochen ausgebliebene Regel tritt ein (d. 3. T.). [CK 1098]

Die sieben Wochen ausgebliebene Regel tritt ein (d. 2. T.). [CK 1099]

Zweitägiger Blut-Abgang aus der Gebärmutter, in der Zeit von einer Regel zur andern (n. 9 T.). [CK 1100]

Nach anderthalbjährigem Ausbleiben der Periode (bei einer 51jährigen Frau) zeigt sie sich wieder mit Heftigkeit fünf Tage lang, das Blut von üblem Geruche. [CK 1101]

Vor Eintritt der Regel blutet das Geschwür. [CK 1102]

Bei der Regel, arge Zahnschmerzen, welche immer beim Essen anfingen. [CK 1103]

Bei der Regel arges Leibweh (n. 13 T.). [CK 1104]

Bei der Regel, viel Frost, mit kalten Händen und Füssen. [CK 1105]

Bei der Regel, stechendes Jücken an den After-Blutknoten. [CK 1106]

Bei der Regel, stechendes Jücken am ganzen Körper. [CK 1107]

Bei der Regel, Kopf-Eingenommenheit und so abgespannt, dass sie beim Lesen einschlief. [CK 1108]

Bei der Regel, starke Rückenschmerzen, wie zerschlagen. [CK 1109]

Bei der Regel fühlt sie sich (besonders Abends) sehr krank, hat Rückenschmerz, wie zerschlagen und zerrissen, Ziehen im ganzen Körper, Herzklopfen mit Aengstlichkeit, Kneipen über den Magen herüber, mit Zusammenzieh-Schmerz, war müde und matt bis zum Umfallen, und konnte wegen arger Uebelkeit nicht aufdauern, musste liegen. [CK 1110]

Bei der Regel, stechender Kopfschmerz in der Stirne; die Augen fallen ihr zu, sie möchte sich legen. [CK 1111]

Bei der Regel, zwei Tage nach einander Fieber; den ersten Nachmittag, erst Frost, dann Hitze und Kopfschmerz, ohne Durst; den zweiten Tag, Mittags eine Stunde Frost, dann krampfhaftes Schütteln des ganzen Körpers, mit Zähneklappern, dann Hitze, vorzüglich im Kopfe, und Kopfschmerzen (n. 10 T.). [CK 1112]

Vor und nach der Regel, Zahnfleisch-Geschwulst und dicker Backen. [CK 1113]

Bei Eintritt der Regel, starke Uebelkeit beim Aufrichten im Bette, saures Erbrechen, Brust-Beklemmung, kalter Stirn-Schweiss und Schwindel beim Gehen. [CK 1114]

Bei der Regel, krampfhafte Zusammenziehung der Beine, dass sie dieselben nicht ausstrecken konnte. [CK 1115]

Am Rande der Schamlippen, ein paar Knötchen, brennend stechenden Schmerzes, 14 Tage lang. [CK 1116]

Stiche durch das weibliche Becken. [CK 1117]

Stillreissender Schmerz in den Geburtstheilen, als sey da Böses oder Geschwüriges, bei und nach Gehen im Freien. [CK 1118]

Milchartiger Weissfluss. [CK 1119]

Schleimiger Weissfluss, früh, im Gehen (*Ng.*). [CK 1120]

Scharfer, wundmachender Weissfluss (n. 5 T.). [CK 1121]

Röthlicher Scheide-Fluss (bei einer alten Frau). [CK 1122]

Zäher Weissfluss statt der Regel (n. 20 T.). [CK 1123]

Starker **Weissfluss**, sieben Tage lang (n. 9 T.). [CK 1124]

■ Atemwege und Brust

Mehrere Abende nach einander öfteres Niesen, ohne Schnupfen. [CK 1125]

Oefteres Niesen. [CK 1126]

Oefteres Niesen (n. 1/2 St.) (*Gr.*). [CK 1127]

Oefterer Niese-Reiz und öfteres Niesen, mit Furcht davor, wegen argen Schmerzes im Halse, als wolle es Etwas ausreissen, mehrere Morgen (*Ng.*). [CK 1128]

Erst versagendes, dann vollständiges Niesen und Aufstossen (*Ng.*). [CK 1129]

Niesen, gleich nach dem Mittag-Essen. [CK 1130]

Krampfhaftes Niesen mit heftiger Empfindung im Kopfe und Verdrehung der Glieder unter Zusammenschnürung der Brust (*Mbn.*). [CK 1131]

Niesen, mit Poltern dabei in der linken Weiche (*Ng.*). [CK 1132]

Oefterer Drang zum Schnauben (d. 4. T.) (*Ng.*) [CK 1133]

Schnupfen- und Vollheits-Gefühl in der Nase, besonders oben in der linken Seite, mit losem Schleime (*Ng.*). [CK 1134]

Verstopfte Nasenlöcher, alle Morgen. [CK 1135]

Verstopfung der Nase, dass sie nur durch den geöffneten Mund athmen kann (*Ng.*). [CK 1136]

Trockenheits-Empfindung in der Nase, mit stetem Gefühl, als wolle sie zusammenkleben (*Ng.*). [CK 1137]

Trockenheits-Gefühl in der Nase (*Stf.*). [CK 1138]

Viel Schleim-Fluss aus der Nase, ohne Schnupfen. [CK 1139]

Wasser fliesst im Freien aus der Nase, ohne Schleim. [CK 1140]

Gefühl öfters, als gingen Wassertropfen aus der Nase (*Ng.*). [CK 1141]

Grüngelber Ausfluss aus der Nase. [CK 1142]

Gelber Schleim aus der Nase, früh, und Blut-Schnauben. [CK 1143]

Pfropfe in der Nase (*Hg.*). [CK 1144]

Verstopfungs-Gefühl der Nase, mit Kopf-Eingenommenheit, als wolle ein Schnupfen entstehen. [CK 1145]

Stockschnupfen. [CK 1146]

Es hängt ihr ein Schnupfen an, sie muss immer schnauben. [CK 1147]

Schnupfen, Abends. [CK 1148]

Starker Schnupfen, mit Nasen-Verstopfung (*Ng.*). [CK 1149]

Schnupfen, mit viel Hitze im Kopfe (n. 8 T.). [CK 1150]

Sehr anhaltender Schnupfen. [CK 1151]

Fliessschnupfen (*Gr.*). [CK 1152]

Oefterer Wechsel von Fliess- und Stock-Schnupfen (*Ng.*). [CK 1153]

Fliessschnupfen blossen Wassers (*Ng.*). [CK 1154]

Fliessschnupfen aus einem Nasenloche, bei Verstopfung des andern (*Ng.*). [CK 1155]

Heftiger Fliessschnupfen mit grosser Kopf-Eingenommenheit, Mangel an Appetit und allgemeinem Krankheits-Gefühle (n. 48 St.). [CK 1156]

Schnupfen mit Hals-Entzündung und starker Kopf-Eingenommenheit. [CK 1157]

Fliessschnupfen mit Abgang vielen Schleimes (*Ng.*). [CK 1158]

Kitzel in der Luftröhre, weckt sie zwei Nächte nach einander, um Mitternacht, und nöthigt zu trocknem Husten (*Ng.*). [CK 1159]

Reizbarkeit des untern Theiles der Luftröhre, mit dämpfendem Drucke oben in der Brust (*Htb.*). [CK 1160]

Rauhheit und Brennen im Halse, bei und ausser dem Schlingen (*Ng.*). [CK 1161]

Rauhheit im Halse, die zum Husten reizt, früh (*Ng.*). [CK 1162]

Rauhheit im Kehlkopfe und in der Luftröhre, mit öfterem Hüsteln und Rachsen (*Ng.*). [CK 1163]

Rauhheit im Halse, 4 Tage lang, bei feuchtem Wetter (*Mbn.*). [CK 1164]

Rauhheit im Halse mit starkem Schnupfen. [CK 1165]

Rauhheit auf der Brust (n. 24 St.). [CK 1166]

Trockenheits-Gefühl in der Brust (*Kortum*). [CK 1167]

Heiserkeit, früh. [CK 1168]

Heiserkeit, der Kehlkopf wie pelzig, er kann kein lautes Wort sprechen. [CK 1169]

Heftiger Katarrh mit Heiserkeit. [CK 1170]

Katarrhalische Brust-Verschleimung, früh. [CK 1171]

Heiserkeit (*Ng.*). [CK 1172]

Heisere, unreine Sprache, mehrere Tage (*Ng.*). [CK 1173]

Kratzen im Halse reizt zum Husten, Nachmittags, im Freien (*Ng.*). [CK 1174]

Stetes vergebliches Rachsen (n. ½ St.) (*Ng.*). [CK 1175]

Der ausgerachste Schleim ist kühl, früh (*Ng.*). [CK 1176]

Husten von stetem Kitzel im Halse (*Ng.*). [CK 1177]

Husten von Reiz in der Luftröhre, Nachmittags (*Ng.*). [CK 1178]

Husten, von ein paar Stössen, nach dem Mittag-Essen (*Ng.*). [CK 1179]

Oefteres kurzes Hüsteln (n. ½ St.) (*Ng.*). [CK 1180]

Husten, mit Stich-Schmerz unter den Hypochondern. [CK 1181]

Husten mit Stechen unter der Herzgrube, dass sie sich die Brust halten muss. [CK 1182]

Bei jedem Husten-Stosse, ein scharfer Druck in der Herzgrube. [CK 1183]

Husten mit Brennen im Halse (*Ng.*). [CK 1184]

Beim Husten, säuerliches Erbrechen. [CK 1185]

Beim Husten, Magenschmerz. [CK 1186]

Beim Husten muss sie wegen Stich-Schmerz die Hand auf die Herzgrube drücken; dabei schmerzt es im Halse, wie roh. [CK 1187]

Starker, stechender Husten-Reiz im Halse. [CK 1188]

Husten von kalter Luft, welche ihm sehr auf die Brust fällt. [CK 1189]

Husten, beim Essen, locker, rasselnd, wie bei alten Leuten (*Gll.*). [CK 1190]

Husten, nach dem Mittag-Essen (*Ng.*). [CK 1191]

Husten, mit Wundheits-Gefühl im Halse, gleich nach dem Mittag-Essen (*Ng.*). [CK 1192]

Husten im Freien, und davon Brust- und Bauchschmerz. [CK 1193]

Husten, am meisten beim (kalt oder warm) Trinken. [CK 1194]

Starker, trockner Husten, beim laut Lesen, Abends. [CK 1195]

Arger, trockner Husten, bloss beim Sitzen und Liegen, gar nicht bei Bewegung. [CK 1196]

Häufiges, trocknes, kurzes Hüsteln, von Reiz im Halse, den ganzen Tag, am meisten Abends (*Ng.*). [CK 1197]

Häufiges, trocknes Hüsteln, Abends, auch im Bette, den Schlaf hindernd (*Ng.*). [CK 1198]

Trockner, heftiger Husten, mit drückendem Kopfschmerze, den ganzen Tag (sogleich). [CK 1199]

Trockner, beschwerlicher Husten, wovon ihr vorn die Brust weh thut, weckt sie aus dem Schlafe, 14 Nächte nach einander. [CK 1200]

Trockener Husten mit Kopfschmerz zum Zerspringen, mit Schnupfen (n. 35 T.). [CK 1201]

Hohler, meist trockner Husten, mit Drücken in der Herzgrube, wovor er die ganze Nacht nicht schlafen kann. [CK 1202]

Husten, der Bauchweh macht, dass sie sich vor Schmerz den Leib halten muss. [CK 1203]

Kitzel-Husten (n. 8 T.). [CK 1204]

Husten mit Frost über den ganzen Körper. [CK 1205]

Hohler Husten, meist früh im Bette und auch Nachts; wenn sie einschlafen wollte, hielt er sie vom Schlafe ab. [CK 1206]

Lockerer Husten, ohne Auswurf, mit Schmerz und Wundheits-Gefühl in der Brust, dass sie sich zu husten fürchtete (*Ng.*). [CK 1207]

Heftiger Husten-Anfall, um Mitternacht, locker, doch ohne Auswurf, durch Aufsetzen erleichtert; eine Stunde lang, wonach sie unter Husten einschlief; früh nur Wundheits-Gefühl im Halse (*Ng.*). [CK 1208]

Keichiger Husten mit Dämpfen auf der Brust und etwas Schleim-Auswurfe (n. 8 T.). [CK 1209]

Anstrengender Husten, zum Auswurfe zähen Schleimes. [CK 1210]

Husten mit weissem, schwer zu lösendem Auswurfe. [CK 1211]

Starker Husten mit Schleim-Auswurf weckt sie früh, 2 Uhr. [CK 1212]

Oefterer Husten mit vielem Auswurfe, auch Nachts. [CK 1213]

Husten, früh, nach dem Aufstehen, mit Auswurf durchsichtigen Schleimes und Gefühl in der Mitte des Brustbeins, als habe sich da Etwas losgerissen. [CK 1214]

Anhaltender Schleim-Husten unter Spann-Schmerz in der Brust (*Kortum*). [CK 1215]

Husten, Tag und Nacht, mit viel Schleim-Auswurf, nach einigen Tagen kamen Stiche dazu, sehr heftig, in der Brust, bei starkem Husten. [CK 1216]

Im schleimigen Brust-Auswurfe Blut-Aederchen (n. 4 T.). [CK 1217]

Blut-Auswurf mit Schleim, beim Husten (n. 24 St.). [CK 1218]

Blut-Auswurf mit Schleim, bei kurzem, gelindem Husten (n. 36 St.). [CK 1219]

Blut-Auswurf mit angestrengtem Kotzen, ohne Schmerz, den Tag vor und den ersten Tag bei der Regel. [CK 1220]

Aushusten von Eiterflöckchen mit schründendem Brennen hinter dem Brustbeine. [CK 1221]

Beim Husten, Gefühl im Halse, als wenn ein Stück Fleisch mit heraus müsste (*Ng.*). [CK 1222]

Der Athem sehr kurz, nach jedesmaligem Husten (*Ng.*). [CK 1223]

Athmen verhindert, von Vollheit im Bauche, Vormittags, in allen Lagen (*Ng.*). [CK 1224]

Bei schnellem Gehen benimmts den Athem (n. etl. St.). [CK 1225]

Schweräthmigkeit, Abends, im Bette (n. 3 T.). [CK 1226]

Neigung zum tief Athmen (*Ng.*). [CK 1227]

Keichen, beim Berg Steigen. [CK 1228]

Er kann nur laut röchelnd athmen. [CK 1229]

Schwieriges Einathmen, wegen Spannung in der Herzgrube (*Ng.*). [CK 1230]

Brust sehr beklommen, Athem sehr kurz. [CK 1231]

Kurzäthmigkeit und Schwindel. [CK 1232]

Brust-Beengung (n. 13 T.). [CK 1233]

Aengstliches Athemholen, beim Nachdenken. [CK 1234]

Angst in der Brust, Abends. [CK 1235]

Aengstlichkeit und Schwere auf der Brust, wie zusammengepresst, mit Athem-Versetzung (*Ng.*). [CK 1236]

Beängstigung auf der Brust, mit Athem-Mangel. [CK 1237]

Aengstlichkeit auf der Brust, mit Klopfen unten in der rechten Brust-Seite. [CK 1238]

Beklemmung im untern Theile der Brust, mit Kurzäthmigkeit, Abends (*Ng.*). [CK 1239]

Beklemmung der Brust über dem Schwertknorpel, mit Athem-Beengung, Abends, bei jedem Bücken, durch Aufrichten stets erleichtert (*Ng.*). [CK 1240]

Beklemmung auf der Brust über, öfters, mit Uebelkeit. [CK 1241]

Engbrüstigkeit mit kurzen Uebelkeiten. [CK 1242]

Engbrüstigkeit beim tief Athmen. [CK 1243]

Brust-Beklemmung, schlimmer beim Sitzen, durch Aufstossen erleichtert (n. 22 T.). [CK 1244]

Oeftere Brust-Beklemmung. [CK 1245]

Schwere der Brust, als wenn eine Last drauf läge. [CK 1246]

Schwere-Gefühl auf der Brust, beim Einathmen, im Gehen, gleich nach dem Mittag-Essen (*Ng.*). [CK 1247]

Die Brust ist immer so gespannt, als wäre ein Band darum gelegt. [CK 1248]

Spannung und Trockenheit in der Brust (*Kortum; Voigtel*). [CK 1249]

Spannung auf der Brust, ohne Engbrüstigkeit. [CK 1250]

Beengendes, spannendes Gefühl auf der Brust. [CK 1251]

Gefühl über die Brust, als wären die Kleider zu eng. [CK 1252]

Brust-Beklemmung, früh, mit Herzklopfen und Uebelkeit, eine Stunde lang. [CK 1253]

Pressende Beklommenheit auf der Brust. [CK 1254]

Zusammenziehen der ganzen Lunge. [CK 1255]

Zusammenziehen der Brust, bei Drücken oder Klemmen im Oberbauche. [CK 1256]

Zusammenziehendes Pressen in der obern linken Brust. [CK 1257]

Beengendes, spannendes Gefühl auf der Brust. [CK 1258]

Beklemmung der Brust, früh, im Bette, eine halbe Stunde lang. [CK 1259]

Beklommenheit der Brust, nach Gehen im Freien, Nachts, dass sie nicht ausgähnen konnte. [CK 1260]

Beklemmung des Athems mit Frost und argem Kopfschmerze, dass er sich kaum besinnen kann (n. 1 St.). [CK 1261]

Beengung der Brust, wie von Blut-Andrang, vorzüglich früh, beim Erwachen. [CK 1262]

Brustkrampf nach Fahren, gegen Abend. [CK 1263]

Krampfiges Zusammenziehen in der Brust. [CK 1264]

Zusammenschnürend klemmende Empfindung, ganz oben in der Brust. [CK 1265]

Brust-Krampf, der die Brust zusammenschnürt, mehrere Abende nach einander (*Rl.*). [CK 1266]

Beklemmung der Brust, als wenn das Blut ganz heiss zum Halse herauf drängte, früh (n. 13 T.). [CK 1267]

Blutdrang nach der Brust. [CK 1268]

Blutdrang nach der Brust, bei jeder Gemüths-Bewegung, wobei es krampfig zwischen den Schulterblättern zusammenzieht. [CK 1269]

Blutdrang nach dem Herzen und Herzklopfen, was nach dem Essen sehr heftig wird (n. 9 T.). [CK 1270]

Herzklopfen mit Aengstlichkeit, Abends und früh, beim Erwachen im Bette. [CK 1271]

Oft starkes Herzklopfen. [CK 1272]

Heftiges Herzklopfen, Nachmittags, nach kleiner Gemüths-Bewegung, eine Stunde lang, dass er nicht liegen bleiben konnte; beim Schlafengehen wieder ein kleiner Anfall (n. 10 T.). [CK 1273]

Herzklopfen, früh, nach gewöhnlichem Frühstücke. [CK 1274]

Herzklopfen, zuweilen einige (2, 3, 6) starke Schläge, (beim Gehen oder Sitzen nach Tische); beim Liegen, Nachts, auf der linken Seite, nur 1, 2 Schläge. [CK 1275]

Einige starke Herzschläge, bei geringer Bewegung, besonders des linken Armes, beim Aufsitzen im Bette, beim Dehnen u.s.w., die in der Ruhe wieder vergehen. [CK 1276]

Starkes Herzklopfen, früh, beim Erwachen im Bette und Abends nach dem Niederlegen. [CK 1277]

Schmerz, wie gestossen, hinter der rechten Brust, unter der Achselgrube, beim Aufdrücken (*Ng.*). [CK 1278]

Schmerzhaftes, stumpfes Stechen, unter der linken Brust, tief innerlich, beim Aufstehen vom Sitze (*Ng.*). [CK 1279]

Stechen und Stiche in verschiedenen Theilen der Brust, besonders im Sitzen, zuweilen mit Brennen (*Ng.*). [CK 1280]

Stechen mitten im Brustbeine, wie mit Messer, bis in das rechte Schulterblatt, von früh bis Abend, während des Frühstücks etwas vermindert, so heftig, dass es den Athem versetzte, ärger beim Einathmen, minder bei Bewegung (d. 4. T.) (*Ng.*). [CK 1281]

Stiche in der linken Brust-Seite beim Athmen. [CK 1282]

Starke Stiche in der Brust, links und rechts, bei Ruhe und Bewegung. [CK 1283]

Stechen in der linken Seite unter den Ribben, fünf Tage lang. [CK 1284]

Stechen in der rechten Brust-Seite, beim Athmen (*Gll.*). [CK 1285]

Flüchtige Stiche am obern Theile der Brust, wo der Hals anfängt. [CK 1286]

Stiche äusserlich an der Brust, ohne Bezug auf Athmen. [CK 1287]

Brennend heisses Aufsteigen aus dem Magen in die Brust, im Sitzen, mit Aengstlichkeit und Schweiss auf Stirn und Brust, im Sitzen (n. 2 St.) (*Ng.*). [CK 1288]

Brenn-Gefühl am untern Ende des Brustbeins, bis gegen das linke Schlüsselbein, nach dem Mittag-Essen (*Ng.*). [CK 1289]

Brustschmerz vorzüglich beim Einathmen. [CK 1290]

Drücken an der Brust, dass er nicht gut athmen kann. [CK 1291]

Drücken unten auf der Brust. [CK 1292]

Herabziehender Druck oben an der Brust, und drauf leeres Aufstossen. [CK 1293]

Zerschlagenheits-Schmerz oben in der Brust, beim Bücken, Bewegen und Anfühlen. [CK 1294]

Jücken im Innern der Brust. [CK 1295]

Jücken in der Brust (Luftröhre) und unter dem Halsgrübchen, mit trocknem Husten, der es nicht erleichtert. [CK 1296]

Mattigkeit der Brust. [CK 1297]

Mattigkeit in der Brust, mehrere Tage, und Gefühl, als sollte sie da einen Schmerz entdecken. [CK 1298]

Heftiges Wehthun des grossen Brust-Muskels. [CK 1299]

Wundheits-Schmerz am Schlüsselbeine, für sich und bei Berührung. [CK 1300]

Schmerz in der rechten Fleisch-Brust, als wenn die Drüsen heftig gedrückt würden. [CK 1301]

Stiche in der weiblichen Brust (*Ng.*). [CK 1302]

Schmerz in der rechten Brust-Seite, als würde die Haut mit einer Nadel aufgehoben (*Ng.*). [CK 1303]

Tupfen wie mit einem Finger auf der rechten Brust-Seite im Sitzen (*Ng.*). [CK 1304]

Ein Stich im rechten Schlüsselbeine, an der Achsel (*Ng.*). [CK 1305]

Sehr warm, äusserlich an der Brust (*Ng.*). [CK 1306]

Brennendes Kneipen äusserlich unter der rechten Brust, mit Hitz-Aufsteigen in den Kopf (*Ng.*). [CK 1307]

Rothlauf an einer der beiden (mit Ausschlag besetzten) Brüste, mit Geschwulst, Röthe, Brennen, Stechen und endlicher Eiterung. [CK 1308]

Entzündung und Geschwulst der linken Brustwarze, und der ganzen linken Brust, mit grossen Schmerzen und nach 10 Tagen mit Uebergang in Eiterung. [CK 1309]

■ Rücken und äußerer Hals

Das Steissbein schmerzt bei Berührung, als wäre da ein Geschwür. [CK 1310]

Schmerz im Steissbeine, der sie an jeder Bewegung hindert; sie konnte keine bequeme Lage finden; drauf schmerzhafte Steifheit im Nacken (d. 2. T.). [CK 1311]

Kreuzschmerz beim Aufrichten vom Bücken und im Stehen, weniger beim Gehen. [CK 1312]

Kreuzschmerz nach langem Sitzen (n. 11 T.). [CK 1313]

Nagender Schmerz im Kreuze und Kreuzbeine, wo er durch Reiben vergeht (*Ng.*). [CK 1314]

Kreuzschmerz über dem heiligen Beine und den nahen Theilen der Darmknochen, besonders beim gebückt Sitzen und nach dem Mittag-Essen, mit grosser Mattigkeit (*Htb.*). [CK 1315]

Schwäche und Lähmigkeit im Kreuze. [CK 1316]

Schwäche im Kreuz, wie eingeschlafen, im Sitzen und beim Aufstehen vom Sitze. [CK 1317]

Brennen im Kreuze, besonders bei Zögerung des Monats-Flusses. [CK 1318]

Viel Kreuz- und Rücken-Weh, dass er kaum vom Sitze aufstehen konnte. [CK 1319]

Heftiger Rückenschmerz bei längerem Sitzen. [CK 1320]

Rückenschmerz nach Gehen. [CK 1321]

Schwere und Müdigkeit im Rücken, beim Liegen. [CK 1322]

Periodisch wiederkehrende, unerträgliche Rückenschmerzen, welche das Gehen hindern. [CK 1323]

Ununterbrochenes Stechen im Rückgrate, den ganzen Tag, zu verschiedenen Stunden (n. 22 T.). [CK 1324]

Ein heftiger Stich in den Rücken-Muskeln, über der linken Hüfte (n. 7 T.). [CK 1325]

Stiche in die Lenden-Wirbelbeine, zum Schreien (*Ng.*). [CK 1326]

Drücken dicht unter den Schulterblättern. [CK 1327]

Schmerz, wie ein Pflock im linken Schulterblatte. [CK 1328]

Gefühl, als packe sie Jemand fest auf beiden Schulterblättern, beim Heben und Tragen mit beiden Händen (*Ng.*). [CK 1329]

Reissen im linken Schulterblatte, durch Reiben vergehend (*Ng.*). [CK 1330]

Reissen im rechten Schulterblatte. [CK 1331]

Stechen im rechten Schulterblatte (*Ng.*). [CK 1332]

Stechen unter beiden Schulterblättern, öftere Stiche, eine Viertelstunde lang. [CK 1333]

Stechen im Schulterblatte (d. 2. T.) (*Sr.*). [CK 1334]

Stechender Schmerz im rechten Schulterblatte. [CK 1335]

Zuckender Schmerz im linken Schulterblatte, bis in die Achsel, im Sitzen (*Ng.*). [CK 1336]

Klopfen und Reissen im rechten Schulterblatte, wie im Knochen, nach Reiben bald wiederkehrend (*Ng.*). [CK 1337]

Klopfender Schmerz auf einer kleinen Stelle zwischen den Schultern (*Ng.*). [CK 1338]

Gefühl im Nacken, wie von einer schweren Last. [CK 1339]

Druck im Nacken. [CK 1340]

Reissen im Nacken, ausser und beim Bücken (*Ng.*). [CK 1341]

Steifigkeit des Nackens. [CK 1342]

Hinterkopf und Genick sind schmerzhaft und ganz steif. [CK 1343]

Steifer Hals. [CK 1344]

Die vordern Hals-Muskeln schmerzen empfindlich bei Berührung und Bewegung. [CK 1345]

Stiche in einer Beule am Halse. [CK 1346]

Ein Haselnuss grosser, harter Knäutel am Halse, unter dem Kinne, schmerzend beim Befühlen (*Gr.*). [CK 1347]

Zuckungen in den Hals-Muskeln. [CK 1348]

Reissen in den Adern der rechten Hals-Seite bis in die Achsel (*Ng.*). [CK 1349]

Stechen in der linken Hals-Seite (*Ng.*). [CK 1350]

Stechendes Kneipen äusserlich im Halse beim Gehen im Freien. [CK 1351]

Stechen vorn am Halse, gegen das rechte Ohr hin, und von da, Reissen bis in den Scheitel (*Ng.*). [CK 1352]

Kälte-Gefühl und Reissen an der linken Hals-Seite (*Ng.*). [CK 1353]

■ Extremitäten

In der Achselgrube heftig jückende Blüthchen, die nach Kratzen brennen (*Hg.*). [CK 1354]

Geschwulst der Achseldrüsen, mit Brennschmerz in der Haut der Arme (*Sr.*). [CK 1355]

In der rechten **Achselgrube heftiges Jücken** und ein erbsengrosser Drüsen-Knoten darin. [CK 1356]

Drücken und Ziehen in den Schultern (*Gll.*). [CK 1357]

Die Achsel schmerzt bei Berührung und Bewegung. [CK 1358]

Schmerz der Achsel-Gelenke nach Gehen im Freien. [CK 1359]

Reissen in der linken Achsel, besonders Nachts, im Bette. [CK 1360]

Reissen in der linken Achsel, auch im Gelenke, zuweilen mit Reissen im Knie, meist nach dem Mittag-Essen (*Ng.*). [CK 1361]

Stechen und Stiche in der rechten Achsel (*Ng.*). [CK 1362]

Ein stumpfer schmerzhafter Stich in der linken Achsel, nach dem Mittag-Essen; durch Bewegung vergehend, mit lang nachbleibender schmerzhafter Empfindlichkeit der Stelle (*Ng.*). [CK 1363]

Bohren in der rechten Achsel, nach dem Mittag-Essen, durch Bewegung vermehrt, in Ruhe gemindert (*Ng.*). [CK 1364]

Rheumatischer Schmerz in der rechten Achsel, bis zu den obersten Ribben, eine Stunde lang (n. 7 T.). [CK 1365]

Rheumatischer Schmerz in der rechten Achsel, früh, nach dem Erwachen (n. 36 St.). [CK 1366]

Reissen in der linken Schulter, bei Kopfschmerz. [CK 1367]

Verrenkungs-Schmerz der rechten Achsel, besonders beim Aufheben des Armes. [CK 1368]

Stiche in den Achselhöhlen, durch die Schultern heraus (*Ng.*). [CK 1369]

Stumpfes, breit aus einander gehendes Stechen unter beiden Achselhöhlen (*Ng.*). [CK 1370]

Knacken im Schulter-Gelenk. [CK 1371]

Schwere in den Achseln und Armen (n. 2 T.). [CK 1372]

Ziehendes Strammen in den Arm-Muskeln, von den Achseln, bis zum halben Unterarme. [CK 1373]

Zieh-Schmerz im ganzen Arme, welcher Abends zunimmt. [CK 1374]

Reissen im linken Arme und der Hand. [CK 1375]

Eingeschlafenheit des linken Armes, mit Taubheit der Finger (ohne Kälte) und Krummziehen derselben, besonders früh; worauf der Arm ganz matt wird. [CK 1376]

Der Arm, auf den sich der Kopf stützt, schläft ein. [CK 1377]

Eingeschlafenheit der Arme. [CK 1378]

Einschlafen des rechten Armes, früh (n. 8 T.). [CK 1379]

Viel Jücken an den Armen. [CK 1380]

Mattigkeit in den Armen, dass sie sie nicht rühren mochte (n. 16 T.). [CK 1381]

Mattigkeit in den Arm-Gelenken, mit aufgelaufnen Adern an den Händen. [CK 1382]

Lähmiger, wundartiger Schmerz im Arme, mit Zittern, wenn sie Etwas in der Hand hält. [CK 1383]

Verrenkungs-Schmerz des rechten Armes. [CK 1384]

Schmerz, Taubheits-Gefühl und Kraftlosigkeit im rechten Arme, am meisten um das Ellbogen-Gelenk, Abends, beim Niederlegen in's Bette, durch Veränderung der Lage des Theiles vergehend, doch bald darnach wiederkehrend und so oft wiederholt (*Htb.*). [CK 1385]

Reissen an der äussern Fläche des rechten Oberarms, nach Reiben am Unterarme erscheinend, wo es zugleich sichtbar hüpfte (*Ng.*). [CK 1386]

Zerschlagenheits-Schmerz im rechten Oberarm, im Sitzen (*Ng.*). [CK 1387]

Zerschlagenheits-Schmerz im linken Oberarm-Knochen, vom Ellbogen bis in die Achsel, auf und ab ziehend, im Sitzen (*Ng.*). [CK 1388]

Rheumatischer Schmerz im rechten Oberarme, nach einer kleinen Verkältung. [CK 1389]

Reissen im Oberarme. [CK 1390]

Grosse Müdigkeit der Oberarme. [CK 1391]

Brennen auf der Haut beider Oberarme (*Sr.*). [CK 1392]

Schmerzliches Drücken in der Beinhaut, der Oberarm-Röhre und der Speiche, wie Knochenschmerz (n. 6 St.). [CK 1393]

Das Ellbogen-Gelenk schmerzt wie zerbrochen. [CK 1394]

Reissen und Ziehen im rechten Ellbogen-Gelenke. [CK 1395]

Reissen und Bohren in den Ellbogen bis gegen die Achsel (*Ng.*). [CK 1396]

Reissen vom Ellbogen an der Inseite des Vorderarmes herab bis gegen das Daumen-Gelenk, als wolle es den Knochen ausreissen, nach Reiben vergehend (*Ng.*). [CK 1397]

Reissen und Stechen im rechten Ellbogen (*Ng.*). [CK 1398]

Stiche im Ellbogen-Gelenke, nach einem Schrecke, und dann auch an einer aufgeriebenen Stelle am Fusse. [CK 1399]

Nagender Schmerz im rechten Ellbogen, bis gegen die Achsel hin, im Sitzen (*Ng.*). [CK 1400]

Ein Schlag und Zucken in den Ellbogen-Knorren, im Sitzen (*Ng.*). [CK 1401]

Rothe Pünktchen fressenden Jückens auf einer Hand grossen Stelle der rechten Ellbogen-Beuge. [CK 1402]

Arges Reissen an der Inseite des linken Vorderarmes, als wolle es die Haut wegreissen, früh (*Ng.*). [CK 1403]

Reissen in den Vorderarmen, besonders um das Hand-Gelenk (*Ng.*). [CK 1404]

Reissen im Hand-Gelenke, mit lähmiger Schwäche, Abends (*Ng.*). [CK 1405]

Zerschlagenheits-Schmerz in der rechten Speiche (*Ng.*). [CK 1406]

Reissen und Risse in den Händen und Hand-Gelenken (*Ng.*). [CK 1407]

Schmerz wie verrenkt im Hand-Gelenk (*Ng.*). [CK 1408]

Reissen in den Mittelhand-Knochen (*Gll.*). [CK 1409]

Reissen in der Hand, vorzüglich in den Knöcheln, meist Nachts im Bette. [CK 1410]

Flüchtiges Reissen im Handknöchel und Daumen. [CK 1411]

Ziehen in der Hand und den Fingern, nach Befeuchtung der Hände mit lauem Wasser. [CK 1412]

Brennen und Stechen auf einer Stelle des rechten innern Hand-Randes (*Ng.*). [CK 1413]

Kriebeln der Hände im Freien, beim Gähnen (n. ¼ St.) (*Ng.*). [CK 1414]

Schwere und Zittern der Hände, beim Hängenlassen der Arme, mit Röthe und aufgelaufenen Adern, mit Gefühl als dränge viel Blut herein (*Ng.*). [CK 1415]

Blutdrang nach den Händen (und dem Kopfe), wie vom Magen aus, mit aufgelaufenen Adern auf den Handrücken (*Ng.*). [CK 1416]

Kalte Hände (*Gr.*). [CK 1417]

Zittrig in den Händen. [CK 1418]

Zittern der Hände, früh. [CK 1419]

Die eine Hand ist ihm zuweilen wie lahm, mehrere Stunden. [CK 1420]

Eingeschlafenheit beider Hände, früh, beim Erwachen, die Finger hatten kein Gefühl (d. 21. T.). [CK 1421]

Eingeschlafenheit der rechten Hand, früh, im Bette (n. 9 T.). [CK 1422]

Jücken an den Händen. [CK 1423]

Haut an den Händen sehr rauh und trocken. [CK 1424]

Es entstehen Warzen an den Händen. [CK 1425]

Hitzbläschen an beiden Handrücken, mit Jücken, Nachts am schlimmsten (*Gr.*). [CK 1426]

Brenn-Gefühl in den Händen, ohne äussere Hitze. [CK 1427]

Brenn-Gefühl in den Handtellern. [CK 1428]

Empfindliche Stiche im Hand-Gelenke, in der Ruhe (n. 17 T.). [CK 1429]

Schnelle Geschwulst der Hand und der Finger. [CK 1430]

Geschwulst des Hand-Gelenkes, mit Klopfen darin, wie in einem Geschwüre, und Reissen bis in die Finger, selbst in der Ruhe und noch viel ärger beim Bewegen des so steifen Hand-Gelenkes (nach Verkältung?). [CK 1431]

Verrenkungs-Schmerz im Daumen, beim Zugreifen. [CK 1432]

Geschwulst des hintern Daumen-Gelenkes, schmerzhaft beim Berühren, und spannend schmerzend, wie vergriffen, bei Bewegung. [CK 1433]

Verrenkungs-Schmerz, oder wie vergriffen, im hintersten Daumen-Gelenke, bei Bewegung. [CK 1434]

Verstauchungs-Schmerz der Finger-Gelenke (n. 6 T.). [CK 1435]

Taubheit und Gefühllosigkeit der Finger der einen Hand, bei Eingeschlafenheit der andern. [CK 1436]

Der Mittelfinger der rechten Hand wird ganz taub, todt, blutlos und kalt, in mässig kalter Luft. [CK 1437]

Zucken einzelner Finger (*Gll.*). [CK 1438]

Lähmiges Zucken zuweilen im rechten Daumen, beim Schreiben, dass er die Feder kaum halten kann (*Gr.*). [CK 1439]

Es zieht ihm von Zeit zu Zeit die Finger krumm, wie Klamm. [CK 1440]

Schwäche und Zucken in dem einen Finger, den ganzen Tag. [CK 1441]

Starkes Zucken im linken kleinen Finger. [CK 1442]

Schwere in den Fingerspitzen. [CK 1443]

Klammartiges Ziehen und Reissen im kleinen Finger. [CK 1444]

Reissen im rechten kleinen Finger (*Ng.*). [CK 1445]

Lähmung der Finger, dass sie wohl fühlen, aber kaum zu bewegen sind (*Gll.*). [CK 1446]

Spannen in den Fingern der linken Hand. [CK 1447]

Spannen im 4ten und 5ten Finger beider Hände, wie verstaucht. [CK 1448]

Geschwulst eines Fingers, mit Schmerz, am meisten beim Anstossen. [CK 1449]

Langwieriges Nagel-Geschwür, das nicht zuheilen will. [CK 1450]

Rissige Haut der Finger-Gelenke, wie von grosser Kälte. [CK 1451]

Die Hinterbacken schmerzen, wie unterköthig, bei längerem Sitzen. [CK 1452]

Pulsiren in der Hinterbacke. [CK 1453]

Fippern im Hinterbacken (*Gll.*). [CK 1454]

Sichtbares, doch schmerzhaftes Zucken in der einen Hinterbacke und dem Oberschenkel. [CK 1455]

Das rechte Hüft-Gelenk schmerzt. [CK 1456]

Schmerzhaft lähmiges Gefühl in der linken Hüfte, Abends, dass er mit Mühe auftreten kann; doch im Sitzen und Liegen ohne Beschwerde (*Sr.*). [CK 1457]

Gefühl in der rechten Hüft-Gegend, als würde sie da festgehalten, ohne Schmerz, im Sitzen (*Ng.*). [CK 1458]

Arger Schmerz in der linken Schenkel-Beuge (*Ng.*). [CK 1459]

Schmerz in den Hüften, wie verrenkt. [CK 1460]

Stechen in der linken Hüfte, durch Reiben vergehend, nach dem Mittag-Essen (*Ng.*). [CK 1461]

Ein heftiger Stich in der rechten Hüfte nach der Brust zu (*Stf.*). [CK 1462]

Jücken auf den Hüften. [CK 1463]

In den Beinen grosse Schwäche; sie fällt leicht. [CK 1464]

Einschlafen des linken Beines, ohne Ursache, früh. [CK 1465]

Starke lähmige Empfindung im rechten Beine, Nachts. [CK 1466]

Müdigkeit in den Beinen, früh. [CK 1467]

Schmerz der Beine, früh, beim Aufstehen, wie nach einer grossen Fussreise. [CK 1468]

Schwere und Müdigkeit in den Beinen, besonders beim Treppen-Steigen. [CK 1469]

Strammen im ganzen rechten Beine, auch in der Ruhe. [CK 1470]

Spannen in den Beinen und drückender Steifheits-Schmerz des linken Beines. [CK 1471]

Klammartiges Zusammenziehen in beiden Beinen und Füssen, mit Rucken. [CK 1472]

Arger Druckschmerz im linken Sitzbeine, bei langem Sitzen. [CK 1473]

Grosse Unruhe in den Beinen, bei eiskalten Händen, besonders Abends. [CK 1474]

Im Oberschenkel starkes hin und her Ziehen, bei der Mittags-Ruhe. [CK 1475]

Zieh-Schmerz in den Oberschenkeln, durch Gehen, wozu er nöthigt, gemindert. [CK 1476]

Augenblicklicher, reissender Schmerz am linken Oberschenkel, vom Knie heran. [CK 1477]

Tacktmässiges Reissen im hintern Theile des Oberschenkels, Abends, nach Niederlegen (*Ng.*). [CK 1478]

Reissende Rucke, oben an der Hinterseite des Oberschenkels, bis ins Knie, bei und nach Gehen im Freien, alle 4 Minuten, mit Wundheits-Schmerz der Stelle bei Berührung. [CK 1479]

Stechen und Brennen am rechten Oberschenkel, gleich über dem Knie, in kleinen Absätzen, durch Reiben vergehend; im Sitzen (*Ng.*). [CK 1480]

Brennen im Oberschenkel, bei Berührung sehr vermehrt. [CK 1481]

Zerschlagenheits-Schmerz in der Mitte des Oberschenkels; die Stelle ist bei Berührung schmerzhaft, dass er vor Schmerz nicht gehen kann. [CK 1482]

Jücken am Oberschenkel und in der Kniescheibe. [CK 1483]

Starkes Jücken auf einer kleinen Stelle des Oberschenkels, mit Schründen nach Kratzen. [CK 1484]

Grosse, bei Berührung schmerzhafte Blüthen hinten an den Oberschenkeln. [CK 1485]

Wundheit innen an den Oberschenkeln (*Hg.*). [CK 1486]

Flechten über den Knieen und unter der Kniescheibe. [CK 1487]

In den Knieen, Nachts im Bette, immer Kälte. [CK 1488]

Zittern in den Knieen. [CK 1489]

Krampfhaftes Ziehen, im Knie, beim Gehen. [CK 1490]

Reissen in den Knieen in freier Luft, mehrere Abende. [CK 1491]

Reissen in den Knieen und den Kniescheiben, zuweilen wie im Knochen; mitunter durch Reiben vergehend; auch nach dem Mittag-Essen (*Ng.*). [CK 1492]

Arges Reissen vom Knie an der Inseite der Wade hinab, als würde das Fleisch von den Knochen gerissen, durch Reiben vergehend; nach dem Mittag-Essen (*Ng.*). [CK 1493]

Zieh-Schmerz von den Knieen bis in die Füsse. [CK 1494]

Ziehen vom linken Knie bis in den Fuss (n. 20 T.). [CK 1495]

Ziehen vom Knie, bis zum Fusse, Abends, und nach jedem Ziehen, ein schmerzhafter Ruck (n. 15 T.). [CK 1496]

Reissen in der rechten Kniekehle, Nachts. [CK 1497]

Strammen der Kniekehl-Flechsen beim Gehen, wie zu kurz. [CK 1498]

Gichtisches Spannen in den Knieen, wie verstaucht; sie sind heiss anzufühlen. [CK 1499]

Lähmiges Gefühl im linken Knie (*Sr.*). [CK 1500]

Verrenkungs-Schmerz im linken Knie. [CK 1501]

Dumpfer Schmerz um das rechte Knie-Gelenk. [CK 1502]

Stechen in den Knieen, Nachts, in Anfällen. [CK 1503]

Ein Stich an der innern Fläche des rechten Kniees, bei jedem Tritte; beim Sitzen und Heben des Schenkels aber, Zerschlagenheits-Schmerz über dem Knie, der beim Aufstehen vom Sitze vergeht (*Ng.*). [CK 1504]

Reissen vom Knie bis in den Fussrücken, mit Eingeschlafenheit des vordern Theils des linken Fusses, durch Reiben vergehend. (*Ng.*). [CK 1505]

Schnell entstandne, rothe entzündete Wulst schründenden Schmerzes, zwischen Wade und Kniekehle. [CK 1506]

Spannung in der rechten Wade beim Gehen. [CK 1507]

Wadenkrampf (*Gll.*). [CK 1508]

Wadenklamm und Herauf-Zucken des Unterschenkels beim Ausstrecken im Gehen. [CK 1509]

Eingeschlafenheit von der Wade bis an den Fuss, als wäre durch starkes Binden unterm Knie der Blutlauf gehemmt. [CK 1510]

Starkes Jücken an den Waden und Schienbeinen. [CK 1511]

Schmerz der Schienbeine beim Spazieren. [CK 1512]

Zerschlagenheits-Schmerz in den Schienbeinen. [CK 1513]

Zerschlagenheits-Schmerz in der Beinhaut des Schienbeines, wo es auch beim Berühren weh thut. [CK 1514]

Tacktmässiges Reissen am linken Schienbeine, vorn über dem Fusse, früh, beim Erwachen (*Ng.*). [CK 1515]

Reissende Stiche die Schienbeine hinab. [CK 1516]

Viele kleine Flecke, wie Sommersprossen, am untern Theile des Schienbeins (*Sr.*). [CK 1517]

Viele kleine, blaurothe Flecken, fast wie Petechen, an den Unterschenkeln. [CK 1518]

Schmerz im linken Fuss-Gelenke, bis nach der Wade herauf. [CK 1519]

Heftiges Reissen und Stechen in den Füssen, dass er Nachts davor nicht schlafen kann. [CK 1520]

Reissen am innern Rande der linken Fusssohle, von der Ferse an vor, im Sitzen (*Ng.*). [CK 1521]

Reissen im linken Fussknöchel, Nachts, dass er nicht schlafen konnte. [CK 1522]

Starkes Jücken an den Sohlen und Zehen, Abends. [CK 1523]

Kriechen in den Füssen und Zehen, wie von Ameisen. [CK 1524]

Kriebeln unter den Zehen (*Sr.*). [CK 1525]

Kriebeln in den Füssen, Nachts, wie eingeschlafen. [CK 1526]

Schmerz im Fuss-Gelenke, beim Gehen, wie vertreten, es spannt beim Auftreten (n. 4 T.). [CK 1527]

Leichtes Verrenken und Verknicken des Fuss-Gelenkes beim Auftreten. [CK 1528]

Lähmigkeits-Gefühl in den Füssen. [CK 1529]

Eiskalte Füsse, die selbst im Bette nicht warm werden (im Juni.) (*Gr.*). [CK 1530]
Lähmig ziehender Schmerz in den Fussknöcheln bis ins Knie [CK 1531]
Fuss-Schweiss. [CK 1532]
Schwere in den Füssen, als wären sie geschwollen. [CK 1533]
Schwere der Füsse (n. 11 St.) (*Htb.*). [CK 1534]
Geschwulst der Flechsen am rechten Fussknöchel. [CK 1535]
Geschwulst der Füsse, Abends (n. 7 T.). [CK 1536]
Fuss-Geschwulst, beim Gehen. [CK 1537]
Geschwulst eines Fusses (*Hg.*). [CK 1538]
Geschwulst der Füsse, selbst früh (*Sr.*). [CK 1539]
Flecke an den Füssen (*Sr.*). [CK 1540]
Blasen und Geschwüre an den Füssen mehren sich (*Hg.*). [CK 1541]
Stiche in der Fuss-Geschwulst. [CK 1542]
Stechender Schmerz im rechten Fussknöchel, um welchen es geschwollen ist, sie kann nicht auftreten vor Schmerz. [CK 1543]
Schmerz der Fusssohlen, als wäre sie zu weit gegangen. [CK 1544]
Schmerz der Fusssohlen, beim Gehen; sie sind roth. [CK 1545]
Lästiges Trockenheits-Gefühl in den Sohlen (n. 27 T.). [CK 1546]
Klamm in den Fusssohlen (n. 3 T.). [CK 1547]
Anhaltende Neigung zu Klamm in den Fusssohlen und Zehen. [CK 1548]
Klamm in den Sohlen (*Sr.*). [CK 1549]
Rucke in den Füssen, mit kriebelndem Klamm in den Sohlen (*Sr.*). [CK 1550]
Rucke und Blitze in den Füssen (*Sr.*). [CK 1551]
Reissendes Stechen in beiden Fusssohlen. [CK 1552]
Reissen und Stechen in den Sohlen, dass er nicht auftreten kann. [CK 1553]
Puckender Schmerz in den Fersen, Nachts, sie muss sie warm reiben, sich zu erleichtern. [CK 1554]
Einschlafen des linken Fusses, beim übereinander Legen der Schenkel (*Ng.*). [CK 1555]
Schwäche und Eingeschlafenheits-Gefühl in den Füssen, mit grosser Unruhe (*Sr.*). [CK 1556]
Kriebeln in beiden Fersen. [CK 1557]
Spannen in den Fersen, früh im Bette. [CK 1558]
Eine Blase an der Ferse, welche aufging, feuchtete, und beim Gehen sehr schmerzte (n. 14 T.). [CK 1559]
Die ehemals erfrornen Fersen und Zehen fangen an, sehr zu schmerzen, vorzüglich in den Schuhen, beim Gehen (n. 48 St.). [CK 1560]

Die vordern erfrornen Zehen schmerzen drückend und brennend in den Schuhen, beim Gehen. [CK 1561]
Heftiger Schmerz im linken grossen Zeh. [CK 1562]
Jücken unter den Zehen und auf den Sohlen. [CK 1563]
Arge Stiche im grossen Zeh-Ballen, mit Entzündung daran. [CK 1564]
Es entstehen Frostbeulen, im März (n. 9 T.). [CK 1565]
Stechen im linken **grossen Zeh**, mehr bei Bewegung und Abends. [CK 1566]
Reissen in den Zehen, im Sitzen, durch Reiben vergehend (*Ng.*). [CK 1567]
Zucken in der linken grossen Zehe, im Sitzen (*Ng.*). [CK 1568]
Ein heftiger Stich in der rechten grossen Zehe (*Ng.*). [CK 1569]
Die grosse Zehe schmerzt, wie erfroren (*Sr.*). [CK 1570]
Schmerzen in den Hühneraugen, die durch Mark und Bein dringen. [CK 1571]
Arges, stechendes Drücken in den Hühneraugen, wie Bohren mit einem Messer. [CK 1572]
Stechen in den Hühneraugen, beim Gehen. [CK 1573]
Alte Hühneraugen fangen an zu schmerzen am kleinen Zeh, der auch anschwillt. [CK 1574]
Hühneraugen an den Fersen schmerzen empfindlich, vom geringsten Drucke, schon vom Aufliegen des Bettes (*Gr.*). [CK 1575]
Stechen in den (später vergehenden) Hühneraugen (*Sr.*). [CK 1576]

■ Allgemeines und Haut

Jückendes Ameisen-Kriebeln in den gelähmten Theilen (*Robbi; Lobstein*). [CK 1577]
Jücken (oder auch Beissen wie von Ameisen) hier und da, durch Reiben vergehend (*Ng.*). [CK 1578]
Allgemeines Jücken am Körper (n. 22 T.). [CK 1579]
Jücken im Rücken und in den Kniekehlen. [CK 1580]
Arges Jücken, Nachts, an den Armen, Beinen, dem Rücken und Bauche (n. 12 T.). [CK 1581]
Viel Jücken und Fressen um den Bauch, an den Armen und Oberschenkeln; vom Kratzen entstanden rothe Striemen (n. 26, 27 T.). [CK 1582]
Jücken über den ganzen Körper, Nachts, mit vieler Hitze und Trockenheit im Munde (n. 12 St.). [CK 1583]

Brennendes Jücken über den ganzen Körper (n. 10 T.). [CK 1584]

Oeftere kleine Stiche in der Haut am Leibe. [CK 1585]

Oeftere Stiche in der Haut, wie Flohstiche. [CK 1586]

Einzelne drückende Stiche hie und da am Körper. [CK 1587]

Jückender Nessel-Ausschlag in grossen Blasen über den ganzen Körper, auch im Gesichte. [CK 1588]

Runde Flechten-Flecke über den ganzen Körper (*Sr.*). [CK 1589]

Viel Jücken, Ausschläge und Kratz-Bläschen (*Hg.*). [CK 1590]

Knollen- und Knoll-Flecke, so wie die bräunlichen und rothbläulichen Stellen, an Farbe erhöht (*Hg.*). [CK 1591]

Durchschimmernde Kupfer-Flecke am Körper (*Hg.*). [CK 1592]

Bräunliche, dunkle, zuweilen erhabene Flecke in den Kniekehlen, auf der Brust, an der Stirn, und unterm Mundwinkel (*Hg.*). [CK 1593]

Knollen in der Haut (der Hinterbacken) (*Hg.*). [CK 1594]

Schmerzhafte, harte Blasen hie und da, ohne Jücken (*Hg.*). [CK 1595]

Blasen, wie Brand-Blasen, welche aufgingen und nässten (*Hg.*). [CK 1596]

Jückende Bläschen zwischen den Fingern und in der Kniekehle (*Hg.*). [CK 1597]

Kleine Blutschwäre im Nacken, auf der Brust und den Oberschenkeln. [CK 1598]

Grosse Blutschwäre am Oberschenkel, auf der Brust und an der Stirn. [CK 1599]

Wunde, aufgeriebene Haut-Flecke mit Röthe und schründendem oder stechendem Schmerze, an verschiedenen Stellen des Körpers. [CK 1600]

Abschuppung der Oberhaut (*Gr.*). [CK 1601]

Jücken der Warze an der Stirn. [CK 1602]

Brennen in einer Warze, wie in einer schwärenden Wunde, Abends, nach dem Niederlegen. [CK 1603]

Kneipend zusammenziehender Schmerz in einer schon vernarbten Stelle. [CK 1604]

Ausdringen schwarzen Blutes aus einer alten Vesicator-Narbe. [CK 1605]

Spannendes Ziehen in den Drüsen, auch am Halse. [CK 1606]

Erhöhtes Wärme-Gefühl in den gelähmten Theilen (*Robbi*). [CK 1607]

Brennen in den Händen und Beinen. [CK 1608]

Brennen auf den Armen und Oberschenkeln. [CK 1609]

Brennen an der ganzen rechten Körper-Seite. [CK 1610]

Stechen auf der Brust und im Rücken, auch im rechten Arme, bei Bewegungen, besonders Nachts, im Bette (n. 11 T.). [CK 1611]

Ziehen in Armen und Beinen, mit Weinerlichkeit (n. 13 T.). [CK 1612]

Reissen im rechten Vorder-Arme und Knie, sobald sie kalt wird. [CK 1613]

Nach Essen, Nachmittags hören die meisten Beschwerden auf (*Ng.*). [CK 1614]

Die freie Luft thut ihm wohl und es scheint ihm darin besser zu seyn (n. 1, 2 St.) (*Ng.*). [CK 1615]

Empfindlichkeit gegen kühle Witterung. [CK 1616]

Wetter-Veränderung fühlt er schon im Voraus an den Schmerzen. [CK 1617]

Bei Gewitter, Schwere der Glieder. [CK 1618]

Es treibt sie, weit hinaus ins Freie zu gehen. [CK 1619]

Leichtes Verkälten in freier Luft, und davon Bauchkneipen, Genickschmerz, Steifheit der Arme, Zahnschmerz, Augen-Thränen, Schlucksen, Schneiden und Stechen in und über der Herzgrube, Kopf-Eingenommenheit, oder endlich kalte und feuchtkalte Füsse und Hände bei einer heissen Wange, u.s.w. [CK 1620]

Auf Spaziergang, Schnupfen. [CK 1621]

Verkältungs-Gefühl im ganzen Körper, mit Frösteln und Schläfrigkeit. [CK 1622]

Nach einer kleinen Nässung und Erkältung der Füsse, Müdigkeit in allen Gliedern, Brennen in den Händen, Kopfschmerz und Niederliegen; den Tag darauf Schnupfen. [CK 1623]

Nach geringem Nacht-Schweisse, beim Aufstehen Verkältung und Zahnweh, mit kleinen Rucken in den Zähnen. [CK 1624]

Blut sehr in Wallung. [CK 1625]

Oeftere Wallung des Blutes und zuweilen starkes Herzklopfen. [CK 1626]

Abends immer Blut-Wallung und Wärme-Gefühl. [CK 1627]

Blutdrang nach Brust und Kopf (n. 48 St.). [CK 1628]

Blut-Wallung, Nachts, er hört das Blut gleichsam im Körper rauschen. [CK 1629]

Blut-Wallung von gewohntem Tabakrauchen (n. 24 St.). [CK 1630]

Blut-Wallung, Nachts, unter Frost und Zittern, zugleich Unruhe in den Därmen. [CK 1631]

Kleine Wunden bluten sehr. [CK 1632]

Blut-Abgang aus verschiedenen Theilen des Körpers, als Blut-Husten, Bluten des Zahnfleisches, der Afterknoten u.s.w. [CK 1633]
Sie schwitzt sehr arg, bei geringer Bewegung. [CK 1634]
Bei lebhaftem Sprechen, Hitze in Kopf und Brust. [CK 1635]
Wie verrenkt in allen Gliedern, bei schnellen Bewegungen. [CK 1636]
Eingeschlafenheit der Hände und Füsse. [CK 1637]
Hände und Füsse wie abgestorben. [CK 1638]
Hände, Füsse und Nase, wie erstarrt. [CK 1639]
Eine Art von Fühllosigkeit im ganzen Körper (*Menz* bei *Bouttaz*). [CK 1640]
Kälte, Wärme-Mangel im ganzen Körper (*Menz*). [CK 1641]
Eiskalte Hände und Füsse, den ganzen Tag, auch im Bette. [CK 1642]
Frostigkeit beim Sitzen, nicht beim Gehen. [CK 1643]
Hysterische Mattigkeit, dass sie kein Bein fortsetzen kann, mit stetem Gähnen, Aufrülpsen und Qual und Drücken auf der Brust. [CK 1644]
Bei den Schmerz-Anfällen, stetes Gähnen und wässrichter Harn. [CK 1645]
So zittrig, früh, mit fühlbarem Zucken in den Gliedern (n. 8 T.). [CK 1646]
Gefühl von Zähneklappern und allgemeinem Zittern, früh, beim Erwachen. [CK 1647]
Zittern der Hände (*Htb*.). [CK 1648]
Zittern der Hände, dass er nicht schreiben kann (*Ng*.). [CK 1649]
Zittriges Gefühl im ganzen Körper, wie Pulsiren (*Ng*.). [CK 1650]
Zittern der Schenkel, wie Schauder (*Ng*.). [CK 1651]
Zittern (*Lobstein*). [CK 1652]
Zittrig in der Brust und den Händen, als hätte sie zu viel Kaffee getrunken. [CK 1653]
Widriges Krankheits-Gefühl und Uebelbehagen im ganzen Körper, besonders im Magen, selbst im Freien (*Ng.; Le Roi*). [CK 1654]
Abmagerung, besonders der Hände, dass die Adern deutlich hervorscheinen (*Htb*.). [CK 1655]
Abzehrung und hectisches Fieber (*Lobstein*). [CK 1656]
Konvulsionen (*Lobstein*). [CK 1657]
Tod, besonders durch Brand und Entzündung; in einem Falle leuchtete der Leichnam in allen seinen Theilen (*Brera, Horn, Weikard, Le Roi*). [CK 1658]
Schmerz in allen Gliedern. [CK 1659]
Die Schmerzen sind am schlimmsten von Nachmittag 5, 6 Uhr, bis gegen Morgen. [CK 1660]
Angegriffenheit, Zerschlagenheit der Glieder. [CK 1661]
Alle Gelenke schmerzen, am meisten bei Bewegung. [CK 1662]
Matt, zerschlagen, freudlos, zu Nichts aufgelegt. [CK 1663]
Zerschlagenheits-Schmerz, aller Glieder. [CK 1664]
Wie zerschlagen am ganzen Körper, entkräftet und immer schläfrig; dabei sehr blass, doch Appetit zum Essen. [CK 1665]
Zerschlagenheits-Schmerz und Schwere im linken Knie und Ellbogen. [CK 1666]
Hände und Füsse, wie abgeschlagen. [CK 1667]
Schwere der Hände und Füsse. [CK 1668]
Schwere des ganzen Körpers. [CK 1669]
Schwerfälligkeit des Geistes und Körpers (d. 2. T.). [CK 1670]
Schmerzhafte Schwere des ganzen Körpers, bald im Kopfe, bald in der Brust, bald der Ober- und Unterschenkel, bald überall zugleich, die ihn ganz unthätig und äusserst verdriesslich macht; vor der Schwere, allgemeiner matter Schweiss. [CK 1671]
Hände und Füsse sind schwer, wie Blei. [CK 1672]
Schwere in den Beinen (n. 4 T.). [CK 1673]
Schwere der Glieder, im Rücken, in den Beinen, fast bloss früh, beim Erwachen. [CK 1674]
Schwere der Glieder, früh, vor dem Aufstehen (*Htb*.). [CK 1675]
Schwere in den Arm- und Knie-Gelenken (*Htb*.). [CK 1676]
Trägheit und Schwere der Glieder. [CK 1677]
Trägheit der Glieder, mehr Vormittags. [CK 1678]
Widriges Gefühl im ganzen Körper, Mattigkeit und Schwäche in den Gelenken, besonders im Knie, bei Bewegung und im Sitzen (n. 14 T.) (*Gr*.). [CK 1679]
Anhaltende Schwäche in den Arm- und Knie-Gelenken (*Htb*.). [CK 1680]
Viel Schwäche und Mattigkeit, besonders in den Beinen und Knieen, mit Lockerheits-Gefühl im Knie-Gelenke, dass er kaum stehen kann, zuweilen beim Gehen gebessert (*Ng*.). [CK 1681]
Schwäche und Mattigkeit in den Gliedern, besonders in den Knie-Gelenken, mit leichtem Stechen und Brennen daselbst; zuweilen am meisten früh nach dem Aufstehen und durch Ruhe verschlimmert, durch Gehen gebessert, mehrere Tage (*Htb*.). [CK 1682]
Grosse Mattigkeit in den Gliedern, über drei Wochen (*Bds*.). [CK 1683]
Grosse Schwäche, früh, beim Aufstehen und den Tag über, allgemeines Krankheits-Gefühl, Sood-

brennen, und nach schneller Bewegung, Heisshunger und Zittern der Glieder (*Htb*.). [CK 1684]
Das Gehen greift ihn sehr an. [CK 1685]
Von wenigem Gehen ungewöhnlich ermüdet und dabei etwas Kopfweh. [CK 1686]
Matt und angegriffen, gegen Mittag, ohne Ursache, sie musste eine Stunde liegen (n. 15 T.). [CK 1687]
Oft jählinge Anfälle grosser Mattigkeit. [CK 1688]
Allgemeine grosse, jählinge Kraftlosigkeit. [CK 1689]
Grosse Mattigkeit mit Uebelkeit. [CK 1690]
Jählinge allgemeine Kraftlosigkeit mit grosser Gesichts-Hitze (n. 11 T.). [CK 1691]
Mattes, beengtes Gefühl den ganzen Tag. [CK 1692]
Müdigkeit im ganzen Körper, besonders im Oberschenkel (bei einem sonst robusten Manne) (n. 9 T.). [CK 1693]
Abspannung mehrere Tage, besonders in der Brust. [CK 1694]
Abspannung des Körpers und Geistes, früh. [CK 1695]
Müdigkeit und Abspannung des ganzen Körpers, früh, nach dem Erwachen, nach dem Aufstehen vergehend (*Ng*.). [CK 1696]
Allgemeine Abspannung gegen Mittag, Nachmittags weniger (*Ng*.). [CK 1697]
Empfindung in Brust und Bauch, als wolle Alles zusammensinken. [CK 1698]
Nach Sitzen wie gelähmt, einige Minuten lang. [CK 1699]
Wie gelähmt und krank im ganzen Körper. [CK 1700]
Kraftlosigkeit in allen Gliedern, besonders in den Gelenken, wie gelähmt, bei gutem Appetite. [CK 1701]
Die ganze rechte Seite ist wie gelähmt, dabei Uebelkeit. [CK 1702]
Er geht wie lahm, ohne es selbst zu merken. [CK 1703]
Geistig und körperlich wie gelähmt, früh, nach dem Aufstehen, den ganzen Tag. [CK 1704]
Lähmung in allen Gliedern, früh im Bette, was nach dem Aufstehen vergeht. [CK 1705]
Wie gelähmt im Rücken und in den Armen, nach dem Mittags-Schlafe. [CK 1706]
Auf wenig Wein, Nachmittags, bald so müde, dass er einige Stunden schlafen musste; darauf eine schlaflose Nacht (n. 48 St.). [CK 1707]
Vernichtung aller Kraft (*Lobstein*). [CK 1708]

Ohnmacht (*Robbi*). [CK 1709]
Ohnmachts-Anwandlungen. [CK 1710]

■ Schlaf, Träume und nächtliche Beschwerden

Er will immer gähnen und kann nicht, es versagt. [CK 1711]
Oefteres Gähnen, mit Frostigkeit, Abends (*Ng*.). [CK 1712]
Oefteres Gähnen, Dehnen und Schläfrigkeit, auch nach dem Mittag-Essen (*Ng*.). [CK 1713]
Schläfrigkeit (*Bds*.). [CK 1714]
Viel Schläfrigkeit, Abends. [CK 1715]
Guter, langer Früh-Schlaf (d. 2. T.) (*Ng*.). [CK 1716]
Schweres Einschlafen und öfteres Erwachen (*Ng*.). [CK 1717]
Schlaflosigkeit (n. 16 St.) (*Brera*). [CK 1718]
Schlaflosigkeit und Unruhe, Abends im Bette (n. 36 St.). [CK 1719]
Abends im Bette nicht schläfrig, und dann leiser Schlaf, so dass ihn jedes kleine Geräusch aufweckt. [CK 1720]
Sie konnte Nachts nicht einschlafen, wegen eines Gefühls, als gingen die Augen nicht zu, sondern müssten mit den Händen zugehalten werden und drehten sich im Kopfe herum (n. 6 T.). [CK 1721]
Er kann Abends, und Nachts nach Erwachen lange nicht wieder einschlafen. [CK 1722]
Er kann vor Mitternacht nicht einschlafen, es treibt ihn aus dem Bette, und erst, wenn er sich dann wieder legt, schläft er ein (*Gr*.). [CK 1723]
Er liegt Abends sehr lange im Bette, ehe er einschläft. [CK 1724]
Er kann Nachts bloss auf der rechten Seite liegen. [CK 1725]
Liegen, Nachts, auf der linken Seite macht ihm Beängstigung (n. 19 T.). [CK 1726]
Allgemeines Krankheits-Gefühl hindert Nachts den Schlaf bis 2 Uhr. [CK 1727]
Unruhiger Nacht-Schlaf (*Htb*.). [CK 1728]
Er kann Nachts unter 2, auch wohl 4 Stunden nicht einschlafen. [CK 1729]
Er konnte vor Unruhe bis Ein Uhr nicht einschlafen, und auch die Füsse nicht erwärmen, 4 Nächte nach einander. [CK 1730]
Schlaflosigkeit, Nachts, von 1 bis 4 Uhr (*Ng*.). [CK 1731]
Unruhiger Schlaf mit geilen Träumen und Pollutionen, worüber er ganz munter ward, drauf wenig Schlaf, nur düseliger in den Morgenstunden vor 6 Uhr (*Htb*.). [CK 1732]

Abends um 10 Uhr, Erwachen mit argem Schwindel und Uebelkeit (*Ng.*). [CK 1733]

Nachts, im Bette, dumpfer Schmerz in den Hüftknochen, wie von hartem Lager; er musste immer seine Lage verändern; früh, nach dem Aufstehen verging's bald. [CK 1734]

Nach dem Mittags-Schlafe, wie eingeschlafen oder verrenkt im Rücken. [CK 1735]

Nachts erwacht sie über Druck im Unterbauche, fast wie auf die Blase. [CK 1736]

Nachts, arges Ziehen im rechten Arme und Beine. [CK 1737]

Nachts, Gefühl, wie von verdorbenem Magen. [CK 1738]

Abends im Bette unerträgliches Jücken der Hände (*Gr.*). [CK 1739]

Nachts, sehr empfindliches, stichlichtes Jücken an beiden Handrücken, dass er nicht einschlafen kann; Kratzen hilft nicht (*Gr.*). [CK 1740]

Nachts, Aufstossen, wie von faulen Eiern. [CK 1741]

Nachts, grosser Durst. [CK 1742]

Nachts, unruhig, durch Magen-Drücken und Uebelkeiten. [CK 1743]

Nachts, Zerschlagenheits-Schmerz in den Beinen, wie von allzugrosser Ermüdung. [CK 1744]

Nachts, Schmerzhaftigkeit des äussern Ohres, die ihn aus dem Schlafe weckt. [CK 1745]

Nachts, heftige Stiche durch Ohr und Zähne. [CK 1746]

Nachts, öfteres Erwachen über Bohren im Zahne. [CK 1747]

Nachts, heftiges Herzklopfen (d. 5. N.). [CK 1748]

Nachts, 1 Uhr, Erwachen mit Leibschneiden, eine Stunde lang (n. 21 T.). [CK 1749]

Nach Mitternacht erwacht er alle Nächte sehr missmuthig. [CK 1750]

Im Schlafe, am Tage, läuft ihm, selbst im Sitzen, der Speichel aus dem Munde. [CK 1751]

Nachts ein Druck im Bauche (d. 1sten Tage). [CK 1752]

Nächtlicher Brust-Krampf; er glaubt zu ersticken (*Rl.*). [CK 1753]

Nachts, Erwachen mit Gefühl von Verengerung des Kehlkopfes und der Luftröhre, als müsse er ersticken. [CK 1754]

Nachts viel Brecherlichkeit und fortwährendes Aufstossen des Genossenen. [CK 1755]

Nachts weckt ihn Nasen-Verstopfung und erschwerter Athem. [CK 1756]

Abends im Bette, beim Umlegen, eine Art Schwindel, als ströme alles Blut nach dem Kopfe. [CK 1757]

Abends im Bette Schwindel, als drehe sich das Bett im Kreise herum. [CK 1758]

Nachts, beim Erwachen, wie betäubt, trunken, schwindelig, taumelig. [CK 1759]

Schläfrig, wie taumelig, ohne schlafen zu können. [CK 1760]

Sie liegt am Tage im Betäubungs-Schlummer. [CK 1761]

Schreckhaftes Auffahren beim Einschlafen. [CK 1762]

Eingeschlummert, träumt er gleich ängstigende Dinge und erwacht wieder. [CK 1763]

Sie kann Abends vor Unruhe nicht einschlafen, und wenn sie erwacht, hat sie gleiche Unruhe (n. 5 T.). [CK 1764]

Abends im Bette, gleich grosse Aengstlichkeit und Unruhe. [CK 1765]

Beängstigung die ganze Nacht, ohne Hitze, als hätte er Jemanden umgebracht, mit stetem Umherwerfen. [CK 1766]

Aengstliches Phantasm beim Einschlafen, als packe ein böser Mensch ihn bei der Gurgel und wolle ihn würgen (n. 4 T.). [CK 1767]

Sie erwacht gegen Morgen mit Zusammenschrecken. [CK 1768]

Sie erwacht alle Morgen mit Beängstigungen. [CK 1769]

Nachts grosse Unruhe mit Beängstigung. [CK 1770]

Oefteres Erwachen, Nachts, mit Frostigkeit (*Ng.*). [CK 1771]

Schreckhaftes Zusammenfahren im Schlafe, gegen Morgen (*Ng.*). [CK 1772]

Peinigende Träume von Läusen (*Ng.*). [CK 1773]

Herumwerfen und Wimmern die ganze Nacht, mit sehr ängstlichen Träumen. [CK 1774]

Angst in unbesinnlichem Schlafe, leises Weinen, Händeringen, wie in Verzweiflung, Jammern, Umherwerfen, kurzer Athem; sie umfasst die Umstehenden, oder greift wüthend nach ihnen. [CK 1775]

Nachts, viel Hitze und Trockenheit im Munde, sie muss trinken, einige Nächte. [CK 1776]

Nachts öfteres Erwachen, wegen Hitz-Gefühl, ohne Schweiss. [CK 1777]

Nachts, trockene Hitze, ohne Durst, mit Schmerz der Theile, auf denen sie gelegen, wie von hartem Lager. [CK 1778]

Nachts, nach Erwachen aus ängstlichen Träumen, Frost und Zittern am ganzen Körper, besonders im Bauche, arge Blutwallung und Brust-Beklemmung, dass er keinen Athem bekommen und kaum aufstehen konnte (n. 10 T.). [CK 1779]

Oefteres Erwachen, Nachts, unter förmlichem Froste. [CK 1780]
Unruhiger Schlaf mit Umherwerfen und Träumen, und während des Wachens, Beängstigung im ganzen Körper. [CK 1781]
Nach langer Unruhe eingeschlafen, erwachte sie mit Beklemmung, wie von einer Last auf der Brust, Athem erschwerend (n. 22 T.). [CK 1782]
Sehr unruhiger Schlaf (*Stf.*). [CK 1783]
Nachts, verwirrende Träume. [CK 1784]
Verdriessliche Träume. [CK 1785]
Unruhige Nächte wegen vieler Träume. [CK 1786]
Schlaf unruhig und voll Träumen, früh, beim Erwachen, Kopfschmerzen. [CK 1787]
Unruhiger Schlaf mit vielen Träumen und öfterm Erwachen, mehrere Nächte. [CK 1788]
Schlaf traumvoll, unterbrochen, abmattend. [CK 1789]
Er muss sich die Nacht immer umwenden. [CK 1790]
Er liegt Nachts auf dem Rücken, die linke Hand unter dem Hinterkopfe. [CK 1791]
Nacht-Unruhe, die den Schlaf hindert, mehrere Nächte. [CK 1792]
Sehr unruhig Nachts und in steten Träumen. [CK 1793]
Schwere, ängstliche Träume, gegen Morgen. [CK 1794]
Erwachen, nach 3 Stunden Schlaf, von schweren, ängstlichen Träumen gepeinigt. [CK 1795]
Lebhafte Träume (*Htb.*). [CK 1796]
Lebhafte Träume voll unruhigen Treibens und Geschäften, mit denen er nicht fertig werden konnte. [CK 1797]
Aengstliche Träume (n. 48 St.). [CK 1798]
Viel ängstliche Träume. [CK 1799]
Besorgliche Träume von nothwendigen Geschäften, zu deren Verrichtung sie öfters aufsteht und Anstalten dazu macht. [CK 1800]
Nachts, Aufschreien und Gespräche im Schlafe. [CK 1801]
Aengstlicher Traum, von beissenden Thieren, sie schrie auf und erwachte sehr geängstigt. [CK 1802]
Aengstlicher Traum, als stäche sie ein Insekt hinter die Ohren. [CK 1803]
Traum, als ob sie geknippen würde, im Rücken, an der Brust u.s.w. und an den Sohlen gekitzelt. [CK 1804]
Träume von Räubern. [CK 1805]
Träume von Feuer, mit Schreien und um sich Schlagen. [CK 1806]
Traum von Blutsturz. [CK 1807]
Traurige Träume. [CK 1808]
Aergerliche Träume. [CK 1809]
Schreckhafter und ängstlicher Traum (d. 1. N.). [CK 1810]
Spasshafte Träume. [CK 1811]
Geschichtliche Träume, alle Nächte. [CK 1812]
Nachts ununterbrochene, erinnerliche Träume von Tages-Geschäften. [CK 1813]
Träume, lebhaft, halb erinnerlich (*Ng.*). [CK 1814]
Träume von Todten, von Raufereien u.s.w. (*Ng.*). [CK 1815]
Tages-Schläfrigkeit (n. 10, 11 T.). [CK 1816]
Tages-Schläfrigkeit, nach Gehen im Freien und dem Mittag-Essen. [CK 1817]
Grosse Tages-Schläfrigkeit, selbst vor dem Mittag-Essen. [CK 1818]
Grosse Neigung, sitzend, mit vorgeneigtem Kopfe zu schlafen (n. 5 St.) (*Gr.*). [CK 1819]
Sehr schlafsüchtig. [CK 1820]
Dummer, sehr langer Schlaf. [CK 1821]
Früh nicht ausgeschlafen, matt und träge. [CK 1822]
Recken der Glieder, und Dehnen der Brust, früh, im Bette. [CK 1823]
Früh, beim Aufstehen, viel Müdigkeit. [CK 1824]
Früh, bald nach dem Aufstehen, grosse Mattigkeit in den Gliedern, vorzüglich den Oberschenkeln. [CK 1825]
Auch ihr ruhiger Schlaf erquickt nicht. [CK 1826]
Früh, nach dem Aufstehen wie gelähmt und zerschlagen (n. 6 T.). [CK 1827]
Früh, nach dem Aufstehen, Hände und Füsse wie gelähmt. [CK 1828]

■ Fieber, Frost, Schweiß und Puls

Kühle-Gefühl im ganzen Körper (*Ng.*). [CK 1829]
Verborgenes Frost-Zittern im ganzen Körper, selbst beim warmen Ofen (*Ng.*). [CK 1830]
Frieren an den Händen, bei Wärme, Röthe und aufgetriebenen Adern derselben (*Ng.*). [CK 1831]
Frost, Abends, gegen 6 Uhr, und Einschlafen vor Mattigkeit; gegen Mitternacht Erwachen aus schweren Träumen, unter starkem, allgemeinem Schweisse (*Bds.*). [CK 1832]
Kälte der Glieder (*Voigtel, Brera*). [CK 1833]
Schauder, öfters, mit Gähnen und zuweilen mit Gänsehaut an den Armen (*Ng.*). [CK 1834]
Leichter Schauder, mit Hitze an Kopf und Händen wechselnd (n. 3 St.) (*Ng.*). [CK 1835]
Schauder mit Kopf- und Magenweh (n. 3 St.) (*Ng.*). [CK 1836]

Immer mehr Schauder, als Wärme, die nur kurz anhält, der Schauder durch Ofenwärme nicht zu tilgen (n. 3 St.) (*Ng.*). [CK 1837]
Ein kleiner Schauder, Abends, 7 Uhr (*Ng.*). [CK 1838]
Schauder über den ganzen Körper, ohne Frost. [CK 1839]
Frost-Schauder über den Rücken (*Stf.*). [CK 1840]
Am Tage läuft Frost den Rücken herauf. [CK 1841]
Oefterer Frost, die ersten Tage. [CK 1842]
Frösteln, Abends, bei Schlafengehen. [CK 1843]
Frost, mehrere Abende, nach Niederlegen in's Bette. [CK 1844]
Frostigkeit, Abends, mit Aengstlichkeit. [CK 1845]
Frost, alle Abende, mit Schauder, ohne Durst, doch mit Trockenheit im Halse. [CK 1846]
Frost und Schauder, bei Appetitlosigkeit, ohne darauf folgende Hitze. [CK 1847]
Kälte, alle Nachmittage, und Mattigkeit mehrere Tage. [CK 1848]
Zweistündiger Frost, früh, mit Gähnen, ohne Hitze darauf. [CK 1849]
Starker Schüttelfrost, die Nacht drauf Schweiss, den Tag vorher grosse Unruhe, zwei Tage hindurch (d. 9. T.) (*Sr.*). [CK 1850]
Heftiger Frost-Schauder; es lief ihm kalt über den Rücken, er musste sich legen und zudecken, wo er nur langsam warm ward, und beim Herausstrecken der Hand aus dem Bette, gleich neuen Schauder fühlte; dabei von Kälte erstarrte Hände, und schmerzhafte Kopf-Eingenommenheit, ohne Hitze darauf (n. 26 St.) (*Stf.*). [CK 1851]
Innerer Frost, mehrere Nachmittage, eine halbe oder ganze Stunde lang, und zuweilen Gefühl, wie von heissem Wasser in der Herzgrube und im Rücken. [CK 1852]
Starker Schüttel-Frost, Nachts, unter viermaligem Laxiren, drauf grosse Hitze und Schweiss über und über, und seitdem mehrere Vormitternächte, Schweiss. [CK 1853]
Lange Kälte ohne Durst, dann Nacht-Durst, nach dem Fieber, Durchfall (*Ng.*). [CK 1854]
Fieber, Nachmittags, von 5 bis 6 Uhr; erst starker Frost, dass er sich nicht erwärmen konnte, drauf Hitze mit Durst und innerem Froste, und als letzterer vergangen war, Hitze und Schweiss die ganze Nacht, im Bette, bis früh (n. 8 St.). [CK 1855]
Oefters erhöhte Wärme im ganzen Körper, zuweilen im Sitzen, im Freien vergehend, oder nach dem Mittag-Essen, zuweilen auch mit Aengstlichkeit, als sollte Schweiss ausbrechen (*Ng.*). [CK 1856]
Innere Wärme durch den ganzen Körper, mit Kopf-Eingenommenheit (*Htb.*). [CK 1857]
Aengstliche Hitze im ganzen Körper, nach dem Frühstücke (n. $\frac{1}{2}$ St.) (*Ng.*). [CK 1858]
Hitze, zuerst in den Händen, dann im Kopfe, dann im Nacken, mit Gefühl, als sollte Schweiss ausbrechen (n. 3 St.) (*Ng.*). [CK 1859]
Oefteres Hitz-Aufsteigen vom Rücken in den Kopf, mit Gesichts-Röthe, Nachmittags, im Sitzen (*Ng.*). [CK 1860]
Hitz-Gefühl und Hitze (*Brera; Kortum; Voigtel*). [CK 1861]
Hitze im ganzen Körper, besonders an Kopf und Händen, mit Mund-Bitterkeit und Uebelkeit im Magen (n. 2$\frac{1}{2}$ St.) (*Ng.*). [CK 1862]
Fieber-Hitze und Schweiss, Nachts, bei nicht zu stillendem Heisshunger, dann Frost, mit Zähneklappern und äusserer Kälte; nach dem Froste, innere Hitze, besonders in den Händen, bei fortdauernder äusserer Kälte. [CK 1863]
Nachts von Fieber erweckt, abwechselnd bald Hitze, bald Frost, mit argen Schmerzen in Kopf, Bauch und Beinen: Vormittags dann, Erbrechen, mehr als 24 Stunden lang, wovon aller Appetit und Schlaf verschwand (n. 14 T.). [CK 1864]
Nach Mitternacht grosse Hitze, von 1 bis 4 Uhr, mit kurzem Athem, ohne Durst, mit allgemeinem, kurzem Schweisse, trockner Lippe und trockner Zungenspitze; der hintere Mund ist feucht. [CK 1865]
Anfälle von fliegender Hitze, besonders Abends, dabei leise Fieber-Unruhe und brennende Hitze in den Handtellern. [CK 1866]
Allgemeine Hitze, Abends, gegen 8 Uhr, mit Durstlosigkeit, ohne Schauder vorher. [CK 1867]
Hitze, Vormittags, zwei Stunden lang, mit Durst auf Bier und Schüttelfrost vorher und Frost darauf; Alles im traumvollen Schlummer unter vielen Bewegungen mit den Händen. [CK 1868]
Allgemeine, nicht unangenehm erhöhte Wärme des Körpers. [CK 1869]
Anhaltende Hitze, Schweiss und Durst (*Hg.*). [CK 1870]
Fieber-Hitze, Nachmittags, von 2 bis 3 und von 6 bis 7 Uhr, vorzüglich im Gesichte (n. 14 T.). [CK 1871]
Vieltägiges Nachmittags-Fieber, Hitze mit oder ohne vorgängigen Frost. [CK 1872]
Oeftere Anfälle von Hitze, besonders im Gesichte, mit Mund-Trockenheit, ohne Durst. [CK 1873]

Wärme des ganzen Körpers, mit Jücken im Innern (*Weigel*). [CK 1874]

Viel Hitze, Abends, besonders im Gesichte, mit Schwindel (n. 8 T.). [CK 1875]

Anfälle von ängstlicher Hitze zuweilen (n. 6 T.). [CK 1876]

Angst und Hitze (*Conradi*). [CK 1877]

Nacht-Hitze, ohne Durst und Schweiss, von der sie oft erweckt wird. [CK 1878]

Wärme und Schweiss am ganzen Körper, lang anhaltend, besonders an den Achseln, nur die Füsse sind trocken, eine Stunde nach dem Mittag-Essen (*Ng.*). [CK 1879]

Allgemeine Hitze mit Schweiss, ohne Durst, von 7 bis 12 Uhr Mittags (*Ng.*). [CK 1880]

Kurze Hitze und Schweiss an Kopf und Händen (n. 2 St.) (*Ng.*). [CK 1881]

Hitze und Schweiss an Kopf und Händen, selbst an den Füssen, bei nur mässiger äusserer Wärme, drei Minuten lang, dann um 2 Uhr, fast alle halbe Stunden, und die folgenden Tage, jedoch in längeren Pausen und selbst im Freien (*Ng.*). [CK 1882]

Fieber mit kleinem, hartem, schnellem Pulse (*Lobstein*). [CK 1883]

Fieber mit stark belegter Zunge (*Kortum*). [CK 1884]

Beschleunigter Blut-Umlauf (*Jahn, Robbi*). [CK 1885]

Klopfen der Hals-Arterien (*Kortum*). [CK 1886]

Vermehrter Puls, erhöhte Wärme und Wohlbehagen durch den ganzen Körper (*Lobstein*). [CK 1887]

Beschleunigter, kleiner, schwerer Puls (*Htb.*). [CK 1888]

Puls schnell und voll (*Ng,. Lobstein*). [CK 1889]

Puls schnell und matt (*Bds.*). [CK 1890]

Puls schnell und klein (*Brera; Voigtel*). [CK 1891]

Puls langsamer, zuweilen dabei voll und hart (n. 2, 3, 8 St.) (*Ng.*). [CK 1892]

Puls während des Hitz-Anfalles nicht schneller (*Ng.*). [CK 1893]

Schweiss, bloss am Kopfe, nach Bewegung im Freien, im Zimmer (n. 1 St.) (*Ng.*). [CK 1894]

Schweiss an Kopf und Händen, öfters mit kurzer Kühle wechselnd (n. 3 T.) (*Ng.*). [CK 1895]

Schweiss nur am Kopf und den Handtellern, nach Suppe-Essen (n. 1½ St.) (*Ng.*). [CK 1896]

Schweiss in den Handtellern (n. ¾ St.) (*Ng.*). [CK 1897]

Schweiss erst nur an der vordern Hälfte des Körpers, besonders am Bauche, später an der Brust, dann unter den Achseln und auf dem Rücken; während des Mittag-Essens vergehend. [CK 1898]

Schweiss während des Mittag-Essens (*Ng.*). [CK 1899]

Ueberlaufender Schweiss, Vormittags (*Ng.*). [CK 1900]

Nachmitternacht, Schweiss im Schlafe, bis früh, ohne Durst (*Ng.*). [CK 1901]

Früh, gelinder Schweiss, nach dem Erwachen (d. 3. 4. T.) (*Ng.*). [CK 1902]

Vermehrte Schweiss- und Harn-Absonderung (*Jahn, Lobst.*). [CK 1903]

Nach Schwefel riechender Schweiss (*Voigtel*). [CK 1904]

Leuchtender Schweiss an der Stirne (*Voigtel*). [CK 1905]

Alle Morgen Schweiss über und über, der ihn ermattet (n. 24 St.). [CK 1906]

Schweiss am Körper, mit Kälte des Kopfes. [CK 1907]

Aengstlicher Schweiss (n. etl. St.). [CK 1908]

Nacht-Schweiss (n. 1 u. 5 T.). [CK 1909]

Starker Nacht-Schweiss (d. 1. N.). [CK 1910]

Nacht-Schweiss, 6 Nächte über (n. 4 T.). [CK 1911]

Nachts, Schweiss und trüber Urin, nach Mattigkeit den ganzen Tag (sogleich). [CK 1912]

Schweiss- und Angst-Gefühl, gegen Morgen (*Gll.*). [CK 1913]

Schweiss, früh im Bette, besonders um die Füsse und Hände (*Sr.*). [CK 1914]

Früh-Schweiss, drei Tage lang (*Sr.*). [CK 1915]

Platinum metallicum

Platiña. **Platigne [CK V (1839), S. 115–142]**

Chemisch reine Platigne welche weich ist, und sich mit dem Messer schneiden lässt, wird in Königswasser (Salpeter- und Kochsalzsäure), in der Hitze aufgelöst, die erhaltene, goldgelbe Auflösung mit destillirtem Wasser gehörig verdünnt und ein glattgeschliffenes Stahl-Stäbchen hineingehangen, woran sich die Platigne als eine krystallinische Rinde ansetzt, welche, leicht zerreiblich, mit destillirtem Wasser mehrmal ausgesüsst, und zwischen Fliesspapier wohl getrocknet wird. Hiervon wird Ein Gran zur Bereitung der homöopathischen Dynamisation angewendet, wie zu Ende des ersten Theils der chr. Kr. gelehrt wird:

Wann die Platigne homöopathisch in einem Krankheits-Falle gehörig angezeigt war, hob sie zugleich folgende, etwa zugleich gegenwärtige Beschwerden:

Appetitlosigkeit; Aufstossen nach dem Essen; Leib-Verstopfung auf Reisen; Abgang von Prostata-Saft; Verhärtung der Bährmutter; Mattigkeit der Beine; Kalte Füsse; Stockschnupfen.

Allzuheftige Wirkungen der Platigne werden durch Pulsatille und Riechen an versüsstem Salpetergeist gemildert.

Die mit *Gr.* bezeichneten Symptome sind von Dr. *Gross* in Jüterbock.

Platigña

■ Gemüt

Niedergeschlagen, still, traurig (*Gr.*). [CK 1]
Sie meint ganz verlassen zu seyn und allein in der Welt zu stehen (*Gr.*). [CK 2]
Aengstlichkeit mit Zittern der Hände und überwallender Hitze (*Gr.*). [CK 3]
Beängstigung mit Herzklopfen, besonders beim Spazieren. [CK 4]
Aengstlichkeits-Gefühl oft plötzlich durch den ganzen Körper (*Gr.*). [CK 5]
Grosse Aengstlichkeit, mit heftigem Herzklopfen, indem sie in einer Gesellschaft reden will, so dass ihr das Reden sauer wird (*Gr.*). [CK 6]
Angst, wie zum Sterben, als wolle die Besinnung vergehen, mit Zittern in allen Gliedern, Athem-Beklemmung und starkem Herzklopfen (*Gr.*). [CK 7]
Bänglich und ängstlich um's Herz und den ganzen Tag verdriesslich (*Gr.*). [CK 8]
Gefühl, als müsse er bald sterben, mit Grausen bei diesem Gedanken (*Gr.*). [CK 9]
Gefühl, als müsse sie bald sterben, mit grosser Weinerlichkeit und wirklichem Weinen (*Gr.*). [CK 10]
Grosse Gemüths-Unruhe, dass sie nirgends zu bleiben weiss, bei Trübsinnigkeit, die ihr auch das Erfreulichste verleidet; sie glaubt, sie passe nicht in die Welt, ist des Lebens überdrüssig, **hat aber vor dem nahe geglaubten Tode grosse Abscheu** (*Gr.*). [CK 11]
Sehr missmuthig und träge früh (n. 48 St.) (*Gr.*). [CK 12]
Mürrisch und unzufrieden (*Gr.*). [CK 13]
Verstimmt auf lange Zeit, von geringem Aerger; er spricht nur, wenn er muss, höchst unfreundlich, abgebrochen, zankend (*Gr.*). [CK 14]
Uneins mit der ganzen Welt, ist ihr alles zu enge, bei Weinerlichkeit (*Gr.*). [CK 15]
Empfindliches Gemüth. [CK 16]
Traurig und mürrisch sitzt sie allein, ohne zu reden und kann sich des Schlafes nicht erwachen; dann untröstliches Weinen, besonders, wenn man sie anredet (*Gr.*). [CK 17]
Stillschweigen und unwillkürliches Weinen, selbst nach der freundlichsten Zusprache, so dass sie sich selbst über sich ärgert (*Gr.*). [CK 18]
Weinerlichkeit und Weinen, nach erhaltenen sanften Vorwürfen (*Gr.*). [CK 19]
Weinerliche, trübe Stimmung, besonders Abends (*Gr.*). [CK 20]
Besonders Nachmittags und Abends sehr angegriffenes Gemüth (*Gr.*). [CK 21]
Sehr weinerlich und verdriesslich; sie muss oft **unwillkürlich weinen**, was sie erleichtert (*Gr.*). [CK 22]
Weinerlichkeit und Trübsinn schlimmer im Zimmer, besser im Freien (*Gr.*). [CK 23]
Sehr weinerlich und bei geringer Veranlassung allzu sehr gerührt. [CK 24]
Traurig und verdriesslich, den ersten Morgen, den folgenden unbeschreiblich selig, besonders im Freien, dass sie hätte Alles umarmen und über das Traurigste lachen mögen (*Gr.*). [CK 25]
Sehr ernst und einsylbig den ersten Tag; den folgenden kommt ihr Alles spasshaft und lächerlich vor (*Gr.*). [CK 26]
Grosse Heiterkeit, dass sie hätte tanzen mögen, eine halbe Stunde **nach dem Weinen** (*Gr.*). [CK 27]
Grosse Heiterkeit erst, zwei Tage lang; Alles erscheint ihr freudig, über das Traurigste hätte sie lachen mögen; am 3ten Tage **dann grosse Traurigkeit**, früh und Abends, **mit Weinen**, selbst über Frohes und Lächerliches, auch wenn man sie anredet (*Gr.*). [CK 28]
Unwillkürliche Neigung zum Pfeifen und Singen (*Gr.*). [CK 29]
Bei Heiterkeit des Gemüthes leidet der Körper und umgekehrt, bei Gemüthsleiden ist der Körper wohl (*Gr.*). [CK 30]
Gefühl von erhöhter Kraft, geistiger Ruhe und Aufgelegtheit zum Denken (*Gr.*). [CK 31]
Sehr ärgerlich und leicht heftig; er hätte Unschuldige prügeln mögen (*Gr.*). [CK 32]
Sehr ärgerlich und gereizt über unschuldige Dinge und Worte, dass sie auf sich bisweilen und auf Freunde losschlagen möchte (*Gr.*). [CK 33]
Wankelmüthigkeit (*Gr.*). [CK 34]
Phantasie-Täuschung, beim Eintritte in das Zimmer, nach einstündigem Fussgange als sey **Alles um sie sehr klein** und alle Personen physisch und geistig geringer, **sie selbst aber körperlich gross und erhaben**; das Zimmer scheint ihr düster und unangenehm; dabei Bänglichkeit, trübe, verdriessliche Stimmung, drehender Schwindel und Unbehaglichkeit in ihrer sonst lieben Umgebung; im Freien, bei Sonnenschein, vergeht stets Alles (*Gr.*). [CK 35]
Verächtliches, bedauerndes Herabblicken auf sonst ehrwürdige Leute mit einer gewissen Wegwerfung, in Anfällen, ohne ihren Willen (*Gr.*). [CK 36]

Bei der Verächtlichkeits-Laune, plötzlich Heisshunger und gieriges, hastiges Essen; zur gewöhnlichen Essens-Zeit dann kein Appetit, sie isst ohne Lust (*Gr.*). [CK 37]
Hoffärtige, stolze Empfindungen (*Gr.*). [CK 38]
Untheilnehmend, kalt, zerstreut, in Gesellschaft von Freunden, im Freien; sie antwortet nur, wenn sie muss, und halb bewusst, erst nachher überlegend, ob ihre Antwort passend gewesen sey; ihre Gedanken waren stets abwesend, ohne dass sie wusste, wo sie seyen (*Gr.*). [CK 39]
Gleichgültigkeit, es war ihm gleich, ob seine abwesende Gattin sterbe (*Gr.*). [CK 40]
Es ist ihr, als gehöre sie gar nicht in ihre Familie; es kommt ihr, nach kurzer Abwesenheit, Alles ganz anders vor (*Gr.*). [CK 41]

■ **Schwindel, Verstand und Gedächtnis**

Zerstreutheit, sie hört die Gespräche an, weiss aber nach Beendigung derselben Nichts mehr davon (*Gr.*). [CK 42]
Grosse Zerstreutheit und Vergesslichkeit, sie hört selbst nicht das Gegenwärtige, auch bei mehrmaligem Reden auf sie hinein (*Gr.*). [CK 43]
Unaufgelegtheit zu geistiger Arbeit (*Gr.*). [CK 44]
Eingenommenheit, besonders der Stirn (*Gr.*). [CK 45]
Benommenheit des Kopfes (*Gr.*). [CK 46]
Dumpfe, schmerzhafte Eingenommenheit in der Stirn (*Gr.*). [CK 47]
Dumpf spannende Eingenommenheit, wie ein Bret vor dem Kopfe, öfters (*Gr.*). [CK 48]
Schwindel in flüchtigen Anfällen, gleich hinter einander, Abends, im Stehen, als solle er das Bewusstseyn verlieren (*Gr.*). [CK 49]
Starker Schwindel, dass sie die Augen nicht bewegen darf, mehr am Tage, als Nachts, meist beim Herzklopfen. [CK 50]

■ **Kopf**

Kopfweh, nach dem Schwindel, wie Zerreissen und Zerfetzen. [CK 51]
Flüchtiger Kopfschmerz über der linken Augenbraue (*Gr.*). [CK 52]
Kopfweh wie eingespannt, dumpf schmerzlich (*Gr.*). [CK 53]
Spannendes Taubheits-Gefühl im ganzen Vorderkopfe, wie nach einem Schlage, bis zum Nasenbeine (*Gr.*). [CK 54]
Taubheits-Gefühl im Vorderkopfe, wie eingeschnürt, in einem warmen, menschenvollen Zimmer, bald bis zu argem, dumpfwühlendem Zusammenpressen erhöht, mit verdriesslicher Ungeduld, mit Hitze am Oberkörper, besonders am Kopfe, als wolle Angst-Schweiss ausbrechen; Abends, in kühler Luft, ungewöhnliche Hitze und beim Anfange des Gehens schmerzliches Schüttern des Gehirns, wie eine an den Schädel anschlagende Kugel; später beim Liegen im Bette, dazu noch Wuwwern in den Ohren, worüber er unter Nachlass der Schmerzen einschläft (*Gr.*). [CK 55]
Krampfhaftes Zusammenziehen fährt plötzlich von der rechten Schläfe zur linken durch den Kopf; drauf Taubheits-Gefühl, wie zu festgebunden, mit Zittrigkeit, beider Seiten des Kopfes (*Gr.*). [CK 56]
Klamm-Schmerz in der rechten Schläfe, Nachmittags (*Gr.*). [CK 57]
Klamm-Schmerz in der Stirne, wie eingeschraubt (*Gr.*). [CK 58]
Klammartiges, ziehendes Zusammenschnüren im Kopfe, von Zeit zu Zeit, besonders um die Stirn; es beginnt schwach, steigt heftig und endet schwach (*Gr.*). [CK 59]
Klammartiges Einwärts-Pressen in der Schläfe (*Gr.*). [CK 60]
Klammartiges Spannen in den Schläfen, wie eingeschraubt (*Gr.*). [CK 61]
Zusammenpressen in der Stirn, in Absätzen (*Gr.*). [CK 62]
Heftiges Pressen in der Stirn, als wollte Alles heraus, mit Last-Gefühl auf dem Kopfe, das die Augen zudrückte und Thränen auspresste; durch Vorbücken und die geringste Bewegung des Kopfes vermehrt; vor dem Anfalle, sehr angst um's Herz, dann wie vor die Stirn geschlagen, dass sie nicht reden kann; unter steigender Angst, mit brennender Hitze und hoher Röthe des Gesichtes und heftigem Durste, erhöhtes Kopfweh bis Abends 10 Uhr; es kam mehrere Tage zu derselben Stunde wieder (*Gr.*). [CK 63]
Flüchtiges einwärts Pressen auf der Mitte des Scheitels (*Gr.*). [CK 64]
Stumpfes hinein Pressen, plötzlich, in die linke Stirn-Seite (n. 3 St.) (*Gr.*). [CK 65]
Wellenförmiges einwärts Drücken in der linken Schläfe (*Gr.*). [CK 66]
Drücken unter dem rechten Stirnhügel, in Absätzen zu- und abnehmend (*Gr.*). [CK 67]
Drückender Kopfschmerz, als hätte sie Wasser darin, weckt sie um Mitternacht; dabei grosse Trockenheit und empfindliches Kratzen im

Halse, starke Verdriesslichkeit und allgemeiner Schweiss, besonders im Gesichte, in grossen Tropfen (*Gr.*). [CK 68]

Drücken, dumpf wühlend, an der linken Stirn-Hälfte nach dem Mittag-Essen, beim Gehen im Freien, und dann auch im Zimmer andauernd (*Gr.*). [CK 69]

Quetschungs-Schmerz plötzlich, auf einer kleinen Stelle des linken Seitenbeines (*Gr.*). [CK 70]

Stumpfer Druck im rechten Seitenbeine, als stäke ein Pflock darin (*Gr.*). [CK 71]

Drückender Klamm-Schmerz in der linken Schläfe, schwach beginnend, steigend, fallend (*Gr.*). [CK 72]

Schmerz, wie von einem Schlage, auf der rechten Kopf-Seite und vorn (*Gr.*). [CK 73]

Flüchtiger Schmerz, wie gestossen, am rechten Stirnhügel (*Gr.*). [CK 74]

Klammartiges Ziehen von der linken Seite des Hinterhaupt-Beins bis zum Unterkiefer, durch den Kopf (*Gr.*). [CK 75]

Ruckweises Ziehen in der rechten und linken Kopf-Seite (*Gr.*). [CK 76]

Ziehen von der linken Stirn in die Schläfe, wo es drückt (*Gr.*). [CK 77]

Scharfe Stiche in der linken Kopf-Seite, Abends, im Bette (*Gr.*). [CK 78]

Einzelne stumpfe Stiche im Vorderkopfe (*Gr.*). [CK 79]

Stumpfes, ätzendes Stechen auf einer kleinen Stelle des linken Seitenbeines, in Absätzen (*Gr.*). [CK 80]

Brennender Nadelstich in der linken Schläfe, durch Kratzen vergehend (*Gr.*). [CK 81]

Heftiges Bohren mitten auf der Stirn, nach und nach schwächer werdend und vergehend (*Gr.*). [CK 82]

Oben auf dem Scheitel, tauber Schmerz, als würde die Kopfhaut zusammengezogen, und als läge ein schweres Gewicht darauf (n. $\frac{1}{2}$ St.) (*Gr.*). [CK 83]

Kriebeln, wie Ameisenlaufen, in der rechten Schläfe, dann an der Seite des Unterkiefers herab, mit Kälte-Gefühl (*Gr.*). [CK 84]

Brennen auf dem Kopfe (*Gr.*). [CK 85]

Schmerzliches Ziehen an verschiedenen Stellen des Kopfes (*Gr.*). [CK 86]

Schmerzhaftigkeit der Kopf-Decken, Nachts, unerträglich, als wenn er auf harten Steinen läge; er musste aufsitzen. [CK 87]

Kaltes Ueberlaufen im Hinterhaupte, nach dem Backen herab, wo es dumpf brennend schmerzt; dann zieht's in einem hohlen Zahne (*Gr.*). [CK 88]

■ Augen

Ueber der rechten Augenhöhle, wellenförmiges, betäubendes Drücken (*Gr.*). [CK 89]

Absetzender Klamm-Schmerz, neben dem äussern rechten Augenhöhl-Rande (*Gr.*). [CK 90]

Schmerz, wie nach Schlag auf dem rechten Augenbrau-Bogen (*Gr.*). [CK 91]

Wundes Fressen, wie aufgerieben, am obern Augenhöhl-Rande (*Gr.*). [CK 92]

Spann-Schmerz in den obern Augenhöhl-Rändern und den Augäpfeln, die wie zusammengedrückt sind (*Gr.*). [CK 93]

Brennendes Hitz-Gefühl in den Augen, mit Schläfrigkeit, als wollten sie zufallen, beim Schliessen, weniger Schmerz, beim stark Sehen auf Etwas, Gefühl, als wollten sie thränen; mehr im Zimmer, als im Freien (*Gr.*). [CK 94]

Schläfriges Drücken in den Augen, Vormittags, ohne Schlaf-Neigung (n. 2 St.) (*Gr.*). [CK 95]

Kriebeln öfters im rechten Augenwinkel; er muss reiben (*Gr.*). [CK 96]

Schründen und Kälte-Gefühl im rechten Auge (*Gr.*). [CK 97]

Fippern der Augenlider (*Gr.*). [CK 98]

Gefühl, als wäre ein Sandkorn in's rechte Auge gekommen, sie muss blinken (*Gr.*). [CK 99]

Schmerzloses Herumziehen um das linke Auge, mit Trübsichtigkeit, wie durch Flor, und Gefühl, als sey das Auge fest zugeklebt (*Gr.*). [CK 100]

Schmerz der Augen, Abends, bei Licht, und bei angestrengtem Sehen, erst jücken sie, dass sie reiben muss, dann fangen sie an zu schwären, schmerzen sehr, es schimmert und zittert ihr davor, dass sie nichts sieht, und die Augen schliessen muss, wobei sie einschläft (*Gr.*). [CK 101]

■ Ohren

Ohrzwang klammartigen Schmerzes, in beiden Ohren (*Gr.*). [CK 102]

Reissen, Ziehen und stumpfes Stechen im rechten Ohre, eine Art Ohrzwang (*Gr.*). [CK 103]

Dumpfes Stechen im rechten Gehör-Gange, in Absätzen (*Gr.*). [CK 104]

Stumpf stechende Rucke im rechten äussern Ohre, mit Taubheits- und Kälte-Gefühl bis durch die Backen in die Lippen (*Gr.*). [CK 105]

Gefühl, als zöge kalte Luft in das rechte Ohr (*Gr.*). [CK 106]

Brennende, auch äusserlich fühlbare Wärme der Ohren, mit Röthe (*Gr.*). [CK 107]

Wühlen im rechten und ruckweises Ziehen im linken Ohr (*Gr.*). [CK 108]

Aetzendes Fressen am linken Ohrläppchen; er muss reiben (*Gr.*). [CK 109]

Fressendes Kriebeln im rechten Ohrgange (n. 1 St.) (*Gr.*). [CK 110]

Klingen der Ohren. [CK 111]

Klingen der Ohren, dann Reissen darin (*Gr.*). [CK 112]

Starkes Klingen und Kriebeln im rechten Ohre, längere Zeit (*Gr.*). [CK 113]

Sausen in den Ohren, mit Stichen im Kopfe. [CK 114]

Fauchen in den Ohren, als wären sie verstopft, durch das kleinste Geräusch so vermehrt, dass sie gesprochene Worte schwer vernimmt. [CK 115]

Brausen im rechten Ohre (*Gr.*). [CK 116]

Sausen im rechten Ohre, wie vom Fittich eines grossen Vogels (*Gr.*). [CK 117]

Wuwwern und dumpfes Rollen im Ohre, alle Morgen und später auch alle Abende, nach dem Niederlegen, mehrere Wochen lang zu derselben Stunde (*Gr.*). [CK 118]

Wuwwern im rechten Ohre, mit klammartig drückender Kopf-Eingenommenheit (*Gr.*). [CK 119]

Donnernde Rucke im rechten Ohre, wie ferner Kanonen-Donner (*Gr.*). [CK 120]

- **Nase**

An der Nase, Fressen, wie von Etwas scharfem. [CK 121]

Klammschmerz auf der rechten Seite des Nasenbeins mit Taubheits-Gefühl (*Gr.*). [CK 122]

Klammartige Zucke im linken Nasenflügel, in taktmässigen Absätzen (*Gr.*). [CK 123]

Zupfen an der Nase, über dem linken Flügel, als würde er bei einem Haare gezogen, dann Taubheits-Gefühl wie von einem ausgerissenen Haare (*Gr.*). [CK 124]

- **Gesicht**

Gesicht, blass, eingefallen (*Gr.*). [CK 125]

Blasses, elendes Aussehen, mehrere Tage (*Gr.*). [CK 126]

Starke Gesichts-Hitze, die Augen brannten und jückten sehr. [CK 127]

Brennende Gesichts-Hitze mit glühender Röthe, dabei grosse Mund-Trockenheit mit heftigem Durste, drückender Kopfschmerz und schwindeliges Fippern vor den Augen, welche thränten; mehrere Abende von 5 bis 9 Uhr (*Gr.*). [CK 128]

Hitze des Gesichts und ganzen Kopfes, Schwüle und dumpfer Schmerz in der Stirn; sie weiss sich nicht zu lassen (*Gr.*). [CK 129]

Kälte-Gefühl, Kriebeln und Taubheit in der ganzen rechten Gesichts-Seite (*Gr.*). [CK 130]

Klammartiges, schmerzliches Taubheits-Gefühl im linken Jochbeine (*Gr.*). [CK 131]

Spannendes Taubheits-Gefühl in den Jochbeinen und Warzenfortsätzen, als wäre der Kopf zusammengeschraubt (*Gr.*). [CK 132]

Stumpfer, betäubender Druck im rechten Jochbeine und der ganzen Nasen-Hälfte (*Gr.*). [CK 133]

Stumpfer Druck, wie von Quetschung, am linken Warzenfortsatze, beim Aufdrücken (*Gr.*). [CK 134]

Ein brennender, feiner Stich in der linken Wange; er muss kratzen (*Gr.*). [CK 135]

Ein jückender Stich in der Backenhaut, wie von einem Splitter, durch Reiben sogleich vergehend (*Gr.*). [CK 136]

Fressen auf den Wangen, nach Kratzen, wozu es reizt, bald wiederkehrend (*Gr.*). [CK 137]

Am Kinne unter dem Mundwinkel, dumpf schmerzliches Kälte-Gefühl (*Gr.*). [CK 138]

In der Oberlippe, absetzend klammartiges Zucken, früh, im Bette (*Gr.*). [CK 139]

Wundes Fressen um den Mund, zum Kratzen reizend, wie nach Rasiren mit stumpfem Messer (*Gr.*). [CK 140]

Wasser-Bläschen am äussern Rande der Unterrippe, beissenden Schmerzes (n. 6 St.) (*Gr.*). [CK 141]

Ein Bläschen am Inrande der Oberlippe, nur bei Berührung heftig stechend schmerzend (*Gr.*). [CK 142]

Trockne Oberlippe, wie verbrannt (*Gr.*). [CK 143]

Grosse Trockenheit und Rauhheit der Lippen (*Gr.*). [CK 144]

Abschälen der Lippen und Bluten, viele Tage, unter heftigem, im Freien schründendem Schmerze (*Gr.*). [CK 145]

Schrunden an der Unterlippe, gleich unter dem Rothen, wie wund gerieben (*Gr.*). [CK 146]

Schrunden an der innern Lippe, mit schmerzhaftem Lockerheits-Gefühl der obern Zähne (*Gr.*). [CK 147]

Schrunden auf der innern Fläche der Unterlippe und am Zahnfleische beider Kiefer (*Gr.*). [CK 148]

Im Kinne, spannendes Taubheits-Gefühl, wie eingeschraubt (*Gr.*). [CK 149]

Stumpfe Rucke im Kinne, als würde es aufgestaucht (*Gr.*). [CK 150]

Langsam absetzende, stumpfe Stösse unten am Kinne (*Gr.*). [CK 151]

Wundes, ätzendes Fressen am Kinne, er muss reiben (*Gr.*). [CK 152]

Kleines, blaurothes Adernetz am Kinne, wie von varikösen Aederchen, ohne Schmerz, mehrere Tage (*Gr.*). [CK 153]

Am Unterkiefer linker Seite, Klamm-Schmerz (*Gr.*). [CK 154]

Klamm-Schmerz am untern Rande des Unterkiefers, ohne Bezug auf Bewegung (*Gr.*). [CK 155]

■ Mund und innerer Hals

Zahnweh flüchtigen, klammartigen Ziehens durch die untere und die obere Zahnreihe (*Gr.*). [CK 156]

Tauber Schmerz in der linken untern Zahnreihe, früh, nach dem Aufstehen (*Gr.*). [CK 157]

Anhaltend wühlendes Ziehen in einem hohlen und einem gesunden (Schneide-) Zahne (*Gr.*). [CK 158]

Ziehen und Pochen in einem Backzahne, erst der obern, dann der untern Reihe, als ob er hohl wäre (*Gr.*). [CK 159]

Ruckweises Ziehen erst auf der rechten Hals-Seite, dann in einem hohlen Zahne, zuletzt im Ohre, wo es ruckweise stumpf sticht (*Gr.*). [CK 160]

Im Munde, den ganzen Tag, besonders nach dem Essen, klebrig und schleimig, auch früh, bei sehr böser Laune (*Gr.*). [CK 161]

Wasser-Zusammenlaufen im Munde, zuweilen (*Gr.*). [CK 162]

Brennen unter der Zunge, oder auch an der rechten Seite derselben (*Gr.*). [CK 163]

Kriebeln auf der Zunge (*Gr.*). [CK 164]

Wie verbrannt auf der Zunge, durch Ueberstreichen mit den Zähnen sehr vermehrt (*Gr.*). [CK 165]

Im Halse kratzig, wie roh, Abends, nach dem Niederlegen und den folgenden Tag, zuweilen mit Reiz zu kurz Husten (*Gr.*). [CK 166]

Schmerzhaftes Rohheits-Gefühl im Halse, als hinge ein Stück Haut herab, ausser und bei leerem Schlucken (*Gr.*). [CK 167]

Schründen, wie roh und wund in der rechten Gaumen-Hälfte, mit Kriebeln im linken Nasenloche (*Gr.*). [CK 168]

Kratzen im Halse, wie zum Schnupfen, oder wie von beissigen Genüssen; sie muss oft räuspern, wobei es stechend schmerzt (*Gr.*). [CK 169]

Leiser Schmerz im Halse geht plötzlich als ziehendes Schwerheits-Gefühl durch den Kopf (*Gr.*). [CK 170]

Klammartiges Ziehen im Halse, um das Zungenbein, als wäre Alles zugeschnürt (*Gr.*). [CK 171]

Drücken im Halse, als würde er zugeschnürt (*Gr.*). [CK 172]

Gefühl, als sey das Zäpfchen verlängert (*Gr.*). [CK 173]

Schmerzhafte Geschwulst der rechten Mandel. [CK 174]

Schleim von Zeit zu Zeit im Halse, bei dem Kratzen; sie muss räuspern (*Gr.*). [CK 175]

Süsser Geschmack auf der Zungenspitze (*Gr.*). [CK 176]

■ Magen

Fast stets hungrig. [CK 177]

Appetitlosigkeit (*Gr.*). [CK 178]

Das Essen widersteht ihr bei weinerlicher Laune (*Gr.*). [CK 179]

Die ersten Bissen schmecken, doch bald Vollheit und Sattheit (*Gr.*). [CK 180]

Sie ist gleich satt, Abends, wegen grosser Traurigkeit; später isst sie (*Gr.*). [CK 181]

Tabak will bei Verlangen darnach, nicht schmecken, es stellt sich bald Widerwille dagegen ein (*Gr.*). [CK 182]

Nach Tische, Kneipen in der Nabel-Gegend, wie zum Durchfalle (*Gr.*). [CK 183]

Leeres Aufstossen, früh, nüchtern (*Gr.*). [CK 184]

Oefteres Luft-Aufstossen, zu jeder Zeit (*Gr.*). [CK 185]

Leeres Aufstossen, bei hungrigem Magen (n. $3/4$ St.) (*Gr.*). [CK 186]

Lautes Luft-Aufstossen, nüchtern und nach dem Essen (*Gr.*). [CK 187]

Schlucksendes Aufstossen und Winde-Abgang nach dem Essen (*Gr.*). [CK 188]

Plötzliches Aufstossen bittersüsser Feuchtigkeit, an der er sich verschlückert, dass er husten muss, mit lang nachbleibendem Kratzen im Rachen; auch nach dem Mittag-Essen (*Gr.*). [CK 189]

Ekel-Gefühl in der Magen-Gegend (*Gr.*). [CK 190]

Wabblichkeit in der Magen-Gegend, früh (*Gr.*). [CK 191]

Uebelkeit und nüchterne Weichlichkeit in der Herzgrube, worauf es gelind kneipend in den Bauch hinabgeht (*Gr.*). [CK 192]

Uebelkeit, bei Appetit zum (richtig schmeckenden) Essen (*Gr.*). [CK 193]

Anhaltende Uebelkeit, bei grosser Mattigkeit, Aengstlichkeit und Zitter-Empfindung durch den ganzen Körper, Vormittags (*Gr.*). [CK 194]

Brech-Uebelkeit, ohne Erbrechen, in Absätzen erhöht, mit grosser Weichlichkeit, bei Müdigkeit der Beine (*Gr.*). [CK 195]

In der Magen-Gegend, sichtbares Zucken, wie Muskelhüpfen (*Gr.*). [CK 196]

Drücken in der Herzgrube, auch bei Berührung (*Gr.*). [CK 197]

Drücken in der Herzgrube, nach dem Essen (von Butterbrod), wie von unverdauter Speise (*Gr.*). [CK 198]

Vollheit im Magen und Bauche, früh nüchtern, wie von Ueberladung, mit viel leerem Aufstossen (*Gr.*). [CK 199]

Gefühl in der Herzgrube, als habe sie zuviel Luft verschluckt, mit Aufsteigen zum Halsgrübchen und vergeblicher Neigung zum Aufstossen, durch jedes leere Schlucken sehr erhöht (*Gr.*). [CK 200]

Auftreibung der Herzgrube und des Magens, mit Gefühl von Kratzen und Zerreissen im Magen. [CK 201]

Drückend ziehender Schmerz unter der Herzgrube, wie von Verheben (*Gr.*). [CK 202]

Zusammenzieh-Schmerz um die Herzgrube, wie zu fest geschnürt, als könne sie davor nicht athmen (*Gr.*). [CK 203]

Schmerzliches Gefühl um die Herzgrube, wie zu fest geschnürt, mit Neigung zum Essen, als würde es dadurch vergehen (*Gr.*). [CK 204]

Beklemmung um die Herzgrube, ohne Bezug auf Athmen (*Gr.*). [CK 205]

Kneipen in der Herzgruben-Gegend, und gleich drauf Pressen nach dem Unterbauche herab, wie Blähungs-Gewühl; verging erst nach Regung von Blähungen, die aber später erst mühsam abgingen; die Empfindung im Schoosse kehrte immer wieder, mit Anspannung des Bauches (*Gr.*). [CK 206]

Kriebeln in der Herzgrube bis zum Halse herauf, wie von verschlucktem Federstaube; sie muss kotzen (*Gr.*). [CK 207]

Jücken (Krümmen) in der Magen-Gegend, durch Reiben vergehend (*Gr.*). [CK 208]

Gähren in der Magen-Gegend. [CK 209]

Stumpfes hämmerndes Pochen in und neben der Herzgrube, an einem Ribbenknorpel (sogleich) (*Gr.*). [CK 210]

Heftige Stiche rechts neben der Herzgrube (*Gr.*). [CK 211]

Stumpfe Stösse in der Herzgrube (*Gr.*). [CK 212]

Heftige stumpf stechende Stösse in der Herzgrube, in langsamen Absätzen (n. $1/4$ St.) (*Gr.*). [CK 213]

Nagen und Winden im Magen, früh, mit Heisshunger und Wasser-Zusammenlauf im Munde; Essen erleichtert nicht (*Gr.*). [CK 214]

■ **Abdomen**

Bauchweh gegen Morgen, durch Aufrichten im Bette erhöht, und dann allmählig aufhörend (*Gr.*). [CK 215]

Bauch Abends sehr aufgetrieben. [CK 216]

Angespannter Leib, nach dem Mittag-Essen (*Gr.*). [CK 217]

Krampfhafte Bauch-Auftreibung, an mehreren Stellen, wie grosse Blasen; an andern Stellen krampfhafte Eingezogenheit und Vertiefung desselben. [CK 218]

Gefühl im ganzen Bauche, wie zu fest geschnürt (*Gr.*). [CK 219]

Zusammen-Kneipen des ganzen Bauches in der Nabel-Gegend bis in den Rücken (*Gr.*). [CK 220]

Schmerzliches Zusammenkneipen unter den linken kurzen Ribben (*Gr.*). [CK 221]

Ruckweises Kneipen, bald hier, bald da im Bauche (*Gr.*). [CK 222]

Ruckweises Ziehen in der rechten Bauch-Seite, mit einiger Athem-Versetzung (*Gr.*). [CK 223]

Kneipen in der Nabel-Gegend, wie zum Durchfalle (*Gr.*). [CK 224]

Ruckweises Kneipen in beiden Bauch-Seiten, durch Winde-Abgang erleichtert (*Gr.*). [CK 225]

Schneiden und Kneipen um den Nabel, wie von Blähungen, das dann mit Stuhl- und Blähungs-Regung herunterzieht (*Gr.*). [CK 226]

Schneidender Schmerz fährt schnell durch den Bauch, mit Müdigkeit der Kniee darnach (*Gr.*). [CK 227]

Ziehen durch den Bauche, von der Brust nach beiden Schössen, worauf es in den Genitalien schmerzhaft zusammengeht (*Gr.*). [CK 228]

Winden um den Nabel, mit Athem-Beklemmung und Zitter-Empfindung durch den ganzen Körper (*Gr.*). [CK 229]

Ein sehr schmerzlicher Stich, tief im Bauche, über dem Nabel, bei plötzlichem Aufrichten nach Kauern (*Gr.*). [CK 230]

Stumpfe Stiche mitten im Nabel (*Gr.*). [CK 231]

Stumpfe, absetzende Stösse im Bauche, gleich unterhalb der kurzen Ribben (*Gr.*). [CK 232]

Stiche im Bauche, früh. [CK 233]

Feines Stechen in der rechten Bauch-Seite, durch Liegen darauf nach vorn in die Nabel-Gegend und linke Seite gehend, durch Liegen auf der linken Seite verschlimmert (*Gr.*). [CK 234]

Schmerz im Bauche, wie von Schreck, nach Aengstlichkeits-Gefühl im ganzen Bauche; dabei Drang wie zu Durchfall, obgleich nur wenig gewöhnlicher Stuhl mit grosser Anstrengung fortgeht (*Gr.*). [CK 235]

Gelindes Brennen um den Nabel herum (*Gr.*). [CK 236]

Plötzliches, brennendes Herabfahren in der rechten Bauch-Seite (*Gr.*). [CK 237]

Brenn-Gefühl auf einer kleinen Stelle der linken Bauch-Seite, in Absätzen (*Gr.*). [CK 238]

Aeusserlich auf einer kleinen Stelle des Bauches, flüchtiges Zucken, wie stumpfer Stoss (sogleich) (*Gr.*). [CK 239]

Stumpfer Schmerz, wie von Stoss, mitten auf dem Bauche, unter dem Nabel (*Gr.*). [CK 240]

Stumpfer Druck an einer linken kurzen Ribbe, nach Aufdrücken, wie von Stoss oder Fall schmerzend (*Gr.*). [CK 241]

Pochen, wie stumpfe Stösse, an einer untern wahren Ribbe (*Gr.*). [CK 242]

Umgehen im Bauche, wie Blähungs-Gewühl (*Gr.*). [CK 243]

Knurren im Oberbauche, früh nüchtern (n. ½ St.) (*Gr.*). [CK 244]

Gluckern im Bauche, früh, nüchtern, wie von Flüssigkeit, mit kneipender Unruhe in den Därmen (d. 7. T.) (*Gr.*). [CK 245]

■ Rektum

Winde gehen nur mühsam und spärlich ab und gesellen sich stets zum Stuhle (*Gr.*). [CK 246]

Ein Wind geht ab mit Gefühl, als sollte Durchfall erfolgen (*Gr.*). [CK 247]

Kurzer, abgebrochener Winde-Abgang, nicht leicht ohne Anstrengung der Bauchmuskeln (*Gr.*). [CK 248]

Häufiger Abgang geruchloser Winde (*Gr.*). [CK 249]

Viel Winde-Abgang den Tag über. [CK 250]

Stuhl-Verstopfung, auch zu mehreren Tagen (*Gr.*). [CK 251]

Steter Stuhldrang (*Gr.*). [CK 252]

Oefteres Noththun mit geringem Stuhle, der nur stückweise, nach starkem Pressen erfolgt, unter schmerzlichem Schwäche-Gefühl und Straffheits-Empfindung in den Bauch-Muskeln (*Gr.*). [CK 253]

Vergebliches Noththun zum Stuhle (*Gr.*). [CK 254]

Stuhl schwer unter vielem Schneiden, Brennen und Austreten der After-Knoten. [CK 255]

Verhärteter Stuhl, wie verbrannt, mit gelindem Drängen zuvor und darnach (*Gr.*). [CK 256]

Sparsame Ausleerung zähen, lehmartig zusammenhangenden Stuhles, unter langem Pressen und Anstrengen der Bauch-Muskeln (n. 2 St.) (*Gr.*). [CK 257]

Brei-Stuhl, früh, halb verdaut und etwas blutig, drauf vermehrtes Spannen im linken Hypochonder und im Kreuze. [CK 258]

Brei-Stuhl, Abends, mit Maden-Würmern. [CK 259]

Bei Stuhldrang geht ein Stück Bandwurm ab. [CK 260]

Stuhl alle zwei Tage, mit vielem Pressen und zuweilen mit Blut. [CK 261]

Stuhl mehr dünn, mit gelindem Zwängen im After vor- und nachher (*Gr.*). [CK 262]

Stuhl dünner, als sonst, schnell und gewaltsam abgehend (*Gr.*). [CK 263]

Gewaltsam, geräuschvoller Stuhl, nach dem Mittag-Essen, erst dünn, dann fester, bei stärkerem Drange, in Stücken, die er einzeln herausdrücken muss, fast zerreibbar trocken; nach dem Abgange Schütteln und Schauder besonders am Oberkörper, und nach Aufstehen vom Stuhle, leiser Schmerz und Schwäche-Gefühl um den Nabel (*Gr.*). [CK 264]

Auch bei nicht hartem Stuhle, starkes Pressen und darnach jedesmal ein heftiger Stich im After mit nachfolgendem krampfhaftem Zusammenziehen der Hinterbacken, nach dem Kreuze zugehend; des Schmerzes wegen muss sie mit dem Pressen einhalten (*Gr.*). [CK 265]

Nach Stuhl- und Harn-Abgang schüttelts ihn, mit Schauder an Kopf, Brust und Armen (n. 2 St.) (*Gr.*). [CK 266]

Viel Blut-Abgang aus dem After. [CK 267]

Kriebelndes Zwängen im After, wie zum Durchfalle, **alle Abende vor Schlafengehen**, um dieselbe Zeit (*Gr.*). [CK 268]

Kriebeln und Jücken im After, Abends, wie von Maden-Würmern, 3 Wochen lang (*Gr.*). [CK 269]

Brennen im Mastdarme, beim Stuhle und darauf arges Jücken darin. [CK 270]

Arge stumpfe Stiche vorn im Mastdarme, dass sie schreien möchte (*Gr.*). [CK 271]

Flüchtiges Gefühl, wie zum Durchfalle, im Mastdarme herauf, nach Winde-Abgang vergehend (*Gr.*). [CK 272]

Heftiges Pressen im Mastdarme, ohne Stuhl (*Gr.*). [CK 273]

- **Harnwege**

Der Harn fliesst langsam ab, er muss aber oft harnen. [CK 274]

Blassgelber Harn, früh, Nachmittags wasserhell (*Gr.*). [CK 275]

Sehr rother Harn, mit weissen Wolken. [CK 276]

Der Harn wird trübe und färbt das Gefäss an den Wänden roth. [CK 277]

- **Geschlechtsorgane**

Neben den Schamtheilen, wundes Fressen, wie aufgerieben (*Gr.*). [CK 278]

Am Hodensacke oft wundes Fressen, wie aufgerieben, dass er oft die Lage desselben ändern muss; auch beim Liegen im Bette; viele Tage (*Gr.*). [CK 279]

Erektionen gegen Morgen (*Gr.*). [CK 280]

Stete Erektionen im Schlafe, mit verliebten Träumen (n. 6 T.) (*Gr.*). [CK 281]

Stete Nacht-Erektionen ohne Samen-Erguss und ohne geile Träume (*Gr.*). [CK 282]

Beischlaf mit sehr wenig Genuss und sehr kurz. [CK 283]

In beiden Schössen schmerzhaftes Ziehen, als sollte die Regel eintreten (*Gr.*). [CK 284]

Drücken im Unterbauche, mit Weichlichkeit, wie vor Eintritt der Regel (*Gr.*). [CK 285]

Schmerzliches Herabpressen nach den Geburtstheilen, wie zur Regel, zuweilen mit Stuhldrang, durch die Schösse über den Hüften nach dem Kreuze zuziehend, wo es dann länger schmerzt (*Gr.*). [CK 286]

Schmerzhafte Empfindlichkeit und anhaltendes Drücken am Schamberge und in den Geburtstheilen, mit innerem, fast stetem Frost-Schauder und äusserlich fühlbarer Kälte (ausser am Gesichte) (*Gr.*). [CK 287]

In der verhärteten Gebärmutter, Krampf und Stechen. [CK 288]

Abends im Bette, verschwindet der schmerzliche Drang zur Regel sogleich, kommt aber früh, gleich nach dem Aufstehen wieder (*Gr.*). [CK 289]

Schneiden im Unterbauche, wie zur Regel, mit ziehendem Kopfweh (sogleich.) (*Gr.*). [CK 290]

Am zweiten Tage der Regel, Bauch-Kneipen, dann herab Pressen in den Schössen, mit Drücken in den Geburtstheilen wechselnd, unter vermehrtem Blut-Andrange und Blut-Abgange (*Gr.*). [CK 291]

Bei starkem Regel-Flusse, Drängen im Unterbauche, mit Verstimmtheit. [CK 292]

Regel 6 Tage zu früh, mit Durchfall. [CK 293]

Regel um 14 Tage zu früh und sehr stark (*Gr.*). [CK 294]

Die Monate lang ausgebliebene Regel erschien nach 11 Tagen. [CK 295]

Regel 6 Tage zu früh, (sogleich am Abend), 8 **Tage lang**, mit ziehendem Leibschmerze am ersten Tage (*Gr.*). [CK 296]

Den ersten Tag der Regel, Abgang viel geronnenen Blutes. [CK 297]

Wollüstiges Kriebeln in den Geburtstheilen und im Bauche, mit ängstlicher Beklemmung und Herzklopfen; drauf schmerzloses Drücken unten in den Geschlechtstheilen, mit Abspannung und Stichen im Vorderkopfe (*Gr.*). [CK 298]

Weissfluss, wie Eiweiss, ohne Empfindung, nur am Tage, theils nach Harn-Abgang, theils nach Aufstehen vom Sitze. [CK 299]

- **Atemwege und Brust**

Kriebeln in der Nase, mit vergeblichem Niese-Reiz und Augen-Thränen; er muss reiben (*Gr.*). [CK 300]

Stockschnupfen in einem Nasenloche, dann, beim Gehen im Freien, starker Fliessschnupfen mit Niesen, drauf ebenso im andern Nasenloche Verstopfung, und drauf wieder Fliessschnupfen (*Gr.*). [CK 301]

Mehr Schleim-Absonderung aus der Nase (*Gr.*). [CK 302]

Plötzliche Athem-Versetzung im Halse, wie bei Gehen gegen scharfen Wind (*Gr.*). [CK 303]

Athem-Beklemmung, mit warmem Aufsteigen von der Herzgrube bis ins Halsgrübchen, sie muss tief athmen; dabei heissere Stimme, die nach der Beklemmung wieder vergeht (*Gr.*). [CK 304]

Grosse Beklemmung und Aengstlichkeit in der Brust, mit warmem Aufsteigen öfters von der Herzgrube bis in das Halsgrübchen (*Gr.*). [CK 305]

Schwäche der Brust, als fehle der Athem, sie athmet tief, kann aber nicht tief genug, weil Schwäche der Athemwerkzeuge es hindert (*Gr.*). [CK 306]

Athem-Mangel, wenn sie ein wenig geht (*Gr.*). [CK 307]

Tiefes Athmen, von Gefühl, als läge eine Last auf der Brust (*Gr.*). [CK 308]

Oefteres tief Athmen, ohne Bänglichkeit oder Beklemmung der Brust (*Gr.*). [CK 309]

Engbrüstigkeit, als sey sie zu fest geschnürt, mit schwerem, langsamen Athmen (*Gr.*). [CK 310]

Brust-Schmerz, drückend, wie nach Verheben (*Gr.*). [CK 311]

Klamm-Schmerz in der linken Brust-Seite, schwach steigend und ebenso abnehmend (*Gr.*). [CK 312]

Stumpf stossendes Drücken in der linken **Brust**-Hälfte, theils unter der Achselgrube, theils in der Mitte der Brust, ohne Bezug auf Athmen (n. 3 St. u. d. 8. T.) (*Gr.*). [CK 313]

Absetzendes klammartiges Drücken in der Brust, unterhalb des rechten Schlüsselbeines (*Gr.*). [CK 314]

Stumpfe Stösse an einem Ribben-Knorpel links unten neben dem Brustbeine (*Gr.*). [CK 315]

Schneidende Stösse in der rechten Brust-Hälfte herauf (*Gr.*). [CK 316]

Stumpfes Drücken auf einer kleinen Stelle der obern Brust (*Gr.*). [CK 317]

Ein stumpfer, empfindlicher Stich öfters in der rechten Brust-Seite, besonders beim Einathmen (n. 5 St.) (*Gr.*). [CK 318]

Ein schneller Stich in der linken Brust-Seite, unter der Achsel, dass er zusammenfuhr (*Gr.*). [CK 319]

Brennen zwischen zwei linken Brust-Ribben, in taktmässigen Absätzen (*Gr.*). [CK 320]

Brennen und Stechen unten am Herzen. [CK 321]

Zuckendes Brickeln auf einer Stelle der rechten Brust-Seite, nach Kratzen bald wiederkehrend (*Gr.*). [CK 322]

Nüchternheits-Gefühl in der Brust, wie nach zu frühem Aufstehen, lange nach dem Aufstehen dauernd, erhöht allmählig, mit Uebelkeit; gegen Mittag vergehend (*Gr.*). [CK 323]

▪ Rücken und äußerer Hals

Im Schwanzbeine, Taubheits-Gefühl, wie nach Schlag, im Sitzen (*Gr.*). [CK 324]

Klammartiger Schmerz am Schaufelbeine, beim Aufdrücken, wie gestossen (*Gr.*). [CK 325]

Kreuzschmerz, wie zerbrochen, besonders beim Hinterbeugen fühlbar (*Gr.*). [CK 326]

Rücken- und Kreuzschmerz, wie zerbrochen, nach einem einstündigen Fuss-Gange (*Gr.*). [CK 327]

Stumpfer Druck, wie von einem Pflocke, rechts neben der Mitte des Rückgrats; beim Aufdrücken Schmerz, wie in einer bösen Wunde, lang anhaltend (*Gr.*). [CK 328]

Stumpfes Drücken und langsam absetzende, stumpfe Stösse in der Mitte und linken Seite des Rückens (*Gr.*). [CK 329]

Schründendes Stechen auf der rechten Rücken-Hälfte, wie von Nadeln (d. 7. T.) (*Gr.*). [CK 330]

Wie wund gerieben in der linken Rücken-Seite, im Sitzen, mit brennenden stumpfen, absetzenden Stichen (*Gr.*). [CK 331]

Im rechten Schulterblatte, ruckweises Ziehen durch den ganzen Arm, bis in die Hand (*Gr.*). [CK 332]

Absetzend drückendes Wundheits-Gefühl am äussern Rande des rechten Schulterblattes (n. ¾ St.) (*Gr.*). [CK 333]

Drücken, mit Kühle-Empfindung, am untern Ende des linken Schulterblattes (*Gr.*). [CK 334]

Schmerz, wie von Schlag, auf der linken Schulterhöhe, schwach beginnend, allmählig steigend und ebenso abnehmend (*Gr.*). [CK 335]

Druck-Schmerz auf der rechten Schulterhöhe, als hätte er eine grosse Last darauf getragen. [CK 336]

Genick-Schwäche, der Kopf sinkt vor. [CK 337]

Schwäche im Genicke, als könne sie den Kopf nicht halten (*Gr.*). [CK 338]

Spannendes Taubheits-Gefühl im Genicke, gleich am Hinterhaupte, wie zusammengebunden (n. 3 St.) (*Gr.*). [CK 339]

Klamm in den Nacken-Muskeln, wie von hartem Lager, schlimmer bei Bewegung (*Gr.*). [CK 340]

Klamm-Schmerz auf der Hals-Seite, beim Wenden desselben nach der Schulter (*Gr.*). [CK 341]

Im Kropfe, leises Kitzeln und Wehthun, besonders beim Befühlen (sogleich) (*Gr.*). [CK 342]

▪ Extremitäten

In den Achseln grosse Schwäche. [CK 343]

Klamm-Schmerz gleich neben der Achsel, wie in der Brust, als wäre Alles fest zusammengeschnürt (*Gr.*). [CK 344]

Scharfe Stiche in der Achsel, dass er mit dem Arme zuckt und ihn fast hätte sinken lassen müssen (*Gr.*). [CK 345]

Erschlaffung beider Arme, als hätte sie Schweres gehalten, durch hin und her Bewegen gemindert, doch in der Ruhe sogleich wiederkehrend, mit Ziehen wie an einem Faden, von der Achsel bis in die Hand (*Gr.*). [CK 346]

Schmerz der Arme, wie zerschlagen und zerschmettert. [CK 347]
Plötzliche Lähmigkeit, wie nach Schlag, auf einer kleinen Stelle bald des rechten, bald des linken Armes (*Gr.*). [CK 348]
Schwere in den Armen. [CK 349]
Wie gelähmt im linken Arme, dass sie ihn sinken lassen möchte, viel schlimmer beim Anlehnen des Armes an den Stuhl, im Sitzen; auch bloss beim Anlehnen der Schulter (*Gr.*). [CK 350]
Müdigkeit und Schwäche des linken Armes, mit Ziehen darin (*Gr.*). [CK 351]
Brennen im rechten Arme von der Achsel bis ins Hand-Gelenk (*Gr.*). [CK 352]
Im Oberarme, dumpfer Schmerz wie von einem Schlage, am empfindlichsten beim Bewegen und Ausstrecken desselben (*Gr.*). [CK 353]
Ein kleiner, schmerzloser blauer Fleck am linken Oberarme, der bald kleiner und dunkelroth wird (*Gr.*). [CK 354]
Am Ellbogen wundes Brennen, wie geschabt, oder mit Wollenem gerieben (*Gr.*). [CK 355]
Schmerz im rechten Ellbogen, wie in der Beinhaut (*Gr.*). [CK 356]
Schmerz gleich überm Ellbogen-Gelenke, wie gequetscht oder geschlagen, in wellenförmigem Zu- und Abnehmen (n. 10 M.) (*Gr.*). [CK 357]
Der Vorderarm schmerzt klammartig, beim Aufstützen des Ellbogens (*Gr.*). [CK 358]
Zuckender Schmerz an der linken Ellbogen-Röhre, in der Flechse, dicht am Hand-Gelenke, in jeder Lage, in Absätzen (*Gr.*). [CK 359]
Lähmungs-Gefühl im rechten Vorderarme, von oben bis unten herabziehend (*Gr.*). [CK 360]
Schmerz im rechten Vorderarme, mit einwärts Ziehen der Finger beim gerade Machen des Armes (*Gr.*). [CK 361]
Wellenförmiger, schlagender Schmerz an einzelnen Stellen der Vorderarm- und Unterschenkel-Knochen (*Gr.*). [CK 362]
Klammartiges Erstarrungs-Gefühl im linken Vorderarme und der Hand (*Gr.*). [CK 363]
Klammartiges, absetzendes Drücken an der Beuge-Seite des linken Vorderarmes (*Gr.*). [CK 364]
In der Hand, Gefühl wie von Ameisen oder von Anwehen kühler Luft (*Gr.*). [CK 365]
Klamm in der Hand, bei Anstrengung derselben (*Gr.*). [CK 366]
Zuckender Klamm im Mittelhand-Knochen des Daumens und dessen Gelenken, heftiger beim starken Bewegen (*Gr.*). [CK 367]

Zittern der Hand und der Finger, beim frei Halten derselben (*Gr.*). [CK 368]
Klamm-Schmerz in der Hand, hinter den beiden ersten Fingern (*Gr.*). [CK 369]
Klamm-Schmerz im linken Handballen (*Gr.*). [CK 370]
Klamm-Schmerz der Hände und Finger, besonders in den Gelenken, vorzüglich beim fest Zugreifen (*Gr.*). [CK 371]
Klammartiges, taktmässiges Zucken gleich unter dem äussern Handknöchel (*Gr.*). [CK 372]
Brennende, feine Stiche im Mittelhand-Knochen-Gelenke des Zeigefingers, nach Kratzen, wozu sie nöthigen, bald wiederkehrend (*Gr.*). [CK 373]
Jücken und Fressen auf der rechten Handwurzel, das er nicht genug kratzen kann (*Gr.*). [CK 374]
Jückendes Brickeln auf beiden Handrücken, nach Kratzen vergehend (*Gr.*). [CK 375]
Brennendes Brickeln, wie von Nesseln, zu heftigem Kratzen reizend (*Gr.*). [CK 376]
Klammartiges Ziehen in der rechten Hand und dem Zeigefinger, ruckweise (*Gr.*). [CK 377]
Krummziehen der Finger, mit schmerzhaftem Ziehen im Arme herauf; beim herab Beugen des Armes (*Gr.*). [CK 378]
Empfindliches Taubheits-Gefühl und Zittern des rechten Daumens, früh, als wäre er gequetscht (*Gr.*). [CK 379]
Taubheit des kleinen Fingers, längere Zeit (*Gr.*). [CK 380]
Schmerz im obersten Gliede des Zeigefingers, als wolle ein Geschwür aufbrechen (*Gr.*). [CK 381]
Jücken (Krimmen) im linken Zeigefinger, zum Kratzen nöthigend (*Gr.*). [CK 382]
Kriebeln an der Inseite des rechten Daumens (*Gr.*). [CK 383]
In der Hüfte, gleich über dem Gelenke, klemmender Spann-Schmerz, wie nach Schlag, in Absätzen steigend und fallend (*Gr.*). [CK 384]
In den Beinen, Muskelzucken, nach einigem Gehen, besonders in den Unterschenkeln (*Gr.*). [CK 385]
Neigung, die Beine zu entblössen, Nachts, wie wohl ihm nicht warm ist (*Gr.*). [CK 386]
Eingeschlafenheits-Kriebeln in den über einander geschlagenen Beinen, im Sitzen (*Gr.*). [CK 387]
Die Oberschenkel schmerzen im Sitzen mit ausgestreckten Beinen, wie zerbrochen; mit wellenartigem, klammartigem Durchfahren beim Heranziehen der Beine (*Gr.*). [CK 388]
Schwäche-Gefühl mit zittriger Unruhe in den Oberschenkeln, besonders nach den Knieen zu,

wie nach Ermüdung durch Gehen, bloss im Sitzen (*Gr.*). [CK 389]

Schwäche-Gefühl in den Oberschenkeln (und ganzen Beinen), wie zerschlagen, mit zittriger Unruhe darin, im Sitzen und Stehen (n. 2 St.) (*Gr.*). [CK 390]

Strammen der Oberschenkel im Sitzen, wie zu fest umwickelt, mit Schwäche-Gefühl darin (*Gr.*). [CK 391]

Klamm-Schmerz in pulsirenden Absätzen in der Mitte des Oberschenkels, beim Sitzen (*Gr.*). [CK 392]

Klammartiges Taubheits-Gefühl, wie nach Schlag, auf der vordern Seite des rechten Oberschenkels (*Gr.*). [CK 393]

Klamm-Schmerz auf der hintern Seite des Oberschenkels, im Sitzen (*Gr.*). [CK 394]

Klamm-Schmerz an der Inseite des rechten Oberschenkels (*Gr.*). [CK 395]

Zerschlagenheits-Schmerz der Oberschenkel (*Gr.*). [CK 396]

Zerschlagenheits-Schmerz in der Mitte der Oberschenkel, mehr im Sitzen, als im Gehen (*Gr.*). [CK 397]

Ziehen oben am linken Oberschenkel, beim Auftreten so heftig, dass sie zusammenknickt (*Gr.*). [CK 398]

Ruckweises Ziehen in den Oberschenkeln, über den Knieen (*Gr.*). [CK 399]

Ziehen und Reissen nach beiden Oberschenkeln von der Mitte des Schoosses an, durch Berühren sehr erhöht, so wie durch Einathmen (*Gr.*). [CK 400]

Stumpfer Schmerz, wie nach Fall, oben am linken Oberschenkel, im Sitzen (d. 6. T.) (*Gr.*). [CK 401]

Im Knie, erst Ziehen, dann Brennen und beim Auftreten Verrenkungs-Schmerz (*Gr.*). [CK 402]

Brennendes Brickeln am rechten Knie (*Gr.*). [CK 403]

Heftiges Spannen in der linken Kniekehle, nach schnell Gehen im Freien (*Gr.*). [CK 404]

Stumpfer Druck an der Inseite der linken Kniekehle, beim Sitzen mit herangezogenen Beinen (*Gr.*). [CK 405]

Schmerz, wie nach einem starken Schlage, im linken Knie (*Gr.*). [CK 406]

Quetschungs-Schmerz links über dem Knie (*Gr.*). [CK 407]

Zittriges Taubheits-Gefühl, wie zu fest gebunden, in den Knieen, bis in den Fuss (*Gr.*). [CK 408]

Taubheits- und Schwäche-Gefühl, so wie stumpfer Druck an der Inseite der linken Kniekehle, beim Sitzen (*Gr.*). [CK 409]

Grosses Schwäche-Gefühl in den Knie-Gelenken und der Umgegend, mehr im Stehen, als im Sitzen, mit Wanken (*Gr.*). [CK 410]

Schwäche in den Knie-Gelenken zum Zusammenknicken, mehr im Stehen, als beim Gehen, am schlimmsten beim Treppen-Steigen (*Gr.*). [CK 411]

Schwäche-Gefühl in den Knieen, beim Gehen; im Sitzen auch in den Oberschenkeln, wie nach Ermüdung durch Gehen (*Gr.*). [CK 412]

Schmerzliches Schwäche-Gefühl, gleich unter dem Knie, beim Auftreten im Gehen (*Gr.*). [CK 413]

In den Unterschenkeln, unter dem Knie, schmerzliche Müdigkeit, beim Sitzen (*Gr.*). [CK 414]

Schründendes Pulsiren in der Mitte des rechten Unterschenkels, auf der vordern Fläche (*Gr.*). [CK 415]

Klammartige Rucke die Unterschenkel hinab, mit Erstarrungs-Gefühl, auch in den Füssen, beim Sitzen, besonders Abends (*Gr.*). [CK 416]

Empfindliche Schläge an den Schienbeinen hinab (*Gr.*). [CK 417]

Zittrige kriebelnde Unruhe in den Unterschenkeln, im Sitzen mit Taubheits- und Erstarrungs-Gefühl; **vorzüglich Abends erhöht**, und auch im Bette (*Gr.*). [CK 418]

Mattigkeit der Unterschenkel, nach einem kleinen Fuss-Gange, mit Athem-Beklemmung, mehr im Anfange des Gehens, als nachher; zuletzt Uebelkeit (*Gr.*). [CK 419]

Klammartiges Ziehen durch die rechte Wade, nach Niedersetzen auf vorher geringes Gehen (*Gr.*). [CK 420]

Strammen und Schlagen in der rechten Wade, dass der Fuss zittert, im Sitzen (*Gr.*). [CK 421]

Die Füsse sind müde, mit Geschwulst-Gefühl um die Knöchel; beim Sitzen geht die Müdigkeit mit Strammen bis in die Waden, Abends (*Gr.*). [CK 422]

Schmerz im Fuss-Gelenke, wie vertreten (*Gr.*). [CK 423]

Taubheits- und Müdigkeits-Gefühl in den Füssen, wie nach angestrengtem Stehen, **nur beim Sitzen** (*Gr.*). [CK 424]

Schmerzliches Reissen auf dem linken Fussrücken, mit stumpfen Schnitten quer über demselben (*Gr.*). [CK 425]

Spann-Schmerz im Fussspanne, besonders bei vorgeneigtem Stehen (*Gr.*). [CK 426]

Schründen über dem Fuss-Gelenke, nach aussen zu (*Gr.*). [CK 427]

Wundes Fressen und Schründen um die Fussknöchel, bei Berührung des Kleides wie roh und aufgerieben schmerzend (*Gr.*). [CK 428]

Stichlichtes Fressen auf einer kleinen Stelle der Sohle; er muss kratzen (*Gr.*). [CK 429]

Ein heftiger Stich über dem Fuss-Gelenke, durch Kratzen nicht gemindert (*Gr.*). [CK 430]

Stechen in beiden Fussballen, Abends, nach dem Niederlegen, bis Mitternacht (*Gr.*). [CK 431]

Schmerzliches Zupfen an der rechten Fusssohle im Stehen und unter derselben kriebelndes Drücken im Sitzen (*Gr.*). [CK 432]

Harter Druck unten auf die rechte Fusssohle, nahe an den Zehen (*Gr.*). [CK 433]

Klamm-Schmerz im rechten Mittelfuss-Knochen (*Gr.*). [CK 434]

Klammartiges Ziehen in der rechten Ferse (*Gr.*). [CK 435]

Zittriger Schmerz auf einer Stelle des Fussrückens, wie von äusserem Drucke (*Gr.*). [CK 436]

In der grossen Zehe, Schmerz, wie zu fest umwickelt (*Gr.*). [CK 437]

Klammartiges, brennendes Spannen in der linken grossen Zehe (*Gr.*). [CK 438]

Klammartiges Ziehen in den Zehen, besonders in der grossen (*Gr.*). [CK 439]

Klammartiges Pochen in der linken grossen Zehe, in unregelmässigen Absätzen (*Gr.*). [CK 440]

Schmerzliches Pochen unter der kleinen Zehe (*Gr.*). [CK 441]

Reissen mit Pucken, wie in einem Geschwüre, in den rechten Zehen, besonders in der grossen (*Gr.*). [CK 442]

Stichlichtes Jücken unter der grossen Zehe (*Gr.*). [CK 443]

Jückendes Kriebeln in der rechten grossen Zehe, dass sie immer kratzen möchte (*Gr.*). [CK 444]

Brennend kriebelndes Stechen unter der grossen Zehe, wie von vielen Nadeln (*Gr.*). [CK 445]

Wundheits-Schmerz im (ehemals erfrornen) Zehballen, besonders im Gehen (*Gr.*). [CK 446]

Geschwulst des Zehballens, mit nächtlichen reissenden Schmerzen (*Gr.*). [CK 447]

■ Allgemeines und Haut

Brecherlichkeits-Anfall beim Gehen im Freien, besonders bei Gehen gegen den Wind, im Zimmer, beim Auflegen des Kopfes auf den Tisch gemindert; doch beim Aufrichten wieder unerträglich erhöht, mit drehendem Schwindel, der beim Sehen in die Höhe sich sehr verschlimmerte; dabei Gesichts-Verdunkelung, wie von Rauch, beim Niederlegen mit dem Kopfe sogleich ein Mittelzustand zwischen Schlaf und Wachen, mit lebhaften Träumen; beim Aufrichten verschwand Alles (*Gr.*). [CK 448]

Drückender Zieh-Schmerz quer über die Gegend der Herzgrube, in Absätzen steigend und abnehmend, wobei es zugleich in die Mitte des Oberarmes fährt, als würde er gewaltsam gepackt, mit Lähmigkeit und Taubheit desselben; der Schmerz in der Seite mehrt sich durch Lachen, Einathmen, Drücken, und bei jedem Schritte giebt's da eine schmerzliche Erschütterung (*Gr.*). [CK 449]

Brennen bald hier, bald da in den Gliedern (*Gr.*). [CK 450]

Ziehen an verschiedenen Stellen des Körpers, hintereinander, bald in der Brust-Seite, bald im Hinterhaupte, bald im Leibe, bald in den Schultern u.s.w. (*Gr.*). [CK 451]

Flüchtige Stiche durch den ganzen Körper. [CK 452]

Jückendes Fressen, stichelndes Brickeln, und brennendes Kitzeln hier und da, besonders an den Armen, Händen und am Hodensacke, dass er nicht genug kratzen kann, heftiger gegen Abend, wenn er ins Bette kommt (*Gr.*). [CK 453]

Brennendes Brickeln hie und da am Leibe, das schnell von selbst verschwindet (n. 1½ St.) (*Gr.*). [CK 454]

Jückendes Stechen am ganzen Körper, wie von Ungeziefer, durch Kratzen nicht getilgt (*Gr.*). [CK 455]

Bald brennendes, bald jückendes Brickeln hier und da, dass er kratzen muss (n. ½ St.) (*Gr.*). [CK 456]

Verschlimmerung der Zufälle, Abends, vor Schlafengehen. [CK 457]

Schmerzliches Taubheits-Gefühl, wie von einem Schlage hie und da, besonders am Kopfe, stets auf kleinen Stellen (*Gr.*). [CK 458]

Quetschungs-Schmerz hie und da, der jedoch schnell vergeht (*Gr.*). [CK 459]

Krampfartiges Zucken hie und da in den Gliedern, wie pochende Rucke (*Gr.*). [CK 460]

Flüchtiges, klammartiges Ziehen hie und da, wie von Erkältung (*Gr.*). [CK 461]

Die von Klamm-Schmerz ergriffenen Stellen schmerzen beim Drücken wie gestossen (*Gr.*). [CK 462]

Schmerzhafte Zittrigkeit des ganzen Körpers, mit Klopfen in den Adern. [CK 463]

Zitter-Empfindung zuweilen durch den **ganzen** Körper (*Gr.*). [CK 464]

Erst Zitter-Gefühl der Hände und Füsse, dann Frostigkeit und gewaltsames Zittern des ganzen Körpers, wie im höchsten Schüttelfroste, mit Zähneklappern; dabei das Gesicht warm, die Hände kalt (*Gr.*). [CK 465]

Müde, schlaff, hinfällig (*Gr.*). [CK 466]

Müdigkeit im ganzen Körper, zum Umfallen, sie wankt beim Stehen (*Gr.*). [CK 467]

Grosses Mattigkeits-Gefühl im ganzen Körper, als hätte sie zu wenig geschlafen (*Gr.*). [CK 468]

Müdigkeit, von freier Luft, bis zum Schlafen (*Gr.*). [CK 469]

Wanken beim Stehen, als hätten die Beine keinen Halt (n. 2 St.) (*Gr.*). [CK 470]

Schwäche, vorzüglich beim Sitzen, die Füsse sind wie übermüdet, voll zittriger Unruhe (*Gr.*). [CK 471]

Mattigkeit, mit Gefühl im Gesichte, als sollte kalter Schweiss ausbrechen (*Gr.*). [CK 472]

Höchste Abspannung und Schläfrigkeit, gleich nach dem Mittag-Essen (*Gr.*). [CK 473]

■ Schlaf, Träume und nächtliche Beschwerden

Grosse Neigung zu heftigem, fast krampfhaftem Gähnen (*Gr.*). [CK 474]

Gähnen, Nachmittags, ohne Schläfrigkeit (*Gr.*). [CK 475]

Oefteres Gähnen, Nachmittags, so heftig, dass ihr die Augen übergehen (*Gr.*). [CK 476]

Heftiges Gähnen, nach Tische, dass ihr die Halsmuskeln davon schmerzen (*Gr.*). [CK 477]

Muss sich dehnen und recken, was ihr sehr wohl thut, Nachmittags (*Gr.*). [CK 478]

Ungewohnte Ermattung und Schläfrigkeit, Abends (*Gr.*). [CK 479]

Abends sehr schläfrig, sie schläft während des Sprechens ein (*Gr.*). [CK 480]

Grosse Schläfrigkeit Abends, sobald sie die Augen schliesst, träumt sie von fernen, fremden Dingen, wacht aber sogleich darüber auf (*Gr.*). [CK 481]

Abends grosse Schläfrigkeit; sie schläft beim Lesen ein, erwacht öfters aus dem Schlafe und fragt: was? weil sie die Reden der Umstehenden undeutlich vernimmt; Nachts schläft sie dann fest, ohne durch Geräusch zu erwachen (*Gr.*). [CK 482]

Aufschrecken, Abends, als sie im Sitzen eingeschlafen war (*Gr.*). [CK 483]

Spätes Einschlafen, erst nach Mitternacht, mit Reissen im Zehballen (*Gr.*). [CK 484]

Er kann vor Mitternacht nicht einschlafen, Schlaf dann kurz unter steten Träumen. [CK 485]

Nachts erwacht sie wie dumm und kann sich lange nicht besinnen. [CK 486]

Sie erwacht Nachts wie verdutzt, und kann sich gar nicht besinnen, wo sie und welche Zeit es ist (*Gr.*). [CK 487]

Nachts 12 Uhr, Erwachen mit unabweislichen Ideen, die er ängstlich festhält; bis an den Morgen kein Schlaf (*Gr.*). [CK 488]

Er erwacht um Mitternacht, wirft sich herum und findet keine Lage recht (*Gr.*). [CK 489]

Er erwacht um Mitternacht mit wehmüthigen Gedanken und starkem Durste, schläft jedoch nach einer Stunde wieder ein (*Gr.*). [CK 490]

Aengstliche Träume, und beim schnellen Erwachen finstre Gedanken und trübe Phantasie-Bilder. [CK 491]

Aengstliche, verworrene Träume von Krieg und Blutvergiessen (*Gr.*). [CK 492]

Träumt vom Tode ihrer fernen Schwester, und wundert sich, keine Ahnung davon gehabt zu haben (*Gr.*). [CK 493]

Unerinnerliche Träume (*Gr.*). [CK 494]

Unzusammenhängende Träume, Abends, beim Einnicken. [CK 495]

Träume von Feuersbrunst, sie kann nicht fertig werden mit Vorbereitungen zum Gange dahin (*Gr.*). [CK 496]

Selbst im Mittags-Schlafe träumt er verworren von gewöhnlichen Dingen und kann sich beim Erwachen des Geträumten nicht gleich erinnern (*Gr.*). [CK 497]

Schlaflosigkeit nach 3 Uhr, keine Lage war ihm recht (*Gr.*). [CK 498]

Sie erwacht früh 3 Uhr, ohne allen Schmerz und schläft bald wieder ein, mehrere Nächte (*Gr.*). [CK 499]

Er erwacht früh sehr verdriesslich und ängstlich, als hätte er im Schlafe Böses erfahren und viel geweint (*Gr.*). [CK 500]

Guter Schlaf mit angenehmen, erinnerlichen Träumen (*Gr.*). [CK 501]

Nach langem, festen Schlafe, früh doch noch schläfrig (*Gr.*). [CK 502]

Ungewöhnlich langer Früh-Schlaf (*Gr.*). [CK 503]

Früh, beim Erwachen liegt er mit ausgestreckten Beinen, oder mit ganz herangezogenen Schenkeln und weit ausgespreizten Knieen, eine oder beide Hände über dem Kopfe, und stets auf dem Rücken, **mit grosser Neigung die Schenkel zu entblössen** und steten Erektionen (*Gr.*). [CK 504]

Früh, beim Erwachen liegt er mit ausgestreckten Beinen, die rechte Hand unterm Kopfe, die linke auf der entblössten Herzgrube, mit Neigung, die Schenkel und den Leib zu entblössen, doch ohne Hitze (*Gr.*). [CK 505]

Nachts Unruhe im Bauche, wie von Erkältung (*Gr.*). [CK 506]

Nachts, Brenn-Schmerz in den Zehen (*Gr.*). [CK 507]

Früh, beim Aufstehen, Gähnen, obschon er lange und erquicklich geschlafen hat (*Gr.*). [CK 508]

Nachts, nach Aufstehen, Krampf und Krümmung der Fusssohlen (*Gr.*). [CK 509]

Nachts, starkes Jücken am ganzen Körper. [CK 510]

■ **Fieber, Frost, Schweiß und Puls**

Frost, Abends beim Auskleiden, mit Zähneklappen. [CK 511]

Frost, Abends vor Schlafengehen, auch im Bette noch etwas Kälte; dabei unruhiger Schlaf und öfteres Erwachen mit Aengstlichkeit, Zitter-Gefühl durch den ganzen Körper, Uebelkeit und Kopfweh (*Gr.*). [CK 512]

Gefühl stets, als wolle ihn frieren, mit häufigen Schaudern an den Beinen herab, besonders in freier, selbst warmer Luft (*Gr.*). [CK 513]

Schüttelfrost über den ganzen Körper, bis an die Füsse herab (*Gr.*). [CK 514]

Kälte-Ueberlaufen im Rücken (*Gr.*). [CK 515]

Frost-Zittern, Abends (*Gr.*). [CK 516]

Stetes Schauder-Gefühl durch den Körper, besonders durch die Beine (*Gr.*). [CK 517]

Oefteres Frösteln von oben herab über die Arme und den ganzen Körper, als solle Gänsehaut entstehen (*Gr.*). [CK 518]

Fieber-Schauder durchrieselt nach dem Gähnen den ganzen Körper (*Gr.*). [CK 519]

Schüttelfrost überläuft sie beim Eintritt ins Freie, aus dem Zimmer (*Gr.*). [CK 520]

Plötzlicher Schauder an Kopf, Brust und Armen nach dem Eintritte in ein wärmeres Zimmer (*Gr.*). [CK 521]

Frösteln, Vormittags, mit Schläfrigkeit (*Gr.*). [CK 522]

Frostigkeit und Schauder mit fliegender Hitze untermischt, nebst verdriesslicher Wort-Kargheit, im Freien; später, angenehme Wärme durch den ganzen Körper, mit Rückkehr der Heiterkeit (*Gr.*). [CK 523]

Es wird ihr plötzlich ganz heiss und sie glaubt, sehr roth auszusehen, obgleich ihre Farbe nur gewöhnlich ist. [CK 524]

Oefterer Durst nach Wasser und öfteres Trinken (*Gr.*). [CK 525]

Durst, gleich nach dem Abend-Essen, dass sie gleich sehr viel trinkt, wodurch der Durst gestillt wird (*Gr.*). [CK 526]

Schweiss während des Schlafes (*Gr.*). [CK 527]

Pulsatilla pratensis

Pulsatille. (Anemone pratensis) [RAL II (1833), S. 273–342]

(Der ausgepreßte Saft der grünen, frischen, ganzen Pflanze, mit gleichen Theilen Weingeist gemischt durch Schütteln. Wenn nach Absetzung der Trübheit das Helle abgegossen worden, werden von letzterm zwei Tropfen in das erste von 30 Verdünnungs-Gläsern (jedes zu drei Vierteln mit 99 Tropfen Weingeist gefüllt) getröpfelt und das verstopfte Gläschen, in der Hand gehalten, mit zwei Armschlägen von oben herab geführt, potenzirt (mit 1. Verdünnung oder $\frac{1}{100}$ zu bezeichnen). Hievon wird ein Tropfen in das zweite Gläschen gethan und nach zweimaligem, gleichem Schütteln (2. Verd. oder $\frac{1}{10000}$ zu bezeichnen), wird dann hievon ein Tropfen in das dritte Gläschen getröpfelt und mit dieser Behandlung so fortgefahren, bis auch das 30ste Gläschen mit einem Tropfen aus dem 29sten Gläschen (welches seinen Tropfen aus dem Gläschen 28. empfangen hatte und zweimal geschüttelt worden war) versehen und ebenfalls zweimal geschüttelt worden ist, mit der Signatur 30. Verd. oder $\overline{X}$ zu bezeichnen.)

Diese sehr kräftige Pflanze bringt viele Symptome im gesunden, menschlichen Körper hervor (wie man aus diesem, ziemlich vollständigen Verzeichnisse sieht), welche häufig den Krankheitssymptomen des gewöhnlichen Lebens entsprechen, daher auch häufig homöopathische Anwendung verstatten und häufig Hülfe leisten. Man kann sie daher ohne Widerrede unter die vielnützigen (Polychrest-) Mittel zählen.

Sie dient eben sowohl in akuten, als in chronischen Krankheiten, da ihre Wirkungsdauer, auch in kleinen Gaben, 10 bis 12 Tage dauert.

Auf die Eigenheiten ihrer Symptome habe ich in den Anmerkungen hingewiesen, und wiederhole sie daher hier nicht.

Da die Versuche, deren Resultate man hier findet, größtentheils von mir mit sehr mäßigen und kleinen Gaben angestellt worden sind, so sind die verzeichneten Symptome auch, fast ohne Ausnahme, bloß primäre Wirkung.

Am zweckmäßigsten ist die homöopathische Anwendung sowohl aller übrigen Arzneien, als insbesondere dieser, wenn nicht bloß die körperlichen Beschwerden von der Arznei den ähnlichen körperlichen Symptomen der Krankheit entsprechen, sondern wenn auch die der Arznei eignen Geistes – und Gemüthsveränderungen ähnliche in der zu heilenden Krankheit, oder doch in dem Temperamente der zu heilenden Person antreffen.

Es wird daher auch der arzneiliche Gebrauch der Pulsatille um desto hülfreicher seyn, wenn in Uebeln, zu denen in Rücksicht der Körperzufälle dieses Kraut paßt, zugleich ein schüchternes, **weinerliches**, zu innerlicher Kränkung und stiller Aergerniß geneigtes, wenigstens mildes und nachgiebiges Gemüth im Kranken zugegen ist, zumal, wenn er in gesunden Tagen gutmüthig und mild (auch wohl leichtsinnig und gutherzig schalkhaft) war. Vorzüglich passen daher dazu langsame, phlegmatische Temperamente, dagegen am wenigsten Menschen von schneller Entschließung und rascher Beweglichkeit, wenn sie auch gutmüthig zu seyn scheinen.

Am besten ists, wenn auch untermischte Frostigkeit nicht fehlt, und Durstlosigkeit zugegen ist.

Bei Frauenzimmern paßt sie vorzüglich dann, wenn ihre Monatzeit einige Tage über die rechte Zeit einzutreten pflegt; so auch besonders, wenn der Kranke Abends lange liegen muß, ehe er in Schlaf gerathen kann, und wo der Kranke sich Abends am schlimmsten befindet. Sie dient in den Nachtheilen vom Genuß des Schweinefleisches.

Wäre die Pulsatille je einmal in zu großer Gabe oder am unpäßlichen Orte angewendet worden, und erzeugte sie folglich widrige Zufälle, so werden diese, je nachdem sie von der einen oder andern Art sind, theils in der Chamille (vorzüglich wo Schläfrigkeit, Mattigkeit und Sinnenverminderung hervorragt), theils im Kaffee-Trank, (z.B. bei der zagenden Aengstlichkeit), theils in der Ignazbohne, theils im Krähenaugsamen ihre Tilgung finden. Das Fieber, die Weinerlichkeit und die Schmerzen von Pulsatille werden von der Tinctur des rohen Kaffees am schnellsten mit allen Nachwehen getilgt.

Von der dreißigsten Kraft-Entwickelung bedarf man zur Gabe nur ein feines Streukügelchen, höchstens alle 24 Stunden wiederholt; in akuten Fällen ist das Riechen an ein Senfsamen großes Streukügelchen vorzuziehen.

Stapf – *Stf.*; Hornburg – *Hbg.*; Fr. Hahnemann – *Fr. H-n.*; Rückert – *Rckt.*; Michler – *Mlr.*

Pulsatille

■ Gemüt

Aengstlichkeit, als wenn er in einer heißen Luft wäre.[1] [RAL 1098]

Aengstliche Hitze, als wenn er mit heißem Wasser begossen würde, bei kalter Stirne. [RAL 1099]

Zittern am ganzen Körper, mit kaltem Schweiße (n. 3 St.). [RAL 1100]

Herzklopfen und große Angst, so daß er die Kleider von sich werfen muß. [RAL 1101]

In den Kleidern ist es ihr zu heiß, und wenn sie sie auszieht, so friert sie[2] (n. 2 St.). [RAL 1102]

Fast minutenlanges Herzklopfen, ohne Angst. [RAL 1103]

Herzklopfen nach dem Mittagsmahle (n. 5 St.). [RAL 1104]

Von Sprechen, Herzklopfen. [RAL 1105]

Aengstlichkeit Nachmittags, mit Zittern der Hände, welche roth gefleckt, aber nicht heiß sind. [RAL 1106]

Das Kind krunkt und stöhnt, wenn es getragen seyn, oder seinen Stuhlgang von sich geben will. [RAL 1107]

Wenns Abend ward (vier Abende nach einander) fing er an, sich zu fürchten vor Gespenstern; am Tage ebenfalls Angst, mit Zittern und Gefühl von fliegender Hitze am ganzen Körper, obgleich Hände und Gesicht blaß und kalt waren. [RAL 1108]

Ein ängstlicher Frühtraum, und nach dem Erwachen fortgesetzte Angst, Befürchtung und Muthlosigkeit über ein ungegründetes Schreckenbild der Phantasie (dasselbe, was im Traume herrschte) (n. 6 St.). [RAL 1109]

Aengstlichkeit, weiß sich nicht zu lassen (vor 1 St.). [RAL 1110]

Angst, glaubt zu Grunde zu gehen (n. 1 St.). [RAL 1111]

Angst in der Gegend des Herzens, bis zur Selbstentleibung, mit Empfindung von Brecherlichkeit in der Herzgrube. [RAL 1112]

Aengstlichkeit, als wenn ihm ein Schlagfluß bevorstände, Abends nach dem Niederlegen, mit Frost, Geräusche in den Ohren wie Musik, mit Zucken in den Fingern der rechten Hand (n. ½ St.). [RAL 1113]

Zitterige Angst, als wenn der Tod bevorstände (n. 1 St.). [RAL 1114]

Aengstliche Sorge um seine Gesundheit. [RAL 1115]

Sorgenvollheit über seine häuslichen Angelegenheiten, früh. [RAL 1116]

Kann nicht ohne Kummer über seine Angelegenheiten nachdenken, früh (n. 8 St.). [RAL 1117]

Unruhiger Gemüthszustand, als wenn man seiner Pflicht nicht Genüge thäte (n. 18 St.). [RAL 1118]

Höchste Unentschlüssigkeit. [RAL 1119]

Fliehen der Geschäfte, Unentschlüssigkeit, keuchendes Athmen und Außersichseyn. [RAL 1120]

Er will bald diese, bald jene Arbeit, und giebt man sie ihm, so will er sie nicht[3] (n. 10 St.). [RAL 1121]

Selbst bei guter Laune verlangt das Kind bald dieß, bald jenes. [RAL 1122]

Neidisch, habsüchtig, ungenügsam, gierig, möchte gern alles allein haben. [RAL 1123]

Verdrießlichkeit, Abscheu vor Arbeit (n. 1 St.). [RAL 1124]

In Weinen ausbrechende Mürrischkeit, wenn man ihn in seinem Geschäfte unterbricht, (Nachmittags um 4 Uhr) (n. 36 St.). [RAL 1125]

Grämlichkeit (auch nach mehr. Stund.). [RAL 1126]

Sehr unzufrieden, weint lange, früh nach dem Erwachen vom Schlafe. [RAL 1127]

Den ganzen Tag üble Laune und Unzufriedenheit, ohne Ursache (n. 24 St.). [RAL 1128]

Von einer unangenehmen Nachricht verfällt er in tiefe Traurigkeit und Verzagtheit (n. 20 St.). [RAL 1129]

Düster, verdrießlich, sehr frostig. [RAL 1130]

Verdrießlich, nimmt sehr übel, was andere sagen (n. ½ St.). [RAL 1131]

Hypochondrische Mürrischkeit; er nimmt alles übel. [RAL 1132]

Mürrisch, weinerlich, ängstlich [*Stf.*]. [RAL 1133]

Er ist sehr stille [*Fr. H-n.*]. [RAL 1134]

Es tritt eine düstre, melancholische Stimmung ein (n. 4 St.) (*Rckt.*). [RAL 1135]

Höchst mißmüthig und verdrießlich [*Stf.*]. [RAL 1136]

Vor Verdrießlichkeit macht sich das Kind ganz steif. [RAL 1137]

Abends (gegen Sonnenuntergang), außerordentlich mürrisch, will nicht antworten und nimmt alles übel. [RAL 1138]

---

[1] Vergl. 1063
[2] Vergl. 1064.
[3] 1122, 1123 vergl. mit 318, 319.

Er stockt mit der Sprache; es verdrießt ihn, zu antworten. [RAL 1139]

Jeder Gegenstand ekelt ihn an; es ist ihm alles zuwider.[4] [RAL 1140]

Es ist ihr so still im Kopfe und alles so leer umher, als wenn sie allein im Hause und in der Welt wäre; sie mochte mit Niemanden sprechen, gleich als wenn die Umgebungen sie nichts angingen und sie zu Niemand gehörte. [RAL 1141]

Er ist nicht gleichgültig gegen die Außendinge, aber er will sie nicht achten (n. 1 St.). [RAL 1142]

Er hat eine große Menge, aber wandelbarer, Ideen im Kopfe. [RAL 1143]

Uebereiltheit. [RAL 1144]

Unaufmerksamkeit, verfährt voreilig, thut etwas andres, als er selbst will (n. 2 St.). [RAL 1145]

Kann nur mit großer Anstrengung sich im Reden richtig ausdrücken. [RAL 1146]

Im Schreiben läßt er einzelne Buchstaben aus. [RAL 1147]

Kopfarbeiten greifen ihn am meisten an. [RAL 1148]

Abends, aufgelegter zu Geistesarbeiten, als zu andern Tageszeiten.[5] [RAL 1150]

Nach dem Spazieren in der Stube verdrießlich und appetitlos (n. 48 St.). [RAL 1151]

Hat an nichts Gefallen, ärgert sich aber auch über nichts. [RAL 1152]

Außerordentlich grillig und ärgerlich über alles, sogar über sich selbst. [RAL 1153]

■ Schwindel, Verstand und Gedächtnis

Schwindel. [RAL 1]

Heftiger Schwindel, wie Trunkenheit [*Stf.*]. [RAL 2]

Schwindel, als wenn man sich lange im Kreise herum dreht, mit Uebelkeit verbunden [*Hbg.*]. [RAL 3]

Schwindel (sogleich), den folgenden Tag noch ärger [*Fr. H-n.*]. [RAL 4]

Schwindel wie von Trunkenheit.[6] [RAL 5]

Schwindel als wenn das Blut nach dem Kopfe stiege; es rappt und graspt darin. [RAL 6]

Schwindliches Wanken, wie von Trunkenheit, mit innerer Kopfhitze bei Blässe des natürlich warmen Gesichts, vorzüglich Abends. [RAL 7]

Taumel, wie von der Seite [*Fr. H-n.*]. [RAL 8]

Taumel, wie von Branntweintrinken [*Hbg.*]. [RAL 9]

Anfälle von Schwindel, Trunkenheit, Hitze. [RAL 10]

Nach dem Essen ists ihm wie trunken. [RAL 11]

Schwindel, am meisten im Sitzen. [RAL 12]

Schwindel früh beim Aufstehen aus dem Bette; er muß sich deshalb wieder niederlegen. [RAL 13]

Schwindel beim Spazieren in freier Luft,[7] welcher durch Sitzen vergeht. [RAL 14]

Drehend, blos beim Sitzen, und dumm im Kopfe und wie schläfrig. [RAL 15]

Schwindel, er glaubt, nicht stehen zu können (binnen den ersten Stunden). [RAL 16]

Schwindel, er glaubt, eine Sache nicht erfassen zu können (in den ersten Stunden). [RAL 17]

Eine Art Schwindel – wenn er die Augen aufwärts richtet – als wenn er fallen sollte, oder als wenn er tanzte.[8] [RAL 18]

Schwindel beim Bücken, als wenn er hinfallen sollte, wie von Trunkenheit; hierauf Brecherlichkeit (n. 6 St.). [RAL 19]

Schwindel beim Niederbücken, daß sie sich kaum wieder aufrichten konnte. [RAL 20]

Beim Bücken wars, als wenn der Kopf zu schwer würde, und er sich nicht wieder aufrichten könnte. [RAL 21]

Schwindel, wie von einer Schwere im Kopfe, beim Gehen und Bücken, mit etwas Drehen, was auch im Liegen fühlbar ward. [RAL 22]

Beim Vorbücken Empfindung im Kopfe, als wenn er vorwärts fallen sollte. [RAL 23]

Schwanken beim Gehen als wenn er Schwindel hätte, ohne doch schwindlich zu seyn, Abends[9] (n. 3 Tagen). [RAL 24]

Düsterheit im Kopfe und Schwindel, von Bewegung erregt. [RAL 25]

→ Schwindel, Verstand und Gedächtnis: *Kopf*

■ Kopf

Kann den Kopf nicht tragen, nicht aufrecht erhalten, muß sich niederlegen und kann dennoch nicht im Bette bleiben.[10] [RAL 26]

---

[4] 1141, 1143, 1153, Wechselzustände.
[5] Heilwirkung.
[6] 5. 7 vergl. 41. 1075

[7] Einer von den Wechselzuständen der **Pulsatille**, welcher immer später und auch seltener erscheint, als der ihm gegenüberstehende, wo die Beschwerden sich in freier Luft mindern oder vergehen, im Sitzen aber und in der Ruhe sich erneuern, wie im Symptom 15 zum Theil zu sehen ist.
[8] Vergl. 64.
[9] Vergl. 808.
[10] Eine Art dritten Wechselzustandes, welcher zwischen der Erregung der Zufälle im Sitzen und der Erregung der Zufälle durch Bewegung inne steht.

Kopfweh, beim Niederlegen zum Mittagsschlafe, in der Gehirnhälfte der Seite, auf welcher man nicht liegt[11] (n. 18 St.). [RAL 27]

Kann den Kopf nicht aufrecht erhalten, nicht erheben. [RAL 28]

Schwere des Kopfs.[12] [RAL 29]

Schwere im Kopfe, er kann den Schein eines Lichtes nicht vertragen.[13] [RAL 30]

Düsterkeit des Kopfs und Schmerz in der Stirne, wie entzwei geschlagen. [RAL 31]

Kopfweh, daß er den Kopf auf die Seite hätte neigen mögen. [RAL 32]

Kopfweh bei Bewegung der Augen, tief in den Augenhöhlen, als wenn die Stirne herausfallen wollte, und der Stirnknochen allzu dünn wäre, mit Düsterkeit des Kopfes, Abends[14] (n. 48 St.). [RAL 33]

Einseitiges Kopfweh, als wenn das Gehirn zerplatzen und die Augen aus dem Kopfe fallen wollten. [RAL 34]

Kopf dumm, so daß ihr die Augen im Kopfe weh thun. [RAL 35]

Kopf wie dumm und schwer. [RAL 36]

Dummlichkeit im Kopfe, und Hauptweh, wie von Zerschlagenheit in der Stirne. [RAL 37]

Dummlichkeit im Kopfe, als wenns ihm am Gedächtnisse fehlte (n. 2 St.). [RAL 38]

Wüstheit und Schmerz im Kopfe; der Kopf war ihm wie eine Laterne. [RAL 39]

Wüstheit und Hohlheit im Kopfe, wie von einem gestrigen Rausche.[15] [RAL 40]

Kopfweh, wie von Berauschung und Nachtwachen (n. 12 St.). [RAL 41]

Düsterheit des Kopfes; die Gedanken vergehen ihm. [RAL 42]

Ein Gedanke, den er einmal gefaßt hat, will gar nicht wieder weichen. [RAL 43]

Verdüsternder Kopfschmerz, wenn er in die warme Stube kommt.[16] [RAL 44]

Kriebelnder Kopfschmerz in der Stirne[17] (n. 1 St.). [RAL 45]

Glucksen im Kopfe, die Nacht; er hörte deutlich den Puls drin schlagen. [RAL 46]

Kopfweh, wie Klopfen der Schlagadern im Gehirne (n. 6 St.). [RAL 47]

Klopfender Kopfschmerz um Mitternacht. [RAL 48]

Klopfendes Kopfweh in der Stirne, beim Bücken und Anstrengen des Geistes, welcher beim Gehen verschwindet, Abends. [RAL 49]

Kopfschmerz im Hinterhaupte, taktmäßig klopfend [Hbg.]. [RAL 50]

Klopfend drückender Kopfschmerz, welcher durch äußern Druck vermindert wird[18] (n. ½ St.). [RAL 51]

Drückender Kopfschmerz beim Vorbücken. [RAL 52]

In der Stirne, über den Augenhöhlen, ein drückender, den Kopf einnehmender Schmerz (*Rckt.*). [RAL 53]

Dumpfes Kopfweh, besonders in der Stirne drückend (n. ¼ St.) (*Rckt.*). [RAL 54]

Drückendes Kopfweh in der ganzen Stirne zugleich, blos beim Spazieren. [RAL 55]

Drückender Schmerz im Hinterkopfe; dabei oft heiß am Körper, und immer in Ausdünstung. [RAL 56]

Drückend reißendes Kopfweh in der linken Seite des Hinterhauptes, früh (n. 60 St.). [RAL 57]

Nach dem Niederlegen zum Schlafen reißendes Kopfweh, auf welcher Seite man nicht liegt.[19] [RAL 58]

Ziehender Kopfschmerz im Hinterhaupte über dem Genicke, früh[20] (n. 60 St.). [RAL 59]

Kopfschmerz während des Erwachens und einige Zeit danach; das Gehirn eingenommen und wie zerrissen, wie im Faulfieber oder nach Branntweinsaufen (n. 6, 12 St.). [RAL 60]

Thränen des einen Auges mit ziehendem Kopfschmerze. [RAL 61]

Schmerz auf dem Haarkopfe beim Zurückstreichen der Haare, eine Art ziehenden Schmerzes. [RAL 62]

Spannender Kopfschmerz über das Gehirn (n. 1 St.) (*Rckt.*). [RAL 63]

Spannend ziehender Kopfschmerz in der Stirne über den Augenhöhlen, der sich beim Aufrichten der Augen vermehrt.[21] [RAL 64]

Kopfschmerz: das Gehirn ist wie eingespannt, mit einem bohrenden Schmerze im Hauptwirbel. [RAL 65]

---

[11] Vergl. 58.
[12] Vergl. 102. 734. 1012.
[13] Die Ueberempfindlichkeit der Augen gegen das Licht, vergl. 103, 104, 105, 107 bildet einen Wechselzustand mit der ebenfalls von **Pulsatille** zu erwartenden Gesichtsverdunkelung M. s. 94. 98. 99. 101. 102.
[14] 33, 34 vergl. mit 212, 713, 789, 898.
[15] Vergl. 929, 1049.
[16] Vergl. 574.
[17] Vergl. 102. 724.

[18] Dieß Vermindern der Schmerzen durch äußern Druck findet auch bei andern **Pulsatille**-Schmerzen statt; m. s. 838, 839.
[19] Vergl. 27.
[20] Vergl. 61, 102.
[21] Vergl. 33.

Kopfweh in den Schläfen, wie zusammengeschnürt [*Stf.*]. [RAL 66]

Ueber den Augen ein zusammenziehender Kopfschmerz, welcher sich verschlimmert, wenn sie scharf worauf sieht. [RAL 67]

Ein herausbohrender Kopfschmerz mit dumpfen Stichen. [RAL 68]

Einzelne scharfe Stöße oder Rucke in der rechten Gehirnhälfte (n. 1 St.). [RAL 69]

Ruckendes Reißen in beiden Schläfen, als wenn sie aus einander reißen wollten. [RAL 70]

Kopfweh: Stechen vom Hinterhaupte durch die Ohren. [RAL 71]

Stechen im Hinterhaupte, welches beim Niederlegen sich verschlimmert, beim Aufrichten aber vergeht. [RAL 72]

Stiche, welche durch das ganze Gehirn fahren, nach dem Mittagsessen bis zum abendlichen Schlafengehen, mit Schauder und Ohnmachtanfällen untermischt (n. 16 St.). [RAL 73]

Halbseitiges Stechen im Kopfe. [RAL 74]

Stechender Kopfschmerz (*Heyer* im *Crell*schen Jour. II S. 205.). [RAL 75]

Stechen und Reißen im Kopfe, besonders in den Schläfen [*Fr. H-n.*]. [RAL 76]

Stiche in den Schläfen. [RAL 77]

Stiche zur Stirne heraus, Abends. [RAL 78]

Schneidender Kopfschmerz. [RAL 79]

Abendlicher Kopfschmerz, wie von Stockschnupfen; darauf trockne Hitze im Bette und Schlaftrunkenheit, mit delirirenden Phantasieen und fast wachenden Träumen.[22] [RAL 80]

Kopfweh, als wenn man zu viel gegessen, oder sich den Magen durch Ueberladung mit allzu fettem Fleische verdorben hätte.[23] [RAL 81]

Sumsen im Kopfe. [RAL 82]

Sausen im Kopfe und noch stärkeres Brausen vor den Ohren, worauf er sich Abends vor der Zeit niederlegen mußte [*Fr. H-n.*]. [RAL 83]

Kopfweh, von Zeit zu Zeit, als wenn ein empfindlicher Wind durchs Gehirn führe[24] (n. 40 St.). [RAL 84]

Knistern im Gehirne beim Gehen und so wie der Puls geht. [RAL 85]

Der auf unbestimmte Zeit aussetzende und wiederkehrende Kopfschmerz erhöht sich vorzüglich beim Gehen in freier Luft (*Rckt.*). [RAL 86]

- **Gesicht und Sinnesorgane**

Verengert die Pupillen anfänglich. [RAL 87]

Erweitert die Pupillen zuletzt. [RAL 88]

Erweiterte Pupillen (*Rckt.*). [RAL 89]

Aufgedunsene Augen und Empfindung darin, als wenn man schielend wäre. [RAL 90]

Er sieht die Gegenstände doppelt (n. mehrern St.). [RAL 91]

Verdunkelung des Gesichts mit Brecherlichkeit und Gesichtsblässe.[25] [RAL 92]

Schwindeliche Verdunkelung des Gesichts nach dem Sitzen, wenn man aufrecht steht und zu gehen anfängt (n. 24 St.). [RAL 93]

Verdüsterung des Gesichts, wie ein Nebel vor den Augen, wenn man vom Sitzen aufsteht und zu gehen anfängt (n. 24 St.). [RAL 94]

Trübsichtig wie ein Nebel vor den Augen (*Hbg.* a. a. O.). [RAL 95]

Bleichsichtigkeit [*Stf.*]. [RAL 96]

Gesichtsverdunkelung[26] (*Saur* bei *Bergius,* Mat. med. S. 517.). [RAL 97]

Früh beim Aufstehen aus dem Bette ist es ihm so finster vor den Augen. [RAL 98]

Kurz dauernde Gesichtsverdunkelung. [RAL 99]

Größere Scharfsichtigkeit in die Ferne.[27] [RAL 100]

Einige Tage hindurch wiederkehrende Gesichtsverdunkelung. [RAL 101]

Das Gesicht und das Gehör vergehen ihm, bei ziehendem Kopfweh und einer Empfindung von Schwere und Kriebeln im Gehirne; hierauf Frost.[28] [RAL 102]

(Flimmern vor den Augen.) [RAL 103]

Sie sieht feurige Kreise vor den Augen, die sich immer mehr erweitern und größer werden gegen Mittag (gegen Abend hörts auf). [RAL 104]

Die Flamme eines Lichts deucht ihm wie mit einem sternartigen Scheine umgeben. [RAL 105]

Beim Schütteln des Kopfs stichts im linken Auge und es kommt eine Thräne heraus. [RAL 106]

Das eine oder das andere Auge leidet stechende Schmerzen, fast ohne Entzündung des Weißen, und kann nicht in die Flamme eines Lichts sehen; er kann die Augenlider nur wenig aufmachen (n. 3 St.). [RAL 107]

Kopfweh zog bis ins rechte Auge, es drückte in demselben, und es kam eine Thräne heraus. [RAL 108]

---

[22] Vergl. 997, 1004, 1091.
[23] Vergl. 321, 327.
[24] Vergl. 154.
[25] 92, 93, 94, 98, 99, 101, 102, vergl. mit 97, 1076.
[26] Vom Dunste.
[27] Heilwirkung nach einer großen Gabe.
[28] Vergl. 724, auch 29, 30 und 45, so wie 59, 61.

Kopfweh zog herab bis in die Augen, daß sie ihm weh thaten, Abends. [RAL 109]

Im Weißen des Auges nahe an der Hornhaut, ein (entzündetes) rothes Fleckchen (n. 30 St.). [RAL 110]

Der Rand des untern Augenlides ist entzündet und geschwollen, und früh tritt eine Thräne aus dem Auge. [RAL 111]

Die Augen laufen voll Wasser, sie thränen; Triefäugigkeit (*Störck* a. a. O.). [RAL 112]

Geschwulst und Röthe der Augenlider (*Saur* a. a. O.). [RAL 113]

Ein Gerstenkorn am Augenlide, und Entzündung des Weißen im Auge, bald in dem einen, bald in dem andern Winkel, mit ziehend spannendem Schmerze darin bei Bewegung der Gesichtsmuskeln, und mit geschwürigen Nasenlöchern.[29] [RAL 114]

Trockenheit der Augenlider (n. 12 St.). [RAL 115]

Trockenheit der Augenlider, vorzüglich wenn er schläfrig ist (n. 1½ St.). [RAL 116]

Trockenheit des rechten Auges, und Empfindung, als wenn es von einem darauf hängenden, abwischbaren Schleime verdunkelt würde, Abends (n. 24 St.).[30] [RAL 117]

Trockenheit der Augen, und früh eine Empfindung, als wenn ein fremder Körper drin drückte (n. vielen St.). [RAL 118]

Schmerz im Auge, als wenn es mit einem Messer geschabt würde (*Ant. v. Störck* von der **Pulsatille** Frft. 1771.). [RAL 119]

Ein drückender Schmerz im linken Auge. [RAL 120]

Ein drückender Schmerz im innern Augenwinkel. [RAL 121]

Ein drückend brennender Schmerz in den Augen, vorzüglich früh und Abends. [RAL 122]

Drückender Schmerz in den Augen, als wenn Hitze drin wäre. [RAL 123]

Drückend brennender Schmerz im Auge, als ob ein Härchen hineingefallen wäre. [RAL 124]

Ungemein reißende, bohrende, schneidende Schmerzen im Auge (*Störck* a. a. O.). [RAL 125]

Beim Lesen ein Drücken im Auge, als wenn Sand drin wäre, welches, wenn er zu lesen aufhörte, weg war, und beim Lesen wieder anfing. [RAL 126]

Abends, nach Sonnenuntergang, Jücken in den innern Augenwinkeln, wie wenn ein Geschwür heilen will; nach dem Reiben entsteht ein drückend feinstechender Schmerz. [RAL 127]

In den Augen ein Brennen und Jücken, welches zum Kratzen und Reiben nöthigt. [RAL 128]

Jückendes Stechen in den Augen, welches zum Kratzen nöthigt (n. 24 St.). [RAL 129]

Jücken in den Augen. [RAL 129a]

Jücken des Augapfels im äußern Winkel, Abends; früh sind die Augenlider wie mit Eiter zusammengeklebt (n. 8 St.). [RAL 130]

Der innere Augenwinkel früh wie mit Eiter verkleistert.[31] [RAL 131]

Die Augenlider sind früh zusammengeklebt. [RAL 132]

Jücken (Fressen) und Brennen in den Augenlidern, Abends. [RAL 133]

Im innern Augenwinkel ein beißender Schmerz und als wenn er wund wäre (n. 8 St.). [RAL 134]

In der freien kalten Luft, thränen die Augen.[32] [RAL 135]

In der freien Luft wirds ihm trübe vor den Augen und sie thränen. [RAL 136]

Beim Winde laufen die Augen voll Wasser (n. 10 St.). [RAL 137]

Triefäugigkeit. [RAL 138]

Fippern der Augenlider. [RAL 139]

(An der Stirne ein Blüthchen.) [RAL 140]

Ein beißendes Jücken auf dem Haarkopfe[33] (n. 9 St.). [RAL 141]

Auf dem Haarkopfe kleine, wie geschwürig schmerzende Geschwülste. [RAL 142]

Auf dem Haarkopfe, in der Gegend des Hinterhauptes, eine große, mit Eiter angefüllte Blüthe oder Pustel, mit fein reißenden Schmerzen [*Hbg.*]. [RAL 143]

Schweiß im Gesichte und am Haarkopfe [*Hbg.*]. [RAL 144]

Fippern in den Muskeln und Wangen. [RAL 145]

Wärme und Wärmegefühl im Gesichte [*Hbg.*]. [RAL 146]

Schauder auf der einen Seite des Gesichts.[34] [RAL 147]

---

[29] Vergl. 183, 184, 586, 587.
[30] Auch früh nach dem Erwachen und Nachmittags nach dem Mittagsschlafe entsteht bei **Pulsatille** nicht selten eine solche Trübsichtigkeit, als wenn auf der Hornhaut etwas hinge, wodurch das Sehen verhindert würde, auf dem einen Auge mehr, auf dem andern weniger, was sich abwischen zu lassen scheint, aber nicht eher weggeht, bis dieß Symptom, seiner Natur nach, von selbst verschwindet.
[31] Vergl. 138, 180.
[32] 135, 136, 137. Diese Wässerigkeit der Augen bildet einen Wechselzustand mit 115. 118.
[33] 141, 142 vergl. mit 143.
[34] Die Erscheinung der Zufälle nur auf der einen Körperhälfte ist der Pulsatille häufig eigen. M. vergl. 904, 919, 1071, 1072, 1075, 1096, 1097, 1098. – Etwas Aehnliches haben Wurzelsumach, Belladonna und Kockelsamen.

Gesichtsblässe. [RAL 148]

Ein Spannen im Gesichte und an den Fingern (vorzüglich wenn man etwas anfaßt), **als wenn die Theile schwellen wollten.** [RAL 149]

Schmerzhafte Empfindlichkeit, wie Wundheit der Haut, der Lippen und des Gesichts, bei der Berührung. [RAL 150]

Andrang des Blutes nach den Gehörwerkzeugen (n. 8 St.). [RAL 151]

Gemurmel im Ohre nach dem Gange des Pulses.[35] [RAL 152]

Oefteres Brummen im Ohre. [RAL 153]

Geräusch im Ohre, wie vom Winde, oder wie vom Rauschen des Wassers, nach 4 Uhr Nachmittags (n. 10 St.). [RAL 154]

Ohrensausen (n. 7, 8 St.), welches zwei Tage dauerte und durch eine plötzliche Erschütterung verging, die wie ein electrischer Schlag vom Kopfe bis über die Brust ging, mit Empfindung vor den Augen, als wenn eine Seifenblase zerplatzt (*Mlr.*). [RAL 155]

Gefühl im Ohre, als wenn es verstopft wäre, und ein Sausen darin, wie von starkem, entferntem Geräusche (n. 21 St.) (*Rckt.*). [RAL 156]

Ein zitterndes, dröhnendes Klingen der Ohren, wie von einer angeschlagenen eisernen Stange (n. 3 St.). [RAL 157]

Ohrenklingen (von der 4. bis 8. St.). [RAL 158]

Ein feines Klingen im rechten Ohre, dann im linken, mit einer angenehmen kitzelnden Empfindung in der Gegend des Trommelfells [*Hbg.*]. [RAL 159]

Zwitschern im Ohre wie von Heimchen (Heupferden), früh im Bette (n. 50 St.). [RAL 160]

Taubhörigkeit, als ob die Ohren verstopft wären[36] (n. 3 St.). [RAL 161]

Taubhörigkeit, als ob die Ohren ausgestopft wären, mit Zittern und Rückenschweiß – eine Stunde um die andre wiederkehrend (n. 3 St.). [RAL 162]

Jücken tief im Ohre (n. 24 St.). [RAL 163]

Im rechten Ohre viel Jücken, Nachmittags und Abends (n. 30 St.). [RAL 164]

Jückendes Stechen im innern Ohre (n. 6 St.). [RAL 165]

Einzelnes reißendes Zucken durch die Ohren (n. 12 St.). [RAL 166]

Zucken in den Ohren. [RAL 167]

Zucken im äußern Ohre, dann Hitze blos dieses Ohres. [RAL 168]

Heftiger Schmerz im Ohre, als wenn da was herausdrängen wollte. [RAL 169]

Hitze, Röthe und Geschwulst des äußern Ohres (n. einigen St.). [RAL 170]

Am äußern Ohre Hitze und Schweiß. [RAL 171]

Beim Ausschnauben dringt die Luft von innen in das Ohr, als wenn es davon aufgetrieben würde; dabei Stiche, die von da aus nach dem Auge zu fahren. [RAL 172]

Aus dem linken Ohre fließt Eiter (n. 12 St.). [RAL 173]

Eine kleine, schmerzhafte Drüse erhebt sich zwischen dem vordern Ohrbocke und dem Kiefergelenke. [RAL 174]

Ein großer, rother Knoten in der Gegend des Jochbeins. [RAL 175]

Eine rothe, harte Erhöhung auf der rechten Backe vor dem Ohre, von brennend zusammenziehendem Schmerze (n. 5 Tagen). [RAL 176]

Am Ohrbocke entsteht ein grindiger Ausschlag von brennend beißendem Schmerze, welcher Wässeriges aussiegert, und eine Drüsengeschwulst weiter herunter am Halse, die bei Berührung schmerzt. [RAL 177]

Ein Knarren im Ohre, wenn man sich mit dem Kopfe oder dem Körper bewegt (n. 4, 16 St.). [RAL 178]

In der Ohrdrüse ein stechender Schmerz. [RAL 179]

In der Nasenwurzel, bei dem Augenwinkel, ein Absceß, als wenn da eine Thränenfistel entstehen wollte.[37] [RAL 180]

(Beim Vorbücken Schmerz in der Nasenwurzel wie von einem Geschwüre.) [RAL 181]

Drückendes Gefühl in der Nasenwurzel [*Stf.*]. [RAL 182]

Im linken Nasenloche Empfindung wie von einem Geschwüre (n. 8 St.). [RAL 183]

Der Nasenflügel ist äußerlich geschwürig und siepert wässerige Feuchtigkeit (n. 6 St.). [RAL 184]

Zuckender Schmerz in der Nase. [RAL 185]

Früh Geruch in der Nase wie alter Schnupfen.[38] [RAL 186]

Uebler Geruch vor der Nase, wie von altem Schnupfen [*Hbg.*]. [RAL 187]

Geruchstäuschung; es war ihm immer, als rieche er Tabak und Kaffee unter einander, selbst in der freien Luft. [RAL 188]

Nasenbluten. [RAL 189]

---

[35] 152, 153, 154 vergl. mit 82.
[36] 161, 162 vergl. 156.
[37] Vergl. 131, 134.
[38] Vergl. 187, 590.

Blutfluß aus der Nase (n. 1 St.). [RAL 190]
Blutfluß aus der Nase mit Stockschnupfen. [RAL 191]
Früh Blutausschnauben (n. 48 St.). [RAL 192]
Am äußern Rande der Lippen schält sich die Oberhaut bis aufs lebendige Fleisch. [RAL 193]
Das Oberhäutchen der Lippen wird rissig (n. 2 St.). [RAL 194]
Fippern in der Unterlippe, zwei Tage lang. [RAL 195]
Unterlippe aufgeschwollen, in der Mitte aufgesprungen, mit spannendem Schmerze. [RAL 196]
Jücken in der Gegend des Kinnes, vorzüglich Abends. [RAL 197]
In der Unterkinnlade (ziehende) reißende Schmerzen.[39] [RAL 198]
Ein zusammenziehender Schmerz, wie von Säure, in den Kinnladen, mit Schauder und kaltem Gesichtsschweiße. [RAL 199]

■ **Mund und innerer Hals**

(Stechend klopfender Zahnschmerz, Nachmittags um 4, 5 Uhr), welcher durch kaltes Wasser sich verschlimmert. [RAL 200]
Bei jedem Essen sich erneuernder Zahnschmerz. [RAL 201]
Zahnweh, welches nach Mitternacht um 2 Uhr anfing, nicht vertrug, daß er sich auf eine kalte Stelle des Bettes mit dem Kopfe legte: ein stechendes Wühlen erst in den Zähnen des Unter-, dann des Oberkiefers aus einer Zahnwurzel in die andere, das sich Mittags beim Essen wieder erneuerte. [RAL 202]
Fein stechender Zahnschmerz, der durch Essig erleichtert wird. [RAL 203]
Feinstechend fressender Zahnschmerz im Zahnfleische, vorzüglich gegen Abend, der sich durch Bettwärme verschlimmert, aber durch Entblößung und das Anwehen kalter, freier Luft gelindert, und durch den Abendschlaf getilgt wird[40] (n. 6 St.). [RAL 204]
Stechender Schmerz im hintersten Backzahne, welcher sich verschlimmerte, wenn er den Mund aufmachte, um 2 Uhr Nachmittags bis 6 Uhr. [RAL 205]
Wenn er etwas recht Warmes in den Mund nimmt, gleich Zahnschmerz. [RAL 206]
Ziehend zuckender Zahnschmerz, von Kalttrinken verschlimmert. [RAL 207]
Zucken in den Backzähnen, mit einer kleinen Geschwulst des Zahnfleisches. [RAL 208]
(Zuckendes Zahnweh, vorzüglich früh, welches von kaltem Wasser, wenn es im Munde erwärmt worden, gelindert wird, beim Kauen sich nicht vermehrt, aber vom Stochern in den Zähnen aufgeregt wird.) [RAL 209]
Abends (6 Uhr) (nach Hitze im Kopfe mit Durst) zuckende Zahnschmerzen bis 11 Uhr die Nacht; hierauf Schweiß. [RAL 210]
Reißendes Zahnweh.[41] [RAL 211]
Schmerz in den Zähnen, als wenn sie herauswärts gestoßen würden.[42] [RAL 212]
Zahn ist beim Kauen und Beißen schmerzhaft.[43] [RAL 213]
Im Winde vermehren sich die Zahnschmerzen.[44] [RAL 214]
Zahnwackeln früh. [RAL 215]
Das Zahnfleisch schmerzt, als wenn es wund wäre. [RAL 216]
Im Zahnfleische ein Pochen, nach dem Takte des Pulses; bei der Ofenwärme stärker [*Hbg.*]. [RAL 217]
Das Zahnfleisch schmerzt auf der innern Seite, als ob es angefressen wäre (n. 8 St.). [RAL 218]
Am hintern Zahnfleische Gefühl von Geschwulst, die doch nicht war; wenn er irgend etwas in den Mund brachte, Essen oder Trinken, kalt oder warm, hatte er da eine brennende Empfindung. [RAL 219]
Zunge deuchtet ihm breiter zu seyn. [RAL 220]
Die Zunge ist mit zähem Schleime, wie mit einer Haut (Pelz) **überzogen.**[45] [RAL 221]
Bei weißer Zunge, garstiger Geschmack im Munde früh.[46] [RAL 222]
Auf der Zunge, Anfangs Reißen, dann anhaltende Hitze darin (*Stoerck* a.a.O.). [RAL 223]

---

[39] Die sogenannten reißenden Schmerzen von Pulsatille sind größtentheils ein kurzdauerndes, ziehendes Spannen, welches sich jedesmal in ein, dem Reißen ähnliches Zucken auflöst – etwa, als wenn ein Nerve schmerzhaft ausgedehnt und angespannt, und dann durch einen jählingen, schmerzhaften Ruck wieder fahren gelassen würde. Daher die Ausdrücke: „Einzelnes, reißendes Zucken" 166. „ziehend zuckend" 207 u. s. w.
[40] M. s. Anm. bei 214.
[41] Vergl. 198.
[42] Vergl. 714.
[43] Wechselwirkung mit 209.
[44] Die Vermehrung oder Erregung der Symptome, durch kühle, vorzüglich freie Luft ist eine seltenere Wechselwirkung, welche die Zufälle in der Wärme, vorzüglich in warmer Stubenluft erneuert, z.B. 574.
[45] Vergl. 248.
[46] Vergl. 246, 249, 250, 257–261.

An der Seite der Zungenspitze eine schmerzhafte Blase (n. 6 Tagen). [RAL 224]

Auf der Mitte der Zunge, selbst wenn sie benetzt ist, eine Empfindung als wenn sie verbrannt und gefühllos wäre, die Nacht und früh[47] (n. 6 St.). [RAL 225]

Beschwerliches Schlingen, wie von Lähmung der Schlundmuskeln [*Hbg.*]. [RAL 226]

Halsweh: Stiche hinten im Halse außer dem Schlingen; beim Schlingen keine. [RAL 227]

Stechendes Halsweh. [RAL 228]

Halsweh: im Halse schneidender Schmerz (n. 8 St.). [RAL 229]

Halsweh: Schmerz auf der Seite des Gaumens beim Berühren und Reden, als wenn eine Blase oder ein schmerzhaftes Blüthchen da wäre, bei erweiterten Pupillen, früh. [RAL 230]

Unschmerzhafte Empfindung, als wenn die Gaumendecke mit zähem Schleime überzogen oder geschwollen wäre. [RAL 231]

Halsweh: Empfindung beim Schlucken als ob es hinten im Halse verengert und zugeschwollen wäre. [RAL 232]

Drücken und Spannen im Halse beim Schlingen. [RAL 233]

Halsweh: Schmerz beim Schlucken, als wenn das Zäpfchen geschwollen wäre. [RAL 234]

Halsweh: Gefühl, wie wenn etwas bald ober-, bald unterwärts im Schlunde geschwollen wäre (n. 6 St.). [RAL 235]

Halsweh: Schmerz beim Schlucken, als wenn die Unterkieferdrüsen in den Hals herein ragten, und wie wund und roh wären (n. 8 St.). [RAL 236]

Halsweh: es ist scharf am Gaumen, als wenn er roh wäre, beim Schlucken. [RAL 237]

Der Hals schmerzt hinten, **als wenn er roh wäre**, zugleich ein ziehender Schmerz in den Halsmuskeln. [RAL 238]

Halsweh: Roheit und Wundheits-Empfindung im Halse außer dem Schlucken und als wenn er allzu trocken wäre, früh[48] (n. 2 St.). [RAL 239]

Halsweh: im Halse wie krallig, kratzig und wie roh, wie nach starkem Erbrechen; beim Schlingen fühlt er nichts; dabei so trocken im Halse. [RAL 240]

Roh, scharrig und **kratzig** im Halse, mit **Trockenheit** im Munde. [RAL 241]

Halsweh: beim Schlingen wie Geschwulst im Halse und Rauheit der Luftröhre. [RAL 242]

Trockenheit des Halses, nach Mitternacht. [RAL 243]

Früh Trockenheit des Halses (n. 6, 20 St.). [RAL 244]

Unerträgliches Gefühl von Trockenheit im Halse bis an die Zungenspitze (ohne sichtbare Trockenheit) mit Durste; er kann aber nur wenig trinken, weil es ihm innerlich, wie brecherlich, widersteht. [RAL 245]

Früh ist Mund und Kehle trocken und von einem unschmackhaften, lätschigen Schleime überzogen, mit einem übeln Geruche aus dem Munde, den er jedoch nicht selbst spürt (n. 12 St.). [RAL 246]

Früh Trockenheit der Zunge. [RAL 247]

Wenn er früh aus dem Schlafe erwacht, spürt er eine Trockenheit des Gaumens, der Zunge und der Lippen, die sich nachgehends in sehr zähen Schleim auflößt.[49] [RAL 248]

Schleimiger Geschmack im Munde, und Brechübelkeit, früh. [RAL 249]

(Früh ein schleimiger, salzig bitterer Geschmack im Munde, nicht ohne Appetit.) [RAL 250]

Der innere Hals ist früh mit einem zähen Schleims überzogen.[50] [RAL 251]

Der innere Mund ist mit übelriechendem Schleime überzogen, früh beim Aufwachen aus dem Schlafe. [RAL 252]

Es riecht ihm früh übel aus dem Munde.[51] [RAL 253]

Es riecht ihm früh faul aus dem Munde. [RAL 254]

Es riecht ihm die Nacht faul aus dem Munde. [RAL 255]

Abends nach dem Niederlegen, riecht es ihm aus dem Munde (n. 96 St.). [RAL 256]

Ein faulig kräuterartiger Geschmack hinten im Halse. [RAL 257]

Er hat im Munde einen Geschmack wie nach faulem Fleische, mit Brechübelkeit (n. 2 St.). [RAL 258]

Nach dem Mittagessen Aufstoßen wie nach faulem Fleische, und eben dieser Geschmack bleibt nachgehends im Munde, mit Brecherlichkeit[52] (n. 14 St.). [RAL 259]

Beim Ausrachsen entsteht, vorzüglich früh, ein Geschmack wie nach faulem Fleische im Munde. [RAL 260]

---

[47] Vergl. 247.
[48] Wechselwirkung 234, 237.
[49] Vergl. 221.
[50] Vergl. 221, 246.
[51] Vergl. 245.
[52] Vergl. 320. u.s.w.

Zuweilen Eitergeschmack im Munde, vorzüglich früh. [RAL 261]

Ekler, nüchterner Geschmack im Munde, wie wenn man allzu früh aufgestanden ist (n. 12 St.). [RAL 262]

Ein bränzlicher (*empyrevmatischer*) Geschmack im Munde. [RAL 263]

Ein erdiger Geschmack im Munde mit Brecherlichkeit (auch n. 1 St.). [RAL 264]

Ein fader Geschmack im Munde, als wenn man erdige Dinge gegessen hat (n. 10 St.). [RAL 265]

Immerwährend süßlicher Geschmack des Speichels im Munde. [RAL 266]

Ekelhaft süßlicher Geschmack des Bieres (n. 2 St.). [RAL 267]

Das bittre Bier hat ihm einen ekelhaft süßlichen Geschmack. [RAL 268]

Ekeliger Geschmack vom Tabakrauchen. [RAL 269]

Tabakrauchen giebt keinen Geschmack, ist völlig geschmacklos, erregt jedoch keinen Widerwillen, gegen Abend (n. 20, 50 St.). [RAL 270]

Bittrer Geschmack im Munde, Abends 6 Uhr.[53] [RAL 271]

Bittrer Geschmack im Munde früh (n. 24 St.), welcher nach dem Essen vergeht. [RAL 272]

Nach dem Essen und Tabakrauchen kommt bittrer, galliger Geschmack in den Mund [*Hbg.*]. [RAL 273]

Immerwährend bittrer, gallichter Geschmack im Munde, vorzüglich nach dem Essen. [RAL 274]

Nach Kollern und Hanthieren im Unterleibe und Bauchkneipen gelmte es ihm im Halse herauf. [RAL 275]

Bittrer Geschmack, mit Verlangen auch Citronsäure. [RAL 276]

Bittrer Geschmack aller Speisen; hierauf Frost mit kaltem Schweiße. [RAL 277]

Bitterlicher Geschmack auch der Speisen [*Stf.*]. [RAL 278]

Früh nüchtern, bittrer Geschmack im Munde, welcher während des Tabakrauchens noch bleibt (*Rckt.*). [RAL 279]

Nach Biertrinken, Abends, bleibt ein bittrer Geschmack im Munde (n. 8 St.). [RAL 280]

Früh, Abneigung gegen Milch, ob sie ihm gleich gut schmeckte. [RAL 281]

Milch hat, früh genossen, keinen Geschmack. [RAL 282]

Die Speisen haben ihr alle einen allzu salzigen Geschmack (das schwarze Brod ausgenommen), und nach dem Genusse steigt immer noch mehrere Stunden ein kralliger, salziger Geschmack im Halse herauf (n. 4, 28 St.). [RAL 283]

Nach Kaffeetrinken, vorzüglich früh, bleibt ein bittrer Geschmack im Munde. [RAL 284]

Wein schmeckt ihm bitter (n. 8 St.). [RAL 285]

Abneigung vor Butter: sie schmeckt ihm bitter. [RAL 286]

Bittrer Geschmack des Brodes, der Semmel und des Fleisches. [RAL 287]

Blos das schwarze Brod ekelt ihn an, es schmeckt bitter, die übrigen Speisen nicht. [RAL 288]

Zuweilen schmeckt das Brod bitter; es ekelt ihm vor Brod. [RAL 289]

Brod schmeckt bitter beim Kauen; wenn er es aber hintergeschluckt hat, ist der bittre Geschmack gleich weg. [RAL 290]

Bei gutem Appetite wird eine Viertelstunde nach dem Essen der Mund bitter. [RAL 291]

Etwas bittrer Geschmack, vorzüglich früh, im Munde und einige Zeit nach Essen und Trinken; doch schmeckten die Speisen richtig. [RAL 292]

Bitterkeit nach dem Erbrechen.[54] [RAL 293]

■ Magen

Aufstoßen (Aufschwulken) einer bittern Feuchtigkeit bis in den Mund. [RAL 294]

Lautes Aufstoßen [*Fr. H-n.*]. [RAL 295]

Bittres Aufstoßen des Nachts. [RAL 296]

Gallichtes Aufstoßen Abends (n. 2 St.). [RAL 297]

Früh schmeckt das Bier bitter, und hinterdrein bleibt ein saurer Geschmack im Munde[55] (n. 12 St.). [RAL 298]

Das Brod schmeckt ihr säuerlich und ist ihr zu trocken. [RAL 299]

Nach dem Essen ein säuerlicher Geschmack in dem Munde (n. 3 St.). [RAL 300]

Nach dem Kaffeetrinken stößt (schwulkt) eine saure Feuchtigkeit herauf in den Mund. [RAL 301]

Früh saures Aufstoßen. [RAL 302]

---

[53] Selten (und höchstens nur Abends oder früh) entsteht von Pulsatille ein anhaltend bittrer Geschmack im Munde; die Wechselwirkungen dagegen, wo kein bittrer Geschmack für sich im Munde ist, sondern entweder beim Trinken und beim Essen und Kauen, vorzüglich des schwarzen Brodes, entsteht, oder wo der bittre Geschmack erst nach dem Hinterschlingen der Getränke und Speisen erscheint, sind bei weitem die häufigsten von dieser Pflanze.

[54] Vergl. 354.
[55] Das Bittre und das Saure im Geschmacke oder im Aufstoßen ist Wechselzustand und gleichwohl beides Primärwirkung.

Appetitlosigkeit bei reinem, richtigem Geschmacke. [RAL 303]

Widerwillen gegen Fleisch und altbackenes Brod. [RAL 304]

Verminderter Geschmack aller Speisen (n. 4, 8, 16 St.). [RAL 305]

Fleisch hat ihm keinen Geschmack. [RAL 306]

Frisches Fleisch hat ihm einen faulen Geschmack. [RAL 307]

Bei einiger Eßlust haben ihm Brod, Butter und Bier wenig oder gar keinen Geschmack (nur Pflaumenmus schmeckt ihm völlig gut) (n. 12 St.). [RAL 308]

(Er will kein warmes Essen, und verlangt blos Butter, Brod und Obst.) [RAL 309]

Mangel an Appetit wegen Geschmacklosigkeit der Speisen und Vollheit des Magens. [RAL 310]

Durstlosigkeit. [RAL 311]

Abends verstärkter Appetit (n. 5 St.). [RAL 312]

Mitten im Essen, Mittags, überfällt sie Schlaf und sie muß schlafen. [RAL 313]

Früh, beim Aufstehen aus dem Bette, eine Art Magenraffen, wie wenn man lange gehungert hat; welches nach dem Essen vergeht (n. 12 St.). [RAL 315]

Eine nagende Empfindung im Magen, wie Heißhunger (n. 8 St.). [RAL 316]

Heißhunger (sogleich, aber bald vorübergehend). [RAL 317]

Hat Verlangen nach Speisen, weiß aber nicht, nach welchen? Auch schmeckt nichts von dem, was er ißt.[56] [RAL 318]

Hat Hunger, doch kein Verlangen nach einem gewissen bestimmten Nahrungsmittel. [RAL 319]

Appetit, er weiß aber nicht zu was? [*Stf.*]. [RAL 320]

Empfindung, als wenn man sich den Magen verderbt hätte.[57] [RAL 321]

Zeichen von höchst verdorbenem Magen. [RAL 322]

Nach kleiner Ueberladung beim Frühstück Spannen in den Füßen (n. 48 St.). [RAL 323]

Oefteres Aufstoßen mit dem Geschmacke des vorher Genossenen.[58] [RAL 324]

Nach dem Essen, anhaltendes Aufstoßen nach dem Geschmacke des Genossenen (*Rckt.*). [RAL 325]

Nach Kuchenessen Aufstoßen wie alter, ranziger Lichttalg. [RAL 326]

Empfindung im Magen, als wenn man sich übersessen hätte, als wenn man sie ausbrechen sollte. [RAL 327]

Unvollkommne Neigung zum Aufstoßen, versagendes und nicht zu Stande kommendes Aufstoßen. [RAL 328]

Nach dem Essen Aufstoßen nach dem Geschmacke des Genossenen, und dann Brecherlichkeit (n. 4 St.). [RAL 329]

Brechübelkeit steigt in den Mund herauf. [RAL 330]

Brecherliche Uebelkeit steigt bis in den Hals herauf. [RAL 331]

Früh Brechübelkeit mit Mundverschleimung, welche bald in sauern Geschmack im Munde übergeht (n. 13 St.). [RAL 332]

Es kommt eine Empfindung im Schlunde herauf, als wenn ein Wurm herankröche. [RAL 333]

Früh, nach Genuß der Milch, Uebelkeit, Weichlichkeit. [RAL 334]

Brecherliche Uebelkeit steigt mit einem sehr unangenehmen Gefühle in den Schlund herauf. [RAL 335]

Brecherlichkeit von festen Speisen, Brod, Fleisch. [RAL 336]

Unerträgliche Brechübelkeit, ohne Erbrechen (n. 1 Stunde). [RAL 337]

Brecherlichkeit mit Frost. [RAL 338]

Brechübelkeit blos im Halse, jedoch nicht beim Niederschlucken. [RAL 339]

Brechübelkeit, wenn man eben Speise zu sich nehmen will. [RAL 340]

Es wird ihr übel beim Essen, so daß ihr die Speisen widerstehen. [RAL 341]

Brechübelkeit, vom Tabakrauchen, bei daran Gewöhnten. [RAL 342]

Widerwillen gegen Tabakrauchen, als wenn man sich schon satt geraucht hätte (n. 5 St.). [RAL 343]

Höchster Ekel gegen Tabakrauchen. [RAL 344]

Im Schlummer (oder im Schlafe) entsteht Brechübelkeit bei bestehendem Appetite, selbst zu schwarzem Brode.[59] (n. 20 St.). [RAL 345]

Uebelkeit, als wenn sie von Hitze des Körpers entstünde. [RAL 346]

Ekel und Uebelkeit, als wenn man Oel getrunken hätte. [RAL 347]

Brecherlichkeit (*Stoerck* a.a.O.). [RAL 348]

---

[56] Vergl. 320.
[57] Vergl. 81, 258, 259, 260.
[58] Das Aufstoßen nach dem Geschmacke und Geruche des vorher Genossenen (s. auch 325) ist eine ungleich häufigere Wechselwirkung der Pulsatille, als leeres Aufstoßen nach bloßer Luft.

[59] Vergl. 577.

Nach Bewegung in freier Luft, gegen Abend, Uebelkeit und salziges oder saures Erbrechen (n 3½ St.). [RAL 349]

Empfindung von Brechübelkeit in der Oberbauchgegend, besonders nach Essen und Trinken (n. 1 St.). [RAL 350]

Mit Knurren und Kollern in der Unterribbengegend, Brecherlichkeit. [RAL 351]

Erbrechen der längst vorher genossenen Speisen. [RAL 352]

Abendliches Wegbrechen der Speisen; hierauf Bitterkeit im Munde mit Stumpfheit der Zähne. [RAL 353]

Nächtliches Erbrechen, mit stechend ziehendem Schmerze im Rücken nach dem Schulterblatte zu.[60] [RAL 355]

Abends, nach dem Essen und zu Bette legen, heftiges, angestrengtes Erbrechen einer grünen, schleimig wässerigen Materie, welche sauer riecht und wie Feuer im Schlunde brennt; dieses Erbrechen kam drei Abende hinter einander [*Stf.*]. [RAL 356]

(Vormitternächtliches Erbrechen einer kleinen Portion, fast ganz ohne Uebelkeit.) [RAL 357]

Kurzes Gallerbrechen. [RAL 358]

Nach dem Erbrechen Brennen im Schlunde. [RAL 359]

Nach dem Erbrechen Appetitlosigkeit.[61] [RAL 360]

Es schwulkt ihr von unten herauf eine wässerige Feuchtigkeit in den Mund (ohne Uebelkeit und ohne Erbrechen), die sie ausspucken muß (n. 3 St.); gleich vorher eine Empfindung in der Herzgrube, als wenn etwas da losgerissen würde, und eben daselbst während des Aufstoßens ein Drücken. [RAL 361]

Zusammenlaufen des Speichels im Munde, als wenn man Essig getrunken hätte [*Hbg.*]. [RAL 362]

Speichelfluß (*Stoerck* a. a. O.). [RAL 363]

Speichelfluß. [RAL 364]

Bei vier und zwanzigstündigem Speichelflusse, Brecherlichkeit. [RAL 365]

Häufiger Ausfluß wässerigen Speichels aus dem Munde.[62] [RAL 366]

Ausfluß wässerigen Speichels, wie Würmerbeseigen. [RAL 367]

Rucke vom Magen herauf nach der Kehle zu, und im Halse spannender Schmerz, bei Aengstlichkeit und Gefühl von innerer Hitze, welches nach dem Essen verschwindet (n. 6 St.). [RAL 368]

Beim Tabakrauchen Schlucksen. [RAL 369]

(Schlucksen, die Nacht im Schlafe.) [RAL 370]

Nach dem Trinken Neigung zum Schlucksen. [RAL 371]

Früh, in der Herzgrube drückend ziehender Schmerz, welcher dann bald in die Brustseite, wie ein Stechen, und zuletzt in den Rücken, wie ein Reißen übergeht (n. 24 St.). [RAL 372]

Ein Spannen in der Magen- und Herzgrubengegend bis in die Brüste herauf. [RAL 373]

Greifender Schmerz in der Herzgrube [*Stf.*]. [RAL 374]

Man fühlt Aderschlag in der Herzgrube.[63] [RAL 375]

Bei Auflegung der Hand auf den Magen ein fühlbares Klopfen darin. [RAL 376]

Schmerz in der Herzgrube beim Einathmen. [RAL 377]

Erst drückender, dann zuckender Schmerz in der Herzgrube. [RAL 378]

Früh, in der Herzgrube, heftiges Drücken, mit Brecherlichkeit vermischt. [RAL 379]

Drückend klemmender oder wurgender Schmerz in der Herzgrube, der das Athmen hemmt, Nachmittags. [RAL 380]

Einige Anfälle von zusammenziehendem oder würgendem Schmerze im Schlunde (der Speiseröhre), gleich als wenn man einen großen Bissen frischen Brodes verschluckt hätte (n. 10 St.). [RAL 381]

→ Appetit, Verlangen, Abneigung etc.: *Mund und innerer Hals*

→ Magenbeschwerden: *Abdomen*

→ Durst: *Fieber, Frost, Schweiß und Puls*

■ **Abdomen**

Sehr widriges Gefühl von beengender Spannung im Unterleibe, als wenn alles zu voll, hart und ungangbar wäre, und als wenn kein Stuhlgang und keine Blähung fortgehen könnte, obgleich der Stuhl, zwar langsam, aber doch nicht hart, erfolgt, wiewohl die Blähungen nur mühsam und kurz abgebrochen fortgehen. [RAL 382]

Zucken und Stechen in der Unterribbengegend, als wenn ein Geschwür drin wäre, bis ins Kreuz hinter. [RAL 383]

---

[60] Vergl. 345, 573. Verwandte Reize, ebenfalls die Nacht, s. 454, 465, und andre nächtliche Zufälle 615–617, 634, 684, 752, 766, 781, 356.

[61] Wechselwirkung im Gegenhalte mit 345.

[62] 366, 367, 361 sind verwandte Symptome 573.

[63] Vergl. 47–50, 924.

Zusammenziehende und klemmende Empfindung in der Oberbauch- und Unterribbengegend (Hypochondern), als wenn sich die Blähungen da stemmten (vorzüglich nach dem Essen), welche dann in die Brust übergeht, und den Athem versetzt und hemmt (n. 16 St.). [RAL 384]

Ziehend spannender Schmerz in den Hypochondern. [RAL 385]

Ein Spannen in der Gegend des Magens, Vormittags, welches durch Bewegung verging (n. 26 St.). [RAL 386]

Stiche in der Herzgrube[64] beim Fehltreten auf ungleichem Straßenpflaster u.s.w. [RAL 387]

Aengstlichkeitsempfindung um die Magengegend. [RAL 388]

Eine Stunde nach dem Essen Magenschmerz. [RAL 389]

Es liegt ihm so schwer im Magen wie ein Stein, früh im Bette beim Erwachen.[65] [RAL 390]

Nach dem Abendessen gleich Drücken im Magen und Blähungskolik, hierauf Brechübelkeit (n. 24 St.). [RAL 391]

In der Oberbauchgegend kneipend stechende Schmerzen mit Blähungskolik, des Morgens (n. 24 St.). [RAL 392]

Kneipende Schmerzen im Oberbauche (Epigastrium). [RAL 393]

Bauchschmerzen blos beim Gehen. [RAL 394]

Beim Sitzen stumpfer Schmerz und Empfindung von spannender Auftreibung in der Oberbauchgegend. [RAL 395]

Die Bauchbedeckungen sind wie geschwollen, mit spannendem Schmerze, und dabei geht keine Blähung ab. [RAL 396]

Harte Auftreibung des Unterleibes, mit strammendem Schmerze darin, und einem Gefühl, als wenn der Unterleib zerplatzen sollte (bei geschwollenen Fußrücken). [RAL 397]

Lautes Kollern im Unterleibe, wachend und schlafend (*Fr. H-n.*). [RAL 398]

Reißender Schmerz im Unterleibe (*Störck* a.a.O.). [RAL 399]

Stechende Schmerzen im Unterleibe (*Störck* a.a.O.). [RAL 400]

Kollern und Knurren im Unterleibe [*Hbg.*]. [RAL 401]

Ganz in der Frühe, gleich nach dem Erwachen im Bette, Blähungskolik; Blähungen knurren und gehen schmerzhaft, besonders im Oberbauche herum. [RAL 402]

Ein anhaltender, stumpfer Stich in der Seite des Unterleibes, wie von einer versetzten Blähung. [RAL 403]

Nach dem Abendessen gleich Blähungskolik; Blähungen rumoren schmerzhaft, besonders in der Oberbauch-Gegend.[66] (n. 4, 24, 48, St.). [RAL 404]

Schneidende Bauchschmerzen, als wenn Durchfall entstehen wollte, über dem Nabel[67] (n. 1 St.). [RAL 405]

Ein prall hervorragender Ring um den Nabel, welcher beim Gehen schmerzt (n. 24 St.). [RAL 406]

Ein kriebelndes Jücken in und über dem Nabel; nach dem Kratzen schmerzts. [RAL 407]

Blähungen gehen kolikartig im Leibe herum, Abends, nach dem Niederlegen, im Bette. [RAL 408]

Blähungen treten mit lautem Knurren aus einer Stelle der Därme in die andre, mit knupsender, auch wohl kneipender Empfindung, vorzüglich Abends im Bette. [RAL 409]

Knurren und Kollern im Bauche, wie von Blähungen. [RAL 410]

Lautes Knurren im Unterleibe, mit öfterem Laxiren und Greifen und Kneipen im Unterleibe. [RAL 411]

Abends Leibweh oder Poltern im Unterleibe. [RAL 412]

Nach dem Essen Vollheit und von Zeit zu Zeit Leibweh mit Kollern. [RAL 413]

Empfindung von blähungskolikartiger Vollheit im Unterleibe, nach der (Abend-)Mahlzeit (n. 2 St.). [RAL 414]

Empfindung von Leerheit im Unterleibe, gleich als ob der Bauch ausgeweidet (seiner Eingeweide entleert) wäre. [RAL 415]

Es ist ihr wie nüchtern, und es kneipt und bluwwert im Leibe, wie von etwas Gährendem. [RAL 416]

Bauchweh nach dem Trinken (n. 3 St.). [RAL 417]

Bauchweh nach dem Trinken, Abends (n. 6 St.). [RAL 418]

Aufblähung nach jeder Speise. [RAL 419]

Schneidende Bauchschmerzen wie von Blähungen vor dem Essen, Abends[68] (n. 36 St.). [RAL 420]

Schneidende Bauchschmerzen am Tage und vorzüglich Abends, einen Tag um den andern (n. 4, 5, 6 Tagen). [RAL 421]

---

[64] Vergl. 392, 726.
[65] Vergl. 378, 379.
[66] Vergl. 391, 414.
[67] Vergl. 723, und zum Theil 724, auch 420, 425 und 467.
[68] 420–424, vergl. mit 405, 467, 723 und zum Theil 724.

Leibweh: Schneiden tief im Unterleibe, durch Vorbücken erleichtert, wie zum Erbrechen, gegen 5 Uhr, nach dem Vesperbrode, drei Tage nach einander um dieselbe Zeit; Abends um 9 Uhr vergings im Krummliegen und er schlief ein (n. 24 St.). [RAL 422]

Schneiden im Leibe, wenn sie sich bewegt hat. [RAL 423]

Die Blähungen gehen mit schneidenden Bauchschmerzen ab, des Morgens (n. 8, 20 St.). [RAL 424]

Höchst stinkende Blähungen nach dem Essen. [RAL 425]

Mehr kneipendes, als schneidendes Leibweh im Unterbauche, mit weichem Stuhlgange. [RAL 426]

Kneipendes Bauchweh, was den ganzen Unterleib gleichförmig einnimmt (n. $\frac{1}{2}$ St.). [RAL 427]

Greifendes Bauchweh tief im Unterleibe, linker Seits; sie mußte sich den Leib zusammenbinden.[69] [RAL 428]

(Früh Bauchkneipen unter Frost und Hitze.) [RAL 429]

Leibkneipen (n. 4 St.) und starke Stiche, die aus dem Unterleibe in das männliche Glied fuhren, öfterer, dünner Stuhlgang, mit starkem Durste auf Braunbier. [RAL 430]

Bauchweh, als wenn Durchfall erfolgen müßte, und es erfolgt doch nur ein guter, natürlicher Stuhl (n. 48, 72 St.). [RAL 431]

Drückender pressender Schmerz im Unterleibe.[70] (n. 1, 42 St.). [RAL 432]

Nachtkolik: Nachmitternachts ein Drücken hie und da im Unter-Leibe, wie von versetzten Blähungen, mit Hitzgefühl über den ganzen Körper, ohne Durst; Abgang von Blähungen erleichterte nichts. [RAL 433]

Nach dem Stuhlgange Bauchweh. [RAL 434]

Ziehen im Rücken während des Stuhlganges, außerdem fast nicht. [RAL 435]

Nach dem Stuhlgange kolikartiges Bauchweh, wie von Blähungen (n. 5 St.). [RAL 436]

Nach dem Stuhlgange Drücken im Mastdarme. [RAL 437]

Beim Gähnen Schmerz, wie Zerschlagenheit in den Unterbauchbedeckungen (n. 2 St.). [RAL 438]

Frost über den Unterleib (auch bis zum Untertheil des Rückens herum). [RAL 439]

Ein Schmerz in den Unterleibsmuskeln beim Sitzen und beim Husten (n. 3 Tagen). [RAL 440]

Schmerzhafte Empfindlichkeit des Unterleibes, welche durch Befühlen erregt wird (n. mehrern Stunden). [RAL 441]

Nach Laxiren, mit heftigem Durste, schmerzhafte Empfindlichkeit der Bauchbedeckungen; man konnte ohne Schmerz den Unterleib nicht berühren. [RAL 442]

■ **Rektum**

Hartnäckige Leibesverstopfung. [RAL 443]

Täglicher, aber harter Stuhlgang (mit Schmerz in den Hämorrhoidalknoten). [RAL 444]

Schwere Ausleerung des Stuhls mit schmerzhaftem Pressen und Rückenschmerz.[71] [RAL 445]

Früh schwerer Stuhlgang, dann am Tage noch zweimal weicher. [RAL 446]

Es nöthigt ihn öfters zum Stuhle, bei fahler Gesichtsfarbe (schlechtem Aussehen) und Ohnmächtigkeit. [RAL 447]

Oefterer Drang, zu Stuhle zu gehen (öfteres Noththun), als wenn von Zeit zu Zeit Durchlauf entstehen wollte. [RAL 448]

Ohne Stuhlzwang, weder im Mastdarme noch im After, thut es ihm anhaltend Noth (in den entfernteren Gedärmen), ohne hinreichenden Stuhl los zu werden. [RAL 449]

Oefterer weicher Stuhl mit Schleime gemischt (auch n. 2 St.). [RAL 450]

Oeftere Abgänge bloßen Schleims (auch n. 48 St.) mit Bauchweh vor jedem Stuhlgange. [RAL 451]

Stühle, welche blos aus gelblich weißem Schleime bestehen, mit etwas wenigem Blute vermischt (n. 12 St.). [RAL 452]

Kothstuhlgänge mit Blut gefärbt, früh (n. 72 St.). [RAL 453]

Durchfall, grün wie Galle, die Nacht ein- bis zweimal; vor jedem Stuhlgange geht es in den Därmen herum[72] (n. 4 Tagen). [RAL 454]

Durchfall grünen Schleims (n. 2 Tagen). [RAL 455]

Durchfall, erst grün, dann schleimig. [RAL 456]

Ein nicht schwächender Durchfall (*Störck* a.a.O.). [RAL 457]

Durchfall ohne Leibweh [*Hbg.*]. [RAL 458]

---

[69] Vergl. 411, 374.
[70] Vergl. 379, 380, 390.
[71] Dieses und die sechs folgenden Symptome (vergl. 569) sind die vorzüglichsten und gewöhnlichsten Formen der Stuhlausleerungen von Pulsatille.
[72] Vergl. 465. Diese Arten nächtlicher Durchfall sind characteristisch für die Pulsatille, und schwerlich bei einer andern Arznei in so ausgezeichnetem Maße anzutreffen.

Fünf Morgen nach einander, jedesmal gleich nach dem Aufstehen, ein schleimiger Durchfallstuhl [*Fr. H-n.*]. [RAL 459]

Fünf Nächte hinter einander (im Schlafe) ohne Wissen abgehender durchfälliger Stuhlgang; auch am Tage drei- bis viermaliger Durchfallstuhl [*Fr. H-n.*]. [RAL 460]

Nach dem Stuhlgange ein kleiner Frost, vorzüglich unten im Rücken (Kreuze) (und ein Drücken in der Gegend der Herzgrube). [RAL 461]

(Vier Tage lang) **ganz weißer Stuhlgang** (n. 3 Tagen, auch nach 8, 24 St.). [RAL 462]

Stuhlgang wie gedachte Eier, mit Schneiden vor und nach dem Stuhlgange, vorzüglich früh. [RAL 463]

(Früh Durchlauf.) [RAL 464]

Nachts wässeriger Durchlauf. [RAL 465]

(Der Koth geht dünn geformt und wie breit gedrückt ab.) [RAL 466]

Durchlauf mit Leibschneiden.[73] [RAL 467]

Früh weicher, scharfer, beißender Stuhlgang.[74] [RAL 468]

Scharfe Abgänge durch den Stuhl. [RAL 469]

Blinde Hämorrhoiden, mit Jücken des Abends (n. 10 St.). [RAL 470]

Blinde Hämorrhoiden, mit Jücken am After. [RAL 471]

(Fließende Hämorrhoiden) Blutabgang aus dem After (n. 8 Tagen). [RAL 472]

Starkes Bluten des Afters (n. 7 Tagen.) [*Fr. H-n.*]. [RAL 473]

Starkes Bluten aus dem After beim Stuhlgange (*Mlr.*). [RAL 474]

Goldaderfluß, drei Tage lang (*Störck* a.a.O.). [RAL 475]

Ein anhaltender, stumpfer Stich im Mastdarme, wie von einer versetzten Blähung (n. 1 St.). [RAL 476]

Goldaderknoten, mit einzelnen jückenden Stichen im After. [RAL 477]

Beim Stuhlgange ein Brennen im Mastdarme. [RAL 478]

Blinde Hämorrhoiden Abends bis um 9 Uhr, mit Wundheitsschmerz am After, bei Ruhe und Bewegung, welcher jedoch bei Bewegung sich etwas erhöht (n. 24 St.). [RAL 479]

Wundheitsschmerz des Afters, gleich nach Abgang des Stuhlgangs (n. 4, 5 Tagen). [RAL 480]

Blinde Hämorrhoiden, mit Wundheitsschmerz (n. 1 St.). [RAL 481]

Schründende (Wundheits-) Schmerzen im After und in den Goldaderknoten (n. 3 St.). [RAL 482]

Schmerzhafte, hervorragende blinde Goldaderknoten. [RAL 483]

(Beim Stehen ein drückendes Reißen bis in den After.) [RAL 484]

Nach Kreuzschmerzen, früh, blinde Goldaderknoten. [RAL 485]

Wundheit und schründender Schmerz an den Hinterbacken, äußerlich, wo die Kerbe anfängt (n. 1 St.). [RAL 486]

In den Leisten, mehrere kleine, Eiter enthaltende und brennend stechend schmerzende Pocken von der Größe einer Erbse [*Hbg.*]. [RAL 487]

- **Harnwege**

Die Blasengegend schmerzt beim äußern Befühlen. [RAL 488]

Wie ein Stein drückender und zusammenschnürender Schmerz im Unterbauche bis an die Blase. [RAL 489]

Oefterer Drang zum Harnlassen. [RAL 490]

Er pißt die Nacht unwillkührlich ins Bett. [RAL 491]

Unwillkührliches Harnen: **der Harn geht ihr tropfenweise beim Sitzen und Gehen ab.** [RAL 492]

Ein anhaltender, stumpfer Stich im Blasenhalse, wie von einer versetzten Blähung (n. 1 St.). [RAL 493]

Ein scharfer (fast schneidender) Druck auf den Blasenhals beim Gehen im Freien, wie von Blähungen, doch ohne Drang zum Harnen. [RAL 494]

Anhaltendes Drücken an der Blase, ohne daß es zum Urin nöthigte, Abends und die Nacht. [RAL 495]

Ein Drücken auf die Blase, wie von versetzten Winden, gegen Morgen. [RAL 496]

Harnzwang, Tenesmus der Blase. [RAL 497]

(Harnzwang) [*Hbg.*]. [RAL 498]

Oefterer, fast vergeblicher Harndrang, mit (schneidendem Wasser) schneidendem Schmerze beim Urinlassen. [RAL 499]

Pressen vor dem Wasserlassen. [RAL 500]

Ein Drücken und Pressen auf den Urin. [RAL 501]

Blos wenn er auf dem Rücken liegt, drückt ihn das Wasser, und er muß bald harnen; auf der Seite liegend aber nicht. [RAL 502]

---

[73] Vergl. 405.
[74] Vergl. 509.

Reichlicher Harnfluß.[75] [RAL 503]
Verstärkter Harnabgang (*Störck* a.a.O.). [RAL 504]
Harnfluß (*Heyer* a.a.O.). [RAL 505]
Fast beständiger Harnfluß (*Störck* a.a.O.). [RAL 506]
Beim Husten oder beim Abgang der Winde entgeht ihm unwillkührlich etwas Harn (n. 48 St.). [RAL 507]
Wasserheller, farbloser Harn (n 1¼ St.). [RAL 508]
Während des Lassens eines wässerigen Harns, und bei Schwächegefühl in den Lenden, scharfe[76] Schleimstuhlgänge. [RAL 509]
Der Urin ist von Zeit zu Zeit roth. [RAL 510]
Braunrother Harn. [RAL 511]
Dunkelrother Harn, ohne Satz. [RAL 512]
Brauner Harn. [RAL 513]
Harn mit einem violeten Schaumringe oben auf sandigem Bodensatze. [RAL 514]
(Harnsatz, gallertartig.) [RAL 515]
Harn mit violetrothem Satze. [RAL 516]
Harn mit rothem Satze. [RAL 517]
Harn mit ziegelfarbenem Bodensatze. [RAL 518]
Starke Stiche, die aus dem Unterleibe ins männliche Glied fuhren. [RAL 519]
Nach dem Lassen eines braunen Harns Brennen im vordern Theile der Harnröhre.[77] [RAL 520]
Beschwerliches Harnbrennen (*Störck* a.a.O.). [RAL 521]
Abends, vor dem Niederlegen, ein Brennen am Blasenhalse, als wenn es ihn zum Harnen nöthigte. [RAL 522]
Brennen in der Harnröhrenöffnung bei und nach dem Lassen des Urins, welcher ziegelfarbigen Bodensatz absetzt. [RAL 523]
Verengerung der Harnröhre, dünner Strahl des abgehenden Urins (n. 1 St.). [RAL 524]
Ziehender Schmerz in der Harnröhre außer dem Urinlassen. [RAL 525]
Nach dem Urinlassen, ein wie mit dem Fingernagel scharf drückender Schmerz in der Harnröhre [*Hbg.*]. [RAL 526]
Nach dem Uriniren ein drückend kriebelnder Schmerz in der Harnröhröffnung. [RAL 527]

■ **Geschlechtsorgane**

Nach dem Harnen, Drücken und Kriebeln in der Eichel. [RAL 528]
Zusammenschnürender Schmerz hinter der Eichel (*Rckt.*). [RAL 529]
(Leistendrüsengeschwulst und Bubo beim Vergehen eines venerischen Schankergeschwürs.) [RAL 530]
Feinstechendes Jücken in der Vorhaut beim Sitzen und Liegen, aber nicht beim Gehen (Abends). [RAL 531]
Stechend jückende Empfindung unter der Vorhaut (n. ¼ St.). [RAL 532]
Jückend beißender Schmerz am innern und obern Theile der Vorhaut (n. 6 St.). [RAL 533]
Beißendes Jücken unter der Vorhaut an der Eichel. [RAL 534]
(Ein feines Stechen neben den Zeugungstheilen.) [RAL 535]
Früh, in und außer dem Bette, Jücken des Hodensacks. [RAL 536]
Am Hodensacke öfteres Jücken, besonders früh und Abends. [RAL 537]
Hodensack auf der rechten Seite geschwollen. [RAL 538]
Hodengeschwulst (n. 48 St.). [RAL 539]
Lang herabhängende Hoden (n. 1 St.). [RAL 540]
Reißender Schmerz in den Hoden (n. 24 St.). [RAL 541]
Der rechte Hode ist herangezogen und angeschwollen, der Saamenstrang geschwollen, mit spannendem Schmerze, während der linke Hode tief herabhängt (n. 1½ St.). [RAL 542]
Ziehende und ziehend spannende Schmerzen gehen aus dem Oberleibe durch den Saamenstrang in die Hoden, welche tief herabhängen (n. 6 St.). [RAL 543]
Früh, nach dem Erwachen, lange Ruthesteifigkeit, nicht ohne Geschlechtstrieb (n. 6. St.). [RAL 544]
Früh, beim Aufwachen, Aufregung der Geschlechtstheile und Reiz zum Beischlafe (n. 24 St.). [RAL 545]
Nächtliche Saamenergießung. [RAL 546]
Nachts, Pollutionen im Schlafe (*Rckt.*). [RAL 547]
Zwei Pollutionen in einer Nacht bei nicht verliebten Träumen, und den Tag darauf eine unerträgliche Schwere und Laßheit in den Gliedern[78] (n. 12 St.). [RAL 548]

---

[75] Mehr Nach- oder Heilwirkung, nach Tilgung eines vorgängigen Harnzwanges, 490. 497 und 501. – Mit diesen Harnzwangs-Symptomen scheinen in primärer Wechselwirkung zu stehen 491, 492.
[76] Vergl. 468.
[77] Vergl. 559 und 521.

[78] Wechselwirkung mit 1005.

Früh, im Bette, ein jückender Reiz in der Gegend der Saamenbläschen, welcher sehr zur Ergießung des Saamens antreibt, fast ohne Ruthesteifigkeit und ohne verliebte Gedanken (n. 12, 36 St.). [RAL 549]

Erectionen des Gliedes bei Tage und bei Nacht. [RAL 550]

(Oeftere Steifigkeit des Gliedes, mit Ausfluß des Vorsteherdrüsensaftes)[79] (n. 36 St.). [RAL 551]

Angenehmer Kitzel der Eichel, dann Ausfluß eines farblosen Schleims wie Vorsteherdrüsensaft [Hbg.]. [RAL 552]

Abgang einer übelriechenden Feuchtigkeit aus der Harnröhre (Tripper?) (Störck a.a.O.). [RAL 553]

Tripper, von Farbe und Dicke des männlichen Saamens, mit brennendem Schmerze, besonders gleich nach dem Harnen.[80] [RAL 554]

Beim (schon vorhandenen) Tripper Bluttröpfeln aus der Harnröhre (n. 4 St.). [RAL 555]

In der Mutterscheide und außerhalb in den Schaamlefzen ein brennender (stechender?) Schmerz [Hbg.]. [RAL 556]

Schneidender Schmerz im Muttermunde (n. 6 St.). [RAL 557]

Ziehend pressender Schmerz gegen die Mutter zu, mit Brecherlichkeit gegen Morgen. [RAL 558]

Ziehend spannender Schmerz im Unterleibe, wie Geburtswehen (n. 4, 5 St.). [RAL 559]

Zusammenziehende Schmerzen auf der linken Seite der Mutter, wie Geburtswehen, welche nöthigen, sich krumm vorzubiegen. [RAL 560]

Scheidefluß (Leukorrhöe) mit brennendem Schmerze.[81] [RAL 561]

Scharfer dünner Scheidefluß. [RAL 562]

Milchartiger, unschmerzhafter Scheidefluß. [RAL 563]

Milchartiger Scheidefluß, mit Schaamgeschwulst. [RAL 564]

Unschmerzhafte Leukorrhöe dicklichen Schleims, von Milchfarbe, besonders beim Niederliegen bemerkbar. [RAL 565]

Unschmerzhafter Scheidefluß wie Milchrahm. [RAL 566]

Vor Antritt des Monatsflusses, Frieren, Dehnen, Gähnen. [RAL 567]

Empfindung einer Schwere im Unterleibe, wie ein Stein, bei bevorstehendem Monatlichen (n. 1 St.). [RAL 568]

Während des Monatlichen ein niederwärts, wie ein Stein drückender Schmerz im Unterleibe und im Kreuze, wobei die Untergliedmaßen beim Sitzen einzuschlafen geneigt sind, mit leerem, vergeblichem Drange[82] zur Ausleerung durch den Stuhl. [RAL 569]

(Krampfige und fast brennende Schmerzen im Unterleibe, während des Monatlichen.) [RAL 570]

Beim Monatlichen: das Blut ist dick und schwarz und kommt blos ruckweise, nur ein Paar Mal des Tages.[83] [RAL 571]

(Monatliches hat blos am Tage, wenn sie geht seinen Fortgang, die Nacht wenig oder gar nicht.) [RAL 572]

Beim Monatlichen: die Nacht ward ihr übel und mit Würgen stieß der Magen Wasser aus, wie Würmerbeseigen.[84] [RAL 573]

Beim Monatlichen: es wird ihr schwarz vor den Augen, und schlimmer, wenn sie in die warme Stube kommt.[85] [RAL 574]

Ausbleiben des Monatlichen, mit Kälte des Körpers, Frostigkeit und Fußzittern.[86] [RAL 575]

Unterdrückung der Monatsreinigung.[87] [RAL 576]

Bei Monatzeitunterdrückung, brecherliche Uebelkeit ohne Erbrechen, bei vollem Appetite.[88] [RAL 577]

Bei der Monatreinigung Magenschmerz (Herzdrücken, Kardialgie). [RAL 578]

Bei der Monatreinigung ein Paar Tage Seitenschmerz.[89] [RAL 579]

Bei der Monatreinigung Stechen in der Brust beim Athemholen. [RAL 580]

Vor dem Ausbruche des Monatlichen und während desselben ein durch Bewegung des Arms, durch Athemholen und Lautreden erregtes Seitenstechen, wobei der Arm wie gelähmt war. [RAL 581]

Monatreinigung kommt sieben Tage zu zeitig.[90] [RAL 582]

---

[79] Vergl. 552.
[80] Vergl. 520, 521.
[81] 563, 564 Wechselwirkung mit 565, 566.
[82] Vergl. 445.
[83] Der schwierige, der verspätigte, auch wohl unterdrückte Abgang des Monatlichen scheint die Hauptwirkung der Pulsatille primärer Art zu seyn, die allzu zeitige Erscheinung desselben aber (582) eine seltenere Wechselwirkung.
[84] Vergl. 345, 355, 357 und 361, 366, 367.
[85] Vergl. 44.
[86] Vergl. 823, 933, 934.
[87] Bei mehren ältlichen Personen, vorzüglich wenn das Monatliche zum Vollmonde einzutreffen gewohnt war.
[88] Vergl. 345.
[89] Welcher sich durch Schweiß verlor.
[90] M. s. Anm. bei 571.

Ueber die Zeit ausgebliebene Monatreinigung tritt ein (n. 1½ St.). [RAL 583]

Verstärkte, starke Monatreinigung (*Störck* a.a.O.). [RAL 584]

- **Atemwege und Brust**

Stockschnupfen. [RAL 585]

Verstopfte Nase, geschwürige Nasenlöcher.[91] [RAL 586]

Stockschnupfen mit geschwürigen Nasenlöchern.[92] [RAL 587]

Grüner, stinkender Ausfluß aus der Nase. [RAL 588]

Eiterausfluß aus dem rechten Nasenloche[93] (*Störck* a.a.O.). [RAL 589]

Der Nasenschleim ist übelriechend wie von altem Schnupfen [*Hbg.*]. [RAL 590]

Abends, bei Schlafengehen, Verstopfung in der Nase, wie von Schnupfen, und früh wird dicker, gelber, undurchsichtiger Schleim ausgeschnaubt, wie bei einem alten Schnupfen. [RAL 591]

In der Nase, Kitzel, wie von feinem Schnupftabak, worauf starkes Nießen erfolgt [*Hbg.*]. [RAL 592]

Immerwährendes Kitzeln in der Nase. [RAL 593]

Nießen (n. 4, 12 St.). [RAL 594]

Nießen Abends im Schlafe. [RAL 595]

Nießen früh im Bette. [RAL 596]

Schnupfen zwei Stunden lang (sogleich und n. 2 St.). [RAL 597]

Schnupfen, mit Verlust des Geruchs und Geschmacks. [RAL 598]

Scharrige Empfindung am Kehldeckel, wie bei Heiserkeit gewöhnlich ist (n. 1 St.). [RAL 599]

Früh, nach dem Aufstehen, liegts ihm auf dem Brust, mit Husten und Auswurf (n. 24 St.). [RAL 600]

Beschwerung auf der Brust mit Husten ohne Auswurf [*Hbg.*]. [RAL 601]

Heiserkeit, ohne ein lautes Wort reden zu können. [RAL 602]

Husten (n. 4 St.). [RAL 603]

Ein Scharren und eine Trockenheit im Halse, welche Husten erregt von 2, 3 Stößen. [RAL 604]

Ein Kratzen auf der Brust (in der Luftröhre) erregt den Husten. [RAL 605]

Wie von Trockenheit in der Brust (Luftröhre) erregter Husten. [RAL 606]

In der Luftröhre und von der Herzgrube an bis zum Kehldeckel ein Jücken, welches Husten erregt. [RAL 607]

Wenn das Kind hustet, schuttert (erschüttert) es so. [RAL 608]

Beim Husten ists, als wenn der Magen sich umwende, und er sich übergeben sollte; der Husten preßt ihm Thränen aus den Augen. [RAL 609]

(Husten sogleich, wenn sie einen Bissen gegessen hat.) [RAL 610]

(Von einer zusammenziehenden Empfindung im Kehlkopfe erregter Husten, vorzüglich nach dem Essen, mit Erbrechen und Nasenbluten.) [RAL 611]

Während des Hustens Empfindung, wie von Schwefeldampf, im Halse. [RAL 612]

Kitzel in der Gegend des Schildknorpels, und davon entstehendes kurzes Husten (Kotzen). [RAL 613]

Vom Einathmen entstehen Bewegungen zum Husten (n. 2 St.). [RAL 614]

Nächtlicher Husten, welcher am Schlafe hindert und abmattet. [RAL 615]

Nächtlicher Husten und davon Trockenheit im Halse. [RAL 616]

Nächtlicher, trockner Husten, welcher beim Aufsitzen im Bette vergeht, beim Niederlegen aber wiederkehrt[94] (n. 8, 32 St.). [RAL 617]

Nach dem Niederlegen, Abends, anhaltender Husten. [RAL 618]

Trockner Husten, mit schwierigem Auswurfe[95] (n. mehrern St.). [RAL 619]

Das Kind kotzt so nach dem Husten. [RAL 620]

Starker Husten, mit schwierigem Auswurf wenigen, zähen Schleims. [RAL 621]

Gegen Abend ein harter Husten. [RAL 622]

Bluthusten. [RAL 623]

Husten, mit Auswurf schwarzer Stücke geronnenen Blutes, bis zu Abend (n. 1 St.). [RAL 624]

Erst einen halben Tag trockner Husten und dann mehrere Tage immer Schleim im vordern Theile der Luftröhre, der sich durch freiwilliges Husten in Menge auswerfen läßt. [RAL 625]

---

[91] Vergl. 114.
[92] Vergl. 33.
[93] Vergl. 688.
[94] Vergl. 656.
[95] 619, 621, 622. Diese und die vorherigen Symptome trocknen Hustens erscheinen in Wechselwirkung mit den Symptomen vielen Auswurfs bei Husten (626–628, 630–633); doch scheinen die letztern den Vorrang zu behaupten, so daß Krankheiten, welche im übrigen für Pulsatille passen, leichter und dauerhafter gehoben werden, wenn ihr Husten mit vielem Auswurfe begleitet wird, als die mit trocknem Husten. Bei 625 folgte die Hauptwechselwirkung mit viel Auswurf erst nach dem trocknen Husten, welcher selten ist.

Husten mit Auswurf (n. 2 St.). [RAL 626]

Husten mit Auswurf gelben Schleimes. [RAL 627]

(Bei Frühhusten Auswurf von salzig ekelhaftem Geschmacke.) [RAL 628]

(Geschwürige, angefressene Lungen, hektisches Fieber, Blutauswurf, Eiterauswurf)[96] (*Hellwing, flora campana.* Lips. 1719. S. 86.). [RAL 629]

Husten mit bitterm Auswurfe. [RAL 630]

Schleim, vom Husten ausgeworfen, von bitterm, galligen Geschmacke. [RAL 631]

Hustenauswurf schmeckt ihm bitter. [RAL 632]

Der vom Husten ausgeworfene Schleim schmeckt beißend bränzlich, fast wie Krebsbrühe oder Saft der Tabakspfeife (n. einigen St.). [RAL 633]

Nächtlicher Husten, welcher Stiche in der Seite macht. [RAL 634]

Schmerz in der Seite während des Hustens und beim Aufstehen. [RAL 635]

Von geringem Husten, in der Gegend der kurzen Ribben, auf beiden Seiten, ein Ermüdungsschmerz, wie sonst nach einem langdauernden, erschütternden Husten zu entstehen pflegt (n. 20 St.). [RAL 636]

Husten mit Brustschmerz. [RAL 637]

Von Husten Stechen in der Schulter. [RAL 638]

Während des Hustens fuhr es ihm einige Mal in den rechten Arm hinunter. [RAL 639]

Während des Hustens, Stiche im Rücken. [RAL 640]

Liegt ihm auf der Brust und thut weh.[97] [RAL 641]

Kurzäthmigkeit, gleich nach dem Mittagsessen, einige Stunden lang. [RAL 642]

Mangelnder Athem, wenn man die Luft durch die Nase, nicht aber, wenn man sie durch den Mund an sich zieht (n. 1/2 St.). [RAL 643]

(*Asthma*, wenn er (den gewohnten) Tabak raucht.) [RAL 644]

(Engbrüstigkeit)[98] (*Bergius, Mat. med.* S. 519.). [RAL 645]

Engbrüstigkeit und Schwindel nebst Kopfschwäche, bei waagerechter Lage auf dem Rücken, welches aber alles beim Aufrechtsitzen vergeht.[99] [RAL 646]

Beklemmung wie in der Luftröhre, als wenn sie von außen hineingedrückt und zugeschnürt würde – so daß er eine Minute ganz die Luft beraubt war, Abends im Stehen, ganz ohne Husten. [RAL 647]

Abends Engbrüstigkeit, dann Schlummer, dann Erwachen mit einem Erstickungsanfalle, kurzem Husten oder Kotzen, einem durch die Augen reißenden Stirnkopfweh, Kriebeln auf der Zunge, kalten Füßen, kaltem Gesichtsschweiße und vielem Aufstoßen. [RAL 648]

Im Untertheile der Brust Empfindung von Engbrüstigkeit, als wenn sie da zu voll und allzu verengt wäre, des Morgens.[100] [RAL 649]

Krampfhafte Empfindung durch die Brust. [RAL 650]

Anhaltend krampfhafte Spannung unter der Brust. [RAL 651]

Wenn sie sich auf die linke Seite legt, klagt sie über Aengstlichkeit und schnelles Herzklopfen und daß es ihr an Athem fehle. [RAL 652]

Einmaliges krampfhaftes Ein- und Ausathmen, welches in eine kurze Erstickungs-Empfindung überging, als wenn einem der Athem wegbleibt, und man sterben müßte [*Hbg.*]. [RAL 653]

Eine Zusammenschnürung über die Brust herüber (*Rckt.*). [RAL 654]

Auf der rechten Seite der Brust eine krampfhaft zusammenziehende Spannung, mit Blutwallung und einer innern Wärme (Hitze) (n. 26 St.). [RAL 655]

---

[96] Von Syrup aus den purpurfarbenen Blumen, welche eine Frau bei einem Manne und zwei Kindern in Fiebern, bei Husten, bei Rauhigkeit der Kehle, scharfen Katarrhen und im Seitenstich anwendete.

[97] Vergl. 600. Bei dem katarrhalischen Zustande, der in diesem Symptome nach gemeiner Redensart bezeichnet wird, scheinen die innern Drüsen der Luftröhre in einem geschwollenen und entzündeten Zustande zu seyn, und unfähig, den nöthigen Befeuchtungsschleim abzusondern. Daher das Gefühl von Trockenheit, Rauheit, Schmerzhaftigkeit und die täuschende Empfindung, als wenn ein übermäßig zäher und fester Schleim das Innere der Luftröhre verengte, und nicht los wollte.

[98] Von der verwandten Wald-Anemone.

[99] Vergl. 617. Die Symtomenerregung von Pulsatille beim waagerechten Niederliegen, beim Aufsitzen, beim Aufstehen nach dem Sitzen, beim Gehen und beim Stehen bildet eben so viel verschiedene Wechselzustände, welche sämmtlich zur Primärwirkung gehören, aber von sehr verschiedenem Gehalte sind. Gewöhnlich werden die beim Stillliegen auf dem Rücken bei Pulsatille entstandenen Beschwerden durch Aufsitzen erleichtert, so auch wieder umgekehrt; öfters werden die im Stillsitzen von Pulsatille erzeugten Zufälle vom allmähligen Bewegen und Gehen erleichtert oder gehoben, selten umgekehrt. Indeß erregt der Act des Aufstehens, ehe man in Gang kommt, gewöhnlich um desto mehr und stärkere Beschwerden, je länger das Sitzen gedauert hatte; so wie die längere und verstärktere Bewegung bei Pulsatille nicht weniger, als das lange Sitzen Symptome erregt, welche jedoch, wenn man wieder zur Ruhe und zum Sitzen kommt, erst recht fühlbar zu werden pflegen. Diejenigen Wechselwirkungen aber, welche eine Arznei am öftersten erzeugt, und welche die stärksten und singulärsten sind, sind auch die hülfreichsten in homöopathischer Heilung der Krankheiten.

[100] Vergl. 380, 384.

Zuckende Empfindung in den Brustmuskeln, vorzüglich früh nach dem Erwachen. [RAL 656]

Krampfhafter Schmerz über die Brust. [RAL 657]

Früh, nach dem Aufstehen, schmerzhafte Steifigkeit der Brustmuskeln beim Tiefathmen und bei Bewegung der Brust (n. 12 St.). [RAL 658]

Klammartiger Schmerz erst in der rechten, dann in der linken Seite, dann in der Brust. [RAL 659]

Auf der einen oder andern Seite der Brust ziehend spannender Schmerz, der beim Athmen sich vermehrt. [RAL 660]

Ein Stechen in der Mitte des Brustmuskels beim Aufheben des Arms, gegen Abend und die ganze Nacht bis früh (n. 4 St.). [RAL 661]

Stechender Schmerz in der Brust bei Bewegung des Körpers. [RAL 662]

Stechen in der Seite, blos beim Niederlegen.[101] [RAL 663]

(In der Herzgegend stumpfe Stiche und anhaltendes Drücken, mit Aengstlichkeit, wodurch der Athem gehindert ward; durch Gehen erleichtert.) [RAL 664]

Fein stechender Schmerz in der linken Seite nach dem Niederlegen, Abends (n. ¾ St.). [RAL 665]

Reißender[102] und einigermaßen stechender Schmerz in der Brustseite (n. 1 St.). [RAL 666]

(Die Ribben thun beim Angreifen weh.) [RAL 667]

Zusammendrückendes Schneiden, fast wie Stich, an einer der untern Ribben, beim Liegen auf der rechten Seite, welcher beim Ausstrecken oder Legen auf die schmerzhafte Seite verging. [RAL 668]

In der Brust hie und da ein schneidender Schmerz (n. 6 St.). [RAL 669]

Ein ängstliches Gefühl in der Brust bei geschwinderem Pulse (n. 1 St.). [RAL 670]

Früh, von Beängstigung in der Brust, beschwertes Athemholen. [RAL 671]

Blutdrang nach der Brust und nach dem Herzen, des Nachts, mit ängstigenden Träumen (z.B. „er sey eingemauert"), mit Aufschrecken und ängstlichem Geschrei. [RAL 672]

In der Mitte der Brust, dem Brustbeine, Schmerz wie von einem innern Geschwüre mit Kopfweh in der Stirne vor Mitternacht[103] (n. 4 St.). [RAL 673]

Eine kleine Stelle in der Gegend des Brustbeins schmerzhaft, als wenn der Athem da anstieße. [RAL 674]

Im Brustbeine, ziehend spannender Schmerz. [RAL 675]

(Ein Ziehen, Brennen und Raffen in der Gegend des Brustbeins bis in die Gegend des Magens herab.) [RAL 676]

Auf dem obern Theile des Brustbeins ein fressendes Jücken, was durch Kratzen nicht vergeht, Abends[104] (n. 36 St.). [RAL 677]

Geschwulst der Brüste, mit spannendem Schmerze darin, als wenn Milch einträte und drückte, beim Kindsäugen. [RAL 678]

An der rechten Brustwarze Jücken, welches durch Kratzen nicht vergeht (n. 24 St.). [RAL 679]

■ Rücken und äußerer Hals

Knacken in den Schulterblättern bei der mindesten Bewegung, früh (n. 64 St.). [RAL 680]

Im rechten Schulterblatte ein klemmender Schmerz beim Sitzen. [RAL 681]

Stechender Schmerz zwischen den Schulterblättern bei Bewegung, welcher den Athem hemmt.[105] [RAL 682]

Stechender Schmerz zwischen den Schulterblättern, selbst in der Ruhe.[106] [RAL 683]

In den Schulterblättern Stiche, des Nachts. [RAL 684]

Unter dem Schulterblatte ein Schmerz, wie von einer Schwere. [RAL 685]

Ziehend fein stechende Schmerzen im Genicke, zwischen den Schulterblättern und im Rücken.[107] [RAL 686]

Von den Schulterblättern an bis in die Mitte des Rückens Blüthchen mit anhaltendem Jücken, vorzüglich Abends beim Auskleiden. [RAL 687]

Stechender Schmerz im Genicke. [RAL 688]

Ziehend spannender Schmerz im Nacken. [RAL 689]

Rheumatischer Schmerz im Genicke, mit Fußmüdigkeit (n. 84 St.). [RAL 690]

Es zieht Nachmittags ins Genicke, wie Rheumatism; er konnte sich nur schwierig bewegen. [RAL 691]

---

[101] Vergl. 379, 646.
[102] Vergl. Anm. zu 198.
[103] Schmerzen hie und da, wie von (etwas Bösem) einem innern Geschwüre sind vorzüglich der Pulsatille eigen. Vergl. 142, 183, 693, 694, 714, 779, 781, 838, so wie Wundheitsschmerz größtentheils beim Anfassen des Theiles bemerkbar. Vergl. 150, 728.
[104] 677, 679 vergl. mit 695, 697.
[105] Es ist der Pulsatille eigen, durch erregte Beschwerden in andern Theilen, als die zum Athmen gehören, Engbrüstigkeit zu erzeugen. Vergl. 380, 384, 716, 723, 724.
[106] Eine Wechselwirkung mit dem gleich vorhergehenden Symptome.
[107] Vergl. 355.

Schmerz im Genicke, als wenn er die Nacht unrecht gelegen (sich verlegen) hätte. [RAL 692]

Geschwulst im Nacken, auf beiden Seiten des Halses, bis an die großen Halsschlagadern, welche nur beim Befühlen, aber dann heftig schmerzt, als wenn darunter ein inneres Geschwür verborgen wäre. [RAL 693]

Geschwulst auf der rechten Halsseite, mit einer Empfindung bei Bewegung des Halses, oder bei seiner Berührung, als wenn die Theile zerrissen und gespannt wären[108] oder als wenn ein inneres Geschwür da verborgen läge, wovon jedoch beim Schlingen nichts gefühlt wird (n. 4 St.). [RAL 694]

Ein Blüthchen an der Seite des Halses, welches rein jückt, dessen Jücken aber durch Kratzen oder Reiben nicht nachläßt (n. 21 St.). [RAL 695]

Im ersten Halswirbel ein unschmerzhaftes (Knarren) Knacken, wenn man den Kopf bewegt (n. 1 St.). [RAL 696]

Nach dem Abnehmen des Bartes, an der Seite des Halses, ein (beißendes) Jücken, welches durch Kratzen und Reiben nicht vergeht, sondern schmerzt[109] (n. 5 St.). [RAL 697]

Am Tage ein Jücken am Halse und an den Backen; wenn man kratzt, so entstehen Blüthchen. [RAL 698]

Am Halse, unter dem Kinne, Ausschlag von Blüthchen, die bei der Berührung schmerzen. [RAL 699]

Schmerz der Hals- (Unterkiefer-) Drüsen. [RAL 700]

Bohrender Schmerz in den Unterkieferdrüsen, selbst wenn die Theile nicht bewegt werden (n. 4 St.). [RAL 701]

Ziehend spannender Schmerz in den Unterkieferdrüsen.[110] [RAL 702]

Der Rücken ist schmerzhaft steif (wie ein Bret). [RAL 703]

Rückenschmerz zwischen den Schultern, als wenn man sich lange gebückt hätte und sich dann wieder aufrichtet; durch Gehen vergehts. [RAL 704]

Reißender Schmerz im Rücken.[111] [RAL 705]

Im Rücken, eine pochend kitzelnde Empfindung [Hbg.]. [RAL 706]

Stechender Schmerz im Rücken und über die Brust. [RAL 707]

Feinstechender Schmerz im Rücken (n. 2 St.). [RAL 708]

Drückender Schmerz im Rücken aufwärts. [RAL 709]

Jücken im Rücken und über den Lenden. [RAL 710]

Im vierten Lendenwirbel ein drückender Schmerz, vorzüglich wenn man gegangen ist.[112] [RAL 711]

Im Kreuze (heiligem Beine) ein drückender Schmerz, wie von Ermüdung, Abends. [RAL 712]

Im Kreuze ein herausdrückender Schmerz, Abends.[113] [RAL 713]

Steifigkeit und Schmerz beim Liegen im Kreuze, wie unterköthig und wie von einem straffen Bande, welches nicht nachgeben will. [RAL 714]

Schmerz im Kreuze beim Aufrichten und Zurückbiegen des Oberkörpers, welcher durch Vorbücken vergeht (n. 12 St.). [RAL 715]

Schmerz im Kreuze, wie Wehen, als wenn ein Band durchs Kreuz ginge und alles zusammenzöge, welches ihr den Athem benimmt, vorzüglich früh. [RAL 716]

Schmerz im Kreuze, wie verrenkt, beim Bewegen. [RAL 717]

Schmerz im Kreuze beim Vorbücken, welcher beim Aufrichten des Oberkörpers und Zurückbiegen vergeht (n. 24 St.). [RAL 718]

Beim Stillliegen im Bette Schmerz im Kreuze und in den Knieen, wie zerschlagen, welcher beim Aufstehen und Umhergehen sich nicht mehr spüren läßt. [RAL 719]

Schmerz im Kreuze nach dem Sitzen; er kann sich kaum aufrichten. [RAL 720]

Schmerz im Kreuze nach dem Sitzen; er kann sich kaum bücken. [RAL 721]

Schmerz im Kreuze, des Abends, wie von zu vielem Bücken, welcher am meisten beim Stehen und Sitzen gefühlt, durch Rückwärtsbiegen des Rückens hingegen und durch Gehen erleichtert wird; dabei Müdigkeit in den Füßen, welche zum Sitzen nöthigt.[114] [RAL 722]

Stechender Schmerz im Kreuze und in dem Unterleibe, mit schneidenden Bauchschmerzen, welche den Athem hemmen. [RAL 723]

Zuerst Stechen im Kreuze; hierauf geht der Schmerz in den Unterleib, wo er schneidend und stechend wird und den Athem versetzt;

---

[108] Vergl. 368, 689.
[109] Vergl. 677, 679, 695.
[110] Vergl. 368, 702, 693.
[111] 704, 705, 707, 708 vergl. mit 355, 372.
[112] M. s. Anm. zu 646.
[113] Vergl. 212, 33, 34, 789.
[114] Dieses und 714, 718 sind ähnliche Symptome, welche mit 715, 720 Wechselzustände bilden, deren ersterer den Vorrang zu haben scheint.

dann in dem Kopfe ein Kriebeln,[115] eine Schwere und eine ziehende Empfindung, wobei Gesicht und Gehör vergeht; dann Frost, als wenn er mit kaltem Wasser begossen würde. [RAL 724]

Ziehend spannender Schmerz in den Lenden.[116] [RAL 725]

Ziehender Schmerz von den Lenden bis zur Herzgrube, wo er zu einem Stechen wird, beim Einathmen. [RAL 726]

In den Lenden ein Stechen beim Vorbücken, früh im Bette (n. 10 St.). [RAL 727]

In der Lendengegend und an der Handwurzel ein schründender Schmerz, wie von einer äußern Wunde. [RAL 728]

- **Extremitäten**

Schmerz in der Achsel, wenn man den Arm aufheben will. [RAL 729]

(Etliche Stiche in der Achselhöhle beim Sitzen.) [RAL 730]

Im Schultergelenke (Achsel) ein anhaltend reißender[117] Schmerz, welcher nöthigte, den Arm zu (bewegen) biegen, früh beim Erwachen entsteht und nach einer halben Stunde von selbst, oder dann vergeht, wenn man sich auf den schmerzhaften Arm legt. [RAL 731]

Im Schultergelenke ein stechend rheumatischer Schmerz früh, bei Bewegung des Arms oder bei Seitwärtsbiegung des Kopfs (n. 18 St.). [RAL 732]

Im Schultergelenke ein stechender Schmerz bei schneller Bewegung des Arms. [RAL 733]

Einige Stiche im dreieckigen Muskel des rechten Oberarms (n. 1 St.). [RAL 734]

Im Schultergelenke ein zuckender Schmerz (n. 4 St.). [RAL 735]

Im Achselgelenke eine zuckende Empfindung. [RAL 736]

Nachmittags, auf der rechten Schulter, ein Glucksen, eine Art zitternder Empfindung (n. 3 Tagen). [RAL 737]

Im Schultergelenke ein Gefühl, wie von einer schweren Last und wie von einer Lähmung darin, wenn man den Arm aufheben will. [RAL 738]

Im Schultergelenke Schmerz, wie Klemmen und Schwere (n. 60 St.). [RAL 739]

Im Schultergelenke, beim Rückwärtsbiegen des Arms, Schmerz wie von Verrenkung. [RAL 740]

Von der Achsel bis in die Handwurzel ziehende Schmerzen, in kurz dauernden, wiederkehrenden Anfällen. [RAL 741]

Von der Schulter lief es mit Brennen durch den Arm herab, des Nachts. [RAL 742]

Abends ein brennender Schmerz im Arme **mit Trockenheitsempfindung** in den Fingern[118] (n. 48 St.). [RAL 743]

Stiche hie und da im Arme (*Störck* a.a.O.). [RAL 744]

Am Arme, nächtliches Jücken (*Störck* a.a.O.). [RAL 745]

Am Arme, Bläschen, welche sich nachgehends mit Eiter füllen und mit Schuppen abfallen (*Störck* a.a.O.). [RAL 746]

Im Arme, beim Heben desselben, wenn er etwas damit hielt, oder sonst etwas damit arbeitete, eine Taubheitsempfindung darin und Schwere desselben. [RAL 747]

Schmerz des Oberarms beim Befühlen. [RAL 748]

Im Oberarme stechender Schmerz [*Hbg.*]. [RAL 749]

Der Arm ist auch in der Ruhe schmerzhaft, als wenn die Oberarmknochenröhre in der Mitte zerschlagen wäre; ein Schmerz, der sich bis vor in den Daumen erstreckt, daß sie diesen nicht brauchen konnte. [RAL 750]

Reißen in den Muskeln des Oberarms, (sogleich). [RAL 751]

Selbst in der Ruhe ziehender Schmerz im Arme, die ganze Nacht hindurch, von der Achsel herab bis in die Finger, welche hierauf bis zur Gefühllosigkeit einschlafen (absterben), doch ohne blaß oder kalt zu werden. [RAL 752]

(Wenn sie etwas in der Hand hält, ists, als ob ihr der Arm einschliefe.) [RAL 753]

Schmerz im Ellbogengelenke beim Bewegen, wie Zerschlagenheit, bei erweiterten Pupillen, früh, (n. 8 St.). [RAL 754]

Schmerz des Ellbogengelenks beim Ausstrecken desselben. [RAL 755]

Schmerz des Ellbogengelenks beim Bewegen (n. 18 St.). [RAL 756]

Ein fressendes Jücken an der Spitze des Ellbogengelenks, wie Jücken und Reiben von Schafwolle (n. 2 St.). [RAL 757]

---

[115] Vergl. 29, 30, 45, 59, 61, 102.
[116] Eine Art künstlichen Lendenwehes.
[117] M. s. Anm. zu 198 und Anm. zu 898, 899.
[118] Die Symptome der Pulsatille wechseln auch in Rücksicht der Tageszeit, wo sie zu entstehen und in der sie anzuhalten pflegen. Die Haupttageszeit für dieselbe ist der Abend, hienächst die Stunden bis zu Mitternacht. (M. s. über die nächtlichen die Anm. zu 355 nach.) Seltner ist die Entstehungszeit der Pulsatillesymptome Nachmittags um 4 Uhr, noch seltner früh u.s.w.

Ueber dem Ellbogengelenke kleine (nicht entzündete) Geschwülste unter der Haut, welche beim Befühlen schmerzen. [RAL 758]

Schwere der Arme, mit reißendem Schmerze des Ellbogengelenks, wenn man es biegen will, blos am Tage. [RAL 759]

Ein spannender Schmerz der Flechsen der Ellbogenbeuge bei Bewegung des Arms. [RAL 760]

In den Knochen des Unterarms ziehend reißender Schmerz in wiederholten Anfällen am Tage und Abends.[119] [RAL 761]

Angelaufene Adern (*Venen*) am Unterarme.[120] [RAL 762]

Empfindung von Kälte in den Adern, als wenn sie einschlafen wollten (n. 72 St.). [RAL 763]

Zuckend reißender Schmerz in den Armen[121] (n. 3 St.). [RAL 764]

Zuckende Empfindung im Vorderarme nach der Handwurzel zu, vorzüglich früh nach dem Erwachen. [RAL 765]

Im Arme, vorzüglich in den Fingern, reißend ziehender Schmerz, Nachts. [RAL 766]

Im innern Theile der Arme ziehend spannender Schmerz bis zur Handwurzel. [RAL 767]

Im Unterarme, vorzüglich auf dem Handrücken und zwischen den Fingern, ein Jücken, welches zum Kratzen nöthigt, doch ohne daß Bläschen darnach entstünden. [RAL 768]

Ein Starren im rechten Handgelenke, auch wenn er die Hand nicht bewegte. [RAL 769]

Im Handgelenke Schmerz wie steif, bei Bewegung, und als wenn er sich die Hand verstaucht oder vergriffen hätte. [RAL 770]

Früh, nach dem Aufstehen, schweißige Hände. [RAL 771]

In den Knochen der Handwurzel, dann im Arme, Abends, ein Schmerz, als wenn er sich vergriffen (übergriffen) hätte, mehr bei der Bewegung, als in der Ruhe bemerkbar (n. 4 Tagen). [RAL 772]

Ziehender Schmerz im Daumen, mit Steifigkeitsempfindung bei Bewegung. [RAL 773]

Schmerz im zweiten Daumengelenke beim Bewegen, wie vergriffen oder verstaucht. [RAL 774]

Steifigkeit im zweiten Gelenke des Daumens und im Knie, als wenn diese Gelenke ausgerenkt wären und Knacken darin entstehen wollte (n. 2 St.). [RAL 775]

Spannung in den hintersten Gelenken der Finger, früh. [RAL 776]

Reißender Schmerz in den Ausstreckeflechsen der Finger.[122] (n. 10 Std.) [RAL 777]

Wasser enthaltende Blüthchen zwischen den Fingern, mit feinstechendem Schmerze, wie von einem eingestochenen Splitter, wenn man sie befühlt, oder die Finger bewegt (n. 4 Tagen). [RAL 778]

An der Seite des Nagels, am Zeigefinger, Schmerz, als wenn ein Nagelgeschwür entstehen wollte. [RAL 779]

Einschlafen der Finger, früh im Bette (n. 36 St.). [RAL 780]

Nachts Einschlafen der Finger (n. 30 St.). [RAL 781]

In den Gesäßmuskeln ein einfacher Schmerz, wie Zerschlagenheit oder wie innerlich geschwürig, nach dem Sitzen. [RAL 782]

Im Hüftgelenke Schmerz beim Biegen des Rückens, zur Mittagszeit. [RAL 783]

Ein Drücken in der linken Hüfte und zugleich im Kopfe, Vormittags, welches bei Bewegung verging (n. 26 St.). [RAL 784]

Das Hüftgelenk schmerzt wie ausgerenkt (n. 3 Tagen). [RAL 785]

Ein sichtbares, unschmerzhaftes Zucken einiger Muskelfaserbündel am Oberschenkel, Abends im Bette. [RAL 786]

Ein zuckender, fast wundartiger Schmerz vom Hüftgelenke bis ins Knie, früh beim Liegen im Bette, der beim Gehen sich legte. [RAL 787]

Wenn er liegt, ein Stechen im linken vordern Oberschenkel bis zum Knie und von der rechten Wade bis in die Ferse; bei der Bewegung nicht. [RAL 788]

Ein heftiger, drückend zerplatzender Schmerz in den Muskeln des Oberschenkels und Oberarms (n. 2 St.). [RAL 789]

In den Muskeln des Oberschenkels ein ziehender Schmerz Nachts, welcher ihn zwingt, sie zu bewegen; er weiß sich nicht zu lassen; zugleich Schlaflosigkeit, Hin- und Herwerfen im Bette – auch wenn kein Schmerz mehr da ist, und Kälte über und über. [RAL 790]

Beim Gehen jählinge, überhingehende Lähmungsschwäche im Oberschenkel.[123] [RAL 791]

---

[119] Vergl. Anm. zu 198.
[120] M. s. Anm. zu 1071, 852.
[121] 764-767 sind nach der Anm. zu 198 zu verstehen.
[122] Nach der Anm. zu 198 zu beurtheilen.
[123] Eigentlich beim Anfange des Gehens nach dem Aufstehen, von (langem) Sitzen. M. s. Anm. zu 646 vergl. mit 797. 823.

(Schmerz im rechten Oberschenkel, wie Steifigkeit; beim Angreifen[124] (Anfühlen) aber ein Wehthun, wie Stechen darin.) [RAL 792]

Ein Ziehen und Spannen in den Ober- und Unterschenkeln, Abends. [RAL 793]

Schmerz in den Dickbeinen wie zerschlagen, nicht im Fleische, sondern in den Knochen; auch beim Draufdrücken ists wie in den Knochen zu fühlen; sie konnte die Knie nicht biegen und nicht knieen; es war, als wenn die Knochen zerbrechen sollten. [RAL 794]

Zerschlagenheit der Oberschenkel in den Muskeln und Knochen (n. 18 St.). [RAL 795]

(Ein Spannen um die Oberschenkel beim Gehen und Bücken.) [RAL 796]

Nach dem Sitzen, wenn er zu gehen anfängt, ein lähmiger Schmerz in den Knieen und in der Ferse, wie nach einer großen Fußreise. [RAL 797]

(Eine schmerzhafte Steifigkeit im rechten Knie beim Gehen, wenn der Schenkel recht gerade gestreckt werden soll.) [RAL 798]

Ungeheure Müdigkeit der Unterschenkel, mit Kniezittern.[125] [RAL 799]

Reißende Schmerzen (wie Rucke) in den Knieen (n. 3½ St.). [RAL 800]

Reißender Schmerz vom Knie bis in die Hüfte, nur beim Sitzen, beim Gehen nicht. [RAL 801]

Reißender und ziehender Schmerz im Kniee. [RAL 802]

Spannen in der Kniekehle (sogleich). [RAL 803]

Im Knie reißender Schmerz mit Geschwulst. [RAL 804]

(Blüthenausschlag in der Kniekehle.) [RAL 804a]

Unschmerzhafte Geschwulst des Kniees. [RAL 804b]

(Des Nachts Kälte im Knie, unter dem Bette.) [RAL 804c]

An der einen Seite des Kniees ist eine kleine, wie von Zerschlagenheit schmerzhafte Stelle. [RAL 805]

(Sie konnte die Nacht den kranken Ober- und Unterschenkel nicht rühren, sie mußte ihn liegen lassen, wie er lag, wegen Zerschlagenheitsschmerz im Knie und unter demselben; beim Befühlen war er unschmerzhaft.) [RAL 806]

Knacken in den Knieen. [RAL 807]

Unstätigkeit und Schwäche der Knie; er knickt unwillkührlich mit den Knieen im Gehen. [RAL 808]

Nach dem Sitzen, beim Aufstehen, schlafen die Unterschenkel ein.[126] [RAL 809]

Nach dem Sitzen beim Aufstehen ein lähmiger Schmerz der Unterschenkel, welcher beim Wiedergehen nachläßt. [RAL 810]

Auf dem Schienbeine Schmerz wie zerschlagen. [RAL 811]

Einfacher Schmerz der Unterschenkel. [RAL 812]

Schmerz im Unterschenkel, wenn er ihn herabhangen läßt. [RAL 813]

In den Unterschenkeln ein ziehender Schmerz, Abends. [RAL 814]

Er muß die Nacht das linke Bein krumm liegen lassen, sonst hat er keine Ruhe davor. [RAL 815]

Abends empfindliches Ziehen in den Beinen bis an die Kniee, mit mehr Frost als am Tage, ohne nachfolgende Hitze.[127] [RAL 816]

In den Unterschenkeln, von den Füßen bis zu den Knieen, ein ziehender Schmerz wie von einer großen Fußreise, welcher früh nachläßt, und fast ganz verschwindet. [RAL 817]

Es ist ihm in die Füße geschlagen, als wenn er eine weite Fußreise gethan hätte. [RAL 818]

Kälteempfindung im Unterschenkel, ob er gleich gehörig warm ist. [RAL 819]

Schwere und ziehender Schmerz in den Füßen, weniger in den Armen. [RAL 820]

Schwere der Unterschenkel, vorzüglich Vormittags. [RAL 821]

Schwere der Unterschenkel am Tage. [RAL 822]

Die Füße gegen Abend wie unempfindlich, und doch sehr schwer; sie zitterten beim Gehen (n. 48 St.). [RAL 823]

Zittern in den Beinen, früh.[128] [RAL 824]

Abends, nach dem Niederlegen, zitterige Empfindung in den Unterschenkeln und Knieen (n. 3 Tagen). [RAL 825]

Müdigkeit der Füße (n. 50 St.). [RAL 826]

Müdigkeit in den Knieen (nicht in den Unterfüßen), wenn er vom Sitze aufsteht. [RAL 827]

Schwäche der Füße, daß er kaum stehen kann.[129] [RAL 828]

In den Füßen, beim Stehen, (eine dröhnende Empfindung) ein Summen und Wimmern, welches beim Gehen verschwindet. [RAL 829]

---

[124] Vergl. 778.
[125] Vergl. 823, 824.
[126] Vergl. 569.
[127] Die meisten Schmerzen von Pulsatille sind mit Frost oder doch Frostigkeit begleitet. Vergl. 842. 1011.
[128] 824, 825, vergl. mit 799, 888, 889, 927, 933, 934.
[129] Vergl. 808.

(Die Aderknoten des Unterschenkels bluten.) [RAL 830]

Das Schienbein ist beim Gefühlen schmerzhaft. [RAL 831]

Auf dem Schienbeine Schmerz, wie zerschlagen, vorzüglich bei Aufwärtsbewegung des Unterfußes. [RAL 832]

Auf dem Schienbeine Schmerz, wie nach einem Schlage mit dem Stocke, von Nachmittags bis Abends. [RAL 833]

Stiche in der Schienbeinröhre aufwärts, mit äußerlich brennenden Schmerzen und rothlaufartiger Röthe[130] [*Stf.*] [RAL 834]

Wässerigkeit sieprende Blüthchen am Unterschenkel, welche brennend schmerzen. [RAL 835]

Nach weitem Gehen, zu Hause im Sitzen, ein Ziehen an der innern Seite der Waden (n. 36 St.). [RAL 836]

Sichtbares Zucken in einem Theile der rechten Wade früh im Bette, nicht ohne unangenehme Empfindung. [RAL 837]

Vorzüglich Abends, nach dem Niederlegen, thut das Fleisch an den Unterschenkeln wie unterköthig und unterschworen weh; ein Schmerz, der sich durch Zusammendrücken mit den Händen bessert (n. 3 Tagen). [RAL 838]

Schmerz in den Knochen des Unterschenkels, wie ein Druck auf eine schwärende Stelle, beim längern Gehen, vorzüglich Nachmittags, der sich durch Aufdrücken, so wie durch Sitzen, am meisten aber durch die Nachtruhe erleichtert. [RAL 839]

Ziehend spannender Schmerz in den Waden. [RAL 840]

Spannender Schmerz der Waden. [RAL 841]

Klamm des Unterschenkels, Abends nach dem Niederlegen, mit Frost.[131] (n. ½ St.). [RAL 842]

Beim Gehen Schmerz in den Waden, wie Klamm (*Crampus.*). [RAL 843]

Beim Gehen jählinger Schmerz im Fußgelenke, wie vertreten. [RAL 844]

Reißen im Fußgelenke bei Bewegung des Unterfußes, früh, bei erweiterten Pupillen.[132] [RAL 845]

Am innern Fußknöchel reißende Schmerzen, durch Gehen verschlimmert (n. 4 St.). [RAL 846]

Ueber dem Fußrücken bis an die Ferse ein reißender Schmerz, früh und Abends. [RAL 847]

Brennender Schmerz auf dem Fußrücken [*Stf.*]. [RAL 848]

Geschwulst des Fußrückens. [RAL 849]

(Geschwulst des Fußrückens mit strammendem Schmerze.) [RAL 850]

Geschwulst der Füße über den Knöcheln, nicht unterhalb. [RAL 851]

Vermehrung der Fußgeschwulst, die varikösen Adern schwellen an [*Stf.*]. [RAL 852]

Abendliche Geschwulst des einen Fußes. [RAL 853]

Fußgeschwulst. [RAL 854]

Heiße Füße. [RAL 855]

Füße geschwollen bis in die Waden, heiße Geschwulst. [RAL 856]

In der Ruhe ein beständiges Brennen und Heißseyn des Fußes, das sich durch Weitergehen vermehrt. [RAL 857]

Rothe, heiße Geschwulst der Füße, mit spannendem, brennendem Schmerze, welcher beim Stehen in ein Stechen ausartet. [RAL 858]

Rothe, heiße Geschwulst der Füße, mit jückendem Kriebeln, wie erfroren.[133] [RAL 859]

Starker Fußschweiß alle Morgen im Bette (Nachwirkung? nach Heilung einer Fußgeschwulst.). [RAL 860]

Beim zuerst Auftreten, früh, eine Ueberempfindlichkeit und ein Kriebeln im Fuße, wie von allzu großer Blutanhäufung darin. [RAL 861]

Beim Stehen ein kriebelnd feinstechender Schmerz an den Fußsohlen, wie eingeschlafen oder wie boll. [RAL 862]

Ein tauber Schmerz im Ballen der großen Zehe. [RAL 863]

In den Fußsohlen und dem Ballen der großen Zehe ein tauber[134] Schmerz, wie nach einem starken Sprunge, und wie erböllt, sogleich wenn man nach längerm Sitzen auftritt; ein Schmerz, der durch Gehen allmählig verschwindet (n. 1 St.). [RAL 864]

Die Fußsohlen schmerzen wie zerschlagen. [RAL 865]

In den Fußsohlen, über dem Knie und in dem Rücken, ein reißender Schmerz.[135] [RAL 866]

Reißender Schmerz in den Fußsohlen und über dem Kniee. [RAL 867]

---

[130] Bei einer 58jährigen Frau von $\frac{1}{100}$ Gran des Saftes.
[131] M. s. Anm. zu 816.
[132] 845–847. m. s. Anm. zu 198.
[133] Vergl. 883.
[134] Ein Schmerz des Knochenhäutchens beim äußern Drucke, mit einer Unempfindlichkeit der Bedeckungen (der Haut und der Muskeln) vergesellschaftet.
[135] 866, 867. m. s. Anm. zu 198.

Einzelne Stiche in den Fußsohlen und den Zehenspitzen, in der Ruhe. [RAL 868]

Schmerz der Fußsohlen beim Auftreten, gleich als wären sie mit Blut unterlaufen, unterköthig oder geschwürig. [RAL 869]

Ein brennender Schmerz in den Fußsohlen. [RAL 870]

Schmerz in der Mitte (dem hohlen Theile) der Fußsohle beim Auftreten, als wenn ein Gewächs da emporragte, oder ein inneres Geschwür da wäre, mit Stichen von da bis in die Waden. [RAL 871]

Bohrender Schmerz in der Ferse gegen Abend (n. 58 St.). [RAL 872]

Früh im Bette ein Feinstechen in der Ferse, was nach dem Aufstehen vergeht. [RAL 873]

Im Ballen der Ferse ein brennend stechender[136] Schmerz mit Jücken, wie in erfrornen Gliedern (n. 4 St.). [RAL 874]

In der Ferse ein bohrend stechender Schmerz (n. 3 St.). [RAL 875]

In der Ferse ein schneidender Schmerz Abends, nachdem er im Bette warm geworden ist. [RAL 876]

Eine, auch bei Berührung sehr schmerzhafte, etwas rothe und erhabene Stelle auf dem Fußrücken, von prickelndem, etwas stechendem Schmerze, als wenn ein Geschwür entstehen wollte.[137] [RAL 877]

Reißende Rucke (*ictus*) in der großen Zehe (n. 3 St.). [RAL 878]

In den Fußzehen, vorzüglich der großen Zehe, Stechen (n. 1 St.). [RAL 879]

Schmerz an den Zehen, als wenn der Schuh gedrückt hätte. [RAL 880]

Flüchtige brennende Schmerzen von den Zehen an bis in den Schooß (*Stoerck* a.a.O.). [RAL 881]

Schmerz in der großen Fußzehe, vermehrt sich des Abends und vergeht, wenn er sich zum Schlafen niederlegt (n. 30 St.). [RAL 882]

Jückendes Kriebeln in den Fußzehen, wie in erfrornen Gliedern, Abends.[138] [RAL 883]

Abends, wenn er im Bette warm geworden, entsteht im Ballen der kleinen und zweiten Zehe ein brennend stechender, mit Jücken verbundener Schmerz, der sich allmählig aufs Aeußerste erhöhet, wie bei erfrornen Gliedern (n. 3 St.). [RAL 884]

Vor Mitternacht ein schmerzhaftes, den ganzen Körper durchdringendes, unerträgliches Jücken und jückendes Stechen der wie entzündet deuchtenden Füße und Zehen, vorzüglich dicht an den Nagelwurzeln, wie von sehr erfrornen Füßen, jedoch ohne Zurücklassung schmerzhafter Bollheit beim Gehen, wie bei wirklich erfrornen Füßen geschieht. [RAL 885]

■ **Allgemeines und Haut**

Große Schwere und große Frostigkeit an Armen und Beinen [*Fr. H-n.*]. [RAL 886]

(Kälte der Hände und Füße in der Ruhe, im Sitzen.) [RAL 887]

Im linken Arme und linken Fuße Zittern, mit reißendem Schmerze[139] (n. 1 St.). [RAL 888]

In allen Gliedern Zittern mit reißendem Schmerze (n. 3 St.). [RAL 889]

Es zog Abends im Bette von oben herab in die Füße. [RAL 890]

Kriebelndes Einschlafen der Vorderarme (und Hände) und der Unterschenkel, wenn sie still liegen; beim Bewegen derselben vermindert (n. 2 St.). [RAL 891]

Die Gliedmaßen, auf welchen man ihm Schlafe gelegen, sind beim Erwachen eingeschlafen und kriebeln. [RAL 892]

Die Symptome vermindern sich an der freien Luft[140] (n. ½ St.). [RAL 893]

Die Zufälle kommen einen Abend um den andern vorzüglich stark [*Stf.*]. [RAL 894]

Er verlangt nach freier Luft, und doch vermehren sich im Freien vorzüglich Leibweh und Brecherlichkeit (n. 10 St.). [RAL 895]

Beschwerde von freier Luft; er scheuet sich vor ihr (n. 6 bis 8 St.). [RAL 896]

Nach dem Mittagsspaziergange spannte ihn alles so sehr ab, daß er sich des Schlafs nicht erwehren konnte; und je mehr er sich zum Munterseyn zwang, desto schläfriger ward er. [RAL 897]

Früh und in der Nacht liegt er am bequemsten und besten im Bette, gerade auf dem Rücken, mit herangezogenen Füßen; wenn er sich hingegen auf die eine oder die andere Seite legt, entstehen mehre krampfhafte Symptome: z.B. Hämorrhoidalschmerz am After, Kopfweh, als wenn der Schädel zersprengen sollte, Gelenkschmerzen,

---

[136] Die stechenden Schmerzen der Pulsatille sind gewöhnlich brennend stechende.
[137] Nach der Anm. zu 673 zu beurtheilen.
[138] Vergl. 559.
[139] 883, 889 verg. mit 823 und Anm. zu 198.
[140] 893, 895, 896. Drei Wechselsymptome der Pulsatille, deren ersteres den Vorrang behauptet, d. i. das häufigste und stärkste ist.

Engbrüstigkeit, Aengstlichkeit[141] (n. 38 St.). [RAL 898]

Bei der Lage auf dem Rücken vermindern sich die Schmerzen und verschwinden; in der Lage aber auf einer von beiden Seiten vermehren oder erneuen sie sich (n. 24 St.). [RAL 899]

Ziehend reißender Schmerz, bald in dem einen, bald in dem andern Gliede, mit Frost und Kälte.[142] [RAL 900]

Ziehend reißende Schmerzen hie und da im ganzen Körper, in kurzen, aber bald wiederkehrenden Anfällen. [RAL 901]

Ziehend feinstechender Schmerz in den Gliedern, vorzüglich aber in den Gelenken, welche beim Befühlen wie zerschlagen schmerzen. [RAL 902]

Zuckend ziehender Schmerz in den Muskeln, als wenn sie an einem Seile gezerret würden, nicht in den Gelenken.[143] [RAL 903]

Zuckender Schmerz auf der linken Seite (n. 4 St.). [RAL 904]

Beißendes Jücken hie und da in der Haut. [RAL 905]

Jücken auf dem Fußrücken und zwischen den Brüsten, früh im Bette. [RAL 906]

Jückend feinstechende Empfindung in der Haut, wie von vielen Flöhen. [RAL 907]

Ein (brennendes) Jücken vor Mitternacht, wenn er im Bette warm wird, am ganzen Leibe, welches durch Kratzen heftiger wird; er kann die Nacht nicht davor schlafen; am Tage wenig, und nur wenn er sich warm gegangen hat, oder sich reibt; – man sieht keinen Ausschlag. [RAL 908]

Hie und da Blutschwäre. [RAL 909]

(Rothe, heiße Flecken am Körper, die sich zu Knoten, wie von Brennesselberührung, erheben, von fressend jückendem Schmerze.) [RAL 910]

Das (gegenwärtige) Geschwür wird geneigt, zu bluten. [RAL 911]

Im Geschwür entsteht ein stark stechend beißender Schmerz, während um das Geschwür herum Jücken entsteht. [RAL 912]

Früh im Bette ein brennendes Beißen in der Gegend des (Geschwürs) Schorfs (nebst trocknem Husten) (n. 20 St.). [RAL 913]

Früh, neben oder über dem Fußgeschwüre, ein Brennen, wie von einer glühenden Kohle, zwei Minuten lang. [RAL 914]

Unterhalb des Fußgeschwürs ein kitzelndes Jücken. [RAL 915]

Um das Geschwür entsteht ein ungemeines Jücken, als wenn es heilen wollte. [RAL 916]

Im Geschwüre entstehen Stiche, die den ganzen Körper erschüttern, während umher nur feinstechende, nachgehends in Brennen übergehende Schmerzen sich zeigen. [RAL 917]

In den frischen Wunden, Abends, Stiche. [RAL 918]

In dem Geschwüre des einen Fußes entstehen aufwärts fahrende Stiche, in dem des andern aber Brennen (n. 24 St.). [RAL 919]

Kurz vor der Zeit des Verbindens entsteht ein Beißen in dem Fußgeschwüre, früh und Abends. [RAL 920]

Die Röthe um das Geschwür wird hart und glänzend. [RAL 921]

Die ehemals verbrannte, nun geheilte Stelle schmerzt bei Berührung [RAL 922]

Im Geschwür erhöhet sich der Schmerz, wenn man eben im Begriff steht, zu essen. [RAL 923]

Beschwerliches Klopfen der Schlagadern durch den ganzen Körper, welches man am meisten bei der Berührung fühlt.[144] [RAL 924]

Ziehende Schmerzen in den Gliedern und dem ganzen Körper, mit ängstlichem Zittern. [RAL 925]

Eine zitterige Aengstlichkeit, welche sich in der Ruhe, im Sitzen und Liegen vermehrt, bei Bewegung aber vermindert. [RAL 926]

In den Gliedern eine ängstlich zitternde Empfindung. [RAL 927]

Ein höchst widriges Gefühl im ganzen Körper, welches zur Verzweiflung bringt, daß er sich nicht zu lassen weiß, und welches ihn weder schlafen, noch sonst auf irgend eine Weise Ruhe finden läßt. [RAL 928]

Ein übernächtliches Gefühl im ganzen Körper, als wenn er lange gewacht hätte, mit Wüstheit im Kopfe, wie von einem gestrigen Rausche (n. 12 St.). [RAL 929]

Früh im Bette, einfacher Schmerz der Gliedmaßen, vorzüglich aber der Gelenke, welcher ihn nöthigt, die Glieder auszustrecken, bei Hitze des ganzen Körpers, ohne Durst (n. 12, 36 St.). [RAL 930]

---

[141] 898, 899. Dieser Zustand ist der gewöhnlichste; doch wechselt er nicht selten mit einem andern ab, wo der bei dem Liegen auf dem Rücken entstandene Schmerz eines Theiles dadurch vergeht, daß man sich auf diesen leidenden Theil (m. s. 731.) oder überhaupt auf die Seite legt; m. s. 502.
[142] 900, 901. nach der Anm. zu 198. zu beurtheilen.
[143] Vergl. 198.
[144] Vergl. 47–49, 51, 375.

Beim Sitzen, am Tage, große Neigung, die Füße auszustrecken (n. 24 St.). [RAL 931]

Früh, nach dem Aufstehen, eine Unbehaglichkeit im ganzen Körper (n. 22 St.), die bei Bewegung verging. [RAL 932]

Bei Bewegung Zittern der Hände und Füße[145] (n. 28 St.). [RAL 933]

Eine zitterige Schwäche. [RAL 934]

Neigung, sich zu dehnen (*Rckt.*). [RAL 935]

Schwäche und Erschlaffung der Glieder, ohne sich müde zu fühlen, früh nach dem Aufstehen aus dem Bette (n. 24 St.). [RAL 936]

Müdigkeit in den Unterschenkeln, nicht im Gehen, sondern blos nach dem Sitzen beim Aufstehen. [RAL 937]

Eine Unbeweglichkeit im Körper und wie steif. [RAL 938]

Schwerheit des ganzen Körpers[146] (n. 8 St.). [RAL 939]

Er ist träge und will immer sitzen und liegen. [RAL 940]

Die Gliedmaßen sind wie zerschlagen. [RAL 941]

Abgeschlagenheit der Glieder. [RAL 942]

Von einem kleinen Fußwege[147] ungeheure Müdigkeit, viele Tage lang. [RAL 943]

Mattigkeit des ganzen Körpers; er muß sich legen (n. 3 St.). [RAL 944]

Schmerzhafte Lähmungsempfindung in der Gegend der Gelenkbänder.[148] [RAL 945]

Früh, je länger er liegt, desto matter wird er, und desto länger will er liegen, auch wohl wieder einschlummern. [RAL 946]

- **Schlaf, Träume und nächtliche Beschwerden**

Er liegt im Schlafe auf dem Rücken, die Hände kreuzweise auf dem Unterleib gelegt, mit herangezogenen Füßen.[149] [RAL 947]

Beim Abendschlafe, im Sitzen, Schnarchen durch die Nase beim Einathmen. [RAL 948]

Er liegt im Schlafe auf dem Rücken, die Arme über den Kopf gelegt. [RAL 949]

Immerwährende, traumvolle Schläfrigkeit. [RAL 950]

Er kann sich Abends des Schlafs nicht erwehren, ohne jedoch müde zu seyn (n. 4 Tagen). [RAL 951]

Er kann vor Mattigkeit kaum einige Minuten gehen, und muß dann wieder zu Stunden und so abwechselnd, den ganzen Tag über, schlafen. [RAL 952]

Schlaf zu ungewöhnlicher Zeit, entweder des Morgens spät, oder zeitig gegen Abend. [RAL 953]

Unüberwindlicher Nachmittagsschlaf. [RAL 954]

(Schläfrigkeit unter dem Mittagsessen.) [RAL 955]

Allzu langer Schlaf, bei geschlossenen Augenlidern, welcher gleich Anfangs nur schlummerhaft und voll Phantasieen und Träume ist. [RAL 956]

Ein traumvoller Schlummer voll unzusammenhängender Gegenstände, die der Träumende sich auch einzeln unter dem Wortschalle denkt, ungeachtet die Namen nicht auf die im Traume gesehenen Dinge passen; daher unzusammenhängendes, lautes Reden in solchem Schlafe. [RAL 957]

Sehr leichter, oberflächlicher Schlaf; es ist ihm hinterdrein, als wenn er gar nicht geschlafen hätte. [RAL 958]

Betäubter, dummer, unruhiger Schlaf; er wirft sich herum. [RAL 959]

Bewegt sich hin und her im Schlafe. [RAL 960]

Nächtlicher, unruhiger Schlaf; wegen unerträglicher Hitzempfindung muß er die Bedeckungen von sich werfen, wobei die Hände inwendig warm sind, doch ohne Schweiß. [RAL 961]

Konnte (die drei ersten Nächte) blos im Sitzen, oder mit seit- und vorwärts gebogenem Kopfe schlafen und schlief vor Mitternacht nicht ein. [RAL 962]

Er konnte Abends nicht einschlafen [*Stf.*]. [RAL 963]

Schlaflosigkeit mit höchster Unruhe [*Stf.*]. [RAL 964]

Er konnte die Nacht vor zwei Uhr nicht einschlafen [*Hbg.*]. [RAL 965]

Ganz unruhiger Schlaf, mit Herumwerfen im Bette, wie von großer Wärme [*Hbg.*]. [RAL 966]

In der Nacht im Bette, unerträgliche trockne Hitze [*Hbg.*]. [RAL 967]

Unerträglich brennende Hitze, Nachts im Bette, und Unruhe [*Hbg.*]. [RAL 968]

Unerträgliches Jücken, Abends im Bette [*Stf.*]. [RAL 969]

---

[145] 933, 934 vergl. mit 799, 823–825, 888, 889, 927, 1101.
[146] Die Müdigkeit und Schwäche irgend eines Theiles von Pulsatille äußert sich größtentheils als Schwere.
[147] Vergl. 896.
[148] Dieses Symptom zeigt sich auch vorzüglich Abends, wenns dunkel wird, mit einer schmerzhaften Empfindung in den Gelenken aller Glieder, wie es beim Anfange eines Wechselfieberparoxysm zu entstehen pflegt, mit Frostigkeit.
[149] Vergl. 898.

Sie sprang öfters zum Bette heraus, weil es ihr außen wohler wurde [*Stf.*]. [RAL 970]

Kann Abends nicht einschlafen, wegen ängstlichen Hitzgefühls (n. 4 St.). [RAL 971]

Wacht von Hitzegefühl auf. [RAL 972]

Schlaflosigkeit, gleich als von Wallung des Blutes. [RAL 973]

Nachts Aengstlichkeit, wie von Hitze. [RAL 974]

Nächtliches Hitzegefühl ohne Durst (n. 36 St.). [RAL 975]

Er wacht leicht Abends (vor Mitternacht) auf. [RAL 976]

Er kann Abends im Bette lange nicht einschlafen, und wacht dann gewöhnlich zeitig auf, ohne wieder einschlafen zu können. [RAL 977]

Nach dem Niederlegen, Abends, schläft er anderthalb Stunden ohne Träume, dann aber wacht er auf und bleibt munter bis früh, und muß sich immer umlegen. [RAL 978]

Wacht sehr oft die Nacht auf, und bleibt wach, wogegen er des Tages schläfrig ist. [RAL 979]

Sie wacht vor Mitternacht auf und träumt viel, und schläft erst von 2 Uhr an ruhig; dagegen ist sie den Vormittag darauf so müde, daß sie den ganzen halben Tag hätte schlafen mögen. [RAL 980]

Schlaflosigkeit: er wacht alle drei Stunden die Nacht vollkommen auf. [RAL 981]

Schlaflosigkeit mit dem Schwalle von Ideen. [RAL 982]

Vor Mitternacht Schlafverhinderung durch eine fixe Idee, z. B. einer immer in Gedanken wiederholten Melodie, indem die Schläfrigkeit die Herrschaft des Geistes über Gedächtniß und Phantasie aufhebt. [RAL 983]

Abends, nach dem Schlafengehen, Angst, mit einer Uebermenge von Ideen und einem Andrange des Blutes nach dem Kopfe, welcher ihn nöthigt, aufzustehen (n. 5 St.). [RAL 984]

Nach Mitternacht sehr lebhafte Träume und Phantasieen, welche das Nachdenken ununterbrochen anstrengen und ermüden, fast immer Aufgaben von einerlei Gegenstand, bis zum Erwachen (n. 48 St.). [RAL 985]

Lebhafte Träume von Gegenständen, welche vorher am Tage besprochen worden oder vorgegangen sind. [RAL 986]

Sie setzte sich im Schlummer auf, sah jeden stier an und sprach: jagt mir den Mann da weg. [RAL 987]

Schreckhafte Träume: er muß sich aufrichten (n. 5 St.). [RAL 988]

Wacht öfters auf wegen schreckvoller Träume, z. B. als falle er. [RAL 989]

Schreckhafte Träume: er fährt im Schlafe wie erschrocken auf. [RAL 990]

Traumvoller Schlaf, worin er zusammenfährt. [RAL 991]

Er erschrickt im Schlafe und fährt zusammen. [RAL 992]

Nachts Träume voll Schreck und Ekel. [RAL 993]

Ein Schlummer mit Rucken im Arme und Erschrecken. [RAL 994]

Wenn er aus dem Schlafe erwacht, deuchtet ihm der Schall der Worte allzu heftig, und dröhnt ihm schallend in die Ohren (n. 2 St.). [RAL 995]

Nachts wacht er wie erschrocken und verdutzt auf, weiß nicht, wo er ist, und ist seiner nicht recht bewußt (n. 5, 12 St.). [RAL 996]

Verwirrte Träume die Nacht. [RAL 997]

Er träumt von Zank (n. 24 St.). [RAL 998]

Schreit und fährt im Schlafe auf, erschrocken über einen schwarzen Hund, eine Katze, will die Bienen weggejagt haben u. dergl. [RAL 999]

Nächtliche Angst beim Erwachen, als wenn er ein Verbrechen begangen hätte. [RAL 1000]

Er träumt furchtsame Sachen, z. B. daß er geschlagen werden sollte, und Unglücksfälle; er seufzet und weinet laut im Schlafe, und der Traum schwebend ihm wachend noch so lebhaft vor, daß er tief Athem holen mußte, wie seufzend. [RAL 1001]

Schwatzen im Schlafe (auch n. 40 St.). [RAL 1002]

Nach Mitternacht halb wachendes Schwatzen von nichtigen Dingen, die ihm sollten vorgeschwebt haben. [RAL 1003]

Nach Mitternacht gelinder, allgemeiner Schweiß unter betäubtem Schlummer, mit lebhaften Traumbildern.[150] [RAL 1004]

Geile Träume Abends und früh, fast ohne Erregung der Geschlechtstheile. [RAL 1005]

Im Schlafe zog das Kind den Mund hin und her, schlug die Augen auf, verdrehte sie und schloß sie wieder, und zuckte mit den Fingern. [RAL 1006]

Zucken in dem einen oder dem andern Gliede, wenn er im Einschlafen begriffen ist. [RAL 1007]

Einzelnes Zucken der Glieder oder des ganzen Körpers im Schlafe. [RAL 1008]

Krampfhaftes Erschüttern und Zucken des Kopfs und des ganzen Körpers beim Einschlafen (im Nachmittagsschlafe), zweimal hinter einander (n. 86 St.). [RAL 1009]

Gähnen. [RAL 1010]

---

[150] Vergl. 1091.

■ Fieber, Frost, Schweiß und Puls

Bei den abendlichen Schmerzen Frost.[151] [RAL 1011]

Nach nachmittägigem Froste des Körpers, Schwerheit und Hitze im Kopfe. [RAL 1012]

Kälte, Blässe und Schweiß über den ganzen Körper, zwei Stunden lang (n. 2 St.) [Fr. H-n.]. [RAL 1013]

Frösteln, wie beim Austritt aus einer warmen Stube in die Kälte [Hbg.]. [RAL 1014]

Schauder fast ohne Frost, so daß die Haare sich empor sträubten, mit Angst und Beklommenheit.[152] [Hbg.]. [RAL 1015]

Nachmittags leises Frösteln [Stf.]. [RAL 1016]

Schauder. [RAL 1017]

Wiederholter Schauder. [RAL 1018]

Schauder, als wenn Schweiß ausbrechen wollte. [RAL 1019]

Frost und innere Frostigkeit; es ist immer, als wenn man frieren sollte, auch in der warmen Stube, früh und Abends. [RAL 1020]

Kalte Hände und Füße; sie waren wie abgestorben. [RAL 1021]

Frost, früh beim Aufstehen aus dem Bette. [RAL 1022]

Nachmittags am Oberkörper war, am Unterkörper innerlicher Frost ohne äußere Kälte. [RAL 1023]

Abends Frost über und über, ohne Schauder fühlte er Kälte. [RAL 1024]

Gegen Abend Frost blos an den Oberschenkeln, die auch kalt waren, während Unterschenkel und Füße warm blieben. [RAL 1025]

Frost den ganzen Abend vor der Schlafzeit, selbst im Gehen. [RAL 1026]

Frost gegen Abend ohne Veranlassung. [RAL 1027]

Frost des Abends ohne Gänsehaut. [RAL 1028]

Schauder den Rücken heran, den ganzen Tage ohne Durst. [RAL 1029]

Schauder im Rücken bis in die Hypochondern und meistens am Vordertheile der Arme und Oberschenkel, mit Kälte der Gliedmaßen und der Empfindung, als wenn sie einschlafen wollten, Nachmittags um 4 Uhr (n. 10 St.). [RAL 1030]

Grieseliger Schauder über die Arme, wobei Hitze in die Backen trat, und ihm die Luft in der Stube allzu heiß zu seyn dünkte. [RAL 1031]

Mittags, nach Tische, ein schnell vorübergehendes Frösteln (n. 6 St.). [RAL 1032]

Frost, nach dem Mittagsessen, über die Oberbauchgegend und die Oberarme (n. 5 St.). [RAL 1033]

Frost, Abends nach dem Niederlegen; nach dem Niederlegen eine kleine Hitze. [RAL 1034]

Frostgefühl mit Zittern, welches nach einigen Minuten wiederkehrt, mit weniger Hitze darauf, ohne Schweiß. [RAL 1035]

Abends Frost in der Stube. [RAL 1036]

Gegen Abend empfindet er in der warmen Stube Frost oder Gefühl, als wenn es ihm kalt wäre, mit untermischtem Hitzgefühle. [RAL 1037]

Den ganzen Tag Frösteln und dreimal fliegende Hitze im Gesichte. [RAL 1038]

Frösteln mit unterlaufender Wärme (n. 1/2 St.); dann stärkere Wärme im Gesichte und übrigen Körper.[153] [RAL 1039]

Fieberfrost ohne Durst, Durst in der Hitze. [RAL 1040]

Wasserdurst bei der Hitze. [RAL 1041]

Abends, Wasserdurst. [RAL 1042]

Durst nach Bier und dennoch hat es ihm einen unangenehmen Geschmack (n. 10 St.). [RAL 1043]

Nach Verschwindung der Fieberhitze sehr heftiger Durst, vorzüglich auf Bier, bei weißer Zunge. [RAL 1044]

Durst, besonders früh und vorzüglich auf Bier (n. etlich. St.). [RAL 1045]

Durst auf geistige Getränke. [RAL 1046]

Er verlangt etwas Kräftiges und Herzstärkendes zu trinken. [RAL 1047]

Abends, nach dem Niederlegen, im Bette gleich Hitze, ohne Durst und ohne Schweiß; der Schweiß erfolgte erst früh zwischen zwei und fünf Uhr, mit Durste, und auf jedesmal Trinken vermehrte sich der Schweiß. [RAL 1048]

Abends überfiel ihn ein Frost; dann einige Stunden eine mehr äußerliche Hitze, mit Müdigkeit und Mattigkeit; in der Nacht ward die Hitze blos innerlich bis früh um 5 Uhr ganz trocken, ohne Schweiß; dann Wüstheit im Kopfe und in etlichen Stunden blutiger Auswurf aus der Brust, der nachgehends eine leberartige Farbe annahm. [RAL 1049]

---

[151] Vergl. 816, 842.
[152] Wechselwirkung mit 1053.
[153] Das Wechselfieber, was Pulsatille erregen kann, hat größtentheils nur während der Hitze (nicht während des Frostes), seltner blos nach der Hitze oder vor dem Froste, Durst. Wo es bei bloßem Hitzgefühle, ohne äußerlich bemerkbare Hitze stehen bleibt, fehlt der Durst. Ein Wechselzustand von diesem besteht in einem, mit Kältegefühl vermischten Hitzegefühle. Noch giebt es einige, hiervon etwas abweichende Abänderungen (Wechselwirkungen), welche aber seltner, und daher zum Heilbehufe weniger, oder doch seltner brauchbar sind.

Fieber: wiederholter Schauder Nachmittags; Abends allgemeine, brennende Hitze mit heftigem Durste, schreckhaftem, das Einschlafen hindernden Zusammenfahren, Schmerzen, wie wilde Geburtswehen, Schmerzhaftigkeit des ganzen Körpers, so daß sie sich im Bette nicht umwenden kann, und wässerigem Durchlaufe. [RAL 1050]

Er hat Hitze und will dabei zugedeckt seyn; er leckt die Lippen und trinkt nicht; er ächzt und stöhnt. [RAL 1051]

Fieber: des Abends, sehr starker Frost und äußere Kälte, ohne Schauder und ohne Durst; früh Hitzempfindung, als wenn Schweiß kommen wollte (der jedoch nicht ausbricht), ohne Durst und ohne äußere Hitze, doch mit heißen Händen und Abneigung vor dem Aufdecken und Entblößen[154] (n. 26 St.). [RAL 1052]

Fieber: heftiger Frost; dann eine gemischte Empfindung von innerer Hitze und Schauder; nachgehends allgemeine, brennende Hitze mit sehr schnellem Pulse und sehr geschwindem, todesängstlichem Athmen. [RAL 1053]

Fieber: nach Schüttelfroste, allgemeine Hitze und Schweiß, mit ziehend zuckenden Schmerzen in den Knochenröhren der Gliedmaßen. [RAL 1054]

Fieber: jeden Nachmittag um ein Uhr, Frost bei heißen Ohren und Händen. [RAL 1055]

Fieber: Nachmittags (um 2 Uhr) Durst; hierauf (um 4 Uhr) Frost ohne Durst, bei Kälte des Gesichts und der Hände, mit Aengstlichkeit und Brustbeklemmung; hierauf Niederliegen und ziehender Schmerz im Rücken herauf bis in das Hinterhaupt, und von da bis in die Schläfe und den Kopfwirbel; nach drei Stunden Hitze des Körpers (ohne Durst); die Haut ist brennend heiß, Schweiß blos im Gesichte in großen Tropfen, wie Perlen herabtröpfelnd, Schläfrigkeit ohne Schlaf und voll Unruhe; den Morgen darauf Schweiß über den ganzen Körper (n. 70 St.). [RAL 1056]

Innere Hitze mit (doch nicht unbändigem) Durste, Nachmittags. [RAL 1057]

Hitze, die Nacht, und wenn er sich im Bette umwendet, Frost (Schauder). [RAL 1058]

Nachmittags (6 Uhr) ein Hitzbrennen auf der Brust und zwischen den Schulterblättern, und zugleich Frost an den Ober- und Unterschenkeln, ohne Durst. [RAL 1059]

Hitze und dann Schauder. [RAL 1060]

Erst Hitze und darauf starkes Frieren. [RAL 1061]

Trockne Hitze des ganzen Körpers, die Nacht und früh. [RAL 1062]

Wärmeempfindung wie in einer allzu heißen Stube (n. 3 St.) [*Hbg.*]. [RAL 1063]

Es schien ihr alles zu eng am Leibe, sie wollte die Kleider von sich werfen [*Stf.*]. [RAL 1064]

Abends (7 Uhr) heftige Hitze über und über (mit Neigung, sich zuzudecken und heftigem Bierdurste) [*Stf.*]. [RAL 1065]

Erst Frösteln, dann Hitze und Gefühl von Hitze am Kopfe und an den Händen, mit langsamem, vollem Pulse (n. 12 St.) (*Rckt.*). [RAL 1066]

Im Gesichte, Röthe und brennende Hitze (sogleich) und darauf Gesichtsblässe [*Fr. H-n.*]. [RAL 1067]

(Mitternachtsdurst, ohne mehr als warm zu seyn.) [RAL 1068]

Abends trockne Hitze des Körpers, mit aufgetriebenen Adern und brennenden Händen, welche Kühlung suchen. [RAL 1069]

Hitze der einen, und Kälte der andern Hand. [RAL 1070]

Hand und Fuß auf der einen Seite kalt und roth, auf der andern heiß, Abends und Nachts.[155] [RAL 1071]

Hitze an Händen und Füßen (n. 4 St.). [RAL 1072]

Vorzüglich Abends jählinge Hitze und Röthe der Wangen, mit warmem Stirnschweiße; während und nach der Gesichtshitze Schauder im Rücken und über die Arme, ohne Gänsehaut, und herausbohrender Kopfschmerz mit stumpfen Stichen; zwischendurch oft Anfälle von Angst. [RAL 1073]

Röthe der rechten Wange, mit heftigem Brennen darin, besonders in freier Luft; zugleich Hitze der rechten Hand, mit Schauder am ganzen Körper, Kopfbenebelung, wie Trunkenheit, und jede Kleinigkeit übelnehmender Verdrießlichkeit (n. ¼ St.). [RAL 1074]

Jählinge Hitze mit vielem Gesichtsschweiße, Zittern der Glieder und ohnmachtartiger Gesichtsverdunkelung.[156] [RAL 1075]

Anfälle von fliegender Hitze (n. 12 St.). [RAL 1076]

Abends heiß im ganzen Gesichte. [RAL 1077]

---

[154] Vergl. die Wechselwirkung 1016.

[155] Diese Röthe, selbst der kalten Theile, (vergl. 1107 und (834)) deutet auf die Kraft der Pulsatille, auch ohne Hitze Venen-Auftreibung, und Geschwulst derselben zu erregen, so wie schon andre, hier nicht angeführte Erfahrungen sogar Erzeugung von Krampfadern (Varices) durch Pulsatille andeuten. Vergl. 762 und 1084.

[156] Vergl. 92–94, 98, 99, 101, 102.

Jählinge Gesichtsröthe, mit Schauder an den Füßen und ängstlichem Zittern. [RAL 1078]

Hitze, Nachmittags, eine Stunde lang, im ganzen Körper. [RAL 1079]

Hitze am ganzen Körper, die kühlern Hände ausgenommen, mit drückendem Kopfschmerze über den Augenhöhlen und ängstlichem Gewimmer. [RAL 1080]

Aengstliche Hitze über den ganzen Körper, doch so, daß die Hände am meisten heiß und brennend sind, bei reißendem Kopfweh im Hinterhaupte. [RAL 1081]

Es ist ihm, als wenn ihn eine allzu heiße Luft anwehete, die ihm Kopfweh errege. [RAL 1082]

Aeußere Wärme ist ihm unerträglich; die Adern sind angelaufen.[157] [RAL 1083]

Früh, im Bette, Hitze und Empfindung, als wenn Schweiß ausgebrochen wäre. [RAL 1084]

Neigung zu Schweiße am Tage (n. 14, 80 St.). [RAL 1085]

Früh Neigung zu Schweiße. [RAL 1086]

Leichter Frühschweiß [*Stf.*]. [RAL 1087]

Starker, übelriechender Nachtschweiß (*Störck* a.a.O.). [RAL 1088]

Vierzehn Nächte hinter einander Nachtschweiß [*Fr. H-n.*]. [RAL 1089]

Schweiß die ganze Nacht hindurch, bei betäubtem Schlummer, voll Schwärmerei und Durste nach Bier.[158] [RAL 1090]

Schweiß früh im Schlafe, welcher nach dem Erwachen vergeht. [RAL 1091]

Gelinder, allgemeiner Schweiß. [RAL 1092]

(Im Nachtschweiße Klamm (?) in den Händen und Armmuskeln.) [RAL 1093]

Häufiger Schweiß des Morgens (n. 48 St.). [RAL 1094]

Schweiß auf der rechten Seite des Gesichts. [RAL 1095]

Schweiß bloß auf der rechten Seite des Körpers. [RAL 1096]

Schweiß bloß auf der linken Seite des Körpers (n. 40 St.). [RAL 1097]

---

[157] 1083 vergl. mit 1099, 1102, 1103, 1063.

[158] Vergl. 80, 997, 1004

Rheum palmatum

Rhabarber. (Rheum ....) [RAL II (1833), S. 343–356]

Ein Gran frischer, guter, gepülverter Rhabarberwurzel wird auf gleiche Art, wie im Vorworte zum Arsenik gelehrt worden, durch dreistündiges Reiben mit Milchzucker-Auflösen, Verdünnen und Potenziren zur dreißigsten Kraft-Entwickelung ($\overline{X}$) gebracht zum homöopathischen Gebrauche.

In den tausend Jahren, seit diese Wurzel – zuerst durch die Araber – bekannt geworden ist, hat man sie theils (und zwar sehr oft) zu sinnlosen Ausfegungen des Darmkanals gemißbraucht, theils zur Stillung einiger Durchfälle angewendet, aber auch letzteres selten mit gutem Erfolge.

Hätte man gewußt, daß sie, wie jede andre Arznei, nur diejenigen Uebel leicht, gewiß und dauerhaft heilen könne, die sie selbst in jeder Hinsicht in Aehnlichkeit an gesunden Körpern hervorbringt, so würde man nicht so viele Jahrhunderte hindurch in Unwissenheit über die reinen, eigenthümlichen Wirkungen dieses schätzbaren Gewächses geblieben seyn, und nicht so viele nachtheilige Anwendungen von demselben gemacht haben.

Schon dieses kleine Verzeichniß der positiven Wirkungen der Rhabarber wird zu einigem, nutzbarem, homöopathischem Gebrauche derselben hinleiten; man wird sehen, in welchen genauen Fällen sie durchaus hülfreich seyn müsse; man wird sehen, daß sie Zufälle hervorbringt, welche in ähnlichen bei vielen unsrer gangbaren (vorzüglich Kinder-)Krankheiten eine heilsame, homöopathische Anwendung verstatten und daß sie daher sehr oft, und in welchen bestimmten Fällen sie dienlich sey, ohne irre zu gehen.

Ein feinstes Streukügelchen mit der dreißigsten Verdünnung befeuchtet ($\overline{X}$), reicht zu jeder homöopathischen Heil-Absicht hin, nöthigenfalls wiederholt; fast stets ist das Riechen an ein damit befeuchtetes Senfsamen großes Streukügelchen genug.

Groß – *Gß.*; Hornburg. – *Hbg.*; Rückert. – *Rckt.*; Teuthorn. – *Trn.*

Rhabarber

- **Gemüt**

Irrereden (*Brocklesby*, bei *Murray* a.a.O. S. 396.). [RAL 201]
Er schweigt still, und nichts macht auf ihn Eindruck. [RAL 202]
Er ist träge und maulfaul. [RAL 203]
Mürrisch, still vor sich hin (*Trn.*). [RAL 204]
Wimmernde, ängstliche Verdrießlichkeit. [RAL 205]
Das Kind verlangt mancherlei mit Ungestüm und Weinen. [RAL 206]
Geisteszustand, als wenn man halb eingeschlafen wäre (n. 1½ St.) (*Rckt.*). [RAL 207]
Düstere Gemüthsstimmung; er kann nicht lange bei einer Beschäftigung bleiben (*Rckt.*). [RAL 208]

- **Schwindel, Verstand und Gedächtnis**

Schwindel (*Sim. Paulli* ....). [RAL 1]
Im Stehen Anfall von Schwindel, wie von der Seite fallend (*Trn.*). [RAL 2]
Benebelung im Vorderhaupte, es zieht darin herum (*Gß.*). [RAL 3]
Kopf ganz dumm, wie nach einem Rausche (*Trn.*). [RAL 4]

- **Kopf**

Klopfender Kopfschmerz. [RAL 5]
Es stieg wie aus dem Unterleibe ein Hämmern bis in den Kopf (n. 6 St.). [RAL 6]
Kriebeln in der Schläfegegend [*Hbg.*]. [RAL 7]
Tief hinter den Stirnhügeln ein ziehender Schmerz [*Gß.*]. [RAL 8]
Pulsweise klemmender Kopfschmerz bald im linken, bald im rechten Schlafbeine und über dem Wirbel (n. 15 St.) [*Hbg.*]. [RAL 9]
Gefühl von Schwere im Kopfe und abgesetztes Reißen darin (während des Gehens) (n. 1 St.) (*Rckt.*). [RAL 10]
Drückendes Kopfweh über den ganzen Vorderschädel [*Hbg.*]. [RAL 11]
Drückendes Kopfweh in der rechten Seite, besonders auf dem Wirbel und in den Schläfen (n. ½ St.) [*Hbg.*]. [RAL 12]
Dumpfes, pochendes Kopfweh im Vorderhaupte, am meisten im Stehen (*Trn.*). [RAL 13]
Geringe Stiche über den Schläfen (*Trn.*). [RAL 14]
Erst ein drückender, dann reißender Kopfschmerz bis in das Hinterhaupt. [RAL 15]
Ein stumpfer, strammender, düseliger Kopfschmerz, der sich über das ganze Gehirn verbreitet, am schlimmsten aber auf dem Wirbel und in den Schläfen ist. [RAL 16]
Kopfweh, wie betäubend, wie verdreht im Kopfe, und so ängstlich, als wenn er etwas Böses begangen hätte, doch mehr beim Bewegen und Bücken. [RAL 17]
Im Kopfe schwer, mit einer in demselben aufsteigenden schwülen Hitze. [RAL 18]
Beim Bücken ists, als wenn sich das Gehirn bewegte. [RAL 19]
Verdüsterung des Kopfs, mit aufgedunsenen Augen; nachgehends drückender Kopfschmerz der einen Augenhöhle, mit erweiterten Pupillen (n. 1 bis 4 St.). [RAL 20]

- **Gesicht und Sinnesorgane**

Am Rande des obern Augenlides ein Drüschen, welches drückenden und brennenden Schmerz macht. [RAL 21]
Vor dem Einschlafen ein fressender Schmerz im linken Auge, als wenn Koth, Staub, oder ein Insect hineingekommen wäre, unter Auslaufen der Thränen [*Hbg.*]. [RAL 22]
Die Augen thränen und wässern in freier Luft (*Rckt.*). [RAL 23]
Klopfender Schmerz in den Augen (*Trn.*). [RAL 24]
Druck der Augenlider, auch wenn sie geschlossen sind [*Gß.*]. [RAL 25]
Ziehen in den Augenlidern (*Rckt.*). [RAL 26]
Bald mehr, bald weniger zusammengezogene Pupillen (*Rckt.*). [RAL 27]
Verengerung der Pupillen, mit einer innern Unruhe verbunden (auf 16 St. lang). [RAL 28]
Augen wie blöde, und wenn er lange auf etwas sieht, so thun sie weh, es drückt darin, als wenn sie matt wären. [RAL 29]
Jückendes Friesel an der Stirne und am Arme (n. 36 St.). [RAL 30]
Geneigtheit zum Zusammenziehen und Runzeln der Stirnmuskeln (*Trn.*). [RAL 31]
Spannende Empfindung in der Haut des Gesichts (*Rckt.*). [RAL 32]
Brausen im rechten Ohre und Empfindung in demselben, als wenn das Trommelfell erschlafft wäre, mit dumpfem Gehöre (als wenn es ihm vor das Gehör gefallen wäre); das Brausen und die Trommelfell-Erschlaffung ließ nach (das Gehör ging auf) beim jedesmaligen starken Her-

abschlucken, doch nur auf Augenblicke, und kam gleich wieder. [RAL 33]

Ein Knistern und Glucksen im Ohre und in den Seitenmuskeln des Halses, welches auch äußerlich mit der Hand zu fühlen war. [RAL 34]

Im linken Ohre ein Zwängen mit etwas Jücken, welches nöthigt, mit dem Finger hineinzubohren [*Hbg.*]. [RAL 35]

Drücken im Gehörgange, als drückte man mit einem Finger von außen (*Rckt.*). [RAL 36]

Zuweilen ein Klopfen in den Ohren, besonders beim Bücken während des Schreibens (*Rckt.*). [RAL 37]

Vorzüglich Wärme um die Nase herum [*Hbg.*]. [RAL 38]

Ein ziehender, gleichsam betäubender Schmerz die Nasenwurzel entlang, der in der Nasenspitze ein Kriebeln verursacht [*Gß.*]. [RAL 39]

Druck, wie mit einem Finger in der Gegend der Verbindung des Kopfs mit dem Nacken (*Rckt.*). [RAL 40]

Ziehend quellende Empfindung im rechten Unterkiefer bis in die rechte Schläfe. [RAL 41]

■ Mund und innerer Hals

Wühlender Schmerz in den (hohlen) Zähnen, welche höher geworden zu seyn und zu wackeln scheinen (n. 12 bis 24 St.). [RAL 42]

In den linken Backzähnen ein, mit Kälteempfindung verbundener Schmerz welcher einen Zusammenfluß des Speichels erregte [*Hbg.*]. [RAL 43]

In den linken obern Vorderzähnen ein mit Kälteempfindung verbundener Schmerz [*Hbg.*]. [RAL 44]

Zusammenziehung des Schlundes[1] (*Pallas*, Reise III S. 235.). [RAL 45]

Bitterkeit blos der Speisen, selbst der süßen, aber nicht vor sich im Munde (n. 10 St.). [RAL 46]

Das Gefühl der Zunge und der ganze Geschmack geht einen Tag lang verloren[2] (*Pallas* a.a.O.). [RAL 47]

Saurer Geschmack im Munde [*Gß.*]. [RAL 48]

■ Magen

Starker Appetit, doch widersteht das gutschmeckende Essen bald [*Gß.*]. [RAL 49]

Bei gleichzeitigem Ekel gegen gewisse Dinge (z.B. fettige, lätschige Speisen -) **Appetit zu mancherlei, doch kann er davon nicht viel genießen, weil es gleich widersteht** [*Gß.*]. [RAL 50]

Das Essen schmeckt nicht recht, obgleich ziemlicher Appetit da ist, und widersteht bald [*Gß.*]. [RAL 51]

Appetitlosigkeit. [RAL 52]

Hunger, aber kein Appetit. [RAL 53]

Es ist ihm wabblich (weichlich, ekel und brecherlich). [RAL 54]

Der Kaffee widersteht ihm, wenn er nicht sehr süß gemacht ist. [RAL 55]

Trockenheit und Trockenheitsempfindung im Munde, ohne Verlangen nach Getränken. [RAL 56]

Vollheit im Magen, als wenn er sich allzu satt gegessen hätte, und bisweilen Schläfrigkeit darauf (n. 8 bis 12 St.). [RAL 57]

Zusammenziehende Empfindung im Magen, mit Uebelkeit verbunden (n. $1/2$ St.). [RAL 58]

Drücken im Magen, als wenn er sehr mit Speisen angefüllt wäre (n. $1/2$ St.) [*Hbg.*]. [RAL 59]

Aufgetriebenheit des Unterleibes nach Tische [*Gß.*]. [RAL 60]

Drängen zum Stuhle nach Tische [*Gß.*]. [RAL 61]

Uebelkeit in der Gegend des Magens [*Hbg.*]. [RAL 62]

Gefühl von Brecherlichkeit (n. $1/2$ St.) [*Gß.*]. [RAL 63]

Uebelkeit, Leibweh (*Murray, Appar. Medic. IV.* S. 392.). [RAL 64]

Gefühl von Uebelkeit im Unterleibe (n. 10 Min.) [*Gß.*]. [RAL 65]

Drücken in der Gegend der Milz (*Rckt.*). [RAL 66]

Stumpfes Stechen links gleich neben der Herzgrube [*Gß.*]. [RAL 67]

Ein Stich in der Herzgrube (*Rckt.*). [RAL 68]

Heftiges Klopfen und tactmäßiges, unschmerzhaftes Gluckern in der Herzgrube (n. $1\frac{1}{2}$ St.) [*Hbg.*]. [RAL 69]

■ Abdomen

Gespanntheit des Unterleibes [*Gß.*]. [RAL 70]

Beim Einathmen ein Druck in den Gedärmen, als wären sie voll von einer Flüssigkeit [*Gß.*]. [RAL 71]

Kollern und Poltern im Unterleibe [*Hbg.*]. [RAL 72]

Quer über den Unterleib stumpfes, zwängendes Schneiden [*Hbg.*]. [RAL 73]

Einzelne, schneidende Schmerzen im Unterleibe, ohne Stuhl (*Rckt.*). [RAL 74]

---
[1] Vom Kauen und Essen der Stengel und Blätter.
[2] Vom Kauen der Stengel.

Druck in der Nabelgegend (sogleich) [*Gß.*]. [RAL 75]

Druck in der Nabelgegend, die Därme wie herausdrückend [*Gß.*]. [RAL 76]

Schneiden in der Nabelgegend [*Gß.*]. [RAL 77]

(Genuß von einigen Pflaumen vermehrt das Leibschneiden) [*Gß.*]. [RAL 78]

Bauchweh, Aufblähung des Unterleibes (*Baker*, bei *Murray*, a. a. O. S. 396.). [RAL 79]

Blähungen [*Hbg.*]. [RAL 80]

Ein schneidendes Bauchweh bald (1/4 St.) nach dem Mittagessen; er muß sich krumm biegen im Sitzen, um es zu erleichtern; am schlimmsten beim Stehen. [RAL 81]

Schneidendes Ziehen in der linken Lende unter den kurzen Ribben, und vorne in der linken Seite des Unterbauchs, gleich über dem Schaambeine; es wühlt in den Gedärmen herum [*Gß.*]. [RAL 82]

(Scharfes) **Schneiden in der linken Lende** [*Gß.*]. [RAL 83]

Ein Spannen in der linken Seite des Unterbauchs, unten gleich über dem Schaambeine, nach Tische (n. 3 St.) [*Gß.*]. [RAL 84]

Drücken in der Gegend des Schaambeins, wie ein starker Druck mit der Daumenspitze [*Hbg.*]. [RAL 85]

Zucken in den Bauchmuskeln (n. 20 St.) [*Hbg.*]. [RAL 86]

Heftiges Schneiden in der Gegend der Lendenwirbel, als wenn es in ihrer Substanz selbst wäre; vermehrt durch den Stuhlgang [*Gß.*]. [RAL 87]

In den Bauchmuskeln eine quellend gluckernde Empfindung, gleich als wenn er es hören könnte. [RAL 88]

Leibschmerzen vor und während des Stuhlganges, welche nach Vollendung des Stuhlganges nachlassen. [RAL 89]

Vor Abgang einer Blähung gehen kneipende Leibschmerzen voran (n. 24 St.). [RAL 90]

Es kneipt[3] ihm im Leibe, es thut ihm sehr Noth (der Grimmdarm wird stark zur Ausleerung erregt), aber er kann nichts verrichten, der Mastdarm ist unthätig (n. 24 St.). [RAL 91]

Blähungen im Unterleibe scheinen nach der Brust zu steigen, und davon hie und da Drücken und Spannen zu verursachen. [RAL 92]

■ Rektum

Breiartiger, sauerriechender Stuhlgang; bei seinem Abgange erfolgt Schauder, und nach der Ausleerung erfolgt neues Drängen mit Kneipen (Zusammenschnüren) in den Gedärmen (n. 6 St.) [*Gß.*]. [RAL 93]

Oefteres Drängen zum Stuhle, worauf ein dünner, mußiger, übelriechender Stuhl kommt, mit Leibschneiden, und gleich nach dem Abgange Gefühl von Stuhlzwang – trotz aller Anstrengungen will nichts abgehen, obgleich Drang zum Stuhle da ist – worauf nach einiger Zeit wieder ein Abgang erfolgt; steht man endlich vom Nachtstuhle auf, so wird das nach und nach gestillte Drängen wieder viel heftiger; auch die Schmerzen im Leibe vermehren sich, die mit dem Abgange des Stuhlganges eintreten [*Gß.*]. [RAL 94]

Früh, im Bette nach dem Erwachen, beim Aufdecken, Leibschneiden und Abgang von Blähungen (n. 14 St.) [*Gß.*]. [RAL 95]

Bei Bewegungen und Gehen vermehrter Drang zum Stuhle (*Gß.*). [RAL 96]

Eine Art Stuhlzwang (n. 5 St.) [*Hbg.*]. [RAL 97]

In der Aftergegend eine schmerzhafte Empfindung, wie nach lang dauerndem Durchfalle [*Hbg.*]. [RAL 98]

Stuhlgang mit Schleim vermischt [*Hbg.*]. [RAL 99]

Stuhlgang erst von weichen, dann von harten Theilen; vorher und dabei heftiges Schneiden (n. 24 St.) (*Trn.*). [RAL 100]

Stuhlgang, dessen erster Theil derb, der letzte flüssig war. [RAL 101]

Durchfällige Kothabgänge mit Schleim. [RAL 102]

Stuhlgänge graulichen Schleims. [RAL 103]

Beim Gehen ein drückender Schmerz in dem Bauchringe, als wenn ein Bruch hervortreten wollte. [RAL 104]

Feine, öftere, jückende Stiche in der letzten Leistendrüse. [RAL 105]

■ Harnwege

Blasenschwäche: er mußte beim Harnen stark drücken, sonst wäre der Urin nicht völlig fortgegangen [*Hbg.*]. [RAL 106]

---

[3] Nicht sowohl ein leicht flüssiger, reichlicher Stuhlgang, oder schmerzloser Bauchfluß scheint die primäre Hauptwirkung der Rhabarber im Unterleibe zu seyn, als vielmehr kolikartiges, auch wohl vergebliches Treiben zu ausgearteten Kothstühlen. Da ihre Ausleerungen doch meistens Kothstühle sind, so kann sie in Herbstruhren nicht passen, (ungeachtet ihres zum Theil ähnlichen Bauchwehes) zumal da auch die übrigen Symptome der Rhabarber von denen dieser epidemischen Uebel größtentheils abweichen.

Treibt auf den Harn (*Murray* a.a.O. S. 400.). [RAL 107]

Brennen in den Nieren und in der Blase (*Fallopius* ...) [RAL 108]

Rothgelber Harn wie in Gelbsucht und hitzigen Fiebern (*Murray* a.a.O. S. 390.). [RAL 109]

Urin hellgelb, ins Grünliche fallend (*Trn.*). [RAL 110]

Harnbrennen (n. 20 St.). [RAL 111]

(Oefterer Abgang vielen Harns.) [RAL 112]

- **Atemwege und Brust**

Stumpfe, schnelle Stiche unter der letzten Rippe, beim Aus- und Einathmen (langanhaltend). [RAL 113]

Einzelne Stiche in der Brust (n. 6 St.). [RAL 114]

(Beklemmung auf der Brust.) [RAL 115]

Erst in den linken, dann auch in den rechten Brustmuskeln ein knisterndes Quellen, wie in kleinen Bläschen, ihm selbst hörbar und anhaltend. [RAL 116]

Zusammendrang der Brust (*Brocklesby* a.a.O.). [RAL 117]

Engbrüstigkeit: beim Tiefathmen giebt die Brust nicht genug nach, gleich als wenn vorn unter dem Halse eine Last auf der Brust läge, die sie niederdrückte (*Gß.*). [RAL 118]

Drückend einengender Schmerz über das Brustbein, zuweilen auch einzelne Stiche (*Rckt.*). [RAL 119]

Zur linken Seite des Brustbeins ein brennender Schmerz [*Hbg.*]. [RAL 120]

Abends trockner Husten (n. 5 St.) [*Hbg.*]. [RAL 121]

Husten, mit Schleimauswurf, 5 Minuten lang (n. 13 St.) [*Hbg.*]. [RAL 122]

Gelbe, bittere Milch bei säugenden Frauen (*Paullini*, bei *Murray* a.a.O. S. 390.). [RAL 123]

Einfaches Wehthun beider Brustwarzen, deuchtend, von Blähungen im Unterleibe herzurühren. [RAL 124]

Ein lang anhaltender Stich in beiden Brustwarzen. [RAL 125]

- **Rücken und äußerer Hals**

Steifigkeit im Kreuze und in den Hüften, er kann nicht gerade gehen. [RAL 126]

- **Extremitäten**

Einzelne Stiche in den Armen. [RAL 127]

Reißen in den Oberarmen und den Fingergelenken (*Rckt.*). [RAL 128]

Empfindung von Zucken in dem rechten Ellbogen. [RAL 129]

Früh ein Zucken in den Armen und Händen, auch am übrigen Körper, zwei Tage nacheinander. [RAL 130]

In den Ellbogengelenken eine quellend gluckernde Empfindung, bei Ruhe und Bewegung. [RAL 131]

Reißen in den Vorderarmen (*Rckt.*). [RAL 132]

Die Muskel, des Vorderarms sind wie zusammengezogen, bei zitternder Bewegung der Hände (*Rckt.*). [RAL 133]

Empfindung wie von anfangendem Einschlafen in der Unterseite des Vorderarms (*Rckt.*). [RAL 134]

Aufgeschwollene Adern an den Händen (n. 2 St.) [*Hbg.*]. [RAL 135]

Hitzgefühl und Hitze in der flachen Hand (*Rckt.*). [RAL 136]

Kalter Schweiß der hohlen Hände, während der Handrücken, so wie der übrige Körper, warm war (n. 20 St.) [*Hbg.*]. [RAL 137]

Schweiß in der flachen Hand bei zugedrückten Händen (*Rckt.*). [RAL 138]

Vom Daumen bis in den kleinen Finger, quer über die Hand ein Reißen [*Hbg.*]. [RAL 139]

Ein heftig stechend reißender Schmerz im Daumen (n. 3 St.). [RAL 140]

Müdigkeit der Oberschenkel, wie nach allzu großer Anstrengung. [RAL 141]

Von außen fühlbares und sichtbares Zucken einzelner Muskeltheile auf der hintern Seite des Oberschenkels, vorzüglich wenn diese Muskeln ausgedehnt werden, beim Sitzen und beim Heranziehen der Knie im Liegen. [RAL 142]

Die Schenkel schlafen ein, wenn man sie über einander legt. [RAL 143]

Spannend drückender Schmerz in der linken Kniekehle bis in die Ferse. [RAL 144]

In der Kniekehle eine quellend gluckernde Empfindung, gleich als wenn man es hören könnte. [RAL 145]

Unschmerzhaftes Gluckern in der Kniekehle bis in die Ferse. [RAL 146]

Steifigkeit des Knies, welches bei Bewegung schmerzt. [RAL 147]

Beim Stehen ein herabziehender Müdigkeitsschmerz in der linken Kniekehle. [RAL 148]

Müde Spannung in der rechten Kniekehle. [RAL 149]

Stechen im linken Knie beim Gehen [*Gß.*]. [RAL 150]

Ein Herabgluckern im Unterschenkel, mit Stechen verbunden. [RAL 151]

(Früh, nach dem Aufstehen, Gefühl wie von Verrenkung des linken Fußgelenkes, beim Auftreten schmerzhaft) [*Gß.*]. [RAL 152]

Stechen im linken Unterfuße auf der Randseite der Sohle hinter der kleinen Zehe [*Hbg.*]. [RAL 153]

Ein brennender, absatzweiser Schmerz zwischen dem innern Fußknöchel und der Achillessenne, als wenn von Zeit zu Zeit eine glühende Kohle daran gebracht würde (n. 5 St.) [*Hbg.*]. [RAL 154]

Quer über den Fußgespann ein aus Reißen und Stechen zusammengesetzter Schmerz. [RAL 155]

Ein stechendes Jücken in der Höhlung der Fußsohle. [RAL 156]

In dem Ballen der linken großen Zehe eine quellend knisternde Empfindung. [RAL 157]

Stechendes Jücken an der Wurzel der kleinen Zehe, fast wie nach dem Erfrieren. [RAL 158]

■ Allgemeines und Haut

Mattigkeit beim Gehen, im ganzen Körper (*Trn.*). [RAL 159]

Mattigkeit und Schwäche im ganzen Körper (*Rckt.*). [RAL 160]

Schwere des ganzen Körpers, als wenn man nicht ausgeschlafen hat [*Hbg.*]. [RAL 161]

Alle Gelenke thun ihm mit einem einfachen Schmerze bei der Bewegung weh (es liegt ihm in allen Gliedern) (n. 12 u. mehrern St.). [RAL 162]

Es schlafen ihm die Glieder ein, auf denen er liegt. [RAL 163]

Schwere im ganzen Körper, so wie wenn man aus einem tiefen Schlafe erwacht. [RAL 164]

■ Schlaf, Träume und nächtliche Beschwerden

Oefteres Gähnen [*Gß.*]. [RAL 165]

Schläfrigkeit. [RAL 166]

Schläfrigkeit [*Hbg.*]. [RAL 167]

Macht Schlaf (*Foryce*, bei *Murray* a.a.O. S. 393.). [RAL 168]

Vor dem Einschlafen streckt er unwillkührlich die Hände über den Kopf [*Hbg.*]. [RAL 169]

Nachtphantasie im unruhigen Schlafe, als ginge er umher in halbbewußtlosem Zustande, halb träumend, halb wachend [*Hbg.*]. [RAL 170]

Währenden Schlafes schnarchendes Einathmen (n. 1 St.). [RAL 171]

Nachts Träume von verdrießlichen, kränkenden Dingen. [RAL 172]

Aengstliche Träume von verstorbenen Verwandten (*Trn.*). [RAL 173]

Lebhafte Träume traurig ängstlichen Inhalts. [RAL 174]

Währenden Schlafes streckt er die Hände über den Kopf zurück. [RAL 175]

Im Schlafe ist er unruhig, wimmert und biegt den Kopf zurück. [RAL 176]

Das Kind wirft sich die Nacht herum, fängt mehrmals an zu schreien, und erzählt zitternd, daß Männer da wären. [RAL 177]

Das Kind ist blaß; im Schlafe närgelt sie zänkisch und hat convulsivisches Ziehen in den Fingern und in den Gesichtsmuskeln und Augenlidern. [RAL 178]

Abends, im Schlafe, redet er irre und geht im Bette herum mit verschlossenen Augen, ohne zu reden, und hat dabei große Hitze. [RAL 179]

Früh, nach dem Schlafe, Trägheit und ein heftig klemmender und spannender Kopfschmerz, quer über die ganze Vorderhälfte des Kopfs [*Hbg.*]. [RAL 180]

Nach dem Erwachen kann sie sich lange nicht besinnen. [RAL 181]

Nach dem Schlafe fühlt er eine Schwere im ganzen Körper. [RAL 182]

Nach dem Schlafe sind ihm die Augen mit Augenbutter zugeklebt. [RAL 183]

Nach dem Schlafe ist ihm der Mund mit übelriechendem Schleime überzogen. [RAL 184]

Nach dem Schlafe hat er einen fauligen Geschmack im Munde. [RAL 185]

Nach dem Schlafe riecht er übel aus dem Munde (hat einen stinkenden Athem). [RAL 186]

Nach dem Schlafe hat er Drücken in der Herzgrube, welches sich beim Einathmen über das Brustbein verbreitet und in einen Zerschlagenheitsschmerz übergeht. [RAL 187]

■ Fieber, Frost, Schweiß und Puls

(Unbedeutender Frost, früh) (*Trn.*). [RAL 188]

Er hat Schauder, ohne äußerlich kalt zu seyn (n. ½ St.). [RAL 189]

Von Zeit zu Zeit die eine Backe blaß, die andre roth, oder beide ganz blaß. [RAL 190]

Abwechselnd Frost und Hitze, nur zu 2 Minuten, dabei ganz müde und ängstlich, alles war ihr zuwider, selbst das ihr sonst Liebste. [RAL 191]

Er fühlt sich über und über heiß, ohne Durst zu haben (n. 2 St.). [RAL 192]

Er hat Hitze an den Händen und Füßen, ohne daß die Arme und Oberschenkel heiß sind, bei kühlem Gesichte. [RAL 193]

Hitze und Hitzgefühl in den Backen (*Rckt.*). [RAL 194]

Wärme am ganzen Körper ohne Durst [*Hbg.*]. [RAL 195]

Hitze des Körpers und Unruhe (*Murray* a.a.O. S. 391.). [RAL 196]

Schneller Puls [*Hbg.*]. [RAL 197]

Gelbfärbender, nach Rharbarber riechender Schweiß (*Menzel* u. *Tilling*, bei *Murray* a.a.O. S. 390.). [RAL 198]

Kühler Schweiß im Gesichte, vorzüglich um den Mund und die Nase (n. 3 St.). [RAL 199]

Er schwitzt bei geringer Anstrengung an der Stirne und auf dem Haarkopfe. [RAL 200]

Rhus toxicodendron

Wurzelsumach. (Rhus radicans oder auch toxicodendron genannt) [RAL II (1833), S. 357–416]

(Der frischausgepreßte Saft mit gleichen Theilen Weingeist gemischt und bis zur dreißigsten Kraft-Entwicklung ($\bar{x}$) verdünnt und potenzirt, wie im Vorworte zu Pulsatille gelehrt worden ist.)

Bei genauer Erwägung und Vergleichung der Symptome dieser merkwürdigen und schätzbaren Arzneisubstanz lassen sich ungemein viel charakteristische Eigenheiten derselben wahrnehmen.

Um nur eine anzuführen, so wird man jene (bei nur sehr wenigen andern Arzneien und bei letztern auch nie in so hohem Grade anzutreffende) Wirkung bewundern: **die stärksten Zufälle und Beschwerden dann zu erregen, wann der Körper oder das Glied am meisten in Ruhe und möglichst unbewegt gehalten wird**. Weit seltener ist das Gegentheil zu beobachten, als Wechselwirkung, nämlich der Erhöhung der Zufälle bei Bewegung. Die andern auffallenden Eigenheiten wird jeder leicht selbst in folgendem, mit Wahrheit und Treue geführten, Symptomen-Verzeichnisse des **Wurzelsumachs** auffinden.

So wird auch jeder, welcher die Symptome der **Zaunrebe** aufmerksam dagegen hält, auf der einen Seite eine starke Aehnlichkeit mit denen des **Wurzelsumachs**, auf der andern Seite aber treffende Gegensätze unter ihnen wahrnehmen. Wie auffallend ist nicht die Erhöhung fast eben solcher Symptome, als von Wurzelsumach beobachtet werden, bei der Zaunrebe während der Bewegung des Körpers und ihre Besänftigung durch Vermeidung aller Bewegung –, im geraden Gegensatze dessen, was vom Wurzelsumach bewirkt wird! Und aus den Symptomen dieser beiden antagonistischen Schwester-Arzneien wird man dann wohl abnehmen können, woher es kam, daß beide (jede, wohin sie gehörte) die angemessensten homöopathischen Heilmittel der bösen Seuche seyn konnten, welche vom Sommer 1813 an die vom Kriege am meisten heimgesuchten Länder verwüstete. Keine Behandlung dieses Typhus, welche sich auf Vermuthungen, aus der gemeinen Therapie hergeleitet, stützte, so wie keine andre Curmethode ohne Ausnahme konnte etwas gegen die schlimmern Fälle ausrichten (die leichtern wurden ohnehin durch die liebe Naturkraft zur langsamen, obwohl sehr schwierigen Genesung gebracht); bloß die Anwendung der hier homöopathisch hülfreichen Arzneien, des Wurzelsumachs, abwechselnd mit der Zaunrebe (wie sie von mir im sechsten Stücke des allgemeinen Anzeigers der Deutschen 1814 kürzlich beschrieben worden ist) konnte diese Kranken **alle** heilen und heilte sie unter sorgfältigen Händen, während die übrige Arztwelt sich nur um die vermuthliche innere Natur dieser Krankheit vergeblich stritt und dabei die Kranken zu Tausenden heim gehen ließ zu ihren Vätern. Gab es irgend einen Triumph für die einzig wahre, für die homöopathische Heilkunst,[1] so war es dieser.

Die Wirkungsdauer großer Gaben Wurzelsumach dehnt sich auf sechs Wochen hin aus, die der kleinern vermindert sich nach Maßgabe der Kleinheit derselben. Dieser langwierigen Wirkung wegen ist auch die anfängliche homöopathische Symptomenerhöhung von längerer Dauer, als bei den meisten der übrigen Gewächsarzneien, so daß man, selbst beim Gebrauche der kleinsten Gaben, oft erst 24 Stunden nach der Einnahme des Mittels die Besserung hervorkommen sieht. Deshalb muß, wenn bei irgend einer andern, so besonders bei der Wahl dieser Arznei das homöopathische Gesetz sorgfältig zur Führerin genommen werden. Die Nachtheile der verfehlten Wahl hebt oft die Zaunrebe, zuweilen der Schwefel, zuweilen der Kampfer oder der rohe Kaffee, je nach den erregten übeln Zufällen.

Nach vielfältig wiederholten und erneuerten Erfahrungen kann ich versichern, daß man nie den ganzen, unverdünnten Saft, selbst nicht in chronischen Uebeln und bei sonst robusten Körpern homöopathisch anzuwenden hat, wenn man mit Sicherheit handeln will. Bloß in sehr tiefer Verdünnung (nach mehrjähriger, genauer Prüfung, Decillion-Verdünnung) wird man zur stärksten Gabe nie mehr als ein feinstes Streukügelchen mit der dreißigsten Verdünnung befeuchtet ($\bar{x}$), zur Gabe

---

[1] Mir starb nicht ein einziger von 183 Kranken in Leipzig, was bei der damals russischen Regierung in Dresden viel Aufsehn erregte, aber von den medicinischen Behörden in Vergessenheit gebracht ward.

nöthig haben, dem jedoch das einmalige Riechen an ein Streukügelchen, deren 20 einen Gran wiegen, seiner Milde und gleichen Heilkräftigkeit wegen noch vorzuziehen ist, – was auch dagegen die allöopathische gemeine Praxis, welche nur Quentchen, Scrupel und mindestens Grane und ganze Tropfen zum Gebrauche der Arzneigewächse kennt, in ihrem Unverstande spötteln mag. Blos reine Erfahrungen und gewissenhafte, unbefangene Beobachtungen können und dürfen in einer so wichtigen Angelegenheit, als das Heilen der Krankheiten der Menschen ist, entscheiden.

In den letzten Jahren hat auch vielfältige Erfahrung gelehrt, daß der Wurzelsumach das hülfreichste und specifische Mittel ist für die oft tödtlichen Uebel von Verheben, übermäßiger Anstrengung der Muskeln, und Quetschungen; ein einmaliges Riechen an ein Senfsamen großes, mit der dreißigsten Kraft-Entwicklung befeuchtetes Kügelchen bewirkt diese zauberähnliche Heilung.

Fz. – Franz; *Rckt.* – Rückert; *Stf.* – Stapf; *Fr. H-n.* – Fr. Hahnemann; *Hbg.* – Hornburg; *Lhm.* – Lehmann; *Mchlr.* – Michler; *Sr.* – Schröder; *Hb. u. Ts.* – Hartlaub und Trinks.

Wurzelsumach

■ **Gemüt**

Ungeduldig und ärgerlich über jede Kleinigkeit, verträgt sie nicht, daß man viel mit ihr redet. [RAL 943]

Verdrießlichkeit. [RAL 945]

Jede, auch noch so kleine, Beschäftigung ist ihm zuwider. [RAL 946]

Er erschrickt (beim Einschlafen) über eine Kleinigkeit, als wenn er das größte Unglück davon zu befürchten hätte. [RAL 947]

Geringe Aergerniß erregt und vermehrt Krankheitszufälle, z.B. Abgang von Blutklumpen nach schon verflossener Monatreinigung u.s.w. [RAL 948]

Traurig, fängt an zu weinen, ohne zu wissen warum? [RAL 949]

Unwillkührliches Weinen, ohne weinerliche Laune, bei Kollern im Bauche. [RAL 950]

Er konnte nicht vergnügt seyn, war gleichgültig gegen Gesellschaft. [RAL 951]

Mißmüthig, niedergeschlagen; er möchte gleich anfangen, zu weinen. [RAL 952]

Traurigkeit, welche einsame Stille liebt (n. 10 St.). [RAL 953]

Melancholisch, mißmüthig und ängstlich, als wenn sie ein Unglück erfahren würde, oder als wenn sie einsam und alles todt und stille um sie wäre, oder als wenn sie von einem nahen Freunde Abschied genommen hätte; am schlimmsten in der Stube, durch Gehen in freier Luft gemindert. [RAL 954]

Bei Trockenheit im Halse, schreckliche Aengstlichkeiten mit Gemüthsunruhe. [RAL 955]

Bange, ängstlich und zitterig (vom 10 bis 27 Tage). [RAL 956]

Unter Sinken der Kräfte, Angst, als wenn er sterben müßte, mehr nach Mitternacht als vor Mitternacht. [RAL 957]

Ohne Traurigkeit, wie lebenssatt, mit Wunsch, zu sterben. [RAL 958]

Aengstlichkeit: sie mußte sich im Sitzen fest anhalten, weil sie sich wegen der Schmerzen (Zerschlagenheit der Glieder und Ziehen darin) nicht glaubte erhalten zu können. [RAL 959]

Mehr Nachmittags als Vormittags, wahre Herzensangst; sie schlief die halbe Nacht nicht vor großer Bangigkeit, und war immer so ängstlich, daß sie schwitzte (n. 12 Tagen). [RAL 960]

Sie konnte vor innerer Unruhe nicht still sitzen, sondern mußte sich auf dem Stuhle nach allen Seiten hin und her wiegen, und alle Glieder etwas bewegen. [RAL 961]

Sehr unruhiges Gemüth und Angst und Bangigkeit, so daß es ihr immer am Herzen (an der Herzgrube) raffte, mit schwerem Athem. [RAL 962]

Sie schlief die halbe Nacht nicht, war zaghaft, bänglich und voll Herzensangst. [RAL 963]

Mißlaunig, niedergeschlagen und wie verzweifelt. [RAL 964]

Voll trauriger Gedanken, ängstlich und furchtsam, wobei sie allemal die Kräfte verliert und sich stundenlang hinlegen muß, um Kräfte zu sammeln. [RAL 965]

Er glaubt, ein Feind wolle ihn vergiften. [RAL 966]

Sie kann selten einen heitern Gedanken fassen. [RAL 967]

Unaussprechlich ängstlich war sie, es drückte ihr am Herzen und riß im Kreuze. [RAL 968]

Früh, von 3 Uhr an, konnte sie nicht mehr schlafen; sie stand sehr ängstlich, unruhig und schwächlich auf, wobei sie immer zittert, besonders in den Knieen (mit Schweiß im Rücken). [RAL 969]

Bei der Aengstlichkeit fühlt sie so ein Gewicht unter der Brust, welches sie so beengt, daß sie schwer athmet, und zuweilen recht tief, wodurch es ihr leichter wird; Puls bald langsam, bald geschwind. [RAL 970]

In der Dämmerung gegen Abend, Angst und Bangigkeit, als wenn er sich das Leben nehmen sollte, eine Stunde lang. [RAL 971]

Verstandesverwirrung: er glaubt zu sterben (*Zadig,* in *Hufel. Journ. V. III.*). [RAL 972]

Durch traurige Gedanken, die sie sich nicht benehmen konnte, kam sie in Furcht und Zagen. [RAL 973]

Wenn sie unangenehme Gedanken im Kopfe hatte, konnte sie sie nicht wieder los werden. [RAL 974]

Er kann den Andrang der Ideen nach Gefallen zügeln, und, was er nur wollte, ungehindert durchdenken, ohne von einem Nebengedanken gestört zu werden.[2] [RAL 975]

Er kann seine Gedanken beherrschen, nach Willkühr ruhig über jeden beliebigen Gegenstand, so lange er will, nachdenken, und nach Gefallen wieder einen andern vornehmen, bei ruhigem, langsamen Athem.[2] [RAL 976]

---

[2] Heilwirkung.

- Schwindel, Verstand und Gedächtnis

Aus dem Bette aufgestanden, ist sie wie betrunken und glaubt, umzufallen. [RAL 1]

Sie hat es so sehr im Kopf, kann nicht gut stehen, kann sich nicht erhalten. [RAL 2]

Heftiger Schwindel beim Niederlegen, mit Furcht, als müsse er sterben (n. 10 St.). [RAL 3]

Schwindel: es ging alles mit ihr herum; am schlimmsten beim Gehen und Stehen, auch (doch weniger) beim Sitzen, beim Liegen aber gar nicht.[3] [RAL 4]

Beim Gehen taumelig, schwankend und torkelig im Körper, ohne schwindlich im Kopfe zu seyn. [RAL 5]

Beim Gehen im Freien Empfindung, als wenn sich etwas im Kopfe drehete, und doch kein Schwindel. [RAL 6]

Schwindel (*Alderson*, in Samml. br. Abth. f. pract. Aerzte *XVII. I*). [RAL 7]

Sehr starker Schwindel (*Zadig* a.a.O.). [RAL 8]

Schwindel als würde er in die Höhe gehalten, während des Sitzens (*Fz.*). [RAL 9]

Abwesenheit der Gedanken im Gehen, nach Tische (n. 28 St.) (*Fz.*). [RAL 10]

Schwanken und Torkeln im Gehen, ohne Schwindel (*Rckt.*). [RAL 11]

Er torkelt im Gehen immer rechts (*Fz.*). [RAL 12]

Wüstheit des Kopfs, ohne bestimmten Schmerz [*Stf.*]. [RAL 13]

Schwindel und Dummlichkeit im Kopfe [*Fr. H-n.*]. [RAL 14]

Düselig im Kopfe [*Stf.*]. [RAL 15]

Schwäche im Kopfe; drehte sie den Kopf, so war sie ganz ohne Besinnung; bückte sie sich, so war es, als könne sie nicht wieder aufkommen [*Hbg.*]. [RAL 16]

Schwindel (*Hb.* u. *Ts.* aus *Huf. Journ. LXI*. Bd. 4. Heft. S. 28 in reiner Arzneimittellehre von *Hartlaub* und *Trinks*, 3r. Band). [RAL 17]

Beim Sitzen so dumm im Kopfe, wie trunken; beim Aufstehen, so schwindlich zum Vor- und Rückwärtsfallen.[4] [RAL 18]

Beim Gehen, schwindlich, als sollte sie vorwärts fallen.[4] [RAL 19]

Früh, beim Aufstehen ganz düselig; er ist kaum vermögend, sich auf den Beinen zu halten. [RAL 20]

Der Kopf ist düster und dumm. [RAL 21]

Ein betäubtes Wesen, eine Schwäche im Kopfe. [RAL 22]

Eingenommenheit des Kopfs (sogleich) (*Fz.*). [RAL 23]

Eingenommenheit des ganzen Kopfs (n. 1/2 St.) (*Lhm.*). [RAL 24]

Eingenommenheit des Kopfs und Unlust zu litterarischen Arbeiten (*Rckt.*). [RAL 25]

Er ist abgespannt, das Denken fällt ihm schwer und das Sprechen wird ihm sauer, oder ist ihm ganz zuwider [*Stf.*]. [RAL 26]

Mehrtägige Abspannung des Geistes, er konnte keinen Gedanken zusammenbringen und war fast stupid[5] [*Stf.*] [RAL 27]

Sehr langsamer Ideengang [*Stf.*]. [RAL 28]

Vergeßlichkeit: er kann sich der nächsten Vergangenheit nicht entsinnen [*Stf.*]. [RAL 29]

Das Gedächtnis ist sehr stumpf; er besinnt sich schwer, selbst auf die bekanntesten Dinge und Namen, und zuweilen wieder ganz deutlich und hell, wenn er keinen Fieberfrost hat (*Fz.*). [RAL 30]

Gedächtnisschwäche. [RAL 31]

Gedankenlosigkeit: es ist, als wenn er in Gedanken wäre und hat doch Mangel an Ideen. [RAL 32]

Beim Gehen, so düselig, als sähe er die vor den Augen befindlichen Menschen nicht vor sich. [RAL 33]

Wenn sie gegangen ist, oder sie sich bückt, ist's ihr wie drehend, außerdem nicht. [RAL 34]

Eine Gedankenlosigkeit, wie von Schwindel vor den Augen, oft gleichsam eine Abwesenheit aller Gegenstände. [RAL 35]

Gedankenlosigkeit: z.B. wenn er 12 schreiben wollte, so setzte er die 1 hin, auf die 2 aber konnte er sich nicht besinnen; wenn er Papier in den Händen hatte, mußte er sich erst besinnen, was er eigentlich in den Händen habe. [RAL 36]

- Kopf

Kopfschmerz, wie betäubt, und Sumsen im Kopfe. [RAL 37]

Eingenommenheit des Kopfs (sogleich). [RAL 38]

Eingenommen ist der Kopf wie betrunken, früh (n. 12 St.). [RAL 39]

Taumeliger Kopfschmerz, welcher den ganzen Kopf einnahm; beim Schreiben vergingen ihm die Gedanken und das Gedächtniß, und er konnte sich nicht besinnen. [RAL 40]

---

[3] Vergl. 311.
[4] Vergl. 311.
[5] Von Befeuchtung der Finger mit einer starken Gift-Sumach-Tinktur.

Der Kopf ist voll und schwer, mit Empfindung beim Bücken, als fiele das Gehirn vor (*Fz.*). [RAL 41]

Beim Schütteln des Kopfs Empfindung, als wenn das Gehirn los wäre und an den Schädel anfiele (*Fz.*). [RAL 42]

Kopfweh quer durch die Stirne (*Alderson* a.a.O.). [RAL 43]

Kopfweh im Hinterhaupte, welches beim Rückwärtsbiegen des Kopfs vergeht (*Fz.*). [RAL 44]

Bei starker Bewegung der Arme drückender Kopfschmerz in der Stirne, wie mit einer stumpfen Spitze (n. 25 St.) (*Fz.*). [RAL 45]

Drücken und Ziehen an der linken Seite des Haarkopfes nach oben zu (*Fz.*). [RAL 46]

Drückendes Ziehen an der linken Seite des Haarkopfs (*Fz.*). [RAL 47]

Eingenommenheit des Kopfs, Drücken in der rechten Schläfe, und dicht über und hinter der rechten Augenhöhle, ein Herabdrücken, wie von einer Last. [RAL 48]

Drücken in den Schläfen. [RAL 49]

Kopfweh, als wenn die Augen zum Kopfe herausgedrückt würden, mit Gähnen und Frost, ohne Durst. [RAL 50]

Wenn er sich bückt, ists als wenn er nicht wieder in die Höhe könnte; es hindert ihn im Genicke; es ist beim Bücken, als wenn ihm eine Menge Blut ins Gehirn schösse. [RAL 51]

Es ist immer etwas Schweres im Kopfe, und beim Bücken ists, als wenn ein Gewicht vor in die Stirne fiele, und den Kopf herabzöge, wobei es ihm heiß im Gesichte wird. [RAL 52]

Ein hervordrückender Kopfschmerz hinter dem linken Auge. [RAL 53]

Kopf so schwer, daß sie ihn gerade aufwärts halten mußte, um die in der Stirn hervordrückende Last zu mindern. [RAL 54]

Schwer und düster im Kopfe, wenn er die Augen wendet; der Augapfel selbst thut weh. [RAL 55]

In den Schläfen ist's so schwer, als wenn es da schmerzhaft herunter drückte. [RAL 56]

Kopfweh, als wenn das Gehirn von beiden Schläfen her zusammengedrückt würde. [RAL 57]

Nach vorgängiger, blos innerlicher Hitze, einzig im Kopfe, bei trockenen Lippen mit Durste, heftiger Kopfschmerz, als wenn er die Stirn auseinanderpressen wollte, mit einer außerordentlichen Schwere darin, vorzüglich wenn sie aus der freien Luft in die Stube kommt, oder beim Aufwachen aus dem Mittagsschlafe; sobald sie sich aber Abends in's Bette legt, ist der Kopfschmerz weg. [RAL 58]

Ein brennendes Drücken am rechten Schläfebeine. [RAL 59]

Ein nach oben zu strahlendes Drücken in der rechten Schläfe Abends im Bette, bei Ruhe am schlimmsten; er mußte, um es zu erleichtern, sich bald setzen, bald aus dem Bette gehen. [RAL 60]

Ein wirkliches Reißen herüber und hinüber im Kopfe, beim Bücken stärker, Abends von 5 Uhr an bis zum Schlafengehen. [RAL 61]

Reißender Schmerz in der rechten Schläfe (n. 1/2 St.) (*Mchlr.*). [RAL 62]

Einfaches Reißen quer über den Haarkopf, äußerlich (*Fz.*). [RAL 63]

Kopfweh, Ziehen im Hinterkopfe und in den Schläfen, mit Drücken in den Augen, ist so arg, daß es ihn früh (4 1/2 Uhr) aus dem Bette treibt. [RAL 64]

(Kopfweh wie von verdorbenem Magen.) [RAL 65]

Reißender und drückender Kopfschmerz. [RAL 66]

Aus dem Schlafe erwacht, bekommt er bei Oeffnung der Augen schnell ein heftiges Kopfweh, zuerst in der Stirne hinter den Augen, als wenn das Gehirn zerrissen wäre, wie nach einem Branntweinrausche, durch Bewegung der Augen verschlimmert; dann im Hinterkopfe, wie Zerschlagenheit des kleinen Gehirns; in den Schläfen entsteht ein Herauspressen. [RAL 67]

(Kopfweh in der linken Seite und im Hinterkopfe, wie wund, bis in die Zähne.) [RAL 68]

Wenn sie steigt, ist es ihr, als wenn's ihr in den Kopf träte, sie fühlt alle Tritte darin. [RAL 69]

Zuweilen ein Schwappern im ganzen Gehirne. [RAL 70]

Ein Laufen und Krabbeln über die Stirne und Nase im Aufrechtsitzen, welches beim Bücken vergeht (*Fz.*). [RAL 71]

Beim Gehen wie ein Schwanken des Gehirns. [RAL 72]

Stiche im Kopfe herauswärts. [RAL 73]

Feines Pochen in der rechten Seite des Kopfs. [RAL 74]

Brennen im Kopfe und fein pochender oder pickender Kopfschmerz. [RAL 75]

Ein brennender Schmerz zuweilen im Hinterkopfe, zuweilen in der Stirne. [RAL 76]

Eine brennend kriebelnde Empfindung in der Stirne. [RAL 77]

Er fühlt den Puls hinten im Kopfe. [RAL 78]

Einige ganz feine, heftige Stiche in der rechten Schläfe einwärts. [RAL 79]

Der Kopf ist ihr wie zu voll und schwer (mit Ohrenklingen), dabei zuweilen Stiche zur linken Schläfe heraus. [RAL 80]

Eine Schwere oben im Kopfe, nach dem Gehen. [RAL 81]

Ein einzelner, vier Minuten anhaltender Stich im Kopfe, über dem Auge, von innen heraus, während des Essens; dann Uebelkeit und Vollheit; es kam ihr so warm in die Höhe von innen. [RAL 82]

Kopfweh: einzelne Rucke im Hinterhaupte, Nachmittags. [RAL 83]

Bald nach dem Essen ein Reißen im Obertheile des Kopfs, an welcher Stelle er auch äußerlich beim Befühlen weh thut; zuweilen nimmt der ziehende Schmerz den ganzen Kopf ein. [RAL 84]

Ein schmerzhaftes Kriebeln im Kopfe, wie ein Graben mit einer Nadel, ein fein stichliches Graben. [RAL 85]

Nach dem Spazieren im Freien Kopfweh, wie Kriebeln. [RAL 86]

Nachmittags ein Kriebeln auf einer Stelle des Hinterkopfs, als wenn sich ein Eitergeschwür daselbst bilden wollte. [RAL 87]

Ein Kriebeln auf der Kopfhaut (n. 72 St.). [RAL 88]

Kopfschmerz wie äußerlich, gleichsam die Haut zusammenziehend, gleich als würde sie bei den Haaren gerauft, und dennoch ist der Kopf beim Befühlen nicht schmerzhaft. [RAL 89]

Haarkopf sehr schmerzhaft beim Befühlen und Zurückstreichen der Kopfhaare. [RAL 90]

Der Kopf schmerzt äußerlich beim Befühlen wie Blutschwär. [RAL 91]

Fressendes Jücken auf dem Haarkopfe, auf der Stirne, im Gesichte und um den Mund, wo frieselartige Blüthen hervorkommen. [RAL 92]

Gegen Abend, in den Nackenmuskeln, Schmerz, als wenn die Theile eingeschlafen wären, und als wenn man den Kopf allzu lange aufrecht gehalten hätte. [RAL 93]

■ Gesicht und Sinnesorgane

Gesichtsblässe [*Fr. H-n.*]. [RAL 94]

Krankes Ansehen, eingefallenes Gesicht, blaue Ränder um die Augen (n. 18 St.) [*Stf.*]. [RAL 95]

Spitzige Nase, drei Tage lang [*Fr. H-n.*]. [RAL 96]

Das Gesicht ist entstellt und verzogen; die linke Seite ist wie kürzer zusammengezogen, die rechte wie verlängert (n. 22 St.) [*Stf.*]. [RAL 97]

Röthe und Schweiß des Gesichts, ohne Durst (n. 1 St.) [*Fr. H-n.*]. [RAL 98]

Abschälen der Gesichtshaut [*Fr. H-n.*]. [RAL 99]

Heftige Geschwulst des Gesichts; der Kopf wird noch einmal so dick; eine Art phlegmonöser Blatterrose, wobei er das Bett 4 Wochen lang hüten mußte[6] (*Van Mons,* bei *Du Fresnoy* über den wurzelnden Sumach, *Halle,* 1801.). [RAL 100]

Rosenartige Anschwellung des Gesichts und Halses.[7] (Annalen der Heilkunde, 1811. *April.*). [RAL 101]

Große Geschwulst des Kopfs, des Gesichts und der Augenlider, so daß er sie über 24 Stunden nicht öffnen konnte (*Du Fresnoy* a.a.O.). [RAL 102]

Starke Geschwulst des Gesichts (*Du Roy,* Harbkesche Baumzucht II. S. 308.). [RAL 103]

Geschwulst des Gesichts, vorzüglich der Augenlider und Ohrläppchen (*Fontana in Edinbg. med. comment.* II 11.). [RAL 104]

Geschwulst des Kopfs bei Einigen (*Dudley,* bei *Du Fresnoy* a.a.O.). [RAL 105]

Heftiges Brennen an der Geschwulst des Gesichts, der Augenlider und Ohrläppchen (*Fontana* a.a.O.). [RAL 106]

Unerträgliches Jücken an der Geschwulst des Gesichts, der Augenlider und Ohrläppchen (*Fontana* a.a.O.). [RAL 107]

Geschwulst des Kopfes, des Halses und der Brust bis zum Nabel [*Hbg.*]. [RAL 108]

Strammung und Geschwulst des Gesichtes (d. 3 T.) (*Hb.* und *Ts.* aus *Huf. Journ.* LXI. Bd. S. 28.). [RAL 109]

Gesicht und Hände so angeschwollen, daß er in 8 Tagen die Augen nicht öffnen konnte, und sein Gesicht gar keine menschliche Gestalt hatte [*Hb. u. Ts.*]. [RAL 110]

Feine Schülfer im Gesichte (d. 11 T.) [*Hb. u. Ts.*]. [RAL 111]

Gesichtsröthe und Gesichtsschweiß, ohne Durst (n. 1 St.). [RAL 112]

Geschwulst der Lippe und Nase, dann blasse Geschwulst des Gesichts; den dritten Tag stieg die Gesichtsgeschwulst, mit brennendem Schmerze, die Augenlider von Geschwulst verschlossen, die Augen thränend; den vierten und fünften Tag war das Gesicht mit Bläschen voll gelben Wassers besetzt, sie platzten auf und näßten wenig; die Geschwulst des Gesichts dauerte 8 Tage, unter dem Kinn länger; sie schuppte sich kleienartig ab[8] (Annalen der Heilkunde, a.a.O.). [RAL 113]

---

[6] Von Ausdünstungen des Strauchs und vom Abpflücken.
[7] Vom Dunste des Strauchs.
[8] Vom Bespritzen der Hand mit Safte.

Ziehen und Reißen in der Augenbraugegend und in den Backenknochen (*Rckt.*). [RAL 114]

Entzündung der Augenlider (*Du Fresnoy* a.a.O.). [RAL 115]

Ein beißendes Jücken am rechten obern Augenlide (welches nach einigem Reiben vergeht) (*Fz.*). [RAL 116]

Zuckende Empfindung im linken obern Augenlide (n. 48 St.) [*Fr. H-n.*]. [RAL 117]

Eine aus Zucken und Zusammenziehen bestehende Empfindung im rechten untern Augenlide (*Fz.*). [RAL 118]

Das rechte obere Augenlid deuchtet geschwollen zu seyn und drückt, welches in der freien Luft vergeht (n. 26 St.) (*Fz.*). [RAL 119]

Die Augenlider sind trocken und werden immer wie von Schläfrigkeit angezogen; Abends (*Fz.*). [RAL 120]

Fippern der Augenlider mit Trockenheitsempfindung daran, während eines fieberhaften Frostes (*Fz.*). [RAL 121]

Entzündung der Augenlider (*Du Fresnoy* a.a.O.). [RAL 122]

Jücken im rechten äußern Augenwinkel (n. 27 St.) (*Fz.*). [RAL 123]

Am untern linken Augenlide, gegen den innern Winkel zu, eine rothe, harte Geschwulst, wie ein Gerstenkorn, mit drückendem Schmerze, sechs Tage lang (n. 48 St.) [*Fr. H-n.*]. [RAL 124]

Empfindung von Geschwulst im rechten innern Augenwinkel (*Fz.*). [RAL 125]

Beißen wie von einer scharfen Säure im rechten Auge (*Fz.*). [RAL 126]

Gesichtsschwäche: die Gegenstände sind bleich[9]. [RAL 127]

Es ist ihr wie ein Flor vor den Augen, sie kann nicht gut sehen. [RAL 128]

Wenn er das Auge drehet, oder etwas darauf drückt, thut der Augapfel weh; er kann es fast nicht wenden. [RAL 129]

Es drückt im Auge als wenn Staub drin wäre. [RAL 130]

Drückender Schmerz in den Augen. [RAL 131]

Starke Geschwulst der Augenlider (d. 4. T.) [*Hb. u. Ts.*]. [RAL 132]

Die Augen schlossen sich wegen starker Geschwulst und wurden entzündet (d. 4. T.) [*Hb. u. Ts.*]. [RAL 133]

Augenweh [*Hb. u. Ts.*]. [RAL 135]

Periodisches Schneiden in den Augen; es fällt ihm schwer, die Augenlider des Morgens zu öffnen (*Sr.*). [RAL 136]

Drücken im Auge bei angestrengtem Sehen. [RAL 137]

Drücken wie von Entzündung im linken Auge, welches im innern Winkel roth und Abends von Augenbutter zugeklebt ist. [RAL 138]

Drückender und zusammenziehender Schmerz in den Augen, Abends. [RAL 139]

Brennend drückende Empfindung im Auge von Abends bis früh; Morgens nach dem Aufstehen vergeht's. [RAL 140]

Früh ist das Weiße des Auges roth, mit brennendem Drücken darin; die Augen waren wie hervorgetreten. [RAL 141]

Die Augen sind roth und früh mit Eiter zugeklebt. [RAL 142]

Die Augen sind ihr früh mit eiterigem Schleime zugeklebt. [RAL 143]

Augenentzündung. [RAL 144]

Triefende, mit Wasser unterlaufene Augen. [RAL 145]

Abends Thränen der Augen, mit Brennschmerz. [RAL 146]

Ein Beißen in den Augen; früh die Augen mit Butter zugeklebt. [RAL 147]

Beißen auf der innern Fläche der untern Augenlider (n. 2 St.). [RAL 148]

Augenlider, in kalter Luft, wie wund, von salzigen beißenden Thränen. [RAL 149]

Trockenheitsempfindung der Augenlider, vorzüglich im innern Winkel. [RAL 150]

Abends (um 8 Uhr) eine Schwere und Starrheit in den Augenlidern, wie Lähmung, als wenn es ihm schwer würde, die Augenlider zu bewegen. [RAL 151]

Stiche unter dem Auge. [RAL 152]

An der innern Seite der Augenhöhle im Knochen, nach der Nase zu, Zerschlagenheitsschmerz. [RAL 153]

Ein Drücken mit feinen Stichen am Jochbeine. [RAL 154]

Ein Drücken auf dem Stirnbeine, das sich immer mehr erhöhet und dann plötzlich aufhört (*Fz.*). [RAL 155]

Ein dumpfes Ziehen auf der linken Seite der Stirne durch den linken Backen, die Kinnlade herab, durch die Muskeln und die Zähne, als wollte sich ein Zahnschmerz bilden (*Lhm.* a.a.O.). [RAL 156]

Feines, schmerzhaftes Reißen hinter dem linken Ohre [*Hbg.*]. [RAL 157]

---

[9] Von Befeuchtung der Finger mit einer starken Gift-Sumach-Tinktur.

Klingen im rechten Ohre beim Gehen (n. 1½ St.) (*Mchlr.*). [RAL 158]

Zwei heftige, kurz auf einander folgende Knalle im linken Ohre, als wenn das Trommelfell platzte, beim Liegen während des Einschlafens bei der Mittagsruhe, so daß er jedesmal erschrack und zitternd auffuhr, dann aber bald wieder einschlief (n. 4 St.) (*Mchlr.*). [RAL 159]

Schmerzhaftes Pochen, die Nacht, im innern Ohre. [RAL 160]

Ohrzwang. [RAL 161]

Ein jählinger, ziehender Schmerz in den Ohren, so, als zöge man einen Faden durch (*Sr.*). [RAL 162]

Vor dem rechten Ohre Empfindung als wenn etwas hineinbliese, oder davor läge. [RAL 163]

(Sausen vor dem Ohre.) [RAL 164]

Pfitschen vor den Ohren, wie von jungen Mäusen. [RAL 165]

(Ein jückendes Kriebeln in den Ohren, als wenn etwas Lebendiges darin wäre; sie mußte mit dem Finger hineinbohren.) [RAL 166]

Geschwulst der Nase, der Ohren und des Halses [*Hb.* u. *Ts.*]. [RAL 167]

Nasenbluten, öfters, fast blos beim Bücken. [RAL 168]

Nasenbluten, die Nacht (n. 4 St.). [RAL 169]

Nasenbluten [*Hbg.*]. [RAL 170]

Empfindung von Härte und Geschwulst unter der Nase, die beim Befühlen vergeht (*Fz.*). [RAL 171]

Spannen unter dem rechten Nasenloche (*Fz.*). [RAL 172]

Nasenspitze ist roth und bei Berührung schmerzhaft, als wenn sie schwären wollte (n. 8 Tagen.) (*Fz.*). [RAL 173]

Krustiger Ausschlag neben dem linken Nasenflügel und unter der Nase (n. 48 St.) (*Fr. H-n.*). [RAL 174]

Heißes Brennen unter der linken Nasenöffnung, so daß der Athem heiß herauszukommen scheint, welches in der freien Luft vergeht (*Fz.*). [RAL 175]

Früh, Nasenbluten (n. 40 St.). [RAL 176]

Nasenbluten beim Räuspern und Raksen. [RAL 177]

Wundheitsempfindung an den Nasenlöchern. [RAL 178]

Ein flechtenartiger Ausschlag um Mund und Nase, zuweilen mit zuckendem und brennend jückendem Schmerze darin (n. 24 St.). [RAL 179]

(An der Backenfalte eine Eiterblüthe, welche, an sich unschmerzhaft, beim Befühlen wie feine Nadel sticht.) [RAL 180]

(Bläschen um den Mund, welche brennen, und am Nasenloche.) [RAL 181]

Kälte im verschlossenen Munde, als zöge Wind hinein, mit Brausen im linken Ohre (*Fz.*). [RAL 182]

Ein Blüthchen an der Unterlippe, unterhalb dem Rothen, in der weißen Haut. [RAL 183]

Früh beim Aufstehen, in der rechten Seite der Unterlippe, ein kneipender Punkt, der die Empfindung macht, als blutete er (n. 48 St.) (*Fz.*). [RAL 184]

Dürre, trockne Lippen, mit einer röthlichen Kruste überzogen (*Fz.*). [RAL 185]

Zusammengeballte, anfangs mit einer wässerigen Feuchtigkeit gefüllte Blüthen, unweit der beiden Lippenwinkel, am Rande der Unterlippe, für sich von salzbeißiger und bei Berührung von Wundheitsempfindung (n. 10 St.). [RAL 186]

Nachmittags ein fein brennender Klamm im rechten Backen, als wenn alles schwürig würde; dabei ward die Haut des Backens sehr heiß und rauh, als wenn da ein Ausschlag hervorkäme; er mußte aus dem Bette aufstehen und hatte viel Durst. [RAL 187]

Schnelles Nadelstechen in der rechten Wange (*Fz.*). [RAL 188]

Schneidendes Zusammenziehen in der rechten Backe (*Fz.*). [RAL 189]

Auf einem Punkte der Wange ein schneidender Schmerz; hierauf Jücken und Stechen daselbst, welches nach dem Kratzen vergeht (n. 10, 11 St.) (*Fz.*). [RAL 190]

Brennende Zusammengezogenheit im rechten Backen, mit drückendem Zahnschmerze in der Krone der drei obern Backzähne (*Fz.*). [RAL 191]

An der Seite des Kinnes Blütchen, welche in der Spitze Eiter fassen, die blos bei Berührung einen Schmerz, wie von einer eingedrückten Schneide, und ein Brennen verursachen, welches letztere anhaltend ist. [RAL 192]

Ein Schmerz am Kinnbackengelenke, dicht beim Ohre, klammartig in der Ruhe und beim Bewegen des Theiles, welcher sich durch starkes Drücken von außen auf das Gelenke und durch Genuß warmer Dinge mindert. [RAL 193]

Schmerz im Kinnbackengelenke, wie zerschlagen, oder als wenn es zerbrechen sollte, bei seiner Bewegung (n. 1 St.). [RAL 194]

Bei krampfhaftem Abend-Gähnen, Schmerz im Kinnbackengelenke, als wenn es sich ausrenken wollte (n. 1 St.). [RAL 195]

Beim Hin- und Herbewegen der Kinnlade, Knarren, und im Gelenke (früh) (n. 12 St.). [RAL 196]

Bei jeder Bewegung des Unterkiefers, selbst beim Trinken, ein Knacken beim Ohre (im Kiefergelenke). [RAL 197]

Die Drüse unter dem Winkel des Kinnbackens schmerzt, auch ohne Bewegung, wie drückend und wühlend. [RAL 198]

Empfindung in der Unterkinnlade, als würde das Zahnfleisch von beiden Seiten eingeklemmt, mit einer moderigen Empfindung im Munde (*Fz.*). [RAL 199]

Klammartiger Schmerz im Kinnbackengelenke (*Fz.*). [RAL 200]

Geschwollene, harte Ohren- und Unterkieferdrüsen [*Hbg.*]. [RAL 201]

Geschwulst der Unterkieferdrüsen, welche beim Schlingen ein Stechen verursachte. [RAL 202]

Abends (7 Uhr), ein stechendes Zucken, in einzelnen Rucken, von der Schläfe aus bis in beide Kinnbacken und Zahnreihen, wobei er ganz matt ward, mit einem Zerschlagenheitsschmerze in der linken Schläfe; er gähnte, konnte aber nicht gleich einschlafen, aus Furcht, der Schmerz möchte wiederkommen. [RAL 203]

■ Mund und innerer Hals

Langsam stechender und zugleich zuckender Schmerz im Spitzzahne, Abends. [RAL 204]

Die Nacht (um 10 Uhr), zuckendes **Zahnweh**; es zuckte bis in den Kopf; durch äußeres Draufhalten einer kalten Hand linderte es sich. [RAL 205]

Zucken in den Wurzelnerven der hohlen Zähne. [RAL 206]

Zucken im Zahnnerven von unten nach oben, durch Auflegen der kalten Hand, jedoch nur palliativ, zu lindern. [RAL 207]

Drücken in der äußern Seite des Zahnfleisches der untern Backzähne, und zugleich auf der Achsel, am Schlüsselbeine links (*Fz.*). [RAL 208]

Dumpfes Drücken in den untern Backzähnen und an der Schulter links am Schlüsselbeine (*Fz.*). [RAL 209]

Zahnschmerz in den rechten Oberzähnen, als würden sie an den Wurzeln in ihre Höhlungen hineingezogen (*Fz.*). [RAL 210]

Zahnschmerz in den untern Backzähnen: ein scharfes Drücken und ein stumpfer Schmerz, mit einer Empfindung im Munde, wie von Modergeruch (*Fz.*). [RAL 211]

Empfindung zwischen den Zähnen rechter Seite, als wäre ein zäher Körper dazwischen (*Fz.*). [RAL 212]

Zahnschmerz, wie schneidend und wie eine Wunde. [RAL 213]

In der Nacht (2½ Uhr) unerträglicher, mit Brennen verbundener Wundheitsschmerz im Zahnfleische bis an die Wurzel der Backzähne, welcher im Bette aufzusitzen nöthigt, mit Hitzgefühl am Körper und besonders am Kopfe, mit Stirnschweiß. [RAL 214]

Hinten am Gaumen, beim Ausgange der Zähne, vor sich, ein schneidend klopfender Schmerz, als wenn etwas geschwürig würde; beim Befühlen aber stichts wie ein Geschwür. [RAL 215]

Am innern Zahnfleische der vordern Zähne und in der Beinhaut der Zähne, ein hie und da fortrückendes Drücken. [RAL 216]

Die Zähne sind locker, und es kriebelt schmerzhaft darin von Zeit zu Zeit, wie in einem eingeschlafenen Gliede. [RAL 217]

Ein schmerzhaftes Kriebeln im Zahne, wie Graben mit einer Nadel; ein fein stichliches Graben. [RAL 218]

Die Zähne schmerzen blos beim Beißen und Kauen, als wenn sie zu hoch und zu locker wären, und doch schmerzen sie beim Befühlen nicht, und sind nicht wackelig anzufühlen. [RAL 219]

Zahnweh (Abends), zuerst in dem hohlen Zahne, welcher höher und lockerer ward, dann auch in den übrigen Zähnen, in denen es theils stach, theils kriebelte. [RAL 220]

Die vordern Zähne wackeln und schmerzen von kaltem und warmen Getränke. [RAL 221]

Schmerz der Vorderzähne beim Anstoßen mit der Zunge. [RAL 222]

Sichtbares Wackeln der ersten beiden Backzähne, der beiden Spitzzähne und der vier untern Schneidezähne, mit kriebelndem Schmerze im Zahnfleische, auch außer dem Kauen. [RAL 223]

Lockerheit der untern Schneidezähne; sie kann nicht drauf beißen. [RAL 224]

Starkes Wackeln der untern vier Schneidezähne; das Zahnfleisch klafft an diesen Zähnen ab, es läßt sich abbiegen und ohne Schmerz befühlen, außer wenn die Zähne selbst schmerzen. [RAL 225]

Das Wasser läuft ihm im Munde zusammen; er muß öfters ausspucken. [RAL 226]

Innere Neigung zum Ausspucken, als wenn sie viel Speichel im Munde hätte. [RAL 227]

Im sitzenden **Nachmittagsschlafe** läuft ihm der Speichel aus dem Munde. [RAL 228]

Im Nachmittagsschlafe läuft ihm der Mund voll Wasser. [RAL 229]

Früh im Bette lief ihm der Mund voll salzigen Wassers. [RAL 230]

Er muß den ganzen Tag viel Speichel und Schleim ausspucken; dabei kommt ihm etwas aus dem Magen herauf in den Mund, was sauer schmeckt. [RAL 231]

Früh häufiges Schleimraksen. [RAL 232]

Sie muß blos früh so viel raksen, und je mehr sie sich den Mund ausspült, desto schlimmer ist es mit dem Schleime im Halse. [RAL 233]

Der Schleim früh auf der Zunge ist salzig. [RAL 234]

Trockenheitsempfindung im Halse. [RAL 235]

Durst und Trockenheit im Halse [*Hb.* u. *Ts.*]. [RAL 236]

Die Zunge ist nicht belegt, aber sehr trocken, welches zum Trinken reizt. [RAL 237]

Trockenheitsgefühl auf der Zungenspitze (ohne sichtbare Trockenheit), und davon leitet er seinen Durst her. [RAL 238]

Durst von Trockenheitsgefühl im Munde, was bei allem Trinken bleibt, Nachmittags und Nachmitternachts. [RAL 239]

Scheinbare Trockenheit des Mundes, Trockenheitsgefühl mit heftigem Durste [*Stf.*]. [RAL 240]

Angehäufter Speichel [*Stf.*]. [RAL 241]

Zusammenlaufen des Speichels im Munde nach (gewohntem) Tabakrauchen (*Fz.*). [RAL 242]

Es läuft viel Speichel im Munde zusammen [*Stf.*]. [RAL 243]

Häufiges Ausspucken sehr zähen Schleims [*Stf.*]. [RAL 244]

Viel Schleim im Munde, ohne fremden Geschmack (*Fz.*). [RAL 245]

Zäher Schleim im Halse, der nach wenigem Räuspern abgeht, aber eine Art Rauhigkeit hinterläßt (*Fz.*). [RAL 246]

Im Halse Geschwulstgefühl, mit Zerschlagenheitsschmerz verbunden, für sich und beim Sprechen; beim Schlingen aber, drückender Geschwulstschmerz mit Stich, als hätte sich da etwas Spitziges eingestochen (n. 3 St.). [RAL 247]

Beim Schlucken und Gähnen giebt's ihr im Halse einen Stich, als wenn sie eine Nadel verschluckt hätte. [RAL 248]

Sie kann nicht trinken; bei jedem Schluck Getränke verschlückert sie sich, gleich als wäre der Kehldeckel unthätig oder gelähmt; zugleich Trockenheitsgefühl hinten im Halse. [RAL 249]

Starke Stiche, welche sich stumpf anfangen und sich spitzig und scharf endigen, im Halse in der Gegend des Kehldeckels, außer dem Schlingen und durch's Schlingen jedesmal vertrieben. [RAL 250]

Empfindung in der linken Mandel, wie Rauheit und Wundheit beim Schlingen (n. 6 St.) (*Fz.*). [RAL 251]

Wenn der Hals trocken ist, so stichts beim Schlingen, wenn er aber naß ist, so drückt's drin. [RAL 252]

Beim Schlingen ein Drücken im Halse, weniger beim Niederschlucken der Speisen als bei leerem Schlingen. [RAL 253]

Klopfender Schmerz hinten im Halse. [RAL 254]

Ein scharfer, bittersaurer Geschmack im Munde. [RAL 255]

Ein kupferiger Geschmack im Munde und ein scharriges Wesen bis tief in den Hals. [RAL 256]

Früh, nach dem Erwachen und nach dem Essen, ein fauler Geschmack im Munde, doch ohne üblen Mundgeruch. [RAL 257]

Ein fettiger Geschmack im Munde; die Speisen schmecken aber richtig. [RAL 258]

Vormittags, Geschmack im Munde, wie nach faulem Fleische, als wenn man sich mit faulem Fleische den Magen verdorben hätte; das Essen aber schmeckt richtig und gut (nach dem Essen kam der faule Geschmack nicht wieder). [RAL 259]

Faulig schleimiger Geschmack im Munde, sie muß viel spucken. [RAL 260]

Schleimiger Geschmack im Munde; der Mund ist wie mit Schleime überklebt [*Stf.*]. [RAL 261]

Das Essen schmeckt (Abends), ausgenommen das Brod, welches rauh, trocken und kratzig schmeckt (*Fz.*). [RAL 262]

Das Brod schmeckt bitterlich und rauh (*Fz.*). [RAL 263]

Bier schmeckt nicht (*Fz.*). [RAL 264]

Fader Geschmack im Munde [*Stf.*]. [RAL 265]

Brod ist ihm zuwider und Essen überhaupt [*Stf.*]. [RAL 266]

Mehrtägiger Abscheu vor Fleisch und Fleischbrühe [*Stf.*]. [RAL 267]

Begierde nach kalter Milch, er schluckt sie hastig [*Stf.*]. [RAL 268]

Nach einem Glase Wein wird ihm wie voll; er bekommt Abscheu vor Wein und zugleich Schwere des Kopfs [*Stf.*]. [RAL 269]

(Es ist ihm den ganzen Tag bitter im Munde, und auch die Speisen schmecken bitter.) [RAL 270]

Früh Bitterkeit im Munde, die sich auf's Essen verliert. [RAL 271]

(Brod schmeckt bitter.) [RAL 272]
(Saure Dinge schmecken ihr bitter.) [RAL 273]
Nach Milchgenusse kommt säuerlicher Geschmack in den Mund. [RAL 274]

■ **Magen**

Widerwillen gegen Kaffee. [RAL 275]
Gar kein Appetit zu Tabak, und doch kein Ekel davor. [RAL 276]
Oft plötzlicher Appetit auf lockere Dinge. [RAL 277]
Gänzlicher Mangel an Eßlust [*Fr. H-n.*]. [RAL 278]
Gänzliche Appetitlosigkeit, mehre Tage [*Hbg.*]. [RAL 279]
Mangel an Appetit; er ißt wenig, wird gleich satt und hat doch Hunger [*Stf.*]. [RAL 280]
Zur Zeit, wo gesunder Hunger zu erwarten war, trat gänzliche Appetitlosigkeit ein, mit vielem Speichel im Munde von fadem, schleimigem Geschmacke (*Fz.*). [RAL 281]
Appetitlosigkeit im Gaumen und Halse, mit Leere im Magen und zugleich Heißhunger, welcher nach einigem Sitzen verschwindet (*Fz.*). [RAL 282]
Besondere Schwere im Unterleibe, der ganz leer zu seyn deuchtet mit Hunger, im Sitzen (n. 24 St.) (*Fz.*). [RAL 283]
Er hatte früh Hunger; da er aber zu Tische kam, war ihm das Essen gleichgültig, und es war ihm einerlei, er esse oder esse nicht (*Fz.*). [RAL 284]
Früh natürlicher Hunger, Mittags Gleichgültigkeit gegen das Essen, welches aber doch schmecke (*Fz.*). [RAL 285]
Mehr als gewöhnlicher Appetit[10] (n. 4 Tagen.) (*Fz.*). [RAL 286]
Wenig Appetit, doch dabei Hunger mit Empfindung, als wenn der Hunger die Brust angriffe (*Fz.*). [RAL 287]
Von Zeit zu Zeit ein Ekel-Schauder und Uebelkeitsschütteln über den ganzen Körper ohne Frostempfindung. [RAL 288]
Sie hat keinen Appetit, aber die Speisen schmecken richtig; doch wenn sie einen Bissen hintergeschluckt hat, tritt fauler Geschmack in den Mund. [RAL 289]
Eine Vollheit in der Gegend unter dem Brustbeine, mit der Empfindung, als wenn aller Appetit auf immer verloren gegangen wäre. [RAL 290]
Gänzliche Appetitlosigkeit gegen alle Genüsse; es schmeckt nichts gut, weder Essen, noch Trinken, noch Tabak (n. 16 St.). [RAL 291]

Ohne Verlangen, zu essen, aß sie, und es schmeckte ihr gut. [RAL 292]
Ob es ihr gleich erträglich schmeckt, so hat sie doch keinen Appetit dazu, und ihr Magen ist immer wie voll. [RAL 293]
Das Essen will früh nicht hinein, wegen innerer Vollheit. [RAL 294]
Es ward ihm wabblich und brecherlich, gleichsam wie in der Brust, früh nach dem Aufstehen (*Fz.*). [RAL 295]
Uebelkeit (*Alderson* a.a.O.). [RAL 296]
Uebelkeit als wäre sie im Halse (*Fz.*). [RAL 297]
Uebelkeit auf der Brust, mit Heißhunger, nach dessen Befriedigung erstere verschwindet (*Fz.*). [RAL 298]
Uebelkeit im Magen und Wabblichkeit auf der Brust, welches beim Bücken ärger wird (n. 26 St.) (*Fz.*). [RAL 299]
Nach dem mäßigen Essen Vollheit und Aufstoßen. [RAL 300]
Eine Art Heißhunger, und ist ihm doch dabei so seifig im Munde; alles schmeckt ihm wie Stroh und stößt ihm auf, und nach dem mindesten Essen ist der Appetit gleich weg, und es ist ihm wie voll. [RAL 301]
Ein Kriebeln im Magen und entsetzliches Aufstoßen, welches sich nur durch Liegen lagerte, bei jedem Aufrichten aber wieder kam. [RAL 302]
Es stößt nach Essen und Trinken leer auf. [RAL 303]
Abends sehr heftiges Aufstoßen nach Luft, und gleich darauf Schlucksen ohne Empfindung (n. 36 St.). [RAL 304]
Aufstoßen aus dem Magen, das sich gleichsam in der rechten Brust versetzt, als wenn es da stehen bliebe (*Fz.*). [RAL 305]
Häufiges Aufstoßen auch nach dem Genossenen. [RAL 306]
Es stößt ihm auf wie brennend. [RAL 307]
Bald nach dem Essen schwindlich im Kopfe. [RAL 308]
Bald nach dem Mittagsessen (ziehendes) Zahnweh in einem nicht hohlen Zahne (n. 30 St.). [RAL 309]
Meistens nach dem Essen eine Bangigkeit im Unterleibe mit Aufblähung. [RAL 310]
Nach dem Mittagsessen (im Stehen) jähling so eine Schwäche im Kopfe und Schwindel, daß er glaubte, vorwärts zu fallen.[11] [RAL 311]

---

[10] Heilwirkung.

[11] Vergl. 4, 18, 19.

Gleich nach dem Essen Kopfweh (es spannt im ganzen Vorderkopfe). [RAL 312]

Bald nach dem Essen Kopfweh. [RAL 313]

(Gleich nach dem Essen Husten.) [RAL 314]

(Gleich nach dem Essen sehr müde.) [RAL 315]

Gleich nach dem Essen außerordentliche Schlafsucht; er konnte sich des Schlafs nicht erwehren. [RAL 316]

Gleich nach dem Essen ungeheure Auftreibung des Unterleibes. [RAL 317]

Auf Biertrinken Kopfweh. [RAL 318]

Auf Biertrinken steigt's ihm nach dem Kopfe, als wenns ihm da Hitze verursachte. [RAL 319]

Vorzüglich nach dem Essen Schauder. [RAL 320]

Nach dem Essen Magendrücken, mehrere Stunden, wie von unverdaulichen Speisen. [RAL 321]

Nach Essen und Trinken etwas Kneipen im Oberbauche. [RAL 322]

Nach Essen und Trinken Uebelkeit. [RAL 323]

Nach dem Essen und nach dem Kaffee Uebelkeit und Zusammenlaufen des Speichels im Munde. [RAL 324]

(Beim Mittagsmahle bekam sie Magendrücken, was sie am Einschlafen hinderte; nach dem Aufwachen war es vergangen.) [RAL 325]

Früh, nach dem Aufstehen, wird's ihm so warm und weichlich, als wenn er sich erbrechen sollte; nach dem Wiederniederlegen giebt sich die Uebelkeit. [RAL 326]

Nach Tische wird er matt und schwindlich (*Fz.*). [RAL 327]

Drückendes Heranziehen im linken Hypochonder, mit Aengstlichkeit und Uebelkeit auf der Brust (n. 63 St.) (*Fz.*). [RAL 328]

Früh, nach dem Aufstehen, Uebelkeit, mit einer Art Angst, welches in freier Luft allmählig vergeht (n. 27 St.) (*Fz.*). [RAL 329]

Uebelkeit, welche nach dem Essen etwas besser ward, aber wieder kam, mit Hunger ohne Appetit (*Fz.*). [RAL 330]

Nach gemäßigter Mahlzeit, Vollheit im Magen, wie von einer Ueberladung, bei fortwährend starkem Appetite (*Fz.*). [RAL 331]

Heißhunger und Leere im Magen, mit Appetitlosigkeit im Gaumen und Halse, welches nach einigem Sitzen vergeht (*Fz.*). [RAL 332]

In der Nacht, im Schlafe, richtet sie sich öfters auf und es hebt ihr, als wenn sie sich erbrechen sollte, es kommt aber nichts. [RAL 333]

Früh Zusammenlaufen des Speichels im Munde, mit Brecherlichkeit nahe zum Uebergeben, und doch dabei Hunger. [RAL 334]

Abends steigt es mehrmals von der Herzgrube bis in's Halsgrübchen, und benahm ihr fast den Athem auf Augenblicke. [RAL 335]

Ein Druck in der Herzgrube, als wenn da alles angeschwollen wäre, was den Athem schwer macht (Abends). [RAL 336]

Ein Druck in der Herzgrube, wie von einem verschluckten allzu großen Bissen. [RAL 337]

Eine Beklemmung im Magen gegen Abend, als zöge es ihr in der Gegend der Herzgrube alles zu (n. 6 St.). [RAL 338]

Eine Art Klemmen, wie voll und enge, in der Herzgrube. [RAL 339]

Drücken in der Herzgrube bei Bewegung (*Fz.*). [RAL 340]

Ein stechender Schmerz in der Herzgrube (n. 1¼ St.) (*Lhm.*). [RAL 341]

Einfaches Stechen in der Herzgrube am rechten Hypochonder (n. 10 St.) (*Fz.*). [RAL 342]

Kneipen in der Herzgrube und von da schnell in den Unterbauch auf eine kleine Stelle (n. 3 St.) [*Stf.*]. [RAL 343]

Heftiges Pochen unter der Herzgrube. [RAL 344]

Magenschmerz (*Du Fresnoy* a.a.O.). [RAL 345]

Es liegt ihm wie ein Klumpen im Magen nach Tische, vorzüglich im Stehen (*Fz.*). [RAL 346]

Unter dem Zwerchfelle, über dem Magen, empfindliches Kneipen, hierauf tiefer im Magen selbst (*Fz.*). [RAL 347]

Ein starkes Pochen in der Gegend des Magens. [RAL 348]

→ Appetit, Verlangen, Abneigung etc.: *Mund und innerer Hals*

→ Durst: *Fieber, Frost, Schweiß und Puls*

■ **Abdomen**

Auf der rechten Seite, nach dem Magen zu, ein zusammenziehender Schmerz. [RAL 349]

Ein Herandämmen in den Hypochondern, mit Aengstlichkeit, als stünde der Tod bevor, im gebückten Sitzen (n. 9 St.) (*Fz.*). [RAL 350]

Ein Herandämmen im Unterleibe, als würden die Gedärme nach dem Herzen zu gehoben, im Sitzen (n. 25 St.) (*Fz.*). [RAL 351]

Beim Aufrichten nach dem Bücken, ein Gefühl als wenn der Unterleib aufgetrieben wäre, mit Wärmegefühl auf der Brust (*Mchlr.*). [RAL 352]

In der linken Seite, unter den Ribben, ein Stämmen (*Fz.*). [RAL 353]

Stechen aus der rechten Seite nach dem Magen zu. [RAL 354]

Drückend stechender Schmerz in der Gegend des Magens (wodurch das Tiefathmen verhindert ward). [RAL 355]

Leibweh: es liegt wie ein Klumpen im Leibe, lästig und schwer. [RAL 356]

Beim Liegen kein Unterleibsschmerz, aber beim Sitzen schmerzt der Bauch, als wenn er gedrückt würde. [RAL 357]

Ein drückender Schmerz auf einer kleinen Stelle im Unterleibe, als wenn sich das eine Blähung versetzt hätte, blos bei einer starken Wendung des Körpers, z.B. beim Treppensteigen, nicht aber beim Befühlen. [RAL 358]

Kneipen in der Nabelgegend rechter Seite, mit Frostüberlaufen der Oberarme (*Fz.*). [RAL 359]

Kneipen im Unterleibe währenden Sitzens mit heransteigender Beklemmung (n. 25 St.) (*Fz.*). [RAL 360]

Ein Kneipen in der rechten Seite unter den Ribben, welches sich bald nach der Nabelgegend hinzog, wie wenn er Würmer im Leibe hätte, im Sitzen (n. 2¾ St.) (*Lhm.*). [RAL 361]

(Vormittags) beim Gehen im Freien, Kneipen im Unterleibe mit versetzten Blähungen, deren nicht genug abgehen (n. 25 St.) (*Fz.*). [RAL 362]

Fast zuckendes Kneipen in verschiedenen Stellen des Unterleibes (*Fz.*). [RAL 363]

Während des Abganges natürlichen Stuhlganges, außerordentliches Kneipen im Unterleibe (n. 25 St.) (*Fz.*). [RAL 364]

Aufblähung des Unterleibes in der Nabelgegend, mit heftigem Kneipen (*Lhm.* a.a.O.). [RAL 365]

Wühlender Schmerz in der rechten Bauchseite (*Fz.*). [RAL 366]

Ein Stechen vom Nabel aus nach der Herzgegend, als wenn ein Stich herausführe, bei jedem Pulse wiederholt (n. 2¾ St.) (*Lhm.*). [RAL 367]

Ein Stechen über dem Nabel (*Fz.*). [RAL 368]

Herunterfahrendes Ziehen aus der Nabelgegend nach dem Schaamhügel (n. 27 St.) (*Fz,*). [RAL 369]

Unter dem Nabel Schmerz wie von Quetschung (*Fz.*). [RAL 370]

Eine sichtbare Zusammenziehung in der Mitte des Unterleibes über den Nabel herüber, so daß der Bauch unter und über diesem zusammengezogenen Streife aufgetrieben, hart und straff anzufühlen war (n. 3 St.) (*Lhm.*). [RAL 371]

Ein klammartiges Ziehen in der Gegend des Nabels (*Lhm.*). [RAL 372]

Schneiden in der linken Seite des Nabels beim Ausathmen im Sitzen (*Fz.*). [RAL 373]

Früh, bei einer kleinen Verkältung, krampfhafte Schmerzen (Krämpfe) in der rechten Seite des Unterleibes, bei wimmerndem, zagendem, untröstlichem Gemüthe (n. 24 St.). [RAL 374]

Erst Schneiden im Unterleibe, dann ein Stechen in der rechten Seite des Unterleibes. [RAL 375]

Aus Schneiden, Reißen und Kneipen zusammengesetztes Leibweh, welches ohne Merkmal vieler Blähungen und ohne Leibauftreiben die ganzen Gedärme befällt und bei Bewegung schlimmer, bei Ruhe aber allmählig besser wird (n. 24 St.). [RAL 376]

Schmerzhafte Auftreibung des Unterleibes, mit Bauchweh, wie von vielen eingesperrten Blähungen, bald nach der Mahlzeit. [RAL 377]

Ungeheure Auftreibung des Unterleibes gleich nach dem Essen. [RAL 378]

Den Unterleib herauf eine Scharlachröthe bis 4 Finger breit unter dem Nabel (d. 11. T.) [*Hb.* u. *Ts.*]. [RAL 379]

Es trieb ihm den ganzen Tag den Leib auf; es quoll darin wie eine Gährung. [RAL 380]

Es gährt im Unterleibe. [RAL 381]

Sehr stinkende Blähungen. [RAL 382]

Brennen im Unterleibe und Durst. [RAL 383]

Ein wühlender und windender Bauchschmerz, als wenn sich ein Wurm darin bewegte. [RAL 384]

In der linken Bauchseite ein ziehender Schmerz beim Athemholen. [RAL 385]

Knarren und Kollern im Unterleibe, mit Stößen nach dem Schaamhügel (n. 36 St.) (*Fz.*). [RAL 386]

Vollheit und Gähren im Unterleibe mit Hunger, welches zusammen nach dem Essen verging (n. 26 St.) (*Fz.*). [RAL 387]

Die Blähungen erregen ein Zucken im Unterleibe (*Fz.*). [RAL 388]

Leichter Abgang vieler Blähungen, die blos im Mastdarm zu entstehen deuchten (n. 1 St.) (*Fz.*). [RAL 389]

Häufige Blähungen im Unterleibe, die nicht fortgehen, Abends (*Fz.*). [RAL 390]

Kollern, Blähungsbeschwerden und Kneipen im Unterbauche, ohne Abgang von Blähungen [*Stf.*]. [RAL 391]

Zuckender und kneipender Schmerz im Bauche (*Alderson* a.a.O.). [RAL 392]

Im Gehen deuchtet der Unterleib inwendig so schlaff, und es schüttert darin bei jedem Tritte (*Fz.*). [RAL 393]

Früh, gleich nach dem Aufstehen, beim Ausdehnen des Körpers, schmerzte der Unterleib wie geschwürig, und die Bauchhaut deuchtete zu kurz zu seyn (n. 24 St.) (*Fz.*). [RAL 394]

In der rechten Unterbauchseite ein ziehend drückendes Gefühl, und in der Bauchhaut ein Gefühl, wie wenn sie mit einer Spinnwebe überzogen wäre, beim Sitzen (n. ¼ St.) (*Mchlr.*). [RAL 394a]

Pressen auf den Schaamhügel (*Fz.*). [RAL 395]

Im Schaamhügel Empfindung wie zerdehnt, beim Gehen in freier Luft (*Fz.*). [RAL 396]

In der Gegend über dem Bauchringe ein Ziehen quer herüber, im Sitzen (*Fz.*). [RAL 397]

In der linken Dünnung ein Spannen mit Stechen (*Fz.*). [RAL 398]

In der linken Dünnung Empfindung, als wäre ein Theil (Bruch) herausgetreten (*Fz.*). [RAL 399]

Herausdehnen in der rechten Weiche, als wenn ein Bruch entstehen wollte (*Fz.*). [RAL 400]

In der linken Dünnung, beim Gehen, eine Schwere, als hinge da eine Beule herab (*Fz.*). [RAL 401]

Ein Herausdrücken in der rechten (Schooß) Weiche, mit Heißhunger und Knurren im Leibe (n. 11 St.) (*Fz.*). [RAL 402]

Zusammenziehender Schmerz im linken Schooße. [RAL 403]

Am Schaamberge zwei rothe wunde Stellen von aufgegangenen Blasen (d. 11 T.) [*Hb.* u. *Ts.*]. [RAL 404]

Schmerz und Zusammenziehen im Unterleibe, daß sie gebückt gehen mußte. [RAL 405]

Mitten im Unterleibe, vor Mittag, Schneiden; dabei mußte sie öfters zu Stuhle gehen, wo der Abgang natürlich war; durch Krümmung des Leibes minderte, durch Gehen mehrte sich der Schmerz (n. 16 St.). [RAL 406]

■ Rektum

Beständiges Zwängen zum Stuhle, mit Uebelkeit und Reißen in den Därmen, oft kam auf das Drängen zum Stuhle nichts, oft nur wenig Wässeriges. [RAL 407]

Bei stärkerem Kneipen und Wühlen im Unterbauche, schnell abgehende, mit Blähungen untermischte, ungeheuer stinkende, anfänglich dickere, dann wässerige, öftere Stuhlausleerungen (n. 1⅓ St.) [*Stf.*]. [RAL 408]

Nach der Kothausleerung Nachlaß der Bauchschmerzen, die aber bald zur Erregung neuer Ausleerungen wiederkehren [*Stf.*]. [RAL 409]

Durchfall (*Alderson* a. a. O.). [RAL 410]

Durchfall mehrmals in einer Stunde, 60 Stunden lang (n. 30 St.) [*Fr. H-n.*]. [RAL 411]

Stuhlgänge mit Blut gemischt [*Hbg.*]. [RAL 412]

Stuhlgänge mit Schleim, roth und gelb, wie Gallerte und fließend [*Hbg.*]. [RAL 413]

Schnell entstehende, dünne, gelbe, schäumige Stuhlgänge, die fast gar nicht stinken, ohne vorgängiges Bauchweh; die ersten Tropfen gehen unwillkührlich ab, wie bei einer Lähmung des Afterschließmuskels (n. 24 St.) [*Stf.*]. [RAL 414]

Zusammenhängender, doch sehr weicher, weißgelblicher Stuhlgang (n. 45 St.) [*Stf.*]. [RAL 415]

Vor jedem Stuhlgange ein Brennen im Mastdarme. [RAL 416]

Vor jedem Stuhlgange schreit das Kind, nach demselben ist es ruhig. [RAL 417]

Sie hat kurze Zeit hintereinander viermal ordentlichen Stuhlgang (n. wenigen St.). [RAL 418]

Siebenmaliger Durchfall, wie Gallerte, gelb und weißtriefig, ohne Leibweh (n. 20 St.). [RAL 419]

Drei, vier, fast wässerige Stühle, mit vielen Blähungen (n. 24 St.). [RAL 420]

Durchlauf. [RAL 421]

(Dünner Stuhlgang, mehrmal täglich, und hinterdrein leeres Pressen, Stuhlzwang.) [RAL 422]

Durchlauf; vor jedem Stuhlgange Kneipen (n. 40 St.). [RAL 423]

Durchfall, Stuhl wie gehackt. [RAL 424]

(Ganz weißer Stuhlgang, der nicht zu weich und nicht zu hart ist.). [RAL 425]

(Verstopfter Leib) (n. 3 Tagen). [RAL 426]

(Stuhlgang etwas blutig.) [RAL 427]

Es treibt ihn oft zu Stuhle, er kann aber nur sehr wenig verrichten (n. 68 St.). [RAL 428]

Nach weichem Stuhlgange wundschmerzende, hervorragende Afterblutknoten, blinde Hämorrhoiden (n. 24 St.). [RAL 429]

Außer dem Stuhlgange Wundheitsschmerz am After. [RAL 430]

Beim Stehen, nach der Bärmutter zu, ein wehenartiges Ziehen. [RAL 431]

Es zieht am Rücken herunter, und spannt und preßt im Mastdarme, als wenn alles da heraus wollte. [RAL 432]

Kriebeln im Mastdarme, wie von Madenwürmern (n. einigen St.). [RAL 433]

Jücken, tief im Mastdarme. [RAL 434]

Jückender Schmerz am After, wie von der Goldader. [RAL 435]

■ Harnwege

Brennender Schmerz hinten an der Wurzel der Harnröhre, beim Wasserlassen. [RAL 436]

Beim Drängen zum Harnen Stiche von beiden Seiten auf die Blase. [RAL 437]

Er muß alle Minuten Urin lassen, am Tage. [RAL 438]

Starker Harnabgang (n. 14 St.). [RAL 439]

Er muß die Nacht dreimal zum Harnen aufstehen. [RAL 440]

Wenn er Urin läßt, bekommt er Aufstoßen. [RAL 441]

Heißer Urin. [RAL 442]

Dunkler Harn. [RAL 443]

Der Urin ist schön trübe, wenn er ihn läßt. [RAL 444]

Dunkler, sich bald trübender Urin. [RAL 445]

Weißtrüber Urin, der immer weißtrüber ward, je länger er harnte, so daß die letzten Tropfen am trübsten waren, wie Flocken (n. 24 St.). [RAL 446]

Urin wie Wasser, mit schneeweißem Bodensatz. [RAL 447]

(Der Harn machte einen doppelten Strahl.) [RAL 448]

■ Geschlechtsorgane

Schmerz in den Drüsen der Weichen, bloß die Nacht im Bette, wenn sie sich bewegt, beim Umdrehen und Aufrichten. [RAL 449]

Am Bauchringe ein einfacher Schmerz, als wenn da ein Bruch heraustreten wollte. [RAL 450]

Fürchterlicher Ausschlag der Zeugungstheile,[12] Verschwellung der Harnröhre[13] (Annalen der Heilkunde, a.a.O.). [RAL 451]

Ein stark nässender Ausschlag[14] am Hodensacke, und Verschwellung der Vorhaut und Eichel (Annalen der Heilkunde a.a.O.). [RAL 452]

Strammung und Geschwulst der Genitalien, besonders des *Scrotums*, mit vielem Jücken (d. 2. Tag.) [*Hb.* u. *Ts.*]. [RAL 453]

Vom Hodensacke herab eine dunkle Scharlachröthe, ohne Geschwulst, und an der Mitte der Schenkel streifig werdend (d. 11. Tag.) [*Hb.* u. *Ts.*]. [RAL 455]

Das *Scrotum* wurde immer dicker und härter, und jückte besonders gegen das Mittelfleisch hin unerträglich (d. 4. Tag.) [*Hb.* u. *Ts.*]. [RAL 456]

Das *Scrotum* war wie eine dicke Schweinehaut anzufühlen (d. 11. Tag.) [*Hb.* u. *Ts.*]. [RAL 457]

Mittels eines Vergrößerungsglases bemerkte man Friesel am Hodensacke, der auch da, wo er an dem Schenkel anlag und im Mittelfleische eine Feuchtigkeit gab (d. 11. Tag) [*Hb.* u. *Ts.*]. [RAL 458]

Im linken Hoden ein schneidendes Ziehen (*Fz.*). [RAL 459]

An der innern Vorhaut, neben dem Bändchen, rothe Flecken. [RAL 460]

Die Eichel schmerzte, weil die geschwollene Vorhaut ein Paraphimose bildete [*Hb.* u. *Ts.*]. [RAL 461]

Die Vorhaut war dunkler als gewöhnlich (d. 11. Tag) [*Hb.* u. *Ts.*]. [RAL 462]

Oben auf der Eichel ein nässendes Bläschen (*Sr.*). [RAL 463]

Eine große Blase unter der Vorhaut an der Eichel, die den folgenden Tag aufplatzte (d. 6. Tag.) [*Hb.* u. *Ts.*]. [RAL 464]

Geschwulst der Vorhaut, dicht an der Verbindung mit der Eichel. [RAL 465]

Ein starkes Beißen vorn in der Harnröhre, sowohl während, als nach dem Harnlassen, fortwährend, in der Ruhe mehr, als im Gehen (n. 5 St.) (*Lhm.*). [RAL 466]

Früh, beim Aufstehen, Anschwellung der Eichel, mit einfachem Schmerze beim Anfühlen, zugleich Beißen in der Harnröhre, während und nach dem Harnlassen (n. 12 St.) (*Lhm.*). [RAL 467]

Stechendes Jücken innerhalb der Vorhaut (n. 9 St.) (*Fz.*). [RAL 468]

Gegen Morgen heftige Ruthesteifigkeit, mit häufigem Drange zum Harnen (*Fz.*). [RAL 469]

Nachts, häufige Steifigkeit der Ruthe, mit öfterem Abgange des Harns (*Fz.*). [RAL 470]

Unwiderstehlicher Reiz zur Saamenausleerung nach 3 Uhr früh (n. 20 St.). [RAL 471]

Starke, nächtliche Saamenergießung (n. 6 St.). [RAL 472]

Heftige Wehen, wie wenn die Monatszeit augenblicklich eintreten wollte, tief im Unterbauche (sogleich, vier Stunden lang). [RAL 473]

Stechen in der Mutterscheide, durch Befühlen nicht vermehrt. [RAL 474]

Abends, bald nach dem Befühlen, Schmerz in der Mutterscheide, wie wund. [RAL 475]

---

[12] Von Benetzung der Hand mit dem Safte und nur muthmaßlicher Befeuchtung der Zeugungstheile damit.
[13] Und Tod.
[14] Von Benetzung der Hand mit dem Safte.

In der Mutterscheide, Abends, Wundheitsschmerz, für sich, zwei Abende nach einander. [RAL 476]

Blutabgang aus der Mutter (Monatliches) (n. 7 St.). [RAL 477]

Einiger Blutabgang aus der Bärmutter, ohne Schmerz, bei einer Schwangern, zum Neumonde (n. 72 St.). [RAL 478]

Am dritten Tage der Monatreinigung, bei einem ältlichen Frauenzimmer,[15] stand das Blut augenblicklich still, und es kam davon kein Tropfen mehr. [RAL 479]

Rückkehr der lange ausgebliebenen Monatszeit; sie fließt stark (n. 7 St.) [*Fr. H-n.*]. [RAL 480]

Bringt die 11 Wochen verhaltene Monatszeit wieder hervor [*Hbg.*]. [RAL 481]

Der Abgang des Monatlichen verursacht an den Geburtstheilen einen stark beißenden Schmerz [*Fr. H-n.*]. [RAL 482]

■ **Atemwege und Brust**

Häufiges, sehr heftiges, fast krampfhaftes Nießen. [RAL 483]

Arges Nießen (n. 4 St.). [RAL 484]

Heiserkeit tief in der Luftröhre. [RAL 485]

Eine Heiserkeit verursachendes, kratziges rauhes Wesen im Kehlkopfe. [RAL 486]

Im Halse und in der Luftröhre eine Rauhigkeit, als wenn die Brust roh und wund wäre. [RAL 487]

Rauhigkeit im Halse, die zum Hüsteln nöthigt (n. 3 St.) [*Stf.*]. [RAL 488]

Der Nasenschleim läuft in Menge unwillkührlich aus der Nase, wie beim ärgsten Schnupfen, ohne daß er Schnupfen hat, früh nach dem Aufstehen aus dem Bette. [RAL 489]

(Nase zuweilen verstopft, wie im Stockschnupfen, in der Stube schlimmer, im Freien besser.) [RAL 490]

Es kommt ein heißer Dunst aus dem Halse (aus den Lungen) herauf. [RAL 491]

Husten und Schnupfen, mit Auswurf [*Hbg.*]. [RAL 492]

Beim Ausathmen Empfindung von Kälte im Halse, als wenn ein kalter Athem herausführe (*Fz.*). [RAL 493]

Schwäche auf der Brust, daß ihm das Reden beschwerlich fällt, nach dem Gehen in freier Luft (*Fz.*). [RAL 494]

Er ist so voll auf der Brust; dabei Hunger ohne Appetit (*Fz.*). [RAL 495]

In der linken Brust, unweit der Herzgrube, ein Stämmen, während gebückten Sitzens (n. 25 St.) (*Fz.*). [RAL 496]

Herzklopfen, beim Stillsitzen so arg, daß sich der Körper bei jedem Pulsschlage bewegte. [RAL 497]

Ein unangenehmes Gefühl von Schwäche des Herzens, Herzzittern. [RAL 498]

Ein Jücken an den Brüsten. [RAL 499]

Jücken an der linken Brustwarze Abends nach dem Niederlegen, im Bette. [RAL 500]

Die Milch vergeht in den Brüsten (n. 12 St.). [RAL 501]

Zusammenziehende Empfindung im Brustbeine mit stechenden Rucken darin. [RAL 502]

(Früh im Bette) Brustschmerz, als wenn das Brustbein eingedrückt würde; nach dem Aufstehen verging er. [RAL 503]

Empfindung von Zusammenschnürung der Brust. [RAL 504]

Abends Spannen über die Brust, ganz kurzer Athem und Schwäche in allen Gliedern. [RAL 505]

Auf der Brust und in den obern Backzähnen ists ihm wie gefühllos (taub und boll) (*Fz.*). [RAL 506]

Die linke Seite des Rumpfes von der Achselhöhle bis unter die Ribben ist geschwollen und schmerzhaft [*Fr. H-n.*]. [RAL 507]

Beklemmung der Brusthöhle (n. 2 St.) (*Lhm. a.a.O.*). [RAL 508]

Drückende Beklemmung auf der Brust (*Fz.*). [RAL 509]

Beklemmung auf der Brust, wie nach heftigem Weinen (*Fz.*). [RAL 510]

Es will ihm die Brust zuschnüren, und es ist ihm wabblich und übel (*Fz.*). [RAL 511]

Nachts eine Beklommenheit der Brust, mit stechenden Schmerzen, besonders beim Athemholen (n. 5 St.). [RAL 512]

Kurzäthmigkeit, vorzüglich beim zu Stuhle gehen. [RAL 513]

Sie kann nicht sitzen, muß so tief athmen, als wenn sie ersticken wollte, vorzüglich nach jedem Essen. [RAL 514]

Brecherliche Uebelkeit unter den kurzen Ribben, welche den Athem beengt. [RAL 515]

---

[15] Sie war 50 Jahre alt, und hatte die Monatreinigung noch gewöhnlich allzu lange, so daß es nach 3 Tagen immer viel kränkliche Beschwerden machte. Die Unterdrückung war also Heilwirkung.

Beklommen und ängstlich, als wenn sie keinen Athem bekommen könnte. [RAL 516]

Im Halsgrübchen Empfindung, als wenn es ihm die Luftröhre verstopfte und zuschnürte; durch Essen und Trinken verging's auf kurze Zeit, kam aber bald wieder. [RAL 517]

Wenn er etwas gegangen ist, wird der Athem schwer. [RAL 518]

Es ist ihm so scharrig und brennend auf der Brust, auch außer dem Athmen. [RAL 519]

Kurzer, ängstlicher, schmerzhafter Husten, welcher vor Mitternacht oft aus dem Schlafe weckt, mit sehr kurzem Athem. [RAL 520]

Oft ein kitzelnder Reiz in den Luftwegen, wie zum Husten, der ihm den Athmen verkürzt, welches bei mäßiger Bewegung vergeht. [RAL 521]

Vorzüglich Abends ein Kitzelhusten, welcher Trockenheit im Halse bewirkt. [RAL 522]

Husten, mit einem unangenehmen Spannen auf der Brust. [RAL 523]

Abends, nach dem Niederlegen, öfteres Kotzen, mit bitterem Geschmack im Halse, bis zum Einschlafen, und früh gleiches Kotzen und gleicher Geschmack im Halse, bis zum Aufstehen aus dem Bette. [RAL 524]

Beim Husten Schweiß über und über. [RAL 525]

(In freier Luft Husten.) [RAL 526]

Keuchender Husten, und davon Erschütterung im Kopfe. [RAL 527]

Husten erschüttert die ganze Brust, als wenn alles lose darin wäre. [RAL 528]

Beim Husten Magenschmerz. [RAL 529]

(Erbrechen der Speisen vom Husten, Abends.) [RAL 530]

Beim Husten bekommt sie einen Blutgeschmack im Munde, doch ohne Blut auszuhusten. [RAL 531]

Er kann die Nacht nicht gut vor dem Husten schlafen, der ihn sehr quält. [RAL 532]

Vor Mitternacht trockner Husten, wovon es ihn in der einen Lende stach. [RAL 533]

Husten früh um 3 Uhr, nach dem Erwachen am stärksten. [RAL 534]

Husten, vorzüglich stark nach dem Erwachen. [RAL 535]

(Etwas Husten, vorzüglich früh, mit schwarzem, klebrigem Auswurfe.) [RAL 536]

Auf der linken Brustseite Stiche beim Husten. [RAL 537]

Widrige Hitzempfindung in der Brust, beim Gehen in freier Luft. [RAL 538]

Ein feinstechender, beklemmender Schmerz auf dem Brustbeine, der das Athemholen erschwert, mit einem beständigen kurzen Husten, ohne Auswurf (n. ½ St.) (*Mchlr.*). [RAL 539]

Sehr angreifender Husten, mit Auswurf weißen Schleims, bei Tag und Nacht [*Hbg.*]. [RAL 540]

Einige starke, pulsweise Stiche über der Gegend des Herzens, so daß er laut schreien mußte, im Sitzen, Abends (n. ¼ St.) (*Lhm.* a.a.O.). [RAL 541]

Bohrender Schmerz in der linken Seite, Abends im Bette (n. 5 St.) (*Fz.*). [RAL 542]

Ein langsames Ziehen an der linken Brust herab, vor sich selbst, nicht beim Athemholen. [RAL 543]

Auf der rechten Brustseite, bis zur Hälfte des Rückens, Blüthenausschlag, welcher wie wund und wie geschunden schmerzt, mit herauswärts dringenden, feinen Stichen. [RAL 544]

Auf beiden Seiten des Brustbeins tiefe Stiche, bei gebücktem Sitzen. [RAL 545]

Abends ein heftiges Stechen in der linken Seite unter den Ribben, bis Mitternacht. [RAL 546]

Bohrende Stiche in einer der untersten Ribben, beim Stehen. [RAL 547]

Ein reißender Stich von der rechten Brust bis zur linken Seite des Unterleibes, Abends. [RAL 548]

Stechen in der linken Seite beim Sprechen und Tiefathmen. [RAL 549]

Oeftere Stiche in der Seite. [RAL 550]

Oeftere Stiche in der rechten Seite. [RAL 551]

Stiche in der Seite beim Gehen im Freien. [RAL 552]

■ **Rücken und äußerer Hals**

Der Nacken thut ihm bei Bewegung weh, wie steif und spannend. [RAL 553]

Jückendes Stechen, wie Flohstiche, im Nacken (*Fz.*). [RAL 554]

Drücken in den Nackenmuskeln bei Vorbiegung des Kopfs (*Fz.*). [RAL 555]

Drücken am obern Theile des Nackens; die Stelle ist wie taub (n. 10 St.) (*Fz.*). [RAL 556]

Beim Bücken Ziehen über die eine Nackenseite (*Fz.*). [RAL 557]

Rheumatische Steifigkeit im Nacken (*Rckt.*). [RAL 558]

Steif im Genicke (n. 4 St.) [*Fr. H-n.*]. [RAL 559]

Steifigkeit des ganzen Halses, so daß, wenn sie den Kopf bewegen will, sie laut über Schmerz im Nacken klagen muß [*Fr. H-n.*]. [RAL 560]

Jücken am Halse und an den Vorderarmen (*Van Mons*, bei *Du Fresnoy* a.a.O.). [RAL 561]

Die linke Schulter ist wie gelähmt (*Fz.*). [RAL 562]

Spannendes Schneiden über die Schulterblätter herüber (*Fz.*). [RAL 563]

Kollerndes Zucken und zusammenziehende Empfindung in einigen Theilen des linken Schulterblattes und über dem rechten Knie (*Fz.*). [RAL 564]

Auf dem linken Schulterblatte ein Schmerz, wie von einem starken Drucke mit dem Finger (n. $1/4$ Stunde) (*Lhm.*). [RAL 565]

Zusammenziehen der Haut auf dem linken Schulterblatte (n. 54 St.) (*Fz.*). [RAL 566]

Zucken in der Seite beim linken Schulterblatte im Sitzen (*Fz.*). [RAL 567]

Es zieht von unten herauf und drückt unter dem linken Schulterblatte, in der Seite des Rückens (*Fz.*). [RAL 568]

Ziehen und Drücken unter dem rechten Schulterblatte, welches den Athem verengt (*Fz.*). [RAL 569]

Drücken auf dem rechten Schulterblatte (*Fz.*). [RAL 570]

Schmerz im Genicke, wie eine schwere Last, wie Blei, wovor er nicht liegen konnte (n. 4 Tagen) [RAL 571]

Es riß zwischen beiden Schultern und zog sie gleichsam von beiden Seiten zusammen. [RAL 572]

Heftiger, rheumatischer Schmerz zwischen den Schulterblättern, weder durch Bewegung, noch durch Ruhe besänftigt oder erhöht, nur durch Wärme gelindert, aber durch Kälte verschlimmert (n. 48 St.). [RAL 573]

Beim Bücken Stechen im Rücken (Abends). [RAL 574]

Drückende Stiche im Rücken, mehr beim Gehen, als im Sitzen; auch beim Bücken, doch mehr beim Wiederaufrichten. [RAL 575]

Abends ziehender Schmerz im Rücken; er mußte sich aufrecht setzen. [RAL 576]

Ziehender Schmerz im Rücken beim Sitzen; im Gehen verschwindet er. [RAL 577]

Beim Sitzen ein zusammenschnürender Schmerz in den Rückenmuskeln, beim Zurücklehnen vermindert, beim Vorbeugen vermehrt. [RAL 578]

Beim Sitzen thut das Kreuz so weh, wie nach allzu starkem Bücken und Biegen des Rückens. [RAL 579]

Schmerz im Kreuze wie zerschlagen, wenn er still darauf liegt, oder still sitzt; bei der Bewegung fühlt er nichts. [RAL 580]

Stechende Rucke im Kreuze (im Gehen). [RAL 581]

Steifheit des Kreuzes, schmerzlich bei Bewegung. [RAL 582]

Schmerz im Kreuze beim Angreifen, als wenn das Fleisch losgeschlagen wäre. [RAL 583]

In der rechten Seite der Lendenwirbel und im Kreuze Empfindung, wie zerschlagen (*Fz.*). [RAL 584]

Kreuz wie zerschlagen (*Fz.*). [RAL 585]

Steifigkeit im Kreuze (*Fz.*). [RAL 586]

Im Kreuz herüber ein Drücken, wie mit einer Schneide, im Stehen und Zurückbiegen (*Fz.*). [RAL 587]

Unten am Kreuze ein brennender Punkt, nach der rechten Seite zu (*Fz.*). [RAL 588]

Schwere und Drücken im Kreuze, wie wenn man einen Schlag darauf gethan hätte, beim Sitzen (n. 6 Tagen) (*Fz.*). [RAL 589]

Ziehend zuckendes Stechen, wie mit einem Nagel, im Steißbeine [*Hbg.*]. [RAL 590]

(Beim Gehen und Stehen eine Art Reißen und Ziehen von der Hüfte bis in's Knie.) [RAL 591]

Wenn er auf der Seite liegt, thut ihm die Hüfte, und wenn er auf dem Rücken liegt, das Kreuz weh. [RAL 592]

■ Extremitäten

Stechen in der Achsel beim Liegen, welches bei Bewegung aufhört. [RAL 593]

Achseldrüsengeschwulst, schmerzhaft vor sich und beim Befühlen. [RAL 594]

Von der Achsel herab bis in die Hand eine Empfindung, als wenn etwas darin herabrollte, doch weder warm, noch kalt. [RAL 595]

Auf der linken Achsel, beim Schlüsselbeine, Empfindung, als drücke da Jemand (*Fz.*). [RAL 596]

Reißen im Achselgelenke und oben im Schulterblatte (*Rckt.*). [RAL 597]

Brennendes Stechen unter der linken Achselhöhle, am Arme (*Fz.*). [RAL 598]

Beim Aufheben des linken Arms ein Ziehen unter der Achselhöhle, das bis in die Mitte des Oberarms herabgeht (*Fz.*). [RAL 599]

Gefühl, als wenn heißes Wasser durch die Arme liefe (*Alderson* a.a.O.). [RAL 600]

Bei mäßiger Anstrengung des Arms ein Zittern desselben. [RAL 601]

In den Armen, von der Schulter herab, ziehende Stiche. [RAL 602]

Nadelstechen im linken Oberarme (n. 5 Tagen) (*Fz.*). [RAL 603]

Ein heftiger Stich am rechten Oberarme, als käme er von außen (*Fz.*). [RAL 604]

In der freien Luft Spannen im linken Oberarme (n. 10 St.) (*Fz.*). [RAL 605]

Zuckende Empfindung im linken Arme (*Fz.*). [RAL 606]

Im Oberarme (beim Stehen) bohrende Stiche. [RAL 607]

Reißen in beiden Oberarmen; bei der Arbeit wirds schlimmer, sie muß die Arme sinken lassen, auch unter dem Bette schmerzen sie mehr, und beim Drauffühlen thuts im Knochen weh. [RAL 608]

Schmerz und Geschwulst der Arme [*Hb.* u. *Ts.*]. [RAL 609]

Am Oberarme herauf, einzelne, kleine, runde, rothe Flecken [*Hb.* u. *Ts.*]. [RAL 610]

Am linken Ellbogen ein unschmerzhaftes Klopfen. [RAL 611]

Ein Ziehen und Reißen vom Ellbogengelenke bis ins Handgelenk. [RAL 612]

Spannen im Ellbogengelenke, wenn sie den Arm ausstreckt; sie konnte den Arm nur schwierig heben. [RAL 613]

Bei Bewegung im linken Ellbogengelenke ein klammartiges Ziehen (n. 76 St.) (*Fz.*). [RAL 614]

Brennend jückender Schmerz am linken Ellbogen, welcher zum Kratzen nöthigt, und nach dem Kratzen vergeht (n. ½ St.) (*Mchlr.*). [RAL 615]

Im linken Vorderarme, bei Bewegung, ein wühlender Schmerz im Knochen und Zucken in der rechten Handwurzel; der ganze Vorderarm ist wie steif (*Fz.*). [RAL 616]

Kraftlosigkeit und Steifheit der Vorderarme und Finger bei ihrer Bewegung (n. 25 St.) (*Fz.*). [RAL 617]

Kälte der Vorderarme (*Fz.*). [RAL 618]

Fressendes Brennen im rechten Vorderarme (n. 4 Tagen.) (*Fz.*). [RAL 619]

Zuckendes Reißen im Ellbogengelenke und im Handgelenke, auch in der Ruhe, besser bei Bewegung (n. 5, 6 St.) (*Rckt.*). [RAL 620]

Im Arme heftig reißender Schmerz, am heftigsten beim Stilliegen [*Fr. H-n.*]. [RAL 621]

Kraftlosigkeits-Empfindung oben im rechten Vorderarme bei Bewegung, und in der Handwurzel schmerzt es wie verrenkt, beim Zugreifen (n. 27 St.) (*Fz.*). [RAL 622]

Der linke Vorderarm schmerzt wie zerschlagen (n. 48 St.) (*Fz.*). [RAL 623]

Rothlauf, Geschwulst, Pusteln mit Brennen und Jücken an den Armen und Händen (*Fontana* und *Du Fresnoy* a.a.O.). [RAL 624]

Empfindung auf der Haut des linken Vorderarms, als wäre sie mit einem wollenen Tuche gerieben, oder mit einem Messer aufgeschabt worden, zugleich mit einer kalten Empfindung daran (*Fz.*). [RAL 625]

In der obern Seite der linken Handwurzel, beim Biegen, Empfindung, als wäre sie übergriffen (verrenkt) (*Fz.*). [RAL 626]

Ein reißendes Stechen in der linken Handwurzel. [RAL 627]

Ziehender Schmerz im rechten Handteller. [RAL 628]

An der gehörig warmen Handwurzel Empfindung von Kälte, wie von einem kalten Winde. [RAL 629]

Der Handrücken ist mit Schrunden besetzt und heiß; die Haut ist hart, rauh und steif. [RAL 630]

Abends heiße Geschwulst der Hände und des Gesichts. [RAL 631]

(Ein mehrstündiges Glucksen in der rechten Hand zwischen dem Daumen.) [RAL 632]

Auf den Händen harte Blütheknoten mit brennend fressendem Jücken. [RAL 633]

Brennen im Fleische zwischen Daumen und linkem Zeigefinger (n. 11 St.) (*Fz.*). [RAL 634]

Unwillkührliches, schmerzloses Einwärtszucken beider Daumen, blos beim Aufliegen der Hand, z.B. auf dem Tische (n. 24 St.) [*Fr. H-n.*]. [RAL 635]

Ein Kriebeln und Grimmen auf den untersten Knöcheln des zweiten und dritten Fingers der linken Hand (*Mchlr.*). [RAL 636]

Stechen auf dem Rücken des Zeigefingers in der Flechse (*Fz.*). [RAL 637]

Empfindung im linken Zeigefinger, wie nach Eingeschlafenheit (*Fz.*). [RAL 638]

Ueber dem mittelsten Gelenke des Ringfingers ein entzündetes Knötchen, mit jückend brennendem Schmerze, der zuweilen in einen langsamen Stich übergeht; durch Reiben und Kratzen nicht zu tilgen. [RAL 639]

Blasen am rechten Handgelenke, die sich auf einer bleichrothen Fläche, 4 Finger breit, immer vermehrten, meistens die Größe eines Nadelkopfes, einer Linse hatten, und bis zur Erbsengröße zunahmen, und so häufig wurden, daß nicht nur jeder Hauptpunkt bedeckt war, sondern alles eine dicke Traube zu bilden schien, deren einzelne Vertiefungen – Zwischenräume konnte man es nicht nennen – etwas bräunlich glänzend aussahen, von der angetrockneten Feuchtigkeit, die sich der Kranke aus den Blasen, als das kristallhellste Wasser, ausdrückte (d. 5. T.) [*Hb.* u. *Ts.*]. [RAL 640]

Vier Finger breit rund um die Handwurzel sah es so aus, als wenn ein *Vesicatorium* auf einer steifen Haut gelegen, und in Form eines Armbandes, Bläschen an Bläschen gehäuft hätte. Je mehr nach der Hand hin, je einzelner standen sie; einige hell und klar am äußern Rande der Hand, und diese dann ohne alle Umfangsröthe; sie ergossen beim Oeffnen die hellste Lymphe und diese bildete sofort an den Stellen, wohin sie floß, einen glänzenden gelben Kleber (d. 11 T.) [*Hb*. u. *Ts*.]. [RAL 641]

Heftiges Jücken der Hände (d. 4. T.) [*Hb*. u. *Ts*.]. [RAL 642]

Erst zwischen den Fingern, dann auf der ganzen Hand kleine Bläschen, welche ganz *Willars* Wasserbläschen glichen, außer daß mehr Geschwulst damit verbunden war (d. 2. T.) (*Hb*. und *Ts*.). [RAL 643]

Die Finger können wegen starker Geschwulst nur mit Schmerzen bewegt werden (d. 4. T.) [*Hb*. u. *Ts*.]. [RAL 644]

An der innern Handwurzel und auf dem untern Theile der Backe Blüthchen, wie Krätze, welche brennend jücken und nach dem Kratzen schründen. [RAL 645]

(Auf dem Rücken der Finger, an den äußern Theilen der Arme und hinten am Kopfe, Zwicken und Kneipen.) [RAL 646]

Feinstechender Schmerz in den Fingern (*Alderson* a.a.O.). [RAL 647]

Gefühl in den Fingerspitzen (in der warmen Stube), als wären sie zu sehr mit Blut angefüllt, bei kalten Handrücken (n. 10 St.) (*Fz*.). [RAL 648]

Kriebeln, wie Eingeschlafenheit, in den Fingerspitzen [*Fr. H-n*.]. [RAL 649]

(Krampfhaftes Einwärtsziehen der Finger.) [RAL 650]

Früh ist der Zeige- und Mittelfinger der einen Hand wie taub und eingeschlafen. [RAL 651]

Reißen in allen Fingergelenken (*Rckt*.). [RAL 652]

Ziehender Schmerz in der rechten Hinterbacke, gleich unter dem Kreuze, welcher vom Draufdrücken vergeht (*Fz*.). [RAL 653]

Klammartiges Zusammenziehen im rechten Hinterbacken (*Fz*.). [RAL 654]

Klammartiger Schmerz im linken Hinterbacken, im Stehen (n. 29 St.) (*Fz*.). [RAL 655]

Klamm im linken Hinterbacken und Oberschenkel (*Fz*.). [RAL 656]

Im Schooß an der linken Hüfte, im Sitzen, ein Spannen, als wollte die Haut nicht zureichen (*Fz*.). [RAL 657]

In der rechten Hüfte ein Schmerz, aus Spannen und Ziehen zusammengesetzt (*Fz*.). [RAL 658]

Spannen im linken Hüftgelenke beim Sitzen (*Fz*.). [RAL 659]

Ein herabziehendes Spannen im linken Oberschenkel aus dem Gelenke herab (*Fz*.). [RAL 660]

Reißender Schmerz am mittlern, äußern Theile des Oberschenkels beim Sitzen, welcher bei Bewegung verging (*Mchlr*.). [RAL 661]

Im Obertheile des rechten Oberschenkels, inwendig nach dem Schooße zu, eine Empfindung, wie während des Ausspreitzens der Finger, wenn das Handgelenk übergriffen oder verrenkt ist, gefühlt wird (n. 58 St.) (*Fz*.). [RAL 662]

Bei über einander geschlagenen Beinen ein Spannen auf der hintern Seite des Oberschenkels (n. 6 Tagen) (*Fz*.). [RAL 663]

Im rechten Oberschenkel Schmerz, wie Zerschlagenheit und Ziehen (n. 56 St.) (*Fz*.). [RAL 664]

Am rechten Oberschenkel, unter dem Schooße, an einer Stelle, ein klammartiges Drücken, im Sitzen (*Fz*.). [RAL 665]

Ein brennender Punkt am rechten Oberschenkel, innen beim Hoden (n. 2½ St.) (*Fz*.). [RAL 666]

In beiden Hüftgelenken ein drückender Schmerz bei jedem Tritte, und wie eine Lähmung in den vordern Muskeln der Oberschenkel. [RAL 667]

An der rechten Hüfte ein rother, ganz heißer Fleck, brennenden Schmerzes. [RAL 668]

Zucken im Oberschenkel, mit Zittern der Knie. [RAL 669]

Stiche im Oberschenkel, herauswärts. [RAL 670]

Bohrende Stiche im Oberschenkel beim Stehen. [RAL 671]

Zuweilen ein Schmerz im Dickbeine, wie ein Ziehen, daß sie sich zusammen krümmen muß, beim Aufstehen vom Sitze und beim Stehen, im Sitzen aber nicht (n. 96 St.). [RAL 672]

Im rechten Oberschenkel, etwas über dem Knie, ein zuckendes Reißen (n. 96 St.). [RAL 673]

Wenn er nach dem Gehen sich setzt, so brummts und summts in den Knien und Kniekehlen. [RAL 674]

Steifigkeit, besonders in den Knieen und Füßen. [RAL 675]

Ein Ziehen und Reißen vom Knie bis in's Fußgelenk. [RAL 676]

Ziehender Schmerz im Knie. [RAL 677]

An der innern Seite beider Knie rothe, brennende Flecken und Striemen, mit kleinen, bald vertrocknenden Blasen (Annalen d. Heilk. a.a.O.). [RAL 678]

An der innern Seite des rechten Kniees ein Krabbeln, mit Anspannung der Flechsen (n. 2½ St.) (*Fz.*). [RAL 679]

An der innern Seite des rechten Kniees eine Dehnung mit Anspannung der Flechse, welches Unruhe im Fuße erregt (n. 2½ St.) (*Fz.*). [RAL 680]

Spannen im linken Kniegelenke beim Aufstehen vom Sitze (*Fz.*). [RAL 681]

Es zieht herüber in der rechten Kniekehle beim Biegen des Knies (n. 27 St.) (*Fz.*). [RAL 682]

Reißen im Knie und in dem Gelenke des Unterfußes, mehr in der Ruhe (*Rckt.*). [RAL 683]

Stechen gleich unter dem rechten Knie (*Fz.*). [RAL 684]

Stechen während des Gehens, erst im Innern des linken, dann des rechten Kniees (*Fz.*). [RAL 685]

An der Knieseite ein Herausstechen beim Gehen. [RAL 686]

Abends, beim Ausziehen der Strümpfe, arges Jücken an den Kniekehlflechsen; Kratzen verursachte Schmerz. [RAL 687]

Klammartiges Drücken im linken Schienbein beim Biegen des Knies; hierauf Brennen (*Fz.*). [RAL 688]

Kälte am linken Schienbeine (*Fz.*). [RAL 689]

Drücken auf dem rechten Schienbeine, auf welches ein Brennen erfolgt (*Fz.*). [RAL 690]

Vor Steifigkeit der Beine kann er kaum auf der Straße fortkommen; er taumelt auf der Straße immer rechts ab (Vormittags) (*Fz.*). [RAL 691]

Ein Ziehen im ganzen Fuße, wie Lähmung, beim Sitzen. [RAL 692]

Früh, im Bette, eine starke Neigung, den Schenkel und Fuß auszustrecken. [RAL 693]

In den Kniekehlen und Waden ists ihm so zentnerschwer, daß er die Füße nicht fortbringen kann. [RAL 694]

Die Beine sind ihr so schwer und müde, als wenn sie weit gegangen wäre. [RAL 695]

(Nachmittags) beim Gehen in freier Luft, sehr matt in den Unterschenkeln; er konnte sie kaum fortbringen, so schwer und zerschlagen waren sie; aber nach einer Stunde Sitzen war alle Müdigkeit weg. [RAL 696]

Feines Stechen außen am Unterschenkel (n. 11 St.) (*Fz.*). [RAL 697]

Stechendes Jücken in der linken Wade (*Fz.*). [RAL 698]

In der rechten Wade, inwendig, ein Ziehen, welches den Fuß unruhig macht (*Fz.*). [RAL 699]

Gefühl von Anspannen der Haut der Wade, mit Stechen darin im Sitzen, welches im Gehen verschwand (*Fz.*). [RAL 700]

Krampfartiges Heranziehen in der linken Wade bis in die Kniekehle (*Fz.*). [RAL 701]

Beim Gehen Spannen in den Waden und als wenn die Kniekehlen zu kurz wären. [RAL 702]

Zucken in den Waden. [RAL 703]

In den Füßen Schwere und Spannen, wenn er sitzt; wenn er aber geht, blos Müdigkeit. [RAL 704]

Empfindliche Müdigkeit in den Unterschenkeln beim Sitzen, welche durch Gehen verging (n. 36 St.). [RAL 705]

Spannen im Knie, als wenn es zu kurz wäre. [RAL 706]

Eine Schwere in den Unterschenkeln von der Gegend gleich über dem Knie an bis an das unterste Fußgelenk, so daß sie nicht stehen kann, welche sich im Gehen vermindert und im Sitzen unbemerkbar ist. [RAL 707]

Blos beim Sitzen ist es ihm matt in den Füßen, als wenn das Blut sich hineinsenkte. [RAL 708]

Eine Müdigkeit in den Füßen, daß sie nicht gut steigen kann, gleichsam als wenn sie allzu schnell gelaufen wäre. [RAL 709]

Sie ist wie gelähmt in den Beinen (n. 12 Tagen). [RAL 710]

Klamm in der Wade nach Mitternacht, beim Liegen im Bette, und, wenn er gegangen ist, beim Sitzen; er vergeht durch Krümmung des Knies. [RAL 711]

Klamm in der Wade beim Sitzen, welcher beim Aufstehen und Bewegen sogleich vergeht (sogleich). [RAL 712]

Gleich über der Wade in den Kniekehlflechsen, ein Stich, bei starker Bewegung, beim Aufstehen vom Sitze und beim Befühlen. [RAL 713]

(In der äußern Seite der Wade ein mehrstündiges Glucksen.) [RAL 714]

Ein reißendes Stechen auf dem Schienbeine; dabei matt und müde. [RAL 715]

Wenn sie gegessen hat und steht auf, so fühlt sie einen Stich über dem Knie weg. [RAL 716]

(In dem kranken Unterschenkel, gegen Abend (6½ Uhr), jähling ein halbstündiger Schmerz, ein allgemeines Pucken und Kriebeln, mit klammartigem Schmerze verbunden (etwas wie bei einem Nagelgeschwüre am Finger), schon vor sich, aber vermehrt durch Bewegung, beim äußern Befühlen aber am schlimmsten; er verschwand plötzlich.) [RAL 717]

An den Schienbeinen und Lenden ein Ausschlag mit Geschwulst und Härte, ohne Schmerzen [*Hb.* u. *Ts.*]. [RAL 718]

Die Nacht, wenn sie die Füße über einander legt, Schmerz in den Schienbeinröhren; wie Dröhnen darin; sie mußte die Schenkel oft hin und her legen, und konnte davor nicht schlafen. [RAL 719]

Ein Pucken und Klopfen auf dem Fußrücken. [RAL 720]

Kriebeln in den Füßen früh, wenn er im Bette liegt (und nach dem Aufstehen). [RAL 721]

Im linken Fußgelenke sticht es wie ein Messer hinein (*Fz.*). [RAL 722]

Ziehen im rechten Fußgelenke (*Fz.*). [RAL 723]

Brennende Stiche und Wärmeempfindung auf dem rechten Fußrücken (n. 4 Tagen.) (*Fz.*). [RAL 724]

An der Ferse des linken Fußes ein Ziehen heraufwärts, mit Brennen (*Fz.*). [RAL 725]

Hitzgefühl in den Füßen (*Rckt.*). [RAL 726]

Stechen in der linken Ferse im Sitzen (nach Gehen in freier Luft) (*Fz.*). [RAL 727]

Abgestorbenheit und Taubheit des rechten Unterfußes; er schien ihm von Holz zu seyn. [RAL 728]

Am linken äußern Fußknöchel und über dem Fußrücken Jücken. [RAL 729]

Fußgeschwulst, die beim Befühlen unschmerzhaft ist, Abends (n. 48 St.). [RAL 730]

Am untern Theile der Achillessenne sticht's, wie mit Messern, bei der Berührung und nach dem Niederlegen schlimmer. [RAL 731]

Beim Aufstehen vom Sitze sticht's im innern Knöchel des rechten Unterfußes. [RAL 732]

Im Fußgelenke am Knöchel, krampfartiges Stechen. [RAL 733]

Früh, beim Aufstehen, schmerzt der Fuß wie verrenkt oder vertreten. [RAL 734]

Krampfhaftes Zusammenziehen an der innern Seite der Fußsohle, welches beim Ausstrecken und Heranbiegen des Unterfußes nachläßt (n. 64 St.) (*Fz.*). [RAL 735]

(Fußschweiß.) [RAL 736]

Schmerz auf der rechten Fußsohle, neben dem Ballen, als wenn man auf eine schmerzhafte Stelle anhaltend und immer stärker und stärker drückt. [RAL 737]

Spannen und Pressen in der Fußsohle. [RAL 738]

(Die Fersen thun beim Auftreten wie erböllt weh.) [RAL 739]

Stechen in der Ferse beim Auftreten. [RAL 740]

Ein kurzes, brennendes Stechen zwischen der kleinen und folgenden Zehe, Abends im Gehen und auch die Nacht im Bette (n. 12 St.). [RAL 741]

Im (kranken) Ballen der großen Zehe ruckweises Stechen, wie in einer aufbrechenden Eiterbeule; Abends Pochen darin. [RAL 742]

Stechendes Jücken am Ballen der großen linken Zehe (*Fz.*). [RAL 743]

Ziehend drückender Schmerz in der rechten großen Zehe, mit Wärmeempfindung (*Fz.*). [RAL 744]

Feines Stechen in der linken großen Zehe (*Fz.*). [RAL 745]

Feines Stechen in der vierten Zehe des linken Fußes (*Fz.*). [RAL 746]

Beim Stechen ein Stich von der großen Zehe bis in die Mitte der linken Brust. [RAL 747]

Stechen in der rechten großen Zehe. [RAL 748]

Krampfhaftes Zusammenziehen der Zehen (*Sr.*). [RAL 749]

Erneuerung der vorjährigen Frostbeulen, viertehalb Monate zu früh; ein brennendes Jücken darin, Nachmittags und Abends; wenn er sich des Kratzens enthält, so sticht es darin, so daß er das Kratzen nicht unterlassen kann, und nach dem Kratzen entstehen Beulen.[16] [RAL 750]

Das Hühnerauge schmerzt vom Drücken des Schuhes brennend wund (n. 3 St.). [RAL 751]

Beim ersten Auftreten, früh, Schmerz in beiden Fersen, als wenn er auf Stecknadeln träte. [RAL 752]

Abends Stechen in der Fußsohle, als wenn sie auf Nadeln ginge. [RAL 753]

(Kleine, rothe, runde Flecken am Ballen des Fußes.) [RAL 754]

■ Allgemeines und Haut

Stechen auf einer kleinen Stelle der Glieder, welches beim Niederlegen sich verschlimmert. [RAL 755]

Stechen in den Gelenken, in der Ruhe (und beim Liegen des Gliedes, nicht beim Ausstrecken desselben,) nicht beim Befühlen, auch nicht die Nacht beim Liegen. [RAL 756]

(Kriebelnder Schmerz in dem Gesichte, dem Rückgrate und dem Brustbeine.) [RAL 757]

Von Auflegung des Saftes auf das erste Glied des Zeigefingers entstanden da zwei schwarze Flecke nach einer Stunde; 25 Tage nachher aber,

---

[16] Vergl. 748, 749.

starkes Brennen im Munde und der Kehle, schnelle Geschwulst der linken Wange, Oberlippe und Augenlider; die Nacht darauf starke Anschwellung der Vorderarme, die Haut ward lederartig und es entstand unerträgliches Jücken und sehr starke Hitze. Nach 4 Tagen Pusteln auf den Händen und Vorderarmen, die aufplatzten und helle Feuchtigkeit von sich gaben (*Cavini* bei *Orfila* I. 596, 597.). [RAL 758]

Kriebeln im Geschwüre. [RAL 759]

Bange Schmerzen im leidenden Theile, worüber er, sitzend, wimmert. [RAL 760]

(Beißender Schmerz im Geschwüre, wie von Salz, blos die Nacht; sie wacht oft darüber auf; am Tage war er weg und erschien blos beim Gehen in freier Luft wieder.) [RAL 761]

Früh, beim Erwachen, beim Stechen in der Gegend des Schorfs. [RAL 762]

(Schmerz im Geschwüre wie zerschlagen.) [RAL 763]

Brennend beißender Schmerz im Geschwüre, mit Weinen und Wimmern. [RAL 764]

(Ein schnell vorübergehendes Brennen am leidenden Theile.) [RAL 765]

Die Glieder, worauf er liegt, vorzüglich der Arm schlafen ein. [RAL 766]

Einen Nachmittag hindurch außerordentliche Beweglichkeit und Ueberlebhaftigkeit des Körpers (am dritten Tage) (*Fz.*). [RAL 767]

Ein dem Zittern ähnliches Gefühl in den Armen und Beinen, auch in der Ruhe (*Rckt.*). [RAL 768]

Zucken an verschiedenen Theilen des Körpers, ausserhalb der Gelenke (*Fz.*). [RAL 769]

Zucken in den Gliedmaßen (*Alderson* a.a.O.). [RAL 770]

Zucken einzelner Muskeln (*Alderson* a.a.O.). [RAL 771]

Brennendes Jücken hie und da (*Dudley* bei *Du Fresnoy* a.a.O.). [RAL 772]

Fein stechender Schmerz in den Gliedern (*Alderson* a.a.O.). [RAL 773]

Starkes Kriebeln in den gelähmten Theilen (*Naße* in d. Vorrede zu *Du Fresnoy*.). [RAL 774]

Geschwulst der Hände und Füße (*Alderson* a.a.O.). [RAL 775]

Eine Wunde entzündete sich und ward mit kleinen Bläschen besetzt (d. 6. T.) [*Hb.* u. *Ts.*]. [RAL 776]

Die Blasen, welche größtentheils eine milchige, einige aber auch eine wasserhelle Feuchtigkeit enthielten, flossen zusammen. Dieser Zustand dauerte 3 Tage, dann schälte sich die Haut ab [*Hb.* u. *Ts.*]. [RAL 777]

Jücken auf dem Kopfe (*Sr.*). [RAL 778]

Nesselsucht ähnlicher Ausschlag [*Hb.* u. *Ts.*]. [RAL 779]

Schwarze Pusteln mit Entzündung und Jücken, welche den ganzen Körper in kurzer Zeit überziehen (*Jos. Monti, in Act. Instit. Bonon. sc. et art. III.* S. 165.). [RAL 780]

Ausschlag von Schorfen über den Körper (*Sybel, in Medic. Annalen,* 1811. Jul.). [RAL 781]

Brennender Ausschlag von kleinen, mit Wasser gefüllten Bläschen und Röthe der Haut am ganzen Körper, ausgenommen am Haarkopfe, der innern Handfläche und den Fußsohlen (*Sybel* a.a.O.). [RAL 782]

Sehr peinlicher, heftig brennender und jückender Ausschlag, der sich vorzüglich am Hodensack, an der Vorhaut, an den Augenlidern und Augen zeigte, an diesen Teilen zugleich bloße Geschwulst erregte und in kleinen, gelblichen Bläschen bestand, die hie und da zusammenliefen, näßten, auch einzelne auf den Armen und Lenden, nach einigen Tagen, wie Linsen groß standen, und durch das Kratzen des Kranken auffeuerten. Viele dieser größern Pusteln oder Schwären gingen langsam in Eiterung über, hatten einen rothen Hof, wurden breiter und heilten langsamer (in d. 3. Woche), da die kleinern zusammenlaufenden Pusteln geschwinder trockneten, und in wenigen Tagen abschilferten. Dieser Ausschlag entstand ohne vorhergehendes Erbrechen, Uebelkeit und Fieber bei einem 40jähr. gesunden Manne, der 24 St. vorher eine Pflanze des Rhus tox. in seinem Garten ausgerottet, also viel berührt hatte, zumal mit einem etwas verwundeten Finger (*Wichmann, Ideen zur Diagnostik. T. I. p. 74. etc.*). [RAL 783]

Jücken am ganzen Körper, vorzüglich an den haarigen Theilen, am Haarkopfe und den Geburtstheilen (*Du Fresnoy* a.a.O.). [RAL 784]

Rothe Flecke an der Größe der größten Linsen mit kleinen Wasserbläschen in der Mitte [*Fr. H-n.*]. [RAL 785]

Ein schwarzer Fleck an der mit dem Safte berührten Stelle (n. 3 Tagen.) (*Fontana* a.a.O.). [RAL 786]

Die vom Safte berührte Hautstelle ward dicht und hart, wie Leder (*Gleditsch,* in Beschäft. d. Berlin naturf. Fr. IV. S. 299.). [RAL 787]

Der Saft macht die Haut, die er berührt, hart wie gegerbtes Leder; nach einigen Tagen schuppen sich die verhärteten Theile ab (*Dossic, Institutes of experimental chymistry,* 1759.). [RAL 788]

Große Mattigkeit im ganzen Körper [*Hbg.*]. [RAL 789]

Sehr große Schwäche (*Zadig* a.a.O.). [RAL 790]

Einige fielen in Ohnmacht[17] (*Sherard* bei *Du Fresnoy* a.a.O. S. 204.). [RAL 791]

Er ist matt, zerschlagen, übernächtigt [*Stf.*]. [RAL 792]

Ungemeine Mattigkeit in den Untergliedmaßen, am meisten in der Ruhe (*Rckt.*). [RAL 793]

Arm und Bein der linken Seite sind etwas zusammengezogen und wie steif [*Fr. H-n.*]. [RAL 794]

Dreitägige Lähmung der Untergliedmaßen; er ging mit der größten Anstrengung, schleppend und langsam[18] [*Stf.*] [RAL 795]

Während und nach dem Spazierengehen sind ihm alle Glieder steif und gelähmt; es liegt ihm dabei zentnerschwer auf dem Nacken (*Fz.*). [RAL 796]

Hang zum Liegen [*Stf.*]. [RAL 797]

Sie kann nicht außer dem Bette dauern [*Fr. H-n.*]. [RAL 798]

Der Arm, auf den er im Schlummer den Kopf stützt, schläft ein. [RAL 799]

Beim Liegen ein Ziehen in allen Gliedern. [RAL 800]

Abends (8 Uhr) fortdauernd reißend ziehender Schmerz, wenn sie in Ruhe sitzt; wenn sie aber geht, verliert er sich (nach dem Niederlegen ist dann nichts weiter zu spüren). [RAL 801]

Die Gelenkschmerzen sind schlimmer an der freien Luft. [RAL 802]

Beim Herabsteigen ist er wie steif, durch Gehen auf dem Ebenen verschwindet die Steifheit. [RAL 803]

Wenn sie vom Sitze aufsteht, ist sie wie steif. [RAL 804]

Steifigkeitsempfindung beim ersten Bewegen des Gliedes nach Ruhe. [RAL 805]

Müdigkeit, im Sitzen am schlimmsten, die sich im Gehen vermindert; beim Aufstehen vom Sitzen aber merkliche Steifigkeit. [RAL 806]

Große Mattigkeit, als wenn die Knochen weh thäten; sie sitzt immer, oder liegt. [RAL 807]

Bei Frost, Unfestigkeit der Glieder; konnte deshalb nicht stehen. [RAL 808]

Lähmung am ganzen Körper, in allen Gelenken, am schlimmsten nach dem Sitzen, wenn er wieder aufstehen will, und gegen Abend. [RAL 809]

Nachdem er eine Stunde im Freien gegangen war, fühlte er Schmerz in den Füßen, und ward wie unbeweglich, welches sich im Sitzen wieder gab. [RAL 810]

Es ist ihm wie in die Beine geschlagen, sie sind so müde. [RAL 811]

Abends (9 Uhr) jählinge Ohnmächtigkeit, bei guter Besinnung; er fühlte keinen Herzschlag, war mehr kalt als warm; im Innern war ihm ganz leicht; er war von ruhiger Gemüthsstimmung, konnte aber kaum gehen (n. 48 St.). [RAL 812]

Nach einiger Anstrengung zittern die gebrauchten Glieder. [RAL 813]

Er greift hastig zu und zittert. [RAL 814]

Früh, beim Aufstehen, torkelt sie und kann nicht aufrecht stehen (n. 20 St.). [RAL 815]

Beim Liegen, früh im Bette, Schmerz derjenigen Gliedmaßen und Gelenke wie zerschlagen, welche denen, worauf er liegt, entgegengesetzt sind. [RAL 816]

Beim Sitzen, nach dem Gehen, gleich zum Schlafe geneigt. [RAL 817]

Früh viel Gähnen, wie schläfrig, und so auch Abends. [RAL 818]

Er will immer liegen; Schläfrigkeit am Tage, Aengstlichkeit, Unruhe, Traurigkeit, trockne Lippen. [RAL 819]

Schläfrigkeit am Tage; selbst früh im Bette, wenn sie aufstehen will, schläfert es sie sehr. [RAL 820]

Beim Tagesschlafe Unruhe: er bewegt die Hände im Schlafe hin und her, und spielt mit den Fingern und Händen. [RAL 821]

Beim Aufsitzen wird ihm übel. [RAL 822]

Matt und müde; Hang zum Liegen; Sitzen ist ihm nicht genug. [RAL 823]

Früh will er nicht aufstehen und sich anziehen. [RAL 824]

Abends (um 6 Uhr) überfällt sie jählinge ein Schlaf, daß sie nicht im Stande ist, sich auszuziehen; dabei in allen Gliedern wie gelähmt. [RAL 825]

■ Schlaf, Träume und nächtliche Beschwerden

Gähnen so heftig und krampfhaft,[19] daß Schmerz im Kiefergelenke entsteht, welches in Gefahr ist, ausgerenkt zu werden, früh und zu allen Zeiten. [RAL 826]

---

[17] Vom Rauchen des Holzes von Wurzelsumach bei 5, 6 Personen.

[18] Von Befeuchtung der Finger mit einer starken Wurzelsumach-Tinktur.

[19] Die Kaumuskeln am Halse scheinen dann ein krampfhaftes Uebergewicht zu bekommen, oft so gewaltsam, daß man den Unterkiefer mit der Hand halten mußte, damit er nicht zu tief herabgezogen würde. Dieses Symptom wird auch vom Ignazsamen hervorgebracht, und vom Nordpole des Magnets.

Früh, beim Aufstehen aus dem Bette, öfteres Gähnen [*Fr. H-n.*]. [RAL 827]

Einige verfielen in Gähnen (*Sherard* a.a.O.). [RAL 828]

Er hat die Nacht keine Ruhe [*Hbg.*]. [RAL 829]

Unruhiger, unterbrochener Schlaf, mit vielem Umwenden (*Lhm.*). [RAL 830]

Nachts viel Schlaflosigkeit [*Fr. H-n.*]. [RAL 831]

Unruhiger Schlaf mit Herumwerfen, Entblößung und Lüftung der Bedeckungen (*Fz.*). [RAL 832]

Spätes Einschlafen und Herumwerfen im Bette [*Stf.*]. [RAL 833]

Lautes Weinen im Schlafe [*Fr. H-n.*]. [RAL 834]

Heftiger Bauchschmerz die Nacht (n. 5 Tagen) [*Fr. H-n.*]. [RAL 835]

Erwachen um Mitternacht, über sehr heftige, kneipende, wühlende Schmerzen im Unterbauche, mit einem Gefühle von Abspannung und Leere in der Herzgrube und schnell vorübergehender Brecherlichkeit [*Stf.*]. [RAL 836]

Aengstlichkeit die Nacht; er möchte aus dem Bette fliehen und nach Hülfe suchen, wegen eines unbeschreiblich widrigen Gefühls [*Stf.*]. [RAL 837]

Nach dem Erwachen aus dem Schlafe, bei convulsiven unordentlichen Bewegungen der Gliedmaßen, Geschrei über ungeheures Kopfweh, entspringend von einem Gefühl in den Gliedern, als ob sie gewaltsam ausgedehnt würden (*Alderson* a.a.O.). [RAL 838]

Abends, im Bette, Uebelkeit auf der Brust und im Magen, die nach dem Einschlafen vergeht (*Fz.*). [RAL 839]

Vor Mitternacht Schlaflosigkeit, mit oder ohne Schweiß. [RAL 840]

Schlaflosigkeit bis Mitternacht, ohne Hitze; er blieb blos munter. [RAL 841]

Er kann die Nacht nicht einschlafen; so wie er sich hinlegt, geräth er in Schweiß, ohne Durst, und hat davor keine Ruhe. [RAL 842]

Vormittags, im Bette, sehr schmerzhafter Klamm in dem einen, dann in dem andern Unterschenkel, der weder durch Krümmen, noch durch Ausstrecken des Schenkels, noch auch durch Anstämmen der Fußsohle zu tilgen ist, eine halbe Stunde lang (n. 12 St.). [RAL 843]

Er kann Abends nicht einschlafen vor großer Munterkeit, vor unerträglichem Hitzgefühle, ohne Durst – (vom Aufdecken bekam er Frost) –, und vor Wallungen im Blute, Klopfen der Adern, und Erscheinungen in den Augen, als gingen dicke Wolken vor seinem Gesichte herum; Nachmitternachts ward er ruhig und schlief gut. [RAL 844]

Beim Niederlegen, Abends, wird es ihr übel; sie hatte keine Ruhe im Bette und mußte sich immer hin und her wenden. [RAL 845]

Vier ganze Nächte Schlaflosigkeit; sie konnte nicht im Bette bleiben. [RAL 846]

Große nächtliche Unruhe [*Hb.* u. *Ts.*]. [RAL 847]

Wegen Brennen des Ausschlages, unruhiger Schlaf [*Hb.* u. *Ts.*]. [RAL 848]

Zucken auf der Stelle im Kopfe, auf welcher er liegt, die Nacht. [RAL 849]

In der Nacht weckt sie ein garstiger, bitterer Geschmack, mit Trockenheitsgefühl im Munde, öfters auf. [RAL 850]

Durst die Nacht, ohne Appetit, zu trinken, bei schleimigem Munde. [RAL 851]

Wie sie einschlafen wollte, bekam sie heftiges Magendrücken, welches sie lange nicht einschlafen ließ. [RAL 852]

Sobald er einschlafen wollte, kamen ihm seine Geschäfte vor im Traume auf eine ängstliche Art. [RAL 853]

Er redet Abends im Schlafe halblaut von Tagesgeschäften (n. 12 St.). [RAL 854]

Schlafsüchtiger Schlummer voll mühevoller, ununterbrochener Träumereien. [RAL 855]

Nachmitternachts unruhiger Schlummer, voll verdrießlicher, unangenehmer Einfälle und Gedanken. [RAL 856]

Träume von Gegenständen, die man Abends vorher gehört und gedacht hat (n. 72 St.) (*Fz.*). [RAL 857]

Die Nacht leichte Träume von Tags vorher gedachten und gethanen Dingen (*Fz.*). [RAL 858]

Die Nacht Träume von Erfüllung Tags projectirter Ideen, in Verbindung mit Gegenständen, aus denen sie geschöpft waren (*Fz.*). [RAL 859]

Fürchterliche Träume, z.B. daß die Welt in Feuer untergehe, und beim Erwachen Herzklopfen. [RAL 860]

Träume von Feuer. [RAL 861]

Nach 3 Uhr, Nachmitternachts, kann er nicht wieder einschlafen, und schläft er ein, so träumt er sehr lebhaft, und es ist dann nach dem Erwachen, als wenn er gar nicht geschlafen hätte. [RAL 862]

Sie schläft mit offenem Munde. [RAL 863]

Die Nacht sehr kurzer Athem. [RAL 864]

Er kann die Nacht nicht anders als auf dem Rücken liegen. [RAL 865]

Es ist ihm die Nacht, als drängte ihn etwas zum Bette heraus. [RAL 866]

Große Bangigkeit die Nacht; er kann nicht im Bette bleiben. [RAL 867]

Widriges Hitzgefühl am ganzen Körper, die Nacht hindurch, ohne Durst. [RAL 868]

Nach Mitternacht kein fester Schlaf; sie wirft sich unruhig herum wegen einer widrigen Empfindung, als wenns ihr am ganzen Leibe brennte, ohne Durst; dabei Träume voll ängstlichen Treibens und Drängens. [RAL 869]

Er redet früh laut im Schlafe. [RAL 870]

In der Nacht redet er im Schlafe von Geschäften, will alles wegwerfen, und verlangt dies und jenes. [RAL 871]

Erschreckens-Erschütterung beim Einschlafen, als wenn er etwas Wichtiges fallen ließe. [RAL 872]

Beim Vormittagsschlafe fuhr er alle Viertelstunden zuckend zusammen. [RAL 873]

Im Schlafe ist das Ausathmen leicht und schniebend, das Einathmen unhörbar. [RAL 874]

Früh beim Aufwachen im Bette so düselig im Kopfe, was sich nach dem Aufstehen bald verlor. [RAL 875]

Sehr frühes Erwachen mit ärgerlicher, verdrießlicher Gemüthsstimmung [*Stf.*]. [RAL 876]

Verdrießlichkeit in freier Luft; er möchte im Gehen einschlafen (*Fz.*). [RAL 877]

■ **Fieber, Frost, Schweiß und Puls**

Empfindlichkeit gegen freie, kühle Luft (n. 4 St.) [*Stf.*]. [RAL 878]

Frost mit trocknen Lippen, und weniger Durst als Hunger (*Fz.*). [RAL 879]

Immerwährendes Frösteln [*Fr. H-n.*]. [RAL 880]

Schüttelfrost, wenn er aus der freien Luft in die warme Stube kommt, ohne Durst (*Fz.*). [RAL 881]

Aeußerst kalte Hände und Füße, den ganzen Tag (*Fz.*). [RAL 882]

Beim Aufstehen früh aus dem Bette, Gefühl von Schauder. [RAL 883]

Gefühl von innerer Kälte in den Gliedmaßen (wie z.B. Absterben eines Fingers, oder wenn ein Glied einschlafen will, oder wie bei Antritt eines Wechselfieberparoxismus ein widriges Kältegefühl die innern Theile der Gliedmaßen befällt), wobei keine äußere Kälte zu spüren ist. [RAL 884]

Die kalte freie Luft ist ihm sehr empfindlich, und schmerzt gleichsam auf der Haut, obwohl keine Abneigung dagegen vorhanden ist. [RAL 885]

Abends, im Bette, eiskalte, nicht zu erwärmende Füße, während der übrige Körper warm ist (n. 3 St.). [RAL 886]

Wenn sie vom Ofen sich entfernt, überfällt sie gleich ein Schauder. [RAL 887]

In kalter Luft kann er sich im Gehen bei aller Bedeckung nicht erwärmen, er hat Frostschütteln in freier Luft, mit heftigem Durste, und zwischen den Lippen Schleim, wovon sie zusammenkleben. [RAL 888]

Frostigkeit in der Stube gegen Abend; es überlief sie über und über kalt. [RAL 889]

Frost (sogleich). [RAL 890]

Schauder im Rücken (sogleich). [RAL 891]

Abends (um 5 Uhr), Frost mit Schütteln in der Stube, mit klopfendem Zahnweh und Zusammenfluß des Speichels im Munde, ohne Durst; in freier Luft Schüttelfrost noch schlimmer; dann in der warmen Stube, selbst am heißen Ofen, fortgesetzter Schüttelfrost, mit heftigem Durste, unter Aufhören des Speichelflusses; blos im Bette verlor sich der Frost, während der Durst blieb; dann dummer Schlaf, wie Eingenommenheit des Kopfs; früh noch Durst und Eingenommenheit des Kopfs, die nach dem Aufstehen verging (n. 6 Tagen). [RAL 892]

Gegen Abend Frost; er mußte sich ins Bett legen und zudecken, dann wards ihm wieder wärmer. [RAL 893]

Abends (um 7 Uhr) äußerer Frost und Kälteempfindung, ohne Schauder und nicht kalt anzufühlen, innerlich keine Kälte; er kann ohne Beschwerde kalt trinken; gleich nach dem Niederlegen im Bette äußere Hitze, die das Aufdecken nicht verstattet, ohne Durst, bei wässerigem Munde und trocknen Lippen: dann, um Mitternacht, allgemeines Duften unter halbem Schlummer, und nach Mitternacht Schweiß erst im Gesichte, dann am Haarkopfe und Halse bis zur Brust. [RAL 894]

Frost in freier Luft, ohne Durst. [RAL 895]

Nach dem Spazieren im Freien Schauder und Hitze zugleich über den ganzen Körper, ohne Durst, auch etwas warmer Schweiß über die ganze Haut; die hohlen Hände schwitzen am meisten. [RAL 896]

Den ganzen Tag ists ihr inwendig zu heiß, und äußerlich friert sie, und ist doch gehörig warm anzufühlen, und ohne besondern Durst; Kaffee erhöhet ihr die innere Hitze. [RAL 897]

Kneipender Frost in den Füßen und zwischen den Schultern, und eine Viertelstunde darauf viel äußere Hitze und brennender Schmerz am linken Arme und an der linken Seite des Oberkörpers, mit Backenröthe. [RAL 898]

Abends Frost und Hitze; das Gesicht deuchtet ihr sehr heiß zu seyn, und doch waren die Backen blaß und kalt anzufühlen, der Athem kam aber sehr heiß aus dem Munde; – zwei Nachmittage nach einander. [RAL 899]

Sie sieht roth im Gesichte und fühlt eine brennende Hitze in der Haut, und ist doch nur gemäßigt warm anzufühlen. [RAL 900]

Abendfieber mit Durchfall: Abends 8 Uhr Frost; dann im Bette mehrstündige, trockne Hitze mit viel Durst, mit Schneiden im Leibe wie mit Messern und Durchfall in der Hitze, einige Stunden lang; dann Schlaf; früh wieder Durchfall (n. 24 St.). [RAL 901]

Abendfieber mit Durchfall (als zweiter *Paroxism*): Abends, nach 6 Uhr, einstündiger Frost (ohne Durst) durch alle Glieder; dann erst trockne Hitze, dann Hitze mit heftigem Schweiße, zusammen drei Stunden lang, mit Durste; Durchfall bloßen Schleims bei heftigem Leibschneiden, mit Stuhlzwang darauf und Kopfweh dabei, ein Pressen von beiden Schläfen nach der Mitte zu und Blutanhäufung und Hitze im Kopfe (n. 48 St.). [RAL 902]

Fieber: erst (Vormittags) Schlafmüdigkeit und Gähnen; zum Einschlafen ists ihm im Gehen, mit Beängstigung; dann Stuhlgang mit Schneiden, dann ungeheure Hitze im ganzen Körper (um 10 Uhr Vormittags), ohne Durst; es war, als würde er (doch mit untermischtem Schauder) mit warmen Wasser übergossen oder als liefe ihm das Blut heiß durch die Adern und allzu stark durch den Kopf, und als wenns ihm den Kopf zum Bücken niederdrückte, mit pochendem Kopfweh; um 7 Uhr gegen Abend Frost; es war, als würde er mit kaltem Wasser übergossen, oder als liefe ihm das Blut allzu kalt durch die Adern; nach dem Niederlegen und Zudecken bekam er gleich Hitze, die Nacht aber zugleich eine Art Ziehen in dem Rückgrate, zwischen den Schultern und in den Gliedern, als wenn er sich immer ausstrecken und dehnen sollte; früh Schweiß. [RAL 903]

Fieber: gegen Mittag überfällt ihn eine fieberhafte Kälte durch alle Glieder, mit heftigem Kopfschmerz und Schwindel (durch Spazieren etwa gelindert); gegen Abend wieder Frost, er muß sich legen; die Nacht kann er nicht schlafen, er liegt in immerwährendem Schwindel und beständigem Schweiße (n. 48 St.). [RAL 904]

Fieber: (um 5 Uhr) Nachmittags ein Dehnen in den Gliedern, ein Schauder über den ganzen Körper, mit vielem Durste, bei kalten Händen und Gesichtshitze und Röthe; auch Abends im Bette Schauder; früh hatte er am ganzen Leibe geduftet, dabei in den Schläfen ein Pressen. [RAL 904a]

Fieber, wozu sich Zuckungen gesellen [*Hb.* u. *Ts.*]. [RAL 905]

Frost in den Füßen und zwischen den Schulterblättern; bald darauf Hitze auf der linken Seite und im linken Arme (sogleich). [RAL 906]

Fieber: (um 6 Uhr) Nachmittags Wärme des Körpers, mit innerer und äußerer Hitze des Kopfs und Schauder über den Körper, ohne Durst; zugleich Dehnen, Ziehen und Mattigkeit in den Gliedern und Kopfschmerz, wie Eingenommenheit und Zusammenpressen seitwärts im Hinterhaupte; dabei heftiger Husten mit sehr kurzem Athem und Schmerz im Halse, als wenn die Mandeln geschwollen wären; gelindes Duften am ganzen Körper gegen Morgen. [RAL 907]

Wärme im Gesicht und in den Fingern, mit Frostschauder in den Schulterblättern, ohne Durst (*Fz.*). [RAL 908]

Hitze und großer Durst [*Hbg.*]. [RAL 909]

Abends im Bette, auf den vorhergegangenen Schüttelfrost, gelinde Wärme, ohne Durst (*Fz.*). [RAL 910]

Doppelt dreitägiges Fieber, mit Gelbsucht (*Du Fresnoy* a.a.O.). [RAL 911]

Hitze auf der linken Seite des Körpers und Kälte auf der rechten Seite, ohne Frost. [RAL 912]

Am Kopfe und Rücken Frost, am vordern Theile des Körpers Hitze. [RAL 913]

Mitunter kalter Schauder mitten im Schweiße, die Nacht im Bette, und bei dem Schaudern Krämpfe im Unterleibe. [RAL 914]

Erst brecherlich, mit Hitze an Kopf und Händen und Frost am übrigen Körper, dann, bei Brecherlichkeit, Frost über und über. [RAL 915]

Hitzempfindung und äußerlich fühlbare Hitze mit aufgetriebenen Adern bei einer Schwäche, daß sie sich beim Sitzen zurücklehnen muß, mit heftigem Durste, auch öfterm Nachtdurste; Tags darauf Schauder am Oberkörper, besonders an den Armen. [RAL 916]

Abends eine innerliche Hitze in der Stirne und dem ganzen Kopfe, äußerlich weniger bemerkbar beim Anfühlen. [RAL 917]

Abends eine widernatürliche Hitze, vorzüglich in den Händen, mit dumpfem Kopfweh. [RAL 918]

(Wenn er sitzt, so befällt ihn eine Hitze.) [RAL 919]

Wenn er im Freien gegangen ist, und er kommt nach Hause, so befällt ihn eine Hitze und Schweiß über den ganzen Körper. [RAL 920]

Ein starkes Brennen in der Haut, mit einem Fippern in derselben und einem allgemeinen Schweiße die Nacht; wenn er dann die Hand aus dem Bette hervorstreckt, kommt ein gewaltiger Husten. [RAL 921]

Beim Gehen in freier, kalter Luft wird ihm warm und er geräth über und über in kalten Schweiß. [RAL 922]

Schweiß am ganzen Körper, nur im Gesichte nicht, welches jedoch heiß ist (Nachmittags). [RAL 923]

Früh, im Bette, gelinder Schweiß über den ganzen Körper, nur am Kopfe nicht. [RAL 924]

Gelinder, duftender Schweiß, am Tage, wobei er zugedeckt seyn will. [RAL 925]

Die Haut ist feucht und die Kopfhaare sind naß. [RAL 926]

Nachts Schweiß, vorzüglich um den Hals herum. [RAL 927]

Schweiß vor Mitternacht. [RAL 928]

Starker Frühschweiß. [RAL 929]

Schweiß über und über, auch im Gesichte (n. ¼ St.) [*Fr. H-n.*]. [RAL 930]

Schweiß am ganzen Körper, ohne Geruch und ohne zu ermatten, im Schlafe, früh um 3 bis 4 Uhr (*Mchlr.*). [RAL 931]

Täglicher Frühschweiß. [RAL 932]

Sauerriechender Frühschweiß, bei kalten, schweißigen Backen. [RAL 933]

Gelinder Schweiß die ganze Nacht hindurch. [RAL 934]

Früh, an beiden Schenkeln, Schweiß. [RAL 935]

In der Nacht Duftung von scharfem Geruche, ohne naß zu werden. [RAL 936]

Durst, selbst früh. [RAL 937]

Starker Durst (n. 1 St.). [RAL 938]

Viel Nachtdurst (von 2 bis 5 Uhr), dann Duftung. [RAL 939]

Großer Durst nach Wasser oder Bier [*Stf.*]. [RAL 940]

Langsamer, bisweilen unregelmäßiger Puls (n. ¾ St.) (*Mchlr.*). [RAL 941]

Schneller Puls (*Fontane* a.a.O.). [RAL 942]

Ruta graveolens

Raute [RAL IV (1825), S. 199–222]

(Der frisch aus dem ganzen Kraute gepreßte und mit gleichen Theilen Weingeist gemischte Saft von Ruta graveolens.)

Diese so kräftige Pflanze, die bisher fast bloß als Hausmittel vom gemeinen Manne in unbestimmten Fällen, nur so blindhin angewendet ward, bekommt schon durch folgende (nur allzu wenige!) von ihr beobachtete Symptome eine ansehnliche Bedeutsamkeit. Der homöopathische Arzt sieht, welche besondre, wichtige Krankheitsfälle er damit heben kann.

Wenn *Rosenstein* (Reseap. S. 40.) die Hülfe, welche die Raute in den Augenbeschwerden und der Trübsichtigkeit **von allzu vielem Lesen** leistete, nicht genug zu rühmen weiß, ein Lob, worin *Swedjaur* und *Chomel* mit ihm einstimmen, so muß man sehr verblendet seyn, wenn man nicht sehen will, daß dieß einzig durch die homöopathische Kraft der Raute erfolgen konnte, durch die sie einen ähnlichen Zustand bei Gesunden hervorbringen kann. Man sehe die Symptome (38. 39.).

Durch eine so treffend ähnlich wirkende Arznei wird nicht etwa das Uebel vermehrt und verschlimmert, wie die in ihrem Stumpfsinn sich so weise dünkenden Gegner, **ohne die Erfahrung zu fragen**, mit lächerlich befürchtender Miene **ausvernünfteln** wollen; nein! geheilt, schnell und dauerhaft geheilt wird es (wenn nicht ein miasmatisches Siechthum zum Grunde liegt), zur bittern Kränkung und Beschämung dieser, die wohlthätigste aller Wahrheiten von sich stoßenden, hochgelehrten Schlendrianisten.

Eine Verdünnung, welche in jedem Tropfen $\frac{1}{100000}$ eines Grans eines Saftes enthält, habe ich – **unter Entfernung aller andersartigen Reizmittel** – zu einem Tropfen auf die Gabe in vielen Fällen als eine noch etwas zu starke Gabe befunden.

Die allzu heftigen Wirkungen der Raute nimmt der Kampher hinweg.

Raute

- Gemüt

Ueber alles um ihn her Geschehende, und vorzüglich über das, was er selbst that, sehr unzufrieden und sehr zum Weinen geneigt. [RAL 26]

◊ Sehr öftere Aengstlichkeit, mit muthlosen Gedanken und Befürchtungen (*Carl Franz*, in einem Aufsatze). [RAL (250)]

Gleichgültigkeit (*Ernst Stapf*, in einem Briefe). [RAL (251)]

Sie fühlt sich unaufgelegt zu jeder Arbeit und hat zu nichts Lust; es ist ihr unbehaglich (*W. Groß*, in einem Aufsatze). [RAL (252)]

Nachmittags und den ganzen Abend sehr mißmüthig; er macht sich melancholische, lebenssatte, traurige Gedanken (*Franz*, a.a.O.). [RAL (253)]

Den ganzen Tag sehr ängstlich, als ob er etwas Böses verübt hätte; wenn nur jemand die Thüre aufmachte, so befürchtete er schon, man komme, ihn in das Gefängniß zu führen (*Chr. Fr. Langhammer*, in einem Aufsatze). [RAL (254)]

Mürrisch, ärgerlich, wenn etwas nicht nach seinem Willen ging (n. 24 St.) (*W. E. Wislicenus*, in einem Aufsatze). [RAL (255)]

Mürrisch; ärgerlich, verdrießlich (*Groß*, a.a.O.). [RAL (256)]

Verdrießlich, unaufgelegt, unentschlüssig (*Stapf*, a.a.O.). [RAL (257)]

Zornmüthig und zu Zank und Aergerniß geneigt (*Groß*, a.a.O.). [RAL (258)]

Geneigt, zu widersprechen (*Groß*, a.a.O.). [RAL (259)]

Den ganzen Tag über ärgerlich und mißtrauisch; er traute seinem besten Freunde nicht mehr und glaubte, immer hintergangen zu werden (n. 40 St.) (*Langhammer*, a.a.O.). [RAL (260)]

Gutlauniges Gemüth[1] (*Langhammer*, a.a.O.). [RAL (261)]

- Schwindel, Verstand und Gedächtnis

Eingenommenheit des Gehirns in der Stirne, mit klopfendem Schmerze darin, Abends vor Schlafengehen, und noch schlimmer früh beim Erwachen aus einem allzu tiefen Schlafe. [RAL 1]

◊ Im Sitzen, plötzlich starker Schwindel: es drehete sich alles im Kreise herum; drauf Glühen in den Wangen (n. 12 St.) (*Langhammer*, a.a.O.). [RAL (1)]

Beim Gehen im Freien, starker Schwindel; fast wäre er auf die rechte Seite gefallen, wenn er sich nicht angehalten hätte (n. 26 St.) (*Langhammer*, a.a.O.). [RAL (2)]

Früh, beim Aufstehen aus dem Bette, starker Schwindel; er wäre vorwärts hingefallen, wenn er sich nicht noch angehalten hätte (n. 24 St.) (*Langhammer*, a.a.O.). [RAL (3)]

Langsamer Ideengang, langsame Besinnung (*Stapf*, a.a.O.). [RAL (4)]

Oeftere Gedankenlosigkeit: er verrichtet Dinge, die ihm durch öftere Wiederholung geläufig worden sind, zur unrechten Zeit ganz mechanisch (n. 48 St.) (*Wislicenus*, a.a.O.). [RAL (5)]

Düsterheit des Kopfs, eine Art Unbesinnlichkeit (*Chr. G. Hornburg*, in einem Aufsatze). [RAL (6)]

Eingenommenheit des Kopfs (*Stapf*, a.a.O.). [RAL (7)]

Empfindung im Kopfe und im Körper, als hätte er nicht ausgeschlafen (*Hornburg*, a.a.O.). [RAL (8)]

Schwere im Kopfe, am meisten in der Stirne, anhaltend, als ob ein Gewicht drin läge (n. ³/₄ St.) (*Fr. Hartmann*, in einem Aufsatze). [RAL (9)]

- Kopf

(Ein Reißen auf dem rechten Scheitelbeine, was Abends verging; darauf früh an derselben Stelle eine wallnußgroße Beule, schmerzend beim Befühlen wie unterköthig, die nach einigen Tagen verging.) [RAL 2]

(Erst ein heftiger Schmerz – Stechen und Reißen – auf dem Haarkopfe, worauf ein Knoten da entsteht, einen Thaler groß und einen Finger dick hoch, der Anfangs bei Berührung schmerzte.) [RAL 3]

Schweiß auf dem Wirbel des Hauptes (sogleich). [RAL 4]

◊ Nach dem Mittagsessen, Kopfschmerz, wie Drücken auf das ganze Gehirn, mit einer großen Beweglichkeit des Nervensystems und Unruhe im ganzen Körper, die nicht verträgt, daß er sitze (*Franz*, a.a.O.). [RAL (10)]

Früh nach dem Aufstehen, drückender Kopfschmerz auf dem ganzen Gehirne (n. 24 St.) (*Franz*, a.a.O.). [RAL (11)]

Im ganzen Kopfe, ein verdüsterndes Drücken (*Stapf*, a.a.O.). [RAL (12)]

Drückend betäubendes Kopfweh mit Uebelkeit, vorzüglich in der rechten Seite der Stirne, mit Hitzgefühl im Gesichte (n. 4½ St.) (*Langhammer*, a.a.O.). [RAL (13)]

---
[1] Nachwirkung des Organism's, Heilwirkung.

Ein taktmäßig drückender Schmerz im Vorderkopfe (*Hartmann*, a.a.O.). [RAL (14)]

Drücken in der Stirne über der Nasenwurzel (n. 2½ St.) (*Franz*, a.a.O.). [RAL (15)]

Drückend ziehendes Kopfweh in der rechten Seite der Stirne (*Hornburg*, a.a.O.). [RAL (16)]

Seitwärts im Hinterhaupte, ein pickend drückender Schmerz (*Franz*, a.a.O.). [RAL (17)]

Absetzende, bohrende Stiche in der rechten Seite der Stirne (im Sitzen) (n. 3¾ St.) (*Langhammer*, a.a.O.). [RAL (18)]

Ein stechend ziehender Schmerz vom Stirnbeine bis zum Schlafbeine (*Hartmann*, a.a.O.). [RAL (19)]

Stechendes Ziehen auf dem Wirbel, äußerlich (n. 24 St.) (*Wislicenus*, a.a.O.). [RAL (20)]

Spannend ziehender Schmerz, wie nach einem Schlage oder Stoße, äußerlich an den Seitentheilen des Kopfs (*Hornburg*, a.a.O.). [RAL (21)]

Jücken auf dem Haarkopfe, dicht hinter dem linken Ohre, welche Stelle bei Berührung mit der Hand schmerzte, wie Jücken, mit Wundheit verbunden; durch Kratzen verlor sich das Jücken sammt dem Schmerze (*Franz*, a.a.O.). [RAL (22)]

Fressendes Jücken auf der linken Seite des Haarkopfs, wie von Läusen, was zu kratzen nöthigte und öfters wiederkehrte (n. 36 St.) (*Langhammer*, a.a.O.). [RAL (23)]

Fressendes Jücken auf dem ganzen Haarkopfe, vorzüglich an der linken Seite und dem Hinterhaupte, wie von Ungeziefer, welches sich erst nach vielem Kratzen besänftiget, aber immer wiederkommt (n. 38 St.) (*Langhammer*, a.a.O.). [RAL (24)]

Zwei Geschwürchen auf dem Haarkopfe, eins am linken Seitentheile und eins nach dem Nacken zu, deren fressendes Jücken zu kratzen nöthigte und öfters wiederkam (n. 38 St.) (*Langhammer*, a.a.O.). [RAL (25)]

Nagend drückendes Kopfweh auf der Stirne (n. 12 St.) (*Wislicenus*, a.a.O.). [RAL (26)]

Dumpfes Reißen in den Schläfebeinen (n. 1 St.) (*Wislicenus*, a.a.O.). [RAL (27)]

Von den Schläfebeinen bis zum Hinterhaupte, in der Beinhaut, Schmerz, wie von einem Falle (*Hornburg*, a.a.O.). [RAL (28)]

Brennend zusammenpressender Schmerz, äußerlich auf dem Kopfe, welcher betäubt (n. 11 St.) (*Hornburg*, a.a.O.). [RAL (29)]

Hitze im Kopfe (*Hornburg*, a.a.O.). [RAL (30)]

Abends (um 11 Uhr), große Hitze im Kopfe, mit fieberhafter Unruhe des ganzen Körpers und Aengstlichkeit (*Franz*, a.a.O.). [RAL (31)]

■ Gesicht und Sinnesorgane

Fippern und sichtbares Zucken in den Muskeln der Augenbrauen (n. 12 St.). [RAL 5]

(Fliegende Punkte vor den Augen.) [RAL 6]

(Nasenbluten.) [RAL 7]

(Sie schnaubt Blut aus der Nase, den ganzen Tag.) [RAL 8]

◊ Rothlauf an der Stirne[2] (*El. Camerarius*, hort. med.). [RAL (32)]

Jücken auf der einen Gesichtsseite (n. 24 St.) (*Franz*, a.a.O.). [RAL (33)]

Klammartig reißender Schmerz auf dem Jochbeine, mit drückend betäubendem Kopfschmerze in beiden Seiten der Stirne (n. 5 St.) (*Langhammer*, a.a.O.). [RAL (34)]

Es ist ihm trübe vor den Augen, als schwebten ihm Schatten davor (*Wislicenus*, a.a.O.). [RAL (35)]

Es scheint ihm nicht hell genug vor den Augen zu seyn (*Hornburg*, a.a.O.). [RAL (36)]

Verengerte Pupillen (n. 2½ St.) (*Langhammer*, a.a.O.). [RAL (37)]

Es ist ihm vor den Augen, als wenn er das Gesicht durch Lesen allzusehr angestrengt hätte (*Hornburg*, a.a.O.). [RAL (38)]

Schwacher, druckähnlicher Schmerz im rechten Auge, mit Verdunkelung der Umgebungen, wie wenn man einen die Augen belästigenden Gegenstand allzu lange beobachtet hat (*C. Th. Herrmann*, in einem Aufsatze). [RAL (39)]

Ein Hitzgefühl und Feuern in den Augen und Wehthun derselben, wenn er (Abends bei Lichte) liest (*Groß*, a.a.O.). [RAL (40)]

Unter dem linken Auge, ein Brennen (n. 3 St.) (*Hornburg*, a.a.O.). [RAL (41)]

Jücken in den innern Augenwinkeln und an den untern Augenlidern, das nach Reiben beißend wird, wobei das Auge voll Wasser läuft (n. ¼ St.) (*Wislicenus*, a.a.O.). [RAL (42)]

Drücken auf die obere Wand der Augenhöhlen, mit Reißen im Augapfel (*Franz*, a.a.O.). [RAL (43)]

Druck auf der innern Fläche des linken Auges, mit starkem Thränen desselben, in freier Luft (n. 48 St.) (*Herrmann*, a.a.O.). [RAL (44)]

Druck auf beide Augäpfel, nebst einem Krampfe der untern Augenlider, wodurch sie theils aufwärts, theils und noch mehr nach dem innern Winkel zu gezogen werden, einige Tage lang (n. 8 St.) (*Wislicenus*, a.a.O.). [RAL (45)]

---

[2] Vom Abpflücken des Krautes.

Krampf am untern Augenlide, der Randknorpel (Tarsus) zieht sich hin und her, und wenn es nachläßt, läuft Wasser aus beiden Augen, anderthalb Stunden lang (*Hornburg*, a.a.O.). [RAL (46)]

Krampf des untern Theils des Augenring-Muskels (orbicularis) herüber und hinüber (*Hornburg*, a.a.O.). [RAL (47)]

Unwillkürlich starres Hinblicken auf einen und denselben Gegenstand, mit verkleinerten Pupillen (n. ½ St.) (*Hartmann*, a.a.O.). [RAL (48)]

Schüttelt er mit dem Kopfe, so ist's, als kollere etwas im Ohre hin und her (*Hornburg*, a.a.O.). [RAL (49)]

Im Ohre ist es ihm, als führe man mit einem stumpfen Holze darin herum, eine Art kratzendes Drücken (n. 2 St.) (*Hornburg*, a.a.O.). [RAL (50)]

Schmerz um die Ohren, als würde stark drauf gedrückt (*Hornburg*, a.a.O.). [RAL (51)]

Ein kitzelnder, heißer Druck in den Ohren, welcher durch Einbringung des Fingers sich verschlimmert (*Hornburg*, a.a.O.). [RAL (52)]

Jückende Stiche im rechten, innern Ohre (n. 3 St.) (*Wislicenus*, a.a.O.). [RAL (53)]

In den Ohrknorpeln, Schmerz, wie nach einer Quetschung (*Hornburg*, a.a.O.). [RAL (54)]

Unter dem Zitzfortsatze, ein Schmerz wie von einem Stoße oder Falle (*Hornburg*, a.a.O.). [RAL (55)]

In den Gesichtsknochen, Taubheitsschmerz, wie nach einem Stoße, welcher bis in die Zähne und Kinnlade herabgeht[3] (*Hornburg*, a.a.O.). [RAL (56)]

Scharfes Drücken an der Nasenwurzel (n. 36 St.) (*Wislicenus*, a.a.O.). [RAL (57)]

Im obern Theile der Nase, ein Schmerz, als wäre quer durch ein Pflock gestemmt, welcher krätzte und drückte; eine Empfindung, die nicht durch Ausschneuzen oder Einbohren mit dem Finger vergeht (*Hornburg*, a.a.O.). [RAL (58)]

Auf dem Nasenrücken, gelinder Schweiß; die Nase ist wärmer, so auch die Backen, bei schwacher Gesichtsröthe, ohne Durst (*Groß*, a.a.O.). [RAL (59)]

Kneipen in der linken Backe (n. 24 St.) (*Wislicenus*, a.a.O.). [RAL (60)]

In beiden Backen, ein fressend gichtartiger Schmerz (*Hornburg*, a.a.O.). [RAL (61)]

Ausschlagsblüthen an der Ober- und Unterlippe (von Rautenessig) (*Lev. Lemnius*, de occultis Naturae miraculis II. Cap. 1.). [RAL (62)]

■ Mund und innerer Hals

Bluten des Zahnfleisches beim Reinigen und Putzen der Zähne. [RAL 9]

Wühlender Schmerz in den untern Zähnen. [RAL 10]

Drückender Schmerz in der Gaumendecke, mehr außer dem Schlingen, als während desselben (n. 2 St.). [RAL 11]

◊ Das rechte, obere Zahnfleisch schmerzt an der innern Seite wie wund und geschwollen, mit ziehenden Stichen darin, am stärksten bei Berührung (n. 36 St.) (*Wislicenus*, a.a.O.). [RAL (63)]

Zuweilen trocken und klebrig im Munde (*Stapf*, a.a.O.). [RAL (64)]

Am Gaumenvorhange, beim Schlingen, ein Wundheitsgefühl und Drücken, doch nicht für sich (*Groß*, a.a.O.). [RAL (65)]

■ Magen

(Stechen in der Herzgrube.) [RAL 12]

◊ Nachmittags, Durst auf kaltes Wasser (n. 33 St.) (*Langhammer*, a.a.O.). [RAL (66)]

Nachmittags, unauslöschlicher Durst auf kaltes Wasser; er trinkt oft und viel, ohne daß es ihn beschwert (n. 24 St.) (*Groß*, a.a.O.). [RAL (67)]

Aufstoßen (sogleich) (*Hornburg*, a.a.O.). [RAL (68)]

Aufstoßen bloß nach Luft (*Hartmann*, a.a.O.). [RAL (69)]

Nach Essen und Trinken, Aufstoßen mit dem Geschmacke des Genossenen (*Groß*, a.a.O.). [RAL (70)]

Die Speisen haben ihr einen holzigen Geschmack, wie trocken und schmacklos (d. 2. Tag) (*Groß*, a.a.O.). [RAL (71)]

Er hat Appetit, aber sobald er etwas ißt, empfindet er eine spannende Beklemmung im Oberbauche und der Brust, als wäre er satt (n. 5 St.) (*Groß*, a.a.O.). [RAL (72)]

Sie hat Appetit, wie gewöhnlich; sobald sie aber zu essen anfängt, widersteht ihr alles und ekelt sie an (*Groß*, a.a.O.). [RAL (73)]

Oefteres Schlucksen (beim gewohnten Tabakrauchen) (n. 4 St.) (*Langhammer*, a.a.O.). [RAL (74)]

Oefteres Schlucksen, mit einiger Uebelkeit (beim gewohnten Tabakrauchen) (n. 34 St.) (*Langhammer*, a.a.O.). [RAL (75)]

---

[3] Von Raute scheinen mehr Schmerzen in den Knochen oder in der Beinhaut zu entstehen.

Brecherlichkeit beim Bücken (*Stapf,* a.a.O.). [RAL (76)]

Eine Art von Uebelkeit in der Herzgrube, mit Drang zum Stuhle, der sich durch Blähungsabgang auf Augenblicke mindert (*Groß,* a.a.O.). [RAL (77)]

Stechendes Reißen innerhalb der Herzgrube (n. 24 St.) (*Wislicenus,* a.a.O.). [RAL (78)]

Nagendes Drücken in der Herzgrube, Nachts und früh (n. 12 St.) (*Groß,* a.a.O.). [RAL (79)]

Unruhe erregendes Drücken vorne neben der Herzgrube, in der Lebergegend (*Franz,* a.a.O.). [RAL (80)]

Brennendes Nagen im Magen (*Hornburg,* a.a.O.). [RAL (81)]

Leere und Nagen im Magen, als hätte er lange keine Nahrung zu sich genommen (n. 10 St.) (*Hornburg,* a.a.O.). [RAL (82)]

- **Abdomen**

Wenn sie sich niedersetzen wollte, stach sie etwas aus dem Unterleibe herauf. [RAL 13]

◇ Unter den linken, kurzen Ribben, ein feines, schmerzhaftes Pochen oder Picken (*Groß,* a.a.O.). [RAL (83)]

Unter den linken, kurzen Ribben, ein Wehthun für sich, das beim Draufdrücken stärker wird und das Athmen hemmt, wenn sie in der Nacht erwacht (*Groß,* a.a.O.). [RAL (84)]

Aetzendes Brennen in der linken Unterleibsgegend (*Hornburg,* a.a.O.). [RAL (85)]

Kälte in der innern Nabelgegend, und Empfindung, als mache sich da etwas los (*Hornburg,* a.a.O.). [RAL (86)]

Starke Stiche in den Bauchmuskeln in der Nabelgrube, die den Bauch einzuziehen nöthigen (n. 1 St.) (*Wislicenus,* a.a.O.). [RAL (87)]

Von unterhalb des Nabels fahren stechende Rucke nach dem Schamhügel zu, beim Ausathmen, daß es ihr den Athem versetzt; bei starkem Draufdrücken fühlt sie nichts (*Groß,* a.a.O.). [RAL (88)]

In der Lebergegend, ein drückend nagender Schmerz (*Hornburg,* a.a.O.). [RAL (89)]

In der Nabelgegend, ein Kratzen und Nagen, mit untermischter Uebelkeit (n. 6 Tagen.) (*Groß,* a.a.O.). [RAL (90)]

In beiden Seiten des Unterleibes, stemmend schneidendes Kneipen, wie von Blähungen (n. 2 ³/₄ St.) (*Langhammer,* a.a.O.). [RAL (91)]

Kneipender und drückender Schmerz, mit Unbehaglichkeit im Unterbauche, wie nach Verkältung (n. 48 St.) (*Herrmann,* a.a.O.). [RAL (92)]

In der Nacht, ein spannendes Pressen im ganzen Unterbauche vom Nabel nach unten zu, als wollte das Monatliche eintreten; beim Draufdrücken thats weher (*Groß,* a.a.O.). [RAL (93)]

Angenehme Kühle im Unterleibe und in der Brust (*Hornburg,* a.a.O.). [RAL (94)]

Innere Hitze im Unterleibe und der Brust (*Hornburg,* a.a.O.). [RAL (95)]

Im Sitzen, ziehender Druck in der Nierengegend, längs der Lenden (*Franz,* a.a.O.). [RAL (96)]

In den Lenden, ein Zerschlagenheitsschmerz, mit beengender Spannung gegenüber im Unterbauche, bloß im Sitzen, aber nicht beim Gehen und Stehen (*Groß,* a.a.O.). [RAL (97)]

(Nach einem weiten Gange) beim Sitzen, ein Wühlen, wie zerschlagen, in der Lendengegend, gleich über dem Kreuze; beim Gehen dauert's noch einige Zeit fort und verschwindet dann allmälig; beim Stillstehn und Sitzen kommt's wieder (*Groß,* a.a.O.). [RAL (98)]

Knurren im Unterbauche (n. 1 St.) (*Herrmann,* a.a.O.). [RAL (99)]

- **Rektum**

Blutabgang beim Stuhlgange. [RAL 14]

◇ Abgang sehr übelriechender Blähungen (n. 2 ¼ St.) (*Langhammer,* a.a.O.). [RAL (100)]

Blähungen gehen leicht ab (*Hornburg,* a.a.O.). [RAL (101)]

Blähungsabgang mit Empfindung, als wenn Stuhlgang erfolgen sollte (n. 39 St.) (*Langhammer,* a.a.O.). [RAL (102)]

Im Sitzen, reißende Stiche im Mastdarme (*Franz,* a.a.O.). [RAL (103)]

Reißen im Mastdarme und in der Harnröhre, außer dem Harnen (n. 2 Tagen) (*Franz,* a.a.O.). [RAL (104)]

Stuhlgang wenigen, harten Kothes, fast wie Schaaflorbern (n. 40 St.) (*Langhammer,* a.a.O.). [RAL (105)]

Der Stuhl ging schwer ab, wie aus Mangel der wurmförmigen Bewegung im Mastdarme, in den ersten 24 Stunden, und war dick geformt (*Hornburg,* a.a.O.). [RAL (106)]

Immerwährendes Drängen zum Stuhle, der doch mehr als gewöhnlich weich ist, und noch nach dem Stuhlgange Drängen und Noththun (n. 24 St.) (*Herrmann,* a.a.O.). [RAL (107)]

Nach vorgängiger Uebelkeitsempfindung im Unterleibe, zweimaliger, weicher Stuhlgang, der mit großer Schwierigkeit hervorkommt, wegen

einer Art Straffheit und Unthätigkeit des Mastdarms (n. 1½ St.) (*Franz*, a.a.O.). [RAL (108)]
Stuhl am zweiten Tage viel später, als gewöhnlich (*Franz*, a.a.O.). [RAL (109)]
Oefteres Pressen zum Stuhle mit Ausfall des Mastdarms, welcher dann noch öfterer erfolgte, mit Empfindung von Drängen, wobei jedesmal viel Blähungen abgehen; das mindeste Bücken, und noch mehr das Kauern, brachte den Mastdarm schon heraus (n. 72 St.); die folgenden Tage blieb der Mastdarm stets vorgefallen, und ob er sich gleich leicht wieder hinein bringen ließ, ohne Schmerzen, so fiel er doch stets gleich wieder heraus, mehre Tage über (*Franz*, a.a.O.). [RAL (110)]

■ **Harnwege**

◇ Druck in der Gegend des Blasenhalses, wie eine schmerzhafte Verschließung desselben, kurz nach dem Harnen (n. 24 St.) (*Wislicenus*, a.a.O.). [RAL (111)]
Er läßt im Ganzen wenig Urin, es erfolgt aber nach dem Harnen ein Drücken und Drängen in der Blase, ohne daß mehr Urin erfolgt (den zweiten und dritten Tag) (*Franz*, a.a.O.). [RAL (112)]
Gleich nach dem Harnen ist es ihr bei jedem Tritte, als wenn die Blase voll wäre und würde auf und nieder bewegt; nicht im Sitzen (n. 48 St.) (*Groß*, a.a.O.). [RAL (113)]
Starkes Pressen auf den Urin, als wäre die Blase immer voll, doch geht nur wenig ab, und nach dem Lassen drängt's, als sollte noch mehr kommen, was nicht geschieht (n. einigen St.), mehre Tage lang (*Groß*, a.a.O.). [RAL (114)]
Es ist, als könnte sie das Wasser nicht mehr halten, mit solcher Eile drängt's, wenn auch nur ein Tropfen drin war; während und nach dem Lassen brennt's in den Geburtstheilen schmerzhaft und drängt noch lange fort; die Nacht aber konnte sie, wie immer, ruhig davor schlafen, bloß früh treibt sie's vor Tage zum Harnen (*Groß*, a.a.O.). [RAL (115)]

■ **Geschlechtsorgane**

◇ Erhöheter, starker Geschlechtstrieb (*Groß*, a.a.O.). [RAL (116)]
Nächtliche Samenergießungen, ohne verliebte Träume (*Langhammer*, a.a.O.). [RAL (117)]

■ **Atemwege und Brust**

Eine drückende Vollheit in der Brust, welche Engbrüstigkeit und kurzen Athem erzeugt. [RAL 15]
◇ Oefteres Nießen (*Langhammer*, a.a.O.). [RAL (118)]
Am Kehlkopfe, Schmerz, wie von Stoß oder Quetschung (*Hornburg*, a.a.O.). [RAL (119)]
Angenehme Kühle in der Brust (*Hornburg*, a.a.O.). [RAL (120)]
Inneres Hitzgefühl in der Brust (*Hornburg*, a.a.O.). [RAL (121)]
Aetzendes, fressendes Ziehen in der linken Brust (*Hornburg*, a.a.O.). [RAL (122)]
Ein Nagen in der linken Brust (*Hornburg*, a.a.O.). [RAL (123)]
In der rechten Brustseite, ein nagender Schmerz, mit etwas Aetzendem und Brennendem verbunden (*Hornburg*, a.a.O.). [RAL (124)]
Starkes Zusammendrücken des untern Theils der Brust an den letzten falschen Ribben, Nachts; er träumt, es umfasse ihn jemand so heftig und er wacht darüber auf (n. 24 St.) (*Wislicenus*, a.a.O.). [RAL (125)]
Druck an dem Brustbeine, dem Gefühle nach, innerlich und äußerlich (*Herrmann*, a.a.O.). [RAL (126)]
Harter Druck an der sechsten wahren Ribbe, beim Ausathmen und Betasten heftiger (n. 2 St.) (*Herrmann*, a.a.O.). [RAL (127)]
Stumpfer Stoß in der linken Brustseite (*Hornburg*, a.a.O.). [RAL (128)]
Scharfes Stechen zwischen der linken Brustwarze und der Achselhöhle, beim Einathmen heftiger (n. 30 St.) (*Herrmann*, a.a.O.). [RAL (129)]
Stechender Schmerz innerhalb der linken Brustwarze, beim Einathmen heftiger (n. 4 Tagen) (*Herrmann*, a.a.O.). [RAL (130)]
Beim Treppensteigen, Stiche auf der Brust und Athem-Versetzung, die ihm große Angst macht (*Franz*, a.a.O.). [RAL (131)]
Stiche auf dem Brustbeine, bei jeder Bewegung (d. 2. Tag) (*Franz*, a.a.O.). [RAL (132)]
Sowohl beim Ein-, als Ausathmen, drückend beklemmendes Stechen auf dem Brustbeine (im Sitzen) (n. 4 St.) (*Langhammer*, a.a.O.). [RAL (133)]
Feines Schneiden zieht aus dem Halse in die Brust, besonders an das Schlüsselbein und die Achselgrube, wo es anhält, im Gehen; bei stärkerm Gehen vermehrt (n. 36 St.) (*Wislicenus*, a.a.O.). [RAL (134)]

Zitterndes Glucksen an den letzten wahren Ribben der rechten Seite (n. 1/4 St.) (*Wislicenus*, a.a.O.). [RAL (135)]
Nachts, über dem Schwerdknorpel, an einem der Ribbenknorpel, ein absetzendes Nagen oder Picken (*Groß*, a.a.O.). [RAL (136)]

- **Rücken und äußerer Hals**

◇ Schmerz vom Steißbeine bis zum Kreuzknochen, wie von Fall oder Stoß (*Hornburg*, a.a.O.). [RAL (137)]
Harter Druck an der linken, untern Fläche des Kreuzbeins (*Herrmann*, a.a.O.). [RAL (138)]
Schmerz in den Lendenwirbelbeinen, wie zerschlagen (*Hornburg*, a.a.O.). [RAL (139)]
Im Rückgrate, der Herzgrube gegenüber, ein schmerzhaftes Zucken; drückt sie mit der Hand drauf so ist's ärger und dann entsteht zugleich ein Wehthun unter den letzten, kurzen Ribben, das nachher in den Bauch zieht und das Athmen hindert (*Groß*, a.a.O.). [RAL (140)]
Das Rückgrat schmerzt wie zerschlagen, im Sitzen und Gehen – ein Schmerz, welcher den Athem versetzt (*Franz*, a.a.O.). [RAL (141)]
Harter Druck links neben dem ungenannten Beine, nahe am Rückgrate (n. 2 St.) (*Herrmann*, a.a.O.). [RAL (142)]
Hinten im Rücken, gleich über dem linken Schaufelbeine, bei Ruhe und Bewegung, ein absetzendes, schmerzliches Pucken, das sich beim Draufdrücken verliert und nachher wiederkommt (*Groß*, a.a.O.). [RAL (143)]
(Nach einem weiten Gange) am hintern Rande des linken Schaufelbeins, ein Pucken, das über der Hüfte, auf der vordern Fläche des Oberschenkels fast bis zum Knie hinab fährt, und beim Drücken auf das Schaufelbein verschwindet (*Groß*, a.a.O.). [RAL (144)]
In der vordern Hervorragung des linken Schaufelbeins, ein absetzendes Pochen (*Groß*, a.a.O.). [RAL (145)]
Im Sitzen, Stiche im Rückgrate, mit schnell entstehender Aengstlichkeit (*Franz*, a.a.O.). [RAL (146)]
In der rechten Seite des Rückgrats, der Leber gegenüber, drückend ziehender, besonders beim Einathmen sehr empfindlicher Schmerz (n. 2 Tagen) (*Franz*, a.a.O.). [RAL (147)]
In den Rücken-Wirbelbeinen, Schmerz wie von einem Falle, in Bewegung und Ruhe (*Hornburg*, a.a.O.). [RAL (148)]

Ziehender Zerschlagenheitsschmerz im Rückgrate, welcher oft den Athem versetzt (*Franz*, a.a.O.). [RAL (149)]
Beim Sitzen, Zerschlagenheitsschmerz auf der linken Seite des Rückens, der beim Gehen und Stehen wieder verschwand (n. 10 1/2 St.) (*Langhammer*, a.a.O.). [RAL (150)]
Im Rückgrate, Schmerz wie zerschlagen und kreuzlahm (*Hornburg*, a.a.O.). [RAL (151)]
(Beim Sitzen) Zerschlagenheitsschmerz längs des Rückgrats hin, vorzüglich auf der linken Seite (n. 7 3/4 St.) (*Langhammer*, a.a.O.). [RAL (152)]
Druck innerhalb des rechten Schulterblattes (n. 14 St.) (*Herrmann*, a.a.O.). [RAL (153)]
Stechendes Jücken zwischen den Schulterblättern; durch Reiben vergings nicht (sogleich) (*Wislicenus*, a.a.O.). [RAL (154)]
Bei Bewegung des Schulterblattes, an der Spitze desselben, ein ziehend stechender Schmerz, daß er sogleich den Arm sinken lassen muß (*Franz*, a.a.O.). [RAL (155)]
Athemversetzender, ziehender Schmerz im Schulterblatte (*Franz*, a.a.O.). [RAL (156)]
Ziehen im Genicke (*Stapf*, a.a.O.). [RAL (157)]

- **Extremitäten**

In beiden Armen, feine, sehr dichte, tiefe Stiche, die in ein fressendes Jücken ausarteten, mit Röthe und Hitze der Haut der Arme. [RAL 16]
Hände und Füße kraftlos: sie konnte nichts fest in der Hand halten, und beim Auftreten stand sie nicht fest auf den Füßen. [RAL 17]
Schmerz an der hintern Hervorragung des Schaufelbeins, selbst im Sitzen, wie ein Hervordrängen, und als wenn da etwas heraus wollte; durch Draufdrücken minderte es sich jedesmal. [RAL 18]
An der obern und innern Seite des Oberschenkels, ein brennender Schmerz, bloß beim Sitzen, vorzüglich beim Erwachen im Liegen – nicht im Stehen oder Gehen. [RAL 19]
(Ein heftig zusammenziehender und krampfartig ziehender Schmerz von der Mitte des Oberschenkels an bis in das Hüftgelenk, und von da aus ins Kreuz.) [RAL 20]
(In der innern Seite der Unterschenkel, eine innere Kälte-Empfindung, fast wie Eingeschlafenheit, von den Fußsohlen bis ins Knie, ohne Schauder) (n. 24 St.). [RAL 21]
◇ In den Schultergelenken, empfindlicher Schmerz, wie von Verrenkung; zieht und dreht

er den Oberarm in die Höhe, so lassen diese Schmerzen etwas nach, aber beim Hängen oder Auflegen des Arms kommen sie gleich wieder (*Hornburg*, a.a.O.). [RAL (158)]

Unter der rechten Achselhöhle, ein Schmerz, wie von einem brennend beißenden Geschwüre (n. 48 St.) (*Hornburg*, a.a.O.). [RAL (159)]

Klammartiges Ziehen im zweiköpfigen Muskel des Oberarms (*Franz*, a.a.O.). [RAL (160)]

Schmerzhafte Rucke in den Oberarmen, von ihrer Mitte an; wenn der Schmerz bis zum Ellbogen gekommen ist, so zieht es vor bis in die Finger und deuchtet, in den Knochenröhren zu seyn; dabei Müdigkeit und Schwere der Untergliedmaßen (*Groß*, a.a.O.). [RAL (161)]

Kühle in den Armen inwendig (*Hornburg*, a.a.O.). [RAL (162)]

Jücken auf dem linken Oberarme, das zum Kratzen reizte (n. 8 St.) (*Langhammer*, a.a.O.). [RAL (163)]

Harter Druck im rechten Ellbogengelenke, beim Ausstrecken des Arms heftiger (n. 12 St.) (*Herrmann*, a.a.O.). [RAL (164)]

Im linken Ellbogengelenke, Schmerz, wie von Stoß, mit Schwäche im Arme (n. 36 St.) (*Hornburg*, a.a.O.). [RAL (165)]

Dumpfes Reißen in den Armknochen (n. 1 St.) (*Wislicenus*, a.a.O.). [RAL (166)]

Dumpf reißender Schmerz im rechten Ellbogengelenke und den nahen Theilen, bis zum untern Ende des Oberarmknochens; beim Ausstrecken mehr ein bloß drückender Schmerz (n. 36 St.) (*Herrmann*, a.a.O.). [RAL (167)]

Die Ellbogenröhre ist wie zerschlagen (*Hornburg*, a.a.O.). [RAL (168)]

Klammartiges Reißen im linken Vorderarme (n. 25 St.) (*Langhammer*, a.a.O.). [RAL (169)]

Lähmiger Druck auf der äußern Seite des rechten Vorderarms (n. 10 St.) (*Herrmann*, a.a.O.). [RAL (170)]

Schmerzhaft drückendes Ziehen in der Mitte der vordern Fläche des rechten Vorderarms (n. 34 St.) (*Herrmann*, a.a.O.). [RAL (171)]

Reißender Druck im rechten Handgelenke, bei starker Bewegung heftiger (n. 32 St.) (*Herrmann*, a.a.O.). [RAL (172)]

Aufgelaufene Adern auf der Hand, nach dem Essen (n. 4 St.) (*Hornburg*, a.a.O.). [RAL (173)]

Feinstechendes, jückendes Kitzeln im linken Handteller (n. 36 St.) (*Langhammer*, a.a.O.). [RAL (174)]

Rothlauf auf den Händen, vom Abpflücken des Krautes (*Camerarius*, a.a.O.). [RAL (175)]

Im linken Handgelenke schmerzt's ihn, wie zerbrochen, selbst in Ruhe (*Hornburg*, a.a.O.). [RAL (176)]

Die Knochen der Handgelenke und des Handrückens schmerzen wie zerschlagen, in Ruhe und Bewegung (*Hornburg*, a.a.O.). [RAL (177)]

Klammartiger Schmerz quer über die rechte Hand (n. 7 St.) (*Langhammer*, a.a.O.). [RAL (178)]

Schmerzhaft drückendes Ziehen im hintersten Gelenke der letzten beiden Finger, Nachts (n. 42 St.) (*Herrmann*, a.a.O.). [RAL (179)]

In den Fingern, Schmerzen, wie von Stoß oder Quetschung, in der Ruhe (n. 6 St.) (*Hornburg*, a.a.O.). [RAL (180)]

Reißen im linken Mittelfinger, besonders dem mittelsten Gelenke und dem mittelsten Gliede (n. ³/₄ St.) (*Herrmann*, a.a.O.). [RAL (181)]

Drückendes Ziehen im mittelsten Gelenke der rechten drei Mittelfinger (*Herrmann*, a.a.O.). [RAL (182)]

In den Knochen um die Hüften, Schmerz, wie von Stoß oder Fall (in der Bewegung) (*Hornburg*, a.a.O.). [RAL (183)]

Er kann sich mit dem Körper nicht biegen; es schmerzen alle Gelenke und die Hüftknochen, wie zerschlagen (n. 10 St.) (*Hornburg*, a.a.O.). [RAL (184)]

Beim Anfühlen der schmerzenden Theile, besonders der Hüften und Schenkelknochen, thut es wie zerschlagen weh (n. 29 St.) (*Hornburg*, a.a.O.). [RAL (185)]

Brennend scharfer Druck in der rechten Oberschenkelbeuge (n. 1 St.) (*Herrmann*, a.a.O.). [RAL (186)]

Die Oberschenkelknochen schmerzen in der Mitte wie zerschlagen (in der Bewegung) (*Hornburg*, a.a.O.). [RAL (187)]

Die ganze vordere Fläche der Oberschenkel ist wie zerschlagen und beim Anfühlen schmerzhaft (n. 31 St.) (*Hornburg*, a.a.O.). [RAL (188)]

Streckt er die Untergliedmaßen auch nur wenig aus, so schmerzen die Oberschenkel, als wären sie mitten durchgeschlagen (*Hornburg*, a.a.O.). [RAL (189)]

Der Zerschlagenheitsschmerz der Oberschenkel hält zwei Tage an, so daß er kaum gehen kann (*Hornburg*, a.a.O.). [RAL (190)]

Druck in der Mitte der äußern Seite des rechten Oberschenkels (*Herrmann*, a.a.O.). [RAL (191)]

Im hintern Theile des Oberschenkels und oberhalb des Knies ist es ihm, wie zerschlagen (bei Bewegung) (*Hornburg*, a.a.O.). [RAL (192)]

Nach dem Sitzen und Aufstehen kann er nicht gleich gehen; er fällt wieder zurück; die Knochen sind wie zerbrochen, die Oberschenkel versagen ihre Dienste wegen Unvermögen und Schmerz (*Hornburg*, a.a.O.). [RAL (193)]

Im Gehen torkelt er von einer Seite zu der andern (*Hornburg*, a.a.O.). [RAL (194)]

Er fällt beim Gehen von einer Seite zu der andern; die Füße halten ihn nicht; er hatte in den Oberschenkeln keine Kraft und keinen Halt (*Hornburg*, a.a.O.). [RAL (195)]

Harter Druck an der obern, innern Fläche des linken Unterschenkels (*Herrmann*, a.a.O.). [RAL (196)]

Harter Druck in der Mitte der äußern Seite des linken Unterschenkels (*Herrmann*, a.a.O.). [RAL (197)]

Zusammensinken der Kniee beim Aufstehen vom Sitze und beim Anfange des Gehens (n. 4 St.) (*Hornburg*, a.a.O.). [RAL (198)]

Lähmige Schwere in den Knieen; er muß mit der Lage der Füße wechseln (n. 1 St.); nach Gehen fühlt er Erleichterung (*Wislicenus*, a.a.O.). [RAL (199)]

Das Ersteigen der Stufen, so wie das Herabsteigen, fällt ihm schwer; die Beine knicken zusammen (*Hornburg*, a.a.O.). [RAL (200)]

Krampfhafte Zusammenziehung der Kniekehlen, beim Aufstehen vom Sitze (*Hornburg*, a.a.O.). [RAL (201)]

Müdigkeit im linken Kniee nach einigem Gehen; die Kniee knickten zusammen (*Groß*, a.a.O.). [RAL (202)]

Es ist ihm zitterig in den Knieen, mit Mattigkeit in den Füßen (*Stapf*, a.a.O.). [RAL (203)]

Zitterige Schwerheit der Unterschenkel (*Hornburg*, a.a.O.). [RAL (204)]

Er darf nicht stark auf die Füße treten, es schmerzen die Knochen des Unterfußes, mit Hitzempfindung (*Hornburg*, a.a.O.). [RAL (205)]

Stumpfe Stiche fahren von dem Fußrücken an dem Schienbeine langsam herauf (n. ½ St.) (*Wislicenus*, a.a.O.). [RAL (206)]

Im linken Fußgelenke, an der vordern Seite, ein aus Pochen und Hacken zusammengesetzter Schmerz, als wäre daselbst ein Geschwür (*Hornburg*, a.a.O.). [RAL (207)]

Die Fußknochen schmerzen in der Ruhe brennend und ätzend (*Hornburg*, a.a.O.). [RAL (208)]

Brennende Empfindung unter dem äußern Knöchel, im Stehen (*Franz*, a.a.O.). [RAL (209)]

(Im Sitzen) drückend stichartiger Schmerz erst in der linken, dann in der rechten Ferse (n. 12 St.) (*Langhammer*, a.a.O.). [RAL (210)]

Brennendes Reißen in der linken großen Zehe, vorzüglich bei äußerm Drucke (n. 6 St.) (*Wislicenus*, a.a.O.). [RAL (211)]

In den Zehen, brennende Schmerzen, wie nach einem Stoße oder einer Quetschung, wo ein fremder Körper hinein gestoßen worden ist (*Hornburg*, a.a.O.). [RAL (212)]

Klammartiges Feinstechen in der kleinen Zehe des rechten Fußes (im Sitzen), das bei Regung der Zehen durchdringender und heftiger ward (n. 33 St.) (*Langhammer*, a.a.O.). [RAL (213)]

In den Zehen ein schmerzhaftes Ziehen (*Hornburg*, a.a.O.). [RAL (214)]

Schmerzhafter Druck in der linken Fußsohle (im Sitzen) (n. 36 St.) (*Langhammer*, a.a.O.). [RAL (215)]

Kitzelnd heißes Prickeln in der Fußsohle (*Hornburg*, a.a.O.). [RAL (216)]

■ **Allgemeines und Haut**

Er fühlt sich so voll gepreßt im ganzen Körper, wodurch der Athem beengt wird. [RAL 22]

Alle Glieder des ganzen Körpers sind schwer und ermüdet und ohne Kraft; alle Arbeit war ihr zu viel und zuwider. [RAL 23]

◊ Drückend klammartiges Reißen bald in den obern, bald in den untern Gliedmaßen, bei Ruhe und Bewegung (n. 3½ St.) (*Langhammer*, a.a.O.). [RAL (217)]

Im Liegen schmerzen alle Theile, worauf er liegt, wie zerschlagen, selbst im Bette (n. 17 St.) (*Hornburg*, a.a.O.). [RAL (218)]

Früh, beim Aufstehen aus dem Bette, Jücken über den ganzen Körper, was aufs Kratzen nachließ (n. 24 St.) (*Langhammer*, a.a.O.). [RAL (219)]

Nur im Sitzen fühlt er Mattigkeit und Trägheit; wenn er aber ein Weilchen gegangen ist, empfindet er sie nicht mehr (*Hartmann*, a.a.O.). [RAL (220)]

Er weiß nicht, wo er die Beine hinlegen soll vor Unruhe und Schwere, er legt sie von einer Stelle zur andern und wendet sich mit dem Körper bald auf diese, bald auf jene Seite (*Hornburg*, a.a.O.). [RAL (221)]

Große Müdigkeit (*Stapf*, a.a.O.). [RAL (222)]

Nach Tische, eine große Müdigkeit und Schwere im ganzen Körper; die Augen fielen ihr zu, so schläfrig war sie; in der freien Luft ward ihr besser (*Groß*, a.a.O.). [RAL (223)]

Nach jeder kleinen Fußreise ist er sehr matt; die Glieder sind ihm wie zerschlagen; das Kreuz und die Lenden schmerzen ihn, doch fühlt er die Beschwerde nur dann erst, wenn er zum Sitzen kommt; steht er auf und geht herum, so scheint's ihm besser (*Groß*, a.a.O.). [RAL (224)]

Mattigkeit in den Gliedern beim Sitzen; er bewegt sich nicht gern; wenn er die Hände auf dem Schooße liegen ließ, war's ihm drin so wohl, daß er sie nicht aufheben mochte (*Hartmann*, a.a.O.). [RAL (225)]

Laßheit und Schwere im ganzen Körper (*Hornburg*, a.a.O.). [RAL (226)]

- **Schlaf, Träume und nächtliche Beschwerden**

◊ **Gähnen, Renken und Ausstrecken der Hände;** darauf befällt ihn Schläfrigkeit (*Hornburg*, a.a.O.). [RAL (227)]

Gähnen mit Renken und Dehnen der Arme und Schenkel, vorzüglich der erstern (*Hartmann*, a.a.O.). [RAL (228)]

Mehrmaliges (unvollkommnes) Gähnen, was nicht zu Stande kam; wenn er mitten im Gähnen war, mußte er nachlassen (*Hartmann*, a.a.O.). [RAL (229)]

Abends, sobald sie sich legte, schlief sie augenblicklich fest ein, daß sie schwer zu ermuntern war (*Groß*, a.a.O.). [RAL (230)]

Nach dem Essen eine ungeheure Schläfrigkeit; er schlief beim Lesen ein, – ein Schlaf mit halbem Bewußtseyn; von der geringsten Berührung erwacht er mit einem Schrei des höchsten Schreckens (*Stapf*, a.a.O.). [RAL (231)]

Nachtunruhe: sie wacht sehr oft auf und spürt dann eine Uebelkeit und zugleich ein schmerzhaftes Drehen um den Nabel; zuweilen kommt's ihr bis in das Halsgrübchen in die Höhe, als wollte ihr das Wasser im Munde zusammenlaufen (*Groß*, a.a.O.). [RAL (232)]

Höchst unruhig wirft er sich von einer Seite zur andern, wacht fast alle Stunden auf und kann nur schwierig wieder einschlafen (*Langhammer*, a.a.O.). [RAL (233)]

Unruhiger Schlaf mit Träumen verdrießlicher, mürrischer Art (*Hornburg*, a.a.O.). [RAL (234)]

Oefteres Aufwachen die Nacht, gleich als wäre es Zeit aufzustehen (*Langhammer*, a.a.O.). [RAL (235)]

Lebhafte, verworrene Träume (*Langhammer*, a.a.O.). [RAL (236)]

- **Fieber, Frost, Schweiß und Puls**

(Kalter Gesichtsschweiß, früh im Bette, mit Backenröthe.) [RAL 24]

Hitze über und über. [RAL 25]

◊ Schauder am ganzen Körper, selbst an der Ofenwärme; Hände und Füße fühlen sich kalt an, bei innerer und äußerer Wärme des Gesichts und einer Dummlichkeit im Kopfe, wie im Schnupfenfieber, mit Durste, der sich nach einmaligem Trinken verlor, so heftig er auch vorher gewesen war (*Groß*, a.a.O.). [RAL (237)]

Frost und Kälte am ganzen Körper (*Stapf*, a.a.O.). [RAL (238)]

Kälte überläuft die eine Hälfte des Kopfs und Gesichts (*Hornburg*, a.a.O.). [RAL (239)]

Kälte vom Rückgrate herab (*Hornburg*, a.a.O.). [RAL (240)]

Frostschauder, vorzüglich im Rücken und über die Brust, in kleinen Zwischenräumen (*Stapf*, a.a.O.). [RAL (241)]

Hinauf- und hinabfahrende Kälteempfindung im Rücken (*Hornburg*, a.a.O.). [RAL (242)]

Frost, oder vielmehr Frostschütteln über den ganzen Körper mit Gänsehaut, verbunden mit Gähnen und Dehnen (*Hartmann*, a.a.O.). [RAL (243)]

Innerlicher Frost: sie kann sich nicht erwärmen (eine Empfindung, die sich stets bei ihr vor Eintritt des Monatlichen einfand in gesunden Tagen) (*Groß*, a.a.O.). [RAL (244)]

Innere und äußere Hitze im Gesichte mit Röthe (*Hornburg*, a.a.O.). [RAL (245)]

Nachmittags, Hitze über den ganzen Körper und fieberhafte Unruhe mit Aengstlichkeit, als müsse er sterben, die ihm den Athem versetzt, und vorzüglich im Gesichte große Hitze, ohne Durst, bei weißbelegter Zunge und rauher Trockenheitsempfindung auf derselben (*Franz*, a.a.O.). [RAL (246)]

Drei Abende nach einander große Unruhe, mit drückendem Kopfschmerze und fieberhafter Hitze (*Franz*, a.a.O.). [RAL (247)]

Vermehrte Wärme in den Füßen (*Hornburg*, a.a.O.). [RAL (248)]

Schweiß am ganzen Körper brach nach dem Gehen im Freien aus (n. 6 St.) (*Hornburg*, a.a.O.). [RAL (249)]

(Äußerlich angewandt.)

◊ Frißt die Haut an und zieht Blasen (*Lemnius*, a.a.O.). [RAL (262)]

Sabadilla officinalis

Sabadillsaamen. (Veratrum Sabadilla. Semen Sabadillae.) [ACS 4 (1825), Heft 3, S. 119–156]

[Vorrede und Zusammenstellung der Symptome von Ernst Stapf.]

Dieser, bisher fast ausschließlich zur Vertilgung des Ungeziefer auf dem Haarkopfe[1], der Maden in brandigen, fauligen Geschwüren[2] und der Eingeweidewürmer[3] benutzte Saamen[4] einer in Mexico einheimischen, von **Monardes**[5], um das Jahr 1572 zuerst beschriebenen Pflanze, bietet, bei näherer Erforschung seiner pathogenetischen Wirkungen auf den gesunden menschlichen Körper, einen großen Reichthum höchst merkwürdiger künstlicher Krankheitselemente dar, wodurch er, nach den Gesetzen der wahren Heilkunst gehörig angewendet, in mehreren Fällen sehr bedeutender Krankheit, zu großen Erwartungen berechtigt.

Nachstehend verzeichnete, von mehrern zu Versuchen dieser Art wohlgeeigneten gesunden Personen beobachtete Sabadillsymptome geben, wenn auch kein vollständiges, doch ziemlich deutliches Bild der eigenthümlichen pathogenetischen Kraft dieses Pflanzenkörpers. Es wurde zu diesen Versuchen die aus Einem Theile der frisch gepülverten Sabadillsaamen und zwanzig Theilen Alcohol bereitete Tinktur angewendet, und in den meisten Fällen reichten nur wenige Tropfen obiger Tinktur, kurz vor dem Einnehmen mit vielem Wasser innigst vermischt, hin, sehr bedeutende Befindensveränderungen hervor zu bringen.

Unter den mehrfachen, höchst wichtigen Eigenthümlichkeiten der durch Sabadille zu erregenden Arzneikrankheit, welche Jeder bei genauerer Würdigung derselben leicht erkennen wird, mache ich hier nur auf die überaus merkwürdigen Affektionen der Hals- und Brustorgane, und auf das so charakteristische Fieber aufmerksam. Eine gewisse Art sehr schlimmer *Angina*, so wie eine seltene Art Pleuresie, wo kein inflammatorisches Fieber, kein Durst zugegen ist, wo der Kranke mehr über Kälte klagt und nur einzelne Hitzanfälle mitunterlaufen, werden demnach nicht minder ihr spezifisches Heilmittel in der Sabadille finden, als einige Formen sogenannter kalter Fieber, wo der Frost mit Ueblichkeit und Brecherlichkeit erscheint, öfter wiederkehrt und bisweilen mit flüchtigen Hitzfällen abwechselt; wo sich die Hitze mehr im Gesichte und an den Händen, als am übrigen Körper bemerklich macht und weder im Froste? noch in der Hitze Durst zugegen ist.

Die Heilkraft der Sabadille gegen gewisse Wechselfieber hat sich bereits auch durch die damit von den Herren DD. von **Pleyel** und von **Sonnenberg** verrichteten Heilungen einer in Slavonien epidemischen Quartana bestätiget. (S. Archiv für die hom. Heilk. Bd. IV. H. 1. S. 111.)

Die Sabadille gehört unter die Zahl der sehr lang wirkenden Mittel. Ihre Primärsymptome scheinen sich besonders in den ersten fünf Tagen zu entwickeln und dann nach Verlauf einiger Zeit wiederzukehren; wie denn eine Art Periodizität in ihrer Wirkung nicht zu verkennen ist, wodurch sie auch besonders zur Heilung in ähnlichen Typen erscheinender Krankheiten – Wechselfieber – sich eignet. Weiteren Beobachtungen bleibt es überlassen, über ihre wahre Wirkungsdauer Näheres und Sicheres zu bestimmen.

Kampher und in einigen Fällen Pulsatile werden die Nachtheile der am unrechten Orte oder in zu großer Gabe gereichten Sabadille antidotarisch am kräftigsten beseitigen.

Bei hoher Erregbarkeit und Angegriffenheit des Kranken, dürfte ein Dezilliontel Eines Grans eine völlig hinreichende Gabe seyn, wie mich bereits einige Beobachtungen gelehrt haben. Bei Bereitung der Tinktur ist besonders darauf zu sehen daß der dazu bestimmte Sabadillsaamen rein, ächt und möglichst frisch sey, in welcher Hinsicht man wohl thun wird, sich ganze Kapseln, in welchen die Saamen enthalten sind, zu verschaffen.

---

[1] Van der Beck, Act. Nat. Cur. vol. I. 1727. App. p. 120. – K. Preuß. Feldlazareth. p. 374. (Sabadille ist ein Bestandtheil des bekannten Capuzinerpulvers.)

[2] Monardes, Simpl. medicament. ex nov. orbe – vers. Clus. in exot. p. 341.

[3] **Seeliger**, (in Schmuckers verm. chirur. Schrift. Bd. 2. S. 71.) gedenkt ihrer 1779 zuerst als *anthelminticum*. – Garger, in Veckoskrift for Läkare, vol. 5. p. 297. – **Schmucker**, a. a. O. vol. 3. p. 15. **Herz**, Briefe an Aerzte, 2te Samml. S. 50. – Hagstöm, in Veckoskrift för Laekare, V. 4. p. 361. –

[4] Dantoire, (in Journal de Medecine 1766., tom. 25. p. 233. lieferte zuerst eine Beschreibung der Saamen.

[5] Monardes, i. c.

Nachstehende Symptome wurden theils vom Hrn. Hofr. D. Sam. **Hahnemann**, theils von den Doktoren **Nenning** (*Nn.*) zu Hohenfurt bei Budweis in Böhmen, **Groß** (*Gß.*), **Hartlaub** (*Hb.*), **Schönke** (*Schk.*), **Rückert** (*Rk.*), **Langhammer** (*Lgh.*), **Stapf** (*St.*) und zwei achtungswerthen jungen Aerzten, (*H.*) und (*W.*), an sich selbst und einigen andern wohlgeeigneten gesunden Personen beobachtet, und somit ein Anfang zur nähern Kenntniß eines Heilstoffs gemacht, dessen unersetzliche Eigenschaften man nur gehörig zu kennen und naturgesetzlich anzuwenden braucht, um ihn zu weit wohlthätigern und höhern Heilzwecken zu benutzen, als zu der – sehr zweideutigen[6] Vertreibung schädlicher Insekten und Würmer.

---

[6] *Plenck, Mat. chirurg.* S. 339. – **Lentin**, Beobacht. einig. Krankh. S. 168.

■ **Gemüt**

Ueber jede Kleinigkeit verdrießlich und ärgerlich. (*Gß.*) [ACS 392]
Er bildet sich allerlei seltsame Dinge von seinem Leibe ein, z.B. als sey sein Leib wie bei Todten eingefallen, der Magen angefressen, der Hodensack geschwollen u. dgl. Er sieht und weiß, daß alles Einbildung ist und glaubt es doch immer wieder zu bemerken. (*H.*) [ACS 393]
Unlust zur Arbeit. (*St.*) [ACS 394]
Den ganzen Tag in stilles Nachdenken versunken. (*Lgh.*) [ACS 395]
Aengstliche Unruhe. [ACS 396]
Aufschrecken bei kleinem Geräusch; Schreckhaftigkeit. (*Rk.*) [ACS 397]
Mißmuthig, ärgerlich, zornig. (*St.*) [ACS 398]
Wuth. (*Plenk, Mater. chirurg. p. 339.*) [ACS 400]

■ **Schwindel, Verstand und Gedächtnis**

Schwindel, als drehete sich alles herum; besonders beim Aufstehen von Sitzen. (n. 1 St.) (*Rk.*). [ACS 1]
Bei ohnmachtartigem Schwindel wirds ihn schwarz vor den Augen (d. 3ten Tag) (*Rk.*). [ACS 2]
Früh nach dem Aufstehen schwindlich, mehr im Sitzen als im Gehen; er war wie dumm im Kopfe (*St.*) [ACS 3]
Den ganzen Vormittag, bis nach dem Essen, mußte er sich mit dem Kopfe auf den Tisch legen, um sich des Schwindels zu erwehren, wodurch er sich auch verminderte; bei steter Uebelkeit, die doch nicht zum Erbrechen kam (n. 2 Tagen) (*St.*) [ACS 4]
Düster im Kopfe (*St.*) [ACS 5]
Der Kopf ist eingenommen, schwer, als müsse er ihn immer halten (mehrere Tage lang). (*H.*) [ACS 6]
Das Denken ist erschwert und macht Kopfschmerz; sonst hat sie eine besondre Fröhlichkeit und Neigung über alles zu lachen; später Gleichgültigkeit, fast stumpfe Fühllosigkeit. (*H.*) [ACS 7]
Der Geist scheint übermäßig angeregt, wie gespannt; das Gemüth ist dagegen wenig empfindlich, kalt; nach mehrern Tagen aber nimmt der Verstand sehr merklich ab, er kann nunmehr manches nur schwer begreifen, denkt langsam; dagegen ist das Gemüth leichter erregbar, es rührt ihn alles tief. (*H.*) [ACS 8]

■ **Kopf**

Drückender Kopfschmerz im Wirbel; er zieht von der Stirnhaut hinauf und es entsteht daselbst eine Art wirbelnder Bewegung. (n. 2ten Tag). (*Rk.*) [ACS 9]
Drückender Kopfschmerz, von innen zur rechten Schläfe heraus (n. 10 St.) (*S.H.*) [ACS 10]
Dumpfer, drückender Schmerz in den vordern Theile des Haupts, gemindert durch Andrücken der flachen Hand an die Stirn. In der Stirn eine erhöhete Wärme, worauf einige Minuten darnach eine anhaltende Kälte in der behaarten Kopfhaut erfolgte; selbst die Haare waren wie kalt anzufühlen, fast so, als wäre der Kopf mit kaltem Wasser übergossen. (n. 2½ St.) (*S. G.*) [ACS 11]
Drückend-spannender Schmerz in der Stirne. (n. ¾ St.) (*Hb.*) [ACS 12]
Ein dumpfer, drückender Schmerz in der Stirne. (n. 1. 15. St.) (*Lgh.*) [ACS 13]
Ein betäubend drückender, Taumel erzeugender Schmerz an der Stirne, der ihn bald auf die linke, bald auf die rechte Seite zu schwanken nöthigt, wie von Trunkenheit. (n. 10 St.) (*Lgh.*) [ACS 14]
Aetzend brennender Punkt auf den Wirbel. (*Hb.*) [ACS 15]
Reißende Stiche äußerlich an der linken Stirnseite (n. 6 St.) (*Lgh.*) [ACS 16]
Stumpfes Stechen auf dem linken Stirnhügel, (n. ½ St.) (*Nn.*) [ACS 17]
Kopfschmerz, besonders nach jedem Spazierengehen; beim Zurückkehren in das Zimmer befällt sie ein drehender, schraubender Schmerz, der sich in der rechten Seite des Kopfs anfängt, beide Schläfe empfindlich angreift und sich nach dem Schlafengehen über den ganzen Kopf verbreitet (täglich wiederkehrend). (*Rk.*) [ACS 18]
Kopfschmerz entsteht bei anhaltenden Aufmerken. (*H.*) [ACS 19]
Klopfendes Kopfweh, wie der Puls, rechts in der Stirne, später mehr nach oben, nach 1 Stunde; er hielt ¾ Stunden an, nimmt dann allmählig ab, doch bleibt der Kopf den ganzen Tag schmerzhaft. (*H.*) [ACS 20]
Gelind drückender Kopfschmerz in der Stirne über dem linken Auge, dann auch in der Schläfe. (n. 10 St.) (*H.*) [ACS 21]
Leiser Kopfschmerz im rechten Scheitel. (n. 2 St.) (*H.*) [ACS 22]
Schmerzhaftes Drücken in der rechten Gehirnhälfte, welches sich bis in die Backenzähne des linken Unterkiefers erstreckt. (*W.*) [ACS 23]

Im Vorderkopfe und den Schläfen schmerzliches Drücken mit Düseligkeit; mit unter schmerzhafte Stiche im Rücken, mit ziehender Empfindung hinterdrin. (*Gß.*) [ACS 24]

Schwerheitskopfschmerz; erst nur rechts, dann in der Stirn, dann geht es links immer weiter und nimmt endlich den ganzen Kopf anhaltend ein; vermehrt bei Bewegung und dann wie drehend. (d. 1sten Tag) (*H.*) [ACS 25]

Fortwährend Kopfweh, ein Spannen; den ersten Tag nur in der Stirn, den folgenden Tage im ganzen Kopfe; wenn er starr wohin sieht, oder über etwas sinnt, wieder stärker. (*H.*) [ACS 26]

Dumpfes Gefühl in der Stirne, als ob sie einen Schlag bekommen hätte; nicht eigentlicher Schmerz; während der Schwere der Glieder. (n. 2 St.) (*H.*) [ACS 27]

Leise zuckender Kopfschmerz erst rechts, dann links über der Stirn. (n. 1 St. (*H.*) [ACS 28]

Spannung auf der Kopfhaut, besonders beim Fieber. (d. 3ten u. 4ten Tag.) (*Rk.*) [ACS 29]

Stechen in den Schläfen und der Kopfhaut (d. 2ten Tag.) (*Rk.*) [ACS 30]

Drückender Schmerz gegen das rechte Schläfebein. (*W.*) [ACS 31]

Juckend-drückende Kopfschmerzen, am heftigsten in der Stirn. (*W.*) [ACS 32]

Stechender Schmerz in der rechten Schläfe. (*Schk.*) [ACS 33]

In der linken Schläfe ein schmerzhaftes Pochen. (*Gß.*) [ACS 34]

Ein abwärts gehender, drückender Schmerz an der linken Schläfe, nahe am Ohre. (n. 9½ St.) (*Lgh.*) [ACS 35]

Einzelne Stiche äußerlich an der linken Schläfegegend. (n. 3¼ St.) (*Lgh.*) [ACS 36]

Ein drückender Schmerz an der linken Schläfegegend. (n. 11 St.) (*Lgh.*) [ACS 37]

In der linken Seite des Hinterkopfes Schmerz, als drücke man stark auf eine Wunde. (*Gß.*) [ACS 38]

Ein Vorwärtsdrücken im Hinterhaupt, mit Taumeligkeit, (n. ¼ St.) (*Nn.*) [ACS 39]

Kopfweh über dem Auge, als wenn das Gehirn vorfallen wollte, (n. ¼ St.) (*Nn.*) [ACS 40]

Reißen im Hinterkopfe rechts in der Gegend der Lambdanath; beim Gehen im Freien. (*Schk.*) [ACS 41]

Ueber den Augenbrauen brennendes Kriebeln. (*Hb.*) [ACS 42]

Abends beim Lesen Schmerzen im Kopfe, als wenn einzelne Theile des Gehirns an scharfe Kanten angedrückt würden. (*W.*) [ACS 43]

Feine, leise, prickelnde Stiche in der Stirnhaut, wenn er warm wird u. schnell die Treppe steigt. (n. 2 T.) (*H.*) [ACS 44]

■ Gesicht und Sinnesorgane

Hitze im Gesicht nach Weintrinken; die ersten Tage (*H.*) [ACS 45]

Hitze und stechendes Jucken hie und da im Gesichte, gegen Abend. (n. 11 St.) (*H.*) [ACS 46]

Röthe des Gesichts und der Hände. (*H.*) [ACS 47]

Das Gesicht überläuft eine Hitze; die Wangen sind roth und brennen ihm. (*Schk.*) [ACS 48]

Gesichtsröthe und Hitze ohne Hitzempfindung. (*Hb.*) [ACS 49]

Fliegende Hitze mit Gesichtsröthe. (*Gß.*) [ACS 50]

(Wenn er im Gehen schwitzt, so empfindet er Kriebeln und Jucken auf dem Haarkopfe.) (*Sam. Hahnemann.*) [ACS 51]

Brennend-kriebelnd-jückende Empfindung auf dem Haarkopfe, so daß er kratzen muß, worauf sie etwas nachläßt. (*Hb.*) [ACS 52]

Brennender Schmerz auf dem Haarkopf. (n. 8 St.) (*S. G.*) [ACS 53]

Im rechten Auge innerlich schmerzliches Ziehen heraufwärts und an der Schläfe, dann in die Höhe (*Gß.*) [ACS 54]

Drücken auf die Augäpfel besonders beim Aufwärtssehen; beim Niedersehen weniger. (*Gß.*) [ACS 55]

Mittags in den äußern Augenwinkeln, Augenbutter. (n. 6½ St.) (*Lgh.*) [ACS 56]

Blaue Ringe um die Augen; viele Tage lang. (*Rk.*) [ACS 57]

Geröthete Augenlidränder und in den Augen Gefühl als sollte eine Entzündung entstehen. (*H.*) [ACS 58]

Im linken Auge Brenngefühl, eben, als wäre etwas ätzendes hineingekommen; absetzend und nach einigen Pulsschlägen wiederkehrend. (n. 1 St.) (*H.*) [ACS 59]

Thränen der Augen; beim Gehen im Freien, beim Gehen ins Helle, beim Husten, Gähnen; mehrere Tage hindurch. (*H.*) [ACS 60]

Bei dem leisesten Schmerz an einem andern Theile, z.B. der Hand, sogleich Thränen der Augen. (*H.*) [ACS 61]

In den Ohrläppchen brennt es jückend innerlich, ohne daß sie äußerlich roth oder heiß sind. (*Hahnemann.*) [ACS 62]

Stechen im rechten Ohrläppchen. (n. 2 St.) (*Schk.*) [ACS 63]

Innerlicher, drückend pressender Ohrenschmerz. (*H.*) [ACS 64]

Ohrenzwang und Knistern vor den Ohren. (*Rk.*) [ACS 65]

Summen und Brummen an den Ohren und bisweilen, als fiele etwas Schweres auf den Boden und zerspränge da, worauf es dann in den Ohren noch lange fortklingt. (*Rk.*) [ACS 66]

Taubhörigkeit; Gefühl als läge etwas vor dem Ohre. (*Rk.*) [ACS 67]

Knallen im Ohre; beim Hineinpressen der Luft entsteht ein Sumsen darinn; kurz vor Mittag. (*H.*) [ACS 68]

Ein schmerzhaftes Bohren hinter dem linken Ohre, in den Ohrdrüsen, dem Unterkiefer und den Unterkieferdrüsen. (n. 3 St.) (*Hb.*) [ACS 69]

Brennend-kriebelnd-stechende Empfindung hinter dem Ohre. (*Hb.*) [ACS 70]

Starkes Jücken im linken Backen; im Gesichte fleckige Haut, Schwinden, die erst nach mehrern Tagen vergehen. (d. 1ten u. 2ten T.) (*H.*) [ACS 71]

Zusammenziehende, beißende Empfindung in der Nase, wie nach Senf. (*H.*) [ACS 72]

Juckendes Kriebeln in der Nase. (*Hb.*) [ACS 73]

Zweimaliges starkes Nasenbluten; (sonst ganz ungewöhnlich.) (*Gß.*) [ACS 74]

Auf der Oberlippe und Unterlippe ein brennend juckendes Kriebeln und Prickeln, (daß er kratzen mußte) wie von Verbrennen. (n. 1/2 St.) (*Lgh.*) [ACS 75]

Die Lippen brannten wie mit heißer Brühe verbrannt. (*W.*) [ACS 76]

Die Oberlippe schmerzt früh nach dem Erwachen innen in der Mittellinie spannend wundartig, als wäre sie fein gespalten oder mit einem feinen Bändchen da zusammen und nach oben gezogen. Nach Berührung mit den Schneidezähnen vergeht das Spannen und es schmerzt nur einfach wund. Man sieht dann, daß das innere Oberhäutchen gerissen und zurückgewichen ist. (mehrere Tage). (*H.*) [ACS 77]

Ein Klopfen und Jucken in den Muskeln des linken Oberkiefers. (n. 3 1/2 St.) (*Lgh.*) [ACS 78]

Die Unterkinnbacken schmerzen beim Befühlen wie geschwollene Drüsen. (mehrere Tage.) (*H.*) [ACS 79]

So oft und so vielmal er den Mund weit öffnet und den Unterkiefer etwas hinterzieht, klappt es in beiden Kiefergelenken, als wären sie ganz locker, besonders rechts; weder schmerzhaft noch unangenehm. (d. 2ten Tag, früh) (*H.*) [ACS 80]

■ **Mund und innerer Hals**

Ziehen in den Kinnbacken und den Zähnen. (*Rk.*) [ACS 81]

Häufiges schmerzhaftes Zucken im Zahnfleische, ruckweise, täglich wiederkehrend. (*Rk.*) [ACS 82]

Stechender Schmerz in einem Backenzahne des rechten Unterkiefers, welcher sich bis in die Unterkieferdrüse erstreckt. (n. 1/2 St.) (*W.*) [ACS 83]

Stechender Schmerz in einem vordern untern Backenzahne der linken Seite nach dem Ohre zu; einige Minuten lang anhaltend. (n. 4 St.) (*Schk.*) [ACS 84]

Ein Zahnschmerz in der untern Reihe linker Seite hört auf. (*Nn.*) [ACS 85]

Ein angefressener Backenzahl wird hohler; 6 Wochen nachher bricht unvermuthet fast ein Viertheil davon ab; ohne Schmerzen. (*H.*) [ACS 86]

Leises Pochen und Ziehen in den Zähnen, nicht anhaltend; gewöhnlich beim Spazierengehen. (*H.*) [ACS 87]

Oben rechts in den Zähnen Stichelchen von oben nach unten. (*H.*) [ACS 88]

Drückend absetzender Schmerz, innen an der linken Backe, wo sich die Zahnreihen berühren; Befühlen verändert ihn nicht. (n. 10 St.) (*H.*) [ACS 89]

In der Zungenspitze, in den Lippen und dem Zahnfleische eine feinstechende Empfindung, mit widriger Bitterkeit und ekelhafter Süßigkeit. (*Murray Apparat. med. V. p. 168.*) [ACS 90]

Die Zunge schmerzt wie wund und voller Blasen (*W.*) [ACS 91]

Die Zungenspitze und die Mundhöhle war wie wund und brannte als wenn er sich verbrüht hätte. (*W.*) [ACS 92]

Kneipend stumpfe Stiche an der Spitze der Zunge, mehr rechts, absetzend und wiederkehrend. (n. 6 St.) (*H.*) [ACS 93]

Die Zunge ist mehr belegt und dick; meist gelblich, besonders in der Mitte und nach hinten, mehrere Tage lang. (*H.*) [ACS 94]

Die Zunge ist weiß belegt. An der Spitze ist sie bläulich, eben so bläulich das Zahnfleisch. (d. 2te Tag.) (*H.*) [ACS 95]

Der Hals scheint innerlich geschwollen. (n. 8 St.) (*H.*) [ACS 96]

Er muß immer schlingen; dabei hat er Schmerz im Munde, hinterm Kehlkopfe, als wenn was drinnen wäre auch kratzt es, ist ihm rauh, er muß manchmal scharren, als müßte er etwas herausbringen: besonders früh, dann den ganzen Tag, auch beim Essen; nach dem Essen stärker. (d. 3te Tag) (*H.*) [ACS 97]

Rauh und scharrig im Halse, Gefühl als wenn ein Bissen stecken geblieben wäre, es reizt ihn zum Husten. (*Nn.*) [ACS 98]

Scharrig im Halse, muß sich immer räuspern. (n. ¼ St.) (*Gß.*) [ACS 99]

Geschwulst des Zäpfchens. (*Rk.*) [ACS 100]

Brennen und Drücken im Halse, bei und außer dem Schlingen; der Hals ist wie innerlich geschwollen. (*Rk.*) [ACS 101]

Der Hals ist wie mit einem Strick zusammengeschnürt (d. 3te u. 4te Tag.) (*Rk.*) [ACS 102]

Es ist ihm so kratzig und scharrig im Halse, dabei läuft ihm das Wasser etwas im Munde zusammen (gleich n. d. Einnehm.) (*Schk.*) [ACS 103]

Kratzig, schmerzhafte Empfindung im Halse. (*St.*) [ACS 104]

Gleich nach dem Einnehmen ein Kratzen im Halse, wie nach dem Genuß von etwas Scharfem, mit Trockenheit auf der Stelle, wo die Nasenöffnung in den Hals geht. (*W.*) [ACS 105]

Es ist ihm als ob ein weicher Körper im Halse stäke, beim Schlingen am meisten zu spüren. (n. 1 St.) (*Schk.*) [ACS 106]

Bei und außer dem Schlingen Gefühl im Halse wie von einem verschluckten Knollen, den er niederschlucken zu müssen glaubt, (n. ½ St., eine Stunde lang.) (*Nn.*) [ACS 107]

Es ist ihm scharf und kratzig im Halse; beim Schlingen kommt es ihm vor, als ob das Zäpfchen ganz auf der Zunge aufliege, er muß des lästigen Gefühls im Halse wegen raksen, und bringt dadurch einen süßlich letschen Schleim hervor. (*Schk.*) [ACS 108]

Brennen und Drücken im Halse; beim leeren Schlingen ist es ihm als ob ein Pflock im Halse stäke. (n. 20 St.) (*Schk.*) [ACS 109]

Beim Schlucken ist es ihm ganz trocken und dürr im Halse. (n. 2 St.) (*Schk.*) [ACS 110]

Trockenheit im Halse. (n. 1 St.) (*Nn.*) [ACS 111]

Stickende Empfindung in der Kehle, durch Engheit und scharfes Kratzen daselbst erzeugt, er muß sich durch Raksen Luft zu verschaffen suchen. (*Schk.*) [ACS 112]

Ein spannend klemmendes Gefühl in der Parotis mit vermehrter Speichelabsonderung auf dieser Seite (n. 1 St.) (*Schk.*) [ACS 113]

Brennend-kriebelnd-stechende Empfindung im Gaumen. (*Hb.*) [ACS 114]

Empfindung und Zusammenschnürung tief im Halse, als würde der Schlund zugezogen, wie nach Verschlucken eines scharfen Getränks. (*Hb.*) [ACS 115]

Speichelzusammenfluß; öfteres Ausspucken. (*Murray* a.a.O.) [ACS 116]

Es läuft ihm ein süßlicher Speichel im Munde zusammen, den er immerfort ausspucken muß. (n. ½ St.) (*Schk.*) [ACS 117]

Früh nüchtern im Munde sehr schleimig. (*H.*) [ACS 118]

Gefühl als wenns im Halse in die Höhe dampfte, mit Bitterkeit fast wie Sodbrennen. (n. 10 Min.) (*Gß.*) [ACS 119]

Gleich nach dem Einnehmen zog sich ein stechend-bitterlich säuerlicher Geschmack in dem Schlunde bis hinter in den Mund herauf, zugleich mit einem dumpfen Brennen in der Brust. (*S. G.*) [ACS 120]

Widerlich-bitterer Geschmack im Munde. (*S. G.*) [ACS 121]

Bitterer Geschmack im Munde, vom Halse bis in die Nase herauf, drei Stunden lang; nach dem Essen vergehend (sogleich). (*St.*) [ACS 122]

Ekelhaft brennend-süßlicher Geschmack im Munde, durch (gewohntes) Tabacksrauchen verschlimmert, durch Essen aber vergehend, drei St. lang. (*Hb.*) [ACS 123]

Süßer Geschmack im Munde; es ist ihm, als ob er Süßholz gekauet hätte. (n. 1 St.) (*Schk.*) [ACS 124]

Geschmack und Appetit ist verloren, (n. 1 St.) (*Nn.*) [ACS 125]

■ Magen

Durst, welcher sich nur auf kurze Zeit durch Trinken stillen läßt. (*St.*) [ACS 126]

Viel Durst auf kaltes Wasser, besonders gegen Abend. (d. ersten Tage.) (*H.*) [ACS 127]

Mehr Durst; er muß, gegen seine Gewohnheit, selbst früh öfters kalt trinken. (*H.*) [ACS 128]

Mittags keine Eßlust. (n. 4 St.) (*H.*) [ACS 129]

Abends befällt ihn Heißhunger, er kann es kaum erwarten zu essen, nachdem er den ganzen Tag ohne Appetit gewesen. (d. 1sten Tag.) (*H.*) [ACS 130]

Warmes Frühstück wird ungemein hastig genossen, auch viel mehr; er füllt sich damit an (mehrerer Morgen über). (*H.*) [ACS 131]

Widerwillen gegen alles Essen und gegen Kaffee; er ißt zwar doch ohne Appetit. (*St.*) [ACS 132]

Oefteres schmerzhaftes Aufstoßen, das oft nur bis in die Mitte der Brust gelangt, als müßte sich die Luft mühsam durch den Magenmund drängen, mehrere T. hindurch. (*Gß.*) [ACS 133]

Saures Aufstoßen; selten, aber mehrere Tage hindurch. (*H.*) [ACS 134]

Aufstoßen. (n. ¼ St.) (*Hb.*) [ACS 135]

Leeres Aufstoßen mit Schaudergefühl über den Körper. (*Schk.*) [ACS 136]

Oefteres Aufstoßen. (*W.*) [ACS 137]

Oefteres Aufstoßen ranzigen Geschmackes; oder mit dem Geschmack der Arznei (n. 1½ St.) (*Nn.*) [ACS 138]

Etliche mal Schlucksen (n. 1 St.) (*Lgh.*) [ACS 139]

Ekel vor Fleisch. (*W.*) [ACS 140]

Bisweilen Uebelkeit, außer der Essenszeit. (*Rk.*) [ACS 141]

Großer Ekel gegen alles Essen und dennoch Hunger (d. 1sten T.) (*H.*) [ACS 142]

Uebelkeit vor dem Mittagessen, die nach dem Essen aufhört. (*H.*) [ACS 143]

Etwas Uebelkeit, brecherliches ängstliches Gefühl, sogleich nach jedesmaligem Einnehmen; hört nach dem Essen auf. (*H.*) [ACS 144]

Uebligkeit, durch etwas bitteres Aufstoßen gebessert (*Gß.*) [ACS 145]

Uebelkeitsempfindung und Wehgefühl mit Mattigkeit, daß sie Umsinken möchte und sich setzen muß. (*Gß.*) [ACS 146]

Es wird ihm weichlich und üblig; es stößt ihm geschmacklos auf, worauf die Weichlichkeit für einige Zeit aufhört. (*Schk.*) [ACS 147]

Uebligkeit; es schaudert ihn öfters vor Uebligkeit. (*Schk.*) [ACS 148]

Uebligkeit und Brecherlichkeit, er spuckt immerfort fades Wasser aus (n. 1 St.) (*Schk.*) [ACS 149]

Ueblichkeit, Brecherlichkeit. (*Lentin*, Beobacht. einiger Krankh. S. 167. – *Willemet, Memoire de l'academie de Dijon*, 1782.) (v. äußerl. Gebrauch.) [ACS 150]

Erbrechen (fünf todter Spulwürmer.) (*Meyer Abraham diss. Cautel. anthelminticor Götting* 1783. S. 24.) [ACS 151]

Anhaltende Brecherlichkeit. (*St.*) [ACS 152]

Im Magen weichlich, unbehaglich, kalt. (*Nn.*) [ACS 153]

Gefühl von Leere im Magen, (n. ½ St.) (*Nn.*) [ACS 154]

Gefühl, als wenn es ihm den Magen umdrehen wollte, gleich unter der Herzgrube (n. ½ St.) (*Nn.*) [ACS 155]

Unter der Herzgrube beim Draufdrücken und beim Einathmen besonders Schmerz, wie auf eine wunde Stelle gedrückt. (*Gß.*) [ACS 156]

Links über der Herzgrube ein innerer, gelind wühlender Schmerz. Beim öftern Anfassen schmerzt die Stelle. Mehrere Tage. (*Gß.*) [ACS 157]

Wärmegefühl in dem rechten Hypochondrio, nicht weit von der Herzgrube, (bald n. d. Einnehmen.) (*Schk.*) [ACS 158]

Stumpfstechender Schmerz links, seitwärts der Herzgrube. (*Schk.*) [ACS 159]

Wärmegefühl in den Präcordien (n. 1 St.) (*Schk.*) [ACS 160]

Brennen im Magen und den ganzen Schlund herauf, sogleich; 10 Minuten anhaltend, dann allmälig abnehmend. (*H.*) [ACS 161]

Brennender Magenschmerz. (*Lentin;* – *Willemet* a.a.O.) [ACS 162]

Brennen im Magen. (*S. Hahnemann.*) [ACS 163]

Aetzend brennender Magenschmerz (im Gehen) (n. 3. u. 7 St.) (*Hb.*) [ACS 164]

Kleine Anwandlungen von Soodbrennen. (*W.*) [ACS 165]

Starkes Brennen im Magen und in der Brust herauf bis zum Halsgrübchen. (*Gß.*) [ACS 166]

Schmerz im Magen und Unterbauche, wie von einem Steine mit Wühlen im Unterbauche. (*Gß.*) [ACS 167]

Im Unterleibe ein kühlendes Brennen. (*W.*) [ACS 168]

Plötzliche Beengung des Athems in der Herzgrube mit Aengstlichkeit. (*Gß.*) [ACS 169]

■ Abdomen

Im Unterleibe innerlicher Schauder. (*St.*) [ACS 170]

Schmerzhaftes Bohren im Unterbauche, besonders auf einer Stelle der rechten Hüfte. (*Gß.*) [ACS 171]

Im rechten Leberlappen bis zum linken herauf ein Wühlen und während dessen ruckweise ein schmerzliches Querüberziehen; beim Draufdrücken schmerzt's wie eine alte Wunde; zugleich ein ähnliches Wühlen in der Stirne, das beim Draufdrücken gelinder wird. (*Gß.*) [ACS 172]

In der Magen- und Lebergegend innerliche, empfindliche Wärme. (*Hb.*) [ACS 173]

Geschrei über brennende Schmerzen im Unterleibe (*Meyer Abraham*, a.a.O.) [ACS 174]

Empfindung als führe man mit einem Messerrücken über die Lebergegend (ein drückend schabender Schmerz.) (*Hb.*) [ACS 175]

Stumpfstechendes Drücken in der linken Unterleibsseite als wenn was Böses da wäre. (*W.*) [ACS 176]

Kneipendes Drücken, absetzend, nachlassend, tief inmitten des Oberbauche auf einer Stelle zwischen Herzgrube und den Wirbeln. (n. 5 Min.) (*H.*) [ACS 177]

Kneipender Stich hinterm Herzen nach links, tief mitten im Leibe; beim Einathmen schlimmer, dann verschwindets. (n. 6 St.) (*H.*) [ACS 178]

Nachmittags befällt ihn plötzlich im Sitzen ein heftiger stichartiger Schmerz in der rechten Seite unterhalb der letzten Ribben, wie Milzstechen; dabei treten Thränen in die Augen. Er steht auf und krümmt und biegt sich nach allen Seiten um den Schmerz zu lindern, da kömmt plötzlich derselbe Schmerz auch in die linke Seite und es ist, als träfen sich beide in der Mitte des Leibes zusammen. – Instinktartig setzt er sich wieder, streckt sich, den Rücken einwärts krümmend, und stemmt die Hände in die Seiten, worauf sich der Schmerz, nachdem er im Ganzen 20 Minuten gedauert, verliehrt. (d. 1sten Tag) (*H.*) [ACS 179]

Umhergehen und lautes Knurren im Bauche (n. 2 St.) (*Nn.*) [ACS 180]

Ein Kollern im Unterleibe, wie von Leerheit. (n. ³/₄ St.) (*Lgh.*) [ACS 181]

Absetzendes, ruckweises Gurren und Murren im Unterleibe. (*H.*) [ACS 182]

Stoßweise absetzende langsame stumpfe Stiche inmitten der linken Leistengegend. (d. 1sten Abend.) (*H.*) [ACS 183]

Einzelne Stiche in der linken Bauchseite (im Sitzen.) (n. 13 S.) (*Lgh.*) [ACS 184]

Krampfhafte Zusammenziehung der Bauchmuskeln linker Seite mit brennendem Schmerze; es krümmte ihn auf der linken Seite zusammen. (*Hb.*) [ACS 185]

Unterleib, Hände und Brust sind mit rothen Flecken wie besäet, welche in der freien Luft röther wurden, von der Größe eines Nadelkopfes, aber nicht erhaben. (*Hb.*) [ACS 186]

Bauchkneipen, dann Stuhldrang, es gehen aber blos Winde. (*Nn.*) [ACS 187]

■ Rektum

Heftiges Drängen zum Stuhle; er kann kaum schnell genug hinkommen, glaubt, es werde sehr viel abgehen, dann muß er mehr pressen wie sonst, es kommt wenig und gelinder Stuhl; nachher stärkeres Kopfweh. (5. u. 7 St. nach einer sehr starken Gabe.) (*H.*) [ACS 188]

Beim gelind zunehmenden Drängen zum Stuhle flüchtig zuckendes Ziehen in der Schaamgegend, als käme es von den Saamensträngen her, bis in die Schaamfuge; nachher stiller Abgang ganz kurzer Blähung, wonach ein Schauder über den Rücken läuft (d. 3te T. Nachmittags.) (*H.*) [ACS 189]

Durchfall; der Stuhl sieht wie gegohren und ist braun. (*W.*) [ACS 190]

Nach einer großen Gabe mehrmals des Tags Stuhlgang; dann nach mehrern kleinen Gaben bleibt er 4 Tage lang aus (*H.*) [ACS 191]

Der Stuhlgang bleibt mehrere Tage aus, und wenn er kömmt ist er fester, anfangs muß er sehr drängen, dann geht's leicht, aber immer wenig. (*H.*) [ACS 192]

Je mehr er mit der Gabe steigt, desto länger bleibt der Stuhlgang aus. (*H.*) [ACS 193]

Der Stuhlgang bleibt 5 Tage aus; er hat zwar einmal wieder plötzliches Drängen, aber wenn er sich setzt, ist es weg; den dritten Tag nach dem letzten Einnehmen erfolgt ein Stuhl, wo er sehr pressen muß. (*H.*) [ACS 194]

Heftiges Kriebeln im Mastdarme, wie von Madenwürmern. (*St.*) [ACS 195]

Bald vergehendes kneipendes Reißen im Mastdarme (sogleich). (*H.*) [ACS 196]

■ Harnwege

Brennen in der Harnröhre, blos außer dem Harnen; dabei zugleich Trieb zum Harnen. (*Hb.*) [ACS 197]

Urin wird dick und trübe wie Lehmwasser. (n. 5 St.) (*W.*) [ACS 198]

Weniger Harn, ob er gleich mehr trinkt. (d. 1sten und die folgenden Tage) (*H.*) [ACS 199]

Beim Harnlassen ein heftiges Brennen als ließe er heißes Wasser. (*H.*) [ACS 200]

Beim Harndrängen geht ein zwängendes Gefühl bis vor in die Spitze der Harnröhre (gegen Abend, n. 10 St.) (*H.*) [ACS 201]

Gegen Abend steter Harndrang und doch läßt sie nur einige Tropfen, worauf das Drängen immer am heftigsten ist, als sollte noch sehr viel Harn abgehen; zugleich mit einem Ziehen in der Harnröhre herauf. Der Harndrang ist fortwährend mit argem Brennen in der Röhre verbunden. (Eine äußerst kleine Gabe Pulsatille beseitigte dieses lästige Symptom sehr bald.) (*Gß.*) [ACS 202]

▪ Geschlechtsorgane

In der Ruthe, nach der Spitze zu ziehender puckend-stechender absetzender Schmerz. (n. 6 St.) (*H.*) [ACS 203]

Langsam wirbelnde Bewegung in den Hoden, den ganzen Tag; bisweilen kömmt ein feines Sumsen von den Oberschenkeln her, bis in die Hoden hinab, dann fängt das Wirbeln frisch an oder wird stärker. (d. 1sten u. folgende Tage.) (*H.*) [ACS 204]

In dem linken Hoden leiser, quetschender Schmerz, der absetzt und widerkehrt; gegen Abend. (n. 10 St.) (*H.*) [ACS 205]

Der Geschlechtstrieb ist vermindert; er hat fast gar keinen, fünf Tage hindurch; dann ist (Nachwirkung) der Geschlechtstrieb erhöhet, er kann sich der wollüstigen Gedanken kaum erwehren, doch bleibt die Ruthe schlaff. (d. 5. 6. u. 7ten Tag.) (*H.*) [ACS 206]

Unempfindlich gegen Geschlechtserregungen; er bekommt sogar einen Ekel, wenn er verliebten Spielen zusieht. (d. 1sten und folg. Tage) (*H.*) [ACS 207]

Etwas spannend schmerzhafte Ruthensteifigkeit, früh, ohne Begattungstrieb. (d. 5ten Tag.) (*H.*) [ACS 208]

Früh, bei wollüstigen Träumen Saamenausleerung von sehr geringer Menge und mit schlaffer Ruthe; er weiß dabei, daß er träumt und daß er eben Pollution erleidet. Nachher schmerzliche Steifigkeit der Ruthe und außerordentliche Mattigkeit und Trägheit. Beim Ausgehen in freie Luft aber Leichtigkeitsgefühl. (d. 2ten und 5ten Tag.) (*H.*) [ACS 209]

Das eben fließende Monatliche verminderte sich, kam absatzweise und unordentlich, bald stärker bald schwächer. (*Nn.*) [ACS 210]

Die Menses kommen einen Tag später als sonst und dann weit stärker und fließen um einen Tag länger als sonst. 3 – 4 Tage vorher schon schmerzliches Drücken nach unten zu, als sollte die Periode eintreten. (*Gß.*) [ACS 211]

▪ Atemwege und Brust

Von Zeit zu Zeit sehr starkes, kurzes einmaliges Nießen, welches den Leib erschüttert; danach treten Thränen in die Augen. (n. 3 St.) (*H.*) [ACS 212]

Bisweilen Nießen, zugleich stechend zusammenziehender Kopfschmerz über den Augen und rothe Augenlidränder, wie beim Schnupfen, wozu es jedoch nicht kommt. (*H.*) [ACS 213]

Trockne Empfindlichkeit oben in der Nase. (*H.*) [ACS 214]

Feines Pfeifen in der Nase beim Einathmen in einem Nasenloche, das andre ist verstopft. (n. 5 St.) (*H.*) [ACS 215]

Bald das eine, bald das andre Nasenloch ist verstopft, so daß er den Athem zwar unter schniebendem Geräusch herauspressen kann, einziehen aber nur mit großer Anstrengung unter dumpfem Schnarchen (mehrere Tage lang) (*H.*) [ACS 216]

Häufiger dünndicklicher, weißlich durchsichtiger Nasenschleim, bisweilen beim leichtesten Schnauben in großen Klumpen, ohne allen Schnupfen, mehrere Tage lang; dann: öfteres Schnauben wegen einigen anliegenden, zähen gelbgrünlichen Nasenschleims. (*H.*) [ACS 217]

Heißer Athem. (*Rk.*) [ACS 218]

Heiserkeit; unreine Stimme. (*Rk.*) [ACS 219]

Er rakst hellrothes Blut aus, welches aus den hintern Nasenöffnungen kömmt. (*W.*) [ACS 220]

(Spannung auf der Brust in der Gegend der Herzgrube, vorzüglich auch beim Athmen) (*St.*) [ACS 221]

Kurzes, schweres Athemholen, am meisten Nachmittags (*Rk.*) [ACS 222]

Beim Liegen pfeift es, wenn sie athmet, in der Luftröhre. (*Rk.*) [ACS 223]

Beklemmung auf der Brust beim Sitzen und Liegen, als läge ein großer schwerer Stein auf ihr. (*Rk.*) [ACS 225]

Beklemmung auf der Brust. (n. 7 St.) (*Schk.*) [ACS 226]

Kurzer Athem, den ganzen Tag über. (d. 1sten T.) (*H.*) [ACS 227]

Es ist ihm frei, leicht und leer in der Brust, er fühlt sich im ganzen Körper sehr wohl. (n. 4 Tagen) (Nachwirkung) (*Schk.*) [ACS 228]

Leichteres Athmen als gewöhnlich (bei einem, der gewöhnlich mit Kurzathmigkeit behaftet war, Heilwirkung) (*W.*) [ACS 229]

Herzklopfen und zugleich Gefühl als klopften alle Adern des ganzen Körpers. (*Rk.*) [ACS 230]

Ganz kurzer Husten, mit ein paar leichten Stößen; dabei Thränen in den Augen. (*H.*) [ACS 231]

Gewaltiger Husten, gleich nach dem Einnehmen. (*Schk.*) [ACS 232]

Nächtlicher trockner Husten, der ihn nicht ruhen läßt; es wird ihm dabei heiß, er schwitzt. (*Schk.*) [ACS 233]

Kurzer, trockner Husten, durch ein kratziges scharriges Wesen in der Kehle hervorgebracht. (*Schk.*) [ACS 234]

Auf der Mitte der Brust starker, schmerzlicher, beklemmender Druck. (*W.*) [ACS 235]

Unter der rechten Brustseite ein Brennen, als wenn er etwas heißes Wasser verschluckt hätte (*W.*) [ACS 236]

Brennender Schmerz in der linken Brust. (n. 5½ St.) (*Hb.*) [ACS 237]

Beim Ausathmen einige von innen heraus bohrende Nadelstiche in der rechten Brustseite (im Sitzen), die bei geringer Bewegung bald verschwinden (n. 7 St.) (*Lgh.*) [ACS 238]

Beim Ausathmen Nadelstiche äußerlich auf der rechten Brustseite (n. 3½ St.) (*Lgh.*) [ACS 239]

Ein Paar feine Stiche über dem schwerdtförmigen Knorpel (n. ½ St.) (*Nn.*) [ACS 240]

Stechen vorn in der Mitte der rechten Brustseite, beim Athemholen und Husten; er wacht die Nacht mehrmals über diesen Schmerz auf; er kann auf dieser Seite nicht liegen, muß sich auf den Rücken legen; dabei Husten mit Auswurf, welcher die ganze Nacht öfters wiederkehrt. (*Schk.*) [ACS 241]

Gegen Abend nach dem Gehen viel Schweiß auf der Brust und in der Achselgrube; – um die Brustwarze heftiges Jücken. (*H.*) [ACS 242]

Einzelne Stiche in der linken Brustseite (d. 2ten Tag) (*Nn.*) [ACS 243]

Stechen in der rechten Seite unter den kurzen Rippen, 10 Minuten anhaltend, durch Tiefathmen vermehrt. (n. 10 *St.*) [ACS 244]

Stechen in der linken Seite erst mehr oben, dann unten in der Gegend der kurzen Rippen; beim Husten und Tiefathmen schlimmer (n. ½ St.) (*Schk.*) [ACS 245]

Bei Bewegung des Nackens, Schmerz darinn. (n. 12 St.) (*H.*) [ACS 246]

■ Rücken und äußerer Hals

Brennend-kriebelnde stechende Empfindung zwischen den Schulterblättern. (*Hb.*) [ACS 247]

In der rechten Schulter bis in die Brust ein Schmerz als würde durch ein allzufestes Band der Umlauf des Blutes gehemmt; sie glaubt durch Aufbinden den Schmerz zu heben, aber es hilft alles nichts; fast ununterbrochen den ganzen Tag, vermehrt in Kälte und freier Luft. Einigemal auch in der linken Schulter. (n. 3 St.) (*H.*) [ACS 248]

Einfacher Schmerz, wie von Müdigkeit, doch empfindlicher, im ganzen Rücken, der in kurzen Zwischenräumen bald verschwand, bald wiederkam, Vormittag und Nachmittag eine Weile.

Er kömmt im Gehen; hin und herbewegen hilft nicht dagegen, aber wenn sie sich setzt, den Rücken hohl macht und sich fest anlehnt, läßt er nach. (den 1sten T.) (*H.*) [ACS 249]

Schnell auf einander folgende Stiche an der rechten Seite des Rückens (n. 4 St.) (*Lgh.*) [ACS 250]

Beim Sitzen Schmerz im Rückgrate, wie zerschlagen. (*Rk.*) [ACS 251]

Arger Schmerz im Kreuze links in der Gegend der *Symphysis sacro-iliaca*; beim Gehen. (*Schk.*) [ACS 252]

Schmerz im Kreuze, mit Frösteln. (*Schk.*) [ACS 253]

Ein Schmerz am obern Rande des Darmbeins nicht weit von der *spina ilei superior anterior*, welcher beim Draufdrücken und Herumgehen besser, beim Sitzen schlimmer wird (n. 1 St.) (*Schk.*) [ACS 254]

■ Extremitäten

Convulsionen der Arme (*Odhelius*, in *Struves* Triumph der Heilkunst, S. 130.) [ACS 255]

Wirft den rechten Arm mit einem plötzlichen und schmerzhaften Rucke in die Höhe. (*Gß.*) [ACS 256]

Absetzendes Kneipen im Fleische am rechten Oberarme, inmitten der Innenseite. (n. 1 St.) (*H.*) [ACS 257]

In der Ruhe, Stiche in den Muskeln des linken Oberarms (n. 2 St.) (*Lgh.*) [ACS 258]

Ein drückender Schmerz unter dem Ellenbogengelenke, beim Beugen des Armes (n. 14 St.) (*Lgh.*) [ACS 259]

Schmerzhaftes Ziehen im rechten Ellenbogengelenke. (*W.*) [ACS 260]

Krampfhaftes Jucken im Ellenbogen. (*Rk.*) [ACS 261]

Am linken Arme ganz rothe Stellen, mitunter auch rothe Punkte, welche nicht erhaben sind, nur eine heiße Empfindung verursachen, nicht jucken und auch in der freien Luft bleiben. (n. 2 St.) (*Hb.*) [ACS 262]

Auf beiden Vorderarmen kleine, in der Haut steckende Blüthchen, welche brennend jucken. (*W.*) [ACS 263]

Bei Bewegung des Arms, ein drückender Schmerz in den Muskeln des Oberarms (n. 15 St.). (*Lgh.*) [ACS 264]

Einige Stiche in den Muskeln des linken Vorderarms, von innen heraus, die bei der mindesten Bewegung vergingen. (n. 1½ – 9½ St.) (*Lgh.*) [ACS 265]

Ein drückender Schmerz in den Muskeln des rechten Vorderarmes, nahe am Handgelenke; blos bei Bewegung (n. 12 St.) (*Lgh.*) [ACS 266]

Quer über den linken Vorderarm ein rother, erhabener Streif, wie eine Schmiele. (*Hb.*) [ACS 267]

Puckender Schmerz an der Innenseite des Vorderarmes, mehr nach der Hand zu (n. 6 St.). (*H.*) [ACS 268]

Er bekommt plötzlich einen Klamm in der rechten Hand, daß er nicht zugreifen kann (n. 2 St.) (*Schk.*) [ACS 269]

Es entstanden gelbe Flecke an den Fingern. (*Rk.*) [ACS 270]

Während der ganzen Wirkungsdauer, große Trockenheit der Hände. (*Rk.*) [ACS 271]

Erst schmerzhafte Angegriffenheit des rechten Handgelenkes, immer anhaltend, am meisten bei Bewegung (d. 4ten Tag.) (*H.*) [ACS 272]

Innerliches, puckendes Reißen an der linken Mittelhand oben an der kleinen Fingerseite (n. 3 St.) (*H.*) [ACS 273]

Reißen in dem Mittelfinger der linken Hand (d. 2ten Tag. (*Nn.*) [ACS 274]

Puckender Schmerz im rechten Mittelfinger, wie innen im Knochen (n. 2 St.) (*H.*) [ACS 275]

Juckendes flüchtiges Reißen im linken Ringfinger (n. 1 St.) (*H.*) [ACS 276]

Die Haut schält sich an den Seiten der Fingernägel, an mehreren Stellen (n. 5 – 6 T.) (*H.*) [ACS 277]

Lähmig ziehende Erstarrungsschmerzen im Daumen und Zeigefinger der linken Hand (*W.*) [ACS 278]

Sehr schmerzhaftes ruckendes Zucken im rechten Daumen durch Draufgreifen verschlimmert. (*W.*) [ACS 279]

Röthe der einen Hand und rothe Flecken darauf. (*Hb.*) [ACS 280]

Beide Hände sind mit kleinen rothen Flecken wie besäet, doch mehr die Linke. (*Hb.*) [ACS 281]

Die Haut an den Händen wird trocken und ungleich, Vormittags; Nachmittags wieder glatt. (*H.*) [ACS 282]

Beim Schreiben ein Zittern der rechten Hand, wie von Altersschwäche (n. ¾ St.) (*Lgh.*) [ACS 283]

Zittern der Arme und Hände. (*Rk.*) [ACS 284]

Beim Heben oder Halten einer Sache, ein starkes Zittern der linken Hand, wie, wenn sie ein Schlagfluß betroffen hätte (n. 2 St.) (*Lgh.*) [ACS 285]

Beim Schreiben, kriebelnde Nadelstiche am rechten Daumen nach dem Zeigefinger hin (n. 10½ St.) (*Lgh.*) [ACS 286]

In den Spitzen der Finger der linken Hand ein feinbrennender Stich; darauf gleich eine Hitze in den Stellen, als wenn sie glüheten, während die übrigen Theile der Hand ganz kalt waren. (n. 8 St.) (*Hb.*) [ACS 287]

Ein krampfartiges, unschmerzhaftes Zusammenziehen des linken kleinen und des Ringfingers, in der Ruhe. (n. 14 St.) (*Lgh.*) [ACS 288]

Ein drückender Schmerz am linken Zeigefinger, der durch Bewegung verging. (n. 12 St.) (*Lgh.*) [ACS 289]

Absetzender, ruckender Stichschmerz am rechten Oberschenkel, innen, neben den Geschlechtstheilen. (*H.*) [ACS 290]

Ein drückender Schmerz an der linken Hüfte im Sitzen. (n. 14 St.) (*Lgh.*) [ACS 291]

(Im Sitzen) absetzende Stiche in den Muskeln des rechten Oberschenkels (n. 12 St.) (*Lgh.*) [ACS 292]

Stechende Empfindung in beiden Oberschenkeln zugleich. (*Hb.*) [ACS 293]

Zerschlagenheitsschmerz in den vordern Muskeln der Oberschenkel beim Gehen; beim Befühlen stärker (*Sam. Hahnemann.*) [ACS 294]

Vorn auf dem linken Knie eine weiße Blase mit rothem Rande und brennendem Schmerze. (*Hb.*) [ACS 295]

(Im Sitzen) einige Stiche äußerlich am linken Knie (n. 2½ St.) (*Lgh.*) [ACS 296]

Brennen der Knie. (*Rk.*) [ACS 297]

In der rechten Knieseite bei jedem Tritte ein Reißen. (*Gß.*) [ACS 298]

Müdigkeit der Knie, als sollten sie einknicken. (*Gß.*) [ACS 299]

Sie kann nicht lange stehen, weil die Knie besonders schwach sind. (*H.*) [ACS 300]

Auf der äußeren Seite des linken Kniegelenk's drückendes Ziehen (n. 5 Min.) (*W.*) [ACS 301]

Drückendes Kneipen längs der rechten Schienbeinröhre; im Gehen. (*W.*) [ACS 302]

Schwere in den Füßen. [ACS 303]

Fußschweiß daß ihm die Fußplatten ungewöhnlich naß werden. (*H.*) [ACS 304]

Die Füße sind etwas geschwollen und schmerzen sehr beim Gehen; sie möchte nur auf weichem Boden hinschleichen, fühlt jedes Steinchen und kann kaum fortkommen (die ersten Tage.) (*H.*) [ACS 305]

Am frühen Morgen, bald nach Mitternacht, im Bette ein sehr heftiger reißendspannender Schmerz in den Waden, nach dem Aufstehen fast ganz verschwindend; acht Morgen nach einander. (*St.*) [ACS 306]

Spannen in der rechten Wade, im Gehen. (*W.*) [ACS 307]

Spannen der Unterfüße. (*Rk.*) [ACS 308]

Die Vorderfüße schwellen an, frühmorgens am stärksten, 14 Tage lang. (*Nn.*) [ACS 309]

(Beim Stehen) ein schmerzhaftes Drücken auf der linken Fußsohle. (n. 3½ St.) (*Lgh.*) [ACS 310]

Nadelstiche in den Zehen, wie eingeschlafen. (*Rk.*) [ACS 311]

Kalte Füße. (*Rk.*) [ACS 312]

■ Allgemeines und Haut

Schmerzhaftes Ziehen in allen Gliedern; Schwere in den Füßen, daß ihr das Gehen lästig wird. (*Gß.*) [ACS 313]

Schmerz in den Gliedern, mehr in den Beinen; ein besonders schmerzhaftes Ziehen wie in der Mitte des Knochens, welches Ausdehnen der Glieder verlangt; in der Ruhe besser; jede Bewegung geschieht schwer und steif. Viele Tage anhaltend und besonders die Gelenke einnehmend. (*Rk.*) [ACS 314]

Kriebelnde Empfindung in den Gliedmaaßen. (*S. Hahnemann.*) [ACS 315]

Bei Bewegung und Gehen knackt es in den Gelenken, wie, wenn man die Finger zieht. (*Rk.*) [ACS 316]

An verschiedenen Stellen des Körpers, bald hie bald da, empfindlicher, doch vorübergehender Zerschlagenheitsschmerz. (*Rk.*) [ACS 317]

Sehr empfindlicher Schmerz in allen Knochen, besonders in den Gelenken, als schabte und schnitte man mit **einem scharfen Messer ganz inwendig im Knochen herum;** besonders im rechten Arme. Bohrt ununterbrochen den ganzen Tag, bald stärker, bald schwächer; durch Fühlen wird es vermehrt; gelindert hingegen, doch nur auf kurze Zeit, durch sehr geschwindes Bewegen des Arms; auf längere Zeit in der Wärme und in der Nacht. (*H.*) [ACS 318]

An mehrern Stellen des Körpers puckende, stumpfe Stiche, fast drückend, bisweilen auch kneipend, welche mehreremale aussetzen, nach 4 – 7 Pulsschlägen wiederkehren und so eine Weile dauern, einmal hie, einmal da; selten an derselben Stelle wieder, z.B. an der Backe, der Zungenspitze, dem Oberbauche, der Leistengegend, der Ruthe, dem Unterarm, dem Mittelhandknochen des kleinen Fingers (die ersten Tage.) (*H.*) [ACS 319]

In der Kälte trat die Röthe der Flecken und Streifen stärker hervor. (*Hb.*) [ACS 320]

Zittrige Empfindung und Zittern der Ober- und Untergliedmaßen (n. 1 – 2 St.) (*Hb.*) [ACS 321]

Die meisten Erstwirkungen dauern bei den größten Gaben 5 Tage; bei einer Versuchsperson kehren nach abermals 5 Tagen viele wieder und bleiben dann mehrere Wochen. (*H.*) [ACS 322]

Viele Schmerzen entstehen erst rechts und dann links, oder ziehen von rechts nach links, z.B. Kopfweh, Seitenschmerz, Gliederschmerzen. (*H.*) [ACS 323]

Im Liegen fühlt er sich wohler als im Gehen und Sitzen. (*St.*) [ACS 324]

Die letzten Stunden vor Mittag scheinen sich die Erstwirkungen der Sabadille, besonders die Gliederschmerzen, die Mattigkeit und Schläfrigkeit, besonders hervorzuthun. (*H.*) [ACS 325]

Eine Art einmaliges gelindes Zucken mit der Oberlippe, bald mit den Händen, Fingern, oder den Oberschenkeln, besonders linker Seite und immer links hin; die ersten Tage; dann nach 5 Tagen, dann noch mehrere Wochen lang. (*H.*) [ACS 326]

Konvulsionen bis zum Tode (vom Pulver auf dem Kopf eines Kindes gestreuet.) (*Puihn, Mat. venen. p. 162. – Lentin,* a.a.O.) [ACS 327]

Dehnen und Ausstrecken der Arme. (*Hb.*) [ACS 328]

Ueberall unter der Haut bedeutende, viele Tage anhaltende Nadelstiche, besonders an den Fingern und Zehen. (*Rk.*) [ACS 329]

Brennend kriebelnde stechende Empfindung hie und da am Körper. (*Hb.*) [ACS 330]

Eine Art Hitzgefühl und stellenweise gelinde Schmerzhaftigkeit in der Haut, besonders am Gesicht; bemerkbarer beim Vorbücken; Waschen mit kaltem Wasser erleichtert, nachher wird es ein leises Spannen, besonders linkerseits im Gesicht (n. 2 St.) (*H.*) [ACS 331]

Matt am ganzen Körper, wie bei einer bevorstehenden großen Krankheit. (*W.*) [ACS 332]

Plötzlich ungeheuere Müdigkeit, daß ihr die Augen mit Gewalt zufallen. (*Gß.*) [ACS 333]

Müdigkeit in allen Gliedern; bei jeder Anstrengung bricht der Schweiß aus. Auch Schweiß des Nachts im Bette, was sonst nie der Fall war. (*Gß.*) [ACS 334]

Große Müdigkeit und Schwere in allen Gliedern, besonders den Gelenken. (*Rk.*) [ACS 335]

Schlaffheit im ganzen Körper. (*Rk.*) [ACS 336]

Mattigkeit, mehrere Tage. (*St.*) [ACS 337]

Heftiges Zittern des Körpers (besonders den 3ten Tag) (*Rk.*) [ACS 338]

Schwerheitsmattigkeit im ganzen Leibe; Ruhe in ausgestreckter Lage ist sehr wohlthuend [3 Tage lang.) (*H.*) [ACS 339]

Er ist so schwach, daß er immer fallen möchte. (*H.*) [ACS 340]

Lähmige Müdigkeit in allen Gliedern; spät Abends (d. 1sten Tag.) (*H.*) [ACS 341]

Früh beim Erwachen müder als vorher; es schmerzt ihr alles, als habe sie auf Stücken Holz gelegen. (*H.*) [ACS 342]

Nach wenigem Gehen überfällt ihn auf der Straße eine ganz ungewöhnliche Müdigkeit und Eingenommenheit des Kopfs, fast wie nach geistigen Getränken, und es drückte ihm die Augen halb zu. Er konnte fast nicht wieder die Treppe hinauf kommen (n. 1 St.) (*H.*) [ACS 343]

Die Glieder sind wie zerschlagen; besonders thun die Kniee weh; auch beim Sitzen. (*H.*) [ACS 344]

Sie möchte immer liegen, ist wie zerschlagen; Gehen und Stehen wird ihr außerordentlich sauer. (*H.*) [ACS 345]

Müdigkeit und Schwere in allen Gliedern; die Füße besonders schwer. Die Arme muß sie öfters sinken lassen, als wären sie ganz kraftlos; fängt nach 2 St. an und dauert die ganze Zeit. (*H.*) [ACS 346]

Anhaltende Schwere in allen Gliedern, die zum Niederlegen nöthigt, den ganzen Tag, besonders aber in den letzten Vormittagsstunden und gegen Abend (5 Tage lang. (*H.*) [ACS 347]

Täppisches, torkliges Wesen in Gang und Bewegungen, die ersten Tage über; später ists ihm (als Nachwirkung) bei allen Bewegungen, als verrichte er sie mit mehr Gewandtheit und Anmuth. (*H.*) [ACS 348]

■ Schlaf, Träume und nächtliche Beschwerden

Oefteres mattes Gähnen, dabei Thränen in den Augen (n. 1 St.) (*H.*) [ACS 349]

Sie muß sich beständig dehnen, renken, ausstrecken und dabei knakts in den Schultern und im Rücken. (*H.*) [ACS 350]

Beständiger Hang zum Schlafen; auch am hellen Tage. (*Rk.*) [ACS 351]

Er ist den ganzen Tag schläfrig; die Augen wollen immer zufallen, als wenn er vergangene Nacht nicht geschlafen hätte. (*W.*) [ACS 352]

So große Schläfrigkeit, daß sie selbige nur mit der größten Mühe beherrschen kann; so wie sie sich setzt, schläft sie gleich ein, wie todt. (*H.*) [ACS 353]

Schläfrigkeit, die ihm die Augen zuzog (n. 5 St.) (*Hb.*) [ACS 354]

Sehr unruhiger Schlaf, wirft sich im Bett herum und träumt viel. (*Gß.*) [ACS 355]

Unruhiger, nicht erquickender Schlaf. (*St.*) [ACS 356]

Gewöhnlich gegen Abend ein Unwohlseyn; eine allgemeine Unbehaglichkeit; er streckt sich dann hin und schläft; doch ists nur ein halber Schlaf mit scheinbarer Anstrengung des Geistes in allerlei seltsamen Gedanken; das Gefühl ist ganz matt, keine Bilder im Traume (die ersten Tage.) (*H.*) [ACS 357]

Abends kann er, mit vielen Gedanken beschäftigt, lange nicht einschlafen (mehrere Abende.) (*H.*) [ACS 358]

Abends vor dem Einschlafen Pulsiren aller Adern. (*H.*) [ACS 359]

Ganz gegen seine Gewohnheit fühlt er sich gedrungen, Nachmittags zu schlafen und daraus aufgestört ist er ungewöhnlich mürrisch und verdrießlich. (*H.*) [ACS 360]

Sehr fester, traumloser Schlaf. (*H.*) [ACS 361]

Abends im träumerischen Liegen befallen ihn seltsame Gedanken, als wären sie außer ihm und wichtiger als er und er könne sie nicht verscheuchen (die ersten Tage). (*H.*) [ACS 362]

Nachts, durch unerinnerliche, verworrene Träume gestörter Schlaf. (*Lgh.*) [ACS 363]

Verworrene Träume. (*St.*) [ACS 364]

Morgens Aufwachen aus dem Schlafe wie durch Schreck. (n. 23 St.) (*Lgh.*) [ACS 365]

Vormittags beim Sitzen immer mehr Mattigkeit, bis er darüber einschläft. Nach ¾ St. aufgestört, erschrickt er und ist wie verdutzt, da er sich sonst immer leicht ermunterte; dann Schwere im Kopfe (d. 1sten Tag nach großer Gabe.) (*H.*) [ACS 366]

Er erwacht Nachmitternacht über Jucken in der Haut. (*H.*) [ACS 367]

Sehr lebhafter, bis ins Einzelne vollkommen durchdachter Traum, wo er andern hilft, sie erfreut (n. 1 Tage.) (*H.*) [ACS 368]

■ Fieber, Frost, Schweiß und Puls

Kleiner krampfhafter Puls. (*Abraham*, a.a.O.) [ACS 369]

Kälte der Gliedmaßen. (*Abraham*, a.a.O.) [ACS 370]

Frösteln ohne Durst und ohne darauffolgende Hitze. (*St.*) [ACS 371]

Nach dem Froste Durst. (*St.*) [ACS 372]

Fieberschauder durch den ganzen Körper. (n. ½ St.) (*Lgh.*) [ACS 373]

Frost mit Gänsehaut und mäßigem Durst. (*Rk.*) [ACS 374]

Empfindlichkeit gegen Kälte (d. ersten Tag.) (*H.*) [ACS 375]

Die Kälte vermehrt das Unwohlseyn und die Schmerzen. (*H.*) [ACS 376]

Frostigkeit den ganzen Tag über. (*H.*) [ACS 377]

Erst Gefühl von allgemeiner Frostigkeit, später eine Art Wärme und als sollte Kriebeln kommen, besonders in den Schenkeln (n. 1 St.) (*H.*) [ACS 378]

Augenblicklicher Frost schüttelt ihn und weckt ihn aus dem Schlafe; Nachts 11 Uhr; ohne eigentlichen Schweiß ist ihm dann aber warm; feine prickelnde Stiche in der Stirn (d. 2ten Tag.) (*H.*) [ACS 379]

Es überläuft den Rücken ein Schauder; es friert ihn im ganzen Körper (n. 3 St.) (*Schk.*) [ACS 380]

Oefters wiederkehrende Schauderanfälle, wo es ihn ordentlich schüttelt, schnell vorübergehend, ohne unmittelbar darauf folgende Hitze und ohne Durst. Dann wird es ihm wieder auf einmal heiß, besonders im Gesichte, es ist ihm, als ob heißer Athem aus Mund und Nase gehe, und die nahen Theile erhitze, ohne Durst und mit einem recht behaglichen Gefühle im ganzen Körper und Heiterkeit im Kopfe. Die momentanen Schauderanfälle repetiren 8 – 10 mal in kurzer Zeit; die Hitzanfälle kommen seltener, dauern aber länger. (*Schk.*) [ACS 381]

Während ihm im Gesichte brennend heiß ist, überläuft ein Frösteln den übrigen Körper, besonders die Extremitäten (n. 2 St.) (*Schk.*) [ACS 382]

Nachmittags 5 Uhr starker Frost; eine Kälte durchläuft den Rücken, als ob er mit kaltem Wasser begossen würde, vor innerer Kälte klappern ihm die Zähne. Die Kälte wird durch Ofenwärme zwar nicht getilgt, doch aber etwas gemindert, sie dauert volle 2 Stunden und hört nach und nach auf. Drauf wird ihm über und über warm und zuletzt bricht etwas Schweiß aus, am meisten an der Stirn. Die untern Extremitäten sind blos warm, dabei kam Durst. Wärme und Schweiß dauern höchstens ¾ St. – Die Nacht darauf stellt sich Bruststechen mit Husten ein. (*Schk.*) [ACS 383]

Fieber: Abends halb 10 Uhr geht er vor Frost zu Bette; dann überfällt ihn ein erschütternder Frost, so daß ihm die sonst zu schweren Federbetten nicht genügten. Nach ½ St. wird ihm abwechselnd heiß und kalt, ½ St. lang. Nachher wird ihm eng und schwül und er bekommt so starken Schweiß, daß er das Hemde wechseln muß, obwohl ihn dabei immer friert (den 1sten Tag.) (*H.*) [ACS 384]

Fieber: Fliegende Hitze den ganzen Tag; vormittags stets mehr, mit Frösteln abwechselnd. (*Rk.*) [ACS 385]

Fieberhafter Zustand, ein unwohles, krankes Gefühl, ängstlich, unruhig, leicht aufschreckend, kurzer, heißer Athem, Zittern, starke Wallungen des Bluts, Auge matt und unstet, es ist, als bewege sich alles vor ihr, als sei die Luft selbst in zitternder Bewegung. Unbezwinglicher Hang zum Schlafen mit Gähnen, eiskalter Schauder ohne Schütteln, stete Uebelkeit. (*Rk.*) [ACS 386]

Hitze blos des Nachts und nach dem Aufstehen früh; mehr innerlich. Blos Hände, Stirn, Lippen und Wangen sind heiß anzufühlen, Hände stets trocken und rauh – der Mund früh ganz ausgetrocknet und verklebt. Mäßiger Durst, doch Appetit auf saftige Speisen. Schweiß gar nicht. (2 Wochen anhaltend; täglich sich gleich.) (*Rk.*) [ACS 387]

Brennendes Hitz-Gefühl; Hitze, Röthe im Gesicht und Hitze an der Stirn ohne Durst. (n. 5 St.) [*Lgh.*] [ACS 388]

Eine schnelle brennende Hitze der Wangen bei Kälte der Stirne, ohne Durst (n. 13 St.) (*Lgh.*) [ACS 389]

Hitze im Kopf, nicht äußerlich fühlbar, mit innerlichem Frostgefühl. (*Nn.*) [ACS 390]

Nachmitternacht, starker Schweiß. (*St.*) [ACS 391]

Sabina

Sadebaum. [ACS 5 (1826), Heft 1, S. 151–182]

[Vorrede und Zusammenstellung der Symptome von Ernst Stapf.]

(Der mit gleichen Theilen Weingeist gemischte Saft der frischen Blätter von *Juniperus Sabina.*)

Man hat diesen höchst wirksamen Arzneistoff bisher zu den verschiedensten Heilzwecken benutzt und in manchen Fällen, in welchen er naturgesetzlich angezeigt war, allerdings sehr bedeutende Heilungen dadurch bewirkt, weit öfterer aber, bei unangemessener Anwendung, großen Schaden dadurch gestiftet; wie es auch nicht anders seyn konnte, da man seine wahren Kräfte nur sehr unvollständig kannte und hypothetische Bestimmungen diese unerläßliche, nothwendige Kenntniß beim Heilgeschäft keineswegs ersetzen. Auch nachstehend verzeichnete Symptome legen bei weitem noch nicht den ganzen Kraft-Reichthum des Sadebaums erschöpfend vor Augen, können jedoch als der erste Schritt zur vollständigern und richtigern Erkenntniß desselben angesehen werden und setzen den scharfsinnigen Beobachter in den Stand, die Krankheitsfälle, in welchen seine Anwendung heilsam und diejenigen, in welchen sie fruchtlos, ja nachtheilig werden muß, ziemlich genau zu bestimmen.

Man hat den Sadebaum, unter andern, in zwei sehr verschiedenen Krankheitsformen eines Organs bisher angewendet; theils zur Hervorrufung der stockenden Katamenien und überhaupt zur Belebung der Thätigkeit der Blutgefäße (daher hin und wieder in der Bleichsucht), theils zu Stillung sehr schlimmer Blutungen aus der Gebärmutter. Es liegt am Tage, daß er nur in Einer dieser, ihrem Wesen und ihren Erscheinungen nach so sehr von einander verschiedenen Krankheitsformen sich wohlthätig erweisen, daß also nur Eine Ansicht über seine Kräfte die richtige, naturgemäße seyn kann. Die Erfahrung spricht hier unverkennbar laut für die Ansicht derer, welche, was freilich erst in der neuern Zeit und zwar zuerst von **Wedekind**[1] geschehen ist, ihn zur Tilgung gewisser gefährlicher Blutungen aus den Genitalien in Gebrauch ziehen. Aber auch die Homöopathie bestätiget die Richtigkeit dieser Ansicht, indem durch die von ihr angestellten Prüfungen dieses Arzneistoffs an Gesunden seine entschiedene Neigung, die (arterielle?) Thatigkeit des Uterus zu erregen und (aktive?) Blutflüsse desselben zu Wege zu bringen, bekannt worden ist und sie sich daher genöthigt findet, ihn eben deswegen als eins der vorzüglichsten Heilmittel in dergleichen Krankheitsfälle anzuerkennen und anzuwenden; so wie gegentheils die unläugbar günstigen Erfolge, welche seine, auch von Allopathen unternommene Anwendung bei Mutter-Blutflüssen hat, einen sehr sprechenden Beweiß liefern für die Richtigkeit des homöopathischen Heilgesetzes. – Wie anders verhielt es sich jedoch mit der, nicht von dem Naturgesetz (*similia similibus curentur*), sondern von leeren Hypothesen und namentlich dem irrigen Lehrsatz: *contraria contrariis curentur* – bestimmten Anwendung des Sadebaums bei Unthätigkeit der Genitalien, und daher bei Unterdrückung der normalen Blutungen aus denselben! Selten oder nie konnte sie da (namentlich bei chronischen Fällen) von guten Folgen seyn, und wenn, was wir gern glauben wollen, ja hie und da einmal nach großen Gaben dieses Mittels die Katamenien zum Vorschein kamen, so war dieser günstige Erfolg nur Palliation und eitel Schein und Täuschung, der nur allzuoft die bedeutendsten Nachtheile folgten. So sahen auch schon **Scopoli**[2] und **Herz**[3] ihn ohne Erfolg bei Amenorrhöe anwenden.

Mit dem herrlichsten Erfolge wurde dagegen, ächt homöopathisch, von mir und mehrern Aerzten die Sabina bei gewissen sehr schlimmen Mutterblutflüssen, ja selbst von Dr. **v. Pleyel** bei chronischer Neigung zum Abortus angewendet[4], so wie auch durch sie eine andre sehr bösartige Krankheit des Uterus von Dr. **v. Sonnenberg** glücklich besiegt wurde[5]; wofür auch die Beobachtungen **Wedekinds**[6], **Baylees**[7] u.a. sprechen. Fortgesetzte Be-

---

[1] **Wedekind** Aufsätze über verschiedene wichtige Gegenstände aus der Arzneiwissenschaft, Leipzig 1797. S. 285 fgd.
Wedekind über die Anwendung der Sabina in Frauenzimmerkrankheiten, in Hufelands Journal der prakt. Heilk. Bd. 10 St. 1. M. s. auch *de menstruatione et usu Sabinae in haemorrhagiis uteri venosis.* Dissert. inaug. med. auct. M. Zinkhan. Marburg. 1816. pag. 27. aq.

[2] *Scopoli flor. Carniolic.* 1772.
[3] **Herz** Briefe an Aerzte, Bd. 2 S. 151. und 156.
[4] Archiv f. d. hom. Heilk. IV. 1. S. 118 fgd.
[5] Archiv f. d. hom. Heilk. V. 1. S. Symptom 148.
[6] Wedekind, a.a.O.
[7] Hufel. Journal, IX. 1. S. 123.

obachtung ihrer pathogenetischen Eigenthümlichkeiten wird gewiß noch mehrere von ihr zu erregende Symptome zu Tage fördern, wonach sich die für sie geeigneten speziellen Fälle dieser bis jetzt nur leise angedeuteten Krankheitsformen näher und sicherer bestimmen lassen.

Die Blutungen von Safran scheinen von denen, wie sie Sadebaum zu erregen pflegt, in mehr als Einer Hinsicht wesentlich verschieden zu seyn, vorzüglich rücksichtlich der Farbe und Consistenz des ausgeleerten Blutes. Das bei von Safran erregten Blutungen erscheinende Blut zeichnet sich durch seine dunkle Farbe und dicke Konsistenz[8] aus, das durch Sadebaum hervorgelockte Blut hingegen durch höhere Röthe (und Flüssigkeit; s. Symptom 151.); was vielleicht auf die vorzugsweise Einwirkung des Safrans auf die Venen, des Sadebaums auf die Arterien schließen lassen dürfte; Annahmen, welche jedoch noch vielfacher Berechtigungen zu ihrer Bestätigung bedürfen.

Nächst der spezifischen pathogenetischen Einwirkung auf die Geschlechtsorgane, welche wir von dem Sadebaum in so hohem Grade beobachten, finden sich noch eine Menge Erscheinungen, welche auf seine große Kraft, die Thätigkeit der Knochenhaut, der Gelenkapparate, der Schleimhäute und anderer verwandter Parthieen krankhaft umzustimmen, und daher auf die große Heilkraft dieses Arzneistoffs bei ähnlichen, ursprünglichen Krankheiten dieser Art unzweideutig schließen lassen. Und wirklich bieten auch die Beobachtungen anderer Aerzte eine Menge Fälle dar, in welchen er sich erfahrungsmäßig gerade hier ungemein wohlthätig und heilsam erwiesen hat. So empfiehlt **Rave**[9] den Sadebaum gegen chronische Gelenkgicht; ein **Ungenannter bei Hufeland**[10] gegen, von ihm sogenannte, *Arthritis fixa apyretica*, selbst schon dann, wenn sich Knoten gebildet haben und Ankylose droht; so wendete ihn **Ideler**[11], jedoch, nach der Sitte der Allopathen, mit Quassia und Calmus verbunden, gegen eine Art Gicht mit gutem Erfolge an und **Hufeland**[12] selbst wird sein eifrigster Lobredner als Hauptmittel gegen alle Formen chronischer Gicht, nicht allein sogenannter Gliedergicht, sondern auch gegen gichtische Kopf- und Brustschmerzen. (Gegen *Caries* syphilitisch-merkuriellen Ursprungs wendete ihn **Hufeland** ohne Nutzen an[13].)

Ohnmöglig kann sich jedoch die Homöopathie mit dergleichen, die Krankheitszustände und das Mittel allzusehr generalisirenden Empfehlungen und Lobpreisungen des Sadebaums in diesen Krankheitsformen begnügen; erst nach einer weit sorgfältiger individualisirenden Erforschung der verschiedenen ursprünglichen Befindensveränderungen sowohl, als auch der spezifischen, feinsten Eigenthümlichkeiten (wie aller übrigen Arzneistoffe, so auch) des Sadebaums, und nach scharfsinniger Gegeneinanderstellungen beider, ist sie im Stande, einen rationellen, dann aber auch gewiß heilsamen und von keinen Nachtheilen begleiteten Gebrauch davon zu machen. Dasselbe gilt von allen übrigen Bezeichnungen mannichfacher Krankheitsformen, in denen die Sabina sich hülfreich bewiesen haben soll; wie sie denn von **Hufeland**[14] gegen Wassersuchten, dann gegen Würmer[15], von **Hoffmann**[16] äußerlich gegen Skorbut und Exostosen, von **Werlhof**[17] gegen Knochenfraß und venerischen Winddorn, von **Lieutaud**[18] gegen krebsartige Geschwüre, von **Bell**[19] gegen Feigwarzen mehrfach mit Nutzen angewendet und empfohlen worden ist.

Der aufmerksame Beobachter wird schon aus nachstehenden Symptomen mehrere sehr bestimmt ausgesprochene, wichtige Eigenthümlichkeiten dieses Arzneistoffs kennen lernen, welche auf die naturgesetzliche Anwendung desselben deutlich hinweisen und zu großen Erwartungen von seiner Heilsamkeit in mehreren der schlimmsten Krankheitsfälle berechtigen.

---

[8] Archiv f. d. hom. Heilk. I. 2. S. 152.
[9] **Rave** Beobachtungen und Schlüsse aus der praktischen Arzneikunde. Münster 1796.
[10] Journal der praktischen Heilk. Bd. 15. St. 1. S. 67.
[11] **Hufeland** Journal der prakt. Heilk. Bd. 13. St. 4.
[12] Journal der prakt. Heilk. Bd. 27. St. 4 S. 162. fgd. und Bd. 30. St. 3. S. 15.
[13] Journal der prakt. Heilk. Bd. 32.
[14] Journal d. prakt. Heilk. a.a.O.
[15] *Ray histor. stirp.*
[16] **Hofmann** vom Schaarbock, S. 264 und 246.
[17] *Werlhof Opera ed. Wichmann. p. 716.*
[18] *Lieutaud med. pag. 232.* (Die Sabina soll einen Hauptbestandtheil des bekannten Arkanums gegen den Krebs, *Guy* genannt, ausmachen. S. **Dahlberg**, in *liter. d. 17. Jun. 1776.*
[19] *Bell System of Surgery, V. 2. p. 266.* – Schon **Alphonsus Furrus** (*de caruncula s. callo, quae cervici vesicae innascitur.* Lyon 1553.) wendete sie zu diesem Zwecke an. S. auch *Fabre traité des malad. vener. 1765. T. 1. p. 361 u. 365.* und *Nouv. observ. sur les malad. vener. pag. 78.* – **Dahlberg**, in *liter.* In **Murran** prakt. Biblioth. Bd. 3. S. 244. **Tode**, *diss. obs. circ. luem vener.* in s. Bibl. Bd. 9. S. 164. – Ob der Sadebaum nicht in dieser Beziehung einige Aehnlichkeit mit *Thuya occidental.* besitzen sollte?

Man bereitet die Tinktur am zweckmäßigsten, indem man die frischen, jungen Blätter in einem eisernen Mörser zum feinen Brey stößt, dann die Hälfte Alkohol zugießt, einige Zeit mit Reiben fortfährt, hierauf den Brey bis zu völliger Trockenheit unter einer scharfen Presse auspreßt, den erhaltenen Saft mit 2/3 seines Gewichts Alkohol vermischt und, nachdem er einige Tage ruhig gestanden, das Klare vom Bodensatz abscheidet.

Unzweideutigen Beobachtungen zu Folge halten die Wirkungen einer nicht zu kleinen Gabe Sadebaumtinktur mehrere Wochen an. Dieser langdauernden Wirkung und einiger andern Eigenthümlichkeiten wegen eignet er sich auch vorzugsweise zur Heilung chronischer Krankheiten, obwohl er auch einigen akuten Krankheitszuständen zu entsprechen scheint. Krankheiten des weiblichen Geschlechts mag Sabina besonders entsprechen.

Hinsichtlich der Gabe können in der homöopathischen Praxis die ungeheuren Dosen, welche die Allopathie von diesem heroischen Mittel oft angewendet hat, keineswegs Nachahmung finden und zwar um so weniger, je mehr das Mittel dem Krankheitsfalle angemessen und homöopathisch entsprechend ist. Bei sehr chronischen Uebeln und bei nicht hoher Erregbarkeit und Angegriffenheit des Kranken dürfte selten mehr als die billionfache Verdünnung nöthig werden, bei größerer Entwickelung der Krankheit aber und höherer Erregbarkeit des Kranken dürfte in sehr vielen Fällen die quintillionfache bis octillionfache Verdünnung erforderlich und hinreichend seyn; wie mich mehrfache sorgfältige Erforschungen gelehrt haben. Ein Tropfen der quintillionfachen Verdünnung bewirkte unter meinen Augen bei einer, an chronischem Mutterblutfluß und eigenthümlichen (sogenannten gichtischen) Gliederschmerzen heftig leidenden Dame erst nach einer mehrstündigen, sehr bedeutenden Erhöhung, die bezweckte Heilung ihrer Leiden.

Vom Kampher dürfte gegen allzuheftige, von Sabina erregte Beschwerden noch am meisten zu erwarten seyn; wiewohl er sie nur theilweise und nur palliativ zu beschwichtigen im Stande seyn wird.

Nachstehende Symptome sind theils von dem Hofrath Dr. **Samuel Hahnemann**, theils von den Doctoren **Groß** (*Gß.*), **Friedrich Hahnemann** (*Fr. Hn.*), **Herrmann** (*Hmn.*), **Hartmann** (*Htn.*), von **Pleyel** (*v. Pl.*), **v. Sonnenberg** (*v. S.*), **Stapf** (*St.*) und einem ungenannten, aber eifrigen und achtungswerthen Forscher (*W.*) an sich und andern gesunden Personen gewissenhaftest beobachtet und aufgezeichnet worden.

■ **Gemüt**

Er ist mißmuthig und hypochondrisch. (Gß.) [ACS 281]

Verdrießlichkeit, mit Empfindung im Körper, als wenn er den Schnupfen bekommen sollte oder schon hätte. (Fr. Hahnemann.) [ACS 282]

Große Verdrießlichkeit; er ist nicht zum Sprechen aufgelegt. (Hmn.) [ACS 283]

Früh beim Spaziergange ist er nicht zum Sprechen aufgelegt. (W.) [ACS 284]

Große Aengstlichkeit, als wenn er etwas Böses zu erwarten hätte. (Hmn.) [ACS 285]

Verdrießlich, unempfänglich gegen Scherz. (St.) [ACS 286]

An keiner Freude theilnehmend, doch nicht mißvergnügt, über nichts sich kümmernd, gleichgültig (n. mehreren Tagen). (S. Hahnemann.) [ACS 287]

Sehr ärgerlich, laut weinend. (S. Hahnemann.) [ACS 288]

Mehrtägige Gemüthsverstimmung; sie ist kleinlaut, mißmuthig, niedergeschlagen, freudlos, mit einem Gefühl von Ermattung in allen Gliedern. (St.) [ACS 290]

■ **Schwindel, Verstand und Gedächtnis**

Schwindel wie zum Fallen. (S. Hahnemann.) [ACS 1]

Heftiger Schwindel im Stehen, wie zum Vorwärtsfallen. (Hmn.) [ACS 2]

Schwindel mit Betäubung. (v. S.) [ACS 3]

Anhaltender Schwindel, mit Nebel vor den Augen (nach 2 St.) (Hmn.) [ACS 4]

Heftiger Schwindel, selbst im Sitzen, mit großer Mattigkeit, als wollte er umsinken und als wollten ihm die Augen zufallen. (Hmn.) [ACS 5]

Der Kopf ist ihm immer sehr eingenommen und duselig. (Htn.) [ACS 6]

Duselig mit Wallungen und Hitze im Kopfe. (v. P.) [ACS 7]

Gedächtnißschwäche, er konnte sich nicht besinnen, was er am Tage gemacht hatte. (S. Hahnemann.) [ACS 8]

■ **Kopf**

Drückende, schmerzhafte Schwere im ganzen Kopfe (n. 6 St.), die bis zum Schlafengehen anhielt. (Htn.) [ACS 9]

Drückend-stechender Schmerz durch das Gehirn. (S. Hahnemann.) [ACS 10]

Drückend-wühlend bohrender Kopfschmerz. (S. Hahnemann.) [ACS 11]

Im linken Stirnhügel ein schmerzhaftes Drücken, welches auch den Augapfel einnimmt, der ihn deuchtet zusammen gedrückt zu seyn. (Gß.) [ACS 12]

Hinter dem rechten Stirnhügel, etwa in der Kronnath, ein bohrender Schmerz. (Gß.) [ACS 13]

Klopfender Kopfschmerz, mit Schwere und Betäubung. (v. S.) [ACS 14]

Ziehender Kopfschmerz. (S. Hahnemann.) [ACS 15]

Ziehender Kopfschmerz, erst in der Stirne, dann im Hinterkopfe. (S. Hahnemann.) [ACS 16]

Ziehender Kopfschmerz in der Stirne und in den Schläfen, nur am Tage. (S. Hahnemann.) [ACS 17]

Stirne bei Bewegung schmerzhaft; sie konnte sie kaum ziehen; es schmerzte, als wenn die Haut angewachsen wäre. (S. Hahnemann.) [ACS 18]

Schründend-stechender Schmerz, als stieße Jemand ein scharfes Messer einige Male von der Seite in den rechten Stirnhügel bis tief ins Gehirn (n. 72 St.) (Gß.) [ACS 19]

Drückender Schmerz im rechten Vorderhaupte. (W.) [ACS 20]

Auseinanderpressende schmerzliche Empfindung im rechten Stirnhügel und der rechten Schläfe, die plötzlich entsteht, allmählig wieder verschwindet und öfters wiederkehrt. (Htn.) [ACS 21]

Drückend reißender Schmerz, äußerlich an der linken Seite des Hinterhauptbeins bis zur linken Seite des Stirnbeins in krummer Richtung über das linke Schläfenbein; beim Anfühlen heftiger. (Hmn.) [ACS 22]

Empfindlich pressende Schwere im Hinterhaupte, die durch starkes Drücken desselben auf ein festes Kissen gemindert wird. (Htn.) [ACS 23]

In der linken Seite des Hinterhauptes Empfindung, als ob ein scharfer Wind hineinführe, welche alsdann in einen drückend-bohrenden Schmerz ausartet. (Htn.) [ACS 24]

Schwere des Hinterkopfes und Genicks, über den ganzen Rücken bis ans Kreuz herabziehend. (v. P.) [ACS 25]

Drückender Schmerz im linken Schläfebeine, von innen nach außen. (W.) [ACS 26]

Drückender Schmerz am rechten und linken Schläfebeine. (n. 3 St.) (Hmn.) [ACS 27]

Empfindung in der rechten Schläfe, als ob eine drückende Schwere nach innen preßte, während im linken Stirnhügel öfters ein empfindliches Stechen entsteht, das sich schnell erzeugt und eben so schnell wieder verschwindet. (*Htn.*) [ACS 28]

Ein unschmerzhaftes Ziehen von der rechten Schläfe bis an die Stirn. (n. 4 St.) (*W.*) [ACS 29]

Pressend drückender Schmerz im ganzen Kopfe nach außen, der, einem Winde gleich, schnell hineinfährt und langsam wieder verschwindet. (*Htn.*) [ACS 30]

- **Gesicht und Sinnesorgane**

Ganz blasses Gesicht mit glanzlosen Augen, wie bei einem von einer schweren Krankheit Genesenden, welches sich bereits 1 St. nach dem Einnehmen zeigte und mehrere Tage anhielt. (*Htn.*) [ACS 31]

Blaue Ränder um die Augen. (*W.*) [ACS 32]

Spannender Augenschmerz; es ist als wäre der untere und innere Augenmuskel zu kurz, wenn er aufwärts blickt. (*W.*) [ACS 33]

Vor den Augen zieht es sich wolkig in die Höhe und zittert; was im Freien vergeht. (*S. Hahnemann.*) [ACS 34]

Hitzgefühl in den Augen. (*v. S.*) [ACS 35]

Fippern im obern Augenlide. (*S. Hahnemann.*) [ACS 36]

Die Augen schmerzen und es kömmt beißendes Wasser heraus. (*S. Hahnemann.*) [ACS 37]

Stecknadelstiche unter dem Knorpel des untern Augenlides. (n. 7 St.) (*Hmn.*) [ACS 38]

An der Backe gegen den Mund zu und an der Schläfe ein Blüthenknötchen, schon vor sich wund schmerzhaft, bei Berührung aber noch mehr. (*S. Hahnemann.*) [ACS 39]

Lähmiger Schmerz am rechten Jochbeine. (*Hmn.*) [ACS 40]

Drückender Schmerz am linken Jochbeine, durch Anfühlen vermehrt. (*Hmn.*) [ACS 41]

Harthörigkeit. (*S. Hahnemann.*) [ACS 42]

Kneipen und Zwicken tief im Ohre. (*S. Hahnemann.*) [ACS 43]

Stiche hinter dem Ohre, auch in der Ruhe. (*S. Hahnemann.*) [ACS 44]

(Zittern vor den Ohren und ein Ziehen, wie in Faden, nach dem Hirne, bei Anhörung von Musik oder einer traurigen Nachricht.) (*S. Hahnemann.*) [ACS 45]

Aeußeres Drücken über dem rechten Ohre. (*W.*) [ACS 46]

Stiche vom Unterkiefer bis ins Jochbein. (*S. Hahnemann.*) [ACS 47]

Drückend-ziehender Schmerz am Winkel des rechten Unterkiefers in den Kaumuskeln, durch Anfühlen vermehrt. (n. 2 St.) (*Hmn.*) [ACS 48]

Stumpfstechender Schmerz an der linken Seite des Unterkiefers. (n. 4 St.) (*Hmn.*) [ACS 49]

- **Mund und innerer Hals**

Reißender Schmerz an den Wurzeln der Backzähne, jedoch mehr im Zahnfleische. (*Hmn.*) [ACS 50]

Abends und die Nacht Zahnweh, worüber er aufwacht als wenn der Zahn zersprengt werden sollte, ein Pressen nach außen; nach dem Aufstehen besser, durch Trinken und Tabakrauchen verschlimmert; er konnte keine Bettwärme daran leiden; zwei Abende nach einander. (*S. Hahnemann.*) [ACS 51]

Zahnschmerz, fast bloß durch Kauen erregt; es fing jedesmal im hohlen Zahne an und verbreitete sich dann auch auf die übrigen; von 5, 6 Minuten Dauer. (*S. Hahnemann.*) [ACS 52]

Ein Geschwür unten am Zahnfleische eines Vorderzahns, das bei Berührung schmerzt. (*S. Hahnemann.*) [ACS 53]

Ziehender Schmerz in allen Zähnen. (*S. Hahnemann.*) [ACS 54]

Ein Ziehen in der Wurzel des hohlen Zahnes beim Trinken und Essen, sei's kalt oder warm, und beim Athemholen durch den geöffneten Mund. (*S. Hahnemann.*) [ACS 55]

Beim Essen und Kauen, am stärksten aber nach demselben, Schmerz der untern Reihe Zähne, als wenn das Zahnfleisch geschwollen wäre und die Zähne höher empor stünden und locker wären. (*S. Hahnemann.*) [ACS 56]

Aeußerlich am Halse, ziehender Schmerz. (*S. Hahnemann.*) [ACS 57]

In den Halsmuskeln und den Halswirbeln, Zerschlagenheitsschmerz vor sich, nicht durch Betasten vermehrt. (*S. Hahnemann.*) [ACS 58]

Reißen in den Halsmuskeln. (*Hmn.*) [ACS 59]

Drückend reißender Schmerz an der linken Seite des Halses zwischen dem Warzenfortsatze und den Winkel des Unterkiefers. (*Hmn.*) [ACS 60]

Weiß und bräunlich belegte Zunge, mit letschigem Geschmack. (*S. Hahnemann.*) [ACS 61]

Feines Stechen in der Zungenspitze. (*S. Hahnemann.*) [ACS 62]

Stumpfe Stiche im Halse, in der Ruhe. (*W.*) [ACS 63]

Ein zusammenziehender und stechender Schmerz von vorn nach hinten durch den Hals; außer dem Schlingen. (*S. Hahnemann.*) [ACS 64]

Würgend-drückende Empfindung im Halse, linker Seits, außer dem Schlingen. (*Htn.*) [ACS 65]

Eine Trockenheit im Halse mit ziehendem Schmerze. (*S. Hahnemann.*) [ACS 66]

Wundheitsschmerz im Halse beim Schlingen (Nachmittags). (*S. Hahnemann.*) [ACS 67]

Beim Schlingen des Speichels, Drücken im Halse. (*S. Hahnemann.*) [ACS 68]

Empfindung von Geschwulst im Halse; er mußte wie über einen fremden Körper hinüberschlucken. (*S. Hahnemann.*) [ACS 69]

Speichel ist ganz weiß und wird beim Sprechen zu Schaume. (*S. Hahnemann.*) [ACS 70]

Vermehrte Speichelabsonderung. (*W.*) [ACS 71]

Geschmack im Munde, wie blutig und fettig; der Speichel war röthlich. (*S. Hahnemann.*) [ACS 72]

Fauler Geruch aus dem Munde, den sie selbst nicht spürt. (*S. Hahnemann.*) [ACS 73]

Garstiger Geschmack im Munde und Halse, vorzüglich beim Ausraksen, wie alter Schnupfenschleim. (*S. Hahnemann.*) [ACS 74]

Bitterer Geschmack im Munde. (*Fr. Hmn.*) [ACS 75]

Bitterer Geschmack der Speisen, der Milch und des Kaffees. (*Fr. Hmn.*) [ACS 76]

Nach Milchgenuß bitterer Geschmack im Munde. (*W.*) [ACS 77]

■ Magen

Durst nach Milch. (*v. S.*) [ACS 78]

Appetitlosigkeit; die Speisen schmecken zwar richtig, aber er ist gleich satt. (*Gß.*) [ACS 79]

Verlangen auf Saures, besonders auf Limonade. (*v. P.*) [ACS 80]

Wiederholtes leeres Aufstoßen. (*Hmn.*) [ACS 81]

Aufstoßen mit einiger Uebelkeit verbunden (sogleich und später). (*Hmn.*) [ACS 82]

Leeres Aufstoßen (gleich nach dem Einnehmen, den ganzen Tag hindurch). (*Htn.*) [ACS 83]

Mehrmaliges leeres Aufstoßen. (*St.*) [ACS 84]

Uebelkeit und Vollheitsschmerz (wabblig ums Herz). (*W.*) [ACS 85]

Uebelkeit mit Husten (n. 2 St.). (*W.*) [ACS 86]

Uebelkeit und brecherlich; der Speichel läuft ihm im Munde zusammen. (*W.*) [ACS 87]

Brecherlichkeit früh im Bette, die nach dem Aufstehen verging. (*S. Hahnemann.*) [ACS 88]

Gleich nach dem Einnehmen Brechwürgen. (*W.*) [ACS 89]

Erbrechen lauterer Galle. (*W.*) [ACS 90]

Uebelkeit und Erbrechen der den Tag zuvor genossenen Speisen; die weggebrochene Milch wie gehackt und schmeckt sauer (n. ½ St.). (*W.*) [ACS 91]

Unaufhörliches Erbrechen (die Gallenblase war zersprungen). (*Mohrenheim*, Versuche II. S. 245.) [ACS 92]

Soodbrennen. (*W.*) [ACS 93]

Die ganze Magengegend ist aufgetrieben und angespannt. (*W.*) [ACS 94]

Es ist ihr wie zu voll und aufgetrieben in der Magengegend, als hätte sie zu viel gegessen, mit Rumoren im Unterleibe. (*St.*) [ACS 95]

Starke Stiche von der Herzgrube hindurch zum Rücken heraus. (*S. Hahnemann.*) [ACS 96]

In der Herzgrube erst Drücken, dann Stiche. (*S. Hahnemann.*) [ACS 97]

Drückendes Kneipen rechts neben der Herzgrube, auf einer kleinen Stelle. (*Htn.*) [ACS 98]

Drückender Schmerz in der Magengegend; beim Daraufdrücken schmerzt es innerlich wie aufgeschlagen. (*W.*) [ACS 99]

Drückender Schmerz in der Magen- und Lebergegend. (*v. P. und v. S.*) [ACS 100]

Beim Krummsitzen immer das Gefühl in der Magengegend, als werde sie durch übermäßige Luftanhäufung ausgedehnt, was ein lästiges Drücken daselbst erzeugt, welches zuweilen durch Aufstoßen von Luft auf kurze Zeit gemindert wird; bei längerem Verweilen in dieser Stellung wird es sehr schmerzhaft und zieht sich tiefer in die linke Seite des Unterleibes herab; beim Geradesitzen verschwindet es sogleich ganz. (*Htn.*) [ACS 101]

■ Abdomen

Zerschlagenheitsschmerz der Bauchmuskeln, Abends im Bette. (*S. Hahnemann.*) [ACS 102]

Bauchbedeckungen sind sehr angespannt (nach 2 St.). (*W.*) [ACS 103]

Ungeheure Auftreibung der Bauchbedeckungen; sie glaubt platzen zu müssen. (*W.*) [ACS 104]

Ziehende Unterleibsschmerzen mit etwas aufgetriebenen Bauchbedeckungen. (*W.*) [ACS 105]

Leibweh, als wenn er sich erkältet hätte und Durchfall entstehen wollte; es ging eine Blähung ab und das Leibweh hörte auf. (*W.*) [ACS 106]

Das Leibweh wie von Erkältung kehrt zu verschiedenen Tageszeiten wieder. (*W.*) [ACS 107]

Windend-kneipender Schmerz um den Nabel herum (n. 1 St.). (*Htn.*) [ACS 108]

Drückender Schmerz über dem Nabel. (*S. Hahnemann.*) [ACS 109]

Starke Stiche in der Unterbauchgegend, wie von außen hinein; Abends, beim Liegen im Bette. (*S. Hahnemann.*) [ACS 110]

Zusammenpressender Schmerz in der linken Unterbauchsgegend. (*S. Hahnemann.*) [ACS 111]

Zusammenziehender Schmerz in der Gegend der Bärmutter. (*S. Hahnemann.*) [ACS 112]

Entzündung der Eingeweide. (*Mohrenheim*, a.a.O.) [ACS 113]

Schneiden in den Gedärmen, mit Knurren in der Bauchhöhle. (*Hmn.*) [ACS 114]

Schmerz als zögen sich die Gedärme zusammen. (*Hmn.*) [ACS 115]

- **Rektum**

Ein drängender, fast wie lähmiger Schmerz im Schließmuskel des Afters, eine Art Noththun, fast den ganzen Tag, ohne daß er braucht zu Stuhle zu gehen; erst lange nachher zwingt es ihn zum Stuhle, der das erste Mal geschwind und flüssig, später aber langsam und hart abgeht. (*Gß.*) [ACS 116]

Kriebeln im After. (*v. P.*) [ACS 117]

Stuhlgang, der erst aus weichem, dann aus hartem Kothe besteht. (*S. Hahnemann.*) [ACS 118]

Unschmerzhafter Durchfall mit Poltern in den Gedärmen (4 Tage lang). (*W.*) [ACS 119]

Acht Stunden gegen Gewohnheit zu früh erfolgender Stuhl. (*W.*) [ACS 120]

Durchfall mit Abgang vieler Blähungen. (*W.*) [ACS 121]

Flüssiger, schleimiger, öfterer Stuhl. (*v. P.*) [ACS 122]

(Harter Stuhl mit Zwängen.) (*v. S.*) [ACS 123]

Schleimiger Blutabgang aus dem After. (*v. S.*) [ACS 124]

Beißend wundes Stechen beim Stuhlgange im After. (*S. Hahnemann.*) [ACS 125]

Im After und vorn in den Oberschenkeln ruckweises Stechen; im Gehen. (*S. Hahnemann.*) [ACS 126]

Eine unbeschreibliche Unruhe in den Lendenwirbeln; es ist ihr, als zöge es von hinten vor (wie schwache Geburtswehen) (n. 2 St.). (*W.*) [ACS 127]

- **Harnwege**

Drang zum Urinlassen, dem sie nicht widerstehen kann. (*W.*) [ACS 128]

Urinverhaltung, mit tropfenweißen Abgange und Brennen. (*v. S.*) [ACS 129]

Häufiger Harnabgang. (*v. P.*) [ACS 130]

Vom Anfange der Wirkung an, acht Tage lang, bei sehr geringem Durste, öfters Uriniren einer Menge Harns; auch Nachts wird er zum Harnen aufgeweckt; der Urin ist oft gleich beim Harnen trübe. (*Hmn.*) [ACS 131]

Beißen in der Harnröhre beim Abgange des Urins. (*Fr. Hmn.*) [ACS 132]

Starker Urindrang und dennoch ging nur wenig ab; es war ihr aber hinterher, als sollte sie noch mehr Urin lassen (n. ¼ St.) (*W.*) [ACS 133]

- **Geschlechtsorgane**

Stumpfdrückende Stiche von der Eichel zurück, hinterwärts durch das ganze Glied. (*S. Hahnemann.*) [ACS 134]

Heftig stechendes Jucken in der Eichel (früh). (*S. Hahnemann.*) [ACS 135]

Harnröhre ist ihrer Länge nach entzündet und schmerzhaft und eiterartiger Tripperausfluß, 14 bis 21 Tage lang. (*Benj. Bell.*, von Tripper und der vener. Krankh. I. S. 350.) (Von äußerlich in die Harnröhre gebrachtem Pulver der Sadebaumblätter.) [ACS 136]

(Die Feuchtwarzen werden schmerzhaft empfindlich.) (*S. Hahnemann.*) [ACS 137]

Brennender Wundheitsschmerz der Feuchtwarzen und der Eichel; vor sich, doch mehr noch beim Betasten. (*S. Hahnemann.*) [ACS 138]

Das Bändchen ist angeschwollen und zu straff. (*S. Hahnemann.*) [ACS 139]

Schmerzhaftigkeit der Vorhaut; er kann sie nicht zurückziehen. (*S. Hahnemann.*) [ACS 140]

Schmerz am Fleischbändchen, absatzweise. (*Fr. Hmn.*) [ACS 141]

Dunkle Röthe der Eichel. (*Fr. Hmn.*) [ACS 142]

Verstärkter Geschlechtstrieb; geringe Anreizungen erregen sogleich heftige und anhaltende Ruthensteifigkeiten, wobei dennoch Abneigung vor dem Beischlafe statt findet. (*Htn.*) [ACS 143]

Unwiderstehlicher, unbändiger Trieb zum Beischlafe. (*Fr. Hmn.*) [ACS 144]

Sehr starke und häufige Ruthensteifigkeiten, bei Tage und Nacht. (*Fr. Hahnemann.*) [ACS 145]

Weißer Fluß mit Jucken an den Geburtstheilen. (*S. Hahnemann.*) [ACS 146]

Viel Milchartiger Scheidefluß, welcher Jucken verursacht. (*S. Hahnemann.*) [ACS 147]

(Habitueller Weißfluß von stärkeartiger Consistenz, gelblich, jauchig, stinkend und (früher vorhandene) fast alle 14 Tage eintretende, schmerzhafte Blutabgänge, wie Fleischwasser, übelriechend, vergingen für immer und die Menses erschien regelmäßig) (Heilwirkung). (*v. S.*) [ACS 148]

Starke Stiche tief in der Mutterscheide, hinterwärts. (*S. Hahnemann.*) [ACS 149]

Monatliches kömmt die Nacht ohne Schmerzen, aber drei bis viermal stärker, als gewöhnlich; nach dem Aufstehen verlor sie ganze Stücken Bluts. (*W.*) [ACS 150]

Beim Monatlichen: der Muttermund ist geöffnet, das Blut sieht roth, läuft sehr stark und kömmt ruckweise, besonders stark bei Bewegung. (*W.*) [ACS 151]

Sie verliehrt ganze Klumpen geronnenes Blut. (*W.*) [ACS 152]

Monatreinigung hält neun Tage an und geht sehr stark. (*W.*) [ACS 153]

Drei Tage nach der Menstruation stellten sich (nach 26 St.) heftige Menstrua von neuem ein, mit gewaltigem Grimmen und wehenartigen Schmerzen. Das Blut war theils dünnflüssig, theils klumpig. Zugleich verminderter Abgang rothen Urins mit Strangurie und Abgang schleimiger Flüssigkeit aus der Scheide. (*v. S.*) [ACS 154]

Erscheinung von Blutfluß aus der Bärmutter in Gestalt des Monatlichen. (*Home Clinic. Exper. p. 410.*) [ACS 155]

Unzeitige Geburt, Mutterblutsturz. (*Mohrenheim, a. a. O.*) [ACS 156]

■ Atemwege und Brust

Stockschnupfen. (*S. Hahnemann.*) [ACS 157]

Stockschnupfen. (*v. P.*) [ACS 158]

Ein Krabbeln und Kitzeln im Kehlkopfe reizt ihn zum Husten und schleimigen Auswurf. (*W.*) [ACS 159]

Es ist ihr so voll auf der Brust mit Husten. (*W.*) [ACS 160]

Trocknes Hüsteln und Kitzeln in der Luftröhre; den Tag darauf Auswurf mit Blutstriemen. (*v. P.*) [ACS 161]

Blutspeien. (*Haller histor. stirp. helvet. N. 1662.*) [ACS 162]

Kurzathmigkeit ohne Schmerz, in Ruhe und Bewegung. (*S. Hahnemann.*) [ACS 163]

Engbrüstigkeit bis zum Odemversetzen. (*S. Hahnemann.*) [ACS 164]

Anhaltend wundartiger Stichschmerz im Schwerdtknorpel, durch Tiefathmen und Berührung verstärkt, in völliger Ruhe aber am erträglichsten (14 Tage lang). (*S. Hahnemann.*) [ACS 165]

Brennender Stich in der linken Brust. (*W.*) [ACS 166]

Drückend-spannender Schmerz auf der Mitte des Brustbeins, das sich weder durch Aus- noch Einathmen vermehrt. (*Htn.*) [ACS 167]

Krampfhaft drückender Schmerz im vordern Theile der Brust, oberhalb der Herzgrube, der sich wie ein Band querüber erstreckt und sich durch Einathmen verstärkt (nach starkem Gehen). (*Htn.*) [ACS 168]

Drückender Schmerz am ganzen Umfange des Brustbeins, durch Einathmen sehr verstärkt; es ist als wenn das Brustbein allzuenge und nach innen zusammengebogen wäre (n. 6 T.). (*Hmn.*) [ACS 169]

Das Brustbein schmerzt bei jeder Berührung. (*Hmn.*) [ACS 170]

In der Brust unter dem Brustbeine rechter Seite, öfters den Tag über, ein unschmerzhaftes Zittern (gleichsam in der Lungensubstanz); eine zittrige Bewegung mit dem Tone eines dumpfen Prasselns oder Knisterns – fast wie der Ton von frischem Eise, worauf man tritt (n. 8 T.). (*Gß.*) [ACS 171]

Unter dem Handgriffe des Brustbeins, links, empfindlich stumpfe Stiche (n. 30 St.). (*Gß.*) [ACS 172]

Scharfe Stiche unter dem Brustbeine, die sich beim Einathmen verstärken; es ist, als wäre das Brustbein zu eng und erschwerte so das Athmen. (*Hmn.*) [ACS 173]

Schneiden in der Brust, über der Herzgrube (n. 3 St.). (*Gß.*) [ACS 174]

Stiche in der linken Brustwarze (n. 2 St.). (*W.*) [ACS 175]

Wie Stecknadelstiche an der linken Brustwarze, nach innen. (*Hmn.*) [ACS 176]

Drückender Schmerz neben der linken Brustwarze (n. 1 St.). (*Hmn.*) [ACS 177]

Fühlbares Anschwellen der Brüste. (*v. P.*) [ACS 178]

Kriebeln in den Brustwarzen mit wollüstigem Gefühl. (*v. P.*) [ACS 179]

Absetzende Stiche im Schlüsselbeine. (*Hmn.*) [ACS 180]

Scharfe Stiche an den letzten wahren Ribben rechter Seite, nach dem Brustbeine zu; blos beim Einathmen. (*Hmn.*) [ACS 181]

Stecknadelstiche in der linken Seite hinten an den zwei letzten falschen Ribben (n. 31 St.). (*Hmn.*) [ACS 182]

- **Rücken und äußerer Hals**

Reißend drückender Schmerz an den Lendenmuskeln und den untersten Rückenwirbeln und an den Stellen der Ribben, die diesen zunächst liegen, vorzüglich bei vermehrter Biegung des Körpers (n. 8 T.). (*Hmn.*) [ACS 183]
Scharfe Stiche an den Rückenwirbeln, beim Einathmen verstärkt. (*Hmn.*) [ACS 184]
Stechender Schmerz in den Rückenwirbeln (n. 31 St.). (*Hmn.*) [ACS 185]
Kriebeln über den Rücken, im Genick anfangend. (*v. S.*) [ACS 186]
Es fährt ihm beim Bücken wie ein Stich ins Kreuz, und es blieb da ein so arges Spannen, als wenn die Theile zerrissen würden; er mußte eine Zeitlang gebückt bleiben; drauf im Bette ein starker Schüttelfrost, ohne Durst. (*S. Hahnemann.*) [ACS 187]
Ziehende Kreuzschmerzen, welche sich bis zur Gebärmuttergegend erstrecken. (*W.*) [ACS 188]
Lähmige Kreuzschmerzen, besonders auf der linken Seite. (*W.*) [ACS 189]
Drückend ziehende Kreuzschmerzen bis in die Schaamgegend. (*v. S.* und *v. P.*) [ACS 190]
Im rechten Achselgelenke Schmerz, wie verrenkt, auch ohne Bewegung. (*S. Hahnemann.*) [ACS 191]
Drücken in den Achselgelenken. (*S. Hahnemann.*) [ACS 192]
Reißender Schmerz in der linken Achselhöhle und oberhalb der linken Brustwarze, durch Berühren vermehrt. (*Hmn.*) [ACS 193]
Rheumatischer Schmerz im linken Schultergelenke. (*W.*) [ACS 194]
→ Äußerer Hals: *Mund und innerer Hals*

- **Extremitäten**

Ein Stich von der Achsel bis in die Ellenbogenspitze und zugleich ein Stich vom Handgelenke bis in die Ellenbogenspitze, wie Elektrizität. (*S. Hahnemann.*) [ACS 195]
Drückender Schmerz an den Muskeln des Oberarms nach innen zu; beim Anfühlen vermehrt. (*Hmn.*) [ACS 196]
Lähmiges Reißen am rechten Oberarme bis zur Hand (n. 28 St.). (*Hmn.*) [ACS 197]
Feinstechen von außen nach innen an beiden Oberarmen neben dem Ellenbogengelenke (n. 1 St.). (*Hmn.*) [ACS 198]
Drückender Schmerz an beiden Oberarmen, neben dem Ellenbogengelenke, nach innen, beim Anfühlen und Bewegen heftiger (n. 8 St.). (*Hmn.*) [ACS 200]
Stechender Schmerz im äußern Ellenbogenknorren beider Arme (n. 10 St.). (*Hmn.*) [ACS 201]
Drückender Schmerz an der rechten Speiche, der sich beim Bewegen und beim Anfühlen vermehrt (n. 6 St.). (*Hmn.*) [ACS 202]
Im Vorderarme viele, schnelle Nadelstiche (im Sitzen). (*S. Hahnemann.*) [ACS 203]
Schwäche in den Händen, beim Schreiben; er konnte die Feder nicht führen; mit Frostigkeit. (*S. Hahnemann.*) [ACS 204]
Krampfartig zusammenziehender Schmerz in der linken hohlen Hand; wenn er sie ausstreckt, so beugt sie sich unwillkührlich wieder zusammen; die Schmerzen sind größer, wenn er die Hand ausbreitet, als wenn sie zusammengeballt wird (n. 10 St.). (*Hmn.*) [ACS 205]
Verstauchungsschmerz im linken Handgelenke, welcher immer stärker wurde, so daß er nach einigen Tagen die Hand nicht mehr bewegen konnte. (Von Abstreifen des Strauches.) (*W.*) [ACS 206]
Steifigkeit des linken Handgelenks mit etwas wenigem Verstauchungsschmerz; nach einigen Tagen ging der Schmerz in Reißen, Stechen und Auftreibung des Gelenks über, mit unaufhörlichem Weinen und Außersichseyn, sie mußte die schmerzende Hand mit der gesunden von einer Seite zur andern legen, oder sie gerade halten; hängen durfte sie die Hand nicht; an keiner Stelle Stiche. (Mehrere Tage anhaltend. Aconitum beseitigte diesen Schmerz.) (*W.*) [ACS 207]
Ziehender Schmerz in den linken Mittelhandknochen. (*W.*) [ACS 208]
Reißender Schmerz in den rechten Handwurzelknochen (n. 2 St.). (*Htn.*) [ACS 209]
Brennendes Reißen im dritten Mittelhandknochen der linken Hand (n. 2½ St.). (*Htn.*) [ACS 210]
Ziehender Schmerz in der flachen Hand bis durch die Finger (sogleich). (*S. Hahnemann.*) [ACS 211]
Schmerzhaftes Ziehen im Mittelknochen des rechten Zeigefingers. (*Hmn.*) [ACS 212]
Reißend-stechender Schmerz in den Muskeln des Zeige- und Mittelfingers der linken Hand (n. 1 St.). (*Hmn.*) [ACS 213]
Reißen in den Gelenken der Finger beider Hände (nach 10 Tagen). (*Hmn.*) [ACS 214]
Einschlafen des Ringfingers. (*S. Hahnemann.*) [ACS 215]

Stechender Schmerz in der linken Daumenspitze. (*W.*) [ACS 216]

Drückender Schmerz in der rechten Hüftgegend. (*Hmn.*) [ACS 217]

Stumpfe Stiche in der linken Hüftgegend, doch nur beim Einathmen (n. 4 St.). (*Hmn.*) [ACS 218]

Früh beim Aufstehen aus dem Bette, Schmerz im rechten Hüftegelenke, daß sie Anfangs kaum auftreten konnte, bis sie in Gang kam; da vergings. (*S. Hahnemann.*) [ACS 219]

Schwär am obern Theile des Hinterbackens, stechenden Schmerzes. (*S. Hahnemann.*) [ACS 220]

Drängen und Ziehen in den Knieen und Oberschenkeln. (*S. Hahnemann.*) [ACS 221]

Auf der vordern Fläche des linken Oberschenkels, blos beim Gehen, ein Schmerz, spannend-reißend, der ihn zum Hinken nöthiget (n. 48 St.). (*Gß.*) [ACS 222]

Schnell hinfahrender schmerzhafter Druck von der Mitte des rechten Oberschenkels nach dem Knie herab, in welchem er, sich ausdehnend, am heftigsten ist, und dann allmählig verschwindet (während des Sitzens). (*Htn.*) [ACS 223]

Absetzende Stiche auf der innern Seite des Oberschenkels. (*W.*) [ACS 224]

Rheumatische Schmerzen im linken Schenkel, dann längs dem rechten Schienbeine herunter und von da zogs in den linken Vorderarm, in der Ruhe. (*W.*) [ACS 225]

Die Dickbeine sind ihm wie zerschlagen und schmerzhaft auf der vordern Fläche der Mitte der Oberschenkel, was er nicht beim Aufsteigen, sondern nur beim Gehen auf der Ebene und beim Herabsteigen fühlt, doch spürt er auch im Sitzen, wenn er die Beine an sich zieht, ein Spannen und Schmerz bei Berührung im Oberschenkel. (*Gß.*) [ACS 226]

Er kann sich nicht Hinhucken oder Hinkauern, so schmerzhaft spannen die Ausstreckmuskeln der Oberschenkel, als wären sie zu kurz. (*Gß.*) [ACS 227]

Drückender Schmerz in der Mitte der Oberschenkel nach innen (n. 5 St.). (*Hmn.*) [ACS 228]

Am Oberschenkel nach unten und innen, ein brennend-stechender Schmerz. (*Hmn.*) [ACS 229]

Abends im Bette, ein Stechen vom Untertheile des Schienbeins nach den Zehen zu. (*S. Hahnemann.*) [ACS 230]

Auf dem Rücken des Schienbeins über dem Unterfußgelenke, ein schmerzhaft spannender Druck (im Sitzen). (*Gß.*) [ACS 231]

Ein habituelles speckiges Geschwür auf dem Schienbeine vergrößerte sich mit vermehrter Eiterung, wurde schmerzhaft und war in 14 Tagen vollkommen und dauerhaft geheilt (Heilwirkung). (*v. S.*) [ACS 232]

Jucken auf der Wade, wogegen Kratzen nicht lange hilft. (*W.*) [ACS 233]

Bald auf der linken, bald auf der rechten Wade Jucken, er mußte stark kratzen; es kommen auf den gekratzten Stellen rothe Blütchen hervor, welche schründend schmerzen. (*W.*) [ACS 234]

Reißen auf dem Rücken des Unterfußes; durch Anfühlen verschlimmert. (*Hmn.*) [ACS 235]

Drückender Schmerz an den Mittelfußknochen des linken Fußes. (*Hmn.*) [ACS 236]

In der großen Zehe viel Nadelstiche. (*S. Hahnemann.*) [ACS 237]

Im Ballen der linken großen Fußzehe schmerzhafte Stiche. (*W.*) [ACS 238]

Podagrischer Schmerz in der rechten großen Fußzehe; sie ist roth, glänzend, geschwollen, mit heftig bohrend-stechenden Schmerzen; sie konnte weder Zehe noch Fuß bewegen, auch nicht das geringste darauf leiden, weder Strumpf noch Bette (hielt mehrere Tage an). Dann kam dieser Schmerz in das rechte Handgelenke, die Hand war steif, mit denselben Schmerzen, sie konnte nicht das geringste damit fassen; dann kam es aus der rechten in die linke Hand. (*W.*) [ACS 239]

Reißen in den vordern Gelenken der Zehen des rechten Fußes (n. 26 St.). (*Hmn.*) [ACS 240]

Schmerzhaftes Ziehen in den Gliedern der rechten Zehen, welches beim Gehen heftiger wird. (*Hmn.*) [ACS 241]

Absetzend drückender Schmerz unterhalb der Ferse, am Anfange der linken Fußsohle (im Sitzen) (n. 6 St.). (*Hmn.*) [ACS 242]

In der Nacht, in der rechten Ferse auf der Fußsohle, starke stumpfe Stiche. (*Gß.*) [ACS 243]

Widriges, wie mit feinen Stichen gemischtes Jucken an der linken Ferse und Fußsohle, welches zum Kratzen nöthiget und nachher brennt, fast wie bei erfrornen Füßen. (*Hmn.*) [ACS 244]

Scharfe Stiche an der linken und rechten Ferse, von innen nach außen (n. 12 St.). (*Hmn.*) [244a]

Fußschweiß bis über die Knöchel, früh im Bette (n. 18 St.). (*W.*) [ACS 245]

Eiskalte Füße (n. 2 St.). (*W.*) [ACS 246]

- **Allgemeines und Haut**

Reißendes Stechen in allen Gelenken, mit dem Gefühle, als wären sie angeschwollen, bei stechendem Ziehen durch die Röhrenknochen. (*v. S.* und *v. P.*) [ACS 247]

Knacken der Gelenke. (*S. Hahnemann.*) [ACS 248]

Ziehender Schmerz in den Knochen der Gliedmaßen, besonders das Schienbein herab bis an die Unterfüße, vorzüglich nach dem Gehen. (*S. Hahnemann.*) [ACS 249]

Stechendes Jucken. (*S. Hahnemann.*) [ACS 250]

In der leidenden Stelle fühlte er da, wo man sie angreift, eine brennende Empfindung. (*S. Hahnemann.*) [ACS 251]

In der Beinhautgeschwulst drückend-brennender Schmerz. (*S. Hahnemann.*) [ACS 252]

Rheumatische Schmerzen. (*Sauvages*, Nosologie.) [ACS 253]

Die Füße wollen zusammenbrechen, sie mußte sich öfters setzen und ausruhen; dabei Schläfrigkeit und Gähnen; sie war matt, wie nach einer langwierigen Krankheit, wobei Zittern der Arme und des ganzen Körpers. (*W.*) [ACS 254]

Gefühl von Klopfen in allen Adern, fast wie Zucken. (*S. Hahnemann.*) [ACS 255]

Allgemeines Uebelbefinden, im ganzen Körper wie übernächtigt, als wenn er mehrere Nächte getanzt und geschwärmt hätte, und grillig dabei. (*S. Hahnemann.*) [ACS 256]

Allgemeine Unbehaglichkeit, ohne daß er jedoch bestimmt angeben kann, was und wo es ihn fehlt. (*Gß.*) [ACS 257]

Es liegt ihr in allen Gliedern, müd und matt, mit großer Niedergeschlagenheit des Gemüths. (*Gß.*) [ACS 258]

Nach dem Gehen im Freien wird es ihm heiß. (*S. Hahnemann.*) [ACS 259]

Er wird von einem geringen Spaziergange so müde, daß er sich legen muß (n. 10 T.). (*S. Hahnemann.*) [ACS 260]

- **Schlaf, Träume und nächtliche Beschwerden**

Uebermüdigkeit; er wacht nach Mitternacht auf und kann nicht wieder einschlafen, er muß die Füße bald ausstrecken, bald an sich ziehen, bald herüber bald hinüber legen. (*W.*) [ACS 261]

Unruhiger Schlaf mit verworrenen Träumen, öfteres Aufwachen, nach welchem er sich lange herumwerfen muß, ehe er wieder einschlafen kann. (*Htn.*) [ACS 262]

Unruhiger Schlaf und Träume von vielen angefangenen, nicht zu vollendenden Arbeiten. (*S. Hahnemann.*) [ACS 263]

Schlaf unruhig, mit Wallungen, Hitze und starkem Schweiße. (*v. S.* und *v. P.*) [ACS 264]

Er wirft sich die Nacht im Bette herum, redet vielerlei gleichgültige Dinge im Schlafe und schnitt laut beim Ausathmen. (*S. Hahnemann.*) [ACS 265]

Morgentraum, als fielen Menschen von oben herab todt. (*S. Hahnemann.*) [ACS 266]

Aengstliche Träume, die ihn oft aus dem Schlafe wecken; vorzüglich gegen Morgen verhinderter Schlaf. (*Hmn.*) [ACS 267]

(Träumt, sie zanke sich mit Jemand und erwacht darüber heftig weinend, wobei wirklich die Augen von Thränen überfließen.) (*St.*) [ACS 268]

- **Fieber, Frost, Schweiß und Puls**

Oeftere Schauder über und über, und bis über den Haarkopf; Abends vor Schlafengehen (n. 2 St.). (*S. Hahnemann.*) [ACS 269]

Frostigkeit den ganzen Tag. (*S. Hahnemann.*) [ACS 270]

Abends beim Niederlegen ein Frostschauder nach dem andern. (*S. Hahnemann.*) [ACS 271]

Kälteempfindung im rechten Bein, als stünde es in kaltem Wasser. (*S. Hahnemann.*) [ACS 272]

Schauder über den ganzen Körper, es wurde ihr schwarz vor den Augen, mit nachfolgender Schläfrigkeit (n. 2 St.). (*W.*) [ACS 273]

Schauder mit Gänsehaut, welcher nicht lange anhält, aber öfters wiederkehrt. (*W.*) [ACS 274]

Schauder im Rücken. (*W.*) [ACS 275]

Unerträglich brennende Hitze im ganzen Körper, mit großer Unruhe; er muß die Glieder bald da, bald dorthin legen, ohne äußerlich bemerkbare Hitze und ohne Durst (nach dem Mittagessen). (*Htn.*) [ACS 276]

Hitze im Gesichte bei eiskalten Händen und Füßen. (*S. Hahnemann.*) [ACS 277]

Im Gesichte immer viel fliegende Hitze, am übrigen Körper oft Frost. (*S. Hahnemann.*) [ACS 278]

Fieber, besonders gegen Abend; erst vieler Frost, drauf Hitze im ganzen Körper und die Nacht darauf starker Schweiß. (*Fr. Hahnemann.*) [ACS 279]

Nachtschweiß, mehrere Nächte. (*Fr. Hahnemann.*) [ACS 280]

Sambucus nigra

Flieder, Hollunder (Sambucus nigra) [RAL V (1826), S. 61–73]

(Der frisch aus den Blättern und Blumen ausgepreßte Saft, mit gleichen Theilen Weingeist gemischt.)

Kein Gewächs ist nächst der Feldchamille mehr und häufiger arzneilich als Hausmittel gemißbraucht worden, als der Flieder; ja man hielt ihn nicht einmal für wahre Arznei, sondern belegte ihn oft bloß mit dem verächtlichen Namen **Hausmittel**, gleich als hätte sein Gebrauch wenig oder nichts zu bedeuten.

Der so ofte Gebrauch des Flieders im gemeinen Leben ist freilich ein stillschweigender Beweis seiner Vielnützigkeit. Aber aus seiner Vielnützigkeit folgt nicht, daß er auch da, wohin er nicht paßt, unschädlich sey.

Er muß schon, nach der gesunden Vernunft zu urtheilen, als Arznei, und, dergleichen er auch ist, als kräftige Arznei in unpassenden Fällen Nachtheil bringen, weil jede, in den ihr angemessenen Fällen heilende Arznei für sich schon bei Gesunden Krankheitszufälle erregt, wie viel mehr also in den für sie nicht geeigneten Krankheitsfällen Uebel zu Uebel fügen muß.

Der gewöhnliche Schlag von Aerzten wird die von Flieder in Krankheiten, wo er am unrechten Orte angewandt wird, hinzugefügten Beschwerden freilich nicht gewahr, aber bloß deshalb nicht, weil er die reinen, eigenthümlichen Beschwerden, welche dieß Gewächs für sich (in gesunden Körpern) erzeugt, weder weiß, noch wissen will. Aber aus seiner Nichtkennung dieser Beschwerden folgt nicht, daß sie sich nicht ereigneten und die Krankheiten nicht verschlimmerten, wo der Flieder im unangemessenen Falle gebraucht ward. – Das Elend bedrängter Unterthanen ist dennoch da, wenn auch der Minister seine Augen davon abwendet, die Bittschriften nicht annehmen will, oder sein Ohr vor ihren Wehklagen zustopft.

Der gemeine Arzt läßt auch wohl neben seinen, als Arznei verordneten Vielgemischen ganz andrer Art, um die Quacksalberei vollständig zu machen, noch Thee von Chamillen oder Flieder-Blüthen (es gilt ihm ziemlich gleich, welches von beiden Hausmitteln) trinken; wie kann er wohl da erfahren, was der Flieder oder die Chamille nütze oder schade? Ja, er läßt den Fliederblumen- oder Chamillen-Aufguß oft Gesunde als einen gesund erhaltenden und gleichsam noch gesünder als gesund machenden Thee, statt Frühgetränks, täglich trinken. So wenig kennt er die Natur der Arzneien!

Ungeachtet der hier folgenden Symptome nur wenige sind, (diese Pflanze ist daran noch weit reichhaltiger), so werden sie doch denen, welche nicht schon von dem uralten Vorurtheile und Schlendriane gegen die Wahrheit verblendet sind, die Augen öffnen, um einzusehen, daß diese und jene an Gesunden beim Fliederthee-Trinken erschienenen Beschwerden wahre, ihnen von diesem Aufguße zugefügte Krankheitszustände sind, und wenn der Arzt Willens ist, nach Natur und Gewissen zu handeln, so wird er aus diesen Symptomen schon zum Theil lernen, wo er den Flieder einzig zum Heile, bloß in den dazu geeigneten, homöopathischen Fällen anzuwenden habe.

Homöopathisch angewandt bedarf man nur eines kleinen Theils eines Tropfens des oben beschriebenen Saftes zur Gabe, um alles auszurichten, was heilsamlich mit ihm ausgerichtet werden kann; große Töpfe Fliederthees hingegen ausgetrunken können in den angemessenen Fällen auch nicht mehr thun, als die homöopathischen Uebel heben; sie schaden aber auf der andern Seite durch übergroße Erregung von Hitze und unbändigem Schweiß, welcher den Kranken seiner Kräfte beraubt, so daß er längere Zeit braucht, um sich wieder zu erholen.

Flieder

- **Gemüt**

Periodische Delirien; er sah fürchterliche Dinge an der Wand. [RAL 20]
◊ Große Schreckhaftigkeit; er erschrickt vor Dingen, welche er beständig um sich gewohnt ist (*C. Franz*, in einem Aufsatze). [RAL (98)]
Anhaltende Verdrießlichkeit; alles macht auf ihn einen widrigen Eindruck (*Chr. Fr. Langhammer*, in einem Aufsatze). [RAL (99)]

- **Schwindel, Verstand und Gedächtnis**

Früh, beim Aufstehen, düselig. [RAL 1]
◊ Düseligkeit, Benebelung des Kopfes, einige Minuten lang (n. 1 St.) (*Franz*, a.a.O.). [RAL (1)]
Früh ist's ihm recht wohl; nur wird ihm bei Bewegung der Kopf schwindlicht und düselig, mit einer spannenden Empfindung, als wäre Wasser darin (n. 24 St.) (*Ders.* a.a.O.). [RAL (2)]

- **Kopf**

◊ Reißender Stich durch die linke Hälfte des Hinterhauptes, oft wiederkehrend und lange anhaltend, und in den Zwischenzeiten, eine dumpfe Empfindung daselbst (n. ½ St.) (*Fr. Hartmann*, in einem Aufsatze). [RAL (3)]
Reißend drückender Kopfschmerz oben in der Stirne, welcher bis ins Auge gleichsam Strahlen herunter wirft (n. zwei Tagen) (*Franz*, a.a.O.). [RAL (4)]
Beim Bücken drückend reißender Kopfschmerz über die linke Schläfe vor, auf dem Knochen (*Ders.* a.a.O.). [RAL (5)]
Reißen in der Schläfe, mehr auf dem Knochen, in einzelnen Absätzen schnell vorübergehend (n. 10 St.) (*Ders.* a.a.O.). [RAL (6)]
Pressen und Drücken im ganzen Kopfe nach allen Seiten heraus (n. 1 St.) (*Hartmann*, a.a.O.). [RAL (7)]
Drücken zu den Schläfen heraus (n. 1 St.) (*W. E. Wislicenus*, in einem Aufsatze). [RAL (8)]
Drückender Kopfschmerz in der Stirne und ein plötzliches, schmerzhaftes Rucken durchs Gehirn von einer Seite zur andern (n. ¼ St.) (*Ders.* a.a.O.). [RAL (9)]
Drückend betäubendes Kopfweh, wie vom Schnupfen (n. 1 St.) (*Langhammer*, a.a.O.). [RAL (10)]
Drückender, betäubender Kopfschmerz, wie von Trunkenheit (n. 20 St.) (*Ders.* a.a.O.). [RAL (11)]
Wühlendes Kopfweh im Scheitel (n. ¼ St.) (*Wislicenus*, a.a.O.). [RAL (12)]
Jücken an der Stirne was durch Reiben vergeht (n. ¼ St.) (*Ders.* a.a.O.). [RAL (13)]

- **Gesicht und Sinnesorgane**

Rothe Flecke hie und da auf den Wangen, mit Empfindung von Brennen (n. 1 St.). [RAL 2]
◊ Anfangs verengerte, späterhin (n. 40, 44 St.) sehr erweiterte Pupillen (*Langhammer*, a.a.O.). [RAL (14)]
Eine bis in's Gesicht herauf steigende, laulichte Empfindung, wie beim Erröthen (n. 1½ St.) (*Franz*, a.a.O.). [RAL (15)]
Ein Vordrängen und ein Schwerheitsgefühl in der Spitze der Nase, als wollte sie bluten (n. 2 Tagen.) (*Ders.*a.a.O.). [RAL (16)]
Jücken an dem Rücken der Nase, mit einem leisen Bollheitsgefühl in der Haut derselben (n. 3½ St.) (*Ders.* a.a.O.). [RAL (17)]
Spannen in der linken Backe, mit nagendem Drücken auf dem Oberkieferknochen (*Ders.* a.a.O.). [RAL (18)]
Spannschmerz wie von Geschwulst im Backen und Taubheit desselben (n. 11 St.) (*Franz*, a.a.O.). [RAL (19)]
Scharfe Stiche im innern rechten Ohre, nebst Klammschmerz darin (n. ½ St.) (*Wislicenus*, a.a.O.). [RAL (20)]
Ein schmerzloses, eiterndes Blüthchen an der linken Seite der Unterlippe mit röthlichem Hofe (n. 37 St.) (*Langhammer*, a.a.O.). [RAL (21)]

- **Mund und innerer Hals**

Risse und Stiche in den Zähnen des Ober- und Unterkiefers linker Seite, bis in die Schneidezähne vor (n. 2 St.); der Schmerz zog sich bis zum Auge, mit Gefühl im Backen, als wenn er aufschwölle, was aber nicht war. [RAL 3]
Jückendes Kriebeln in den Ohren und im Halse; im Halse durch die Zunge etwas zu mindern. [RAL 4]
◊ Drückende Schwere im Nacken; das Bewegen des Kopfs erfordert mehr Anstrengung, als gewöhnlich (n. ½ St.) (*Wislicenus*, a.a.O.). [RAL (22)]
Schneidende Stiche tief in den Halsmuskeln beider Seiten, besonders beim Bewegen des Halses (n. ½ St.) (*Ders.* a.a.O.). [RAL (23)]
Große Trockenheit im Gaumen, ohne Durst (*Franz*, a.a.O.). [RAL (24)]

Magen

Durst, ohne daß die Getränke ihm angenehm schmecken. [RAL 5]

◊ Bei und nach dem Essen, Schlucksen (*Ders.* a.a.O.). [RAL (25)]

Gefühl von anfangender Uebelkeit in und unter der Herzgrube (*Wilh. Groß,* in einem Aufsatze). [RAL (26)]

Kleines Stechen dicht unter dem Magen, durch äußern Druck vermehrt (im Sitzen) (n. 1/4 St.) (*Hartmann,* a.a.O.). [RAL (27)]

Gefühl von stumpfem Druck in der Magengegend (n. 4 St.) (*Groß,* a.a.O.). [RAL (28)]

Abdomen

◊ Kollern im Unterleibe (*Ders.* a.a.O.). [RAL (29)]

Bauchkneipen mit Blähungsabgang, wie von Verkältung (n. 48 St.) (*Langhammer,* a.a.O.). [RAL (30)]

Der Unterleib thut innerlich weh, als wären die Gedärme wie zerschlagen (*Franz,* a.a.O.). [RAL (31)]

Im Unterleibe kneipender Schmerz, wenn er sich damit an eine scharfe Kante anlehnt (*Ders.* a.a.O.). [RAL (32)]

Drücken im Unterleibe mit Uebelkeit, sobald er denselben an etwas anlehnt (n. 10 1/2 St.) (*Ders.* a.a.O.). [RAL (33)]

Stiche im linken, schief herabsteigenden Bauchmuskel, im Sitzen und Stehen (n. 4 St.) (*Ders.* a.a.O.). [RAL (34)]

Krampfhaftes Reißen in den Bauchmuskeln, vorzüglich beim Bewegen derselben, Abends beim Niederlegen (n. 12 St.) (*Wislicenus,* a.a.O.). [RAL (35)]

Feines Kneipen in den rechten Bauchmuskeln unter den kurzen Ribben (n. 1 St.) (*Ders.* a.a.O.). [RAL (36)]

Feines Reißen in der linken Seite des Bauches (n. 1 St.) (*Ders.* a.a.O.). [RAL (37)]

Ein Stechen in der linken Seite des Unterbauchs, über der Hüfte, einzelne, mehr stumpfe Nadelstiche, taktmäßig wie Pulsschlag, eine Viertelstunde lang, bald zunehmend, bald abnehmend (*Groß,* a.a.O.). [RAL (38)]

Harnwege

◊ Häufiges Drängen zum Harnen, mit wenigem Harnabgange (n. 2, 18 St.) (*Langhammer,* a.a.O.). [RAL (39)]

Oefteres Drängen zum Harnen, mit viel Urinabgange (n. 38 St.) (*Ders.* a.a.O.). [RAL (40)]

Es trieb ihn, die Nacht Harn zu lassen (*Groß,* a.a.O.). [RAL (41)]

Oefteres Harnen eines hochgelben Urins (*Hartmann,* a.a.O.). [RAL (42)]

Der Urin geht in dünnerm Strahle ab (n. 10 St.) (*Franz,* a.a.O.). [RAL (43)]

Jücken an der Mündung der Harnröhre (n. 1 St.) (*Wislicenus,* a.a.O.). [RAL (44)]

Geschlechtsorgane

◊ Nach Mitternacht, Samenergießung (*Franz,* a.a.O.). [RAL (45)]

Atemwege und Brust

Schlummer mit halb offenen Augen und halboffenem Munde; wenn er daraus erwachte, konnte er keinen Athem kriegen, mußte sich aufsetzen und da war der Athem sehr schnell, mit Pfeifen in der Brust, als ob er ersticken sollte; er schmiß mit den Händen um sich, Kopf und Hände bläulicht aufgetrieben; er war heiß, ohne Durst; wenn der Anfall kam, weinte er; alles ohne Husten und vorzüglich in der Nacht von 12 bis 4 Uhr.[1] [RAL 6]

◊ Heiserkeit von vielem zähem, klebendem Schleime im Luftröhrkopfe (*Ders.* a.a.O.). [RAL (46)]

Beklemmung und Stiche in der linken Brustseite, unterhalb der Warze (n. 5 St.) (*Ders.* a.a.O.). [RAL (47)]

Beklemmung und Drücken unter dem Brustbeine und Drücken in der Herzgrube und Magengegend, mit Uebelkeit und Gefühl von Hinfälligkeit (n. 5 St.) (*Ders.* a.a.O.). [RAL (48)]

Schneidendes Kneipen an den letzten falschen Ribben, nach dem Rückgrate zu (n. 9 St.) (*Wislicenus,* a.a.O.). [RAL (49)]

Scharfes, absetzendes Schneiden vorne an der dritten falschen Ribbe, besonders beim Bewegen des Rumpfs (n. 3 St.) (*Ders.* a.a.O.). [RAL (50)]

In den beiden Brustseiten, in der Gegend der vierten wahren Ribbe, innerlich, ein plötzliches Zusammenraffen (n. 1/2 St.) (*Ders.* a.a.O.). [RAL (51)]

---

[1] Eine Art Millarischen Asthma's.

Rücken und äußerer Hals

◊ Ziehendes Drücken im Kreuze, welches an den Darmbeinen innerlich an den Muskeln vorgreift, im Stehen (n. 2 St.) (*Franz*, a.a.O.). [RAL (52)]

Schneidende Stöße im Kreuzbeine, im stärksten beim Vorbiegen, mit einem Schmerze wie Spannen (n. 9 St.) (*Wislicenus*, a.a.O.). [RAL (53)]

Drückender Schmerz in der Mitte des Rückgrats, durch keine Bewegung verschwindend und lange anhaltend (n. ½ St.) (*Hartmann*, a.a.O.). [RAL (54)]

Im Sitzen, ein pulsartig pochendes Stechen unter dem rechten Schulterblatte (*Franz*, a.a.O.). [RAL (55)]

Schneidende Stiche an den Schulterblättern, in der Ruhe (n. ¼ St.) (*Wislicenus*, a.a.O.). [RAL (56)]

Innerhalb des rechten Schulterblattes, scharfe Stiche von innen heraus; in der Ruhe am stärksten (*Ders.* a.a.O.). [RAL (57)]

→ Äußerer Hals: *Mund und innerer Hals*

Extremitäten

Reißen in den Gelenken der Finger. [RAL 7]

◊ Feines Kneipen in der Achselgrube (n. ¼ St.) (*Ders.* a.a.O.). [RAL (58)]

Feine Stiche in der Mitte des Oberarms, an der innern Seite (n. ¼ St.) (*Ders.* a.a.O.). [RAL (59)]

Der Oberarm deuchtet ihm, zerbrechen zu wollen, sobald er sich auf denselben stützt (n. 3 St.) (*Franz*, a.a.O.). [RAL (60)]

Lähmige Schwere in den Ellbogengelenken (n. ½ St.) (*Wislicenus*, a.a.O.). [RAL (61)]

Ziehender Schmerz in den Handwurzelknochen und die Speiche herauf, in der Ruhe (*Franz*, a.a.O.). [RAL (62)]

Scharfe Stiche am äußern Handknöchel (n. ½ St.) (*Wislicenus*, a.a.O.). [RAL (63)]

Schneidende Stiche in beiden Handgelenken, im Takte des Pulses, durch Bewegen derselben etwas gemindert (n. ¼ St.) (*Ders.* a.a.O.). [RAL (64)]

Reißender Schmerz über dem Hüftgelenke herum, bloß beim Gehen (n. ¾ St.) (*Hartmann*, a.a.O.). [RAL (65)]

Im Gehen, klammartiges Ziehen hinten und oben am Oberschenkel, bei der Einfügung des großen Gesäßmuskels (*Franz*, a.a.O.). [RAL (66)]

Eine ziehend stechende Empfindung oben durch die vordern Muskeln des rechten Oberschenkels, in der Ruhe (n. 3½ St.) (*Hartmann*, a.a.O.). [RAL (67)]

Stechendes Jücken an der innern Seite beider Oberschenkel, welches nach Reiben in ein Brennen übergeht (n. 1 St.) (*Wislicenus*, a.a.O.). [RAL (68)]

Die Kniekehl-Flechsen sind sehr angespannt und wie zu kurz, so daß ihm das Stehen beschwerlich fällt (n. 4½ St.) (*Franz*, a.a.O.). [RAL (69)]

Heftiges Jücken an der Kniescheibe, mit einer rauhen und kratzigen Empfindung, als wollte ein Ausschlag hervorbrechen (n. 4½ St.) (*Ders.* a.a.O.). [RAL (70)]

Müdigkeits-Empfindung in den Unterschenkeln, mit Gefühl, als würden sie von einer kalten Luft angeweht; beides bloß im Stehen (n. ½ St.) (*Hartmann*, a.a.O.). [RAL (71)]

Scharfe, tief eindringende Stiche an der innern Seite des Schienbeins, durch Bewegung etwas gemindert (n. ½ St.) (*Wislicenus*, a.a.O.). [RAL (72)]

Gefühl von Absterben, Eingeschlafenheit und Kälte in der Mitte des rechten Schienbeins, im Stehen (n. 4 St.) (*Franz*, a.a.O.). [RAL (73)]

Abends, im Bette, reißender Schmerz im rechten, äußern Fußknöchel und in den Muskeln an der Seite des Unterschenkels heran (*Ders.* a.a.O.). [RAL (74)]

Allgemeines und Haut

◊ Im Sitzen überfällt ihn jähling ein schmerzhaftes Ziehen an allen Punkten der ganzen Oberfläche des Körpers (n. 3 St.) (*Ders.* a.a.O.). [RAL (75)]

Die Hände zittern, wenn er schreibt (*Ders.* a.a.O.). [RAL (76)]

Starke, allgemeine Hitze beim Gehen (n. 3 St.) (*Wislicenus*, a.a.O.). [RAL (77)]

Die meisten Schmerzen kommen bei Ruhe des Körpers und vergehen durch Bewegung; nur wenige wurden durch Bewegung veranlaßt (*Franz*, a.a.O.). [RAL (78)]

Wässerige Geschwulst (nach äußerlicher Auflegung) (*A. v. Haller*, Arzneimittellehre, Leipz. 1806. S. 349.). [RAL (79)]

Schlaf, Träume und nächtliche Beschwerden

Schläfrigkeit, ohne Schlaf. [RAL 8]

Träume, die Nacht. [RAL 9]

Unruhiger Schlaf; beim Aufsetzen im Bette war's, als zögen sich die Beschwerden herab, und es ward ihr leichter. [RAL 10]

Er schreckt aus dem Schlafe auf, mit Angst und Kurzäthmigkeit bis zum Ersticken und mit Zittern. [RAL 11]

◊ Oefteres Aufwachen aus dem Schlafe, wie von Munterkeit (*Langhammer*, a.a.O.). [RAL (80)]
Lebhafte, unerinnerliche Träume (*Ders.* a.a.O.). [RAL (81)]
Geile Träume mit Samenergießung (*Ders.* a.a.O.). [RAL (82)]

■ Fieber, Frost, Schweiß und Puls

Schüttelfrost, vor Schlafengehen (n. 4 St.). [RAL 12]
Aufwallung des Blutes, Abends, eine halbe Stunde nach dem Niederlegen, mit einer Empfindung von Zittern. [RAL 13]
Empfindung unerträglich trockner Hitze am ganzen Körper. [RAL 14]
Während der Hitze, Scheu vor dem Aufdecken; es deuchtet ihm, er werde sich erkälten oder Bauchweh davon bekommen. [RAL 15]
Hitze am ganzen Körper, ohne Durst, bald nach dem Niederlegen (n. 2 St.). [RAL 16]
Beim Anfühlen spührt man merkliche Hitze, vorzüglich in der hohlen Hand und auf den Fußsohlen. [RAL 17]
Viele Stunden darauf, nachdem die trockne Hitze vorbei war, zuerst Schweiß im Gesichte. [RAL 18]
Starker Schweiß, ohne Durst, beim Wachen, von 7 Uhr Abends bis 1 Uhr die Nacht; die Tropfen standen ihm im Gesichte und er schwitzte auch über und über; nach dem Schlafe aber war er mehr heiß, als schwitzend, doch auch ohne Durst. [RAL 19]
◊ Der Puls wird langsamer und sinkt von 70 auf 60 Schläge (n. 1/2 St.) (*Groß*, a.a.O.). [RAL (83)]
Der Puls ward um 10 Schläge langsamer, aber voller (n. 6 St.) (*Franz*, a.a.O.). [RAL (84)]
Wiederholte Anfälle von gelindem Schauder (n. 1/2 St.) (*Groß*, a.a.O.). [RAL (85)]

Gelindes Frösteln, während das Gesicht schon mehr als gewöhnlich warm war (n. 1 St.) (*Ders.* a.a.O.). [RAL (86)]
Frostschauder über den ganzen Körper, mit fein stechendem Krabbeln bald hier, bald dort, mit besonders sehr kalten Händen und Füßen; zu den Füßen gehen die Schauder vorzüglich an den Knieen herab (n. 1/4 St.) (*Wislicenus*, a.a.O.). [RAL (87)]
Frostkälte überläuft den ganzen Körper, vorzüglich die Hände und Füße, die sich kalt anfühlen, so warm er auch letztere eingehüllt hatte (n. 1/2 St.) (*Hartmann*, a.a.O.). [RAL (88)]
Die Hände sind kalt (n. 1 St.) (*Groß*. a.a.O.). [RAL (89)]
An den ganz kalten Fingern, Kriebeln (n. 1/2 St.) (*Wislicenus*, a.a.O.). [RAL (90)]
Eiskalte Füsse, bei übrigens gehörig warmem Körper (n. 3/4 St.) (*Hartmann*, a.a.O.). [RAL (91)]
Brennendes Hitzgefühl im Gesichte, bei mäßig warmem Körper und eiskalten Füßen, ohne Durst (n. 1 St.) (*Ders.* a.a.O.). [RAL (92)]
Puls schneller, einige Schläge über 70 (n. 2 St.) (*Groß*, a.a.O.). [RAL (93)]
Gefühl von Wärme am Kopfe und Halse; auch beim Anfühlen ist das Gesicht und der übrige Körper wärmer, als gewöhnlich, doch ohne Durst (*Ders.* a.a.O.). [RAL (94)]
Nachmittags, öfteres Hitzüberlaufen, mit großer Hitze im Gesichte und erst eine halbe Stunde nach dieser Hitze bricht der Schweiß im Gesichte aus (n. 10 St.) (*Franz*, a.a.O.). [RAL (95)]
Ein ziemlich beträchtlicher Schweiß, nach Mitternacht, doch nicht am Kopfe (*Groß*, a.a.O.). [RAL (96)]
Beim Erwachen aus dem Schlafe findet er sich im Schweiß über und über – zwei Nächte (*Langhammer*, a.a.O.). [RAL (97)]

Sarsaparilla officinalis

Sarsaparilla, Sassaparilla [CK V (1839), S. 143–168]

Die lange, dünne Wurzel des Smilax Sassaparilla ward, als die Syphilis durch unmässige Gaben Quecksilber (schon vor 300 Jahren) von den Aerzten gegen die davon entstandenen grossen Zerrüttungen der Gesundheit vom gemeinen Manne in Süd-Amerika zufällig hülfreich befunden, was seitdem in Europa nachgeahmt ward in ähnlichen Fällen, wo sie aber von den Aerzten immer in Abkochung dem Kranken verordnet wird. Man hatte daher viel davon nöthig, um eine wirksame Arznei davon zu bekommen, oft eine Unze davon und noch mehr für jeden Tag von dieser theuern Wurzel, ein Aufwand den nur reiche Kranke bestreiten konnten, zumal wenn die Cur Jahre lang, wie oft, fortgesetzt werden sollte. Man hatte, wie man sieht, selbst im Verlaufe einiger Jahrhunderte nicht wahrgenommen, dass die an sich höchst kräftige Wurzel durch Kochen fast alle ihre wirksamen Theile verliert! Es war also nicht viel für den Kranken verloren, wenn der Apotheker statt der so theuern Sassaparille die fast nichts kostende, ähnlich dünne, lange, unkräftige Sand-Riedgraswurzel (carex arenaria) darunter mischte oder ihr gänzlich unterschob und so ungeheuern Gewinn zog. Lange Zeit hindurch hielten selbst die Aerzte dafür, dass man die Wurzel der carex arenaria füglich statt der Sassaparilla anwenden könne, weil es auch eine lange, dünne Wurzel und so vermuthlich von ähnlichen Kräften sey – ein eigenmächtiges, grundloses Verfahren der Fabrikanten der gewöhnlichen Materia medica, welche auch die Rinde von Salix und Aesculus hippocastanum für die Chinarinde an Arzneikräften gleich dekretirten.

Die Wahrheit aber ist, dass die wahre Sassaparille, vorzüglich die Braune, welche auf Hayti (San Domingo) wächst, eine in sehr kleiner Gabe höchst kräftige Arznei-Substanz ist, die aber auf andere Art als in Dekokt dem Kranken gegeben werden muss, wo sie, wie gesagt, fast alle Kraft verliert.

Die Homöopathie bedient sich nicht nur der ächtesten Arzneien, (sie bedarf nur sehr wenig von jeder) und zwar in der kräftigsten Form.

Die mit Weingeist ausgezogenen Tinkturen aller trocknen Arznei-Substanzen enthalten, wie die Erfahrung seit mehreren Jahren mich überzeugt hat, nicht alle, nicht die ganzen Arzneikräfte derselben.

Von einem kleinen Stücke guter, nicht verlegener Sassaparill-Wurzel schabt man daher Einen Gran der Rinde derselben ab und reibt denselben zu homöopathischem Behufe mit 99 Gran Milchzucker zur hundertfachen und dann so weiter zur millionfachen Pulver-Verdünnung, wovon dann ein Gran in Auflösung weiter potenzirt wird, wie die Vorschrift zu Ende des ersten Theils dieses Buchs lehrt.

In Fällen, wo die Sassaparille homöopathisch angezeigt war, nahm sie auch folgende, etwa zugleich gegenwärtige Beschwerden mit hinweg:

Uebelkeiten; Blut mit dem Stuhle; Kalte Füsse vor Schlafengehen; Stirn-Schweiss, Abends im Bette; langjähriger Stockschnupfen; Abgeschlagenheit der Hände und Füsse.

Riechen an Campher ist Antidot; Essig scheint die Beschwerden Anfangs zu erhöhen.

Die Namensverkürzungen sind: (*Br.*) *Brunner;* (*Htm.*) *Hartmann;* (*Hrm.*) (*Herrmann*); (*Ng.*) der Ungenannte; (*Tth.*) *Teuthorn;* (*Sr.*) Dr. *Schréter.*

Sassaparille [RAL IV (1825), S. 223–236]

(Die geistige Tinctur der gepülverten Wurzel von Smilax Sarsaparilla.)

Weil diese Wurzel einige Aehnlichkeit im äußern Ansehen mit der Sandriedgraswurzel (rad. Caricis arenariae) **hat**, so befahlen die Arzneimittellehrer, letztere, statt der Sassaparille, in Krankheiten zu brauchen, da, nach ihrem Wahne, die Sassaparille von der Sandriedgraswurzel wo nicht übertroffen werde, doch ihr ganz gleich komme, daher die Sandriedgraswurzel als einheimisch der ausländischen Sassaparille **patriotisch** vorzuziehen sey. Dieß ist ein Pröbchen von dem allgewöhnlichen willkürlichen Verfahren der lieben Arzneimittellehrer, und erklärt, auf welchem ehrlichen und vernünftigen Wege die Arzneien in den Arzneimittellehren zu den Lobsprüchen ihrer angeblichen Tugenden gekommen sind; **durch eigenmächtige Decrete der Schreiber der Materia medica!** Sie schlossen: weil Carex arenaria einheimisch und stärkern Geschmacks sey (der aber himmelweit von dem der Sassaparille abweicht), so müsse sie vorgezogen werden, denn sie habe dieselben Kräfte, wie man an ihrer, ebenfalls dünnen, langen Gestalt sehe. Also die Figur der Wurzeln beweist Gleichheit ihrer Kräfte? Ein vortrefflicher, der gemeinen Materia medica würdiger Schluß! Und welche reine, eigenthümliche Wirkungsart besitzt denn nun die eine und die andre, daß man endlich doch wüßte, gegen welche Krankheitsumstände man mit Gewißheit eines glücklichen Erfolgs die eine oder die andre anwenden könne? Davon erfährt man keine Sylbe.

Hier mache ich einen kleinen Anfang damit, die eigenthümliche Wirksamkeit der Wurzel der Sassaparille in einigen von ihr beobachteten Symptomen vorzulegen, woraus man zum Theil sehen wird, welchen guten homöopathischen Gebrauch man von ihr zu machen habe, und daß die ihr Schuld gegebne Unwirksamkeit Unwahrheit sey. Im Kochen scheint sie den größten Theil ihrer Arzneikräfte zu verlieren. Sie scheint über zwei Wochen lang in einer einzigen, nicht zu kleinen, Gabe zu wirken. Zu einer homöopathischen Gabe ist die unverdünnte Tinctur, selbst nur zu Einem Tropfen gegeben, noch viel zu stark.

Sassaparilla [CK], *Sassaparille* [RAL]

- **Gemüt**

Niedergeschlagen. [CK 1]
Weinerlich und sehr verstimmt, Vormittags. [CK 2]
Die Seele wird von den Schmerzen ungemein angegriffen; der Geist ist unterdrückt, das Gemüth trübe; er fühlt sich unglücklich und stöhnt unwillkürlich. [CK 3]
Traurig und niedergeschlagen, in sich vertieft (*Ng.*). [CK 4]
Grosse Aengstlichkeit, erst im Kopfe, dann im ganzen Körper, mit Zittern, am meisten in den Füssen (*Ng.*). [CK 5]
Unthätig, lass, arbeitsscheu, ungeschickt. [CK 6]
Unaufgelegt zur Arbeit, mürrisch und heiss im Gesichte (sogleich). [CK 7]
Mürrisch ohne Arbeits-Unlust (*Tth.*). [CK 8] Mürrisches Wesen und doch zu Arbeiten aufgelegt. [RAL (109)]
Mürrisch, doch Neigung zur Arbeit (*Htm.*). [CK 9] Mürrisch und doch aufgelegt zu arbeiten. [RAL (110)]
Stille Verdriesslichkeit (*Hrm.*). [CK 10; RAL (108)]
Sehr misslaunig, früh, mit Schwere des Kopfes (*Ng.*). [CK 11]
Sehr üble Laune, den ganzen Tag (*Ng.*). [CK 12]
Es ist ihr Alles zuwider, sie hat an Nichts Freude, nur Vormittags (*Ng.*). [CK 13]
Aeusserst verdriesslich, es ärgert ihn die Fliege an der Wand. [CK 14; RAL 34]
Sehr ärgerlich und kann das Aergerliche nicht vergessen. [CK 15]
Jedes Wort kann ihn beleidigen (*Htm.*). [CK 16; RAL (111)]
Sehr veränderliche Laune, alle 2 oder 3 Tage (*Ng.*). [CK 17]
Heitrer und muntrer, als gewöhnlich (d. 1. 2. T.). [CK 18]
Sehr aufgelegt, lustig und scherzend, den ganzen Tag (*Ng.*). [CK 19]
Aufgelegt zum Arbeiten, Nachmittags (*Sr.*). [CK 20]
Heiterer und munterer, als sonst (d. 1. 2. T.) (*Sr.*). [CK 21]

- **Schwindel, Verstand und Gedächtnis**

Zerstreutheit. [CK 22] Zerstreutes Gemüth. [RAL 33]
Unfähigkeit zu geistigen Arbeiten (sogleich). [CK 23]
Düsterheit im Kopfe, mit Blähungs-Beschwerden. [CK 24]
Dummlichkeit und Schwere im Kopfe, zuweilen, als wenn die Schläfen zusammengedrückt würden (*Ng.*). [CK 25]
Schwere in der linken Schläfe (*Sr.*). [CK 26]
Kopf etwas schwer an der linken Schläfe bis Mittag (*Sr.*). [CK 27]
Schwere im Kopfe, mit Spannen in der rechten Hals-Seite, besonders bei Bewegung des Kopfes (*Ng.*). [CK 28]
Eingenommenheit des Kopfes bei längerem Sitzen, mit Nebel vor den Augen, Abgeschlagenheit der Glieder, Nasen-Verstopfung und düsterem Gemüthe (*Sr.*). [CK 29]
Die Eingenommenheit des Kopfes verlor sich stets gegen Abend (*Sr.*). [CK 30]
Dumm und eingenommen im Kopfe, den ganzen Vormittag, Nachmittags verdriesslich und unaufgelegt. [CK 31] Kopf wie eingenommen und dumm, den ganzen Vormittag; Nachmittags verdrießlich und unaufgelegt. [RAL 1]
Schwäche im Kopfe, wie nach einem Fieber, mit Betäubung. [CK 32]
Schwindel; am Fenster stehend fiel er plötzlich bewusstlos hinterrücks zu Boden; der Hals dabei geschwollen, saures Aufstossen vorher und nachher, die Brust darauf wie gepresst, und die Nacht dann starker Schweiss. [CK 33]
Schwindel öfters, den ganzen Vormittag (*Ng.*). [CK 34]
Schwindel, und Torkeln, wie betrunken (*Ng.*). [CK 35]
Schwindel mit Uebelkeit, früh, bei langem Sehen auf einen Gegenstand (*Ng.*). [CK 36]
Schwindel beim Sitzen und Gehen; der Kopf will vorwärts sinken (*Hrm.*). [CK 37; RAL (1)]

- **Kopf**

Kopfweh, wie Drücken von einer grossen Last im Kopfe, der vorsinken will (*Hrm.*). [CK 38] Ein drückender Kopfschmerz, wie eine große Last im Kopfe; er will nach vorne sinken. [RAL (2)]
Drücken in der linken Stirn-Seite (*Htm.*). [CK 39]
Drückender Schmerz in der linken Seite der Stirne. [RAL (3)]
Drücken in der Stirn und dem Hinterhaupte (*Htm.*). [CK 40] Ein in der Stirne und dem Hinterhaupte drückender Schmerz (n. ½ St.). [RAL (4)]
Drücken auf der linken Kopf-Seite vorzüglich in der Schläfe, in Ruhe und Bewegung (*Htm.*). [CK 41] Drückender Schmerz auf der linken Seite des

Kopfs, vorzüglich in der Schläfe, in Ruhe und Bewegung. [RAL (5)]

Drückender Schmerz, mehr im Oberkopfe, langsam steigend und langsam nachlassend (*Htm.*). [CK 42] Langsam steigend und langsam nachlassend drückender Kopfschmerz, mehr im obern Theile des Gehirns. [RAL (7)]

Drückend pressender Schmerz in der Stirn (*Htm.*). [CK 43; RAL (8)]

Drücken und Jücken tief in der rechten Kopf-Hälfte, früh (*Ng.*). [CK 44]

Drücken und Schwere-Gefühl um die ganze Stirn, Vormittags und nach dem Mittag-Essen (*Ng.*). [CK 45]

Drücken mit öfteren Stichen in der linken Kopf-Seite, früh (*Ng.*). [CK 46]

Druck im rechten Stirnhügel, mit feinen Stichen, langsam sich erhebend (*Htm.*). [CK 47] Langsam sich erhebender Druck im rechten Stirnhügel, mit feinen Stichen begleitet. [RAL (6)]

Starkes Drücken in der rechten Schläfe, mit ziehenden Stichen vom Hinterhaupte nach der Stirn zu (*Htm.*). [CK 48; RAL (9)]

Heftiges Drücken und Stechen am Wirbel, rechts (*Hrm.*). [CK 49] Heftig drückender, stechender Schmerz am Wirbel des Kopfs, rechts (n. 3 St.). [RAL (13)]

Heftiges Drücken und darauf Stechen im linken Stirnhügel (*Htm.*). [CK 50; RAL (14)]

Drückend stechender Schmerz am Schläfebeine, durch Berührung vermehrt (*Hrm.*). [CK 51] **Stechend drückender Schmerz am Schläfenbeine, der sich bei Berührung vermehrt.** [RAL (15)]

Dumpfer Kopfschmerz, wie gebunden oder eingeschraubt (*Ng.*). [CK 52]

Wie zusammengeschraubt in beiden Kopf-Seiten, nach dem Frühstücke (*Ng.*). [CK 53]

Krampfhafter einseitiger Kopfschmerz, der mit Flimmern und schwarz Werden vor den Augen beginnt; dabei ist er wie ohne Besinnung, muss liegen und kann nicht sprechen, da jedes Wort im Kopfe dröhnt. [CK 54]

Reissen in der ganzen Stirn-Gegend, zuweilen auch tief im Gehirn, nur beim Gehen und Reden (*Ng.*). [CK 55]

Ein druckartiges Reissen in der ganzen linken Kopf-Seite (*Htm.*). [CK 56; RAL (17): mit Hervorhebung]

Stechendes Reissen im linken Scheitel (*Hrm.*). [CK 57] Stechend reißender Kopfschmerz im linken Scheitel. [RAL (16)]

Stechendes Reissen am Seitenbeine (*Hrm.*). [CK 58] Stechendes Reißen am linken Scheitelbeine, ungeändert von Berühren. [RAL (18)]

Stechender Schmerz im linken Hinterhaupte (*Htm.*). [CK 59; RAL (11)]

Stechen von der rechten Schläfe bis in die untern Zähne (*Ng.*). [CK 60]

Dumpfes Stechen in der linken Kopf-Seite, bis zum Nacken. [CK 61]

Heftiges Stechen in der Stirn, im Freien vergehend (*Ng.*). [CK 62]

Lebhafte, feine Stiche in der Mitte der Stirn (*Htm.*). [CK 63; RAL (10)]

Durchdringendes Stechen im linken Stirnhügel, Abends (*Ng.*). [CK 64]

Ein durchdringender, erschreckender Stich in der rechten Schläfe (*Ng.*). [CK 65]

Stechen, bald im Kopfe, bald in einem Ohre (*Ng.*). [CK 66]

Heftige, drückend reissende Stiche in der rechten Kopf-Seite, so arg, dass ihn schaudert (*Htm.*). [CK 67] Heftige, druckartige, reißende Stiche in der rechten Seite des Kopfs, die ihrer Heftigkeit wegen Schauder verursachten (n. 7 St.). [RAL (12)]

Pochender Kopfschmerz, Abends; Nachts ärger mit starker Uebelkeit und saurem Erbrechen. [CK 68]

Klopfen in der rechten Stirn-Gegend, beim Gehen im Freien (*Ng.*). [CK 69]

Klopfen im Kopfe, bis gegen Mittag (*Ng.*). [CK 70]

Arges Klopfen in der rechten Kopf-Seite, tief im Gehirn (*Ng.*). [CK 71]

Sumsen im Kopfe, gegen Mittag (*Ng.*). [CK 72]

Wuwwern und Wallen im Kopfe (*Ng.*). [CK 73]

Sehr warm im Kopfe, beim Mittag-Essen, mit Schweiss an der Stirn (*Ng.*). [CK 74]

Aeussere Kopfschmerzen, wie Drucke und Schnitte. [CK 75]

Drückendes Reissen am Kopfe, hie und da, durch Bewegung und Gehen erhöht (*Hrm.*). [CK 76] Drückendes Reißen an mehren Orten des Kopfs, äußerlich bei Bewegung und im Gehen heftiger. [RAL (19)]

Drückendes Ziehen am rechten Schläfebeine und Ohrknorpel (*Hrm.*). [CK 77] Drückendes Ziehen am rechten Schläfebeine und Ohrknorpel zugleich. [RAL (22)]

Stechendes Ziehen vom rechten Warzenfortsatze bis zum linken Stirnhügel (*Hrm.*). [CK 78] Stechendes Ziehen an dem rechten Warzenfortsatze bis zum linken Stirnhügel (n. 2 St.). [RAL (20)]

Stechendes Ziehen am rechten Seiten- und Schläfebeine (*Hrm.*). [CK 79] **Stechendes Ziehen am rechten Scheitelbeine und Schläfebeine** (n. ½ St.). [RAL (21)]

Dumpfes Stechen am linken Stirnhügel (*Hrm.*). [CK 80] **Dumpf stechender Schmerz am linken Stirnhügel.** [RAL (23)]

Pulsirendes Stechen an der Stirne. [CK 81]

Brennende, stumpfe Stiche am linken Schläfebeine (*Hrm.*). [CK 82] Am linken Schläfebeine, brennende, stumpfe Stiche. [RAL (24)]

Zupfen an der rechten Hinterhaupt-Seite (*Ng.*). [CK 83]

Die Schmerzen am Kopfe sind bei Berührung und im Gehen ärger (*Hrm.*). [CK 84] Die Schmerzen am Kopfe sind bei Berührung und im Gehen schmerzhafter. [RAL (25)]

Ausfallen der Haare, bei grosser Empfindlichkeit der Kopfhaut beim Kämmen (*Ng.*). [CK 85]

Jücken hinten auf dem Haarkopfe. [CK 86]

■ Augen

Augenschmerz, wenn er Etwas beim Tages-Lichte ansieht. [CK 87] Augenübel: früh greifen alle Gegenstände die Augen an; alles, was er beim Tageslichte ansieht, schmerzt ihn in den Augen; die Augenlider sind trocken und wie entzündet; Abends bei Lichte drückt's ihn beim Lesen im Augapfel und das weiße Papier hat einen rothen Schein. [RAL 2]

Früh greifen alle Gegenstände die Augen an. [CK 88] Augenübel: früh greifen alle Gegenstände die Augen an; alles, was er beim Tageslichte ansieht, schmerzt ihn in den Augen; die Augenlider sind trocken und wie entzündet; Abends bei Lichte drückt's ihn beim Lesen im Augapfel und das weiße Papier hat einen rothen Schein. [RAL 2]

Drücken im Augapfel, Abends, unterm Lesen bei Lichte, und rother Schein des Papieres. [CK 89] Augenübel: früh greifen alle Gegenstände die Augen an; alles, was er beim Tageslichte ansieht, schmerzt ihn in den Augen; die Augenlider sind trocken und wie entzündet; Abends bei Lichte drückt's ihn beim Lesen im Augapfel und das weiße Papier hat einen rothen Schein. [RAL 2]

Drücken im linken Auge, wie von einem Sandkorne (*Ng.*). [CK 90]

Drücken im linken, dann auch im rechten Auge, mit Trübsichtigkeit (*Ng.*). [CK 91]

Stechen öfters in beiden Augen, als wenn Staub oder Sand darin wäre; im Freien scheint es besser zu seyn (*Ng.*). [CK 92]

Stechen im Auge, beim Schliessen der Lider, und arger Schmerz beim Drücken auf die geschlossenen Augen; dabei ein breiter rother Streif von der Hornhaut gegen den äussern Augenwinkel; die innern Winkel sind blau angelaufen und der rechte ist etwas geschwollen (*Ng.*). [CK 93]

Brennen in den Augenlidern fortwährend, zuweilen mit drückendem Schmerze darin wechselnd. [CK 94; RAL 3]

Heftiges Brennen und Zugeklebtheit der Augen, früh beim Erwachen (*Ng.*). [CK 95]

Entzündete, trockne Augenlider. [CK 96] Augenübel: früh greifen alle Gegenstände die Augen an; alles, was er beim Tageslichte ansieht, schmerzt ihn in den Augen; die Augenlider sind trocken und wie entzündet; Abends bei Lichte drückt's ihn beim Lesen im Augapfel und das weiße Papier hat einen rothen Schein. [RAL 2]

Thränen der Augen, einen Tag um den andern (*Ng.*). [CK 97]

Thränen der Augen am Tage; früh sind sie verklebt (d. 4. T.) (*Ng.*). [CK 98]

Fippern im rechten obern Augenlide. [CK 99]

Pupillen erweitert (n. 2 St.) (*Tth.*). [CK 100] Erweiterung der Pupillen (n. 2 St.) [RAL (27)]

Trübsichtigkeit, wie im Nebel (d. 1. T.) (*Ng.*). [CK 101]

Nebel vor den Augen, das Lesen wird ihm schwer (*Hrm.*). [CK 102] Wie Nebel vor den Augen; das Lesen wird ihm erschwert (n. 12 St.). [RAL (26)]

Steter Nebel vor den Augen (d. 2. T.) (*Ng.*). [CK 103]

Grosse Trübheit des linken Auges, als wenn ein Flor darüber wäre (*Ng.*). [CK 104]

■ Ohren

Im Ohre heftiges Drücken und Zusammenpressen, bis in die Schläfe, wo es presst (*Htm.*). [CK 105]

Heftiges Drücken und Zusammenpressen im linken Ohre, welches in die Schläfe überzugehen schien und hier ein Pressen verursacht (n. 2 St.). [RAL (29)]

Zusammenziehende Empfindung im rechten Ohre (*Htm.*). [CK 106; RAL (30)]

Schmerzhaftes Zusammenziehen am äussern rechten Ohre (*Htm.*). [CK 107; RAL (32)]

Reissen im rechten Ohre, früh (d. 4. T.) (*Ng.*). [CK 108]

Ein drückendes Reissen im rechten Ohr-Knorpel und äusserm Gehörgange (*Hrm.*). [CK 109] Drückend reißender Schmerz in dem rechten Ohrknorpel und äußern Gehörgange. [RAL (31)]

Geschwürschmerz tief im linken Ohre und um den vordern Theil desselben (*Ng.*). [CK 110]

Heftiges stumpfes Stechen, tief im rechten Ohre (*Ng.*). [CK 111]

Stumpfes Stechen an der Wurzel des rechten Warzenfortsatzes, bei Berührung vergehend (*Hrm.*). [CK 112] Stumpf stechender Schmerz an der Wurzel des rechten Warzenfortsatzes, welcher bei Berührung verging. [RAL (33)]

Heftiges Jücken im linken äussern Gehörgange, früh, durch Kratzen nicht zu tilgen (*Ng.*). [CK 113]

Ziehen und sichtbares Zupfen in den Ohrläppchen (*Ng.*). [CK 114]

Ein Schorf am Ohrläppchen, erst brennend schmerzend, dann jückend. [CK 115] (Ein Schorf am Ohrläppchen, welcher erst brennend schmerzte und zuletzt jückte) (n. 19 Tagen.). [RAL 5]

Reissen hinter dem linken Ohre hinauf, öfters, Nachmittags (*Ng.*). [CK 116]

Stechen unter und vor dem linken Ohre, früh (d. 6. T.) (*Ng.*). [CK 117]

Klingen im linken Ohre (*Htm.*). [CK 118; RAL (28)]

Lauten im linken Ohre, längere Zeit (d. 6. T.) (*Ng.*). [CK 119]

Entzündung und Geschwulst einer Drüse unter dem rechten Ohre, die dann in Eiterung übergeht (*Ng.*). [CK 120]

■ Nase

In der Nasenspitze, Nadelstiche. [CK 121]

Jückender Ausschlag unter der Nase, wie von scharfem Ausflusse. [CK 122]

Jücken an der linken Seite der Nase und um die Augen. [CK 123]

Jückender Ausschlag unter der Nase. [CK 124]

Ausschlag im linken Nasenloche, böse Nase. [CK 125]

Bluten der Nase, mit Gefühl, als wenn darin kleine Bläschen zersprängen (*Ng.*). [CK 126]

Bluten aus dem rechten Nasenloche. [CK 127]

Bluten der Nase (*Brunner*, in *Rahn's* Magazin I.). [CK 128] (Nasenbluten). [RAL (38)]

■ Gesicht

Gesichts-Hitze, kurz dauernd, mit Stirn-Schweiss und mit Hitze auf der Brust und auf dem Rücken, verbunden mit Nadelstichen von innen nach aussen, am meisten und stärksten am Halse (*Hrm.*). [CK 129] Eine bald vorübergehende Hitze im Gesichte mit Stirnschweiß, mit Hitze auf der Brust und auf dem Rücken, verbunden mit Nadelstichen von innen nach außen, am häufigsten und heftigsten am Halse. [RAL (36)]

Ziehend stechendes Reissen in den Kau-Muskeln rechter Seite, welche sich krampfhaft zusammengezogen zu haben schienen (*Htm.*). [CK 130] Ziehend (stechend) reißender Schmerz in den Kaumuskeln rechter Seite, welche sich krampfhaft zusammengezogen zu haben schienen (n. 4 1/2 St.). [RAL (34)]

Steifheit und Spannen in den Kau-Muskeln und Kiefer-Gelenken, bei Bewegung der Theile (*Ng.*). [CK 131]

Schmerz im Gesichte, wie blaugestossen an beiden untern Augenhöhl-Rändern, früh, nach dem Erwachen, doch nur beim Aufdrücken (*Ng.*). [CK 132]

Feinstechendes Jücken im Gesichte und auf dem Haarkopfe, so wie um den Hals und die Schultern, mit grossem Wärme-Gefühl an diesen Theilen, nach Kratzen sogleich an einem andern Orte beginnend (*Htm.*). [CK 133] Ein feinstechendes Jücken um den Hals, die Schultern, im Gesichte und auf dem Haarkopfe, mit Empfindung großer Wärme an diesen Theilen; durch Kratzen beruhigte es sich an der einen Stelle, fing aber sogleich an einem andern Orte wieder an (n. 2 1/2 St.). [RAL (35)]

Blassrothe, wenig erhabene, rauhe Flecke auf der Stirn, Linsen gross, ohne Jücken (*Sr.*). [CK 134]

Jückendes Blüthchen am Backen, das sich, weit umher entzündete, mit argem Brennen, einen dicken, grossen Schorf ansetzte und an der freien Luft reissend schmerzte (n. 19 T.). [CK 135] (Ein jückendes Blüthchen am Backen, was sich weit umher entzündete, mit argem Brennen; es setzte einen dicken, großen Schorf an, und schmerzte reißend an der freien Luft) (n. 19 Tagen.). [RAL 4]

Pusteln im Gesichte, ohne Empfindung (*Hrm.*). [CK 136; RAL (37)]

Pustel in der Mitte der Stirn (*Ng.*). [CK 137]

Jückende Blüthen am Kinne (*Ng.*). [CK 138]

Ein jückendes Bläschen unter dem Kinne (*Ng.*). [CK 139]

Ausschlags-Blüthchen an den Seiten des Kinnes, mit Jücken, bald Eiter in der Spitze fassend. [CK 140]

Helle Blase rechts an der Unterlippe (*Ng.*). [CK 141]

Flechte auf der Oberlippe, mit Schmerzen wie von vielen Stecknadeln. [CK 142]

Blätterchen an der Oberlippe (*Brunner*). [RAL (39)]

Die Kinnladen schmerzen, als würden sie zerbrochen. [CK 143]

Drückend stechender Schmerz am untern und innern Rande des rechten Unterkiefers, doch nur beim Befühlen und zurück Biegen des Kopfes (*Hrm.*). [CK 144; RAL (40): mit Hervorhebung]

■ **Mund und innerer Hals**

Zahnschmerz, zwei Abende nach einander (*Ng.*). [CK 145]

Die Backzähne beider Seiten fangen an zu schmerzen (*Ng.*). [CK 146]

Die rechten obern Zähne sind beim darauf Beissen sehr empfindlich (*Ng.*). [CK 147]

Zahnschmerz auf der rechten Seite, mit Kriebeln in den Wurzeln der Zähne; nach Stochern bis Blut kommt, hört der eine Zeit lang heftig gewesene Schmerz auf; Abends (*Ng.*). [CK 148]

Ziehendes Zahnweh in der rechten untern Reihe, mit Schwere des Kopfes, besonders auf der rechten Seite, von früh bis Abend (*Ng.*). [CK 149]

Reissen in den Zähnen von kaltem Luftzuge oder kaltem Getränke (*Sr.*). [CK 150]

Stechen in einem schon länger schmerzhaften Zahne (*Ng.*). [CK 151]

Das Zahnfleisch der rechten untern Reihe schmerzt beim Tabakrauchen (*Ng.*). [CK 152]

Reissen im Zahnfleische der rechten untern Reihe, Abends (*Ng.*). [CK 153]

Stechendes Reissen im Zahnfleische und der Wurzel des letzten rechten Backzahnes unterer Reihe (*Hrm.*). [CK 154] Stechend reißender Schmerz im Zahnfleische und der Wurzel des letzten rechten Backzahns im Unterkiefer. [RAL (44)]

Geschwulst und Wundheits-Schmerz des Zahnfleisches der innern Seite des Unterkiefers. [CK 155]

Zunge rauh, mehrere Morgen beim Erwachen, nach dem Essen vergehend (*Ng.*). [CK 156]

Stiche in der Zunge. [CK 157]

Weisslich belegte Zunge, früh, bei richtigem Geschmacke (*Ng.*). [CK 158]

Schwämmchen auf der Zunge und am Gaumen (*Sr.*). [CK 159]

Schleimiger Mund, früh (*Ng.*). [CK 160]

Steter Speichel-Zulauf im Munde (*Ng.*). [CK 161]

Trockenheit im Munde, ohne Durst (*Ng.*). [CK 162]

Trockenheit im Munde und Halse, früh, im Bette (*Ng.*). [CK 163]

Zäher Schleim im Halse, früh, durch Räuspern nicht zu lösen, mehrere Tage (*Ng.*). [CK 164]

Stetes Schleim-Rachsen, früh; der Schleim erzeugt sich immer wieder (*Ng.*). [CK 165]

Drückend ziehender Schmerz im weichen Gaumen (*Hrm.*). [CK 166; RAL (45)]

Trockenheit im Halse und Stechen beim Schlingen, früh (*Ng.*). [CK 167]

Schmerz in der rechten Hals-Seite, mit Stechen beim Schlingen, wie von einer Gersten-Gramme, in der Seite hinauf bis zum Ohre heraus, erst Nachmittags, nach dem Niederlegen vergehend (*Ng.*). [CK 168]

Krampfhaftes Drängen im Halse, Nachts (*Ng.*). [CK 169]

Zusammenschnürendes Gefühl im Halse und der Brust mit erschwertem Athem, öfters des Tages (*Ng.*). [CK 170]

Krampfhafte Zusammengezogenheit des Halses; er muss die Bekleidung lösen, um Athem zu bekommen, was aber nicht helfen will (*Ng.*). [CK 171]

Rauh und trocken im Halse, früh, nach dem Erwachen (*Ng.*). [CK 172]

Rauhigkeit im Halse, öfters wiederkehrend (*Ng.*). [CK 173]

Rauhigkeit im Halse, einen Tag um den andern (*Ng.*). [CK 174]

Geschmack im Munde stets süss, mehrere Tage (*Ng.*). [CK 175]

Süsser Mund-Geschmack, beim Tabakrauchen (*Ng.*). [CK 176]

Bittrer Mund-Geschmack, früh, nach dem Aufstehen (*Ng.*). [CK 177]

Bittrer Geschmack auf der Unterlippe, früh (d. 8. T.) (*Ng.*). [CK 178]

Bittrer Geschmack des Brodes (*Tth.*). [CK 179; RAL (46)]

Uebler, kräuterartiger Geschmack im Munde. [CK 180; RAL 6]

Metallischer Geschmack, 2 Tage lang (*Sr.*). [CK 181]

Fader, süsslicher Geschmack (*Sr.*). [CK 182]

Garstiger, ganz saurer und schleimiger Geschmack im Halse, früh, wie Sauerteig. [CK 183] Früh, im Halse, ein garstiger, ganz saurer und schleimiger Geschmack, wie Sauerteig. [RAL 7]

■ **Magen**

Kein Appetit und kein Hunger, das Essen hatte zu wenig Geschmack, und nach demselben war es ihm, als hätte er Nichts gegessen, wie wenn der Magen gefühllos wäre. [CK 184] Kein Appetit und kein Hunger, das Essen hatte zu wenig Geschmack, und wenn er gegessen hatte, so war's ihm im Magen, als hätte er nichts gegessen, gleich als wäre der Magen gefühllos. [RAL 9]

Kein Appetit zum Frühstücke (d. 6. T.) (*Ng.*). [CK 185]

Kein Hunger und kein Appetit, Mittags; er ass nur wenig (d. 2. T.) (*Ng.*). [CK 186]

Stärkerer Appetit, als gewöhnlich, mehrere Tage (*Ng.*). [CK 187]

Kein Appetit zu Rauchtabak, dessen Geschmack ihm ganz verändert schien (*Ng.*). [CK 188]

Durstlosigkeit beim Essen, gegen Gewohnheit (d. 1.-4. T.) (*Ng.*). [CK 189]

Gänzliche Durstlosigkeit die ganze Zeit (*Ng.*). [CK 190]

Durst, öfters des Tages (*Ng.*). [CK 191]

Durst, schon früh, mit allgemeiner Wärme (d. 3. T.) (*Ng.*). [CK 192]

Durst nach Wasser, Nachmittags, nach vormittägigem Froste (*Ng.*). [CK 193]

Stetes unvollkommenes Aufstossen (*Htm.*). [CK 194] Ein immerwährendes, unvollkommenes (nicht bis zum Munde herauskommendes) Aufstoßen (sogleich). [RAL (47)]

Vergebliche Neigung zum Aufstossen; mit krampfhaftem Winden im Magen, gleich nach dem Mittag-Essen (*Ng.*). [CK 195]

Schluchzendes Aufstossen, bald nach dem Einnehmen (*Ng.*). [CK 196]

Oefteres leeres Aufstossen, Vormittags und Abends (*Ng.*). [CK 197]

Aufstossen mit Geschmack des Genossenen, nach dem Mittag-Essen (*Ng.*). [CK 198]

Erst bittersaures, dann leeres Aufstossen (*Ng.*). [CK 199]

Bittres Aufstossen, früh, nach dem Aufstehen, mit bittrem Mund-Geschmacke (*Ng.*). [CK 200]

Bittres Aufstossen beim Mittag-Essen (*Ng.*). [CK 201]

Bittres Aufstossen nach Trinken und Suppe-Essen (*Ng.*). [CK 202]

Anhaltendes saures Aufstossen. [CK 203]

Schlucksen, Abends, lang anhaltend (*Ng.*). [CK 204]

Schlucksen nach dem Mittag-Essen (*Ng.*). [CK 205]

Bittersaures Aufschwulken, Abends (*Ng.*). [CK 206]

Bittres Aufschwulken, vor und nach dem Mittag-Essen (*Ng.*). [CK 207]

Saures Aufschwulken, Nachmittags (*Ng.*). [CK 208]

Uebel und brecherlich; es hebt immerwährend (*Ng.*). [CK 209]

Grosse Uebelkeit mit stetem vergeblichen Brech-Reize (*Ng.*). [CK 210]

Stete Uebelkeit, ohne Brecherlichkeit (*Ng.*). [CK 211]

Ekel beim Denken an die genossenen Speisen. [CK 212] Er hatte Ekel, wenn er an die Speisen dachte, die er gegessen hatte. [RAL 10]

Uebelkeit im Halse, von Aufsteigen eines übeln Dunstes in den Mund, bei Eingenommenheit des Kopfes. [CK 213] Es kommt ihm ein übler Dunst von unten herauf in den Mund, der ihm Uebelkeit im Halse erregt, bei Eingenommenheit des Kopfs. [RAL 11]

Starke Uebelkeit, früh, bis zum Erbrechen, bei verstärktem, kräuterartigem Geschmacke im Munde. [CK 214] Früh, starke Uebelkeit, bis zum Uebergeben, bei verstärktem, üblem, kräuterartigem Geschmacke im Munde. [RAL 12]

Uebelkeit und Mattigkeit nach dem Mittag-Essen. [CK 215] Nach dem Mittagsessen, Uebelkeit und dann Mattigkeit. [RAL 13]

Wenn er auch noch so wenig isst, treibt's ihm doch den Magen sehr stark auf, gleich als hätte er viel gegessen. [CK 216] Er mag auch sehr wenig essen, so treibt's ihm doch den Magen auf, gleich als wenn er noch so viel gegessen hätte. [RAL 8]

Drückender Schmerz in der Herzgrube und gerade unter dem Schwertknorpel, durch Anfühlen vermehrt (*Hrm.*). [CK 217] Drückender Schmerz gerade unter dem Schwerdknorpel und in der Herzgrube, beim Anfühlen vermehrt. [RAL (48)]

Drücken in der Herzgrube, Abends, beim Singen (*Ng.*). [CK 218]

Oft krampfhafte Empfindungen in der Herzgrube. [CK 219]

Zusammenschnüren im Magen, mit Uebelkeit, Nachts vergehend (*Ng.*). [CK 220]

Hitze im Magen, wie nach geistigen Getränken, nach Genuss eines Bissen Brodes (*Ng.*). [CK 221]

Hitze und Brennen im Magen (*Ng.*). [CK 222]

■ **Abdomen**

Die linke Hypochonder-Gegend schmerzt wie zerschlagen, mit Klopfen (*Ng.*). [CK 223]

Stechen in der linken Hypochonder-Gegend, besonders beim rechts Biegen (*Ng.*). [CK 224]

Stechen in der linken Bauch-Seite (bald). [CK 225]

Stechen unterhalb der linken Ribben, in der Lenden-Gegend, 2 Stunden lang, ohne Bezug auf Athmen (*Ng.*). [CK 226]

Arges Stechen unter den rechten Ribben und im Bauche, eine Stunde nach dem Mittag-Essen (*Ng.*). [CK 227]

Bauch sehr empfindlich beim darauf Drücken (*Ng.*). [CK 228]

Drängendes Zusammenschnüren im Unterbauche, nach Winde-Abgang vergehend, Abends und Vormittags (*Ng.*). [CK 229]

Zusammenzieh-Schmerz der Gedärme, dann heftiges Kollern und Knurren, bald rund um den Nabel herum, bald gegen die Brust hinauf, bald wieder abwärts, wie zum Durchfalle (*Ng.*). [CK 230]

Oft krampfartige Empfindungen im Bauche. [CK 231]

Kolikartiges Bauchweh, früh (d. 2. T.) (*Ng.*). [CK 232]

Grosse Vollheit im Bauche, nach jedem Genusse (*Ng.*). [CK 233]

Aufblähung des Bauches (*Ng.*). [CK 234]

Wie leer und ausgeweidet im Bauche, bald nach dem Frühstücke (d. 8. T.) (*Ng.*). [CK 235]

Starkes Kneipen im Bauche, und darauf schmerzhaftes Zusammenziehen des After-Schliessmuskels (*Htm.*). [CK 236] Starkes Kneipen im Unterleibe (n. 1/2 St.); worauf ein schmerzhaftes Zusammenziehen der Schließmuskeln des Afters erfolgt. [RAL (49)]

Kneipen und Knurren im Bauche, nach dem Essen, später auf der linken Seite gegen den Magen heraufgehend und nur durch Zusammenkrümmen beseitigt (*Ng.*). [CK 237]

Kneipen und Kollern im Bauche, von Nachmittags bis Mitternacht, das Einschlafen hindernd. [CK 238]

Schneiden auf einer kleinen Stelle um den Nabel, früh (*Ng.*). [CK 239]

Schneiden um den Nabel, bei jedem Gähnen (*Ng.*). [CK 240]

Schneiden um den Nabel, dann Umgehen im Bauche, nach Winde-Abgang vergehend (*Ng.*). [CK 241]

Schneiden auf einem schmalen Streifen der linken Bauch-Seite, querüber gegen den Rücken; dann Rollen im Bauche und Vergehen des Schmerzes (*Ng.*). [CK 242]

Heftiges Bauchschneiden, Nachmittags, dann öftere halbflüssige Durchfall-Stühle (*Ng.*). [CK 243]

Druckschmerz im linken Bauche. [CK 244]

Drückendes Ziehen im Bauche, wie nach Erkältung (*Hrm.*). [CK 245] Drückend ziehender Schmerz im Unterleibe, wie nach Erkältung (n. 1 St.). [RAL (50)]

Schmerzhaftes einwärts Drücken und Kneipen in der linken Bauch-Seite, auf einer kleinen Stelle, nur durch tief Athmen verschlimmert (*Htm.*). [CK 246] Schmerzhaftes Einwärts-Drücken und Kneipen in der linken Seite des Unterleibes, auf einer kleinen Stelle, durch Tiefathmen verschlimmert, beim Anfühlen unverändert (n. 4 St.). [RAL (51)]

Stechen in der linken Bauch-Seite, früh, im Sitzen; bei Bewegung vergehend (*Ng.*). [CK 247]

Stechen, bald in der rechten, bald in der linken Bauch-Seite (*Ng.*). [CK 248]

Brennen und Hitze im Bauche (*Ng.*). [CK 249]

Kälte und Umgehen im Bauche (*Ng.*). [CK 250]

Umgehen im Bauche mit Brennen (*Ng.*). [CK 251]

Kollern im Bauche, mit Leerheits-Gefühl darin (*Hrm.*). [CK 252] **Kollern im Unterleibe und Empfindung von Leere darin** (n. 4 St.). [RAL (52)]

Kollern und Glucksen im Bauche, mit Leerheits-Gefühl darin (*Htm.*). [CK 253] Empfindung von Leere im ganzen Unterleibe, die ein Glucksen und Kollern verursacht. [RAL (53)]

Lautes Quaken im Bauche, wie bei Krämpfen, nach Aufstossen eine Zeit nachlassend (*Ng.*). [CK 254]

Umgehen im Bauche, wie zum Durchfalle, den ganzen Tag (*Ng.*). [CK 255]

Knurren und Rollen im Bauche, alle Tage (*Ng.*). [CK 256]

■ Rektum

Winde-Abgang, oben und unten. [CK 257]

Häufiger Winde-Abgang, den ganzen Tag (n. 8 T.) (*Ng.*). [CK 258]

Winde-Abgang faulichten Geruches, Abends (*Ng.*). [CK 259]

Abgang von stinkenden Winden. [CK 260]

Im rechten Schoosse starke Spannung. [CK 261]

Kneipen in der linken Schooss-Gegend (*Htm.*). [CK 262; RAL (54)]

Kein Stuhl (d. 3. u. 4. T.) (*Ng.*). [CK 263]

Noththun, aber kein Stuhl. [CK 264; RAL 14]

Starkes Noththun, mit Zusammenziehen der Gedärme, und ungeheurem Drücken nach unten, als sollten die Bauch-Eingeweide mit herausgedrückt werden, etliche Minuten lang; dann erst geht ruckweise Etwas ab, mit argem Reissen und Schneiden im Mastdarme, und darauf gleich wieder Stuhldrang, als würde der Mastdarm herausgepresst, dass er vor Schmerz kaum sitzen kann. [CK 265] Erst zieht's die Gedärme im Unterleibe zusammen, und so sehr es ihm auch Noth thut, so geht es doch nicht, und er muß etliche Minuten auf dem Abtritte warten, bei ungeheuerm Drücken nach unten, als wenn die Gedärme mit herausgedrückt werden sollten; dann geht wohl ruckweise etwas, aber mit argem Beißen und Schneiden im Mastdarme, und darauf gleich wieder Stuhlgang, als wenn der Mastdarm herausgepreßt würde, daß er vor Schmerz kaum sitzen kann. [RAL 15]

Gefühl von Unthätigkeit in den Eingeweiden. [CK 266]

Unaufhaltbares, arges Noththun, und dennoch geringer, weicher Stuhl, mit grosser Schwierigkeit durch den verengert deuchtenden Mastdarm hindurchgehend. [CK 267]

Stuhl unter vielem Noththun und Drängen im Mastdarme. [CK 268]

Harter Stuhl und öfteres Harnen (d. 10. T.) (*Ng.*). [CK 269]

Harter Stuhl, den ersten Tag; den folgenden Leib-Verstopfung, den dritten erst harter, dann weicher Koth-Abgang (*Tth.*). [CK 270] Den ersten Tag, harter Stuhlgang, den zweiten Tag, Leibverstopfung, den dritten Tag, erst Abgang harten, dann weichen Kothes. [RAL (55)]

Geringer, harter Stuhl, unter Schneiden im Bauche (*Ng.*). [CK 271]

Sehr harter Stuhl (d. 2. T.) (*Ng.*). [CK 272]

Zweimal fester Stuhl (d. 1. T.) (*Ng.*). [CK 273]

Oefterer Drang zu Stuhl, mit geringem Abgange, und mit Zwang im After darnach (*Ng.*). [CK 274]

Pechartiger, klebriger, anhängender Stuhl, mehrere Tage (*Ng.*). [CK 275]

Der Stuhl weicher als sonst, bei schwachem Drucke in der Magen-Gegend (*Sr.*). [CK 276]

Weicher, reichlicher Stuhl (d. 1. T.) (*Sr.*). [CK 277]

Stuhlgang am Ende halbflüssig (d. 9. T.) (*Ng.*). [CK 278]

Stuhl, dessen erster Theil hart, der letzte weich war, mit Brennen im After darnach (*Ng.*). [CK 279]

Weicher Stuhl mit Zwang im After darnach (d. 2. T.) (*Ng.*). [CK 280]

Zweimaliger Durchfall (d. 4. T.) (*Sr.*). [CK 281]

Oeftere Durchfall-Stühle täglich, mit Bauchschmerzen (*Ng.*). [CK 282]

Flüssiger Stuhl, Abends, mit Brennen im After darnach (*Ng.*). [CK 283]

Beim Stuhle, Abends, Ohnmachts-Anwandlung. [CK 284]

Beim Durchfall-Stuhle, Empfindung ätzender Schärfe im Mastdarme, während des Abganges. [CK 285]

Beim Durchfalle, Kollern und Gähren im Bauche, mit Abgang stinkender Winde. [CK 286]

Jücken an der rechten Seite des Afters, durch Kratzen vergehend (*Ng.*). [CK 287]

Wundheits-Schmerz am After weckt ihn Nachts auf und geht dann in ein brennendes Jücken über, das den ganzen Tag fortwährt. [CK 288] In der Nacht weckt ihn ein Wundheitsschmerz am After auf, welcher in ein (brennendes) Jücken übergeht, welches den ganzen Tag fortwährt. [RAL 16]

Geschwür am After, Nuss gross, mit einer schwarzen Blatter besetzt, unter Schmerzen schnell aufgehend und Eiter ergiessend. [CK 289]

■ Harnwege

Oefterer Harndrang mit geringem Abgange unter Brennen (*Ng.*). [CK 290]

Oefterer Harndrang mit nur einigen Tropfen Abgang, ohne Drängen; auch zu Ende der Regel (*Ng.*). [CK 291]

Oefteres Drängen zum Harnen, mit geringem doch unschmerzhaftem Abgange (*Ng.*). [CK 292]

Der geringe Harn bei dem öfteren Drängen ist hell und roth (*Ng.*). [CK 293]

Zwang bei dem geringen Harn-Abgange (*Ng.*). [CK 294]

Harnzwang unter Pressen und Drücken auf die Blase, doch will der Harn nicht kommen, und wenn er kommt, schneidet es. [CK 295] Es thut ihm Noth zum Harnen und preßt und drückt auf die Blase (Harnzwang), und der Harn will doch nicht kommen; wenn dann der Urin geht, so schneidet's. [RAL 17]

Fast den ganzen Tag drückt es ihn auf's Wasser, aber es geht wenig Harn. [CK 296; RAL 18]

Starker Harnzwang, wie beim Blasensteine, unter Abgang weisser, scharfer, trüber Materie, mit Schleim (*Brunner*). [CK 297; RAL (61)]

Harn sehr gering und öfters aussetzend, bei öfterem Drängen und Brennen (d. 4. T.) (*Ng.*). [CK 298]

Harn und Stuhl sehr verspätet und gering (d. 2. T.) (*Ng.*). [CK 299]

Nur einmaliges Harnen, den ganzen Tag, mit Brennen beim Abgange, doch in gehöriger Menge (*Ng.*). [CK 300]

Kein Harn, Vormittags, Nachmittags dreimal nach einander viel Abgang blassen Harnes, dann wieder keiner (*Ng.*). [CK 301]

Oefteres Harnen (d. 1. T.) (*Ng.*). [CK 302]

Der Harn geht, ohne besondern Durst, öfterer als gewöhnlich und täglich reichlicher ab (*Tth.*). [CK 303] Urin geht, ohne besondern Durst, öfter als gewöhnlich ab, auch jedesmal (den ersten Tag ausgenommen) täglich in einer stärkern Menge[1], je länger er davon einnahm, und auch noch 48 Stunden nachher. [RAL (56)]

Oefteres reichliches Harnen (n. 4 St.) (*Htm.*). [CK 304; RAL (57)]

Oefteres Lassen bleichen, reichlichen Harnes, der sich im Stehen trübt, wie Lehmwasser (d. 5. T.) (*Ng.*). [CK 305]

Viel Abgang wässrichten Harnes, unter Brennen in der Harnröhre (d. 1. u. 2. T.) (*Ng.*). [CK 306]

Blasser Harn, in dünnem unkräftigem Strahle, mit Flocken im Harne (*Sr.*). [CK 307]

Der häufig gelassene Harn setzt eine Wolke ab (d. 6. T.) (*Ng.*). [CK 308]

Der Harn wird am neunten Tage wieder häufiger, und er muss auch Nachts dazu aufstehen (*Ng.*). [CK 309]

Er muss Nachts zwei-, drei-Mal zum Harnen aufstehen und lässt ungemein viel, 14 Tage lang (n. 2 u. 4 T.) (*Ng.*). [CK 310]

Harndrang weckt ihn jeden Morgen aus dem Schlafe (*Tth.*). [CK 311] Er wird jeden Morgen durch den Drang des Harns aus dem Schlafe geweckt, auch noch nach 24, 48 Stunden. [RAL (58)]

Der Harn geht ohne Gefühl in den Harnwegen ab (*Tth.*). [CK 312] Der Urin geht, ohne ihn in den Harnwegen zu fühlen, ab, wie nach dem Gebrauche eines harntreibenden Getränks. [RAL (59)]

Blasser Harn, Nachmittags (*Ng.*). [CK 313]

Der hochgelbe Urin setzt eine dünne Wolke ab (d. 8. T.) (*Ng.*). [CK 314]

Hochfarbiger, scheinbar vermehrter Harn (während der Regel) (d. 16. T.) (*Ng.*). [CK 315]

Sehr feuriger Harn, doch ohne Brennen (*Ng.*). [CK 316]

Rother, geringer Harn, früh (*Ng.*). [CK 317]

Der Harn geht gegen das Ende mit Blut gemischt ab (*Sr.*). [CK 318]

Der Urin wird im Stehen trübe und setzt viel lehmfarbigen Satz ab, mehrere Tage lang (n. 48 St.) (*Ng.*). [CK 319]

Urin schon beim Lassen trübe, mit Brennen (d. 3. T.) (*Ng.*). [CK 320]

Harn gleich nach dem Lassen trüb, wie Lehmwasser und gering (d. 6. T.) (*Ng.*). [CK 321]

Brennen beim Harnen, mit Abgang länglicher Flocken (*Brunner*). [CK 322; RAL (60): ohne Hervorhebung]

Brennen beim Harnen (*Sr.*). [CK 323]

Brennen in der ganzen Harnröhre bei jedem Harnen. [CK 324]

Beim Harnen, kratziges Scharren in der ganzen Harnröhre (n. 12 St.). [CK 325]

Schmerzhaftes Zusammenschnüren der Blase, ohne Harndrang (*Htm.*). [CK 326; RAL (62)]

Nach dem Abgange des Harns, brennender und jückend reissender Schmerz von der Eichel bis zur Wurzel der Ruthe. [CK 327] (Wenn der Urin abgegangen ist, schmerzt es wie Brennen und jückendes Reißen von der Eichel bis zur Wurzel des Gliedes.) [RAL 19]

Scharf schneidende Stiche in der Harnröhre (n. etl. St.). [CK 328]

Gelber Eiter-Ausfluss aus der Harnröhre, mit Röthe und Entzündung der Eichel und abendlichem Wundfieber, mit Schauder (*Sr.*). [CK 329]

■ Geschlechtsorgane

Um die Schamtheile unerträglicher Gestank. [CK 330]

Flechte auf der Vorhaut. [CK 331]

Die Erektionen scheinen vermindert (*Ng.*). [CK 332]

Pollution (d. erste Nacht). [CK 333]

Schmerzhafte Pollutionen, fast jede Nacht, mit geilen Träumen (*Sr.*). [CK 334]

Neigung zum Beischlaf, mehrere Tage, mit öftern Samen-Ergiessungen (*Sr.*). [CK 335]

Regel um 3 Tage verspätet, und bei jedem vollkommnen Flusse hört der Harndrang auf (*Ng.*). [CK 336]

Verzögert die Regel-Erscheinung um 5 Tage. [CK 337]

Regel sehr gering, aber sehr scharf, mit Brennen an der Inseite der Oberschenkel, dass sie dieselben

---

[1] Wie man oben aus den Symptomen 17. 18. ersieht, scheinen hier die Symptome (56. 57. 58. 59.) nur Rückwirkung des Organism's (Nachwirkung) zu seyn.

vor Schmerz nicht zusammen bringen darf; das Blut fliesst nur dann und wann (*Ng.*). [CK 338]

Regel um 3 Tage zu früh (n. 14 T.). [CK 339]

Vor der Regel, drei Tage, jückender Stirn-Ausschlag, der nach Reiben brennt und nässt. [CK 340]

Bei Eintritt der Regel, Wundheit der rechten Schooss-Beuge und Harndrängen (*Ng.*). [CK 341]

Bei der Regel oft Bauch-Kneipen. [CK 342]

Bei der Regel, Greifen in der Herzgrube, nach dem Kreuze zu. [CK 343]

Schleimiger, ziemlich starker Weissfluss, beim Gehen (*Ng.*). [CK 344]

■ **Atemwege und Brust**

Versagendes Niesen (d. 8. T.) (*Ng.*). [CK 345]

Niesen, früh, nach dem Aufstehen (*Ng.*). [CK 346]

Niesen und Fliessschnupfen, bloss früh (d. 2. T.) (*Ng.*). [CK 347]

Nasen-Verstopfung, Vormittags (*Ng.*). [CK 348]

Stockschnupfen, ohne Niesen, keine Luft durch die Nase. [CK 349]

Schnupfen und Husten. [CK 350; RAL (63): in Klammern]

Sehr dicker Nasen-Schleim (*Ng.*). [CK 351]

Starker Husten am Tage, der durch eine kitzelnde Geschwür-Empfindung im Rachen hervorgebracht wird. [CK 352]

Trockner Husten von Rauhheit im Halse erregt (*Ng.*). [CK 353]

Trockner Husten, mit Brennen in der Nase beim Schnauben (*Ng.*). [CK 354]

Husten und Kopfweh (d. 2. T.) (*Ng.*). [CK 355]

Beim Husten, Rauhheit im Halse, früh (d. 2. T.) (*Ng.*). [CK 356]

Athem schwer und kurz, nach dem Mittag-Essen (*Ng.*). [CK 357]

Uebelriechender Athem. [CK 358]

Sehr engbrüstig, er muss oft kurz athmen (*Ng.*). [CK 359]

Athem-Versetzung und Beengung auf der Brust, Abends und den folgenden Morgen (*Ng.*). [CK 360]

Arge Athem-Versetzung beim Arbeiten; er kann nur mit Mühe Luft genug bekommen (d. 4. T.) (*Ng.*). [CK 361]

Beklemmung auf der Brust, die das Athmen erschwert, früh (*Ng.*). [CK 362]

So engbrüstig, schwerathmig und erschöpft, dass er das Halstuch lösen musste, längere Zeit (*Ng.*). [CK 363]

Athem-Versetzung wie durch Krampf, oder wie durch ein Hinderniss in der Lunge, mit Zusammenschnüren im Halse, bei grosser Aengstlichkeit (*Ng.*). [CK 364]

Die Brust ist ihm meist wie eingeschraubt und Alles ihm zu eng, beim Athmen und Gehen, so dass er die Kleider lösen muss, um genug Luft zu bekommen (*Ng.*). [CK 365]

Schmerzhaftes Zusammenschnüren in der Brust, oft mit plötzlicher Erweiterung wechselnd (*Ng.*). [CK 366]

Oefteres tief Athmen, nach dem Mittag-Essen (*Ng.*). [CK 367]

Beim tief Athmen Schmerz, als sässe Etwas fest im Rücken. [CK 368]

Drücken öfters auf der Brust (d. 2. T.) (*Ng.*). [CK 369]

Drücken auf der Brust mit kurzem Athem (d. 6. T.) (*Ng.*). [CK 370]

Drücken und Beengung auf der Brust, Nachts und früh (*Ng.*). [CK 371]

Drücken am Brustbeine, ärger beim Betasten (*Hrm.*). [CK 372] **Drückender Schmerz am Brustbeine, beim Betasten heftiger** (n. 2 St.). [RAL (65)]

Drückendes Ziehen am Schlüsselbeine, neben dem Brustbeine (*Hrm.*). [CK 373] Drückend ziehender Schmerz am Schlüsselbeine, in der Gegend des Brustbeins (n. 8 St.). [RAL (64)]

Stechen in der Mitte des Brustbeins, früh (*Ng.*). [CK 374]

Stechen in der rechten Brust-Seite auch bei Bewegung und im Stehen (*Ng.*). [CK 375]

Stechen in der linken Brust-Seite, beim Gehen im Freien, und zugleich in der Stirne, früh (*Ng.*). [CK 376]

Heftiges Stechen in der linken Ribben-Gegend, dass er vor Schmerz sich zusammenkrümmen musste, Abends im Sitzen (*Ng.*). [CK 377]

Stiche mitten auf der Brust, neben dem Brustbeine, ohne Bezug auf Athmen (*Htm.*). [CK 378] Stiche mitten auf der Brust, neben dem Brustbeine, ohne Bezug auf Ein- oder Ausathmen. [RAL (66)]

Stiche in der rechten Brust, ohne Bezug auf Athmen (*Htm.*). [CK 379] Stiche in der rechten Brust, ohne Einfluß des Ein- oder Ausathmens darauf. [RAL (67)]

Ein drückendes Stechen unter der letzten wahren Ribbe (*Hrm.*). [CK 380] Drückend stechender Schmerz unter der letzten wahren Ribbe. [RAL (68)]

Stich-Schmerz in der linken Brust-Seite, beim Gehen. [CK 381]

Aussen an der Brust Spann-Schmerz, wie zu kurz, beim gerade Richten und aufrecht Gehen (n. 24 St.). [CK 382]

Die Brustwarzen sind welk, ungefühlig, unreizbar. [CK 383]

Jücken um die Brustwarzen. [CK 384]

Herzklopfen oft, am Tage. [CK 385; RAL 20]

Herzklopfen, fast immerwährend, mit etwas Aengstlichkeit und Befürchtungen. [CK 386]

■ **Rücken und äußerer Hals**

Kreuzschmerz, der auf beiden Seiten um das Becken herum nach vorn, nach den Geschlechtstheilen zuging, Nachts und bei Bewegung am schlimmsten. [CK 387]

Spannschmerz bei der mindesten Bewegung, vom Kreuze über die linke Hüfte, das Gehen hindernd. [CK 388]

Heftiger Kreuzschmerz beim Bücken und nachher (*Ng.*). [CK 389]

Zerschlagenheits-Schmerz der Kreuz-Gegend, Abends (*Ng.*). [CK 390]

Kriebeln am Kreuze, wie von Ameisen (*Ng.*). [CK 391]

Im Rücken, zwischen den Schulterblättern, kleine heftige Stiche (*Htm.*). [CK 392] Kleine, heftige Stiche mitten auf dem Rückgrate, zwischen beiden Schulterblättern (n. 14½ St.). [RAL (69)]

Stechen, auch reissendes, neben dem Rückgrate vom rechten Schulterblatte bis zur letzten falschen Ribbe, beim Einathmen sehr erhöht, und beim tief Athmen den Athem ganz hemmend (*Hrm.*). [CK 393] Reißend stechender Schmerz vom Schulterblatte bis zur untersten falschen Ribbe sich schlängelnd, beim Einathmen weit stärker; beim Tiefathmen wird der Athem davon ganz gehemmt (n. 9 St.). [RAL (70)] Stechender Schmerz neben der Wirbelsäule, von dem rechten Schulterblatte an bis zur letzten falschen Ribbe; beim Einathmen weit heftiger. [RAL (71)]

Rückenschmerz, bei längerem Bücken heftig drückend zunehmend, in der Ruhe gebessert, doch bei jeder Wendung des Körpers wieder stichweise hervorbrechend (d. 4. T.) (*Sr.*). [CK 394]

Genick-Schmerz, früh, bei Bewegung des Kopfes (*Ng.*). [CK 395]

Spannen im Genicke, mit Stechen bei Bewegung des Kopfes (*Ng.*). [CK 396]

Reissen im Genicke und von da über den Scheitel rechts nach der Stirn (*Ng.*). [CK 397]

In den Hals-Muskeln, drückendes Stechen, durch Berührung und Bewegung erhöht (*Hrm.*). [CK 398] Drückend stechender Schmerz in den Muskeln des Halses, bei Berührung und Bewegung heftiger. [RAL (42)]

Heftige, anhaltende, ziehende Stiche in den rechten Hals-Muskeln, vom Schlüsselbeine bis in das Zungenbein (*Htm.*). [CK 399] Heftige, lang anhaltende, ziehende Stiche in den Halsmuskeln rechter Seite, vom Schlüsselbeine an bis in das Zungenbein (n. 2¾ St.). [RAL (43)]

Drückende, schmerzhafte Stiche im Schildknorpel, ohne Bezug auf Schlingen (*Htm.*). [CK 400] Drückend schmerzhafte Stiche im Schildknorpel, die aber dem Schlingen nicht hinderlich sind. [RAL (41)]

Verrenkungs-Schmerz in der linken Hals-Seite, bei Bewegung des Kopfes (*Ng.*). [CK 401]

Pucken oder Zucken in der linken Hals-Seite (*Ng.*). [CK 402]

Geschwulst der rechten Hals-Seite, mit Schmerz bei Berührung. [CK 403]

■ **Extremitäten**

In den Armen, Steifheits-Gefühl, bei Bewegung nach der Ruhe (*Ng.*). [CK 404]

Reissen im rechten Arme, von der Achsel bis zum Hand-Gelenke (*Ng.*). [CK 405]

Reissen im linken Arme, von der Achsel bis in die Fingerspitzen, zuweilen mit Drücken auf der Brust (*Ng.*). [CK 406]

Schmerz wie von Stoss oder Schlag beim Bewegen des Armes, in der Schulter, in der Ruhe weniger (*Ng.*). [CK 407]

In den Achseln, Reissen, bis in die Ellbogen, öfters (*Ng.*). [CK 408]

Stechen in den Achseln, beim Aufheben des Armes (*Ng.*). [CK 409]

Lähmiger Schmerz im rechten Achsel-Gelenke, nur bei Bewegung des Armes (*Ng.*). [CK 410]

Knacken im rechten Achsel-Gelenke, bei Bewegung desselben (*Ng.*). [CK 411]

Am Oberarme, nah' am Achsel-Gelenke, ein pulsartig absetzender äusserlich stechender Schmerz (*Tth.*). [CK 412] Ein pulsartig absetzender, stechender, schnell vorübergehender, äußerlicher Schmerz am Oberarme, nahe am Schultergelenke. [RAL (72)]

Stumpfes Stechen oben und vorn am Oberarm-Knochen (*Hrm.*). [CK 413] **Stumpf stechender Schmerz am obern und vordern Theile des Oberarmknochens.** [RAL (73)]

Reissen an der obern Fläche des linken Oberarmes, bis gegen das Hand-Gelenk, mit Stechen in der rechten Brust-Seite, Abends (*Ng.*). [CK 414]

Im Ellbogen Schmerz, als sey eine Flechse übersprungen, bei schnellem einwärts Drehen des Vorderarmes. [CK 415]

Lähmige Müdigkeit in den Ellbogen-Gelenken. [CK 416]

Am Vorderarme, neben und an dem Ellbogen-Gelenke, lähmiges Reissen, ärger in der Ruhe als bei Bewegung (*Hrm.*). [CK 417] **Lähmig reißender Schmerz neben dem Ellbogengelenke, nach innen, am Vorderarme.** [RAL (74)] **Lähmiges Reißen am rechten Vorderarme, vorzüglich am Ellbogengelenke; in Ruhe heftiger, als in Bewegung.** [RAL (75)]

Drückendes Reissen am Ellbogenbeine, zuweilen bis zum Mittelhand-Knochen (*Hrm.*). [CK 418] Drückend reißender Schmerz am rechten Ellbogenbeine, der sich zuweilen bis zum Mittelhandknochen verbreitet. [RAL (76)]

Drückendes Stechen in den Muskeln an beiden Ellbogenbeinen (*Hrm.*). [CK 419] Drückend stechender Schmerz am Ellbogenbeine, in den Muskeln beider Vorderarme. [RAL (77)]

Ziehend stechendes Reissen an der Inseite des rechten Vorderarmes (*Htm.*). [CK 420] Ziehend stechendes Reißen in den innern Muskeln des linken Vorderarms (n. 1 1/2 St.). [RAL (78)]

Reissende Stiche über dem linken Hand-Gelenke, aufwärts (*Htm.*). [CK 421] Reißende Stiche über dem linken Handgelenke, aufwärts. [RAL (79)]

Reissen über den Vorderarm, oben, hinter dem Hand-Gelenke, mit ziehend reissenden Stichen nach dem Finger zu (*Htm.*). [CK 422] Reißender Schmerz an der obern Seite über dem linken Handgelenke herüber, der mit ziehend reißenden Stichen nach dem vierten Finger zu geht (n. 2 St.). [RAL (80)]

Die Hand schmerzt, ohne Geschwulst (*Brunner*). [CK 423] (Schmerz in der linken Hand, ohne Geschwulst). [RAL (83)]

Reissen im linken Hand-Gelenke (*Ng.*). [CK 424]

Verrenkungs-Schmerz im rechten Hand-Gelenke, nach dem vierten Finger zu ziehend (*Htm.*). [CK 425] Schmerz im rechten Handgelenke, wie wenn die Hand verrenkt wäre, der sich nach dem vierten Finger zu ziehen schien. [RAL (82)]

Absetzendes, drückendes Stechen im Mittelhand-Knochen des rechten Zeigefingers, zwei Tage lang (*Hrm.*). [CK 426] **Absetzend drückend stechender Schmerz am Mittelhandknochen des Zeigefingers der rechten Hand** (zwei Tage lang). [RAL (87)]

Kalte Hände, kälter nach den Fingerspitzen zu, acht Tage lang (*Tth.*). [CK 427; RAL (81)]

Jücken auf der Hand und den Finger-Rücken. [CK 428]

Steifheits-Gefühl, Jücken und brennende Hitze in den Händen, mit aufgelaufenen Adern, bei Bewegung gemindert (*Ng.*). [CK 429]

Helle Wasserblase am rechten Hand-Gelenke, erst jückend dann brennend; nach Oeffnen, Wasser-Erguss, verstärktes Brennen, Entzündung und ein Schorf, mit besonders nächtlichem Jücken (*Ng.*). [CK 430]

Auf den Finger-Rücken, Reissen, nach der Spitze zu (*Ng.*). [CK 431]

Druckartiges Stechen in den Muskeln des linken Daumens in Ruhe und Bewegung (*Htm.*). [CK 432] Druckartiges Stechen in den Daumenmuskeln der linken Hand, in Ruhe und Bewegung. [RAL (84)]

Kleine Stiche im hintersten Gelenke des rechten kleinen Fingers (*Htm.*). [CK 433; RAL (85)]

Stechen, wie von unzähligen Nadeln, im ersten Gelenke des Daumens, später schmerzt die Stelle auch beim Berühren. [CK 434] Im ersten Gelenke des Daumens, ein Schmerz, wie von unzähligen Stecknadeln, nachgehends that die Stelle beim Berühren weh. [RAL 21]

Schmerz der Fingerspitzen, beim Aufdrücken, wie unterschworen, oder wie wenn Salz in eine Wunde kommt. [CK 435] Die Fingerspitzen sind, wenn er damit drückt, schmerzhaft, als wären sie unterköthig, oder wie wenn Salz auf eine Wunde kommt. [RAL 22]

Ziehendes Reissen durch die Knochen des vierten rechten Fingers, durch die Knochen hindurch, von Bewegung der Gelenke vermehrt (*Htm.*). [CK 436] **Ziehendes Reißen im vierten Finger der rechten Hand, durch die Knochen hindurch, von Bewegung der Gelenke vermehrt.** [RAL (86)]

Einschlafen der Finger. [CK 437]

Der Daumen entzündet sich, mit Pochen und Brennen, am schlimmsten Nachts. [CK 438]

Starker Schweiss der Hände. [CK 439]

Flechten auf den Händen. [CK 440]

Grosse Schrunden in der Haut des Daumens, brennenden Schmerzes (*Ng.*). [CK 441]

Jückende Eiterbläschen an den Fingern und an andern Theilen des Körpers (n. 9 T.). [CK 442]

Am rechten Gesässbeine drückendes Stechen in jeder Lage (*Hrm*.). [CK 443] Drückend stechender Schmerz am rechten Gesäßbeine, in jeder Lage. [RAL (88)]

In den Hüft-Gelenken, lähmig, zerschlagen und müde; sie muss sich setzen, was aber nicht erleichtert. [CK 444]

Drückende Schwere im linken Oberschenkel, im Sitzen und Gehen, ohne Schmerz (*Htm*.). [CK 445] Drückende, obgleich schmerzlose Schwere im linken Oberschenkel, im Sitzen und Gehen (n. 2¼ St.). [RAL (89)]

Dumpfes Drücken am rechten Oberschenkel, etwas über der Kniekehle im Sitzen (*Htm*.). [CK 446] Dumpfer, drückender Schmerz am rechten Oberschenkel, etwas über der Kniekehle, im Sitzen (n. 3½ St.). [RAL (90)]

Drücken an der Inseite des linken Oberschenkels, nahe am Knie-Gelenke (*Hrm*.). [CK 447] Drückender Schmerz an der innern Seite des linken Oberschenkels, in der Nähe des Kniegelenkes. [RAL (92)]

Drückendes Reissen am Oberschenkel, nahe am Knie-Gelenke, nach oben und aussen (*Hrm*.). [CK 448] Drückend reißender Schmerz am Oberschenkel, in der Nähe des Kniegelenkes, nach oben und außen (n. 13 St.). [RAL (93)]

Reissen öfters über dem linken Knie, von Abend bis Mitternacht (*Ng*.). [CK 449]

Stechendes Drücken am linken Oberschenkel, nah an der Kniescheibe (*Hrm*.). [CK 450] Stechend drückender Schmerz am linken Oberschenkel, unweit der Kniescheibe (n. 9 St.). [RAL (91)]

Stechend ziehendes Drücken über dem rechten Knie (*Htm*.). [CK 451] Drückend ziehend stechender Schmerz über dem rechten Kniee (n. ½ St.). [RAL (95)]

Am Knie einzelne lebhafte, feine Stiche auf der innern Seite (*Htm*.). [CK 452] Einzelne, lebhafte, feine Stiche auf der innern Seite des linken Kniees. [RAL (94)]

Geschwulst und Steifheit des Kniees, mit stechendem Schmerze, dass er vor Schmerz das Knie kaum etwas seitwärts bewegen konnte. [CK 453]

Schmerzhafte Risse im rechten Knie, beim Gähnen, im Stehen (*Ng*.). [CK 454]

Reissen im linken Knie (*Ng*.). [CK 455]

Heftiges Stechen erst und dann Reissen in der linken Kniekehle (*Ng*.). [CK 456]

Im Unterschenkel, Reissen, tief im linken Schienbeine (*Ng*.). [CK 457]

Reissen im rechten Schienbeine hinab (*Ng*.). [CK 458]

Dumpfes Ziehen, aufwärts über das rechte Schienbein (*Htm*.). [CK 459] Dumpf ziehender Schmerz aufwärts über das Schienbein des rechten Fußes (n. 3 St.). [RAL (96)]

Reissen in den Muskeln des rechten Unterschenkels (*Htm*.). [CK 460] Reißender Schmerz in den Muskeln des rechten Unterschenkels (n. 3½ St.). [RAL (97)]

Steifigkeit im rechten Schenkel, wie zusammengezogen in der Kniekehle und Wade (*Sr*.). [CK 461]

Krampf vom Schienbeine bis in die Zehen. [CK 462]

Schmerz in den Waden, wie nach Klamm. [CK 463]

Arger Waden-Klamm. [CK 464]

Rothe, flechtenartige Flecke an den Waden, mit argem Jücken. [CK 465]

Die Fusssohlen sind schmerzhaft empfindlich. [CK 466]

Heftiges Reissen in der linken Fusssohle, nach Mitternacht, von der Ferse bis gegen die Zehen, dann starkes Jücken, und nach Kratzen ein starker Stich durch die Ferse bis in den Fussrücken (*Ng*.). [CK 467]

Jückendes Ziehen auf der Fusssohle. [CK 468]

Schmerzhaftes, in Zucken übergehendes Ziehen auf dem Rücken des rechten Fusses (*Htm*.). [CK 469] Ein schmerzhaftes, in Zucken übergehendes Ziehen auf dem Rücken des rechten Unterfußes (n. 7½ St.). [RAL (99)]

Stiche, wie von Nadeln, über dem äussern Knöchel des rechten Fusses (*Hrm*.). [CK 470] Stecknadelstiche oberhalb des äußern Knöchels des rechten Unterfußes, nach vorne. [RAL (98)]

Schmerzhaft drückendes und stechendes Klopfen an der Inseite der rechten Fusssohle und darauf an der ganzen Sohle, im Sitzen (*Htm*.). [CK 471] **Schmerzhaftes, druckartiges Klopfen und klopfendes Stechen an der innern Seite der rechten Fußsohle, darauf aber an der ganzen Sohle, im Sitzen** (n. 2, 6 St.). [RAL (102)]

Spann-Gefühl in den Muskeln und Zehen des linken Fusses, als wollte es die Zehen einwärts ziehen, früh (*Ng*.). [CK 472]

Spann-Gefühl im rechten Fusse, als sey derselbe geschwollen. [CK 473]

Geschwulst-Gefühl in beiden Füssen, mit Jücken und Hitze in den Fusssohlen, nach einiger Bewegung gemindert (*Ng*.). [CK 474]

Geschwulst und Röthe der rechten Fusswurzel, mit Schmerz, der sich Nachmittags verstärkte (*Brunner*). [CK 475] (Schmerz an der rechten Fußwurzel, mit Geschwulst und Röthe, welcher sich Nachmittags (2 Uhr) verstärkte). [RAL (100)]

Geschwulst der Füsse. [CK 476]

Kriebeln im Fusse, beim Aufheben und Niedersetzen desselben (*Ng.*). [CK 477]

Knacken im Fuss-Gelenke, bei jeder Bewegung (*Ng.*). [CK 478]

Kälte der Füsse. [CK 479]

Die Zehen drücken ihm in den Nägeln wie geschwollen (*Sr.*). [CK 480]

In der grossen Zehe des rechten Fusses, ziehendes Reissen (*Htm.*). [CK 481] Ziehendes Reißen in der großen Zehe des rechten Fußes (n. 4½ St.). [RAL (101)]

Reissen in der linken grossen Zehe, mehr an der Spitze, Abends (*Ng.*). [CK 482]

■ **Allgemeines und Haut**

In allen Gelenken des Körpers, Reissen, bald hier, bald da, mehrere Tage, doch nur kurz (*Ng.*). [CK 483]

Reissen fast in allen Gliedern, Nachts, mit Kopfweh darnach (*Ng.*). [CK 484]

Zieh-Schmerzen in den Schulterblättern und Beinen. [CK 485]

Blitzschnelle Zieh-Schmerzen hie und da am Körper und am Kopfe. [CK 486]

Jücken an vielen, oder fast allen Stellen des Körpers, zu verschiedenen Zeiten, auch auf dem Haarkopfe und im Gesichte, durch Kratzen meist nicht zu tilgen, oder darnach wiederkehrend (*Ng.*). [CK 487]

Jücken, jeden Abend vor Schlafengehen, was sich im Bette verliert. [CK 488] (Jeden Abend, vor Schlafengehen, ein Jücken, was sich im Bette verliert.) [RAL 23]

Jücken am Vorderarme, nach der Hand zu, und an der Inseite des Kniees, über der Kniekehle, vorzüglich Abends, im Bette. [CK 489; RAL 24]

Stechendes Jücken über den ganzen Körper, Abends, von 5 bis 7 Uhr, und früh, beim Aufstehen. [CK 490; RAL 25]

Brennendes Jücken über den ganzen Körper, mit Frost-Schauder. [CK 491; RAL 27]

Brennendes Jücken am Bauche und an den Oberschenkeln. [CK 492] (Brennendes) Jücken am Unterleibe und an den Oberschenkeln. [RAL 28]

Jücken am ganzen Körper, hie und da, am ärgsten Abends, vor und nach dem Niederlegen, durch Kratzen sehr vermehrt (*Ng.*). [CK 493]

Jücken mit Brennen nach Kratzen unter den Waden, Abends und früh (*Ng.*). [CK 494]

Jücken, mit Bläschen oder mit Blüthen nach Kratzen, an den Vorderarmen, Oberschenkeln, Knieen, Waden und andern Stellen (*Ng.*). [CK 495]

Rothe Blüthchen von der Grösse eines Stecknadel-Kopfes, ohne Feuchtigkeit, auf dem Rücken und den Oberschenkeln, nur in der Wärme (fressend) jückend, was durch Kratzen nur kurz vergeht (*Hrm.*). [CK 496] Rothe Blüthchen von der Größe eines Stecknadelkopfs, ohne Feuchtigkeit, auf dem Rücken und den Oberschenkeln; sie jücken (fressend) nur in der Wärme; durch Kratzen verging das Jücken, ohne andre Nachempfindung, doch nur auf kurze Zeit (n. 8 St.). [RAL (103)]

Nesselartiger Quaddeln-Ausschlag unerträglich jückend stechend, am Halse, an der Brust, den Augenlidern, den Händen und am ganzen Leibe, mit argem Brennen nach Reiben. [CK 497]

Frieselblüthen, sobald er aus der warmen Stube an die kalte Luft kommt. [CK 498] Sobald er aus der warmen Stube in die kalte Luft tritt, kommen Frieselblüthchen zum Vorschein. [RAL 26]

Flechten entstehen an allen Theilen des Körpers. [CK 499]

Viele kleine Warzen. [CK 500]

Die aufgekratzten Pusteln geben lang eiternde Geschwüre (*Ng.*). [CK 501]

Kleine Eiter-Beulen an der rechten Nasen-Seite, am rechten Fussrücken, am linken Hinterbacken, zuweilen mit stechendem Schmerze bei Berührung (*Ng.*). [CK 502]

Im Freien scheint das Befinden besser (*Ng.*). [CK 503]

Anfall von Uebelkeit nach dem Frühstücke, mit saurem Aufstossen; im Stehen am offenen Fenster ward es ihm schwindlicht, er verlor das Bewusstseyn, stürzte rücklings zu Boden, und nachdem man ihn aufgehoben, kam er wieder zu sich und fühlte eine grosse Spannung über die Brust. [CK 504]

Zittern an Händen und Füssen, mit Reissen in der Stirn und Kneipen im Bauche (*Ng.*). [CK 505]

Grosse Mattigkeit, besonders in den Beinen, und vorzüglich in den Oberschenkeln, Knieen und Füssen, auch während der Regel (*Ng.*). [CK 506]

Abgeschlagen und matt im ganzen Körper, Vormittags, nach dem Essen vergehend (*Ng.*). [CK 507]

- **Schlaf, Träume und nächtliche Beschwerden**

Oefteres Gähnen, mit Thränen der Augen, oder auch Vormittags, mit Schauder (*Ng.*). [CK 508]
Stetes Gähnen. [CK 509]
Schläfrigkeit mit Gähnen (sehr bald). [CK 510]
Sehr schläfrig und träge, Vormittags (*Ng.*). [CK 511]
Baldiges Einschlafen, Abends, mit heftigem Aufschrecken (d. 8. T.) (*Ng.*). [CK 512]
Erwachen, Nachts, wie durch einen erschreckenden Schall (*Tth.*). [CK 513] Nachts, Aufwachen, wie durch einen erschreckenden Schall. [RAL (104)]
Unruhiger Schlaf, mit vielem Umwenden. [CK 514]
Unruhiger, unerquicklicher Schlaf. [CK 515]
Unruhiger Nacht-Schlaf, mit Neigung zum Beischlaf, Samen-Ergiessung und Zucken in beiden Vorderarmen (*Sr.*). [CK 516]
Sehr unterbrochener Schlaf (d. 10. T.) (*Ng.*). [CK 517]
Fast ganz schlaflose Nacht, ohne Ursache (d. 1. T.) (*Ng.*). [CK 518]
Wenig Schlaf, mit Aufschrecken (*Ng.*). [CK 519]
Unruhiger Schlaf mit Träumen von Unglücksfällen. [CK 520] Unruhiger Schlaf, Träume von Unglücksfällen (n. 72 St.). [RAL 30]
Furchtbare Träume bei festem Schlafe. [CK 521; RAL 29]
Träume von fürchterlichen Dingen, z. B. einer grossen Spinne. [CK 522]
Träume von Verstorbenen, von Geistern und Schlägerei mit ihnen; dabei Nasenbluten (*Ng.*). [CK 523]
Traum von Aergerniss (*Ng.*). [CK 524]
Wollüstige Träume (*Ng.*). [CK 525]
Träume von Geschäften und Gegenständen des Tages (*Ng.*). [CK 526]
Schwere, schreckhafte Träume, von Fallen u. dgl. mit schreckhaftem Auffahren (*Ng.*). [CK 527]
Oefteres Aufschrecken Nachts und darnach schweres wieder Einschlafen (*Ng.*). [CK 528]
Nachts fuhr sie eilig auf, kratzte sich, ihrer unbewusst am Oberschenkel und schlief gleich wieder fort (*Ng.*). [CK 529]
Halbes Erwachen Nachts, über Schmerz, ohne zu wissen, wo, doch glaubte sie früh, dass es im Bauche gewesen sey (einen Tag vor der Regel) (*Ng.*). [CK 530]
Erwachen, Nachmitternacht, über Schneiden im Bauche (*Ng.*). [CK 531]
Erwachen mehrere Nächte um 2 Uhr und dann langes wach Bleiben (*Ng.*). [CK 532]

Oefteres Erwachen, Nachts, mit Kälte (*Ng.*). [CK 533]
Nachts Waden-Klamm. [CK 534]
Nachts, beim Erwachen, starker Schweiss in den Gelenken. [CK 535]
Nachts und früh, beim Erwachen, findet er sich auf dem Rücken liegend; viele Nächte über. [CK 536]
In den Vormitternachts-Stunden kann er nicht schlafen vor Unruhe in seinem ganzen Wesen und ungemeiner Beweglichkeit in allen Gliedern. [CK 537]

- **Fieber, Frost, Schweiß und Puls**

Frösteln öfters an den Armen, den Oberschenkeln, dem Rücken und an und in dem Unterleibe. [CK 538]
Fieberhafte Kälte, öfters am Tage, mit blauen Nägeln und Verlust aller Lebens-Wärme in den Armen und Beinen. [CK 539]
Innerer Frost und Schläfrigkeit. [CK 540; RAL 31]
Schauder über den ganzen Körper, von unten nach oben (*Hrm.*). [CK 541] Ein Schauder, der sich von unten nach oben verbreitet, über den ganzen Körper. [RAL (105)]
Kurz überlaufende Kälte, Vormittags (*Ng.*). [CK 542]
Er kann sich im warmen Zimmer schwer erwärmen, den ganzen Vormittag (*Ng.*). [CK 543]
Frostigkeit, auch in der warmen Stube (d. 2. T.) (*Ng.*). [CK 544]
Frost und Schütteln, ohne äussere Kälte (*Ng.*). [CK 545]
Heftiger Frost, vor dem Mittag-Essen, mit Schütteln und Zähneklappen, ¼ Stunde lang (*Ng.*). [CK 546]
Abends, Frost, eine Stunde lang, ohne Hitze oder Schweiss darauf (*Ng.*). [CK 547]
Frost und Kälte am ganzen Körper, selbst am Ofen bei ungewöhnlicher Wärme des Gesichtes und der Brust (*Hrm.*). [CK 548] **Frost am ganzen Körper, außer dem Gesichte und der Brust, die ungewöhnlich warm waren; die andern Theile des Körpers sind kalt, selbst in der Nähe des Ofens.** [RAL (106)]
Starker Frost, Nachts, im Bette, mit sehr kalten Füssen, bei Hitze des Gesichtes und der Brust (*Hrm.*). [CK 549] Nachts im Bette, starker Frost, vorzüglich an den Füßen, welche sehr kalt, während Gesicht und Brust heiß sind. [RAL (107)]
Frost, Nachts, beim Erwachen (d. 9. T.) (*Ng.*). [CK 550]

Schüttelfrost, Nachts, ohne Hitze darauf (d. 5. T.) (*Ng.*). [CK 551]

Frost, früh im Bette, ¼ Stunde lang (*Ng.*). [CK 552]

Frost-Ueberlaufen, sobald sie in die freie Luft kommt (*Ng.*). [CK 553]

Schauder mit Gänsehaut, bei starkem Aufstossen, Vormittags (*Ng.*). [CK 554]

Frost-Schauder, Abends beim Niederlegen, im Bette vergehend (d. 2. T.) (*Ng.*). [CK 555]

Neigung zu Frost und Schauder, Vormittags, dann bis Abend, Wärme mit Schweiss am ganzen Körper (*Ng.*). [CK 556]

Vermehrte Wärme, Lustigkeit und Stärke-Gefühl, Abends (d. 9. T.) (*Ng.*). [CK 557]

Hitze im ganzen Leibe, kurze Zeit (*Ng.*). [CK 558]

Sehr warm im ganzen Körper, als wenn Schweiss ausbrechen wollte, nach dem Frühstücke (*Ng.*). [CK 559]

Hitze, Abends im Bette, eine Stunde vor dem Einschlafen; das Blut wallt, das Herz klopft und vor der Stirne steht Schweiss; zwei Abende nach einander. [CK 560] Abends im Bette, eine Stunde vor dem Einschlafen, wird's ihm so heiß, das Blut wallt, das Herz klopft, und es steht Schweiß vor der Stirne (zwei Abende nach einander). [RAL 32]

Der ganze Körper scheint sich in einem steten Fieberzustande zu befinden. [CK 561]

Sepia

***Sepia.* Sepia-Saft [CK V (1839), S. 169–239]**

Dieser braunschwarze Saft (vor mir bloss zum Zeichnen gebräuchlich) ist im Unterleibe des grossen Meer-Insekts, **Dintenfisch** (sepia octopoda) genannt, in einer Blase enthalten, und wird von ihm zuweilen ausgespritzt, das Wasser um sich her zu verdunkeln, vermuthlich um sich dadurch seiner Beute zu versichern, oder auch, um sich vor seinen Feinden zu verbergen.

Von diesem, am häufigsten im mittelländischen Meere anzutreffenden Thiere trocknet man diese Saft-Blase, welche dann in Rom für Zeichner feil und von daher zu beziehen ist.

Im Wasser löset sich der trockne Sepie-Saft (**Sepie**) sehr leicht in allen Verhältnissen auf, ist aber in diesem seinen rohen Zustande in Weingeist unauflöslich.

Diese Sepie wird wie andre trockne, rohe Arznei-Substanzen zu homöopathischem Gebrauche zubereitet (s. am Ende des ersten Theils d. chr. Kr.).

Die Sepie erwies sich vorzugsweise hülfreich, wenn bei übrigens passender Wahl nach den Symptomen des Krankheitsfalles eine oder die andere der folgenden Beschwerden mit zugegen war:

Niedergeschlagenheit und Weinen; Trübsinn; Schwermuth; Tiefsinnigkeit; Muthlosigkeit; Aengstlichkeit Abends im Bette; Aengstlichkeit und Bänglichkeit mit fliegender Hitze; Schreckhaftigkeit; Scheu gegen sein Geschäft; Gleichgültigkeit gegen die Seinen; Augenblickliche Schwindel-Anfälle mit Besinnungslosigkeit beim Gehen im Freien und Schreiben; Schwindel; Schwaches Gedächtniss; **Eingenommenheit des Kopfes** und Unfähigkeit zu geistigen Arbeiten; Schwere des Kopfes; Uebelkeits-Kopfschmerz; Kopf-Gicht-Anfälle mit bohrendem, zum Schreien zwingendem Schmerze und mit Erbrechen; Klopfender Kopfschmerz, vorzüglich im Hinterhaupte; **Blutdrang nach dem Kopfe**, beim Bücken; Kälte auf dem Kopfe; Jücken auf dem Kopfe, in der Nase, in den Ohren; Ausfallen der Haare; Vorwärts-Zucken des Kopfes; Unvermögen, die Augenlider Nachts zu öffnen; Schwere und Herabsinken des obern Augenlides; Drücken in den Augen; Brickeln in den Augen, Abends, bei Kerzen-Licht; Nächtliches Zuschwären der Augen; Abendliche Geschwulst der Augen; Trockner Schorf an den Augenlid-Rändern, früh, beim Erwachen; **Langsichtigkeit; Wie Flor vor den Augen**; Schwarze Punkte und feurige Streifen vor den Augen; **Schwarze vor den Augen schwimmende Flecke**; Amaurose bei verengerten Pupillen; Ueberempfindlichkeit des Gehörs bei Musik; Schwerhörigkeit; Brausen und **Sausen vor den Ohren**; Langwierig entzündete, ausgeschlagene Nasenspitze; Oefteres Blut-Schnauben; Oefteres Nasenbluten; **Geruchs-Mangel**; Gelbheit des Gesichtes; Jücken im Gesichte; Rothlauf-Entzündung und Geschwulst der ganzen Gesichts-Seite, von einer hohlen Zahnwurzel aus (*Gll.*); Trockene, schälige Lippen; Geschwulst des Zahnfleisches; **Bluten des Zahnfleisches**; Wundheit des Zahnfleisches; Stechendes Zahnweh; Trockenheit im Munde; Riechen aus dem Munde; Weiss belegte Zunge; Wundheit der Zungenspitze; Zusammenzucken im Halse; Klebrigkeit im Halse; Schleim-Rachsen, früh; Früh-Durst; Heisshunger; **Säure im Munde, nach dem Essen**; Abneigung vor Essen; Widerwille gegen Fleisch und Milch; Das Essen will nicht hinunter; Grosse Essgierde; Gefrässigkeit; Widriges Aufstossen, mit Uebelkeit, nach Fett-Genuss; **Aufstossen; Saures Aufstossen**; Aufstossen nach dem Geschmacke des Genossenen; **Würmerbeseigen**, besonders nach Trinken; Würmerbeseigen mit Wabblichkeit und Winden um den Magen zuvor; Drückend stechender Schmerz in der Herzgrube und Magen-Gegend; Klopfen in der Herzgrube; Schmerz in der Herzgrube beim Gehen; **Magenschmerz** nach dem Abend-Essen; Schweiss aufs Essen; Magen-Drücken beim Essen; Magen-Drücken nach dem Essen; Schwierige Verdauung; Nach dem Essen Kratzen und Brennen im Schlunde herauf, **Leerheit im Magen**; Stechen in der Leber; Brennen im Magen und Unterleibe; Bohren in den Hypochondern; Stechen im linken Hypochonder; Wühlen, Drücken und Schneiden im Unterbauche; Drücken im Unterbauche, bis in die Herzgruben-Gegend herauf; Gefühl von Fest-Sitzen und Härte im Unterbauche; dicker Bauch bei Müttern; Leerheits-Gefühl im Bauche; Kälte des Bauches; Bauch-Wassersucht; Häufige Erzeugung und Versetzung von Blähungen; **Kollern** und Knurren im Bauche, besonders nach dem Essen; Leibschneiden nach Körper-Bewegung; Vergebliches Noththun; Zögernder Stuhl; **Allzuweicher**

Stuhl; Schleim-Stuhl; Blut-Abgang beim Stuhle; Schleim-Abgang aus dem Mastdarme, ohne Stuhl, mit Stechen und Reissen im After und Mastdarme hinauf; Ungenüglicher Stuhl; Lorbeerartiger Stuhl; Brennen im Mastdarme bem Stuhle; Aussiepern von Feuchtigkeit aus dem Mastdarme; Kriebeln im Mastdarme; After-Jücken; Blutdrang nach dem After; Austreten der Mastdarm-Aderknoten; **Mastdarm-Vorfall beim Stuhle**; Drücken auf den Urin; Nacht-Harnen; Unwillkürlicher Harn-Abgang im ersten Schlafe; Dunkler Harn; Schründen in der Harnröhre beim Harnen; Schmerzhaftigkeit des Hodens; Schwäche der Geschlechtstheile; Jücken um die Geschlechtstheile; Geschwulst des Hodensackes; Unterdrückte Regel; Pressen und Drängen auf die Geburtstheile; Wundheit an der Scham und zwischen den Beinen; Hitze in und an den Geschlechtstheilen; Allzuschwache Regel; Zerschlagenheits-Schmerzen bei der Regel; **Scheidefluss** gelben Wassers.

Nasen-Verstopfung; Lästige Trockenheit der Nase; **Schnupfen**; Stockschnupfen; Heiserkeit, Katarrh verwandelt sich in Schnupfen; Husten, früh und Abends, mit salzigem Auswurfe, Reiz- und Kitzel-Husten mit Leibverstopfung; Schwer sich lösender Brust-Auswurf; Kurzäthmigkeit beim Gehen; Engbrüstigkeit, Brust-Beklemmung und kurzer Athem beim Gehen, Steigen und Liegen Abends im Bette; Drücken im Brustbeine; Wallung in der Brust; Wund-Weh in der Mitte der Brust; Brustschmerz von Bewegung; Beklemmung auf der Brust; Stechen in der linken Brust-Seite; Stiche auf der Brust bei Kopf-Arbeit; Seitenschmerz beim Athmen und Husten; Kreuzschmerz; Press-Schmerz im Kreuze; Klopfen im Kreuze; Schwäche im Kreuze beim Gehen; Rücken- und Kreuz-Schmerz; Oefterer Rückenschmerz, Wühlen, Schneiden und Drücken; Fröstern im Rücken; Jückender Ausschlag auf dem Rücken; Reissen und Klamm im Rücken; Rücken-Steifheit; **Genick-Steifheit**; Achsel-Gruben-Schweiss; Nässende Flechte unter der linken Achselgrube; Mattigkeit der Arme; Strammen im Arme; Verrenkungs-Schmerz des Achsel-Gelenkes; Spannen am Unterarme; **Lähmiges Ziehen im Arme**, dass er ihn sinken lassen muss; Stechen im Hand-Gelenke bei Bewegung; Brennen in den Handtellern; Kaltschweissige Hände; Verkrüppelung der Finger-Nägel; Reissendes Stechen vom obern Rande des Beckens in der Leisten-Fuge herum, bis vorn in den Oberschenkel; Lähmigkeit der Beine; **Kälte der Beine und Füsse**; Stichartige Rucke im Oberschenkel, das Bein heraufzuziehen nöthigend; Stiche in den Schienbeinen; Laufen im Beine, wie von einer Maus; Zieh-Schmerz in den Unterschenkeln und im grossen Zeh; Klamm in den Waden; Geschwulst der Beine und Füsse; Stechen auf dem Fussrücken; Brennen und Brickeln in den Füssen; Fuss-Zucken im Mittags-Schlafe; **Fuss-Schweiss**; Unterdrückter Fuss-Schweiss; Brennen in den Füssen; Kriebeln und Eingeschlafenheit der Sohlen; Stiche in den Hühneraugen; Eingeschlafenheit der Arme und Beine, besonders nach Hand-Arbeit; Storren und Ungelenktheit der Hand-, Knie- und Fuss-Gelenke; Geschwüre auf den Finger- und Zeh-Gelenken: Unruhe und Klopfen in allen Gliedern; Brenn-Schmerzen an vielen Theilen des Körpers; **Anfälle von fliegender Hitze**: Hitze von Aerger und bei wichtigen Gesprächen; Hitz-Anfälle im Sitzen und beim Gehen im Freien; Blut-Wallungen; Herzklopfen; Schweiss im Sitzen; Heftiges Schwitzen bei geringer Körper-Bewegung; **Mangel an natürlicher Körper-Wärme**; Empfindlichkeit gegen freie Luft; Grosse **Verkältlichkeit**; Leichtes Verheben; Reissendes Bohren von der Magen-Gegend, nach den Lendenwirbeln zu; Magen-Krampf mit gleichzeitigem Brust-Krampfe; Muskel-Zucken an den Gliedern; Bräunliche Flecke an Brust, Bauch und Rücken; **Rucken und Zucken der Glieder am Tage**; Oefteres Ausdehnen und Renken der Glieder; Grosse Nachtheile von Aerger; Zitternde Mattigkeit; Trägheit und Schwerbeweglichkeit des Körpers; Kraftlosigkeit; Kraftlosigkeit beim Erwachen; Unfestigkeit des Körpers, Anfälle von Mattigkeit; Leicht Ermüdung beim Spazieren; Bei Körper-Anstrengung, Stiche im Arme; Tages-Schläfrigkeit; Allzuzeitige Abend-Schläfrigkeit; Täuschung im Schlafe, als werde er gerufen; Schwärmen im Schlafe; Viele Träume; Aengstliche, schreckhafte Träume; Oefteres Erwachen, Nachts, ohne Ursache; Unerquicklicher Schlaf; Nacht-Schweiss; Früh-Schweiss; Saurer Früh-Schweiss.

Eine allzustarke Wirkung von Sepia scheint sich durch Gewächs-Säure zu mindern, aber das kräftigste Antidot ist das Riechen in versüssten Salpeter-Geist, weniger das Riechen an die Billion-Verdünnung des rohen Spiessglanzes oder weinsteinsauren Spiessglanzes; in Fällen aber, wo der Blutlauf zu sehr erregt worden, Riechen in eine Aconit-Dynamisation.

Die Namensverkürzungen der Mit-Beobachter sind: (*Gll.*) *Goullon;* (*Gff.*) *v. Gersdorff;* (*Gr.*) *Gross;* (*Htb.*) *Hartlaub;* (*Whl.*) *Wahle.*

Sepia

■ Gemüt

Niedergeschlagen, traurig. [CK 1]
Traurig, vorzüglich Abends. [CK 2]
Traurig und betrübt, am meisten beim Gehen im Freien. [CK 3]
Sehr traurig, mit ungewöhnlicher Mattigkeit. [CK 4]
Traurig über ihre Gesundheit. [CK 5]
Trübe Vorstellungen über seine Krankheit, auf die Zukunft. [CK 6]
Schwermüthig, besonders früh. [CK 7]
Bekümmert über ihre Gesundheit, ängstlich, gereizt und sehr schwach. [CK 8]
Sie macht sich lauter kummervolle Gedanken über ihre Gesundheit, wähnt die Auszehrung zu bekommen und bald zu sterben. [CK 9]
Alle ihre Uebel stellen sich ihrem Gemüthe in sehr traurigem Lichte dar, so dass sie zagt. [CK 10]
Wenn er an die vergangenen Uebel nur denkt, wird gleich der Puls schneller und der Athem vergeht ihm. [CK 11]
Grosse Traurigkeit und öftere Anfälle von Weinen, was sie kaum unterdrücken konnte. [CK 12]
Weinerlich. [CK 13]
Reizbar weinerlich. [CK 14]
Sie hätte vor Unmuth über Alles weinen mögen, ohne Ursache. [CK 15]
Trübsinn; sie fühlt sich unglücklich, ohne Veranlassung. [CK 16]
Menschenscheu. [CK 17]
Sie wünscht allein zu seyn und zu liegen mit geschlossenen Augen. [CK 18]
Er darf keinen Augenblick allein seyn. [CK 19]
Besorgt und ängstlich, mit Verdriesslichkeit. [CK 20]
Bängliches Zittern, mit kaltem Schweiss an der Stirn. [CK 21]
Beängstigung, in Anfällen. [CK 22]
Arge Angst im Geblüte. [CK 23]
Aengstlichkeit, Bänglichkeit, zu manchen Zeiten. [CK 24]
Aengstlich, gegen Abend. [CK 25]
Aengstlichkeit, Abends, sie wird ganz roth im Gesichte, und so wechseln die Hitz-Schauder von Zeit zu Zeit. [CK 26]
Grosse innere Unruhe, viele Tage lang, mit Hastigkeit; er möchte gleich beim Anfange schon mit der Arbeit fertig seyn. [CK 27]
Unruhig und unheiter, viele Tage; mit traurigen Erinnerungen beschäftigt, ängstlich, hat sie nicht lange Geduld auf einer Stelle. [CK 28]
Muthlos und verdriesslich. [CK 29]
Gänzliche Muthlosigkeit (n. etl. St.). [CK 30]
Höchster Lebens-Ueberdruss; es war ihm, als könne er ein so elendes Daseyn nicht länger ertragen, und als müsse er vergehen, wenn er sich nicht entleibte (n. 24 St.). [CK 31]
Sehr schreckhaft und furchtsam. [CK 32]
Unzufriedenheit. [CK 33]
Sehr leicht gekränkt. [CK 34]
Verdriesslich und verdrossen zu allen Geschäften. [CK 35]
Missmuth, besonders früh. [CK 36]
Grämliches Gemüth, wie nach heimlichem Aerger. [CK 37]
Aufgeregtheit. [CK 38]
Sehr gereizt im ganzen Körper. [CK 39]
Nerven gegen jedes Geräusch sehr empfindlich. [CK 40]
Von Klavierspielen sehr angegriffen. [CK 41]
Die Erinnerung an vergangene Unannehmlichkeiten versetzt ihn in äussersten Unmuth. [CK 42]
Es fallen ihm von selbst ärgerliche Vorfälle aus vergangenen Zeiten ein, worüber er so empört wird, dass er ganz ausser sich kommt und sich nicht zu lassen weiss, unter Angst, Herzklopfen und Schweiss am ganzen Körper (d. 15. T.). [CK 43]
Sie tadelt Alles und will Alles nicht, was Andre wollen, unter Weinen und Gesichts-Hitze. [CK 44]
Es ist ihr Nichts recht, sie hat an Allem auszusetzen. [CK 45]
Er ärgert sich über jede Kleinigkeit. [CK 46]
Verdriesslich und zum Zanken aufgelegt. [CK 47]
Aergerliche Empfindlichkeit (*Gff.*). [CK 48]
Aergerlich, besonders früh. [CK 49]
Grosse Neigung sich zu ärgern. [CK 50]
Von Aerger so aufgeregt, daß sie einen Schlagfluss befürchtet, wobei ihr schwarz vor den Augen wird. [CK 51]
Neigung zu Zorn. [CK 52]
Zornig, verdriesslich. [CK 53]
Sehr ärgerlich und heftig. [CK 54]
Eine Kleinigkeit kann heftige Zorn-Aufwallung, mit Zittern (besonders der Hände) hervorbringen (*Gff.*). [CK 55]
Höchst empfindlich bei geringem Anlasse; ein Anfall von verzweifelt wüthigen Gebehrden, mit Schluchzen; sie wirft sich aufs Bett und bleibt, ohne zu essen, den ganzen Tag liegen (gleich vor der Regel). [CK 56]
Trägheit des Geistes und Niedergeschlagenheit (n. 23 T.). [CK 57]

Träger Geist (n. 6 T.). [CK 58]
Grosse Gleichgültigkeit gegen Alles, kein rechtes Lebens-Gefühl. [CK 59]
Gleichgültigkeit. [CK 60]
Sehr gleichgültig gegen Alles, theilnahmlos und apathisch (n. 6, 7, 8 T.). [CK 61]
Keine Lust zu arbeiten, unaufmerksam, zerstreut (n. 6, 7 T.). [CK 62]
Abwechselnd aufgeräumt und traurig. [CK 63]
Unwillkürliches Lachen und Weinen, abwechselnd, ohne entsprechende Gemüths-Stimmung. [CK 64]

■ Schwindel, Verstand und Gedächtnis

Schwaches Gedächtniss (n. 20, 48 St.). [CK 65]
Er verschreibt sich oft. [CK 66]
Er war zerstreut, sprach unrichtig und verwechselte die Worte (n. 9 T.). [CK 67]
Er denkt Dinge, die er nicht denken will, spricht in Ausdrücken, die er selbst besser weiss, nimmt sich zu thun vor, was wider seine Absicht ist, und befindet sich so mit sich selbst im Widerstreite und daher in sehr unangenehmer, unruhiger Stimmung (n. 24 St.). [CK 68]
Unbesinnlich und gedankenlos, bei aller Arbeits-Lust. [CK 69]
Schwerer Gedankenfluss. [CK 70]
Düsterheit und Unfähigkeit zu denken, den ganzen Vormittag und viele Nachmittage nach einander. [CK 71]
Wie dumm im Kopfe, anfallsweise, mit Schaudern und Ausbleiben des Athems auf Augenblicke; dann musste sie tief athmen. [CK 72]
Eingenommenheit des Kopfes (n. 24 St.). [CK 73]
Eingenommenheit des linken Hinterhaupts (n. 3 St.) (*Gff.*). [CK 74]
Eingenommenheit des Vorderhaupts (n. 3½ St.) (*Gff.*). [CK 75]
Eingenommenheit des Kopfes, wie bei starkem Schnupfen, mit Taumeligkeit. [CK 76]
Eingenommenheit des Kopfes, mit Drücken in den Augen, durch Gehen im Freien vermehrt. [CK 77]
Schwäche des Kopfes, dass sie fast gar nicht denken kann, besonders Nachmittags. [CK 78]
Eingenommen im ganzen Kopfe und Wackeligkeit desselben, mit Spannung der Hals- und Nacken-Muskeln. [CK 79]
Benebelung des Kopfes, oft früh, beim Aufstehen aus dem Bette. [CK 80]
Schmerzhafte Düsterheit im Kopfe, besonders in der Stirne (*Htb.*). [CK 81]

Trübe und dumpf im Kopfe, mit Wirbeln darin, vier Tage lang. [CK 82]
Dutzig und düselig im Kopfe, dass er oft nicht weiss, was er thut. [CK 83]
Immer wie betäubt im Kopfe. [CK 84]
Betäubung des Kopfes, mit Engheit auf der Brust und Schwäche im ganzen Körper. [CK 85]
Schwere des Kopfes, alle Morgen beim Aufstehen, was erst nach ein Paar Stunden sich bessert. [CK 86]
Schwindeligt im Kopfe, sie kann ihn kaum ertragen. [CK 87]
Drehend und taumelig. [CK 88]
Schwindel, früh im Bette, beim Aufrichten, als wenn sich alles im Zimmer bewegte. [CK 89]
Schwindel beim Gehen, als bewegten sich alle Gegenstände. [CK 90]
Schwindel, dass er beim Gehen und in die Höhe Sehen stolpert. [CK 91]
Schwindel bloss beim Gehen im Freien, sie musste sich führen lassen. [CK 92]
Schwindel, wenn sie eine grosse ebene Fläche vor sich sieht. [CK 93]
Schwindel bei Bewegung der Arme. [CK 94]
Schwindel-Anfälle beim Gehen im Freien, von 2, 3 Minuten Dauer; es war, als wenn Etwas im Kopfe herumkollerte, und sie taumelte dabei; drauf, Abends, Kopfweh und Ohren-Brummen. [CK 95]
Sehr schwindelig zuweilen, mit Unlust zu jeder Beschäftigung. [CK 96]
Schwindel zum Hinfallen, alle Morgen beim Aufstehen. [CK 97]
Schwindel jeden Nachmittag, von 3 bis 5 Uhr, es geht ihr Alles im Kreise herum, beim Gehen, Sitzen und Liegen. [CK 98]
Düseliger Schwindel, alle Nachmittage, von 4 bis 6 Uhr im Sitzen und Gehen. [CK 99]
Zwei Schwindel-Stösse beim Bücken, als wollten die Sinne vergehen, nach dem Abend-Essen. [CK 100]
Schwindel mit Kälte der Hände und Füsse (n. 34 T.). [CK 101]
Drehend und schwankend, beim Trinken unschuldigen Getränkes, im Sitzen, dass er glaubte, der Schlag werde ihn rühren, 5 Minuten lang; drauf überlaufende Hitze von 5 Minuten. [CK 102]

■ Kopf

Kopfweh alle Minuten einmal, das wie aus dem Rücken herauf kam, ein Stechen im Kopfe, bei jedem Tritte. [CK 103]

Dumpfer Kopfschmerz, alle Morgen, doch erst nach dem Aufstehen aus dem Bette. [CK 104]

Empfindlicher Kopfschmerz, früh, beim Erwachen (und nach dem Aufstehen). [CK 105]

Kopfschmerz, früh, **mit Uebelkeit**, bis Mittag. [CK 106]

Kopfweh, früh, in der Stirne, wie zum Schnupfen. [CK 107]

Kopfweh in der Stirn und dem Scheitel; drauf Aengstlichkeit in der Herzgrube, mit Zittern; darnach starkes Nasenbluten. [CK 108]

Gefühl von Lähmung in der Stirne. [CK 109]

Kopfweh, am stärksten gegen Abend, vorzüglich beim Schütteln des Kopfes. [CK 110]

Kopfweh, wie von Erschütterung, nach dem Mittags-Schlafe. [CK 111]

Erschütterung des Gehirns, beim Anstossen mit dem Fusse. [CK 112]

Bewegung im Gehirn, beim Schütteln des Kopfes. [CK 113]

Blut-Andrang nach dem Kopfe (n. 5 T.). [CK 114]

Hitze im Kopfe, dass es ihm gleichsam zu den Ohren herausbrennt; davon schweres Gehör und trübes Gesicht. [CK 115]

Starke Hitze im Kopfe, früh, mit Gefühl, als wolle die Nase bluten. [CK 116]

Schmerzhafte Hitze im Kopfe, oft mit Hitze-Ueberlaufen über den Körper. [CK 117]

Heftige aufsteigende Kopf-Hitze, alle 5 Minuten. [CK 118]

Hitze im Kopfe, Abends (n. 3 T.). [CK 119]

Aeussere Wärme war ihr unerträglich beim heftigen Kopfweh, und doch fror sie. [CK 120]

Kopfweh als sollte der Kopf springen, auch bei Husten. [CK 121]

Pochender Kopfschmerz, Abends. [CK 122]

Klopfen im Kopfe, auf der Seite, auf der sie liegt. [CK 123]

Arg pochender Kopfschmerz in den Schläfen. [CK 124]

Schmerzhaftes Klopfen im Hinterkopfe. [CK 125]

Klopfender Kopfschmerz bei jeder Bewegung. [CK 126]

Klopfendes, sehr schmerzhaftes Kopfweh im Scheitel, früh, bald nach dem Aufstehen (n. 6 T.). [CK 127]

Klopfen oben im Kopfe, sehr schmerzhaft, bei der mindesten Bewegung; beim Drehen der Augen und bei Bewegung des Kopfes oder Körpers will es oben hinaus; auch in der grössten Ruhe undeutliches Klopfen. [CK 128]

Kneipende Rucke im Kopfe, früh, beim Aufstehen. [CK 129]

Einzelne, heftige, wellenartige Rucke von drückendem Kopfweh, ganz vorn in der Stirn (n. 35 St.) (*Gff.*). [CK 130]

Arges schmerzhaftes Zucken in der Stirn. [CK 131]

Drücken, Zucken und Pucken, mit Hitze im Kopfe, als wenn Alles zur Stirn und den Augen herauswollte, drei Tage. [CK 132]

Drückender Kopfschmerz in der heissen Stirne, Abends, von 7 bis 8 Uhr (n. 4, 5 T.). [CK 133]

Kopfschmerz bloss im Vorderhaupte, meist gegen die Stirn zu, ein in der Stunde wohl 8, 10 Mal wiederholter Druck auf das Gehirn, der in $\frac{1}{2}$ Minute wieder nachliess; er setzte dann wohl wieder ein oder anderthalb Stunden aus; auch den zweiten Tag etwas wiederkehrend (n. 22 T.). [CK 134]

Drücken meist in der Stirn und den Augen; zuletzt Uebelkeit mit Spucken vielen Speichels. [CK 135]

Stumpfer Druck-Schmerz auf einer kleinen Stelle des Hinterhauptes (*Gff.*). [CK 136]

Druck oben auf das Vorderhaupt (*Gff.*). [CK 137]

Heftiges Drücken im Kopfe, den ganzen Tag, mit Schwindel, Weinerlichkeit und starkem Schnupfen. [CK 138]

Drückendes Kopfweh im rechten Hinterhaupte (*Gff.*). [CK 139]

Drückender Kopfschmerz im Hinterhaupte, Abends, bis Mitternacht. [CK 140]

Drückendes Weh, wie auf Etwas Böses, am linken Hinterhaupte. [CK 141]

Einseitiger, tief drückender Kopfschmerz mit Druck-Schmerz in den Backzähnen. [CK 142]

Drücken und Spannen in der Stirn und den Augen, mit Brennen. [CK 143]

Druck oben auf dem Scheitel, nach Kopf-Arbeit. [CK 144]

Drückende Schwere des Kopfes in den Schläfen und über der Stirn, als wenn der Kopf voll Blut strotzte, wie bei starkem Schnupfen. [CK 145]

Schwere im Hinterkopfe, vorzüglich früh. [CK 146]

Schwere des Kopfes, dass sie ihn kaum heben konnte. [CK 147]

Schwere des Kopfes, Abends, und nach dem Niederlegen, einseitiger Kopfschmerz. [CK 148]

Pressend wühlend jückender Kopfschmerz, mit Steifheit des Nackens und Empfindlichkeit des Kopfes bei Berührung. [CK 149]

Bohrend wühlender Kopfschmerz in der Stirn, von Vormittag an, den ganzen Tag, bei der mindesten Bewegung. [CK 150]

Klemmender Schmerz im Wirbel und im obern Theile des Hinterkopfes, mit Wundheits-Gefühl, das zuletzt brennend wird (*Gff.*). [CK 151]

Zusammenpressen im Oberkopfe, den ganzen Tag, mit grosser Engbrüstigkeit (n. 11 T.). [CK 152]

Kopfweh wie von innen herauspressend (n. 13 T.). [CK 153]

Kopfweh, als sollten die Augen herausfallen. [CK 154]

Heftiger Kopfschmerz, als sollte der Kopf bersten. [CK 155]

Zusammenziehender Kopfschmerz in der Stirn. [CK 156]

Ein drückender Zusammenzieh-Schmerz im Oberkopfe (d. erst. Tage). [CK 157]

Schwungweises Zusammenziehen im Oberkopfe, Abends. [CK 158]

Kneipender Schmerz an einer Kopf-Seite, in Anfällen. [CK 159]

Kopfweh, Vormittags, als sey das Gehirn zerquetscht. [CK 160]

Schmerzhaftes Knacken im Kopfe, als ob etwas darin zerbräche, mit Genick-Schmerz beim Drehen des Kopfes. [CK 161]

Stechend drückender Kopfschmerz, anhaltend unten in der Stirne, dicht über dem linken Auge, schlimmer bei Bewegung im Zimmer, weit besser beim Gehen im Freien. [CK 162]

Stechender Kopfschmerz (n. 18 T.). [CK 163]

Stechen in der Stirn, bald hier, bald da. [CK 164]

Stiche in der Stirn, wie von Nadeln, täglich, beim schnell Gehen, mit Brecherlichkeit. [CK 165]

Stechen in der Stirn mit Brecherlichkeit (sie konnte Nichts essen); durch Niederlegen gebessert. [CK 166]

Stumpfe Stiche im ganzen Kopfe, zuletzt im Hinterhaupte, die ihn ganz unthätig machen. [CK 167]

Starke Stiche im Hinterhaupte, nach dem Scheitel zu. [CK 168]

Ein einzelner Stich durch den Kopf zuweilen. [CK 169]

Stechen in der linken Schläfe. [CK 170]

Stechen an der Schläfe. [CK 171]

Stechender Kopfschmerz in beiden Schläfen, Abends. [CK 172]

Stiche oft in der linken Kopf-Seite, Nachmittags; auch im Hinterhaupte, Abends. [CK 173]

Heftiges Stechen über der linken Augenhöhle heraus, mit gänzlicher Zusammenziehung des Auges, 3 Tage nach einander, früh nach dem Aufstehen, bis Mittag; im Freien etwas gebessert (*Htb.*). [CK 174]

Stechen im Kopfe, über dem Ohre, einige Minuten lang. [CK 175]

Stechender Kopfschmerz zu den Augen heraus, den ganzen Tag. [CK 176]

Ziehen im Hinterkopfe. [CK 177]

Oefterer Zieh-Schmerz im Vorderhaupte (*Gff.*). [CK 178]

Schmerzliches Ziehen, bald im rechten, bald im linken Hinterhaupte, unten (n. 5 St.) (*Gff.*). [CK 179]

Zieh-Schmerz im Hinterhaupte, das beim Befühlen äusserlich wie unterschworen schmerzt. [CK 180]

Zieh-Schmerz wie äusserlich an der Stirn bis zum Hinterhaupte, in einzelnen Zügen. [CK 181]

Rheumatisches Ziehen an der linken Kopf-Seite. [CK 182]

Oberflächliches Ziehen und Bohren im Kopf, mehr Nachts, wovor sie um Mitternacht nicht im Bette bleiben konnte; es zog bis in die Schläfe, das Ohr und die Zähne (n. 6 T.). [CK 183]

Reissen am Kopfe, über der Stirn und in den Augen, von Nachmittag 2 Uhr bis Abends zum Schlafengehen. [CK 184]

Reissen im obern Theile der rechten Stirne (n. 8 St.) (*Gff.*). [CK 185]

Reissen im linken Stirnhügel (n. 11 1/2 St.) (*Gff.*). [CK 186]

Reissen über den Augen. [CK 187]

Reissen in der linken Schläfe bis in den obern Theil der linken Kopf-Seite (*Gff.*). [CK 188]

Absetzendes, leises Reissen tief unten im linken Hinterhaupte, nah am Halse. [CK 189]

Reissen im Hinterhaupte. [CK 190]

Reissendes Ziehen und Stechen von der Stirn und dem Hinterhaupte, nach dem Scheitel zu. [CK 191]

Schmerz im Hinterhaupte, am meisten Nachts, und am schlimmsten beim Liegen darauf, wie hohl, und wie unterschworen, äusserlich und innerlich, durch Aufdrücken mit der Hand gelindert. [CK 192]

Die Kopfhaut schmerzt beim Befühlen, als ob die Haar-Wurzeln weh thäten (n. 3 T.). [CK 193]

Starkes Ausfallen der Haare (n. 1 u. 8 T.). [CK 194]

Bewegung der Kopfhaut vor- und rückwärts; er muss die Backzähne auf einander beissen. [CK 195]

Viel Jücken auf dem Haarkopfe (n. 16 T.). [CK 196]

Jücken auf dem Wirbel des Kopfes, mit starkem Ausfallen der Haare. [CK 197]

Jücken am Hinterhaupte, Abends. [CK 198]

Fressendes Jücken auf dem Haarkopfe. [CK 199]
Arges Jücken auf dem Kopfe, wenn der Kopfschmerz vergeht. [CK 200]
Nässiger Haarkopf. [CK 201]
Mehrere Schorfe auf dem Kopfe (40 Tage lang). [CK 202]
Kleine, sehr jückende Blätterchen am Hinterhaupte, nach dem Nacken zu, die dann zu einem zollgrossen Geschwüre wurden, mit rauher Kruste, unter der es lange noch fort nässte. [CK 203]
Geschwulst am Kopfe, über der Schläfe (n. 48 St.). [CK 204]
Geschwulst an der Stirne (n. 4, 15 T.). [CK 205]
Kleine rothe Blüthchen an der Stirne, rauhe Stirne (d. 1.–6. T.). [CK 206]
Schmerzhafte Knötchen auf der Stirne. [CK 207]
Schmerzhafte Blüthchen an der Stirne. [CK 208]
Der Kopf ruckt und zuckt früh wohl 6 bis 7 Mal vorwärts, bei völligem Bewusstseyn. [CK 209]

- **Augen**

Augenweh mehrmals, mit Kopfweh und Hitze in den Augen. [CK 210]
Blut-Andrang nach den Augen. [CK 211]
Druck über den Augen, wenn er in hellem Tages-Lichte geht (n. 11 T.). [CK 212]
Drücken, Hitze und Flimmern in den Augen, wie tausend Sonnen. [CK 213]
Die Augenlider schmerzen beim Erwachen wie zu schwer, und als könne er sie nicht aufhalten. [CK 214]
Zwei Morgen nach einander sind beim Erwachen die Augenlider so fest zugezogen, als drückte Blei darauf; ohne Verklebtheit. [CK 215]
Druck auf den untern Theil des rechten Augapfels (*Gff*.). [CK 216]
Schmerzlicher Druck auf den obern Theil beider Augäpfel, besonders im rechten öfters (*Gff*.). [CK 217]
Drückender Schmerz beim rechts Wenden des Auges. [CK 218]
Druck im rechten Auge, wie von einem hineingefallenen Sandkorne, durch Reiben verschlimmert, beim Zudrücken der Augen am fühlbarsten (*Gff*.). [CK 219]
Reissender Druck in den Augenhöhlen, besonders des linken Auges (*Gff*.). [CK 220]
Kriebeln am innern Rande der linken Augenhöhle (*Gff*.). [CK 221]
Jücken an den Augenlidern. [CK 222]

Jücken an den Augen. [CK 223]
Jücken an den Augäpfeln. [CK 224]
Heftiges Jücken im linken äussern Augenwinkel, mit Wundheits-Schmerz nach Reiben (*Gff*.). [CK 225]
Jücken des innern Augenwinkels, früh, nach dem Erwachen; nach Reiben entsteht Beissen und starkes Thränen, und dann Wundheits-Gefühl im äussern Winkel, der etwas zusammengeklebt ist (*Gff*.). [CK 226]
Arg jückendes Beissen im innern Winkel des linken Auges, mit Thränen und etwas gerötheter Bindehaut (*Gff*.). [CK 227]
Beissen im rechten Auge, Abends, mit Neigung der Lider, sich mit Gewalt zu schliessen. [CK 228]
Stechen im linken Auge. [CK 229]
Schründender Schmerz in beiden Augen. [CK 230]
Brennen der Augen, früh und Schwäche derselben. [CK 231]
Brennen im äussern Augenwinkel, öfters des Tages, eine Stunde lang. [CK 232]
Brenn-Gefühl am Rande des untern linken Augenlides, gegen den äussern Winkel zu (*Gff*.). [CK 233]
Hitze im linken Auge, früh, mit Geschwulst im innern Winkel. [CK 234]
Entzündung der Augen, mit Röthe des Weissen und Stechen und Drücken darin. [CK 235]
Entzündung der Augen, welche kein kaltes Wasser verträgt. [CK 236]
Entzündung des Augenlides mit einem Gerstenkorne daran. [CK 237]
Geschwulst und einige Röthe des rechten obern Augenlides, früh (*Gff*.). [CK 238]
Geschwulst unter den Augen, früh, nach dem Erwachen. [CK 239]
Starke, rothe Geschwulst des untern Augenlides, drückenden oder brennenden Schmerzes. [CK 240]
Röthe des Weissen im Auge (n. 17 T.). [CK 241]
Röthe des Augen-Weisses, früh, beim Erwachen, mit brennendem Beissen und Drücken. [CK 242]
Geschwulst des Auges, mit Kopfweh derselben Seite. [CK 243]
Schorfe in den Augenbrauen, 8 Wochen lang. [CK 244]
Ein rother Flechten-Fleck auf dem obern Augenlide, schabig und sich schälend. [CK 245]
Gläsernes Ansehen der Augen. [CK 246]
Schwimmendes Ansehen der Augen, früh beim Erwachen, mit Beissen in den Winkeln (*Gff*.). [CK 247]

Thränen der Augen, früh und Abends (n. 12 T.). [CK 248]
Thränen der Augen, im Freien. [CK 249]
Verschworne, mit Eiter zugeklebte Augen, früh. [CK 250]
Zusammenkleben der Augenlider, bloss Abends. [CK 251]
Zucken an den Augenlidern. [CK 252]
Fippern der Augenlider. [CK 253]
Tägliches Fippern unter den Augen. [CK 254]
Oefteres Fippern am linken untern Augenlide, mit Gefühl als wolle das Auge thränen, was zum öfteren Wischen nöthigt. [CK 255]
Die Augen werden durch Lesen und Schreiben angegriffen und schmerzen im innern Winkel wie wund (*Gff.*). [CK 256]
Bei Anstrengung der Augen, Gefühl von Uebelkeit und Beängstigung. [CK 257]
Trübheit des Gesichts beim Schreiben, dass er kaum mehr deutlich etwas erkennen konnte. [CK 258]
Vergehen der Augen. [CK 259]
Er sieht nur die eine Hälfte der Gegenstände gut, die andre ist ihm dunkel. [CK 260]
Feuriger Zickzack vor den Augen hindert das Sehen. [CK 261]
Viel schwarze Flecken vor den Augen. [CK 262]
Weisses Flimmern vor den Augen. [CK 263]
Feuerfunken vor den Augen mit grosser Mattigkeit. [CK 264]
Flimmern vor den Augen, beim Sehen ins Helle; er sieht einen zickzackartig umgränzten Farbenkreis. [CK 265]
Grüner Schein um das Kerzen-Licht. [CK 266]
Tages-Licht blendet die Augen und macht Kopfweh. [CK 267]
Das Kerzen-Licht beschwert die Augen beim Lesen und Schreiben, durch eine zusammenziehende Empfindung. [CK 268]

- Ohren

Ohrenweh im linken Ohre, als würde es herausgerissen. [CK 269]
Reissen in der Erhöhung hinter dem rechten Ohre (*Gff.*). [CK 270]
Zieh-Schmerz und Hitze am rechten Ohre. [CK 271]
Ziehend stechender Schmerz im innern Ohre, nach aussen zu. [CK 272]
Drückender und stechender Ohrzwang in beiden Ohren (*Gff.*). [CK 273]

Nach innen pressender heftiger Druck unter und vor dem linken und rechten Ohre (*Gff.*). [CK 274]
Ohrzwang (n. 24 T.). [CK 275]
Schmerz in den Ohren, Abends, wie Ohrzwang (n. 16 T.). [CK 276]
Anhaltendes Zwängen in beiden Ohren, Nachts. [CK 277]
Herauspressen im Ohre, beim Pressen zum Stuhlgange (n. 3 T.). [CK 278]
Wundheits-Schmerz im Ohre. [CK 279]
Schmerz wie unterschworen im äussern Gehörgange, beim hinein Fassen. [CK 280]
Stiche im schwachen Ohre, worüber sie laut jammert. [CK 281]
Starkes Stechen im linken Ohre und linken Backen. [CK 282]
Stechen in der Ohrdrüse, welche anschwillt und dann beim Drehen des Kopfes spannend schmerzt. [CK 283]
Einzelne spitzige Stiche im Innern des linken Ohres (*Gff.*). [CK 284]
Kriebeln im rechten Ohre. [CK 285]
Hitze und Röthe des linken Ohres (*Htb.*). [CK 286]
Geschwulst an der Oeffnung des Gehörganges, die bei Drücken neben dem Gegenbock stechend schmerzt. [CK 287]
Viel Jücken im schwachen Ohre, täglich. [CK 288]
Viel Jücken im guten Ohre, arges Brausen und Anhäufung eitrigen, weissen Ohrschmalzes. [CK 289]
Dünner Eiter fliesst aus dem Ohre, mit Jücken. [CK 290]
Viel eiternder Ausschlag am äussern Ohre. [CK 291]
Sehr empfindlich gegen Geräusch. [CK 292]
Knistern vor den Ohren, wie von Papier. [CK 293]
Gluckern im Ohre, beim Aufrichten vom Bücken. [CK 294]
Häufiges **Klingen im Ohre** (n. 24 St.). [CK 295]
Singen vor dem Ohre. [CK 296]
Poltern im rechten Ohre. [CK 297]
Sausen und Klopfen im Ohre. [CK 298]
Starkes Tönen und Sumsen in den Ohren (sogleich). [CK 299]
Sausen und Brausen in den Ohren, mit Empfindung, als wären sie verstopft, doch hörte sie. [CK 300]
Sausen vor dem Ohre, Abends beim Schreiben, mit Pfeifen dazwischen. [CK 301]
Tieftöniges Heulen im Ohre, nach dem Takte des Pulses, beim darauf Liegen, zwei Nächte. [CK 302]

Brausen im Ohre; dann hörte sie nichts damit. [CK 303]
Brausen und pulsartiges Fauchen im rechten Ohre, Nachts (*Gll.*). [CK 304]
Jählinge kurze Taubheit der Ohren, wie von einem Pflocke darin. [CK 305]

- **Nase**

In der Nasenwurzel, Druck-Schmerz. [CK 306]
Stich-Schmerz in der Nasen-Spitze beim Berühren, als wenn ein spitzes Haar sich da einstäche. [CK 307]
Jücken an der Nasen-Spitze. [CK 308]
Wundheits-Gefühl in der Nase, bei jedem Luft-Einziehen sehr schmerzhaft. [CK 309]
Geschwollne, entzündete Nase, die Nasenlöcher böse und geschwürig. [CK 310]
Sehr schmerzhafte, entzündete Geschwulst der Nase. [CK 311]
Grindiges Nasenloch. [CK 312]
Ein Schwärchen in einem Nasenloche, langer Dauer. [CK 313]
Ein Knötchen an der Nasenwurzel, ohne Schmerz. [CK 314]
Eine Ausschlags-Blüthe neben der Nase, wie eine Blutblase. [CK 315]
Blüthchen neben dem rechten Nasenloche, das sich zu einem grossen Schorfe bildet. [CK 316]
Schmerzhafter Ausschlag auf der Nasenspitze. [CK 317]
Er schnaubt früh Blutfasern aus. [CK 318]
Blut-Schnauben und Nasen-Bluten (n. 6, 7, 9 T.). [CK 319]
Bluten der Nase, beim Schnauben, Abends. [CK 320]
Heftiges Nasen-Bluten (n. 12 T.). [CK 321]
Nasen-Bluten, sieben Stunden lang, doch nur von Zeit zu Zeit einzelne Tropfen. [CK 322]

- **Gesicht**

Gesichts-Blässe (n. 24 St.). [CK 323]
Krankes, blasse Ansehen früh, mit trüben, rothen Augen. [CK 324]
Gelbheit des Gesichtes und beider Augenweisse, einen Tag lang. [CK 325]
Gelbe Flecke im Gesichte und ein gelber Sattel quer über die Oberbacke und Nase (n. 20 T.). [CK 326]
Röthe und fliegende Hitze im Gesichte. [CK 327]
Hitze im Gesichte, alle Morgen beim Erwachen. [CK 328]
Sehr erhitztes Gesicht, Abends, mit Hitze im Kopfe. [CK 329]
Grosse Hitze und Röthe im Gesichte, Mittags bei kalten Füssen. [CK 330]
Hitze im Gesichte früh, Abends Gesichts-Blässe. [CK 331]
Von Sprechen wird's ihm gleich so heiss im Gesichte. [CK 332]
Aufgedunsenes Gesicht (n. 5 u. n. 40 T.). [CK 333]
Starke Geschwulst des Gesichtes, ohne Röthe. [CK 334]
Spannen und Zusammenziehen der Haut im Gesichte, besonders der Stirne. [CK 335]
Erst leiser Kitzel an der linken Schläfe, dann Gefühl, als würde die Haut in die Höhe gezogen (*Gff.*). [CK 336]
Druckschmerz im Jochbeine und Nasenbeine. [CK 337]
Reissender Schmerz im linken Backen und von da übers Ohr nach dem Hinterhaupte zu. [CK 338]
Krampfhafter Schmerz in den Gesichts-Knochen. [CK 339]
Ziehender Schmerz im Gesichte, mit Backen-Geschwulst. [CK 340]
Kurzes heftiges Reissen von der Stirne bis neben den rechten Nasenflügel herab (*Gff.*). [CK 341]
Leises Reissen am rechten Backen-Knochen, unter der Schläfe (*Gff.*). [CK 342]
Reissen in den Ober-Kiefern (*Gff.*). [CK 343]
Reissen am linken Kiefer-Gelenke, dicht vor dem Ohre (*Gff.*). [CK 344]
Jücken im ganzen Gesichte. [CK 345]
Jücken im obern Theile der Backen, und nach Reiben, brennendes Beissen. [CK 346]
Ausschlags-Blüthen auf dem rechten Backen. [CK 347]
Blüthen im Gesichte welche etwas jücken. [CK 348]
Ausschlag im Gesichte, wie rothe Rauhheit der Haut. [CK 349]
Viele schwarze Schweisslöcher im Gesichte. [CK 350]
Lippen heiss. [CK 351]
Heftiges Brennen in der Oberlippe, dicht unter der Nase. [CK 352]
Schneiden in der Oberlippe, wie von einem Splitter. [CK 353]
Wundheits-Schmerz an der rechten Seite der Unterlippe nach dem Mund-Winkel hin (*Gff.*). [CK 354]
Gelbheit um den Mund. [CK 355]
Flechten-Ausschlag auf den Lippen. [CK 356]

Nässender Blüthen-Ausschlag am Rande des Rothen der Ober-Lippe. [CK 357]

Blüthen-Ausschlag in der Mitte des Rothen der Ober-Lippe (d. 4. T.). [CK 358]

Grosser schorfiger Ausschlag im Rothen beider Lippen (nach einer Reise in der Kälte). [CK 359]

Ausschlag im Mundwinkel mit Schmerz bei Berührung. [CK 360]

Schmerzhaftes Geschwür im Innern der Unterlippe, von kaltem Wasser gelindert. [CK 361]

Innere Unterlippe wie wund und voll schmerzhafter Blasen (n. 7 T.). [CK 362]

Ein sehr schmerzhaftes Eiter-Blüthchen in der Mitte der Unterlippe. [CK 363]

Spannen der Unterlippe. [CK 364]

Starke Geschwulst der Unterlippe, früh. [CK 365]

Flechtenartige Quaddeln um den Mund. [CK 366]

Eine Flechte am Munde. [CK 367]

Am Kinne Ausschlags-Blüthen, die bei Berührung geschwürig schmerzen. [CK 368]

Jückende Ausschlags-Blüthen am Kinne. [CK 369]

Lang dauernder Schorf am Kinne. [CK 370]

Beim Kauen ist es, als könnten die Kiefer nicht von einander gehen, und als wollte es im Gelenke knacken. [CK 371]

Krampfhafter Schmerz im Unterkiefer und zuvor am Halse. [CK 372]

Die Unterkiefer-Drüse ist geschwollen, beim Aufdrücken schmerzt's im Zahne. [CK 373]

Schmerz in den Unterkiefer-Drüsen für sich, als würden sie gequetscht; auch bei Berührung sind sie schmerzhaft. [CK 374]

Fein stechender Schmerz zuweilen im linken Unterkiefer und den Drüsen darunter, besonders bei Berührung. [CK 375]

■ Mund und innerer Hals

Zahnschmerz beim Beissen und Aufdrücken mit der Zunge. [CK 376]

Die Zähne schmerzen sehr beim Berühren und beim Sprechen. [CK 377]

Er beisst Nachts im Schlafe die Zähne zusammen, was ihn sehr schmerzt. [CK 378]

Widriges Kälte-Gefühl in den untern Vorderzähnen. [CK 379]

Ziehendes Kälte-Gefühl in einzelnen obern Schneide-Zähnen. [CK 380]

Sie kann keinen Luft-Zug an den Zähnen vertragen; im Bette keine Schmerzen, bloss früh, nach einer Stunde Aufseyn; auch bei Berührung und beim Putzen der Zähne kein Schmerz. [CK 381]

Dumpfer Schmerz in alten Zahnwurzeln; Kaltes fährt empfindlich hindurch. [CK 382]

Alle Zähne sind schmerzhaft, besonders ein hohler Backzahn, der wie zu lang und aufgetrieben weh thut, mit Geschwulst des Zahnfleisches und Backens, womit der Schmerz aufhört (*Htb.*). [CK 383]

Schwerheits-Schmerz in den obern Schneidezähnen. [CK 384]

Brummen in den Vorderzähnen (*Gff.*). [CK 385]

Nächtlicher Zahnschmerz, wovor sie nicht schlafen konnte, und früh, da sie aufhörten, war sie so gereizt, dass sie ungeachtet grosser Schwäche auch nun nicht einschlafen konnte. [CK 386]

Ziehschmerz im rechten und linken hintersten untern Backzahne (*Gff.*). [CK 387]

Ziehen in den obern Backzähnen (*Gff.*). [CK 388]

Ziehender Zahnschmerz, wenn Heisses oder Kaltes in den Mund kommt. [CK 389]

Ziehen in den Zähnen wie von einem Schröpfkopfe. [CK 390]

Ziehen im hohlen **Zahne** bis ins Ohr, durch kaltes Wasser verschlimmert. [CK 391]

Ziehschmerz in einem guten Zahne, wenn im warmen Zimmer die Luft hinein kam, in freier, kalter Luft nicht. [CK 392]

Ziehend schneidender Zahnschmerz. [CK 393]

Reissen unter den Schneidezähnen, im Unterkiefer (*Gff.*). [CK 394]

Reissender Zahnschmerz zum linken Ohre heraus, bei und nach dem Essen. [CK 395]

Rheumatischer Druck zieht durch die Zähne und durch die Stirne in einzelnen Rucken (*Gff.*). [CK 396]

Risse und Rucke in den Zähnen, Nachmittags, aller 4 Athemzüge; beim Liegen schlimmer, unter starkem Speichel-Zuflusse. [CK 397]

Reissender und zuckender Zahnschmerz von 6 Uhr Nachmittags, bis nach Mitternacht, 1, 2 Uhr; 4 Tage nach einander. [CK 398]

Einzelne Rucke in den Zähnen, bei Tag und Nacht, wenn Zugwind in den Mund oder das Ohr kam, und hinterdrein Unruhe erregendes Mucken darin. [CK 399]

Drückende Rucke in den Backzähnen, am meisten beim Bücken. [CK 400]

Dumpf drückender Schmerz in den Backzähnen, mit Schmerz in den Unterkiefer-Drüsen (n. 24 St.). [CK 401]

Wühlen in den Oberzähnen. [CK 402]

Nagen in den hintern Backzähnen. [CK 403]

Stechender Zahnschmerz, dass sie hätte weinen mögen. [CK 404]

Stechen in den Vorderzähnen. [CK 405]

Ein Stich bis in den Spitzzahn, unter dem rechten Augenlide, wie im Knochen. [CK 406]

Stechen im Zahne und im Kiefer, bis ins Ohr; sie konnte Nachts nicht davor schlafen und am Tage musste sie ein Tuch darüber binden. [CK 407]

Stechendes Klopfen in verschiedenen Zahnwurzeln, mit Brennen im Zahnfleische, beim Eintritte in die Stube nach Gehen im Kalten erneuert, sowie auch nach Essen und Beissen, besonders wenn Warmes darauf kommt, 8 Tage lang, worauf der Zahn anfängt, schwarz und hohl zu werden. [CK 408]

Klopfender Zahnschmerz, am dritten Tage stechend, mit schnellem Hohlwerden des Zahnes. [CK 409]

Dröhnen in einem obern Schneidezahne (*Gll.*). [CK 410]

Schnelles Hohlwerden der Zähne. [CK 411]

Grosse Stumpfheit der Zähne, sieben Tage lang. [CK 412]

Ein Schneidezahn tritt aus seiner Höhle und wird zu lang. [CK 413]

Lockerheit der untern Schneidezähne. [CK 414]

Alle Zähne werden wackelig und schmerzhaft, und das Zahnfleisch blutet leicht beim Ausspucken (d. 6. T.). [CK 415]

Starkes Bluten der Zähne, früh. [CK 416]

Im Zahnfleische über den zwei obern Vorderzähnen, Ziehen (*Gff.*). [CK 417]

Stechen im Zahnfleische. [CK 418]

Geschwulst des innern Zahnfleisches. [CK 419]

Dickes, dunkelrothes Zahnfleisch, mit schmerzhaftem Pucken, als beginne es zu eitern, so arg, dass es kaum auszuhalten ist. [CK 420]

Schmerzhafte Zahnfleisch-Geschwulst. [CK 421]

Viel Schmerz am geschwollenen Zahnfleische hohler Zähne, mit Backen-Geschwulst. [CK 422]

Bläschen am Zahnfleische brennenden Schmerzes bei Berührung. [CK 423]

Wund schmerzende Zahnfleisch-Geschwulst. [CK 424]

Wundheits-Schmerz und Geschwulst des Zahnfleisches; es klafft ab und blutet bei der geringsten Berührung. [CK 425]

Wundes, geschwüriges Zahnfleisch (*Gll.*). [CK 426]

Bluten des Zahnfleisches, fast ohne alle Veranlassung. [CK 427]

Mund innerlich verschwollen, dass er fast keine Speise hinein bringen kann. [CK 428]

Geschwulst des innern Mundes und Zahnfleisches, mit Brennen im Munde, bis in den Hals. [CK 429]

Geschwulst der Haut der Mund-Höhle und des innern Zahnfleisches, dass der innere Mund wie verengert erscheint. [CK 430]

Die Zunge schmerzt wie wund (n. 17 T.). [CK 431]

Weisse Zunge. [CK 432]

Belegte Zunge. [CK 433]

Verschleimte Zunge, 1, 2 Stunden nach dem Essen. [CK 434]

Schmerz der Zunge, wie verbrannt, 5 Tage lang. [CK 435]

Schmerz wie verbrannt auf der Zunge, beim (gewohnten) Tabakrauchen. [CK 436]

Reissen und Beissen, wie von Pfeffer, hinten an der rechten Zungen-Seite (*Gff.*). [CK 437]

Scharfes Beissen vorn auf der Zunge (n. 32 St.) (*Gff.*). [CK 438]

Bläschen auf der Zunge, und Schmerz, wie verbrannt. [CK 439]

Schmerzhafte Bläschen an der Zungen-Spitze, oben und unten. [CK 440]

Schmerz auf der rechten Zungen-Seite (die dann mit dickem Schleime belegt ist), das Kauen und deutliche Sprechen hindernd. [CK 441]

Blüthe an der Zungen-Spitze und sehr süsser Speichel. [CK 442]

Der Gaumen schmerzt vorn wie verbrannt. [CK 443]

Schmerz, wie verbrannt, am vordern Theile des Gaumens, gleich hinter den Zähnen, bei Berührung mit dem Finger oder der Zunge. [CK 444]

Viel Speichel-Fluss, Abends. [CK 445]

Zufluss salzigen Speichels im Munde. [CK 446]

Er muss immer viel spucken. [CK 447]

Trockenheit und Rauhheit der Zunge und des Gaumens. [CK 448]

Starke Trockenheit der Zunge, früh, beim Erwachen, als wäre sie verbrannt. [CK 449]

Häufige Trockenheit im Munde, als wolle ihr die Zunge ankleben, ohne Durst. [CK 450]

Trockenheit des Mundes, des Halses und der Zunge, welche früh ganz rauh ist. [CK 451]

Trockenheit im Munde und Halse, früh beim Erwachen, dass sie keinen Ton hervorbringen und nicht reden konnte (n. 6 T.). [CK 452]

Trockenheit im Halse, den ganzen Tag. [CK 453]

Trockenheit im Schlunde (n. 11 T.). [CK 454]

Trockenheit im Halse, Abends vor Schlafengehen, die sich von Trinken nicht mindert (n. 8 T.) (*Gr.*). [CK 455]

Immer trocken und wie spannig im Halse. [CK 456]

Halsweh beissend und kratzend, hinten im Rachen und oben am Gaumen, wie vor einem heftigen Schnupfen (*Gff.*). [CK 457]

Kratzig im Halse, Abends. [CK 458]
Kratziges Gefühl im Halse, beim Schlingen (*Gff.*). [CK 459]
Rauhheit im Rachen und Brennen, das sich beim Räuspern vermehrt. [CK 460]
Viel Schleim im Halse, er muss räuspern und rachsen. [CK 461]
Viel Schleim am Gaumensegel. [CK 462]
Schleim-Rachsen, früh (n. 4 T.). [CK 463]
Häufiger Schleim-Auswurf aus dem Rachen. [CK 464]
Blutiger Schleim wird in Menge ausgerachst (d. 15. T.). [CK 465]
Leises Kriebeln im Halse, mit Heiserkeits-Gefühl, das zu öfterem Räuspern reizt (*Gff.*). [CK 466]
Erst beissende, dann schneidende, zuweilen auch drückende Empfindung links im Schlunde (*Gff.*). [CK 467]
Halsweh mit geschwollenen Hals-Drüsen. [CK 468]
Drückendes Halsweh oben in der rechten Seite (*Gff.*). [CK 469]
Druck im Halse, auch bei der lockersten Bekleidung desselben. [CK 470]
Druck im Halse in der Gegend der Mandeln, **als wenn das Halstuch zu fest gebunden wäre.** [CK 471]
Drücken im Halse, nach dem Rücken zu, beim Schlingen von Speise und Trank. [CK 472]
Drücken im Halse, als hätte er etwas verschluckt, was nicht hinunter wollte. [CK 473]
Druck im Halse, wie von einem Pflocke, den er hinunter schlingen zu müssen glaubt; durch Rachsen oder Husten kommt Schleim heraus. [CK 474]
Gefühl eines Knäutels im Schlunde. [CK 475]
Gefühl wie von einem Pflocke im Halse, beim Schlingen, Abends. [CK 476]
Zusammenschnürend drückendes Halsweh, dicht über und auf dem Kehlkopfe (*Gff.*). [CK 477]
Kneipen im Halse, vom Kehlkopfe aufwärts. [CK 478]
Schmerzhaftes Zusammenziehen und Druck im Halse. [CK 479]
Wundheits-Schmerz im Halse, beim Schlingen. [CK 480]
Stechend kratzender Wundheits-Schmerz im Schlund-Kopfe, beim leer Schlingen. [CK 481]
Stechendes Halsweh beim Schlingen. [CK 482]
Taubes Gefühl in der rechten Mandel (n. 4 T.). [CK 483]
Hitz-Gefühl im Halse. [CK 484]

Entzündung des Halses. [CK 485]
Entzündung und Geschwulst oben im Halse. [CK 486]
Entzündung, starke Geschwulst und Eiterung der linken Mandel; er konnte vor Schmerz nicht schlingen, hatte Hitze im ganzen Körper, Durst und Brennen in den Augen (n. 11 T.). [CK 487]
Schweres Schlingen; die Schling-Muskeln sind wie gelähmt, mehrere Abende (n. 36 T.). [CK 488]
Beim Niederschlingen der Speisen, arger Schmerz am obern Magenmunde. [CK 489]
Schmerzhafter Ruck vom Halse bis zur Herzgrube, früh, beim Aufrichten im Bette. [CK 490]
Tabakrauchen bekömmt nicht, zieht den Schlund zusammen. [CK 491]
Uebler Geruch aus dem Munde. [CK 492]
Faulicht schmeckender Schleim auf der Zunge. [CK 493]
Mist-Geschmack im Munde (n. 5 T.). [CK 494]
Säuerlicher Mund-Geschmack (n. 20 St.). [CK 495]
Saurer Geschmack im Munde, bei Hartleibigkeit (n. 11 T.). [CK 496]
Saurer Geschmack im Munde, früh, beim Erwachen. [CK 497]
Saurer bitterlicher Mund-Geschmack (n. 5 T.). [CK 498]
Widrig bitterer Geschmack im Munde, früh. [CK 499]
Garstiger Mund-Geschmack, wie alter Schnupfen. [CK 500]
Bitter-Geschmack im Munde, bloss beim Rachsen. [CK 501]
Bitter-Geschmack des Essens. [CK 502]
Garstiger Geschmack früh und trocken und schleimig im Munde. [CK 503]
Faulichter Nachgeschmack nach Biertrinken. [CK 504]
Zuckersüsser Geschmack im Munde. [CK 505]

Magen

Viel Durst (n. 13 T.). [CK 506]
Durstlosigkeit (n. 9 T.). [CK 507]
Viel Abend-Durst. [CK 508]
Keine Esslust, aber Durst. [CK 509]
Wie übersatt, mit Gefühl von Ekel und Abspannung (*Gff.*). [CK 510]
Ekel gegen alle Speise, vorzüglich gegen Fleisch; er konnte nur Butterbrod und Suppe zu sich nehmen. [CK 511]
Schon der Gedanke an Essen machte ihm Uebelkeit, bei richtigem Mund-Geschmacke. [CK 512]

Kein Appetit, es hatte ihr Alles keinen Geschmack. [CK 513]
Kein Appetit, es schmeckte ihr Nichts. [CK 514]
Das Essen will nicht hinunter. [CK 515]
Vollheit des Magens, Mittags. [CK 516]
Verminderter Appetit, es schmeckt ihr Alles zu salzig. [CK 517]
Wenig Appetit, aber viel Durst. [CK 518]
Wenig Appetit, doch wenn er isst, schmeckt's. [CK 519]
Scheint das Tabakrauchen zu verleiden (in der Nachwirkung?). [CK 520]
Verlangen auf Essig. [CK 521]
Leidliche Esslust, aber durchaus nicht auf Fleisch, was er viele Tage ganz verschmäht. [CK 522]
Heftiges Verlangen auf Wein, den er sonst nie trank. [CK 523]
Wilder Hunger, und wenn er nicht befriedigt wird, läuft das Wasser im Munde zusammen. [CK 524]
Wenn er Essen zu sehen bekommt, wässert ihm auch der Mund, und er bekommt Appetit. [CK 525]
Uebermässiger Appetit, sie ward nicht satt; nach dem Essen Mattigkeit, Aufstossen der Speisen, bis in den Mund, wie Aufschwulken. [CK 526]
Grosser Hunger, Abends. [CK 527]
Er will immer essen, und wenn er nur ans Essen denkt, läuft ihm das Wasser im Munde zusammen. [CK 528]
Leerheits-Gefühl im Magen. [CK 529]
Leerheit im Magen, mit Uebelkeit sobald sie an eine zu geniessende Speise nur denkt. [CK 530]
Schmerzhaftes Hunger-Gefühl im Magen. [CK 531]
Nach wenigem Essen, Aufstossen. [CK 532]
Nach Essen und Trinken, viel Aufstossen. [CK 533]
Nach dem Essen, Aufstossen blosser Luft. [CK 534]
Nach dem Frühstücke, bittres Aufstossen. [CK 535]
Bei dem Essen, starke Bitterkeit im Munde. [CK 536]
Nach dem Abend-Essen, Schlucksen. [CK 537]
Nach dem Mittag-Essen, Aussetzen der Herzschläge. [CK 538]
Beim Essen, Pulsiren in der Herzgrube, und je mehr er isst, desto ärger. [CK 539]
Beim Essen solche Angst und Hitze, dass ihr Gesicht ganz dick und roth, Augen, Ohren und Nase davon eingenommen wird und an den Fingerspitzen Schweisstropfen hängen. [CK 540]
Beim Abend-Essen, Leibschneiden und darauf dreimaliger Stuhl mit Drängen (d. 3. T.). [CK 541]
Gleich nach dem Mittag-Essen, Fieber-Bewegungen. [CK 542]

Die Verdauung erregt Hitze und Herzklopfen (n. 3 T.). [CK 543]
Nach Tische, Hitze im Gesichte. [CK 544]
Nach Tische, Schwindel, zum Anhalten. [CK 545]
Gleich nach dem Essen, Kopf-Befangenheit; jede Kopf-Bedeckung drückte, Hut und Mütze. [CK 546]
Nach warmen Speisen, starker Schweiss im Gesichte. [CK 547]
Nach dem Essen, Stiche im Kopfe. [CK 548]
Gleich nach dem Essen, dumpfes Reissen in der Stirne. [CK 549]
Nach dem Mittag-Essen, allgemeiner starker Schweiss, mit Hitz-Empfindung. [CK 550]
Bei und gleich nach dem Essen erneuern und erhöhen sich die Schmerzen. [CK 551]
Nach dem Essen, Mittags und Abends, Reissen im ganzen Oberschenkel, besonders in den Knieen. [CK 552]
Gleich nach dem Essen, wie wund im Halse, und wie Krampf an der Inseite der Halswirbel. [CK 553]
Nach Tische, Trägheit. [CK 554]
Nach dem Essen, trockner Husten. [CK 555]
Nach dem Essen, Drücken wie von Blähungen, rechts tief im Unterbauche und später in der Seite, nur bei Bewegung des Theiles und beim Vorbücken fühlbar (*Gff.*). [CK 556]
Nach dem Mittag-Essen, Bauch-Aufblähung, durch Aufstossen gemindert, bis Abends, wo sie sich ohne Winde-Abgang verlor. [CK 557]
Nach Essen (von etwas Suppe) gleich starke Bauch-Auftreibung (*Gff.*). [CK 558]
Nach dem Mittag-Essen, sehr angeschwollener Bauch. [CK 559]
Nach Genuss von abgekochter Milch, Durchfall. [CK 560]
Eine Stunde nach dem Mittag-Essen (auch früher), Zieh-Schmerz im Magen und Nagen bis zum Rücken, wo es am empfindlichsten ist, drauf grosse Abspannung und Mattigkeit. [CK 561]
Aufstossen, Abends, anhaltend und heftig; zuvor schon grosse Bauch-Aufgetriebenheit. [CK 562]
Sehr häufiges Aufstossen (auch n. 24 St.). [CK 563]
Aufstossen mit Heben zum Erbrechen (n. 26 St.). [CK 564]
Oefteres gurksendes, leeres Aufstossen (*Gff.*). [CK 565]
Bittres Aufstossen, früh, beim Aufstehen, mit Bitter-Geschmack im Munde und Halse; doch schmeckt das Essen und nach demselben ist die Bitterkeit weg. [CK 566]
Bittres Aufstossen mit Uebelkeit. [CK 567]

Saures Aufstossen nach dem Abend-Essen. [CK 568]

Aufstossen wie faules Ei. [CK 569]

Beim Aufstossen, früh, Kneipen im Magen, als wollte Etwas losreissen. [CK 570]

Beim Aufstossen, Stechen in der Herzgrube, in der linken Seite und zwischen den Schulterblättern. [CK 571]

Nach dem Aufstossen, Brennen im Magen (*Gff.*). [CK 572]

Schmerzhaftes Aufstossen; es kommt Blutiges davon in den Mund (nach schnellem Reiten) (n. 4 St.). [CK 573]

Beim Aufstossen (in einer sehr warmen Stube) kam ihm Blut in den Mund, das er ausrachsete. [CK 574]

Aufstossen, mit Schlucksen wechselnd. [CK 575]

Schlucksen nach dem Essen, eine Viertelstunde lang. [CK 576]

Schlucksen beim (gewohnten) Tabakrauchen und Zusammenziehen im Schlunde, mit Gefühl, als wäre ein Pflock darin, der ihm Uebelkeit machte, wobei das Wasser im Munde zusammenläuft. [CK 577]

Brennen vom Magen herauf (*Gff.*). [CK 578]

Soodbrennen, Vormittags und Nachmittags, mehrere Stunden lang, von der Herzgrube bis in den Hals, worin es ihm dann säuerlich und kratzig ist. [CK 579]

Wie Würmerbeseigen lief ihm Nachmittags viel Wasser im Munde zusammen, was durch Essen verging. [CK 580]

Uebelkeit, ruckweise den ganzen Tag, auch nach dem Essen, mit Zufluss wässrichten Speichels, bei stetem säuerlich bitterm Mund-Geschmacke ohne Esslust, doch richtigem Geschmacke der Speisen (n. 4 T.). [CK 581]

Uebelkeit, früh nüchtern, mehrere Morgen. [CK 582]

Uebelkeit, früh beim Erwachen, gegen Abend und Nachts (*Gff.*). [CK 583]

Früh-Uebelkeit, als wenn sich Alles im Leibe herum drehete. [CK 584]

Früh, beim Mund-Ausspülen, hob es ihr zum Brechen. [CK 585]

Uebelkeit, früh, beim (gewohnten) Fahren im Wagen. [CK 586]

Uebelkeit und Schwäche. [CK 587]

Uebelkeit (fast sogleich), drauf Ziehen durch alle Glieder. [CK 588]

Uebelkeit, alle Morgen 10 Uhr, ohne Aufstossen, etliche Minuten. [CK 589]

Uebelkeit mit Bitterkeit im Halse, ohne Erbrechen. [CK 590]

Uebelkeit bloss jeden Morgen, nach Etwas Essen vergehend. [CK 591]

Brecherlich, ängstlich, schwindelicht. [CK 592]

Erbrechen, nach Früh-Uebelkeit und einigem Genusse, und darauf noch Würgen. [CK 593]

Das Erbrechen (in der Schwangerschaft) strengt sie oft so an, dass Blut mitkommt. [CK 594]

Starkes, mehrmaliges Erbrechen, Nachts, mit heftigem Kopfschmerz (n. 12 St.). [CK 595]

Gall-Erbrechen, zwei Morgen (n. 3 T.). [CK 596]

Täglich zwei einstündige Anfälle von Zusammengreifen in den Hypochondern mit Uebelkeit, von da wie Stechen in den Rücken gehend, dann auch Stechen in der Brust und Gähnen, bis er sich erbrach, Galle und Speisen. [CK 597]

Erbrechen milchigen Wassers (in der Schwangerschaft), obgleich sie keine Milch getrunken hatte. [CK 598]

Magen-Drücken, nach dem Essen und beim Anfühlen. [CK 599]

Drücken in der Herzgrube. [CK 600]

Pressen in der Herzgrube (n. 30 St.). [CK 601]

Drücken im Magen, Nachts, drei Nächte nach einander. [CK 602]

Drücken auf den Magen, wie von einem Steine. [CK 603]

Hartes Drücken in der Herzgrube, wie von einem Steine, selbst nüchtern, doch ärger von Brod-Essen. [CK 604]

Drücken im Magen, als wäre es wund darin. [CK 605]

Drücken in der Herzgrube, durch eine gährende Bewegung nach unten zu vergehend (n. 3½ St.) (*Gff.*). [CK 606]

Drücken im Magen, von früh bis Mittag 1 Uhr. [CK 607]

Drücken im Magen, Abends und darnach Kopfschmerz. [CK 608]

Heftiges Drücken, links unter den Ribben, was durch Liegen vergeht. [CK 609]

Reissender Druck um die Herzgrube herum (*Gff.*). [CK 610]

Schwere im Magen, mit dumpfem Schmerze, um den ganzen Bauch. [CK 611]

Krampfiger Schmerz im Magen und Bauche. [CK 612]

Zusammenziehen in der Magen-Gegend. [CK 613]

Stechender Schmerz im Magen und im aufgetriebenen Bauche, Nachmittags. [CK 614]

Der mindeste Druck auf die Magen-Gegend macht grossen Schmerz. [CK 615]

Brennen im Magen und in der Herzgrube. [CK 616]
Hitze im Magen und in der Herzgrube, mit Gefühl, als würde Essen sie erleichtern. [CK 617]
Schnelle Stiche in der Herzgrube, bei schnellem Niederschlingen während des Essens. [CK 618]
Stiche in der Herzgrube. [CK 619]
Feine Nadelstiche in der Herzgrube. [CK 620]
Stechen dicht unter der Herzgrube beim Einathmen (*Gff.*). [CK 621]
Kollern im Magen. [CK 622]

■ Abdomen

In den Hypochondern und der Herzgrube, stechend spannender Schmerz, bei Bewegung mit Bücken. [CK 623]
Spannend stechender Schmerz um die Hypochondern, jede Bewegung hindernd, am schlimmsten beim Gehen. [CK 624]
Minuten lang anhaltender Stich um die rechte unterste Ribbe nach der Herzgrube hin, durch leeres Aufstossen vergehend (*Gff.*). [CK 625]
Stiche fahren unter den Hypochondern quer durch den Oberbauch, dass sie schreien möchte, öfters. [CK 626]
Stiche öfters unter den rechten Ribben. [CK 627]
Stechender Schmerz unter den rechten kurzen Ribben, bei abendlichem trocknem Kotz-Husten. [CK 628]
Klopfen in der Leber-Gegend. [CK 629]
Stiche in beiden Oberbauch-Seiten, beim Husten. [CK 630]
Stiche strahlen zuweilen aus der Oberbauch-Gegend, dicht unter der Herzgrube, schief in die linke Seite hinauf (*Gff.*). [CK 631]
Stiche quer durch den Bauch, von der rechten Seite zur linken, so schnell, wie ein Blitz (n. 36 T.). [CK 632]
Stich-Schmerz in beiden Unterbauch-Seiten. [CK 633]
Arges Stechen in der linken Bauch-Seite. [CK 634]
Stechen in der Bauch-Seite, eine Stunde lang, drauf Schweräthmigkeit. [CK 635]
Heftiges Stechen in der Leber-Gegend, Abends 8 Minuten lang, sie schmerzt dann auch beim Befühlen, bei Hartleibigkeit. [CK 636]
Stumpfer Stich in der Leber-Gegend (n. 3 St.) (*Gff.*). [CK 637]
Wundheits-Schmerz in der Leber-Gegend (n. 5 St.). (*Gff.*). [CK 638]
Schmerz in der rechten Bauch-Seite. [CK 639]
Einfacher Schmerz in der Leber, bei Fahren auf unebnem Wege, dicht unter der letzten Ribbe, Athem versetzend. [CK 640]
Vollheits-Gefühl in der Leber-Gegend. [CK 641]
Heftiges Klemmen in der Leber-Gegend, durch Aufstossen und Winde-Abgang gemindert (*Gff.*). [CK 642]
Ziehender Druck in der Leber-Gegend, Abends (*Gff.*). [CK 643]
Drückender Schmerz in der Leber-Gegend. [CK 644]
Druckschmerz in der rechten Bauch-Seite. [CK 645]
Einige Zucke in der Leber. [CK 646]
Ziehender Schmerz in beiden Bauch-Seiten in wiederholten Anfällen. [CK 647]
Schmerzhaftes Gefühl in beiden Bauch-Seiten, wie von einem steifen Körper daselbst, oder einem Pflocke, der ihm das Bücken schmerzhaft oder unmöglich machte. [CK 648]
Bauchschmerz vom Nabel bis zur Scham, am meisten beim Betasten. [CK 649]
Stiche quer durch den Bauch, gleich über den Hüften. [CK 650]
Stechen und abwechselnd Kneipen in den Därmen, in Anfällen von 10 Minuten Dauer. [CK 651]
Stiche vom Nabel bis zur Scham, beim Husten und Kotzen. [CK 652]
Stich-Schmerz in den rechten Bauch-Muskeln mit sichtbarem Zucken. [CK 653]
Stiche im Schoosse. [CK 654]
Stiche, früh, durch den linken Schooss. [CK 655]
Schründend bohrender Schmerz rechts neben dem Nabel (n. 18 T.). [CK 656]
Drücken im Unterleibe. [CK 657]
Drückendes Weh im Oberbauche, Nachmittags (*Gff.*). [CK 658]
Schmerz in der Nabel-Gegend, sehr empfindlich beim Husten und Bücken. [CK 659]
Drückendes Weh im angespannten Oberbauche, eine Stunde nach dem Mittag-Essen und nach etwas Bewegung im Freien (*Gff.*). [CK 660]
Drücken im ganzen Bauche, drei Tage nach einander nach dem Essen vermehrt, mit Eingenommenheit des Kopfes und Anspannung der Haut desselben (*Htb.*). [CK 661]
Viel Druck und Spannung im Oberbauche, zuweilen durch inneres Gähren gemildert; zugleich Drücken und Stechen in der Nabel-Gegend (*Gff.*). [CK 662]
Drücken im Bauche, was nach erfolgtem Stuhle weicht. [CK 663]

Schwere im Unterleibe. [CK 664]
Gefühl wie von einer Last im Bauche, beim Bewegen. [CK 665]
Schmerz mitten im Bauche, von Nachmittag bis Schlafengehen; es lag da wie ein Klumpen fest; der Schmerz zog sich gegen Abend nach oben, mit Schläfrigkeit, ohne dass sie jedoch Nachts schlafen konnte. [CK 666]
Drücken im Unterbauche, links unter dem Nabel, und zuweilen ganz in der linken Seite (*Gff.*). [CK 667]
Druck vorn im Unterbauche, rechter Seite (*Gff.*). [CK 668]
Wellenartiger Druck in der rechten Leisten-Gegend von innen heraus (*Gff.*). [CK 669]
Schmerzhafter Druck in der Bruch-Stelle bei starkem Lachen. [CK 670]
Ziehend spannender Druck im Unterleibe (*Gff.*). [CK 671]
Auftreibung des Bauches (auch n. etl. St.). [CK 672]
Anspannung des Bauches, früh (n. 2 T.). [CK 673]
Sehr aufgetriebener Bauch, ohne Stuhl. [CK 674]
Arge Bauch-Auftreibung, besonders Abends. [CK 675]
Schmerzhafte Bauch-Auftreibung, beim Fahren im Wagen. [CK 676]
Vorzüglich Abends harter, aufgetriebener Bauch, auch die Adern der Bauch-Haut sind aufgelaufen; dabei stechender Schmerz im Bruche. [CK 677]
Blähungs-Anhäufung im Bauche bei Gehen im Freien. [CK 678]
Häufige harte Auftreibung des Bauches, mit Schneiden in den Gedärmen. [CK 679]
Erst grosse Auftreibung des Bauches, dann arges Kollern und Bewegung darin. [CK 680]
Auftreibung des Bauches, unter Durchfall und Bauch-Kneipen. [CK 681]
Leibweh, früh im Bette. [CK 682]
Bauchweh, früh, ganz im Becken, herauspressend, windend und zusammenziehend (*Gll.*). [CK 683]
Heftiges Schneiden quer über den Leib, wie von Blähungen, durch Bewegung vergehend; zugleich Schneiden im linken Hoden. [CK 684]
Heftiges Leibschneiden bis an die Brust, mit herumgehenden Blähungen, die keinen Ausgang finden (n. 4 T.). [CK 685]
Schneiden im Bauche, Nachts, mit Harndrang. [CK 686]
Schneidendes Bauchweh, nach Mitternacht (*Gff.*). [CK 687]

Heftiges Leibschneiden, früh. [CK 688]
Schneiden im Unterbauche, Nachmittags, anhaltend und auch in einzelnen Rucken. [CK 689]
Leibschneiden mit öfterer Uebelkeit. [CK 690]
Oeftere Anfälle von Leibschneiden; sie muss sich ganz zusammenkrümmen, ein paar Minuten lang. [CK 691]
Kneipendes Schneiden in den Därmen, mit stöhnender Angst, als würde unwillkürlich Stuhl abgehen. [CK 692]
Kneipen im Bauche, fast jeden Morgen eine Stunde lang, mit Uebelkeit, Wabblichkeit und Speichel-Zufluss im Munde. [CK 693]
Tägliches Kneipen im Bauche, ohne Durchfall, gleich als erzeugten sich mehrere Blähungen, durch Aufstossen gemildert. [CK 694]
Kneipen im Bauche oft, ohne Blähungen. [CK 695]
Kneipen im Unterbauche, den ganzen Tag, in viertelstündigen Anfällen, bei täglich nur einmaligem hartem Stuhle, drei Tage nach einander (n. 48 St.). [CK 696]
Greifen in den Därmen, mit Gefühl, als wenn sie umgedreht würden. [CK 697]
Krämpfe im Unterleibe (n. 17 T.). [CK 698]
Krampfhaftes Zusammenziehen in der rechten Unterbauch-Seite. [CK 699]
Oeftere Anfälle von Zusammenzieh-Schmerz in der rechten Bauch-Seite, am schlimmsten früh, und darauf arger, zusammenschnürender Schmerz des Magens, von da der Schmerz in die Brust ging; Aufstossen beseitigte ihn. [CK 700]
Heftiger Bauchschmerz, dass sie sich zusammenkrümmen musste. [CK 701]
Wühlen und Zusammenziehen im Bauche, mit Abgang vieler Winde. [CK 702]
Wühlen im Bauche, mit Uebelkeit. [CK 703]
Brennen im Bauche, beim Gehen im Freien. [CK 704]
Brennender Schmerz links unter dem Nabel (*Gff.*). [CK 705]
Brennen und Hitz-Gefühl in der Lenden- (Nieren-) Gegend, beim Tiefathmen. [CK 706]
Brennen in der rechten Bauch-Seite, beim weit Gehen. [CK 707]
Brennen in der rechten Dünnung (*Gff.*). [CK 708]
Brennen im Bauche, beim Sitzen, im Gehen sich verlierend. [CK 709]
Schmerz im Bauche, als wären die Eingeweide kurz und klein geschlagen. [CK 710]
Schmerz im Bauche, Nachmittags, als würden die Därme herausgerissen. [CK 711]
Klopfen hie und da im Bauche. [CK 712]

Die Bauchmuskeln schmerzen bei Bewegung, bloss Nachts. [CK 713]

Wollüstiges Jücken im linken Schoosse, Abends im Bette, durch Reiben unerträglich erhöht, durch leises Kitzeln aber mit der Fingerspitze schnell getilgt. [CK 714]

Leerheits-Gefühl im Bauche. [CK 715]

Unruhe im Bauche. [CK 716]

Unruhe im Bauche, als wenn Durchfall kommen wollte, durch Winde-Abgang vergehend. [CK 717]

Poltern und Pfeifen im Bauche, mit Auftreibung desselben (*Gll.*). [CK 718]

Poltern im Bauche. [CK 719]

Lautes Knurren im Bauche. [CK 720]

Heftige Gährung im Unterleibe (*Gff.*). [CK 721]

Kollern und Blähungs-Bewegung im Bauche, wie bei Durchfall. [CK 722]

Kollern, Abends, und Blähungs-Versetzung, die Winde gehen im Bauche herum. [CK 723]

Kollern im Bauche, mit Aufstossen (n. 2 T.). [CK 724]

Feines, schnelles Glucksen in der rechten Oberbauch-Hälfte (*Gff.*). [CK 725]

Aeusserlich fühlbares Glückern in der linken Unterbauch-Seite, über der Hüfte. [CK 726]

Kollern im Bauche, beim Liegen (n. 10 T.). [CK 727]

Lautes Kollern und Leerheits-Gefühl in der linken Bauch-Seite, alle Tage. [CK 728]

■ **Rektum**

Starker Abgang stinkender Winde (n. 15 T.). [CK 729]

Durchfall, die ersten Tage. [CK 730]

Durchfall nach Milch-Genuss. [CK 731]

Ermattender Durchfall, die ersten Tage. [CK 732]

Weicher, breiiger Stuhl von sehr stinkendem, säuerlichem Geruche, schnell auf einmal abgehend. [CK 733]

Faulicht säuerlich stinkender Stuhl. [CK 734]

Drei dünne, scharfe Stühle des Tags, worauf After-Aderknoten hervortreten, welche stark feuchten und beim Sitzen empfindlich schmerzen (n. 12 T.). [CK 735]

Viel gallertartige Stühle mit Leibschneiden. [CK 736]

Stuhl von weisslicher Farbe (d. 3. T.). [CK 737]

Schleimiger Durchfall, bei aufgetriebenem Bauche. [CK 738]

Stuhl nach einigen Tagen, erst harten, dann weichen Kothes. [CK 739]

Steter Stuhldrang, doch geht nur wenig ab. [CK 740]

Vergeblicher Stuhldrang gegen Abend, dann früh Stuhl, oft hart und abgebrochen. [CK 741]

Vergeblicher Stuhldrang, es gehen bloss Winde und Schleim ab, mit Gefühl im Mastdarme, als ob ein Pflock darin wäre. [CK 742]

Schwerer Abgang selbst weichen, dünngeformten Kothes. [CK 743]

Zwei Stühle täglich, und immer mit einigem Zwange. [CK 744]

Abgang des gar nicht festen Stuhles mit viel Anstrengung. [CK 745]

Der bräunliche Stuhl, obgleich nicht hart, wird doch nur sparsam und mit starkem Pressen ausgeleert (*Gff.*). [CK 746]

Die spätern Tage wird der Stuhl hart, auch wohl knotig und ungenüglich. [CK 747]

Harter, schwierig abgehender Stuhl, auch wohl mit Schleime gemischt. [CK 748]

Harter Stuhl, mit Schneiden im Mastdarme. [CK 749]

Vor dem Stuhle ein Anfang von Blähungs-Kolik unter Aechzen und Stöhnen. [CK 750]

Vor dem natürlichen Stuhle, Leibschneiden (n. 4 T.). [CK 751]

Vor jedem flüssigen Stuhle, Uebelkeit (n. 5 T.). [CK 752]

Bei schwierigem Stuhle, Abfluss von Vorsteher-Drüsen-Saft. [CK 753]

Beim Stuhle, Blut-Abgang (n. 11, 20 T.). [CK 754]

Bei jedem Stuhle, Blut, 8 Tage lang. [CK 755]

Bei nicht hartem Stuhle, Blut-Abgang. [CK 756]

Beim Stuhle, viel Blut, nach Schneiden im Bauche. [CK 757]

Beim Stuhle täglich etwas Blut, lange Zeit. [CK 758]

Nach dem Stuhle, Abgang blutigen Schleimes. [CK 759]

Nach einem zweiten Stuhle, Steifheit und Härte-Gefühl im Rücken, und wie gespannt in der Herzgrube, mit Athem-Beengung. [CK 760]

Nach nicht hartem Stuhle, drückender Kopfschmerz in der Stirne. [CK 761]

Nach dem Stuhle, Leerheit und Schlaffheit im Bauche. [CK 762]

Nach einem breiartigen Stuhle, Kopfschmerz. [CK 763]

Nach einem dünnen Stuhle, Bauchweh, wie Schründen im Leibe. [CK 764]

Nach zweimaligem derbem Stuhle, grosse Schwäche im Bauche und gänzlicher Appetit-Mangel. [CK 765]

Abgang von Madenwürmern. [CK 766]

Im Mastdarme Zusammenzieh-Schmerz bis in die Scheide (n. 6 T.). [CK 767]

Zusammenzieh-Schmerz im Mastdarme und von da im Mittelfleische und in der Mutterscheide. [CK 768]

Zusammenzieh-Schmerz im After und dann vorn im Bauche herauf, beim Stuhle. [CK 769]

Oft schmerzliches Zusammenziehen im After. [CK 770]

Klemm-Gefühl im After, nach Gähren im Bauche vergehend (*Gff.*). [CK 771]

Spann-Schmerz im After (und Mastdarme) (n. 4 T.). [CK 772]

Spannung am After, nach dem Stuhle. [CK 773]

Zwängen im After, mit Wundheits-Gefühl, zuweilen ruckweise (*Gff.*). [CK 774]

Schmerz im Mastdarme, bei dem Stuhle, und nachher lange noch im Sitzen (n. 7 T.). [CK 775]

Vor und bei hartem Stuhle, ungeheurer Klammschmerz im Mastdarme (n. 4 T.). [CK 776]

Heftiges Schneiden im After und Mastdarme, Nachts. [CK 777]

Schneiden im Mastdarme beim Stuhle, mit etwas Blut-Abgang. [CK 778]

Schwäche-Gefühl im Mastdarme, Abends im Bette, und davon Unruhe, dass er nicht einschlafen kann. [CK 779]

Schneiden im Mastdarme, Nachmittags, nach dem Unterbauche ziehend, mit vergeblichem Drängen und Pressen zu Stuhle darnach. [CK 780]

Stiche im After (n. 8 T.). [CK 781]

Heftige Stiche im Mastdarme, Nachts. [CK 782]

Mehrere stumpfe Stiche im After, hintereinander (*Gff.*). [CK 783]

Stechen im After nach dem Früh-Stuhle, bis Nachmittag (n. 7 T.). [CK 784]

Starkes Stechen im After, besonders beim Einziehen und äussern Drucke desselben. [CK 785]

Langsamer Stich im linken Schoosse, von unten herauf beim Stuhle. [CK 786]

Stechen und Reissen im After. [CK 787]

Stiche im Mittelfleische, nach dem Mastdarme zu, im Sitzen, Abends. [CK 788]

Stechen und Brennen am After. [CK 789]

Brennen im After. [CK 790]

Brennen im After beim Stuhlgange (n. 21 T.). [CK 791]

Brennen im Mastdarme, täglich, bei hartem Stuhle, mit untermischtem leerem Stuhl-Drange (d. erst. Tage). [CK 792]

Brennen im Mastdarme, den ganzen Tag. [CK 793]

Brennen im Mastdarme, beim letzten Theile eines weichen Stuhles (n. 6 T.). [CK 794]

Hitze und Geschwulst des After-Randes. [CK 795]

Wundheit am After. [CK 796]

Wundheits-Schmerz im Mastdarme, meist ausser dem Stuhle, und wie ein Herauspressen desselben, selbst im Liegen, anfallsweise, zu Stunden; dabei After-Aderknoten, die bei Berührung schmerzen. [CK 797]

Jücken und Stechen im Mastdarme. [CK 798]

Jücken im Mastdarme und After. [CK 799]

Jücken am After, auch am Tage. [CK 800]

Starkes Jücken im After und Kriebeln im Mastdarme (d. 1. T.). [CK 801]

Kratzige Empfindung im After, beim Stuhle. [CK 802]

Austritt des Mastdarms (n. etl. St.). [CK 803]

Mastdarm-Vorfall (n. 30 T.) (*Rl.*). [CK 804]

Andrang nach dem After, Nachmittags, bald nach dem Essen (n. 5, 12 T.). [CK 805]

Starker Schweiss dicht über dem After, vor und bei dem Stuhle. [CK 806]

Beissen im Mastdarme, nach dem Stuhle. [CK 807]

Austreten und Jücken der Mastdarm-Aderknoten. [CK 808]

Starkes Austreten der Mastdarm-Aderknoten, beim Gehen. [CK 809]

Starkes Austreten der Mastdarm-Aderknoten beim Stuhlgange. [CK 810]

Austreten eines nässenden, schmerzlosen Aderknotens aus dem After, nach gutem Stuhle. [CK 811]

Schmerz der After-Aderknoten, nach gutem Stuhle (n. 4 T.). [CK 812]

Die After-Aderknoten werden schmerzhaft (n. 2 St.). [CK 813]

Schmerz der After-Aderknoten beim Gehen. [CK 814]

After-Aderknoten ohne Hartleibigkeit. [CK 815]

Die After-Aderknoten scheinen wie verhärtet. [CK 816]

Bluten der After-Aderknoten beim Gehen. [CK 817]

■ Harnwege

Harn-Abgang gering (d. ersten 7 T.). [CK 818]

Drücken auf den Harn, früh, und Drang zum Lassen des Harnes, der doch erst nach einigen Minuten erfolgt. [CK 819]

Steter Drang zum Harnen, mit schmerzhaftem Drängen im Becken, früh (*Gll.*). [CK 820]

Oefterer und starker Harndrang. [CK 821]

Er muss in einer Stunde zwei, drei Mal Wasser lassen; es drückt ihn auf die Blase, er muss aber doch lange stehen, ehe der Urin kommt, der dann ohne Schmerz abgeht; will er es aushalten, so bekommt er Angst und Drücken auf die Blase (n. 48 St.). [CK 822]

Gefühl, als gingen Tropfen aus der Blase (was doch nicht war), besonders in der Ruhe. [CK 823]

Nach dem Harnen bleibt Feuchtigkeit in der Harnröhre zurück, die später von selbst an der Mündung hervorkommt. [CK 824]

Nach zweistündiger Hitze, Röthe und Gedunsenheit des Gesichtes und bei darauf folgender vielstündiger Blässe desselben, ein 14stündiges Unvermögen zu harnen, dem alle Viertelstunden wiederholter Harndrang folgt, wobei wenig abgeht; dann mehrere solche Perioden von Harn-Hemmung und Harndrang, von deren letzterer der mangelnde Harn-Abgang bei vielem Trinken 20 Stunden dauert (d. 1. T.). [CK 825]

Wenig Harnen, bei vielem Durste (n. 3 T.). [CK 826]

Nachts träumt ihm, er harne in das Nacht-Geschirr, während dessen er den Harn in's Bette gehen liess (n. 17 T.). [CK 827]

Auch Nachts muss er zum Harnen aufstehen, und so oft er geweckt ward, bei vielem Durste selbst Nachts. [CK 828]

Pressen auf die Blase, und öfteres Harnen, bei Spannung im Unterbauche. [CK 829]

Drängen auf den Harn, Abends, mit Brennen nach dem Abgange. [CK 830]

Häufigeres Harnen (n. 4 T.). [CK 831]

Weit mehr Harn-Abgang, als er Getränk zu sich genommen (n. 36 T.). [CK 832]

Wasserfarbiger Harn, in Menge (d. 2. T.). [CK 833]

Blassgelber Harn, ohne Satz, auch in Tag und Nacht nicht (*Gff.*). [CK 834]

Harn im Stehen trübe und übelriechend, mit weissem Satze (d. 1. – 4. T.). [CK 835]

Harn oft gleich beim Lassen trüb und dunkel, wie mit Schleim gemischt. [CK 836]

Harn mit vielem weissen Satze und stinkend. [CK 837]

Trüber Harn mit rothsandigem Satze. [CK 838]

Trüber, lehmiger Harn, mit röthlichem Ansatz im Geschirr (*Gll.*). [CK 839]

Blutrother Harn. [CK 840]

Der Harn setzt Blut im Geschirre ab. [CK 841]

Nach dem Harnen (Mittags), Ausfluss milchichter Feuchtigkeit aus der Harnröhre. [CK 842]

Nach dem Harnen, Vorsteher-Drüsensaft-Abgang. [CK 843]

Kneipende Schmerzen in der Blase. [CK 844]

Blasenkrampf (*Gll.*). [CK 845]

Heftiges Brennen in der Blase, ohne Harndrang. [CK 846]

Brennen in der Harnröhre. [CK 847]

Brennen vorn in der Harnröhre (n. 9, 20 T.). [CK 848]

Beissen in der Harnröhre beim Harnen. [CK 849]

Beissen vorn und in der Mündung der Harnröhre (n. 13 St.) (*Gff.*). [CK 850]

Ziehendes Beissen in der Harnröhre vor, früh beim Erwachen. [CK 851]

Reissen im vordern Theile der Harnröhre (*Gff.*). [CK 852]

Starkes Reissen in der Harnröhre. [CK 853]

Heftiges, anhaltendes Schneiden, bald auch Stechen in der Harnröhre. [CK 854]

Schründen in der Harnröhre, beim Harnen. [CK 855]

Schründen durch die Harnröhre (*Gll.*). [CK 856]

Jücken in der Harnröhre. [CK 857]

■ Geschlechtsorgane

Die männlichen Zeugungstheile schwitzen stark (n. 3 T.). [CK 858]

In der Ruthe, Stiche. [CK 859]

Brennen in der Ruthe, während der Begattung (n. 10 T.). [CK 860]

Jückende Entzündung der Ruthe, den Reiz beim Beischlafe sehr erhöhend. [CK 861]

Eichel heiss und jückend, mit Wundheit der Vorhaut. [CK 862]

Heisse Eichel, mit blassrothem, zuweilen jückendem Ausschlage. [CK 863]

Rothe Pünktchen auf der Eichel. [CK 864]

Starkes Nässen unten an der Eichel eiteriger Flüssigkeit säuerlich salzigen Geruches, mit Jücken. [CK 865]

Die Vorhaut eitert und jückt beständig. [CK 866]

Rothe, fast wunde Knötchen, verschwindend und wiederkommend, auf der Inseite der Vorhaut und auf der Eichel, kitzelnder Empfindung beim Berühren. [CK 867]

Der Hodensack schwitzt stark. [CK 868]

Im Hoden Hitze. [CK 869]

Schneiden im Hoden. [CK 870]

Kneipendes Reissen in den Hoden (d. 1. 2. T.). [CK 871]

Rheumatisches Ziehen in den Hoden, auch daneben im Oberschenkel (*Gff.*). [CK 872]

Grosse Vermehrung des Geschlechtstriebes (d. erst. 5 T.). [CK 873]

Geile Gedanken, ohne Erektion (d. 4. T.). [CK 874]

Trieb zur Begattung mit schnellem Samen-Abgange unter wenig Wollust-Empfindung; drauf Spannen im Unterbauche, bis in die Samenstränge (d. 5. T.). [CK 875]

Starke, etwas schmerzhafte Erektion, nach dem Mittags-Schlafe, im Sitzen (*Htb.*). [CK 876]

Starke Erektionen (d. 2. T.), vom 29sten Tage an aber nur kurze mit zeitigem Samen-Abgange im Beischlafe. [CK 877]

Weniger Erektionen (Heilwirkung) (d. erst. Tage). [CK 878]

Nachts anhaltende Erektionen (n. 16 St.). [CK 879]

Heftige, hartnäckige Erektionen, Nachts. [CK 880]

Mangel an Erektionen (n. mehreren Tagen). [CK 881]

Anhaltende Erektionen nach Beischlaf und Pollutionen. [CK 882]

Nächtlicher Samen-Erguss mit geilem Traume (n. 12 St.). [CK 883]

Pollution öfters im Anzuge, doch jedes Mal vom Erwachen unterdrückt (n. 20 St.). [CK 884]

Unvollkomme Pollution, bei geilem Traume (*Gff.*). [CK 885]

Pollution, schwach und wässricht (*Htb.*). [CK 886]

Pollutionen verlieren sich in der Nachwirkung. [CK 887]

Nach Pollution, Brennen vorn in der Harnröhre. [CK 888]

Nach Pollution träge, matt, empfindlich gegen feuchte Luft, bei trübem Harne, Schwindel und Leib-Verstopfung. [CK 889]

Nach Beischlaf, erst Erektion, dann Schwäche der Gedanken, Schwindel, Verzagtheit, Abspannung, Abends niedergeschlagen und schreckhaft (d. 14. T.). [CK 890]

Nach Beischlaf ängstlich und unruhig, den ganzen Tag. [CK 891]

Nach Beischlaf, grosse Schwäche in den Knieen. [CK 892]

Beim Beischlafe wenig Wohllust-Empfindung (d. 2. T.). [CK 893]

Beischlaf mit ungenüglicher Erektion (n. 20 T.). [CK 894]

Wie in der Gebärmutter-Gegend, schmerzhafte Steifheit. [CK 895]

Athem beengendes Pressen in der Gebärmutter, nach unten zu, als sollte Alles herausfallen, unter Leibschneiden; sie muss, um das Vortreten der Scheide zu hindern, die Schenkel über einander legen; doch trat Nichts hervor, sondern es ging nur mehr gallertartiger Weissfluss ab (n. 10, 20 St.). [CK 896]

Wundheit und Röthe an den Schamlippen, im Mittelfleische und hinten zwischen den Oberschenkeln. [CK 897]

Zucken in der Scheide herauf, früh nach dem Erwachen aus einem Traume. [CK 898]

Stechen in der Scham (n. 3 T.). [CK 899]

Heftige Stiche in der Scham, fast bis zum Nabel. [CK 900]

Ein Stich in der Scheide heran, alle 3, 4 Sekunden und nach einer Viertelstunde ein gleicher Anfall. [CK 901]

Jücken an der Scham (n. 21 T.). [CK 902]

Nach dem Beischlafe, Blut-Abgang aus der Scheide. [CK 903]

Weh im Bauche, wie zum Monatlichen (n. 4 T.). [CK 904]

Regel um 6 Tage zu früh (n. 4 T.). [CK 905]

Regel um 2 Tage zu früh. [CK 906]

Regel um 7 Tage zu früh (n. 3 T.). [CK 907]

Regel um 14 Tage zu früh (n. etl. St.). [CK 908]

Regel mehrere Tage zu früh (n. 48 St.). [CK 909]

Regel um 8 Tage zu früh, und zu gering, bloss früh. [CK 910]

Abgang einiger Tropfen Blut aus der Scheide, 15 Tage vor der Zeit (n. 8 T.). [CK 911]

Blut-Abgang aus der Scheide, bloss beim Gehen. [CK 912]

Die seit 4 Monaten ausgebliebene Regel kommt wieder (n. 18 T.). [CK 913]

Die sonst stets richtige Regel kommt 7 Tage zu früh (d. 20. T.). [CK 914]

Regel um 8 Tage zu spät (in der Nachwirkung) (n. 28 T.). [CK 915]

Die zwei Monate bei einer ältern Person ausgebliebene Regel kommt nach 48 Tagen, unter Ziehen aus den Zähnen in den Backen, der etwas dick ward. [CK 916]

Die mehrere Monate bei einer bejahrten Person ausgebliebene Regel erscheint noch einmal (n. 20 T.). [CK 917]

Regel um 3 Tage zu spät (n. 19 T.). [CK 918]

Regel um 5 Tage zu spät, zum Vollmonde (n. 22 T.). [CK 919]

Vor der Regel heftiges Leibweh mit Ohnmächtigkeit. [CK 920]

Zwei Tage vor der Regel, Schauder über und über, den ganzen Tag. [CK 921]

Vor der Regel, Brennen an der Scham. [CK 922]

Vor der Regel, beissender Weissfluss mit Wundheit der Scham. [CK 923]

Vor der Regel, Gefühl, als ob die Geburtstheile erweitert wären. [CK 924]

Einige Tage vor der Regel, Drücken im Bauche, und wenn dies vergeht, Wundheit im Mittelfleische und Geschwulst der Scham, noch ehe der Blut-Abgang erscheint. [CK 925]

Bei der Regel, früh sehr erschöpft. [CK 926]

Bei der Regel, Reissen im Schienbeine. [CK 927]

Bei der Regel, Zahnschmerz und Pochen im Zahnfleische. [CK 928]

Bei der Regel wird ihr Abends schwarz und dunkel vor den Augen, bei grosser Schwäche, die im Liegen vergeht. [CK 929]

Bei der Regel arger Druck in der Stirne, mit Abgang verhärteten, stinkenden Unrathes aus der Nase. [CK 930]

Bei der Regel, Ziehen in den Zähnen, den Backen hinauf. [CK 931]

Bei der Regel, Ziehen von den Zähnen in den Backen, der dick ward. [CK 932]

Bei der Regel, Nasenbluten, drei Abende nach einander. [CK 933]

Bei der Regel, sehr schwermüthig, besonders früh. [CK 934]

Bei der Regel kann sie die ganze Zeit nicht schlafen vor Reissen im Rücken, Frost und Hitze, mit Durst und schmerzhaftem Zusammenziehen der Brust. [CK 935]

Bei der Regel musste sie zwei Tage im Bette liegen, wegen Unruhe im Körper, Ziehschmerz in den Beinen und im Bauche, mit Kollern; den zweiten Tag, Herzklopfen, zu mehreren Stunden, Vormittags, mit Engbrüstigkeit (n. 9 T.). [CK 936]

Weissfluss-Abgang, mit Stichen in der Gebärmutter (n. 25 T.). [CK 937]

Weissfluss mit Jücken in der Scheide (n. 3 T.). [CK 938]

Blutig schleimiger Abgang aus der Scheide. [CK 939]

Gelblicher Scheidefluss (n. 24 St.). [CK 940]

Weissfluss, so hell, wie Wasser (n. 22 T.). [CK 941]

Weissfluss wasserhellen Schleimes. [CK 942]

Weissfluss stärker, wenn es ihr öfters aufstösst und zum Würgen hebt, dann wird sie auch blässer im Gesichte. [CK 943]

Abgang grünröthlicher Flüssigkeit aus der Scheide, in der Schwangerschaft. [CK 944]

Weissfluss besonders nach dem Harnen stark. [CK 945]

Weissfluss von Ansehen wie Eiter. [CK 946]

Weissfluss wie Milch, bloss am Tage, unter Brenn-Schmerz zwischen den Beinen wund machend. [CK 947]

Starker Weissfluss von Stücken-Schleim faulen Geruches, mit Zieh-Schmerz im Unterbauche. [CK 948]

Wegen Wundheit vom Weissflusse, viel Schmerzen beim Gehen. [CK 949]

- **Atemwege und Brust**

Sehr zäher Nasen-Schleim (n. 24 St.). [CK 950]

Er schnaubt ein Stück gelbgrüner Haut mit Blut am Rande aus (n. 4 T.). [CK 951]

Trockenheits-Gefühl in der Nase und im Schlunde. [CK 952]

Trockenheit in den Choanen und doch viel Schleim im Munde, mit unwillkürlichem Schling-Drange. [CK 953]

Trockenheit in der Nase. [CK 954]

Das linke Nasenloch ist oft zu trocken, wie verschwollen, doch ohne Schnupfen. [CK 955]

Verstopfung der Nase; es kommt verhärteter Schleim heraus. [CK 956]

Verstopfte Nase, sieben Tage lang (n. 8 T.). [CK 957]

Verstopfung der Nase und erschwerter Athem (n. 11 T.). [CK 958]

Jählinge Verstopftheit beider Nasenlöcher, früh. [CK 959]

Stockschnupfen, nur in der linken Nasen-Hälfte (*Gff.*). [CK 960]

Stockschnupfen (d. ersten Tage). [CK 961]

Starker Stockschnupfen (n. 4 u. n. 6 T.). [CK 962]

Arger Stockschnupfen mit Brausen im Kopfe und in den Ohren (n. 24 St.). [CK 963]

Stockschnupfen mit brickelndem Kopfschmerze in der Stirn und in den Augen, stetem Husten-Reize und vielem trocknen Husten im Schlafe, ohne aufzuwachen. [CK 964]

Wie Schnupfen-Fieber, mit Mattigkeit in den Beinen und Ziehen in den Armen. [CK 965]

Schnupfen, drei Tage nach einander. [CK 966]

Schnupfen, mehrere Wochen lang (n. 7 T.). [CK 967]

Schnupfen, den er sonst nie hatte; er schnüffelt immer. [CK 968]

Schnupfen, mit durchfälligem Stuhle. [CK 969]

Nach Schnauben kommt gelbes Wasser aus der Nase, unter schneidendem Kopfschmerze in der Stirne. [CK 970]

Fliess-Schnupfen (sogleich). [CK 971]

Häufiges Niesen, fast ohne Schnupfen, mehrere Tage. [CK 972]

Niesen jeden Morgen 6 Uhr im Bette. [CK 973]

Fliessschnupfen mit Niesen; vorher Kriebeln in der Nase (*Gff.*). [CK 974]

Fliessschnupfen mit Niesen, den sie seit 2 Jahren nicht hatte (*Htb.*). [CK 975]

Starker Fliessschnupfen, es tropfte immer aus der Nase. [CK 976]

Arger Fliessschnupfen, mit grossen Schmerzen im Hinterhaupte, und schmerzhaftem Ziehen in den Hüften und Oberschenkeln, ein Paar Wochen lang. [CK 977]

Im Kehlkopfe, früh, öfteres Drücken, doch ohne Schmerz. [CK 978]

Trockenheit des Kehlkopfes, früh. [CK 979]

Trockenheits-Gefühl in der Luftröhre (n. 3 T.). [CK 980]

Jählinge Heiserkeit (n. 7 T.). [CK 981]

Heiserkeit und Fliessschnupfen (n. 4 T.). [CK 982]

Heiserkeit; sie kann nicht hoch singen. [CK 983]

Heiserkeit, dass er kein lautes Wort sprechen kann. [CK 984]

Heiserkeit, und dabei matt und frostig (n. etl. St.). [CK 985]

Heiserkeit mit trocknem Husten, von Kitzel im Halse (n. 5 T.). [CK 986]

Husten von Kitzel am Kehlkopfe, ohne Auswurf. [CK 987]

Husten von Kitzel in der Luftröhre gegen Morgen, ohne Auswurf. [CK 988]

Arger Husten-Reiz von Kriebeln in der Brust (n. 5 T.). [CK 989]

Husten und Schnupfen, alle Morgen bis 9 Uhr; sie nieset schon früh im Bette. [CK 990]

Bei Schlafengehen Hüsteln (d. 4. T.). [CK 991]

Abends, vor Schlafengehen (von 8 bis 9 Uhr), Husten, bis sie Etwas auswirft, worauf er vergeht. [CK 992]

Abends, starker Husten. [CK 993]

Abends nach dem Niederlegen ist der Husten am stärksten. [CK 994]

Trockner, kurzer Abend-Husten, mit absetzenden Stichen im rechten Hypochonder, mehrere Stunden über. [CK 995]

Husten, meist Abends im Bette, mit Erbrechen. [CK 996]

Trockner Husten mit Erbrechen bitterer Feuchtigkeit, Abends im Bette. [CK 997]

Beim Husten wird es ihr übel, sie muss würgen zuweilen, wobei es ihr heiss und schweissig wird. [CK 998]

Arger Husten mit wenig Auswurf, aber mit meist bitterm Erbrechen, doch nur Abends, beim Liegen im Bette. [CK 999]

Husten, welcher die Brust und den Magen sehr angreift. [CK 1000]

Der Reiz zum Husten kommt oft so plötzlich und heftig, dass er nicht schnell genug Athem schöpfen kann, und es ihm die Brust krampfhaft zusammenzieht. [CK 1001]

Krampfhafter Husten. [CK 1002]

Trockner Husten, wie vom Magen und Unterleibe, oder von Leib-Verstopfung, oder, als wenn im Magen Etwas sitzen geblieben wäre, das nicht abginge. [CK 1003]

Trockner Tages-Husten, der zum Liegen nöthigte und während dessen schwieg; Nachts beim Liegen auch kein Husten, aber Stockschnupfen. [CK 1004]

Arger, trockner Husten, mit Stichen in der rechten Brust. [CK 1005]

Husten mit Stichen in beiden Seiten des Oberbauchs. [CK 1006]

Husten mit Stichen im Rücken. [CK 1007]

Beim Husten schmerzt der obere Theil des Brustbeins. [CK 1008]

Scharriger Husten; es ist ihm wie auf die Brust gefallen. [CK 1009]

Husten, oft trocken, keichend und kächzig, mit Schmerz in der Herzgrube und scharrigem, rohem Wundheits-Schmerze am Kehlkopfe, den sie beim Schlingen der Speisen nicht fühlt; im Schlafe weckt der Husten nicht auf, aber nach Erwachen ist er sehr arg und anhaltend; zuweilen schnärchelts in der Luftröhre und er bekommt Schleim-Auswurf. [CK 1010]

Husten weckt die Nacht auf. [CK 1011]

Husten, Tag und Nacht; es schmerzt davon in der Herzgrube. [CK 1012]

Bei einem kleinen Husten-Stosse ein schmerzhafter Riss an einer kleinen Stelle des Gehirns, als wenn da Etwas losrisse. [CK 1013]

Anhäufung vielen Schleimes im Kehlkopfe, durch Husten schwer auszuwerfen, aber leicht hinter zu schlingen, selbst beim tief Einathmen (n. 24 St.). [CK 1014]

Nach Schleim-Röcheln auf der Brust, arger Husten mit Auswurf, wobei es im Halse wie roh und wund schmerzt, auch noch eine halbe Stunde darauf. [CK 1015]

Geringer Husten-Auswurf, bei Pfeifen und Schnärcheln auf der Brust. [CK 1016]

Bis der Auswurf ausgehustet ist, quakert es auf der Brust. [CK 1017]

Schleim-Auswurf aus der Brust, ohne viel Husten und ohne Engbrüstigkeit. [CK 1018]

Viel Husten mit Auswurf, bloss Vormitternacht, sobald er ins Bette kommt, am Tage nicht (n. 14 T.). [CK 1019]

Schleimiger, weisser Auswurf, wie Hirsekörner (n. 14 T.) (*Gr.*). [CK 1020]

Heftiger Husten mit vielem Auswurfe weissen Schleimes jede Nacht eine Stunde lang, mehrere Wochen über. [CK 1021]

Viel Husten mit Auswurf, Tag und Nacht; Nachts weckt sie der Husten auf, dabei Gefühl in der Brust, wie hohl und Schründen darin, wie wund. [CK 1022]

Bei vielem Husten und Auswurfe ist es ihm ganz roh in der Brust. [CK 1023]

Sehr salzig schmeckender Brust-Auswurf. [CK 1024]

Grauer und gelber Husten-Auswurf. [CK 1025]

Gelblicher Husten-Auswurf von Fauleier-Geschmacke. [CK 1026]

Fauliger Geschmack des Husten-Auswurfs und fauliger Geruch der dabei ausgestossenen Luft. [CK 1027]

Blutstreifiger Husten-Auswurf, nach Tische. [CK 1028]

Blut-Auswurf beim Husten, alle Morgen, ohne Brust-Schmerz. [CK 1029]

Kurzer, krächzender Husten, Abends, nach dem Niederlegen, mit vielem Auswurfe reinen, geronnenen Blutes, alle Minuten einmal (n. 8 T.) (*Gr.*). [CK 1030]

Viel Eiter-Auswurf bei starkem Husten, mit grosser Brust-Beklemmung und Röcheln; die geringste Bewegung benimmt ihr den Athem und sie ist ganz hin (n. 23 T.) (*Gr.*). [CK 1031]

Wenn sie durch Husten Nichts auswerfen kann, hat sie keinen Athem. [CK 1032]

Athem viel kürzer. [CK 1033]

Kurzer Athem (sogleich). [CK 1034]

Kurzäthmig beim Spazierengehen. [CK 1035]

Kurzäthmig beim Gehen, als wäre die Brust voll. [CK 1036]

Engbrüstigkeit, bei festsitzendem Schleime auf der Brust. [CK 1037]

Unreiner Athem, als hätte sie Schleim auf der Brust. [CK 1038]

Lautes Schnieben beim Einathmen. [CK 1039]

Athemlosigkeit bei jeder noch so kleinen Bewegung. [CK 1040]

Beklemmung der Brust, früh und Abends. [CK 1041]

Stockender Athem beim still Stehen. [CK 1042]

Viel Beklemmungen, besonders beim Gehen. [CK 1043]

Engbrüstig, besonders bei Herzklopfen, nach Gemüths-Aufregung. [CK 1044]

Beengung der Brust, früh, beim Erwachen. [CK 1045]

Mit grosser Engbrüstigkeit erwacht er früh im Schweisse; sie hält 4 Stunden an. [CK 1046]

Starke Brust-Beklemmung, Abends, das Athmen sehr erschwerend und beim Niederlegen sich sehr verschlimmernd; sie musste im Bette sitzen; dabei Flimmern vor den Augen. [CK 1047]

Er kann nicht tief athmen, wegen Beengtheit rings um den untern Theil der Brust. [CK 1048]

Mehr schwieriges, als kurzes Athemholen. [CK 1049]

Beengung und Beklommenheit der Brust, mit Stechen darin bei tief Athmen. [CK 1050]

Beklemmt und sehr beengt wacht er Nachts auf; er musste eine Stunde lang schwer und tief athmen, und war früh, nach dem Erwachen noch etwas beengt (n. 2 T.). [CK 1051]

Engbrüstigkeits-Anfall, Nachts; er lag vorgebückt mit dem Kopfe, fühlte Beengung, musste tief athmen um Luft zu bekommen, eine Stunde lang; darnach Husten mit Auswurf zähen Speichels (n. 4 T.). [CK 1052]

Starke Athem-Beengung gegen Abend, von Druck über die Herzgrube. [CK 1053]

Athem-Beengung, Abends, von Schmerz unter den rechten kurzen Ribben, der sie hinderte, die mindeste Bewegung zu machen. [CK 1054]

Brust-Drücken, sehr arg, ohne Berührung. [CK 1055]

Drücken auf der Brust, beim Bücken und tief Athmen. [CK 1056]

Druck-Schmerz auf der Brust, durch gewisse Bewegungen erhöht. [CK 1057]

Druck-Schmerz auf den untersten linken Ribben, auch beim Befühlen (*Gff.*). [CK 1058]

Starkes Drücken in der Brust, Abends im Bette. [CK 1059]

Drückender Schmerz auf der linken untersten Ribbe, bloss beim Gehen. [CK 1060]

Drücken oben in der linken Brust, gegen die Achselgrube zu, am meisten bei starkem Ausstossen des Athems; beim Befühlen schmerzt die Stelle wie nach einem Stosse (*Gff.*). [CK 1061]

Drücken auf der rechten Brust, in Absätzen, durch leeres Aufstossen erleichtert (*Gff.*). [CK 1062]

Drückendes Ziehen auf den rechten falschen Ribben, nach hinten zu, durch Bewegung und Reiben vergehend (*Gff.*). [CK 1063]

Drücken auf den obern Theil des Brustbeins, wie eine Schwere. [CK 1064]

Schwere-Gefühl in der Brust, zum tief Athmen nöthigend. [CK 1065]
Vollheit auf der Brust und Zusammenziehen derselben, was sie am Athmen hindert. [CK 1066]
Brust wie zusammengeschnürt, früh (n. 7 T.). [CK 1067]
Spannender Druck auf der Brust, mehr links. [CK 1068]
Anfälle von Spannung in der Brust. [CK 1069]
Spannen hinterwärts an den linken Ribben, wie nach Erkältung. [CK 1070]
Wehthun der ganzen Brust. [CK 1071]
Stechen in der linken **Brust, beim Husten** (n. 6 T.). [CK 1072]
Stechen in der rechten Brust-Seite und dem Schulterblatte, beim Athemholen und Husten. [CK 1073]
Stechen, gegen Abend, in der rechten Brust-Seite beim Einathmen. [CK 1074]
Stechen in der rechten Seite, beim Gehen im Freien. [CK 1075]
Stiche in der rechten Seite, früh, nach halbem Schlafe (*Gff.*). [CK 1076]
Stechen tief im Innern der Brust. [CK 1077]
Stechender Schmerz in der rechten Brust, beim Ausathmen (n. 10 T.). [CK 1078]
Heftiges Stechen in der Brust, bei jedem Einathmen; er durfte nur wenig Luft einziehen; der Kopf ward ihm dadurch benommen (n. 5 T.). [CK 1079]
Anhaltende Stiche in der linken Brust, ohne Bezug auf Athmen. [CK 1080]
Kurzer, scharfer Stich auf der rechten Brust (n. 4 St.) (*Gff.*). [CK 1081]
Stich, eine Minute anhaltend, in der Gegend der rechten untersten Ribbe, gegen die Herzgrube hin, durch Aufstossen vergehend (*Gff.*). [CK 1082]
Stechen im Herzen, Nachmittags (n. 5 T.). [CK 1083]
Rohheit in der Brust, wie rohes Fleisch. [CK 1084]
Arges Brennen im Brustbeine. [CK 1085]
Brennender Schmerz im Brustbeine, beim Bier-Trinken. [CK 1086]
Brennender Wundheits-Schmerz auf dem obern Theile der linken Brust, auch beim Befühlen (*Gff.*). [CK 1087]
Reissendes Drücken, ganz oben in der linken Brust, neben dem Achsel-Gelenke, nach erleichterndem Aufstossen bald heftig wiederkehrend (*Gff.*). [CK 1088]
Heftiges Reissen in den untern rechten Ribben (*Gff.*). [CK 1089]

Wallung und Blut-Andrang nach der Brust, als sollte Blutspeien erfolgen. [CK 1090]
Aufwallen in der linken Brust, wie Gluckern. [CK 1091]
Klopfen in der Herzgrube, früh, dann Wallen in der Brust, wie Herzklopfen, drauf brennende Gesichts- und Körper-Hitze, ohne äusserlich merkbare Hitze und Röthe, und ohne Durst, doch mit etwas Schweiss. [CK 1092]
Klopfen in der linken Brust (n. 26 T.). [CK 1093]
Herzklopfen, Abends, eine Viertelstunde lang. [CK 1094]
Herzklopfen, mit Stechen in der linken Brust-Seite. [CK 1095]
Das Herz klopft zappelnd, unter grosser Aengstlichkeit und Zittern der Finger und Beine. [CK 1096]
Herzklopfen mit Aengstlichkeits-Gefühl, das zum tief Athmen nöthigt, ohne Einfluss auf das Gemüth, mehrere Tage (n. 22 T.). [CK 1097]
Aussetzen der Herzschläge, mit Aengstlichkeit. [CK 1098]
Aussetzen der Herzschläge, am meisten nach Tische. [CK 1099]
Jücken auf der Brust (n. 4 T.). [CK 1100]
Jücken oben auf dem Brustbeine. [CK 1101]
Jücken der linken Brustwarze; sie blutet zuweilen und scheint geschwürig werden zu wollen. [CK 1102]
Stechen in einer ihrer Brüste. [CK 1103]
Stiche in den rechten Brust-Drüsen, am schlimmsten beim kalt Werden im Gehen oder Fahren, doch sieht und fühlt sie sonst Nichts Böses daran. [CK 1104]

■ Rücken und äußerer Hals

Kreuzschmerz (n. 5, 16 T.). [CK 1105]
Schmerz im Kreuze, beim Gehen, Nachmittags (n. 5 T.). [CK 1106]
Ermüdungs-Schmerz im Kreuze. [CK 1107]
Verrenkungs-Schmerz im Kreuze, über den Hüften, Abends im Bette und Nachmittags (n. 12 T.). [CK 1108]
Im untern Theile des Rückgrats von Gehen so ermüdet, wie zerbrochen. [CK 1109]
Drückendes Ziehen links unten neben dem Kreuze (n. 28 St.) (*Gff.*). [CK 1110]
Oft wiederholter scharfer Druck auf dem heiligen Beine, und etwas darunter (*Gff.*). [CK 1111]
Gluckern rechts neben dem Kreuze. [CK 1112]
Beim Heben schoss es ihm jähling ins Kreuz, wie ein Stich, so dass er sich vor grossem Schmerze

daselbst nicht bewegen durfte, er musste krumm gebückt gehen und bekam arge Stiche, wenn er mit dem Fusse anstiess. [CK 1113]

Stiche hinten über der rechten Hüfte, vier Tage lang fast immerwährend, sie konnte vor Schmerz nicht auf der rechten Seite liegen, und beim Anfühlen schmerzte die Stelle wie unterschworen. [CK 1114]

Absetzendes Drücken gleich über der rechten Hüfte, etwas nach dem Rückgrate zu (*Gff.*). [CK 1115]

Röthliche, flechtenartige Flecke über den Hüften. [CK 1116]

Rückenschmerz, bloss im Sitzen, und selbst beim geringsten Sitzen. [CK 1117]

Rückenschmerz bloss beim Gehen, der ihm den Athem versetzt. [CK 1118]

Schmerz oben im Rücken, alle Morgen, wenn sie sich etwas fest anzieht. [CK 1119]

Schmerzhaftigkeit des ganzen Rückens, beim gebückt Sitzen im Schreiben (*Htb.*). [CK 1120]

Druck auf das Rückgrat über dem Kreuze, mit rheumatischem Ziehen im Genicke (*Gff.*). [CK 1121]

Beim Bücken plötzlich arger Schmerz im Rücken, wie ein Schlag mit einem Hammer, zugleich mit stechend reissendem Schmerze, so arg, als sollte er zusammensinken und den Athem verlieren; Andrücken des Rückens an einen harten Gegenstand mildert den Schmerz. [CK 1122]

Brennendes Drücken im Rückgrate (n. 13 T.). [CK 1123]

Steifheit unten im Rücken, dass er sich nur schwer geraderichten kann. [CK 1124]

Steifheit im Rücken, welche beim Gehen nachlässt. [CK 1125]

Spann-Schmerz auf der rechten Rücken-Seite unter dem Schulterblatte, beim Liegen auf der linken Seite vorzüglich. [CK 1126]

Ziehendes Drücken nahe am Rückgrate, neben dem linken Schulterblatte, zuweilen ins Genick ziehend (*Gff.*). [CK 1127]

Schwere im Rücken, früh, beim Erwachen, als könne sie sich nicht gut wenden und aufrichten, oder als hätte sie unrecht gelegen, fast wie von Eingeschlafenheit. [CK 1128]

Ziehendes Drücken unter dem rechten Schulterblatte, bald auf dem Rücken, bald mehr in der Seite, besonders fühlbar im Sitzen, wenn der Arm frei vom Körper abgehalten wird (*Gff.*). [CK 1129]

Ziemlich starker Druck auf einer kleinen Stelle, oben zwischen beiden Schulterblättern (*Gff.*). [CK 1130]

Spann-Schmerz im linken Schulterblatte, gegen Abend. [CK 1131]

Spann-Schmerz zwischen den Schulterblättern. [CK 1132]

Ziehen im Schulterblatte, mit untermischten Rucken (n. 19 T.). [CK 1133]

Reissen im linken Schulterblatte, wie von Verkältung (n. 4 St.). [CK 1134]

Ziehen zwischen den Schulterblättern und oben in der Brust (n. 23 T.). [CK 1135]

Stechen im linken Schulterblatte. [CK 1136]

Stiche zwischen den Schulterblättern (n. 24 T.). [CK 1137]

Stechendes Pressen zwischen den Schulterblättern. [CK 1138]

Fein stechender Schmerz vom Schulterblatte durch die Ribben herab, auf der rechten Seite des Rückens, bei jedem Einathmen, bloss von der Dauer jedes Athemzuges, in jeder Lage, nur minder beim Gehen im Freien. [CK 1139]

Feines Stechen im Schulterblatte auch bis in die Seite und in die eine Brust, bloss beim Sitzen und starkem Gehen; bei mässigem Gehen hört es auf, so wie auch beim Anlehnen an die schmerzende Stelle; meist Abends und Nachmittags. [CK 1140]

Brennend zusammenschnürender Schmerz um Schultern, Brust und Hals, Abends. [CK 1141]

Im Genicke Ziehen und Stechen, selbst in der Ruhe, den Athem versetzend. [CK 1142]

Geschwulst-Gefühl im Genicke. [CK 1143]

Steifer Nacken. [CK 1144]

Schmerzlose, Haselnuss grosse Geschwulst im Nacken. [CK 1145]

Starkes Jücken im Nacken. [CK 1146]

Zucken im Nacken, mit Schütteln des Kopfes. [CK 1147]

Drückender Wundheits-Schmerz im untersten Halswirbel, Abends, beim Gehen im Freien. [CK 1148]

Spann-Schmerz der einen Hals-Seite, als wäre sie geschwollen. [CK 1149]

Ausstrecken des Halses, Anstrengung der Hals-Muskeln, Verziehen der Gesichts-Muskeln (d. 11. T.). [CK 1150]

Rothe, sehr jückende Flechten-Flecke an beiden Seiten des Halses. [CK 1151]

Ein grosser Blutschwär am Halse, unter dem linken Kiefer, stechenden Schmerzes. [CK 1152]

Es ruckte ihr den Kopf rückwärts, früh bem Aufstehen. [CK 1153]

■ **Extremitäten**

In der rechten Achselgrube, kitzelndes Brennen (*Gff.*). [CK 1154]

Die Drüse in der rechten Achselgrube geschwillt und geht in Eiterung. [CK 1155]

Geschwulst der Achsel-Drüsen. [CK 1156]

Jücken in den Achselgruben. [CK 1157]

In der rechten Schulter, wie in der ganzen Seite, klemmendes Ziehen. [CK 1158]

Drückender Verrenkungs-Schmerz gleich unter dem linken Schulter-Gelenke, am Rücken (*Gff*). [CK 1159]

Dumpfziehend reissender Verrenkungs-Schmerz im Achsel-Gelenke (nach dem Mittag-Essen). [CK 1160]

Spannen und Ziehen im linken Achsel-Gelenke, durch Bewegung desselben vergehend (*Gff*). [CK 1161]

Reissen am und im linken Achsel-Gelenke (*Gff.*). [CK 1162]

Heftiger Schmerz im Achsel-Gelenke, beim Aufheben eines geringen Gewichtes, auch beim hoch Legen des Ellbogens, wie ein empfindlicher Druck, mit Zittern der Hand. [CK 1163]

Verrenkungs-Schmerz im Achsel-Gelenke, beim Auflegen des Arms im Schreiben (d. 3. T.). [CK 1164]

Arger Schmerz, zum Schreien, im Achsel-Gelenke, als wolle es abreissen; vieles Aufstossen erleichtert auf eine Viertelstunde. [CK 1165]

Schmerz in der krankhaft erhöhten Schulter, auch bei Berührung (*Htb.*). [CK 1166]

Steifheit der linken Schulter; sie kann die Hand nicht bis zum Kopfe heben (n. 13 T.). [CK 1167]

Zieh-Schmerz im Achsel-Gelenke, früh im Bette, bis eine Stunde nach dem Aufstehen. [CK 1168]

Zerren und Ziehen auf der Achsel, in der Ruhe. [CK 1169]

Grosser Schmerz in beiden Schultern. [CK 1170]

Drücken auf der Achsel Nachts, welche wie eingeschlafen und verrenkt war. [CK 1171]

Drückender Wundheits-Schmerz auf den Achseln, wie aufgerieben. [CK 1172]

Schmerz am Schulterkopfe, an der Senne des Brustmuskels, beim zurück Biegen des Armes und Berühren. [CK 1173]

Die Arme sind sehr matt und schlafen in der Ruhe ein. [CK 1174]

Steifheits- und Kälte-Gefühl im Arme, als sey kein Blut darin, doch ohne äusserlich fühlbare Kälte. [CK 1175]

Einschlafen des Arms beim Aufstützen des Kopfes. [CK 1176]

Lähmungs-Gefühl im linken Arme, doch gehörige Bewegung darin, wie auch in den Fingern. [CK 1177]

Lähmungsartige Empfindung im Arme, dann Klopfen darin. [CK 1178]

Ziehen in den Armen herab, bis in die Finger (n. 24 St.). [CK 1179]

Zucken im rechten Arme herauf, darauf Zittern der Hand, dass er nicht schreiben kann. [CK 1180]

Reissen im Arme, von der Handwurzel bis in die Achsel, dass er den Arm vor Schmerz kaum regen kann; beim Hangenlassen wird der Arm blau und starr; die meisten Schmerzen sind Nachts, weniger am Tage in der Ruhe. [CK 1181]

An den Oberarmen, auswendig, gleich unter dem Achsel-Gelenke, Brennen auf der Haut, wie von Zugpflaster (*Gff.*). [CK 1182]

Kriebelnd summsender, bei Bewegung und beim Bücken stärker, in der Ruhe aber und beim Liegen im Bette vergehender Schmerz im Oberarme, der sich bis zum Schulter-Gelenke erstreckt und eine Unruhe im Arme hervorbringt, drei Tage lang (n. 24 St.). [CK 1183]

Muskelzucken am Oberarme. [CK 1184]

Starker Zerschlagenheits-Schmerz im linken Oberarme. [CK 1185]

Zerschlagenheits-Schmerz im rechten Oberarme, auch bei Bewegung. [CK 1186]

Grosse Blatter an beiden Oberarmen, mit heftigem Jücken. [CK 1187]

Reissen im linken Oberarme, auf einer kleinen Stelle über dem Ellbogen (*Gff.*). [CK 1188]

Zieh-Schmerz in dem einen, dann im andern Oberarme. [CK 1189]

In den Ellbogen-Beugen, Jücken. [CK 1190]

Spannen in den Ellbogen, wie zu kurz. [CK 1191]

Stiche in den Ellbogen-Gelenken. [CK 1192]

Linsen grosse, braune Flecken am Ellbogen, und darum herum flechtenartige Haut. [CK 1193]

Jückende Schärfe hinten an beiden Ellbogen (*Gll.*). [CK 1194]

Im Vorderarme Klamm beim Gehen. [CK 1195]

Drückendes Reissen am linken Vorderarme, in und an der Ellbogen-Beuge (*Gff.*). [CK 1196]

Dröhnen in den Vorderarmen. [CK 1197]

Ziehendes Reissen unten im Vorderarme (*Gff.*). [CK 1198]

Reissen bald im linken, bald im rechten Vorderarme, nah am Hand-Gelenke (*Gff.*). [CK 1199]

Reissendes Ziehen von der äussern Seite der linken Hand durch den Vorderarm, bis in den Ellbogen (*Gff.*). [CK 1200]

Rothe Geschwulst am Vorderarme, mit Schmerz, wie von Druck auf eine Eiter-Beule. [CK 1201]

Im linken Hand-Gelenke, stechendes Reissen (n. 5 T.). [CK 1202]

Zieh-Schmerz im rechten Hand-Gelenke (*Gff.*). [CK 1203]

Reissen in der Hand. [CK 1204]

Taubheit und Eingeschlafenheit der Hand, wenn er Etwas fest darin hält oder trägt. [CK 1205]

Schwäche in den Hand-Muskeln (*Gff.*). [CK 1206]

Sichtbares Zucken und Rucken, mit Stich-Schmerz in den innern Hand-Muskeln. [CK 1207]

Hitze in den Händen, am Tage, bei Aufgeregtheit des Geistes. [CK 1208]

Eiskälte beider Hände in der warmen Stube, dass sie ein Frost-Gefühl über den ganzen Körper verbreiten (*Gff.*). [CK 1209]

Eine Warze scheint an der Aussenseite der Hand zu entstehen. [CK 1210]

Abschälen der Haut der innern Hand-Fläche. [CK 1211]

Eine schon vernarbte Stelle an der Spitze des Zeigefingers fängt von selbst wieder zu bluten an. [CK 1212]

Ein rundlicher, hellrother Fleck im Ballen der rechten Hand mit heftigem Jücken, durch Kratzen nicht zu tilgen, Abends (*Gff.*). [CK 1213]

Grosse Blase auf dem rechten Daumen, mit Jücken. [CK 1214]

Der Daumen wird unbeweglich eingebogen, nach dem kleinen Finger zu. [CK 1215]

Reissen im hintersten Gliede des rechten Daumens (*Gff.*). [CK 1216]

Spannender Schmerz der Mittel-Gelenke der Finger, vorzüglich beim Zubiegen. [CK 1217]

Ziehen und Stechen in allen Fingern der linken Hand. [CK 1218]

Stiche in den mitteln Finger-Gelenken. [CK 1219]

Gichtartiges Ziehen in den Finger-Gelenken. [CK 1220]

Kriebeln in der äussersten Spitze des kleinen Fingers (n. 3 T.). [CK 1221]

Taubheit der rechten Finger, Abends. [CK 1222]

Heftiges Nadel-Stechen in der Spitze des linken Daumens (*Gff.*). [CK 1223]

Schmerzlicher Kitzel unter dem rechten Daumen-Nagel (*Gff.*). [CK 1224]

Fast schmerzlicher Kitzel unter dem Nagel des linken Zeigefingers. [CK 1225]

Reissen unter dem Nagel des rechten Zeigefingers (*Gff.*). [CK 1226]

Nagel-Geschwür am linken Zeigefinger, mit argem Pochen und Stechen darin (n. 23 T.). [CK 1227]

Eingebogenheit des Zeigefingers, von früh an; er konnte ihn nicht ausstrecken. [CK 1228]

Reissen im hintersten Gliede des rechten Zeigefingers (*Gff.*). [CK 1229]

Zwischen den Hinterbacken Wundheit mit Brenn-Schmerz. [CK 1230]

Absetzendes ziehendes Drücken dicht über dem rechten Hinterbacken (*Gff.*). [CK 1231]

Ziehen von der rechten Hüfte, bis zu den Sohlen hinaus, den ganzen Tag (n. 8 T.). [CK 1232]

Klamm-Schmerz im Hüft-Gelenke, sie musste umhergehen, es zu erleichtern. [CK 1233]

Reissender Klammschmerz an der Hüfte, bis in den Fuss herab, plötzlich beim Umhergehen, 8, 10 Minuten lang. [CK 1234]

Zerschlagenheits-Schmerz im rechten Hüft-Gelenke, nur beim Liegen auf dieser Seite. [CK 1235]

Zerschlagenheits-Schmerz und Schwäche im Hüft-Gelenke am schlimmsten beim Aufstehen vom Stuhle, so dass sie nicht fort konnte, ohne sich anzuhalten; durch ferneres Gehen ward's besser. [CK 1236]

Reissender Druck über der rechten Hüfte, nach hinten zu (*Gff.*). [CK 1237]

Druck im rechten Hüft-Gelenke, dicht am Leibe, allmählig beginnend, dann erhöht und zuletzt allmählig abnehmend (*Gff.*). [CK 1238]

Brennendes Reissen am innern Rande des linken Hinterbacken (*Gff.*). [CK 1239]

Schmerz in den Hinterbacken, dass er kaum sitzen konnte. [CK 1240]

Sichtbares, doch schmerzloses Zucken in einer Hinterbacke und dem Oberschenkel (n. 8 T.). [CK 1241]

Es läuft im linken Beine herauf und herunter, wie eine Maus. [CK 1242]

Herauf Zucken des linken Beins, Vormittags, im Sitzen (n. 4 T.). [CK 1243]

Zucken im linken Beine. [CK 1244]

Einschlafen der Beine im Sitzen. [CK 1245]

Steifheit der Beine, bis ins Hüft-Gelenk. [CK 1246]

Nach wenig Sitzen werden die Beine ganz steif und schlafen ein, mit Kriebeln darin. [CK 1247]

Strammen im linken Ober- und Unterschenkel, wie schmerzhafte Eingeschlafenheit, bis in die Fusssohlen (n. 21 T.). [CK 1248]

Taube Eingeschlafenheit und jählinge Lähmigkeits-Empfindung des einen Beines, im Stehen. [CK 1249]

Grosse Unruhe, Abends, in dem einen Beine, wie eine Art inneres, unvollkommenes Jücken. [CK 1250]

Eiskalte Beine, von Vormittag bis zum Schlafengehen (n. 6 T.). [CK 1251]

Zittern der Oberschenkel und Kniee, ohne dass sie fror, mit Zucken der Oberschenkel-Muskeln. [CK 1252]

Die Oberschenkel-Knochen thun beim Sitzen weh; sie muss den Sitz immer verändern (d. 10. T.). [CK 1253]

Die hintern Oberschenkel-Muskeln schmerzen sehr beim Sitzen. [CK 1254]

Krampfhaftes Muskel-Zucken in den Oberschenkeln beim Gehen. [CK 1255]

Reissen im rechten Oberschenkel, beim Gehen, mit Schmerz der Stelle beim Befühlen. [CK 1256]

Ziehen in den Oberschenkeln (n. 48 St.). [CK 1257]

Zieh-Schmerz in den Oberschenkel-Röhren herauf. [CK 1258]

Drückend stechend reissender Schmerz im Schoosse, bis in die Oberschenkel, beim Ausschreiten im Gehen (d. 4. T.). [CK 1259]

Wellenartiger Schmerz im obern Theile der Oberschenkel-Röhre (*Gff.*). [CK 1260]

Klamm in den Oberschenkeln, beim Gehen. [CK 1261]

Klamm an der Inseite der Oberschenkel, beim Gehen. [CK 1262]

Anfälle von Kriebeln im Oberschenkel, bis zu den Zehen herab, oft zu Viertelstunden, mehrere Tage nach einander. [CK 1263]

Zerschlagenheits-Schmerz der Oberschenkel beim Befühlen, mit Spannung darin beim Gehen. [CK 1264]

Lähmige Spannung im rechten Oberschenkel und Hüft-Gelenke im Gehen. [CK 1265]

Schmerzhaftes Stechen im linken Oberschenkel, im Gehen (n. 11 T.). [CK 1266]

Reissende Stiche im Oberschenkel, beim Gehen, die den Beinen auf Augenblicke alle Kraft benahmen, und sie fast lähmten, unter Frostigkeit. [CK 1267]

Reissende Stiche, zum Schreien arg, im linken Oberschenkel in der Ruhe; darnach Geschwür-Schmerz auf der Stelle. [CK 1268]

Kurzer Schmerz im rechten Oberschenkel, Abends, nach dem Niederlegen, doch so stark, dass sie, ohne sich bewegen zu können, liegen bleiben musste, 16 Abende nach einander (n. 2 T.). [CK 1269]

Blutschwäre am Oberschenkel (n. 17 T.). [CK 1270]

In den Knieen Zieh-Schmerz (*Gff.*). [CK 1271]

Gichtartiges Ziehen in den Knieen. [CK 1272]

Arger Zieh-Schmerz in den Knieen, beim Gehen und Aufstehen vom Sitze. [CK 1273]

Zieh-Schmerz im Knie-Gelenke, Abends. [CK 1274]

Reissendes Stechen zwischen Kniescheibe und Knie-Gelenk. [CK 1275]

Reissen im rechten Knie, sobald sie kalt wird; beim Befühlen kein Schmerz. [CK 1276]

Reissen um die Knie und Fussknöchel, nur im Sitzen und Liegen. [CK 1277]

Spannen in den Flechsen über dem Knie, beim Treppen-Steigen. [CK 1278]

Spannen um das Knie. [CK 1279]

Spannung im Knie, beim Gehen im Freien. [CK 1280]

Stechen im Knie. [CK 1281]

Stechen und Schneiden in der Kniekehle. [CK 1282]

Stechen dicht unter der Kniescheibe, beim schnell Gehen. [CK 1283]

Bohrender Schmerz im linken Knie-Gelenke, in der Ruhe. [CK 1284]

Knacken im Knie-Gelenke. [CK 1285]

Grosse Schwäche in den Knieen. [CK 1286]

Kalte Kniee, Nachts. [CK 1287]

Schmerzhafte Knie-Gelenke, mit Strammen im Knie, in Ruhe und Bewegung. [CK 1288]

Weiche, schmerzlose Geschwulst auf der Kniescheibe; beim Niederknieen storrt's und strammt's im Knie; die Geschwulst fühlt sich wie taub an. [CK 1289]

In den Unterschenkeln Unruhe, alle Abende, mit Kriebeln darin. [CK 1290]

Drücken und Ziehen in den Unterschenkeln, von den Knieen bis in die Zehen, mehr im Sitzen und Liegen, besser im Gehen. [CK 1291]

Leises Reissen zwischen dem linken Knie und der Wade (*Gff.*). [CK 1292]

Schwere der Unterschenkel, bis an die Knie, als sollte sie abfallen. [CK 1293]

Zerschlagenheits-Schmerz der Knie und Schienbeine, mehr im Sitzen, als im Gehen. [CK 1294]

Schmerz im Schien- und Wadenbeine, besonders aber in den Fussknöcheln, als sollte der Knochen auseinandergetrieben werden. [CK 1295]

Zerschlagenheits-Schmerz des Schienbeines. [CK 1296]

Schmerz im Schienbeine, wie von einem Stosse. [CK 1297]

Zerschlagenheits-Schmerz und Müdigkeit der Unterschenkel; sie sank unaufhaltbar in Schlummer voll ängstlicher Phantasieen. [CK 1298]

Wundheits-Schmerz am Schienbeine, doch nur beim Bewegen. [CK 1299]

Reissen bald über, bald unter der rechten Wade (n. 14 St.) (*Gff.*). [CK 1300]

Reissen vorn, gleich unter dem rechten Knie (n. 32 St.) (*Gff.*). [CK 1301]

Zieh-Schmerz im Unterschenkel bis an die Ferse, worin es stach. [CK 1302]

Zieh-Schmerz tief im rechten Unterschenkel, bis über die Knöchel hinunter (*Gff.*). [CK 1303]

Brennen in der untern Hälfte der Unterschenkel, Nachts, im Bette; sie muss sie bloss legen. [CK 1304]

Spann-Schmerz in der Wade (n. 14 T.). [CK 1305]

Zerschlagenheits-Schmerz der Waden-Muskeln und Knie-Flechsen. [CK 1306]

Geschwulst beider Unterschenkel (n. 13 T.). [CK 1307]

Geschwulst zwischen Schienbein und Wade (n. 13 T.). [CK 1308]

Die Geschwulst der Unterschenkel vermehrt sich im **Sitzen** und **Stehen bis an die Knie**, beim Gehen verliert sie sich. [CK 1309]

Waden-Klamm, Nachts (nach Erkältung). [CK 1310]

Spannen in den Waden (*Gll.*). [CK 1311]

Ziehendes Spannen, wie Wadenklamm, vom Fussknöchel bis an die Knie. [CK 1312]

Druckschmerz unten an der rechten Wade, als wolle Waden-Klamm entstehen (*Gff.*). [CK 1313]

Arger Waden-Klamm, Nachts, im Bette, beim Ausstrecken der Beine, und Tags darauf stetes Strammen der Wade, wie zu kurz. [CK 1314]

Arges Jücken am Schienbeine. [CK 1315]

Viele jückende Blüthen an den Unterschenkeln. [CK 1316]

Spitzige Blüthen an den Waden, bis zum Knie, welche jücken und da, wo die Kleider anliegen, Stechen verursachen. [CK 1317]

Ein heftiger kitzelnder Stich unten am rechten Schienbeine (*Gff.*). [CK 1318]

Spann-Schmerz in der Achill-Senne. [CK 1319]

Das Fuss-Gelenk schmerzt nach Gehen im Freien, wie zusammengedrückt. [CK 1320]

Spann-Schmerz im linken Fussrücken, dass sie nicht auf dem Pflaster gehen konnte. [CK 1321]

Drücken im linken Fuss-Gelenke, als wäre der Stiefel zu eng. [CK 1322]

Schmerz wie zu kurz in den Flechsen der Fuss-Gelenke beim Gehen. [CK 1323]

Spannen der Gelenk-Beuge des Fusses, wie zu kurz, beim Gehen (d. ersten Tage). [CK 1324]

Schmerz im Fusse, beim Gehen im Freien, als wäre im Knöchel eine Flechse übersprungen. [CK 1325]

Geschwulst der Füsse (n. 27 T.). [CK 1326]

Die Füsse sind dick bei vielem Gehen. [CK 1327]

Schwere in den Füssen, bis an die Knie, von früh an. [CK 1328]

Sumsen im Fusse (n. 4 T.). [CK 1329]

Kriebeln in den Füssen beim Stehen. [CK 1330]

Eingeschlafenheit des rechten Fusses (n. 2 T.). [CK 1331]

Eingeschlafenheit der Füsse, oft beim Sitzen, besonders früh. [CK 1332]

Reissen ganz unten im rechten Fusse (n. 11 St.). [CK 1333]

Schweiss der Beine, so heftig am Tage, dass die Nässe durch doppelte Bekleidung dringt (*Gr.*). [CK 1334]

Schweiss der Füsse. [CK 1335]

Arger Fuss-Schweiss, doch ohne Geruch und ohne Wundwerden. [CK 1336]

Fuss-Schweiss vorzüglich an den Zehen, zwei Wochen lang. [CK 1337]

Grosser Fuss-Schweiss unausstehlichen Geruches; die Zehen werden wund. [CK 1338]

Brennen in den Füssen, Nachts. [CK 1339]

Hitze in den Füssen, Nachts. [CK 1340]

Neigung zu kalten Füssen. [CK 1341]

Eiskalte Füsse, Nachmittags und Abends, beim Sitzen. [CK 1342]

Sehr kalte Füsse, Abends, am meisten im Bette, und danach, wenn diese vergehen, sehr kalte Hände. [CK 1343]

Eiskalte Füsse, besonders Abends, auch lange noch im **Bette** nicht zu erwärmen. [CK 1344]

Stinken der (sonst schweissigen) Füsse. [CK 1345]

Stechender Schmerz in der Sohle, auch beim Befühlen; sie kann kaum gehen. [CK 1346]

Stechen im Fussrücken, besonders empfindlich beim Gehen auf Strassen-Pflaster. [CK 1347]

Ausschlags-Blüthen auf dem Fussrücken, arg jückend, bis zum blutig Kratzen. [CK 1348]

Brickeln in den Fusssohlen und Schmerz der Hühneraugen. [CK 1349]

Kriebeln oder brickelndes Stechen in der Sohle und unter den Zehen, mehr in der Ruhe, als beim Gehen (n. 4 T.). [CK 1350]

Stechen in der linken Fusssohle, selbst im Sitzen. [CK 1351]
Stechen öfters in der rechten Fusssohle (d. 1. T.) (*Htb.*). [CK 1352]
Reissen in der rechten Sohle, dicht an den Zehen (*Gff.*). [CK 1353]
Oft Klamm in der innern Kante der Fusssohle. [CK 1354]
Lang anhaltender Klamm in den Fuss-Sohlen, Abends, im Bette. [CK 1355]
Jücken an der Aussen-Seite der linken Fusssohle (*Gff.*). [CK 1356]
Stechen in der Ferse, nur die Nacht (n. 41 T.). [CK 1357]
Stechen in der Ferse und im **Hühnerauge**, am Tage. [CK 1358]
Brennend stechender und beissender Wundheits-Schmerz in der Ferse, im Sitzen. [CK 1359]
Krampfhaftes Stechen in der Ferse, als wären die Flechsen zu kurz, Abends, beim Ausziehen und Ausstrecken des Fusses. [CK 1360]
Stechen und Reissen in der Ferse, Tag und Nacht, schmerzhafter beim Auftreten, als in der Ruhe; sie war blass und kalt, und beim Befühlen wie taub. [CK 1361]
Sie geht sich leicht eine Blase an der Ferse. [CK 1362]
In der rechten kleinen Zehe, Reissen. [CK 1363]
Reissen in der grossen Zehe (*Gff.*). [CK 1364]
Stechendes Drücken in der linken grossen Zehe, mehr in der Ruhe, als beim Gehen. [CK 1365]
Brennendes Stechen in der äussersten Spitze der grossen Zehe (*Gff.*). [CK 1366]
Kitzeln an der Spitze der rechten grossen Zehe. [CK 1367]
Knochen-Schmerz im Ballen der grossen Zehe. [CK 1368]
Erst kitzelnder, dann beissender Schmerz im vordern Gelenke der linken grossen Zehe, öfters wiederkehrend (*Gff.*). [CK 1369]
Schneiden in den Zehen, wie mit einem Messer, Nachts, am meisten beim Liegen auf dem Rücken, mit Röthe der Zeh-Spitzen; früh ist der Schmerz verschwunden (n. 41 T.). [CK 1370]
Ein langjährig verknorpelter Zeh-Nagel geht in Vereiterung und an seiner Stelle entsteht ein neuer, gesunder. [CK 1371]
Schmerz oben auf den Zehen, wie wund und fressend. [CK 1372]
Jücken an den Zehen. [CK 1373]
Klamm in den Zehen, mehrere Tage wiederholt. [CK 1374]
Klamm in der zweiten Zehe. [CK 1375]
Das Hühnerauge schmerzt drückend pressend, auch in weiten Schuhen. [CK 1376]
Ziehender Schmerz im Hühnerauge, Abends. [CK 1377]
Stechen in den Hühneraugen, auch in der Ruhe; beim daran Stossen, Stiche zum Aufschreien (n. 48 St.). [CK 1378]
Brennen und Stechen im Hühnerauge (*Htb.*). [CK 1379]
Entzündung des Hühnerauges. [CK 1380]

■ **Allgemeines und Haut**

Die Beschwerden schweigen bei starker Bewegung, als beim Gehen im Freien, Fechten u.s.w. (Reiten ausgenommen), erscheinen aber am häufigsten und stärksten bei ruhigem Sitzen, Vormittags und Abends (*Gff.*). [CK 1381]
Die Beschwerden sind bei weitem schlimmer Abends und Nachts, als am Tage. [CK 1382]
Ziehen in allen Gliedern (fast sogleich). [CK 1383]
Gichtartiges Ziehen in den Knieen und Finger-Gelenken. [CK 1384]
Ziehen überall, selbst in den Armröhren. [CK 1385]
Ziehendes Reissen von unten nach oben, in den Armen und Beinen, den ganzen Tag, doch nur in der Ruhe, mit grosser Mattigkeit. [CK 1386]
Reissen in den Knieen und Ellbogen-Gelenken (n. 16 T.). [CK 1387]
Ziehen und Reissen in der ehemals beschädigten Haut-Stelle. [CK 1388]
Zucken und Stechen hie und da am Körper (n. 5 T.). [CK 1389]
Lähmende Stiche hie und da; auf jeden Stich blieb eine Bewegungslosigkeit in dem Theile auf einige Minuten zurück. [CK 1390]
Zuckende Empfindungen hie und da im Körper, auch im Kopfe, rechts und links. [CK 1391]
Wenn er irgend ein Glied bewegt, zuckt dasselbe. [CK 1392]
Zuweilen zuckt am Tage das rechte Bein, und darauf zittert die rechte Hand, dass er nicht schreiben kann. [CK 1393]
Alle Theile des Körpers, auf denen sie liegt oder sitzt, thun ihr weh. [CK 1394]
Schmerz in allen Gliedern, besonders den Hüften (n. 2 T.). [CK 1395]
Girren in den Beinen, Armen und Händen. [CK 1396]
Leichtes Einschlafen der Glieder, selbst beim Bücken, Legen der Beine über einander, hoch Greifen mit den Armen u.s.w. [CK 1397]

Es ist ihr, als könne sie sich leicht Schaden thun, sich verrenken, die Gelenke verstauchen u.s.w. [CK 1398]

Leicht Verheben bei der Arbeit und davon Steifheit und Strammen im Nacken. [CK 1399]

Ungeduld beim Sitzen, wie Unruhe in den Knochen. [CK 1400]

Unruhe im ganzen Körper (n. 24 St.). [CK 1401]

Unruhe in den Gliedern (n. 6 T.). [CK 1402]

Bänglichkeit beim Fahren im Wagen. [CK 1403]

Aengstlichkeit in den Gliedern; er hat nirgends Ruhe. [CK 1404]

Oefteres Zittern im ganzen Körper (n. 10 T.). [CK 1405]

Zitternde, bebende Bewegung im ganzen Körper. [CK 1406]

Blut-Wallung im Körper, drei Tage nach einander (n. 27 T.). [CK 1407]

Blut-Wallung mit Blut-Drang nach Kopf und Brust (n. 16 T.). [CK 1408]

Sie fühlt den Pulsschlag im Körper, besonders in der ganzen linken Brust. [CK 1409]

Sie fühlt den Pulsschlag im Kopfe und allen Gliedern, Tag und Nacht, doch mehr Nachts. [CK 1410]

Von wenigem Spazierengehen sehr erhitzt. [CK 1411]

Nach Spazieren heftige Hitze im Kopfe und im Gesichte. [CK 1412]

Beim Gehen im Freien verschlimmert Kopfweh und Mattigkeit sich sehr. [CK 1413]

Nach geringer Bewegung, fliegende Hitze. [CK 1414]

Heiss, beklommen und ängstlich von (gewohntem) Tabakrauchen. [CK 1415]

Sehr warm und beklommen, Abends. [CK 1416]

Hitze in der Spitze der linken Zehen, die wie ein elektrischer Funke schnell durch die linke Seite bis in den Kopf fährt und dort lästige Schwäche zurücklässt; nur ½ Minute dauernd. [CK 1417]

Beim Gehen, starker Schweiss. [CK 1418]

Beim Spazieren, viel Schweiss und Erschöpfung. [CK 1419]

Bei Bewegung, starker Schweiss, fast wie Holunder-Blüthe riechend. [CK 1420]

Die geringste Bewegung, selbst etwas Schreiben bringt ihn in Schweiss. [CK 1421]

Entweder ist ihr zu kalt, oder sie bekommt Hitze, die gleich in Schweiss übergeht. [CK 1422]

Bei eiskalten Händen, warme Füsse und umgekehrt; oft aber auch Eiskälte beider zugleich (*Gff.*). [CK 1423]

Empfindlichkeit gegen kalte Luft (*Gff.*). [CK 1424]

Kalte Luft ist ihm sehr zuwider. [CK 1425]

Sehr empfindlich gegen kalte Nord-Luft. [CK 1426]

Schauder bei den Schmerzen. [CK 1427]

Oertlich angebrachte Wärme erleichtert die Schmerzen. [CK 1428]

Nach Nasswerden ungewöhnlicher Verkältungs-Zustand; heftiger Fieber-Frost, nach einigen Stunden Anfälle von Ohnmacht, Tages darauf Schnupfen. [CK 1429]

Von Verkältung, Magenkrampf brennenden Zusammenziehens. [CK 1430]

Verkältlichkeit, nach dem Trinken eines Glases Wassers, ungeheurer Frost und wässricht schleimiger Durchfall, bis zum Schlafengehen. [CK 1431]

Nach geringem Anlass zu Verkältung, Reissen im linken Schulterblatte. [CK 1432]

Geschwulst des ganzen Körpers, des Gesichtes, des Bauches, der Beine und der Arme bis an die Handwurzel, ohne Durst unter grosser Kurzäthmigkeit, drei Wochen lang, mit Fieber alle 2, 3 Tage, aus Frost und Hitze abwechselnd, zu unbestimmten Stunden, selbst Nachts, die Hitze mit Schweiss über und über (n. 48 St.). [CK 1433]

Geschwulst Abends, im Hand-Gelenke, in der Ellbogen-Beuge und um die Fussknöchel; die Gelenke storren beim Bewegen; früh war die Geschwulst vergangen, aber die Stellen thaten weh beim Befühlen. [CK 1434]

Die Haut des ganzen Körpers schmerzt wie wund. [CK 1435]

Die Haut des ganzen Körpers ist beim mindesten Anstossen schmerzhaft empfindlich. [CK 1436]

Nadelstiche über die Haut, Abends im Bette, wenn er warm wird. [CK 1437]

Jücken im Gesichte, an den Armen, Händen, dem Rücken, an den Hüften, Füssen, dem Bauche und der Scham (n. 2, 20, 23, 28 T.). [CK 1438]

Das Jücken verwandelt sich in Brennen. [CK 1439]

Jücken und jückende Blüthen in den Gelenken, besonders in der Ellbogen-Beuge und Kniekehle, und am Fuss-Gelenke, Abends und früh mehr, als am Tage (n. etl. St.). [CK 1440]

Jückende Blasen und Quaddeln im Gesichte, an den Händen und auf den Füssen. [CK 1441]

Jücken im Geschwüre. [CK 1442]

Brennen und Stechen im Geschwüre, besonders Nachts. [CK 1443]

Die böse Stelle geschwillt, wird heiss und schmerzt brennend. [CK 1444]

Die Oberhaut schält sich auf grössern und kleinern, meist rundlichen Flecken, vorzüglich an Händen und Fingern, schmerzlos ab; (Abgänge) (n. etl. T.). [CK 1445]

Weinrothe Flecke am Halse und unter dem Kinne, ohne Empfindung (*Htb.*). [CK 1446]

Linsenförmige, rothe, empfindliche Knöthchen hie und da an den Händen, die beim hinein Stechen einige Feuchtigkeit von sich geben (*Htb.*). [CK 1447]

Nach einem Bienenstiche, Röthe und jückendes rothes Friesel über den ganzen Körper, entzündete Augen und Schweisstropfen im Gesichte; Alles in wenig Minuten. [CK 1448]

Beim Gehen im Freien, kleine Anfälle von Schwindel und Herzklopfen. [CK 1449]

Beim Spazieren gewöhnlich Druck in der Leber. [CK 1450]

Beim Spazieren, Bauch-Auftreibung mit Winde-Abgang. [CK 1451]

Beim Gehen in kalter Luft, allerlei Schmerz in den Röhrknochen, besonders den Endtheilen derselben. [CK 1452]

Bei jeder Körper-Bewegung wird ihm übel, wie zum Brechen und so matt, dass er sich, im Freien, gleich auf die Erde legen musste; alle Glieder waren wie abgespannt. [CK 1453]

Beim Gehen im Freien, gleich Blähungs-Anhäufung im Bauche. [CK 1454]

Anfall von Uebelkeit, früh, beim Spazieren; es ward ihm schwarz vor den Augen, er bekam Hitze von Mittags 1 bis Abends 6 Uhr, mit Reissen in allen Gliedern, unter anhaltender Uebelkeit; Abends Schwäche bis zur Ohnmacht, mit Schwermuth; alles griff seine Nerven an, er war sehr schreckhaft; Nachts, Abgang ungemein vieler, sehr stinkender Winde (n. 4 T.). [CK 1455]

Anfall von drückend ziehendem Schmerze in der Nabel-Gegend, dann Schleim-Abgang aus dem After unter heftigem Drängen und Stechen; bald drauf Blutdrang nach der Brust, mit Beängstigung und Unruhe, die nach Tische in eine Art Fieber überging, abwechselnd innere Hitze und Frost, mit Schweiss am Kopfe, von 1 bis 4 Uhr, dann Kopfschmerz, der einen Schmerz im Nacken zurückliess; den folgenden Tag ebenso wiederkehrend. [CK 1456]

Anfall von Gefühl wie einer eiskalten Hand zwischen den Schulterblättern, dann Kälte über den ganzen Körper, dann Brust-Krampf, wie zum Ersticken, mehrere Minuten lang, dann klonische Convulsionen des rechten Beines und Zucken darin, und Zucken des rechten Armes, wenn das Bein gehalten wurde; zuletzt noch Zittern übrig in den Beinen den ganzen Tag (n. 10 T.). [CK 1457]

Anfall von Uebelkeit, Vormittags, nach Spazieren; es ward ihm schwarz vor den Augen, das Essen schmeckte nicht; schon vor dem Essen Hitze, mit Schmerzen in allen Gliedern; die Uebelkeit hielt an, er bekam Kopf-Schmerzen und in Gesellschaft Schwäche bis zur Ohnmacht; jede Kleinigkeit griff ihn an und er war sehr schreckhaft. [CK 1458]

Beim gemächlichen Fahren, Ohnmacht. [CK 1459]

Krämpfe, wie Nerven-Schwäche, dauern zu ganzen Tagen eine volle Woche lang, mit bald mattem, bald krampfhaftem Pulse. [CK 1460]

Taubheits-Gefühl in allen Nerven, auch der Zunge, mit Kopf-Eingenommenheit und Gedankenlosigkeit, Abends (*Gll.*). [CK 1461]

In der Ruhe und im Liegen war ihr am wohlsten. [CK 1462]

Es wird ihr beim Monatlichen ganz schwarz vor den Augen, mit Schwäche, dass sie sich legen muss, wovon es besser wird. [CK 1463]

Schwüle Gewitter-Luft beengt ihn und er wird heiter, wenn es blitzt und donnert. [CK 1464]

Durch halbstündiges Spazieren so erschöpft, dass ihm übel ward und er nicht athmen konnte; die Luftröhre schien bis zur Herzgrube zugezogen. [CK 1465]

So schwach, dass sie glaubt, ohnmächtig zu werden (n. 7 T.). [CK 1466]

Früh sehr matt, mit Unruhe im Leibe. [CK 1467]

Ohnmachts-Anwandlung, Vormittags (n. 23 T.). [CK 1468]

Anwandlung von Ohnmachts-Schwindel, zwei Stunden lang mit sehr kurzem Athem. [CK 1469]

Abgeschlagenheit der Beine; jeder Nerve darin that weh; auch beim Betasten waren sie schmerzhaft; Tanzen vertrieb es. [CK 1470]

Die Beine schmerzen wie abgeschlagen; sie sehnt sich nach Sitzen und im Sitzen ist's ihr, als sollte sie aufstehen. [CK 1471]

Viel Mattigkeit in den Beinen. [CK 1472]

Grosse Ermattung, Abends, 7 Uhr. [CK 1473]

Trägheit des Körpers und Geistes, mit erschwertem Athem (n. 8 T.). [CK 1474]

Sehr matt und kurzäthmig, wie bei anhaltendem Fieber. [CK 1475]

Schwere in allen Gliedern. [CK 1476]

Schwere in den Füssen, beim Gehen. [CK 1477]

Schwere in den Füssen beim Spazieren (n. etl. St.). [CK 1478]

Matt, besonders in den Knieen. [CK 1479]
Jählinge Gelähmtheit eines Beines auf ein Paar Stunden. [CK 1480]
Von Aergerniss wird sie lahm. [CK 1481]
Grosse Schwäche (n. 24 St.). [CK 1482]
Mattigkeit in allen Gliedern, mit Frost (d. 3. T.). [CK 1483]
Sie ward müde und musste sich legen, Vormittags (n. 2 St.). [CK 1484]
Schwerfällig (n. 24 St.). [CK 1485]
Sehr müde, früh, beim Aufstehen aus dem Bette. [CK 1486]
Grosse Müdigkeit im Bette, bei zeitigem Erwachen; kann aber nicht wieder einschlafen. [CK 1487]
Wenige Stunden, früh, nach munterm Aufstehen, Abspannung und Uebelbehagen, dass er lieber geschlafen, als gearbeitet hätte. [CK 1488]
Ohnmächtig, früh, beim Aufstehen aus dem Bette, zum Umsinken, mit Gedankenlosigkeit; dann Frösteln mit Gänsehaut und Gähnen, eine Stunde lang; die Zunge sehr blass, der Puls schwach und langsam. [CK 1489]

- **Schlaf, Träume und nächtliche Beschwerden**

Nachmittags, nach wenigem Essen, träge und schläfrig. [CK 1490]
Schlaf mehrere Nachmittage (n. 2 T.). [CK 1491]
Aeusserst schläfrig, Mittags, Nachmittags wieder munter. [CK 1492]
Sehr schläfrig am Tage und zu Allem verdrossen. [CK 1493]
Tages-Schläfrigkeit, sie schläft gleich ein, wenn sie zum Sitzen kommt. [CK 1494]
Beim Sitzen ist er schläfrig und beim Lesen schläft er ein. [CK 1495]
Sehr müde und schläfrig am Tage, doch Nachts guter Schlaf. [CK 1496]
Schlaf-Neigung, selbst Vormittags; sie muss eine Stunde schlafen. [CK 1497]
Zeitige Abend-Schläfrigkeit, mit drückender Kopf-Eingenommenheit (n. 72 St.). [CK 1498]
Einschlummern (fast sogleich) mit Schweiss im Gesichte. [CK 1499]
Schlafsucht in 3tägigem Typus, 4 Mal wiederkehrend; das Kind schläft fast den ganzen Tag; wo es sich hinsetzt, schläft es ein und klagt dabei über Schmerz in der Stirne (*Htb.*). [CK 1500]
Viel Gähnen Mittags und Nachmittags, nach Spazieren. [CK 1501]
Viel Gähnen und Dehnen. [CK 1502]

Recken und Dehnen, früh, im Bette. [CK 1503]
Sie bleibt Abends spät munter. [CK 1504]
Spätes Einschlafen, Abends, wegen Munterkeit. [CK 1505]
Spätes Einschlafen, Abends. [CK 1506]
Spätes Einschlafen (n. etl. St.) (auch *Gff.*). [CK 1507]
Unruhe lässt sie nicht einschlafen. [CK 1508]
Spätes Einschlafen, wenn sie sich nicht recht zeitig niederlegt, und dann auch zeitiges Erwachen. [CK 1509]
Er schläft Nachts nur von 10 bis 4 Uhr. [CK 1510]
Abends im Bette unruhig, erwacht er auch früh sehr zeitig. [CK 1511]
Muntere Schlaflosigkeit, Nachts, wegen zuströmender Gedanken. [CK 1512]
Sie wacht Nachts 1 Uhr auf und kann nicht wieder einschlafen. [CK 1513]
Munter und aufgeregt die ganze Nacht, und doch am Tage darauf wohl und kräftig. [CK 1514]
Unruhiger Schlaf, mehrere Wochen, mit vielen Träumen und Umherwerfen; später ruhiger Schlaf. [CK 1515]
Unruhiger Schlaf mit öfterem Erwachen nach Mitternacht (*Gff.*). [CK 1516]
Nachts grosse Unruhe in den Gliedern. [CK 1517]
Oefteres Erwachen, Nachts, viele Nächte nach einander (n. 6 T.). [CK 1518]
Schlaf fest, doch mit vielen lebhaften Träumen (*Gff.*). [CK 1519]
Nacht-Schlaf gering, mit lebhaften Träumen von den Begebenheiten des vorigen Tages. [CK 1520]
Unterbrochener Schlaf, durch lebhafte unangenehme Träume (n. 16 St.). [CK 1521]
Viel Träume, Nachts, und lautes Sprechen im Schlafe. [CK 1522]
Er spricht laut im Schlafe. [CK 1523]
Sie stöhnt und krunkt Nachts im Schlafe, ohne erinnerlichen bösen Traum. [CK 1524]
Unruhiger Schlaf mit ärgerlichem Traume; er rufte laut, strampelte mit den Füssen, und hob den Arm auf, den er dann langsam wieder niederlegte. [CK 1525]
Wie irre, richtet er sich um Mitternacht auf, fängt an zu lachen; auf Befragen kneipt er die Augen zu, sitzt ganz steif, mit ausgestreckten Armen und Händen und zusammengebissenen Zähnen; nach einem getrunkenen Schluck Wasser fragt er, was er mit dem vielen Wasser im Magen solle, trank aber mehr, hielt die Hand gekrümmt in die Höhe, als hielte er noch das Glas, lachte dabei und sagte: „Es ist doch artig, das Wasser

hat doch Recht bekommen"; drauf schwatzte er von drei Kuriren, die kämen und wies auf Leute, die hie und da stehen sollten. [CK 1526]

Unerschöpfliche Träume, die ganze Nacht (*Gll.*). [CK 1527]

Aergerliche, grausige Träume. [CK 1528]

Aengstlicher Traum, Nachts, als würde er gejagt und müsste rückwärts laufen; aufgewacht glaubte er, es komme Etwas, die Brust ihm Beengendes von oben auf ihn zu; darauf Kriebeln und Stiche in der Brust. [CK 1529]

Aengstlicher Traum, als sey sein Körper verunstaltet. [CK 1530]

Schreckhafter Traum, als falle sie von einem hohen Berge herab. [CK 1531]

Schreckhafte Träume; sie schreit laut im Schlafe. [CK 1532]

Traum voll Streit. [CK 1533]

Aengstliche Träume, die ihn aus dem Bette treiben (n. 19 T.). [CK 1534]

Er wacht Nachts mit Schreck und Schrei auf. [CK 1535]

Schreien, Nachts im Schlafe. [CK 1536]

Grausige, ärgerliche Träume. [CK 1537]

Wollüstige Träume und Erektionen stören den Nacht-Schlaf. [CK 1538]

Aengstliche Träume von zu befürchtender Nothzucht (n. 2 T.). [CK 1539]

Wollüstiger Traum mit Pollution. [CK 1540]

Geile Träume beschweren den Schlaf (d. 14. N.). [CK 1541]

Nachts muss er aufstehen und eine halbe Stunde umhergehen. [CK 1542]

Nachts viel Beängstigungen. [CK 1543]

Um Mitternacht, unter starkem Schweisse, eine Art Ohnmacht, eine Viertelstunde lang, mit Bewusstseyn, doch ohne Reden, noch einen Finger rühren zu können; in tiefster Ohnmacht, wie ein Traum, in dem er mit einem Geiste kämpfte; kaum daraus erwacht, fiel er in eine zweite Ohnmacht mit einem Traume, als hätte er sich in einem Walde verloren. [CK 1544]

Beim Einschlafen bekam sie inneres Zittern mit Jücken im Oberschenkel, das nach Kratzen verging. [CK 1545]

Beim Einschlafen, erschreckende, beklemmende Blut-Wallung. [CK 1546]

Unruhiger Nacht-Schlaf, wegen ängstlicher Träume und Hitze; sie konnte nicht 5 Minuten still liegen (n. 7 T.). [CK 1547]

Nachts viel Blutwallung im ganzen Körper und davon Unruhe. [CK 1548]

Nachts, Erwachen in ängstlicher Wärme. [CK 1549]

Nachts, Hitze und davon Unruhe. [CK 1550]

Früh, beim Erwachen, sehr erhitzt. [CK 1551]

Nachts, fieberhafte Hitze mit ängstlichen Phantasieen und schwärmerischen Träumen, unter Schweiss am Kopfe. [CK 1552]

Schlaflosigkeit, Nachts, und wenn er schlummert, Schwärmen. [CK 1553]

Wenn er Nachts, beim Wachen, die Augen schliesst, kommen ihm gleich viel schwärmerische Bilder vor die Phantasie, die beim Oeffnen der Augen wieder verschwinden. [CK 1554]

Um Mitternacht, Erwachen unter Frost, grossen Beängstigungen, Zucken und krampfhaftem Ziehen in den Oberschenkeln, der Brust und den Kinnladen, eine halbe Stunde lang. [CK 1555]

Nachts erwacht er mit heftiger Angst und Krampf im Bauche, dann im Munde, der Brust und dem Hüft-Gelenke, mit Herzklopfen. [CK 1556]

Nachts wenig Schlaf, wegen Schmerz im Hüft-Gelenke beim Bewegen. [CK 1557]

Nachts starkes Reissen aus dem Hüft-Gelenke bis in den Fuss, Schlaf hindernd. [CK 1558]

Nachts, Zucken der Glieder. [CK 1559]

Schreckhaftes Auffahren im Mittags-Schlafe. [CK 1560]

Beim Einschlafen, öfteres Erschrecken. [CK 1561]

Beim Einschlafen, Zucken der Beine. [CK 1562]

Nachts konnte sie wegen grosser Unruhe im ganzen Körper nicht still liegen, sondern musste sich immer wenden und durfte die Augen nicht schliessen, sonst ward es schlimmer. [CK 1563]

Nachts, nach kurzem Schlafe erwacht er mit grosser Körper-Unruhe, die ihn schwer still liegen lässt. [CK 1564]

Früh, beim Erwachen, ängstlich, was nach dem Aufstehen vergeht. [CK 1565]

Er erwacht früh, 3 Uhr und kann nicht wieder einschlafen. [CK 1566]

Sie erwacht einige Morgen um 4 Uhr. [CK 1567]

Sie erwacht Nachts 1 Uhr und kann vor Munterkeit nicht wieder einschlafen. [CK 1568]

Vor Mitternacht, ruhiges Liegen, ohne Schlaf. [CK 1569]

Schlaflose Nacht, ohne Beschwerde; nur konnte sie nicht ruhig liegen (n. 20 T.). [CK 1570]

Nachts, Ziehen und Drücken in der Herzgrube (n. 12 St.). [CK 1571]

Nachts weckt sie Druck- und Zerschlagenheits-Schmerz im Unterbauche, mehrere Nächte. [CK 1572]

Mehrere Nächte, Erwachen über brennendem Stechen in der Ferse (n. 5 T.). [CK 1573]

Nachts heftig pochender Kopfschmerz (n. 20 T.). [CK 1574]

Nachts, Drücken in den Augen (n. 2 T.). [CK 1575]

Nachts, starkes Jücken im rechten Ohre, mit Nässen desselben. [CK 1576]

Früh, beim Erwachen, Pressen im linken Ohre, ¼ Stunde lang. [CK 1577]

Nachts, öfteres Erwachen über Zieh-Schmerz in den Backzähnen, bis zur Stirn herauf. [CK 1578]

Nachts öfters Erwachen über Pochen in den Backzähnen, über den Backen hin, nach dem Hinterhaupte zu. [CK 1579]

Nachts, ein Wimmern in den Backzähnen. [CK 1580]

Die ganze Nacht, Ziehen in den Hühneraugen. [CK 1581]

Nachts, beim öftern Erwachen, Stiche in der Ellbogen-Spitze. [CK 1582]

Nachts, Schwindel beim Aufrichten im Bette. [CK 1583]

Nachts 2 Uhr Erwachen über heftigem Leibschneiden, zuweilen auch drückendem Weh, über und um den Nabel, mit einer äusserlich fühlbaren, zitternden Bewegung des Herzens (ohne Herzklopfen) bei vollem Pulse; dabei Uebelkeit und grosses Mattigkeits-Gefühl; drei Nächte nach einander, mit grosser Mund-Trockenheit (*Gff.*). [CK 1584]

Abends im Bette, heftiges Herzklopfen und Schlagen aller Pulse. [CK 1585]

Abends im Bette, heftiges Schlagen im Kopfe, und Gefühl, als bewege sich derselbe. [CK 1586]

Nacht-Schlaf unterbrochen, mit Kreuzschmerz (n. 12 T.). [CK 1587]

Nachts, Einschlafen der Arme, bis in die Hände, besonders schmerzhaft, wenn sie unter dem Bette liegen, wo es darin reissend strammt. [CK 1588]

Nachts trockner Kitzel-Husten mit einer Art Brust-Krampf, was Beides früh vergangen war. [CK 1589]

Schlaf gestört durch öfteres Husten und Weh in den Füssen (*Gr.*). [CK 1590]

Nachts kann sie vor Husten kein Auge zuthun (n. 40 T.). [CK 1591]

Nachts muss sie öfters zum Harnen aufstehen. [CK 1592]

Nachts, öfteres Einschlafen der Hände (d. 6. N.). [CK 1593]

Nachts erwacht er mit Brech-Uebelkeit. [CK 1594]

Nachts, im Schlafe, grosser Zerschlagenheits-Schmerz und Erschöpfung in den Oberschenkeln und Oberarmen, doch nur im Schlummer, beim Erwachen verschwand es sogleich. [CK 1595]

Früh, beim Erwachen, Kraftlosigkeit in den Armen und Beinen (n. 5 T.). [CK 1596]

Früh, beim Erwachen, Schwäche-Gefühl, wie Uebelkeit (*Gff.*). [CK 1597]

Langer Schlaf, ohne Erquickung (n. 23 T.). [CK 1598]

Ermüdender Schlaf (n. 15 T.). [CK 1599]

Spätes, schwieriges Einschlafen, mit Müdigkeit der Glieder (*Gff.*). [CK 1600]

Früh wird es ihm schwer aus dem Bette aufzustehen; er hat keine Lust dazu (*Gff.*). [CK 1601]

Früh, nach dem Erwachen, matt, auch abwechselnd Fieber-Schauder mit kurzem Athem, wie bei innerer Hitze, die er doch nicht empfand. [CK 1602]

Früh, nach dem Erwachen, grosser Durst. [CK 1603]

Früh, nach dem Erwachen, etwas Schweiss. [CK 1604]

Erwachen, früh, mit vielem Froste und innerer Unruhe (n. 24 St.). [CK 1605]

■ Fieber, Frost, Schweiß und Puls

Langsamer Puls, von 56 bis 58 Schlägen (n. 32 T.). [CK 1606]

Gänzliche Durstlosigkeit, 11 Tage lang (*Gff.*). [CK 1607]

Fieberhaft, matt, heisser Harn. [CK 1608]

Schauder, mehrmals des Tages, ohne Frost. [CK 1609]

Steter Fieber-Schauder, bei der Mittags-Ruhe. [CK 1610]

Steter Frost, Tag und Nacht, mit Bauch-Kneipen, mehrere Tage. [CK 1611]

Anhaltender Frost und Frostigkeit. [CK 1612]

Innerer Frost, in der warmen Stube, den ganzen Tag, mehrere Tage. [CK 1613]

Frost, manche Nächte im Bette. [CK 1614]

Frost, Abends, 6 Uhr; er musste sich legen. [CK 1615]

Sie konnte sich in der warmen Stube den ganzen Tag nicht erwärmen. [CK 1616]

Sie fröstelt immer, im warmen Zimmer, bei jeder Bewegung. [CK 1617]

Frost mit Durst, gegen Abend; die Nacht drauf Schweiss. [CK 1618]

Arger Frost, eine Stunde lang, und nach Vergehen desselben Durst, Abends (n. 36 St.) und früh (n. 48 St.); er musste zu Bette liegen. [CK 1619]

Frost-Schauder, selbst am Kopfe, mit eiskalten Händen, Gähnen und grosser Mattigkeit (*Htb.*). [CK 1620]

Schauder bis Schlafengehen; dann, im Bette, Gesichts-Hitze. [CK 1621]

Nachmittags, 5 Uhr, Fieber; erst Durst, und nach Trinken kalten Wassers, Frösteln und Neigung zum Liegen, dann Schlaf und Neigung zu allgemeinem gelindem Schweisse. [CK 1622]

Vormittags, 11 Uhr, wurden beim Schreiben erst die Füsse, dann der übrige Körper kalt, mit Schüttelfrost; er musste sich legen, ward warm und früh um 4 Uhr heiss, mit Neigung zu Schweisse, und schwitzte die Nacht durch am ganzen Körper, doch nur mässig (d. 9. T.). [CK 1623]

Nachmittag 4 Uhr, Frostigkeit und Hitze vor der Stirne, eine halbe Stunde. [CK 1624]

Fieber-Schauder mit abwechselnder Hitze, bis in die Nacht. [CK 1625]

Abwechselnd Hitze im Kopfe und Frösteln in den Beinen (n. 13 T.). [CK 1626]

Unter fiebriger Hitze mit untermischtem Frost-Schauder arger Kopfschmerz wie dumpf und schwer in der Stirne, nach vorgängigem Flimmern vor den Augen, wie tausend Sonnen, mit Hitze und Drücken darin; dabei viel Uebelkeit, grosse Brust-Beklemmung, als wäre Alles zugeschnürt, doch ohne kurzen Athem; von früh bis Abends (n. 72 St.). [CK 1627]

Fast ununterbrochene Hitze des ganzen Körpers, mit Gesichts-Röthe und Schweiss an Kopf und Körper, unter argem Kopfschmerze, wie Schwere, auch Herzklopfen und Zittern am ganzen Körper; nach der Hitze, Frost und Kälte mit Absterben der Hände, vier Tage lang. [CK 1628]

Wechsel-Fieber öfters des Tages, zu unbestimmten Zeiten, erst allgemeine Hitze, mit Schweiss im Gesichte, heftigem Durste und Mund-Bitterkeit; dann wieder Frost mit allgemeiner Kälte, auch im Gesichte, bei Brech-Uebelkeit, Drücken in der Stirn bis in die Schläfe; bei der Hitze, Schwindel, als sollte sie sinken. [CK 1629]

Heftiger Schüttelfrost, eine Stunde lang; dann starke Hitze mit Unbesinnlichkeit; dann starker Schweiss, des Abends; der Urin braun und scharf riechend (d. 1. T.). [CK 1630]

Früh etwas Frost, dann den ganzen Tag Hitze des Gesichtes und der Hände, bei Gesichts-Blässe, ohne Durst und ohne Schweiss; dabei Vormittags drückendes Magenweh und Kopfschmerz beim Bücken (n. 6 T.). [CK 1631]

Fieber mit Pressen erst in den Schläfen, in Absätzen von einigen Minuten, und kurzer Athem, wie von innerer Hitze, die Nacht hindurch; darauf früh, matt in den Beinen, Durst, Appetitlosigkeit, Schläfrigkeit; den Tag über Fieber-Schauder, Halsweh und geschwollene Drüsen unter dem Kiefer. [CK 1632]

Anhaltend trockne Fieber-Hitze mit Röthe im Gesichte, grossem Durste, schmerzhaftem Schlingen, Stichen im linken Schulterblatte, die den Athem versetzen, und Reissen in Armen und Beinen (n. 13 T.). [CK 1633]

Anfälle von fliegender Hitze, wie mit heissem Wasser übergossen, mit Röthe im Gesichte, Schweiss am ganzen Körper und Aengstlichkeit, ohne Durst, doch mit Trockenheit im Halse. [CK 1634]

Nachmittags zwei Stunden Hitze an der Stirn und Ziehen in den Oberschenkeln, wie ein Fieber. [CK 1635]

Aengstliche Hitze, früh von 4 bis 5 und Abends von 5 bis 6 Uhr. [CK 1636]

Hitz-Anfall, täglich von 1 bis 6 Uhr Nachmittags, mehrere Tage. [CK 1637]

Hitz-Ueberlaufen, Abends; dann Jücken. [CK 1638]

Grosse Hitze bis Mitternacht (d. ersten 8 Nächte). [CK 1639]

Tag und Nacht anhaltendes Dünsten. [CK 1640]

Abends vor dem Einschlafen immer gelinder Schweiss. [CK 1641]

Starker allgemeiner Nacht-Schweiss, vom Abend bis früh. [CK 1642]

Viel Schweiss im Schlafe, vorzüglich am Kopfe. [CK 1643]

Nacht-Schweiss von oben herab, bis zur Hälfte der Waden. [CK 1644]

Nachts kalter Schweiss auf Brust, Rücken und Oberschenkeln (n. 36 St. u. 6 T.). [CK 1645]

Schweiss, eine Nacht um die andere. [CK 1646]

Schweiss, alle Morgen im Bette, nach dem Erwachen, am meisten an den Beinen. [CK 1647]

Früh-Schweiss nach dem Erwachen, über und über. [CK 1648]

Früh, nach dem Erwachen, Schweiss, der in ungeheurer Stärke den ganzen Tag anhielt und ihn so matt machte, dass er Abends nicht auf den Füssen stehen konnte (n. 13 T.). [CK 1649]

Starker Früh-Schweiss (n. 3 T.). [CK 1650]

Früh-Schweiss mehrere Morgen, mit Beängstigung. [CK 1651]

Gelinder, geruchloser Früh-Schweiss, drei Stunden lang, mehrere Morgen nach einander, ohne Mattigkeit darauf. [CK 1652]

Sauer riechender Schweiss (n. 30 T.). [CK 1653]

Säuerlicher Nacht-Schweiss, fünf Morgen (n. 7 T.). [CK 1654]

Widerlicher Geruch des Schweisses, fast wie Holunder-Blüthen. [CK 1655]

Silicea terra

Silicea terra. **Kieselerde [CK V (1839), S. 240–291]**

Man nimmt ein Loth, durch mehrmaliges Glühen und Ablöschen in kaltem Wasser, zerkleinten Bergkrystall, oder mit destillirtem Essig gewaschenen, reinen, weissen Sand, den man mit vier Loth in Pulver zerfallenem Natrum gemischt, im eisernen Schmelztiegel schmelzt, bis Alles Aufbrausen vorüber ist und die Masse in klarem Flusse steht, wo man sie dann auf eine Marmor-Platte ausgiesst. Das so entstandene, wasserhelle Glas, was noch warm gepülvert in ein Fläschchen gethan worden, bildet, nach Zusatz von wenigstens 4 Mal seines Gewichtes destillirten Wassers (wenn das Fläschchen nur so eben davon voll und sogleich verstopft wird) eine hell und klar bleibende Auflösung – welche aber in ein offenes Glas gegossen, was bloss mit Papier locker bedeckt wird, sich sogleich zersetzt und ihre schneeweisse Kieselerde gänzlich zu Boden fallen lässt, abgeschieden vom Natrum, dessen im Schmelzen erlangter Aetzstoff (welcher von der antiphlogistischen Chemie noch nicht anerkannt worden) mit der atmosphärischen Luft verbunden schnell und fast augenblicklich die (sogenannte) Kohlensäure[1] bildete, welche zu dessen Neutralisirung und Mildwerdung, um die Kieselerde fallen lassen zu können, erforderlich war. Die hell abgegossene Flüssigkeit ist reines, mildes Natrum, welches mit allen übrigen Säuren aufbrauset.

Zum Entlaugen der Kieselerde müssen die Wasser mit etwas Weingeist gemischt werden, damit sich die lockere Kieselerde leichter zu Boden senke. Auf einem Löschpapier-Filtrum wird sie nun entwässert, welches man zuletzt, zwischen mehrfaches, trocknes Löschpapier gelegt, mit einem starken Gewichte beschwert, um der im Filtrum befindlichen Kieselerde möglichst alle Feuchtigkeit zu entziehen, worauf man sie an der Luft oder einer warmen Stelle ganz trocken werden lässt.

Die Kieselerde wird wie die übrigen, trocknen Arznei-Stoffe dynamisirt.

Vorzüglich hülfreich zeigt sich diese, wenn bei ihrer übrigens passenden Wahl einige folgender Symptome im Krankheits-Falle zugegen waren:

Aergerlichkeit; **Unheiterkeit**; Unlust zur Arbeit; Arge Reizbarkeit; Aerger und Angst über jede Kleinigkeit, aus grosser Nerven-Schwäche; Muthlosigkeit; Unruhe; Gedächtniss-Mangel; **Angegriffenheit von Lesen und Schreiben; Unfähigkeit zu denken**; Düsterheit des Kopfes; Grosse Düseligkeit, Abends, wie betrunken; Düstres, dumpfes Wesen im Kopfe; Schwindel zum Anhalten; Hitze im Kopfe; Kopfweh von Erhitzung; **Kopfschmerz vom Genick heran bis zum Wirbel**, den Nacht-Schlaf hindernd; **Tägliches Kopfweh**, ein Reissen mit Hitze in der Stirn, Vormittags; **Täglicher Kopfschmerz** von Mittag bis Abend, eine Schwere, die zur Stirn heraus will; Zieh-Schmerz im Kopfe, es will zur Stirn heraus; Schmerz im Kopfe zum Zerplatzen; Pochender Kopfschmerz; Einseitiger Kopfschmerz; ein Reissen und Stechen zu den Augen heraus und in den Gesichts-Knochen; **Abendlicher Kopf-Schweiss**; Jückend nässender, schorfiger **Kopf-Grind**; Knollenartige Erhöhungen auf der Kopf-Haut; **Haar-Ausfallen; Weitsichtigkeit**; Lichtscheu; **Blenden der Augen in hellem Tages-Lichte**; Grauer Staar; **Schwarze, vor dem Gesichte schwebende Flecke**; Gesichts-Verdunkelung, wie eine graue Decke; **Amaurose**; Feuerfunken vor den Augen; Augen-Schwäche; Zusammenfliessen der Buchstaben im Lesen bei Licht; Bleiches Gesicht beim Lesen; Anfälle jählingen Erblindens; Unentbehrlichkeit der Brille zum Schreiben und Lesen; Thränen-Fistel; **Thränen der Augen im Freien**; Beissen in den Augen; **Zuschwären der Augen**; Röthe der Augen, mit Schmerzen in den Winkeln; Entzündung der Augen; Ohr-Getön; Lauten vor den Ohren; **Verstopfung der Ohren**, die zuweilen mit einem Knalle aufgehen; Taubhörigkeit, ohne Geräusch in den Ohren; **Schwerhörigkeit**; Flattern vor den Ohren; Bohrender Schmerz in den Ohren; Heraus Stechen aus den Ohren; Ausschlags-Blüthen auf der Nase; Röthe der Nasenspitze; Ausschlags-Blüthen in der Nase; **Lästiges**

---

[1] Diese Säure ist auch in der Kohle ursprünglich nicht vorhanden, sondern **bildet sich erst** aus ihrem im Glühen erhaltenen Aetzstoffe, wenn dieser sich (beim Liegen der erkalteten Kohle an der Luft) mit der **atmosphärischen Luft** vereinigt (selbst solcher, welcher man ihren etwaigen Gehalt sogenannter Kohlensäure durch Schütteln mit kaltem, frisch destillirtem Wasser vorher entzogen hat) – ist also kein Eigenthum der Kohle, als Kohle – es wird daher dieser Säure der Namen „Kohlensäure" nur **willkürlich und uneigentlich** beigelegt. Man sehe den Artikel Causticum im dritten Theile der chron. Krankh, zweiter Auflage.

Trockenheits-Gefühl in der Nase; Verstopfung beider Nasenlöcher; Geruchs-Mangel; **Nasenbluten**; Aufgesprungene, rissige Haut im Gesichte; Gesichts-Hitze; Knochen-Geschwulst am Unterkiefer; Nächtliches Ziehen und Stechen im Unterkiefer; Verhindertes Schliessen der Kiefer von Strammen am Halse; Lippen-Geschwür im Rothen der Unterlippe; Flechte am Kinne; Geschwulst der Unterkiefer-Drüsen; Wühlen und Stiche in den Zähnen; Bohrender Schmerz in den Zähnen; Reissender Schmerz in den Zähnen und dem ganzen Backen, Tag und Nacht; Rucke im Zahne, wenn er mit der Zunge daran saugt; Reissender Zahnschmerz zum Ohre heraus beim Essen; Bluten des Zahnfleisches; Trockenheit im Munde; **Wundheit der Zunge; Mangel des Geschmacks**; Steter Schleim im Munde; **Mund-Bitterkeit**, früh; Aufstossen; Saures Aufstossen; Aufstossen nach dem Geschmacke des Essens; Früh, Uebelkeit; **Stete Uebelkeit und Erbrechen**; Uebelkeit nach jeder erhitzenden Bewegung; Uebelkeit nach dem Essen; Erbrechen auf jedes Trinken; Uebelkeit alle Morgen, mit Kopf- und Augen-Schmerz beim Drehen der Augen; Unverdaulichkeit des Fleisches; **Würmerbeseigen** mit Schauder; **Grosser Durst**; Alles Essen ist ihm zuwider; Abneigung vor gekochtem Essen; **Ekel vor Fleisch**; Das Kind verschmäht die Mutter-Brust und erbricht sich auf's Saugen, **Magen-Drücken**; Magen-Drücken von schnell Trinken; **Schmerzhaftigkeit der Herzgrube beim Aufdrücken; Greifen in der Herzgrube**, auch nach dem Essen; **Vieljähriges Magen-Drücken, Würmerbeseigen und Erbrechen** nach einander auf alles Essen; Vollheit aufs Essen; Härte und Aufgetriebenheit in der Leber-Gegend; Härte und Aufgetriebenheit des Bauches, rechts und in der Mitte über dem Nabel, mit Schmerz beim Befühlen; Aufgespannter, harter Bauch (bei Kindern); Dickheit des Unterbauches; Brennen im Unterleibe; Knurren und Murksen im Bauche, bei Körper-Bewegung; **Blähungs-Versetzung**; Schwerer Abgang der Winde; Schmerzhafter Leisten-Bruch; Leibkneipen; Leibschneiden; **Schneiden im Unterbauche, ohne Durchfall**; Kolikschmerzen von Leib-Verstopfung; Leibweh mit Durchfall; Wurmfieber bei Scrophulösen (*Whl.*); Mehrere Brei-Stühle des Tages; Hartleibigkeit; Leib-Verstopfung; Zögernder Stuhl; Hartleibigkeit mit vielem vergeblichen Notthun; Jücken am After; Oftes Harnen; **Nächtliches Bett-Pissen**; Mangel an Geschlechtstrieb und Schwäche des Begattungs-Vermögens; Oeftere unwillkürliche geile Gedanken; **Uebertriebener Geschlechtstrieb**; Jücken an der Vorhaut; **Allzuschwache Regel**; Mehrmonatliches Ausbleiben der Regel; Zu frühe und zu schwache Regel; Blut-Abgang aus der Gebärmutter beim Säugen; Scharfer, wundmachender Weissfluss; **Weissfluss** beim Uriniren abgehend; Weissfluss wie Milch schurlweise, mit Leibschneiden zuvor in der Nabel-Gegend; **Jücken an der Scham**.

Versagendes Niesen, sie kann nicht ausniesen; **Uebermässiges** oder **allzuhäufiges Niesen; Vieljährige Nasen-Verstopfung; Stock-Schnupfen; Steter Schnupfen**; Oefterer Fliessschnupfen; Fliessschnupfen, welcher langwierige Nasen-Verstopfung hebt; **Heiserkeit**; Engbrüstigkeit und **kurzer Athem** in der Ruhe; **Kurzäthmigkeit** bei geringer Hand-Arbeit; Kurzäthmig beim schnell Gehen; Keichen beim schnell Gehen; Athem-Versetzung beim Liegen auf dem Rücken; Athem-Versetzung beim Bücken; Athem-Versetzung beim Laufen; Athem-Versetzung beim Husten; **Husten mit Eiter-Auswurfe; Husten** mit Schleim-Auswurfe; Erstickender Nacht-Husten; **Brust-Drücken**; Brust-Drücken beim Husten und Niesen; Klopfen im Brustbeine; Stechen von der Brust bis zum Rücken durch; Stechen unter den linken Ribben; **Kreuzschmerz** für sich und beim Befühlen; Krampfhaftes Ziehen im Kreuze, das zum Liegen zwingt und das Aufrichten nicht gestattet; Stechen im Rücken; Reissen im Rücken; Rumpfweh wie gerädert; Stechen in der Lende über dem Becken, beim Sitzen und Liegen; Zerschlagenheits-Schmerz zwischen den Schulterblättern; Schwäche im Kreuze, Rücken und Nacken; Drüsen-Geschwülste im Nacken; Eingeschlafenheits-Schmerz des Armes, auf dem er liegt; Schwere des Armes; er kann ihn nicht lange empor halten; Lähmigkeit und Zittern des Armes von geringer Arbeit; Zieh-Schmerz im Arme; Reissen in den Armen; Warzen am Arme; Anfangende Lähmung des Unterarmes, die Hand lässt die Sachen, welche sie halten soll, fallen; Nächtliches Stechen im Hand-Gelenke, bis zum Arme herauf; Kriebeln in den Fingern; Weh in den Finger-Gelenken beim Aufdrücken; **Steifheit, Ungelenkheit und Kraftlosigkeit der Finger**; Panaritium; Ziehen und Strammen in den Beinen; Drücken in den Oberschenkel-Muskeln; Knie-Geschwulst; Zieh-Schmerz in den Unterschenkeln; Taubheit der Waden; Eingeschlafenheit der Füsse, Abends; Nach Körper-Arbeit, Abends Waden-Klamm; Stechen im Fussknöchel beim Auftreten; **Kälte der Füsse; Fuss-Schweiss**;

Vertriebner Fuss-Schweiss und Kälte der Füsse; Fuss-Gestank; Fuss-Geschwulst; Bei gelindem Kratzen auf einer kleinen Stelle der Fusssohle, ein Wollust-Kitzel zum rasend Werden; Schmerzhafte harte Haut-Schwielen auf der Fusssohle; Hühneraugen; Stiche in den Hühneraugen; Geschwüriger grosser Zeh mit Stich-Schmerz; Blut-Wallung und Durst von wenigem Weintrinken; Leichtes Verheben; Schweiss bei mässigem Gehen; **Verkältlichkeit**, beim Entblössen der Füsse; Frostigkeit; Ueberbein; Gestank der Geschwüre; Jücken am ganzen Körper; Unterschenkel-Geschwüre mit siecher Gesichts-Farbe; Jücken am ganzen Körper; Jückendes Geschwür am Oberschenkel und Fussknöchel; Carfunkel (Brandschwär); Nächtliches Stechen in allen Gelenken; Schwieriges Laufen-Lernen; Zucken der Glieder bei Tag und Nacht; Fallsucht; Reissen in Armen und Beinen; Klamm in Armen und Beinen; Eingeschlafenheit der Glieder; Abendliche Lähmigkeit der Glieder; Abendliche Zerschlagenheit der Glieder; Nerven-Schwäche; Allgemeine Kraftlosigkeit; Ohnmächtigkeit beim Liegen auf der Seite; Schläfrigkeit, Nachmittags; Oftes Gähnen; Spätes Einschlafen, Abends im Bette; Allzuleiser Nacht-Schlaf, wie Schlummer; Viele Träume und öfteres Erwachen; **Viele Träume**, alle Nächte; **Aengstliche Träume**; Schnarchen im Schlafe; Erschrecken im Schlafe; Zucken des Körpers, Nachts, im Schlafe; Schwärmen, Nachts, mit ängstlichen Träumen; Schwatzen im Schlafe; Nacht-Schweiss; Schreckliche Bilder vor den Augen, Nachts; Nächtliche Nasen-Trockenheit; Oefterer Frost-Schauder täglich; Nächtlicher, saurer, starker Schweiss.

Ich habe bloss die kalkerdige Schwefel-Leber als Antidot der Kieselerde gefunden. Oefteres Riechen an eine Verdünnung derselben ist zu diesem Behufe hinreichend, je nach den Umständen wiederholt. Kampher mildert nur unbedeutend wenig.

Die Namens-Verkürzungen sind: (*Hg.*) *Hering;* (*Gr.*) *Gross;* (*Stf.*) *Stapf;* (*Gll.*) *Goullon;* (*Whl.*) *Wahle*; und (*Ng.*)

Silicea

■ **Gemüt**

Niedergeschlagen. [CK 1]
Niedergeschlagen und melancholisch (*Gll.*). [CK 2]
Sehnsucht nach Hause. [CK 3]
Weinerlich, zwei Stunden lang, ohne besondere Gedanken. [CK 4]
Das geringste Wort bringt sie zum Weinen. [CK 5]
Angst überfällt ihn oft, dass er nicht sitzen bleiben kann. [CK 6]
Unruhe und Ungeduld überfällt ihn oft, dass er sich nicht zu lassen weiss. [CK 7]
Ueber Kleinigkeiten macht er sich oft die stärksten Gewissens-Scrupel, als habe er das grösste Unrecht begangen (*Gr.*). [CK 8]
Sehr schreckhaft. [CK 9]
Auf Schreck grosse Aengstlichkeit. [CK 10]
Gegen Geräusch empfindlich und davon ängstlich. [CK 11]
Lautes Gespräch beschwert ihn. [CK 12]
Unstätigkeit und Verworrenheit in seinem Thun. [CK 13]
Sie konnte und mochte Nichts verrichten vor übler Laune. [CK 14]
Unmuth und Verzagtheit. [CK 15]
Innerer Lebens-Ueberdruss. [CK 16]
Eigensinnig. [CK 17]
Grillig und übelnehmend. [CK 18]
Unzufriedenheit. [CK 19]
Verdriesslich. [CK 20]
Alles verdriesst sie und macht sie ärgerlich. [CK 21]
Aergerlich (d. 9. T.). [CK 22]
Zornig und ärgerlich (*Ng.*). [CK 23]
Aergerlich und zänkisch, Abends. [CK 24]
Oft machen ihn Kleinigkeiten verdriesslich. [CK 25]
Das Kind wird eigensinnig, widerwärtig, unwillig. [CK 26]
Beim besten Vorsatze kommt er leicht aus der Fassung. [CK 27]
Er ist leicht in Zorn zu setzen. [CK 28]
Sehr reizbar, obschon heiter. [CK 29]

■ **Schwindel, Verstand und Gedächtnis**

Gedächtniss-Mangel, Vergesslichkeit. [CK 30]
Vergesslich und düselig, alle Morgen. [CK 31]
Leichtes Verreden (*Gll.*). [CK 32]
Grosse Zerstreutheit, Vormittags, mit Unruhe im Kopfe und in der Herzgrube. [CK 33]
Zerstreut, ist er fast immer im Geiste an zwei Orten zugleich (*Gr.*). [CK 34]
Schweres Denken (d. 1. T.) (*Foissac*). [CK 35]
Auch von geringer Unterhaltung bekommt er sogleich Eingenommenheit des Kopfes und allgemeine Abspannung, so dass er die Unterhaltung abbrechen muss (*Gr.*). [CK 36]
Die Geistes-Arbeit wird ihm schwer. [CK 37]
Eingenommenheit des Kopfes, bei Zerschlagenheit des Körpers. [CK 38]
Sie ist immer wie betrunken. [CK 39]
Wunderlich im Kopfe, als sollte sie hin und her fallen, mit Ohren-Klingen. [CK 40]
Dumm im Kopfe, ohne Schmerz, als sey zu viel Blut darin (*Stf.*). [CK 41]
Düselig, wie dumm, er konnte sich auf die rechten Ausdrücke nicht besinnen und versprach sich fast bei jedem Worte (sogleich). [CK 42]
Unvermögen zu lesen, schreiben und denken, was sich von Mittag an bis 6 Uhr vermehrte und sich Abends nach dem Essen verlor (d. 2. T.) (*Foissac*). [CK 43]
Grosse Leichtigkeit zu denken und Fähigkeit in fliessendem Style auszudrücken (d. 7. 8. 9. Tag.) (*Foissac*) (Nachwirkung). [CK 44]
Schwindel, beim Vorwärtsgehen, er glaubte rückwärts zu gehen. [CK 45]
Leiser Schwindel, den ganzen Tag, mit etwas Uebelkeit. [CK 46]
Schwindel beständig, als ginge es im Kopfe hin und her, selbst im Sitzen, weniger im Liegen. [CK 47]
Ungeheurer Schwindel, im Gehen kommt es ihr zuweilen an, dass sie nicht weiss, wo sie ist, und sie will auf die Seite fallen, rüber und nüber. [CK 48]
Schwindel mit Brech-Uebelkeit; sie würgt Wasser heraus. [CK 49]
Schwindel-Gefühl, früh nüchtern. [CK 50]
Schwindel, früh, beim Aufstehen, und beim gebückt Arbeiten zum Umfallen (*Ng.*). [CK 51]
Schwindel, als würde er in die Höhe gehoben. [CK 52]
Schwindel schon beim Aufrichten der Augen, um aufwärts zu sehen. [CK 53]
Schwindel nach gewohntem Tabakrauchen und Schnupfen; wenn er die Augen zudrückt, dreht sich Alles mit ihm herum; was beim Oeffnen der Augen wieder vergeht. [CK 54]
Schwindel im Sitzen und Stehen, Abends (*Gr.*). [CK 55]

Schwindel-Anwandlung, gegen Abend im Freien, das geringste Nachdenken erhöhte die Beschwerde (*Gr.*). [CK 56]

Schwindel beim Aufstehen (*Gll.*). [CK 57]

Arger Schwindel, der ihn nie verliess, mit grosser Eingenommenheit des Kopfes. [CK 58]

Früh, beim Aufrichten im Bette, muss sie vor Schwindel mit Brech-Uebelkeit gleich wieder zurückfallen. [CK 59]

Betäubungs-Schwindel, früh, beim Aufstehen. [CK 60]

Früh, beim Aufstehen aus dem Bette taumelt er. [CK 61]

Die Schwindel-Anfälle kommen wie vom Rücken heran schmerzhaft durchs Genick in den Kopf, dass sie nicht weiss, wo sie ist und immer vorwärts fallen will. [CK 62]

Oft Schwindel, nur im Sitzen, nicht im Gehen, vorzüglich im Fahren, wo er plötzlich auf eine Minute die Besinnung verliert, doch ohne Schwarzwerden vor den Augen. [CK 63]

Schwindeligt und drehend, alle Morgen, eine halbe Stunde nach dem Aufstehen, beim Gehen und Sitzen, mit Kopfschmerz ein bis zwei Stunden lang; im Bücken ist es, als sollte er hinfallen. [CK 64]

Früh starker Schwindel, dass sie sich beim Gehen anhalten musste, er zog sie zur rechten Seite hin, mit Uebelkeit; mehrere Tage nach einander und Nachmittags so heftig, dass sie sich legen musste (d. 12. T.). [CK 65]

Schwindel, beim Frühstücke, als solle der Kopf links fallen, mit Hitze im Gesichte und Stirn-Schweiss. [CK 66]

Früh, beim Aufstehen, schwindelartige Betäubung des Kopfes, mit Uebelkeit zum Erbrechen; beim Fahren im Freien sich bessernd, aber nach der Heimkunft im Zimmer erneuert; Die Stube schien sich mit ihr herum zu drehen und sie taumelte hin und her (n. 38 T.). [CK 67]

Schwindelig, unsicher im Gehen, er torkelt. [CK 68]

Düster und schwindelig im Kopfe, dass er immer zu fallen befürchten musste, wenn er sich bewegte oder bückte; er konnte nicht sicher gehen, mehrere Wochen. [CK 69]

Düsterheit des Kopfes (n. 4 T.). [CK 70]

■ Kopf

Der heftigste Kopfschmerz bei Unbesinnlichkeit, so dass sie ächzte und laut um Hülfe schrie (n. 46 T.). [CK 71]

Blutdrang nach dem Kopfe, mit Stichen im Hinterhaupte. [CK 72]

Starker Blutdrang nach dem Kopfe, bem Aufstehen vom Sitze, mit Vollheits-Gefühl im Gehirne. [CK 73]

Blutdrang nach dem Kopfe, es klopft im Oberhaupte und in der Stirn, bei Schwere des Kopfes. [CK 74]

Blutdrang nach der rechten Schläfe. [CK 75]

Blutwallung im Kopfe, mit Röthe und Brennen des Gesichtes (*Ng.*). [CK 76]

Ermüdung des Kopfes (d. 1. T.) (*Foissac*). [CK 77]

Schwere des Kopfes. [CK 78]

Schwerheits-Kopfschmerz, als wäre Blei im Gehirne, von Vormittag an bis Nachts zunehmend. [CK 79]

Schwere, Risse und Stiche im Kopfe, am meisten in der Stirn; es zieht ihr dabei den Kopf seitwärts (*Ng.*). [CK 80]

Es ist ihr, als könne sie den Kopf nicht halten. [CK 81]

Hitze im Kopfe. [CK 82]

Hitze im Kopfe mit Aengstlichkeit. [CK 83]

Dröhnendes Schüttern im Gehirne, bei starkem Auftreten oder Anstossen mit dem Fusse. [CK 84]

Beim Gehen kneipt es im Kopfe. [CK 85]

Schmerzlose Rucke und Zucke im Kopfe. [CK 86]

Kopfschmerz; ein drückender Ruck in der Mitte der Stirn, erneuert von schnellem Umdrehen, Bücken und Sprechen (n. 10 T.). [CK 87]

Kopfschmerz von Hunger. [CK 88]

Kopfweh, Nachts (*Gll.*). [CK 89]

Von geringer Geistes-Arbeit drückender Kopfschmerz in der Stirne (n. 3 T.). [CK 90]

Drückender Kopfschmerz, mit Verstimmtheit und Schwere in allen Gliedern. [CK 91]

Drücken in beiden Hinterhaupt-Seiten (*Gll.*). [CK 92]

Drücken im Hinterhaupte, bald drauf Stechen in der Stirn, mit Frösteln im Nacken und Rücken. [CK 93]

Drücken in der Schläfe und über dem rechten Auge nach kleiner Erkältung (*Gll.*). [CK 94]

Drücken im Hinterhaupte und Nacken, früh (*Gll.*). [CK 95]

Drücken im Kopfe, mit Mattigkeit des Körpers. [CK 96]

Druck, früh, über der Nase. [CK 97]

Drückender Schmerz im Hinterhaupte, durch warmes Einhüllen des Kopfes gemindert. [CK 98]

Drücken, Abends, auf dem Wirbel des Kopfes bis in die Augen (n. 18 T.). [CK 99]
Druck in der Stirn, von früh bis Abend. [CK 100]
Drückendes Gefühl wie von einer grossen Last in der Stirn über den Augen. [CK 101]
Druck in der rechten Schläfe, von Mittag bis Abend (n. 19 T.). [CK 102]
Druck-Schmerz in der Stirn und den Augen, wie zum Schnupfen. [CK 103]
Druck-Schmerz in der Stirn, früh, eine Weile nach dem Aufstehen, durch Bewegung nicht vermehrt. [CK 104]
Früh arg drückender Kopfschmerz bis in die Augen; dabei heftiger Frost, Nachmittags mit Uebelkeit und Mattigkeit, dass sie glaubte ohnmächtig zu werden; die Augen schmerzten beim seitwärts Wenden und Schliessen, und die geschlossenen schmerzten noch mehr bei Berührung (d. 11. T.). [CK 105]
Drücken, Spannen und Pressen im Kopfe, wie zusammengedrängt, oder auseinandergepresst. [CK 106]
Schmerz wie von Zusammendrückung des vordern Gehirns, die von 12 bis 2 Uhr zunimmt (d. 1. T.) (*Foissac*). [CK 107]
Zusammenpressung des Gehirns (d. 2. T.) (*Foissac*). [CK 108]
Harter, ruckweiser Druck im Oberkopfe, tief ins Gehirn hinein, in Anfällen von 1, 2 Minuten. [CK 109]
Spannen in den Augen und der Stirn, mit Mattigkeit des Körpers. [CK 110]
Kopfweh, als würde das Gehirn und die Augen vorgedrängt. [CK 111]
Kopfweh, als wollte Alles heraus und der Schädel platzen. [CK 112]
Arger Kopfschmerz, als wollten heftige Stiche den Scheitel durchbohren. [CK 113]
Kopfschmerz vom Nacken herauf nach dem Scheitel zu, wie vom Rücken her (n. 21 T.). [CK 114]
Widriges Gefühl, als wäre Alles lebendig im Kopfe, und drehte und wirbelte darin. [CK 115]
Bohrender Kopfschmerz in der Stirn, viele Tage nach einander. [CK 116]
Reissender Schmerz, als wolle der Kopf platzen, und Klopfen darin vom Wirbel an, wie innen und aussen zugleich, mit Frostigkeit; er musste liegen und wendete sich im Bette hin und her, vier Stunden lang; das Festbinden des Kopfes erleichterte. [CK 117]
Reissen im Vorderkopfe, alle Nachmittage von 4 bis 7 Uhr. [CK 118]

Reissender Kopfschmerz in der Stirn nach den Seitenbeinen hin, den ganzen Tag, gegen Abend vermehrt, durch Bewegung verschlimmert (n. 13 T.). [CK 119]
Reissend pochender Kopfschmerz mit Aufstossen (*Gll.*). [CK 120]
Reissen und Stechen im Kopfe, Nachmittags. [CK 121]
Stiche in den Schläfen. [CK 122]
Stiche im Hinterkopfe. [CK 123]
Stiche im Gehirn, aufwärts. [CK 124]
Empfindlich stechender Schmerz in der Stirn (n. etl. St.). [CK 125]
Wüstes Stechen im Kopfe, mit grossem Unmuthe und vieler Aergerlichkeit (n. 11 T.). [CK 126]
Stechen und Pochen in der Stirne, früh. [CK 127]
Ziehend drückendes Stechen am Scheitel und über der Augenbraue. [CK 128]
Pochender Kopfschmerz in der Stirn, Nachmittags, eine Stunde lang. [CK 129]
Klopfender Schmerz in der linken Stirn-Seite (d. 4. T.). [CK 130]
Nach den Kopfschmerzen, wird es ihm schwarz vor den Augen (*Gll.*). [CK 131]
Empfindlichkeit des Kopfes, wie nach starken Kopfschmerzen (n. 17 T.). [CK 132]
Der Kopf thut äusserlich bei Berührung weh. [CK 133]
Zerschlagenheits-Schmerz auf dem Scheitel. [CK 134]
Die Hut-Bedeckung macht empfindlichen Schmerz auf den Hinterhaupts-Höckern. [CK 135]
Zuckender Kopfschmerz in der Stirne, meist Nachts. [CK 136]
Jückender Schmerz in der rechten Seite des Hinterhauptes. [CK 137]
Rieseln über den Haarkopf, als sträubten sich die Haare, doch ohne Frost. [CK 138]
Die Stirn ist ihm wie taub und abgestorben. [CK 139]
Jücken am Hinterhaupte. [CK 140]
Arges Jücken an der linken Kopf-Seite (n. 14 T.). [CK 141]
Viel Jücken auf dem Haarkopfe. [CK 142]
Die jückenden Kopf-Stellen schmerzen nach Kratzen, wie wund. [CK 143]
Jückende Blüthen auf dem Haarkopfe. [CK 144]
Jückende Knoten auf dem Kopfe und im Nacken. [CK 145]
Die Haare gehen beim Kämmen stark aus (*Gr.*). [CK 146]

- **Augen**

Drücken und Schründen in den Augenhöhlen. [CK 147]
Die Augen schmerzen früh, als wären sie zu trocken und voll Sand. [CK 148]
Druck in den Augenlidern (n. 8 T.). [CK 149]
Drücken in den Augen, alle Nachmittage 4 Uhr. [CK 150]
Drücken und Pressen im linken Augenwinkel. [CK 151]
Drücken im obern Augenlide, mit heftigen Stichen darin wie von einem Splitter, und Vergehen der Seh-Kraft (n. 4 St.) (*Stf.*). [CK 152]
Reissen und Brennen in den Augen beim Zudrücken derselben. [CK 153]
Brennendes Beissen am rechten untern Augenlide, früh. [CK 154]
Jücken am obern Augenlide. [CK 155]
Jücken im rechten Auge, Abends (*Gll.*). [CK 156]
Jücken in den Augenbrauen. [CK 157]
Jücken im bösen Auge, sogleich. [CK 158]
Brennendes Jücken der Augenlider (*Gll.*). [CK 159]
Beissen in den Augenwinkeln, früh, auch ausser dem Liegen. [CK 160]
Schründen in den Augen. [CK 161]
Hitze in den Augen. [CK 162]
Röthe des Weissen im Auge, mit Druckschmerz (auch *Gll.*). [CK 163]
Röthe erst rings um die Augen, dann auch des Weissen darin mit Entzündung unter Thränen der Augen. [CK 164]
Gefühl im linken Auge, als wenn es voll Wasser wäre. [CK 165]
Thränen in den äussern Augenwinkeln. [CK 166]
Thränen und eine Art Dunkelheit der Augen. [CK 167]
Viel Augenbutter in den innern Winkeln. [CK 168]
Zugeschworenheit der Augen, früh. [CK 169]
Mit Schleim verklebte Augen, früh (*Ng.*). [CK 170]
Zuschwären der Augen, Nachts, mit Schründen der Lider. [CK 171]
Geschwulst in der Gegend der rechten Thränen-Drüse und des Thränen-Sackes (n. 6 T.). [CK 172]
Ein Geschwür am linken Auge. [CK 173]
Fippern der Augenlider (n. 4 u. 10 St.). [CK 174]
Schmerzhafter Krampf in beiden Augen, der dieselben so fest zuzieht, dass sie sie nur mit grosser Mühe wieder öffnen kann. [CK 175]
Sie kann die Augen früh nicht öffnen, wegen schmerzhaften Eindruckes vom Lichte. [CK 176]
Fliegende Mücken vor den Augen (*Gll.*). [CK 177]
Licht-Scheu; Tages-Licht blendet ihn. [CK 178]
Blenden der Augen am Tages-Lichte, dass er auf Augenblicke Nichts sehen kann; in Anfällen. [CK 179]
Anfälle von Licht-Scheu, abwechselnd mit Entzündung des Augenweisses unter Thränen der Augen (n. 10 T.). [CK 180]
Die Augen sind ihm wie umflort (d. 2. T.). [CK 181]
Sie kann weder lesen noch schreiben; es fliesst ihr Alles vor den Augen in einander. [CK 182]

- **Ohren**

Klopfen im Ohre erschüttert die Augen, so dass die Gegenstände auf und nieder gehen. [CK 183]
Ohrzwangähnlicher Zieh-Schmerz im Gehörgange. [CK 184]
Ziehender Schmerz am rechten Ohre und am Halse herab. [CK 185]
Klammartiges **Ziehen im rechten Ohre** (n. 24 St.). [CK 186]
Zuckender Schmerz im linken Ohre. [CK 187]
Zuckendes Schneiden im Knochen hinter dem Ohre. [CK 188]
Reissen in und am Ohre (*Gll.*). [CK 189]
Reissen hinter dem rechten Ohre (*Gll.*). [CK 190]
Schmerzhaftes Pressen im Gehörgange. [CK 191]
Druckschmerz im linken Ohre beim Schnauben. [CK 192]
Jücken im Ohre, besonders beim Schlingen. [CK 193]
Hitze an den Ohrläppchen und am Kopfe (n. 8 T.). [CK 194]
Jücken an den äussern Ohren. [CK 195]
Schorfe hinter den Ohren. [CK 196]
Entzündete, feuchtende Ohr-Ränder. [CK 197]
Geschwulst des äussern Ohres, mit Feuchtigkeits-Ausfluss aus dem Innern, unter Zischen, was das Gehör benimmt. [CK 198]
Ausfluss von Feuchtigkeit aus dem linken Ohre (n. 5 T.). [CK 199]
Feuchtes Ohrschmalz in Menge (n. 9 T.). [CK 200]
Die Ohren sind ihm wie zugefallen. [CK 201]
Das Ohr ist wie verstopft (n. 8 T.). [CK 202]
Das Gehör ist sehr empfindlich. [CK 203]
Ueberempfindlich gegen Geräusch, bis zum Zusammenfahren. [CK 204]
Schmerzhafte Empfindlichkeit des Ohres gegen starken Schall. [CK 205]
Gehör-Verminderung, von Sausen im Kopfe. [CK 206]
Schwerhörigkeit für Menschen-Stimme. [CK 207]

Vorübergehende Taubheit in beiden Ohren (*Ng.*). [CK 208]

Glucksen im rechten Ohre. [CK 209]

Gluckern im rechten Ohre, als wenn Etwas an das Trommelfell schlüge, was im Kopfe dröhnt und ihn ängstlich macht. [CK 210]

Knacken im Ohre beim Schlingen. [CK 211]

Taktmässiges Fauchen vor dem linken Ohre. [CK 212]

Pochen im rechten Ohre. [CK 213]

Pochen vor dem Ohre, auf dem er Nachts lag. [CK 214]

Dumpfes Brummen im Ohre, mit Schwerhörigkeit und Gefühl, als sey Etwas darin, besonders früh, beim Aufstehen; vier Tage lang (*Stf.*). [CK 215]

Donnerndes Brausen und Murren im Ohre (n. 36 St.). [CK 216]

Brausen in den Ohren, wie Glocken-Geläute, so stark, dass er Nachts davor nicht liegen kann, sondern zu Viertelstunden aufstehen und umhergehen muss (n. 5 T.). [CK 217]

Sausen in den Ohren. [CK 218]

Brausen im linken Ohre, vor und nach dem Essen. [CK 219]

Zirpen im Ohr, wie von Heimchen. [CK 220]

Flatterndes Geräusch in den Ohren. [CK 221]

Geschwulst der Ohr-Drüse, mit stechendem Schmerze. [CK 222]

Harte Geschwulst der Ohr-Drüse auf beiden Seiten, beim Bewegen des Kopfes und beim Befühlen strammend schmerzend. [CK 223]

■ Nase

Nasen-Jücken. [CK 224]

Jücken in der Nase (*Gll.*). [CK 225]

Friesel-Bläschen unter dem Nasenloche, mit rothem Hofe und ohne Schmerz (*Gr.*). [CK 226]

Röthliche Bläschen auf der Nase, mit Schorf (*Gll.*). [CK 227]

Jücken und kleine Bläschen um die Nasenflügel (*Gll.*). [CK 228]

Gefühl, als wären in die Choanen Stücke von Speise gerathen. [CK 229]

Die Speisen gerathen beim Schlingen in die Choanen. [CK 230]

Grosse Trockenheits-Empfindung in den Choanen. [CK 231]

Puckender Schmerz in den Nasenhöhlen, wie geschwürig, bis ins Gehirn strahlend und strammend, und klopfenden Kopfschmerz in der Stirn verursachend; die Nasenspitze schmerzte beim Befühlen wie unterschworen, zwei Tage lang (n. 10 T.). [CK 232]

Schmerzhaftigkeit der Nasen-Scheidewand. [CK 233]

An der Nasen-Seite, ein brennender Stich. [CK 234]

Feines, ziehendes Reissen in der Nase (*Gll.*). [CK 235]

Reissen im linken Nasenflügel (*Gll.*). [CK 236]

Ziehen in der Nasenwurzel und im rechten Jochbeine (*Gll.*). [CK 237]

Kriebeln und Wühlen in der Nasen-Spitze. [CK 238]

Jücken und Wundheits-Schmerz in der Stirne hinter dem Nasenflügel (ohne Wundheit). [CK 239]

Ausschlags-Blüthe auf der Nase. [CK 240]

Wollüstiges Jücken um die Nase, er muss immer reiben (*Ng.*). [CK 241]

Jückende Blüthen an der Nasen-Seite (*Ng.*). [CK 242]

Schründend schmerzender Schorf tief in der rechten Nase. [CK 243]

Eine wundschmerzende Stelle unten an der Nasen-Scheidewand, die beim Befühlen stichlicht wehthut. [CK 244]

Viel scharfes Wasser läuft ohne Schnupfen aus der Nase, was die innere Nase und die Nasenlöcher wund und blutig macht; dabei Geruch wie Blut, oder wie von einem frisch geschlachteten Thiere, aus der Nase, 5 Tage lang. [CK 245]

Nasenbluten nach Stören mit dem Finger, bei Trockenheit der Nase. [CK 246]

Bluts-Tropfen fallen ihm bloss beim Bücken zuweilen aus der Nase. [CK 247]

Ausschnauben blutigen Schleimes. [CK 248]

Nasenbluten (d. ersten Tage). [CK 249]

Starkes Nasenbluten (n. 20 St.). [CK 250]

Allzuempfindlicher Geruch (Heilwirkung). [CK 251]

■ Gesicht

Gesichts-Blässe. [CK 252]

Bleiches Gesicht, wie nach langer Krankheit (*Ng.*). [CK 253]

Weisse Flecke auf den Wangen von Zeit zu Zeit. [CK 254]

Rothe Flecke auf den Wangen und rothe Nase, brennenden Schmerzes, bei geringer Anstrengung, besonders nach Tische. [CK 255]

Hitze und Brennen im Gesichte, nach Waschen desselben mit kühlem Wasser; zwei Stunden lang. [CK 256]

Geschwulst des Gesichtes, der Lippen- und Hals-Drüsen, bei Frostigkeit und eiskalten Füssen. [CK 257]

Zieh-Schmerz im Backen-Knochen und hinter dem Ohre, schlimmer bei Berührung. [CK 258]

Reissen in beiden Backen, 4 Stunden lang, darnach Stumpfheit der linken Backzähne (*Stf.*). [CK 259]

Zerschlagenheits-Schmerz vor dem linken Ohre, im Kiefer-Gelenke, beim Anfühlen und beim Kauen. [CK 260]

Jücken im Backenbarte. [CK 261]

Arges Jücken an der Stirn, die Nase herab. [CK 262]

Ausschlag im Gesichte. [CK 263]

Ausschlags-Blüthen auf der Stirn und über der Nase. [CK 264]

Eine Blüthe an der Augenbraue. [CK 265]

Ein grosser, wenig schmerzender Blutschwär auf dem Backen, neben der Nase (n. etl. St.). [CK 266]

Lippen-Ausschlag, Bläschen am Rande der Oberlippe, bei Berührung fein stechend oder schründend schmerzend. [CK 267]

Ein Ausschlags-Bläschen am Rande des Rothen der Oberlippe, erst jückend, dann, als Schorf, bloss schründend schmerzend. [CK 268]

Zwei grosse Blüthen auf der Oberlippe. [CK 269]

Jückender Schorf auf der Oberlippe, am Rande des Rothen (n. 16 T.). [CK 270]

Schmerzhaftes Geschwür im Mundwinkel (n. 37 T.). [CK 271]

Geschwüriger Mund-Winkel, jückender Empfindung, mit Schorfen, viele Tage lang (n. 24 St.). [CK 272]

Ein sehr schmerzhaftes Blüthchen am Rande des Rothen der Unterlippe. [CK 273]

Ein schwammartiges Geschwürchen am Innern der Unterlippe. [CK 274]

Bläschen schründenden Schmerzes im Rothen der Oberlippe. [CK 275]

Brennendes Jücken um den Mund, ohne Ausschlag (n. 2 T.). [CK 276]

Starke Geschwulst der Unterlippe, 2 Tage lang (n. 17 T.). [CK 277]

Geschwulst der Oberlippe und des Zahnfleisches, sehr schmerzhaft bei Berührung. [CK 278]

Am Kinne eine Ausschlags-Blüthe. [CK 279]

Rothe, jückende, erhabene Schwinden-Flecke am Kinne (*Htb.*). [CK 280]

Ein Blutschwär am Kinne, stechenden Schmerzes bei Berührung. [CK 281]

Die Unterkiefer-Drüsen schmerzen beim Befühlen, ohne Geschwulst. [CK 282]

Stiche in den geschwollnen Unterkiefer-Drüsen (n. 3 T.). [CK 283]

Geschwulst der Unterkiefer-Drüsen, schmerzhaft bei Berührung, mit Zieh-Schmerz darin und mit Halsweh beim Schlingen, wie von innerer Geschwulst (n. 24 St.). [CK 284]

Schmerzhaft zusammenziehender Krampf im linken Kiefer-Gelenke und dann in der Schläfe (*Gll.*). [CK 285]

■ **Mund und innerer Hals**

Zahnschmerz, am meisten beim Essen warmer Speisen, und wenn kalte Luft in den Mund kommt. [CK 286]

Zahnweh nach dem Essen (*Gll.*). [CK 287]

Der Knabe bekommt eine Art Zahn-Fieber, obgleich er schon alle Zähne hat; er geifert, greift in den Mund und hat Abends Hitze im Kopfe. [CK 288]

Beim Essen fährt's in einen Schneidezahn (n. 19 T.). [CK 289]

Zahnschmerz, früh, beim Erwachen, bis bald nach dem Aufstehen. [CK 290]

Dumpfer Schmerz der Zähne besonders der Backzähne, nach dem Mittag-Essen und aufs Trinken. [CK 291]

Einfacher steter Zahnschmerz, beim Essen schweigend, Nachts am heftigsten und den Schlaf hindernd. [CK 292]

Heftiges Drücken im hohlen Zahne. [CK 293]

Heftige Zahnschmerzen, auch Weh des ganzen Unterkiefers, Drücken und Rucke, wovor er die ganze Nacht nicht schlafen kann. [CK 294]

Zucken in einem Backzahne (*Ng.*). [CK 295]

Spannender Zahnschmerz. [CK 296]

Zieh-Schmerz im hohlen Zahne. [CK 297]

Ziehen in einem hohlen Zahne, in Absätzen (*Gr.*). [CK 298]

Ziehen in den untern Schneidezähnen. [CK 299]

Reissender Zahnschmerz bloss beim Essen und noch ¼ Stunde darauf anhaltend. [CK 300]

Reissendstechender Zahnschmerz, bloss beim Essen in einem hohlen Zahne (n. 10 T.). [CK 301]

Stechender Zahnschmerz, wovor er weder Warmes noch Kaltes in den Mund nehmen darf. [CK 302]

Stiche, von starkem Winde, in einem guten Zahne, der dann bei Berührung wie unterschworen schmerzt; darauf Geschwulst des Unterkiefers (n. 18 T.). [CK 303]

Stechender Zahnschmerz, der ihn Nachts nicht schlafen lässt, mit Hitze im Backen; er durfte Nichts Warmes in den Mund bringen. [CK 304]

Brennendes Stechen in mehreren Zähnen, welche nach dem Essen zu schmerzen anfangen; sie wüthen am schlimmsten Nachts, durch Eindringen kalter Luft verschlimmert; dabei Hitze im Kopfe und Brennen im Backen. [CK 305]

Ein Backzahn schmerzt beim Beissen, wie unterschworen. [CK 306]

Zähne locker und empfindlich beim Kauen. [CK 307]

Ein unterer Backzahn schmerzt wie zu lang. [CK 308]

Stumpfe Zähne, vier Wochen lang. [CK 309]

Stumpfheit der obern Zähne, wie von Säuren. [CK 310]

Entzündung eines hintern Backzahnes mit Geschwulst und Wundheit des Zahnfleisches (*Gll.*). [CK 311]

Das Zahnfleisch ist schmerzhaft empfindlich, wenn kaltes Wasser in den Mund kommt. [CK 312]

Geschwulst des Zahnfleisches; warmes Getränk macht Brennen, und beim Kauen schmerzt es wie wund. [CK 313]

Schmerzhaft entzündete Geschwulst des Zahnfleisches (n. 6 T.). [CK 314]

Wundes Zahnfleisch. [CK 315]

Wundschmerzende Blasen am Zahnfleische und an der Inseite der Lippen. [CK 316]

Ein kleines Zahnfleisch-Geschwür am geschwollenen Zahnfleische. [CK 317]

Mund und Lippen sind ihm trocken. [CK 318]

Stete **Mund-Trockenheit** (n. 30 St.). [CK 319]

Schleimig im Munde, früh, nach dem Erwachen, und weichlich im Magen (*Ng.*). [CK 320]

Viel Speichel im Munde (n. 8 T.). [CK 321]

Das Wasser läuft immer im Munde zusammen; er muss viel ausspucken. [CK 322]

Empfindung vorn auf der Zunge, als läge ein Haar darauf. [CK 323]

Wunde Zunge mit schmerzhaften Stellen an der Spitze (*Gll.*). [CK 324]

Belegte Zunge (*Gll.*). [CK 325]

Taubheit der Zunge (*Gll.*). [CK 326]

Geschwulst der rechten Zungen-Hälfte, ohne Schmerz (n. 5 T.). [CK 327]

Es kommt ihr ganz heiss aus dem Munde. [CK 328]

Jücken im Gaumen, bis hinter, und im Gaumen-Vorhange. [CK 329]

Einzelne Stiche im Gaumen-Vorhange. [CK 330]

Ein Geschwür am Gaumen, das bis an das Zahnfleisch reicht. [CK 331]

Das Zäpfchen ist verlängert, bei Trockenheit im Halse. [CK 332]

Geschwulst des Zäpfchens (*Gr.*). [CK 333]

Hals sehr trocken, mit Heiserkeit und Jücken in den Ohrgängen. [CK 334]

Viel Schleim im Halse, den sie beständig ausrachsen muss (n. 24 St.). [CK 335]

Oefteres Ausrachsen dicklichen Schleims (d. 1. T.) (*Foissac*). [CK 336]

Ausrachsen salzigen Schleimes (*Gll.*). [CK 337]

Auswurf gelber, sehr stinkender Kügelchen durch Rachsen. [CK 338]

Halsweh mit sehr vielem Schleim im Halse (n. 48 St.). [CK 339]

Schmerz in der Kehlkopf-Gegend, bei schwerem Heben. [CK 340]

Drückendes Weh auf der linken Seite des Halses, beim Schlingen. [CK 341]

Halsweh beim Schlingen, wie ein Knollen links im Halse (n. 4 T.). [CK 342]

Kratziges Halsweh, früh; Abends sticht's darin. [CK 343]

Weh im Halse, als müsse er über wunde Stellen wegschlucken, mit Stechen darin zuweilen. [CK 344]

Wund in der Kehle, von Singen. [CK 345]

Stechendes Halsweh bloss beim Schlingen, mit Schmerz des Halses auch beim Befühlen. [CK 346]

Schweres Schlingen; die Speise geht nur langsam hinunter; es erfolgt erst Knurren im Schlunde, allmählig dann auch im Magen, worauf nach drei Sekunden erst die Speise hinunter ist. [CK 347]

Uebler Geruch aus dem Munde, früh, fast wie von Quecksilber-Speichelflusse. [CK 348]

Bitter im Halse, wie aus dem Magen. [CK 349]

Bitter im Munde, früh nach dem Aufstehen (*Ng.*). [CK 350]

Bitter-Geschmack aller Genüsse, selbst des Wassers (*Ng.*). [CK 351]

Bitter-Geschmack, früh. [CK 352]

Faulichter Geschmack, früh, beim Erwachen (*Gll.*). [CK 353]

Oelichter Geschmack im Munde (n. etl. St.). [CK 354]

Blut-Geschmack im Munde, früh. [CK 355]

Saurer Geschmack im Munde, mit etwas Bitterkeit. [CK 356]

Säure im Munde, nach jedem Genusse (n. 3, 10 T.). [CK 357]

Widriger Schleim-Geschmack im Munde. [CK 358]

Ekel-Gefühl im Halse, Nachmittags. [CK 359]

- **Magen**

Viel Durst (n. 5 T.). [CK 360]
Sehr viel Durst und Hals-Trockenheit (n. 10 T.). [CK 361]
Er trinkt mehr, als sonst (*Gr.*). [CK 362]
Viel Durst, ohne Verlangen nach Getränk, auch beim Froste (*Ng.*). [CK 363]
Gänzliche Appetitlosigkeit. [CK 364]
Widerwille gegen Fleisch-Speise. [CK 365]
Appetit blos auf Kaltes, Ungekochtes. [CK 366]
Sie isst wenig, es widersteht ihr Alles sogleich (*Ng.*). [CK 367]
Mangel an Appetit bei reiner Zunge (*Ng.*). [CK 368]
Appetit, er weiss nicht worauf, bei Wasser-Zusammenlaufen im Munde. [CK 369]
Er hat grossen Hunger, isst gehörig und klagt doch, dass oben im Halse Alles zu sey. [CK 370]
Heisshunger, wobei ihr das Wasser im Munde zusammenläuft. [CK 371]
Heisshunger, der sich durch kurzes Liegen stillt. [CK 372]
Sie hat Hunger, es will aber Nichts von Speisen hinunter. [CK 373]
Heisshunger, vor dem Abend-Essen, mit gänzlicher Appetitlosigkeit, und Zittern in allen Gliedern; drauf Frost und Kälte am ganzen Körper, bei Hitze in der Brust (d. 2. T.). [CK 374]
Heisshunger gegen Abend, und nach wenig Essen Uebelkeits-Gefühl in der Herzgrube (*Gr.*). [CK 375]
Heisshunger, früh (*Gll.*). [CK 376]
Nagender Hunger, der sich durch einen Bissen Weissbrod tilgen lässt auf kurze Zeit. [CK 377]
Uebertriebener Hunger. [CK 378]
Hunger, Abends, er ass mehr, und ward doch nicht satt, nach 1/4 Stunde aber entstand Vollheits-Gefühl des Magens (n. 15 T.). [CK 379]
Immer Hunger und nach Essen voll im Magen, und doch noch Hunger. [CK 380]
Nach dem Essen, eine dem Heisshunger ähnliche Schwäche, die sich nach erneutem Essen (ohne Appetit) verlor (d. 1. T.). [CK 381]
Nach dem Essen, Schwäche im Magen (*Gll.*). [CK 382]
Bei gutem Appetite scheint der Magen wie unthätig (*Gll.*). [CK 383]
Nach dem Essen, Bauchweh, wie Winden in den Därmen (*Gll.*). [CK 384]
Nach dem Essen Magen-Drücken (*Gll.*). [CK 385]
Gleich nach dem Essen, Schleim-Auswurf aus der Luftröhre (*Gll.*). [CK 386]
Nach jeder Speise, Aufstossen und Säure und vom Magen herauf einen garstigen Geschmack, den sie behält, bis sie wieder isst. [CK 387]
Nach Tische liegts wie ein Stein im Magen, mit Vollheits-Gefühl. [CK 388]
Nach dem Abend-Essen, arges Aufstossen. [CK 389]
Beim Essen, Mittags, starker Schwindel, ohne Brecherlichkeit, bei gutem Appetite. [CK 390]
Nach jedem Essen, Aufstossen mit Geschmack des Genossenen (*Ng.*). [CK 391]
Nach jedem, auch dem geringsten Essen sogleich Uebelkeit zum Erbrechen (*Ng.*). [CK 392]
Nach dem Essen, Magen-Drücken. [CK 393]
Nach dem Essen Anfälle krampfhaften Magenschmerzes. [CK 394]
Nach dem Mittag-Essen, Schneiden im Oberbauche (n. 6 St.). [CK 395]
Beim Mittag-Essen, Gefühl, als sträubten sich die Haare. [CK 396]
Nach dem Essen, Vollheit, ein paar Stunden lang; nur Aufstossen erleichtert. [CK 397]
Nach dem Essen bleibt der Geschmack des Genossenen lange im Munde. [CK 398]
Nach dem Essen, stärkere Schwerhörigkeit. [CK 399]
Beim Essen und Sprechen, Schweiss. [CK 400]
Nach dem Essen Frost (d. 24. T.). [CK 401]
Nach dem Mittag-Essen, halbstündiges Herzklopfen mit Aengstlichkeit. [CK 402]
Nach dem Essen, starke Gesichts-Hitze. [CK 403]
Nach dem Essen wie benebelt, die Augen wie geblendet; er kann sie nicht aufthun (n. 10 T.). [CK 404]
Nach dem Essen sehr schläfrig und matt; er muss schlafen. [CK 405]
Nach dem Essen, Uebelkeit, die nach Liegen vergeht. [CK 406]
Nach wenig Essen, Mittags und Abends, empfindliches Leibweh, das sich nach vielem Aufstossen verliert. [CK 407]
Nach dem Essen ist es ihm wie Alles zu voll und als drückten die Kleider, bei eingezogenem Bauche. [CK 408]
Selbst nach etwas Warmbier, heftiges Leibweh, das nach Poltern im Bauche und leerem Aufstossen vergeht (n. 2 T.). [CK 409]
Oefteres leeres Aufstossen (n. 48 St.). [CK 410]
Mehrmaliges leeres Aufstossen (*Gr.*). [CK 411]
Lautes Aufrülpsen. [CK 412]
Saures Aufstossen, Abends. [CK 413]
Saures Aufstossen mit Brennen im Halse, nach Tische (*Gll.*). [CK 414]

Saures und bittres Aufstossen, früh, wie von verdorbenem Magen. [CK 415]

Warmes Aufsteigen aus dem Magen bis in den Hals. [CK 416]

Soodbrennen aus dem Magen herauf, nach allem Essen; das Wasser läuft im Munde zusammen, sie muss viel spucken (n. 7, 20 T.). [CK 417]

Schlucksen, vor und nach dem Essen. [CK 418]

Schlucksen, 25 Minuten lang, zwischen 12 und halb 1 Uhr (d. 3. T.) (*Foissac*). [CK 419]

Schlucksen, Abends im Bette. [CK 420]

Uebelkeit, wie nach Einnahme eines Brechmittels. [CK 421]

Uebel und brecherlich früh, mehrere Morgen. [CK 422]

Uebelkeit, sehr oft, ohne Erbrechen, auch früh, nüchtern, wie in der Herzgrube, bei gutem Appetite und Wohlgeschmack der Speisen (n. 20 T.). [CK 423]

Uebel und unbehaglich beim Essen; sie muss sich legen (*Ng.*). [CK 424]

Uebelkeit mit Magenschmerz und vergeblicher Neigung zum Aufstossen (*Ng.*). [CK 425]

Uebelkeit mit Drücken im Magen und Ekel vor Allem (*Ng.*). [CK 426]

Kurze Uebelkeit früh, drauf aber jählinge Mattigkeit und Frost bis Mittag. [CK 427]

Uebel, ohnmächtig und zittrig, plötzlich, beim (gewohnten) Tabakrauchen. [CK 428]

Uebelkeit wie im Unterbauche, welche bald heraufsteigt, bald wieder heruntergeht, mehrere Tage nach einander. [CK 429]

Anfälle, früh, am schlimmsten beim Aufstehen aus dem Bette; es windet in der Herzgrube, dann steigt Uebelkeit, unter starkem Herzklopfen und argem Drücken im Brustbeine, herauf bis in den Hals; sie muss bittres Wasser auswürgen; durch Essen gemindert; Speise wird nicht ausgebrochen. [CK 430]

Erbrechen des Genossenen (*Ng.*). [CK 431]

Blähende Speise drückt sie wie ein Klump im Magen, sie muss sie wegbrechen. [CK 432]

Magen-Drücken (n. 14 T.). [CK 433]

Schwere im Magen, wie Blei. [CK 434]

Schwere-Gefühl im Magen, bei Appetit-Mangel. [CK 435]

Erst drückender, dann klemmender Magenschmerz nach einmaligem Aufstossen. [CK 436]

Drücken im Magen und Schneiden in den Därmen, alle halbe Stunden. [CK 437]

Drücken im Magen, vermehrt vom Gehen im Freien, unter häufigem leerem Aufstossen. [CK 438]

Zusammenschrauben in der Magen-Gegend, und darauf weicher Stuhl (*Ng.*). [CK 439]

Greifen, Kneipen und Beklammern über dem Magen und den Hypochondern, in öfteren Anfällen, eine Woche lang. [CK 440]

Greifen und Raffen im Magen (n. 1 St.). [CK 441]

Grimmen und Nagen im Magen, mit Uebelkeit und kaltem Ueberlaufen über Rücken und Nacken unter hörbarem Kollern im Bauche; beim Liegen mit herangezogenen Beinen vergeht es. [CK 442]

Heftiger Schmerz in der Herzgrube, der durch Zusammenkrümmen vergeht (*Ng.*). [CK 443]

Brennen in der Herzgrube. [CK 444]

Brennen über der Herzgrube, fast wie Soodbrennen. [CK 445]

Ziehen, Kneipen und Stechen in und um die Herzgrube, und in beiden Hypochondern bis zu den Hüft-Gelenken. [CK 446]

■ Abdomen

In beiden Hypochondern ein allmählig ziehender, dumpfer Schmerz, bis hinter zum Rückgrate, Nachts weniger. [CK 447]

Anhaltender Druck im rechten Hypochonder (*Gll.*). [CK 448]

Schmerz unter den linken Ribben, als wolle da Etwas zerreissen. [CK 449]

Schmerz unter den rechten Ribben hinten (in der Nieren-Gegend), Abends. [CK 450]

Anhaltender Stich-Schmerz unter den linken Ribben, am schlimmsten beim tief Athmen; die Ribben selbst schmerzen beim Befühlen. [CK 451]

Stiche in den Hypochondern (*Gll., Ng.*). [CK 452]

Der Bauch ist ihr bis zum Magen aufgetrieben (n. 24 T.). [CK 453]

Bauch dick und schwer, wie eine Last. [CK 454]

Der Leib wird sehr dick, was gewöhnlich nach dem Essen zunimmt, so dass er ihm immer sehr angespannt ist. [CK 455]

Heisser, gespannter Bauch, mit Murksen und Knurren darin und stetem Durchfalle (*Whl.*). [CK 456]

Stark aufgetriebener Bauch; kein Winde-Abgang, aber Aufstossen. [CK 457]

Immer derber, hoch aufgetriebener Bauch, der sie sehr unbehaglich macht. [CK 458]

Bauchweh wie von versetzten Blähungen, mit Drang nach dem Mastdarme, als wollten Winde abgehen. [CK 459]

Arge Leibschmerzen, das Kind schreit Tag und Nacht über den Leib (*Whl.*). [CK 460]

Reissen im Unterleibe (n. 10 T.). [CK 461]

Windender Schmerz im Bauche. [CK 462]

Kneipender Leibschmerz, zwei Stunden nach dem Essen, von Zeit zu Zeit erneuert. [CK 463]

Heftiges, doch kurzes Leibkneipen, fast alle Nachmittage. [CK 464]

Schneiden in der Nabel-Gegend von Zeit zu Zeit (n. 2 T.). [CK 465]

Schneidende Bauchschmerzen, meist um den Nabel, auch Nachts (*Ng.*). [CK 466]

Schneidende Bauchschmerzen, in Anfällen, auch Nachts (n. 13 T.). [CK 467]

Arges Schneiden im Unterbauche mit Blähungs-Versetzung; sie fühlt schmerzlich jeden Tritt; (nach Heben einer kleinen Last). [CK 468]

Schneiden im Unterbauche, ohne Durchfall. [CK 469]

Einzelne Stiche in der linken Bauch-Seite, Abends (d. 1. T.). [CK 470]

Stechender Schmerz in der linken Bauch-Seite, mehr äusserlich, bloss im Gehen (n. 6 St.) (*Stf.*). [CK 471]

Brennen in den Gedärmen. [CK 472]

Stechendes Brennen im Oberbauche, früh nach dem Aufstehen, eine Stunde lang, durch Stuhlgang nicht völlig beseitigt, mit Drücken im Mastdarme. [CK 473]

Druckschmerz im Bauche. [CK 474]

Druck im Bauche, nach Tische (*Gll.*). [CK 475]

Drücken im ganzen Bauche, früh, mit Poltern und Winde-Abgang ohne Erleichterung (*Gll.*). [CK 476]

Druck in der Nabel-Gegend. [CK 477]

Drücken unter der Nabel-Gegend, kurz vor und bei dem Stuhle (*Stf.*). [CK 478]

Heftiges Bauchweh mit Gefühl, als ob sie erstarre; die Hände werden gelb und die Nägel blau, wie abgestorben (n. 5 T.). [CK 479]

Bauchweh mit viel Neigung zum Dehnen und Strecken. [CK 480]

Stete Bauchschmerzen, auch bei Leib-Verstopfung. [CK 481]

Warme Tücher erleichtern die Bauchschmerzen (*Ng.*). [CK 482]

Beklemmung im Unterbauche, Mittags und Abends, theils nach dem Mastdarme, theils nach den Geschlechtstheilen zu, wie Drang. [CK 483]

Die Bruch-Stelle schmerzt, bei Aufgetriebenheit des Bauches. [CK 484]

Schmerz im rechten Schoosse. [CK 485]

Reissen, Abends, in den Schössen (*Ng.*). [CK 486]

Ziehen und Reissen durch den rechten Leisten-Kanal (*Gll.*). [CK 487]

Schmerz im Leistenbruche (n. 2 T.). [CK 488]

Schmerz in der Bruchstelle, als würde da Etwas herausgerissen. [CK 489]

Geschwulst-Gefühl im linken Schoosse, oder als drücke sich da ein Bruch hervor. [CK 490]

Entzündete Schooss-Drüsen, Erbsengross, schmerzend bei Berührung. [CK 491]

Arges Kollern im Leibe. [CK 492]

Kollern im Bauche, nach Aufhören der Bauchschmerzen (*Ng.*). [CK 493]

Es geht ihm hörbar im Bauche herum. [CK 494]

■ **Rektum**

Sehr stinkende Winde (d. 2. T.). [CK 495]

Knurren und Kollern im Bauche, besonders in der Gegend des Leistenbruches (n. 12 St.). [CK 496]

Häufiger Winde-Abgang (*Gr.*). [CK 497]

Vor dem Winde-Abgange, Bauchweh. [CK 498]

Vor jedem Winde-Abgange, Bauch-Kneipen. [CK 499]

Stuhl-Verstopfung, die ersten Tage, dann sehr harter Stuhl. [CK 500]

Stuhl-Verstopfung, 2 Tage lang (*Gr.*, *Ng.*). [CK 501]

Steter vergeblicher Stuhldrang (*Ng.*). [CK 502]

Mangel an Stuhl (d. 1. T.). [CK 503]

Hartleibigkeit (d. 1. T.). [CK 504]

Harter, meist auch knotiger, schwieriger Stuhl (d. 3. 5. T.) (*Ng.*). [CK 505]

Die ersten Tage harter, dann wieder guter Stuhl. [CK 506]

Dreitägige Leib-Verstopfung (n. 14 T.), dann Stuhl aus kleinen harten Knollen zusammengesetzt. [CK 507]

Leib-Verstopfung die ersten drei Tage, trotz öftern Stuhl-Dranges, die folgenden, ungenüglicher, sehr harter Stuhl mit Anstrengung (*Stf.*). [CK 508]

Der Stuhl bleibt lange im Mastdarme stehen, als hätte dieser keine Kraft, ihn auszutreiben. [CK 509]

Schwieriger, sparsamer Stuhl (n. 24 St.) (*Gr.*). [CK 510]

Nach langem Noththun und Drängen zum Stuhle bis zum Wehthun der Bauchmuskeln, schnappt der schon vorgetriebene Koth stets wieder zurück. [CK 511]

Guter Stuhl, aber mit vielem Pressen und Drängen. [CK 512]

Der Stuhl bekommt eine hellere Farbe, als gewöhnlich (*Gr.*). [CK 513]

Sehr oft weicher Stuhl, zwei Tage lang, ohne Durchfall (n. 13 T.). [CK 514]

Mehrtägiger Durchfall, Tag und Nacht, ohne Leibweh (n. 7 T.). [CK 515]

Oefterer Abgang weniger, aashaft stinkender Flüssigkeit. [CK 516]

Stuhlgang mit Schleim, drauf Jücken im After (d. 19. T.). [CK 517]

Breiartiger Stuhl mit schleimigen häutigen Theilen und darauf beissendes Brennen im After (d. 6. T.). [CK 518]

Fast flüssiger, schleimiger, schäumender Stuhl und darauf Brennen und Beissen im After (d. 7. T.). [CK 519]

Oefterer Drang zu Stuhl, es ging aber bloss Schleim ab, unter Frostigkeit des Körpers und wabblichter Uebelkeit im Halse. [CK 520]

Röthlicher Schleim beim Stuhle. [CK 521]

Mit blutigem Schleime gemischter Stuhl; drauf Beissen im After. [CK 522]

Blut- und Schleim-Abgang aus dem After, in dem es heftig brennt (d. 11. 20. T.). [CK 523]

Mit dem Stuhle geht ein Spulwurm ab. [CK 524]

Nach dem Stuhle, Brennschmerz in der Vorhaut. [CK 525]

Nach weichem Stuhle, Drücken im After. [CK 526]

Nach weichem Stuhle mit Pressen, Drücken in der rechten Schläfe; später leeres Aufstossen (n. 16 T.). [CK 527]

Beim Stuhle schmerzhaftes Stechen und Jücken im Mastdarme. [CK 528]

Nach trocknem, hartem Stuhle, Brennen im After (*Ng.*). [CK 529]

Nach dem Stuhle, ärgere Brust-Beklemmung. [CK 530]

Nach dem Stuhle lässt das Leibschneiden etwas nach; er ist ganz erschöpft, fällt in leisen Schlummer, aus dem er wieder mit den ärgsten Leibschmerzen erwacht (*Whl.*). [CK 531]

Zuckender, fast stumpf stechender Schmerz im Mastdarme. [CK 532]

Stechen im Mastdarme. [CK 533]

Ein grosser Stich im Mastdarme. [CK 534]

Starke Stiche im Mastdarme, nach den Genitalien zu, beim Gehen (n. 30 T.). [CK 535]

Stechen im After (*Ng.*). [CK 536]

Schneiden im Mastdarme. [CK 537]

Spannen im After. [CK 538]

Zusammenziehender Schmerz im After, nach vorn zu (im Mittelfleische). [CK 539]

Schmerz im After, als wäre er zugeschnürt, beim Stuhl-Abgange. [CK 540]

Jücken im Mastdarme, Abends. [CK 541]

Jücken am After und den Aderknoten. [CK 542]

Brennen am After (d. 5. T.). [CK 543]

Brennen im Mastdarme beim Stuhle, mehrere Tage. [CK 544]

Die Mastdarm-Aderknoten treten beim Stuhle stark heraus, gehen schwer zurück und es geht blutiger Schleim aus dem Mastdarme ab. [CK 545]

Feuchten des Afters. [CK 546]

Die beim Stuhle ausgetretenen Mastdarm-Aderknoten klemmen sich im After ein (n. 21 T.). [CK 547]

Es tritt am After eine Federspul dicke Ader auf, mit Jücken und Pressen (n. 4 T.). [CK 548]

Die Mastdarm-Aderknoten, obgleich wenig ausgetreten, sind schmerzhaft empfindlich (n. 24 St.). [CK 549]

Stechender Schmerz in den Mastdarm-Aderknoten. [CK 550]

Bohrender Krampfschmerz vom After bis in den Mastdarm und den Hoden. [CK 551]

Schorfige, erhabene Stellen über der Kerbe, am Steissbeine (*Htb.*). [CK 552]

Oefterer Brenn-Schmerz im Mittelfleische, besonders nach dem Beischlafe. [CK 553]

■ Harnwege

Der Harn wird schnell trübe. [CK 554]

Gelber, griesartiger Satz im Harne (d. ersten Tage). [CK 555]

Röthlicher, sandiger Satz im Urine. [CK 556]

Der Harn setzt gelben Sand an. [CK 557]

Oefterer Drang zum Harnen. [CK 558]

Steter Harndrang, mit nur tropfenweisem Abgange, unter argem Brennen in der Harnröhre (*Ng.*). [CK 559]

Drang zum Harnen mit geringem Abgange (*Gr.*). [CK 560]

Drang zum Harnen, mit reichlichem Abgange (*Gr.*). [CK 561]

Er muss fast jede Nacht zum Harnen aufstehen (*Gr.*). [CK 562]

Er muss früh (7 Uhr) alle Viertelstunden harnen, mehrere Tage. [CK 563]

Unwillkürlicher Harn-Abgang nach dem Harnen, im Sitzen. [CK 564]

Oefteres, aber vergebliches Drängen zum Harnen. [CK 565]

Reichlicher Stuhl und Harn (*Gll.*). [CK 566]
Oefteres, aber geringes Harnen (*Ng.*). [CK 567]
Harndrängen mit Schründen in der Harnröhre. [CK 568]
Während des Harnens, Schründen in der Harnröhre. [CK 569]
Schneidendes Wasser (d. 16. T.). [CK 570]
Heisser, blassgelber, brennender Harn (*Gll.*). [CK 571]
Druck auf die Blase beim Harnen, mit Brennen darnach (*Gll.*). [CK 572]
Fortdauernde feine Stiche vorn vorn in der Harnröhre. [CK 573]
Beim Harnen, Brennen in der Harnröhre. [CK 574]
Wenig Harn, mit Brennen (*Ng.*). [CK 575]
Beim Harnen beschwerliches Jücken in den Schamtheilen. [CK 576]

- Geschlechtsorgane

Auf dem Schamberge, schmerzhafte Ausschlags-Blüthen. [CK 577]
Jücken und rothe Flecke an der Eichel. [CK 578]
Drängen von der Prostata nach vorn (*Gll.*). [CK 579]
Unter der Vorhaut, Jücken. [CK 580]
Röthe der Vorhaut bei der Krone, wie hautlos, mit öfterem Jücken. [CK 581]
Geschwulst der Vorhaut mit jückenden, feuchtenden Blüthen äusserlich. [CK 582]
Der Hode schmerzt, schlimmer Nachts, doch nur im Liegen. [CK 583]
Schmerz im rechten Hoden, als sey er verhärtet. [CK 584]
Ausdehnender oder zusammenpressender (starker Geschwulst-) Schmerz im linken Hoden. [CK 585]
Am Hodensacke Kriebeln. [CK 586]
Ein jückender und nässender Fleck am Hodensacke. [CK 587]
Schweiss des Hodensackes; er jückt über und über. [CK 588]
Schweiss des Hodensackes, Abends. [CK 589]
Wasserbruch der Hoden (*Whl.*). [CK 590]
Druck in den Samensträngen, bei schlaff hängenden Hoden (d. ersten Tage). [CK 591]
Geschlechtstrieb die ersten 8 Tage sehr aufgeregt; Nacht und Tag halbstündige Erektionen mit herangezogenen Hoden. [CK 592]
Geile Gedanken am Tage (d. 1. 2. T.). [CK 593]
Geile Gedanken früh im Bette, mit Erektionen (d. 1.–14. T.). [CK 594]
Starke Erektionen bei schlaffem Hodensacke (n. 5 T.). [CK 595]

Starke Erektion, Nachts, ohne Geschlechtstrieb. [CK 596]
Oeftere starke Erektionen am Tage, ohne Veranlassung (d. erst. Tage). [CK 597]
Starke Erektionen mit Zieh-Schmerz in den Hoden. [CK 598]
Die Erektionen erfolgen nur langsam (n. 23 T.). [CK 599]
Keine Erektionen, gar keine Spur davon mehr (n. mehr. T.). [CK 600]
Geschlechtstrieb sehr schwach und fast erloschen (d. erst. 5 W.). [CK 601]
Geschlechtstrieb sehr schwach (d. ersten 3 Wochen). [CK 602]
Geschlechtstrieb stärker (n. 21 T.) mit Erektionen. [CK 603]
Ofte und häufige Pollutionen. [CK 604]
Pollution die erste Nacht und dann öfter. [CK 605]
Pollution mit schweren Träumen, bei einem Ehemanne (d. 1. N.). [CK 606]
Abgang von Vorsteher-Drüsen-Saft bei jedem Stuhle. [CK 607]
Ausfluss von Prostata-Saft bei gepresstem Stuhle. [CK 608]
Nach dem Beischlafe, Gefühl von Lähmung in der rechten Kopf-Seite. [CK 609]
Nach dem Beischlafe, Zerschlagenheit des ganzen Körpers (d. 23. T.). [CK 610]
Beim Beischlafe bekommt sie Uebelkeit (n. 21 T.). [CK 611]
Starkes Rühren des Kindes bei einer Schwangern. [CK 612]
Wehenartiges Gefühl in der Mutterscheide. [CK 613]
Jücken an der Scham (*Gll.*). [CK 614]
Regel 2 Tage zu früh (n. 5 T.). [CK 615]
Die seit 3 Monaten ausgebliebene Regel erscheint. [CK 616]
Regel um 3 Tage zu früh (n. 5 T.). [CK 617]
Einiger Blut-Abgang zur Zeit des Neumondes, einige Tage lang, 11 Tage vor der zur richtigen Zeit erscheinenden Periode. [CK 618]
Die Regel bleibt aus (*Ng.*). [CK 619]
Regel um 5 Tage zu spät. [CK 620]
Verzögert die Regel um 3, 4 Tage (n. 18 T.). [CK 621]
Während der Regel eingenommen, schien die Kiesel-Erde dieselbe 4 Tage zu unterdrücken, dann floss sie aber 4, 5 Tage lang, und blieb darnach 6 Wochen aus. [CK 622]
Viel weniger Blut-Abgang bei der Regel. [CK 623]
Verstärkte Regel (n. 13, 20 T.). [CK 624]

Verstärkte Regel, mit wiederholten Anfällen von Eiskälte über den ganzen Körper beim Eintritte. [CK 625]

Das Blut des Monatlichen riecht sehr stark. [CK 626]

Vor der Regel starker Druck und beengendes Gefühl über den Augen, als läge da Etwas Schweres. [CK 627]

Gleich vor und bei der Regel, grosse Hartleibigkeit. [CK 628]

Bei der Regel, eiskalte Füsse. [CK 629]

Bei der Regel ist ihr alles bleich vor den Augen. [CK 630]

Bei der Regel melancholische Angst in der Herzgrube, zum Leben nehmen durch Ertränken. [CK 631]

Bei der Regel, arges Brennen und Wundheit an den Schamtheilen, auch Ausschlag an der Inseite der Oberschenkel (n. 23 T.). [CK 632]

Bei der Regel, Ziehen zwischen den Schulterblättern, bloss Nachts; sie musste sich zurück biegen, um sich zu erleichtern. [CK 633]

Nach der Regel, fast sogleich fliesst blutiger Schleim aus der Scheide. [CK 634]

Weissfluss, beissenden Schmerzes, besonders nach sauren Genüssen. [CK 635]

Abgang vielen weissen Wassers aus der Gebärmutter, mit argem Jücken an der Scham. [CK 636]

Wässrichter Scheidefluss, nach Kneipen um den Nabel oder nach Harnen (*Ng.*). [CK 637]

■ Atemwege und Brust

Oefteres Niesen (n. 36 St.). [CK 638]

Viel Niese-Reiz, doch meist versagendes Niesen (n. 28, 48 St.). [CK 639]

Beim Niesen schmerzt die Brust, als sollte sie zerspringen. [CK 640]

Völlige Nasen-Verstopfung, dass sie kaum sprechen konnte, und den Mund aufsperren musste, um zu athmen (n. 12 St.). [CK 641]

Viel Schleim-Abgang aus der Nase, ohne Schnupfen. [CK 642]

Fliess-Schnupfen (n. 5, 6, 12 T.). [CK 643]

Starker Schnupfen (n. etl. St.). [CK 644]

Stockschnupfen, früh, beim Erwachen (*Gll.*). [CK 645]

Stockschnupfen mit unreiner Stimme (*Ng.*). [CK 646]

Sie wird den Schnupfen gar nicht los, der bald stockt, bald fliesst. [CK 647]

Starker Schnupfen; Wochen lang (d. ersten Tage). [CK 648]

Bei Schnupfen und Husten, Geschwulst der Unterkiefer-Drüsen, Schmerz im Halse beim Schlingen, grosse Frostigkeit; sie musste sich legen; nach einer Stunde, im Bette, brennende Hitze am ganzen Körper. [CK 649]

Heiserkeit der Stimme (d. 1. T.) (*Foissac*). [CK 650]

Sehr rauher Hals. [CK 651]

Rauh im Halse, mit Husten-Reiz nach dem Mittag-Essen (*Ng.*). [CK 652]

Rauhheit und Trockenheit des Halses, besonders beim Sprechen (*Ng.*). [CK 653]

Heiserkeit mit öfterem trocknen Hüsteln (n. 3 T.). [CK 654]

Wundheits-Gefühl im Luftröhr-Kopfe, wie rauher Hals beim Athmen. [CK 655]

Husten mit Heiserkeit (d. 19 T.) [CK 656]

Husten von Reiz im Halse (*Gll.*). [CK 657]

Husten, besonders nach Tische, mit Auswurf weissen Schleimes. [CK 658]

Oefteres trocknes Hüsteln (n. 3 T.). [CK 659]

Kitzelndes Jücken in der Gegend des Hals-Grübchens, was Erstickung droht, bis tief erschütternder Husten ausbricht, welcher Stunden lang ununterbrochen anhält, und Schmerz im Unterbauche und Halse zuwege bringt. [CK 660]

Von dem vielen trocknen Hüsteln thut ihr die Brust wie wund weh. [CK 661]

Fünfwöchentlicher Husten. [CK 662]

Auf der Brust drückt es sehr, wenn sie husten will; sie kann vor dem Schmerze nicht aufhusten. [CK 663]

Empfindung, als hätte er ein Haar auf der Zungenspitze bis in die Luftröhre, wodurch ein Kriebeln entsteht, dass er oft hüsteln und kotzen muss (n. 10 T.). [CK 664]

Trockner Husten von kalt Trinken. [CK 665]

Trockner Husten, auch Nachts aus dem Schlafe weckend, oder früh nach dem Erwachen, mit Schmerz auf dem obern Theile des Brustbeins (*Ng.*). [CK 666]

Jedes Sprechen macht Husten. [CK 667]

Husten, bloss beim Liegen, Nachts und früh. [CK 668]

Hüsteln von nächtlichem Kitzel in der Kehle. [CK 669]

Husten, der Abends nach dem Niederlegen und früh nach dem Erwachen vorzüglich quält, 11 Tage lang. [CK 670]

Angestrengter Husten, Abends, beim Liegen im Bette, mit Röcheln. [CK 671]

Husten, früh und nach Schlafengehen. [CK 672]
Nacht-Husten (n. 15 T.). [CK 673]
Husten, zwei Abende, die ganze Nacht durch, mit Fieber; nach Erwärmung des Unterleibes vergehend. [CK 674]
Häufiger, trockner Husten, nur in kurzen Stössen. [CK 675]
Trockner Krampf-Husten zu Viertelstunden, mit arger Rohheit der Brust und des Halses. [CK 676]
Krampfhafter Husten (n. 12 T.). [CK 677]
Husten, mit Erbrechen beim Auswurfe. [CK 678]
Husten, der Schleim-Erbrechen erregt. [CK 679]
Ungeheurer, anhaltender Husten mit Auswurf vielen durchsichtigen Schleimes. [CK 680]
Viel Husten-Auswurf, früh und am Tage, zuweilen salzig, zuweilen stänkerig und bräunlich. [CK 681]
Viel Schleim-Auswurf, ohne Husten, früh (*Gr.*). [CK 682]
Husten-Auswurf der das Wasser trübt; das zu Boden Gesunkene hat stinkenden Geruch. [CK 683]
Auswurf gelbgrünlicher, stinkender Kügelchen durch Räuspern. [CK 684]
Dicker, eiteriger Schleim-Auswurf aus der Luftröhre (*Gll.*). [CK 685]
Eiter-Auswurf beim Husten (*Whl.*). [CK 686]
Eiter-Auswurf in ganzen Massen, beim Erbrechen, wozu der Husten reizt (*Whl.*). [CK 687]
Aushusten blutigen Schleimes. [CK 688]
Blut-Auswurf, früh, bei argem Husten (n. 7 T.). [CK 689]
Auswurf hellen, reinen Blutes, gegen Mittag, bei tiefem, hohlem Husten; bald darauf, Ohnmachts-Anwandlung (d. 4. T.). [CK 690]
Bei Husten und Auswurf, 16 Tage lang, kratzig schmerzhaft auf der Brust, mit Unlust zur Arbeit, Verdriesslichkeit und Müdigkeit im ganzen Körper. [CK 691]
Nach heftigem Husten, Schmerz in der Herzgrube. [CK 692]
Beim Husten schmerzt die Brust wie zerschlagen. [CK 693]
Selbst beim Athmen schmerzt die Brust wie zerschlagen. [CK 694]
Beim Athmen, kratzig auf der Brust. [CK 695]
Oefteres tiefes, seufzendes Athmen. [CK 696]
Beengung der Brust (n. 3 T.). [CK 697]
Beengung der Brust, abwechselnd mit Rücken-Schmerz (nach Verkältung?) (n. 19 T.). [CK 698]
Beengung, öfters, der Brust und des Kopfes, mit Aengstlichkeit. [CK 699]

Engbrüstig, früh, beim Erwachen (n. 17 T.). [CK 700]
Beklemmung der Brust, als würde ihm der Hals zugeschnürt, vorzüglich nach dem Essen. [CK 701]
Starke Beklemmung der Brust, doch ohne Schmerz; er kann nicht tief athmen. [CK 702]
Schwäche in der Brust; er muss beim Reden die ganze Brust zu Hülfe nehmen, um die Worte herauszubringen. [CK 703]
Brust-Drücken, mehrmals, früh, im Bette. [CK 704]
Drückendes Spannen besonders links in der Brust (*Gll.*). [CK 705]
Druck in der linken Brust, früh, beim Aufstehen (*Gll.*). [CK 706]
Drücken und Stechen in der linken Brust (*Gll.*). [CK 707]
Druckschmerz auf dem Brustbeine, gegen die Herzgrube (*Gll.*). [CK 708]
Druckschmerz in der linken Brust, an den falschen Ribben (n. 10 T.). [CK 709]
Scharfer Druck auf der linken Brust. [CK 710]
Drücken und Ziehen in der rechten Brust-Seite nach der Achselgrube zu. [CK 711]
Heftiger Druck auf beide Brust-Seiten, wohl eine Stunde lang. [CK 712]
Kneipender Ruck in den linken Ribben-Muskeln, oft am Tage, ohne Bezug auf Athmen und Befühlen. [CK 713]
Zerreissender Schmerz in der linken Brust-Seite. [CK 714]
Starker Stich durch die rechte Brust-Seite (n. 9 T.). [CK 715]
Stechen unter den rechten Ribben beim Athmen. [CK 716]
Stechen in der rechten Seite (n. 12 St.). [CK 717]
Stiche in der linken Brust (*Gll.*). [CK 718]
Stiche in der Brust, besonders beim tief athmen (*Gll.*). [CK 719]
Stechen auf dem Brustbeine, nach dem Mittag-Essen, besonders beim Einathmen (*Ng.*). [CK 720]
Stechen hinter und unter der linken Brust, beim Ausathmen, auch beim Mittag-Essen (*Ng.*). [CK 721]
Stechen in der linken Brust-Seite lässt sie drei Tage lang nicht auf dieser Seite liegen (*Ng.*). [CK 722]
Arger Zusammenzieh-Schmerz vorn in der Brust, beim Gehen, vom Rücken her; die Brust ward beklemmt, der Athem kurz und der Schmerz stärker, je mehr er sich bewegte; bei ruhig stehendem Anlehnen aber verging derselbe ganz,

und kam auch bei Bewegung nicht wieder (d. 5. T.). [CK 723]

Blutdrang nach der Brust (n. 10 T.). [CK 724]

Hitze in der Brust, bei Frost und Kälte am ganzen Körper (d. 2. T.). [CK 725]

Brenn-Schmerz in der Brust. [CK 726]

Flüchtige Herz-Wallung, 8 Tage lang. [CK 727]

Herzklopfen bei ruhigem Sitzen, mit Zittern der Hand, in der er Etwas hält. [CK 728]

In der Herz-Gegend, Schwere-Druck (den 3. Tag) (*Foissac*). [CK 729]

Schmerz unter dem rechten Arme, als habe das Kleid gedrückt; doch sieht man Nichts. [CK 730]

Jückendes Friesel auf dem Brustbeine. [CK 731]

Eine Verhärtung in der linken Fleisch-Brust (*Rl.*). [CK 732]

■ Rücken und äußerer Hals

Das Steissbein schmerzt, wie nach langem Fahren im Wagen. [CK 733]

Starker Kreuzschmerz (n. 9 T.). [CK 734]

Drang im Kreuze sich auszudehnen. [CK 735]

Lähmung im Kreuze (n. 15 T.). [CK 736]

Schmerz im Kreuze, wie lahm, früh, beim Aufstehen (n. 30 T.). [CK 737]

Druck und Spannung im Kreuze (*Gll.*). [CK 738]

Ein erschreckender Stich in der Kreuz-Gegend (*Ng.*). [CK 739]

Rückenschmerz, früh, nach dem Erwachen, beim Anfange der Bewegung, später vergehend. [CK 740]

Steifheit im Rücken. [CK 741]

Grosse Steifheit im Rücken und Kreuze, nach Sitzen; er konnte sich nicht gerade richten (n. 8 T.). [CK 742]

Schmerz in dem gekrümmten Rückgrate. [CK 743]

Drücken im Rücken. [CK 744]

Kneipende Schmerzen in der rechten Rücken-Seite, eine Stunde lang. [CK 745]

Klopfen im Rücken. [CK 746]

Arges Reissen, oder puckendes Drücken im Rücken, mit Frost, später in dumpf drückenden Kopfschmerz übergehend, mit Hitze im Kopfe (d. ersten Tage). [CK 747]

Brennen im Rücken, beim Gehen im Freien, wenn ihm warm wird. [CK 748]

Frostigkeit im Rücken. [CK 749]

Jücken im Rücken. [CK 750]

Schmerzhaftes Schneiden im Rücken, den ganzen Tag (n. 8 T.). [CK 751]

Zwischen den Schulterblättern, auseinanderreissender Schmerz. [CK 752]

Reissender Schmerz unter den Schulterblättern, beim Gehen. [CK 753]

Spannendes Ziehen im rechten Schulterblatte (n. 21 T.). [CK 754]

Zieh-Schmerz in den Schulterblättern, in Anfällen; drauf kommt's ins Genick und in den Kopf, wo es ihr düselig wird, als sollte sie hinfallen. [CK 755]

Druck auf den Schulterblättern, als läge eine Last darauf, mehr früh, in der Ruhe, als bei Bewegung; sie deuchteten ihm geschwollen, und der Schmerz benahm den Athem beim Anlehnen mit dem Rücken. [CK 756]

Oft Stechen im rechten Schulterblatte (n. 5 T.). [CK 757]

Stiche zwischen den Schulterblättern (*Gll.*). [CK 758]

Kriebeln im linken Schulterblatte. [CK 759]

Fippern in der Haut der Schulterblätter. [CK 760]

Brenn-Schmerz im linken Schulterblatte (n. 4 T.). [CK 761]

Im Genicke wie gespannt (n. etl. St.). [CK 762]

Genick-Steifheit (d. 2. T.) (*Foissac*). [CK 763]

Starke Risse in der Mitte des Nackens (*Ng.*). [CK 764]

Klemmender Schmerz in der rechten Nacken-Seite, nur so lange sie die Hand darauf liegen hat, gestillt (*Ng.*). [CK 765]

Steifheit im Genicke, wobei der Kopf weh thut. [CK 766]

Drüsen-Geschwülste im Nacken. [CK 767]

Blüthen-Ausschlag im Nacken. [CK 768]

Jückende Blüthen im Nacken, wie Nessel-Ausschlag (n. 9 T.). [CK 769]

Ein Blutschwär im Nacken. [CK 770]

Die Halsmuskeln rechter Seite sind geschwollen. [CK 771]

Steifheit einer Hals-Seite; er konnte vor Schmerz den Kopf nicht wenden (n. 46 St.) (*Stf.*). [CK 772]

Pressen auf der linken Hals-Seite, als wären da die Adern geschwollen. [CK 773]

Geschwulst der Hals-Drüsen (n. 5, 25 T.). [CK 774]

Geschwulst der Hals- und Nacken-Drüsen (n. 9 T.). [CK 775]

Der Schildknorpel schwillt an; die Stelle jückt, und beim Befühlen stichts darin. [CK 776]

Stiche in den Halsdrüsen. [CK 777]

- **Extremitäten**

In der Achsel-Drüse, ziehendes Weh (n. 19 T.). [CK 778]
Starke Anschwellung der Achsel-Drüsen (*Rl.*). [CK 779]
Achsel-Schmerz, wie ein Druck, der bis in die Hand geht, mit Gefühl, als könne sie Nichts Schweres heben, obschon sie die Hand gehörig gebrauchen kann (sogleich). [CK 780]
Arger Druck-Schmerz in der rechten Schulter bis an den Ellbogen, sobald er sich entblösst und kalt daran wird, meist Nachts. [CK 781]
Schmerzhafter Ruck im rechten Schuler-Gelenke, Abends, der ihm den Arm hoch in die Höhe warf (n. 7 T.). [CK 782]
Reissen in der Achsel, bei Bewegung. [CK 783]
Stiche im Achsel-Gelenke, früh. [CK 784]
Die Arme sind schwer, wie voll Blei. [CK 785]
Matt in den Armen, früh, im Bette. [CK 786]
Leises Muskel-Zucken in den Armen. [CK 787]
Rheumatische Steifigkeit im linken Arme, mehr bei Bewegung, als in der Ruhe schmerzhaft. [CK 788]
Ziehen im Arme, bis in den kleinen Finger (*Gll.*). [CK 789]
Zuckendes Reissen im Arme bis in den Daumen (*Gll.*). [CK 790]
Reissen in beiden Armen. [CK 791]
Unruhe und **Zittern** im rechten **Arme**. [CK 792]
Einschlafen des Armes beim Auflegen (*Gll.*). [CK 793]
Arges Drücken im linken Arme, wie im Marke der Knochen. [CK 794]
Die Haut der Arme und Hände springt auf (d. 17. T.). [CK 795]
Blutdrang nach dem Arme, bei anhaltender Arbeit im Bücken, sie wurden wie geschwollen und zitterten, eine Stunde lang. [CK 796]
Viele Blutschwäre am Arme, auch sehr grosse. [CK 797]
Klopfen im rechten Arme, nach dem Essen. [CK 798]
Klopfen im rechten Arme, dass man das Zucken der Muskeln mit der andern Hand fühlen kann; der Arm ward davon wie gelähmt und es kam wieder, wenn er den Arm hoch hielt (n. 10 T.). [CK 799]
Im Oberarme, reissender Schmerz (n. 13 T.) (auch *Ng.*). [CK 800]
Schmerz im Oberarme beim Aufdrücken. [CK 801]
Zuckender Schmerz im rechten Oberarme (n. 10 T.). [CK 802]
In den Ellbogen, Zieh-Schmerz, wie im Marke (d. 3. T.). [CK 803]
Lähmiges Reissen im linken Vorderarme (*Gll.*). [CK 804]
Lähmiger Schmerz in den Streck-Flechsen der Vorderarme (*Gll.*). [CK 805]
Zuckender Schmerz im linken Unterarme. [CK 806]
Fippern in den Muskeln des linken Unterarmes (n. 10 T.). [CK 807]
Viele harte, Erbsengrosse Blasen am Unterarme auf rothem Grunde, brennendes Jücken nur eine Nacht dauernd (vom Hand-Gelenke bis zum Ellbogen). [CK 808]
In den Händen, Ziehen (n. 13 T.). [CK 809]
Zieh-Schmerz in der rechten Hand. [CK 810]
Reissen im Hand-Gelenke, das auch beim Befühlen sehr schmerzt, und beim Bewegen wehthut, als wollte es zerbrechen. [CK 811]
Verrenkungs-Schmerz des Hand-Gelenkes. [CK 812]
Lähmigkeit der Hand-Gelenke, früh (*Gll.*). [CK 813]
Klamm der Hand, beim Schreiben. [CK 814]
Klamm-Schmerz und Lähmigkeit der Hand bei geringer Anstrengung. [CK 815]
Eingeschlafenheit der Hände, Nachts. [CK 816]
Einschlafen der rechten Hand, Nachts. [CK 817]
Brickeln und Taubheit in den Händen. [CK 818]
Ein Ueberbein auf dem Handrücken, zwischen dem 3ten und 4ten Mittelhand-Knochen, beim Biegen der Hand wie verstaucht und beim Bewegen wie zerschlagen schmerzend (d. 13. T.). [CK 819]
Ein Ueberbein zwischen dem 2ten und 3ten Mittelhand-Knochen (d. 1. T.). [CK 820]
Starker Schweiss der Hände. [CK 821]
Starkes Jücken unter der Haut des linken Handtellers. [CK 822]
Eine Eiterblase auf dem Handrücken. [CK 823]
In den Fingern, lähmiges Ziehen. [CK 824]
Gefühl wie verbrannt, auf dem Rücken eines Fingers. [CK 825]
Schmerz wie von einem Splitter auf der Beuge-Seite eines Fingers. [CK 826]
Reissender Schmerz im Mittelfinger. [CK 827]
Reissen in den Fingern (*Gll.*). [CK 828]
Reissen in den Gelenken der Finger und in den Daumen (*Gr.*). [CK 829]
Zuckender Schmerz im Zeigefinger, 5 Minuten lang heftig steigend. [CK 830]
Taubheits-Gefühl eines Fingers, als wäre er dick und die Knochen aufgetrieben. [CK 831]

Stiche im Daumen-Ballen (*Gll.*). [CK 832]
Klammschmerz im Daumen-Gelenke (*Gll.*). [CK 833]
Schwäche im rechten Daumen, die fast die ganze Hand unbrauchbar macht (d. 1. T.). [CK 834]
Krumm-Ziehen und Steifheit des linken Mittelfingers; beim wieder gerade Biegen grosser Schmerz in der ganzen Streck-Flechse im Handrücken. [CK 835]
Grosse Trockenheit der Fingerspitzen, Nachmittags (*Gr.*). [CK 836]
Gefühl, als wären die Fingerspitzen unterschworen. [CK 837]
Schmerz im linken Zeigefinger, als wolle ein Nagel-Geschwür entstehen (n. 20 T.). [CK 838]
Rauhe, gelbe Finger-Nägel. [CK 839]
Graue, schmutzige Nägel, wie verwittert, die beim Verschneiden wie Pulver herumspringen und in mehrere auf einander liegende Schichten getheilt sind (*Whl.*). [CK 840]
Oeftere Nagel-Geschwüre (auch *Whl.*). [CK 841]
Ein kleiner Ritz am Zeigefinger fängt an brennend zu schmerzen; ein Lymphgefäss entzündet sich von da bis über das Hand-Gelenk hinauf und auf der bösen Stelle entsteht eine Fress-Blase, mit brennendem, pressendem, stechendem Schmerze. [CK 842]
Eine Fressblase argen Jückens auf dem hintersten Gelenke des linken Zeigefingers. [CK 843]
Hitz-Blattern an den Fingern, mit kriebelndem Jücken (*Gr.*). [CK 844]
Stichlichter Schmerz, wie von Eingeschlafenheit, bald in diesem, bald in jenem Finger, bald auch in den Armen. [CK 845]
Stiche im kleinen Finger (*Gll.*). [CK 846]
Zuckende Stiche im linken Mittelfinger (n. 2 T.). [CK 847]
Brickelndes Stechen im Ringfinger (n. 3 T.). [CK 848]
Auf den Hinterbacken, Jücken. [CK 849]
Schmerz in der linken Hüfte beim Bücken, ¼ Stunde lang. [CK 850]
Ziehend zuckender Schmerz im rechten Hüft-Gelenke, der die Bewegung des Beines unmöglich macht (n. 16 T.). [CK 851]
Die Beine sind beim Aufstehen vom Sitze ganz lahm, was sich beim weiter Gehen verliert. [CK 852]
Reissen im ganzen linken Beine, bald hier, bald da (*Ng.*). [CK 853]
Schwäche in den Beinen (*Gll.*). [CK 854]
Unruhe und Lähmigkeit in den Bein- und Arm-Gelenken, beim Gehen und Sitzen (*Gr.*). [CK 855]

Lähmigkeit des ganzen rechten Schenkels, mit schmerzhafter Empfindlichkeit des kranken Zehballens, beim Spazieren (*Gr.*). [CK 856]
Schwere der Beine. [CK 857]
Von wenigem Gehen, grosse Müdigkeit in den Beinen, dass er ausruhen muss (*Gr.*). [CK 858]
Eingeschlafenheit des rechten Beines bis unten. [CK 859]
Einschlafen der Beine, Abends im Sitzen, wovon sie steif wird, bis sie wieder in Bewegung kommt. [CK 860]
Einschlafen des Schenkels im Sitzen (*Gll.*). [CK 861]
Muskel-Zucken im linken Beine. [CK 862]
Viel Jücken am linken Beine. [CK 863]
Stechendes Brickeln an vielen Stellen der Unter-Glieder, auf starkes Kratzen allmählig nachlassend (*Gr.*). [CK 864]
Die Oberschenkel-Knochen schmerzen wie zerschlagen beim Gehen, Sitzen und Liegen, selbst früh, beim Erwachen im Bette. [CK 865]
Ziehen in den Oberschenkeln, bis in die Füsse. [CK 866]
Zuckender Schmerz in den Muskeln des rechten Oberschenkels. [CK 867]
Reissen hin und her im linken Oberschenkel, und im Knie, durch Aufstehen getilgt (*Ng.*). [CK 868]
Reissen vom Becken bis zur Kniekehle (*Gll.*). [CK 869]
Stiche im linken Oberschenkel, wie von Nadeln, beim Gehen. [CK 870]
Stechen im linken Oberschenkel. [CK 871]
Jücken an der Inseite der Oberschenkel (*Gll.*). [CK 872]
Einige Blutschwäre hinten an den Oberschenkeln. [CK 873]
Das Knie schmerzt, wie zu fest gebunden. [CK 874]
Schmerzliches Steifheits-Gefühl in den Knieen, beim Gehen und Stehen (*Gr.*). [CK 875]
Weh in der linken Kniescheibe. [CK 876]
Ziehen im linken Knie (d. 12. T.). [CK 877]
Reissen in den Knieen im Sitzen, bei Bewegung vergeht's. [CK 878]
Reissen um's rechte Knie, bis in den Fuss, in Ruhe und Bewegung, mehr Vormittags (n. 2 T.). [CK 879]
Schwäche in den Knieen. [CK 880]
Die Unterschenkel bis ans Knie sind Abends eiskalt und er muss ¼ Stunde im Bette liegen, ehe sie warm werden; viele Tage nach einander. [CK 881]
Kälte der Unterschenkel, bis an die Knie, im warmen Zimmer. [CK 882]

Zieh-Schmerz, Abends, in den Unterschenkeln herab, stets mit Zusammenfahren, oder Zucken im Beine endigend. [CK 883]

Leben in den Unterschenkeln von den Knieen bis in die Füsse, wie ein Zittern ohne Frost; Abends 6 bis 7 Uhr (n. 15 T.). [CK 884]

Jücken an den Unterschenkeln. [CK 885]

Jückendes Friesel an den Waden. [CK 886]

Blutschwäre in den Waden. [CK 887]

Gefühl beim Gehen, als seyen die Waden zu kurz, was beim Sitzen sogleich verging. [CK 888]

Schmerzhafter Klamm in der rechten Wade, früh, im Bette. [CK 889]

Reissen in der linken Wade, mit Frost, dann auch in der linken Achsel; Abends im Bette (*Ng.*). [CK 890]

Stechen in den Waden, beim Ausschreiten im Gehen. [CK 891]

Stechen oberhalb der Wade, beim Gehen im Freien (d. 18. T.). [CK 892]

Druckschmerz im linken Schienbeine, zwei Stunden lang. [CK 893]

Kneipender Schmerz auf dem linken Schienbeine und Knie. [CK 894]

Ein rother, sehr empfindlicher, schründender Fleck auf dem rechten Schienbeine, zwei Tage lang. [CK 895]

Geschwulst der Unterschenkel, doch nur bis an die Füsse. [CK 896]

Die Füsse werden Anfangs im Gehen kalt. [CK 897]

Kalte Füsse, die Nachts warm werden, alle Tage. [CK 898]

Kälte der Füsse, Abends im Bette, die am Einschlafen hindert. [CK 899]

Eiskalte Füsse am Tage; aber Nachts im Bette brennende Hitze in Füssen und Händen, mit Zieh-Schmerz in den Füssen, bis an die Knie. [CK 900]

Kalte Füsse, den ganzen Tag (*Gr.*). [CK 901]

Eiskalte Füsse, Abends, selbst noch im Bette (*Gr.*). [CK 902]

Brennen der Füsse. [CK 903]

Brennen in den Fusssohlen. [CK 904]

Brennen der Füsse, Nachts. [CK 905]

Brennen in der rechten Fusssohle, Nachts. [CK 906]

Stechen am äussern rechten Fussknöchel, auch Nachts. [CK 907]

Verrenkungs-Schmerz im Fuss-Gelenke. [CK 908]

Leichtes Vertreten des Fusses (*Gll.*). [CK 909]

Spannung im Fuss-Gelenke, selbst im Sitzen. [CK 910]

Steifheit und Müdigkeit im Fuss-Gelenke, mit Geschwulst um die Knöchel. [CK 911]

Geschwulst des linken Fusses, bis zum Knöchel. [CK 912]

Geschwulst der Füsse, am meisten früh, beim Aufstehen, weniger Abends; beim Gehen sehr spannend. [CK 913]

Geschwulst der Füsse, mit Röthe, in der vom Druck auf kurze Zeit eine weisse Stelle entsteht; dabei Schmerz von den Zehen bis zum Knöchel. [CK 914]

Reissendes Stechen im linken Fusse und der Ferse, dass es ihn schüttelte, dann auch in der rechten Achsel, dass er sie hängen lassen musste (*Ng.*). [CK 915]

Reissen in der rechten Fusssohle, mit Spannen äusserlich (*Ng.*). [CK 916]

Schmerz wie zerschlagen auf dem Fussrücken. [CK 917]

Stinkend schweissige Füsse. [CK 918]

Unerträglich fauler, aashafter Fuss-Gestank, ohne Schweiss, alle Abende (n. 3 T.). [CK 919]

Unerträglich saurer Fuss-Gestank, ohne Schweiss (n. 13 T.). [CK 920]

Arger Schweiss an den Sohlen und zwischen den Zehen; er ward ganz wund beim Gehen. [CK 921]

Grosse Fress-Blase an der Ferse, mit argem Jücken. [CK 922]

Stechen in der Ferse und im grossen Zeh, beim Stehen und Sitzen. [CK 923]

Reissen in der Ferse (d. 12., 23. T.). [CK 924]

Schneiden in der Fusssohle (*Gll.*). [CK 925]

Schmerz am Fussballen. [CK 926]

Stechen in den Fusssohlen. [CK 927]

Klamm in der Fusssohle. [CK 928]

Schmerzhafter Klamm in der rechten Sohle und besonders im grossen Zeh, bei einem weiten Spaziergange (n. 2 T.). [CK 929]

Die Zehen sind steif, sie kann sie nicht biegen. [CK 930]

Wundheit der Sohlen, besonders nach den Zehen hin (*Gll.*). [CK 931]

Verrenkungs-Schmerz im grossen Zeh-Gelenke (*Gll.*). [CK 932]

Beim Gehen schmerzen zwei Zehen wie von Stiefel-Druck (n. 7 T.). [CK 933]

Anhaltender heftiger Schmerz im grossen Zeh, dass er kaum auftreten kann. [CK 934]

Reissen in den grossen Zehen, (Abends) (auch *Gll.* und *Ng.*). [CK 935]

Reissen im rechten grossen Zeh. [CK 936]

Schmerz unter dem Nagel des grossen Zehes und Stiche darin. [CK 937]

Jückend schneidender Schmerz unter einem Zeh-Nagel. [CK 938]
Schneidendes Stechen im rechten grossen Zeh. [CK 939]
Krampfhaftes Stechen in den Zehen. [CK 940]
Heftige Stiche im grossen Zeh. [CK 941]
Stiche in der entarteten Zehe. [CK 942]
Stich im Gelenke der grossen Zehe (*Gll.*). [CK 943]
Bohren öfters im grossen Zeh (*Gll.*). [CK 944]
Stiche im grossen Zeh, so stark, dass das Bein aufzuckt (d. 6. T.). [CK 945]
Der zugeheilte grosse Zeh fängt an sehr, wie geschwürig zu schmerzen, doch bloss beim Auftreten und Gehen. [CK 946]
Ein jückender, eiternder Schorf auf den erfrornen Zehen. [CK 947]
Ein Hühnerauge entsteht am grossen Zeh mit argem Brennen. [CK 948]
Das Hühnerauge ist höchst empfindlich bei Berührung. [CK 949]
Stiche im Hühnerauge, die ihm den Fuss in die Höhe schnellten (d. 6. T.). [CK 950]
Starke Stiche in den Hühneraugen (auch *Gll.*). [CK 951]

- **Allgemeines und Haut**

In allen Theilen solche Unruhe, dass er nicht sitzen bleiben und nicht fortschreiben konnte. [CK 952]
Nach langem Sitzen, Unruhe im Körper und Kopfschmerz. [CK 953]
Der ganze Körper ist auf der Seite, auf der er liegt, wie geschwürig schmerzhaft, unter stetem Frösteln bei der geringsten Entblössung mit unleidlichem Drucke und öfterem Hitz-Ueberlaufen im Kopfe (*Ng.*). [CK 954]
Beim Aufstehen nach langem Sitzen, starker Brustschmerz und in den Beinen wie gelähmt (n. 48 St.). [CK 955]
Früh, Hände und Füsse wie abgestorben. [CK 956]
Sie fühlt jede Wetter-Veränderung im Kopfe und in den Gliedern. [CK 957]
Das nahe und gegenwärtige Gewitter macht starken Eindruck auf ihn; im Gehen sinken die Kräfte, er kann nicht fort, muss sich führen lassen; er wird sehr matt und schläfrig, bei Schwere und Hitze im Körper. [CK 958]
Er ist sehr frostig, den ganzen Tag. [CK 959]
Abends steter Frost, auch äusserlich fühlbar (*Gll.*). [CK 960]
Steter innerer Frost mit Appetitlosigkeit. [CK 961]
Frösteln, schon beim Gehen im warmen Zimmer, in der freien Luft aber so stark, dass sie zittert (n. 32 St.). [CK 962]
Frost bei jeder Bewegung, den ganzen Tag; früh grosse Müdigkeit zum Einschlafen. [CK 963]
Er erkältet sich sehr leicht (*Htb.*). [CK 964]
Sehr frostig, selbst im warmen Zimmer (*Ng.*). [CK 965]
Sie darf keine Hand aus dem Bette stecken, wegen sogleich erfolgter Frostigkeit, Nachts und auch am Tage (*Ng.*). [CK 966]
Nach Gehen im Freien, Kälte in den Knieen und Armen; die Finger-Nägel wurden weiss. [CK 967]
Widerliches Gefühl von Frösteln, Nachmittags, besonders an den Armen, im warmen Zimmer. [CK 968]
Eiskalter Schauder überläuft öfters den ganzen Körper. [CK 969]
Beim stechenden Schmerze, Frost. [CK 970]
Von Verkältung steter innerer Frost, Nachts, nebst Appetit-Mangel und stechendem und brennendem Kopfschmerze. [CK 971]
Verkältlichkeit, und davon Husten (d. 11. T.). [CK 972]
Oft des Tages bald Frost, bald Hitze. [CK 973]
Viel Hitze (*Gll.*). [CK 974]
Eine nicht unangenehme Wärme durch den ganzen Körper, zwei Tage lang. [CK 975]
Oefters des Tages, kurze, fliegende Hitze. [CK 976]
Oft fliegende Hitze im Gesichte und am ganzen Körper; dann Schweiss, selbst in der Ruhe; bei der geringsten Bewegung ist sie dann wie mit Schweiss übergossen. [CK 977]
Hitze, ohne Durst (d. 22. T.). [CK 978]
Bei starker Hitze und Röthe des Gesichtes sehr kalte Hände und Füsse. [CK 979]
Früh, Hitze in den Wangen und Handtellern. [CK 980]
Reissen in den Gelenken und Fusssohlen, mit unwillkürlichen Rucken in den Füssen, als hätte er den Veitstanz, was ihm 100 schlaflose Nächte verursachte. [CK 981]
Einige unschmerzhafte Stösse durch den ganzen Körper. [CK 982]
Pockenähnliche Pusteln an Stirn, Hinterhaupt, Brust-Knochen und Wirbelsäule; sie sind äusserst schmerzhaft und bilden endlich stark eiternde Geschwüre (*Whl.*). [CK 983]
Einmal zuckt das Bein zusammen, dann ist's, als schüttele der Kopf, wie bei Schüttelfrost, mit Sträuben der Kopf-Haare, doch bei natürlicher Körper-Wärme. [CK 984]

Jücken am Rücken, an den Schulterblättern und Oberschenkeln. [CK 985]

Nach dem Niederlegen, Jücken und Beissen am ganzen Körper, durch Kratzen nicht zu tilgen (*Ng.*). [CK 986]

Schnelles Laufen, wie von Flöhen, an mehreren Stellen; an einigen zu unerträglichem Jücken erhöht; den ganzen Tag, doch besonders Abends, beim Auskleiden (*Htb.*). [CK 987]

Kriechendes Jücken am ganzen Körper und auch auf dem Kopfe. [CK 988]

Ausschlag über den ganzen Körper, wie Windpocken, mit starkem Jücken zuvor, dabei und darnach. [CK 989]

Stechen hie und da in der Haut, wie Flohstich. [CK 990]

Jücken an mehreren Stellen, besonders Nachts und stichlicht (*Gll.*). [CK 991]

Kleine Haut-Verletzungen heilen schwer und eitern (*Htb.*). [CK 992]

Das Geschwür schmerzt wie unterköthig. [CK 993]

Schründen in den sonst schmerzlosen Geschwüren. [CK 994]

Drückender Schmerz im Unterschenkel-Geschwüre. [CK 995]

Drückend stechender Schmerz in der Geschwür-Stelle am Unterschenkel. [CK 996]

Stechen im Schenkel-Geschwüre. [CK 997]

Stechen und Brennen im Schenkel-Geschwüre und um dasselbe. [CK 998]

Bohrender Schmerz in der bösen Stelle am Schenkel (n. 14 T.). [CK 999]

Leicht Verheben und davon Stiche in der Herzgrube und öftere Erbrechen, Nachts; auch wohl Schneiden im Unterbauche mit Blähungs-Versetzung. [CK 1000]

Hals, Brust und Kopf thut ihr weh; ja Alles am Körper schmerzt sie (n. 24 St.). [CK 1001]

Schmerzhaftigkeit des ganzen Körpers, früh, schon im Schlafe fühlbar, und dann beim Erwachen (besonders im rechten Oberarme und der linken Schulter); nach Aufstehen minder. [CK 1002]

Der ganze Körper schmerzt, wie zerprügelt (n. 48 St.). [CK 1003]

Zerschlagenheits-Schmerz des ganzen Körpers, als hätte er die Nacht nicht recht gelegen. [CK 1004]

Lähmiger Schmerz am äussern Gelenkknöchel des Oberarmes und dem Innern des Schenkels, bei Bewegung (*Gll.*). [CK 1005]

Schmerz aller Muskeln bei Bewegung. [CK 1006]

Grosse Reizbarkeit und schmerzhafte Empfindlichkeit der Haut beim Berühren (n. 4 T.). [CK 1007]

Empfindlicher Knochenschmerz, bald hier, bald da, besonders früh, beim Aufstehen, ehe sie in Bewegung kömmt (*Rl.*). [CK 1008]

Ziehen in den Ohren, den Kinnladen, den Händen und auf den Schienbeinen. [CK 1009]

Theils klammartiges, theils scharfes Ziehen in den Gliedern. [CK 1010]

Herzklopfen und Klopfen im ganzen Körper, beim Sitzen. [CK 1011]

Anfall: Nach Empfindung starker Kälte, der ganzen linken Körper-Seite, öfterem Schlummer und Auffahren, als wolle sie fortgehen, ohne zu wissen, wohin, fing sie an, das Bewusstseyn zu verlieren, sprach unverständlich, erkannte Niemand mehr und ward so schwach, dass sie sich nicht allein umwenden konnte; drauf heftige Konvulsionen bei stierem Blicke, Verdrehen der Augen, Zuckungen der Lippen, Lallen der Zunge, Strecken und Verdrehen des Kopfes, so wie der Glieder, eine Viertelstunde lang; dann schreckliches Brüllen, Thränen-Tröpfeln aus den Augen, Schaum vor dem Munde; hierauf warmer Schweiss über den Körper, Athem freier, Schlummer, und nach mehreren Stunden wieder Besinnung und Sprache allmählig wiederkehrend (n. 46 St.). [CK 1012]

Anfall; sie wird blass, still und appetitlos, klagt weinend über sehr heftiges Stechen im Ohre, erbrach sich und war so schwach in den Händen, dass sie eine Tasse nicht zum Munde bringen konnte (n. 5 St.). [CK 1013]

Appetit-Mangel; blasses, elendes Aussehen; alle Morgen zuweilen sehr starker Schweiss; Schwere und Müdigkeit in den Beinen, die zum Liegen nöthigt; Uebelkeit; Alle Abende vor Schlafengehen Frostigkeit; Stechen bald da, bald dort, in den Brust-Seiten, dem Bauche, den Gliedern, zuweilen so heftig, dass sie zusammenfährt; Schmerz unter dem Brustbeine beim Einathmen, und Jücken an Armen und Beinen, mit kleinen Blüthchen (*Htb.*). [CK 1014]

Anfall von unangenehmer Empfindung erst in den Zeugungstheilen; dann zog sich's herauf an beiden Seiten des Rumpfes, wie ein Schneiden, ging in die Achseln, und von da in die Arme, die wie eingeschlafen wurden, und strammte darin; es kam in der Ruhe, alle Viertelstunden, meist im Sitzen und Stehen, aber nicht Nachts (n. 14 T.). [CK 1015]

Epileptischer Anfall, Nachts, zum Neumonde, erst wird der Körper ausgestreckt, dann wirft's denselben, doch ohne Schrei und ohne Biss in die Zunge (n. 16 T.). [CK 1016]

Die meisten Symptome scheint die Kiesel-Erde zur Zeit des Neumondes hervorzubringen. [CK 1017]
Die Schmerzen werden durch Bewegung vermehrt (*Gll.*). [CK 1018]
Starke Abmagerung (*Whl.*). [CK 1019]
Zittern aller Glieder, früh, besonders **der Arme**, die wie gelähmt sind (*Gll.*). [CK 1020]
Grosse Steifheit in den Gliedern. [CK 1021]
Nach Sitzen, Steifheit im Rücken und Kreuze. [CK 1022]
Beim Gehen im Freien, jähling so matt und schläfrig, dass sie eilen musste, nach Hause zu kommen. [CK 1023]
Beim Gehen im Freien, eine Art Uebelkeit. [CK 1024]
Beim Gehen im Freien, Trockenheit im Munde. [CK 1025]
Beim Gehen im Freien, Kneipen im Bauche (d. 20. T.). [CK 1026]
Beim Gehen im Freien, arger stichartiger Schmerz in der Achill-Senne. [CK 1027]
Beim Gehen im Freien Schwere der Beine (d. 1. T.). [CK 1028]
Nach Spazieren, sehr matt und zittrig, Abends. [CK 1029]
Arme und Beine schwer, wie mit Blei ausgegossen. [CK 1030]
Grosse Ermattung (n. 28 St.). [CK 1031]
Zerschlagenheit aller Glieder; sie konnte vor Schmerz in keiner Lage aushalten (*Ng.*). [CK 1032]
Wie gerädert im ganzen Körper; sie kann vor Schwäche nicht ausser dem Bette seyn, 3 Tage lang (*Ng.*). [CK 1033]
Grosse Abmagerung, während 5tägiger Bettlägerigkeit (*Ng.*). [CK 1034]
Nachlässiger, schwerfälliger Gang. [CK 1035]
Schwäche im Rücken und wie gelähmt in den Beinen; er konnte kaum gehen (d. 8. T.). [CK 1036]
Schwäche in den Gelenken, dass sie zusammenknicken. [CK 1037]
Nachmittags, Trägheit, das Gehen wird ihm sauer (d. 14. T.). [CK 1038]
Mittags vor dem Essen so abgespannt, dass er liegen musste. [CK 1039]
So schwach, dass er nicht gehen kann, doch ohne Schmerz (d. 4. T.). [CK 1040]
Müdigkeit in den Beinen, früh. [CK 1041]
Früh, nach dem Erwachen, sehr matt. [CK 1042]
Früh, beim Aufstehen, grosse Mattigkeit. [CK 1043]
Grosse Trägheit bei Geistes-Arbeiten; er wäre beim Lehren fast eingeschlafen. [CK 1044]

- **Schlaf, Träume und nächtliche Beschwerden**

Viel Gähnen. [CK 1045]
Beim Gähnen, Druckschmerz am Unterkiefer-Winkel, bis ins Ohr. [CK 1046]
Starker, langer Nachmittags-Schlaf, darauf Mattigkeit (n. 5 T.). [CK 1047]
Abends grosse Schläfrigkeit (n. 20 T.) (auch *Ng.*). [CK 1048]
Sehr zeitige, grosse Abend-Schläfrigkeit. [CK 1049]
Grosse Tages-Schläfrigkeit; er musste noch vor dem Mittag-Essen schlafen. [CK 1050]
Nachts so steif, wie eingeschlafen am ganzen Körper, mit Angst, so dass sie nicht einschlafen konnte. [CK 1051]
Sie liegt die Nächte hindurch ganz ohne Schlaf, bloss in wunderlichen Phantasieen und Schwärmereien. [CK 1052]
Sie liegt die ganze Nacht wie munter; es kommt ihr kein Schlaf in die Augen. [CK 1053]
Gänzliche Schlaflosigkeit, wohl 8 bis 10 Tage lang. [CK 1054]
Nächtliche Schlaflosigkeit. [CK 1055]
Er kann, zwei Abende, anderthalb Stunden lang vor vielen sich drängenden Ideen nicht einschlafen (n. 7 T.). [CK 1056]
Nachts 2 Uhr erwacht, kann er wegen sich drängender Ideen lange **nicht wieder einschlafen** (*Gr., Ng.*). [CK 1057]
Unruhiger Schlaf, ohne Schmerz. [CK 1058]
Oefteres Erwachen, und nach Mitternacht kann er gar nicht mehr schlafen. [CK 1059]
Oefteres Erwachen, unter Unruhe und Frost, doch ohne Träume. [CK 1060]
Sie schläft unruhig, fährt auf und schwatzt im Schlafe. [CK 1061]
Er erwacht sehr oft und schreckt auf, ohne Träume. [CK 1062]
Er erwacht Nachts im Schweisse, mit Drang zum Harnen. [CK 1063]
Aufschrecken im Mittags-Schlafe (d. 12. T.). [CK 1064]
Oefteres Aufschrecken, Nachts. [CK 1065]
Oefteres Zusammenschrecken, bei der Schläfrigkeit, Nachmittags. [CK 1066]
Aufschrecken aus dem Schlafe, Nachts, mit Zittern am ganzen Leibe. [CK 1067]
Nachts, Blutdrang nach dem Kopfe. [CK 1068]
Nachts, Blut-Wallung; es klopft in allen Adern. [CK 1069]
Viel Nacht-Durst; der Mund war ihr stets trocken (n. 48 St.). [CK 1070]

Abends, beim Einschlafen, erst ein Ruck im Kopfe, dann Klopfen im rechten Ohre. [CK 1071]

Nächtliche Uebelkeit (d. erste Nacht). [CK 1072]

Mehrere Nächte erwacht er um 11 Uhr, nach anderthalbstündigem Schlafe, und schläft dann wieder ein (*Gr.*). [CK 1073]

Er erwacht nach Mitternacht mit Brennen im Magen und Brecherlichkeit; drauf leeres Aufstossen der Abends vorher genossenen Speisen, ohne widrigen Geschmack (n. 15 T.). [CK 1074]

Nachts, beim Liegen im Bette, auf der rechten Seite, im Halse, rauh und kratzig, wovon sie eine halbe Stunde husten muss, mit Schleim-Auswurfe; mehrere Nächte. [CK 1075]

Nachts, Stechen in der linken Brust-Seite, bis zur letzten Ribbe herab, bei jedem Athemzuge. [CK 1076]

Nachts trockner Husten bis zum Erbrechen und mit Angst-Schweiss; er musste aus dem Bette aufstehen. [CK 1077]

Abends, beim Einschlafen, zuckte sie mehrmals mit den Armen und dem rechten Beine und griff mit den Händen. [CK 1078]

Abends, nach dem Einschlafen fährt sie am ganzen Körper zusammen, mit Schreck und Erwachen. [CK 1079]

Aufwärts Zucken des Körpers, Nachts, im traumlosen Schlafe, anderthalb Stunden lang (n. 4 T.). [CK 1080]

Abends, nach dem Niederlegen (und Einschlummern), fing er an, bewusstlos mit Händen und Füssen zu schlagen und zu zucken, bei verschlossenen Augen (ohne Schrei) unter lautem Schnarchen; der Schaum trat zum Munde heraus; dann lag er ohne Bewegung, wie todt, war, als man ihn aufrichten wollte, ganz starr, schlug dann die (unbeweglichen) Augen auf und und fing an zu lallen; (Fallsucht-Anfall?) (n. 16 T.). [CK 1081]

Nachts, Blähungs-Versetzung und davon Zusammenziehung der Brust (n. 12 T.). [CK 1082]

Nachts, Schmerz im Kreuze, wie zerschlagen. [CK 1083]

Abends im Bette, Rucke durch den Kopf, mit einem Stiche im Hinterhaupt endend. [CK 1084]

Nachts, 2 Uhr, weckt ihn schmerzhafter Blutdrang nach dem Kopfe, mit Hitze und Sticheln. [CK 1085]

Nachts, drückender Kopfschmerz; sie kann sich nicht besinnen, wo sie ist; es dreht sich Alles herum und dabei pocht das Herz (n. 17 T.). [CK 1086]

Nachts, mitten im Traume, Schwindel mit Uebelkeit. [CK 1087]

Um Mitternacht, Schwindel, selbst im Schlafe, mit Hitze im Kopfe. [CK 1088]

Nachts wird ihm der kleine Finger ganz steif; er konnte ihn nicht biegen. [CK 1089]

Nachts, arge Schmerzen im Unterbauche, wie Zusammenziehen, drauf starker Schweiss über und über. [CK 1090]

Nächtlicher schwächender Durchfall (d. 20. T.). [CK 1091]

Nachts erwacht er und muss zu Stuhle (n. 5 T.). [CK 1092]

Abends im Bette, flüchtiger Kneip-Schmerz dicht unter dem rechten Auge (*Gr.*). [CK 1093]

Nachts, Drang zum Harnen, bei steifer Ruthe (*Gr.*). [CK 1094]

Nächtliche Schmerzen im Unterschenkel-Geschwüre. [CK 1095]

Nachts beschwerlicher Husten, bis 4 Uhr (n. 5 T.). [CK 1096]

Nachts im Halbschlafe friert er, ohne zu erwachen. [CK 1097]

Nachts grosse Schwäche, bis zur Ohnmacht. [CK 1098]

Nachts, Schmerz im Kreuze und der Achsel, auf der er liegt. [CK 1099]

Nachts erwacht er öfters von erst drückendem, dann klemmendem Magenschmerze. [CK 1100]

Abends, beim Einschlafen, Pulsiren im Kopfe, Klopfen im Herzen, und Schüttern durch den ganzen Körper, einige Minuten lang. [CK 1101]

Erwachen mit Angst und betäubendem Schwindel (*Gll.*). [CK 1102]

Erwachen mit schnellerem Pulse, Herzklopfen, Hitz-Gefühl, Aufstossen und Drücken in der Herzgrube; drauf würgendes Erbrechen bittern Schleimes. [CK 1103]

Er erwacht mit Aengstlichkeit und Blähungs-Versetzung, was beides nach Umhergehen im Zimmer sich verlor, ohne Winde-Abgang (n. 8 T.). [CK 1104]

Er erwacht nach Mitternacht mit Unruhe, erschwertem Athem und Trockenheit der Haut (n. 9 T.). [CK 1105]

Unruhiger Schlaf und öfteres Erwachen mit Frost. [CK 1106]

Aus einem Traume, als solle er ermordet werden, wacht er in grosser Angst, als solle er ersticken, auf, ohne sprechen zu können (n. 15 T.). [CK 1107]

Aengstliches Erwachen um 3 Uhr Nachts. [CK 1108]

In der nächtlichen Phantasie dünkt ihr der Kopf ungeheuer gross. [CK 1109]

Wenn sie Nachts über einen ängstlichen Traum erwacht, bleibt sie sehr ängstlich und das Herz klopft hörbar. [CK 1110]

Unruhiger Schlaf mit öfterem Erwachen und vielen Traumbildern, deren eines das andere verdrängt (*Gr.*). [CK 1111]

Nachts, unzusammenhängende Träume (d. 2. Nacht) (*Foissac*). [CK 1112]

Er wacht viel nach Mitternacht, und wenn er um 2, 3 Uhr wieder einschläft, verfällt er in Schwärmerei. [CK 1113]

Er spricht öfters im Schlafe. [CK 1114]

Er träumt Nachts viel und schreit im Schlafe auf. [CK 1115]

Der Knabe ist Nachts unruhig und schreit. [CK 1116]

Der Knabe erwacht Nachts mit heftigem Weinen, kömmt nicht zum Besinnen, sondern jammert ängstlich mit Lallen. [CK 1117]

Böse Träume mit heftigem Weinen (auch *Gll.*). [CK 1118]

Aengstigender Traum von Schlangen (n. 5 T.). [CK 1119]

Aengstigender Traum, als wolle man sie würgen; sie konnte aber nicht schreien, sondern bloss mit den Füssen stossen. [CK 1120]

Aengstigender Traum, als sey er eines Mordes bezüchtigt, verrathen. [CK 1121]

Aengstigender Traum, als solle er im Wasser ertrinken. [CK 1122]

Traum voll Zank und Kränkung (n. 4 T.). [CK 1123]

Aengstigender Traum; er wird gejagt. [CK 1124]

Traum, als packe ihn Jemand beim Finger, so, dass er erschrack. [CK 1125]

Aengstlicher Traum von Räubern, mit denen er rang, er erwacht erhitzt, ängstlich beklommen und im Schweisse. [CK 1126]

Träume von Räubern und Mördern, worüber er erwacht und sagt, dass er sie wohl kriegen wolle. [CK 1127]

Traum voll Grausamkeit, ohne Zorn. [CK 1128]

Fürchterliche Träume in den ersten Stunden der Nacht. [CK 1129]

Wüste Träume, Nachts und oft unruhiges Erwachen. [CK 1130]

Träume und Schwärmereien, sobald sie einschläft. [CK 1131]

Träume von Tages-Begebenheiten und ihn verfolgenden grossen Hunden (*Gr.*). [CK 1132]

Oefteres Erwachen, Nachts, und kaum wieder eingeschlafen, Träume von Berufs-Geschäften (*Gr.*). [CK 1133]

Träume von Begebenheiten aus seiner Jugend-Zeit (*Gr.*). [CK 1134]

Jugendliche Traumbilder wecken ihn aus dem Schlafe, und schweben ihm beim Erwachen so lebhaft vor, dass er nur mit Mühe sich von ihnen losmachen kann (*Gr.*). [CK 1135]

Lebhafte Träume aus früherer Zeit (*Gr.*). [CK 1136]

Viel Träume von weiten Reisen (*Gll.*). [CK 1137]

Gleich nach dem Einschlafen, schreckhafte Schwärmereien; er fährt zurück, schrickt zusammen und schreit laut auf. [CK 1138]

Aergerliche Träume. [CK 1139]

Anhaltendes laut Lachen im Schlafe, nach Mitternacht. [CK 1140]

Im Traume kommt ihm Alles am Tage Geschehene und Gehörte doch in verworrenen Bildern vor. [CK 1141]

In einer Art nachtwandlerischen Traumes sieht er sehr lebhaft nie zuvor gesehene weit entfernte Gegenden und erwünschte Gegenstände (n. 8 T.). [CK 1142]

Er macht im Schlafe Anstalt aus dem Bette aufzustehen. [CK 1143]

Sie steht schlafend auf, steigt über Stühle, Tische und ein Pianoforte hinweg und legt sich dann wieder ins Bette, ohne ihrer bewusst zu werden. [CK 1144]

Er träumt und schwärmt viel die Nächte, steht auf und weiss beim Umhergehen im Zimmer oft lange nicht, wo er ist. [CK 1145]

Schwärmerischer Schlaf; er geht aus dem Bette, wie ein Nachtwandler. [CK 1146]

Im Traume deuchtete ihm, er habe einen Epilepsie-Anfall, wobei es ihm den Kopf schief ziehe (n. 13 T.). [CK 1147]

Halbwachender Traum, als wollten ihn unzählige Geister packen; erwacht konnte er kein Glied rühren, und lag im Schweisse unter grosser Angst mit Herzklopfen; hinterdrein grosse Furchtsamkeit (n. 12 T.). [CK 1148]

Traum, nach Mitternacht, von einem Gespenste, das ihn verfolge (n. 13 T.). [CK 1149]

Traum, als müsse er sterben (*Gll.*). [CK 1150]

Beim halben Erwachen, Alpdrücken, mit grosser Angst, als läge ein rauches, zentnerschweres Thier auf ihm, dass er sich nicht regen, noch einen Laut von sich geben konnte. [CK 1151]

Um Mitternacht erwacht er in grosser Angst, konnte sich trotz aller Anstrengung nicht bewegen, und glaubte Diebe wollten einbrechen; beim Aufstehen beruhigte er sich, aber beim Niederlegen trat die Angst wieder ein (n. 37 T.). [CK 1152]

Träume ekelhaften, widrigen Inhaltes (*Gr.*). [CK 1153]

Das viele Träumen mindert sich (*Gr.*). [CK 1154]

Aus einem Traume von Krieg um 4 Uhr erwacht, fühlt er rheumatisches Drücken zwischen den Schulterblättern, besonders bei Bewegung des linken Armes (*Gr.*). [CK 1155]

Viele Träume, Nachts, geschichtlichen und verliebten Inhaltes. [CK 1156]

Verliebte Träume von Heirathen. [CK 1157]

Geile Träume (d. 5. N.). [CK 1158]

Geile Träume und starker Geschlechts-Trieb (n. 13 T.). [CK 1159]

Geile Träume und Samen-Erguss (d. 2. N.). [CK 1160]

Geiler, ihr sehr widriger Traum. [CK 1161]

Geile Träume von ausgeübtem, doch gestörtem Beischlafe; beim Erwachen, Erektion und wollüstige Phantasieen (n. 6 St.). [CK 1162]

Geile Gedanken, Abends und früh im Bette, mit Erektionen (*Gr.*). [CK 1163]

Nächtliche Samen-Ergiessung und Schweiss auf dem Rücken, mit Erwachen gegen 2 Uhr. [CK 1164]

- **Fieber, Frost, Schweiß und Puls**

Krampfartiger Frost, Abends im Bette, dass es ihn schüttelte (d. 14. T.). [CK 1165]

Abends starker Frost, besonders in den Schultern (*Gll.*). [CK 1166]

Schüttelfrost; sie musste sich legen, Abends, und konnte sich auch im Bette lange nicht erwärmen (*Ng.*). [CK 1167]

Beim Froste, schmerzhaftes Stechen hinter der linken Brust, Nachts und am Tage (*Ng.*). [CK 1168]

Halbstündiges Schaudern, oft des Tages, und etwas Hitze darauf, meist am Kopfe und im Gesichte. [CK 1169]

Starker, unausgesetzter, innerer Frost, mehrere Tage. [CK 1170]

Fieber, Abends, nach dem Niederlegen, starker Frost, dass sie sich im Bette nicht erwärmen konnte, und davon Magenschmerz (n. 16 St.). [CK 1171]

Erst etwas Frösteln im Rücken herunter, mit eiskalten Händen, dann arge Hitze, mit Anspannung des Unterleibes. [CK 1172]

Fieber, Abends, Hitze über und über, mit Durst, ohne Schweiss darauf. [CK 1173]

Trockne Hitze und Durst, mehrere Abende, mit Leib- und Kopfschmerzen darauf. [CK 1174]

Fieber mit arger Hitze am Kopfe, dunkler Röthe des Gesichtes und Durste, vier Tage nach einander, von Mittag bis Abend; eine halbe Stunde vor der Hitze fing Kopfschmerz an. [CK 1175]

Viele Abende, Hitze im Gesichte und im Ohrläppchen. [CK 1176]

Sein Blut kommt leicht in Wallung und er ist immer aufgeregt. [CK 1177]

Nachmittags, Fieber, bloss aus Hitze bestehend, mit fürchterlichem Durste und sehr kurzem Athem (*Whl.*). [CK 1178]

Fieber-Hitze, die ganze Nacht, mit argem Drucke und krächzendem Athem (*Whl.*). [CK 1179]

Der ganze Körper des Kindes ist während des Fiebers brennend heiss, mit rothem, aufgetriebenem Gesichte, harte Drüsen, wie Erbsen, um den Hals und an den Schultern herab, mit aufgetriebenem Bauche und stetem Durchfalle (*Whl.*). [CK 1180]

Das Wechselfieber von Silicea hat wenig Schweiss, erscheint gewöhnlich von früh 10 bis Abends 8 Uhr; wie von Nachmitternacht bis früh 8 Uhr (*Whl.*). [CK 1181]

Die Kinder sind während der fieberfreien Zeit höchst eigensinnig und weinen, wenn man sie anfasst oder anredet (*Whl.*). [CK 1182]

Alle Nächte im Bette, Ausdünstung über den ganzen Körper (d. erst. Nächte). [CK 1183]

Alle Nächte starker Schweiss gegen Morgen. [CK 1184]

Alle Nächte starker Schweiss, bei Appetitlosigkeit und Hinfälligkeit, als sollte er in Auszehrung verfallen. [CK 1185]

Nächtlicher Schweiss auf der Brust. [CK 1186]

Schweiss von starkem Geruche. [CK 1187]

Früh-Schweiss. [CK 1188]

Nacht-Schweiss, vorzüglich am Rumpfe (*Gr.*). [CK 1189]

Starker, allgemeiner Nacht-Schweiss (*Gr.*). [CK 1190]

Allgemeines Duften, Nachts, im Bette (*Gr.*). [CK 1191]

Schweiss, blos am Kopfe, der ihm im Gesichte herunterläuft (*Whl.*). [CK 1192]

Starker, triefender Schweiss, Nachts, besonders an den Lenden (*Gr.*). [CK 1193]

Spigelia anthelmia

Spigelie (Spigelia Anthelmia) [RAL V (1826), S. 238–290]

(Fünfzig Gran des Pulvers vom ganzen Kraute, mit 500 Tropfen Weingeist, ohne Wärme, binnen einer Woche, bei täglichem Umschütteln, zur Tinktur ausgezogen.)

Diese im südlichen Amerika zuerst in der Hausmittel-Praxis als Arznei gegen Spulwürmer gebrauchte, einjährige Pflanze ward vor etwa 80 Jahren unsern Aerzten bekannt, welche sie aber seitdem zu nichts andern brauchen lernten, als was zuerst die einfältigen Neger auf den Antillen sie gelehrt hatten, nämlich bloß zur Abtreibung der Spulwürmer.

Man bedenke jedoch, daß die Anhäufung der Spulwürmer in den Gedärmen nie eine eigne, für sich bestehende Krankheit, sondern nur Symptom einer andern Grundkrankheit des Menschen ist, ohne deren Heilung die Spulwürmer, wenn ihrer auch mehre ausgeleert worden, sich immer wieder in den Gedärmen anhäufen. Es wäre also thöricht, ein so ungeheures Arzneimittel, als die Spigelie ist, zur bloßen Austreibung dieser Würmer zu brauchen, wenn diese Pflanze nicht zugleich die dabei zum Grunde liegende Krankheit aufhebt. Dieß letztere soll sie jedoch vermögen, wie mehre Beobachtungen zu beweisen scheinen, wo der Kranke genesen sey, ohne daß der mindeste Wurm abging.

Man blieb aber dennoch, kurzsichtig genug, darauf bestehen, die Spigelie als ein bloß die Spulwürmer abtreibendes Mittel anzusehn und anzuwenden. Wenn man aber diese höchst wichtige Arznei zu keinem wichtigern Behufe zu gebrauchen weiß (welcher mit etwas Cina-Samen oft leicht befriedigt wird), so ist es fast eben so unzweckmäßig gehandelt, als wenn man mit einem kostbaren Werkzeuge geringe Arbeit verrichten wollte. Die ungeheuern und ungemein vielseitigen Kräfte dieser Pflanze zeigen eine weit höhere Bestimmung, als etliche Spulwürmer aus den Därmen zu bringen, wie die hier folgenden Arzneikrankheits-Aeußerungen und Symptome derselben lehren.

Nimmt man hiezu noch die Unbesonnenheit der bisherigen Aerzte, diese Pflanze in Pulver zu 60 und 70 Granen auf die Gabe dem Kranken zu reichen, so muß man gestehen, daß die Arzneien in keine verkehrtern und unrechtern Hände hätten kommen können, als in die der gewöhnlichen Aerzte, welche die unschätzbaren und vielnützigen Gaben Gottes, die Arzneien, nur dazu, wozu der gemeine Mann sie für gut gefunden zu haben wähnte, sofort zu brauchen sich begnügten, und dazu in lebensgefährlichen Gaben, wie sie am Schreibpulte dieselben festzusetzen beliebten, unbekümmert, von Anbeginn her, um die innere, eigenthümliche Arzneilichkeit jedes einzelnen Arzneistoffs insbesondre, das ist, unbekümmert um das wahre dynamische Verhältniß jedes derselben zum Menschenbefinden, was sich in reinen Versuchen an gesunden Personen einzig deutlich ausspricht.

Diese Pflanze hat das Eigne, daß die Erstwirkung auch einer einzigen, nicht wiederholten Gabe in den ersten 7 bis 10 Tagen, täglich um etwas zu steigen pflegt, so daß die reinen Versuche mit ihr an gesunden Menschen nur mit Behutsamkeit angestellt werden dürfen, indem schon 60, 80 bis 100 Tropfen der Tinktur gewaltige Wirkungen auch bei sonst robusten, gesunden Personen hervorbringen.

Bei der homöopathischen Anwendung ist die decillionfache Verdünnung, jedes hunderttröpfige Verdünnungs-Glas nicht öfter als zweimal geschüttelt, noch fast zu stark, wenn man auch nur einen sehr kleinen Theil eines solchen Tropfens zur Gabe reicht.

Die Spigelie wirkt auch in einer kleinen Gabe über vier Wochen lang, und eben dieser großen, lang dauernden Wirkung wegen darf sie nie anders, als nach sorgfältiger Wahl, bei welcher die mit Besonderheit bezeichneten, charakteristischen Symptome des Krankheitsfalles sehr ähnliche unter den der Spigelie eignen antreffen, als Heilmittel gegeben werden, wodurch dann sehr schwierige Krankheiten besiegt werden können.

Oft und gehörig lang wiederholte, kleine Gaben Kampher heben nach und nach das Uebermaß der Wirkungen dieser wichtigen Arznei auf.

Spigelie

- **Gemüt**

Unruhe und Bangigkeit; er konnte nirgends bleiben. [RAL 128]

Traurig und ärgerlich (bei Gesichtsröthe). [RAL 129]

Höchster Mißmuth, Abends; er hätte sich mögen umbringen – unter Froste des Körpers (n. 8 Tagen). [RAL 130]

◊ Mangel an Aufmerksamkeit (*Sal. Gutmann,* in einem Aufsatze). [RAL (527)]

Er redet nicht gern (n. 7½ St.) (*Fr. Meyer,* in einem Aufsatze). [RAL (528)]

Er kann sich nicht mit Andern freuen, ob er gleich nicht traurig ist (n. 7 St.) (*Fr. Hartmann,* in einem Aufsatze). [RAL (529)]

Aengstlichkeit und bange Sorge für die Zukunft (n. 10 Tagen) (*W. E. Wislicenus,* in einem Aufsatze). [RAL (530)]

Tiefes Nachdenken über sein künftiges Schicksal (n. 24 St.) (*Chr. Fr. Langhammer,* in einem Aufsatze). [RAL (531)]

Aengstliche Ahnungen auf die Zukunft, zugleich mit einem zu Aergerniß geneigten, unleidlichen Gemüthe (*Huld Becher,* in einem Aufsatze). [RAL (532)]

Gemüth traurig und dabei muthlos und furchtsam (n. ½ St.) (*F. Walther,* in einem Aufsatze). [RAL (533)]

Gemüth traurig und dabei sehr ärgerlich (*Meyer,* a.a.O.). [RAL (534)]

Ernst vor sich hin, ist er ärgerlich, wenn man den mindesten Scherz mit ihm machen will (*Gutmann,* a.a.O.). [RAL (535)]

Er ist sehr ärgerlich und empfindlich über alles, was ihm nicht gut deuchtet, viele Stunden lang (*Meyer,* a.a.O.). [RAL (536)]

Er ist leicht zum Zorne zu reizen (*E. Kummer,* in einem Aufsatze). [RAL (537)]

Anfangs, drei Stunden düster, dann heiter und aufgeräumt; Nachmittags wieder düster (*Carl Franz,* in einem Aufsatze). [RAL (538)]

Heiterkeit, Zufriedenheit mit seinem Zustande und vertrauungsvolles Gemüth – doch abwechselnd mit den Zuständen von Herzklopfen und ängstlicher Brustbeklemmung (*W. Groß,* in einem Aufsatze). [RAL (539)]

Heitres, sorgenloses, ruhiges und zufriednes Gemüth[1] bei allen Schmerzen und Beschwerden (*C. Th. Herrmann,* in einem Aufsatze). [RAL (540)]

Nach dem ersten Tage, ist er lebhafter an Geiste und munterer, als gewöhnlich[2] (*Kummer,* a.a.O.). [RAL (541)]

Fast überspannte Heiterkeit des Gemüths (*Ernst Stapf,* in einem Briefe). [RAL (542)]

- **Schwindel, Verstand und Gedächtnis**

Schwindel: wenn er einige Minuten steht, ist er in Gefahr zu fallen. [RAL 1]

Schwindel: wenn er niederblickt, glaubt er zu stürzen. [RAL 2]

Beim Gehen wird's ihm so drehend; es geht alles mit ihm um den Ring; er muß stehen bleiben; es ist ihm wie betrunken. [RAL 3]

Gedächtnißschwäche: er kann sich auf das Bekannteste nicht besinnen. [RAL 4]

Eingenommenheit des Kopfs. [RAL 5]

◊ Schwindel (*J. Linning*[3] in den neuen Edinb. Vers. Th. I.) [RAL (1)]

Schwindel beim Sitzen, Stehen und Gehen – im Liegen, am erträglichsten –; der Kopf sinkt rückwärts, mit Uebelkeit im Gaumen und Unbehaglichkeit in der Bauch- und Brusthöhle; in der Bauchhöhle, ein kneipender Schmerz, mit der Empfindung, als müsse er zu Stuhle gehn, wobei er alle Besinnung verliert (*Herrmann,* a.a.O.). [RAL (2)]

Schwindel: wenn er vor sich hinsieht, ist er in Gefahr, augenblicklich vorwärts nieder zu stürzen (*Meyer,* a.a.O.). [RAL (3)]

Schwindel, wenn er beim Gehen den Kopf dreht; sieht er aber gerade vor sich hin, so fühlt er nichts – in freier Luft – (n. 5 St.) (*Franz,* a.a.O.). [RAL (4)]

Schwindel: im Gehen schwankte er, als sollte er links umfallen (n. 4 St.) (*Langhammer,* a.a.O.). [RAL (5)]

Schwindel, als wenn er betrunken wäre und keinen festen Tritt hätte (n. 14 St.) (*Ders.* a.a.O.). [RAL (6)]

Er sitzt wie in Gedanken, und starrt auf eine und dieselbe Stelle hin (n. 3 St.) (*Kummer,* a.a.O.). [RAL (7)]

Große Vergeßlichkeit, Mangel an Gedächtniß (*Meyer,* a.a.O.). [RAL (8)]

Trägheit des Geistes und große Vergeßlichkeit (*Becher,* a.a.O.). [RAL (9)]

---

[1] Vorher war er gewöhnlich immer besorgt und verdachtsam – also Nachwirkung, Gegenwirkung des Organism's, Heilwirkung.

[2] Heil-Gegenwirkung des Lebens.

[3] Er bediente sich der Spigelia marylandica.

Das Gedächtniß schien ihm treuer und stärker, als ehedem zu seyn (n. 5 Tagen) (*Ders.* a.a.O.). [RAL (10)]

Trunkenheit (*Chalmer*, on the weather and the diseases of south Carolina, Lond. 1776. Tom. I. S. 67.). [RAL (11)]

Eingenommenheit des ganzen Kopfs (n. ½ St.) (*Gutmann*, a.a.O.). [RAL (12)]

Eingenommenheit des ganzen Kopfs und zugleich Drücken zur Stirne heraus (n. 5 Tagen) (*Ders.* a.a.O.). [RAL (13)]

Schmerzhafte Eingenommenheit des Kopfs (*Stapf,* a.a.O.). [RAL (14)]

Abends, beim Gehen in freier Luft, ziehende Eingenommenheit im Hinterhaupte (n. 10 St.) (*Franz,* a.a.O.). [RAL (15)]

Abends, Eingenommenheit im ganzen Kopfe, er ist ihm ganz wüste (*Ders.* a.a.O.). [RAL (16)]

Der Kopf ist ihm betäubt, wie von starkem Tabakrauchen (n. ½ St.) (). [RAL (17)]

Empfindung, wie von Leerheit und Taumel im Kopfe, wie nach einem Rausche, im Sitzen (n. 1 St.) (*Hartmann*, a.a.O.) [RAL (18)]

Immerwährende Dummheit im Kopfe, so daß ihm jede, mit Nachdenken verbundene Arbeit schwer fällt (*Herrmann,* a.a.O.). [RAL (19)]

Jede, mit Kopfanstrengung verbundne Arbeit fällt ihm schwer (*Ders.* a.a.O.). [RAL (20)]

Dustriges Kopfweh in der Stirne und in den Schläfen; zugleich wie ein Zusammendruck von beiden Seiten nach vorne zu (*Stapf,* a.a.O.). [RAL (21)]

Wüstheit und Leerheit im Kopfe, oben in der Stirne; die Kopfhaut ist bei Berührung sehr empfindlich, und die Haare scheinen sich zu sträuben (n. 3 St.) (*Franz,* a.a.O.). [RAL (22)]

■ Kopf

Kopfweh, wie Wüstheit. [RAL 6]

Schwere und Schmerz im Kopfe, wenn er ihn schüttelt. [RAL 7]

Er darf den Kopf nicht schütteln; es thut davon weh im Gehirn und es wird ihm schwindlicht. [RAL 8]

Wenn er stark spricht, oder hustet, so thut es im Kopfe so weh, als wenn er zerspringen sollte. [RAL 9]

Er darf sich nicht bücken; es ist dann, als wenn sich das Gehirn ausbreitete und vorne heraus wollte. [RAL 10]

Der Hinterkopf ist schwer und zieht wie eine Last hinunter. [RAL 11]

Kopfschmerz, wie Schwere darin; wenn er die Gesichtsmuskeln zieht, ist's, als wenn der Hinterschädel oben aus einander springen wollte. [RAL 12]

Große, pulsweise Stiche in der Stirne vom Abend an bis früh, daß er hätte schreien mögen; zugleich ein Hämmern vor den Ohren. [RAL 13]

Im Hinterkopfe, Schmerz als wenn die Schlagadern über einen Widerstand hinüber pulsiren müßten. [RAL 14]

Wenn er eine Weile den Kopf gebückt hält, kann er sich vor Nackenschmerz nicht wieder aufrichten. [RAL 15]

Gegen Morgen (um 3, 4 Uhr), starke Schmerzen am (im?) Hinterkopfe und im Genicke ists ihm wie steif; er kann früh den Kopf nicht rühren, bis er aufgestanden ist und sich angezogen hat – dann ist's weg. [RAL 16]

Früh, nach Aufstehn aus dem Bette, Genickschmerz; wenn er das Genick still hält, thut es wie eingeschlafen weh; er muß es also immer bewegen, denn bei Bewegung thut es nicht weh. [RAL 17]

Der Hinterkopf schmerzt, wie nach einem äußern Stoße. [RAL 18]

Vorzüglich das Hinterhaupt schmerzt; er kann nicht wohl drauf liegen. [RAL 19]

In der Gegend des Wirbels schmerzt die Kopfhaut beim Betasten und auch für sich, wie geschwürig, und es entsteht daselbst von Zeit zu Zeit ein stumpf stechender Ruck, welcher tief ins Gehirn einzudringen scheint. [RAL 20]

Die äußere Kopfhaut thut weh, und die Haare schmerzen beim Berühren. [RAL 21]

(Der Haarkopf ist voll Frieselblüthchen.) [RAL 22]

Ein laufendes Jücken an der Stirne, was zu vielem Reiben zwingt. [RAL 23]

◇ Schmerz in der Stirne (*Chalmer*, a.a.O.). [RAL (23)]

Drückender Kopfschmerz im ganzen Vorderhaupte (*C. G. Hornburg*, a.a.O.). [RAL (24)]

Ein sich allmälig mehr und mehr verbreitender, heftiger Druck in der rechten Schläfe (n. 2¾ St.) (*Hartmann,* a.a.O.). [RAL (25)]

Sehr starkes Drücken in den Schläfen (n. 1 St.) (*Ders.* a.a.O.). [RAL (26)]

Empfindung im Gehirne, als ob der Kopf fest zusammen gebunden wäre, lang anhaltend (n. 28 St.) (*Gutmann*, a.a.O.). [RAL (27)]

Druck am linken Stirnhügel von außen nach innen, zugleich äußerlich und innerlich im Gehirne (*Herrmann,* a.a.O.). [RAL (28)]

Drücken nach außen im rechten Stirnhügel (n. 1 1/4 St.) (*Hartmann,* a.a.O.). [RAL (29)]

In der Stirne, heftiges Drücken und Pressen nach außen (n. 2 St.) (*Ders.* a.a.O.). [RAL (30)]

Drücken im großen und kleinen Gehirne, was zugleich düselig macht (*Meyer,* a.a.O.). [RAL (31)]

Drückender Kopfschmerz in der linken Gehirnhälfte (sogleich) (*Gutmann,* a.a.O.). [RAL (32)]

Drückender Kopfschmerz zur linken Stirnseite heraus (n. 1/2 St.) (*Ders.* a.a.O). [RAL (33)]

Anhaltend drückender Kopfschmerz, beim Vorbücken schlimmer (n. 35 St.) (*Ders.*a.a.O.). [RAL (34)]

Ein Herauspressen in der Stirne, beim Vorbücken (n. 3/4 St.) (*Ders.* a.a.O.). [RAL (35)]

Drückend auseinander Kopfschmerz auf der rechten Seite (n. 82 St.) (*Ders.* a.a.O.). [RAL (36)]

Pressen in der Stirne, als wenn das Gehirn heraus wollte, was durch Draufhalten der Hand einige wenige Augenblicke nachließ (*Meyer,* a.a.O). [RAL (37)]

Spannend drückender Kopfschmerz zur Stirne heraus (n. 34 St.) (*Gutmann,* a.a.O.). [RAL (38)]

Heftiges Drücken von außen nach innen in beiden Schläfen, vorzüglich in der rechten (n. 56 St.) (*Hartmann,* a.a.O.). [RAL (39)]

Schmerz, als befinde sich unter dem linken Stirnhügel eine schwere Last (*Groß,* a.a.O.). [RAL (40)]

Heftig drückender Schmerz im Wirbel des Hauptes, auf einer kleinen Stelle (*Gutmann,* a.a.O.). [RAL (41)]

Heftigstes Drücken einwärts am linken Hinterhaupte, während dessen er sich nicht ohne Erhöhung der Schmerzen vorbücken konnte, außer wenn er stark auf den schmerzenden Theil mit der Hand drückte (*Meyer,* a.a.O.). [RAL (42)]

Drückendes Ziehen im rechten Scheitel und Hinterhaupte (*Herrmann,* a.a.O.). [RAL (43)]

Reißender Druck im Kopfe vom linken Stirnhügel bis zum Hinterhaupte (n. 34 St.) (*Ders.* a.a.O.). [RAL (44)]

Ein ziehendes Drücken an der linken Schläfe, öfters wiederkehrend (*Kummer,* a.a.O.). [RAL (45)]

Reißendes Drücken außen auf dem Stirnbeine (n. 8 Tagen) (*Wislicenus,* a.a.O.). [RAL (46)]

Bohrender Kopfschmerz in der Stirne (*Gutmann,* a.a.O.). [RAL (47)]

Bohrender Kopfschmerz am Hinterhaupte und auf dem Scheitel, als wenn er den Kopf nach hinten zu ziehen strebte (*Becher,* a.a.O.). [RAL (48)]

Schwappern im Gehirne beim Gehen; er fühlt jeden Tritt (*Gutmann,* a.a.O.). [RAL (49)]

Empfindung von Schwappern des Gehirns, beim Gehen (*Meyer,* a.a.O.). [RAL (50)]

Schon bei Bewegung des Kopfs schüttert und schwappert es in der Stirne (*Ders.* a.a.O.). [RAL (51)]

Während des Gehens im Freien entsteht, bei jedem Tritte, ein stoßweiser, heftiger Druck im Kopfe, von außen nach innen, nach der Mitte des Gehirns, auf einen Punkt zu (n. 6 St.) (*Hartmann,* a.a.O.). [RAL (52)]

Während des Gehens im Freien, bei jedem Tritte, heftige Rucke im Hinterhaupte, dann in den Schläfen (n. 28 St.) (*Ders.* a.a.O.). [RAL (53)]

Die Kopfschmerzen sind am schlimmsten in der freien Luft (*Gutmann,* a.a.O.). [RAL (54)]

Der Kopfschmerz wird im Liegen schlimmer, beim Herumgehen besser[4] (*Meyer,* a.a.O.). [RAL (55)]

Stöße und Rucke auf der linken Seite des Kopfs (n. 54 St.) (*Hartmann,* a.a.O.). [RAL (56)]

Reißende Stöße in der rechten Schläfe (n. 50 St.) (*Ders.* a.a.O.). [RAL (57)]

Stoßweise reißender Schmerz in der Stirne, stärker im rechten Stirnhügel, welcher auch ein unwillkürliches Stillstehn der Augen auf den zu sehenden Gegenstand bewirkt, im Stehen und Sitzen (n. 27 St.) (*Ders.* a.a.O.). [RAL (58)]

Sehr heftiges Reißen in der Stirne, dem Hinterhaupte und den Schläfen (*Meyer,* a.a.O.). [RAL (59)]

Spannend reißender Schmerz in der Stirne, besonders unter dem linken Stirnhügel, nach der Augenhöhle hin (n. 6 St.) (*Groß,* a.a.O.). [RAL (60)]

Feines, wühlendes Reißen im Gehirne, vorzüglich heftig im linken Scheitelbeine, bei Bewegung, beim Gehn, und besonders bei einem Fehltritte heftiger, gegen Abend; mehre Abende nach einander (n. 11 St.) (*Herrmann,* a.a.O.). [RAL (61)]

Wühlender und wühlend reißender Schmerz im Hinterhaupte, im linken Scheitel und der Stirne, bei Bewegung, so wie bei jedem starken Geräusche, und wenn er stark spricht, oder den Mund auch nur ein wenig öffnet, heftiger; beim Liegen am erträglichsten (n. 12 St.) (*Hartmann,* a.a.O.). [RAL (62)]

Unerträglich glucksender Schmerz im Hinterhaupte, welcher sich Anfangs durch Gehen, hernach aber bei der geringsten Bewegung heftig

---

[4] Wechselwirkung.

vermehrt, am meisten aber durch zurückgelehntes Sitzen erleichtert wird; wagerechtes Liegen verschlimmerte es (*Meyer*, a. a. O.). [RAL (63)]

Langsam reißender Stich auf der linken Seite des Kopfs (*Hartmann*, a. a. O.). [RAL (64)]

Ein absetzender, zusammenziehender, reißend stechender Schmerz auf einer kleinen Stelle des linken Scheitelbeins, mehr nach hinten zu, welcher mehr äußerlich zu seyn scheint (*Groß*, a. a. O.). [RAL (65)]

Drückendes Stechen auf einem kleinen Punkte der linken Seite des Hinterhaupts (n. 49 St.) (*Hartmann*, a. a. O.). [RAL (66)]

Scharfes Stechen gleich hinter und über dem rechten Stirnhügel (*Groß*, a. a. O.). [RAL (67)]

Heftige, aber feine Stiche, wie von elektrischen Funken, in der linken Schläfe (*Hornburg*, a. a. O.). [RAL (68)]

Viel Hitze im Kopfe (*Meyer*, a. a. O.). [RAL (69)]

Brennender Schmerz im linken Stirnknochen (n. 31 St.) (*Gutmann*, a. a. O.). [RAL (70)]

Brennender Kopfschmerz in der linken Schläfegegend und in der Stirne (*Hornburg*, a. a. O.). [RAL (71)]

Brennen an der linken Schläfe, äußerlich (*Gutmann*, a. a. O.). [RAL (72)]

Brennen in der rechten Schläfehaut neben dem Auge (*Ders.* a. a. O.). [RAL (73)]

Brennender Schmerz auf der rechten Stirne, welcher bis zu den Augen geht, so daß er sie nicht ohne Schmerzen drehen kann (*Meyer*, a. a. O.). [RAL (74)]

Brennschmerz im linken Augenbraubogen (*Gutmann.* a. a. O.). [RAL (75)]

Brennendes Jücken in der rechten Augenbraue, was durch Kratzen verging (n. 26 St.) (*Ders.* a. a. O.). [RAL (76)]

Jückendes Kriebeln auf dem linken Scheitel (n. 32 St.) (*Ders.* a. a. O.). [RAL (77)]

Beißender Schmerz in der linken Stirnhaut (n. 34 St.) (*Ders.* a. a. O.). [RAL (78)]

Die Kopfhaut deuchtet ihm wie zusammengezogen und gespannt (*Kummer*, a. a. O.). [RAL (79)]

Empfindlichkeit des ganzen Kopfs beim Berühren, vorzüglich beim Bewegen der Kopfhaut (*Wislicenus*, a. a. O.) [RAL (80)]

Schmerz, als würde die linke Augenhöhle von oben herunter zusammengedrückt (*Groß*, a. a. O.). [RAL (81)]

Starkes Drücken über der rechten Augenhöhle, mit einem dumpf drückenden Schmerze im ganzen Kopfe (n. 2½ St.) (*Hartmann*, a. a. O.). [RAL (82)]

Stumpfes Drücken über den Augenhöhlen (n. 10 Minuten) (*Wislicenus,* a. a. O.). [RAL (83)]

■ **Gesicht und Sinnesorgane**

Geschwulst der Schläfeseite der Augenhöhle, drückenden Schmerzes für sich, und beim Befühlen wundartig schmerzend. [RAL 24]

An dem linken Augenhöhl-Knochen, bei der Schläfe, nach dem Jochbeine herab, arger Druckschmerz, drauf Knochengeschwulst an der Stelle, welche beim Berühren und Befühlen weh thut. [RAL 25]

Schmerz, als wenn die obern Augenlider hart oder unbeweglich wären; er kann sie nicht gut aufheben. [RAL 26]

Geschwürigkeit und beißend schmerzende Wundheit der Augenlid-Ränder. [RAL 27]

Starkes Nässen der Augen, ohne Empfindung. [RAL 28]

Die Augen thränen triefend; es läuft viel Wasser aus den Augen, was beißend und scharf ist. [RAL 29]

Schmerz in den Augen, als wenn Sand darin wäre. [RAL 30]

Augenbutter viel und oft den ganzen Tag. [RAL 31]

Drückender Schmerz in den Augäpfeln. [RAL 32]

Die Augen sind sehr matt, mit einem gleichsam innern Hindernisse; wo er sie hinrichtet, da bleiben sie stehen und er weiß nicht, was er siehet, wie einer, dem die Augen vergehen. [RAL 33]

Wenn er seinen Blick worauf heftet, so vergehn ihm die Augen. [RAL 34]

Langsichtigkeit: in der Entfernung kann er gut sehen, aber nicht in der Nähe. [RAL 35]

Ein immer währendes Knistern und Sumsen vor den Ohren bis in die Stirne und ein wellenartiges Pulsiren darin; er muß sich durch Halten der Hand über die Augen erleichtern. [RAL 36]

Vorzüglich Abends, starkes Brummen und Wuwwern in den Ohren. [RAL 37]

Fauchen in den Ohren, wie vom Fluge eines Vogels, worauf eine Feuchtigkeit aus den Ohren fließt und ein sehr leichtes Gehör erfolgt. [RAL 38]

Wenn sie spricht, klingt's wie Glocken in den beiden Ohren und schallt durch den ganzen Kopf. [RAL 39]

Vom Schnauben geht das Ohr zu und er hört nicht; wenn er aber mit dem Finger im Ohre rüttelt, so geht es auf und er hört wieder. [RAL 40]

Das Ohr deuchtet ihr, wie zugestopft, auch wenn sie nicht hören will, oder nicht redet. [RAL 41]

Es ist ihr vor das Gehör gefallen. [RAL 42]

Im innern Ohre, von Zeit zu Zeit, ein bohrender, stumpf stechender Ruck, welcher selbst bis in den Hals (durch die Eustachs-Röhre) fährt. [RAL 43]

(Im Kiefergelenke, ein spannender Schmerz.) [RAL 44]

Im Unterkiefer, Reißen nach dem Ohre zu und um das Ohr herum, bis in den Nacken, daß er den Kopf nicht ohne Schmerz bewegen kann. [RAL 45]

Stechender Schmerz in der rechten Halsseite; beim Schlingen stichts in der Ohrdrüse und im Innern des Ohres selbst, wie ein Mittelding zwischen Ohr- und Hals-Weh. [RAL 46]

An der linken Seite des Kinns, eine starke Geschwulst, welche im Mittagsschlafe jückt (n. 12 St.). [RAL 47]

Brennen in der Oberlippe. [RAL 48]

Im Rothen der Unterlippe, ein schwärzliches, schmerzloses Blüthchen. [RAL 49]

Halsdrüsen-Geschwulst. [RAL 50]

◊ Es ist ihm stets, als wären in den Augenwimpern Federn, oder Haare; oder als wäre ein Nebel vor den Augen; eine Empfindung, die sich durch Reiben desselben verschlimmert (n. 1 St.) (*Hartmann,* a.a.O.). [RAL (84)]

Kriebeln in den Augen (*Martin* in Konigl. Vetensk. ak. Handlingar. f. a. 1771.). [RAL (85)]

Jücken im linken Augapfel, was durch Reiben verging (*Gutmann,* a.a.O.). [RAL (86)]

Jückender Stich im rechten Augapfel, welcher nach Reiben wieder kam (n. 1 St.) (*Ders.*a.a.O.). [RAL (87)]

Anhaltender Stichschmerz im rechten Augapfel, auch bei Bewegung derselben (n. 24 St.) (*Ders.*a.a.O.). [RAL (88)]

Heftig wühlender Stich in der Mitte des Auges und in seinem innern Winkel, welcher das Sehen nicht hindert, aber das obere Augenlid niederdrückt (n. 74 St.) (*Hartmann,* a.a.O.). [RAL (89)]

Früh, im Weißen des Auges, Röthe und Entzündung; die Augenlider sind ihm so schwer, daß er sie kaum öffnen kann (*Franz,* a.a.O.). [RAL (90)]

Röthe des Augenweißes und strotzende Blutgefäße darin (*W. Wright,* in Samml. br. Abh. f. pr. Aerzte XIV, III.). [RAL (91)]

Augenschmerz (*Chalmer,* a.a.O.). [RAL (92)]

Schmerz in den Augen und über denselben (*Linning,* a.a.O.). [RAL (93)]

Er konnte das linke Auge nach allen Richtungen nicht ohne Schmerz drehen (*Meyer,* a.a.O.). [RAL (94)]

Die Augen thun ihm bei der Bewegung weh, als wenn sie für ihre Höhlen zu groß wären (*Ders.*a.a.O.). [RAL (95)]

Spannender Schmerz im linken Augapfel (n. 49 St.) (*Gutmann,* a.a.O.). [RAL (96)]

Gefühl in den Augen, als ob sie thränten, was doch nicht ist, mit schwachem Drucke darin; das Sehen ist ihm dabei gerade so verändert, wie beim Thränen der Augen (n. 26 St.) (*Herrmann,* a.a.O.). [RAL (97)]

An der Seite des rechten Auges, ein von außen drückender Schmerz (n. 3 St.) (*Hartmann,* a.a.O.). [RAL (98)]

Unerträglich drückender Schmerz in den Augäpfeln, beim Drehen der Augen noch schmerzhafter; will er mit verwendeten Augen sehen, so wird's ihm schwindlicht; er muß daher, um auf die Seite hinzusehen, den ganzen Kopf drehen (*Meyer,* a.a.O.). [RAL (99)]

Ein zusammenziehend brennender Schmerz im rechten Augapfel (*Gutmann,* a.a.O.). [RAL (100)]

Brennschmerz im linken Auge, nach der Schläfe zu (n. 33 St.) (*Ders.* a.a.O.). [RAL (101)]

Trockne Hitze in den Augen, Nachmittags (*Kummer,* a.a.O.). [RAL (102)]

Brennschmerz im äußern Winkel des rechten Auges (*Gutmann,* a.a.O.). [RAL (103)]

Brennender Schmerz in beiden Augen, daß er sie unwillkürlich schließen muß und sie fünf, sechs Minuten lang nicht öffnen kann, mit einer Aengstlichkeit, als würde er sie nie wieder öffnen können; als er nun, nach Verschwindung dieses Schmerzes, sie wieder aufthun konnte, so hinderte ihm ein Feuermeer, was sich in blutrothen Massen vor seinen Augen aufgethürmt hatte, seine Sehkraft; unter Thränen der Augen und starker Erweiterung der Pupillen, kehrt die Sehkraft wieder zurück (n. 14 Tagen) (*Becher,* a.a.O.). [RAL (104)]

Funken vor den Augen, wie vor Ausbruch der Blattern oder Masern (*Patrik Browne,* Gentleman's Magaz. 1751. S.544. und Natural history of Jamaica. S. 156.). [RAL (105)]

Die Augen bewegen sich unwillkürlich, links und rechts, in ungeordneten Bewegungen der einwärts und auswärts ziehenden Muskeln der Augen (*Linning,* a.a.O.). [RAL (106)]

Verdrehung der Augen (*Browne,* a.a.O.). [RAL (107)]

Er sieht nicht so deutlich, als gewöhnlich, und muß seine Augen beim Schreiben sehr anstrengen, wie wenn Wasser in den Augen wäre (*Herrmann,* a.a.O.). [RAL (108)]

Ueberhingehender schwarzer Staar (*Chalmer,* a.a.O.). [RAL (109)]

Erweiterung der Pupillen (*Chalmer,* a.a.O.). [RAL (110)]

Pupillen erweitert (n. kurzer Zeit) (*Kummer,* a.a.O.). [RAL (111)]

Pupillen, erweitert von der kleinsten Gabe (*Bergius,* Mat. med. S. 97.). [RAL (112)]

Pupillen unverändert, nur matt und trübe anzusehn (*Becher,* a.a.O.). [RAL (113)]

Die Augen haben ein trübes und mattes Ansehn (n. 7 Tagen) (*Wislicenus,* a.a.O.). [RAL (114)]

Um die Augen, gelbe Ränder (*Kummer,* a.a.O.). [RAL (115)]

Trübes, mattes Ansehn der Augen, bei unveränderten Pupillen (*Becher,* a.a.O.). [RAL (116)]

Die Augenlider sind so erschlafft und gelähmt, daß sie tief herabhängen und mit der Hand aufgehoben werden müssen, bei sehr erweiterten Pupillen (*Bergius,* a.a.O.). [RAL (117)]

Gefühl unter dem rechten, obern Augenlide, als sei ein harter Körper darunter; dieß verging durch Reiben (n. 4 Tagen) (*Gutmann,* a.a.O.). [RAL (118)]

Brennender Schmerz unter dem rechten Augenlide (n. 3½ St.) (*Ders.*a.a.O.). [RAL (119)]

Am Rande des linken, untern Augenlides, ein feines, schmerzliches Schneiden wie mit einem Messerchen (n. 9 St.) (*Hartmann,* a.a.O.). [RAL (120)]

Stechendes Drücken unter den Lidern beider Augen (n. 2½ St.) (*Becher,* a.a.O.). [RAL (121)]

Am Rande des rechten obern Augenlides, ein ganz feines, aber schmerzhaftes Stechen, wie Nadelstich (n. 23 St.) (*Hartmann,* a.a.O.). [RAL (122)]

Einzelne, wiederkehrende Stiche im linken Augenlide (*Meyer,* a.a.O.). [RAL (123)]

Stechender Schmerz im innern, rechten Augenwinkel (n. 11½ St.) (*Gutmann,* a.a.O.). [RAL (124)]

Früh, beim Aufstehn aus dem Bette, sind die Gesichtsmuskeln wie verschoben und geschwollen (*Franz,* a.a.O.). [RAL (125)]

Aus dem Mittagsschlafe erwacht, war ihm das ganze Gesicht geschwollen, aufgedunsen, bleich und entstellt, wie einem, welchem eine schwere Krankheit bevorsteht, ohne Schmerz, oder Spannung, oder ein andres, lästiges Gefühl; die Geschwulst verlor sich erst nach sechs Stunden fast ganz, erschien aber den folgenden Morgen, nach dem Erwachen stärker wieder, doch mehr um die Augen herum (*Stapf,* a.a.O.). [RAL (126)]

Brennender Schmerz im rechten Jochbeine (*Gutmann,* a.a.O.). [RAL (127)]

Stumpfes Drücken auf den Jochbeinen (n. 4 Tagen) (*Wislicenus,* a.a.O.). [RAL (128)]

Im Schläfe-Fortsatze des linken Jochbeins, ein reißendes Drücken, und wie eine dumpfe Empfindung von einer Geschwulst, wenn der Schmerz ein wenig nachläßt (*Groß,* a.a.O.). [RAL (129)]

Zuckendes Reißen im rechten Jochbogen (n. 30 St.) (*Hartmann* a.a.O.). [RAL (130)]

Heftig ziehender Stich vom rechten Oberkiefer bis zum Wirbel des Kopfs (n. ½ St.) (*Hartmann,* a.a.O.). [RAL (131)]

Ein Feinstich in der linken Backe (n. 4 St.) (*Gutmann,* a.a.O.). [RAL (132)]

Brennender Schmerz in der linken Wange, anhaltend (n. 27 St.) (*Ders.* a.a.O.). [RAL (133)]

Brennen in der Schläfehaut vor dem rechten Ohre (n. 75 St.) (*Ders.* a.a.O.). [RAL (134)]

Ziehender Schmerz in der hintern Klappe des linken Ohres (*Groß,* a.a.O.). [RAL (135)]

Am Rande des linken, äußern Ohres, ein ohrenzwangartiger Schmerz (n. 22 St.) (*Hartmann,* a.a.O.). [RAL (136)]

Am hintern Theile des äußern, rechten Ohres, ein klemmender Schmerz (n. ¾ St.) (*Ders.* a.a.O.). [RAL (137)]

Fippern im rechten äußern Ohre (*Gutmann,* a.a.O.). [RAL (138)]

Jücken am rechten äußern Ohre (n. 36 St.) (*Ders.* a.a.O.). [RAL (139)]

Jücken in beiden äußern Ohren zugleich (n. 5 Tagen) (*Gutmann,* a.a.O.). [RAL (140)]

Brennschmerz des rechten äußern Ohres (*Ders.*a.a.O.). [RAL (141)]

Brennendes Gefühl im ganzen linken äußern Ohre (*Ders.*a.a.O.). [RAL (142)]

Ein allmälig sich verstärkender, in den Gehörgang eindrückender Schmerz (n. ¾ St.) (*Hartmann,* a.a.O.). [RAL (143)]

Es drückt wie ein Pflock ins linke Ohr hinein (n. ½ St.) (*Groß,* a.a.O.). [RAL (144)]

Drückender Schmerz im linken Ohre (n. 13 St.) (*Gutmann,* a.a.O.). [RAL (145)]

Drückender Schmerz im Innern des rechten Ohres, der sich im ganzen Jochbeine und in den rechten Backzähnen verbreitet (n. 57 St.) (*Ders.* a.a.O.). [RAL (146)]

Anhaltender Schmerz im rechten Ohre, als wenn es aus einander gepreßt würde (n. 59 St.) (*Ders.* a.a.O.). [RAL (147)]

Ein ziehender Schmerz im linken Ohre, nach dem Jochbeine zu (*Stapf,* a.a.O.). [RAL (148)]

Mehrmals heftig stoßendes Reißen im rechten Ohre (*Hartmann,* a.a.O.). [RAL (149)]

Anfallweise wiederkehrender, zuckender Schmerz im Ohre, welcher sich bis zum Auge und bis zum Unterkiefer erstreckt (n. 12 St.) (*Walther,* a.a.O.). [RAL (150)]

Pochen im linken Ohre (*Gutmann,* a.a.O.). [RAL (151)]

Bohrender Stich im Innern des rechten Ohres (n. 49 St.) (*Ders.* a.a.O.). [RAL (152)]

Im linken Ohre, ein jückendes Stechen (*Ders.* a.a.O.). [RAL (153)]

Jückendes Kriebeln im rechten Ohre (*Ders.* a.a.O.). [RAL (154)]

Jückend prickelnde Empfindung im rechten Ohre (n. 77 St.) (*Ders.* a.a.O.). [RAL (155)]

Bei schnellem Auftreten, eine hüpfende Empfindung, als schwapperte Wasser, in den Ohren (n. ¼ St.) (*Franz,* a.a.O.). [RAL (156)]

Getön im linken Ohre, als wenn der Wind schnell vorüber striche (*Gutmann,* a.a.O.). [RAL (157)]

Sausen vor dem Ohre (*Meyer,* a.a.O.). [RAL (158)]

Es ist, als ob er vor beiden Ohren fern etwas klingeln hörte, mit der Empfindung, als sei das Ohr locker verstopft, oder wie ein starker Nebel vor demselben (*Herrmann,* a.a.O.). [RAL (159)]

Ein starker Schall ist für das innere Ohr schmerzhaft empfindlich (n. mehren Tagen) (*Wislicenus,* a.a.O.). [RAL (160)]

Im Freien, wenn der Wind in die Ohren geht, Verschließung derselben, wie mit einem Finger (n. 5, 6 St.) (*Franz,* a.a.O.). [RAL (161)]

Abends verschließen sich die Ohren, als läge etwas vor dem Trommelfelle, welches wie zusammengezogen deuchtet (n. 14 St.) (*Ders.* a.a.O.). [RAL (162)]

Im linken Ohre, Schwerhörigkeit, als wäre das Ohr mit dem Finger zugehalten und zugleich ein Flattergetöse drin (n. 2 St.) (*Hornburg,* a.a.O.). [RAL (163)]

Gefühl, als wenn das linke Ohr locker verstopft wäre, doch ohne Schwerhörigkeit (n. ½ St.) (*Herrmann,* a.a.O.). [RAL (164)]

Unangenehme Empfindung, wie von einem Hindernisse in der Nasenwurzel (*Meyer,* a.a.O.). [RAL (165)]

Stechendes Kriebeln in der Nase, welches zum Kratzen nöthigt und dann auf kurze Zeit verschwindet (*Franz,* a.a.O.). [RAL (166)]

Jücken auf der ganzen rechten Nasenseite (n. 35 St.) (*Gutmann,* a.a.O.). [RAL (167)]

Kitzel auf dem Rücken der Nase, als würden die Härchen daran leise berührt, oder als wehete ein sanftes Lüftchen dahin, langdauernd (*Groß,* a.a.O.). [RAL (168)]

Jücken am rechten Nasenflügel (*Gutmann,* a.a.O.). [RAL (169)]

Jückendes Bohren im rechten Nasenloche, so daß er nießen mußte (n. 78 St.) (*Ders.* a.a.O.). [RAL (170)]

Schwindenartiger Ausschlag, mit Wundheitsempfindung bei Berührung, an und in dem rechten Nasenloche (n. 12 Tagen) (*Herrmann,* a.a.O.). [RAL (171)]

Brennen in der rechten Oberlippe, auch bei Bewegung derselben anhaltend (n. 52 St.) (*Gutmann,* a.a.O.). [RAL (172)]

Anhaltendes, brennendes Spannen in der Oberlippe, in der Ruhe (*Ders.*a.a.O.). [RAL (173)]

Mehre kleine Blüthchen am Kinne, welche Eiter enthalten, fast ohne Empfindung, selbst bei Berührung (n. 4 St.) (*Meyer,* a.a.O.). [RAL (174)]

Schmerzlicher Druck auf den rechten Winkel des Unterkiefers (*Groß,* a.a.O.). [RAL (175)]

Schmerz, als würde der rechte Unterkiefer aus seinem Gelenke gerissen, bloß beim Kauen; außer dem Kauen blieb im Kiefergelenke nur ein stumpfer Schmerz (n. 34 St.) (*Herrmann,* a.a.O.). [RAL (176)]

■ Mund und innerer Hals

Pochend reißende Zahnschmerzen, welche vorzüglich von kaltem Wasser verstärkt werden, beim Niederliegen aber vergehen. [RAL 51]

Zahnschmerz, wie ein Pressen auswärts, am schlimmsten, wenn er sich auf die rechte Seite legt; während des Essens und Trinkens empfindet er nichts davon, aber gleich nachher fängt der Zahn wieder an, und er wacht die Nacht öfters von diesem Schmerze auf. [RAL 52]

Zahnschmerz, wovor er die Nacht nicht schlafen kann; er treibt ihn aus dem Bette; am Tage ist er nicht zugegen, außer gleich nach dem Essen, nicht während desselben. [RAL 53]

Abendliches (gewohntes) Tabakrauchen erregt Zahnschmerz. [RAL 54]

Weiß belegte Zunge. [RAL 55]

Fauliger Geschmack im Munde und, wie ihm deuchtet, Mundgestank. [RAL 56]

Stinkiger, fauler Geschmack im Munde. [RAL 57]

Brennschmerz am Gaumen. [RAL 58]

◊ Kälte in den obern Zähnen, mit feinstechendem Zucken drin (*Hornburg*, a.a.O.). [RAL (177)]

Im hohlen Zahne, ziehende Schmerzen (*Stapf*, a.a.O.). [RAL (178)]

Absetzendes Zucken durch beide Zahnreihen, am meisten aber in einem hohlen Zahne (n. 1/4 St.) (*Wislicenus*, a.a.O.). [RAL (179)]

Schmerzhaftes Rucken im Nerven eines hohlen Zahnes, von der Krone bis in die Wurzel, abwechselnd in Pausen von etwa 10 Minuten, Nachmittags schlimmer; bringt er etwas Wasser drauf, oder tritt Luft hinzu, so erhöhet sich der Schmerz; Tabakrauch scheint ihn zu mindern (n. 48 St.) (*Ders.* a.a.O.). [RAL (180)]

Glucksender Schmerz in einem der linken Backzähne (n. 20, 24 St.) (*Walther*, a.a.O.). [RAL (181)]

Klammartiger Schmerz in den obern Backzähnen, wobei der Unterkiefer, wenn er den Mund zu hat, klammartig heran gedrückt zu seyn scheint (*Franz*, a.a.O.). [RAL (182)]

Fressender Schmerz im hohlen Zahne (*Franz*, a.a.O.). [RAL (183)]

Jückend bohrender Stich in der rechten Zungenseite, von hinten nach vorne, mit einem säuerlichen Geschmacke im Munde (*Gutmann*, a.a.O.). [RAL (184)]

Feine Stiche in der rechten Zungenseite (*Ders.* a.a.O.). [RAL (185)]

Gleich als wenn sie sich abschälen wollte, war die Zunge voll Risse, welche sich aber in folgender Nacht wieder verloren (n. 5 Tagen) (*Becher*, a.a.O.). [RAL (186)]

Bald auf der Zunge, bald am Gaumen, Bläschen von brennender Empfindung beim Berühren (n. 4 1/2 St.) (*Ders.* a.a.O.). [RAL (187)]

Beim Kauen schmerzte die Zunge, als wenn sie hinten geschwollen wäre (*Meyer*, a.a.O.). [RAL (188)]

Empfindung hinten an der Zunge, als wenn sie geschwollen wäre (n. 12 St.) (*Ders.* a.a.O.). [RAL (189)]

Geschwulst auf der linken Seite im Rachen und feine Stiche daselbst, im Schlingen (*Walther*, a.a.O.). [RAL (190)]

Erst Schauder und Frost, gegen Abend, im Freien, unter spannendem Schmerze an der linken Halsseite unter dem Ohre; den Morgen drauf an dieser Stelle, Drüsengeschwulst, welche hart und beim Befühlen schmerzhaft ist; dabei Stechen links im Halse, beim Schlingen, mit Zahnfleischgeschwulst und Schwierigkeit, die Kinnbacken zu öffnen; das Stechen beim Schlingen hörte auf, wenn er die Halsdrüsengeschwulst einwärts drückte; zwei Morgen nach einander schwitzte er dabei (n. 9 Tagen) (*Hartmann*, a.a.O.). [RAL (191)]

Im Halse, in der Gegend des Kehlkopfs, ein öfterer, pressender Stich, welcher Anfangs fein, dann immer stärker und gröber wird, beim Schlingen sich verliert, dann aber gleich wieder zurückkehrt (n. 28 St.) (*Hartmann*, a.a.O.). [RAL (192)]

Weißbelegte Zunge (*Meyer*, a.a.O.). [RAL (193)]

Widerlicher Geruch aus dem Munde, den ganzen Tag, nur Andern bemerkbar (*Gutmann*, a.a.O.). [RAL (194)]

Früh, beim Erwachen, hat er vielen, bald weißen, bald gelblichen Schleim, ohne besondern Geschmack, im Rachen und Munde (n. 23 St.) (*Herrmann*, a.a.O.). [RAL (195)]

Es sammelt sich weißer, schäumiger Speichel, gewöhnlichen Geschmacks, im Munde, den er oft ausspucken muß (n. 16 Tagen) (*Becher*, a.a.O.). [RAL (196)]

Kitzelndes Jücken im Schlunde, und Gefühl, als wenn ein halb flüssiger Körper aus dem Schlunde in den Rachen steigen wollte, verbunden mit einem hohlen Husten und mit Würmerbeseigen, alles so heftig, daß er in der Angst befürchtete, in Ohnmacht zu fallen, 3 Minuten lang (n. 4 1/2 St.) (*Gutmann*, a.a.O.). [RAL (197)]

Er konnte den Speichel nicht hinter schlingen, weil er jedesmal, wie durch Ekel, wieder herauf gebracht ward; er mußte ihn ausspucken (*Becher*, a.a.O.). [RAL (198)]

Zusammenfluß des Speichels im Rachen (*Franz*, a.a.O.). [RAL (199)]

Lätschiger Geschmack im Munde; doch schmecken die Speisen gut (*Gutmann*, a.a.O.). [RAL (200)]

Früh, gleich nach dem Erwachen, eine ungeheure Trockenheit im Munde; es war ihm, als wenn der Mund voll Stecknadeln wäre und wie zusammen geklebt, ohne Durst, selbst mit vielem Speichel (n. 24 St.) (*Stapf*, a.a.O.). [RAL (201)]

■ **Magen**

Häufiges Luft-Aufstoßen, nach jedem Genusse. [RAL 59]

Er hat kein Verlangen zu essen, aber starken Durst. [RAL 60]

Der Rauchtabak schmeckt ihm nicht. [RAL 61]

Druck in der Herzgrube, wie von einer drauf liegenden Last. [RAL 62]

Stiche in der Herzgrube beim Ausathmen, im Liegen weniger, als beim Sitzen und Gehen. [RAL 63]

◊ Viel Durst und keine Eßlust (*Meyer,* a.a.O.). [RAL (202)]

(Während des kühlen Essens wird es ihm heiß) (*Stapf,* a.a.O.). [RAL (203)]

Sehr starker Appetit zum Essen und Trinken, viertehalb Tage lang (*Hartmann,* a.a.O.). [RAL (204)]

Gänzliche Abneigung gegen Tabakrauchen und Schnupfen (*Becher,* a.a.O.). [RAL (205)]

Abneigung vor Tabakrauchen und Kaffee die ganze Wirkungsdauer der Arznei hindurch (*Becher,* a.a.O.). [RAL (206)]

Aufstoßen (*Langhammer,* a.a.O.). [RAL (207)]

Leeres Aufstoßen (*Franz,* a.a.O.). [RAL (208)]

Leeres Aufstoßen bloßer Luft (*Stapf,* a.a.O.). [RAL (209)]

Saures Aufstoßen bis zur Zunge (*Meyer,* a.a.O.). [RAL (210)]

Uebelkeit, als wenn er lange gehungert hätte; eine Art Heißhunger mit Uebelkeit (*Ders.* a.a.O.). [RAL (211)]

Brecherlichkeit (*Martin,* a.a.O.). [RAL (212)]

Drücken im Magen (n. 13 St.) (*Meyer,* a.a.O.). [RAL (213)]

Drücken in der Herzgrube, wie von einem zusammen geballten Klumpen, welches nach Aufdrücken der Hand verschwindet, und sich in Spannen und Drücken in der Brust verwandelt (*Franz,* a.a.O.). [RAL (214)]

Drücken in der Herzgrube, als wenn es aufstoßen und sich dadurch erleichtern wollte; es erfolgte aber kein Aufstoßen eher, als bis er Luft verschluckt hatte (*Meyer,* a.a.O.). [RAL (215)]

→ Durst: *Fieber, Frost, Schweiß und Puls*

■ Abdomen

Abends, unter den linken Ribben, mehre Stiche, daß es ihn ganz krumm zog. [RAL 64]

Bauchschneiden in der Nabelgegend, mehre Nachmittage (von 5 bis 6 Uhr), mit Frost, Durchfall und vielem Harnen. [RAL 65]

Leibweh, wie von einer in der Nabelgegend zusammen geballten, harten Geschwulst, Abends. [RAL 66]

Ueber dem Schooße, im Unterbauche, Stiche, mit stichartiger Beklemmung der Brust. [RAL 67]

Im rechten Schooße, ein spannender Schmerz beim Anfühlen. [RAL 68]

In der Gegend des Bauchringes, ein Schneiden und Stechen; der Darm tritt heraus (welcher vorher selten herausging) und blieb als Bruch vorgefallen; die Stelle schmerzt, beim Befühlen, wundartig. [RAL 69]

◊ Lästiges Vollheitsgefühl im Unterleibe, nach sehr mäßiger Mahlzeit (*Stapf,* a.a.O.). [RAL (216)]

Gefühl im Unterbauche, als wenn eine große Last herabfiele; es schien vorzüglich beim Einathmen herab zu fallen (n. 3 St.) (*Meyer,* a.a.O.). [RAL (217)]

Schmerzhaftes Drücken im Unterbauche, als sollte er nach außen zu zersprengt werden, vorzüglich Abends, vor dem weichen Stuhlgange, auf welchen es etwas nachläßt (n. 9 Tagen) (*Wislicenus,* a.a.O.). [RAL (218)]

Im Unterleibe, ein herumziehendes, drückendes Kneipen, was nach Abgang einiger Blähungen sich wieder verliert, drei Nachmittage nach einander, um 3 Uhr (*Hartmann,* a.a.O.). [RAL (219)]

Drückend kneipender Schmerz im Unterleibe (*Gutmann,* a.a.O.). [RAL (220)]

Bauchkneipen im ganzen Unterleibe, beim Liegen, so heftig, daß er sich vor Schmerzen nicht rühren konnte (n. 44 St.) (*Gutmann,* a.a.O.). [RAL (221)]

Kneipen im Unterleibe, als ob alle Gedärme zusammen geschnürt würden, welches eine große Angst verursacht und das Athemholen beschwerlich macht (n. 4, 7 Tagen) (*Hartmann,* a.a.O.). [RAL (222)]

Heftiges Bauchkneipen, und gleich darauf ein weicher, immer dünnerer Stuhlgang, welcher gleichwohl nicht ohne Anstrengung erfolgt (n. 49 St.) (*Gutmann,* a.a.O.). [RAL (223)]

Bald ein Kneipen, bald ein Kollern und Wälzen im Unterbauche, und in jedem Schmerzanfalle dieser Art, Drang zum Lassen des Urins, welcher unverändert war, jedoch in größerer Menge abging, sechs Tage lang (n. 14, 15 Tagen) (*Becher,* a.a.O.). [RAL (224)]

Kneipender Schmerz im Unterbauche (n. 11 Tagen) (*Herrmann,* a.a.O. – *Gutmann,* a.a.O.). [RAL (225)]

Kneipen in der Nabelgegend, links (n. 10 St.) (*Meyer,* a.a.O.). [RAL (226)]

Kneipender Stich im Bauche, mit Blähungsabgang; gleich drauf, Drang zum Stuhle (n. 1/2 St.) (*Gutmann*, a.a.O.). [RAL (227)]

Bauchkneipen, was sich, wie Stich, nach der Brust zu erstreckte, mit Blähungsabgang (n. 84 St.) (*Ders.* a.a.O.). [RAL (228)]

Links, neben dem Nabel, ein Stechen beim Gehen (*Groß*, a.a.O.). [RAL (229)]

Stumpfer Stich in der Herzgrube und Brustbeklemmung, schlimmer beim Einathmen (*Ders.* a.a.O.). [RAL (230)]

Links, seitwärts des Nabels, stumpfe Stiche beim Einathmen (*Ders.* a.a.O.). [RAL (231)]

Stumpfe, absetzende Stiche, ein paar Finger breit links neben der Herzgrube (n. 1 St.) (*Ders.* a.a.O.). [RAL (232)]

Scharfe Stiche in der Bauchhöhle, in der Gegend des ungenannten Beines, wie Milzstechen, bloß beim Gehen, welches aber nach 30 bis 40 Schritten jedesmal vergeht (*Herrmann*, a.a.O.). [RAL (233)]

Links, neben der Herzgrube, absetzende, brennende, scharfe Stiche (*Groß*, a.a.O.). [RAL (234)]

In der rechten Seite, unter den Ribben, tief innerlich, taktmäßige, scharfe Stiche, welche aufhören, wenn er einen recht langen und tiefen Athemzug thut, und wieder kommen, wenn er ausathmet (*Ders.*a.a.O.). [RAL (235)]

Beim schnellen Gehen und Springen, Stiche in der Lebergegend, die beim ruhigern Gehen verschwanden (*Kummer*, a.a.O.). [RAL (236)]

Im Unterleibe, starkes Schneiden von beiden Seiten nach der Mitte zu (früh im Bette), mit Abgang von Blähungen, ohne Erleichterung (*Becher*, a.a.O.). [RAL (237)]

Das Schneiden und Wühlen im ganzen Unterbauche, welches vom Niedersetzen zu entstehen schien, und wie von versetzten Blähungen deuchtete, wird weit unschmerzhafter, wenn er vom Sitze aufsteht (*Groß*, a.a.O.). [RAL (238)]

Reißendes Ziehen durch den Unterbauch (n. 5 Tagen) (*Ders.* a.a.O.). [RAL (239)]

Gelindes Brennen im ganzen Unterleibe, mit geschmacklosem, gleichsam mit etwas Wässerichtem gemischtem Aufstoßen (n. 2 1/2 Tagen) (*Becher*, a.a.O.). [RAL (240)]

Jücken im linken Schooße (*Gutmann*, a.a.O.). [RAL (241)]

Stumpfer Stich im Schooße (*Ders.* a.a.O.). [RAL (242)]

Spannender Stich im rechten Schooße, bloß beim Gehen (*Ders.* a.a.O.). [RAL (243)]

Bohrend wühlender Schmerz im rechten Schooße (*Ders.* a.a.O.). [RAL (244)]

Jückend fressendes, feines Stechen an den Muskeln des linken ungenannten Beines (*Herrmann*, a.a.O.). [RAL (245)]

Absetzende, stumpfe Stiche in der linken Seite, gleich über dem Darmbeine (*Groß*, a.a.O.). [RAL (246)]

Hinten, am Rande des linken Darmbeins, neben dem Kreuzbeine, bei jedem Einathmen, ein brennender Stich (*Groß*, a.a.O.). [RAL (247)]

Bohrender Stich im Darmbeine (*Gutmann*, a.a.O.). [RAL (248)]

■ **Rektum**

Weißer Stuhlgang, täglich. [RAL 70]

Es gehen Stücken dicken Schleims durch den After ab, zwei Tage lang; es war ihm, als ginge eine Blähung fort; der Stuhlgang war für sich, wie aus Schaflorbern zusammengesetzt und in Schleim eingehüllt. [RAL 71]

Nach dem vollkommnen Stuhlgange, noch langes, vergebliches Noththun im Bauche. [RAL 72]

◊ Bohrender Stich im Mittelfleische (n. 37 St.) (*Ders.* a.a.O.). [RAL (249)]

Krabbeln im Mastdarme und After, wie von Madenwürmern (n. 1 St.) (*Meyer*, a.a.O.). [RAL (250)]

Vieltägiges Jücken am After und auf dem Steißbeine, was auf Kratzen schwerlich nachließ (*Gutmann*, a.a.O.). [RAL (251)]

Jücken am After, was durch Kratzen verging (n. 4 1/2 St.) (*Ders.* a.a.O.). [RAL (252)]

Stumpfes Drücken im Mastdarme, außer dem Stuhlgange (*Ders.* a.a.O.). [RAL (253)]

Knurren im Unterleibe, wie ein Quaken der Frösche (n. 4 St.) (*Langhammer*, a.a.O.). [RAL (254)]

Hörbares Knurren im Bauche (n. 40 St.) (*Gutmann*, a.a.O.). [RAL (255)]

Lautes Knurren in des Unterleibes linker, dann auch in der rechten Seite (n. 1/4 St.) (*Kummer*, a.a.O.). [RAL (256)]

Poltern, wie von Blähungen, hie und da im Unterbauche, dann und wann schmerzhaft (*Stapf*, a.a.O.). [RAL (257)]

Kollern in den Gedärmen vor dem Stuhlgange, der sich früh ein paar Mal und Abends einmal, dünnbreiartig einstellt (n. 6 Tagen) (*Wislicenus*, a.a.O.). [RAL (258)]

Beim Abgange der Blähungen, Gefühl, als sei ihm zugleich etwas durchfälliger Stuhl mit abgegangen, welches jedoch nicht war (*Stapf,* a.a.O.). [RAL (259)]

Blähungen von Fauleier-Geruche, mehre Stunden lang (*Kummer,* a.a.O.). [RAL (260)]

Während der Stuhlgänge und beim Drange dazu, ein schmerzhaftes Zerschlagenheits-Gefühl an den vier ersten Ribben der linken Seite, welches jedesmal nach der Ausleerung verging (*Becher,* a.a.O.). [RAL (261)]

Den ersten Tag, kein Stuhlgang, den zweiten Tag (nach wiederholter Gabe), harter Stuhlgang, welcher nur nach vielem Pressen erfolgte (*Gutmann,* a.a.O.). [RAL (262)]

Im Mastdarme, ein krampfhaftes Drängen und Pressen, als wäre er nicht vermögend, den Stuhl aufzuhalten (n. 3 St.) (*Kummer,* a.a.O.). [RAL (263)]

Ein öfteres Noththun; er konnte aber nichts los werden (n. 4 Tagen) (*Becher,* a.a.O.). [RAL (264)]

Noththun: es nöthigt ihn zum Stuhle; es erfolgt aber nichts und das Nöthigen vergeht (*Stapf,* a.a.O.). [RAL (265)]

Kothabgang, dessen erste Hälfte fest, die andre dünn ist, nach dessen Abgang ein paar drückende Stöße zur Stirne heraus erfolgen (n. 26 St.) (*Gutmann,* a.a.O.). [RAL (266)]

Zweitägiger Durchfall, dünner Koth, mit einem zähen, gelblichen Schleime gemischt, täglich zwei bis vier Mal, zu unbestimmten Zeiten (n. 3 Tagen) (*Becher,* a.a.O.). [RAL (267)]

Täglich ein bis zwei Mal, dünner, auch wohl wässeriger Stuhlgang (n. 16 Tagen) (*Ders.* a.a.O.). [RAL (268)]

- **Harnwege**

In der Nacht geht der Urin schwer ab, und nach dem Lassen erfolgt Brennen. [RAL 73]

Zehnmaliges Harnen einer Menge Urins in einer Nacht, unter drückendem Schmerze auf die Blase, welcher jedesmal, wenn der Urin heraus war, verging (n. 12 St.). [RAL 74]

(Beim äußern Drucke auf die Blase, sprützte der Harn von ihm.) [RAL 75]

Nachmittags; beim Aufstehn vom Sitze, tröpfeln ihm jähling und unwillkürlich 5, 6 Tropfen Harn aus, und dieß begegnet ihm noch vier Mal hinter einander; bei jedesmaligem Auströpfeln erfolgt ein Brennen vorne in der Harnröhre. [RAL 76]

◇ Drang zum Harnlassen, wie von einem Urin treibenden Getränke (*Hornburg,* a.a.O.). [RAL (269)]

Oefterer Harndrang, mit vielem Urinabgange, ohne Beschwerde (n. 3¾ St.) (*Langhammer,* a.a.O.). [RAL (270)]

Harnen vielen Urins, zweimal nach einander, nachdem er schon vor dem Einnehmen den Harn gelassen hatte (n. 1½ St.) (*Gutmann,* a.a.O.). [RAL (271)]

Häufige und öftere Absonderung des Urins, viertehalb Tage lang (*Hartmann,* a.a.O.). [RAL (272)]

Er muß oft und viel uriniren (n. 3 Tagen) (*Gutmann,* a.a.O.). [RAL (273)]

Wässeriger Harn (n. 2½ St.) (*Meyer,* a.a.O.). [RAL (274)]

Urin mit weißlichtem Bodensatze, mehre Tage über (*Hartmann,* a.a.O.). [RAL (275)]

Brennender Stich in der Harnröhre, mit Andrang zum Uriniren (n. 59 St.) (*Gutmann,* a.a.O.). [RAL (276)]

- **Geschlechtsorgane**

Geschwulst der einen Hälfte der Eichel (n. 7 Tagen). [RAL 77]

Ein Kriebeln um die Eichel, alle Tage. [RAL 78]

◇ **Oeftere Ruthesteifigkeiten, ohne innern, körperlichen Geschlechtsreitz, jedoch mit wohllüstigen Gedanken** (n. 17 St.) (*Hartmann,* a.a.O.). [RAL (277)]

Vorsteherdrüsen-Saft drang vor die Mündung der Harnröhre (n. 20 St.) (*Ders.*a.a.O.). [RAL (278)]

Jückender Stich im linken Hoden (n. 51 St.) (*Gutmann,* a.a.O.). [RAL (279)]

Jückender Stich im rechten Hoden und der Ruthe, von hinten nach vorne (*Ders.* a.a.O.). [RAL (280)]

Brennender Stich im rechten Hoden und in der Ruthe (*Ders.* a.a.O.). [RAL (281)]

Fippern im Hodensacke (n. 4 Tagen) (*Ders.* a.a.O.). [RAL (282)]

- **Atemwege und Brust**

Jählinger Schnupfen; erst Stockschnupfen und nach vier Stunden, Fließschnupfen, welcher 24 Stunden dauert. [RAL 79]

Früh, wie der Schnupfen ziemlich vorbei war, etwas Husten (n. 48 St.). [RAL 80]

Sie beköммt, die Nacht, Husten und Katarrh. [RAL 81]

Katarrh, wie Schnupfenfieber; er war heisch und bei Tag und Nacht heiß anzufühlen; ohne Durst und ohne Schweiß, mit hervorgetretenen Augen; bei starkem Schnupfenfluß; argem Kopfweh und weinerlicher Laune. [RAL 82]

Trockner, heftiger, hohler Husten, von einem Reize tief in der Luftröhre, vorzüglich durch Vorbücken erregt; der Husten benimmt ihm den Odem. [RAL 83]

(Nach Racksen und Räuspern, ein drückender Schmerz in der ganzen Brust.) [RAL 84]

Es zieht ihm stechend die Brust zusammen, daß er keinen Odem bekommen kann. [RAL 85]

Außer dem Athmen, ein Stechen in der Brust, von innen heraus; er kann aber leicht athmen. [RAL 86]

◊ Oefteres Nießen (n. 4 St.) (*Langhammer*, a.a.O.). [RAL (283)]

Früh, nach dem Erwachen, einmaliges Nießen blutigen Schleims (*Stapf*, a.a.O.). [RAL (284)]

Verstopfung der vordern Nase, aus deren hintern Oeffnungen der Schleim häufig in den Rachen abfließt, acht Tage lang (*Herrmann*, a.a.O.). [RAL (285)]

Mehre Tage lang verstopfte Nase (*Groß*, a.a.O.). [RAL (286)]

Er wirft den ganzen Tag viel Schleim aus dem Rachen, welcher größtentheils aus den hintern Nasenöffnungen kömmt (n. 24 St.) (*Herrmann*, a.a.O.). [RAL (287)]

Der Nasenschleim ging von selbst bloß aus den hintern Nasenöffnungen durch den Mund ab; durch heftiges Schnauben kam sehr wenig, höchst Zähes, von grünlicher Farbe; außerdem war die vordere Nase beständig trocken (vom 16. bis zum 26. Tage) (*Becher*, a.a.O.). [RAL (288)]

Oft geschah das Uebertreten des Schleims durch die hintern Nasenöffnungen in den Mund sehr fühlbar und in solcher Menge, daß er ihn sogleich ausraksen mußte, um nicht zu ersticken, wovon er Nachts aufgeweckt ward (*Becher*, a.a.O.). [RAL (289)]

Beim Tabakschnupfen hatte er keine Empfindung, keinen Reiz vom Tabake in der Nase (*Ders.* a.a.O.). [RAL (290)]

Durch die Nase geht bald weißer, bald gelblicher Schleim ab, zugleich auch viel hinten durch den Mund (n. 7 Tagen) (*Herrmann*, a.a.O.). [RAL (291)]

Mehr stockiger Schnupfen, nach dem Essen (n. 12 St.) (*Langhammer*, a.a.O.). [RAL (292)]

Ganz jählinges, heftiges Husten von Wasser, welches aus dem Munde in die Luftröhre getreten ist (*Franz*, a.a.O.). [RAL (293)]

Eine Art Erstickungshusten, wie von einer Menge in die Luftröhröffnung von oben herab zu strömenden Wassers erzeugt (*Ders.* a.a.O.). [RAL (294)]

In der freien Luft bekömmt er einen kurzen, trocknen, auf der Brust wie wund schmerzenden Husten (*Becher*, a.a.O.). [RAL (295)]

Empfindung auf der Brust, wie von übermäßigem Hunger, mit Zusammenlaufen des Speichels hinten im Munde (n. 4 St.) (*Franz*, a.a.O.). [RAL (296)]

Abwechselnder Schmerz auf der Brust (*Meyer*, a.a.O.). [RAL (297)]

Unterhalb des linken Schlüsselbeins, ein starker Druck auf die Brust (*Groß*, a.a.O.). [RAL (298)]

Gegen Abend, ein ungeheures, hartes Drücken auf der ganzen Brust (*Franz*, a.a.O.). [RAL (299)]

Auf der Mitte der Brust, ein starker, schmerzlicher, beklemmender Druck (*Groß*, a.a.O.). [RAL (300)]

Drücken über dem Schwerdknorpel im Stehen (*Franz*, a.a.O.). [RAL (301)]

Drücken und zugleich Ziehen in der Brust, beim Stehen (*Franz*, a.a.O.). [RAL (302)]

Reißendes Zusammenschnüren der Brustmuskeln, im Stehen (*Groß*, a.a.O.). [RAL (303)]

Reißendes Zusammenschnüren des untern Theils der Brust, über der Herzgrube, mit Beklemmung, dann auch denselben Schmerz im obern Theile der Brust, unter dem Halsgrübchen, mit Herzklopfen (*Ders.* a.a.O.). [RAL (304)]

Heftiger Schmerz, einem Verrenkungsschmerze gleich, in der obern linken Brustseite, bloß bei Wendung des Körpers auf die rechte Seite, bei einem Fehltritte, oder beim Drehen des linken Arms, einen Tag lang (n. 7 Tagen) (*Hartmann*, a.a.O.). [RAL (305)]

Schneidend reißender Schmerz, welcher unter der linken Brustwarze anfängt und sich bis in die Gegend des Schulterblattes und des Oberarms fortsetzt, nur beim Einathmen und Tiefathmen heftiger (n. 11 St.) (*Herrmann*, a.a.O.). [RAL (306)]

Reißend bohrender Schmerz, von innen nach außen, unter der rechten Brustwarze; der Schmerz verbreitet sich jedesmal nach dem Brustbeine zu, und wird ein scharf drückend reißender Schmerz (n. 2 St.) (*Ders.* a.a.O.). [RAL (307)]

Schneidendes Zusammenschnüren der Brust, mit Angst (*Groß*, a.a.O.). [RAL (308)]

Schneller, ziehender, feinstechender Schmerz neben dem Brustbeine herab (*Hornburg*, a.a.O.). [RAL (309)]

Spannende Stiche in der linken Brust, heftiger beim Ausathmen (n. 27 St.) (*Gutmann,* a.a.O.). [RAL (310)]

Anhaltend spannender Stich in der rechten Brust- und Bauch-Seite, beim Ein- und Ausathmen fortdauernd, im Gehen am schlimmsten, 2 Stunden lang (n. 82 St.) (*Ders.* a.a.O.). [RAL (311)]

Spannend ziehender Stich in den rechten wahren Ribben, anhaltend beim Ein- und Ausathmen, heftiger beim äußern Drucke (*Gutmann,* a.a.O.). [RAL (312)]

Spannender, anhaltender Stich in der rechten Brust, heftiger beim Ein- und Ausathmen (*Ders.* a.a.O.). [RAL (313)]

Spannend bohrende Stiche in der linken Brust, anhaltend beim Ausathmen (n. 57 St.) (*Ders.* a.a.O.). [RAL (314)]

Spannender Stich in den rechten falschen Ribben, jedesmal beim Ausathmen anhaltend (*Ders.* a.a.O.). [RAL (315)]

Bohrender Stich in der Gegend des Zwergfells, rechts, beim Ein- und Ausathmen anhaltend (*Ders.* a.a.O.). [RAL (316)]

Die Brust querüber, am meisten aber im Brustbeine, sticht es, wie von innen nach außen, in allen Lagen (*Meyer,* a.a.O.). [RAL (317)]

In verschiednen Zeiträumen wiederkehrende, scharfe Stiche über der linken Brustwarze nach innen, beim Schreiben, wo er gebeugt saß; richtete er sich aber auf, so vergingen sie schnell (n. 31 St.) (*Herrmann,* a.a.O.). [RAL (318)]

Stechen in der rechten Seite der Brust, wie mit feinen Nadelstichen (n. 5 St.) (*Langhammer,* a.a.O.). [RAL (319)]

In der linken Brust, nach dem Schlüsselbeine zu, ein augenblicklicher heftig stechender Schmerz, der den Athem hindert, Abends (n. 12 St.) (*Stapf,* a.a.O.). [RAL (320)]

Vorne in der Brust, ein schneller, fein zuckender Schmerz, wie von einem elektrischen Funken (*Hornburg,* a.a.O.). [RAL (321)]

Oben an der Brust, unter der Achselhöhle, ein zuckend stechender Schmerz (n. 55 St.) (*Hartmann,* a.a.O.). [RAL (322)]

Heftiger Stich in der linken Seite, dicht unter dem Herzen, welcher kurze Zeit in eine Art Kriebeln überging, dann aber als Stich eben so heftig wiederkehrte (n. ¾ St.) (*Hartmann,* a.a.O.). [RAL (323)]

Kneipender Stich links im Zwergfelle, so heftig, daß es ihm den Odem benahm und er stehen bleiben mußte (n. 2¾ St.) (*Gutmann,* a.a.O.). [RAL (324)]

Jückender Stich unter dem Schlüsselbeine (*Ders.* a.a.O.). [RAL (325)]

Jückend fressendes Feinstechen an der linken Achselhöhle, nach vorne zu (n. 1½ St.) (*Herrmann,* a.a.O.). [RAL (326)]

Ein jückender Stich in den linken Brustmuskeln (n. 10 St.) (*Gutmann,* a.a.O.). [RAL (327)]

Ein stumpfer Stich in der linken Brust, beim Ein- und Ausathmen anhaltend (*Ders.* a.a.O.). [RAL (328)]

Stumpfe Stiche in der rechten Brust, bloß beim Einathmen anhaltend (n. 2 St.) (*Ders.*a.a.O.). [RAL (329)]

Stumpf stechend kneipender Schmerz unter der rechten Brustwarze, in der Brusthöhle, von innen nach außen, nur beim Einathmen heftiger (n. 8 Tagen) (*Herrmann,* a.a.O.). [RAL (330)]

Stumpfe, im Takte des Pulsschlags wiederkehrende Stiche da, wo man den Herzschlag fühlt, nur etwas mehr nach außen (n. 3 St.) (*Ders.* a.a.O.). [RAL (331)]

Auf der Stelle, wo man den Herzschlag fühlt, stumpfes Stechen (n. 56 St.) (*Groß,* a.a.O.). [RAL (332)]

Stumpfes, beklemmendes Herzstechen zwischen der Stelle, wo man den Herzschlag fühlt und der Herz- (Magen-) Grube; auch sticht es eben so in der Herzgrube und über derselben, und die Brust ist beklemmt (*Ders.* a.a.O.). [RAL (333)]

Ungewöhnlich starker Herzschlag, so daß er nicht selten das Pulsiren des Herzens hört; auch konnte man den Herzschlag äußerlich durch die Kleidung sehen (*Herrmann,* a.a.O.). [RAL (334)]

Herzklopfen und ängstliche Brustbeklemmung (*Groß,* a.a.O.). [RAL (335)]

Herzklopfen, früh, nach dem Aufstehen, im Sitzen, mit ängstlicher Beklemmung; das Herz scheint in einer zitternden Bewegung zu seyn (*Ders.* a.a.O.). [RAL (336)]

Das Herzklopfen vermehrt sich stets durch Niedersetzen und Vorbiegen der Brust (*Ders.* a.a.O.). [RAL (337)]

Wenn er stark einathmet und den Odem an sich hält, so steigt die Angst; er bekömmt Herzklopfen und Beklemmung; das Herz schlägt stärker und er fühlt es auch pulsiren, wenn er die Hand auf die Herzgrube legt (*Ders.* a.a.O.). [RAL (338)]

Sobald er, früh, nach dem Aufstehn aus dem Bette, sich niedergesetzt hat, fängt das Herz an,

stark zu klopfen, und über der Stelle, wo man es schlagen fühlt, scheint eine schwere, schmerzlich drückende, Beklemmung verursachende Last zu liegen; dabei fühlt er im Unterbauche ein Schneiden und Wühlen, wie von eingesperrten Blähungen, welches länger als das Herzklopfen anhält (*Ders.* a.a.O.). [RAL (339)]

- **Rücken und äußerer Hals**

◇ Stiche im Kreuze, schlimmer beim Aus- und Einathmen, im Sitzen (n. 2¼ St.) (*Gutmann,* a.a.O.). [RAL (340)]
Fippern in den Rücken- und Ribbenmuskeln (*Ders.* a.a.O.). [RAL (341)]
Im Rücken, dem Herzen gegenüber, fühlt er Stiche (*Groß,* a.a.O.). [RAL (342)]
Beim Gehen, Nadelstiche auf dem Rücken, was sich auf die linke Seite hin zog (n. 12 St.) (*Langhammer,* a.a.O.). [RAL (343)]
Nadelstich, Schmerz in den obern Rückenwirbeln (n. 32 St.) (*Gutmann,* a.a.O.). [RAL (344)]
Jückender Stich in den rechten Rückenmuskeln (*Ders.* a.a.O.). [RAL (345)]
Jücken im Rücken, am linken Schulterblatte, was durch Kratzen nicht verging (*Gutmann,* a.a.O.). [RAL (346)]
Im Rückgrate ist's ihm, wie zerschlagen, selbst in der Ruhe (n. 38 St.) (*Ders.* a.a.O.). [RAL (347)]
Gefühl im linken Schulterblatte, als ob sich Blut tropfenweise durch eine Klappe hindurchdrängte, eine Art von Glucksen (n. ¼ St.) (*Wislicenus,* a.a.O.). [RAL (348)]
Stumpfer, bohrender Stich im linken Schulterblatte (n. 70 St.) (*Gutmann,* a.a.O.). [RAL (349)]
Auf dem rechten Schulterblatte, scharfe Stiche, in gleichzeitigen Pausen zurückkehrend (*Herrmann,* a.a.O.). [RAL (350)]
Einzelne Zucke in den rechten Schultermuskeln (*Gutmann,* a.a.O.). [RAL (351)]
Eine rothe Ausschlagsblüthe am Halse, bei Berührung wund schmerzend (n. 10 Tagen) (*Herrmann,* a.a.O.). [RAL (352)]
Am Halse, etliche rothe Blüthen, beim Berühren wund schmerzend (n. 5 Tagen) (*Wislicenus,* a.a.O.). [RAL (353)]
Absetzendes Ziehen in den hintern Halsmuskeln und das Hinterhaupt heran (*Franz,* a.a.O.). [RAL (354)]
Auf der linken Seite des Nackens, eine Empfindung von Lähmung, welche aber der Bewegung des Kopfs gar nicht hinderlich ist und schnell vergeht (n. 1 St.) (*Hartmann,* a.a.O.). [RAL (355)]
→ Äußerer Hals: *Gesicht und Sinnesorgane*

- **Extremitäten**

Schmerz, wie verrenkt, im Schultergelenke und im hintern Gelenke des Daumens und Zeigefingers. [RAL 87]
Beim Schreiben schlief ihm der Arm oft ein, daß er die Feder nicht führen konnte. [RAL 88]
Starke Stiche in der Ellbogenbeuge und in den Fingern. [RAL 89]
Einzelne, stechende Rucke über dem Gelenke der Hand. [RAL 90]
Einzelne, stechende Rucke neben den hintersten Gelenken der Finger. [RAL 91]
Kalte Hände mit kaltem, klebrigem Schweiße, vorzüglich an der innern Fläche. [RAL 92]
In den vordern Muskeln der Oberschenkel, Zerschlagenheitsschmerz, bloß im Gehen. [RAL 93]
Einzelne Rucke auf der Kniescheibe. [RAL 94]
In den Knieen, ein zusammendrückender Schmerz, mit Ziehen und Stechen untermischt; je länger er geht, desto schlimmer wird der Schmerz. [RAL 95]
Das Knie schmerzt beim Befühlen, wie zerschlagen. [RAL 96]
Zerschlagenheitsschmerz im Innern des Kniegelenks, bei Biegung des Knies. [RAL 97]
Ein Wühlen und eine große Unruhe im linken Kniee; er konnte nicht davor einschlafen und mußte es bald biegen, bald strecken und bald dahin, bald dorthin legen (n. 4 St.). [RAL 98]
Ein Kriebeln in den Waden. [RAL 99]
Ein Ziehen an den Unterschenkeln herab, mit Wärmegefühl, oder als wenn Wärme dahin zöge; auch waren dann die Füße wärmer. [RAL 100]
Einzelne, stechende Rucke über dem Gelenke der Unterfüße. [RAL 101]
Früh, beim ersten Auftreten, schmerzen die Fußsohlen, wie unterschworen. [RAL 102]
◇ Fippern oben auf der rechten Achsel (*Gutmann,* a.a.O.). [RAL (356)]
Spannender Schmerz in der linken Achselhöhle, in der Ruhe (n. 38 St.) (*Ders.* a.a.O.). [RAL (357)]
Brennschmerz in der linken Achselhöhle (n. 31 St.) (*Ders.* a.a.O.). [RAL (358)]
Jücken in beiden Achselhöhlen, besonders der linken (n. 13 St.) (*Ders.* a.a.O.). [RAL (359)]
Die linke Achsel und der Arm hängen ganz schwer herab im Gehen, mit Spannen vorne im Oberarme (*Franz,* a.a.O.). [RAL (360)]

Zittern der Obergliedmaßen (*Hornburg,* a.a.O.). [RAL (361)]

Schwerheits-Empfindung im rechten Ober- und Unterarme, wenn er in Ruhe ist und doch leichte Bewegung desselben, wenn er ihn aufhebt (n. 3 St.) (*Hartmann,* a.a.O.). [RAL (362)]

Ziehender Schmerz im dreieckigen Muskel des linken Oberarms, bei starkem Aufdrücken heftiger (*Herrmann,* a.a.O.). [RAL (363)]

Schneidendes Ziehen über den Delta-Muskel herüber (*Franz,* a.a.O.). [RAL (364)]

Reißender Druck in der Mitte und der innern Seite des rechten Oberarms, bei Berührung heftiger (*Herrmann,* a.a.O.). [RAL (365)]

Fippern in den linken Oberarmmuskeln (n. 7½ St.) (*Gutmann,* a.a.O.). [RAL (366)]

Jückender Stich in der linken Ellbogenspitze (n. 11 St.) (*Ders.* a.a.O.). [RAL (367)]

Jückende, nadelstichartige Schmerzen in der rechten Ellbogenbeuge, zum Kratzen nöthigend (n. 35 St.) (*Ders.* a.a.O.). [RAL (368)]

Zucken in den linken Unterarm-Muskeln, gleich über dem Handgelenke, bloß in Ruhe (n. 55 St.) (*Ders.* a.a.O.). [RAL (369)]

Drückender Schmerz im rechten Unterarme (*Ders.* a.a.O.). [RAL (370)]

Im rechten Unterarme, Schmerz, als ob beide Knochen zwischen eine Zange eingezwängt wären, in der Ruhe (n. 22 St.) (*Hartmann,* a.a.O.). [RAL (371)]

Bohrende Stiche im rechten Unterarme (n. 52 St.) (*Gutmann,* a.a.O.). [RAL (372)]

Jücken am rechten Unterarme (n. 5 Tagen) (*Ders.* a.a.O.). [RAL (373)]

Drückender Schmerz über dem rechten Handgelenke, in der Ruhe (n. 34 St.) (*Ders.* a.a.O.). [RAL (374)]

Heftig stechend schneidende Schmerzen über der linken Handwurzel, bei Bewegung des Zeigefingers, wenn er den Arm fest an den Leib hielt (n. 45 St.) (*Hartmann,* a.a.O.). [RAL (375)]

Taktmäßiges Reißen in den Gelenken der linken Hand, welche an die Mittelhand stoßen, bald drauf, fast wie ein klammartiges Reißen in der hohlen Hand, doch mit freier Bewegung (*Groß,* a.a.O.). [RAL (376)]

Klammartiger Schmerz quer durch die Mittelhandknochen der linken Hand, von der Daumenseite an bis zur Seite des kleinen Fingers, gleich als ob die ganze Hand zusammen gequetscht würde (n. 6 St.) (*Langhammer,* a.a.O.). [RAL (377)]

Ziehender Schmerz quer durch die Mittelhandknochen (n. 40 St.) (*Herrmann,* a.a.O.). [RAL (378)]

Feines Reißen in den Gelenken, wo sich die Mittelhandknochen mit den Fingergelenken verbinden (n. 40 St.) (*Herrmann,* a.a.O.). [RAL (379)]

Die Hände sind blaßgelb, wie nach einem langen Krankenlager (*Meyer,* a.a.O.). [RAL (380)]

Einschlafen der Hände, wenn sie in einer ruhigen Stellung waren, mit Kriebeln in den Fingerspitzen, welches verging, wenn er sie naß machte, oder wenn er etwas damit fest angriff (*Becher,* a.a.O.). [RAL (381)]

Beim Zusammendrücken der Hände, ein Kriebeln darin, als ob sie eingeschlafen wären (n. 12 St.) (*Wislicenus,* a.a.O.). [RAL (382)]

Bohrendes Kriebeln auf einem kleinen Punkte des rechten Handtellers (n. 79 St.) (*Gutmann,* a.a.O.). [RAL (383)]

Jücken in der hohlen Hand und in den Fingerspitzen, gleich als wären sie erfroren gewesen (*Franz,* a.a.O.). [RAL (384)]

Brennendes Jücken in der Mitte der flachen Hände (n. 24 St.) (*Wislicenus,* a.a.O.). [RAL (385)]

Ein unwillkürliches Ziehen der Flechsen in der linken Hand, so daß die Finger alle krumm gezogen wurden, mit krampfhaften Schmerzen in der hohlen Hand (*Gutmann,* a.a.O.). [RAL (386)]

Ein röthliches hartes Ausschlagsknöthchen auf der Tags vorher brennend jückenden Stelle in der linken flachen Hand, welches mehre Tage unter brennend jückender Empfindung stehen blieb (*Wislicenus,* a.a.O.). [RAL (387)]

Schmerzhaftes Ziehen im hintersten Daumengelenke, wo es sich mit seinem Mittelhandknochen verbindet (*Herrmann,* a.a.O.). [RAL (388)]

Reißender Schmerz in den Gliedern des rechten Daumens (n. 7 Tagen) (*Ders.* a.a.O.). [RAL (389)]

Taktmäßiges Reißen in den Fingergliedern der rechten Hand (n. 12 St.) (*Groß,* a.a.O.). [RAL (390)]

Brennschmerz auf dem Rücken des hintersten Gliedes des kleinen Fingers (n. 7½ St.) (*Gutmann,* a.a.O.). [RAL (391)]

Brennschmerz auf dem linken Daumengelenke (*Ders.* a.a.O.). [RAL (392)]

Lähmungsartiger Schmerz im rechten Zeigefinger (*Hartmann,* a.a.O.). [RAL (393)]

Am Mittelfinger der rechten Hand, ein Blüthchen, welches, für sich unschmerzhaft, beim Drücken einen gelben Eiter von sich giebt und Tags darauf verschwindet (n. 17 Tagen) (*Becher,* a.a.O.). [RAL (394)]

Drückendes Reißen in der Spitze des linken, kleinen Fingers (n. 48 St.) (*Herrmann*, a.a.O.). [RAL (395)]

Jückendes Stechen in den Fingerspitzen (n. 10 Min.) (*Wislicenus*, a.a.O.). [RAL (396)]

In den Fingerspitzen, glucksende, stumpfe Stiche, als hätte er sie erfroren (n. ¼ St.) (*Franz*, a.a.O.). [RAL (397)]

Spannender Schmerz in den linken Gesäßmuskeln, beim Gehen (n. 5 Tagen) (*Gutmann*, a.a.O.). [RAL (398)]

Große Mattigkeit der Untergliedmaßen, besonders in den Oberschenkeln, bis unter die Knie, wie nach starkem Laufen, selbst im Sitzen (*Hornburg*, a.a.O.). [RAL (399)]

Zerschlagenheitsschmerz im Schooße und oben an der innern Seite des Oberschenkels, gegen das Mittelfleisch zu, wie bei einem des Reitens Ungewohnten nach einem starken Ritte (n. 3, 4 St.) (*Kummer*, a.a.O.). [RAL (400)]

Ziehender Schmerz in der rechten Hüfte und den Muskeln des rechten Oberschenkels (*Hornburg*, a.a.O.). [RAL (401)]

Unter dem Halse des linken Oberschenkelbeins, in den Muskeln, auswärts und hinterwärts, auf einer kleinen Stelle, absetzende, brennende, scharfe Stiche, im Sitzen, wenig vermindert beim Aufstehn, aber heftiger als zuvor, wenn er sich wieder niedersetzt (*Groß*, a.a.O.). [RAL (402)]

Jücken in der Haut mehr der Ober- als der Unterschenkel, nach Kratzen öfters wiederkehrend (n. 11 St.) (*Gutmann*, a.a.O.). [RAL (403)]

Immerwährendes, fressendes Jücken an beiden Oberschenkeln, als wollte ein Ausschlag entstehen, nicht durch Kratzen zu tilgen, die Nacht im Bette aber nicht bemerkbar (*Ders.* a.a.O.). [RAL (404)]

Kriebelndes Jücken am rechten Oberschenkel, durch Kratzen vergehend (*Ders.* a.a.O.). [RAL (405)]

Spannen in den Muskeln der vordern Fläche, nur beim Gehen (*Groß*, a.a.O.). [RAL (406)]

Spannen im rechten Oberschenkel, im Sitzen (n. 36 St.) (*Gutmann*, a.a.O.). [RAL (407)]

Jückender, anhaltender Stich am linken Oberschenkel (*Ders.* a.a.O.). [RAL (408)]

Spannender, anhaltender Stich im linken Oberschenkel, beim Gehen, welcher im Stehen aufhörte und später im Sitzen wieder kam (n. 4 Tagen) (*Ders.* a.a.O.). [RAL (409)]

Ziehendes Reißen im rechten Oberschenkel, beim Sitzen (n. 29 St.) (*Hartmann*, a.a.O.). [RAL (410)]

Drückendes Reißen am linken Oberschenkel, nach außen, von den Knieen bis zum ungenannten Beine herauf, wie in der Beinhaut; wo man unmittelbar auf den Knochen drücken konnte, war der Schmerz heftiger (n. 11 Tagen) (*Herrmann*, a.a.O.). [RAL (411)]

Drückender Schmerz im rechten Oberschenkel, beim Aufdrücken heftiger (n. 5½ St.) (*Gutmann*, a.a.O.). [RAL (412)]

Drückender Schmerz über dem rechten Knie, im Sitzen, welcher durch Bewegung verschwindet (n. ¼ St.) (*Hartmann*, a.a.O.). [RAL (413)]

Bohrender Schmerz über dem rechten Kniegelenke, bloß in der Ruhe (*Gutmann*, a.a.O.). [RAL (414)]

Auf der äußern Seite des linken Kniegelenks, wenn er die Treppe steigt, bei jedesmaligem Auftreten, ein reißendes Spannen (n. 76 St.) (*Groß*, a.a.O.). [RAL (415)]

Reißender Schmerz, wie Verrenkung, im linken Kniegelenke, bloß beim Gehen, sodaß er bisweilen hinken muß, indem er den Schenkel nicht gehörig krümmen kann (*Herrmann*, a.a.O.). [RAL (416)]

Auf der rechten Kniescheibe, ein scharfes, tiefes Nadelstechen, im Sitzen (*Groß*, a.a.O.). [RAL (417)]

Starke, mitten durchs Knie gehende Nadelstiche, beim Biegen desselben; nur im Gehen ward es auf Augenblicke unterbrochen (n. 5 Tagen) (*Hartmann*, a.a.O.). [RAL (418)]

Im rechten Unterschenkel, ein (kurz dauerndes) Schwerheits-Gefühl, im Sitzen (n. 9 St.) (*Ders.* a.a.O.). [RAL (419)]

Jückendes Wühlen im linken Schienbeine, unter der Kniescheibe, in der Ruhe (*Gutmann*, a.a.O.). [RAL (420)]

Spannender Stich im linken Schienbeine, in der Ruhe (n. 4 Tagen) (*Ders.* a.a.O.). [RAL (421)]

Stechen in der Wade, nebst Zucken und Pulsiren in den Kniescheiben beider Beine, wenn die Knie steif ausgestreckt gehalten werden (n. 13 Tagen) (*Becher*, a.a.O.). [RAL (422)]

Gefühl in der rechten Wade, als ob das Blut tropfenweise sich durch eine Klappe hindurchpreßte – eine Art von Glucksen (n. ¼ St.) (*Wislicenus*, a.a.O.). [RAL (423)]

Wühlender Schmerz in der rechten Wade, innerer Seite – heftiger im Gehen (*Gutmann*, a.a.O.). [RAL (424)]

Klamm in der linken Wade (n. 11 St.) (*Ders.* a.a.O.). [RAL (425)]

Spannendes Ziehn in der linken Wade, beim Gehen (*Ders.* a.a.O.). [RAL (426)]

Das Nießen bringt eine Bewegung durch die Schenkel, wie von oben bis unten, hervor, fast wie ein zitterndes Frösteln (*Groß*, a.a.O.). [RAL (427)]

Brennender Schmerz über dem rechten, innern Fußknöchel (n. 37 St.) (*Gutmann*, a.a.O.). [RAL (428)]

Feiner, bohrender Stich im rechten, innern Fußknöchel, in der Ruhe (n. 33 St.) (*Ders.* a.a.O.). [RAL (429)]

Beim Auf- und Nieder-Biegen des Unterfußes, ein Schmerz, als ob die Flechsen, um das Gelenk herum, zu kurz wären – eine klammartige Empfindung (n. 10 St.) (*Hartmann*, a.a.O.). [RAL (430)]

Im Fußgelenke, ein mit Wundheits-Gefühl verbundenes, schründendes Ziehen (n. 4 St.) (*Franz*, a.a.O.). [RAL (431)]

Im Fußgelenke, ein hartes Drücken, wie von einem harten Steine, zugleich mit Ziehen darin, im Stehen (*Ders.* a.a.O.). [RAL (432)]

Zuckendes Reißen auf dem Rücken des Unterfußes (n. 45 St.) (*Hartmann*, a.a.O.). [RAL (433)]

Absetzendes Reißen in den Mittelfußknochen des linken Fußes (n. 12 St.) (*Groß*, a.a.O.). [RAL (434)]

Absetzendes Reißen im linken Unterfuße, gleich hinter den Zehen (*Ders.* a.a.O.). [RAL (435)]

Jücken am linken Fußrücken in der Ruhe, welches durch Kratzen nicht vergeht (*Gutmann*, a.a.O.). [RAL (436)]

Jückend bohrender Stich im rechten Fußrücken, in der Ruhe, so daß er heftig aufschreien mußte (n. 79 St.) (*Gutmann*, a.a.O.). [RAL (437)]

Brennschmerz im linken Fußrücken (n. 56 St.). [RAL (438)]

Drückendes Wühlen im rechten Fuße, hinter den Zehen, bloß in der Ruhe (*Ders.* a.a.O.). [RAL (439)]

Feines Reißen in den Muskeln der linken Zehen (n. 10 Tagen) (*Herrmann*, a.a.O.). [RAL (440)]

An der zweiten Zehe des linken Fußes entstand ein warzenähnlicher, erhabner Auswuchs, ohne Empfindung, welcher nach drei Tagen wieder verschwand, und eine weiße Narbe hinterließ (n. 3 Tagen) (*Becher*, a.a.O.). [RAL (441)]

An der zweiten linken Zehe, ein warzenähnlicher Auswuchs, für sich von beißendem Schmerze, beim Druck des Schuhes aber von brennendem Schmerze, wie ein Hünerauge, er hinterließ eine weiße, dicke Narbe (n. 17 Tagen) (*Ders.* a.a.O.). [RAL (442)]

Jückender Stich in der zweiten rechten Zehe (*Gutmann*, a.a.O.). [RAL (443)]

Ein kriebelndes Laufen in den Spitzen der rechten Zehen, bloß in der Ruhe (n. 53 St.) (*Ders.* a.a.O.). [RAL (444)]

Jückender Stich in der rechten Fußsohle, anhaltend bei Bewegung (*Ders.* a.a.O.). [RAL (445)]

Heftige Stiche in der linken Fußsohle, im Sitzen (n. 4 Tagen) (*Hartmann*, a.a.O.). [RAL (446)]

Bohrend jückender Stich im Ballen der zweiten und dritten Zehe (*Gutmann*, a.a.O.). [RAL (447)]

Beim Auftreten, eine Empfindung auf der linken Fußsohle, als ob die Theile allzu sehr gespannt und zu kurz wären, wodurch ein stichartiger Schmerz entstand (n. 29 St.) (*Hartmann*, a.a.O.). [RAL (448)]

Jückendes Kriebeln in der rechten Fußsohle (n. 77 St.) (*Gutmann*, a.a.O.). [RAL (449)]

■ Allgemeines und Haut

Wenn er geht, fühlt er jeden Fehltritt; es fährt ihm schmerzhaft durch alle Glieder. [RAL 103]

Die Untergliedmaßen sind ihm schwer, es sumset in den Beinen, er muß mit Mühe dran schleppen; das Gehen wird ihm sehr sauer. [RAL 104]

Es thut ihm alles weh, wie zerschlagen und wenn er vom Sitze aufsteht, ist's ihm schwindlicht und unsicher in den Füßen, wie taumelig. [RAL 105]

Schmerz, wie verrenkt (oder zerschlagen) im Schultergelenke und in den hintern Gelenken des Daumens und Zeigefingers. [RAL 106]

Große Mattigkeit an Leib und Seele, vorzüglich nach Stehen. [RAL 107]

Beim Hunger überfällt ihn eine große Mattigkeit. [RAL 108]

Nachmittags verschlimmern sich alle Zufälle. [RAL 109]

◊ Zittern der Untergliedmaßen zuerst, und dann der Obergliedmaßen (*Hornburg*, a.a.O.). [RAL (450)]

Nach dem Kratzen an den Untergliedmaßen entstanden kleine Beulen (Quaddeln) (*Gutmann*, a.a.O.). [RAL (451)]

Große Empfindlichkeit des ganzen Körpers beim Berühren; wenn er sich an irgend einen Theil etwas stößt, so läuft es ihm wie ein schnelles, schmerzhaftes Krabbeln herauf durch den ganzen Körper, bis in den Kopf (*Meyer*, a.a.O.). [RAL (452)]

Schmerzhafte Empfindlichkeit des ganzen Körpers beim Berühren; bei geringem Anstoßen an irgend einen Theil entsteht Schmerz und wie ein Schauder in der Gegend der Stelle; schon beim Auftreten erfolgt eine widrige Erschütterung des Körpers (n. 3 Tagen) (*Wislicenus,* a.a.O.). [RAL (453)]

(Nach mäßigem Gehen) Nadelstiche an mehren Theilen des Körpers, beim Treppen-Aufsteigen (*Herrmann,* a.a.O.). [RAL (454)]

Es liegt ihm in allen Gliedern, am meisten beim Gehen; das Rückgrat ist ihm wie zerschlagen (*Gutmann,* a.a.O.). [RAL (455)]

Er befindet sich im ganzen Körper nicht wohl, befallen von einer Schwere und Laßheit in den Gliedern, bei Unaufgelegtheit zur Arbeit, doch nicht mit unheiterm Gemüthe (n. 6 Tagen) (*Ders.* a.a.O.). [RAL (456)]

Reißen in den Gliedmaßen, entweder gleich über, oder etwas unter den Gelenken, auf den Knochen, als wenn es drauf schabte (*Meyer,* a.a.O.). [RAL (457)]

Große Schwere in den Ober- und Untergliedmaßen; er muß nach Treppensteigen mühsam Athem holen (*Meyer,* a.a.O.). [RAL (458)]

Große Mattigkeit, besonders beim Treppensteigen bemerkbar (n. 2 St.) (*Kummer,* a.a.O.). [RAL (459)]

Große Mattigkeit des Morgens; es liegt ihm so schwer in allen Gliedern, so daß er sich nur ungern bewegte (n. 7 Tagen) (*Wislicenus,* a.a.O.). [RAL (460)]

Mattigkeit im Gehen, Stehen und Liegen; er ist fast unvermögend, das Mindeste mit den Händen zu verrichten, oder sich auch nur anzuziehn (*Meyer,* a.a.O.). [RAL (461)]

Bei Schwäche und Hinfälligkeit des ganzen Körpers, Zittern der Hände, wenn er zugreifen und etwas festhalten will (n. 13½ Tagen) (*Becher,* a.a.O.). [RAL (462)]

Das Schreiben wird ihm sauer, wegen großer Schwere des Arms, und das Gehen wird ihm sauer, wegen großer Schwere der Untergliedmaßen (*Meyer,* a.a.O.). [RAL (463)]

Bei mäßiger Bewegung überfällt ihn eine große, unerträgliche Hitze, die sich besonders im Gesichte äußert; bei stärkerer Bewegung, Schweiß am ganzen Körper (n. 14 Tagen) (*Becher,* a.a.O.). [RAL (464)]

Er ist sehr empfindlich gegen kühle Luft (*Ders.* a.a.O.). [RAL (465)]

Große Mattigkeit des Körpers nach Spazierengehn (*Ders.* a.a.O.). [RAL (466)]

Beim Gehen im Freien ist er anfangs kraftvoll und stark; aber sehr bald wird er schwach und matt, besonders in den Oberschenkel-Muskeln, mit einem ängstlichen Drücken auf der Brust, daß er gern aufstoßen möchte, was ihm aber nicht möglich ist, worauf dann aber Erleichterung im Unterleibe durch Drang zum Stuhle und durch Blähungsabgang erfolgt (n. 5½ St.) (*Franz,* a.a.O.). [RAL (467)]

Er fühlt sich in freier Luft, Abends sehr krank und ängstlich, mit innerer Hitze, und muß in die Stube eilen, wo es ihm aber auch nicht sonderlich besser wird (n. 11 St.) (*Ders.* a.a.O.). [RAL (468)]

Er ist so ermattet und hinfällig, nach geringer Bewegung, daß er glaubt, sein Ende sei da (n. 24 St.) (*Becher,* a.a.O.). [RAL (469)]

Konvulsionen – Tod (*Chalmer,* a.a.O.). [RAL (470)]

- **Schlaf, Träume und nächtliche Beschwerden**

Fast unaufhörliches Gähnen (sogleich). [RAL 110]

Alle Nächte, Vormitternacht, kein Schlaf, obgleich ohne Schmerzen. [RAL 111]

In der Nacht, stete Unruhe in allen Gliedern; jeden Augenblick muß er bald dieses, bald jenes Glied anderswo hinlegen, bald krümmen, bald ausdehnen und kann davor keinen Augenblick schlafen[5] (n. 10 St.). [RAL 112]

Sehr unruhiger, von öfterm Aufwachen unterbrochner Schlaf, voll ängstlicher, schreckhafter Träume, z.B. der Blitz schlug ihm die Achsel weg. [RAL 113]

Früh, beim Erwachen, Ermattung. [RAL 114]

Schlaf nicht erquickend; früh ist er müder, als Abends, da er sich hinlegte. [RAL 115]

◊ Gähnen, ohne Schläfrigkeit (*Meyer,* a.a.O.). [RAL (471)]

Oefterer Drang zum Schlafen, dem er aber widerstehen kann (*Becher,* a.a.O.). [RAL (472)]

Schläfrigkeit mit Gähnen, als wenn er nicht ausgeschlafen hätte (n. 5 St.) (*Langhammer,* a.a.O.). [RAL (473)]

Abends, so lange er auf war, unwiderstehliche Schläfrigkeit, aber nach dem Niederlegen konnte er in geraumer Zeit nicht einschlafen (*Hartmann,* a.a.O.). [RAL (474)]

Nach dem Niederlegen, Abends, wacht er bis tief in die Nacht und kann nicht einschlafen (*Groß,* a.a.O.). [RAL (475)]

---

[5] Gold nahm diese Beschwerde in kurzer Zeit hinweg.

Müdigkeit des Morgens; kurz nach dem Aufstehn aus dem Bette kann er sich im Sitzen des Einschlafens nicht erwehren (n. 7 Tagen) (*Wislicenus,* a.a.O.). [RAL (476)]

Den ganzen Vormittag, unwiderstehlicher Hang zum Schlafen, mit Gähnen (n. 2 St.) (*Hartmann,* a.a.O.). [RAL (477)]

So große Schläfrigkeit früh, daß ihm der Kopf vorfällt, und er die Augen zu thun muß (n. 2½ St.) (*Kummer,* a.a.O.). [RAL (478)]

Sehr langer, ungewohnter Mittagsschlaf und als er erwachte, konnte er sich doch nicht überwinden, aufzustehn, sondern er schlief immer wieder ein (*Stapf,* a.a.O.). [RAL (479)]

Nachtschlaf mit vielen aber unerinnerlichen Träumen (*Franz,* a.a.O.). [RAL (480)]

Schlaf (*Browne-Wright,* a.a.O.). [RAL (481)]

Unruhiger Schlaf (*Meyer,* a.a.O.). [RAL (482)]

Schwerer, betäubter Schlaf[6] (*Bergius,* a.a.O.). [RAL (483)]

Sehr unruhiger, von lebhaften, aber unerinnerlichen Träumen gestörter Schlaf, worein er, wegen allzu großer Lebhaftigkeit des Geistes, nur spät geräth; Nachmitternacht wacht er oft auf, wirft sich herum und ist wie im halb wachendem Zustande (*Stapf,* a.a.O.). [RAL (484)]

Verworrene Träume, worin er so beschäftigt ist, daß er sich früh ermüdet fühlt; beim Erwachen weiß er von den Träumen nichts mehr und kann sich ihrer gar nicht, oder nur sehr dunkel erinnern (*Herrmann,* a.a.O.). [RAL (485)]

Lebhafte Träume von bekannten, vergangenen Dingen – lange von einem und demselben Gegenstande (*Kummer,* a.a.O.). [RAL (486)]

Träume die Nacht, deren er sich nur dunkel erinnert (*Wislicenus,* a.a.O.). [RAL (487)]

Sehr unruhiger Schlaf; er wirft sich von einer Seite zur andern, träumt lebhaft von Feuer und Zank und Streit, und glaubt um 1 Uhr, es sei schon Zeit, aufzustehn (*Gutmann,* a.a.O.). [RAL (488)]

Sehr lebhafte, ängstigende Träume von großem Feuer und von ihm erscheinenden Geistern (*Ders.* a.a.O.). [RAL (489)]

Aengstliche Träume, die Nacht (*Meyer,* a.a.O.). [RAL (490)]

Früh, kurze Zeit vor dem Erwachen, bei einem (sonst, ungewöhnlichen) geilen Traume, Samenerguß, ohne Entkräftung darauf (*Stapf,* a.a.O.). [RAL (491)]

Geile Träume und Samenergießung (die erste Nacht) (*Gutmann,* a.a.O.). [RAL (492)]

Wohllüstige Träume mit Samenerguß, ohne Steifigkeit der Ruthe (*Ders.* a.a.O.). [RAL (493)]

■ Fieber, Frost, Schweiß und Puls

Abends spät, starker Durst (n. 28 St.). [RAL 116]

Starker Frost über die Arme und die Schultern. [RAL 117]

Ein arger Frost zog durch alle Glieder, den ganzen Tag, ohne Durst, zwei Tage nach einander. [RAL 118]

Gleich nach dem Mittagsessen, starker Frost und Kälte; er mußte sich deßhalb ins Bette legen. [RAL 119]

Nachmittags bekömmt er erst Frost, dann wird's ihm sehr heiß und er hat viel Durst (auf Bier). [RAL 120]

Fieber: Abends, Frostigkeit, mit kalten Händen und aufgetriebnem Unterleibe, ohne Durst; drauf, die Nacht, Lage auf dem Rücken, Zerschlagenheitsschmerz aller Gelenke beim ruhig Liegen, lebhafte, drangvolle Träume, Schlafreden und trockne Hitze am Körper, mit Trockenheit des Mundes, der Nase und der Augen, ohne Durst. [RAL 121]

Wenn er sich Abends niederlegt, bekömmt er im Bette erst eine halbe Stunde Frost, dann gleich Hitze drauf mit Schweiß über und über, fast die ganze Nacht hindurch. [RAL 122]

Abwechselnd den ganzen Tag, Frost und Hitze drauf, mit Gesichtsröthe. [RAL 123]

Hitzempfindung im Körper, Vormittags, ohne äußerlich fühlbare Hitze. [RAL 124]

Die Nacht, bloß in den Untergliedmaßen Hitze, ohne Schweiß oder Durst. [RAL 125]

Nachts, innere Hitzempfindung, mit Trockenheit des Mundes, ohne Durst. [RAL 126]

Bei geringem Zudecken, geräth er gleich in Schweiß. [RAL 127]

◊ Der Puls der Hand schlägt schwach und unregelmäßig, bald schnell, bald langsam (n. 7 St.) (*Herrmann,* a.a.O.). [RAL (494)]

Der sonst ihm gewöhnliche Puls von 72 Schlägen schlägt zur Zeit des Frühfiebers nur 54 Mal (n. 24 St.) (*Groß,* a.a.O.). [RAL (495)]

Frösteln jeden Morgen, nach dem Aufstehn aus dem Bette (*Herrmann,* a.a.O.). [RAL (496)]

In kurzen Zwischenräumen von 2 bis 10 Minuten, ein überlaufender Schauder am ganzen Körper, welcher vorzüglich von der Brust auszugehen scheint (*Groß,* a.a.O.). [RAL (497)]

---

[6] Von der kleinsten Gabe, wie er sagt.

Bisweilen verbreitet sich das Frösteln von der Herzgrube aus nur bis auf den Bauch und die Untergliedmaßen, doch auch zuweilen zugleich bis auf den Rücken (n. 24 St.) (*Groß*, a.a.O.). [RAL (498)]

Sehr geringe Bewegung des Körpers bringt Frösteln hervor (*Ders.* a.a.O.). [RAL (499)]

Früh, Schüttelfrost, ohne Durst, mit ziemlicher Leichtigkeit in den Fingerbewegungen und Aufgewecktheit des Geistes (*Franz*, a.a.O.). [RAL (500)]

Frösteln, jeden Morgen, nach dem Aufstehn aus dem Bette, abwechselnd ein paar Stunden lang (*Herrmann*, a.a.O.). [RAL (501)]

Frösteln am ganzen Körper, ohne Durst, bloß früh (n. 2 St.), **mehre Morgen nach einander, in Absätzen wiederkehrend, und von den Füßen sich nach oben verbreitend** (*Ders.* a.a.O.). [RAL (502)]

Jeden Morgen, schnell überlaufendes Frösteln, bald bloß an den Füßen, bald an dem Kopfe und den Händen allein, bald am Rücken, oder an der Brust und dem Bauche, bald auch am ganzen Körper, ohne Durst (n. 72 St.) (*Groß*, a.a.O.). [RAL (503)]

Gelindes Frösteln im Rücken, nach dem Unterleibe zu bis in die Nabelgegend (n. 2 St.) (*Stapf*, a.a.O.). [RAL (504)]

Schauder, welcher den ganzen Körper überlief, ohne Hitze und Durst (n. 1 St.) (*Langhammer*, a.a.O.). [RAL (505)]

Empfindung am rechten Oberschenkel, als überliefe ihn Gänsehaut, doch ohne Frostempfindung (*Franz*, a.a.O.). [RAL (506)]

An den Armen, Frostempfindung und Auflaufen der Gänsehaut; er wagt es nicht, die Arme an den Körper zu bringen, wegen widriger, schauderiger Empfindung (n. 4 St.) (*Ders.* a.a.O.). [RAL (507)]

Kalter Schauder überläuft den ganzen Körper, die Arme ausgenommen, mit Gefühl, als wenn sich die Haare emporsträubten (*Hartmann*, a.a.O.). [RAL (508)]

Ueber den ganzen Körper laufender Schauder und doch dabei Hitze über den ganzen Körper, ohne Durst (n. 7 St.) (*Langhammer*, a.a.O.). [RAL (509)]

Kälte-Empfindung am ganzen Körper, ohne Kälte; er war überall warm anzufühlen, am wärmsten auf der Brust (*Herrmann*, a.a.O.). [RAL (510)]

Innerliches Frühfieber: in Zwischenräumen von 5 bis 10 Minuten wiederkehrendes, überlaufendes Frösteln, bei äußerlich fühlbarer, fast gesteigerter Wärme; das Frösteln scheint von der Herzgrube auszugehn, und sich auf den Rumpf, den Kopf und die obern Gliedmaßen zu verbreiten, ohne Durst (n. 24 St.) (*Groß*, a.a.O.). [RAL (511)]

Die Fingerspitzen sind kalt, da doch die übrige Hand gemäßigte Wärme hat (n. 3 St.) (*Langhammer*, a.a.O.). [RAL (512)]

Kalte Hände, bei Hitze des Gesichts, ohne Durst (n. 5 Tagen) (*Wislicenus*, a.a.O.). [RAL (513)]

Ob er gleich am ganzen Körper Hitzempfindung und vorzüglich im Gesichte Hitze hat, so sehnt er sich doch (Abends) nach der Bettwärme (n. 7 Tagen) (*Wislicenus*, a.a.O.). [RAL (514)]

Die Hände deuchten, wenn er sie an's Gesicht hält, dem Gesichte kalt, während sie einander selbst mehr als gewöhnlich warm deuchten, nur in der Handfläche sind sie etwas klebrig anzufühlen (*Groß*, a.a.O.). [RAL (515)]

Hitzempfindung im Gesichte und den Händen, während die Hände, auf das Gesicht gehalten, dem Gesichte kalt deuchten, und eben so den Händen das Gesicht kalt (n. 8 St.) (*Langhammer*, a.a.O.). [RAL (516)]

Kälte-Empfindung und Hitzempfindung wechselten bloß an der linken Seite der Stirne mit einander ab, ohne daß äußerlich ein Temperaturwechsel fühlbar war (*Meyer*, a.a.O.). [RAL (517)]

Fünf Tage nach einander, zu denselben Stunden, erst Frost, früh, nach dem Aufstehn aus dem Bette, und Mittags (fünf Stunden hernach), Hitze, am meisten am Rumpfe, doch noch stärker im Gesichte, mit Röthe, ohne besondern Durst (*Herrmann*, a.a.O.). [RAL (518)]

Abwechselnd Hitze und Frost, wovon der Frost vorzüglich auf dem Rücken, die Hitze aber in den Händen und dem Gesichte sich zeigt (*Meyer*, a.a.O.). [RAL (519)]

Wenn er Abends ins Bette kömmt, tritt sogleich Frost ein, und dann fühlt er einen sehr heftigen Schweiß, so daß er über und über naß wird, von übelm Geruche (*Ders.* a.a.O.). [RAL (520)]

Hitze, mit großem Bier-Durste (*Ders.* a.a.O.). [RAL (521)]

Nach einer kleinen Bewegung, sehr große Hitze über den ganzen Körper, mit Schweiße, besonders am Kopfe, ohne Durst (n. 1 St.) (*Hartmann*, a.a.O.). [RAL (522)]

Vermehrte Wärme im Rücken; Hände, Unterleib, u.s.w. deuchten ihm, der Empfindung nach, brennend heiß und so wird's ihm über und über heiß (*Stapf*, a.a.O.). [RAL (523)]

Fliegende Hitze über den Rücken, nach dem Abendessen (*Meyer*, a.a.O.). [RAL (524)]

Ein Hitzgefühl im ganzen Rückgrate (*Gutmann*, a.a.O.). [RAL (525)]

Eine fliegende Hitze überzieht das Gesicht, ohne es zu röthen (n. $^{1}/_{4}$ St.) (*Hartmann*, a.a.O.). [RAL (526)]

Spongia tosta

Röst-Schwamm (Spongia marina tosta) [RAL VI (1827), S. 195–226]

(Der **Badeschwamm** – das Wurmgehäuse der spongia officinalis, L. – wird, in mäßig kleine Stücke zerschnitten und in einer blechernen Kaffee-Trommel, unter Umdrehen über glühenden Kohlen nur so lange geröstet, bis er braun wird und sich ohne große Mühe zu Pulver reiben läßt, wovon 20 Gran mit 400 Tropfen gutem Weingeiste täglich zweimal umgeschüttelt, binnen einer Woche, ohne Wärme, zu einer Tinktur sich ausziehen lassen, welche in 20 Tropfen einen Gran Röstschwamm-Kraft enthält.)

Der bis zur schwarzen Kohle **gebrannte** Badeschwamm (spongia usta, combusta) wie man ihn nicht selten bereitet findet, scheint unkräftiger, dahingegen der auf obige Art bloß braun geröstete sehr geruchvoll ist und dem Weingeiste alle seine großen Arznei-Kräfte mittheilt. Wasser wird von der eingetropften Tinktur milchig, behält jedoch nicht wenig davon in Auflösung. Der Badeschwamm soll etwas **Jodine** enthalten.

Jene besondre Hals- (Schild-) Drüsen-Geschwulst, **Kropf** genannt, welcher den Bewohnern tiefer Thäler und ihrer Ausgänge in Ebenen eigen ist, bildet, da er von einem Zusammenflusse obgleich uns größtentheils unbekannter, doch, wie es scheint, sich stets ziemlich gleicher Ursachen entsteht, ein in seinem Wesen sich fast immer gleich bleibendes Uebel, wofür ein Arzneimittel, wenn es einmal half, auch stets und in jedem Falle (specifisch) dienlich seyn müßte.

Da aber die bisherige Arzneikunst nicht wußte, wie den Arzneien noch vor ihrer Anwendung in Krankheiten im voraus abzumerken sey, für welche Krankheits-Zustände sie heilsam seyn würden und seyn müßten, und man sie daher nur blindhin in Krankheiten, und zwar mehre Arzneien zusammen, **immer in Gemischen** verordnete, so konnte die bisherige Arzneikunst auch keine gewissen Hülfsmittel für langwierige Uebel finden, selbst nicht für die sich gleich bleibenden Krankheiten. In letztern mußte sich daher der gemeine Mann selbst Hülfe zu schaffen suchen, konnte es aber freilich nur auf dem endlosen und langweiligsten Wege von der Welt, nämlich durch unablässiges Probiren einfacher Substanzen aller Art, wie sie ihm das Geschick zuführte, wodurch erst nach Millionen vergeblicher Versuche, endlich einmal ein Mittel ihm in die Hände kam, was, da es einmal half, dann allerdings auch jedesmal in dem festständigen, sich immer gleich bleibenden Uebel dienlich seyn mußte, so daß man bloß diesem Durchprobiren aller erdenklichen Arznei-Substanzen vom Volke die wenigen, sicher helfenden Mittel für die sich stets gleich bleibenden, das ist, von gleicher Ursache entstehenden und daher festständigen Krankheiten zu danken hat, welche es noch giebt; die alte, sich weise dünkende Arzneischule vermochte es nicht, wie wir sehen.

Sonach mochten wohl Jahrtausende hingegangen seyn, ehe für dieses beschwerliche Uebel, den Kropf, die gemeine Hausmittel-Praxis unter den unzählbaren, vergeblich versuchten Arzneimittel-Substanzen endlich den gerösteten Badeschwamm aufgriff, und als specifisches Heilmittel dafür fand, wenigstens sehen wir ihn als ein solches erst im dreizehnten Jahrhunderte von *Arnald von Villanova* angeführt.

Die Arzneikunst erntete dann, wo sie nicht gesäet hatte und eignete sich diesen Fund des gemeinen Mannes zu, brachte aber, da sie von jeher Einfachheit für eine Unehre hielt, den gerösteten Schwamm als Kropfmittel in ein Gemisch von mehren Zusätzen,[1] immer andre und andre, um ihn nach ihrer Art gelehrter aufzustutzen, oder vielmehr zu verhudeln; die Gemische halfen dann oft nicht, dieser störenden Zusätze wegen, und wo es noch half, schrieben mit der Zeit die Nachkommen die Hülfe den Neben-Ingredienzen zu, so daß man endlich selbst nicht wußte, welches Ingredienz im Recepte eigentlich das Helfende sey. So verlor der Röst-Schwamm, eben dieses quacksalberisch gelehrten Zusatzes andrer Dinge wegen, allmälig seine Würde und verlor sich endlich sogar selbst zuweilen aus dem Kropfpulver[2] (pulvis ad Strumas), so daß man in der Folge den Röst-Schwamm aus mehren neuen Arzneimittel-Lehren

---

[1] In der Pharmacopoea Augustana zum Beispiele wurden noch 10 andre Ingredienzen hinzugesetzt und so das eigentlich Wirksame, die spongia usta verbalhornisirt.
[2] Wie z.B. in *Klein's* selectus medicaminum, S. 168. verglichen mit S. 183.

als ein unnützes Ding gänzlich ausließ. So brachte es die vornehme Arznei-Schule durch ihre gelehrte Mischungskunst dahin, wiederum zu vernichten und in Vergessenheit zu begraben, was die schlichte Erfahrung des Volkes in Jahrtausenden durch unendliches, mühsames Versuchen als Wahrheit ausgefunden hatte. Dieß ist ein Pröbchen von den Wohlthaten, welche von der bisherigen Arzneikunst dem Menschen-Geschlechte erwiesen wurden.

Doch, gesetzt sie erkennete nun auch den ursprünglichen Werth des Röst-Schwammes in Heilung des Kropfes der Thalbewohner an, wie soll sie nun die übrigen großen Heil-Tugenden dieser Arznei-Substanz in vielen andern, **nicht gleichförmig wiederkehrenden** Krankheits-Zuständen in Erfahrung bringen, wenn sie den einzig sichern Weg zur Erforschung der reinen Arzneikräfte, die Versuche am gesunden Körper, nicht kennt, oder zu betreten verschmäht?

Beigehende Symptome von Röst-Schwamm, an gesunden Menschen erfahren (die ich dreimal vollständiger wünschte), werden lehren, zu welchem fernern, heilsamen Gebrauche dieses so kräftige, als wohlthätige Arzneimittel von der homöopathischen Heilkunst anzuwenden sey.

Wo ja die bisherige Praxis noch den Röst-Schwamm zur Kropf-Heilung anwendete, da gab sie ihn in den Gemischen (mit Pfeffer, Glanzruß u.s.w.) zu halben und ganzen Quentchen täglich auf die Gabe, während ich gegentheils fand, daß schon eine oder zwei Gaben des kleinsten Theils eines Tröpfchens der mehrfach verdünnten Tinktur zur Heil-Absicht völlig hinreichend sey.

Zu andern homöopathischen Heil-Zwecken fand ich fernere und fernere Verdünnung und Verminderung der Gabe nöthig – zuletzt einen sehr kleinen Theil eines Tropfens decillionfacher Verdünnung zur Gabe.

Das kräftigste Gegenmittel des Röst-Schwamms ist Kampher.

Die merkwürdigste Heil-Anwendung des Röst-Schwammes hat die Homöopathie gegen die fürchterliche akute Krankheit, **häutige Bräune** genannt, gefunden, theils in andern Symptomen dieser Arznei, theils und vorzüglich in dem Symptome (145.), doch so daß die Lokal-Entzündung zuvörderst durch eine möglichst kleine Gabe innerlich gegebnen Akonits gemindert oder getilgt worden sey.[3] Den Neben-Gebrauch einer kleinen Gabe kalkerdiger Schwefel-Leber wird man selten dabei nöthig finden.

---

[3] Je kleiner die Arznei-Gaben zum Behufe akuter und der akutesten Uebel sind, desto schneller vollführen sie ihre Wirkung. In obigem Falle erreicht das einmalige Riechen an ein Senfsamen großes Streukügelchen, mit Akonitsaft, dreißigster Verdünnung, befeuchtet diese Absicht am vollkommensten und besten.

Röst-Schwamm

- **Gemüt**

Sie ist sehr furchtsam und wird besonders durch ein schreckhaftes Bild aus einer traurigen Vergangenheit verfolgt und unablässig gequält. [RAL 149]

Aengstlich, als wenn ihm ein Unglück bevorstände und er es ahnete. [RAL 150]

Sie ist sehr schreckhaft und fährt über jede Kleinigkeit zusammen, wovon es ihr jedesmal in die Füße fährt und ihr darin wie eine Schwere liegen bleibt. [RAL 151]

Es ist ihr nicht genug, was sie gearbeitet hat; sie kann sich mit der Arbeit nicht recht behelfen, sie geräth ihr nicht. [RAL 152]

Einsylbigkeit und unzufriedne Laune. [RAL 153]

Trotzige, widerspänstige, unartige Laune. [RAL 154]

Muthwillig witzige Laune. [RAL 155]

Abwechselnd lustige und weinerliche und ärgerlich zänkische Laune. [RAL 156]

◊ Es wird ihm plötzlich bänglich warm am ganzen Körper, mit Hitze und Röthe im Gesichte und Schweiß (n. ½ St.) (*Ernst Stapf*, in einem Aufsatze). [RAL (231)]

Kopfweh, Appetitlosigkeit, Schläfrigkeit, laß am ganzen Körper, verdrießlich; es war ihr alles zuwider (*Ders.* a.a.O.). [RAL (232)]

Verdrießlich; er redete und antwortete sehr ungern (*Gust. Wagner*, in einem Aufsatze). [RAL (233)]

Er ist verdrossen und faul; er möchte lieber ruhen und ist wenig zum Sprechen aufgelegt (n. 3 St.) (*Ders.* a.a.O.). [RAL (234)]

Ein unwiderstehlicher Trieb zum Singen, mit Ueberlustigkeit, ½ Stunde lang (n. ½ St.), darauf zerstreut **und unaufgelegt zu jeder Arbeit**, eine Stunde lang (*Sal. Gutmann*, in einem Aufsatze). [RAL (235)]

- **Schwindel, Verstand und Gedächtnis**

Schwäche des Kopfs und eine Stumpfheit, die zu allen Geistes-Geschäften untauglich macht, mit einem Gefühle von Müdigkeit durch den ganzen Körper. [RAL 1]

Der Kopf ist eingenommen und dummlich. [RAL 2]

Schwere des Kopfs, den ganzen Tag. [RAL 3]

Wenn sie den Kopf vor sich auf den Tisch gelegt hat, um auszuruhn und ihn dann wieder in die Höhe richtet, so ist er ihr schwer. [RAL 4]

◊ Schwindel im Sitzen, als wenn der Kopf auf die Seite sinken sollte, mit Hitz-Empfindung im Kopfe (n. ¼ St.) (*Wagner*, a.a.O.). [RAL (1)]

Schwindlichkeit zum rückwärts Fallen (*Fr. Hahnemann*). [RAL (2)]

Es ist ihm wie drehend im Kopfe, er taumelt und muß sich anhalten, wie bei einem Rausche (n. ½ St.) (*Franz Hartmann*, in einem Aufsatze). [RAL (3)]

Heftiger Andrang des Blutes nach dem Gehirne, mit äußerlicher Hitze an der Stirne; die Hals-Arterien schlugen fühlbar (n. 1 St.) (*Wagner*, a.a.O.). [RAL (4)]

Eingenommenheit des Kopfs; er wankt, wie trunken, im Gehen, eine Stunde lang (n. ½ St.) (*Adolph Ferd. Haynel*, in einem Aufsatze). [RAL (5)]

Schmerzhafte Schwere im Hinterhaupte, als ob Blei drin läge, während des Gehens, die sich ruckweise erneuert (n. 1½ St.) (*Hartmann*, a.a.O.). [RAL (6)]

Schwere des Kopfs (n. ¼ St.) (*Wagner*, a.a.O.). [RAL (7)]

Schwere und Vollheit des Kopfs, durch Bücken vermehrt (*Ders.* a.a.O.). [RAL (8)]

- **Kopf**

Ziehender Schmerz im Scheitel des Kopfs (sogleich). [RAL 5]

Heftiges Drücken in der Stirne und im Hinterkopfe zugleich, als wenn beide gegen einander zusammengepreßt würden, Mittags (n. 5 St.). [RAL 6]

Pochen in der linken Schläfe. [RAL 7]

Beim Liegen fühlt sie im Kopfe, in der Gegend des Ohres, auf welchem sie im Bette liegt, ein Wuwwern, wie ein starkes Pulsiren, jedesmal mit einem Doppelschlage; legt sie sich, dann auf das andre Ohr, so fühlt sie es nun auf dieser Seite. [RAL 8]

In der Stirne, Empfindung von Blut-Anhäufung. [RAL 9]

Vermehrter Andrang des Blutes nach dem Kopfe. [RAL 10]

Im Kopfe Gefühl, als wollte alles zur Stirne heraus. [RAL 11]

◊ Drückender Kopfschmerz im Wirbel (n. 5 Min.) (*Fr. Hahnemann*). [RAL (9)]

Stumpf drückender Schmerz im rechten Stirnhügel von innen nach außen (n. 30 St.) (*Hartmann*, a.a.O.). [RAL (10)]

Dumpfer Kopfschmerz in der rechten Gehirnhälfte, beim Eintritt aus der freien Luft in die

warme Stube (n. 1½, 35 St.) (*Gutmann*, a.a.O.). [RAL (11)]

Drückender Kopfschmerz zum rechten Seitenbeine heraus, im Liegen (*Ders.* a.a.O.). [RAL (12)]

Dumpfer, drückender Kopfschmerz von vorne, in der Stirne, über den Augen, bis in's Hinterhaupt und den Nacken, zehn Stunden lang, bis zum Einschlafen (n. 3 St.) (*Wagner*, a.a.O.). [RAL (13)]

Heftig reißender Kopfschmerz in der linken Schläfe, dicht an der Augenhöhle, welcher auch eine drückende Empfindung in der linken Hälfte dieses Auges erzeugt (n. 2 St.) (*Hornburg*, a.a.O.). [RAL (14)]

Drückendes Kopfweh in der Stirne (n. ¼ St.) (*W. E. Wislicenus*, a.a.O.). [RAL (15)]

Drückende Empfindung in der rechten Schläfe, nach außen (n. 1¼ St.) (*Hartmann*, a.a.O.). [RAL (16)]

Heftig pressender Schmerz im linken Hinterhaupte, als sollte es da zersprengt werden (n. 9½ St.) (*Ders.* a.a.O.). [RAL (17)]

Es ruckt ihn durch beide Kopfseiten, vorzüglich an den Schläfen bis in's Oberhaupt, sobald er mit den Armen ruckt und so oft er auftritt (n. 1 St.) (*Wislicenus*, a.a.O.). [RAL (18)]

Auf der ganzen Seite, wo sich der (kleine) Kropf befindet, ruckweises Wehthun; im Kopfe, ein Pochen, welches in die Wangen herabsteigt und sich, wie Reißen, bis in den Hals erstreckt (*Stapf*, a.a.O.). [RAL (19)]

Zuckende Stiche in der Stirne, beim Gehen vermehrt (n. 5 St.) (*Wagner*, a.a.O.). [RAL (20)]

Drückend herabziehender Schmerz auf der rechten Kopf- und Halsseite (n. 4 St.) (*Ders.* a.a.O.). [RAL (21)]

Drückendes Feinstechen bald in der Stirne, bald im Hinterhaupte, nur bei jeder Bewegung, mit brennender Hitzempfindung von der Gegend hinter dem Ohre, über das Hinterhaupt, bis in den Nacken verbreitet (*Ders.* a.a.O.). [RAL (22)]

An der linken Stirnseite querüber gehende Nadelstiche (n. 4 St.) (*Chr. Fr. Langhammer*, in einem Aufsatze). [RAL (23)]

Beim Gehen im Freien, bohrende Nadelstiche an der linken Stirnseite, wie von innen heraus (n. 34 St.) (*Ders.* a.a.O.). [RAL (24)]

Scharfe Stiche an der linken Schläfe, äußerlich, bis in die Stirne (n. 6, 14 St.) (*Ders.* a.a.O.). [RAL (25)]

Drücken an der linken Seite der Stirne (n. 8½ St.) (*Langhammer*, a.a.O.). [RAL (26)]

Scharfes Drücken äußerlich an beiden Schläfen (n. ¼ St.) (*Wislicenus*, a.a.O.). [RAL (27)]

Ein heraus pressender Schmerz oben an der linken Stirnseite, im Sitzen, welches nach dem Aufstehn verging (n. 6½ St.) (*Langhammer*, a.a.O.). [RAL (28)]

Nagender Schmerz, äußerlich, auf dem Oberkopfe (n.1 St.) (*Wislicenus*, a.a.O.). [RAL (29)]

Widrige Empfindlichkeit der Kopf-Bedeckungen, vorzüglich bei Bewegung der Kopfhaut (n. ¼ St.) (*Ders.* a.a.O.). [RAL (30)]

Brennen in der Kopfhaut der rechten Seite (n. 15 St.) (*Gutmann*, a.a.O.). [RAL (31)]

Gefühl, als sträubten sich die Haare am Scheitel, oder als bewegte sie jemand, am stärksten bei irgend einer Bewegung des Körpers (n. 1 St.) (*Wislicenus*, a.a.O.). [RAL (32)]

■ **Gesicht und Sinnesorgane**

Starke, einseitige Gesichts-Hitze, die selbst durch den Gedanken daran erneuert wird. [RAL 12]

Drückender Schmerz über dem rechten Auge, mehr äußerlich (n. ½ St.). [RAL 13]

Drücken rings unter den Augenlidern. [RAL 14]

Spannen am linken Auge, bei der Schläfe (n. ¼ St.). [RAL 15]

Es zieht ihr, früh im Bette, die Lider des linken Auges zu, so daß sie sie nur mit Mühe öffnen kann. [RAL 16]

Wenn sie starr auf einen Punkt sieht, entsteht Kopfweh und Thränen der Augen. [RAL 17]

Sie kann nur mit großer Anstrengung ferne Gegenstände erkennen. [RAL 18]

Jücken an den Augenlidern. [RAL 19]

Brennen im linken Auge, um den Augapfel herum. [RAL 20]

Stechen am Auge. [RAL 21]

Die Augen schwären. [RAL 22]

Die Augen sind tief eingefallen. [RAL 23]

Gesichts-Blässe. [RAL 24]

Rothe Geschwulst der rechten, vordern Ohrmuschel-Windung, mit einem Blüthchen darin, welches wie ein Geschwür feuchtete, neun Tage lang; beim äußern Drucke schmerzte das Ohr (n. 24 St.). [RAL 25]

Druck in den Ohren und Drängen darin. [RAL 26]

Ohr-Zwang – ein zusammenziehender Schmerz (n. 3 St.). [RAL 27]

Schwerhörigkeit. [RAL 28]

Jücken am linken Backen (n. ½ St.). [RAL 29]

Stechendes Jücken im linken Backen (n. ¾ St.). [RAL 30]

Stechen am Backen. [RAL 31]

Backengeschwulst. [RAL 32]

Klammartiger Zwang vom linken Kinnbacken-Gelenke an, am Backen herab, Abends, beim Essen (fünf Tage lang). [RAL 33]

Reißen in der Nase. [RAL 34]

(Schleim-Stockung in der Nase.) [RAL 35]

Ausschlag an der Nasenspitze und an den Lippen. [RAL 36]

Der Unterkiefer ist schmerzhaft beim Befühlen. [RAL 37]

Empfindung in der Schild-Drüse und den Hals-Drüsen, beim Athemholen, als führe Luft darin auf und ab. [RAL 38]

Gefühl, als wenn die Halsdrüsen geschwollen wären (n. 14 St.). [RAL 39]

Schmerz, als wenn die Halsdrüsen neben dem Kehlkopfe und neben der Luftröhre anschwöllen (n. 3 St.). [RAL 40]

Drückende Empfindung im Kopfe, mehrmal täglich. [RAL 41]

Aeußerlich über dem Halsgrübchen immerwährende Nadelstiche (im untern Theile des Kropfs). [RAL 42]

Mehre größere Blüthchen unter dem Kinne am Halse, welche beim Draufdrücken schmerzen (n. 12 St.). [RAL 43]

◊ Spannend zusammenziehende Empfindung über der Nasenwurzel (n. 11½ St.) (*Hartmann*, a.a.O.). [RAL (33)]

Kriebelnde Stiche am linken Nasenbeine (n. ½ St.) (*Wislicenus*, a.a.O.). [RAL (34)]

Ein gelb krustiger Ausschlag am linken Augenbraubogen, welcher bloß beim Anfühlen etwas schmerzt (*Fr. Hahnemann*). [RAL (35)]

Die Augen haben ein mattes Ansehn und die Augen-Bedeckungen sind aufgeschwollen, wie nach einem Rausche, oder als ob er die ganze Nacht geschwärmt hätte; dabei matt, müde und schläfrig (n. 3¼ St.) (*Hartmann*, a.a.O.). [RAL (36)]

Plötzliches, stechendes Ziehen am äußern Winkel der linken Augenhöhle, welches sich oben und unten um das Auge nach dem innern Winkel zu verbreitet (n. 1½ St.) (*Wislicenus*, a.a.O.). [RAL (37)]

Spannend stechender Schmerz im linken äußern Augenwinkel, bei Bewegung der Augen am schlimmsten; bei Berührung verging's (n. 4¼ St.) (*Gutmann*, a.a.O.). [RAL (38)]

Stechendes Jücken unterm linken Auge, welches vom Reiben etwas nachläßt (n. 5 St.) (*Wislicenus*, a.a.O.). [RAL (39)]

Schwere der Augenlider (*Wagner*, a.a.O.). [RAL (40)]

Drückende Schwere in den Augenlidern, gleich als wollten sie zufallen (n. ¼ St.) (*Ders.* a.a.O.). [RAL (41)]

In beiden Augen, stechender und zuletzt drückender Schmerz, Abends (n. 9 St.) (*Ders.* a.a.O.). [RAL (42)]

Drücken im rechten Auge und Stechen darin (*Fr. Hahnemann*). [RAL (43)]

Brennender Schmerz auf der äußern Fläche des linken untern Augenlides (*Gutmann*, a.a.O.). [RAL (44)]

Röthe des Weißen im Auge (*Fr. Hahnemann*). [RAL (45)]

Starkes Wassern des Auges (*Derselbe*). [RAL (46)]

Er hat geröthete Wangen und dennoch nur gewöhnliche Wärme im Gesichte (*Hartmann*, a.a.O.). [RAL (47)]

Dumpfes Klingen der Ohren (n. ½ St.) (*Wagner*, a.a.O.). [RAL (48)]

Klingen im rechten Ohre (n. 10 St.) (*Langhammer*, a.a.O.). [RAL (49)]

In der linken Ohrmuschel, gleich am Eingange zum Gehörgange, ein Entzündungsknoten, welcher sich zuletzt mit einem Schorfe bedeckt und, mehre Tage, schmerzhaft bei Berührung stehen blieb (*Haynel*, a.a.O.). [RAL (50)]

Bildung von Beulen am linken Ohre, welche beim Anfühlen schmerzen (n. 1 St.) (*J. G. Lehmann*, a.a.O.). [RAL (51)]

Brennen in der Mündung des rechten Ohres (*Gutmann*, a.a.O.). [RAL (52)]

Schmerz in den Ohrknorpeln, für sich wie von Wundheit – durch Berührung nicht zu ändern (n. ¼ St.) (*Wislicenus*, a.a.O.). [RAL (53)]

Spannender Schmerz der Geschwulst am Eingange zum Gehörgange und Kriebeln darin, als wenn sie zum Geschwür aufgehn wollte; zuweilen Stiche darin (n. 15½ St.) (*Haynel*, a.a.O.). [RAL (54)]

Feine Stiche im rechten Ohre, nach außen zu, wie durch das Trommelfell (sogleich) (*Wislicenus*, a.a.O.). [RAL (55)]

Klammartiger Schmerz im linken Ohre, beim Gehn in freier Luft (n. 24½ St.) (*Hartmann*, a.a.O.). [RAL (56)]

Ziehender Schmerz im innern rechten Ohre (n. 9 St.) (*Wagner*, a.a.O.). [RAL (57)]

Drückend reißende Empfindung im rechten Jochbogen (n. ¼ St.) (*Hartmann*, a.a.O.). [RAL (58)]

Zuckender, feiner Stich hinten aus dem rechten Oberkiefer in's rechte, innere Ohr, Abends im Bette (*Haynel*, a.a.O.). [RAL (59)]

Klammartiger Schmerz am linken Oberkiefer (n. 1½ St.) (*Langhammer*, a.a.O.). [RAL (60)]

Am linken Oberkiefer querüber gehende Nadelstiche (n. 2¾, 3½ St.) (*Ders.* a.a.O.). [RAL (61)]

Während des Mittags-Essens, nach geringem Schnauben, ein heftiges und lang anhaltendes Nasenbluten (n. 3 Tagen) (*Haynel*, a.a.O.). [RAL (62)]

Feine Stiche unter der Unterlippe (n. 7 St.) (*Wislicenus*, a.a.O.). [RAL (63)]

Anhaltendes, heftiges Brennen unter dem rechten Mundwinkel, am Kinne, als sollte da ein Ausschlag entstehen; beim Anspannen der Haut wird es heftiger (n. 6 St.) (*Haynel*, a.a.O.). [RAL (64)]

Die linke Seite des Kinnes schmerzt, bis an den Mundwinkel, bei Berührung, wie unterschworen (n. 4 Tagen) (*Wislicenus*, a.a.O.). [RAL (65)]

Mehre Drüsen-Geschwülste unter dem rechten Unterkiefer, welche die Bewegung des Halses hindern und beim Befühlen spannend schmerzen (n. 38 St.) (*Langhammer*, a.a.O.). [RAL (66)]

Drüsen-Geschwülste unter dem linken Unterkiefer, welche bei Berührung des Halses schmerzen (n. 73 St.) (*Ders.* a.a.O.). [RAL (67)]

Im Kropfe, Stichschmerz beim Schlingen, außer dem Schlingen leises Weh (*E. Stapf*, a.a.O.). [RAL (68)]

Im Kropfe, Stiche, auch außer dem Schlingen (*Ders.* a.a.O.). [RAL (69)]

Steifigkeit des Halses beim Bücken und Drehen des Kopfs (*Lehmann*, a.a.O.). [RAL (70)]

Abgesetztes, langsames Drücken auf der rechten Halsseite, als wenn man die Haut zwischen den Fingern zusammenpreßte, welche Gegend, an der Drosselader herab, auch äußerlich bei Berührung schmerzte (*Hornburg*, a.a.O.). [RAL (71)]

Schmerzhafter Druck über dem Schildknorpel, vom Anfühlen vermehrt (sogleich) (*Ders.* a.a.O.). [RAL (72)]

Während des Singens, ein drückender Schmerz in der Gegend des Kehlkopfs (n. 6¼ St.) (*Hartmann*, a.a.O.). [RAL (73)]

Spannen der Halsmuskeln, vorzüglich der rechten Seite, beim Zurückbiegen des Kopfs (n. 3 Tagen) (*Wislicenus*, a.a.O.). [RAL (74)]

Im Kropfe, Gefühl, als wackele und gehe alles drin herum, wie lebendig, besonders beim Schlucken (*Stapf*, a.a.O.). [RAL (75)]

Im Kropfe, Gefühl, als arbeite es drin, ein Aufblähen und Stämmen, als wolle alles da heraus (*Ders.* a.a.O.). [RAL (76)]

Schmerzhaftes Spannen an der linken Halsseite, neben dem Adams-Apfel, beim Wenden des Kopfs nach der rechten Seite (n. 1½ St.) (*Wislicenus*, a.a.O.). [RAL (77)]

Die Gegend der Schild-Drüse ist wie verhärtet (n. 4 Tagen) (*Ders.* a.a.O.). [RAL (78)]

Zucken der rechten Halsmuskeln, im Liegen (n. 24 St.) (*Gutmann*, a.a.O.). [RAL (79)]

Zu verschiednen Zeiten, zuckende, feine Stiche äußerlich in der Gegend des Kehlkopfs (*Haynel*, a.a.O.). [RAL (80)]

Ein flüchtiger Stich an der linken Hals-Seite (n. 1¼ St.) (*Wislicenus*, a.a.O.). [RAL (81)]

Große, langsame Stiche in den rechten Halsmuskeln, gleich beim Aufwachen aus dem Schlafe, welche beim Schlingen sich verloren und dann gleich wieder kamen (n. 23 St.) (*Hartmann*, a.a.O.). [RAL (82)]

Flüchtiges Kriebeln am Halse (n. 1½ St.) (*Wislicenus*, a.a.O.). [RAL (83)]

Nach weiter Oeffnung des Mundes und starkem Zusammenbeißen drauf, ein schmerzhafter Krampf in den Halsmuskeln, welcher den Unterkiefer gewaltsam herabzog, mit Schwere im Kiefergelenke, als würde er ausgerenkt (*Haynel*, a.a.O.). [RAL (84)]

Ziehende Nadelstiche durch die linke Halsseite (n. 60 St.) (*Wislicenus*, a.a.O.). [RAL (85)]

Schmerzende Steifheits-Empfindung auf der linken Seite des Nackens, wenn er den Kopf auf die rechte Seite dreht (n. ½ St.) (*Hartmann*, a.a.O.). [RAL (86)]

Oefters wiederkehrender, drückend knackender Schmerz auf der linken Seite des Nackens, dicht am Schulterblatte, der sich durch keine Bewegung ändert (n. 7½ St.) (*Ders.* a.a.O.). [RAL (87)]

Beim Bücken knackt es im Nacken (n. 16 St.) (*Haynel*, a.a.O.). [RAL (88)]

■ Mund und innerer Hals

Bläschen am Rande der Zunge mit Wundheits-Schmerz. [RAL 44]

An der inwendigen Seite des Backens und am Rande der Zunge, Bläschen stechenden und brennenden Schmerzes, wovor sie nichts Festes essen konnte. [RAL 45]

Jücken in den obern und untern Zähnen. [RAL 46]

Schmerz in den hintern Backzähnen des rechten Unterkiefers, als wenn Zahnfleisch und Zähne geschwollen wären und letztere gehoben würden, zwei Tage lang. [RAL 47]

Beim Kauen, schmerzendes Zahnfleisch, welches geschwollen ist. [RAL 48]

Schmerz, als hätte er sich etwas zwischen die Zähne gebissen. [RAL 49]

Speichel-Zufluß (n. 1/4 St.). [RAL 50]

Ein Brennen im Halse, in der Kehle und dann in den Ohren. [RAL 51]

Innerlich im Halse, vorzüglich nach dem Essen, ein Stechen und äußerlich am Halse, Empfindung, als wenn sich da etwas herauspreßte, früh und Abends. [RAL 52]

Süßlichter Mundgeschmack. [RAL 53]

Tief im Halse, nicht im Munde, ein bittrer, anhaltender Geschmack. [RAL 54]

◊ Stechen in den obern Schneidezähnen (*Hornburg*, a.a.O.). [RAL 89]

Beim Kauen der Speisen, ein empfindliches Gefühl, als wenn die Backzähne stumpf und locker wären (n. 6 1/2 St.) (*Langhammer*, a.a.O.). [RAL 90]

Ein (brennender) Schmerz in den linken, obern Backzähnen (n. 12 St.) (*Ders.* a.a.O.). [RAL 91]

■ **Magen**

Leeres Aufstoßen (n. 1/2 St.). [RAL 55]

Anhaltende Uebelkeit. [RAL 56]

Vermehrter Appetit. [RAL 57]

Starker Hunger; sie ist nicht satt zu machen. [RAL 58]

Drücken in der Herzgrube, Nachmittags. [RAL 59]

Drückender Schmerz in der Magengegend, den ganzen Vormittags anhaltend (n. 1/4 St.). [RAL 60]

Sie kann keine festen Kleidungsstücke um den Rumpf, besonders nicht um die Magen-Gegend leiden. [RAL 61]

◊ Mehrmaliges Aufstoßen (n. 2 St.) (*Wagner*, a.a.O.). [RAL 92]

Saures Aufschwulken (n. 5 St.) (*Hartmann*, a.a.O.). [RAL 93]

Schlucksen (n. 8 1/4, 33, 37, 57 St.) (*Langhammer*, a.a.O.). [RAL 94]

Wiederholtes Schlucksen (n. 1/4 St.) (*Wagner*, a.a.O.). [RAL 95]

Im Halse bittrer Geschmack (n. 1/4 St.) (*Hartmann*, a.a.O.). [RAL 96]

Bittres Aufstoßen (n. 1 St.) (*Wagner*, a.a.O.). [RAL 97]

Durst nach kaltem Wasser, Abends (n. 38 St.) (*Langhammer*, a.a.O.). [RAL 98]

Verringerte Eßlust (*Fr. Hahnemann*). [RAL 99]

Das Wasser läuft ihm im Munde zusammen, mit Uebelkeit (n. 24 St.) (*Haynel*, a.a.O.). [RAL 100]

Uebelkeit beim (gewohnten) Tabaksrauchen (n. 30 St.) (*Langhammer*, a.a.O.). [RAL 101]

Brecherlichkeit, ohne Erbrechen (*Stapf*, a.a.O.). [RAL 102]

Der (gewohnte) Tabak schmeckt beim Rauchen kratzig bitter im Munde und Rachen (n. 1/2 St.) (*Hartmann*, a.a.O.). [RAL 103]

Nach jedesmaligem (gewohnten) Tabakrauchen, heftiger Durst (*Ders.* a.a.O.). [RAL 104]

Höchst unangenehme Empfindung von Schlaffheit im Schlunde und Magen, als wenn er sehr viel laues Wasser getrunken hätte – mehre Stunden lang (n. 23 St.) (*Haynel*, a.a.O.). [RAL 105]

Innere Kälte-Empfindung in der Herzgrube, mit Vollheit in dieser Gegend (n. 1/4 St.) (*Hartmann*, a.a.O.). [RAL 106]

■ **Abdomen**

Nach dem Essen, Beschwerde und Vollheit im Unterleibe, als wenn keine Verdauung vor sich gehen wollte. [RAL 62]

Gespannter Bauch (n. 24 St.). [RAL 63]

Knurren im Bauche und leeres Aufstoßen (n. 1/2 St.). [RAL 64]

Krämpfe im Unterleibe (n. 6 Tagen). [RAL 65]

Schmerz im Bauchringe, wie bei einem Leistenbruche. [RAL 66]

◊ Beim (gewohnten) Tabakrauchen entsteht sogleich Hitze im Bauche und geht dann auch in die Brust herauf, ohne Hitze des übrigen Körpers, den, im Gegentheile, Frösteln befällt (n. 3 St.) (*Wislicenus*, a.a.O.). [RAL 107]

Im Sitzen, schmerzhaftes Zusammenziehn links unter dem Magen, besonders beim seitwärts Liegen auf der rechten Seite (n. 17 St.) (*Haynel*, a.a.O.). [RAL 108]

Stiche in der rechten Bauchseite, in der Lebergegend (n. 1 St.) (*Wagner*, a.a.O.). [RAL 109]

Kneipen im Unterbauche, mit lautem Kollern (n. 5 St.) (*Gutmann*, a.a.O.). [RAL 110]

Oefteres Kneipen im Unterleibe, was auf Blähungs-Abgang nachläßt (n. 14 St.) (*Langhammer*, a.a.O.). [RAL 111]

Nach dem Essen, ein Schneiden im Oberbauche, früh (n. 26 St.) (*Haynel*, a.a.O.). [RAL 112]

Abends, nach dem Essen, Schneiden im Unterbauche, nach der linken Brust zu (n. 4 Tagen) (*Haynel*, a.a.O.). [RAL (113)]

Früh, nach dem Essen, heftiges Leibschneiden, so daß er den Unterleib krümmen mußte; dabei starker Drang zum Stuhle, wo der Abgang natürlich, aber gering war (n. 5 Tagen) (*Ders.* a.a.O.). [RAL (114)]

Leibweh, Kneipen im ganzen Unterleibe (*Stapf*, a.a.O.). [RAL (115)]

Kneipen tief im Unterleibe, beim Sitzen, was ihn aufzustehen nöthigt, weil er glaubt, es dränge ihn zum Stuhle; doch gleich nach dem Aufstehn mindert sich der Schmerz und verliert sich ganz beim gebückten Stehen (n. 10 St.) (*Hartmann*, a.a.O.). [RAL (116)]

Feiner Stich äußerlich am Nabel (n. 2 St.) (*Wislicenus*, a.a.O.). [RAL (117)]

Spannender Schmerz im Oberbauche beim Gehen, beim Bücken jedoch schlimmer (n. 1 St.) (*Gutmann*, a.a.O.). [RAL (118)]

Spannender Schmerz im Oberbauche, im Sitzen (*Ders.* a.a.O.). [RAL (119)]

Wühlendes Stechen im Unterbauche, linker Seite, bloß beim Ausathmen bemerkbar und am schlimmsten beim Bücken (n. 10½ St.) (*Gutmann*, a.a.O.). [RAL (120)]

Empfindung als feines Wühlen, wie von etwas Lebendigem unter der Bauchhaut, über der linken Hüfte, in der linken Seite, auf welcher er im Bette liegt, früh (n. 22 St.) (*Wislicenus*, a.a.O.). [RAL (121)]

Auf der linken Seite des Unterleibes, eine wurgende Empfindung, die durch Aufdrücken mit der Hand empfindlicher wird (n. ½ St.) (*Hartmann*, a.a.O.). [RAL (122)]

Tief im Unterleibe, eine wurgende Empfindung, welche durch Abgang einiger Blähungen gemildert wird, sich aber bald wieder verstärkt (n. 7 St.) (*Ders.* a.a.O.). [RAL (123)]

Stumpfer Stich in den rechten Lendenmuskeln (n. 6 St.) (*Gutmann*, a.a.O.). [RAL (124)]

Klammartiger Schmerz in der linken Schooßgegend, während des Sitzens (n. 1½ St.) (*Hartmann*, a.a.O.). [RAL (125)]

Drüsengeschwulst im rechten Schooße, welche beim Gehen spannend schmerzt (*Langhammer*, a.a.O.). [RAL (126)]

Bloß im Sitzen, drückend reißender Schmerz in der Gegend des Bauchringes, in beiden Seiten, zu verschiednen Zeiten (*Haynel*, a.a.O.). [RAL (127)]

■ Rektum

Es gehen täglich viele Maden-Würmer ab; alle Abende kriebelt es im Mastdarme. [RAL 67]

(Der erste Theil des Stuhlgangs ist hart, der zweite, weich.) [RAL 68]

Weißer Durchfall (n. 48 St.). [RAL 69]

Zwängen bei jedem Stuhlgange. [RAL 70]

Zerschlagenheits-Schmerz am After, fast wie Wundheits-Schmerz. [RAL 71]

Vor jedem Stuhlgange, Stiche im After und Knurren im Bauche. [RAL 72]

◊ Weichlichkeit im Unterleibe, nebst öftern, flüssigem Stuhlgange, wie Durchlauf (*Lehmann*, a.a.O.). [RAL (128)]

Blähungs-Abgang und ein weicher Stuhl, ohne Beschwerde (n. 6 St.) (*Gutmann*, a.a.O.). [RAL (129)]

Harter, um 7 Stunden zu später Stuhlgang (n. 9 St.) (*Wagner*, a.a.O.). [RAL (130)]

Beim Stuhlgange, Druck von Blähungen in den Lenden-Gegenden (n. 36 St.) (*Wislicenus*, a.a.O.). [RAL (131)]

Spannender Schmerz von der Mitte des Unterbauchs bis zum After heraus (n. 11½ St.) (*Gutmann*, a.a.O.). [RAL (132)]

Beim Stuhl-Abgange, Wundheits-Schmerz, einige Tage (n. 2 Tagen) (*Haynel*, a.a.O.). [RAL (133)]

Beim Stuhlgange, Zwängen im After, als ob Durchlauf entstehen wollte (n. 4 Tagen) (*Wislicenus*, a.a.O.). [RAL (134)]

■ Harnwege

(Schmerz im Blasenhalse, als Mahnung zum Harnen.) [RAL 73]

Sehr dünner Harnstrahl. [RAL 74]

(Unvermögen, den Urin aufzuhalten.) [RAL 75]

(Der Urin ist gäschig und schäumig.) [RAL 76]

Der Harn setzt einen dicken, graulicht weißen Satz ab. [RAL 77]

◊ **Oefterer Harn-Abgang** (n. 1½ St.) (*Langhammer*, a.a.O.). [RAL (135)]

Der helle, hochgelbe Urin setzt beim Stehen einen gelben Satz ab (n. 23 St.) (*Gutmann*, a.a.O.). [RAL (136)]

■ Geschlechtsorgane

Einfacher Schmerz des Hoden, auch bei Berührung. [RAL 78]

Klemmender, quetschender, wurgender Schmerz in den Hoden. [RAL 79]

Große, etwas stumpfe Stiche, welche aus den Hoden in den Samenstrang fahren. [RAL 80]

Drückend schmerzhafte Hoden-Geschwulst (n. 10, 24 St.). [RAL 81]

Geschwollener, schmerzhafter Samenstrang. [RAL 82]

Vor Eintritt der Monatreinigung, erst Rückenschmerz, dann Herzklopfen, den ganzen Tag. [RAL 83]

Bei der Monatreinigung, Ziehen in den Ober- und Unterschenkeln. [RAL 84]

◊ Ein wohllüstiges Jücken an der Spitze der Eichel, mehre Stunden lang, welches zum Reiben nöthigte (n. 52 St.) (*Langhammer*, a.a.O.). [RAL (137)]

Jückendes Brennen im Hodensacke und dem Körper der Ruthe, mehrmals (*Haynel*, a.a.O.). [RAL (138)]

Ziehende, schmerzende Stiche vom Körper aus durch die Eichel (n. 4 Tagen) (*Ders.* a.a.O.). [RAL (139)]

Das Monatliche erscheint viel zu früh und zu stark (sogleich) (*Stapf*, a.a.O.). [RAL (140)]

■ **Atemwege und Brust**

Heiserkeit. [RAL 85]

Husten und Schnupfen, sehr stark. [RAL 86]

Beim Husten, Schmerz in der Brust und Luftröhre, mit Rauhigkeit des Halses. [RAL 87]

Unaufhaltsamer Husten aus einer tiefen Stelle in der Brust, wo es davon schmerzt, als wäre es da wund und blutig vom Husten geworden (n. ½ St.). [RAL 88]

Trockner Husten (n. ¼ St.). [RAL 89]

Trockner Husten, Tag und Nacht, mit Brennen in der Brust, als hätte sie inwendig etwas Heißes, nach Essen und Trinken läßt der Husten nach. [RAL 90]

(Oefterer, zwei Minuten langer Nachthusten und verdrießliche Miene dabei.) [RAL 91]

(Starke Engbrüstigkeit) (n. 10 Tagen). [RAL 92]

Langsames, tiefes Athemholen, wie nach Erschöpfung, mehre Minuten lang (n. ½ St.). [RAL 93]

Nach einiger Anstrengung ward sie plötzlich matt, besonders war die Brust angegriffen; sie konnte fast nicht mehr sprechen, bekam Hitze im Gesichte und Uebelkeit; nach einigen Stunden, Schwere im Kopfe. [RAL 94]

Nach einem Tanze, heftiges Jagen des Athems, sehr schneller, keichender Athem. [RAL 95]

Nach jeder, auch noch so unbedeutenden Bewegung des ganzen Körpers wird sie schwach, das Blut wallt in die Brust herauf, das Gesicht wird heiß, der Körper fängt an zu glühen, die Adern sind hart aufgetrieben und der Athem vergeht ihr; erst nach langer Ruhe kann sie sich wieder erholen. [RAL 96]

Nach einer mäßigen Bewegung im Freien wird sie plötzlich schwach und wankt auf den Stuhl; unter großer Angst, Uebelkeit, Gesichtsblässe, kurzem, keichendem Odem wallt es vom Herzen in der Brust heran, als wollte es nach oben ausbrechen; dabei schließen sich die Augen unwillkürlich, fast krampfhaft und Thränen dringen zwischen den geschlossenen Wimpern hervor – sie hat Bewußtseyn, ist aber unfähig, mit dem Willen auf die Glieder zu wirken. [RAL 97]

Stechendes Jücken auf der linken Brust gegen die Achsel zu (n. ¼ St.). [RAL 98]

Aeußerlich an der Brust und an den Armen, feines Stechen, mehre Tage lang. [RAL 99]

◊ **Nießen und Fließschnupfen** (*Langhammer*, a.a.O.). [RAL (141)]

Stockschnupfen (n. 25 St.) (*Gutmann*, a.a.O.). [RAL (142)]

Kratziges Brennen und Zusammenschnüren des Kehlkopfs (*Lehmann*, a.a.O.). [RAL (143)]

Trockenheit in der Gegend des Kehlkopfs, durch Räuspern vermehrt (n. ½ St.) (*Wagner*, a.a.O.). [RAL (144)]

Schweres Athemholen, als ob ein Stöpsel in der Kehle steckte und der Athem durch die Verengerung des Kehlkopfs nicht hindurch könnte (n. ½ St.) (*Lehmann*, a.a.O.). [RAL (145)]

Hohler Husten mit etwas Auswurf, Tag und Nacht (*Fr. Hahnemann*). [RAL (146)]

Beim Husten, schmerzhaftes Drücken und unter den kurzen Ribben (n. 1 St.) (*Hartmann*, a.a.O.). [RAL (147)]

Schleim-Kotzen (n. 25 St.) (*Langhammer*, a.a.O.). [RAL (148)]

Bohrender Stich in den rechten Ribben-Muskeln, anhaltend beim Ein- und Ausathmen (n. 7 St.) (*Gutmann*, a.a.O.). [RAL (149)]

Starke Nadelstiche auf der rechten Brust, von innen heraus (n. 56 St.) (*Langhammer*, a.a.O.). [RAL (150)]

Beim Sitzen mit etwas gekrümmtem Rücken, vorzüglich aber bei langsamem, tiefem Einathmen, ziehende Stiche in der linken Brust (n. 5 Tagen) (*Haynel*, a.a.O.). [RAL (151)]

Starke, absetzende Stiche auf der linken Seite der Brust (n. 1¾ St.) (*Langhammer*, a.a.O.). [RAL (152)]

Ziehende Stiche unter der zweiten Ribbe der linken Brust, bloß beim Gehen (n. 8 St.) (*Haynel*, a.a.O.). [RAL (153)]

Flüchtige, schmerzhafte Stiche auf der rechten Brustseite; reibt er an der Stelle, so ist es ihm, als ob da unter der Haut eine Last herabzöge (n. 50 St.) (*Langhammer*, a.a.O.). [RAL (154)]

In der linken Brustseite, ein drückend schneidender Schmerz beim Tiefathmen; außerdem fühlt er wenig (n. 3 Tagen) (*Wislicenus*, a.a.O.). [RAL (155)]

Stechend kneipendes Krabbeln in der linken Brustseite, in der Gegend der sechsten, siebenten Ribbe, was durch äußern Druck schmerzhafter wird (n. 10 St.) (*Ders.* a.a.O.). [RAL (156)]

Plötzlicher Schmerz zugleich in den Brust- und Rückenmuskeln linker Seite, als drängte sich ein breiter, mit Spitzen versehener Körper herauf – ein breiter Druck mit vielen, feinen Stichen (n. 3 Tagen) (*Ders.* a.a.O.). [RAL (157)]

Ein Drücken in der linken Brust und zuweilen mehre Stiche darin, bei Bewegung und Ruhe (*Haynel*, a.a.O.). [RAL (158)]

Kneipender Ruck auf der linken Brustseite, nach innen zu (n. 20 Min.) (*Wislicenus*, a.a.O.). [RAL (159)]

■ **Rücken und äußerer Hals**

Arger Stich im Kreuze. [RAL 100]

Das Kreuz und die Hinterbacken sind sehr taub. [RAL 101]

◇ Dumpfer Schmerz in der Gegend der Vereinigung des rechten Darmbeins mit dem Kreuzbeine, im Stehen (n. 27 St.) (*Haynel*, a.a.O.). [RAL (160)]

Herauf und herunter gehende, drückende Empfindung durch das Rückgrat, beim gerade Sitzen (n. 6 St.) (*Hartmann*, a.a.O.). [RAL (161)]

Gefühl von Kälte auf dem Rücken, in der Gegend der letzten Ribben (n. $^3/_4$ St.) (*Wislicenus*, a.a.O.). [RAL (162)]

Bloß beim Gehen, vorzüglich beim Auftreten mit dem linken Fuße, ein drückender Schmerz im Kreuze (n. $^1/_4$ St.) (*Haynel*, a.a.O.). [RAL (163)]

Bloß beim Sitzen, feines Reißen am Kreuzbeine, von der rechten zur linken Seite, nach oben zu (n. 5 Tagen) (*Haynel*, a.a.O.). [RAL (164)]

Nachts, ein brennendes Jücken, was zum Kratzen reizt, vorzüglich auf dem Rücken; er schlummert nur und wirft sich stets herum, bei durstloser Hitze über den ganzen Körper, besonders gegen Morgen (*Wislicenus*, a.a.O.). [RAL (165)]

Höchst schmerzhafter, flüchtiger Stich am rechten Schulterblatte (n. 17 St.) (*Haynel*, a.a.O.). [RAL (166)]

Schmerz auf den Schulterblättern, als ob etwas Spitziges da eingestochen wäre – ein anhaltender Stichschmerz mit Wundheits-Schmerz verbunden (n. $^1/_4$ St.) (*Wislicenus*, a.a.O.). [RAL (167)]

→ äußerer Hals: *Gesicht und Sinnesorgane*

■ **Extremitäten**

Stiche im Ellbogen-Gelenke, beim Bewegen. [RAL 102]

Bei Krümmung des Arms, ein Stich in der Ellbogen-Spitze und dann Reißen in dem Gelenke, so lange er den Arm krumm hält. [RAL 103]

Drückender Schmerz an der Spitze des linken Ellbogens (n. $^3/_4$ St.). [RAL 104]

Schmerz im linken Unterarme, als wenn der Knochen zusammengedrückt würde (n. 1 St.). [RAL 105]

Große Blasen am rechten Unterarme. [RAL 106]

Ziehender Schmerz in den Unterarmen. [RAL 107]

(Brennen in den Armen und Händen.) [RAL 108]

Mehre Stiche in der rechten Handwurzel, in der Ruhe (n. $^1/_4$ St.). [RAL 109]

Spannender Schmerz in der linken Handwurzel, bei Ruhe und Bewegung (n. $^1/_4$ St.). [RAL 110]

Arges Ziehen im linken Handgelenke (n. 3 Tagen). [RAL 111]

Jücken im Ballen des linken Daumens, durch Reiben nicht zu vertreiben (n. $^3/_4$ St.). [RAL 112]

Geschwulst der Hände; sie konnte die Finger nicht biegen. [RAL 113]

Das Mittelgelenk des linken Mittelfingers ward dick und roth und strammte beim Biegen. [RAL 114]

Drückender Schmerz im hintersten Fingergelenke der rechten Hand (n. $^1/_4$ St.). [RAL 115]

Schmerz am innern Oberschenkel über dem rechten Knie, drückend nach hinten zu (n. $^1/_4$ St.). [RAL 116]

Arges Ziehn im linken Knie; drauf starker Schweiß, die Nächte. [RAL 117]

Die Beine waren im ganz steif. [RAL 118]

Reißen im Schienbeine, den ganzen Nachmittag. [RAL 119]

Reißen in den Fußknöcheln; die Füße sind schwer, wie Blei, in den Schienbeinen herauf. [RAL 120]

(Nach weitem Gehen, Stecknadel-Stiche in den Fersen, beim Sitzen, eine Stunde lang.) [RAL 121]

◇ **Muskel-Zucken um das linke Schulter-Gelenk** (*Gutmann*, a.a.O.). [RAL (168)]
Brennen auf der linken Schulter (n. 16 St.) (*Haynel*, a.a.O.). [RAL (169)]
Feine Stiche in der Achsel-Höhle (im Sitzen) (n. 1 St.) (*Wislicenus*, a.a.O.). [RAL (170)]
Ein anhaltendes, brickelndes Jücken in der linken Achsel-Höhle, im Sitzen (n. 5 St.) (*Haynel*, a.a.O.). [RAL (171)]
Stechendes Ziehen durch den Oberarm (n. ¼ St.) (*Wislicenus*, a.a.O.). [RAL (172)]
Unter dem Ellbogen-Gelenke, oben am Vorderarme, ein klammartiger Schmerz, mit langsamem Glucksen, besonders beim Aufstützen des Arms (n. 3 Tagen) (*Ders.* a.a.O.). [RAL (173)]
In den innern Muskeln des rechten Vorderarms, herausbohrende, starke Stiche (n. ½ St.) (*Langhammer*, a.a.O.). [RAL (174)]
Schwere in den Vorderarmen (n. ½ St.) (*Wislicenus*, a.a.O.) [RAL (175)]
Zittern der Vorderarme und Hände (in einigen Minuten) (*Ders.* a.a.O.). [RAL (176)]
Ziehend drückender Schmerz über der rechten Handwurzel (n. 6 St.) (*Hartmann*, a.a.O.). [RAL (177)]
Ein morsches Gefühl in und hinter den Hand-Gelenken (n. ¾ St.) (*Wislicenus*, a.a.O.). [RAL (178)]
Ein einziehendes Kneipen auf einem Punkte in der Mitte der flachen Hand (n. einigen Min.) (*Ders.* a.a.O.). [RAL (179)]
Die Spitzen der Zeigefinger verlieren das Gefühl, ohne blaß zu werden (n. ¾ St.) (*Ders.* a.a.O.). [RAL (180)]
Klammartiger Schmerz im linken Daum-Ballen, bloß bei Regung der Hand, den ganzen Tag (n. 6 St.) (*Langhammer*, a.a.O.). [RAL (181)]
Schmerzhaftes Ziehen im hintern Gliede des linken Daumens bis in den Vorderarm (n. 1½ St.) (*Haynel*, a.a.O.). [RAL (182)]
Klammartiger Schmerz im Ballen des rechten Daumens, welcher den ganzen Tag anhält und bei Bewegung der Hand sich auch in den Daumen verbreitet (n. 1, 14½, 25 St.) (*Langhammer*, a.a.O.). [RAL (183)]
Ein anhaltender, mit Wundheits-Schmerz verbundner Stich am vordern Daumen-Gelenke (n. 1½ St.) (*Wislicenus*, a.a.O.). [RAL (184)]
An der rechten Hinterbacke, schnelle Zuckungen eines Muskeltheils (*Haynel*, a.a.O.). [RAL (185)]
Ein feiner, höchst empfindlicher Stich in der Haut des innern rechten Oberschenkels (n. 54 St.) (*Ders.* a.a.O.). [RAL (186)]

Am rechten Oberschenkel, vorne, nahe an der Hüfte, herausbohrende, starke Stiche (n. 8 St.) (*Langhammer*, a.a.O.). [RAL (187)]
Vorzüglich im Gehen, anhaltend ziehende Stiche oben am Oberschenkel, gleich unter dem linken Schooße (n. 2½ St.) (*Haynel*, a.a.O.). [RAL (188)]
Ein kitzelndes Jücken am linken Oberschenkel, dicht am Schooße, zum Reiben nöthigend (n. 2½ St.) (*Langhammer*, a.a.O.). [RAL (189)]
Am obern Ende des Oberschenkels, bei jedem Auftreten, ein Spannen, als ob ein Muskel zu kurz wäre, jedesmal von einem Stiche begleitet (n. ¼ St.) (*Wislicenus*, a.a.O.). [RAL (190)]
Früh, im Bette, pulsirende, scharfe Stiche durch den rechten Oberschenkel über dem Knie (n. 22 St.) (*Ders.* a.a.O.). [RAL (191)]
Drückend stechender Schmerz über dem rechten Knie (im Sitzen) (n. 4 St.) (*Hartmann*, a.a.O.). [RAL (192)]
Schwere in den Knie-Gelenken, beim Gehen fühlbar (n 1 St.) (*Wislicenus*, a.a.O.). [RAL (193)]
Beim Gehen, eine Mattigkeit in den Knieen, als wenn sie zusammenknicken sollten, ob er gleich den Fuß fest aufsetzt (n. 4 St.) (*Hartmann*, a.a.O.). [RAL (194)]
An der linken Kniekehle, ein ruckweise ziehendes Drücken, was bloß beim Beugen des Knies entsteht und mit einer ähnlichen Empfindung in der Achselgrube abwechselt (n. 6 St.) (*Ders.* a.a.O.). [RAL (195)]
Abends, beim Liegen, ein stumpfes Stechen im linken Knie (auch bei Bewegung fortdauernd), eine viertel Stunde lang (n. 41 St.) (*Langhammer*, a.a.O.). [RAL (196)]
Beim Gehen, ein anhaltendes, brickelndes Jücken in den Kniekehlen, was zum Kratzen nöthigt (n. 5 St.) (*Haynel*, a.a.O.). [RAL (197)]
Drückender Schmerz in der äußern Senne des Beugemuskels der rechten Kniekehle, beim Gehen heftiger, als beim Sitzen (n. 7, 9 St.) (*Haynel*, a.a.O.). [RAL (198)]
Nach geringem Mittags-Schlummer, Eingeschlafenheit erst des rechten, dann des linken Unterschenkels; als er zu gehen versuchte, ward der linke krampfhaft nach dem Oberschenkel herangezogen; selbst beim Sitzen konnte er ihn dann nicht ausgestreckt erhalten – er ward auch dann krampfhaft rückwärts gezogen (n. 5 Tagen) (*Ders.* a.a.O.). [RAL (199)]
Scharfe Stiche an der rechten Wade, im Gehen (n. 1½ St.) (*Wislicenus*, a.a.O.). [RAL (200)]

Große Erregung und Unruhe in den beiden Unterschenkeln; er muß öfter die Stellung ändern (n. 16 1/4 St.) (*Haynel,* a.a.O.). [RAL (201)]

Reißende Schwerheits-Empfindung im linken Schienbeine, dicht an der Fußwurzel (n. 34 St.) (*Hartmann,* a.a.O.). [RAL (202)]

Beim schnell Gehen, ein Gefühl am untern Theile des linken Schienbeins, als hinge eine Last daran (n. 3 Tagen) (*Wislicenus,* a.a.O.). [RAL (203)]

Ziehendes Reißen vom rechten Fußgelenke nach dem Kniee zu (n. 8 1/2 St.) (*Haynel,* a.a.O.). [RAL (204)]

Ziehender Schmerz vom rechten Unterfuße bis in den Oberschenkel (n. 11 1/2 St.) (*Ders.* a.a.O.). [RAL (205)]

Kriebeln im linken Unterfuße, entstehend im Gehen und im Sitzen nicht vergehend (n. 1 St.) (*Wislicenus,* a.a.O.). [RAL (206)]

Starke, absetzende Nadelstiche an der linken Ferse von innen heraus, beim Stehen, welche bei Bewegung wieder vergingen (n. 1 St.) (*Langhammer,* a.a.O.). [RAL (207)]

In der rechten Ferse, aufwärts gehende Nadelstiche, im Sitzen (n. 6 St.) (*Ders.* a.a.O.). [RAL (208)]

Beim Stehen, ein starker Nadelstich aus der rechten Ferse heraus (n. 1/2 St.) (*Ders.* a.a.O.). [RAL (209)]

Ein drückender Schmerz an der rechten Ferse, welcher sich im Gehen mehrte (n. 1 1/2 St.) (*Ders.* a.a.O.). [RAL (210)]

Früh, beim Erwachen, ein wohllüstiges Jücken auf dem Rücken der Zehen des rechten Fußes, welches zum Kratzen zwingt (n. 24 St.) (*Ders.* a.a.O.). [RAL (211)]

■ Allgemeines und Haut

Zu allen Zeiten des Tags, an irgend einer, auch nur kleinen Stelle des Körpers, oft nur auf eine Minute, zuerst ein Kriechen in der Haut, dann wird der Fleck roth und heiß, dann frißt es jückend, wie ein sich fort bewegender Floh (ohne Stechen), wo dann auf der Stelle frieselartige Bläschen entstehen – durch Kratzen vermindert sich das jückende Fressen nicht, vielmehr scheint es dann nur noch länger anzuhalten (n. 2 St.). [RAL 122]

Bringt jückenden Ausschlag auf die Haut und rothe, jückende Flecke. [RAL 123]

Wenn er eine jückende Stelle kratzt, so entsteht Jücken an vielen andern Theilen. [RAL 124]

Vorzüglich wenn sie sich kalt fühlt, entsteht ein jückendes Fressen an der Brust, an der Herzgrube, auf dem Rücken und unter den Oberarmen – zu andern Zeiten nur an den Füßen –; vom Reiben wird die Stelle roth und frißt eine kurze Zeit noch stärker; es entstehen Bläschen auf den Stellen, welche aber bald wieder vergehen. [RAL 125]

Taubheits-Gefühl der untern Körper-Hälfte. [RAL 126]

Müdigkeit im ganzen Körper, besonders den Armen. [RAL 127]

Wenn sie in wagerechter Lage ausruht, ist es ihr am wohlsten. [RAL 128]

Höchste Abspannung des Körpers und Geistes; sie möchte am liebsten unthätig seyn und ruhen. [RAL 129]

Am Ober-Körper, wie zerschlagen (n. 24 St.). [RAL 130]

Er erwacht mit Zerschlagenheits-Schmerz am ganzen Körper. [RAL 131]

◊ Jücken über den ganzen Körper, wie bei ausbrechendem Schweiße, welches zum Reiben nöthigt und immer wiederkehrt, früh beim Erwachen (n. 48 St.) (*Ders.* a.a.O.). [RAL (212)]

Am ganzen Körper, bald hie, bald da, ein anhaltend jückender Stich, wie von einer ganz feinen Nadel, der zum Reiben nöthigt, aber dadurch sich nicht verliert (*Wislicenus,* a.a.O.). [RAL (213)]

Schmerzhafte Stiche an mehren Theilen des Körpers, die zum Kratzen nöthigen (n. 49 St.) (*Haynel,* a.a.O.). [RAL (214)]

Müdigkeit in den Untergliedmaßen (n. 1/2 St.) (*Wagner,* a.a.O.). [RAL (215)]

Eine solche Schwerfälligkeit des Körpers, daß er beim Gehen im Freien genöthigt war, sich auf die Erde zu setzen, ohne Schläfrigkeit (n. 9 St.) (*Langhammer,* a.a.O.). [RAL (216)]

Anhaltende Mattigkeit und Zerschlagenheit aller Glieder, besonders der Muskeln der Untergliedmaßen (n. 2 St.) (*Wagner,* a.a.O.). [RAL (217)]

Große Müdigkeit und Neigung zu Schlaf (n. 1 St.) (*Haynel,* a.a.O.). [RAL (218)]

■ Schlaf, Träume und nächtliche Beschwerden

Schlaflosigkeit bis Mitternacht. [RAL 132]

Er konnte nicht schlafen und, sobald er einschlief, schwärmte und phantasirte er; die Stirne war ihm wie dick und that bei Berührung weh, ein drückender Schmerz über dem Auge, beim Bücken noch ärger, als wollte alles zur Stirne heraus; es war ihm frostig und wie kalt im Rücken – dieß dauerte, unter Frost, 24 Stunden lang. [RAL 133]

Sie sprach die Nacht mehrmals laut im Schlafe, doch nicht ängstlich. [RAL 134]

Traurige Träume. [RAL 135]

Anstrengende Träume. [RAL 136]

Aergerliche und weinerlich ängstliche Träume. [RAL 137]

◊ **Schläfrigkeit mit Gähnen, ohne Unthätigkeit, Nachmittags** (n. 8, 33 St.) (*Langhammer*, a.a.O.). [RAL (219)]

Durch Träumereien unterbrochner Schlaf (*Ders.* a.a.O.). [RAL (220)]

Er brachte die Nacht fast ganz schlaflos zu, mit fürchterlichen Träumen von Mord und Todschlag (sechste Nacht) (*Haynel*, a.a.O.). [RAL (221)]

Nachts, öfteres Erwachen, wie durch Schreck (*Langhammer*, a.a.O.). [RAL (222)]

Vier Nächte nach einander, sehr kurzer Schlaf mit vielen Träumen; er erwacht um Mitternacht, kann aber vor Unruhe nicht wieder einschlafen; er durfte bis an den Morgen die Augenlider nur schließen, als ihm sogleich, stets wachend, die lebhaftesten Bilder vorschwebten; bald war es ihm, als ob eine Batterie abgefeuert würde, bald stand alles in Flammen, bald drängten sich ihm wissenschaftliche Gegenstände auf – kurz eine Menge Gegenstände durchkreuzten sich in seiner Phantasie, die sogleich bei Oeffnung der Augenlider wieder verschwanden, aber bei Schließung der Augen wieder zum Vorscheine kamen (*Haynel*, a.a.O.). [RAL (223)]

■ **Fieber, Frost, Schweiß und Puls**

Kalte Hände. [RAL 138]

Kälte-Gefühl in den Beinen. [RAL 139]

Bei Hitze am ganzen Körper, Kälte, Blässe und Schweiß im Gesichte. [RAL 140]

Dehnen der Ober- und Unter-Gliedmaßen (n. ¼ St.). [RAL 141]

Dehnen der Arme (n. ¾ St.). [RAL 142]

Fieber: früh erst Kopf- und Leibweh, dann arger Schüttelfrost mit kalten, bläulichen Händen und etwas Durst, dann, liegend, eine trockne, brennende Hitze, mit etwas Durst und vielem, unruhigen Schlummer, 36 Stunden lang; die Nacht über, beim Erwachen und Bewegen, Uebelkeit und Schwindel – dazwischen, alle 12 Stunden, gelinder Schweiß, wenn sich von Zeit zu Zeit die Hitze legte; darauf, Reißen und Stechen im linken Auge und dem linken Backen und Ausschlag an den Lippen. [RAL 143]

Nachmittags, Kopfschmerz im Hinterkopfe, wie Schwere und ein Stich daselbst, wenn er den Kopf drehte, bei Hitze im Gesichte, in den Händen und den Füßen, unter Frost am übrigen Körper und Neigung zu Schnupfen, dabei Mattigkeit des Körpers und Bitterkeit im Munde; Abends, nach dem Ausziehn, Schüttelfrost und eine viertel Stunde drauf, im Bette, Hitze im ganzen Körper, die Oberschenkel ausgenommen, welche taub und frostig waren; die Nacht, Schweiß. [RAL 144]

Erhöhete Wärme des ganzen Körpers, mit Durst. [RAL 145]

Abends, beim Sitzen, kühler Schweiß im Gesichte und zugleich erhöhete Wärme-Empfindung durch den ganzen Körper. [RAL 146]

Fliegende Hitze im Gesichte und im Blute und Aufregung der Nerven. [RAL 147]

Täglich mehre Anfälle von Hitze, mit Aengstlichkeit, Schmerz in der Herzgegend, Weinen und Untröstlichkeit; sie möchte lieber auf der Stelle sterben. [RAL 148]

◊ Früh, beim Erwachen, lag er über und über in Schweiße (n. 25 St.) (*Langhammer*, a.a.O.). [RAL (224)]

Heftiger Frost im Rücken, der durch Ofenwärme nicht verging (n. 1½ St.) (*Haynel*, a.a.O.). [RAL (225)]

Schauder und Frost am ganzen Körper, vorzüglich aber im Rücken, ob er gleich am warmen Ofen stand, ohne Durst, zwei Stunden anhaltend (n. ½, 22½ St.) (*Ders.* a.a.O.). [RAL (226)]

Es liegt ihm fieberartig in den Gliedern; er ist zum Dehnen und Renken geneigt (n. 30 St.) (*Gutmann*, a.a.O.). [RAL (227)]

Schnellerer, vollerer Puls (n. ½ St.) (*Wagner*, a.a.O.). [RAL (228)]

Brennende Hitzempfindung an der Stirne, ohne äußerlich fühlbare Hitze, mit schnellem, hartem Pulse, ½ Stunde lang (n. ¼ St.) (*Ders.* a.a.O.). [RAL (229)]

Heftige Hitze an der Stirne, mit abwechselndem Schauder im Rücken, ohne Durst, Nachmittags (n. 10 St.) (*Ders.* a.a.O.). [RAL (230)]

Squilla maritima

Meerzwiebel-Squille [RAL III (1825), S. 265–286]

(**Die geistige Tinctur** der knolligen Wurzel von *Scilla maritima*.)

Zur Bereitung der Auflösung der Meerzwiebelkraft in Weingeist ist das Verfahren einfacher und vorzüglich, daß man aus einer möglichst frischen Meerzwiebel ein frisches Stück, 100 Gran schwer, herausschneidet, es in einem Mörsel, unter allmähligem Zusatz von 100 Tropfen Weingeist zu feinem, gleichartigem Breie stößt, diesen dann mit 500 Tropfen Weingeist verdünnt und wohl vermischt, etliche Tage ruhig stehen läßt, und von der dann hell abgegossenen bräunlichen Tinctur 6 Tropfen mit 94 Tropfen Weingeist, mittels zehnmaligen Schüttelns zur ersten Verdünnung ($\frac{1}{100}$) bringt.

Die hier unten verzeichneten Beobachtungen lassen sich noch um vieles vermehren; sie scheinen aber schon hinreichend, den Gebrauch, welcher bis jetzt von dieser Wurzel gemacht worden, zu beurtheilen und zu berichtigen, welches ich in einigen Anmerkungen zum Theil gethan habe.

Die Wirkungsdauer der Squille geht in großen Gaben auf 14 Tage; in kleinen ist sie verhältnißmäßig kürzer.

Murray und **Tissot** rühmen den Kampher als Antidot der Meerzwiebel, welches mit meinen Beobachtungen überein kommt.

Meerzwiebel

■ Gemüt

Aergerlichkeit über Kleinigkeiten. [RAL 85]
Muth, Gesetztheit. [RAL 86]
◇ Früh Trägheit, mit Widerwillen gegen alle Art Kopfarbeit (*Chr. G. Hornburg,* in einem Aufsatze). [RAL (193)]
Verdrießlichkeit zu Allem und Abneigung vor geistiger Thätigkeit (*W. E. Wislicenus,* in einem Aufsatze). [RAL (194)]
Verdrießlichkeit zu jedem Geschäfte; er war gegen Andre kalt und antwortete nicht (*H. Becher,* in einem Aufsatze). [RAL (195)]
Unaufgelegt zu denken, mit Niedergeschlagenheit (n. 1 St.) (*F. Walther,* in einem Aufsatze). [RAL (196)]
Unaufgelegtheit zum Schreiben und Denken (*Becher,* a. a. O.). [RAL (197)]
Aengstlichkeit des Gemüths, Furcht vor dem Tode (*E. Stapf,* in einem Briefe). [RAL (198)]
Aengstlichkeit (*Ludwig,* Adversaria med. Vol. II. S. 713. – *Cohausen,* Commerc. lit. Norimb. Vol. XII. sect. II. cap. 34.). [RAL (199)]
Große Aengstlichkeit (*Tissot,* Epist. med. pract. edit. **Bald.** S. 207.). [RAL (200)]
Winseln (*Lange,* Medicina dom. Brunvic. S. 176.). [RAL (201)]
Heiteres, frohes Gemüth[1] (*Chr. Teuthorn,* in einem Aufsatze). [RAL (202)]

■ Schwindel, Verstand und Gedächtnis

Früh, beim Aufstehen aus dem Bette, ein Schwindel, als wenn er seitwärts fallen sollte (n. 48 St.). [RAL 1]
Schwach im Kopfe und träumerig (n. 6–12 St.). [RAL 2]
Nebelige Düseligkeit im Kopfe (n. 2 Min.). [RAL 3]
◇ Uebelkeits-Schwindel, als wenn man sich lange in einem Kreise herumgedrehet hat (*Hornburg,* a. a. O.). [RAL (1)]
Eingenommenheit des Vorder- und Hinterkopfs, wie nach einem Rausche, mit einem Drücken vorne und hinten im Kopfe (*F. Hartmann,* in einem Aufsatze). [RAL (2)]

---
[1] Vermuthlich Heilwirkung.

■ **Kopf**

Klemmender Kopfschmerz in den Seitentheilen des Kopfs (n. ½ St.). [RAL 4]

Zusammenziehender Schmerz in beiden Schläfen. [RAL 5]

Zuckender Stich in der rechten Schläfe bis in die Stirne. [RAL 6]

Heftig ziehende Stiche in der rechten Schläfe; sie zogen die Hälfte des Gehirns zusammen. [RAL 7]

Beim Schütteln des Kopfs ein Schwappern darin. [RAL 8]

(Drückend reißender Kopfschmerz, welcher die Geistesarbeiten nicht hindert) (n. 12 St.). [RAL 9]

◊ Früh, nach dem Aufstehen, dumpfer, sumsender Kopfschmerz (*Becher*, a.a.O.). [RAL (3)]

Früh, nach dem Erwachen, Schwere im ganzen Oberhaupte (*Becher*, a.a.O.). [RAL (4)]

Eine außerordentliche Schwere im ganzen Kopfe, als wenn er ihn nicht still halten könnte, bloß im Sitzen (*Hartmann*, a.a.O.). [RAL (5)]

Plattes Drücken über den ganzen Kopf, wie von einer Last (n. 12 St.) (*Becher*, a.a.O.). [RAL (6)]

Kurzdauerndes Drücken im Hinterhaupte (*Becher*, a.a.O.). [RAL (7)]

Drückender Schmerz im linken Stirnhügel auf einer kleinen Stelle (*Hartmann*, a.a.O.). [RAL (8)]

Drückend ziehender Schmerz in der Stirne (*Hartmann*, a.a.O.). [RAL (9)]

Ein, von der linken zur rechten Seite ziehender, schnell vorübergehender Schmerz im Hinterhaupte (*Hartmann*, a.a.O.). [RAL (10)]

Einzelne, mit Ziehen verbundene, schmerzhafte Stiche in der Stirne, von der linken zur rechten Seite (*Hartmann*, a.a.O.). [RAL (11)]

Ein, in Stich sich endigendes Ziehen in der rechten Schläfe (n. ½ St.) (*Hartmann*, a.a.O.). [RAL (12)]

Ein ziehend stechender, lang anhaltender Schmerz im Hinterhaupte, im Sitzen (*Hartmann*, a.a.O.). [RAL (13)]

Etwas langsame Stiche in die rechte Stirne hinein (*Hartmann*, a.a.O.). [RAL (14)]

Ein schmerzhaft eindringender Stoß im linken Stirnhügel (n. 1 St.) (*Hartmann*, a.a.O.). [RAL (15)]

Reißender Kopfschmerz im Hinterhaupte (*Hartmann*, a.a.O.). [RAL (16)]

Ein wühlender Kopfschmerz in der Stirne (*Hartmann*, a.a.O.). [RAL (17)]

Schmerzhafte Empfindlichkeit des Oberhauptes (*Wislicenus*, a.a.O.). [RAL (18)]

Jedesmal früh schmerzhafte Empfindlichkeit oben auf dem Kopfe und Betäubung im Innern (*Wislicenus*, a.a.O.). [RAL (19)]

(Fressendes) Jücken auf der Stirne und dem Kinne, als wenn ein Ausschlag hervorbrechen wollte, während des Kratzens verschwindend und gleich nachher wiederkehrend (*Becher*, a.a.O.). [RAL (20)]

Stiche im rechten Stirnhügel bis die Nase herunter (*Hartmann*, a.a.O.). [RAL (21)]

■ **Gesicht und Sinnesorgane**

Kitzel im äussern Winkel des linken Auges. [RAL 10]

Jücken im linken Auge (n. 24 St.). [RAL 11]

Im rechten Auge eine zusammenziehende Empfindung. [RAL 12]

Starke Erweiterung der Pupillen (n. 2 Minuten). [RAL 13]

Die Pupillen verengern sich (n. 5 St.). [RAL 14]

Ziehender Stich von der Stirne bis ins rechte Ohr. [RAL 15]

(Im Innern beider Ohren reißende Schmerzen.) [RAL 16]

Scharfer Nasenschleim. [RAL 17]

Wundheits-Empfindung an den Rändern der Nasenlöcher. [RAL 18]

Ueber der Mitte der Oberlippe ein Ausschlag, welcher näßt und um sich frißt, wie ein Geschwür, mit stechendem Jücken. [RAL 19]

◊ Das Aussehen des Gesichts wechselt, und ist bald sehr verfallen, bald munter, ohne Hitze oder Frostgefühl (*Stapf*, a.a.O.). [RAL (22)]

Verzerrte, angespannte Gesichtszüge, große, erweiterte Augen und starrer Blick, mit Röthe der Backen, ohne Durst (*Hartmann*, a.a.O.). [RAL (23)]

Starrer Blick (*Hartmann*, a.a.O.). [RAL (24)]

Das linke Auge ist sichtbar kleiner, als das rechte; das obere Lid des linken Auges ist wie geschwollen und hängt fühlbar etwas herab, und macht das Auge kleiner (*Stapf*, a.a.O.). [RAL (25)]

Die Augen schienen einige Minuten lang in kühlem Wasser zu schwimmen (*Stapf*, a.a.O.). [RAL (26)]

Starke Verengerung der Pupillen (sogleich) (*Teuthorn*, a.a.O.). [RAL (27)]

Verkleinerung der Pupillen (n. ½ St.) (*Becher*, a.a.O.). [RAL (28)]

Verengerte Pupillen (n. 1 St.) (*Hartmann*, a.a.O.). [RAL (29)]

(Sehr erweiterte Pupillen) (*Stapf*, a.a.O.). [RAL (30)]

Feines Brennen in den äussern Augenwinkeln (*Hornburg*, a.a.O.). [RAL (31)]

Wimmelndes Feinstechen im äussern Winkel des linken Auges (*Becher*, a.a.O.). [RAL (32)]

Heftiges Reißen in beiden Augen zugleich, gleichsam hinter den Augäpfeln (*Becher*, a.a.O.). [RAL (33)]

Ein reißender Schmerz hinter dem linken Ohre (*Hartmann*, a.a.O.). [RAL (34)]

Steifigkeit in den linken Halsmuskeln (*Hornburg*, a.a.O.). [RAL (35)]

Ein stechendes Jücken am Halse und an den Kinnbacken, wie von einem Floh, welches durch Kratzen nur auf einen Augenblick verging und nach demselben gleich wieder kam (*Hartmann*, a.a.O.). [RAL (36)]

Täglich bis zum siebenten Tage sich mehrende Blüthchen am Halse, die bloß beim Reiben schmerzen (n. 4 Tagen) (*Wislicenus*, a.a.O.). [RAL (37)]

Ziehen und Klemmen in den Halsmuskeln, auch ohne Bewegung (*Hornburg*, a.a.O.). [RAL (38)]

Die Haut am Halse wird, äußerlich, schmerzhaft empfindlich bei geringem Reiben des Halstuches, und zeigt röthliche, fast wund geriebene Stellen (n. 24 St.) (*Wislicenus*, a.a.O.). [RAL (39)]

■ **Mund und innerer Hals**

Bläschen auf der Zunge. [RAL 20]

Heraufgehende Stiche in beiden obern Spitzzähnen, wie wenn scharf kalte Luft in die Zähne zieht, beim Essen und Trinken, es mochte kalt oder warm seyn. [RAL 21]

(Schmerz in den Unterkieferdrüsen) (n. 3 St.). [RAL 22]

(Es schmeckt ihm alles sauer und bitter.) [RAL 23]

◊ Es ist ihm klebrig und schleimig im Munde (*Stapf*, a.a.O.). [RAL (40)]

Weit hinten am obern Gaumen ist es rauh und kratzig (*Stapf*, a.a.O.). [RAL (41)]

Brandiger Geschmack im Gaumen, selbst während des Kauens der Speisen, welcher auch nach dem Essen blieb, und bloß während des Hinterschlingens der Speisen nicht gespürt wird (*Becher*, a.a.O.). [RAL (42)]

Brennen im Gaumen und Halse (*Hornburg*, a.a.O.). [RAL (43)]

Kratzendes Brennen im Gaumen, ähnlich dem Soodbrennen (n. 5, 6 Tagen) (*Wislicenus*, a.a.O.). [RAL (44)]

■ **Magen**

Leeres Aufstoßen, mehre Stunden lang (n. 1 St.). [RAL 24]

Oefteres Aufstoßen eines säuerlichen Geschmacks bis in den Mund. [RAL 25]

Gänzliche Appetitlosigkeit; er kann gar nichts essen und hat doch einen unverdorbenen Geschmack. [RAL 26]

◊ Heißhunger (n. etlichen St.) (*Teuthorn*, a.a.O.). [RAL (45)]

Unersättlichkeit im Essen, was ihm wohl schmeckte; der Magen schien ihm voll und er hatte doch Appetit (*Hartmann*, a.a.O.). [RAL (46)]

Gänzliche Appetitlosigkeit (*J. H. Schulze et Schroeter*, Diss. Asthma rad. scillae usu sublatum, Halae 1735.). [RAL (47)]

Appetitlosigkeit, theils wegen Gefühls von Vollheit, theils weil die Speisen brandig schmeckten, theils weil ihm einige gar keinen Geschmack hatten, z.B. Fleisch und Suppe, andere hingegen widrig süßlich schmeckten, wie Brod und Butter (*Becher*, a.a.O.). [RAL (48)]

Verdirbt die Eßlust (*Bergius*, Mat. med. S. 278.). [RAL (49)]

Der Geschmack des zu Genießenden ist vermindert und wie abgestumpft (*Wislicenus*, a.a.O.). [RAL (50)]

Schwacher Appetit (*Wislicenus*, a.a.O.). [RAL (51)]

Unschmackhaftigkeit des Rauchtabaks (*Hornburg*, a.a.O.). [RAL (52)]

Widrig süßlicher Geschmack aller Speisen, besonders des Fleisches und der Suppen (n. 48 St.) (*Becher*, a.a.O.). [RAL (53)]

Leeres Aufstoßen (*Stapf*, a.a.O. – *Hartmann*, a.a.O.). [RAL (54)]

Kurzes Aufstoßen (*Stapf*, a.a.O.). [RAL (55)]

Aufstoßen eines widrigen Geschmacks (*Stapf*, a.a.O.). [RAL (56)]

Nach dem Mittagsessen Aufstoßen nach dem Geschmacke des Genossenen und Brechübelkeit (*Becher*, a.a.O.). [RAL (57)]

Uebelkeit mit Aufstoßen (*Walther*, a.a.O.). [RAL (58)]

Reiz zum Erbrechen in der Magengegend (*Hornburg*, a.a.O.). [RAL (59)]

Uebelkeit hinten im Halse und fast beständiges Zusammenlaufen des Speichels im Munde (n. 48 St.) (*Becher*, a.a.O.). [RAL (60)]

Beständiger Wechsel zwischen Brecherlichkeit in der Herzgrube und Durchfalls-Regungen im Unterbauche; ist das eine vorhanden, so fehlt

das andre, doch mehr Durchfalls-Regungen (*Stapf*, a.a.O.). [RAL (61)]
Ungeheures Würgen zum Erbrechen (*Tissot*, a.a.O. – *Muzell*, Wahrnehm. II. S. 34.). [RAL (62)]
Heftige Uebelkeit (*Muzell*, – *Bergius*, a.a.O. – *Cohausen*, a.a.O.). [RAL (63)]
Erbrechen (*Muzell*, – *Cohausen*, a.a.O.). [RAL (64)]
Magenschwäche (*Tissot*, a.a.O.). [RAL (65)]
Verderbt die Verdauungskraft des Magens (*Bergius*, a.a.O.). [RAL (66)]
Schmerzhaftes Klemmen unterhalb der Brust in der Herzgrube (*Hornburg*, a.a.O.). [RAL (67)]
Feine Stiche an der linken Seite der Herzgrube (n. 32 St.) (*Wislicenus*, a.a.O.). [RAL (68)]
Magendrücken (*Zwelfer*, Pharmac. regia. S. 146.). [RAL (69)]
Absetzendes Drücken in der Herzgrube (n. ½ St.) (*Becher*, a.a.O.). [RAL (70)]
Drücken, wie ein Stein, im Magen (*Schulze et Schroeter*, a.a.O.). [RAL (71)]
Ungeheurer Magenschmerz (*Lange*, a.a.O.). [RAL (72)]

■ Abdomen

Drückend stechender Schmerz in der linken Seite der Bauchmuskeln (n. 24 St.). [RAL 27]
Gluckerndes Quellen in den Muskeln der rechten Bauchseite. [RAL 28]
Kneipen im Unterbauche (n. 14 St.), welches den Tag darauf um dieselbe Stunde wieder kam, und durch Blähungsabgang sich erleichterte und verging. [RAL 29]
◊ Entzündung der Eingeweide (*Zwelfer*, a.a.O.). [RAL (73)]
Unschmerzhaftes Kollern und Knurren im Unterleibe (*Hornburg*, a.a.O.). [RAL (74)]
Kneipen im Unterleibe (*Walther*, a.a.O.). [RAL (75)]
Kneipen und Kollern im Unterleibe, wie von Blähungen, und sie gingen ab (n. 14 St.) (*Hartmann*, a.a.O.). [RAL (76)]
Blähungsstauchung und Schneiden im Unterbauche, ohne Abgang (*Becher*, a.a.O.). [RAL (77)]
Es kollert und poltert ruckweise im Unterbauche über der Schaamgegend, wie Blähungen, die jedoch nicht abgehen (öfterer im Gehen und Stehen, als im Sitzen), welches nach dem Essen schnell und dauerhaft verging (*Stapf*, a.a.O.). [RAL (78)]
Im Unterleibe Empfindung von Leerheit, wie wenn man gehungert hat (*Hartmann*, a.a.O.). [RAL (79)]

Ziehender Schmerz im Unterleibe, beim Gehen verstärkt, und durch Zusammendrücken nicht zu mindern (n. 28 St.) (*Becher*, a.a.O.). [RAL (80)]
Reißen durch den Unterleib, unterhalb des Nabels (n. 4 St.) (*Wislicenus*, a.a.O.). [RAL (81)]
Im Unterbauche, zwischen dem Nabel und der Schaamgegend, ein empfindlicher Schmerz (wie von Blähungen oder wie von einer Purganz, oder als sollte Durchfall entstehen) (n. 2 St.) (*Stapf*, a.a.O.). [RAL (82)]
Spannung des Unterleibes, der jedoch weich anzufühlen war (*Stapf*, a.a.O.). [RAL (83)]
Schneidendes Kneipen im Unterbauche (*Hartmann*, a.a.O.). [RAL (84)]
Empfindliche Schmerzhaftigkeit des bedeutend aufgetriebenen, jedoch weichen Unterleibes (*Stapf*, a.a.O.). [RAL (85)]

■ Rektum

Jücken am After. [RAL 30]
◊ Beim jedesmaligen, auch öftern Befühlen des Unterleibes ging sogleich eine laute Blähung ab (*Stapf*, a.a.O.). [RAL (86)]
Häufiger Abgang von Blähungen (n. 24 St.) (*Becher*, a.a.O.). [RAL (87)]
Abgang kurz abgebrochener Winde (*Stapf*, a.a.O.). [RAL (88)]
Häufiger Abgang sehr übelriechender Blähungen (n. 1 St.) (*Teuthorn*, a.a.O.). [RAL (89)]
Unaufhörlicher Abgang geräuschvoller, sehr stinkender, starker Blähungen, wovon der Unterleib nur auf Augenblicke erleichtert wird (*Stapf*, a.a.O.). [RAL (90)]
Harter, weniger Stuhl, Abends (n. 12 St.) (*Becher*, a.a.O.). [RAL (91)]
Sehr harter, doch täglicher Stuhlgang (*Wislicenus*, a.a.O.). [RAL (92)]
Breiichter Stuhlgang, ohne Leibweh (*Becher*, a.a.O.). [RAL (93)]
Durchfälliger Abgang einer Menge brauner, ganz dünner, schleimiger, sehr stinkender Excremente, ohne Schmerz oder Zwängen, mit hervorsprudelnden Blähungen und gemischt mit Madenwürmern und einer Menge formloser, weißer Fäserchen (*Stapf*, a.a.O.). [RAL (94)]
Durchfall von früh 2 Uhr bis 7 Uhr, zuletzt ganz wässerig, fast ohne Blähungen (*Stapf*, a.a.O.). [RAL (95)]
Mehrtägige Leibverstopfung (*Stapf*, a.a.O.). [RAL (96)]

Stechen am After beim Gehen (n. 8 Tagen) (*Wislicenus*, a.a.O.). [RAL (97)]

Mit Blut gefärbter Stuhlgang (*Tissot*, a.a.O.). [RAL (98)]

- **Harnwege**

Nach dem Harnen Harnzwang, ohne daß Urin vorhanden war (n. 5 St., 3 Tage lang.). [RAL 31]

Harnzeiten nicht öfter, aber weniger Urin (3 Tage lang). [RAL 32]

Oefteres Harnen,[2] ohne Vermehrung des Urins (in den ersten St.). [RAL 33]

Seltner Trieb zum Harnen und wenig Urinabsonderung (n. 20 St.). [RAL 34]

---

[2] Die Primärwirkung der Squille auf die Harnwege ist Anfangs großer Drang zum Harnen 33., mit vielem Urinabgange [106.], vorzüglich wasserhellem [104.] [111.], wenigstens, wenn's auch nicht viel ist, wässerigem Harne [108.]. Nach Verfluß dieser ersten und positiven Wirkung der Squille erfolgt nach mehren Stunden die (Nachwirkung) Gegenwirkung des Organismus, als das Gegentheil der primären Arzneiwirkung, nämlich geringe Neigung zum Uriniren, geringe Absonderung des Harns und seltnerer Abgang desselben 32. 34 [102.], zuweilen von gewöhnlicher Farbe [108.], öfter aber von dunkler Farbe [105.] [110.], und auch bei starkem Drange dazu, doch nur wenig 35., oder gar kein Harnabgang 31. Weil man nun von jeher dieß Alles nicht wußte, nicht erforschte, ja nicht einmal den Weg, dieß zu erfahren, kannte, so konnte man auch in Geschwulst-Krankheiten mehre tausend Jahre hindurch (undenkliche Zeiten vor den Griechen ward die Squille schon in Egypten zu dieser Absicht als das einzige Mittel angewandt) mit der Meerzwiebel so wenig wahre Heilungen vollenden, daß die meisten Kranken dieser Art nur um desto eher und gewisser durch sie ins Grab gestürzt wurden. Immer freute man sich höchlich, daß sie anfangs so viel Harn forttrieb, und frohlockte als über nächstens davon zu erwartende Heilung; man wußte aber nicht, daß dieß bloß die Primärwirkung der Squille und in diesem Falle also nur das Entgegengesetzte des vorhandenen Krankheitszustandes, folglich, nur palliativ war, und sah dann mit Bedauern, trotz allen Steigens mit den Gaben, nichts als das Widerspiel (Nachwirkung) in Gang kommen, nämlich dunkeln und immer weniger Harn seltner und seltner abgehen. Nur die wenigen unter den Geschwulst-Krankheiten (denn sie sind unzählig vielfach, und die Geschwulst ist nur ein einziges Symptom derselben, daher der Name **Wassersucht,** der sie alle in sich begreifen soll, als wären sie allesammt nur eine einzige, sich immer gleiche Krankheit – eine unverzeihliche Lüge der Pathologie ist), nur jene wenigen Geschwulstkrankheiten, deren Symptome überhaupt in ziemlicher Aehnlichkeit unter den positiven Meerzwiebel-Symptomen zu finden sind, deren Harnabgangs-Symptome aber insbesondere mit den angegebenen Primär-Symptomen der Squille möglichst übereinkommen (sie sind selten), können durch Squilla wirklich und dauerhaft geheilt werden. Weit eher werden sich die Arten abzehrenden Harnflusses (Diabetes) darbieten, wo diese in erster Wirkung Harnabsonderung mehrende Wurzel auch noch in Rücksicht der Aehnlichkeit der übrigen Symptome auf die Krankheit homöopathisch passend, als ein hülfreiches, specifisches Heilmittel befunden werden wird.

Starker Drang zum Harnen sehr wenigen Urins (n. 40 St.). [RAL 35]

(Urin heiß, und Stuhlgang mit unverdauten Theilen und sehr stinkend.) [RAL 36]

◇ Großer Drang zum Harnen und Stuhlgang; beim ersten Harnen ein dünner Stuhl ohne Leibweh (n. 10 Minuten) (*Hartmann*, a.a.O.). [RAL (99)]

Beim zweiten Treiben auf den Harn erfolgte zugleich dünner Stuhl ohne Leibweh (*Hartmann*, a.a.O.). [RAL (100)]

Steter, aber vergeblicher Drang, den Harn zu lassen (n. ¼ St.) (*Walther*, a.a.O.). [RAL (101)]

Es scheint weniger Urin abzugehen, als gewöhnlich (n. 48 St.) (*Wislicenus*, a.a.O.). [RAL (102)]

Geringer Abgang wässerigen Harns (n. ½ St.) (*Walther*, a.a.O.). [RAL (103)]

Heftiger Drang zum Harnen; er leerte ungewöhnlich viel Urin aus, welcher wie Wasser aussah (n. 7 St.) (*Becher*, a.a.O.). [RAL (104)]

Bei geringem Nöthigen zum Harnen, röthlicher Urin (von gewöhnlicher Menge) mit röthlichem Bodensatze, drei Tage lang (n. 20 St.) (*Becher*, a.a.O.). [RAL (105)]

Er kann den Urin nicht halten, weil die Menge des Harns zu groß ist; er wäre ihm entgangen, wenn er mit dem Lassen nicht geeilt hätte (n. ¼ St.) – ein Zustand, welcher 12 Stunden anhielt (*Hartmann*, a.a.O.). [RAL (106)]

Starkes Treiben des Urins.[3] (n. ¼ St.) (*Hartmann*, a.a.O.). [RAL (107)]

Seltneres Harnen, als in gewöhnlichen Tagen, und geringere Absonderung eines nicht dunkeln Harns (n. 24 St.) (*Hartmann*, a.a.O.). [RAL (108)]

Blutiger Harn (*Tissot*, a.a.O. – *Caspari*, Diss. de Scilla, S. 11.). [RAL (109)]

Braungelber, durchsichtiger Urin, welcher in geringer Menge abgesondert wird, und nach dem Stehen Flocken bildet[4] (die ersten 8 St.) (*Teuthorn*, a.a.O.). [RAL (110)]

Oefteres Harnen ganz wasserhellen Urins; es thut ihm schnell Noth, zu harnen (n. 1 St.) (*Stapf*, a.a.O.). [RAL (111)]

Er wachte die Nacht zum Harnen auf (n. 18 St.) (*Teuthorn*, a.a.O.). [RAL (112)]

Stechen an der Mündung der Harnröhre und etwas weiter zurück (n. 2¼ St.) (*Wislicenus*, a.a.O.). [RAL (113)]

---

[3] Die Versuchsperson war sonst nur gewohnt, täglich zweimal mäßig Urin zu lassen.

[4] Schien eine Art Heilwirkung zu seyn, da die Versuchsperson vorher eine allzu häufige Absonderung und Ausscheidung des Harns hatte.

Stechender Schmerz in der Harnröhre beim Drücken zum Stuhl (n. 8 Tagen) (*Wislicenus,* a.a.O.). [RAL (114)]

- **Geschlechtsorgane**

Aengstliche, stumpfe Stiche in der Eichel. [RAL 37]
Zusammendrückender Schmerz in den Hoden. [RAL 38]
◇ Bärmutter-Blutfluß (*J. G. Wagner,* Observ. clin. Lüb. 1737.). [RAL (115)]

- **Atemwege und Brust**

(Sie nießt etliche Mal die Nacht.) [RAL 39]
(Schleimausfluß aus der Nase.) [RAL 40]
Schnupfen, mit geschwürigen Nasenlöchern. [RAL 41]
Stockschnupfen. [RAL 42]
Ein Kitzel inwendig in der Gegend des Schildknorpels, der zum Husten reizte, wodurch jedoch der Kitzel noch vermehrt ward. [RAL 43]
Es nöthigt ihn oft zum Tiefathmen, und dieß Tiefathmen reizt ihn zum Husten. [RAL 44]
Oefterer Reiz zum trockenen, kurzen Husten von 4, 5 Stößen, hervorgebracht von einem Kitzel unter dem Schildknorpel. [RAL 45]
Ein, Anfangs mit Auswurf begleiteter Husten.[5] [RAL 46]
Ein immerwährender Schleimauswurf (n. 2 St.). [RAL 47]
Trockner, heftiger Husten, welcher einen Erschütterungsschmerz im Unterleibe und Trockenheit im Halse verursacht. [RAL 48]
Beim Husten und im Gehen Schmerz auf der Seite des Unterleibes, als wenn ein Eingeweide herausbrechen wollte. [RAL 49]
Husten bis zum Brechwürgen. [RAL 50]

Beim Husten, beim Reden und von der mindesten Bewegung, ein unerträgliches Gefühl von Hitze, ohne äußerlich fühlbare Hitze (n. 20 St.). [RAL 51]
(Vor dem Husten Röcheln, was nach dem Husten weg war.) [RAL 52]
Auf der linken und auf der rechten Seite der Brust, unweit des Brustbeins, zuckende Stiche beim Einathmen (n. 24 St.). [RAL 53]
Beim Ausathmen drückende, breite Stiche unter der letzten Ribbe an beiden Seiten (zwei Tage lang). [RAL 54]
Stumpfe, breite Stiche in der untersten linken Ribbe, früh im Bette, worüber er aufwachte. [RAL 55]
Ein ziehender Schmerz in der Brust (n. 8–12 St.). [RAL 56]
Ziehender Stich von der letzten wahren Ribbe bis in die Achsel (n. 46 St.). [RAL 57]
Ein, in Stich endigender, zusammendrückender Schmerz in der rechten Brustseite. [RAL 58]
(In der rechten Seite der Brust, unter dem Arme, ein drückender, und wenn er sich bückt, ein pochender Schmerz; beim Befühlen aber schmerzte es, als wenn das Fleisch da los wäre.) [RAL 59]
Spitzige Stiche am Ende des Schlüsselbeins, nach der Achsel zu, beim Ein- und Ausathmen. [RAL 60]
◇ Heftiges, anhaltendes Nießen und Fließschnupfen (sogleich) (*Moßdorf,* und *Wislicenus,* in einer schriftlichen Nachricht.). [RAL (116)]
Beißender Schnupfen mit öfterm Nießen (n. 48 St.) (*Becher,* a.a.O.). [RAL (117)]
Früh Ausbruch starken, fließenden Schnupfens (n. 6 Tagen) (*Wislicenus,* a.a.O.). [RAL (118)]
Sehr heftiger Schnupfen; die Augen haben ein trübes, mattes Ansehn und laufen voll Wasser (vormittags) (n. 7 Tagen) (*Wislicenus,* a.a.O.). [RAL (119)]
Schweres, langsameres Ein- und Ausathmen (*Becher,* a.a.O.). [RAL (120)]
Engbrüstigkeit mit öfterem, schnellerem Athem, und Aengstlichkeit, so lange die Engbrüstigkeit anhielt (*Becher,* a.a.O.). [RAL (121)]
Engbrüstigkeit und Stechen in der Brust, welches beim Einathmen am beschwerlichsten ist (*Walther,* a.a.O.). [RAL (122)]
Beklemmung über die Brust, als wäre sie zu enge (*Walther,* a.a.O.). [RAL (123)]
Gelinder Hustenreiz im Halsgrübchen, im obern Theile der Luftröhre; er hüstelt einige Mal (n. 1 St.) (*Stapf,* a.a.O.). [RAL (124)]

---

[5] Allen meinen Beobachtungen zufolge, erregt die Squille die Schleimdrüsen der Luftröhre und Luftröhräste, so daß der Schleim beweglicher und dünner durch Husten ausgeworfen werden könne, bloß in ihrer ersten Wirkung; m. s. 46. 47. 52 [126.] [128.] Daher kann ihr Gebrauch als sogenanntes Brust lösendes Mittel bloß palliativ seyn, das ist, sie muß beim Fortgebrauche durchaus das Uebel vermehren, wenn die Vollheit der Brust von zähem, festsitzendem Schleime ein chronisches Uebel war, denn nach dieser ihrer ersten, Brust lösenden Wirkung erzeugt als Nachwirkung der Organism das Gegentheil, der Schleim der Bronchialdrüsen wird immer zäher und der Husten trockner; m. s. 43. 45. 48 [125.]. Eher würde diese Wurzel daher in übertriebner, allzu häufiger Schleimabsonderung in der Brust heilsam sich erweisen, wie schon **Weickard** empfahl.

Husten mit vermindertem Auswurfe (n. 9 Tagen); bei jedem Hustenstoße schmerzhaftes Drücken in der Brusthöhle nach außen zu, und schmerzhafte Zusammenziehung der Bauchmuskeln (*Wislicenus,* a.a.O.). [RAL (125)]

Früh Husten mit starkem, schleimigem Auswurfe (n. 7 Tagen) (*Wislicenus,* a.a.O.). [RAL (126)]

Lungenentzündung[6] (*Zwelfer,* a.a.O.). [RAL (127)]

Früh plötzlich ein heftiger Husten, mit Stichen in der Seite bei jedem Hustenstoße, mit Auswurf (n. 6 Tagen); die Tage vorher war kaum eine Spur von Husten (*Wislicenus,* a.a.O.). [RAL (128)]

Stiche an der linken und rechten wahren Ribbe, zu gleicher Zeit (*Hartmann,* a.a.O.). [RAL (129)]

Eine Art Seitenstechen (*Wagner,* a.a.O.). [RAL (130)]

In der linken Seite, gleich unter der letzten Ribbe, ein zusammenschnürender Stich, durch starkes Gehen erregt (*Teuthorn,* a.a.O.). [RAL (131)]

Stechen in der linken Seite (n. ¼ St.) (*Hornburg,* a.a.O.). [RAL (132)]

Stiche in der Mitte des Schwerdknorpels, fast wie ein anhaltender Stich (*Hartmann,* a.a.O.). [RAL (133)]

Wiederkehrendes Seitenstechen (*Hornburg,* a.a.O.). [RAL (134)]

Ungeheures Stechen neben dem Brustbeine herunter, daß er nur sehr schwierig Athem holen konnte (*Hornburg,* a.a.O.). [RAL (135)]

---

[6] Wenn man die Beobachtungen der Aerzte aller Jahrhunderte nachschlägt, so findet man von Zeit zu Zeit, daß die besten unter ihnen, auf empirischen Fund in der Erfahrung gestützt, sich der Squille mit dem vortrefflichsten Erfolge im Seitenstechen einiger Entzündungen der Brusteingeweide bedient haben, ungeachtet ihnen die große Schärfe dieser Wurzel auf der Zunge und innerlich, in größeren Gaben gereicht, recht wohl bekannt war. Es konnte auch nicht fehlen, daß sie mit ihr so hülfreich seyn mußten, wie sie waren, nach den vielen homöopathischen Primärwirkungen dieser Wurzel auf die Brust der Gesunden (m. s. 53. bis 55. 58. 60 [122.] und [127.] bis [135.]). Ungleich hülfreicher waren sie, als die gemeine Schule, welche, wie jetzt wieder Mode geworden, nach theoretischer Satzung bloß sogenannte Antiphlogistica und das unbarmherzigste Blutvergießen (Aderlässe) befiehlt, und eine ungeheure Menge Unglück damit anrichtet. Doch würden sie noch hülfreicher gewesen seyn in Heilung der hitzigen Seitenstiche, wenn sie nach den nun bekannt gemachten Symptomen der Squille die Fälle ihrer Anwendung noch genauer homöopathisch ausgesucht, und unter Entfernung aller fremdartigen Einflüsse auf den Kranken, und Zumischung irgend einer andern Arznei, die Squille in den geeignetsten Krankheitsfällen nicht nur allein, sondern auch in gehörig kleiner Gabe zu reichen verstanden hätten, wozu ich in den meisten Fällen kaum ein Quintilliontel, oft nur ein Sextilliontel eines Grans Squille-Kraft, und noch weniger (nur einen sehr kleinen Theil eines Tropfens der Auflösung) zu geben am dienlichsten fand.

Ein Drücken (Spannen?) in beiden Seiten von der Achselhöhle bis zum Unterbauche, am meisten beim Ausdehnen der Brusthöhle durchs Einathmen (n. 2 St.) (*Wislicenus,* a.a.O.). [RAL (136)]

■ Rücken und äußerer Hals

Steifigkeit im Genicke (n. 12 St.). [RAL 61]

In den Seiten-Halsmuskeln rheumatischer Schmerz. [RAL 62]

◊ Schmerzhafte Empfindlichkeit der Haut von einer Hüfte zur andern, über den Rücken herüber (n. 6 Tagen) (*Wislicenus,* a.a.O.). [RAL (137)]

Unschmerzhaftes Ziehen auf dem linken Schulterblatte (*Becher,* a.a.O.). [RAL (138)]

Schmerzhaftes Zucken über dem linken Schulterblatte (n. 8 Tagen) (*Wislicenus,* a.a.O.). [RAL (139)]

Ausschlag von ganz rothen, in der Spitze mit etwas Eiter angefüllten Blüthchen auf dem Rücken, mit stichartigem Jücken und nach dem Kratzen mit brennend stechendem Jücken; den folgenden Tag war jedes mit einer kleinen Kruste bedeckt (*Hartmann,* a.a.O.). [RAL (140)]

Zwischen den Schulterblättern ein thalergroßer Fleck aus dichten, doch nicht zusammenfließenden Blüthchen oder Knötchen zusammengesetzt, mit kitzelndem (krabbelndem) Jücken, wie von einem Floh, was nach dem Kratzen sich in ein brennend stechendes Jücken verwandelt, aber nach einiger Zeit darauf wieder zum krabbelnden Jücken wird (*Hartmann,* a.a.O.). [RAL (141)]

→ Äußerer Hals: *Gesicht und Sinnesorgane*

■ Extremitäten

Schweiß in der Achselhöhle. [RAL 63]

Convulsivisches Zucken des linken Arms (im Stehen). [RAL 64]

Convulsivisches Zucken der Ober- und Unterschenkel, im Sitzen (n. 24 St.). [RAL 65]

Zerschlagenheit der Oberschenkel. [RAL 66]

Müdigkeit der Oberschenkel. [RAL 67]

Ein, vom obern Theile des Oberschenkels bis in die Fußzehen in einem Striche herabfahrendes Gluckern. [RAL 68]

In der linken Kniekehle ein zusammenziehender Schmerz, welcher ihn nöthigte, das Knie zu krümmen, im Stehen. [RAL 69]

Ziehender Schmerz im Unterschenkel. [RAL 70]

Brennender Schmerz im Ballen des rechten Fußes, wie nach Erfrieren. [RAL 71]

Schweiß an den Fußzehen. [RAL 72]
◊ An der Brust, unter dem rechten Arme, ein krabbelndes Jücken, was sich durch Kratzen nur auf kurze Zeit vertreiben läßt (*Hartmann*, a.a.O.). [RAL (142)]
Unschmerzhaftes Zucken und Palpitiren in den Muskeln des Oberarms (*Hornburg*, a.a.O.). [RAL (143)]
Langsamer Nadelstich in der Haut hin, von der Achsel bis in die Mitte des Oberarms (*Hartmann*, a.a.O.). [RAL (144)]
Den Tag über öfteres Einschlafen der Hände beim Stützen des Kopfs, und der Untergliedmaßen beim Uebereinanderschlagen der Schenkel (*Becher*, a.a.O.). [RAL (145)]
In der Mitte der linken Mittelhand zuweilen ein Schmerz, wie Nadelstich (*Hartmann*, a.a.O.). [RAL (146)]
Zuckender Schmerz querüber in den Handgelenken (*Walther*, a.a.O.). [RAL (147)]
(Bei Behandlung mit den Händen erregt die Meerzwiebel im frischen Zustande Blasen auf denselben) (*Valentini*, hist. Simpl. reform. lib. II. Sect. 2. Cap. 34.). [RAL (148)]
Ein stichartig ziehender Schmerz von der linken Handwurzel bis in die Finger (*Hartmann*, a.a.O.). [RAL (149)]
Empfindliches Stechen in den Glenken beider Hände, auch ohne Bewegung (n. 3 Tagen) (*Wislicenus*, a.a.O.). [RAL (150)]
Kleine, rothe Flecke auf Händen, Füßen, der Brust und am ganzen Körper, welche zu krätzartigen Blüthchen werden, wie fette Krätze, die sich an den Händen, zwischen den Fingern, an den Füßen und dem ganzen Körper zeigt, mit brennendem Jücken (n. einigen Tagen) (*Muzell*, a.a.O.). [RAL (151)]
Stechen in beiden Oberschenkeln, wie mit Nadeln (*Hornburg*, a.a.O.). [RAL (152)]
Ziehender Schmerz in den Muskeln der beiden Oberschenkel (n. 7 St.) (*Becher*, a.a.O.). [RAL (153)]
Abgesetzt ziehender Schmerz an den Oberschenkeln, im Sitzen und Gehen (*Becher*, a.a.O.). [RAL (154)]

■ Allgemeines und Haut

Wundwerden zwischen den Gliedmaßen. [RAL 73]
Unter den Schulterblättern, im Rücken und dem linken Oberarme ein Gluckern, wie Quellen. [RAL 74]
Anhaltende, dumpfe, rheumatische Schmerzen am ganzen Körper, welche sich in der Ruhe vermindern und bei Bewegung sich vermehren (n. 6–24 St.). [RAL 75]
Müdigkeit (n. 6 St.). [RAL 76]
Gefühl von Schwere im ganzen Körper, wie von Mattigkeit (n. 8–12 St.). [RAL 77]
◊ Brennen und Jücken in der Haut (*Zwelfer*, a.a.O.). [RAL (155)]
Kalter Brand (*Zwelfer*, a.a.O.). [RAL (156)]
Erregt die Skirrhen (*Bergius*, a.a.O.). [RAL (157)]
Mit Fieber und Entzündung begleitete Skirrhen lassen von der Meerzwiebel Krebs befürchten (*Cranz*, Mater. med. II. S. 83.). [RAL (158)]
Schmerzen am ganzen Körper (*Tissot*, a.a.O.). [RAL (159)]
Unruhe in den Ober- und Untergliedmaßen; er muß sie ohne Unterlaß bewegen, um sich zu erleichtern (n. 2½ St.) (*Hartmann*, a.a.O.). [RAL (160)]
Arge Gliederschmerzen (*Weikard*, vermischte Schriften, I. S. 245.). [RAL (161)]
Bald an diesem, bald an jenem Theile des Körpers ein Stechen (*Wislicenus*, a.a.O.). [RAL (162)]
Bei Nervenschwäche macht sie oft Zuckungen (*Cranz*, a.a.O.). [RAL (163)]
Krampfhafte Bewegungen (*Weikard*, – *Zwelfer*, a.a.O.). [RAL (164)]
Convulsionen (*Tissot*, – *Lange*, a.a.O.). [RAL (165)]
Mattigkeit des ganzen Körpers, im Weitgehen sehr bemerkbar (*Wislicenus*, a.a.O.). [RAL (166)]

■ Schlaf, Träume und nächtliche Beschwerden

Schlaflosigkeit ohne auffallende Ursache. [RAL 78]
◊ Oefteres Gähnen, ohne Schläfrigkeit (n. 2 St.) (*Hartmann*, a.a.O.). [RAL (167)]
Renken oder Ausdehnen der obern Gliedmaßen, mit Gähnen, ohne Schläfrigkeit (n. 1½ St.) (*Hartmann*, a.a.O.). [RAL (168)]
Er fühlt sich mehr von der schlaflosen Nacht, als vom Durchfalle erschöpft, ist wüste im Kopfe und doch dabei ziemlich aufgeräumt und heiter (*Stapf*, a.a.O.). [RAL (169)]
Abends, einige Stunden vor der Zeit, Schläfrigkeit (*Hartmann*, a.a.O.). [RAL (170)]
Schlaf mit lustigen Träumen (*Teuthorn*, a.a.O.). [RAL (171)]
Nach dem Mittagsessen Mattigkeit und Schläfrigkeit (*Hartmann*, a.a.O.). [RAL (172)]
Unruhiger Schlaf (*Hornburg*, a.a.O.). [RAL (173)]

Oefteres Aufwachen vom Schlafe und Herumwenden im Bette (*Becher*, a.a.O.). [RAL (174)]

Herumwerfen im Bette (*Hornburg*, a.a.O.). [RAL (175)]

Traum, sein Körper sey zu einer so ungeheuern Dicke aufgeschwollen, so lebhaft, daß er beim Erwachen sich befühlte, ob's wahr sey (*Becher*, a.a.O.). [RAL (176)]

Nachmitternachts (1 Uhr) wacht er auf mit Brecherlichkeit und Aengstlichkeit und holt einige Mal schwer Athem (*Stapf*, a.a.O.). [RAL (177)]

Früh, nach dem Erwachen und Aufstehen, Mattigkeit, besonders in den Oberschenkeln in der Hüftgegend (*Becher*, a.a.O.). [RAL (178)]

Nach einem ruhigen Schlafe ohne Träume, früh, ein wüstes Gefühl im Kopfe und Schwere derselben (n. 72 St.) (*Becher*, a.a.O.). [RAL (179)]

- **Fieber, Frost, Schweiß und Puls**

Mehr innere, als äußere Hitze im Gesichte, ohne Durst, die sich bei Bewegung des Körpers vermehrt, unter Frösteln des übrigen Körpers bei der mindesten Entblößung. [RAL 79]

Vorzüglich im Gesichte, Hitze und Röthe bei der mindesten Bewegung und beim Reden (n. 10 St.). [RAL 80]

(Trockne, äußere und innere Hitze, ohne Durst, drei Stunden lang (n. ½ St.), darauf bloß innere, trockne Hitze, ohne Durst.) [RAL 81]

Hitze im Kopfe, bei kalten Füßen. [RAL 82]

Jeden Nachmittag Hitze des Körpers, ohne Durst, mit kalten Füßen. [RAL 83]

Durst bei Abend-Frösteln, ohne innere oder äußere Hitze. [RAL 84]

◇ Sehr kleiner, harter Puls, wie eine straffe Saite (*Stapf*, a.a.O.). [RAL (180)]

Der Puls sinkt beim Erbrechen bis zu 40 Schlägen herab (*Home*, Clinical Exper. S. 394.). [RAL (181)]

Schauder über den ganzen Körper, mit einiger Kälte der Haut (n. 6 St.) (*Wislicenus*, a.a.O.). [RAL (182)]

Beim Gehen, selbst in der geheizten Stube, ist es ihm kühl und frostig im Rücken und den Armen, im Sitzen nicht (*Stapf*, a.a.O.). [RAL (183)]

Eiskalte Hände in warmer Stube (n. 1½ St.) (*Hartmann*, a.a.O.). [RAL (184)]

Eiskalte Hände und Füße bei übrigens warmem Körper (n. ¼ St.) (*Hartmann*, a.a.O.). [RAL (185)]

Eiskalte Füße (*Hartmann*, a.a.O.). [RAL (186)]

In der Nacht innerlicher Frost, mit äußerlicher Hitze, ohne Durst (n. 6 Tagen) (*Wislicenus*, a.a.O.). [RAL (187)]

(Nachmittags) große Hitzempfindung im ganzen Körper, doch ohne äußere Röthe und ohne Durst, einige Stunden hindurch (n. 6 Tagen) (*Wislicenus*, a.a.O.). [RAL (188)]

Abends, gleich nach dem Niederlegen, äußere Hitze mit innerm Froste (n. 7 Tagen) (*Wislicenus*, a.a.O.). [RAL (189)]

Frost, und kurz darauf Hitze über den ganzen Körper (*Walther*, a.a.O.). [RAL (190)]

Hitze am ganzen Körper, wie von hitzigen Getränken, bei eiskalten Füßen, ohne Schauder, ohne Durst und ohne Schweiß (n. 2 St.) (*Becher*, a.a.O.). [RAL (191)]

Hitzempfindung im ganzen Körper, ohne Durst und ohne Schweiß (n. 2 St.) (*Becher*, a.a.O.). [RAL (192)]

Stannum metallicum

Stannum. **Zinn [CK V (1839), S. 292–322]**

Das zu den dünnsten Blättchen von den Goldschlägern bereitete Zinn, unter dem Namen des unächten oder Metall-Silbers (Schaum-Silbers), ist das reinste Zinn, was zu homöopathischem Gebrauche, wie andre trockne Arzneistoffe, dynamisirt wird, nach homöopathisch arzneilicher Weise.

Die Aerzte haben nie Gebrauch in Krankheiten vom Zinne gemacht, da sie keine Arzneikräfte darin vermutheten. Nur Alston machte (Mater. med. 1, p. 150.) zuerst das Recept eines schottischen Hausmittels gegen den Bandwurm (fluxeworm) bekannt, was in Sirope ein Pulver von dem, nicht reinen, sondern mit $\frac{1}{20}$ andrer Metalle legirten, sogenanntem Englischen Zinne enthält, und in grosser Menge eingenommen werden muss, mit einer Purganz darauf. Die nachgängigen Aerzte nahmen Zinnfeile an der Stelle. Der Bandwurm ward aber nie davon getödtet, vielleicht auf kurze Zeit betäubet, so dass die Purganz ihn dann zuweilen ausführen konnte, was demungeachtet selten geschah. Nach öfterer Wiederholung dieses Zinn-Gebrauchs scheint sich der Bandwurm nur noch weiter in den Gedärmen zu verbreiten und das Uebel zu vermehren, so wie auch Arbeiter in Zinn nicht selten in hohem Grade am Bandwurme (taenia Solium) leiden. Zinn scheint daher mehr eine palliative Besänftigung seiner unfreundlichen Bewegungen in den empfindlichen Gedärmen abzugeben, welche mehr zum Schaden als zum Nutzen des Kranken in der Nachwirkung gereichet.

Welchen vielfachen andern, weit nützlichern Gebrauch man dagegen von den grossen Heilkräften des Zinnes homöopathisch zu machen habe, zeigen schon folgende, von ihm an gesunden Menschen beobachtete, künstliche Krankheits-Symptome.

In Fällen wo Zinn homöopathisch angezeigt war, hob es auch folgende zugleich gegenwärtige Beschwerden:

Drückende Schwere in der Stirn; Leibschmerz bei der Regel; Drücken und Stechen im linken Hypochonder; Brennschmerz in der Lebergegend; Ueberreiztheit der Nerven; unerträgliche Unruhe, dass man sich nicht zu lassen weiss.

Die Namensverkürzungen sind: (*Frz.*) *Franz;* (*Gr.*) *Gross;* (*Gtm.*) *Gutmann;* (*Lgh.*) *Langhammer;* (*Wsl.*) *Wislicenus;* (*Hl.*) *Haynel.*

Zinn **(Stannum) [RAL VI (1827), S. 280–333]**

(Das zu den dünnsten Blättchen von den Goldschlägern bereitete Zinn, unter dem Namen des unächten oder Metall-Silbers (Schaum-Silbers), ist das reinste Zinn, wovon zu arzneilichem Behufe ein Gran mit 100 Granen Milchzucker eine Stunde lang, in der porcellänenen Reibeschale, unter öfterm Aufrühren mit einem knöchernen Spatel, gerieben die erste, hundertfache Verdünnung dieses Metallpulvers darstellt, die dann auf gleiche Art ferner zur millionfachen[1] Verdünnung fortgesetzt wird.)

Die Alten haben uns wundervolle Kuren der schwierigsten Krankheiten durch Zinn aufbewahrt, wovon ich einige in den Anmerkungen berühren werde. Die Neuern aber wissen (oder halten) von dem Allen nichts – etwa nach sorgfältiger Prüfung oder aus gegründeter Ueberzeugung? Ich zweifle gar sehr[2].

Die Neuern kennen das Zinn bloß als ein Mittel gegen den Bandwurm und kennen und brauchen es bloß als **Zinnfeile,** von der sie **theoretisch** (denn sorgfältige Prüfung ist ihnen zu beschwerlich), von der sie, sage ich, theoretisch annehmen: „daß sie einzig durch ihre Schwere und ihre scharfen Spitzen, auf mechanische Weise, den Darmkanal vom Bandwurme befreie," ohne zu bedenken, daß, wenn dieß wahr wäre, auch Feilspäne von Eisen, Silber oder Gold dasselbe thun müßten.

---

[1] Ich trieb die Verdünnung sonst bis zur billionfachen, fand aber die millionfache mit der Zeit zu jeder arzneilichen Absicht hinreichend.

[2] Der windigste Einfall oder leichtsinnigste Vorschlag, wenn er nur aus England, Italien oder Frankreich kömmt, und vorzüglich, wenn er mit der letzten, neuesten Post angekommen ist, wird in Deutschland als unübertrefflich gepriesen und eine große Ehre darein gesetzt, ihn eifrigst, in's Blinde hinein zu befolgen (bis man nach einem viertel oder halben Jahre die gewöhnliche Windigkeit der fremden Anpreisung inne wird, da man dann wieder auf etwas andres Neue aus fremdem Lande Jagd macht) – während die redlichen Landsleute und die Wahrheit liebenden Männer der Vorzeit unbeachtet und ungelesen bleiben.

Um nun dieß theoretisch ausgeklügelte Losscheuern des Bandwurms durch die scharfen Spitzen der Zinnfeile desto gewisser zu bewerkstelligen, gaben sie dem Kranken je mehr, je lieber von solcher Zinnfeile ein, zu einem Lothe, zu zwei Lothen und darüber auf die Gabe, mehrmal wiederholt.

Dieß ist aber ein sehr willkürliches und vorurtheiliges Verfahren; denn das ursprüngliche Recept, was *Alston* aus der Hausmittel-Praxis uns im Anfange des vorigen Jahrhunderts zuerst mittheilte – denn von diesem zuerst rührt der Gebrauch des Zinns gegen den Bandwurm her, – vorher wußte kein Arzt etwas hievon – lautet ganz anders.

„Ein Frauenzimmer in Leith in Schottland," erzählt *Alston* (Mater. med. I. S. 150.), „hatte ein Hausmittel-Recept gegen den Bandwurm (Flukeworm, Taenia solium), was sich eine Weinschenkin, *Maria Martin,* von ihr geben ließ, wodurch sie von diesem Wurme befreiet ward." *Alston* ließ es sich von ihrer Tochter geben. Es lautete so: „Man nehme drei Loth Zinn [pewter-metal[3]] und reibe es zu **Pulver** (grind it small to powder), mische es mit Zuckersirup und nehme Freitags vor dem Mond-Wechsel die Hälfte davon, den Tag drauf die Hälfte des Restes und den Sonntag drauf das Uebrige, den Montag aber, eine Purganz."

Da ist von keiner scharfspitzigen, groben Zinnfeile, wohl aber nur von feinem Pulver, in einer Reibeschale oder auf einem Reibesteine zerrieben (grinded) die Rede. Unmöglich hätte das feine Pulver in diesem ursprünglichen Recepte, von welchem man doch alle die Hülfskraft des Zinnes gegen den Bandwurm einzig kennen gelernt hatte, hülfreich seyn können, wenn die Hülfe auf den mechanischen Spitzen der Feilspähne von Zinn beruhte.

Man sieht, wie thöricht die Theorie der Arzneischule auch das wenige von der Hausmittel-Praxis erfundene Gute zu verpfuschen pflegte.

Indeß zeigt genauere Beobachtung und Erfahrung, daß weder die Zinnfeile, noch der mit feinem Zinnpulver bereitete Alstonische Sirup irgend eine Species von Bandwurm wirklich tödtet. Denn wo hat man je durch erstere allein, oder durch letztern allein den Bandwurm aus den Eingeweiden todt zu Tage gefördert? Stets und in jedem Falle mußten Purganzen zu Hülfe genommen werden, und auch dann erschien er selten, und, wo er auf diese Weise dennoch abgetrieben ward, da scheint das Zinn bloß als Betäubungsmittel auf den Bandwurm gewirkt zu haben; denn tödten thut ihn das Zinn für sich so wenig, daß, wenn die Purganz ihn (wie in dem gewöhnlichsten Falle) nicht ganz ausführt, nach öfterer Wiederholung des Zinn-Gebrauchs der Bandwurm sich nur um desto mehr in den Därmen ausbreitet, ja, noch öftere Anfälle von Beschwerden (bei der kleinsten Veranlassung durch anderweite Kränklichkeit des Menschen) zu erregen pflegt, **so wie auch Arbeiter in Zinn nicht selten in hohem Grade am Bandwurme leiden**. Zinn scheint daher mehr eine palliative Stillung seiner unfreundlichen Bewegungen abzugeben, welche mehr zum Schaden als zum Nutzen des Kranken in der Nachwirkung gereicht.

Ist aber gleichwohl dergleichen Palliation zuweilen nöthig, so sind, wie mich sichre Erfahrung lehrt, nicht ganze Lothe Zinn, wie man bisher wähnte, erforderlich, sondern ein sehr kleiner Theil eines Grans des oben beschriebnen millionfach verdünnten Zinnpulvers zur Gabe überflüssig hinreichend.

Welchen vielfachen andern, weit nützlichern Gebrauch man dagegen von den großen Heilkräften des Zinnes homöopathisch zu machen habe, lehren schon folgende, wenige Beobachtungen der von ihm an gesunden Körpern gezeigten, künstlichen Krankheits-Symptome.

Die Wirkungs-Dauer des Zinnes geht über drei Wochen hinaus bei chronischen Krankheiten.

Ich warne aber jeden sorgfältigen Arzt, Verdünnungen und Reibungen dieser und ähnlicher Art Metall-Pulver nie einem Miethlinge anzuvertrauen, wenn er gewiß seyn will, das zu haben, was er beabsichtigt und haben soll. Er muß sie selbst mit Achtsamkeit, Genauigkeit und Geduld bereitet haben, wenn er des Erfolgs gewiß seyn will.

---

[3] Pewter-metal ist kein ganz reines Zinn, welches letztere, wie bekannt, sehr weich ist, sondern das harte, spröde, klingende, sogenannte Englische Zinn, welches aus weichem, reinem Zinne (tin), mit einem Zwanzigstel Zusatz, vorzüglich von Zink (doch auch zuweilen von etwas Kupfer, Wismuth, u.s.w.), zusammengeschmolzen besteht, da es sich dann nicht nur bequem feilen, sondern auch in Mörsel zu Pulver reiben läßt (m. s. *Nicholson,* Chemistry, Lond. 1790. S. 355.)

***Stannum* [CK],** *Zinn* **[RAL]**

- **Gemüt**

Trübe, hypochondrische Stimmung. [CK 1; RAL 199]
Unbeschreibliche Angst und Schwermuth, mehrere Tage. [CK 2] (Mehrtägige Beängstigungen – unbeschreibliche Angst und Schwermuth.) [RAL 200]
Abneigung und Scheu vor Menschen. [CK 3; RAL 201]
Unlust zu sprechen. [CK 4] Er hat keine Lust zu sprechen. [RAL 202]
An nichts Gefallen, ohne verdrießlich zu seyn. [CK 5] Er hat an nichts Gefallen und ist doch eben nicht verdrießlich. [RAL 203]
Muthlosigkeit. [CK 6; RAL 204]
Trödelig und gereizt, mit Gesichts-Hitze; sie wollte Allerlei verrichten, es ward aber Nichts fertig. [CK 7; RAL 198]
Unruhig und zerstreut, bei der Arbeit keine Ausdauer, sogleich. [CK 8] Höchst unruhig und zerstreut; er hatte bei der Arbeit keine Ausdauer. [RAL (440)]
Unruhe, die ihn nirgends lange verweilen lässt (*Hrm.*). [CK 9] **Er verweilt an keinem Orte lange, sondern geht von einem Orte zum andern.** [RAL (441)]
Fruchtlose Geschäftigkeit, als hindere ihn Gedankenfülle, Arbeiten zur bestimmten Zeit fertig zu bringen; es fällt ihm Allerlei ein, das noch zu thun sey (*Gr.*). [CK 10] Fruchtlose Geschäftigkeit: er mühet sich, eine nöthige Arbeit zur gesetzten Stunde fertig zu bringen, und kann doch gar nicht damit zu Stande kommen, gleich als hinderte ihn eine Ueberfülle von Gedanken, wobei ihm dieß und jenes einfällt, was er noch machen will. [RAL (442)]
Aergerlich; es ging ihm Nichts nach Wunsch (*Lgh.*). [CK 11; RAL (443)]
Zu keiner Arbeit aufgelegt und zum Denken unfähig (*Hrm.*). [CK 12] Er ist zu keiner geistigen Arbeit aufgelegt und kann keinen Gedanken fassen. [RAL (444)]
Stumpf am Geiste, gleichgültig gegen Aussendinge, unaufgelegt, bei Blässe und Trübheit um die Augen (*Gtm.*). [CK 13] An Geiste stumpf, gleichgültig gegen Außendinge und zu nichts aufgelegt; dabei sieht er bloß und trübe um die Augen aus (n. 10 St.). [RAL (445)]
Verdrießlichkeit, die im Freien sich legt, den ganzen Tag (*Frz.*). [CK 14] Verdrießlichkeit den ganzen Tag, welche beim Gehen in freier Luft allmälig sich legt. [RAL (446)]
Unzufriedenheit. [CK 15]
Stilles, in sich gekehrtes Gemüth, besorgt für die Zukunft (*Lgh.*). [CK 16] Stilles, in sich gekehrtes Gemüth; er dachte über Gegenwart und Zukunft nach und war über letztere sehr besorgt. [RAL (447)]
Stille Verdrießlichkeit, er antwortet ungern und abgebrochen, ärgert sich leicht und wird leicht hitzig (*Hrm.*). [CK 17] **Stille Verdrießlichkeit: er spricht und antwortet ungern und nur in abgebrochnen Worten** (n. 10 St.). [RAL (448)] Stille Verdrießlichkeit: er ärgert sich leicht, wird leicht hitzig, spricht und antwortet sehr ungern. [RAL (449)]
Still vor sich hin, mit grossem Uebelbehagen im Körper (*Gtm.*). [CK 18] Still vor sich hin, mit unbeschreiblichem Uebelbehagen im ganzen Körper (n. 7 St.). [RAL (450)]
Aerger und schnell vorübergehende Empfindlichkeit (d. ersten 3 Tage) (*Gr.*). [CK 19] In den ersten drei Tagen ist er mehr gelassen und sein Aerger schnell vorübergehend, nicht aufbrausend, mehr eine rasche Empfindlichkeit; den vierten Tag ist er aufgelegt zu stürmischem Zorne und aufbrausend – doch hält die Zornmüthigkeit nicht lange an. [RAL (451)]
Aufbrausend und zu stürmischem Zorne geneigt (d. 4. T.) (*Gr.*). [CK 20] In den ersten drei Tagen ist er mehr gelassen und sein Aerger schnell vorübergehend, nicht aufbrausend, mehr eine rasche Empfindlichkeit; den vierten Tag ist er aufgelegt zu stürmischem Zorne und aufbrausend – doch hält die Zornmüthigkeit nicht lange an. [RAL (451)]
Heftige, doch schnell vergehende Zornmüthigkeit (*Gr.*). [CK 21] Sehr heftige, aber schnell vorüber gehende Zornmüthigkeit. [RAL (452)]
Still, gut gelaunt (n. 14 St.) (*Lgh.*). [CK 22] Stilles, nicht übel gelauntes Gemüth[4] (n. 14 St.). [RAL (453)]
Gesprächig, gesellschaftlich (*Lgh.*). [CK 23] Gute Laune, gesprächig und gesellschaftlich. [RAL (454)]
Gelassenes, gefaßtes Gemüth: er wußte sich in sein Schicksal zu finden und war mit seinem Loose vollkommen zufrieden. [RAL (455)]
Ausgelassen lustig (*Gtm.*). [CK 24] Ausgelassen lustig[5] (n. 12 St.). [RAL (456)]

---

[4] Nachwirkung, Heilwirkung ist dieses und die zwei folgenden Symptome.
[5] Scheint Wechselwirkung zu seyn.

■ **Schwindel, Verstand und Gedächtnis**

Gedächtniss-Mangel, früh, beim Erwachen. [CK 25] Früh, beim Erwachen, fehlt ihm das Gedächtniß. [RAL 1]

Düseligkeit des ganzen Kopfes (*Hrm.*). [CK 26; RAL (7)]

Eingenommenheit und Dummheit im Kopfe, wie zum Schnupfen, wozu es aber nicht kommt; mit Niesen. [CK 27] Eingenommenheit und Dummheit im Kopfe, wie zum Schnupfen – auch Nießen; aber es kömmt nicht zum Schnupfen. [RAL 3]

Schwere und Eingenommenheit des Kopfes, Abends schlimmer. [CK 28] Große Schwere und Eingenommenheit des Kopfs – Abends, schlimmer. [RAL 2]

Schwere im Kopfe, bei Ruhe und Bewegung, Abends, 2 Stunden lang (n. 9 St.). [CK 29; RAL 4]

Betäubender Schwindel, bloss beim Gehen im Freien; er schwankt, als wollte er fallen (*Lgh.*). [CK 30] Betäubender Schwindel, bloß beim Gehen im Freien; er schwankte beim Gehen hin und her, so daß er zu fallen befürchten mußte (n. 6 St.). [RAL (1)]

Schwindel im Sitzen, als solle er fallen (*Gtm.*). [CK 31] Schwindlicht im Sitzen, als sollte er vom Stuhle fallen (n. 12 St.). [RAL (2)]

Plötzlicher Schwindel-Anfall beim Niedersetzen (*Wsl.*). [CK 32] Plötzlicher Anfall von Schwindel, beim Niedersetzen (n. 12 St.). [RAL (3)]

Schwindel, als wären alle Gegenstände zu weit entfernt (*Wsl.*). [CK 33] Schnell vorüber gehendes Schwindel-Gefühl, gleich als säße er ganz abgesondert und die ihn umgebenden Gegenstände und Personen wären weit von ihm entfernt (n. 24 St.). [RAL (4)]

Schwindel, als wenn sich das Gehirn herum drehete; er verliert alle Gedanken und kann nicht weiter lesen und sitzt da wie besinnungslos (*Hrm.*). [CK 34] Schwindel, als wenn sich das Gehirn herumdrehete (n. 1 St. [RAL (5)] Schnell vorüber gehender, aber mehrmals zurückkehrender Schwindel: es ist als ob sich das Gehirn herumdrehete; er verliert alle Gedanken, kann nicht weiter lesen und sitzt da, wie besinnungslos. [RAL (6)]

■ **Kopf**

Kopfschmerz, meist alle Morgen, mit Appetitmangel, Uebelkeit und Verdriesslichkeit. [CK 35] Gewöhnlich alle Morgen, Kopfschmerz, Uebelkeit, Appetit-Mangel und Verdrießlichkeit. [RAL 5]

Drücken in der linken Hinterhaupt-Seite nach aussen (*Hl.*). [CK 36] Schmerzloses Drücken in der linken Seite des Hinterhaupts, von innen nach außen (n. 5 Tagen). [RAL (8)]

Drückende Schwere mit Leerheits-Gefühl in der linken Gehirn-Hälfte (*Htm.*). [CK 37] In der linken Gehirn-Hälfte, ein Gefühl von Leerheit, mit drückender Schwerheits-Empfindung, auf keine Art zu mindern (n. 25 St.). [RAL (9)]

Drückender Schmerz zur rechten Kopf-Seite heraus (*Gtm.*). [CK 38; RAL (10)]

Drückender Schmerz zur rechten Schläfe heraus, fast wie äusserlich (*Gtm.*). [CK 39] Drückender Schmerz in der rechten Schläfe, von innen nach außen, fast wie äußerlich (n. 3 St.). [RAL (11)]

Druck in der linken Schläfe schwach beginnend, dann steigend und so wieder abnehmend; als sollte die Stirn eingedrückt werden (*Gr.*). [CK 40] Schwach beginnender, dann steigender und wieder abnehmender Druck in der linken Schläfe, als sollte sie eingedrückt werden. [RAL (12)]

Drücken von der Mitte der Stirn bis tief ins Gehirn (*Gtm.*). [CK 41] **Drückender Kopfschmerz von der Mitte der Stirne bis in die Mitte des Gehirns sich erstreckend** (n. 11 St.). [RAL (13)]

Druck in der Stirn, der Schläfe und dem Scheitel, durch äussern Druck gemindert (*Gr.*). [CK 42] Eine Art Druck in der Schläfe, dem Scheitel, und besonders in der Stirne, welcher sich durch äußern Druck mit der Hand mindert. [RAL (14)]

Drücken an der rechten Schläfe beim darauf Liegen, beim Aufrichten vergehend (*Gtm.*). [CK 43] Drückender Schmerz an der rechten Schläfe beim drauf Liegen, welcher beim Aufrichten vergeht (n. 5 Tagen). [RAL (15)]

Druck in der Stirn, durch hinter Beugen verschlimmert, durch Aufdrücken gemildert (*Gr.*). [CK 44] Druck in der Stirne, unvermindert durch Vorbücken, vermindert von äußerm Drucke, verschlimmert vom Hinterbeugen. [RAL (16)]

Drücken in der Stirne. [CK 45] Drückender Schmerz in der Stirne. [RAL 15]

Plötzlich scharfes Drücken auf dem Scheitel, mit Gefühl, als würden die Haare bewegt (*Gr.*). [CK 46] Plötzliches, scharfes Drücken auf den Scheitel, mit dem Gefühle, als würden die Haare zugleich bewegt. [RAL (17)]

Stumpfer Druck in der Stirn, nach aussen (*Hrm.*). [CK 47] Stumpfer Druck nach außen in der

Stirne, besonders nach oben, in der Mitte, in der Gegend der Stirn-Naht, innerlich (n. 3 St.). [RAL (18)]

Drücken zur Stirn heraus mit Schläfrigkeit, durch Aufdrücken gemildert (*Gr.*). [CK 48] Ein zur Stirne herausdrückender Kopfschmerz, mit Schläfrigkeit, beim Vor- und Hinterbücken unverändert, schlimmer, wenn sie mit dem Aufdrücken der Hand nachläßt. [RAL (19)]

Pressen zu den Stirnhügeln heraus (*Gr.*). [CK 49] Ein aus den Stirnhügeln herauspressender Schmerz. [RAL (20)]

Drückend betäubender Gehirn-Schmerz dicht über den Augenbrauen, in Ruhe und Bewegung (*Lgh.*). [CK 50] **Drückend betäubender Kopfschmerz, dicht über den Augenbrauen, als wenn das Gehirn daselbst gedrückt würde, in Ruhe und Bewegung** (n. 3½ St.). [RAL (21)] **Drückend betäubendes Kopfweh, vorzüglich in der Stirne, mehr äußerlich als innerlich, in Bewegung und Ruhe** (n. 4 St.). [RAL (23)]

Düseliges Drücken durch den ganzen Kopf (*Hrm.*). [CK 51] Düselig drückendes Gefühl durch den ganzen Kopf verbreitet. [RAL (22)]

Schmerzhaftes Pressen des Gehirns gegen den Scheitel und die Hinterhaupts-Knochen, Abends, auch nach dem Niederlegen noch (*Hl.*). [CK 52] Schmerzhaftes Pressen des Gehirns im Scheitel und Hinterhaupte gegen die Schädelknochen, Abends vor Schlafengehn und nach dem Niederlegen fortdauernd. [RAL (25)]

Schmerz wie Eindrücken der Schläfe, den ganzen Tag. [CK 53] Schmerz wie Eindrücken der Schläfe, den ganzen Tag. [RAL 18] Kopfschmerz, als würden die Schläfe eingedrückt. [RAL 19]

Zusammendrücken an den Schläfen und dem Hinterhaupte. [CK 54] Zusammendrückungs-Gefühl an den Schläfen und am Hinterkopfe. [RAL 17]

Schmerz, als wäre das Gehirn aus einander getrieben und gespannt. [CK 55] Schmerzhafte Empfindung im Kopfe, als wenn das ganze Gehirn ausgespannt und auseinander getrieben würde. [RAL 16]

Zusammenpressen im Hinterhaupte, unter dem Scheitel (*Frz.*). [CK 56] Zusammenpressen des Hinterhaupts, unter dem Scheitel. [RAL (24)]

Zusammenschnüren und Pressen plötzlich im ganzen Oberkopfe, schwach steigend und abnehmend (*Gr.*). [CK 57] Zusammenschnürender, pressender Schmerz befällt plötzlich die ganze, obere Hälfte des Kopfs, schwach beginnend, langsam zunehmend, und dann allmälig wieder abnehmend. [RAL (26)]

Zusammenzieh-Schmerz im rechten Hinterhaupte (*Gtm.*). [CK 58] Zusammenziehender Kopfschmerz im rechten Hinterhaupte (n. 53 St.). [RAL (27)]

Wie eingeschraubt, oft, im Kopfe, mit langsamen Rucken oder ziehendem Drücken zuweilen, hie und da (*Gr.*). [CK 59] Oft ist's ihm, als wäre der Kopf eingeschraubt, mit abwechselnden, langsamen Rucken, oder ziehendem Drücken, hie und da. [RAL (28)]

Krampfhafter Kopfschmerz, als würde der Kopf äusserlich mit einem Bande zusammengezogen. [CK 60] Krampfhafter Schmerz an dem Kopfe, als zöge man ihr mit einem Bande äußerlich den Kopf zusammen. [RAL 20]

Heftige Rucke durch den Vorderkopf, mit stumpfem Drücken wechselnd (*Htm.*). [CK 61] Heftiger, schmerzhafter Ruck über der Stirne durch die vordere Gehirn-Hälfte, ein stumpfes Drücken zurücklassend, bis der Ruck sich wieder erneuert (n. 6 St.). [RAL (29)]

Plötzlich ein drückender Ruck in der linken Stirn und Schläfe, dass er laut aufschrie (*Gr.*). [CK 62; RAL (30)]

Schmerz wie von Zerschmetterung der Stirne. [CK 63] Schmerz, wie von Zerschmetterung in der Stirne. [RAL 13]

Bohrender, drückender Schmerz in der rechten Schläfe, durch äussern Druck vergehend (*Htm.*). [CK 64] Drückend bohrender Schmerz in der rechten Schläfe, welcher durch einen äußern Druck verschwindet (n. 3 St.). [RAL (32)]

Bohrender Schmerz in der linken Schläfe, den ganzen Tag. [CK 65; RAL 14]

Bohrend drückender, betäubender Schmerz in der linken Gehirn-Hälfte, auf der Oberfläche (*Htm.*). [CK 66] Betäubender, auf der Oberfläche der linken Gehirn-Hälfte, von der Mitte des Seitenbeins bis zum linken Stirnhügel sich erstreckender, bohrend drückender Schmerz (n. 8 St.). [RAL (31)]

Bohren in den Hinterhaupt-Knochen, mit empfindlicher Schwere (*Htm.*). [CK 67] In den Hinterhaupt-Knochen, empfindliche Schwere, mit Gefühl von Bohren (n. 11 St.). [RAL (33)]

Vorüber gehender Schmerz durchzieht mit gelindem Drucke[6] den linken Stirnhügel. [RAL (34)]

---

[6] Ziehender Druck oder ein drückendes Ziehen scheint ein Hauptschmerz vom Zinne zu seyn.

Ziehen durch Stirn und Scheitel, mit drückender Empfindung (*Gr.*). [CK 68] Durch Stirne und Scheitel, ein drückendes Ziehen. [RAL (35)]

Ziehender Druck vom rechten Seitenbeine nach der Augenhöhle (*Gr.*). [CK 69] Ziehender Druck vom rechten Scheitelbeine nach der rechten Augenhöhle. [RAL (39)]

Ziehender Druck auf dem obern Rande der linken Augenhöhle (*Gr.*). [CK 70; RAL (40)]

Verdüsterndes, drückendes Ziehen in einer Schläfe und Stirnhälfte (*Gr.*). [CK 71] In der Schläfe und der Stirn-Hälfte dieser Seite, ein verdüsterndes, drückendes Ziehn. [RAL (41)]

Reissen links im Seitenbeine und in der Stirn (*Hrm.*). [CK 72] Reißender Schmerz links in dem Scheitelbeine und der Stirne. [RAL (47)]

Reissender Druck in der rechten Hälfte des Kopfes (*Hrm.*). [CK 73; RAL (43)]

Ein drückendes Reissen durch die rechte Kopf-Seite (*Wsl.*). [CK 74; RAL (36)]

Drückendes Reissen in der rechten Stirn-Hälfte, in Absätzen, heftiger beim Bücken (*Htm.*). [CK 75] Drückendes Reißen in der rechten Stirnhälfte, absatzweise wiederkehrend, beim Bücken heftiger (n. 12 St.). [RAL (37)]

Drückendes Reissen im linken Hinterhaupt-Knochen (*Htm.*). [CK 76] Drückend reißender Schmerz im linken Hinterhaupt-Knochen (n. 5 St.). [RAL (38)]

Drückendes Reissen in der Stirn (*Hrm.*). [CK 77] Drückend reißender Schmerz in der Stirne. [RAL (42)]

Drückendes Reissen in der linken Seite des Scheitels (*Hrm.*). [CK 78] Drückend reißender Schmerz im linken Scheitel, innerlich (n. 1½ St.). [RAL (44)]

Drückendes Reissen links im Hinterhaupte (*Hrm.*). [CK 79] Drückend reißender Schmerz im Hinterhaupte, links. [RAL (45)]

Anhaltendes, drückendes Reißen des Kopfs, mit Düseligkeit und Schwindel. [RAL (46)]

Ruckartig ziehendes Reissen äusserlich über der linken Augenbraue (*Lgh.*). [CK 80] Ruckartig ziehendes Reißen über der linken Augenbraue, äußerlich (n. 1 St.). [RAL (48)]

Ein langer stumpfer Stich auf dem linken Stirnhügel (*Gr.*). [CK 81] Auf dem linken Stirnhügel, ein langer, stumpfer Stich. [RAL (49)]

Stechendes Kopfweh in der Stirn, auch in der Ruhe, mehrere Tage lang; beim Bücken will Alles zur Stirn heraus. [CK 82] Kopf-Stechen in der Stirne, auch in der Ruhe, mehre Tage lang – beim Bücken will alles zur Stirne heraus. [RAL 12]

Pulsartiges Stechen in der Schläfe, unter Hitze des Kopfes, Frost im Körper und Kopf-Schwäche, dass der Verstand fast fehlte; dabei Schlummer und Unbesinnlichkeit. [CK 83] Unter Frost des Körpers, Hitze im Kopfe, pulsartiges Stechen in der Schläfe und Kopfschwäche, daß der Verstand fast fehlte; dabei Schlummer und Unbesinnlichkeit. [RAL 11]

Pochendes Kopfweh in den Schläfen. [CK 84; RAL 8]

Hitze in der Stirn, auch äusserlich fühlbar. [CK 85] Hitze inwendig in der Stirne, wobei sie auch äußerlich heiß anzufühlen war. [RAL 9]

Brennender Schmerz im halben Vorderkopfe, wie Feuer, so auch in der Nase und den Augen, mit auch äusserer Hitze der Theile; in Ruhe und Bewegung Alles gleich; er musste liegen; dabei Uebelkeit und Würgen wie zum Erbrechen; von früh bis Abend. [CK 86] Kopfschmerz: Brennen im halben Vorderkopfe, wie Feuer, so auch in der Nase und den Augen – auch äußerlich waren diese Theile heiß – ganz gleich in Bewegung, wie in Ruhe; er mußte liegen; dabei Uebelkeit und Würgen, als wolle er sich erbrechen (einen ganzen Tag, von früh bis Abend). [RAL 10]

Schmerzhaftes Gefühl beim Schütteln des Kopfes, als sey das Gehirn los und schlage an den Schädel an (*Gr.*). [CK 87] Beim Kopfschütteln deuchtet ihm das Gehirn los zu seyn und an die Schädelwände anzuschlagen mit Wehthun. [RAL (55)]

Summsen im Kopfe; äusseres Geräusch dröhnte darin. [CK 88] Im Kopfe Sumsen; äußeres Geräusch dröhnte im Kopfe. [RAL 6]

Wie Mattigkeit im Kopfe und Schlaf. [CK 89] Wie Schlaf und Mattigkeit im Kopfe. [RAL 7]

Aeusserlich am Kopfe, Schmerz wie unterschworen. [CK 90] Unterköthiger Schmerz am Kopfe. [RAL 21]

Feines Stechen an der Mitte der Stirn (*Frz.*). [CK 91] Feines Stechen auf der Stirne, über der Gegend zwischen den Augenbrauen. [RAL (51)]

Schnelle, stumpfe Stiche rechts am Oberhaupte (*Gr.*). [CK 92] Rechts, auf dem Oberhaupte, einige schnelle und doch stumpfe Stiche. [RAL (50)]

Stichartiges Kopfweh vorzüglich an der linken Stirn-Seite, mit Fliessschnupfen (*Lgh.*). [CK 93; RAL (53)]

Brennendes Stechen am Scheitel (*Frz.*). [CK 94; RAL (52)]

Brennendes Spannen vorn am Haarkopfe, gleich über der rechten Stirn-Seite (*Gtm.*). [CK 95] Brennend spannender Schmerz vorne auf dem Haarkopfe, gleich über der rechten Stirnseite (n. 7 St.). [RAL (54)]

- **Augen**

Augenschmerz wie von Reiben mit einem wollenen Tuche, bei Bewegung der Lider gemindert. [CK 96] Schmerz in den Augen, als wenn sie mit einem wollenen Tuche gerieben worden wären, bei Bewegung der Augenlider vermindert (n. 1 St.). [RAL 28]

Drücken im linken Auge, wie von einem Gerstenkorne an den Lidern (*Frz.*). [CK 97] Drücken im linken Auge, wie von einem Gerstenkorne der Augenlider. [RAL (72)]

Druck im linken innern Augenwinkel, wie von einem Gerstenkorne, mit Thränen der Augen (*Hrm.*). [CK 98] **Druck im linken innern Augenwinkel, wie beim sogenannten Gerstenkorn, mit Thränen des Auges** (n. 5 St.). [RAL (73)]

Drückender Schmerz im rechten innern Augenwinkel (*Hrm.*). [CK 99; RAL (74)]

Drücken in beiden obern Augenlidern (*Gtm.*). [CK 100; RAL (75)]

Druck in den Augen. [CK 101; RAL 32]

Gefühl hinter dem rechten Augenlide, wie von einem harten Körper (*Gtm.*). [CK 102] Gefühl hinter dem rechten Augenlide, als wenn ein harter Körper dazwischen läge (n. 4½ St.). [RAL (76)]

Plötzliche Rucke am obern Rande der rechten Augenhöhle, und an andern Theilen, mit empfindlicher Betäubung des Kopfes (*Gr.*). [CK 103] Plötzlich einige Rucke am obern Rande der rechten Augen-Höhle und an andern Theilen, mit empfindlicher Betäubung des Kopfs. [RAL (65)]

Schnelle empfindliche stumpfe Stösse an der äussern Seite des linken obern Augenhöhl-Randes (*Gr.*). [CK 104] An der äußern Seite des linken obern Augenhöhl-Randes schnell auf einander folgende, empfindliche, stumpfe Stöße. [RAL (66)]

Spannender Stich im linken Augapfel, am heftigsten bei Bewegung desselben (*Gtm.*). [CK 105] Spannender Stich im linken Augapfel, am heftigsten bei seiner Bewegung (n. 58 St.). [RAL (77)]

Brennendes Stechen im rechten Auge, nach dem äussern Winkel zu (*Gtm.*). [CK 106] Brennend stechender Schmerz nach dem äußern Augenwinkel des rechten Auges zu (n. 6 St.). [RAL (78)]

Feinstechendes Brennen im linken Augenwinkel (*Gtm.*). [CK 107] Fein stechend brennender Schmerz im linken Augenwinkel (n. 2 St.). [RAL (79)]

Heftige, kleine, brennende Stiche in den Lidern des rechten Auges, mehr nach dem äussern Winkel zu (*Htm.*). [CK 108] Heftige, kleine, brennende Stiche im rechten obern und untern Augenlide, mehr nach dem äußern Winkel zu (n. 9 St.). [RAL (80)]

Brennender Schmerz im linken untern Augenlide (*Gtm.*). [CK 109; RAL (81)]

Brennen in den Augen. [CK 110; RAL 25]

Jücken im innern Augenwinkel. [CK 111; RAL 24]

Jücken im linken Augapfel, durch Reiben etwas vergehend (*Gtm.*). [CK 112] Jückende Empfindung im ganzen linken Augapfel; auch nach Reiben verging's nicht ganz (n. 30 St.). [RAL (71)]

Beissen in den Augen, wie nach Reiben mit einem wollenen Tuche (*Frz.*). [CK 113; RAL (70)]

Nächtliches Zuschwären der Augen, und Schwäche derselben am Tage. [CK 114] Die Augen sind alle Nächte zugeschworen und am Tage sehr schwach. [RAL 30]

Eiter-Geschwulst am innern Winkel des linken Auges, wie eine Thränen-Fistel. [CK 115] Im innern Winkel des linken Auges, ein Eiter-Absceß, wie eine Thränen-Fistel. [RAL 29]

Zusammenziehung der Augenlider, bei Röthe des Weissen in den Augen und brennender Empfindung. [CK 116] Die Augenlider ziehen sich zusammen, bei Röthe des Augenweißes, mit brennender Empfindung (n. 5 Tagen). [RAL 26]

Fippern am rechten innern Augenwinkel (*Hl.*). [CK 117; RAL (82)]

Fippern des linken Auges, eine Woche lang. [CK 118; RAL 33]

Zucken der Augen. [CK 119] Augen-Zucken. [RAL 34]

Die Augen sind hervorgetreten und schmerzen wie nach Weinen. [CK 120] Die Augen sind hervorgetreten und thun ihr weh, als wenn sie geweint hätte. [RAL 27]

Matte, trübe, eingefallene Augen (n. 2 T.) (*Hrm.*). [CK 121; RAL (67): mit Hervorhebung]

Trübe Augen. [CK 122] Die Augen sind ihr trübe. [RAL 31]

Pupillen erst verengert, dann erweitert (*Lgh.*). [CK 123] Verengerung der Pupillen (n. ½, ¾ St.). [RAL (68)] Erweiterung der Pupillen (n. 26 St.). [RAL (69)]

Er sieht beim Kerzen-Lichte einen Regenbogen. [CK 124]

- **Ohren**

Ohrzwang im äusseren Ohre, ziehenden Schmerzes (*Gr.*). [CK 125] Ziehen im äußern Ohre, wie schmerzlicher Ohr-Zwang. [RAL (92)]
Ziehen öfters im linken Ohre, wie Ohrzwang (*Gr.*). [CK 126] Wiederholtes Ziehen im linken Ohre, wie Ohr-Zwang. [RAL (93)]
Reissen im rechten Gehörgange, wie Ohrzwang (*Hrm.*). [CK 127] Reißender Schmerz im rechten Gehörgange, wie beim sogenannten Ohren-Zwange (n. 6 St.). [RAL (94)]
Ziehen im ganzen rechten Ohre, innerlich und äusserlich, schmerzhafter bei Bewegung des Unterkiefers (*Gtm.*). [CK 128] Ziehen im ganzen rechten, innern und äußern Ohre, schmerzhafter beim Bewegen des Unterkiefers (n. 3 St.). [RAL (95)]
Klammschmerz im ganzen rechten Ohre, 8 Stunden lang (*Gtm.*). [CK 129] Klammartiger Schmerz im ganzen rechten Ohre, acht Stunden lang (n. 6 St.). [RAL (96)]
Kneipendes Reissen durch den Knorpel am linken Ohrläppchen, mit Gefühl zuweilen, als wehe ein kühler Wind daran (n. 4 St.) (*Wsl.*). [CK 130] Kneipendes Reißen durch den Ohr-Knorpel, am linken Ohr-Läppchen, nebst Gefühl, als wehete zuweilen ein kühler Wind daran (n. 4 St.) [RAL (97)]
Ziehender Stich am linken obern Ohr-Flügel (*Gtm.*). [CK 131; RAL (98)]
Drücken äusserlich am Knochen hinter dem Ohre. [CK 132; RAL 38]
Bohrender Schmerz im rechten Ohre, bei kalten Füssen. [CK 133; RAL 37]
Jücken im linken Ohre. [CK 134; RAL 35: in Klammern]
Geschwürigkeit des Ring-Loches im Ohrläppchen. [CK 135] Das Ring-Loch im Ohrläppchen wird geschwürig. [RAL 36]
Schreien im Ohre beim Schnauben. [CK 136] Beim Schnauben schreit's im Ohre. [RAL 39]
Klingen im linken Ohre (*Lgh.*). [CK 137; RAL (88): mit Hervorhebung]
Rauschen im Ohre, wie von durchströmendem Blute (*Frz.*). [CK 138; RAL (89)]
Knarren vor und in dem linken Ohre, wie von einem Thore, Abends (*Frz.*). [CK 139] Abends, Knarren vor und in dem linken Ohre, wie von einem Thore. [RAL (90)]

Verstopfungs-Gefühl des linken Ohres, mit Taubhörigkeit, die sich durch Ausschnauben mindert, früh, nach dem Aufstehen 4 Tage lang (*Hl.*). [CK 140] Gefühl, als wenn das linke Ohr verstopft wäre, mit Taubhörigkeit, welche sich nach dem Ausschnauben mindert, früh nach dem Aufstehn aus dem Bette, vier Tage lang. [RAL (91)]

- **Nase**

In den Nasenhöhlen, oben, Schwere- und Verstopfungs-Gefühl (*Hrm.*). [CK 141] **Gefühl von Verstopfung und Schwere im obern Theile der Nasenhöhlen.** [RAL (99)]
Nasenbluten, früh, gleich beim Aufstehen aus dem Bette (*Hl.*). [CK 142; RAL (100)]
Heftiges Nasenbluten, gleich früh, beim Erwachen. [CK 143] Beim Erwachen, gleich früh, heftiges Nasenbluten. [RAL 40]

- **Gesicht**

Gesicht blass und eingefallen; krankhafte, lange Züge (*Hrm.*). [CK 144] **Blasses, eingefallenes Gesicht** (n. 2 Tagen). [RAL (57)] Langes, blasses Gesicht, krankes Ansehn (n. 2 Tagen). [RAL (58)]
Fliegende Gesichts-Hitze, innerlich und äusserlich fühlbar (*Gr.*). [CK 145] Fliegende, schnell kommende und schnell verschwindende Hitze im Gesichte, innerlich und äußerlich fühlbar. [RAL (56)]
Klammartiger Druck in den Muskeln am linken Jochbeine (*Wsl.*). [CK 146] Klammartiger Druck in den Gesichts-Muskeln, am linken Jochbeine, unter dem Auge (n. 6 St.). [RAL (62)]
Betäubender Schmerz im Gesichte, besonders an der Stirn (*Lgh.*). [CK 147] Sinne betäubendes Gefühl im Gesichte, besonders an der Stirne (n. ½ St.). [RAL (61)]
Zusammenziehender Schmerz in den Gesichts-Knochen und Zähnen rechter Seite, als würde dieselbe kürzer gezogen (*Gr.*). [CK 148] Zusammenziehender Schmerz in den Gesichts-Knochen rechter Seite, die Zähne mit inbegriffen; es ist, als zöge es die rechte Gesichts-Hälfte kürzer. [RAL (63)]
Zusammenziehen und Drücken innerlich unter der rechten Wange (*Frz.*). [CK 149] Zusammenziehn und Drücken unter der rechten Wange inwendig. [RAL (87)]
Ziehender Druck in den Gesichts-Knochen rechter Seite, besonders an dem Jochbeine und der Augenhöhle, ruckweise (*Gr.*). [CK 150] Ziehen-

des Drücken befällt ruckweise die rechte Seite der Gesichts-Knochen – besonders das Jochbein und die Augenhöhle. [RAL (59)] Ziehender Druck auf dem rechten Jochbeine. [RAL (84)]

Drückendes Nagen auf der linken Gesichts-Seite, vorzüglich am Jochbeine (*Wsl.*). [CK 151; RAL (60)]

Reissen vom Jochbeine herab bis in den Unterkiefer neben dem Mundwinkel (*Gr.*). [CK 152] Es reißt vom Jochbeine herab bis in den Unterkiefer, neben dem Mundwinkel. [RAL (83)]

Brennend jückendes Stechen auf den Jochbeinen. [CK 153]

Brennender Schmerz im rechten Backen, unter dem Auge (*Gtm.*). [CK 154] Brennender Schmerz in den Gesichts-Muskeln, unter dem rechten Auge (n. 6 St.). [RAL (64)] Brennende Empfindung in dem rechten Backen (n. 10 St.). [RAL (86)]

Brennender Klamm-Schmerz, Abends, in der linken Wange und bald darauf Backen-Geschwulst, die nur bei Verziehung des Gesichtes schneidend drückend schmerzt, als wären Glas-Splitter zwischen dem Backen und den Zähnen (*Frz.*). [CK 155] Abends, brennender Klamm-Schmerz in der linken Wange, und bald darauf Backen-Geschwulst, welche nur bei Verziehung des Gesichts schneidend drückend schmerzt, als wären Glas-Splitter zwischen dem Backen und den Zähnen. [RAL (85)]

Schmerz und Geschwulst des Oberkiefers; die Backen sind roth und es sticht darin. [CK 156] Schmerz des Oberkiefers; er ist geschwollen, die Backen sind roth und es sticht darin. [RAL 43]

Schmerzhafte Geschwulst des linken Backens, mit einem Zahnfleisch-Geschwüre; die Schmerzen machen sie schlaflos. [CK 157; RAL 44]

Jückende Blüthen im Gesichte, die beim Anfühlen oder Waschen wund schmerzen. [CK 158] Im Gesichte, jückende Blüthchen, welche beim Anfühlen oder Waschen wund schmerzen. [RAL 22]

Eine Blüthe in der linken Augenbraue, für sich brennenden, beim Befühlen aber drückenden Schmerzes. [CK 159] Eine Blüthe in der linken Augenbraue, für sich brennenden, beim drauf Fühlen aber, drückenden Schmerzes. [RAL 23]

In der Unterlippe, auf einer kleinen Stelle, ein stechend reissender Schmerz. [CK 160] In der Unterlippe, ein stechend reißender Schmerz auf einer kleinen Stelle. [RAL 41]

Vorn am Kinne, breite, schneidende Stiche (*Wsl.*). [CK 161] Breite, schneidende Stiche vorne am Kinne (n. 10 St.). [RAL (101)]

Klamm und Krampf in den Kinnladen. [RAL 42]

Am rechten Unterkiefer-Winkel, eine Beule, roth, ziehenden und durch Befühlen erhöhten Schmerzes, 8 Tage lang. [CK 162] Am rechten Unterkiefer-Winkel, eine rothe Beule, ziehenden, beim Befühlen aber, vermehrten Schmerzes, acht Tage lang. [RAL 45]

Schmerzhafte Geschwulst der Unterkiefer-Drüsen (n. 8 St.). [CK 163] Schmerzhafte Unterkiefer-Drüsen-Geschwulst (n. 8 St.). [RAL 46]

■ Mund und innerer Hals

Die Zähne sind wie zu lang. [CK 164; RAL 47]

Zuckender Zahnschmerz in allen Zähnen, bald nach dem Essen (von Kaltem oder Warmem); dabei Gesichts-Hitze; nur im Freien ward es besser. [CK 165]

Lockerheit der Zähne. [CK 166; RAL 48]

Im Munde zäher Schleim. [CK 167] Zäher Schleim im Munde. [RAL 50]

Speichel-Zufluss im Munde (*Frz.*). [CK 168] Speichel-Zusammenfluß im Munde. [RAL (115)]

Säuerlicher Speichel läuft ihm früh, beim Erwachen, aus dem Munde. [CK 169]

Zunge belegt mit gelblichem Schleime (n. 5 T.) (*Gtm.*). [CK 170; RAL (116)]

Das Sprechen wird ihm sauer. [CK 171; RAL 49]

Das Reden fällt ihm schwer, weils ihm an Kraft dazu fehlt (*Gr.*). [CK 172; RAL (110)]

Halsweh, wie Geschwulst, mit Trockenheits-Gefühl und ziehend spannenden Schmerzen. [CK 173] Im Halse, wie Geschwulst und ziehend spannende Schmerzen darin, mit Trockenheits-Empfindung. [RAL 54]

Schmerz im Halse, als schwölle derselbe mit wundartigem Schmerze an, ohne Bezug auf Schlingen; nach vielem Schleim-Rachsen entsteht eine grössere Höhe der Stimme, als gewöhnlich. [CK 174] Schmerz-Gefühl im Halse, als schwölle der Hals mit wundartigem Schmerze an, beim Schlingen weder vermehrt, noch vermindert; nach vielem Schleim-Rahksen entsteht eine größere Höhe der Stimme beim Singen, als gewöhnlich. [RAL 53]

Schneiden im Schlunde, wie mit Messern, beim Schlingen (*Frz.*). [CK 175] Im Schlingen, ein Schneiden, wie mit Messern, im Schlunde. [RAL (111)]

Dörrendes Stechen oben im Rachen, ausser dem Schlingen (*Frz.*). [CK 176; RAL (112)]
Trockenheits-Gefühl und Stechen im Halse, an der rechten Mandel; es reizt zum Husten und vergeht ein wenig durch Husten und Schlingen (*Frz.*). [CK 177] Trockenheits-Empfindung und Stechen im Halse an der rechten Mandel, welche zum Husten zwingt und sowohl durch Husten als durch Schlingen ein wenig vergeht. [RAL (113)]
Kratziges Scharren unterhalb des Halsgrübchens, innerlich (*Gr.*). [CK 178] Unterhalb des Hals-Grübchens, innerlich, eine kratzende, scharrige Empfindung. [RAL (114)]
Kratzig im Halse, Abends. [CK 179] Abends, kratzig im Halse. [RAL 55]
Scharrig im Halse, früh. [CK 180] Früh, scharrig im Halse. [RAL 56]
Viel Schleim im Halse. [CK 181; RAL 51]
Reiz im Halse, Abends, zu vielem Schleim-Rachsen, und darauf starker Wundheits-Schmerz im Halse. [CK 182] Abends, Reiz im Halse zum vielen Schleim-Ausrahksen und drauf starker Wundheits-Schmerz im Halse. [RAL 52]
Geschmack im Munde lätschig (*Gtm.*). [CK 183] Lätschiger Geschmack im Munde (n. 5 Tagen). [RAL (117)]
Bittersaurer Geschmack im Munde. [CK 184; RAL 61]
Bitter-Geschmack aller Genüsse (Speisen und Getränke), nur nicht des Wassers; ausser dem Essen kein bittrer Geschmack. [CK 185]
Bitter und saurer Geschmack im Munde (d. 1.–3. T.). [CK 186] Saurer und bitter Geschmack im Munde (die ersten drei Tage). [RAL 58]
Süsslicht kommt es ihr zum Halse herauf. [CK 187] Es kömmt ihr süßlicht im Halse herauf. [RAL 57]
Kräuterartiger Geschmack des Bieres (*Gtm.*). [CK 188] Das Bier schmeckt kräuterartig (n. 55 St.). [RAL (118)]
Bier schmeckt schaal und sauer bitter. [CK 189; RAL 60]
Tabak schmeckt im Rauchen scharf und trocken. [CK 190; RAL 62]
Uebler Geruch aus dem Munde. [CK 191; RAL 63]
Gestank aus dem Halse. [CK 192]

■ Magen

Appetit-Mangel, bei richtigem Geschmacke der Speisen (*Gtm.*). [CK 193] Er hat keinen Appetit, doch schmecken ihm die Speisen gut (n. 13 St.). [RAL (119)]
Appetit-Mangel, bei Leere im Magen, nur einen Mittag (*Gr.*). [CK 194] Bloß den einen Mittag hat sie, bei Leere im Magen, keinen rechten Appetit; sonst behält sie Eßlust und Hunger unvermindert, wie in gesunden Tagen. [RAL (121)]
Grosser Appetit und Hunger; er konnte gar nicht satt werden (*Gr.*). [CK 195] Er hat, wie sonst, einen guten Appetit und ißt viel, weil's ihm wohl schmeckt. [RAL (120)] **Großer Appetit und Hunger; er aß mehr, als sonst, und konnte gar nicht satt werden** (n. 7 Tagen). [RAL (122)]
Vermehrter Hunger und Appetit (*Hrm.*). [CK 196] **Vermehrter Hunger** (n. 36 St.). [RAL (123)] **Vermehrter Appetit und Hunger** (n. 60 St.). [RAL (124)]
Das Kind verlässt die Brust der Mutter, welche Zinn eingenommen, und will nicht mehr trinken. [CK 197] Das Kind verläßt die Brust der Mutter, welches Zinn eingenommen hatte, biegt sich zurück und will nicht wieder an ihr trinken. [RAL 59]
Vermehrter Durst (*Hrm.*). [CK 198; RAL (125)]
Wenn der Bissen nicht mehr weit vom Magen-Eingange entfernt ist, entsteht dumpfes Knurksen im Bauche (*Gr.*). [CK 199] Wenn er beim Essen eben etwas hinunter geschlungen hat und der Bissen nicht mehr weit vom Eingange zum Magen entfernt ist, erfolgt ein Knurksen im Leibe – ein eigenartiger, dumpfer, doch ihm selbst vernehmlicher Ton. [RAL (126)]
Schlucksen, bald nach dem Essen, beim gewohnten Tabakrauchen (*Frz.*). [CK 200] Bald nach dem Essen (beim gewohnten Tabakrauchen), Schlucksen. [RAL (127)]
Oefteres Schlucksen (*Lgh.*). [CK 201] **Oefteres Schlucksen** (n. 1¼, 8 St.) (*Franz.*). [RAL (128)]
Schlucksen von Zeit zu Zeit. [CK 202; RAL 65]
Oefteres leeres Aufstossen (*Lgh.*). [CK 203] **Leeres, öfteres Aufstoßen** (n. ⅛ St.) (*Franz.*). [RAL (129)]
Aufstossen mit fadem Geschmacke und vielem Speichel im Munde (*Frz.*). [CK 204] Aufstoßen aus dem Magen, mit fadem Geschmacke im Munde und vielem Speichel. [RAL (130)]
Bittres Aufstossen, öfters, nach dem Essen. [CK 205] Oefteres, bitteres Aufstoßen nach dem Essen. [RAL 64]
Säuerliches Aufstossen, mit Rauhheit des Schlundes darnach, beim Gehen im Freien (*Gtm.*). [CK 206] Säuerliches Aufstoßen, worauf ihm der Schlund rauh ward, beim Gehen im Freien (n. 9 St.). [RAL (131)]
Aufstossen, gleich früh, erst wie nach faulen Eiern, dann blosser Luft (*Gr.*). [CK 207] Gleich früh,

häufiges Aufstoßen erst von Schwefelleber-Gas, dann von bloßer Luft. [RAL (132)]

Ekel-Schütteln, mehrmals, mit Uebelkeits-Vollheit in der Herzgrube. [CK 208] Mehrmaliges Schütteln, wie von Ekel, mit einer Uebelkeits-Vollheit in der Herzgrube (sogleich). [RAL 66]

Uebelkeit und Bitterkeit im Munde (*Frz.*). [CK 209] Uebelkeits-Empfindung im Munde (und wie bitter darin). [RAL (133)]

Uebel und brecherlich im Schlunde (*Hrm.*). [CK 210] Uebelkeit und Brecherlichkeit im Schlunde (n. 8 St.). [RAL (134)]

Uebelkeit nach dem Essen. [CK 211] Nach dem Essen, Uebelkeit. [RAL 67]

Uebelkeit wie zum Erbrechen, im Rachen und Schlunde (*Hrm.*). [CK 212] **Uebelkeit, als sollte und müßte er sich erbrechen, im Rachen und im Schlunde** (n. 1 St.). [RAL (135)]

Brech-Würgen, Abends, dann erst saurer und darauf bittrer Geschmack im Munde (d. 1. T.). [CK 213]

Brech-Würgen mit grosser Uebelkeit und Gefühl wie von Verdorbenheit und Bitterkeit des Magens (d. 2. 3. T.). [CK 214] Heftiges Brech-Würgen und endlich, Erbrechen unverdauter Speisen (n. 2 St.); Abends wieder Würgen und drauf erst saurer, dann bittrer Geschmack im Halse – den folgenden Tag erneuertes Würgen und den dritten wiederum, mit großer Uebelkeit und einem Gefühle wie von Verdorbenheit und Bitterkeit des Magens. [RAL 70]

Uebelkeit und bittres, gallichtes Erbrechen, nach Genuss von etwas Suppe. [CK 215] Nach dem Essen von etwas Suppe ward es ihr übel und sie mußte sich erbrechen, Bittres wie Galle. [RAL 68]

Saures Erbrechen. [CK 216] (Er erbricht Saures.) [RAL 69]

Erbrechen unverdauter Speise, nach heftigem Würgen (n. 2 St.). [CK 217] Heftiges Brech-Würgen und endlich, Erbrechen unverdauter Speisen (n. 2 St.); Abends wieder Würgen und drauf erst saurer, dann bittrer Geschmack im Halse – den folgenden Tag erneuertes Würgen und den dritten wiederum, mit großer Uebelkeit und einem Gefühle wie von Verdorbenheit und Bitterkeit des Magens. [RAL 70]

Blut-Erbrechen (*Geisschläger* in Hufel. Journ.). [CK 218] Blut-Erbrechen[7]. [RAL (136)]

Blut-Erbrechen ward durch Zinn wie durch ein Wunder gestillt (*Alston*, Mat. med. I. S. 152.). [CK 219] Blut-Erbrechen[7]. [RAL (136)]

Magen-Drücken, Vormittags. [CK 220] Vormittags, Drücken im Magen. [RAL 71]

Drücken im Magen (*Geisschläger*). [CK 221; RAL (138)]

Drücken im Magen und Unbehaglichkeit, nach Genuss von etwas Suppe. [CK 222] Nach dem Genuß von ein wenig Suppe, Drücken im Magen und Unbehaglichkeit. [RAL 72]

Drücken und Dämmen in der Herzgrube, die bei Berührung wie unterschworen schmerzt (*Frz.*). [CK 223] Dämmen und Drücken in der Herzgrube. [RAL (139)] Dämmen und Drücken in der Herzgrube, welche bei Berührung wie unterköthig schmerzt[8]. [RAL (140)]

Heftiges Magen-Drücken. [CK 224; RAL 73]

Aengstliches Drücken in der Herzgrube, beim Liegen, als solle er einen Blutsturz bekommen, einige Stunden lang, durch Aufdrücken vergehend (*Gtm.*). [CK 225] Aengstlich drückender Schmerz in der Herzgrube, beim Liegen, gleich als wenn er einen Blutsturz bekommen sollte, ein paar Stunden lang; durch Aufdrücken verging's (n. 3 Tagen). [RAL (137)]

Spannendes Drücken in der Herzgrube (*Gtm.*). [CK 226] Spannend drückender Schmerz in der Herzgrube (n. 2 Tagen). [RAL (141)]

Stumpfes, hartes Drücken links neben der Herzgrube, gleich unter den letzten Ribbenknorpeln, durch Aufdrücken etwas erleichtert (*Gr.*). [CK 227] Vorne im Leibe, gleich unterhalb der letzten Ribben-Knorpel, links neben der Herzgrube, ein Drücken, wie mit einem stumpfen Holze – etwas erleichtert durch Aufdrücken mit der Hand. [RAL (142)]

Schneiden um den Magen. [CK 228; RAL 74]

Krampfhaftes Greifen im Magen und um den Nabel, mit steter Uebelkeit, und mit ängstlichem Aufsteigen nach der Herzgrube. [CK 229] Krampfhaftes Greifen im Magen und um den Nabel herum, daß es ihr immerwährend übel ward, und wenn es ihr nach der Herzgrube herauf kam, ward es ihr sehr ängstlich. [RAL 75]

---

[7] *Alston* (Mat. med. I. S. 152.) sah Blutbrechen, wie durch Wunder, von Zinn gestillt.

[8] Dieses, als vorhergehende und das nachfolgende, so wie noch einige andre Symptome, z.B. 71. bis 91. und (150.) deuten auf einige Arten hysterischer und hypochondrischer Krämpfe und Schmerzen im Unterleibe und der Zwergfell-Gegend, wofür Zinn homöopathisch hülfreich ist, wovon schon *St. J. Aug. Albrecht* (Diss. exh. medic. saturn. et jov. hist et usum, Gött. 1772. S. 34.) Kenntniß hatte und *Geischläger* (in *Hufel.* Journ. d. pr. A. X. III. S. 165.).

Ein langer feiner Stich am Schwertknorpel, bald nach dem Essen (*Gr.*). [CK 230] Bald nach dem Essen, ein empfindlicher, langer, feiner Stich am Schwerd-Knorpel. [RAL (143)]

Gefühl in der Herzgrube, wie nach Magen-Verderbniss (*Frz.*). [CK 231] Empfindung in der Herzgrube, wie nach verdorbenem Magen. [RAL (144)]

Vollheit und Aufgetriebenheit des Magens, und doch Hunger dabei (*Gr.*). [CK 232; RAL (145)]

Wie aufgeschwämmt unter der Haut in der Magen-Gegend, mit Kneipen im Bauche beim Gehen (*Frz.*). [CK 233] Während des Gehens, Empfindung im Magen, wie Aufgeschwämmtheit unter der Haut, mit Kneipen in den Gedärmen. [RAL (146)]

Macht Beschwerden im Magen und den Gedärmen (*Stahl*, Mat. med. Cap. VI.). [CK 234; RAL (147)]

■ Abdomen

Unter dem Zwergfelle schnell vorübergehendes Brennen (*Frz.*). [CK 235] Schnell vorüber gehendes Brennen unter dem Zwergfelle herüber. [RAL (148)]

(Hysterische und hypochondrische Krämpfe in der Zwergfell-Gegend und dem Unterleibe.) [CK 236]

Schneiden im rechten Hypochonder, stärker bei gekrümmt Sitzen (*Wsl.*). [CK 237] Schneidender Schmerz in der rechten Unterribben-Gegend, stärker beim eingebogenen Sitzen (n. 6 St.). [RAL (149)]

Drückender Klamm-Schmerz im linken Hypochonder, bald minder, bald stärker (*Htm.*). [CK 238] Drückend klammartiger Schmerz unter den linken kurzen Ribben, abwechselnd minder und stärker (n. 7 St.). [RAL (150)]

Erst einfacher Schmerz in beiden Hypochondern, dann stumpfe Stösse von der linken zur rechten Seite, ärger scheinend beim Aufdrücken auf die rechte Seite (*Gr.*). [CK 239] Erst einfacher Schmerz in beiden Seiten unter den kurzen Ribben, dann fährt's von der rechten zur linken Seite, ruckweise, durch den Leib, wie stumpfe Stöße – beim Aufdrücken auf die rechte Seite deuchtete es ihr ärger. [RAL (151)]

Plötzlich schmerzhaftes Zusammenrucken in beiden Seiten unter den wahren Ribben (*Gr.*). [CK 240] In beiden Seiten unter den wahren Ribben, plötzlich ein schmerzliches Zusammenfahren oder Zusammenrucken. [RAL (152)]

Im Unterleibe, bald da, bald dort, schmerzliche Rucke (*Hartmann*). [RAL (153)]

Bauchweh in öftern Anfällen. [CK 241] Oeftere Anfälle von Bauchweh. [RAL 85]

Schmerz im Bauche bis in den Magen und zu beiden Seiten unter den Ribben, beim Drücken mit der Hand auf die Nabel-Gegend. [CK 242] Wenn er mit der Hand auf die Nabelgegend drückt, so empfindet er Schmerz bis in den Magen und zu beiden Seiten unter den Ribben. [RAL 80]

Drücken im Unterbauche hie und da, mit Stuhldrang (*Hrm.*). [CK 243] **Drückender Schmerz im Unterbauche hie und da, mit Drang zum Stuhle.** [RAL (176)]

Ziehender Druck im Bauche, bald hier, bald da (*Hrm.*). [CK 244] Ziehender Druck im Unterleibe, bald hie, bald da (n. 1 St.). [RAL (179)]

Drücken, oben an der Leber (*Frz.*). [CK 245; RAL (178)]

Drücken in der Leber-Gegend. [CK 246; RAL 82]

Ein stumpfer, langsamer Druck rechts neben dem Nabel (*Gr.*). [CK 247] Rechts, neben dem Nabel, ein langsamer, stumpfer Druck. [RAL (156)]

Brennendes Drücken in der rechten Bauch-Seite (*Frz.*). [CK 248; RAL (177)]

Spannender Schmerz im Bauche, mehr nach dem Kreuze zu, am heftigsten beim Bücken (*Gtm.*). [CK 249; RAL (180)]

Vollheit im Bauche, nach dem Essen. [CK 250] Nach dem Essen, Vollheit im Unterleibe. [RAL 76]

Schmerzhafte Aufgetriebenheit des Bauches, mit schmerzhafter Empfindlichkeit gegen äussere Berührung. [CK 251] Schmerzhafte Aufgetriebenheit des Unterleibes, welcher selbst bei äußerer Berührung schmerzhaft empfindlich ist. [RAL 77]

Aufblähung des Bauches. [CK 252] Blähungs-Auftreibung des Unterleibes. [RAL 78]

Uebelkeit im Bauche mit schmerzhaften Blähungen; beim Aufdrücken mindert es sich mit letzteren und mit ersterer (*Ders.* a.a.O.). [RAL (172)]

Krampfartiger Schmerz unter und über dem Nabel, durch Legen über einen Tisch bald ohne Winde-Abgang vergehend. [CK 253] Krampfartiger Leibschmerz unter und über dem Nabel, welcher sich durch Legen über einen Tisch, binnen einigen Minuten, verlor, ohne Blähungs-Abgang. [RAL 88]

Kneipen zwischen Herzgrube und Nabel, als kniffe Jemand die Muskeln zusammen (*Gr.*). [CK 254] Links, zwischen Herzgrube und Nabel, Schmerz, als knippe jemand die Muskeln mit zwei Fingern zusammen. [RAL (154)]

Kneipendes Schneiden in der Nabel-Gegend, fast den ganzen Tag. [CK 255] Kneipend schneidender Schmerz in der Nabelgegend, fast den ganzen Tag. [RAL 86]

Kneipender Schmerz dicht über dem linken Darmbeine, als wäre eine Flechse übergeschnappt, beim Bücken (*Htm.*). [CK 256] Kneipender Schmerz, beim Bücken, dicht über dem linken Darmbeine, gleich als wäre eine Flechse übergeschnappt (n. 25 St.). [RAL (185)]

Kneipen im Bauche, zuweilen mit Knurren, als sollte Durchfall entstehen (*Frz.*). [CK 257] Ein Kneipen und Rumoren im Magen, als entstände ein Durchfall. [RAL (169)] Kneipen im Unterleibe. [RAL (170)]

Kneipen in der Nabel-Gegend, wie von Erkältung (*Gr.*). [CK 258] In der Nabel-Gegend, Kneipen, wie von Erkältung. [RAL (171)]

Kneipende Bewegungen im Bauche, wie von versetzten Blähungen (*Lgh.*). [CK 259] **Bewegungen im Unterleibe, wie Leibkneipen als von versetzten Blähungen** (n. ¾ St.). [RAL (173)]

Kneipen und Drücken im Bauche, besonders in der Nabel-Gegend, mit Notthun zum Stuhle (*Hrm.*). [CK 260] **Kneipender und drückender Schmerz im Unterleibe, besonders in der Nabelgegend, mit Gefühl, als sollte er zu Stuhle gehen** (n. 2 St.). [RAL (175)]

Schnitte quer über den Unterbauch, wie von Messern (*Hrm.*). [CK 261] Schneidender Schmerz quer über den Unterbauch, wie Messer-Schnitte (n. 60 St.). [RAL (181)]

Ziehendes Schneiden im Unterbauche, dicht neben dem rechten Hüftbeine (*Htm.*). [CK 262] Ziehend schneidende Empfindung im Unterbauche, dicht neben dem rechten Hüftbeine (n. 3½ St.). [RAL (182)]

Wühlen im Bauche, vor jedem Stuhle. [CK 263] **Wühlen im Unterleibe** vor jedem Stuhlgange. [RAL 87]

Schmerzliches Wühlen im Bauche, über der Nabel-Gegend; beim darauf Drücken, Schmerz, als käme es auf eine wunde Stelle (*Gr.*). [CK 264] Schmerzliches Herumwühlen über der Nabel-Gegend; beim drauf Drücken ist es ihr, als käme sie auf eine wunde Stelle. [RAL (159)]

Wundheits-Gefühl im ganzen Unterleibe, beim Befühlen schlimmer (*Gr.*). [CK 265] **Wundheits-Gefühl im ganzen Unterleibe**, beim Anfühlen schlimmer. [RAL (160)]

Schründender Schmerz im Bauche. [CK 266] Schründender Schmerz im Unterleibe. [RAL 91]

Der Bauch ist beim Berühren schmerzhaft, wie unterschworen, mit Athem-Verkürzung (*Frz.*). [CK 267] Der Unterleib ist schmerzhaft beim Berühren, wie unterschworen, zugleich mit Verkürzung des Athems. [RAL (158)]

Stechen in der rechten Bauch-Seite, drauf Ziehen in der rechten Schulter; sie musste sich legen, unter Schweiss im Gesichte und an den Armen, worauf sie Frost überlief. [CK 268] Ein Stechen in der rechten Bauchseite; drauf, Ziehen in der rechten Schulter – sie mußte sich legen, unter Schweiß im Gesichte und an den Armen, wobei sie ein Frost überlief. [RAL 84]

Mehrere starke Stiche hintereinander in der rechten Bauch-Seite, besonders beim Husten und Athmen. [CK 269] Mehre starke Stiche hinter einander in der rechten Bauchseite, besonders beim Husten und Athemholen. [RAL 83]

Bohrender Stich im linken Oberbauche, beim Gehen (*Gtm.*). [CK 270; RAL (155)]

Ein Stich wie von einem Messer fuhr plötzlich beim Einathmen von der linken zur rechten Seite durch den Bauch, dass sie erschrocken zusammenfuhr (*Gr.*). [CK 271] Beim Einathmen fuhr plötzlich ein Stich, wie mit einem scharfen Messer, von der linken zur rechten Seite durch den Bauch, so daß sie erschrocken zusammenfuhr. [RAL (157)]

Stumpfe Stiche in der Nieren-Gegend, nach innen (*Frz.*). [CK 272] Stumpfe Stiche in der linken Nieren-Gegend, nach innen. [RAL (184)]

Feinstechender Schmerz im Unterbauche (*Gtm.*). [CK 273; RAL (183)]

Feines Stechen in der Zusammenfügung der Schambeine, links (*Frz.*). [CK 274; RAL (187)]

Brenn-Schmerz im Bauche. [CK 275] Brenn-Schmerz im Unterleibe. [RAL 89]

Brennen im Unterbauche. [CK 276] Brenn-Empfindung im Unterbauche. [RAL 90]

Zerdehntheits-Gefühl in den rechten Bauch-Muskeln, über der vorstehenden Ecke des Beckens (*Frz.*). [CK 277] Ueber der hervorstehenden Ecke des Backens, in den Bauchmuskeln rechter Seite, eine Empfindung wie von Zerdehntheit. [RAL (186)]

Zerschlagenheits-Schmerz in der linken Seite unter den Ribben. [CK 278] In der linken Seite unter den Ribben, Zerschlagenheits-Schmerz. [RAL 81]

Grosses Leerheits-Gefühl im Bauche (doch ohne Hunger), als wären alle in einem schmachtenden Zustande; das Essen schmeckte; er ass viel und fühlte sich wohler darauf; dabei Haltlosigkeit im Körper (*Gr.*). [CK 279] Bei Haltlosigkeit im ganzen Körper scheinen alle Eingeweide in einem schmachtenden Zustande zu seyn, unter großer Leerheit im Bauche und doch ohne rechten Hunger – als er dann zu essen anfing, so schmeckte es ihm, er genoß viel und fühlte sich drauf wohler. [RAL (161)]

Leerheits-Gefühl im Bauche, nach dem Essen (*Hrm.*). [CK 280] **Nach dem Essen, Leerheits-Gefühl im Unterleibe.** [RAL (162)]

In den Schooss-Drüsen, Drücken, mit einiger Geschwulst daselbst. [CK 281] Drücken in den Schooß-Drüsen, mit einiger Geschwulst daselbst. [RAL 92]

Feines Kneipen im linken Schoosse (*Wsl.*). [CK 282; RAL (188)]

Stechen im rechten Schoosse, beim Bücken, als habe er sich versprungen; beim Aufrichten verging es (*Lgh.*). [CK 283] Beim Bücken, stechender Schmerz im rechten Schooße, als wenn er sich versprungen hätte, welcher beim wieder Aufrichten verschwand (n. 3½ St.). [RAL (189)]

Gefühl im linken Schoosse, als wolle ein Bruch heraustreten (*Frz.*). [CK 284] Im linken Schooße, Gefühl, als wenn ein Bruch heraustreten wollte. [RAL (190)]

Gluckern im Bauche (*Gr.*). [CK 285; RAL (163)]

Lautes Kollern im Bauche, nach jedem Essen, bloss im Liegen (*Gtm.*). [CK 286] Lautes Kollern, jedesmal nach dem Essen, bloß im Liegen (n. 54 St.). [RAL (164)]

Es kollert ihm sehr im Leibe herum (*Gr.*). [CK 287; RAL (165)]

Knurren im Bauche, wie von Leerheit, beim Dehnen des Körpers (*Lgh.*). [CK 288] **Beim Dehnen des Körpers, Knurren im Leibe, wie von Leerheit** (n. 2 St.). [RAL (166)]

Knurren im Unterbauche (*Hrm.*). [CK 289; RAL (167): mit Hervorhebung]

Häufige Blähungs-Ansammlung im Bauche (*Frz.*). [CK 290] Häufige Blähungen sammeln sich im Unterleibe. [RAL (168)]

Blähungs-Versetzung. [CK 291] Versetzung der Blähungen. [RAL 79]

Kriebelnde Bewegungen in der rechten Bauch-Seite, wie von einer Purganz (*Lgh.*). [CK 292] Kriebelnde Bewegungen in der rechten Seite des Unterleibes, wie von einer Purganz (n. 3 St.). [RAL (174)]

■ **Rektum**

Stuhl-Verhaltung, 25 Stunden lang (*Hl.*). [CK 293] Stuhl-Verhaltung: der Stuhlgang erfolgte 25 Stunden später, als gewöhnlich. [RAL (195)]

Stuhl 6 Stunden später als gewöhnlich (*Gtm.*). [CK 294] Stuhlgang 6 Stunden später als gewöhnlich. [RAL (196)]

Oeftere Anregung zum Stuhle (*Gr.*). [CK 295] Sie hat öftere Stuhl-Anregung, als gewöhnlich. [RAL (201)]

Oefterer vergeblicher Stuhldrang (*Gr.*). [CK 296] Oeftere Anregung zum Stuhle, den er denselben Tag schon zweimal verrichtet hatte, und da er dann wieder zu Stuhle ging, konnte er nichts verrichten. [RAL (200)]

Vergeblicher Stuhldrang. [CK 297] **Vergeblicher Drang zum Stuhle.** [RAL 93]

Oefteres Drängen zum (übrigens natürlichen) Stuhle (*Hrm.*). [CK 298] Der Stuhl ist unverändert, ob er gleich oft Drängen dazu empfindet. [RAL (197)]

Plötzliche Anregung zum Stuhle, der erst natürlich, dann breiig, zuletzt dünn ist, mit Schauder durch den Körper von oben nach unten und Ziehen vom Kreuze durch die Oberschenkel; wenn er aufstehen will, ist es immer, als wäre er doch nicht fertig (*Gr.*). [CK 299] Plötzliche Anregung zum Stuhle, dessen Abgang erst gewöhnlich, dann breiig, zuletzt dünn ist und mit einer schauderähnlichen Empfindung durch den Körper, von oben nach unten, und einem Ziehen vom Kreuze durch die Oberschenkel, erfolgt – wenn er aufstehn will, ist's immer, als wäre er noch nicht fertig[9] (n. 10 Min.). [RAL (198)]

Kurz nach dem Stuhle wieder Drang dazu (*Frz.*). [CK 300] Kurz nach dem Stuhlgange, wieder Drang dazu. [RAL (199)]

Oefterer Stuhldrang, wo aber wenig Koth, zuweilen bloss Schleim abgeht. [CK 301] Oefterer Drang zum Stuhle, wo aber wenig Koth abgeht, zuweilen bloß Schleim. [RAL 94]

Wenig Stuhl. [CK 302; RAL 95]

Hartleibigkeit, eine Zeit lang, bei der Mutter und ihrem Säuglinge. [CK 303; RAL 96]

Trockner Stuhl, in Knoten. [CK 304; RAL 97]

Trockner, dickgeformter Stuhl, unter heftig schneidenden Schmerzen (*Hl.*). [CK 305] Abgang trocknen, dick geformten Kothes, mit heftig schneidenden Schmerzen (n. 2 Tagen). [RAL (203)]

---

[9] Bei einem sonst Hartleibigen.

Abgang eines einzigen harten Stückes, mit Pressen (*Lgh.*). [CK 306] Abgang eines einzigen Stückes harten Kothes, mit Pressen (n. 6 St.). [RAL (204)]

Schwieriger Abgang derben, doch nicht harten Kothes, als hätten die Därme nicht Kraft genug, ihn fortzutreiben (n. 24 St.) (*Wsl.*). [CK 307] Schwieriger Abgang eines sehr derben, doch nicht harten Kothes, gleich als hätten die Därme nicht Kraft genug, ihn fortzutreiben (n. 24 St.). [RAL (205)]

Fester Stuhl, der ihm schlüpfrig dünkte, ohne es zu seyn (*Frz.*). [CK 308] Fester Stuhl, welcher ihm schlüpfrig zu seyn deuchtete und es doch nicht war. [RAL (207)]

Vormittags ein weicher, Nachmittags ein dünner Stuhl (*Gtm.*). [CK 309; RAL (208)]

Oefters anhaltender Drang wie zum Durchfalle, Abends, mit Kneipen und schmerzhaftem Umgehen im Bauche, wie von Verkältung, und mit Stössen in der linken Seite wie von einem Kinde im Mutterleibe, unter Aufgetriebenheit des Bauches; darauf dünner Stuhl mit nachbleibendem Noththun, und anhaltendem Bauchweh bis sie ins Bette kam (*Gr.*). [CK 310] Abends ist es ihr, als sollte sie Durchfall bekommen und müßte immer zu Stuhle gehn, bei Kneipen und schmerzhaftem Herumgehen im Leibe, wie von Verkältung, wobei es ihr in der linken Seite einige Stöße giebt, wie von einem Kinde in hoher Schwangerschaft, unter Aufgetriebenheit des Leibes – als sie dann zu Stuhle ging, erfolgte dünnerer Abgang und da sie aufstehn wollte, war's immer, als sollte noch mehr kommen; das Leibweh blieb auch nachher, bis sie in's Bett kam, wo es allmälig verging. [RAL (202)]

Stuhlgang mit wurmförmigem Schleime. [CK 311; RAL 98]

Grünlicher, geringer Stuhl. [CK 312] Grünlicher Stuhlgang und wenig. [RAL 99]

Nach dem Stuhle sogleich Wundheits-Gefühl und Schründen im After, mit feinen Stichen (*Wsl.*). [CK 313] Sogleich nach Abgange des Stuhls, ein Gefühl im After, als ob er wund und schrundig wäre, mit feinen Stichen. [RAL (206)]

Nach dem Stuhle, Brenn-Schmerz in der Leber-Gegend. [CK 314] Nach dem Stuhlgange, brennender Schmerz in der Lebergegend. [RAL 100]

Nach dem Stuhle, stumpfer Druck im Mastdarme. [CK 315] Nach dem Stuhlgange, stumpfer Druck im Mastdarme. [RAL 101]

Nach dem Stuhle, Schleim-Abgang. [CK 316] Nach dem Stuhlgange, Schleim-Abgang. [RAL 103]

Brennen im After, ausser sich und gleich nach dem Stuhle. [CK 317] Zu Zeiten, meist gleich nach dem Stuhlgange, doch auch außerdem, ein Brennen im After. [RAL 102]

Drückender Schmerz im Mastdarme (*Gtm.*). [CK 318; RAL (191): mit Hervorhebung]

Jückender Stich im Mastdarme (*Gtm.*). [CK 319; RAL (192)]

Anhaltendes Jücken um den After (*Gtm.*). [CK 320] **Jücken um den After herum, anhaltend** (n. 6 St.). [RAL (193)]

Ein Knötchen links am After, wie ein Ader-Knoten, bei Berührung wundschmerzend (*Gr.*). [CK 321] Links, am After, ein Knötchen, wie Goldader, bloß bei Berührung wund schmerzend. [RAL (194)]

Aetzendfressender Schmerz um den After, im Gehen und Sitzen. [CK 322; RAL 104]

■ Harnwege

Harn-Verhaltung. [CK 323] Harn-Hemmung. [RAL 105]

Drang zum Harnen, nur wie von Vollheits-Gefühl in der Blase; der Harn gering, übelriechend, und selten, doch ohne allen Schmerz. [CK 324] Er hat keinen Drang zum Harnen – nur eine Vollheit im Unterleibe scheint auf dieß Bedürfniß hinzudeuten und wenn er dann den Urin läßt, so ist es sehr wenig und von sehr übelm Geruche; er kann nur selten Urin lassen, doch alles ohne Schmerz. [RAL 106]

Oefteres Drängen zum Harnen, auch Nachts zum Aufstehen nöthigend, drei Tage lang; dann seltneres Harnen und in geringerer Menge, als in gesunden Tagen (*Lgh.*). [CK 325] Oefteres Drängen zum Harnen: er muß jede Nacht zum Harnen aus dem Schlafe aufstehn; dieß dauert drei Tage, dann erfolgte, bei verminderter Harn-Menge, auch geringerer und seltnerer Trieb zum Uriniren, als in gesunden Tagen. [RAL (209)]

Nach dem Harnen empfindliches Drücken im Blasenhalse und längs der Harnröhre; es ist immer, als solle noch Harn kommen, und erfolgen einige Tropfen, so ist das Drücken noch ärger (*Htm.*). [CK 326] Empfindliches Drücken im Blasenhalse und längs der Harnröhre nach dem Urinlassen; es ist ihm immer, als sollte noch Harn kommen und erfolgen dann noch einige Tropfen, so ist das Drücken noch ärger, 10 Minuten lang (n. 25 St.). [RAL (210)]

Brennen vorn in der Harnröhre, vorzüglich beim Harnlassen; er hatte alle Minuten Drang und harnte viel. [CK 327] Brennen vorne in der Harnröhre, vorzüglich beim Uriniren; er hatte alle Minuten Reiz zum Harnen und harnte viel. [RAL 107]

Ein Bläschen am Rande der Harnröhr-Mündung. [CK 328; RAL 109]

Wundheit der Spitze der Harnröhre. [CK 329; RAL 108: in Klammern]

- **Geschlechtsorgane**

In der Ruthe, Zucken, bis hinter, fast wie zur Entladung des Samens. [CK 330] Zucke im männlichen Gliede bis hinter, fast wie zur Entladung des Samens. [RAL 111]

Brennen in den innern Geschlechtstheilen, wie ein heftiger Reiz zur Samen-Entleerung (n. 24 St.). [CK 331] Brennen in den innern Geschlechts-Theilen, eine Art heftiger Reiz zur Samen-Ausleerung (n. 24 St.). [RAL 112]

Kein Geschlechts-Trieb und kein Begattungs-Vermögen, selbst nicht, wenn er dazu gereizt wird (Nachwirkung?). [CK 332]

Unerträgliches Wollust-Hochgefühl in den Zeugungstheilen und im ganzen Körper, bis zur Samen-Entleerung (n. 40 St.). [CK 333] Unerträgliches Hochgefühl von Geschlechts-Wohllust in den Zeugungstheilen und im ganzen Körper bis zur Samen-Entleerung (n. 40 St.). [RAL 113]

Brenn-Schmerz in der Eichel und gleich darauf Harndrang (*Gtm.*). [CK 334; RAL 211]

Brennender Stich in der Eichel (*Gtm.*). [CK 335; RAL (212)]

Stichartige Empfindung in der Eichel, wie von Nadeln (*Gtm.*). [CK 336] Nadelstichartige Empfindung in der Eichel (n. 1 St.). [RAL (213)]

Ruthe-Steifheit sogleich; die drauf folgenden Tage, Mangel an allen Erektionen. [CK 337] Ruthesteifigkeit, sogleich – die Tage darauf unterblieben alle Erektionen. [RAL 110]

Pollutionen, ohne geile Träume (*Lgh., Gtm.*). [CK 338] **Samen-Ergießung, ohne geile Träume.** [RAL (214)]

Scheide-Vorfall beschwert sehr bei hartem Stuhle. [CK 339] (Scheide-Vorfall beschwert sehr beim harten Stuhlgange.) [RAL 114]

Pressen im Unterbauche, wie zum Monatlichen; beim Aufdrücken verschlimmert (*Gr.*). [CK 340] **Im Unterbauche, Pressen, wie zum Monatlichen, beim Aufdrücken verschlimmert.** [RAL (215)]

Regel stärker als sonst (d. 12. T.) (*Gr.*). [CK 341] Das Monatliche erfolgt stärker, als sonst (den 12. Tag). [RAL (216)]

Die Woche vor der Regel, grosse Angst und Schwermuth, die mit dem Flusse des Blutes aufhört. [CK 342] Die Woche vor dem Monatlichen, eine unbeschreibliche Angst und Schwermuth, welche mit dem Flusse des Blutes aufhört. [RAL 117]

Vor der Regel, Schmerz am Jochbeine bei Berührung; bei der Regel, Schmerz am Jochbeine wie von einem Stosse, schon bei Bewegung der Gesichts-Muskeln. [CK 343] Vor dem Monatlichen, Schmerz am Jochbeine bei Berührung, während des Fließens des monatlichen Blutes aber, ein Schmerz am Jochbeine, wie von einem Stoße, schon bei Bewegung der Gesichts-Muskeln. [RAL 118]

Weissfluss durchsichtigen Schleimes aus der Scheide. [CK 344; RAL 115]

Weissfluss hört auf. [CK 345] Weißfluß hört auf.[10] [RAL 116]

- **Atemwege und Brust**

Oefteres Niesen, ohne Schnupfen (*Lgh.*). [CK 346; RAL (217)]

Starker Stockschnupfen; nur auf dem rechten Nasenloche hat er Luft; Mittags, den vierten Tag wird die Nase frei (*Gr.*). [CK 347] Starker Stock-Schnupfen – nur auf dem rechten Nasenloche hat er Luft. [RAL (218)] Mittags, beim Ausschneuzen, wird die Nase ganz frei und er kann ungehindert Luft einziehn (n. 4 Tagen). [RAL (219)]

Das linke Nasenloch hat keine Luft und ist äusserlich geschwollen, roth und schmerzhaft beim Berühren. [CK 348; RAL 119]

Starker Schnupfen (n. 4 T.). [CK 349; RAL 120]

Rauhheit der Kehle. [CK 350; RAL 121]

Heiserkeit, Mattheit und Leere der Brust, beim Anfange des Singens, dass sie immer absetzen und tief athmen musste; einige Hustenstösse hoben die Heiserkeit zuweilen auf Augenblicke (*Gr.*). [CK 351] Als sie singen wollte, mußte sie alle Augenblicke absetzen und tief athmen wegen Mattigkeit und ungeheurer Leere in der Brust und ward sogleich heiser – ein paar schwache Hustenstöße hoben die Heiserkeit, doch nur auf Augenblicke. [RAL (220)]

---

[10] Heil-Nachwirkung der Lebenskraft.

Schleim in der Luftröhre, Vormittags, der durch leichte Husten-Stösse ausgeworfen wird, unter grosser Schwäche der Brust, als wäre sie ausgeweidet, und bei Mattigkeit im ganzen Körper und allen Gliedern, in denen ein Schwäche-Gefühl herauf- und herunterzieht; viele Morgen nach einander (*Gr.*). [CK 352] Vormittags, Schleim in der Luftröhre, welcher durch leichte Husten-Stöße ausgeworfen wird, bei einer ungemeinen Schwäche der Brust, als wäre sie ausgeweidet, und unter Mattigkeit in dem ganzen Körper und den Gliedmaßen, in welchen ein Schwäche-Gefühl herauf und herunter zieht – dieser Auswurf erschien viele Morgen hinter einander. [RAL (222)]

Wie verschleimt auf der Brust, mit Röcheln beim Athmen, innerlich fühlbar und äusserlich hörbar (*Frz.*). [CK 353] Auf der Brust ist er wie verschleimt – ein, vorzüglich inwendig, fühlbares und beim Athemholen bemerkbares Röcheln. [RAL (223)]

Kitzelndes Krabbeln im Halse (Kehlkopfe?) mit Trockenheits-Empfindung, zum Husten nöthigend. [CK 354]

Husten-Reiz in der Luftröhre, beim Athmen, wie von Schleim, bei weder schleimartigem noch trocknem Husten; mehr beim gebückt Sitzen, als beim Gehen fühlbar (*Frz.*). [CK 355] Reiz in der Luftröhre zum Husten beim Athemholen, wie von Schleim, da doch der erregte Husten weder schleimartig, noch trocken war – nicht so fühlbar beim Gehen, als beim gebückten Sitzen. [RAL (224)]

Kurzer Husten von Zeit zu Zeit, wie aus Schwäche der Brust, mit heiserem, schwachem Laute (*Gr.*). [CK 356] Von Zeit zu Zeit, ein Kotzhusten, wie aus Schwäche der Brust, ohne allen andern Husten-Reiz und ohne Auswurf – die Luftröhre scheint ganz frei vom Schleime zu seyn – mit einem heisern, ganz schwachen Laute, weil's ihm an Kraft der Brust fehlte. [RAL (221)]

Hüsteln mit dreimaligem Anstosse (*Frz.*). [CK 357; RAL (225)]

Steter Reiz zum Hüsteln, wie von vielem Schleime auf der Brust, mit innerem Gefühle von Keichen und Schnärcheln (*Frz.*). [CK 358] Beständiger Reiz auf der Brust zum Hüsteln, wie von vielem Schleime – inwendige Empfindung von Keichen und Schnärcheln (n. 24 St.). [RAL (226)]

Steter Husten-Reiz von beständiger Zusammengezogenheit der Luftröhre (*Frz.*). [CK 359] Beständige Zusammengezogenheit der Luftröhre, welche zum Husten reizt. [RAL (227)]

Kitzel-Husten, wie von Wundheit tief in der Luftröhre; es kratzte herauf bis in den Hals. [CK 360; RAL 122]

Viel Husten-Reiz, Vormitternacht mit geringem Auswurfe, mehrere Nächte. [CK 361] Vormitternacht, viel Hustenreiz, mit geringem Auswurfe – mehre Nächte. [RAL 126]

Heftiger, erschütternder, tiefer Husten. [CK 362; RAL 127]

Angreifende Husten-Stösse, wovon die Herzgruben-Gegend sehr, wie zerschlagen schmerzt. [CK 363; RAL 128]

Beim Husten ist er immer sehr beklommen. [CK 364]

Scharriger Husten mit grünlichem Auswurfe widrig süsslichen Geschmackes, schlimmer Abends vor dem Niederlegen; dabei heissere Sprache; nach jedem Husten (dessen Reiz unten in der Luftröhre ist), **Wundheits-Gefühl** in der Brust und Luftröhre. [CK 365] Scharriger Husten, anfänglich lösend, mit grünlichem Auswurfe von widrigem, süßlichem Geschmacke, vor dem Niederlegen Abends (10 Uhr) schlimmer; dabei heisere Sprache; nach jedesmaligem Husten, ein Gefühl, als wenn es in der Luftröhre und in der Brust **Wund** wäre; der Reiz zum Husten ist unten an der Luftröhre, im obern Theile des Brustbeins (n. 5 Tagen). [RAL 123]

Fürchterlicher Husten mit Auswurf und Blutspucken. [CK 366]

Gelber Auswurf aus der Luftröhre faulichten Geschmackes. [CK 367; RAL 124]

Salzig schmeckender Brust-Auswurf. [CK 368; RAL 125]

Engbrüstigkeits-Anfall, kurzer Athem und Angst, Abends. [CK 369] Abends befällt sie eine starke Engbrüstigkeit, kurzer Athem und schreckliche Angst (n. 60 St.). [RAL 136]

Das Athemholen wird Abends kürzer, unter Angst; er muss lange schnell athmen, bis er einmal recht tief athmen kann, worauf Alles vorbei ist. [CK 370] Abends, Angst; das Athemholen wird kürzer und er muß lange schnell athmen, bis er einmal recht tief, wie beim Gähnen, Athem holen kann – dann ist Angst und kurzer Odem vorbei. [RAL 135]

Engbrüstigkeit und **Athem-Mangel**, beim Treppen-Steigen und den geringsten Bewegungen (*Hrm.*). [CK 371] **Engbrüstigkeit: bei nur geringer Bewegung fehlt es ihm gleich an Athem.** [RAL (231)] **Beim Treppensteigen und sonstiger, nur geringen Bewegung, Mangel an Athem.** [RAL (232)]

Engbrüstigkeit, als wären die Kleider zu enge; er muss sie öffnen, um gehörig athmen zu können (*Hrm.*). [CK 372] **Engbrüstigkeit: er muß die Kleider öffnen – sie scheinen ihm zu enge – um gehörig athmen zu können.** [RAL (233)]

Lastende Beklemmung oben auf der Brust; er muss oft tief athmen; dabei grosses Leerheits-Gefühl in der Herzgrube (*Gr.*). [CK 373] Lastende Beklemmung oben auf der Brust – er muß oft tief athmen, zugleich mit einer Empfindung großer Leere in der Herzgrube. [RAL (234)]

Beklommenheit der Brust, als stiege Etwas in den Hals, das den Athem versetzte (*Gr.*). [CK 374] Beklemmung auf der Brust: es steigt ihr etwas in die Höhe bis in den Hals und verschließt den Odem. [RAL (235)]

Beim tief Athmen, öfters Gefühl angenehmer Leichtigkeit (*Gr.*). [CK 375] Beim tief Athmen beköömt sie ein Gefühl von angenehmer Leichtigkeit, welches aber nicht länger als das Athmen dauert. [RAL (236)]

Gefühl von Weitbrüstigkeit zuweilen in der Ruhe, als erweitere sich die Brust, doch mit Gefühl von Aengstlichkeit, wie bei Herzklopfen (*Gr.*). [CK 376] In der Ruhe beköömt er zuweilen ein Gefühl von Weitbrüstigkeit – gleich als erweitere sich die Brust – und dennoch ist dabei eine eigne Empfindung von Aengstlichkeit, wie von Herzklopfen. [RAL (237)]

Kurzes, mühsames Athmen aus Schwäche der Athmungs-Werkzeuge, bei grosser Leerheit der Brust, doch ohne Luft-Mangel (*Gr.*). [CK 377] Er athmet kurz und, wiewohl es ihm nicht an Luft fehlt, doch mühsam, aus Schwäche der Athem-Werkzeuge, bei großer Leerheit der Brust. [RAL (238)]

Beklommenheit der Brust, als wäre sie innerlich zusammengezogen, mit Gefühl, als werde der Athem sehr trocken eingezogen (*Frz.*). [CK 378] Beklommenheit der Brust, als wäre sie inwendig zusammengezogen, welches machte, daß der Athem sehr trocken eingezogen zu werden schien. [RAL (228)]

Drückendes Klemmen in der Brust, beim Sitzen; erhöht durch Einathmen (*Htm.*). [CK 379] Drückendes Klemmen in der linken Brust, beim Sitzen, erhöhet durch Einathmen (n. 3 St.). [RAL (229)]

Drücken tief in der Brust, wie von einer Last (*Frz.*). [CK 380] Drücken tief inwendig in der Brust, wie von einer drauf liegenden Last. [RAL (230)]

Spannung und Druck oben über die Brust, früh, bei Aufstehen aus dem Bette. [CK 381; RAL 133]

Zusammenschnürung der Brust, Abends, mit Angst. [CK 382; RAL 134]

Zusammenziehender Brustschmerz unter dem rechten Arme; bei Bewegung stechend. [CK 383; RAL 132]

Stechen beim Athmen in der Brust und dem Schulter-Gelenke. [CK 384] Es sticht beim Athmen in der Brust und im Schultergelenke. [RAL 130]

Heftiges Brust- und Seiten-Stechen, das Athmen hindernd, mehrere Vormittage; Nachmittags, Leib-Auftreibung. [CK 385] Heftiges Brust- und Seitenstechen, von früh bis Mittag, was ihn am Athemholen hinderte – mehre Vormittage; Nachmittags, Leib-Auftreiben. [RAL 131]

Spannender Stich im Brustbeine, anhaltend beim Athmen (*Gtm.*). [CK 386] Spannender Stich im Brustbeine, anhaltend beim Ein- und Ausathmen (n. 3 Tagen). [RAL (239)]

Spannender Stich in der linken Brust, anhaltend beim Athmen, am schlimmsten beim Bücken (*Gtm.*). [CK 387] **Spannender Stich in der linken Brust, anhaltend beim Ein- und Ausathmen, am schlimmsten beim Bücken** (n. 4 St.). [RAL (240)]

Spannender Stich in der rechten Brust, der ihm fast den Athem benahm (*Gtm.*). [CK 388; RAL (241)]

Plötzlich ein langer erschreckender Stich in der linken Brust-Seite, eine Hand breit unter der Achselgrube (*Gr.*). [CK 389] In der linken Brust-Seite, eine Hand breit unter der Achselhöhle, plötzlich ein langer Stich, so daß er erschrickt. [RAL (242)]

Plötzlich scharfe Messer-Stiche in der linken Brust-Seite (*Gr.*). [CK 390] In der linken Brust-Seite, plötzlich scharfe Messerstiche. [RAL (243)]

Scharfe durchdringende Nadel-Stiche auf dem Schlüsselbeine (*Gr.*). [CK 391; RAL (244)]

Schneidende Stiche, öfters, durch die Brust herauf und vorn an den obersten Ribben heraus, ohne Bezug auf Athmen (*Wsl.*). [CK 392] Schneidende, nicht schnelle Stiche, öfters wiederholt, durch die Brust-Höhle herauf und vorne an den obersten Ribben heraus, ohne Bezug auf Ein- oder Ausathmen (n. 14 St.). [RAL (245)]

Brennende Stiche in der linken Brust, mehr beim Ausathmen, beim Gehen im Freien (*Hl.*). [CK 393] Beim Gehen in freier Luft, brennende Stiche in der linken Brust, mehr beim Ausathmen. [RAL (248)]

Stechen, wie von einem Floh, in der letzten rechten wahren und der linken falschen Ribbe (*Frz.*).

[CK 394] In der letzten rechten, wahren Ribbe und der linken falschen, ein Stechen wie von einem Floh. [RAL (249)]

Reissendes Schneiden in der linken Brust-Seite, im Gehen und Stehen (*Lgh.*). [CK 395] Reißendes Schneiden, fast wie Leibschneiden, in der linken Seite der Brust, beim Gehen und Stehen. [RAL (246)]

Schneidender Schmerz in der rechten Brust. [CK 396]

Klemmendes Schneiden in den rechten Ribben, im Gehen, bloss beim Einathmen (*Htm.*). [CK 397] Im Gehen, ein klemmend schneidender Schmerz in den rechten Ribben, bloß beim Einathmen entstehend (n. 7½ St.). [RAL (247)]

Druck in der Brust unter der rechten Warze, nach aussen (*Hrm.*). [CK 398] Innerlicher Druck unter der rechten Brustwarze, nach außen (n. 3 St.). [RAL (250)]

Weh in der ganzen Brust, besonders über der Herzgrube, schlimmer beim Einathmen (*Gr.*). [CK 399] Ein Weh in der ganzen Brust, besonders über der Herzgrube und schlimmer beim Einathmen. [RAL (252)]

Zerschlagenheits-Schmerz der Brust in Ruhe und Bewegung. [CK 400] Die Brust schmerzt, wie zerschlagen, bei Bewegung und Ruhe. [RAL 129]

Wundheits-Schmerz in der ganzen Brust, vom Halse an (*Gr.*). [CK 401] **Die ganze Brust, vom Halse an, ist ihr innerlich wie wund.** [RAL (251)]

Wühlender Schmerz in der Brust und von da in den Bauch herab gehend, mit Stuhl-Erregung (*Gr.*). [CK 402] Schmerzhaftigkeit in der Brust, wie Wühlen; dann geht's herab in den Unterleib und wühlt schmerzlich mit Stuhl-Erregung. [RAL (253)]

Ziehender Druck auf den vereinigten Knorpeln der letzten linken Ribben (*Gr.*). [CK 403] Ziehender Druck auf der Erhabenheit, welche auf der linken Brustseite die letzten, vereinigten Ribben-Knorpel bilden. [RAL (254)]

Ziehen von den Schlüsselbeinen bis in die linke Achselgrube (*Gr.*). [CK 404] Von den Schlüsselbeinen zieht es bis in die linke Achsel-Höhle herüber. [RAL (255)]

Ziehen, plötzlich, unter der linken Brust, beim Aufrichten im Bette, dann scharfe Messer-Stiche von da bis in das Schlüsselbein, nach der Achsel zu, wo der Schmerz bleibt und an der linken Seite herunter, ziehend, in den Unterbauch geht; beim Einkrümmen, Aufdrücken und besonders beim Einathmen und Kotzen, wo es allemal einen schmerzlichen Ruck giebt, ist es schlimmer (*Gr.*). [CK 405] Beim Aufrichten im Bette, plötzlich ein Ziehen unter der linken Brust; dann giebt es ihr von da bis unter das Schlüsselbein, nach der Achsel zu, innerlich, ein paar scharfe, gewaltige Messerstiche; dann bleibt der Schmerz an der letzten Stelle, geht an der linken Seite herunter und nimmt den Unterbauch ein, als ein unverrücktes Ziehen – beim Einkrümmen der linken Seite und beim Aufdrücken ist es schlimmer, besonders aber beim Einathmen und Kotzen, wo es allemal einen schmerzlichen Ruck giebt, der sich nur langsam verzieht. [RAL (256)]

Muskel-Zucken oben an der Brust, bei der linken Achselgrube (*Gtm.*). [CK 406; RAL (257)]

■ **Rücken und äußerer Hals**

Im Kreuze, starkes Kriebeln. [CK 407]

Fipperndes Zucken an den Muskeln der falschen Ribben (*Gtm.*). [CK 408; RAL (258)]

Starkes Jücken an der Brust-Warze. [CK 409]

Im Kreuze, etwas rechts, drückendes Brennen (*Frz.*). [CK 410; RAL (259)]

In der linken Rücken-Seite, über der Hüfte, ein von oben herab drückender Schmerz (*Gr.*). [CK 411; RAL (260)]

Ein wellenförmiger Stoss im Rücken, über dem linken Schaufelbeine, dass er mit Schreck zusammenfuhr (*Gr.*). [CK 412] Links neben dem Rückgrate, über dem Schaufel-Beine, ein wellenförmiger Stoß, daß er mit Schreck zusammenfuhr. [RAL (261)]

Stechendes Kneipen auf dem Rücken, an den falschen Ribben (*Wsl.*). [CK 413; RAL (262)]

Heftiges Reissen in den Lenden-Wirbeln, von beiden Seiten bis in die Nieren-Gegend, heftiger bei jeder Bewegung des Rumpfes (*Hrm.*). [CK 414] **Heftig reißender Schmerz in den Lenden-Wirbeln, welcher sich von beiden Seiten bis in die Nierengegend erstreckt, heftiger bei jeder Bewegung des Rumpfes** (n. 2 St.). [RAL (263)]

Stumpfe Stösse in der Lenden-Gegend, mit Gefühl von äusserlich ihm angehender Kälte. [CK 415] Stumpfe Stiche im Rücken in der Lenden-Gegend, mit Gefühl von äußerlich ihm angehender Kälte (n. 24 St.). [RAL (264)]

Scharfer, zuckender Stich in der linken Rücken-Seite und zugleich im linken Oberschenkel (*Gtm.*). [CK 416; RAL (265)]

Brennendes feines Stechen auf einer kleinen Stelle in der Mitte des Rückens (*Htm.*). [CK 417] Brennendes Feinstechen auf einer kleinen Stelle in der Mitte des Rückens (n. 13 St.). [RAL (266)]

Feines Stechen zum Rücken heraus (*Gtm.*). [CK 418] Feinstechen zum Rücken heraus. [RAL (267)]

Wühlendes Stechen in den rechten Rücken-Muskeln, anhaltend beim Athmen (*Gtm.*). [CK 419] Wühlendes Stechen in den rechten Rücken-Muskeln, anhaltend beim Ein- und Ausathmen (n. 4 Tagen). [RAL (268)]

Stichartiges Reissen auf der linken Rücken-Seite, aufwärts, im Stehen (*Lgh.*). [CK 420] Stichartiges Reißen auf der linken Seite des Rückens, sich mehr aufwärts verbreitend, beim Stehen (n. ³/₄ St.). [RAL (269)]

Drückendes Ziehen im Rückgrate, unter und zwischen den Schulterblättern, heftiger bei Bewegung, besonders beim Drehen des Körpers (*Hrm.*). [CK 421] **Drückendes Ziehen in der Wirbel-Säule unterhalb und zwischen den Schulterblättern, bei Bewegung und besonders bei Drehung des Körpers heftiger.** [RAL (270)]

Beim Aufheben einer Last kam es ihr plötzlich zwischen die Schulterblätter, wie verhoben, mehr linker Seite, dabei heftige scharfe Messer-Stiche beim mindesten Bewegen, Athmen oder Gähnen; beim hinter Biegen fühlt sie unerträgliche Schmerzen (*Gr.*). [CK 422] Beim Aufheben einer beträchtlichen Last kam's ihr plötzlich zwischen die Schulterblätter, mehr linker Seite, wie verhoben; rührt sie sich dann im Mindesten, oder holt Odem, oder gähnt, so giebt's ihr die heftigsten, scharfen Messerstiche – eher noch kann sie sich vorbiegen, beim Hinterbiegen aber fühlt sie unerträgliche Schmerzen; Aufdrücken verändert nichts. [RAL (272)]

Ziehendes Reissen im linken Schulterblatte, theils nach dem Rücken, theils nach der Achsel zu. [CK 423] Ziehend reißender Schmerz im linken Schulterblatte, theils nach dem Rücken, theils nach der Achsel zu. [RAL 137]

Langsame, absetzende, stumpfe Stiche zwischen den Schulterblättern, mitten nach dem Rückgrate. [CK 424] Zwischen den Schulterblättern, mitten auf dem Rückgrate, langsame, absetzende, stumpfe Stiche. [RAL (271)]

Scharfe breite Stiche im Rückgrate, zwischen den Schulterblättern, von innen heraus (*Wsl.*). [CK 425; RAL (273)]

Heftiges, brennendes Stechen am obern Theile des Schulterblattes, von Reiben nur kurz vergehend (*Hl.*). [CK 426] Am obern Theile des Schulter-Blattes, ein heftiges, brennendes Stechen, welches durch Reiben verging, aber gleich drauf wieder kam. [RAL (274)]

Ein brennender Stich in der rechten Schulter-Höhe (*Gtm.*). [CK 427; RAL (275)]

Jückende Stiche im Nacken, früh, im Bette (*Wsl.*). [CK 428; RAL (103)]

Bohrende stumpfe Stiche vom innern Rachen zu den Nacken-Muskeln heraus (*Gtm.*). [CK 429; RAL (104)]

Es zog den Nacken herauf, mit Steifheits-Gefühl, dass sie den Kopf nicht recht bewegen konnte (*Gr.*). [CK 430; RAL (105)]

Schmerz im Nacken beim Vorbeugen des Kopfes (*Gr.*). [CK 431] Beim Vorbeugen des Kopfs schmerzt's im Nacken. [RAL (106)]

Ein empfindlicher Stich plötzlich unten im Nacken (*Gr.*). [CK 432] Unten im Nacken, plötzlich ein empfindlicher Stich. [RAL (107)]

Schwäche der Nacken-Muskeln, als könne sie den Kopf nicht halten, mit Schmerz beim Bewegen des Kopfes (*Gr.*). [CK 433] Schwäche der Nackenmuskeln: es ist, als könnte sie den Kopf nicht halten – mit Schmerzhaftigkeit beim Bewegen des Kopfs. [RAL (108)]

Knacken der Halswirbel, selbst Andern hörbar, wenn sie schnell mit dem Kopfe schüttelt (*Gr.*). [CK 434] Schüttelt sie schnell mit dem Kopfe, so knacken die Halswirbel vernehmlich, selbst Andern, hörbar. [RAL (109)]

Vorn am Halse ein rother, etwas erhabener Fleck, mit einem weissen, ganz schmerzlosen Blüthchen in der Mitte (*Wsl.*). [CK 435] Vorne am Halse, ein rother, etwas erhabner Fleck mit einem weißen, selbst beim Berühren unschmerzhaften Blüthchen in der Mitte. [RAL (102)]

■ Extremitäten

An der Achsel, Zusammendrückungs-Gefühl. [CK 436] Zusammendrückungs-Gefühl in der Achsel. [RAL 138]

Reissen auf der linken Schulter (*Gtm.*). [CK 437] Reißender Schmerz auf der linken Schulter (n. 2 Tagen). [RAL (276)]

Drücken und Ziehen, wie von einer Last, auf der linken Schulter, am äussern Oberarme und vom Ellbogen an in den tiefliegenden Muskeln des Vorderarms, im Zimmer allmählig vergehend (*Frz.*). [CK 438] Ein aus Drücken und Ziehen

zusammengesetzter Schmerz auf der linken Schulter, wie von einer Last, so auch am äußern Oberarme und vom Ellbogen an, in den tief liegenden Muskeln des Vorderarms, welches in der Stube allmälig vergeht. [RAL (277)]
Lähmiges Reissen in und unter dem rechten Achsel-Gelenke, heftiger bei Bewegung (*Hrm.*). [CK 439] Lähmig reißender Schmerz in und unter dem rechten Achsel-Gelenke – bei Bewegung heftiger (n. 1 St.). [RAL (278)]
Empfindliche, harte Schläge plötzlich auf der rechten Achsel (*Gr.*). [CK 440] Auf der linken Achsel, plötzlich einige empfindliche Schläge, wie mit einem eisernen Hämmerchen. [RAL (279)]
Jückende Stiche in und unter der Achselgrube (*Wsl.*). [CK 441; RAL (280)]
Lähmiger Verrenkungs-Schmerz dicht unter dem Achsel-Gelenke, bloss in der Ruhe; durch Bewegung nur kurz vergehend (*Gtm.*). [CK 442] Lähmungsartiger Schmerz, wie von Verrenkung, dicht unter dem Schulter-Gelenke, bloß in der Ruhe – bei Bewegung verging's auf kurze Zeit (n. 6 St.). [RAL (281)]
In Armen und Beinen Müdigkeit; er muss die Arme sinken lassen (*Gr.*). [CK 443] Müdigkeit in den Armen und Beinen – er muß die Arme sinken lassen. [RAL (282)]
Grosse Haltlosigkeit in den Armen und Beinen, als wäre keine Kraft darin und als wollten letztere den Körper nicht tragen (*Gr.*). [CK 444] Große Haltlosigkeit, besonders in den Armen und Beinen: es ist als wäre keine Kraft in denselben, und als wollten letztere den Körper nicht tragen. [RAL (283)]
Empfindliches Zucken, bald auf dem Arme, bald auf der Hand, bald auf einem Finger, als bekäme er einen derben Schlag dahin (*Gr.*). [CK 445] Hie und da an den Gliedmaßen, bald auf dem Arme, bald auf einer Stelle der Hand oder an einem Finger, ein empfindliches Zucken, als bekäme er so eben einen derben Schlag dahin. [RAL (284)]
Verrenkungs-Schmerz in den Arm-Gelenken; sie konnte sie ohne grossen Schmerz nicht biegen. [CK 446; RAL 139]
Arme und Finger sind fast ganz unbeweglich. [CK 447; RAL 142]
Lähmige Mattigkeit und drückende Schwere der Arme, besonders des rechten, vorzüglich auch in den Oberarmen und Gelenken; **durch jede Bewegung erhöht**, und zuweilen mit Athem-Mangel (*Hrm.*). [CK 448] **Lähmige Mattigkeit des rechten Arms**. [RAL (285)] **Lähmungsartige Schwere und Mattigkeit in beiden Armen, besonders den Oberarmen und dem Achselgelenke – heftiger bei jeder Bewegung** (n. 4½ St.). [RAL (286)] **Lähmige Mattigkeit und Schwere des rechten Arms, besonders im Gelenke – bei Bewegung heftiger.** [RAL (287)] **Lähmiger Druck und Schwere des ganzen rechten Arms, heftiger bei Bewegung, wo er sogleich ermüdet, mit Mangel an Athem** (n. 14 St.). [RAL (288)] Lähmige Mattigkeit und Schwere des linken Arms, doch weniger heftig, als im rechten und etwas später, als in diesem. [RAL (290)]
Lähmige Schwäche in den Armen, wenn er nur kurze Zeit ein kleines Gewicht hält (*Wsl.*). [CK 449; RAL (289)]
Die Arme ermüden leicht bei mässiger Anstrengung, so dass er, was er darin hält, sinken lässt (*Hrm.*). [CK 450] Der rechte Arm ermüdet bei sehr mäßiger Anstrengung gar leicht, so daß er, was er drin hält, sinken läßt, und eben so der linke, doch weniger, und später. [RAL (291)]
Lähmiges Reissen im linken Arme, besonders im Hand-Gelenke, heftiger bei Bewegung (*Hrm.*). [CK 451; RAL (292)]
Reissen im linken Arme, besonders im Oberarme, tief innen (*Hrm.*). [CK 452] Reißender Schmerz im linken Arme, besonders im Oberarme – der Schmerz scheint tief zu sitzen. [RAL (294)]
Ziehen im linken Delta-Muskel, wie von Kraftlosigkeit (*Frz.*). [CK 453] Ziehen, wie von Kraftlosigkeit im Delta-Muskel des linken Arms. [RAL (302)]
Flüchtiges Ziehen vom Ellbogen nach dem Oberarme herauf (*Gr.*). [CK 454; RAL (303)]
Reissen vorn, oben, am rechten Oberarme (*Hrm.*). [CK 455] Reißender Schmerz vorne in der obern Hälfte des rechten Oberarms (n. 24 St.). [RAL (301)]
Drückendes Reissen in der Mitte des rechten Oberarmes, schnell entstehend und verschwindend (*Hrm.*). [CK 456] Schnell entstehendes, und eben so schnell verschwindendes, drückendes Reißen in der Mitte des rechten Oberarms. [RAL (293)]
Reissender Druck in der Mitte des linken Oberarms, nach hinten und innen (*Hrm.*). [CK 457] **Reißender Druck in der Mitte des linken Oberarms, nach hinten und innen, auf eine handbreite Stelle beschränkt** (n. 48 St.). [RAL (295)]
Drückendes Reissen in beiden Oberarmen, in Absätzen (*Hrm.*). [CK 458] **Absetzend drückendes Reißen in beiden Oberarmen.** [RAL (296)]

Muskel-Zucken innen am linken Oberarme, beim Auflegen des Armes; durch Veränderung der Lage vergeht es, kehrt aber in der ersten Stellung wieder (*Hl.*). [CK 459] Beim Aufliegen des linken Arms, ein anhaltendes Zucken eines Muskeltheils im innern Oberarme, welches bei Veränderung der Lage vergeht, in ersterer Stellung aber wiederkehrt. [RAL (297)]

Fippern in den Oberarm-Muskeln über dem Ellbogen-Gelenke in der Ruhe (n. 5 u. 26 St.) (*Gtm.*). [CK 460] Fippern in den rechten Oberarm-Muskeln über dem Ellbogen-Gelenke, in der Ruhe (n. 5 1/2 St.). [RAL (298)]

Fippern im rechten Delta-Muskel (n. 26 St.) (*Gutmann*). [RAL (299)]

Wühlender Stich im rechten Dreieck-Muskel (*Gtm.*). [CK 461] Wühlender Stich im rechten Delta-Muskel (n. 5 Tagen). [RAL (300)]

Zerschlagenheits-Schmerz unten am linken Oberarme. [CK 462] Unten am linken Oberarme, ein Schmerz, wie zerschlagen. [RAL 141]

Durchdringender Schmerz, in Absätzen, im Knochen des linken Oberarmes, als würde er zusammengedrückt und zermalmt, in Ruhe und Bewegung. [CK 463] Im Knochen des linken Oberarms, ein durchdringender Schmerz, absatzweise, als wenn er zusammengedrückt und zermalmt würde, bei Ruhe und Bewegung. [RAL 140]

An der Ellbogen-Spitze, Spannen und Wundheits-Gefühl, vorzüglich beim Biegen des Armes (*Wsl.*). [CK 464] Spannen mit Wundheits-Schmerze an der rechten Ellbogen-Spitze, vorzüglich beim Biegen des Arms (n. 5 St.). [RAL (304)]

Im rechten Vorderarme, klammartige Steifigkeit (*Frz.*). [CK 465; RAL (305)]

Lähmiges Reissen am rechten Unterarme (*Hrm.*). [CK 466] Lähmig reißender Schmerz am rechten Unterarme über dem Hand-Gelenke. [RAL (306)]

Drücken am rechten Vorderarme, nach vorn und aussen (*Hrm.*). [CK 467] Drückender Schmerz am rechten Vorderarme nach vorne und außen. [RAL (307)]

Verstauchungs-Schmerz über der linken Handwurzel, am Knöchel der Speiche (*Frz.*). [CK 468] Ueber der linken Hand-Wurzel, am Knöchel der Speiche, ein Schmerz, als hätte er sich die Hand übergriffen, verstaucht oder verrenkt. [RAL (308)]

Verrenkungs-Schmerz im linken Hand-Gelenke (*Frz.*). [CK 469] Schmerz wie von Verrenktheit im linken Hand-Gelenke. [RAL (309)]

Drückendes Reissen im rechten Hand-Gelenke, heftiger bei Bewegung (*Hrm.*). [CK 470] Drückend reißender Schmerz im rechten Hand-Gelenke, bei Bewegung heftiger (n. 32 St.). [RAL (310)]

Flüchtiges Zucken auf der linken Hand, über dem Gelenke (*Gr.*). [CK 471] Flüchtiges Zucken auf der linken Hand, über dem Hand-Gelenke. [RAL (311)]

Kneipen dicht über dem Hand-Gelenke, an der Speichen-Seite (*Gr.*). [CK 472] Ein paar Zoll über dem linken Hand-Gelenke, an der Speichen-Seite, ein Kneipen. [RAL (312)]

Schnelles Ziehen, in kurzen Absätzen, von der Speichen-Seite des Hand-Gelenkes nach der Hand (*Gr.*). [CK 473] Es zieht geschwind vom Hand-Gelenke nach der Hand her, auf der Speichen-Seite, in kurzen Absätzen. [RAL (313)]

Klammartiger Schmerz auf dem linken Handrücken, zwischen dem Zeige- und Mittelfinger (*Frz.*). [CK 474] Auf dem linken Hand-Rücken, zwischen dem Zeige- und Mittel-Finger, ein klammartiger Schmerz. [RAL (316)]

Klammartiges Zusammenziehen der linken Handfläche (*Frz.*). [CK 475] Klammartiges Zusammenziehn der linken, hohlen Hand, Abends. [RAL (317)]

Ruckweises Reissen in der Hand, von den Fingern her (*Gr.*). [CK 476] Ruckweises Reißen von den Fingern in die Hand herauf. [RAL (318)]

Absetzend drückendes Reissen in den Knochen der Hand und der Handwurzel, so wie in den hintersten Finger-Gelenken (*Hrm.*). [CK 477] **Absetzend drückendes Reißen in den Handwurzel-Knochen, Mittelhand-Knochen und hintersten Gliedern der Finger der linken Hand.** [RAL (319)]

Drückend stechendes Brennen im äussern Rande des Mittelhand-Knochens vom linken kleinen Finger (*Hrm.*). [CK 478; RAL (321)]

Feine, stumpfe, empfindliche Stösse auf dem Mittelhand-Knochen des linken Zeigefingers, und an andern Theilen der Hände, als würde ein angespannter Nerv mit einem Hämmerchen berührt (*Gr.*). [CK 479] Feine, stumpfe, empfindliche Stöße auf dem Mittelhand-Knochen des linken Zeigefingers und an andern Theilen der Hände, gleich als würde ein angespannter Nerve schmerzlich mit einem Hämmerchen berührt. [RAL (327)]

Schwäche der Hände, und Zittern derselben, am meisten beim Auflegen (auf den Tisch) und beim Schreiben, was ihm sauer wird (*Hrm.*). [CK 480] Die Hände zittern am meisten, wenn er sie (auf den Tisch) auflegt (*Groß*). [RAL (314)] Selbst das Schreiben wird ihm sauer, wegen Schwäche in den Händen, welche dann zittern (*Groß*). [RAL (315)]

Beben und Hitz-Gefühl in der linken Hand. [CK 481; RAL 143]

Geschwulst der Hände, Abends. [CK 482; RAL 148]

Brennendes Jücken auf dem Handrücken, wie von Mücken-Stich, durch Reiben nicht zu tilgen, 8 Stunden lang. [CK 483] Brennendes Jücken auf dem Handrücken, als wenn ihn eine Mücke gestochen hätte, durch Reiben nicht zu tilgen, 8 Stunden lang. [RAL 144]

Kleine rothe, schmerzlose Flecken auf beiden Handrücken. [CK 484] Auf beiden Handrücken, eine Menge kleiner, rother, unschmerzhafter Fleckchen. [RAL 146]

Kleine, den Tag über jückende Quaddeln unter der Handwurzel, durch Reiben ward das Jücken ärger. [CK 485] Unter der Handwurzel kleine Quaddeln, mit Jücken, den Tag über, welches durch Reiben schlimmer ward. [RAL 145]

Frost-Beulen an der Hand, bei milder Witterung. [CK 486; RAL 147]

Drückendes Reissen in den hintersten Gliedern der rechten Finger, heftiger bei Bewegung (*Hrm.*). [CK 487] **Drückendes Reißen in den hintersten Gliedern der Finger der rechten Hand, bei Bewegung heftiger.** [RAL (320)]

Ziehendes Stechen im hintersten Gelenke des linken Zeigefingers, nach der Spitze zu. [CK 488] Im hintersten Gelenke des linken Zeigefingers, ziehendes Stechen nach der Fingerspitze zu. [RAL 149]

Klamm in den Fingern, welche lange zusammengezogen bleiben. [CK 489; RAL 150]

Schneiden im Ballen des linken kleinen Fingers, heftiger beim Zubiegen desselben (*Htm.*). [CK 490] Schneidender Schmerz im Ballen des linken kleinen Fingers, beim Zubiegen der Finger heftiger (n. 5 St.). [RAL (322)]

Stechen in allen Finger-Spitzen. [CK 491] Stechen in den Finger-Spitzen beider Hände. [RAL 152]

Feine Nadel-Stiche in der Spitze des linken Mittel-Fingers (*Frz.*). [CK 492; RAL 323]

Ziehen im linken hintern Daumengliede und unter der Handwurzel (*Frz.*). [CK 493] Im hintern linken Daumengliede, ein ziehender Schmerz und zugleich unter der Handwurzel. [RAL (324)]

Krampfhafter Zieh-Schmerz im linken Mittelfinger, mit Rucken, so dass der Finger zittert (*Gr.*). [CK 494] Im linken Mittelfinger, ein schmerzliches, krampfhaftes Ziehen, mit untermischten Rucken, so daß der Finger zittert. [RAL (325)]

Empfindlich zuckender Schmerz zwischen Daumen und Zeigefinger, beim Halten der Schreibfeder; beim Lockerlassen der Feder oder Aufhören mit Schreiben, fühlt er Nichts, doch kommt das Zucken bald wieder und hält lange an (*Gr.*). [CK 495] Im Schreiben, wenn er die Feder faßt, ein empfindlich zuckender Schmerz zwischen Daumen und Zeigefinger – läßt er aber die Feder locker, oder hört auf, zu schreiben, so fühlt er nichts, aber nach einiger Zeit erfolgt das Zucken wieder und hält dann lange an. [RAL (326)]

Reissen am hintersten Gelenke des Zeigefingers, was beim Bewegen der Hand allmählig vergeht (*Lgh.*). [CK 496] Reißender Schmerz am hintersten Gelenke des Zeigefingers, welcher beim Bewegen der Hand allmälig vergeht (n. 1½ St.). [RAL (328)]

Verrenkungs-Schmerz am ganzen linken Zeigefinger, beim Biegen, Ausstrecken und in der Ruhe, öfters wiederkehrend, 5 Tage lang (*Lgh.*). [CK 497] Am ganzen linken Zeigefinger, ein Verrenkungs-Schmerz beim Biegen, Ausstrecken und in der Ruhe, mehre Stunden anhaltend und öfters wiederkehrend, 5 Tage lang (n. 6 St.). [RAL (329)]

Sehr schmerzende Neid-Nägel an den Fingern. [CK 498] Sehr schmerzende Neid-Nägel an den Finger-Spitzen (n. 4 Tagen). [RAL 151]

Im linken Hinterbacken, nahe am After, ein anhaltender jückender Stich (*Gtm.*). [CK 499] **Anhaltender, jückender Stich im linken Hinterbacken, in der Nähe des Afters** (n. 33 St.). [RAL (330)]

Muskel-Zucken im linken Hinterbacken (*Gtm.*). [CK 500; RAL (331)]

Arger Schmerz in den Muskeln um das Hüft-Gelenk, bei Aufheben des Oberschenkels. [CK 501] In den Muskeln um das Hüft-Gelenk, arger Schmerz bei Erhebung des Oberschenkels. [RAL 153]

Vorübergehender, stumpfer Druck in den Sitzbeinen, im Sitzen (*Gr.*). [CK 502] Beim Sitzen, plötzlich ein vorüber gehender, stumpfer Druck in den Sitz-Beinen. [RAL (341)]

Verrenkungs-Schmerz an der rechten Hüfte, im Gehen, dass er fast hinken musste, mehrere Stunden lang (*Lgh.*). [CK 503] Beim Gehen, Verrenkungs-Schmerz an der rechten Hüfte, so daß er fast lahm gehen mußte, viele Stunden anhaltend (n. 5 St.). [RAL (342)]

Ziehen in der linken Hüfte (*Frz.*). [CK 504; RAL (343)]

Lähmiger Schmerz im Hüft-Gelenke beim Gehen (*Gtm.*). [CK 505] Lähmungsartiger Schmerz im Hüft-Gelenke, beim Gehen (n. 25 St.). [RAL (344)]

Verstauchungs-Schmerz dicht unter dem Hüft-Gelenke, am Oberschenkel, nur im Gehen (*Gtm.*). [CK 506] Schmerz, wie verstaucht, dicht unter dem Hüft-Gelenke, am Oberschenkel, nur im Gehen, nicht im Stehen (n. 1 St.). [RAL (345)]

Unruhe in den Beinen, er muss sie bald da, bald dorthin legen, Abends (*Hl.*). [CK 507] Unruhe in den Untergliedmaßen; er muß sie bald dahin, bald dorthin legen, Abends (n. 15 St.). [RAL (332)]

Lähmige Schwere und Mattigkeit in den Beinen, besonders in den Oberschenkeln und Knie-Gelenken; er kann kaum gehen, sondern muss sitzen und liegen (*Hrm.*). [CK 508] **Schwere und Gefühl von Mattigkeit in den Untergliedmaßen, besonders den Oberschenkeln und den Knie-Gelenken, als wollten die Füße zusammensinken; es nöthigt ihn zum Sitzen oder Liegen** (n. 5 St.). [RAL (333)] **Ungeheure Schwere und Müdigkeit der Untergliedmaßen, besonders im Knie-Gelenke; er kann sie beim Gehen, was ihm sehr schwer wird, kaum fortbringen** (n. 8 St.). [RAL (334)] **Lähmige Mattigkeit und Schwere der Untergliedmaßen, besonders der Oberschenkel; er kann sie kaum fortbringen.** [RAL (335)]

Schwäche-Gefühl in den Untergliedern, wie von Ermüdung durch Strapatzen (*Gr.*). [CK 509] Beim Sitzen, Schwäche-Gefühl in den Untergliedmaßen, als wären sie durch Strapazen ermüdet. [RAL (336)]

Grosse Müdigkeit und Schwere der Unterglieder, nach einem zweistündigen Fusswege (*Gr.*). [CK 510] Nach einem zweistündigem Fußwege, große Müdigkeit der Untergliedmaßen, mit dem Gefühle, als hätte er Klötze an denselben. [RAL (337)]

Grosse Schwere der Unterglieder, sie kann kaum die Treppe steigen und muss sich dann gleich setzen (*Gr.*). [CK 511] Große Schwere in den Untergliedmaßen: sie kann kaum die Treppe ersteigen und muß sich dann gleich setzen. [RAL (338)]

Schmerzhafte Müdigkeit der Unterglieder im Stehen, mit Haltlosigkeit und Wanken; sie können den Körper nicht tragen (*Gr.*). [CK 512] Beim Stehen fühlt er in den Untergliedmaßen eine schmerzhafte Müdigkeit und es ist so wenig Halt darin, daß sie den Körper nicht tragen wollen, sondern zu wanken drohen. [RAL (339)]

Zerschlagenheits-Schmerz der Unterglieder beim Aufsteigen der Treppe; beim Absteigen sind sie so haltlos und schwach, dass er in Gefahr ist, zu fallen (*Gr.*). [CK 513] Beim Treppen-Steigen thun ihm die Untergliedmaßen hinaufwärts wie zerschlagen weh, herabwärts aber sind sie so haltlos und schwach, daß er in Gefahr ist, zu fallen. [RAL (340)]

Schwäche des rechten Beins, besonders in dem Oberschenkel, wie im Knochen, so dass er beim Stehen schmerzte, er musste sich auf das linke Bein stützen (*Hl.*). [CK 514] Schwäche des rechten Beins, besonders des Oberschenkels, wie im Knochen, so daß er beim Stehen schmerzte; er mußte sich auf den linken Fuß stützen. [RAL (347)]

In den Oberschenkeln, Kraftlosigkeit (*Frz.*). [CK 515] Kraftlosigkeit-Empfindung in den Oberschenkeln. [RAL (348)]

Jückender Stich ganz oben an der Inseite des Oberschenkels (*Gtm.*). [CK 516] Jückender Stich, ganz oben, im Oberschenkel, innerer Seite (sogleich). [RAL (349)]

Stichartiger Schmerz in den Muskeln des rechten Oberschenkels, nur im Stehen (*Lgh.*). [CK 517] Bloß beim Stehen, stichartiger Schmerz in den Muskeln des rechten Oberschenkels, über dem Knie, welcher beim Gehen verschwindet (n. 2 St.). [RAL (350)]

Stechen wie von einer Nadel, an der Inseite des linken Oberschenkels (*Frz.*). [CK 518] Stechen, wie von einer Stecknadel, im linken, innern Oberschenkel, über dem Knie. [RAL (351)]

Drückendes Ziehen an der Inseite des linken Oberschenkels, im Schoosse, vom aufsteigenden Aste des Sitzknochens, bis hinten am Oberschenkel, darauf von der Hüfte über das Kreuz nach der rechten Seite; zuweilen muckend im Sitzknochen (*Gr.*). [CK 519] **Es zieht drückend an der innern Seite des linken Oberschenkels, im Schooße, von dem aufsteigenden Aste des Sitz-Knochens heran bis hinten am Oberschenkel, kömmt dann in die Hüfte und zieht von hier in die Höhe, über's Kreuz weg, nach der rechten Seite – bisweilen artet sich der Schmerz im Sitzknochen, wie ein Mucken.** [RAL (352)]

Schneiden im Innern des linken Oberschenkels (*Frz.*). [CK 520] Schneidender Schmerz im Innern des linken Oberschenkels. [RAL (353)]

Pulsirendes stumpfes Drücken auf der Inseite in der Mitte des Oberschenkels (*Gr.*). [CK 521] Pulsirendes Drücken, wie mit einem stumpfen Holze, auf der innern Seite des Oberschenkels in seiner Mitte. [RAL (354)]

Verrenkungs-Schmerz im Oberschenkel, unter dem Hüft-Gelenke, im Gehen (*Gr.*). [CK 522] Beim Gehen, eine Art Verrenkungs-Schmerz in den Muskeln des Oberschenkels, unter dem Hüft-Gelenke. [RAL (355)]

Beim Nachziehn des Oberschenkels im Gehen, ein Verrenkungs-Schmerz vorne in den obern Muskeln, der ihn am Gehen hindert, zwei Tage lang. [RAL (346)]

Ziehendes Reissen im linken Oberschenkel, in Ruhe und Bewegung (*Lgh.*). [CK 523] Ziehendes Reißen in den Muskeln des linken Oberschenkels, in Ruhe und Bewegung (n. 6½ St.). [RAL (356)]

Drückendes Ziehen an der Aussenseite des rechten Oberschenkels, den er im Sitzen über den linken gelegt (*Lgh.*). [CK 524] Empfindlich drückendes Ziehen auf der äußern Seite des rechten Oberschenkels, welchen er im Sitzen über den linken geschlagen hat. [RAL (357)]

Stechendes Jücken an der Aussenseite des Oberschenkels, durch Reiben nur kurz vergehend (n. ¼ St.). [CK 525] Stechendes Jücken an der äußern Seite des Oberschenkels, was durch Reiben nur auf kurze Zeit vergeht (n. ½ St.). [RAL 155]

Ein jückendes Blüthchen am linken Oberschenkel. [CK 526] Am linken Oberschenkel, ein jückendes Blüthchen. [RAL 154]

Im rechten Knie-Gelenke Druck (*Hrm.*). [CK 527] Druck im rechten Knie-Gelenke (n. 9 St.). [RAL (358)]

Spannender Schmerz in der linken Kniekehle. [CK 528; RAL 156]

Steifheit in der rechten Kniekehle. [CK 529; RAL 157]

Plötzliche Steifheit des Kniees, dass sie es nur mit grossen Schmerzen biegen kann. [CK 530; RAL 158]

Ziehendes Reissen im Knochen vom Knie bis zur Mitte des Oberschenkels, im Sitzen (*Htm.*). [CK 531; RAL (359)]

Reissender Druck im rechten Knie-Gelenke, vorn, nach innen und unter der Kniescheibe (*Htm.*). [CK 532; RAL (360)]

Reissen in den Bändern der innern linken Knie-Seite (*Lgh.*). [CK 533] **Reißender Schmerz in den Bändern der linken innern Knie-Seite, in Ruhe und Bewegung** (n. 9 St.). [RAL (361)]

Brennendes Kratzen an der äussern Seite des linken Kniees (*Gr.*). [CK 534] An der äußern Seite des linken Kniees, eine brennend kratzige Empfindung. [RAL (362)]

Stumpfes Stechen in der äussern Seite des rechten Kniees, bloss beim Stehen; beim Bewegen des Beines und im Sitzen vergeht es wieder (*Lgh.*). [CK 535] Stumpfes Stechen in der äußern Seite des rechten Kniees, bloß beim Stehen, was beim Bewegen des Fußes und im Sitzen wieder verschwand (n. 2½ St.). [RAL (363)]

Feine, schmerzhafte Stiche am rechten Knie und der Kniekehle, im Sitzen (*Hl.*). [CK 536; RAL (364)]

Mattigkeit im Knie-Gelenke, dass er kaum gehen kann, mit Schlummer-Neigung (*Frz.*). [CK 537] Mattigkeit im Knie-Gelenke, daß er kaum gehen kann, mit Neigung zu Schlummer. [RAL (365)]

Jückendes Fippern unter der Kniescheibe (*Gtm.*). [CK 538; RAL (366)]

Zerschlagenheits-Schmerz in den Kniekehlen und Waden, wie nach weiten Fuss-Gängen, Abends, in Ruhe und Bewegung. [CK 539] Abends, Zerschlagenheits-Schmerz in den Kniekehlen und Waden, bei Ruhe und Bewegung, als wenn er viele Meilen weit gegangen wäre. [RAL 159]

Sehr kalte Knie und Füsse. [CK 540; RAL 160]

Im Unterschenkel, ziehendes Reissen, im Sitzen (*Lgh.*). [CK 541] Ziehendes Reißen in den Muskeln des linken Unterschenkels, beim Sitzen (n. 10 St.). [RAL (367)]

Klammartiges Reissen im rechten Unterschenkel, im Gehen (*Lgh.*). [CK 542] Klammartiges Reißen in den Muskeln des rechten Unterschenkels, beim Gehen (n. ¾ St.). [RAL (368)]

Schmerzhaftes Ziehen an der äussern Waden-Seite des Unterschenkels, in Ruhe und Bewegung (*Lgh.*). [CK 543] Schmerzhaftes Ziehen in den Muskeln des rechten Unterschenkels, an der äußern Waden-Seite, in Ruhe und Bewegung (n. 10 St.). [RAL (369)]

Spannen im linken Unterschenkel (*Gtm.*). [CK 544] Spannende Empfindung im linken Unterschenkel (n. 56 St.). [RAL (370)]

Ziehen aus der rechten Kniekehle nach der Wade (*Frz.*). [CK 545; RAL (371)]

Grosse Müdigkeit der Unterschenkel, besonders des linken, von den Füssen herauf und in den Knieen ruckweise ziehend, vorzüglich im Stehen, mit Wundheits-Schmerz der Sohlen (*Wsl.*). [CK 546] Große Müdigkeit der Füße, besonders des linken, und vorzüglich, wenn sie steht, von den Unterfüßen bis in's Knie heraufziehend und in den Knieen ruckweise ziehend – dabei schmerzen die Fußsohlen wie wund (beim Stehen). [RAL (372)]

Beim Gehen, besonders in der Sonne, wollen ihr die Knie einknicken, unter Mattigkeit des ganzen Körpers und mattem Schweiss im Gesichte (*Gr.*). [CK 547] Beim Gehen wollen die Knie zusammenknicken, mit Mattigkeit des ganzen Körpers, besonders wenn sie in der Sonne geht, wobei ihr ein matter Schweiß im Gesichte ausbricht. [RAL (373)]

Schmerzhaftes Strammen auf der Inseite der linken Wade, im Stehen (*Gr.*). [CK 548] Beim Stehen, ein schmerzhaftes Strammen oben auf der innern Seite der linken Wade. [RAL (374)]

Starker Klamm in der Wade, fast die ganze Nacht. [CK 549; RAL 164]

Drücken in der ganzen rechten Wade (*Gtm.*). [CK 550] Allgemein drückender Schmerz in der rechten Wade (n. 4 Tagen). [RAL (376)]

Drücken unter der linken Wade, in Ruhe und Bewegung (*Gtm.*). [CK 551] Ein allgemeines Drücken unter der linken Wade, in Ruhe und Bewegung (n. 3 Tagen). [RAL (379)]

Kneipen oben an den innern Waden-Muskeln (*Htm.*). [CK 552] Kneipender Schmerz oben an den innern Waden-Muskeln (n. 24 St.). [RAL (377)]

Schwerheits-Schmerz, öfters, in den linken äussern Waden-Muskeln, beim Gehen (*Htm.*). [CK 553] Oefterer Schwerheits-Schmerz in den linken, äußern Waden-Muskeln, beim Gehn (n. 14 St.). [RAL (378)]

Gefühl am Unterschenkel, als sey er fest zusammengebunden. [CK 554] Empfindung am Unterschenkel, als sey er mit einem Tuche fest zusammengebunden. [RAL 163]

Im linken Unterschenkel, der beim Sitzen, über den andern geschlagen, herabhängt, schmerzliches Gefühl, als hinge ein schweres Gewicht daran (*Gr.*). [CK 555] Beim Sitzen, im linken Fuße, welcher, über den andern geschlagen, herabhängt, ein schmerzliches Gefühl, als hinge ein schweres Gewicht an dessen Spitze. [RAL (380)]

Pulsirendes Drücken auf dem rechten Schienbeine (*Gr.*). [CK 556; RAL (375)]

Gelbe, runde Fleckchen am linken Unterschenkel, 2 Tage lang. [CK 557] Auf dem linken Unterschenkel, gelbe, runde, mitunter größere Fleckchen, zwei Tage lang. [RAL 162]

Kleine Geschwulst auf dem Schienbeine, mit einem rothen Punkte darauf; der bei Berührung schmerzt, als wenn das Fleisch von den Knochen los wäre. [CK 558] (Auf dem Schienbeine, eine kleine Geschwulst, mit einem rothen Punkte darauf, welche bei Berührung schmerzt, als wenn das Fleisch von den Knochen los wäre.) [RAL 165]

Die Füsse schmerzen von oberhalb der Knöchel bis in die Sohlen, im Sitzen, weniger im Stehen und Gehen (*Gr.*). [CK 559] Beim Sitzen thun ihr die Füße von oberhalb der Knöchel bis in die Fußsohlen mit einigem Ziehen weh, weniger wenn sie geht und steht. [RAL (381)]

Unangenehme Hitze in den Füssen, äusserlich nur wenig merkbar (*Gr.*). [CK 560] Die Unterfüße leiden an einer unangenehmen Hitze, wiewohl sie sich äußerlich nur wenig wärmer anfühlen, als die Unterschenkel. [RAL (382)]

Heftiges Brennen in den Füssen und Händen. [CK 561] Heftiges Brennen in den Händen und Füßen. [RAL 169]

Fliegende Hitze in den Füssen. [CK 562; RAL 161]

Röthliche Fuss-Geschwulst, besonders um die Knöchel, mit Gefühl, als wären die Füsse zu fest gebunden. [CK 563] An den Unterfüßen, besonders um die Knöchel, röthliche Geschwulst, mit Empfindung, als wenn sie zu fest gebunden wären. [RAL 166]

Jählinge Geschwulst um die Fuss-Knöchel, Abends. [CK 564] Abends, jählinge Geschwulst um die Knöchel der Füße. [RAL 167]

Schmerz unter beiden Fussknöcheln, Abends, beim Liegen im Bette, als würde die Ferse herausgerissen. [CK 565] Abends, beim Liegen im Bette, Schmerz unter beiden Fußknöcheln, als würde die linke Ferse herausgerissen. [RAL 168]

Reissen mit Rucken in beiden Knöcheln des rechten Fusses und von da bis in die Zehen, im Sitzen; im Stehen scheint es milder, reisst dann aber von den Zehen heraufwärts (*Gr.*). [CK 566] Reißen, mit untermischten Rucken in beiden Knöcheln (schlimmer im innern) des rechten Fußes und von da abwärts bis in die Zehen, beim Sitzen – beim Stehen scheint's gelinder, dann reißt's wieder von den Zehen heraufwärts. [RAL (383)]

Kriebeln in den Füssen, wie nach einem starken Fuss-Gange, oder als wollten sie einschlafen, allmählig in die Unterschenkel heraufgehend (*Gr.*). [CK 567] Beim Sitzen, in den Fußen fortwährend eine kriebelnde Empfindung, als wollten sie einschlafen – was jedoch nicht geschieht – oder, als hätte er eine sehr weite Fußreise gemacht – was auch nicht ist –; allmälig geht diese Empfindung die Unterschenkel herauf. [RAL (384)]

Jückender Stich unter dem linken innern und am äussern Fussknöchel (*Gtm.*). [CK 568] Jückender Stich unter dem linken, innern Fußknöchel (n. 7 St.). [RAL (385)] Jückender Stich am linken, äußern Fußknöchel (n. 3 Tagen). [RAL (386)]

Jücken auf dem linken Fussrücken (*Gtm.*). [CK 569; RAL (387): mit Hervorhebung]

Reissender Druck in der rechten Ferse (*Hrm.*). [CK 570; RAL (389)]

Ziehendes Reissen zwischen den Mittelfuss-Knochen der letzten beiden Zehen (*Htm.*). [CK 571] Ziehend reißender Schmerz zwischen den Mittelfuß-Knochen der linken letzten beiden Zehen (n. 7 St.). [RAL (388)]

Beim Auftreten auf die äussere Seite der rechten Ferse drückt es stumpf stechend bis in die Wade herauf, nur im Gehen; beim Aufheben des Fusses verschwindend (*Htm.*). [CK 572] Beim Auftreten auf die äußere Seite der rechten Ferse, ein drückend stumpf stechender Schmerz bis in die Wade herauf, beim Aufheben des Fußes verschwindend – nur im Gehen (n. 4 St.). [RAL (390)]

Klammschmerz auf der rechten Fusssohle, im Sitzen (*Lgh.*). [CK 573] **Klammartiger Schmerz auf der rechten Fußsohle, beim Sitzen** (n. ¾ St.). [RAL (391)]

Scharfer Druck quer über die rechte Fusssohle, im Sitzen (*Gr.*). [CK 574] Scharfer Druck über die rechte Fußsohle quer herüber, im Sitzen. [RAL (392)]

■ Allgemeines und Haut

Stechendes Kneipen, abwechselnd, an verschiedenen Stellen des Körpers (*Gr.*). [CK 575; RAL (393)]

Schwerheits-Druck bald in diesem, bald in jenem Knochen (*Htm.*). [CK 576] Empfindlicher Schwerheits-Druck bald in diesem, bald in jenem Knochen, z. B. in der rechten Schläfe, dem linken Jochbeine, der Mitte der Vorderarm-Knochen, u.s.w. (n. 9 St.). [RAL (397)]

Schwere in allen Gliedern, Mattigkeit auf der Brust und abwechselnd heftige Beängstigungen. [CK 577; RAL 171]

Zerschlagenheits-Schmerz in den Gliedern und besonders über dem Kreuze. [CK 578] Zerschlagenheit in den Gliedern und besonders über dem Kreuze. [RAL 172]

Von Schreck, Lähmung im linken Arme und Fusse, die sich die Nacht verlor. [CK 579] (Von Schreck, Lähmung im linken Arme und linken Fuße, welche sich die Nacht verlor.) [RAL 173]

Nach Gehen im Freien, innere Hitze, vorzüglich in Brust und Bauch, ohne Durst. [CK 580] Nach Gehn in freier Luft, innere Hitze, vorzüglich in der Brust und im Unterleibe, ohne Durst. [RAL 170]

Jückend brennende Stiche am ganzen Körper, besonders am Rumpfe, vorzüglich früh im Bette, einige Tage lang (*Gr.*). [CK 581] Jückend brennende Stiche über den ganzen Körper, doch am Rumpfe stärker, als an den Gliedmaßen, vorzüglich früh im Bette, einige Tage lang (n. 24 St.). [RAL (394)]

Fressendes Jücken beim Auskleiden, über den ganzen Körper; er muss kratzen (*Lgh.*). [CK 582] Beim Entkleiden, ein fressendes Jücken auf der Haut des ganzen Körpers, welches zu kratzen nöthigt, wie beim Entstehn eines Ausschlags (n. 13 St.). [RAL (395)]

Feine Nadel-Stiche an der ganzen linken Körper-Seite; den andern Tag bloss auf der rechten (*Hl.*). [CK 583] Im Gehen und Stehen, feine Nadelstiche fast an der ganzen linken Seite des Körpers; den andern Tag, bloß auf der rechten Seite. [RAL (396)]

Jückender Ausschlag über den ganzen Körper. [CK 584; RAL 174]

Viele Schmerzen, besonders die drückendziehenden, fangen gelind an, steigen langsam und hoch und nehmen dann eben so langsam wieder ab (*Gr.*). [CK 585] **Sehr oft fangen die Beschwerden gelind an, steigen dann langsam zu einer bedeutenden Heftigkeit und treten eben so langsam wieder zurück, besonders die drückend ziehenden Schmerzen.** [RAL (398)]

Beim Gehen scheinen die Zufälle zu verschwinden, in der Ruhe kehren sie sogleich wieder; nur die Müdigkeit ist beim Gehen am fühlbarsten (*Gr.*). [CK 586; RAL (399)]

Erregt Auszehrung und Schwindsucht (*Stahl*). [CK 587] Erregt Auszehrung und Schwindsucht (*Stahl*)[11] [RAL (400)]

Grösste Abspannung des Geistes und Körpers; er dauert nicht lange bei seiner Arbeit aus, muss sich bei unwiderstehlicher Schläfrigkeit legen und schlafen, wobei er oft unter gleichgültigen Träumen aufwacht (*Hrm*.). [CK 588] Größte Abspannung des Geistes und Körpers. [RAL (401)] Größte Mattigkeit des ganzen Körpers und Abspannung des Geistes – er dauert nicht lange bei einer Arbeit aus, muß sich legen und kann dem Schlafe nicht widerstehn; er schläft ein, wacht aber unter gleichgültigen Träumen oft auf. [RAL (402)]

Kraftlosigkeit, als wären ihr die Beine zerschlagen (*Gr*.). [CK 589] Kraftlosigkeit: es ist ihr, als wären ihr die Beine entzwei geschlagen. [RAL (403)]

Ungeheure Schwerfälligkeit; er will immer sitzen oder liegen, und beim Niedersetzen fällt er gleichsam auf den Stuhl, weil ihm die Kraft fehlt, dies langsam zu thun (*Gr*.). [CK 590] Ungeheure Schwerfälligkeit: er will immer sitzen oder liegen, und wenn er sich niedersetzt, fällt er gleichsam auf den Stuhl hin, weil ihm die Kraft fehlt, dieß langsam zu thun. [RAL (404)]

Grosse Müdigkeit mit steter Neigung zu sitzen; beim langsam Gehen empfindet er es am meisten, wesshalb er unwillkürlich schnell geht (*Gr*.). [CK 591] Ungeheure Müdigkeit, wiewohl er sich den ganzen Tag wenig bewegt hat – er will immer sitzen; beim langsam Gehen empfindet er's am meisten, weshalb er unwillkürlich schnell geht, wo er's weniger fühlt. [RAL (405)]

Bei schnellem Bewegen fühlt er die Entkräftung weniger, desto mehr aber nachher (*Gr*.). [CK 592] Wenn er geschwind die Treppe steigt, oder sich überhaupt schnell bewegt, so fühlt er die Entkräftung während der Bewegung eben nicht so sehr, als bei der langsamen Bewegung – aber desto schwächer fühlt er sich nachher. [RAL (406)]

Zitterig und haltlos im ganzen Körper und den Gliedern; doch zittert bei leichtem Auflegen die Hand mehr, als beim fest Zugreifen (*Gr*.). [CK 593] In den Gliedmaßen und dem ganzen Körper ist er so zitterig; er hat gar keinen Halt darin – wenn er fest zugreift, zittert die Hand nicht, wohl aber, wenn er sie ganz leicht und locker hinlegt. [RAL (407)]

Müdigkeit im ganzen Körper, vorzüglich nach Treppensteigen, sieben Tage lang. [CK 594; RAL 175]

Grosse Müdigkeit am Tage; er muss liegen, kann aber nicht schlafen, und schlummert er ja ein, so bekömmt er Schwindel, Geistes-Abwesenheit und Dummheit, eine halbe Stunde lang. [CK 595] Am Tage, große Müdigkeit; er muß liegen, kann aber nicht schlafen, schlummert er aber ja ein, so bekömmt er drauf Schwindel und eine Art Geistes-Abwesenheit und Dummheit, eine halbe Stunde lang. [RAL 176]

Sehr matt und schläfrig, dass er fast nicht ausdauern kann. [CK 596; RAL 177]

Grosse Mattigkeit nach Absteigen der Treppe, dass sie kaum athmen konnte; beim Aufsteigen fühlte sie Nichts (*Gr*.). [CK 597] Beim Aufsteigen der Treppe merkt sie nichts von Mattigkeit; wie sie aber herabgekommen war, befand sie sich so matt, daß sie kaum athmen konnte. [RAL (408)]

(Wahre Fallsucht.) (*Meyer Abraham*, diss. Cautel. de Anthelmint. Gött. 1782.) [CK 598] [Wahre Fallsucht][12]. [RAL (409)]

■ Schlaf, Träume und nächtliche Beschwerden

Dehnen der Arme und Gähnen (n. etl. M.). [CK 599; RAL 181]

Viel Gähnen, beim Gehen im Freien, doch mit Beklemmung, wie von einem Reife um die Brust. [CK 600] Beim Gehen in freier Luft, viel Gähnen, doch mit Beklemmung wie von einem Reife um die Brust. [RAL 179]

So sehr es ihn auch zum Gähnen drängte, konnte er doch nicht ausgähnen, selbst wenn er den Rachen noch so weit aufsperrte. [CK 601] Er

---

[11] Wenn man die Zinn-Symptome 120. bis 131. und (224.) nebst den darauf folgenden mit obiger Beobachtung *Stahl's* zusammen nimmt, so wird es begreiflich, wie man einige Arten geschwüriger Lungensucht mit Beihülfe des Zinns homöopathisch heilen konnte, z. B. *Muraltus* (Misc. Nat. Cur. Dec. II. ann. I. Obs. 9.), Commerc. lit. Nor. Ann. 1734. S. 67., *Fr. Hoffmann* (opera, Tom. II, Sect. 2. C. 13., 14.), *Thierry* (Med. experiment. S. 163.), *Ettmüller* (Colleg. consult. Cas. 30, 61.), *R. A. Vogel* (Praelect. decogn. et cur. morb. § 646.) – ohne was ich selbst zur Bestätigung der Hülfskraft desselben in dieser Art Krankheiten anführen könnte, hier beibringen zu wollen.

[12] Bei einem, gewöhnlich früh nüchtern mit Konvulsionen geplagten, siebenjährigen Knaben (in Verbindung mit Jalapp-Pulver). Ist diese Wirkung hier dem Zinne eigenthümlich zuzuschreiben, so wird es begreiflich, wie *Don Monro* (Arzneimittel I. S. 226.) und *Fothergill* (med. Observ. and inquir. Lond. 1784. VI.) ähnliche Uebel mit Zinn heilen und *Quincy* (new Dispensat.) sagen konnte: „es gebe kein kräftigeres Antepileptikum, als Zinn."

konnte, so sehr es ihn auch zum Gähnen drängte, doch nicht ausgähnen, selbst wenn er den Rachen noch so weit aufsperrte. [RAL 180]

Oefteres Gähnen, als hätte er nicht ausgeschlafen (*Lgh.*). [CK 602; RAL (412)]

Schläfrigkeit, nach einem Gange ins Freie, vorzüglich durch Musik erregt, und da sie die Augen schloss, entstand sogleich ein heller Traum. [CK 603] Nach einem Gange in's Freie, Schläfrigkeit, vorzüglich durch Musik erregt, und da sie die Augen zuthat, entstand sogleich ein heller Traum. [RAL 178]

Schläfrigkeit und Neigung zum Gähnen; die Augen fallen ihm zu (*Hrm.*). [CK 604] **Schläfrigkeit: die Augen fallen ihm zu** (n. 2 St.). [RAL (411)] **Neigung zum Gähnen.** [RAL (413)]

Abend-Schlummer, durch stete Unruhe in den Unterschenkeln verhindert. [CK 605; RAL 182]

Oefteres Zusammenfahren, Nachts, im Bette, wie von Schreck (*Lgh.*). [CK 606; RAL (410)]

Oefteres Erwachen, Nachts, als hätte er ausgeschlafen (*Lgh.*). [CK 607; RAL (414)]

Nachts, 1 Uhr, nach dem Erwachen, Unruhe im ganzen Körper, mit Wühlen in den Schienbeinen. [CK 608] Nach Aufwachen, die Nacht um 1 Uhr, Unruhe im ganzen Körper und dabei ein Wühlen in den Schienbeinen. [RAL 183]

Tiefer Schlaf, mehrere Nächte. [CK 609; RAL 184]

(Er sprach im Schlafe und entschied über die Hülflosigkeit eines äussern Mittels gegen ein inneres Uebel, wie im Nachtwandler-Zustand.) [CK 610; RAL 185]

Das Kind jammert Nachts im Schlafe, weint, bittet und fleht furchtsam. [CK 611; RAL 186]

Sehr lebhafte, ängstliche Träume, Nachts. [CK 612; RAL 187]

Aengstliche Träume von Zank, Streit und Schlagen (*Gtm.*). [CK 613; RAL (416): mit Hervorhebung]

Aengstliche Träume, wie von versäumten Geschäften, zwei Nächte über denselben Gegenstand (*Frz.*). [CK 614] Zwei Nächte, Träume über denselben Gegenstand, mit Aengstlichkeit, wie über Versäumung der Geschäfte. [RAL (415)]

Verworrene, unerinnerliche Träume (*Gr.*). [CK 615] Sie hat verworrene, unerinnerliche Träume. [RAL (418)]

Verworrene, lebhafte Träume, in denen ihr Vieles verkehrt geht und sie bisweilen laut spricht, sie wirft sich im Bette herum, erwacht öfter und findet sich dabei jedes Mal sitzend im Bette (*Gr.*). [CK 616] Verworrene, doch sehr lebhafte Träume, worin ihr vieles verkehrt geht und sie bisweilen laut spricht – sie wirft sich oft im Bette herum und erwacht viermal, wo sie sich, zu ihrem eignen Erstaunen, jedesmal sitzend im Bette findet. [RAL (417)]

Lebhafte, verworrene, nur halb erinnerliche Träume (*Gr.*). [CK 617] Lebhafte, und doch verworrene Träume; früh kann er sich ihrer nur theilweise erinnern. [RAL (419)]

Er hört im Traume einen starken Knall. [CK 618]

Träume von Feuer (*Hl.*). [CK 619; RAL (420)]

Lebhafter Traum voll Grausamkeit (d. 2. N.) (*Lgh.*). [CK 620; RAL (421)]

Angenehme Träume von irdischer Pracht und Grösse, die sie nach dem Erwachen in heiterer Stimmung erhalten (*Gr.*). [CK 621; RAL (422)]

Geile Träume mit Samen-Ergiessung ohne Erektion (*Lgh.*). [CK 622] Geile Träume, ohne Ruthe-Steifheit und dennoch Samen-Ergießung. [RAL (423)]

Geile Träume mit Erektionen ohne Pollution (*Gtm.*). [CK 623] Geile Träume, mit Ruthe-Steifigkeit ohne Samen-Erguß. [RAL (424)]

Nächtliche Erektionen ohne geile Träume (*Lgh.*). [CK 624] Die Nacht, Ruthe-Steifheit, ohne geile Träume. [RAL (425)]

Nachts, beim Erwachen, liegt er auf dem Rücken, das rechte Bein ausgestreckt, das linke herangezogen und halb entblösst (*Gr.*). [CK 625] Wenn er die Nacht aufwacht, findet er sich, wider seine Gewohnheit, auf dem Rücken liegend, das rechte Bein ausgestreckt, das linke aber ganz an den Leib gezogen und halb entblößt. [RAL (426)]

Nachts, nach Erwachen, wellenförmige ziehende Rucke tief in der Hand, wie in den Nerven, dass er hätte schreien mögen (*Gr.*). [CK 626] In der Nacht erwacht er, und ehe er wieder einschläft, bekömmt er in der einen Hand wellenförmig ziehende, empfindliche Rucke, wie so recht in den Nerven, daß er hätte schreien mögen. [RAL (427)]

Zeitiges Einschlafen, Abends, nach dem Niederlegen, und spätes Erwachen früh (*Gr.*). [CK 627] Nach dem Niederlegen Abends schläft er bald ein[13] und erwacht erst spät am Morgen. [RAL (428)]

Düselig, früh, beim Erwachen aus langem Schlafe, als habe er nicht ausgeschlafen (*Gtm.*). [CK 628] Düselig früh beim Erwachen, als wenn er noch

---

[13] Gegenwirkung der Lebenskraft, Heilwirkung, Nachwirkung; sonst mußte er gewöhnlich lange liegen, ehe er einschlafen konnte.

nicht ausgeschlafen hätte, da er doch mehr als sonst geschlafen. [RAL (429)]

Früh, beim Aufstehen, schmerzen Rücken und Beine, wie zerschlagen; sie ist so müde, als habe sie zu wenig geschlafen und der Körper nicht genug geruht; einige Stunden nach dem Aufstehen giebt sich's etwas (*Gr.*). [CK 629] Früh beim Aufstehn schmerzen der Rücken und die Beine wie zerschlagen; sie ist so müde, als wenn sie nicht geschlafen hätte und als hätten die Glieder zu wenig geruht – einige Stunden nach dem Aufstehn giebt sich's etwas. [RAL (430)]

Aus dem Bette gestiegen, wird sie beim Anziehen plötzlich von einer Mattigkeit überfallen, dass sie kaum athmen kann (*Gr.*). [CK 630] Aus dem Bette gestiegen wird sie beim Anziehn plötzlich von einer Mattigkeit so überfallen, daß sie kaum athmen kann. [RAL (431)]

Früh, beim Erwachen, Schmerz und Hitze im Kopfe. [CK 631] Früh, beim Erwachen, Kopfschmerz, mit Kopf-Hitze. [RAL 188]

■ **Fieber, Frost, Schweiß und Puls**

Schauder, bloss im linken Arme, wobei derselbe zuckend zusammenfuhr. [CK 632] Schauder bloß im linken Arme, wobei der Arm konvulsiv zusammenfuhr. [RAL 189]

Schauder, Abends, bloss im linken Fusse, bis zur Hälfte des Oberschenkels. [CK 633; RAL 190]

Schauder, mehrere Vormittage um 10 Uhr, mit Kälte der Hände, Abgestorbenheit der Finger und Gefühllosigkeit in den Fingerspitzen. [CK 634] Mehre Vormittage (um 10 Uhr), Schauder, Hände-Kälte und abgestorbene Finger, mit Gefühllosigkeit in den Fingerspitzen. [RAL 191]

Bei geringem Kälte-Gefühle und mässigem Schauder, Gänsehaut über die Arme und anhaltendes Zähneklappen, wie eine Konvulsion der Kau-Muskeln. [CK 635] Bei geringer Kälte-Empfindung und geringem Schauder, Gänsehaut über die Arme und anhaltendes Zähne-Klappen wie eine Konvulsion der Kaumuskeln. [RAL 192]

Frösteln über den ganzen Körper, eine halbe Stunde lang (*Hrm.*). [CK 636; RAL (432)]

Schnell vorübergehendes Frösteln, vorzüglich den Rücken entlang (*Hrm.*). [CK 637; RAL (433)]

Hitz-Gefühl, vorzüglich innerlich (*Hrm.*). [CK 638] Gefühl von Hitze, vorzüglich innerlich. [RAL (434)]

Grosse Hitze im Kopfe, bei heisser Stirne, auch wohl mit Gesichts-Röthe, nebst allgemeiner, doch geringer Hitze des ganzen Körpers, Abends stärker, mit vielem Durste, fünf Abende nach einander (n. 5 T.). [CK 639] Große Hitze im Kopfe, bei heißer Stirne – auch wohl Gesichts-Röthe – und allgemeiner, obgleich geringerer Hitze des ganzen Körpers, Abends stärker, mit vielem Durste, fünf Abende nach einander (n. 5 Tagen). [RAL 193]

Hitz-Gefühl über den ganzen Körper, vorzüglich an den Oberschenkeln und dem Rücken (*Hrm.*). [CK 640] **Gefühl von Hitze über den ganzen Körper, vorzüglich an den Oberschenkeln und dem Rücken bemerkbar**. [RAL (435)]

Starke Hitze über den ganzen Körper, besonders auf der Brust und dem Rücken, mit Gefühl, als ob heisser Schweiss herablaufe, ohne äusserlich fühlbare Hitze (*Hrm.*). [CK 641] **Starke Hitze über den ganzen Körper, besonders auf der Brust und dem Rücken, mit Gefühl, als ob heißer Schweiß herabliefe, ohne äußerlich bemerkbare Hitze** (n. 4 St.). [RAL (436)]

Aengstliche Hitze, als wolle Schweiss ausbrechen, überfällt ihn abwechselnd (*Gr.*). [CK 642] **Es ist, als wolle ihm Schweiß ausbrechen – eine ängstliche Hitze überfällt ihn abwechselnd.** [RAL (438)]

Aengstliche Hitze und Schweiss bricht fortwährend, selbst bei der geringsten Bewegung aus (*Gr.*). [CK 643; RAL (439)]

Heisser Schweiss über den ganzen Körper und völlige Entkräftung, bei nur geringer Bewegung (*Hrm.*). [CK 644] **Bei nur geringer Bewegung, heißer Schweiß über den ganzen Körper und völlige Entkräftung**. [RAL (437)]

Hitze und Schweiss, Nachmittags (von 4 bis 5 Uhr) über den ganzen Körper, und darauf ein Frösteln; bei und nach der Hitze Durst, der noch mehrere Nachmittage um dieselbe Zeit wiederkehrt. [CK 645] Nachmittags (von 4 bis 5 Uhr), Hitze und Schweiß über den ganzen Körper (n. 9 St.) und drauf ein Frösteln – bei und nach der Hitze, Durst, und so noch mehre Nachmittage, um dieselbe Zeit, Durst. [RAL 194]

Arger Nacht-Schweiss, 2 Nächte (n. 48 St.). [CK 646; RAL 195]

Alle Morgen nach 4 Uhr starker Schweiss. [CK 647; RAL 196]

Früh-Schweiss, meist am Halse, im Genicke und an der Stirn. [CK 648; RAL 197]

Staphysagria

***Stephanskörner*, der Samen von Delphinium Staphisagria [RAL V (1826), S. 291–346]**

(Ein Quentchen dieses Samens wird mit einem gleichen Gewichte Kreide (das Oel aufzunehmen) gepülvert und mittels 600 Tropfen Weingeist, ohne Wärme, binnen einer Woche, unter täglichem Umschütteln zur Tinktur ausgezogen.)

Auf eine sehr rohe Weise mögen sich die Alten dieses Samens, um Erbrechen oder Speichelabgang zu erregen, bedient haben, wie man schon aus *Dioscorides* ersieht, welcher jedoch auch seiner Anwendung gegen Zahnweh im Allgemeinen erwähnt, welche offenbar ihren Ursprung aus der Hausmittel-Praxis genommen hatte.

Joh. Heinr. Schulze (Theses de materia medica, editae a C.C. Strumpff. Hal. 1746. S. 435.), eben selbst an Zahnweh leidend, nahm etwas davon in den Mund, erfuhr aber eine so heftige Verschlimmerung davon, daß er glaubte, unsinnig zu werden. Welche ungeheure Kraft muß nicht in dieser Substanz liegen!

Das Kopf-Ungeziefer vertilgend ward dieser Samen bei den Griechen φθειροχοχχου genannt und zu dieser Absicht kömmt sie noch in eine officinelle Salbe (unguentum pediculorum).

Da nun, wie unsre neue, einzig wahre Heilkunst in der Erfahrung nachweist, jede Drogue um desto arzneilicher ist, je heftigere Wirkung sie auf das Befinden äußert, und sie nur vermöge ihrer krankmachenden Kraft die natürliche Krankheit besiegt, im Falle dieser jener analog ist; so folgt, daß eine Arznei desto schwierigere Krankheiten überwältigen kann, je schädlicher sie für sich auf den gesunden Menschen einwirkt, und daß man bloß ihre eigenthümliche Schädlichkeit genau zu erforschen hat, um belehrt zu werden, zu welchen heilsamen Zwecken sie in der Kunst, die menschliche Gesundheit wieder herzustellen, anzuwenden sei. Ihre, auch noch so heftige Kraft macht sie nicht etwa verwerflich; nein! um desto schätzbarer, da auf der einen Seite ihre Macht, Menschenbefinden zu ändern, an gesunden Menschen die besondern, krankhaften Zustände, welche sie erregen kann, nur desto deutlicher und offenbarer an den Tag legt, damit wir desto sicherer und unzweifelhafter die Krankheitsfälle finden können, in denen sie in Aehnlichkeit (homöopathisch) und deßhalb hülfreich anzuwenden ist, während ihre Heftigkeit auf der andern Seite, sie sei auch noch so groß, doch gar leicht durch gehörige Verdünnung und kleinste Gabe sich so mäßigen läßt, daß sie bloß hülfreich und nicht schädlich werden kann, wenn sie nur auf den zu besiegenden Krankheitsfall in möglichster Aehnlichkeit passend in ihren Symptomen befunden ward – so daß wir gerade von einer an sich heftigsten Arznei in den kleinsten Gaben die größte Hülfe in den schwierigsten Uebeln eigner Art, denen nur sie, und keine andre, angemessen ist, zu erwarten haben.

Aus diesen unverwerflichen Gründen erwartete ich einen großen Schatz von Hülfswirkung in den besondersten Krankheiten auch in den Stephanskörnern, und diese Gründe bewogen mich, behutsam meine Versuche mit ihnen an gesunden Körpern anzustellen, wovon das Ergebniß in den hier folgenden Symptomen liegt. So sind von dieser Arzneisubstanz Hülfskräfte zu Tage gefördert worden, welche unendlich schätzbarer sind, als ihre Kraft, Läuse zu tödten (das einzige, was die bisherige medicinische Quacksalberkunst von ihnen wußte) – Hülfskräfte, welche der homöopathische Arzt in seltnen Krankheitszuständen, wozu es kein andres Heilmittel als dieses giebt, mit bewundernswürdigem Erfolge anwenden kann.

Zehn Tropfen der Tinktur werden zuerst mit 90 Tropfen Weingeist durch Schütteln mit zwei Arm-Schlägen genau gemischt, um die erste Verdünnung ($\frac{1}{100}$) zu bekommen, von wo aus dann ein Tropfen zu andern 100 Tropfen Weingeist eben so gemischt, $\frac{1}{10000}$ Verdünnung giebt und so fort die Verdünnung mit überhaupt 30 Verdünnungsgläsern so weit gebracht wird, daß das letzte zum Arznei-Gebrauch bestimmte eine decillionfache Verdünnung (etwa mit $\frac{1}{x}$ zu bezeichnen) enthält, wovon jedoch nur der kleinste Theil eines Tropfens (ein damit befeuchtetes, mohnsamengroßes Streukügelchen) zur Gabe angewendet wird.

Ich habe die Wirkung einer größern Gabe über drei Wochen anhalten gesehn.

Kampher dämpft das etwaige Uebermaß der Wirkung dieser Arznei und ist ein Haupt-Antidot der Stephanskörner.

Stephanskörner

- **Gemüt**

Es kommen ihm ängstliche Gedanken und Dinge aus der Vergangenheit vor, als wenn sie gegenwärtig wären und vor ihm ständen, welche ihm Angst und Angstschweiß erregen – dann wird's ihm schwarz vor den Augen; er weiß nicht, ob die Vorstellungen wahr sind, oder Täuschung; dann sieht er Alles für etwas Anderes an und es vergeht ihm die Lust zum Leben. [RAL 270]

Er weiß nicht, ob das wirklich geschehen sei, was ihm vor der Einbildungskraft, wie etwas aus dem Gedächtnisse, vorschwebt, oder ob er es nur geträumt habe (Nachmittags von 5, bis 7 Uhr). [RAL 271]

(Wenn er stark gehet, ist's ihm, als komme jemand hinter ihm drein; dieß macht ihm Angst und Furcht, und er muß sich immer umsehen.) [RAL 272]

Hypochondrische Stimmung; es ist ihm alles gleichgültig; er will lieber sterben. [RAL 273]

Auch das Anziehendste macht keinen Eindruck auf ihn. [RAL 274]

Sehr ärgerlich (früh); alle Dinge, die er in die Hand nahm, wollte er von sich werfen. [RAL 275]

Sie will von Niemand etwas wissen, von nichts hören; sie hüllt sich das Gesicht ein und weint laut, ohne Ursache. [RAL 276]

Jedes Wort ärgert sie; sie weint schon, wenn man nur mit ihr reden will. [RAL 277]

Mürrisch; sie weint mehrmals um Nichts. [RAL 278]

Sehr weinerlich. [RAL 279]

Sie war den ganzen Tag voll Gram; sie härmte sich unter Weinen über ihre Umstände und nichts in der Welt war ihr lieb (n. 50 St.). [RAL 280]

Wie abgestorben am Geiste und traurig, doch nicht zum Weinen. [RAL 281]

Innere, heftige Beängstigung, so daß er an keinem Orte bleiben konnte, doch ohne laut darüber zu werden. [RAL 282]

Aengstlich und furchtsam. [RAL 283]

◊ Ernsthaft, still, mit sich selbst beschäftigt, spricht er wenig (*Chr. F. Langhammer,* in einem Aufsatze). [RAL (422)]

Phlegmatisch, abgespannten Geistes und traurigen Gemüths, untheilnehmend, gleichgültig gegen alles Aeußere, ohne ärgerlich oder matt zu seyn (*Salom. Gutmann,* in einem Aufsatze). [RAL (423)]

Er ist abgespannt am Geiste, hat keine Lust zu reden, ist nicht aufgelegt zu denken und gleichgültig gegen Außendinge (*Ders.* a.a.O.). [RAL (424)]

Unaufgelegt zu ernsterer Arbeit (*Ders.* a.a.O.). [RAL (425)]

Verdrießlichkeit und Unlust zu Geistesarbeiten (n. 2 St.) (*Ders.* a.a.O.). [RAL (426)]

Den ganzen Tag über, verdrießlich und ärgerlich; er wußte sich vor Unmuth nicht zu lassen und war höchst tiefsinnig (n. 37 St.) (*Langhammer,* a.a.O.). [RAL (427)]

Stille Verdrießlichkeit; er ärgert sich über alles, auch was ihn nicht betrifft (*C. Th. Herrmann,* in einem Aufsatze). [RAL (428)]

Den ganzen Tag, verdrießlich und unruhig; er fand nirgend Ruhe (*Langhammer,* a.a.O.). [RAL (429)]

Große Aengstlichkeit; er fürchtet sich vor der Zukunft (*Herrmann,* a.a.O.). [RAL (430)]

Traurig; er befürchtet von kleinen Ereignissen die schlimmsten Folgen und kann sich gar nicht beruhigen (*Ernst Stapf,* in zwei Briefen). [RAL (431)]

Traurig, ohne irgend eine Ursache angeben zu können (*Gutmann,* a.a.O.). [RAL (432)]

Verdrießlich und traurig (*Stapf,* a.a.O.). [RAL (433)]

Verdrießlich und weinerlich (*Ders.* a.a.O.). [RAL (434)]

Gemüth zänkisch und doch dabei lustig (*Ch. Teuthorn,* in einem Aufsatze). [RAL (435)]

Abwechselnde Laune: anfänglich ein heiteres,[1] dann ängstliches, endlich ruhiges und zufriednes Gemüth (*Langhammer,* a.a.O.). [RAL (436)]

Er ward heitrer Laune, unterhaltend in Gesellschaft und wohlgemuth[2] (*Ders.* a.a.O.). [RAL (437)]

Gute Laune: er war heiter und gesprächig in Gesellschaft und freute sich seines Daseyns[3] (n. 13 St.) (*Ders.* a.a.O.). [RAL (438)]

- **Schwindel, Verstand und Gedächtnis**

In der Stube, Schwindel, wie Betäubung, im Freien nicht. [RAL 1]

Beim Bücken und schnellen Drehen des Kopfes, Schwindel; es drehete sich (nur einmal) alles halb im Kreise herum. [RAL 2]

---

[1] Anfängliche kurz dauernde Gegenwirkung des Organism's bei einer Person von befürchtender, niedergeschlagner Gemüthsart – später ward die Erstwirkung der Arznei in der Aengstlichkeit wieder merkbar, worüber drauf wieder die Rückwirkung der Körperkraft siegte und ein ruhiges zufriednes Gemüth hinterließ.

[2] Heilende Nachwirkung des Organism's bei einem Manne von entgegen gesetztem Gemüthe.

[3] Heilende Nachwirkung des Organism's bei einem Manne von entgegen gesetztem Gemüthe.

Schwindel: er rennte beim Gehen an eine Thüre an. [RAL 3]

Schwindel im Liegen, Abends im Bette, als wenn sich alles mit ihm herum drehete. [RAL 4]

Eingenommenheit des Kopfs, bloß vorne in der Mitte der Stirne, auf einer kleinen Stelle, so groß, wie eine Fingerspitze, wie Dummheit – er wußte auf der Straße nicht, ob er rechts oder links ging; er mußte sich sehr zusammennehmen. [RAL 5]

◇ Drehender Schwindel, vorzüglich beim Sitzen, durch Herumgehn vermindert (n. 1 St.) (*C.A. Cubitz*, in einem Aufsatze). [RAL (1)]

Schwindlicht (n. 8½ St.) (*Gutmann*, a.a.O.). [RAL (2)]

Beim Stehen und Sprechen, Eingenommenheit des Kopfs, als wenn Schwindel entstehen wollte, längere Zeit fortdauernd (n. 14 St.) (*H. F. Haynel*, in einem Aufsatze). [RAL (3)]

Drehend in der Stirne und dumm vor dem Kopfe (n. 5 St.) (*Stapf*, a.a.O.). [RAL (4)]

Eingenommen ist der Kopf, wie dumm, und Schwere desselben (n. ½ St.) (*Haynel*, a.a.O.). [RAL (5)]

Der Kopf ist stets eingenommen und der Geist nieder gedrückt (*E. Kummer*, in einem Aufsatze.). [RAL (6)]

Wüste im Kopfe, wie beim Schnupfen (*Stapf*, a.a.O.). [RAL (7)]

Schwinden der Gedanken; wenn er über einen Gegenstand spricht oder nachdenkt, und es unterbricht ihn Jemand, oder man bringt ihn auf einen andern Gedanken, so hat er den ersten gleich vergessen und kann sich durchaus nicht wieder drauf besinnen (*W. Groß*, in einem Aufsatze). [RAL (8)]

Schwinden der Gedanken (durch Phantasie gestörtes Gedächtniß); wenn er über etwas nachdenkt, so kommen ihm so viele und so verworrene Dinge unter einander vor, daß er sich nicht heraus finden kann und ganz vergißt, worauf er sich besinnen wollte (*Ders.* a.a.O.). [RAL (9)]

Gedächtniß-Schwäche; wenn er etwas gelesen hat, so erinnert er sich desselben nach einigen Minuten nur noch dunkel und wenn er selbst an Etwas dachte, so entfiel es ihm bald nachher, und kaum nach langem Besinnen erinnert er sich desselben wieder (*Herrmann*, a.a.O.). [RAL (10)]

■ **Kopf**

Kopfweh abwechselnd betäubend und abwechselnd bohrend. [RAL 6]

Früh, gleich nach dem Erwachen, arger Kopfschmerz, als wenn das Gehirn zerrissen wäre, was aber nachher unter häufigem, krampfhaftem Gähnen verging. [RAL 7]

Kopfweh beim Bewegen, als wenn alles Gehirn herausfallen wollte; auch in der Ruhe, als wenn das Gehirn zusammengepreßt, von der Hirnschale abstehend und locker drin läge. [RAL 8]

Wenn er den Kopf schüttelte, so war es auf einer kleinen Stelle, in der Mitte der Stirne, als wenn da etwas Schweres, etwa eine Bleikugel, im Gehirne wäre, die da nicht los wollte. [RAL 9]

Eingenommenheit des Kopfs nur absatzweise; zuweilen war's ihm sehr frei und hell im Kopfe. [RAL 10]

Wenn er eine Idee fassen will, so entwischt sie ihm. [RAL 11]

Stumpfheit des Geistes, die ihn von jeder Arbeit abhielt. [RAL 12]

Reißen in der Stirne, Abends im Sitzen; beim Bücken stach's darin und beim Gehen erleichterte es sich. [RAL 13]

Stechender Kopfschmerz, den ganzen Tag (n. 17 Tagen). [RAL 14]

Stechen in der linken Schläfe. [RAL 15]

Einzelne große, stumpfe Stiche vom Schädel bis ins Gehirn hinein, unweit des Wirbels; dabei thut auch die Stelle, vorzüglich beim Betasten, äußerlich sehr weh. [RAL 16]

Aeußerlich am Kopfe und in den Zähnen, Reißen. [RAL 17]

Jücken über den Haarkopf. [RAL 18]

Auf dem Haarkopfe, so wie gleich über und hinter dem Ohre, ein jückender, grindiger Ausschlag. [RAL 19]

Der Haarkopf jückt sehr, ist grindig und nässet wässerig. [RAL 20]

Die Kopfhaare gehn ihm stark aus. [RAL 21]

In der Vertiefung hinter dem Ohrläppchen, ein großer, doch unschmerzhafter Knoten, mit einem weißen Blüthchen oben auf. [RAL 22]

Im Nacken, jückende Blüthchen. [RAL 23]

◇ Wehthun im ganzen Kopfe, wie Sumsen (n. 5 St.) (*Stapf*, a.a.O.). [RAL (11)]

Sumsen und Stechen im ganzen Kopfe, schlimmer beim Vorbücken und Gehen, Abends, viele Stunden lang (n. 36 St.) (*Ders.* a.a.O.). [RAL (12)]

Früh ganz wüste im Kopfe, mit zusammenziehendem Drücken im Scheitel (n. 4 Tagen) (*C. Franz,* in einem Aufsatze). [RAL (13)]

Kopfweh im Scheitel, wie Zusammenziehn von allen Seiten und Drücken (*Ders.* a.a.O.). [RAL (14)]

Drückend betäubendes Kopfweh, besonders in der Stirne, heftiger, bei Bewegung des Kopfs und beim Stehen (*Langhammer,* a.a.O.). [RAL (15)]

Im Kopfe liegt es schwer auf dem Siebbeine, über der Nasenwurzel, auf, wie ein zusammengeballter Klump (*Franz,* a.a.O.). [RAL (16)]

Beim Vorbücken, Schmerz im Kopfe, als wollte alles zur Stirne heraus (n. 5 St.) (*Stapf,* a.a.O.). [RAL (17)]

Kopfschmerz, als würde das Gehirn zusammengedrückt (am meisten in der Stirne), mit ruckweisem Ohrbrausen, welches weit eher endigt, als der Kopfschmerz (*Groß,* a.a.O.). [RAL (18)]

Es ist, als würde das Hinterhaupt zusammengedrückt, innen und außen (*Herrmann,* a.a.O.). [RAL (19)]

Ein Pressen des Gehirns, vorzüglich im Hinterhaupte gegen die Schädelknochen und Drücken darin, als wenn sich allzuviel Blut da angesammelt hätte, Abends vor Schlafengehn, was nach dem Niederlegen fortdauert (n. 39 St.) (*Haynel,* a.a.O.). [RAL (20)]

Ein nach außen drückender und aus einander pressender Kopfschmerz in der linken Stirnhälfte (n. 1/2 St.) (*Franz Hartmann,* in einem Aufsatze). [RAL (21)]

Drückend aus einander pressender Schwerheits-Schmerz im Hinterhaupte, beim Gehen im Freien (n. 1/2 St.) (*Ders.* a.a.O.). [RAL (22)]

Schweres Drücken über der rechten Augenhöhle, im Freien (n. 3 1/2 St.) (*Hartmann,* a.a.O.). [RAL (23)]

Schwere im Kopfe (n. 72 St.) (*Gutmann,* a.a.O.). [RAL (24)]

Schwere des Kopfs, erleichtert durch Aufstützen auf die Hand (n. 1 St.) (*Ders.* a.a.O.). [RAL (25)]

Harter Druck im Kopfe in der Gegend des rechten Schläfebeins und des Scheitels (*Herrmann,* a.a.O.). [RAL (26)]

Harter Druck rechts an der Stirne (*Ders.* a.a.O.). [RAL (27)]

Drücken über dem rechten Auge und Ziehen nach oben (*Franz,* a.a.O.). [RAL (28)]

Drücken über dem rechten Auge, hinter dem Augenbraubogen, wie von etwas Hartem (*Ders.* a.a.O.). [RAL (29)]

Drückender Schmerz in der linken Schläfe, außen und innen, als ob man mit dem Finger stark drauf drückte (n. 1 1/2 St.) (*Herrmann,* a.a.O.). [RAL (30)]

Von Zeit zu Zeit ziehendes Drücken in der Stirne (*Haynel,* a.a.O.). [RAL (31)]

Heftig reißendes Drücken durch die linke Hirnhälfte, besonders heftig in der Stirne, allmälig sich verstärkend und allmälig verschwindend (n. 54 St.) (*Hartmann,* a.a.O.). [RAL (32)]

Dumpfes, schmerzhaftes, zuweilen stechendes Drücken nach außen, erst in der ganzen Stirne, dann bloß im linken Stirnhügel, was in der Ruhe verging, bei Bewegung aber heftiger wieder kam (n. 4 St.) (*Haynel,* a.a.O.). [RAL (33)]

Auf dem Scheitel, zuweilen scharfes Drücken (*Franz,* a.a.O.). [RAL (34)]

Drückend stichartiger und ziehender Schmerz in der linken Stirnseite (n. 2 St.) (*Langhammer,* a.a.O.). [RAL (35)]

Dumpf kneipender Kopfschmerz in der Stirne, mit Stichen an den Schläfen, welcher durch Gehen sich gab, von Sitzen und Stehen aber wiederkam (n. 4 St.) (*Teuthorn,* a.a.O.). [RAL (36)]

Schnelle Stiche oben im Stirnbeine, daß er zusammenfährt (*Franz,* a.a.O.). [RAL (37)]

Bohrender Stich im Scheitel von innen heraus (n. 56 St.) (*Gutmann,* a.a.O.). [RAL (38)]

Drückend bohrender Stich, eine Minute anhaltend, in der ganzen linken Stirnhälfte, von innen heraus, welcher früh mit Heftigkeit zweimal nach einander aus dem Schlafe weckt (n. 22 1/2 St.) (*Hartmann,* a.a.O.). [RAL (39)]

Scharfe brennende Nadelstiche in der linken Schläfe (*Groß,* a.a.O.). [RAL (40)]

Flüchtige brennende Stiche im Hinterhaupte, die ersten Tage von der rechten zur linken Seite, die folgenden, von unten hinauf (*Cubitz,* a.a.O.). [RAL (41)]

Stumpfes Stechen in der rechten Schläfe, außen und innen, als wollte es den Knochen herauspressen, bei Berührung heftiger (*Herrmann,* a.a.O.). [RAL (42)]

Ziehend schneidendes Reißen in der Stirnseite (*Langhammer,* a.a.O.). [RAL (43)]

Brennend stechende Schmerzen am linken Seitenbeine (*Herrmann,* a.a.O.). [RAL (44)]

Auf dem Stirnbeine äußerlich, brennende Stiche (*Franz,* a.a.O.). [RAL (45)]

Fressendes Jücken am ganzen Hinterhaupte, was zum Kratzen nöthigt, sich aber dadurch eher verschlimmert, als bessert (n. 14 St.) (*Haynel*, a.a.O.). [RAL (46)]

Oben am Hinterhaupte, ein fressendes Jücken, mit Wundheitsschmerz, welches um dieselbe Abendzeit und an gleicher Stelle wiederkehrt (*Ders.* a.a.O.). [RAL (47)]

Jückendes Fressen auf dem Haarkopfe, was sich durch Reiben vermehrt, mehre Tage lang (*Ders.* a.a.O.). [RAL (48)]

Jücken auf dem Haarkopfe, wie Nadelstiche, und kleine Ausschlagsblüthen vorne nach der Stirne zu (*Franz,* a.a.O.). [RAL (49)]

Feines, brennendes Nadelstechen äußerlich auf dem Scheitel (*Franz,* a.a.O.). [RAL (50)]

Bei leichtem Ziehen können, ohne Schmerz, viele Haare vom Kopfe ausgezogen werden (n. 4 St.) (*Gutmann*, a.a.O.). [RAL (51)]

Nach innen zu brennend drückender Schmerz am linken Scheitelbeine, dicht über dem Ohre (n. 2½ St.) (*Hartmann*, a.a.O.). [RAL (52)]

Am Hinterhaupte, vom Gelenke heran, rheumatisches, drückendes Ziehen beim Vorbiegen des Kopfs (*Franz*, a.a.O.). [RAL (53)]

Schmerzhaftes Ziehen äußerlich an mehren Stellen des Kopfs, bei Berührung heftiger (*Herrmann*, a.a.O.). [RAL (54)]

Ziehend reißendes Stechen in der linken Schläfe; wie im Knochen, pulsweise anhaltend (n. 40 St.); den Tag darauf kam es, von Zeit zu Zeit, bald in der linken Schläfe, bald in der rechten, bald auch im linken Stirnhügel, weniger heftig, wieder, einige Tage anhaltend (*Haynel*, a.a.O.). [RAL (55)]

Schmerzhaftes Ziehen an und unter dem Hinterhaupts-Höcker, bei jeder Bewegung des Kopfs (n. 10 Min.) (*Herrmann*, a.a.O.). [RAL (56)]

Wundheitsgefühl auf dem rechten Scheitelbeine bloß bei Berührung; er kann vor diesem Schmerze Nachts nicht auf der rechten Seite liegen (n. 80 St.) (*Groß*, a.a.O.). [RAL (57)]

Ein strammender Schmerz an der linken Nacken- und Hinterkopfseite, bloß die Nacht, welcher ihn oft aus dem Schlafe weckt und wovor er weder auf der rechten Seite, noch auf der linken Seite liegen kann (*Langhammer*, a.a.O.). [RAL (58)]

■ **Gesicht und Sinnesorgane**

Im Gesichte, Ausschlag kleiner (jückender?), von einander entfernt stehender Blüthchen. [RAL 24]

Klopfender und drückender Schmerz im ganzen Gesichte, von den Zähnen bis ins Auge, sechszehn Tage lang. [RAL 25]

Erweiterung der Pupillen. [RAL 26]

Beim Sehen zieht sich wie ein weißer Flohr vor den Gegenstand, wodurch er unsichtbar ward. [RAL 27]

Beim Lesen war's, als wenn kleine, schwarze Blitze zwischen die Buchstaben kämen, und dann waren ganze Zeilen verschwunden. [RAL 28]

Auch beim Sehen im Freien kamen zuweilen schwarze Blitze vor die Augen, wie eine Art Flimmern. [RAL 29]

In der dunklen Nacht, im Bette, sieht sie eine Feuersäule vor den Augen. [RAL 30]

Die Augen sind trübsichtig und so heiß, daß das Augenglas davon anläuft. [RAL 31]

Trübsichtigkeit, als wären die Augen voll Wasser, mit Jücken und Feinstechen im innern Winkel; er muß die Stelle reiben. [RAL 32]

Die Augen fangen beim Schreiben bald an, weh zu thun (vorzüglich, Nachmittags), ein Beißen und Brennen und dann laufen einige Tropfen heraus, welche beißen; er muß das Licht vermeiden, weil es da früher schmerzt. [RAL 33]

Ein beißend schründender Schmerz in den innern Augenwinkeln[4]. [RAL 34]

Im innern linken Augenwinkel, ein mehr beißender, als jückender Schmerz. [RAL 35]

Es läuft beißendes Wasser aus den Augen, früh. [RAL 36]

Im innern Augenwinkel, ein starkes Jücken, am schlimmsten in freier Luft – er muß reiben. [RAL 37]

Um die Abendkerze sieht er einen Schein. [RAL 38]

Nachts setzt sich an den Augenwimpern und am äußern Augenwinkel trockner Eiter an; an freier Luft trocknet ebenfalls die Augenbutter an, und es spannt dann. [RAL 39]

Im innern Augenwinkel sitzt immer trockne Materie, die er des Tags oft abreiben muß. [RAL 40]

Die Augen sind früh zugeschworen im innern Winkel. [RAL 41]

Gefühl in den Augen, als wären sie voll Schlaf. [RAL 42]

Die Augen sind Abends so trocken und es drückt darin. [RAL 43]

Drücken im Auge; sie muß oft blinken. [RAL 44]

---

[4] Bei einem Manne, welcher zeitlebens keine Augenbeschwerden gehabt hatte.

Die Augen sind früh beim Erwachen so trocken; es drückt darin, daß sie sie unbenetzt nicht aufmachen kann. [RAL 45]

Eine zusammenziehende Empfindung im obern Augenlide, welche Thränen auspreßt. [RAL 46]

Drücken am obern Augenlide, den ganzen Tag – beim Schließen des Auges, stärker. [RAL 47]

Jücken an den Augenlid-Rändern (n. 2 St.). [RAL 48]

Entzündung des Weißen im Auge, mit Schmerzen. [RAL 49]

Blüthen um das entzündete Auge. [RAL 50]

Stumpfe, aber tiefe Stiche im Innern erst des linken, dann des rechten Ohres. [RAL 51]

Neigung des rechten Kiefergelenks vor den Ohren, sich beim Gähnen mit Stichschmerz auszurenken. [RAL 52]

Schmerz im Kiefergelenke beim Gähnen. [RAL 53]

(Ein ziehender Schmerz am Ohre.) [RAL 54]

Ein Kneipen und Zwicken im linken Ohre. [RAL 55]

Jücken an den Backen. [RAL 56]

Schründender Schmerz an dem einen Nasenloche, als ob es sehr geschwürig wäre. [RAL 57]

Innerlich böse Nase, mit Schorf tief innen. [RAL 58]

In der Mitte auf der Oberlippe, ein schorfiges Geschwür. [RAL 59]

Am Rothen der Oberlippe, ein mit Schorf bedecktes Blüthchen, von brennender Empfindung. [RAL 60]

◊ Gesicht, wie von Schnupfen aufgedunsen (*Stapf*, a.a.O.). [RAL (59)]

Er sieht so hohläugig und weitäugig und so angegriffen und spitzig im Gesichte aus, wie auf Nachtschwärmerei, oder wie nach unangenehmen Gemüthserschütterungen (*Ders.* a.a.O.). [RAL (60)]

Im Gesichte, kleine Ausschlagsblüthen, an der Stirne, den Backen und neben den Mundwinkeln, welche stechendes Jücken verursachen und, bei Berührung, wie unterköthig schmerzen (n. 9 St.) (*Franz,* a.a.O.). [RAL (61)]

Im Gesichte, an der Stirne, den Backen und um den Mund und die Handwurzel, Ausschlagsblüthen, welche ziehendes Jücken verursachen, was von Kratzen nur kurze Zeit aufhört, dann aber stechend wiederkehrt (*Ders.* a.a.O.). [RAL (62)]

Der Blüthenausschlag im Gesichte verursacht zuweilen für sich spannenden Wundheitsschmerz; bei Berührung ist er wie unterköthig schmerzhaft (*Ders.* a.a.O.). [RAL (63)]

Ganz kleine Nadelstiche im Gesichte und am übrigen Körper (*Ders.* a.a.O.). [RAL (64)]

Brennend jückendes Reißen in der rechten Schläfe, dicht am Auge (n. 7 St.) (*Hartmann*, a.a.O.). [RAL (65)]

Brennend drückende Empfindung um das linke Auge herum (n. 4 St.) (*Ders.* a.a.O.). [RAL (66)]

Die Pupillen sind nach $1/2$ Stunde verengert, worauf sie sich sehr erweitern (*Teuthorn*, a.a.O.). [RAL (67)]

Erweiterte Pupillen, die ersten Tage (*Stapf*, a.a.O.). [RAL (68)]

Sehr erweiterte Pupillen, viele Stunden lang (*Ders.* a.a.O.). [RAL (69)]

Verengerte Pupillen (n. $1/2$, 1 St.) (*Langhammer*, a.a.O.). [RAL (70)]

Erweiterte Pupillen (n. 26 St.) (*Ders.* a.a.O.). [RAL (71)]

Starker, spitzig schneidender Schmerz unterm linken obern Augenlide (n. 75 St.) (*Gutmann*, a.a.O.). [RAL (72)]

Unter dem linken obern Augenlide, Schmerz, als wenn ein harter Körper darunter läge (n. 13 St.) (*Ders.* a.a.O.). [RAL (73)]

Ein das Auge von innen herausdrückender Schmerz an der obern Wand der rechten Augenhöhle, gleich hinter dem Auge, lang anhaltend und öfters wiederkehrend (n. 10 Tagen) (*Haynel*, a.a.O.). [RAL (74)]

Drückender Schmerz im obern Theile des rechten Augapfels (n. $3\,1/2$ St.) (*Hartmann*, a.a.O.). [RAL (75)]

Harter Druck im innern Winkel des rechten Auges (*Herrmann*, a.a.O.). [RAL (76)]

Spannender Stich im äußern Winkel des rechten Auges (n. $3\,3/4$ St.) (*Gutmann*, a.a.O.). [RAL (77)]

Trockenheit der Augen, den ganzen Tag anhaltend (n. 13 St.) (*Haynel*, a.a.O.). [RAL (78)]

Ein nicht unangenehmes Brennen im äußern Winkel des rechten Auges, welches sich ziemlich weit hinter das Auge, nach dem Ohre zu, erstreckt und anfallsweise wiederkehrt (n. $1\,1/2$ St.) (*Stapf*, a.a.O.). [RAL (79)]

Jücken am obern Augenlid-Rande, im Freien (n. $3/4$ St.); zwei Stunden später, auch am andern Auge – durch Reiben verging es (*Kummer*, a.a.O.). [RAL (80)]

Beim Anstrengen der Augen, grobe Stiche darin (*Franz*, a.a.O.). [RAL (81)]

Stechende Stöße im Augapfel, als wollte er zerspringen (n. $1\,1/2$ St.) (*Ders.* a.a.O.). [RAL (82)]

Aeußerst tief liegende Augen, mit blauen, erhabnen Rändern, wie einer, der sehr ausgeschweift hat, vier Tage lang (*Stapf*, a.a.O.). [RAL (83)]

Das rechte Auge ist viel größer (erweiterter, eröffneter) als gewöhnlich (n. 78 St.) (*Franz*, a.a.O.). [RAL (84)]

Trübsichtigkeit in der Nähe und Ferne (n. 10 St.) (*Haynel*, a.a.O.). [RAL (85)]

Gesichts-Täuschung: wenn er vom Sitze aufsteht, kömmt er sich viel größer vor, als sonst, und alles unter ihm scheint tiefer zu seyn (n. 26 St.) (*Franz*, a.a.O.). [RAL (86)]

Reißender Druck im äußern Augenwinkel in der Gegend der Thränendrüse (n. 72 St.) (*Ders.* a.a.O.). [RAL (87)]

Es zieht ihm zuweilen die Augen zu, ob er gleich nicht schläfrig ist (*Ders.* a.a.O.). [RAL (88)]

Auf der linken hintern Ohrmuschel, ein klammartiger, brennend drückender Schmerz (n. 8 St.) (*Hartmann*, a.a.O.). [RAL (89)]

Ein Stich im linken Ohre (n. 31 St.) (*Gutmann*, a.a.O.). [RAL (90)]

Tief im rechten Ohre, ein dumpfer, schmerzlicher Stich, Abends (n. 48 St.) (*Kummer*, a.a.O.). [RAL (91)]

Ein spannender Stich im linken Ohre (n. 8½, 36 St.) (*Gutmann*, a.a.O.). [RAL (92)]

Im rechten Ohrgange, ein einströmendes Kältegefühl, wie ein kühler Hauch, einige Stunden lang (*Stapf*, a.a.O.). [RAL (93)]

Klingen im linken Ohre (n. 4½ St.) (*Kummer*, a.a.O.). [RAL (94)]

Bei Bewegung des Kopfs, Klingen in dem einen, oder dem andern Ohre, welches in der Ruhe wieder verschwand (n. 2¾ St.) (*Langhammer*, a.a.O.). [RAL (95)]

Zuweilen leise Knalle in beiden Ohren, als stieße der Wind jähling hinein – ohne Verminderung des Gehörs (*Franz*, a.a.O.). [RAL (96)]

Ziehen an beiden Wangen- (Joch-) Beinen (*Herrmann*, a.a.O.). [RAL (97)]

Drückendes Reißen im linken Jochbeine, woran auch die Zähne Theil nehmen (n. 1 St.) (*Groß*, a.a.O.). [RAL (98)]

Es reißt und zerrt vom Kopfe herab durch die Backen bis in die Zähne (n. 36 St.) (*Stapf*, a.a.O.). [RAL (99)]

Schneidendes Ziehn im linken Jochbeine (n. 36 St.) (*Groß*, a.a.O.). [RAL (100)]

Brennender Stich im rechten Backenknochen (n. ½ St.) (*Gutmann*, a.a.O.). [RAL (101)]

Stumpfer Stich im linken Jochbeine (n. 22 St.) (*Ders.* a.a.O.). [RAL (102)]

Brennendes Scharfstechen in der linken Backe, welches zum Kratzen reizt (*Groß*, a.a.O.). [RAL (103)]

Jückendes (fressendes), zum Kratzen reizendes Nadelstechen an beiden Backen (*Ders.* a.a.O.). [RAL (104)]

Der linke Backen schmerzt, beim Gähnen, wie geschwürig (*Franz*, a.a.O.). [RAL (105)]

Im linken Nasenloche, am Knorpel der Nasenscheidewand, entsteht bei Berührung ein Wundheitsschmerz, als wollte sie geschwürig werden (*Groß*, a.a.O.). [RAL (106)]

Jücken im linken Nasenflügel, was bei Berührung verging (n. 78 St.) (*Gutmann*, a.a.O.). [RAL (107)]

Empfindung wie von feinen Schnitten in der Lippe, als wäre sie aufgesprungen (*Franz*, a.a.O.). [RAL (108)]

Ein minutenlanges Brennen fast auf der Mitte der Oberlippe, am äußern Rande (*Stapf*, a.a.O.). [RAL (109)]

Ein, bei Berührung stechend brennendes Bläschen am Rande des Rothen der Unterlippe (*Teuthorn*, a.a.O.). [RAL (110)]

Drückende, scharfe Stiche in der Oberlippe von innen nach außen (*Groß*, a.a.O.). [RAL (111)]

Ein Geschwür am Rande des Rothen der Unterlippe, glänzend rothen Ansehns, für sich stumpf stechenden, ziehenden Schmerzes, bisweilen mit nicht unangenehmem Jücken verbunden, welches zum Kratzen reizt, worauf ein stumpfes Stechen erfolgt (n. 6 St.) (*Herrmann*, a.a.O.). [RAL (112)]

Lippengeschwür mit nagend ziehendem Schmerze darin (n. 37 St.) (*Ders.* a.a.O.). [RAL (113)]

Lippengeschwür, woraus Anfangs Eiter, dann (n. 3 Tagen) nur grünlichtes Wasser kömmt (*Ders.* a.a.O.). [RAL (114)]

Vorne, unterm Kinne, unter dem Rande des Unterkiefers, eine spannende Empfindung, als wollte da ein Knoten entstehen (*Franz*, a.a.O.). [RAL (115)]

Unter dem Kinne, vorne an der Vereinigung, beider Unterkiefer, ist es, als ob eine Drüse geschwollen wäre; es ist da etwas Hartes, wie Knorpel, von der Größe einer Haselnuß – beim Schlingen, wie beim Berühren oder Reiben vom Halstuche fühlt er darin einen hart drückenden Schmerz (n. 26 St.) (*Herrmann*, a.a.O.). [RAL (116)]

Beim Vorbeugen des Kopfs fällt derselbe, fast unwillkürlich, vorwärts, im Sitzen (n. 10 St.) (*Franz*, a.a.O.). [RAL (117)]

Schwere des Kopfs und Schwäche der Halsmuskeln: er mußte den Kopf entweder rückwärts, oder an dieser, oder jener Seite anlehnen (n. 12 St.) (*Haynel*, a.a.O.). [RAL (118)]

Niederdrückende Empfindung im Nacken (*Franz*, a.a.O.). [RAL (119)]

Lähmiges Ziehen hinten im Nackengelenke, am Stachelfortsatze des ersten Rückenwirbels (*Groß*, a.a.O.). [RAL (120)]

Ruckweise Stiche an der Seite des Halses, fast hinterm Ohre, Abends (*Stapf*, a.a.O.). [RAL (121)]

Spannender Stich in den linken Halsmuskeln (*Gutmann*, a.a.O.). [RAL (122)]

Drückendes Ziehen auf der rechten Seite des Halses, ohne Beziehung auf Bewegung oder Berührung (n. 32 St.) (*Herrmann*, a.a.O.). [RAL (123)]

Spannendes Drücken in der Seite des Halses (*Franz*, a.a.O.). [RAL (124)]

Beim Vorbiegen des Halses, ein ziehend drückender (rheumatischer) Schmerz in der Seite desselben (*Ders.* a.a.O.). [RAL (125)]

Feines Reißen in den Muskeln des Halses (n. 5 Minuten) (*Herrmann*, a.a.O.). [RAL (126)]

Beim Vorbiegen ist der Hals da, wo er auf der Schulter aufsitzt, rheumatisch schmerzhaft, wie Ziehen, Drücken, Steifheit (*Franz*, a.a.O.). [RAL (127)]

- Mund und innerer Hals

Geschwulst des Zahnfleisches, mit Hitze im Backen. [RAL 61]

Das Zahnfleisch schmerzt bei Berührung. [RAL 62]

Das Zahnfleisch blutet beim Draufdrücken und Putzen der Zähne, viele Tage lang. [RAL 63]

Das Zahnfleisch wird blaß und weiß. [RAL 64]

Die Zähne werden schnell schwarz; sie muß sie täglich zweimal putzen und dennoch bleiben sie querüber schwarz gestreift. [RAL 65]

Die innere Seite des Zahnfleisches ist schmerzhaft und geschwollen – auch beim Schlingen ist es schmerzhaft. [RAL 66]

Eine in Geschwür übergehende Blase an der innern Seite des Zahnfleisches, voll stechend ziehenden Schmerzen. [RAL 67]

Ein Knoten am Zahnfleische zwar für sich nicht, doch beim Aufdrücken mit etwas Hartem schmerzend (n. 17 Tagen). [RAL 68]

Das Zahnfleisch wird weggefressen. [RAL 69]

Zahnschmerz wird durch Einziehen der Luft in den Mund erregt. [RAL 70]

Fressender Schmerz in den vier untern Vorderzähnen, vorzüglich Nachts. [RAL 71]

Von Zeit zu Zeit, ein schmerzhafter Zug in den Zähnen und drauf Klopfen im Zahnfleische. [RAL 72]

Drückend ziehender Zahnschmerz der vordern Reihe, wie von Quecksilbergebrauche, am schlimmsten die Nacht, gegen Morgen zu. [RAL 73]

Ein durchdringendes Ziehen in dem hohl werdenden Zahne selbst, und in dem ihm entsprechenden auf der andern Seite, früh. [RAL 74]

Heftig ziehender Zahnschmerz, mit Backengeschwulst, drückendem Kopfschmerze derselben Seite und Hitze im Gesichte. [RAL 75]

Backengeschwulst am Unterkiefer. [RAL 76]

Aeußerlich am Halse, etliche Ausschlags-Blüthen. [RAL 77]

Die Unterkiefer-Drüsen sind bei Berührung schmerzhaft und schmerzen auch für sich. [RAL 78]

Die Unterkiefer-Drüsen schmerzen wie geschwollen und gequetscht. [RAL 79]

Geschwulst der Mandel- und Unterkiefer-Drüsen. [RAL 80]

Stechen in der Spitze der Zunge, ohne mit etwas berührt zu seyn. [RAL 81]

Stichschmerz am Rande der Zunge, wenn er sie an den Gaumen drückt, gleich als stäke ein Stachel darin – beim Essen vergings. [RAL 82]

Wundheitsschmerz des vordern Theils der Zunge. [RAL 83]

Eine Blase im Munde. [RAL 84]

Rauher Hals, wie wundschmerzend, beim Reden und Schlingen. [RAL 85]

Stechen im Gaumen, bis in's Gehirn. [RAL 86]

Trockenheit im Halse, vorzüglich Abends, vor dem Einschlafen; es sticht im Halse beim Schlingen. [RAL 87]

Zusammenlaufen des Speichels im Munde. [RAL 88]

Speichelfluß. [RAL 89]

Ein weichlicher, lätschiger Geschmack im Munde, und doch schmecken die Speisen gut. [RAL 90]

Wässeriger Geschmack im Munde, obgleich die Speisen richtig schmecken. [RAL 91]

Essen hat ihm keinen Geschmack und doch hat er Appetit. [RAL 92]

Brod schmeckt ihm sauer. [RAL 93]

◊ Zusammenpressend ziehender Zahnschmerz der rechten Reihe, durch kaltes Wasser zu erregen (*Ders.* a.a.O.). [RAL (128)]

Früh, ziehender Schmerz, bloß im hohlen Zahne (n. 72 St.) (*Ders.* a.a.O.). [RAL (129)]

Heftiges Zahnreißen in den Wurzeln der Zähne, wobei es ihr die Gesichtsmuskeln verzog, bald auf diese, bald auf jene Seite (*C. G. Hornburg*, in einem Aufsatze). [RAL (130)]

Ein, lange Zeit nur wenig angefressener Zahn ward schnell hohler, binnen acht Tagen (*Franz*, a.a.O.). [RAL (131)]

Es blättert sich ein Stück von der hintern Fläche eines Schneidezahns ab (n. 28 St.) (*Herrmann*, a.a.O.). [RAL (132)]

Schmerzhaftes Ziehen im Zahnfleische der hintersten Backzähne und in ihren Wurzeln (*Ders.* a.a.O.). [RAL (133)]

Schmerzhaftes Ziehen im Zahnfleische der Schneidezähne und des Eckzahns, und in den Wurzeln derselben, rechter Seite, was sich bis in die Muskeln des Unterkiefers herabzieht (n. 26 St.) (*Ders.* a.a.O.). [RAL (134)]

Das Zahnfleisch der obern und untern Zähne rechter Seite wird krampfartig schmerzhaft zusammen gezogen, so daß sie vor Schmerz die Zähne nicht von einander bringen konnte (*Hornburg*, a.a.O.). [RAL (135)]

Beim Essen, Reißen in dem Zahnfleische und den Wurzeln der untern Backzähne (n. 72 St.) (*Herrmann*, a.a.O.). [RAL (136)]

Reißen in den ganzen Zahnreihen, mit Stumpfheitsgefühle der Zähne, beim Draufbeißen (n. 40 St.) (*Stapf*, a.a.O.). [RAL (137)]

Zahnschmerz beim Essen; die Zähne stehen nicht fest, sondern wackeln beim Befühlen hin und her; er kann die Speisen nicht gehörig zermalmen; beim Kauen ist's, als würden die Zähne tiefer in das Zahnfleisch eingedrückt, und eben so ists, wenn sich beide Zahnreihen nur berühren; dabei ist das Zahnfleisch weiß (n. 56 St.) (*Herrmann*, a.a.O.). [RAL (138)]

Die hohlen Zähne sind bei der geringsten Berührung empfindlich, und wenn nach dem Essen nur das Mindeste von der Speise in den Höhlen derselben zurück bleibt, so entsteht ein heftiger, bis in die Wurzel sich erstreckender Schmerz, und das Zahnfleisch um die Zähne schmerzt wundartig (*Hartmann*, a.a.O.). [RAL (139)]

Gleich nach dem Essen und Kauen, so wie nach kalt Trinken, ein reißender Zahnschmerz, welcher binnen einer halben Stunde verging, aber von abermaligem Kauen gleich wieder kam; nach Trinken eines nicht kalten Getränks und nach Genusse eines flüssigen Nahrungsmittels entstand er nicht; durch Bewegung ward er nicht zum Vorscheine gebracht, aber, wenn er schon da war, durch Bewegung verstärkt, am meisten durch Bewegung in freier Luft (*Franz*, a.a.O.). [RAL (140)]

Wenn sie etwas Kaltes trank, fuhr es ihr in die Zähne, als wenn sie hohl wären (*Stapf*, a.a.O.). [RAL (141)]

Jedesmal gleich nach dem Essen, Zahnweh im hohlen Zahne – ein fressendes Ziehen (in den Schneidezähnen aber, Drücken), was sich in der freien Luft, selbst bei verschlossenem Munde, ungemein erhöht, in der Stube aber allmälig aufhört, mehre Tage lang (n. 5 Tagen) (*Franz*, a.a.O.). [RAL (142)]

Auch beim Kauen fangen die Zähne an, zu mucken (*Ders.* a.a.O.). [RAL (143)]

Reißen, erst in der Wurzel des hohlen Zahns, dann bis vor in die Kronen der Zähne, bloß gleich nach dem Essen und Kauen, in der freien Luft sehr erhöht; zugleich ein Druck oben auf die Krone der schmerzhaften Zähne nach ihren Wurzeln zu; bei Berührung mit dem Finger, fangen auch die übrigen Zähne zu schmerzen an (n. 9 Tagen) (*Ders.* a.a.O.). [RAL (144)]

Kitzelndes Stechen in den Backzähnen des rechten Unterkiefers (n. 1/4 St.) (*Groß*, a.a.O.). [RAL (145)]

Weißlich belegte Zunge (n. 46 St.) (*Stapf*, a.a.O.). [RAL (146)]

Weiß belegte Zunge (n. 27 St.) (*Langhammer*, a.a.O.). [RAL (147)]

Schmerzhaftes Ziehen vom Zungenbeine an, tief im Halse, bis unter den Unterkiefer; bei Berührung der Halsseite, heftiger (n. 48 St.) (*Herrmann*, a.a.O.). [RAL (148)]

Anschwellung der Unterzungendrüse, die ihn am Schlingen hindert, vier Stunden lang (n. 3 St.) (*Teuthorn*, a.a.O.). [RAL (149)]

Brennendes Kratzen im Gaumen, außer und bei dem Schlucken (*Herrmann*, a.a.O.). [RAL (150)]

Rauh und kratzig, doch sehr feucht am Gaumen (*Stapf*, a.a.O.). [RAL (151)]

Drückendes Schründen hinten am Gaumen, bloß außer dem Schlingen (n. 4, 5 St.) (*Franz*, a.a.O.). [RAL (152)]

Kratzende Empfindung im Rachen, hinter den Nasenöffnungen, als wenn man Tabak hindurch geschnupft hätte (*Gutmann*, a.a.O.). [RAL (153)]

Trockenheit der Zunge und zugleich fester Schleim in den hintern Nasenöffnungen, wodurch sie verstopft werden (*Franz*, a.a.O.). [RAL (154)]

Er spricht ganz matt, wegen Schwäche der Sprachorgane, ob er gleich übrigens lebhaft ist (*Ders.* a.a.O.). [RAL (155)]

Trockenheits-Empfindung der Zunge, Zusammenfluß säuerlichen Wassers im Munde und zugleich fester, die Choanen verstopfender Schleim (*Ders.* a.a.O.). [RAL (156)]

Blutiger Speichel (sogleich) (*Gutmann*, a.a.O.). [RAL (157)]

Stechen am Gaumen, wenn er trocken ist, Abends (n. 12 St.) (*Franz*, a.a.O.). [RAL (158)]

Das Brot schmeckt säuerlich (*Ders.* a.a.O.). [RAL (159)]

Im Munde, so für sich, ein garstiger, bitterlicher Geschmack (*Stapf*, a.a.O.). [RAL (160)]

Garstiger, bitterlicher Geschmack der Speisen (n. 46 St.) (*Ders.* a.a.O.). [RAL (161)]

Er hat stets sich anhäufenden Schleim im Munde, ohne Uebelgeschmack (*Herrmann*, a.a.O.). [RAL (162)]

Der Mund ist immer voll wässeriger Feuchtigkeit, wie bei starkem Hunger (*Stapf*, a.a.O.). [RAL (163)]

■ Magen

Großer Appetit auf Milch. [RAL 94]

(Von Biertrinken entsteht ein kratziger, widerlicher Geschmack im Halse.) [RAL 95]

Der Rauchtabak hat einen beißigen Geschmack. [RAL 96]

Beim (gewohnten) Tabakrauchen, Soodbrennen. [RAL 97]

Kratziges Aufstoßen, was den Kehlkopf angreift und zum Husten zwingt (kratziger Sood). [RAL 98]

Wenn es ihr aufstoßen will, drückt und sticht es ihr bis in die Brust. [RAL 99]

Schlucksen jedesmal nach dem Essen. [RAL 100]

Viel Schlucksen, eine halbe Stunde nach dem Abendessen. [RAL 101]

Drei Tage lang ist es ihm wabblicht und weichlicht. [RAL 102]

Alle Morgen, Uebelkeit zum Erbrechen. [RAL 103]

Brecherlichkeit. [RAL 104]

Scheinhunger-Empfindung im Magen, als hinge er schlaff herunter und doch kein Appetit. [RAL 105]

Ungeheurer Heißhunger, auch wenn der Magen voll Speisen war, und wenn er dann wieder aß, so schmeckte es dennoch. [RAL 106]

Wühlender Schmerz im Magen. [RAL 107]

Vollheit in der Herzgrube und Drücken und Stechen darin. [RAL 108]

Früh, nach dem Erwachen, im Bette, ein Drücken im Magen, wie von einer Last, durch keine Veränderung der Lage zu bessern (n. 6 St.). [RAL 109]

◊ Früh, Brecherlichkeits-Empfindung (n. 1 St.) (*Franz*, a.a.O.). [RAL (164)]

Beim Essen entsteht im Munde und Schlunde Uebelkeit, als sollte er sich erbrechen (n. 9 St.) (*Langhammer*, a.a.O.). [RAL (165)]

Zusammenlaufen des Wassers im Munde, nach dem Essen – eine Art Würmerbeseigen (*Franz*, a.a.O.). [RAL (166)]

Weichlich (sogleich); es läuft ihm Wasser im Munde zusammen, mit einzelnem, kurzem Aufstoßen, wie wenn man ein Brechmittel eingenommen hat, was nicht gehen will (*Stapf*, a.a.O.). [RAL (167)]

Eine Art Aufstoßen; es kömmt aus dem obern Theile des Halses eine Menge Schleim in den Mund (n. ½ St.) (*Ders.* a.a.O.). [RAL (168)]

Geschmackloses Aufstoßen; es kömmt aber weder Luft, noch sonst was heraus (*Ders.* a.a.O.). [RAL (169)]

Aufstoßen einer geschmacklosen Feuchtigkeit, nach dem Essen (*Ders.* a.a.O.). [RAL (170)]

Aufstoßen nach dem Geschmacke der Speisen (*Ders.* a.a.O.). [RAL (171)]

Häufiges, leeres Aufstoßen (*Ders.* a.a.O.). [RAL (172)]

Mehrmaliges Aufstoßen (n. ¼ St.) (*Kummer.* a.a.O.). [RAL (173)]

Oefteres Schlucksen, beim (gewohnten) Tabakrauchen (*Langhammer*, a.a.O.). [RAL (174)]

Oefteres Schlucksen, mit Uebelkeit und Kopfbetäubung verbunden (n. ¾ St.) (*Ders.* a.a.O.). [RAL (175)]

Durstlosigkeit: er trinkt weniger, als gewöhnlich (*Herrmann*, a.a.O.). [RAL (176)]

Wenige Stunden nach einer sehr reichlichen, nahrhaften Mahlzeit bekömmt er ein heftiges Hungergefühl, mit Wasser-Zusammenlaufen im Munde (*Stapf*, a.a.O.). [RAL (177)]

Spann-Schmerz in der Magengegend (n. 13 St.) (*Ders.* a.a.O.). [RAL (178)]

In der Herzgrube, ein kneipend beklemmender Schmerz, welcher nur im Sitzen, beim Vorbeugen des Körpers sich wieder verlor (n. 1 St.) (*Hartmann*, a.a.O.). [RAL (179)]

■ Abdomen

Früh nüchtern (im Bette), ein beängstigendes und Athem beengendes Spannen quer durch den Oberbauch, in den Hypochondern (wie die Hypochondristen zu klagen pflegen). [RAL 110]

Drücken und zugleich Schwere und Spannen im Unterleibe. [RAL 111]

Der Unterleib ist wie zusammengepreßt, Athem verengend. [RAL 112]

Ein spannend schmerzhaftes Drücken im Unterleibe, als wenn er zu viel gegessen hätte und sich dann auf den Leib drückte, mit Uebelkeit und Zusammenlaufen des Speichels im Munde. [RAL 113]

Ziehender Schmerz quer durch den Unterleib. [RAL 114]

Ein Ziehen in den Seiten des Unterleibs herab, als sollte das Monatliche erscheinen (n. 4 Tagen). [RAL 115]

Ziehender Schmerz im Unterleibe, wie von Blähungen. [RAL 116]

Die Blähungen versetzen sich im Unterbauche (die ersten 8 Stunden). [RAL 117]

Eine große Menge Blähungen erzeugten sich und gingen in Menge und von argem Geruche ab, 36 Stunden lang. [RAL 118]

Lautes Knurren im Unterleibe. [RAL 119]

Kollern und Leibschneiden, viele Tage lang. [RAL 120]

Bloß Anfangs beim Gehen im Freien, ein anhaltend stichartiger Schmerz im Unterleibe, unter den rechten Ribben. [RAL 121]

Schneiden in der Nabelgegend, wie äußerlich, Abends im Bette, in drei Anfällen. [RAL 122]

In den Gedärmen, Schneiden, vorzüglich nach jedem Essen und Trinken, und dabei so übel, daß ihr das Wasser im Munde zusammen lief und zugleich große Mattigkeit; nach dem Schneiden bekömmt sie eine große Hitze im Gesichte und das Blut tritt ihr nach dem Kopfe, auch die Adern treten an den Händen auf. [RAL 123]

Krampfhaftes Schneiden im Unterleibe, mit Zittern der Kniee; am Tage, bei der mindesten Bewegung, vorzüglich stark nach dem Harnen; Abends, Schneiden auch ohne Bewegung, welches vom Zusammenkrümmen besser ward. [RAL 124]

Früh, Leibschneiden vor dem Stuhlgange. [RAL 125]

◇ Klemmender Druck unterhalb dem Brustbeine, gleich links neben dem Schwerdknorpel (*Groß*, a.a.O.). [RAL (180)]

Flüchtig drückender Schmerz unter den letzten Ribben, wie von versetzten Blähungen (*Stapf*, a.a.O.). [RAL (181)]

Eine, die Brust beklemmende und den Athem hemmende Zusammengezogenheit in der Unterribbengegend (n. 2 Tagen), drei Tage anhaltend (*Kummer*, a.a.O.). [RAL (182)]

Klemmendes Drücken unter den kurzen Ribben der rechten Seite (n. 1¼ St.) (*Hartmann*, a.a.O.). [RAL (183)]

Ein starkes Poltern und Knurren im Unterleibe, ohne Schmerz und ohne Abgang von Blähungen (n. 1½ St.) (*Stapf*, a.a.O.). [RAL (184)]

Kollern in der linken Seite des Oberbauchs (n. 1 St.) (*Haynel*, a.a.O.). [RAL (185)]

Nach dem Mittagsessen, ein Poltern im Unterleibe, hörbar wie entstehende und zerplatzende Blasen (*Kummer*, a.a.O.). [RAL (186)]

Knurren im Unterbauche und Ziehen im Darmkanale (*Herrmann*, a.a.O.). [RAL (187)]

Harter, schmerzhafter Druck, rechter Seite, unterhalb des Nabels (*Groß*, a.a.O.). [RAL (188)]

Links über dem Nabel, klemmende Stiche, welche scharf sind und taktmäßig erfolgen (*Ders.* a.a.O.). [RAL (189)]

Kneipender Stich in den Eingeweiden des Unterleibes, linker Seite (n. 38 St.) (*Gutmann*, a.a.O.). [RAL (190)]

Lang anhaltender, stumpfer Stich in der Gegend um den Nabel, schlimmer beim Ausathmen und Aufdrücken (n. 8 St.) (*Ders.* a.a.O.). [RAL (191)]

Spannender Stich in den linken Bauchmuskeln (n. 32 St.) (*Gutmann*, a.a.O.). [RAL (192)]

Zerschlagenheitsschmerz über den Hüften, in den Lenden, welcher sich unter dem Nabel hinzieht, beim Vorbeugen am meisten bemerkbar, doch auch bei Berührung schmerzhaft ist (n. 18 St.) (*Kummer*, a.a.O.). [RAL (193)]

Zerschlagenheitsschmerz im Unterbauche (n. 48 St.) (*Stapf*, a.a.O.). [RAL (194)]

Jückende Nadelstiche in der Nierengegend (*Groß*, a.a.O.). [RAL (195)]

Stumpfer Stich im linken Schooße, beim Aufdrücken heftiger, beim Ein- und Ausathmen aber vergehend (n. 84 St.) (*Gutmann*, a.a.O.). [RAL (196)]

■ Rektum

Früh, nach Leibschneiden und Uebelkeit, erfolgt Durchfall; der letzte Stuhl ist bloßer Schleim.[5] [RAL 126]

Leibschneiden, durchfälliger Stuhl und der letzte, schleimig (n. 42, 84 St.). [RAL 127]

Unter der Empfindung, als wolle eine Blähung abgehen, erfolgt unbewußt dünner Stuhl (n. 2 St.). [RAL 128]

Durchfälliger Stuhl mit Blähungen untermischt (n. 3 St.). [RAL 129]

Viele Tage nach einander mehrmaliger, gewöhnlich dünner Stuhlgang. [RAL 130]

Der auch natürlich feste Stuhl geht mit Blähungen dazwischen ab. [RAL 131]

Er ward oft zum Stuhle genöthigt, ohne Leibweh; es ging jedesmal sehr wenig und sehr Hartes fort, mit einem Schmerze im After, als wenn er zerspringen sollte. [RAL 132]

Nach vollendetem Stuhlgange, noch ein gleiches, aber vergebliches Noththun, ohne Stuhlgang im Mastdarme. [RAL 133]

Nach hartem Stuhlgange, wie ein Quetschungsschmerz tief im Mastdarme, 3 Viertelstunden lang. [RAL 134]

Lange nach dem Stuhlgange, ein schründender Wundheitsschmerz im Mastdarme. [RAL 135]

Mehrtägige Hartleibigkeit (die ersten Tage). [RAL 136]

Starkes Jücken am After, mit Knötchen am After. [RAL 137]

Unschmerzhafte Schooßdrüsen-Geschwulst, welche beim Gehen und Stehen am sichtbarsten wird, und viele Tage anhält (n. 36 St.). [RAL 138]

◊ Starker Blähungs-Abgang (*Ders.* a.a.O.). [RAL (197)]

Heiße Blähungen (n. 36 St.) (*Groß*, a.a.O.). [RAL (198)]

Abgang unbeschreiblich stinkender Blähungen (*Stapf*, a.a.O.). [RAL (199)]

Heftig stinkende Blähungen in Menge, viele Tage über (*Kummer*, a.a.O.). [RAL (200)]

Kneipen in den Gedärmen mit Blähung-Abgang (n. 13 St.) (*Gutmann*, a.a.O.). [RAL (201)]

Heftiger, umher windend kneipender Schmerz im ganzen Unterleibe, bald hie, bald da (n. 2½ St.) (*Hartmann*, a.a.O.). [RAL (202)]

Quer herüber im Unterleibe, Kneipen, und auf den Seiten in den Unterbauchs-Muskeln, Ziehen, als wenn ein Durchfall entstehen wollte (*Franz*, a.a.O.). [RAL (203)]

Früh, Kneipen im Oberbauche, als wollte ein Durchfall entstehen und dennoch konnte er nicht zu Stuhle gehn (*Ders.* a.a.O.). [RAL (204)]

Im Unterleibe, eine bebende Empfindung und Durchfalls-Regung (*Ders.* a.a.O.). [RAL (205)]

Früh zögert der Stuhl sehr lange, wegen Mangel an wurmförmiger Bewegung der dicken Gedärme (*Ders.* a.a.O.). [RAL (206)]

Stuhl, zwölf Stunden später als gewöhnlich, und hart und in kleinen Stücken abgehend (n. 14, 15 St.) (*Haynel*, a.a.O.). [RAL (207)]

Den ersten Tag harter Stuhl, den zweiten gar keiner, den dritten Tag wieder harter Stuhl, den vierten Tag, gewöhnlicher (*Kummer*, a.a.O.). [RAL (208)]

Schneiden und Herumwühlen im Ober- und Unterbauche, mit Stuhldrang, worauf dünner Stuhl, aber wenig abgeht; ist er abgegangen, so erfolgt, unter vermehrtem Leibschneiden, neuer Stuhldrang, doch, ungeachtet aller Anstrengung, ohne Ausleerung – eine Art von Stuhlzwang, der sich, so wie die Leibschmerzen, erst dann verliert, nachdem er vom Stuhle aufgestanden ist (*Groß*, a.a.O.). [RAL (209)]

Schneiden im Bauche, mit heftigem Stuhldrange, worauf ganz flüssiger, aber wenig Koth abgeht, unter innerlichem Frösteln im Kopfe; gleich nach dem Abgange erfolgt eine Art Stuhlzwang (*Ders.* a.a.O.). [RAL (210)]

Harter, weniger Stuhl, mit brennend schneidendem Schmerze im After (n. 10 St.) (*Haynel*, a.a.O.). [RAL (211)]

Geringer, harter, dünn geformter Stuhl, welcher unter drückendem Schmerze im After abgeht (n. 26 St.) (*Ders.* a.a.O.). [RAL (212)]

Anhaltend drückender Schmerz im Mastdarme, beim Sitzen (*Gutmann*, a.a.O.). [RAL (213)]

Schwieriger Stuhl; erst ging harter Koth ab; diesem folgte weicher, welcher ihn aber, gleich als wäre der Mastdarm zusammengeschnürt, sehr quälte und drängte; es wollte fort, und konnte nicht; drauf noch Stuhlzwang (*Teuthorn*, a.a.O.). [RAL (214)]

Früh, gleich nach derbem Stuhlgange, ein sehr dünner, gelblicher, reichlicher (*Stapf*, a.a.O.). [RAL (215)]

---

[5] Die folgenden vier Symptomen scheinen von einer allzu großen Gabe herzurühren, welche fast jedes Medikament zum Purgirmittel macht; denn die eigentliche Erstwirkung dieser Arznei scheint zu seyn: bei zu Stuhle drängendem Leibweh, Leibverstopfung, oder doch ein sehr geringer, harter, oder auch (doch seltner) dünner Stuhlgang, wie man auch aus den Beobachtungen Andrer (203) bis (208) ersieht.

Weicher, doch schwierig abgehender Stuhlgang, wegen Zusammenschnürung des Afters, wie bei Hämorrhoiden (*Franz*, a.a.O.). [RAL (216)]

Weicher Stuhlgang (n. 49 St.) (*Gutmann*, a.a.O.). [RAL (217)]

Jücken am After beim Sitzen, außer dem Stuhlgange (n. 7 St.) (*Ders.* a.a.O.). [RAL (218)]

- **Harnwege**

Den ersten Tag sehr wenig Urinabsonderung.[6] [RAL 139]

Reichliches, sehr häufiges Harnen, mehre Tage lang (n. 24, 40 St.). [RAL 140]

Häufiger, rother Urin. [RAL 141]

Beim Harnen schneidets und nach dem Harnen wird's noch schlimmer. [RAL 142]

Ein beißendes und brennendes Kriebeln an der Harnröhrmündung, außer dem Harnen. [RAL 143]

Bloß außer dem Harnen, im Sitzen, ein Brennen tief hinten in der Harnröhre. [RAL 144]

Bei jedem Uriniren, ein Brennen in der ganzen Harnröhre, viele Tage lang. [RAL 145]

Beim Erwachen vom Schlafe, **Drücken auf die Blase**; sie mußte viel harnen, und dennoch trieb es sie nach einer Stunde wieder zum Harnen, mit Drücken. [RAL 146]

Wenn sie hustete, sprützte der Urin von ihr, unwillkürlich. [RAL 147]

◊ Oefteres Lassen wässerigen Harns im Anfange, nach einigen Tropfen aber dunkelgelber Harn (*Stapf*, a.a.O.). [RAL (219)]

Der Urin geht, die ersten vier Tage, alle Viertelstunden in geringer Menge ab; die folgenden Tage geht zwar die gehörige Menge, aber von dunkler Farbe und immer noch alle Stunden, ab (*Groß*, a.a.O.). [RAL (220)]

Er muß oft harnen und es geht wenig, den zweiten Tag nicht so oft, aber mehr Urin, ab (*Herrmann*, a.a.O.). [RAL (221)]

Er harnet etwas öfter, als in gesunden Tagen und wenig auf einmal (n. 7 Tagen) (*Ders.* a.a.O.). [RAL (222)]

Oefterer Harndrang, wobei sehr wenig dunkelfarbner Harn abgeht, 3 Tage lang (*Groß*, a.a.O.). [RAL (223)]

Oefteres Nöthigen zum Harnen, mit vielem Urinabgange (n. 6 St.) (*Langhammer*, a.a.O.). [RAL (224)]

Drang zum Harnen; es geht kaum ein Löffel voll, meistens röthlicher oder dunkelgelber Harn in einem dünnen Strahle ab, bisweilen tropfenweise, und nachdem er ihn gelassen hat, ist's ihm immer, als wäre die Blase noch nicht leer, denn es tropft noch immer etwas ab (*Groß*, a.a.O.). [RAL (225)]

Er harnet oft, doch jedesmal nur wenig, etwa eine Obertasse dunkeln Urins (n. 24 St.) (*Herrmann*, a.a.O.). [RAL (226)]

Er harnet weniger oft, als den ersten Tag, doch öfter, als in gesundem Zustande, und wenig mehr als den ersten Tag (n. 3 bis 7 Tagen) (*Ders.* a.a.O.). [RAL (227)]

Gleich nach dem Harnen, ein Verrenkungsschmerz oberhalb der Harnröhre, hinter dem Schambeine (*Langhammer*, a.a.O.). [RAL (228)]

Der Harn geht in der Nacht mit Steifigkeit der Ruthe und zuletzt nur tropfenweise ab, mit Brennen am Blasenhalse, und es trieb zugleich vergeblich auf den Stuhl; das Krummliegen erleichterte es (*Teuthorn*, a.a.O.). [RAL (229)]

Eine Art Brennen in der Mitte der Harnröhre, außer dem Harnen (n. 6 St.) (*Kummer*, a.a.O.). [RAL (230)]

- **Geschlechtsorgane**

Bei Abgang harten Stuhls, Ausfluß des Vorsteherdrüsen-Saftes. [RAL 148]

Eine Pollution im Nachmittagsschlafe, dergleichen seit 30 Jahren nicht erfolgt war, bei einem Greise (n. 12 St.). [RAL 149]

Drei Nächte nach einander, Samenergießung. [RAL 150]

Fünf Nächte nach einander, Samenerguß, jedesmal mit geilen Träumen. [RAL 151]

Nach einer nächtlichen Pollution, Mattigkeit und Schwere in beiden Armen, als hätte er Blei drin. [RAL 152]

Erregt in der Erstwirkung lebhaften Geschlechtstrieb, in der Nach- oder Gegen-Wirkung des Organism's aber (n. 5, 6 Tagen) erfolgt Gleichgültigkeit dagegen und beharrlicher Mangel des Geschlechtstriebs, sowohl in den Zeugungsorganen, als auch in der Phantasie. [RAL 153]

Ein Jücken im Innern des Hodensacks, was bloß durch Drücken und Reiben zwischen den Fingern sich etwas tilgen läßt. [RAL 154]

---

[6] Die Harn-Symptome haben eine Aehnlichkeit mit den Stuhlgangs-Symptomen, wie man auch bei den Beobachtungen Andrer sieht.

Wohllüstiges Jücken[7] um den Hodensack, welches beim Reiben immer zunimmt, oberflächlich zu Wundschmerze wird, während tiefer noch das Jücken fortbesteht und endlich einen Samenerguß bewirkt (n. 5, 6, 8 Tagen). [RAL 155]

Ein schmerzloses Gluckern im Hodensacke. [RAL 156]

Feuchtigkeit an der Eichelkrone, unter der Vorhaut. [RAL 157]

Feuchtender weicher Auswuchs in der Rinne, hinter der Eichelkrone und ein ähnlicher an der Krone selbst, welche beide vom Reiben des Hemdes jücken. [RAL 158]

Schmerzhafte Empfindlichkeit der weiblichen Geschlechtstheile; wenn sie sitzt, thut es ihr da weh. [RAL 159]

Krampfhafter Schmerz in den weiblichen Schamtheilen und der Mutterscheide. [RAL 160]

Fein stechendes Jücken an den weiblichen Schamtheilen. [RAL 161]

Ein Beißen an den weiblichen Schamtheilen, auch außer dem Harnen. [RAL 162]

Hinten, innerhalb der großen, rechten Schamlefze, eine Blase, welche für sich ein Beißen, beim Berühren aber Wundheitsschmerz verursacht (n. 9 Tagen). [RAL 163]

Ausbruch des ein Jahr ausgebliebnen Monatlichen unter Leibschneiden und starkem Kollern, zum Neumonde.[8] [RAL 164]

◊ Die ganze Nacht über, ungeheure Ruthesteifigkeit, ohne Samenerguß (n. 16 St.) (*Langhammer*, a.a.O.). [RAL (231)]

Die ganze Nacht, Ruthesteifigkeit, ohne verliebte Phantasieen und ohne Samenerguß (*Ders.* a.a.O.). [RAL (232)]

Nachts, verliebte Traumbilder, mit zwei Samenergüssen (*Ders.* a.a.O.). [RAL (233)]

Nachts eine Samenergießung, ohne Träume (*Franz*, a.a.O.). [RAL (234)]

Heftig, ziehend brennende Stiche aus dem Bauchringe rechter Seite, wie im Samenstrange, bis in den rechten Hoden (welcher jedoch beim Befühlen unschmerzhaft ist), im Sitzen, Stehen und Gehen, doch beim Bücken am heftigsten (n. 33 St.) (*Haynel*, a.a.O.). [RAL (235)]

Drückendes Ziehen (Reißen) im rechten Hoden, als würde er mit Gewalt zusammengedrückt (*Groß*, a.a.O.). [RAL (236)]

Drückender Schmerz am linken Hoden, beim Gehen, so wie nach jeder Reibung; bei Berührung wird er heftiger (n. 8 St.) (*Herrmann*, a.a.O.). [RAL (237)]

Stechender Schmerz an der rechten Seite der Eichel, beim Stehen und Gehen (*Langhammer*, a.a.O.). [RAL (238)]

■ **Atemwege und Brust**

(Abends, ein Stocken in der Nase, so daß sie gar keine Luft durch hat und es ihr das Sprechen erschwert.) [RAL 165]

Nießen, mit Schnupfen. [RAL 166]

Schnell entstehender Fließschnupfen, mit schnupfiger Sprache, $\frac{1}{4}$ Stunde anhaltend (Nachmittags, 2 Uhr). [RAL 167]

Starker Schnupfen, ohne Husten. [RAL 168]

Husten, mit Schleimauswurf. [RAL 169]

Schnupfen und Husten, mehre Wochen. [RAL 170]

Fester Schleim liegt ihm auf der Brust, die ersten 6, 8 Stunden und mehre Morgen; in spätern Stunden und am Tage, leichte Schleimablösung von der Brust. [RAL 171]

Sie fühlt ihre Brust schwach; es liegt ihr etwas fest in der Luftröhre, was sie zum Kotzen nöthigt. [RAL 172]

Husten, mit kitzelndem Reize dazu, bloß am Tage. [RAL 173]

Starker Husten, nach dem Niederlegen, Abends, Mittags, mit zähem Schleimauswurfe. [RAL 174]

Husten-Auswurf jedesmal mit 5 bis 8 Tropfen Blut, und jedesmal vorher eine kratzende Empfindung in der Brust. [RAL 175]

Husten mit gelbem Auswurfe, wie Eiter, am schlimmsten Vormittags, von 9 bis 12 Uhr, früh wenig (n. 5 Tagen). [RAL 176]

Beim Husten, Schmerz hinterm Brustbeine, wie unterschworen. [RAL 177]

In der Brust, ein Drücken, und eine Schwere darin, beim Sitzen, welches beim Gehen nachließ. [RAL 178]

Drücken in der linken Brust, ohne daß das Athemholen darauf Einfluß hat. [RAL 179]

Nachmittags eine Beklemmung auf der Brust und ein Unruhegefühl, was ihn von einem Orte zum andern treibt und auf keinem zu bleiben verstattet. [RAL 180]

Gegen Ende des Beischlafs, Engbrüstigkeit. [RAL 181]

Unruhe in der Brust. [RAL 182]

---

[7] Durch Riechen an Ambra zu tilgen.
[8] Da es aber nur Erstwirkung gewesen war, so kam das Monatliche die folgenden Monate nicht wieder.

Herzklopfen beim Gehen und beim Anhören von Musik. [RAL 183]

Bebendes Herzklopfen bei geringer Bewegung. [RAL 184]

Er erwacht aus dem Nachmittagschlafe mit dem heftigsten Herzklopfen. [RAL 185]

Immerwährender Schmerz in der Mitte des Brustbeins, als wenn da etwas Böses (Geschwüriges) wäre, am schlimmsten beim Aufrichten und Ausdehnen des Körpers, auch beim Betasten schmerzhafter, wie Spannen und Drücken, so daß es zuweilen den Athem versetzt. [RAL 186]

Schmerz in den Brustmuskeln, früh, wenn sie sich im Bette bewegt, und am Tage, wenn sie die Arme zusammenlegt, wie zerschlagen; beim Betasten der Theile selbst fühlt sie nichts, auch nicht beim Athmen. [RAL 187]

Die Brust schmerzt äußerlich, beim Befühlen. [RAL 188]

Beim Bücken, ein stumpf stechend drückender Schmerz an den Knorpeln der letzten Ribben, auch beim Befühlen, wund schmerzhaft. [RAL 189]

Friesel auf der Brust; wenn er warm wird, wird's roth und jückt. [RAL 190]

An den untern Ribben, ein flechtenartiger Ausschlag, aus kleinen, dichten, rothen Blüthchen zusammengesetzt, mit brennend jückendem Feinstechen, wie von Brennesseln; nach Reiben schmerzt die Stelle; dabei ein Frost-Ueberlaufen in dieser Gegend und über den Oberbauch. [RAL 191]

◊ **Oefteres Nießen, ohne Schnupfen** (n. 2 und 10 St.) (*Ders.* a.a.O.). [RAL (239)]

Schnupfen: Anfangs schnaubt er nur dicken Schleim aus, nachgehends dünn flüssigen (n. 4 Tagen) (*Herrmann*, a.a.O.). [RAL (240)]

Heftiger Fließschnupfen; das eine Nasenloch ist verstopft, das andre nicht, bei häufigem Nießen, Thränen der Augen und aufgesprungenen Lippen (n. 3, 4 Tagen) (*Kummer*, a.a.O.). [RAL (241)]

Heftiger Schnupfen: unter Kitzeln in der Nase und Nießen fließt bald häufige, milde, wässerige Feuchtigkeit, bald dicker Schleim aus der Nase – späterhin, bloß die dickschleimige Materie (*Stapf*, a.a.O.). [RAL (242)]

Immerwährender Reiz zum Kotzen, wegen zähen Schleims im Luftröhrkopfe, den er nicht los husten kann (*Groß*, a.a.O.). [RAL (243)]

Leichtes Auswerfen einer Menge Schleims durch Kotzen (*Kummer*, a.a.O.). [RAL (244)]

Scharfer Husten, welcher die Kehle aufzureißen droht, wie von einer beständigen Verengerung der Luftröhre, ohne vorgängigen besondern Reiz (n. 4 St.) (*Franz*, a.a.O.). [RAL (245)]

Gleich nach dem Essen, scharfer Hustenreiz im Kehlkopfe, aber wenig Husten (n. 4 Tagen) (*Ders.* a.a.O.). [RAL (246)]

Kurz nach dem Essen jedesmal scharfer Husten und Wasser-Zusammenlaufen im Munde – es ist, als würde dieß Wasser mit Gewalt durch den Schlund getrieben und schnitte darin (n. 26 St.) (*Ders.* a.a.O.). [RAL (247)]

Oben am Brustbeine, gleich unter dem Halsgrübchen, jückende, feine, scharfe Stiche, die zum Kratzen nöthigen (*Groß*, a.a.O.). [RAL (248)]

Schmerzliche Stiche auf der Brust, das Ausathmen erschwerend (*Langhammer*, a.a.O.). [RAL (249)]

Stumpfer Stich in der linken Brust, nach einigen Minuten wiederkehrend (*Gutmann*, a.a.O.). [RAL (250)]

Beim Biegen des Oberkörpers auf die rechte Seite, schief nach vorne, ein heftiger Stich in der rechten Brust, beim Sitzen (n. 2¼ St.) (*Haynel*, a.a.O.). [RAL (251)]

Spannende Stiche in der linken Brust, beim Liegen und bei Bewegung, heftiger beim Ausathmen als beim Einathmen, am schlimmsten beim Treppensteigen, wo zuletzt ein anhaltender Stich erfolgt, welcher fast den Odem hemmt (n. 16 St.) (*Gutmann*, a.a.O.). [RAL (252)]

Ein anhaltender, bohrender, stumpfer Stich in der linken Brust (n. 37 St.) (*Ders.* a.a.O.). [RAL (253)]

Stumpfe Stiche auf beiden Seiten in den Ribbenmuskeln, beim Sitzen, schlimmer beim rückwärts Anlehnen, und beim Ein- und Ausathmen anhaltend (n. ½ St.) (*Ders.* a.a.O.). [RAL (254)]

Gefühl von Wundheit hinter dem Brustbeine (*Groß*, a.a.O.). [RAL (255)]

Beklemmung der Brust, wie Zusammenziehn derselben; davon langsames und sehr schwieriges Einathmen; das Ausathmen ist erleichternd; zugleich Unruhe und Aengstlichkeit, am schlimmsten beim Sitzen, leichter beim Gehen, 5 Stunden anhaltend (n. 6 St.) (*Cubitz*, a.a.O.). [RAL (256)]

Druck über der Herzgrube, wie Wundheit, mit Uebelkeit daselbst (*Groß*, a.a.O.). [RAL (257)]

Stechendes Schneiden an den Ribbenknorpeln der linken Seite; es ist, als ob man da einen Einschnitt machte, mit Stichen verbunden (*Herrmann*, a.a.O.). [RAL (258)]

Scharfe Stiche, welche sich am hintersten Theile der rechten Ribben anfangen und sich bis zu den Knorpeln hervor schlängeln (*Ders.* a.a.O.). [RAL (259)]

Stechendes Jücken zwischen den Ribbenknorpeln (*Ders.* a.a.O.). [RAL (260)]

Scharfe, in Pausen von mehren Sekunden absetzende und länger als gewöhnlich dauernde Stiche in der Gegend des vierten Ribbenknorpels rechter und linker Seite; sie dringen langsam von innen nach außen, ohne Beziehung auf Ein- oder Ausathmen (n. 14 St.) (*Ders.* a.a.O.). [RAL (261)]

- Rücken und äußerer Hals

Im Nacken, Steifigkeit. [RAL 192]

Im Nacken, Jücken. [RAL 193]

In den Nacken- und den linken Schultermuskeln, ein Drücken und Spannen (n. 1/2 St.). [RAL 194]

Früh, rheumatischer Schmerz im Nacken und zwischen den Schulterblättern, wie Ziehen; sie konnte, beim Aufstehn aus dem Bette, mit den Armen sich vor Schmerz nicht bewegen und den Hals nicht wenden, den ganzen Vormittag, mehre Morgen nach einander, bei Mattigkeit des ganzen Körpers, bis Mittag. [RAL 195]

(Schmerz im Rücken, die Nacht, vom Abend an bis früh 5 Uhr, wie Schläge und Rucke, so daß es ihm den Athem benahm, bei Schlummer.) [RAL 196]

Starke Stiche, den Rücken herauf (n. 7 Tagen). [RAL 197]

Im Kreuze, Stiche und Schmerz, wie von Verheben, in der Ruhe, welches beim Gehen aufhörte. [RAL 198]

Früh, im Bette, Schmerz im Kreuze, als wenn alles zerbrochen wäre; beim Aufstehn aus dem Bette konnte sie nichts von der Erde aufheben, bis 8, 9 Uhr; dann erfolgte Hunger, dann, mit Leibschneiden, Durchfall, welcher zuletzt schleimig war. [RAL 199]

Ein herabziehender Schmerz im Kreuze, mehr beim Bücken, als gerade Stehn, am wenigsten im Sitzen. [RAL 200]

Die ganze Nacht, ein Pressen im Kreuze, wie zerschlagen; sie wachte über diesen Schmerz auf, wo es früh 4 Uhr am schlimmsten war; wie sie aufstand, war es weg. [RAL 201]

◇ Kreuzschmerz weniger im Gehen hindernd, als beim Aufstehn vom Sitze, beim Wenden des Körpers im Bette, und bei jeder Seitenbewegung, mehre Tage anhaltend (n. 10 St.) (*Kummer*, a.a.O.). [RAL (262)]

Aeußerlich, am untern Theile des Kreuzbeins, ein heftiges Brennen (n. 1/2 St.) (*Haynel*, a.a.O.). [RAL (263)]

Im Sitzen, ziehendes Stechen, zuweilen Zucken im Kreuzbeine (*Ders.* a.a.O.). [RAL (264)]

Harter Druck links, neben der Wirbelsäule, an den Rückenmuskeln (n. 4 Tagen) (*Herrmann*, a.a.O.). [RAL (265)]

In den beiden ersten Rückenwirbeln, ein ziehendes Drücken, zugleich mit schründender Empfindung (n. 1 3/4 St.) (*Franz*, a.a.O.). [RAL (266)]

Brennend drückender Schmerz unter dem rechten Schulterblatte, dicht am Rückgrate, mit einer empfindlichen Schwerheits-Empfindung auf der rechten Brust (n. 2 St.) (*Hartmann*, a.a.O.). [RAL (267)]

Zwischen dem letzten Hals- und ersten Rückenwirbel, ein Schmerz, als stäche man mit einem Messer hinein (*Franz*, a.a.O.). [RAL (268)]

→ Nacken: *Kopf*

- Extremitäten

Schmerz an den Knochen des Arms, nicht für sich in der Ruhe, auch nicht beim Betasten, sondern bloß bei Bewegung. [RAL 202]

Am rechten Oberarmknochen Schmerz, ein unleidliches Drücken in der Beinhaut, in Ruhe und Bewegung; beim Befühlen schmerzt die Stelle noch mehr (n. 36 St.). [RAL 203]

Im rechten Oberarme, ein drückendes Ziehen, Abends im Bette. [RAL 204]

Am Ellbogen und gegen die Hände zu, jückende Ausschlagsblüthen. [RAL 205]

Ziehend reißender Schmerz im Vorderarme, vorzüglich bei Bewegung des Arms und der Hand. [RAL 206]

Am Vorderarme, eine rothe Erhöhung, in deren Mitte ein Eiterbläschen sitzt, mit brennendem Schmerze in der Ruhe und für sich, beim Befühlen aber mehr wie ein Schwär schmerzend. [RAL 207]

Flechten (Schwinden) auf den Händen, welche Abends jücken und nach dem Kratzen brennen. [RAL 208]

Wenn er ein Weilchen gesessen hat, thut ihm die Hinterbacke weh. [RAL 209]

Beim Stehen, eine Taubheitsempfindung in der linken Hüfte, bis zum Unterleibe. [RAL 210]

Um das Hüftgelenke, ein drückender Schmerz im Gehen und Sitzen. [RAL 211]

Wundheitsschmerz oben, innerhalb des Oberschenkels. [RAL 212]

Zerschlagenheits-Schmerz aller Muskeln der Oberschenkel, beim Schnellgehen, zwei Tage lang. [RAL 213]

Flechten (Schwinden) an den Ober- und Unterschenkeln. [RAL 214]

Ein Kriebeln in den lange Jahre hart elastisch geschwollenen Ober- und Unter-Schenkeln, mit Gefühl, als wenn der Theil innerlich heiß wäre, auseinander getrieben würde und sehr schwer wäre. [RAL 215]

An der äußern Knieseite, ein drückend stechender Schmerz, beim Auftreten und beim Befühlen. [RAL 216]

Am Unterschenkel, Blüthen, brennend jückenden Schmerzes. [RAL 217]

Jücken, Abends im Bette, am Unterschenkel; nach dem Reiben entstehen flache Geschwüre, welche heftig schmerzen. [RAL 218]

Schwere und Spannen in der Wade. [RAL 219]

Ein unerträglicher Klamm in der Wade und Fußsohle des Beines, worauf er liegt, weckt ihn aus dem Nachmittagsschlafe auf (n. 24 St.). [RAL 220]

Klamm vorzüglich in dem obern und untern Theile der Wade, beim Erwachen aus dem Schlafe, welcher weder durch Ausstrecken, noch durch Biegen des Schenkels zu mildern ist, durch Richtung der Gedanken aber auf diesen Schmerz, wenn er schon sich vermindert hat, sich gleich wieder vermehrt und empfindlicher wird (n. 6 St.). [RAL 221]

Knochengeschwulst des Mittelfuß-Knochens der rechten kleinen Zehe, schmerzhaft beim Berühren. [RAL 222]

Unschmerzhafte Geschwulst des Rückens beider Unterfüße, von langer Dauer (n. 13 Tagen). [RAL 223]

Im Innern zweier Zehen, ein brennendes, schmerzhaftes Jücken, gleich als wären sie erfroren gewesen (n. 4 St.). [RAL 224]

◊ Stiche in der linken Achselhöhle (*Gutmann*, a.a.O.). [RAL (269)]

Jückende Nadelstiche in der rechten Achselhöhle (n. 3 Minuten) (*Herrmann*, a.a.O.). [RAL (270)]

Jückende Stiche in beiden Achselhöhlen (n. 5 Minuten) (*Groß*, a.a.O.). [RAL (271)]

In der rechten Achselgrube, ein stumpfer, drückender Schmerz (*Stapf*, a.a.O.). [RAL (272)]

Im linken Schultergelenke, ein ziehendes Stechen, vorzüglich bei Bewegung des Arms nach der Brust (*Haynel*, a.a.O.). [RAL (273)]

Drückender Stich in der rechten Schulter, von unten herauf (n. 4 1/2 St.) (*Gutmann*, a.a.O.). [RAL (274)]

Lockerer Druck auf der Achsel, welche beim Berühren schmerzt, als ob das Fleisch los wäre, beim Gehen (*Franz*, a.a.O.). [RAL (275)]

Ein Herabdrücken der Achsel, als läge eine Last auf der Schulter, im Sitzen (*Franz*, a.a.O.). [RAL (276)]

Schmerz, wie Verrenkung, im rechten Schultergelenke, bloß bei Bewegung (*Herrmann*, a.a.O.). [RAL (277)]

Stumpf stechende Schmerzen am Schultergelenke, bei Bewegung und Berührung heftiger (*Ders.* a.a.O.). [RAL (278)]

Drückendes Ziehen in den Schultergelenken, früh im Bette und gleich nach dem Aufstehn; bei Bewegung heftiger (n. 5 Tagen) (*Ders.* a.a.O.). [RAL (279)]

Feines Reißen am Kopfe des linken Schulterknochens, bei Bewegung heftiger (*Ders.* a.a.O.). [RAL (280)]

Lähmiges Ziehen im Schultergelenke, bisweilen auch im ganzen Arme, wenn er ihn beim Liegen, im Bette, unter den Kopf legt (n. 90 St.) (*Groß*, a.a.O.). [RAL (281)]

Reißender Schmerz im linken Oberarme, im dreieckigen Muskel, im Sitzen, welcher von Bewegung vergeht (*Franz*, a.a.O.). [RAL (282)]

Reißender Schmerz in den Muskeln des linken Oberarms, dicht am Ellbogen (*Langhammer*, a.a.O.). [RAL (283)]

Stichartiges Reißen in den Muskeln des rechten Oberarms, nahe beim Ellbogengelenke (*Ders.* a.a.O.). [RAL (284)]

Heftig drückender Schmerz im linken Schultergelenke, durch keine Bewegung verschwindend (n. 36 St.) (*Hartmann*, a.a.O.). [RAL (285)]

Lähmig drückender Schmerz am linken Oberarme, bei Berührung heftiger (n. 72 St.) (*Herrmann*, a.a.O.). [RAL (286)]

Hartes Drücken am rechten Oberarme, nach innen, bei Berührung heftiger (n. 2 St.) (*Ders.* a.a.O.). [RAL (287)]

Lähmig drückender Schmerz am linken Oberarme, bei Berührung und Bewegung heftiger; der Arm ist geschwächt (n. 36 St.) (*Herrmann*, a.a.O.). [RAL (288)]

Drückendes Ziehen hie und da an den Obergliedmaßen, bei Berührung heftiger (n. 7 St.) (*Ders.* a.a.O.). [RAL (289)]

Lähmiger Druck an beiden Ober- und Unterarmen; bei Bewegung und Berührung heftiger (n. 5 Tagen) (*Ders.* a.a.O.). [RAL (290)]

Drückendes Ziehen im dreieckigen Muskel (*Franz*, a.a.O.). [RAL (291)]

Langsame, stumpfe Stiche, wie Drücken, in der Mitte des Vorderarms (*Groß*, a.a.O.). [RAL (292)]

Lähmige Schwäche um das Ellbogengelenk (n. 2 St.) (*Franz*, a.a.O.). [RAL (293)]

Neben der Beugung des Ellbogens, mehr nach dem Vorderarme zu, eine Empfindung, als wäre ein Hautausschlag ausgebrochen, oder wie wenn man sich mit einer Nadel geritzt hat – eine Art Grießeln, etwas brennend; doch sieht man nichts an der Stelle, welche vorzüglich bei Berührung schmerzt (*Stapf*, a.a.O.). [RAL (294)]

Unterhalb des linken Ellbogens an der äußern Seite der Speiche, drückendes Ziehen, wie ein Klemmen (*Groß*, a.a.O.). [RAL (295)]

Stechendes Reißen im linken Vorderarme (n. 1 St.) (*Kummer*, a.a.O.). [RAL (296)]

Drückendes Ziehen in den Muskeln des Vorderarms und auf dem Handrücken (*Franz*, a.a.O.). [RAL (297)]

Zucken im linken Vorderarme, in der Ruhe (n. 75 St.) (*Gutmann*, a.a.O.). [RAL (298)]

Klammartiger Schmerz um das rechte Handgelenk, der beim Ausstrecken der Finger vergeht, beim Einschlagen derselben aber zurückkehrt und dann zugleich auch einen reißenden Stich durch den ganzen Arm bis in die Schulter erzeugt (n. 24½ St.) (*Hartmann*, a.a.O.). [RAL (299)]

In der Handwurzel querüber ziehendes Drücken, besonders bei Bewegung (*Franz*, a.a.O.). [RAL (300)]

Stechendes Reißen im linken Handgelenke (n. 1 St.) (*Kummer*, a.a.O.). [RAL (301)]

Ziehender Schmerz durch die Knochen des Handrückens, besonders bei Bewegung (*Franz*, a.a.O.). [RAL (302)]

Kitzelndes Jücken am linken Handteller, zu kratzen reizend (*Langhammer*, a.a.O.). [RAL (303)]

Schmerzhaftes Ziehen im Mittelgelenke des rechten Zeigefingers (*Herrmann*, a.a.O.). [RAL (304)]

Lähmig ziehender Schmerz in den hintern Gelenken der Finger, wo sie sich mit den Mittelhandknochen vereinigen – bei Bewegung heftiger (*Ders.* a.a.O.). [RAL (305)]

Hartes Drücken am Mittelhand-Knochen des linken Zeigefingers, bei Berührung und bei Bewegung des Fingers heftiger (n. 4 Min.) (*Ders.* a.a.O.). [RAL (306)]

Absetzend drückender Schmerz an den Mittelhandknochen des linken Daumens, bei Berührung heftiger (*Ders.* a.a.O.). [RAL (307)]

Schmerzhaftes Ziehen in den Gliedern der Finger rechter Hand (n. 5 St.) (*Ders.* a.a.O.). [RAL (308)]

Feines, zuckendes Reißen in den Muskeln des Daumens, vorzüglich stark an der Spitze (n. 45 St.) (*Ders.* a.a.O.). [RAL (309)]

Reißender Schmerz in den Muskeln des linken Daumenballens, welcher bei Bewegung des Daumens verging (*Langhammer*, a.a.O.). [RAL (310)]

Feines, zuckendes Reißen in den Muskeln mehrer Finger, vorzüglich in den Spitzen derselben (*Herrmann*, a.a.O.). [RAL (311)]

Wenn er die Finger frei ausstreckt, so gerathen sie in konvulsive Bewegung auf und nieder (*Groß*, a.a.O.). [RAL (312)]

Kriebeln in den Fingern, als wollten sie einschlafen (n. 4½ St.) (*Haynel*, a.a.O.). [RAL (313)]

Drückend klammartiger Schmerz am Ballen des rechten, kleinen Fingers, bei Bewegung der Hand (*Langhammer*, a.a.O.). [RAL (314)]

Anhaltend drückender Schmerz vom Mittelgelenke des rechten Mittelfingers an, nach vorne zu, auch in der Bewegung anhaltend (n. 77 St.) (*Gutmann*, a.a.O.). [RAL (315)]

Tiefe, jückend brennende, scharfe Nadelstiche im linken Daumen, welche zum Kratzen reizen (*Groß*, a.a.O.). [RAL (316)]

Spannende Stiche in der linken Daumenspitze (n. 52 St.) (*Gutmann*, a.a.O.). [RAL (317)]

Nadelstichartiger Schmerz im mittelsten Gliede des rechten Zeigefingers und dem anstoßenden Gelenke, anhaltend in der Bewegung (n. 54 St.) (*Ders.* a.a.O.). [RAL (318)]

Klamm in den Fingern und verschiednen Theilen der Gliedmaßen (*Groß*, a.a.O.). [RAL (319)]

Es ist, als wäre eine harte Haut über die Fingerspitzen der linken Hand gezogen; er hat wenig Gefühl darin und kann beim Betasten nichts gut unterscheiden (*Herrmann*, a.a.O.). [RAL (320)]

Mehr Hitzempfindung, als Hitze der rechten Hand, welche auch röther war, als die andre, mit feinem Reißen im Mittelgelenke der vier Finger derselben (*Haynel*, a.a.O.). [RAL (321)]

Kitzelnde, scharfe Stiche in der hohlen Hand (n. 1 St.) (*Groß*, a.a.O.). [RAL (322)]

Brennend jückendes Fressen an den Hinterbacken, wie wenn man etwas Schafwollenes auf die Haut zieht, Abends im Bette; durch Kratzen verging's an der einen Stelle und kam an eine andere (*Teuthorn*, a.a.O.). [RAL (323)]

Bohrender Schmerz in den linken Gesäßmuskeln, im Sitzen (n. 12 St.) (*Gutmann*, a.a.O.). [RAL (324)]

Stechendes Jücken an den Gesäßmuskeln und mehren Stellen des Körpers (*Herrmann*, a.a.O.). [RAL (325)]

Beim Liegen, ein Müdigkeitsschmerz quer über die Oberschenkel und als ob sie zerschlagen wären; dabei Empfindung von allzu großer Straffheit in den Gelenken und etwas Bebendes und Unruhiges darin, so daß er sie nicht still halten kann (*Franz*, a.a.O.). [RAL (326)]

Schmerz, wie von Verrenkung in der Mitte des linken Oberschenkels, vorzüglich beim Gehen (n. 8 St.) (*Herrmann*, a.a.O.). [RAL (327)]

Spannen im äußern großen Oberschenkel-Muskel, beim Gehen (*Franz*, a.a.O.). [RAL (328)]

Lähmiger Schmerz, wie Ziehen, vorne in der Mitte des Oberschenkels, in Ruhe und Bewegung (*Groß*, a.a.O.). [RAL (329)]

Brennendes Scharfstechen an der hintern Fläche des linken Oberschenkels (*Ders.* a.a.O.). [RAL (330)]

Tief eindringender, stumpfer Stich in der Mitte des linken Oberschenkels, nach der äußern Seite zu (*Ders.* a.a.O.). [RAL (331)]

Feine, höchst schmerzhafte, durchdringende Stiche am innern linken Oberschenkel, gleich über dem Knie (n. 38 St.) (*Haynel*, a.a.O.). [RAL (332)]

Jückendes Feinstechen an den innern Seiten der Oberschenkel, was zum Kratzen nöthigt (n. 3 St.) (*Groß*, a.a.O.). [RAL (333)]

Eine Art Gänsehaut, ohne Frost, über beide Ober- und Unterschenkel, nämlich viele rothe und weiße Blüthchen an denselben, welche in ihrer Spitze weißlichten Eiter enthalten, ohne die mindeste Empfindung (n. 10 Tagen) (*Haynel*, a.a.O.). [RAL (334)]

Mehrtägige Schwäche des Ober- und Unterschenkels, besonders im Kniegelenke – er muß den Fuß schleppen; dabei stechendes Reißen in der Wade und Kreuzschmerzen (n. 10 St.) (*Kummer*, a.a.O.). [RAL (335)]

Eine grob stechende, fast kratzende Empfindung am rechten Oberschenkel, innerlich über dem Kniegelenke (n. 8 St.) (*Franz*, a.a.O.). [RAL (336)]

Stichartiger Schmerz am innern Rande des Knies (*Langhammer*, a.a.O.). [RAL (337)]

Zucken über der rechten Kniescheibe (n. 9 St.). [RAL (338)]

Unter der linken Kniescheibe, ein ziehendes Reißen, was durch Bewegung nicht vergeht (n. 54 St.) (*Hartmann*, a.a.O.). [RAL (339)]

Beim Gehen, Wehthun in den Oberschenkeln (mehr im linken), welche sie fast schleppen muß (n. 51 St.) (*Stapf*, a.a.O.). [RAL (340)]

Ziehendes Stechen im rechten Kniegelenke, bei Bewegung heftiger (*Herrmann*, a.a.O.). [RAL (341)]

Stumpfe Stiche am Kniegelenke, neben der Kniescheibe; bei Berührung wurden die Stiche zu einem drückenden Schmerze (*Ders.* a.a.O.). [RAL (342)]

Früh, gleich nach dem Aufstehn, stumpfe Stiche im rechten Kniegelenke, bei Bewegung heftiger (n. 5 Tagen) (*Ders.* a.a.O.). [RAL (343)]

In dem rechten Kniegelenke und den Köpfen der Wadenmuskeln, beim Gehen, ein lähmiges Ziehen, wie eine Schwäche, welches, nach dem Gehen, auch beim Sitzen noch lange anhält, ehe es sich allmälig ganz verliert (*Groß*, a.a.O.). [RAL (344)]

Im rechten Knie, ein minutenlanger Schmerz (wie von Vertreten?), beim Gehen und bei Bewegung des Fußes (*Stapf*, a.a.O.). [RAL (345)]

Beim Aufstehn vom Sitze, ein Gefühl, als wollten die Beine in der Kniekehle zusammenknicken – ein bebendes, überreiztes Heranziehn in der Kniekehle (*Franz*, a.a.O.). [RAL (346)]

Sobald er sich legt, entsteht ein Gefühl von Heranziehn in den Kniekehlen – eine Art Ueberreiztheit und wohllüstiger Unruhe darin, daß er nicht liegen blieben kann, sondern aufstehn muß (*Ders.* a.a.O.). [RAL (347)]

Ziehendes Stechen im linken Kniegelenke, beim Sitzen; zuweilen Zucken darin (*Haynel*, a.a.O.). [RAL (348)]

Brennendes Stechen unter dem linken Knie, auf der Außenseite, bisweilen in Absätzen (*Groß*, a.a.O.). [RAL (349)]

Bohrender Stich im rechten Schienbeine, in der Ruhe (n. ½, 35 St.) (*Gutmann*, a.a.O.). [RAL (350)]

Jücken am rechten Schienbeine über den äußern Knöchel, was durch Reiben nicht verging (n. 2½ St.) (*Ders.* a.a.O.). [RAL (351)]

Lähmiger Druck an den Wadenmuskeln des rechten Fußes, nach außen; bei Berührung heftiger (*Herrmann*, a.a.O.). [RAL (352)]

Reißender Schmerz in den Muskeln des einen oder des andern Unterschenkels, im Stehen und Sitzen (n. etl. Minuten) (*Langhammer*, a.a.O.). [RAL (353)]

Stechendes Reißen unter und in der rechten Wade und über der linken Ferse (n. 1, 10 St.) (*Kummer*, a. a. O.). [RAL (354)]

Ein im Stehen und Gehen anhaltender, jückender Stich in der rechten Wade, welcher von Kratzen verging (n. 78 St.) (*Gutmann*, a. a. O.). [RAL (355)]

Auf dem Schienbeine, drückendes Ziehen, im Sitzen (n. 6 St.) (*Franz*, a. a. O.). [RAL (356)]

In der Fußwurzel, quer herüber, ein ziehendes Drücken, besonders bei Bewegung (*Ders.* a. a. O.). [RAL (357)]

Drückendes Reißen in den linken Unterfußknochen, dicht an der Fußwurzel (n. 5 1/2 St.) (*Hartmann*, a. a. O.). [RAL (358)]

Zusammenziehende Schwerheits-Empfindung in den linken Unterfußknochen, dicht am Fußgelenke (n. 3 1/2 St.) (*Ders.* a. a. O.). [RAL (359)]

Stechendes Jücken gleich über dem rechten äußern Fußknöchel; es nöthigt zum Kratzen, hinterläßt dann aber keine besondre Empfindung (*Herrmann*, a. a. O.). [RAL (360)]

Brennendes Jücken am rechten innern Fußknöchel (n. 4 Tage.) (*Ders.* a. a. O.). [RAL (361)]

Jücken über der Ferse, auf der Achilles-Senne (*Franz*, a. a. O.). [RAL (362)]

Stechendes Jücken an der rechten großen Zehe (*Herrmann*, a. a. O.). [RAL (363)]

Drückendes Brennen in der Spitze der rechten großen Zehe, in der Ruhe (n. 4 1/2 St.) (*Gutmann*, a. a. O.). [RAL (364)]

Abends, brennendes Jücken der kleinen Zehen, als wären sie erfroren; sie schmerzen bei Berührung und die schmerzenden Stellen sind roth, vier Tage lang (n. 12 St.) (*Kummer*, a. a. O.). [RAL (365)]

Abends, jückendes Brennen an der rechten kleinen Zehe, als wäre sie erfroren, und sie schmerzte schon beim gelinden Drücken (*Haynel*, a. a. O.). [RAL (366)]

Kriebeln an der untern Fläche der Zehen, welches nicht zum Kratzen reizt; es ist als wenn sie eingeschlafen gewesen wären (*Groß*, a. a. O.). [RAL (367)]

Drückender Schmerz an der innern Seite der linken Fußsohle, in der Ruhe (n. 29 St.) (*Gutmann*, a. a. O.). [RAL (368)]

Kriebeln und Brickeln in der Sohle des Fußes, den man beim Sitzen über den andern schlägt, wie eingeschlafen (n. 17 St.) (*Haynel*, a. a. O.). [RAL (369)]

■ Allgemeines und Haut

Jücken über den Kopf und ganzen Körper, besonders früh, ein laufendes Jücken und Krabbeln, wie vom Kriechen eines Flohes, welches von einem Orte zu dem andern geht. [RAL 225]

Ausschlag erbsengroßer Knoten am ganzen Leibe und den Oberschenkeln, welche jücken und, beim Kratzen aufgerieben, nässen, dann aber einen brennenden Schmerz verursachen. [RAL 226]

Abends und früh, Reißen und Zucken um die Geschwüre, in der Ruhe; beim Gehen hört's auf. [RAL 227]

Reißendes Stechen im Geschwüre. [RAL 228]

Beißen im Geschwüre, wie von Salze. [RAL 229]

Ein salzig beißendes Jücken im Geschwüre. [RAL 230]

Die Haut am geschwürigen Unterschenkel überzieht sich, unter zuckenden und pickenden Schmerzen, mit einer dünnen Kruste, aus welcher gilbliches Wasser hervordringt. [RAL 231]

Vormittags, nach Aufstehn vom Sitze, wird er blaß, schwindlicht und drehend, fällt auf die Seite, wie ohnmächtig; den folgenden Tag, um dieselbe Zeit, ein ähnlicher Anfall. [RAL 232]

Es liegt ihm in allen Gliedern und thut ihm alles weh – die Muskeln beim Befühlen, die Gelenke beim Bewegen – mehr Vormittags als Nachmittags. [RAL 233]

Schmerz an allen Knochen. [RAL 234]

Früh, beim Aufstehn aus dem Bette, sind alle Gelenke steif, besonders Achseln, Kreuz und Hüftgelenk. [RAL 235]

Früh im Bette ist sie sehr müde, ohne Schläfrigkeit, alle Glieder thun ihr wie zerschlagen weh, und als wenn keine Kräfte drin wären, eine Stunde lang. [RAL 236]

Früh, beim Erwachen, große Müdigkeit, die sich aber bald verliert. [RAL 237]

◇ **Ziehend reißender Schmerz hie und da in den Muskeln des ganzen Körpers**, beim Sitzen (n. 8 1/2, 34 St.). [RAL (370)]

In den Gelenken der Achsel, des Ellbogens, der Hand, der Finger, des Rückens, der Kniee, ein ziehender (?) Schmerz bei Bewegung der Theile, weniger in der Ruhe, vorzüglich Abends (*Stapf*, a. a. O.). [RAL (371)]

Früh, innerliches Zittern in den Gliedern, wenn er sie lange in einer Richtung erhält (n. 24 St.) (*Franz*, a. a. O.). [RAL (372)]

Lähmiges Ziehen an verschiednen Stellen des Körpers, besonders in den Gelenken, wenn er die Glieder eine Zeit lang in ungewöhnlicher und unbequemer Lage läßt (*Groß*, a.a.O.). [RAL (373)]

Jückende, scharfe Stiche an verschiednen Stellen des Körpers (*Ders.* a.a.O.). [RAL (374)]

Stiche, den Flohstichen ähnlich, an den Untergliedmaßen, der Hand, dem Nacken, am Kopfe, u.s.w. (n. 1 1/2 St.) (*Kummer*, a.a.O.). [RAL (375)]

Stechendes Brennen hie und da in der Haut (*Haynel*, a.a.O.). [RAL (376)]

Brennende Empfindung bald da, bald dort, doch stets bloß an den Gliedmaßen, nie am übrigen Körper (*Hartmann*, a.a.O.). [RAL (377)]

Tief eindringende, in langen Pausen wiederkehrende, scharfe Stiche an verschiednen Stellen der Gliedmaßen (n. 1/4 St.) (*Groß*, a.a.O.). [RAL (378)]

Die Glieder sind unter dem Schulter- und unter dem Hüftgelenke wie zerschlagen, und wie nach einer großen Fußreise, schmerzhaft (*Franz*, a.a.O.). [RAL (379)]

Allgemeine Zerschlagenheit, beim Gehen schlimmer, besser beim Sitzen und Liegen; besonders in den Waden, ein ungeheurer Mattigkeits-Schmerz, wie zerprügelt – sie konnte die Füße kaum erschleppen (*Stapf*, a.a.O.). [RAL (380)]

Schmerzhaftigkeit des ganzen Körpers, wie Zerschlagenheit, mit ungemeinem Mattigkeits-Gefühle, schlimmer bei Bewegung – wenn sie nach dem Sitzen etwas gegangen war, ward dieß schmerzhafte Gefühl erneuet und verstärkt (n. 40 St.) (*Ders.* a.a.O.). [RAL (381)]

Früh, gleich nach dem Aufstehn, große Mattigkeit in den Kniegelenken, welche ihn zum Sitzen nöthigt; das Gehen und Stehen ist ihm beschwerlich (n. 24 St.) (*Herrmann*, a.a.O.). [RAL (382)]

Matt im ganzen Körper, vorzüglich in den Knieen, beim Gehen (*Gutmann*, a.a.O.). [RAL (383)]

Müdigkeit und Mattigkeit im Körper, früh (n. 4 1/2 St.) (*Haynel*, a.a.O.). [RAL (384)]

Große Müdigkeit und Neigung zum Schlafe, Nachmittags, im Sitzen (n. 3 Tagen) (*Ders.* a.a.O.). [RAL (385)]

■ **Schlaf, Träume und nächtliche Beschwerden**

Starke Neigung zum Gähnen, und Dehnen; sie kann sich nicht genug ausdehnen. [RAL 238]

Abends kann er das Bett nicht erreichen, ohne einzuschlafen und doch schläft er auch gleich ein, sobald er in's Bett kömmt. [RAL 239]

Tags-Schläfrigkeit; wo er saß, schlief er ein. [RAL 240]

Nachmittags, von 2 bis 4 Uhr, große Schläfrigkeit. [RAL 241]

Erst kann sie vor 11 Uhr Nachts nicht einschlafen, und wacht dann schon um 4 Uhr wieder auf, mehre Nächte. [RAL 242]

Gleich beim Anfange des Schlafs träumt er von Tagsgeschäften. [RAL 243]

Höchst lebhafte Träume, mit verständigem Zusammenhange. [RAL 244]

Traum von Ermordung. [RAL 245]

Die Nächte ist das Kind sehr unruhig und ruft die Mutter, alle Augenblicke. [RAL 246]

Er wacht die Nacht, von 2 Uhr, auf und so von Stunde zu Stunde, ohne Ursache. [RAL 247]

Unruhige Nacht; alle Stunden halb aufgewacht und wieder in Schlummer verfallend, schlief er nicht vollkommen und wachte nicht wirklich. [RAL 248]

Er schlief die ganze Nacht nicht, und doch fielen ihm die Augen zu. [RAL 249]

Heftig brennende Schmerzen im Geschwüre, Abends nach dem Niederlegen, Stunden lang, so daß er nicht einschlafen konnte. [RAL 250]

Die Flechten jücken bloß die Nacht. [RAL 251]

Mehre Nächte fuhr er oft am ganzen Körper zusammen, an Armen und Beinen, wie wenn jemand jählig gekitzelt wird – eine Art krampfhaften Zuckens, doch unschmerzhaft; dabei war es ihm, ob er sich schon leicht zudeckte, doch so heiß, aber ohne Durst und ohne Schweiß. [RAL 252]

◇ **Heftiges Gähnen, daß ihm die Thränen in die Augen treten** (n. 1/4, 1/2 St.) (*Kummer*, a.a.O.). [RAL (386)]

Oefteres Gähnen, als ob er nicht ausgeschlafen hätte (n. 2 St.) (*Langhammer*, a.a.O.). [RAL (387)]

Große Müdigkeit und Schläfrigkeit nach dem Essen; er fühlt Bedürfniß, sich zu legen, schläft schnell ein, erwacht aber düster und schwer in den Gliedern und fürchtet sich vor dem Gehen; als er aber ging, ward es ihm sehr sauer, vorzüglich das Berg-Steigen – bei weiterm Gehen aber fühlte er sich sehr munter und heiter, ja kraftvoll sogar, nach einer stärkern Wanderung (*Stapf*, a.a.O.). [RAL (388)]

Früh, Munterkeit, dann Schläfrigkeit mit Frostschauder im Rücken (*Franz*, a.a.O.). [RAL (389)]

Er erwacht gegen Morgen, als ob er schon ausgeschlafen hätte, schläft aber sogleich wieder ein (n. 46 St.) (*Langhammer*, a.a.O.). [RAL (390)]
Schläfrigkeit, Nachmittags; die Augen fallen ihm zu (*Herrmann*, a.a.O.). [RAL (391)]
Er konnte, wegen Munterkeit, vor Mitternacht nicht einschlafen, kaum eingeschlafen aber hatte er schon lebhafte Träume von Streit und Zank (*Langhammer*, a.a.O.). [RAL (392)]
Er schläft ein, wird aber sogleich durch einen Traum, worin er mit einem Thiere kämpft und wovon er sehr erschrickt und zusammenfährt, aufgeweckt (n. 30 St.) (*Herrmann*, a.a.O.). [RAL (393)]
Unruhige Träume ängstlicher Art (*Gutmann*, a.a.O.). [RAL (394)]
Unruhiger Schlaf und Umherwerfen (*Ders.* a.a.O.). [RAL (395)]
Mehre Nächte unruhig; er konnte auf keiner Seite liegen; die Vormitternacht war er sehr mit mancherlei Gedanken angefüllt (*Teuthorn*, a.a.O.). [RAL (396)]
Lebhafte, aber unangenehme Träume, gegen Morgen (*Kummer*, a.a.O.). [RAL (397)]
Nachts, lebhafte, aber unerinnerliche Träume (*Langhammer*, a.a.O.). [RAL (398)]
Träume voll Erbitterung (*Ders.* a.a.O.). [RAL (399)]
Unruhige Träume: bald beschäftigt er sich mit diesem, bald mit einem andern Gegenstande, bald erschrickt er und wacht auf, besinnt sich aber nicht ordentlich (*Herrmann*, a.a.O.). [RAL (400)]
Verliebte Träume und Samenerguß (*Gutmann*, a.a.O.). [RAL (401)]
Wohllüstige Träume, ohne Pollution (*Franz*, a.a.O.). [RAL (402)]
Sie konnte Abends vor Schmerz in den Waden im Bette nicht einschlafen; sie wußte nicht, wo sie die Beine hinlegen sollte, sie mußte sie immer wo anders hinlegen, um einige Erleichterung zu haben; auch da sie die Nacht einmal aufgestanden war und sich dann wieder in's Bett legte, hatte sie dieselbe Empfindung in den Waden (n. 37 St.) (*Stapf*, a.a.O.). [RAL (403)]
Sobald er einschläft, träumt er; bald kämpft er mit jemand, bald hat er ängstliche Bilder, worüber er aufwacht, und dann träumt er wieder (*Groß*, a.a.O.). [RAL (404)]
Träumereien von Mord, die zweite Nacht (*Haynel*, a.a.O.). [RAL (405)]
Bloß Abends, im Bette, kalte Füße (*Teuthorn*, a.a.O.). [RAL (406)]

Abends, vor dem Einschlafen, so heftiger Frostschauder, daß es ihn im Bette durchschüttelte, und er sich nicht erwärmen konnte (n. 20 St.) (*Langhammer*, a.a.O.). [RAL (407)]
In der Nacht wacht er oft auf über Frostgefühl, kann sich aber nicht recht besinnen (*Herrmann*, a.a.O.). [RAL (408)]

■ Fieber, Frost, Schweiß und Puls

Aus Kälte bestehendes Abendfieber. [RAL 253]
Die ganze Nacht, Schauder, ohne Durst und ohne nachfolgende Hitze. [RAL 254]
Mehre Tage, Nachmittags um 3 Uhr, innerlicher Schauder mit starkem Durste, ohne nachfolgende Hitze. [RAL 255]
Mehre Tage, Nachmittags um 3 Uhr, Schauder mit Gänsehaut, welcher in der freien Luft aufhörte und ohne Durst war. [RAL 256]
Früh im Bette, Frost, ohne nachfolgende Hitze. [RAL 257]
Früh im Bette, erst Frost und dann Hitze; sie wollte früh nicht aufstehn. [RAL 258]
Nach dem Schauder, eine kleine Hitze. [RAL 259]
Früh im Bette, eine Hitze um den Kopf, mit Stirnschweiße. [RAL 260]
In freier Luft bekam sie etwas Hitze und etwas Kopfweh (gegen Abend). [RAL 261]
Große Hitz-Empfindung, als wenn sie äußerlich brennend heiß wäre, mit Durst – das Blut war sehr in Wallung – kein Frost vorher. [RAL 262]
Große Hitz-Empfindung, die Nacht, in den Händen und Füßen; er mußte sie entblößt halten. [RAL 263]
Hitze in der Nacht, vorzüglich um die Stirne, so daß sie von 3 Uhr an nicht mehr schlafen konnte, dann, Vormittags, um 9 Uhr, Frostschauder. [RAL 264]
Neigung zu Schweiße. [RAL 265]
Mehre Nächte, Nachmitternacht, viel Schweiß. [RAL 266]
Nachtschweiß, faulichten Geruchs (n. 8 Tagen). [RAL 267]
Gegen Mitternacht, Schweiß von Fauleier-Gestanke (n. 4, 6 Tagen). [RAL 268]
Starke Nachtschweiße (n. 10 Tagen). [RAL 269]
◊ Zusammenschaudern mit Schläfrigkeit und Trockenheit des Mundes (n. 3 St.) (*Franz*, a.a.O.). [RAL (409)]
Schauder und Frostgefühl beim Essen, ohne Durst, zwei Stunden vor der Hitze (*Herrmann*, a.a.O.). [RAL (410)]

Frost im Rücken, selbst am heißen Ofen (n. ¼ St.) (*Haynel*, a.a.O.). [RAL (411)]

Ob er gleich am Ofen stand, konnte er doch nicht warm werden im Rücken und an den Armen; dabei öftere Schauder über den Rücken und die Arme, nach dem Genicke, über den Kopf und das Gesicht, früh nach dem Aufstehn (*Stapf*, a.a.O.). [RAL (412)]

Den ganzen Körper durchschüttelnder Frostschauder, bei warmer Stirne und heißen Wangen, aber kalten Händen, ohne Hitze darauf und ohne Durst (n. 1½ St.) (*Langhammer*, a.a.O.). [RAL (413)]

Schauder über den ganzen Körper, ohne Durst und ohne unmittelbar drauf folgende Hitze (n. 30 St.) (*Herrmann*, a.a.O.). [RAL (414)]

Nach dem Essen, ein flüchtiger Frostschauder den Rücken herab (*Stapf*, a.a.O.). [RAL (415)]

Hitzgefühl und Hitze im Gesichte, ohne Durst, eine Stunde nach dem Froste (*Herrmann*, a.a.O.). [RAL (416)]

Drei Stunden nach dem Essen, ein nicht unangenehmes Wärmegefühl über den Rücken (*Stapf*, a.a.O.). [RAL (417)]

Ruckweise überläuft ihn eine Hitze über den untern Theil des Rückens, bei übrigens bloß warmem Körper, ohne nachfolgenden Schweiß (*Stapf*, a.a.O.). [RAL (418)]

Ein Wärmegefühl an der Stirne, wie wenn ein beständiger, warmer Hauch dahin ginge – bisweilen auch ein kalter Hauch – mit Backenröthe und auch äußerlicher Körperwärme (n. 4 Tagen) (*Ders.* a.a.O.). [RAL (419)]

Wenn er Nachts erwacht, so ist er, ohne Durst, mit warmem Schweiße bedeckt, am Bauche, an den Füßen und den Zeugungstheilen, obgleich mäßig zugedeckt; bei der Entblößung aber weht es ihn so kalt an, der Schweiß verschwindet und er glaubt sich zu verkälten (n. 72 St.) (*Groß*, a.a.O.). [RAL (420)]

Nachmittags, außerordentlicher Schweiß, mit Hitze am ganzen Körper, ohne Durst, ob er gleich ganz ruhig da sitzt (*Franz*, a.a.O.). [RAL (421)]

Stramonium

Stechapfel [RAL III (1825), S. 287–324]

(Der aus dem frischen Kraute *Datura Stramonium* gepreßte und mit gleichen Theilen Weingeist gemischte Saft.)

Diese betäubende Pflanze zeigt in ihrer Erstwirkung, außer sehr unangenehmen Gefühlen, die die Versuchs-Person doch nicht mit dem Namen „Schmerz" belegen kann, durchaus keine eigentlichen Schmerzen. Wirklich als Schmerz deutlich gefühlte Empfindungen entstehen bloß in der Nachwirkung durch die nachgängige Reaction des Organism's, der nicht nur zum Gegensatze der gefühltödtenden Einwirkung des Stechapfels die natürliche, sondern, wie nach großen Gaben Stechapfels, selbst krankhaft erhöhete Empfindung (Schmerz) hervorbringt. Eben so erzeugt dieses Kraut in seiner Erstwirkung Leichtbeweglichkeit der dem Willen unterworfenen Muskeln und Unterdrückung aller Absonderungen und Ausleerungen, wovon in der Nachwirkung das Gegentheil entsteht, nämlich Lähmung der Muskeln und übermäßige Ab- und Aussonderungen. Heilwirkend hingegen beruhigt er in angemessener Gabe einige krampfhafte Muskelbewegungen und stellt gehemmte Ausleerungen wieder her in mehren Fällen, wo Schmerzlosigkeit vorwaltet.

Bloß die in seiner ersten, eigenthümlichen Wirkung liegenden Krankheitszustände kann daher Stechapfel homöopathisch heilen.

Die Symptome der Nachwirkung, die nach allen narkotischen Arzneien weit zahlreicher, lauter und deutlicher, als bei den unnarkotischen sich an den Tag legen, dienen dem aufmerksamen Arzte dazu, mit dem Gebrauche derselben in Fällen Anstand zu nehmen, wo der Kranke schon mit solchen, der Nachwirkung ähnlichen Uebeln behaftet ist. So wird den Stechapfel ein ächter Arzt z.B. nie bei vollständigen Lähmungen oder eingewurzelten Durchfällen geben, oder da, wo heftige Schmerzen den Haupttheil der Krankheit ausmachen.

Aber welche unersetzliche Heilwirkung (ich rede aus Erfahrung) liegt nicht in der homöopathischen Anwendung der von Stechapfel eigenthümlich erzeugten Geistesstörungen gegen ähnliche natürliche Geisteskrankheiten, und wie wohlthätig wird er nicht in den (ähnlich von ihm zu erwartenden) convulsivischen Beschwerden!

In einigen epidemischen Fiebern mit ähnlichen Symptomen, als Stechapfel an Geist und Körper erzeugen kann, habe ich ihn hülfreich befunden.

So gewiß es verschiedene Abweichungen der Wasserscheu vom Bisse wüthiger Thiere giebt, so gewiß ist, daß wir sie nicht alle mit einer einzigen Arznei heilen können, und daß wir Belladonna in einigen, Bilsenkraut in andern, und wieder in andern Fällen Stechapfel zu ihrer Heilung bedürfen, je nachdem der Inbegriff der Krankheitszeichen mit des einen, des andern oder des dritten Gewächses Symptomen die meiste Aehnlichkeit hat.

Mäßige Gaben wirken nur 36 bis 48 Stunden, kleine, kürzere Zeit. Von sehr großen hat man mehrtägige Nachtheile zu befürchten, die theils Primär-, theils Nachwirkungen sind.

Die allzu heftigen Erstwirkungen tilgt Citronsäure oder die sie enthaltenden Beeren (Johannisbeeren, Berberitzen u.s.w.) weit kräftiger, als Essig. Tabakrauchen mindert sehr die Geistesbenebelung von Stechapfel. Auch soll der Weingeist, nach **Falck**, und kaltes Fußbad, nach **Plehwe**, dienlich dagegen seyn.

Ein Tropfen, oft auch nur ein kleiner Theil eines Tropfens der trillionfachen Verdünnung des Saftes ist eine gehörige homöopathische Gabe, bei Entfernung aller andern, fremdartigen arzneilichen Einflüsse.

Stechapfel

■ Gemüt

Geschwätziger Wahnsinn; er klagt, ein Hund zerbeiße und zerfleische ihm die Brust. [RAL 92]

Er glaubt zu sterben und den Abend nicht zu erleben; er freute sich zu sterben und macht Anordnungen zu seinem Begräbniß, bei übrigens gutem Verstande, und ohne sich sonderlich übel zu befinden. [RAL 93]

Abends, nach dem Niederlegen, im Bette, sehr traurig, mit Todesgedanken und heftigem Weinen. [RAL 94]

Verzweiflung. [RAL 95]

Große Verdrießlichkeit bis zur Heftigkeit, und gleich darauf Geneigtheit zum Lachen und Lautlachen. [RAL 96]

◊ Unruhe (*Abr. Swaine*, Essays phys. and lit. II. Edinb. 1756. S. 247. – *Brera*, bei *Harles* in Bemerk. üb. d. Behandl. d. Hundswuth. Frft. a. M. 1809, 4.). [RAL (406)]

Delirien (*Rush*, a.a.O. – *Pfennig*, in *Hufel.* Journal XIV. 1. S. 158.). [RAL (407)]

Er hört im Schlummer ein Paar Redende, weiß aber nicht, wer sie sind (*Carl Franz*, in einem Aufsatze). [RAL (408)]

Die Gegenstände um ihn her scheint er nicht zu bemerken, und bemerkt sie wirklich nicht (*Franz*, a.a.O.). [RAL (409)]

Sinnenbetäubung; Einige lachen immer, aber hören und sehen nichts, ob sie es gleich immer vor Augen haben, reden auch wohl und antworten auf alle Fragen, als ob sie bei Verstande wären, ob es ihnen gleich nur ein Traum ist (*Gacias ob Horto*, de plantis, Cap. 24.). [RAL (410)]

Nach dem Erwachen erkennt er nichts um sich, nimmt sein Buch und geht nach der Schule, geht aber zu einer unrechten Thüre ein (n. 6 St.) (*Franz*, a.a.O.). [RAL (411)]

Alle Gegenstände sind ihm nach dem Erwachen neu, selbst seine Freunde, als hätte er sie in seinem Leben nicht gesehen (*Franz*, a.a.O.). [RAL (412)]

Er kommt sich sehr groß und erhaben vor, die Gegenstände umher aber erscheinen ihm zu klein (*Franz*, a.a.O.). [RAL (413)]

Abwesenheit des Geistes (24 Stunden); leichte Delirien (*Kellner*, Bresl. Samml. 1727.). [RAL (414)]

Er ist nicht recht bei Verstande (*D. Crüger*, in Misc. Nat. Cur. Dec. III. Ann. 2. obs. 68.). [RAL (415)]

Er befürchtet, von Sinnen zu kommen (*Swaine*, a.a.O.). [RAL (416)]

Verstandlosigkeit (*Kaaw, Boerhaave*, Impet. fac. Hipp. L. B. 1745. S. 282.). [RAL (417)]

Blödsinn (*Swaine*, a.a.O.). [RAL (418)]

Unsinn (*Fowler*, in Medical and philos. Comment. V. S. 161.). [RAL (419)]

Stumpfsinnig, Verstandlosigkeit (*Pfennig*, a.a.O.). [RAL (420)]

Verwirrung im Kopfe (*J. L. Odhelius*, Mem. sur lus. du Stramonium. Par. 4. 1773.). [RAL (421)]

Wunderliche Phantasiebilder (*Ray*, histor. plantar. Tom. I.). [RAL (422)]

Es schweben ihm mancherlei Phantasieen vor (*Crüger*, a.a.O.). [RAL (423)]

Delirirende Geschwätzigkeit, ungereimtes Geschwätz (*Swaine*, a.a.O.). [RAL (424)]

Er delirirte und war ohne Gedächtniß und Besinnung (*Brera*, a.a.O.). [RAL (425)]

Er weiß in den Zwischenzeiten des halben Bewußtseyns sich wohl des wachend Geträumten, aber nicht dessen zu erinnern, was er in den vorhergehenden lichten Zwischenräumen gethan und gesagt hat (*Franz*, a.a.O.). [RAL (426)]

Er redet mit Einem, den er nicht erkannt, und antwortet ihm, als wenn er vernünftig wäre, kann sich aber des Gesprächs nicht erinnern, wenn er wieder zu sich kommt (**Cph. a Costa**, bei *Schenk*, lib. 7. obs. 139.). [RAL (427)]

Er spricht mit abwesenden Personen, als ob sie gegenwärtig wären, und redet leblose Gegenstände (z.B. Schachfiguren) mit Namen solcher Personen an, bemerkt aber keinen der um ihn Stehenden (*Franz*, a.a.O.). [RAL (428)]

Er geht immer in sich gekehrt in der Stube herum mit stieren, funkelnden Augen und blauen Rändern um dieselben, bemerkt aber nicht die äußern Gegenstände, sondern hat es blos mit Gegenständen seiner Phantasie zu thun (*Franz*, a.a.O.). [RAL (429)]

Er träumt bei offenen Augen, fängt unsinnige Dinge an zu schwatzen, und wenn ihn seine Freunde zurecht weisen, entschuldigt er sich damit, daß sie ihn doch darauf gebracht hätten, und fängt gleich wieder an, wachend zu träumen und mit denselben Gegenständen zu sprechen (*Franz*, a.a.O.). [RAL (430)]

Wahnsinnig und verstandlos wird der Kranke von tausend, nicht unangenehmen Phantasieen beschäftigt, zeigt sein Begehren, ohne zu reden, mit Geberden an, läuft dann mehre Tage umher, mit seinen Phantasieen beschäftigt, mit fröhlicher Laune (*Sauvages,* Nosol. T. II. p. 242.). [RAL (431)]

Er tanzt Nachts auf dem Kirchhofe (*Sauvages,* a.a.O.). [RAL (432)]

Wahnsinnig (n. 3 St.) tanzt er, gesticulirt, schlägt ein Gelächter auf und singt (*J. C. Grimm,* Eph. Nat. Cur. Cent. IX. obs. 94.). [RAL (433)]

Er singt und führt unzüchtige Reden (*Kaaw,* a.a.O.). [RAL (434)]

Er ist wie entzückt und außer sich (*Crüger,* a.a.O.). [RAL (435)]

Er hascht mit den Händen, er lacht, er kriecht im Bette herum (*Schroer,* in *Hufel.* Journal X. 1. S. 195.). [RAL (436)]

Er zeigt Verstandesverwirrung in Geberden: er kniet nieder und streckt die Arme aus, als suche er etwas (*Du Guid,* bei *Sauvages,* Nosol. II. S. 241.). [RAL (437)]

Bei starren Augen und ganz erweiterten, unbeweglichen Pupillen sah er nichts, erkannte Niemand von den Seinigen, fuhr mit den Händen immer herum, als wenn er etwas greifen wollte, und stampfte mit den Füßen (*M.* in *Baldinger's* neuem Magaz. I. S. 34.). [RAL (438)]

Er beugt die Kniee und kniet, und streckt die Arme vor, als wenn er etwas suchte (*Swaine,* a.a.O.). [RAL (439)]

Verstandesverwirrung, Lachen, Winzeln (*Cph. a. Costa,* a.a.O.). [RAL (440)]

Anfallsweise schwatzt er ununterbrochen, oder wüthet und bricht in lautes Gelächter aus, oder thut, als spänne er (*Greding,* in *Ludw.* Advers. I. S. 266.). [RAL (441)]

Verstandloser Zank (*Greding,* a.a.O. S. 298.). [RAL (442)]

Anhaltende, starke Zanksucht (*Greding,* a.a.O. S. 332. 333.). [RAL (443)]

Er schlägt mit schrecklichem Geschrei die Umstehenden und wüthet (*Greding,* a.a.O. S. 277.). [RAL (444)]

Sie beißt einen Umstehenden in die Hand (*Fowler,* a.a.O.). [RAL (445)]

Wuth (*Vicat,* plant. venen. de la Suisse, S. 248.). [RAL (446)]

Wüthendes Delirium (*Kramer,* in Comm. lit. Nor. 1733. S. 251.). [RAL (447)]

Nicht zu bändigende Wuth (*Schroer,* a.a.O.). [RAL (448)]

Sie kann nur mit Gewalt im Bette erhalten werden (*Fowler,* a.a.O.). [RAL (449)]

Anstrengung der Kräfte: kaum konnte ihn ein starker Mann halten (*Pfennig,* a.a.O.). [RAL (450)]

Unbändige Wuth; läßt sich kaum halten, geht auf die Menschen los, schlägt und bestrebt sich, sie zu ergreifen (*Swaine,* a.a.O.). [RAL (451)]

Große Begierde, zu beißen und alles mit den Zähnen zu zerreißen, was ihm vor den Mund kam, selbst seine eignen Glieder (*Brera,* a.a.O.). [RAL (452)]

Abwechslung von Convulsionen und Wuth: er bekam so starke Krämpfe, daß ihn die Mutter nicht mehr im Schooße halten konnte, und wenn sie nachließen, so war er in Wuth, schlug um sich und bemühte sich zu beißen, wenn man ihn hielt (*M.* bei *Baldinger,* a.a.O.). [RAL (453)]

Wuth, Menschen zu morden (*Greding,* a.a.O. S. 265.). [RAL (454)]

Wuth, sich selbst zu morden (*Greding,* a.a.O. S. 322. 323.). [RAL (455)]

Unsinnige Vorstellung, als werde er geschlachtet, gebraten und gefressen werden (*Greding,* a.a.O. S. 323.). [RAL (456)]

Er springt Nachts aus dem Bette und schreit, die Krankheit werde ihm aus dem Kopfe hervorbrechen (*Greding,* a.a.O. S. 325.). [RAL (457)]

Sie schreit zuweilen über Katzen, Hunde und Kaninchen, die sich ihr näherten oben, zur Seite und in der Mitte der Stube (*Fowler,* a.a.O.). [RAL (458)]

Schreckdelirien, als wenn ihn ein Hund anfiele (*Greding,* a.a.O. S. 279.). [RAL (459)]

Schreckenvolle Phantasiebilder: er glaubt Gespenster zu sehen (*Greding,* a.a.O. S. 276.). [RAL (460)]

Er fährt oft auf, als wenn er erschräke (*M.* in *Baldinger's* neuem Magaz.B. I. St. I. S. 34.). [RAL (461)]

Traurigkeit (*Vicat,* a.a.O.). [RAL (462)]

Die Einbildungskraft ist verwirrt und wird durch Furcht beunruhigt (*King,* im phys. med. Journale Leipzig 1800. März.). [RAL (463)]

Immer erscheinen seiner Phantasie fremde Gegenstände, vor denen er erschrickt (*Franz,* a.a.O.). [RAL (464)]

Sie glaubt eine Menge Leute zu sehen und greift nach ihnen, die doch nicht zugegen waren (*Fowler,* a.a.O.). [RAL (465)]

Schreckende Vorstellungen bemächtigten sich seiner Seele, und in den Gesichtszügen drückt sich Schreck und Furcht aus (*King,* a.a.O.). [RAL (466)]

In den Augenblicken der Besinnung bat er, ihn zu halten, weil er fiele (*M.* bei *Baldinger,* a.a.O.). [RAL (467)]

Seine Umgebungen kommen ihm ganz anders vor: ob er gleich in der ersten Minute weiß, daß seine Freunde um ihn sind, so vergißt er es doch schon in der zweiten Minute wieder, und glaubt sich ganz allein in Wildnissen wie verlassen, und fürchtet sich; es springen Gestalten von Thieren ihm zur Seite plötzlich aus der Erde hervor, daß er auf die Seite fährt, wo ihn aber schon wieder ähnliche Gestalten verfolgen und er vorwärts läuft (*Franz,* a.a.O.). [RAL (468)]

Er hat überhaupt mehr Traumgestalten zur Seite, als vor sich, die ihm alle Grausen erregen (zwischen 3 und 4 Stunden) (*Franz,* a.a.O.). [RAL (469)]

Er glaubt sich immer allein und fürchtet sich (*Franz,* a.a.O.). [RAL (470)]

Er hat nirgend Ruhe, wird durch Traumbilder, selbst bei offenen Augen, erschreckt, die in Gestalten von großen Hunden, Katzen und andern schrecklichen Thieren ihm zur Seite aus dem Boden wachsen, und vor welchen er mit Zeichen des Schrecks auf die Seite springt und sich gar nicht zu retten weiß (*Franz,* a.a.O.). [RAL (471)]

Schreckhaft, gereizt (n. 32 St.) (*Franz,* a.a.O.). [RAL (472)]

Abwechselungen von Besinnung und Raserei (*Swaine,* a.a.O.). [RAL (473)]

■ Schwindel, Verstand und Gedächtnis

Trunkenheit (n. 8 St.). [RAL 1]
Dummlichkeit im Kopfe. [RAL 2]
Trunkenheit und Schwere im Körper (n. 1 St.). [RAL 3]
Schwindel: der Kopf wird immer wie hintergezogen; dabei ist er äußerst schläfrig. [RAL 4]
Im Kopfe eine widrige Leichtigkeit, mit Schwächegefühl darin. [RAL 5]
Vermindertes Gedächtniß. [RAL 6]
Die Besinnungslosigkeit scheint mit einer innern Unruhe verbunden zu seyn und von ihr herzurühren. [RAL 7]
◊ Schwindel (*King,* a.a.O. – *Vicat,* a.a.O. – *Greding,* a.a.O. S. 285.). [RAL (1)]
Schwindel (sogleich) (*Du Guid,* a.a.O. – *Swaine,* a.a.O.). [RAL (2)]
Schwindel, mit Gesichtsröthe (*Greding,* a.a.O. S. 302.). [RAL (3)]
Schwindel, mit Bauchweh und Trübsichtigkeit, wie Flor vor den Augen (*Greding,* a.a.O. S. 327.). [RAL (4)]
Schwindel, mit Durchfall (*Greding,* a.a.O. S. 306.). [RAL (5)]
Schwindel, Kopfweh, Trübsichtigkeit, heftiger Durst, zäher Schleim im Munde, Kollern im Leibe und Schmerz im Oberbauche (*Greding,* a.a.O. S. 300.). [RAL (6)]
Achttägiger Schwindel (*Pfennig,* a.a.O.). [RAL (7)]
Schwindel, so daß er wie trunken hin und her wankte (*Crüger,* a.a.O.). [RAL (8)]
Es wird ihm schwindlig im Sitzen und Stehen, in der Stube; er wankt (*Franz,* a.a.O.). [RAL (9)]
(Vier Morgen nach einander) nachdem er aus dem Bette aufgestanden ist, Schwindel, Mangel an Gedanken; es schwebt ihm alles nur düster und entfernt vor dem Gedächtnisse (Gedächtnißschwäche), und es ist ihm wie Flor vor den Augen, zwei Stunden lang (*Franz,* a.a.O.). [RAL (10)]
Wanken (*Pfennig,* a.a.O.). [RAL (11)]
Wanken, wie von Trunkenheit (*Du Guid,* a.a.O. *Swaine,* a.a.O.). [RAL (12)]
Er schwankt beim Gehen (*Fr. Hahnemann*). [RAL (13)]
Er wankt in der Stube herum und scheint etwas zu suchen (*Franz,* a.a.O.). [RAL (14)]
Er stößt sich jedesmal in der Thüre, wenn er hinaus geht (*Franz,* a.a.O.). [RAL (15)]
Trunkenheit (*Kaaw,* a.a.O. – *Brera,* a.a.O.). [RAL (16)]
Trunkenheit mit Durste und starkem Flusse brennenden Harns (*Greding,* a.a.O. S. 301.). [RAL (17)]
Drang des Blutes nach dem Kopfe (*Schroer,* a.a.O.). [RAL (18)]
Hitze des Kopfs und funkelnde Augen (*Greding,* a.a.O. S. 302.). [RAL (19)]
Schlagfluß (*Bückner,* Bresl. Samml. 1727.). [RAL (20)]
Kopfschwäche (*Greding,* a.a.O. S. 307.). [RAL (21)]
Schwere im Kopfe (A. F. *Wedenberg,* Diss. de Stramonii usu in morbis convulsivis, Ups. 1773. 4.). [RAL (22)]
Betäubung des Kopfs (*King,* a.a.O. – *Greding,* a.a.O. S. 271.). [RAL (23)]
Kopfbetäubung mit Trübsichtigkeit (*Greding,* a.a.O. S. 290.). [RAL (24)]
Dummheit (*Fowler,* a.a.O.). [RAL (25)]
Sie sitzt verstandlos und unbeweglich da, wie ein Götzenbild (*Fowler,* a.a.O.). [RAL (26)]
Dummlichkeit im Kopfe (*Fr. Hahnemann*). [RAL (27)]
Verdunkelung aller Sinne (*Du Guid,* a.a.O.). [RAL (28)]

Nach Verdunkelung aller Sinne und Aengstlichkeit, rother Friesel auf dem Rücken, mit Schweiß (*Greding*, a.a.O. S. 289.). [RAL (29)]

Höchste Unempfindlichkeit aller Sinne (*Pfennig*, a.a.O.). [RAL (30)]

Gefühllosigkeit (*Swaine*, a.a.O. – *Vicat*, a.a.O.). [RAL (31)]

■ Kopf

Klemmender Kopfschmerz. [RAL 8]

◊ Kopfweh (*Greding*, a.a.O. S. 285.) – *Fowler*, a.a.O.). [RAL (32)]

Heftiges Kopfweh (*Greding*, a.a.O. S. 293. – *Döderlin*, Comm. lit. Nor. 1744. S. 15. – *Fowler*, a.a.O.). [RAL (33)]

Stumpfer Kopfschmerz (*Stoerck*, lib. de Stram., Acon., Hyoscyam. Viennae 1762. S. 5.). [RAL (34)]

Schmerz im Kopfe und im Becken (*Greding*, a.a.O. S. 276.). [RAL (35)]

Kopfweh mit Anorexie (*Greding*, a.a.O. S. 278.). [RAL (36)]

Abwechselnd Kopfweh und Leibauftreibung (*Greding*, a.a.O. S. 279.). [RAL (37)]

Klopfendes Kopfweh in der rechten Schläfe, mit Durchlauf (*Greding*, a.a.O. S. 310.). [RAL (38)]

Schwindlichtes Kopfweh, mit Ohnmacht und Durst (*Greding*, a.a.O. S. 327.). [RAL (39)]

Kopf- und Augenschmerzen (*Greding*, a.a.O. S. 325.). [RAL (40)]

Starkes Kopf- und Zahnweh, mit starkem Thränenflusse (*Greding*, a.a.O. S. 325.). [RAL (41)]

Convulsionen des Kopfs und der Arme, mit Schlucksen (*Greding*, a.a.O. S. 232.). [RAL (42)]

Krampfhaftes Ziehen bloß des Kopfs, mit Schnarchen (*Greding*, a.a.O. S. 333.). [RAL (43)]

Krampfhaftes Ziehen bloß des Kopfs und der Augen, mit Zähneknirschen (*Greding*, a.a.O. S. 332.). [RAL (44)]

Oefteres Aufrichten des Kopfs vom Lager (*Pfennig*, a.a.O.). [RAL (45)]

Krampfhaftes Ziehen bloß des Kopfs auf beide Seiten, mit Schreien und Erhebung der Arme über den Kopf (*Greding*, a.a.O. S. 298.). [RAL (46)]

Früh Hin- und Herbewegen des Kopfs, mit ungeheuerm Durste (*Greding*, a.a.O. S. 302.). [RAL (47)]

Hin- und Herbewegen des Kopfs, welches durch Schlucksen unterbrochen ward (*Greding*, a.a.O. S. 302.). [RAL (48)]

■ Gesicht und Sinnesorgane

Die schwarzen Buchstaben deuchten ihm grau, und als wenn noch ein andrer, hellgrauer seitwärts oben daneben stände (eine Art Doppelsehen) z.B. F

F^1 [RAL 9]

Die Gegenstände schienen immer eine schiefe Lage zu haben. [RAL 10]

Es war ihm, als sähe er die Gegenstände durch grobe Leinwand, nur wie stückweise, und wie durchschnitten, z.B. von einem Gesichte bloß die Nase, u. s. w., gleich als wenn die Augen nur einen sehr kleinen Gesichtskreis hätten und er nur einen kleinen Punct auf einmal sehen könnte. [RAL 11]

Er glaubt um weiße Sachen, z.B. um ein Stück Papier herum, einen röthlich grauen Rand zu sehen. [RAL 12]

Er konnte beim Lesen keine Sylbe herausbringen; die Buchstaben schienen sich zu bewegen und unter einander zu laufen. [RAL 13]

Sehkraft abgestumpft, wie Nebel vor den Augen, als sähe er die Gegenstände durch ein Glas trüben Wassers; die Gegenstände schienen wie zerflossen und wie allzu entfernte Dinge. [RAL 14]

Fast gänzliche Blindheit, 6 Stunden lang, worauf die folgenden Tage (in der Nachwirkung) ein Drücken, wie aus der Mitte des Augapfels heraus bei jedem Lichtwechsel erfolgte, entweder wenn er in die Sonne kam oder jähling ins Dunkle. [RAL 15]

Sehr deutliches Sehen, deutlicher, als im gewöhnlichen Zustande.[2] [RAL 16]

Geschwollene und entzündete Augenlider. [RAL 17]

Unwillkührliches Thränen. [RAL 18]

◊ Geschwollenes, von Blute strotzendes Gesicht (*Kellner,* a.a.O.). [RAL (49)]

Gesichtsgeschwulst (*Fowler*, a.a.O.). [RAL (50)]

Geschwulst des Gesichts bei sehr rothen Backen und Lippen (*J. F. Lobstein*, Obs. de Stram. sem. vitr. venen. in Append. Diss. *Spielmann et Guerin*, de plant. venen. Alsat. Argent. 1766.). [RAL (51)]

Gesichts-, Augen- und Zungengeschwulst (*Fowler*, a.a.O.). [RAL (52)]

---

[1] Da er während dieses Zustandes diese Erscheinung aufzeichnen wollte, so zeichnete er ein einziges F, und fuhr, um das zweite zu zeichnen, auf denselben Strichen hin, und glaubte dennoch die doppelte Erscheinung angedeutet zu haben.

[2] Heil-Nachwirkung nach 24 St.

Geschwulst und Röthe der Augen und des Gesichts (*Fowler*, a.a.O.). [RAL (53)]

Röthe des Gesichts (*Kaaw Boerhave*, a.a.O. – *Pfennig*, a.a.O. – *Döderlin*, a.a.O.). [RAL (54)]

Die Haut der Stirne ist gerunzelt, der Blick starr, das ganze Gesicht verstört und schrecklich (n. 3 St.) (*Franz*, a.a.O.). [RAL (55)]

Sein Gesicht ist anfangs freundlich, bis auf die stieren Augen; zuletzt wird es aber durch tiefe Falten, die vom innern Augenwinkel nach der Wange hin laufen, und durch Falten über den Mundwinkel von den Nasenflügeln herab und durch zusammengerunzelte Augenbrauen ganz entstellt, und durch die funkelnden Augen anfangs furchtbar; nach einer Stunde aber durch trübe Augen verstört (n. ½, 2 St.) (*Franz*, a.a.O.). [RAL (56)]

Anfangs ist sein Gesicht, bis auf die erweiterten Pupillen, ganz freundlich, dann aber verstört, wie das eines Geängstigten, mit tiefen Furchen und Stirnrunzeln (*Franz*, a.a.O.). [RAL (57)]

Das Gesicht ist an den Backen roth und gedunsen, oben aber eng zusammengezogen und finster (*Franz*, a.a.O.). [RAL (58)]

Oeftere Gesichtsröthe mit stieren Augen (*Greding*, a.a.O. S. 232.). [RAL (59)]

Rothlauf auf der rechten Seite der Backen, der Nase und des Gesichts (*Greding*, a.a.O. S. 276.). [RAL (60)]

Blässe des Gesichts (*Greding*, a.a.O. S. 293. und 307.). [RAL (61)]

Sehr häufiger Gesichts- und Stirnschweiß (*Greding*, a.a.O. S. 334.). [RAL (62)]

Ganz zusammengezogene Pupillen, welche sich fast gar nicht im Dunkeln erweitern; er sieht alles weit kleiner und entfernter, und wie ein vom Lichte Geblendeter (n. ½ St.) (*Franz*, a.a.O.). [RAL (63)]

Erweiterung der Pupillen (*King*, a.a.O. – *Kaaw*, a.a.O. – *Vicat*, a.a.O.). [RAL (64)]

Aeußerst erweiterte Pupillen, mit Verdunkelung des Gesichts (*Brera*, a.a.O.). [RAL (65)]

Pupillen höchst erweitert (n. 3½ St.) (*Franz*, a.a.O.). [RAL (66)]

Nach Essigtrinken werden die Pupillen wieder höchst verengert (*Franz*, a.a.O.). [RAL (67)]

Erweiterte, unbewegliche Pupillen (*Pfennig*, a.a.O. – *Schroer*, a.a.O.). [RAL (68)]

Trüber, trauriger Blick (*Du Guid*, a.a.O.). [RAL (69)]

Funkelnde Augen, bei Klagen über das Blenden der Sonnenstrahlen, und Appetitlosigkeit (*Greding*, a.a.O. S. 273.). [RAL (70)]

Glänzende Augen (*Kaaw*, a.a.O.). [RAL (71)]

Stiere Augen (*Pfennig*, a.a.O.). [RAL (72)]

Starre, schlummerige Augen (*Swaine*, a.a.O.). [RAL (73)]

Brennen der Augen, mit Trübsichtigkeit und starkem Schweiße (*Greding*, a.a.O. S. 314.). [RAL (74)]

Drücken und Spannen in beiden Augen, sechs Tage lang (n. 2 St.) (*Fr. Hahnemann*). [RAL (75)]

Drücken in den Augenlidern als wären sie geschwollen, was sie auch sind, oder als würden sie vom Schlafe befallen; daher eine große Neigung zum Schlafen, die er aber dießmal noch überwindet (n. 3½ St.) (*Franz*, a.a.O.). [RAL (76)]

Geschwürige Augenlider (*Greding*, a.a.O. S. 272.). [RAL (77)]

Nachts zusammengeklebte Augenlider (*Greding*, a.a.O. S. 288.). [RAL (78)]

Geschwulst der Augen (*Fowler*, med. Edinb. Comment. V. S. 170.). [RAL (79)]

Verschwollene Augen mit ganz erweiterter Pupille und Verdrehung der Augäpfel nach allen Seiten (*Lobstein*, a.a.O.). [RAL (80)]

Es zieht ihm die Augen zu, es wird ihm schwarz vor den Augen (*Franz*, a.a.O.). [RAL (81)]

Herabhängen des obern Augenlides, wie von einem Krampfe des Kreismuskels erzeugt (*Franz*, a.a.O.). [RAL (82)]

Das Weiße der Augen und die Ränder der Augenlider sind roth, die Augen thränen sehr (*Franz*, a.a.O.). [RAL (83)]

Die Augen sind äußerst empfindlich gegen das Tageslicht, sie thränen (n. 24 St.) (*Franz*, a.a.O.). [RAL (84)]

Thränen des linken Auges (*Greding*, a.a.O. S. 300.). [RAL (85)]

Thränen des rechten Auges (*Greding*, a.a.O. S. 300.). [RAL (86)]

Thränen beider Augen (*Greding*, a.a.O. S. 300.). [RAL (87)]

Ohne Besinnung vergießt er Thränen (*Greding*, a.a.O. S. 267.). [RAL (88)]

Thränen beider Augen, mit Gesichtsverdunkelung (*Greding*, a.a.O. S. 300.). [RAL (89)]

Die verschlossenen Augen öffnete er bloß, wenn er angeredet ward (*Pfennig*, a.a.O.). [RAL (90)]

Trübsichtigkeit (*Greding*, a.a.O. S. 271. 273. 274. 280. 283.). [RAL (91)]

Gesichtsverdunkelung (*Greding*, a.a.O. S. 264. 275. – *Odhelius*, a.a.O.). [RAL (92)]

Große Gesichtsverdunkelung (*Greding*, a.a.O. S. 293.). [RAL (93)]

Höchste Gesichtsverdunkelung (*Greding*, a.a.O. S. 316.). [RAL (94)]
Jeden Morgen Gesichtsverdunkelung (*Greding*, a.a.O. S. 278.). [RAL (95)]
Gewöhnlich alle Morgen Trübsichtigkeit, als wenn die Augen mit einem Flore überzogen wären (*Greding*, a.a.O. S. 287.). [RAL (96)]
Trübsichtigkeit mit großem Durste (*Greding*, a.a.O. S. 327.). [RAL (97)]
Bei Trübsichtigkeit zugleich Durst und Schweiß (*Greding*, a.a.O. S. 284.). [RAL (98)]
Nach Trübsichtigkeit Triefaugen (*Greding*, a.a.O. S. 314.). [RAL (99)]
Nach Trübsichtigkeit Schwindel, dann Kopfweh (*Greding*, a.a.O. S. 301.). [RAL (100)]
Langdauernde Presbyopie; er konnte nur sehr entfernte Schrift lesen (*Greding*, a.a.O. S. 310.). [RAL (101)]
Bei der (durch Essigtrinken wieder erregten) Verengerung der Pupillen kommen ihm alle Gegenstände winzig klein vor, die entfernten sieht er fast gar nicht; schaut er aber in die Sonne, so bleiben die Pupillen starr und es wird ihm ganz schwarz vor den Augen (*Franz*, a.a.O.). [RAL (102)]
Kleine Gegenstände, z.B. eine Nadelspitze, kann der Kranke nicht erkennen (*King*, a.a.O.). [RAL (103)]
Undeutliches, verwirrtes Sehen (*King*, a.a.O.). [RAL (104)]
Falsches Sehen: alle Gegenstände erscheinen schief (*Greding*, a.a.O. S. 276.). [RAL (105)]
Verschobenes Doppelsehen; kleine Gegenstände erblickt er auf ihrer Stelle, aber gleichsam ein zweites Exemplar davon wird höher und seitwärts wahrgenommen (*Fr. Hahnemann*). [RAL (106)]
Doppelsehen (*Greding*, a.a.O. S. 275. 280.). [RAL (107)]
Die Gegenstände zeigen sich vielfach und von verschiedenen Farben (*King*, a.a.O.). [RAL (108)]
Schwarze Dinge kommen ihm grau vor (*Fr. Hahnemann*). [RAL (109)]
Er erblickt im Zimmer Gegenstände, die gar nicht vorhanden sind (*King*, a.a.O.). [RAL (110)]
Sie sieht feurige Erscheinungen vor den Augen (*Johnson*, in medic. facts and observ. Vol. V.). [RAL (111)]
Verschwindung der Sinne des Gesichts und des Gehörs (*Kellner*, a.a.O.). [RAL (112)]
Es bricht Wind aus beiden Ohren hervor (*Greding*, a.a.O. 276.). [RAL (113)]

Schauder am Kinne (*Van Ems* in *H. Boerhaave* praeelect. de morb. nerv. I. S. 237.). [RAL (114)]
Zittern der Lippen, Hände und Füße (*Kaaw*, a.a.O.). [RAL (115)]
Die Lippen haben auf dem Rothen hin einen gelben Streif, wie in bösen Fiebern, und kleben fest zusammen; er fürchtet, sie möchten zusammenwachsen (*Franz*, a.a.O.). [RAL (116)]

■ Mund und innerer Hals

Klopfender Zahnschmerz, als wenn ein Theil der Zähne herausfallen sollte. [RAL 19]
Gefühl, als wenn der innere Mund roh und wund wäre (n. 24 St.) [RAL 20]
Trockenheit im Halse. [RAL 21]
Gewaltige Trockenheit im Munde, so daß er kaum einen Bissen Semmel genießen kann; sie schmeckt ihm wie Stroh. [RAL 22]
Große Trockenheit im Munde, so daß er keinen Speichel ausspucken kann, bei feucht anzusehender, reiner Zunge. [RAL 23]
Speichelfluß. [RAL 24]
Würgen in der Kehle. [RAL 25]
Gaumenvorhang tief herabgezogen; Speisen und Getränke gingen mühsam und mit kratzendem Schmerze des Gaumenvorhangs hinter. [RAL 26]
Unvermögen zu schlingen. [RAL 27]
Schwieriges Schlingen, mit stechendem Schmerze im Schlunde. [RAL 28]
Schwieriges Schlingen, mit (drückendem) Schmerze in den Unterkieferdrüsen. [RAL 29]
◊ Zahnweh (*Greding*, a.a.O. S. 319.). [RAL (117)]
Zähneknirschen (*Kellner*, a.a.O. – *Kaaw*, a.a.O.). [RAL (118)]
Zähneknirschen mit Schauder über den ganzen Körper (*Greding*, a.a.O. S. 293.). [RAL (119)]
Zähneknirschen, wobei er die Hände über den Kopf hebt und bewegt, als ob er Zwirn wickelte (*Greding*, a.a.O. S. 394.). [RAL (120)]
Zähneknirschen, mit Verdüsterung des Kopfs (*Greding*, a.a.O. S. 394.). [RAL (121)]
Zähneknirschen, Verdrehung der Hände und Schauder (*Greding*, a.a.O. S. 294.). [RAL (122)]
Kinnbackenzwang, bei verschlossenen Lippen (*Kaaw*, a.a.O.). [RAL (123)]
Er murmelt in sich (*Du Guid*, a.a.O. – *Pfennig*, a.a.O.). [RAL (124)]
Beständiges Murmeln (*Pfennig*, a.a.O.). [RAL (125)]
Der Kranke schreiet bis zur Heischerkeit (*Greding*, a.a.O. S. 323.). [RAL (126)]

Er schreiet, bis ihm die Sprache vergeht (*Greding*, a.a.O. S. 323.). [RAL (127)]

Der Kranke stottert (*King*, a.a.O. – *Du Guid*, a.a.O. – (n. ½ St.) *Swaine*, a.a.O. – *Kaaw*, a.a.O.). [RAL (128)]

Er stammelt und lallt (*Brera*, a.a.O.). [RAL (129)]

Er spricht wenig, und lallt dann nur einzelne, abgebrochene Worte in erhöheter Stimme (*Franz*, a.a.O.). [RAL (130)]

Seiner Sprache fehlt es gänzlich an der gehörigen Modulation; sie ist viel höher und feiner, es ist ein bloßes Tönen der Stimme, er kann kein verständliches Wort herausbringen (er hört und fühlt es selbst und ängstigt sich darüber) (*Franz*, a.a.O.). [RAL (131)]

Eine Art Lähmung der Sprachwerkzeuge: er muß sich lange anstrengen, ehe ein Wort herauskommt; er lallt und stammelt bloß (n. 4, 5 St.) (*Franz*, a.a.O.). [RAL (132)]

Er ist stumm und antwortet nicht (*Pfennig*, a.a.O.). [RAL (133)]

Stummheit (*Swaine*, a.a.O. – *Vicat*, – *Greding*, a.a.O. S. 272.). [RAL (134)]

Größtentheils stumm, deutet er sein Verlangen mit Weisen auf die Gegenstände an (*Sauvages*, Nosol. II. S. 242.). [RAL (135)]

Stumm, still und pulslos, mit gelähmten Gliedern lag er 6 bis 7 Stunden ohne Verstand, warf sich dann wüthend im Bette herum, machte den Umstehenden unzählige Zeichen, die nicht verstanden werden konnten, und ward dann wieder ruhig (*Du Guid*, a.a.O.). [RAL (136)]

Die Zunge ist gelähmt, oder wenn er sie herausstecken will, so zittert sie, wie beim Nervenfieber (*King*, a.a.O.). [RAL (137)]

Geschwulst der Zunge (*Fowler*, Edinb. med. comment. V. S. 170.). [RAL (138)]

Die Zunge ist über und über geschwollen (*Greding*, a.a.O. S. 285.). [RAL (139)]

Die geschwollene Zunge hängt zum Munde heraus (*Lobstein*, a.a.O.). [RAL (140)]

Blutiger Schaum vor dem Munde (*Unzer*, med. Handbuch II. §. 28.). [RAL (141)]

Wasserscheu (*Brera*, a.a.O.) (In Verbindung mit den am gehörigen Orte einzeln angeführten Symptomen: Unruhe, die heftigsten Convulsionen, wobei er wüthend war, daß er gebunden werden mußte; schlaflos wälzte er sich äußerst unruhig im Bette herum und stieß ein kreischendes Geschrei aus; er delirirte ohne Gedächtniß und Besinnung; äußerst erweiterte Pupillen, heftige Begierde zu beißen, und alles mit den Zähnen zu zerreißen, äußerste Trockenheit des innern Mundes und Rachens; beim Anblick eines Lichtes, eines Spiegels oder Wassers, schreckliche Convulsionen, unüberwindlicher Abscheu vor Wasser, mit Zusammenschnürung und Convulsion des Schlundes, Geifer vor dem Munde, und häufiges Ausspucken.) [RAL (142)]

Furcht oder Abscheu vor Wasser und jeder andern Flüssigkeit, unter krampfhaften Bewegungen (*De Witt*, im phys. med. Journale, Leipz. 1800. Januar.). [RAL (143)]

Abscheu vor wässerigen Flüssigkeiten, wie in der Wasserscheu, welcher, wenn man seine Lippen naß machte, in Wuth überging (*Lobstein*, a.a.O.). [RAL (144)]

Unvermögen, zu schlucken, wegen Trockenheit im Halse (*Greding*, a.a.O. S. 297.). [RAL (145)]

Trockenheit des Halses, mit häufigem Harnen (*Greding*, a.a.O. S. 275.). [RAL (146)]

Trockenheit der Zunge und des Gaumens, so daß sie ganz rauh anzufühlen sind, anfangs ohne Durst (n. ½ St.) (*Franz*, a.a.O.). [RAL (147)]

Ungeheure Trockenheit im Munde und Mangel an Speichel; er kann gar nichts ausspucken, obgleich die Zunge ziemlich feucht und rein ist (*Fr. Hahnemann*). [RAL (148)]

Dürre des Gaumens, daß er keinen Bissen Semmel genießen kann (*Fr. Hahnemann*). [RAL (149)]

Aeußerste Trockenheit des inwendigen Mundes (*Brera*, a.a.O.). [RAL (150)]

Aeußerste Dürre der Zunge und des Mundes (*Du Guid*, a.a.O.). [RAL (151)]

Empfindung von Trockenheit der Zunge und des innern Halses (*Swaine*, a.a.O.). [RAL (152)]

Großes Trockenheitsgefühl im Munde und Mangel an Speichel, während die Zunge feucht und rein aussieht (*C. Michler*, in einem Aufsatze). [RAL (153)]

Große Trockenheit im Munde und Rachen (*Greding*, a.a.O. S. 295.). [RAL (154)]

Trockenheit des Mundes, Durst; Trübsichtigkeit, funkelnde Augen, Schweiß und Durchlauf (*Greding*, a.a.O. S. 286.). [RAL (155)]

Während der Trockenheit des Mundes und des Gaumens, heftiger Durst (n. 6 St.), und dabei solche Geschmacklosigkeit, daß er fast ein Pfund Essig in einem Zuge ausleerte, ohne es zu schmecken (*Franz*, a.a.O.). [RAL (156)]

Bloß der Tabak hat noch einigen Geschmack, aber die Speisen schmecken wie Sand und ballen sich in der Speiseröhre zusammen, daß er Erstickung befürchtet (n. 3 St.) (*Franz*, a.a.O.). [RAL (157)]

Butterbrod schmeckt ihm wie Sand, wegen der Trockenheit des Mundes, es bleibt ihm in der Speiseröhre stecken und droht, ihn würgend zu ersticken (*Franz*, a.a.O.). [RAL (158)]

Durst mit großer Trockenheit des Halses (*Greding*, a.a.O. S. 275.). [RAL (159)]

Der Schlund ist ihm wie zusammengeschnürt (*Dan. Crüger*, a.a.O.). [RAL (160)]

Sie versucht, Brod und Milch zu genießen, kann aber beides nicht hinterschlingen (*Fowler*, Edinb. med. comment. VS. 170.). [RAL (161)]

Zusammenschnürende Empfindung im Rachen nach dem Essen (n. 2½ St.) (*Franz*, a.a.O.). [RAL (162)]

Der Hals ist wie verschnürt, als wenn er ersticken oder ihn der Schlag rühren sollte (*Lobstein*, a.a.O.). [RAL (163)]

Zusammenschnürung und Krampf des Schlundes (*Brera*, a.a.O.). [RAL (164)]

Durst (*Odhelius*, a.a.O.). [RAL (165)]

Heftiger Durst (*Greding*, a.a.O. S. 271. 293.). [RAL (166)]

Durst mit Kopfweh (*Greding*, a.a.O. S. 273.). [RAL (167)]

Heftiger Durst bei häufigem Harne mit brennender Empfindung (*Greding*, a.a.O. S. 301.). [RAL (168)]

Lang anhaltender Durst (*Greding*, a.a.O. S. 283.). [RAL (169)]

Höchst beschwerlicher Durst mit Geifern (Commentarii de rebus in med. et sc. nat. gestis. II. Vol. S. 241.). [RAL (170)]

Häufiges Ausspucken (*Brera*, a.a.O.). [RAL (171)]

Geifer vor dem Munde (*Brera*, a.a.O.). [RAL (172)]

Häufiger Speichelfluß (*Greding*, a.a.O. S. 273.). [RAL (173)]

Lang anhaltender Speichelfluß mit Harnflusse (*Greding*, a.a.O. S. 283.). [RAL (174)]

Starker Speichelfluß mit sich immer vermehrendem Durste (*Greding*, a.a.O. S. 314.). [RAL (175)]

Heftiger, drei bis vierpfündiger Speichelfluß in Tag und Nacht (*Greding*, a.a.O. S. 314.). [RAL (176)]

Speichelfluß mit Heiserkeit (*Greding*, a.a.O. S. 278.). [RAL (177)]

Zäher Speichelfluß (*Greding*, a.a.O. S. 328.). [RAL (178)]

■ Magen

Verlust des Appetits. [RAL 30]
Vermehrter Appetit. [RAL 31]
Uebelkeit, Ekel. [RAL 32]
Gallerbrechen nach geringer Bewegung, selbst schon beim Aufsitzen im Bette. [RAL 33]
Stete Bitterkeit im Munde, und es schmecken ihm auch die Speisen bitter. [RAL 34]
Drücken am Herzen. [RAL 35]
◊ Bei sehr zähem Schleime im Munde, guter Appetit (*Greding*, a.a.O. S. 330.). [RAL (179)]

Schlucksen (*Fowler*, a.a.O.). [RAL (180)]

Heftiges Schlucksen (*Greding*, a.a.O. S. 306.). [RAL (181)]

Saures Aufstoßen (*Greding*, a.a.O. S. 306.). [RAL (182)]

Stete Bitterkeit im Munde, und auch die Speisen schmecken alle bitter (*Fr. Hahnemann*). [RAL (183)]

Die Speisen haben einen verdorbenen Geschmack (*Greding*, a.a.O. S. 275.). [RAL (184)]

Alles schmeckt strohähnlich (*Fr. Hahnemann*). [RAL (185)]

Verminderter Appetit (*Greding*, a.a.O. S. 281.). [RAL (186)]

Unverminderter Appetit bei Leibschmerz, Diarrhöe und Erbrechen (*Greding*, a.a.O. S. 283.). [RAL (187)]

(Beim künstlichen Erbrechen gerathen die Glieder in Zuckungen) (*Kaaw*, a.a.O.). [RAL (188)]

Brecherlichkeit (*Fowler*, a.a.O. – *Brera*, a.a.O.). [RAL (189)]

Abends, Brecherlichkeit mit starkem Speichelflusse (*Greding*, a.a.O. S. 279.). [RAL (190)]

Uebelkeit mit Speichelflusse eines ausnehmend salzigen Speichels (*Greding*, a.a.O. S. 334.). [RAL (191)]

Nachts, Erbrechen (*Greding*, a.a.O. S. 265.). [RAL (192)]

Abends, Erbrechen grüner Galle (*Greding*, a.a.O. S. 264.). [RAL (193)]

Er erbricht Abends Galle mit Schleim (*Greding*, a.a.O. S. 269.). [RAL (194)]

Erbrechen grünen Schleims, mit Durste (*Greding*, a.a.O. S. 288.). [RAL (195)]

Erbrechen eines sauer riechenden Schleimes (*Greding*, a.a.O. S. 297.). [RAL (196)]

Abends, Schleimerbrechen (*Greding*, a.a.O. S. 266.). [RAL (197)]

Beißender Magenschmerz (*Döderlin*, a.a.O.). [RAL (198)]

Drückender Schmerz im Magen (*Greding*, a.a.O. S. 279.). [RAL (199)]

Aengstlichkeit um die Herzgrube (*Greding*, a.a.O. S. 274.). [RAL (200)]

Aengstlichkeit um die Herzgrube vor Mittag (*Greding*, a.a.O. S. 288.). [RAL (201)]
Aengstlichkeit um die Herzgrube mit trockner Körperhitze (*Greding*, a.a.O. S. 274.). [RAL (202)]
Große Aengstlichkeit um die Herzgrube (*Greding*, a.a.O. S. 276.). [RAL (203)]
Aengstlichkeit um die Herzgrube und schweres Athmen (*Greding*, a.a.O.). [RAL (204)]
Vorzüglich in der Gegend der Herzgrube aufgetriebener Unterleib (*Pfennig*, a.a.O.). [RAL (205)]
→ Durst: *Mund und innerer Hals*

■ Abdomen

Starker Bauchschmerz, als wenn er angeschwollen wäre; schon beim Berühren der Seite war der Unterleib schmerzhaft. [RAL 36]
Reißender Schmerz im Unterleibe, als wenn der Nabel herausgerissen würde, der dann in die Brust zieht. [RAL 37]
Empfindung, als wenn der Unterleib auf das Aeußerste ausgespannt wäre. [RAL 38]
Eine, nicht harte Auftreibung des Unterleibes. [RAL 39]
◊ Auftreibung des Unterleibes des Abends, mit Hitze des Körpers und Aengstlichkeit in der Herzgrube (*Greding*, a.a.O. S. 278.). [RAL (206)]
Auftreibung des Unterleibes (*Fowler*, a.a.O.). [RAL (207)]
Aufgetriebener, doch nicht harter Unterleib (*Lobstein*, a.a.O.). [RAL (208)]
Kindern ist der Leib hoch aufgeschwollen vom Stechapfelsaamen, unter Aengstlichkeit in der Herzgrube, kaltem Schweiße, Froste an den Gliedmaßen, Verstandesverwirrung, halbem, betäubtem Schlummer und ängstlichen Ausleerungen von oben und unten (*Alberti*, Jurisp. med. I. S. 206.). [RAL (209)]
Höchst aufgetriebener, beim Befühlen unschmerzhafter Unterleib (*Pfennig*, a.a.O.). [RAL (210)]
Der Oberbauch gespannt, hart und schmerzhaft (*Greding*, a.a.O. S. 285.). [RAL (211)]
Kollern und Knurren im Bauche (*Kellner*, a.a.O.). [RAL (212)]
Kollern im Bauche mit Durchfall (*Greding*, a.a.O. 275.). [RAL (213)]
Kollern im Bauche mit Leibschmerzen (*Greding*, a.a.O. S. 279. und 290.). [RAL (214)]
Ein heftiges Gähren im Bauche, sieben Tage lang (*Fr. Hahnemann*). [RAL (215)]
Kollern im Bauche mit Gesichtsverdunkelung (*Greding*, a.a.O. S. 300.). [RAL (216)]

Er klagt über Knurren im Unterbauche, als wenn in allen Gedärmen lebendige Thiere schrieen und sich bewegten (*Greding*, a.a.O. S. 321.). [RAL (217)]
Bauchweh, Kollern und Durchfall (*Greding*, a.a.O. S. 327.). [RAL (218)]
Bauchweh (*Greding*, a.a.O. S: 264.). [RAL (219)]
Leibweh, Diarrhöe (*Greding*, a.a.O. S. 266.). [RAL (220)]
Leibweh und Diarrhöe darauf (*Greding*, a.a.O. S. 275.). [RAL (221)]
Kolikschmerzen (*Wedenberg*, a.a.O.). [RAL (222)]
Drückender Schmerz im Unterleibe (*Greding*, a.a.O. S. 276.). [RAL (223)]
Bauchweh, wässeriges Erbrechen und Durchfall (*Greding*, a.a.O. S. 274.). [RAL (224)]

■ Rektum

Abgang **geronnenen Blutes** aus dem After. [RAL 40]
Mehrtägiger Goldaderfluß. [RAL 41]
Sechstägige Leibverstopfung, ohne Beschwerden von Vollheit oder Anspannung des Unterleibes. [RAL 42]
Unterdrückung aller Ausleerungen. [RAL 43]
◊ Er hat Drang zu Stuhle zu gehen, kann aber nichts verrichten bis nach 24 Stunden (*Franz*, a.a.O.). [RAL (225)]
Leibesverstopfung (*Greding*, a.a.O. S. 261.). [RAL (226)]
Windender Schmerz in den Gedärmen vor jedem Stuhlgange; alle Stunden kam ein schwärzlicher, durchfälliger Stuhl (n. 36 St.) (*Fr. Hahnemann*). [RAL (227)]
Durchfall, sechs Tage hinter einander (*Fr. Hahnemann*). [RAL (228)]
Diarrhöe, die von starkem Schweiße vergeht (*Greding*, a.a.O. S. 266.). [RAL (229)]
Durchfall, mit sich vermehrender Eßlust (*Greding*, a.a.O. S. 268.). [RAL (230)]
Durchfall, mit Gesichtsblässe (*Greding*, a.a.O. S. 291.). [RAL (231)]
Aashaft stinckende Stühle (*Greding*, a.a.O. S. 320.). [RAL (232)]
Abgang einer großen Menge Winde (*Greding*, a.a.O. S. 275. 327.). [RAL (233)]

■ Harnwege

Der Harn ging ohne alle Kraftäußerung ab; er konnte ihn wohl zurückhalten, es deuchtete ihm aber immer, als hätte er nicht die Kraft, den

Harn zu halten und den Blasenhals zu schließen; dabei war zugleich das Gefühl, als sey die Harnröhre zu enge und unvermögend, sich auszudehnen. [RAL 44]

◇ Zum Harnen ward er sehr oft genöthigt, aber der Harn zögerte jedesmal eine Minute, ehe er kam, und ob er gleich nur tropfte, so ging er doch den Vormittag in großer Menge ab (n. 4 u. 5 St.) (*Franz*, a.a.O.). [RAL (234)]

Beim Harnlassen, unter öftern Nöthigen und Drängen bildet sich kein Strahl, der Urin geht wärmer, als gewöhnlich, aber nur tropfenweise ab, er kann auch den Abgang nicht beschleunigen und auch die letzten Tropfen nicht herauspressen, doch ohne irgend eine schmerzliche Empfindung in der Harnröhre, außer daß es ihm deuchtet, als würde ein cylindrischer Körper durch die Harnröhre herausgeschoben[3] (*Franz*, a.a.O.). [RAL (235)]

Unterdrückte Harn- und Stuhlausleerung (*Swaine*, a.a.O.). [RAL (236)]

Harnverhaltung (*Greding*, a.a.O. S. 325.). [RAL (237)]

Harnfluß, mit Schauder und Kollern im Leibe (*Greding*, a.a.O. S. 327.). [RAL (238)]

Starke, unwillkürliche Harnausleerung (*De Witt*, a.a.O.). [RAL (239)]

Starker Harnfluß (*Greding*, a.a.O. S. 262. 267. 288. 291. 293. 297.). [RAL (240)]

Starker Harnfluß, ohne Durst (*Greding*, a.a.O. S. 263. 268.). [RAL (241)]

■ **Geschlechtsorgane**

Leistenbeule. [RAL 45]

Vermehrte Monatreinigung; das Blut geht in großen, geronnenen Stücken ab. [RAL 46]

Allzu starker Abgang des Monatlichen, Mutterblutfluß, mit ziehenden Schmerzen im Unterleibe, den Dickbeinen, und andern Gliedmaßen. [RAL 47]

◇ Geilheit, Unzüchtigkeit (*Kaaw*, a.a.O.). [RAL (242)]

Gänzliches Unvermögen zum Beischlafe (*Sauvages*, Epist. ad **Haller.** III.). [RAL (243)]

Impotenz (*Sauvages*, Nosol. II. S. 241.). [RAL (244)]

Geiler Gestank des Körpers während der Monatreinigung (*Greding*, a.a.O. S. 335.). [RAL (245)]

Allzu große Geschwätzigkeit während der Monatreinigung (*Greding*, a.a.O. S. 335.). [RAL (246)]

---

[3] Nach Essigtrinken entstand wieder ein dünner Strahl, und er ward auch nicht so oft zum Harnen genöthigt.

Wässerige Monatreinigung (*Greding*, a.a.O. S. 284.). [RAL (247)]

Abgang schwarzen Blutes aus der Bärmutter (*Greding*, a.a.O. S. 275.). [RAL (248)]

Starke Monatreinigung (*Greding*, a.a.O. S. 280.). [RAL (249)]

Unmäßige Monatreinigung (*Greding*, a.a.O. S. 255.). [RAL (250)]

Vier Jahre lang ausgebliebene Monatreinigung kommt wieder (*Greding*, a.a.O. S. 282.). [RAL (251)]

Gleich nach dem Monatlichen, Rothlauf auf der linken Backe (*Greding*, a.a.O. S. 285.). [RAL (252)]

Nach der Monatreinigung, Schlucksen und Winseln (*Greding*, a.a.O. S. 328.). [RAL (253)]

■ **Atemwege und Brust**

Die Nase scheint ihm verstopft und trocken zu seyn, ob er gleich Luft durch dieselbe hat. [RAL 48]

Schweres Athmen. [RAL 49]

Beengtes Athmen. [RAL 50]

Ein drückender Schmerz in der Brust und dem Brustbeine, der durch Reden erregt wird. [RAL 51]

Empfindung, als wenn sich etwas in der Brust herumkehrte; hierauf Hitze im Gesichte. [RAL 52]

◇ Die Nase ist verstopft (*Franz*, a.a.O.). [RAL (254)]

Die Nase deuchtet ihm verstopft zu seyn, ob er gleich gehörige Luft durch dieselbe haben kann (*Fr. Hahnemann*). [RAL (255)]

Oeftere Seufzer (*Pfennig*, a.a.O.). [RAL (256)]

Die Brust ist ihm querüber heftig zusammengeschnürt (*Swaine*, a.a.O.). [RAL (257)]

Hartes Drücken vorn auf den Brustknorpeln der dritten und vierten Ribbe, mit schwierigem Athem, dessen er nicht genug einziehen kann, ohne große Aengstlichkeit (n. $1/2$ St.) (*Franz*, a.a.O.). [RAL (258)]

Beklemmung und ungewöhnliche Schmerzen (*De Witt*, a.a.O.). [RAL (259)]

Bei Schweräthmigkeit, Aengstlichkeit um die Herzgrube (*Greding*, a.a.O. S. 307.). [RAL (260)]

Es versetzt ihm den Athem immer mehr und er wird blau im Gesichte (*Greding*, a.a.O.). [RAL (261)]

Empfindung von Trockenheit in der Brust (*Swaine*, a.a.O.). [RAL (262)]

Blutspeien (*Greding*, a.a.O. S. 262.). [RAL (263)]

Langsames Einathmen und sehr schnelles Ausathmen (*Kaaw*, a.a.O.). [RAL (264)]

- **Rücken und äußerer Hals**

Zerschlagenheitsschmerz im Rücken und dem Unterleibe, bei Bewegung erregbar (n. 12 St.). [RAL 53]

Schmerz im Rücken und in der Schulter, wie zerschlagen (n. 12 St.). [RAL 54]

Ein Fleck im Rücken, welcher durch Berührung und für sich schmerzt. [RAL 55]

Ein kleiner, beim Berühren ziehend schmerzhafter Fleck am Rücken. [RAL 56]

Ziehend reißende Schmerzen im Rücken und Oberbauche (n. 1 St.). [RAL 57]

Ziehender Schmerz in der Mitte des Rückgrates, mit ziehendem Schmerze gegenüber im Hintertheile des Magens. [RAL 58]

Ziehender Schmerz mitten im Rückgrate. [RAL 59]

Ziehende Schmerzen im Kreuze. [RAL 60]

◊ Von der Seite des Halses aus in die Glieder ein ziehender (rheumatischer) Schmerz (*Greding*, a. a. O. S. 285.). [RAL (265)]

In der Seite und im Rücken rheumatischer Schmerz (*Greding*, a. a. O. S. 290.). [RAL (266)]

- **Extremitäten**

Zittern der Arme beim Essen. [RAL 61]

Ziehende Schmerzen in den Dickbeinen. [RAL 62]

◊ Feine, scharfe Stiche im Vorderarme und rheumatisch zusammenziehender Schmerz im Deltamuskel (n. 32 St.) (*Franz*, a. a. O.). [RAL (267)]

Zittern mit der gesunden Hand beim Essen (*Fr. Hahnemann*). [RAL (268)]

Er greift hastig und schnell zu, glaubt den Gegenstand schon gefaßt zu haben, ehe er ihn noch berührt, und hält er ihn dann, so fühlt er es nicht, daß er ihn schon gefaßt hat (n. 4-5 St.) (*Franz*, a. a. O.). [RAL (269)]

Krampfhafte Angespanntheit der ganzen Untergliedmaßen (n. 36 St.) (*Franz*, a. a. O.). [RAL (270)]

Starker Schmerz in den Lenden (*Greding*, a. a. O. S. 319.). [RAL (271)]

Schmerz im rechten Dickbeine (*Greding*, a. a. O. S. 311.). [RAL (272)]

Einige scharfe Stiche auf dem rechten Schienbeine (*Franz*, a. a. O.). [RAL (273)]

Verschiedene Blutschwäre an den Füßen (*Greding*, a. a. O. S. 333.). [RAL (274)]

Brennen und Jücken an den Füßen (*Greding*, a. a. O. S. 334.). [RAL (275)]

Rheumatisches Ziehen (Drücken) in der linken Fußwurzel, Abends (n. 36 St.) (*Franz*, a. a. O.). [RAL (276)]

Brennen auf dem Fußrücken, bald schwächer, bald stärker (n. 24 St.) (*Franz*, a. a. O.). [RAL (277)]

- **Allgemeines und Haut**

Schwanken der Glieder beim Gehen und Stehen. [RAL 63]

Zittern des einen und mehrer Glieder. [RAL 64]

Zittern einer gesunden Hand beim Essen. [RAL 65]

Convulsionen der Gliedmaßen. [RAL 66]

Alle Glieder am Leibe thaten weh. [RAL 67]

Eingeschlafenheit der Glieder. [RAL 68]

Gefühl, als wenn jeder Theil der Gliedmaßen im Gelenke von dem andern völlig abgesondert wäre, und nicht wieder zusammengefügt werden könnte. [RAL 69]

An mehren Stellen des Körpers, und auch im Handteller, eine Menge Ausschlagsknötchen, wie Quaddeln, schon für sich stechenden Jückens, wie von Brennnesseln, was sich durch Reiben vermehrte. [RAL 70]

Unbeweglichkeit der Glieder, sie kann sich nicht rühren (eine Art Katalepsie). [RAL 71]

Schwäche des Körpers, Müdigkeit der Füße. [RAL 72]

Heftiges Verlangen, sich niederzulegen. [RAL 73]

◊ Er verlangt nach freier Luft (*Swaine*, a. a. O.). [RAL (278)]

Er läuft überschnell, aus allen Kräften, wenn er sich an einen andern Ort hinbegeben will (*Franz*, a. a. O.). [RAL (279)]

Außerordentliche Aufgereiztheit; er bewegt sich so schnell (in der ersten Stunde), daß zuletzt alle Bewegung stockt und es ihm schwarz vor den Augen wird (*Franz*, a. a. O.). [RAL (280)]

Alle Bewegungen verrichtet er mit einer Emsigkeit, Hastigkeit und Kraft, daß es ihm ängstlich wird, wenn er nicht gleich damit zu Stande kommt (*Franz*, a. a. O.). [RAL (281)]

Obgleich der Gang wankend ist, so folgen doch die Schenkel seinem Willen so leicht, daß es ihm deuchtet, als habe er gar keine; sie deuchten ihm viel länger, so daß er im Gehen glaubt, den Boden schon wieder zu berühren, wenn er noch eine Spanne weit davon entfernt ist, und daher zuletzt den Fuß jedesmal ganz schnell niedersetzt (*Franz*, a. a. O.). [RAL (282)]

Er nimmt beim Treppenabsteigen jedesmal zwei Stufen, weil er sie für eine hält, und bemerkt es

nicht eher, als bis er fällt (*Franz*, a.a.O.). [RAL (283)]
Ohnmacht (*Greding*, a.a.O. S. 274.). [RAL (284)]
Ohnmacht, Vormittags, mit großer Gesichtsblässe, und drauf Appetitlosigkeit (*Greding*, a.a.O. S. 298.). [RAL (285)]
Ohnmacht, mit großer Trockenheit im Munde (*Greding*, a.a.O. S. 327.). [RAL (286)]
Bei Ohnmacht, Schnarchen (*Greding*, a.a.O. S. 321.). [RAL (287)]
Nach der Ohnmacht, Krampf bloß des Kopfs auf beide Seiten hin, mit Gesichtsröthe (*Greding*, a.a.O. S. 332.). [RAL (288)]
Schwere der Glieder (*Greding*, a.a.O. S., 314.). [RAL (289)]
Schwere der Füße und Müdigkeit der Schenkel (*Greding*, a.a.O. S. 310.). [RAL (290)]
Müdigkeit der Glieder (n. 2 St.) (*Lobstein*, a.a.O.). [RAL (291)]
Träge Beweglichkeit der Glieder mit Kriebeln darin (*Greding*, a.a.O. S. 301.). [RAL (292)]
Bei der geringsten Bewegung, Hitze am ganzen Körper und Schweiß (n. 24 St.) (*Franz*, a.a.O.). [RAL (293)]
Schwerbeweglichkeit und Kriebeln in den Gliedern mit Thränen der Augen (*Greding*, a.a.O. S. 302.). [RAL (294)]
Gefühl in den Armen und Beinen, als wenn diese Glieder von dem Körper getrennt da wären (*Fr. Hahnemann*). [RAL (295)]
Er fühlt seine Hände und Füße wie in den Gelenken abgelöset, und ist über diese Empfindung untröstlich (*Fr. Hahnemann*). [RAL (296)]
Eingeschlafenheit der Glieder (*Döderlin*, a.a.O.). [RAL (297)]
Schwerbeweglichkeit, bei fast erloschenem Pulse (*Swaine*, a.a.O.). [RAL (298)]
Unbeweglichkeit (*Du Guid*, a.a.O.). [RAL (299)]
Willkürliche Muskelbewegung vergeht (Katalepsis) und die Sinne verschwinden; doch bleibt das Schlingen unversehrt (*Kaaw*, a.a.O.). [RAL (300)]
Steifigkeit des ganzen Körpers (n. 1 St.) (*Unzer*, a.a.O.). [RAL (301)]
Gelähmte Glieder (*Swaine*, a.a.O. – *Vicat*, a.a.O.). [RAL (302)]
Gelähmte Schenkel (*Vicat*, a.a.O.). [RAL (303)]
Verschiedene Theile des Körpers werden paralytisch (*King*, a.a.O.). [RAL (304)]
Er will umfallen beim Aufstehen vom Sitze (in den ersten 3 St.) (*Franz*, a.a.O.). [RAL (305)]

Er kann nicht allein gehen; er fällt um, wenn man ihn nicht hält (*M.* in *Baldinger's* neuem Magaz. B. I. S. 35.). [RAL (306)]
Die Untergliedmaßen knicken zusammen beim Gehen (*Franz*, a.a.O.). [RAL (307)]
Schwach im Gehen (*Sauvages*, Nosolog. II. S. 242.). [RAL (308)]
Er kann nicht auf den Füßen stehen (*Schröer*, a.a.O.). [RAL (309)]
Er muß sich zu Bette legen (*Du Guid*, a.a.O. – *Swaine*, a.a.O. – *Lobstein*, a.a.O.). [RAL (310)]
→ Krämpfe, Krampfanfälle: *Schlaf, Träume und nächtliche Beschwerden*
→ Haut: *Fieber, Frost, Schweiß und Puls*

■ **Schlaf, Träume und nächtliche Beschwerden**

Nach dem Niederlegen, in der Nacht, schneidender Schmerz im Brustbeine, welcher beim Abgang der Blähungen verschwindet, aber wiederkommt. [RAL 74]
Unruhiger Schlaf. [RAL 75]
Früh schweres Erwachen. [RAL 76]
Lebhafte, geschichtliche Träume. [RAL 77]
Er schläft öfters ein, und beim Aufwachen nimmt er ein komisch majestätisches Ansehn an. [RAL 78]
◊ Schläfrig und wankend (*Brera*, a.a.O.). [RAL (311)]
Schlaf (*Schroer*, a.a.O.). [RAL (312)]
Schlaf weniger Stunden (n. einigen Minuten.) (*Sauvages*, a.a.O.). [RAL (313)]
Tagesschläfrigkeit (*Greding*, a.a.O. S. 281.). [RAL (314)]
Er schläft am Tage ein und erwacht mit einer wichtigen und feierlichen Miene (*Fr. Hahnemann*). [RAL (315)]
Ruhiger Schlaf (*Greding*, a.a.O. S. 267.). [RAL (316)]
Ruhiger Schlaf beim Nachlaß der Convulsionen (*Lobstein*, a.a.O.). [RAL (317)]
Vier und zwanzigstündiger Schlaf (*J. C. Grimm*, in Eph. Nat. Cur. Cent. IX. obs. 94.). [RAL (318)]
Etliche bringt es in tiefen, wohl vier und zwanzigstündigen Schlaf, daß sie liegen wie todt (*Garcias ob Horto*, de Plantis, cap. 24.). [RAL (319)]
Nach einem tiefen, traumvollen Schlafe (n. 24 St.), in welchem er auch eine Pollution hat, ist es ihm noch ganz düselig, und er sieht nur wie durch einen Flor (*Franz*, a.a.O.). [RAL (320)]
Tiefer, fester Schlaf, wobei er mit großer Anstrengung sehr tief Athem holt und beim Ein- und

Ausathmen schnarcht (*Franz,* a.a.O.). [RAL (321)]

Tiefer Schlaf mit Schnarchen (*Unzer,* a.a.O.). [RAL (322)]

Tiefer, schnarchender Schlaf mit seltner Anziehung des Schenkels (*Kaaw,* a.a.O.). [RAL (323)]

Schlummer mit Röcheln, blutigem Schaume vor dem Munde; dunkelbraunes Gesicht, Tod[4] (*Heim* in *Selle's* neuen Beiträgen z. Nat. u. Arzn. II. S. 126.). [RAL (324)]

Er liegt auf dem Rücken mit offenen, stieren Augen (*Kaaw,* a.a.O.). [RAL (325)]

Unruhiger Schlaf, heftiges Kopfweh und starker Harnfluß (*Greding,* a.a.O. S. 310.). [RAL (326)]

Sehr unruhiger, traumvoller Schlaf mit Umwälzen im Bette (*Greding,* a.a.O. S. 295.). [RAL (327)]

Mancherlei Träume (*Ray,* a.a.O.). [RAL (328)]

Nach unruhigem Schlafe, heftiges Kopfweh, Schwindel, Thränen der Augen und Speichelfluß (*Greding,* a.a.O. S. 279.). [RAL (329)]

Schlaf wird durch Schreien unterbrochen (*Greding,* a.a.O. S. 283.). [RAL (330)]

Nachts Schreien und Heulen (*Greding,* a.a.O. S. 268.). [RAL (331)]

Erwachen aus dem Schlafe mit Schreien (*Greding,* a.a.O. S. 334.). [RAL (332)]

Blieb die ganze Nacht wachend, wälzte sich äußerst unruhig im Bette herum und stieß ein kreischendes Geschrei aus (*Brera,* a.a.O.). [RAL (333)]

Schlaflosigkeit (*Swaine,* a.a.O. – *Greding,* a.a.O. S. 268.). [RAL (334)]

Steife Unbeweglichkeit des Körpers, man konnte keinen Arm oder Fuß an dem Kinde bewegen (n. 1 St.) (*Heim,* a.a.O. S. 125.). [RAL (335)]

Anhaltender Klamm an beiden Händen und Füßen (*Greding,* a.a.O. S. 296.). [RAL (336)]

Die Hände sind zur Faust zusammengeballt (doch nicht die Daumen eingeschlagen), lassen sich aber auseinander breiten (*Kaaw,* a.a.O.). [RAL (337)]

Heftige Bewegung der Gliedmaßen (*Pfennig,* a.a.O.). [RAL (338)]

Beständige Bewegungen der Hände und Arme, als wenn er spänne oder webete (n. 8 St.) (*Pfennig,* a.a.O.). [RAL (339)]

Convulsionen (*Kaaw,* a.a.O. – *Döderlin,* a.a.O. – *Büchner,* a.a.O.). [RAL (340)]

Im Bette die heftigsten Convulsionen, wobei er wie wüthend war, daß er gebunden werden mußte (n. 6 St.) (*Brera,* a.a.O.). [RAL (341)]

Beim Anblick eines Lichtes, Spiegels oder Wassers, schreckliche Convulsionen (*Brera,* a.a.O.). [RAL (342)]

Die Convulsionen und Delirien ließen sich vorzüglich durch Berührung erregen, und es folgt sogleich Schwäche darauf (*Lobstein,* a.a.O.). [RAL (343)]

Noch blieben die Convulsionen, bei erweiterter Pupille, als schon der Puls langsamer, der Athem freier geworden, und die Anspannung des Unterleibes vergangen war (n. 18 St.) (*Lobstein,* a.a.O.). [RAL (344)]

Krampfhafte Bewegungen (*De Witt,* a.a.O.). [RAL (345)]

Krämpfe zuerst am linken Arme, dann am rechten Unterschenkel, dann sehr schnelle Krämpfe des Kopfs nach allen Richtungen (*Greding,* a.a.O. S. 297.). [RAL (346)]

Er bewegt die Glieder hin und her (*Kellner,* a.a.O.). [RAL (347)]

Zittern der Hände, wenn er zugreift (*Franz,* a.a.O.). [RAL (348)]

Krampfhaft ruckartiges Heran- und Einwärtsziehen der vordern Oberschenkelmuskeln (*Franz,* a.a.O.). [RAL (349)]

Convulsionen, ruckartige Zucke (*Franz,* a.a.O.). [RAL (350)]

Zuckungen im linken Beine, welche stoßartig anfangen und dasselbe einwärts heranziehen (*Franz,* a.a.O.). [RAL (351)]

Krampfhafte Aufzuckungen der Gliedmaßen (*Franz,* a.a.O.). [RAL (352)]

Abwechselnde Zusammenziehungen der Hände und Füße (*Lobstein,* a.a.O.). [RAL (353)]

Langsames Zusammenziehen und Ausstrecken der Glieder, in wiederkehrenden Anfällen (*Kaaw,* a.a.O.). [RAL (354)]

Zittern der Glieder (*B. Busch,* in Philos. Transact. Vol. 60. Lond. 1771. – *Kellner,* a.a.O.). [RAL (355)]

Zittern am ganzen Körper (*Franz,* a.a.O.). [RAL (356)]

Anhaltendes Zittern der Füße (*Greding,* a.a.O. S. 302.). [RAL (357)]

---

[4] Nach 6 Stunden, von verschlucktem Saamen bei einem anderthalbjährigen Kinde, bei dem nach dem Tode am Körper äußerlich viel braune Streifen, und bei der Oeffnung viel gelbes Wasser in der Höhle des Unterleibes, die Gedärme von Luft ausgedehnt, an Leber, Milz und der Lunge gleiche braune Streifen, im Herzbeutel viel Wasser, das Herz welk darin, so wie in allen Blutgefäßen, ganz flüßiges, dünnes Blut angetroffen ward.

Fieber, Frost, Schweiß und Puls

Kälte der Gliedmaßen. [RAL 79]

Kälte des ganzen Körpers. [RAL 80]

Kälte und Frost, acht Stunden lang. [RAL 81]

Die Füße waren früh sehr kalt und doch höchst empfindlich gegen jedes kalte Lüftchen. [RAL 82]

Hitze im Gesichte. [RAL 83]

Empfindung von Hitze im Gesichte, wenn Frost und Kälte vorüber sind. [RAL 84]

Heißwerden. [RAL 85]

Er deckt sich in der Hitze sorgfältig zu; steckt er aber nur einen Finger aus dem Bette hervor, so befallen ihn sogleich die Schmerzen heftig. [RAL 86]

Fieber: erst Hitze im Kopfe, dann Kälte des ganzen Körpers, dann Hitze des ganzen Körpers, mit Angst – Schlaf in der Hitze, und nach dem Aufwachen sehr heftiger Durst, daß es ihn im Gaumen sticht, bis er trinkt. [RAL 87]

Nachts gelinder Schweiß. [RAL 88]

Hitze und Schweiß über und über, ohne Durst (n. 5 St.). [RAL 89]

Ausbruch rothen Friesels über die Haut. [RAL 90]

(Gestaltlose, flohstichartige Flecke am Arme) (n. 3 St.). [RAL 91]

◇ Zitternder, schwacher, ungleicher, zuweilen aussetzender Puls (*Kellner*, a.a.O.). [RAL 358]

Kleiner, geschwinder Puls (*Swaine*, a.a.O.). [RAL 359]

Schneller, aussetzender Puls (*Kaaw*, a.a.O.). [RAL 360]

Häufiger, schneller, kleiner, unregelmäßiger Puls (*Brera*, a.a.O.). [RAL 361]

Kleiner, schneller, endlich kaum bemerkbarer Puls (*Vicat*, a.a.O.). [RAL 362]

Verloschener Puls (*Vicat*, a.a.O.). [RAL 363]

Starker, voller Puls von 80 Schlägen (*Pfennig*, a.a.O.). [RAL 364]

Starker, voller Puls von 90 Schlägen (*Pfennig*, a.a.O.). [RAL 365]

Frostschütteln durch den ganzen Körper mit einzelnem Zucken theils des ganzen Körpers, theils einzelner Glieder, der Ellbogen und Kniegelenke, ohne Durst (*Franz*, a.a.O.). [RAL 366]

Es überläuft ihn beim jedesmaligen Einnehmen des Stechapfels ein widrig-schauerlicher Frost, gleich als ob er sich davor fürchtete (n. 3, 4, 5 St.) (*Franz*, a.a.O.). [RAL 367]

Große Kälte über und über der Gliedmaßen und des Rumpfes (*Swaine*, a.a.O.). [RAL 368]

Kalt, sinnlos, schwach liegt sie auf der Erde, mit schwachem Athem (n. 2 St.) (*Pfennig*, a.a.O.). [RAL 369]

Nachmittags, Frost den Rücken herab (*Greding*, a.a.O. S. 288.). [RAL 370]

Die Nacht, Frost und Schauder der Glieder (*Greding*, a.a.O. S. 303.). [RAL 371]

Nachmittags, ein zitterndes Werfen oder Schlagen der Knie und Füße, bei vollem Verstande, wie von starkem Schüttelfroste (*Greding*, a.a.O. S. 330.). [RAL 372]

Heftiges Fieber (*Rush*, a.a.O.). [RAL 373]

Nachmittags, Fieber (*Greding*, a.a.O. S. 263.). [RAL 374]

Mittags, heftiges Fieber, welches zur Mitternacht in gleicher Heftigkeit wiederkehrt (*Greding*, a.a.O. S. 270.). [RAL 375]

Nach dem Abend – Erbrechen, ein anhaltendes, heftiges Fieber, mit starkem Schweiße (*Greding*, a.a.O. S. 265.). [RAL 376]

Täglich Fieber, nach Mittag (*Greding*, a.a.O. S. 273.). [RAL 377]

Zwei Tage, Abends Fieber (*Greding*, a.a.O. S. 274.). [RAL 378]

Gegen Mittag, große Hitze, Röthe im Gesichte, Schwindel und Thränen der Augen (*Greding*, a.a.O. S. 302.). [RAL 379]

Große Hitze bei geschwindem und kleinem Pulse und hochrothem, zinnoberfarbigem Gesichte (*M.* in *Baldinger's* neuem Magaz.B. I. S. 34.). [RAL 380]

Abends, Brennen über dem Knie im Gehen, und Hitze durch den ganzen Körper mit dem heftigsten Durste (n. 12 St.) (*Franz*, a.a.O.). [RAL 381]

Hitze des ganzen Körpers (*Pfennig*, a.a.O.). [RAL 382]

Große Hitze des Körpers (*Gardane*, Gazette de santé, 1773. 1774. S. 143.). [RAL 383]

Große Hitze, gelinder Schweiß, schneller, weicher Puls (*Lobstein*, a.a.O.). [RAL 384]

Große Hitze und Schwatzen im Schlafe (*Lobstein*, a.a.O.). [RAL 385]

Reichlicher Schweiß (*Grimm*, a.a.O.). [RAL 386]

Schweiß mit vermindertem Appetite (*Greding*, a.a.O. S. 266.). [RAL 387]

Starker Schweiß die Nacht (*Greding*, a.a.O. S. 297.). [RAL 388]

Sehr starker Schweiß die Nacht (*Greding*, a.a.O. S. 297.). [RAL 389]

Schweiß nach starkem Durste (*Greding*, a.a.O. S. 272.). [RAL 390]

Schweiß im Rücken (*Greding,* a.a.O. S. 293.). [RAL (391)]

Häufiger Schweiß bei gutem Appetite, Diarrhöe, Unterleib-Auftreibung und Bauchweh (*Greding,* a.a.O. S. 306.). [RAL (392)]

Heftiger Schweiß mit großem Durste (*Greding,* a.a.O. S. 306.). [RAL (393)]

Großer Schweiß mit Bauchweh (*Greding,* a.a.O. S. 310.). [RAL (394)]

Fetter Schweiß mit vermehrtem Durste (*Greding,* a.a.O. S. 290.). [RAL (395)]

Kalter Schweiß über den ganzen Körper (*Brera,* a.a.O.). [RAL (396)]

Ausschlag[5] des ganzen Körpers mit Geschwulst, Entzündung, Jücken (*Rush,* a.a.O.). [RAL (397)]

Blasen auf der Haut, nachdem die heftigen Zufälle nachgelassen haben (*De Witt,* a.a.O.). [RAL (398)]

Entzündliche, schmerzhafte Pusteln am rechten Schenkel, welche ein scharfes Wasser von sich geben (n. einigen Wochen.) (*Pfennig,* a.a.O.). [RAL (399)]

Jückender Ausschlag (*Vicat,* a.a.O.). [RAL (400)]

Brust und Rücken sind mit rothem Friesel bedeckt, welcher früh blasser, Nachmittags röther und häufiger und in der Wärme sichtbarer ist, 11 Tage lang; dann Abschuppung (*Greding,* a.a.O. S. 288.). [RAL (401)]

Früh nach dem Erwachen, Jücken über den ganzen Körper (*Greding,* a.a.O. S. 276.). [RAL (402)]

Kriebeln in allen Gliedern (*Greding,* a.a.O. S. 381.). [RAL (403)]

Kriebeln unter der Haut (*Greding,* a.a.O. S. 300. und 301.). [RAL (404)]

Kriebeln von der linken Seite aus in das Dickbein oder in die Fußzehen derselben Seite hinab, von hier herauf in den Unterleib, worauf es wieder in das rechte Dickbein und den rechten Fuß sich hinabzieht (*Greding,* a.a.O. S. 330.). [RAL (405)]

---

[5] Alle Ausschläge (und Jücken) nach Stechapfel scheinen in der Nachwirkung zu seyn.

Sulphur

***Sulphur.* Schwefel [CK V (1839), S. 323–404]**

Der Stangen-Schwefel wird zu unserm Gebrauche nochmals aus einem Kolben in den Helm übergetrieben, bei gelindem Feuer, in feinspiessiger Gestalt, als **Schwefelblumen** (flores sulphuris) und dann durch Schütteln mit Weingeist abgewaschen zur Entfernung der etwa anhängenden Säure.

Schon seit mehr als 2000 Jahren hatte man den Schwefel als das kräftigste Mittel gegen die Krätze gefunden, ohne dass irgend ein Arzt gemerkt oder auch nur geahnet hätte, dass diess durch Aehnlichkeits-Wirkung (Homöopathie) geschehe. Die Krätze, die den Wollarbeitern so gemein ist, verursacht eine Art **unerträglich angenehm, kriebelnd jückenden Fressens**, wie von Läusen, was auch von Einigen mit dem Ausdrucke eines **unleidlich wollüstigen, kitzelnden Jückens** bezeichnet wird, welches sogleich, als man den Finger zum Kratzen ansetzt, zu jücken aufhört und zu brennen anfängt, auch nach dem Kratzen auf der Stelle zu brennen fortfährt. – Und so erzeugt auch der von gesunden Personen eingenommene Schwefel oft sehr ähnliche Blüthen und Bläschen **brennenden Jückens** und auch meistens an den Gelenken und in der Nacht. Diese spezifische, grosse Kraft des Schwefels gegen Krätze ward aber in allen diesen vielen Jahrhunderten bloss zur Vertreibung des Krätz-Ausschlags von der Haut äusserlich gemissbraucht, indess das innere Krätzübel ungeheilt blieb, was sich dann umgeformt durch Entstehung einer grossen Menge langwieriger Krankheiten der verschiedensten Art zu erkennen giebt, nachdem der [für das innere Krätzübel (Psora), stellvertretend vikarirend,] Hautausschlag durch in die Haut geriebne austrocknende Mittel, vorzüglich Schwefel-Salben, vertrieben worden – so wie Lustseuche (Syphilis) nicht eher entsteht, als bis der (den Ausbruch der Lustseuche verhütende) Schanker durch örtliche Behandlung zerstört worden ist.

Manche Aerzte gaben wohl auch zugleich Schwefel ein; indess hatte die eingeriebne Salbe schon das Uebel von der Haut vertrieben und irgend eine akute oder eine chronische Krankheit wird dann unausbleiblich die traurige Folge. Der Schwefel, den die allöopathischen Aerzte geben, ist auch rohes Schwefelpulver in Gaben die Purgiren erregen und so nie eine Krätze durch alleinigen innern Gebrauch heilen können, noch je geheilt haben.

Wenn das blosse Trinken schwefelichter Mineralwässer, ohne deren äussere Anwendung diess je vermochte, so geschah es, weil diese Substanz da im Schoosse der Erde auf ähnlich mechanische Weise, wie der Homöopath es thut, verfeinert und sein innerer Arznei-Gehalt entwickelt worden war.

Nie aber hat aus der Hand des Arztes Schwefel, der nicht auf die Weise, wie die Homöopathie verfährt, dynamisirt (potenzirt) und zwar hochpotenzirt worden war, bei alleinig innerm Gebrauche (der hier einzig sichern Anwendung) die frische (primäre) Krätze der Wollarbeiter geheilt. Je höher und intensiv stärker der Schwefel potenzirt worden, desto gewisser heilt er dieselbe.

Jene Zubereitung des Schwefels – ein Auszug durch Weingeist, tinctura sulphuris genannt, die ich anfänglich für hinreichend hielt, muss ich jetzt, durch vergleichende Erfahrungen belehrt, der Zubereitung mittels Reiben der Schwefelblumen mit hundert Theilen Milchzucker bis zur Million-Potenz und fernerer Dynamisirung derselben Auflösung (wie mit andern trocknen Arznei-Stoffen geschieht) bei weitem nachsetzen, und die Dynamisation der letztern für die vollkommenste Schwefel-Arznei anerkennen. Weingeist scheint in der tinctura sulphuris nur einen besondern Theil des Schwefels auszuziehn, nicht aber alle seine Bestandtheile ohne Ausnahme, das ist, nicht den ganzen Schwefel in sich aufzunehmen.

In Fällen, wo Schwefel homöopathisch angezeigt war, hob er auch folgende zugleich gegenwärtige Beschwerden:

Reizbarkeit; Aergerlichkeit und Niedergeschlagenheit; Schreckhaftigkeit; Furchtsamkeit; Weinerlichkeit; Verstimmtheit; Untröstlichkeit über jede ihrer Handlungen, die sie für böse hält; Religiöse fixe Ideen; **Aengstlichkeits-Anfälle**; Aengstlichkeit, welche die Kleider zu öffnen und die freie Luft zu suchen nöthigt; Heftigkeit; **Kopfbefangenheit** und schweres Denken; Gedächtniss-Schwäche; Oeftere Schwindel-Anwandlung; Schwindel im Sitzen; Kopf-Schwere und Unbesinnlichkeit vom Bücken; Schwindel nach Tische; Andrang des Blutes nach dem Kopfe mit fliegender Hitze;

Nacht-Kopfschmerz, bei der mindesten Bewegung im Bette; Schwere im Kopfe; Schwere im Hinterkopfe; Täglicher ziehender Kopfschmerz zum Zerspringen; Stechender Kopfschmerz; Stechender und sumsender Kopfschmerz; Klopfender Kopfschmerz im Scheitel; Klopfender, glucksender Kopfschmerz; Kriebeln, Summen und Brummen im Kopfe; Kälte am Kopfe; Ein kalter Fleck auf dem Kopfe; Zuziehn der Augenlider früh; Langsichtigkeit; Florig vor den Augen; **Kurzsichtigkeit**; Ziehschmerz in den Ohren; Vorfallen vor die Ohren beim Essen; **Stumpfes Gehör**; Brummen und Getöse vor den Ohren; **Ohren-Sausen; Brausen in den Ohren**; Trockenheit in der Nase; Verstopfung eines Nasenloches; Entzündete Geschwulst der Nasenspitze; **Blut-Schnauben; Nasenbluten**; Blasse, kranke Gesichts-Farbe; Rauhheit der Haut im Gesichte; Gesichts-Hitze; Leberflecke auf der Oberlippe; Abendliches Zahnweh; Zahnweh wie von Lockerheit und losem Zahnfleische; Zahnfleisch-Geschwulst mit klopfendem Schmerze; Halsweh, wie innerlich geschwollen, das Schlingen hindernd; Langwieriges Pflock-Gefühl im Schlunde und Halse; Unschmackhaftigkeit der Speisen; Allzustarker Appetit; Früh, faulichter Geschmack im Munde; Saurer Mund-Geschmack; Widerwille gegen Fettes; Widerwille gegen Süsses und Saures; Verschmähung des schwarzen Brodes; Verleidet das Weinsaufen; **Heisshunger**; Nach einigem Genusse, Beklemmung über der Brust, wie eine Last; Brennend saures Aufstossen; Bittres Aufstossen; Versagendes Aufstossen; Uebelriechendes Aufstossen, Nachts im Schlafe; Aufstossen; **Aufschwulken der Speisen** und Getränke; Aufsteigen der Speisen bis in den Hals; Säure-Aufschwulken bis in den Mund; Weichlichkeit vor der Mahlzeit; **Uebelkeit nach dem Essen**; Früh-Uebelkeit; Würmerbesigen; Zusammenziehend klemmender Magenschmerz, gleich nach dem Essen; Wühlen in der Herzgrube; Stechen am Magen; **Stechen in der** linken **Bauch-Seite**, beim Gehen; Stechen in der linken Seite des Nabels, beim Gehen; Stiche im Unterleibe; Schmerz in der linken Bauch-Seite, als würde Etwas herausgerissen; Zusammenzieh-Schmerz unter dem Nabel; Langwieriger Druck im Oberbauche; Druckschmerz in der linken Bauch-Seite, zum Schreien, bei Leib-Verstopfung durch Blähungs-Versetzung; Leibweh nach Trinken; Beim Anfühlen schmerzender Unterbauch; Morgentlicher Schmerz der Bauch-Muskeln, als wären sie zu kurz; Blähungs-Versetzung; Lautes Kollern und Knurren im Bauche; Harter Stuhl; Stuhl nur alle 2, 3 Tage; Unwillkürlicher Stuhl-Abgang beim Harnen; Bei schwerem Stuhle, Vorfall des Mastdarms; Stechen im After beim Stuhle; **Jücken am After**; Drängen auf den Urin; Nächtliches Bettpissen; Schwaches Geschlechts-Vermögen; **Allzuschneller Abgang des Samens im Beischlafe**; Stinkender Schweiss um die Geschlechtstheile; Jücken und Brennen an der Scham; Allzufrühe Regel; Monats-Blut wenig gefärbt; Pressen auf die Geburtstheile; Jücken an der Scham, vor der Regel; Vor der Regel, Kopfschmerz; Weissfluss.

Schnupfen; Stockschnupfen; Starker Schnupfen-Fluss; Rauhheit der Kehle; Kriebeln im Kehlkopfe, zum Husten; Nacht-Husten; Anhaltender fieberhafter **Husten mit Blut-Auswurf** und Brust-Stechen; Schweres Athemholen; Engbrüstigkeit mit Pfeifen und Schnärcheln auf der Brust und sichtbarem Herzklopfen; Nächtliche Erstickungs-Engbrüstigkeit; Vollheit in der Brust; Schwere in der Brust, früh; Ermüdung der Brust vom Singen; Stiche im Brustbeine; Stechen durch die Brust bis in das linke Schulterblatt; Brennen in der Brust heran; Drücken im Brustbeine; Jücken an den Brustwarzen; Kreuzschmerzen; Knarren im Kreuze; Rückenschmerz nach Hand-Arbeit; **Ziehen im Rücken**; Spannen im Genicke; Zucken im Achsel-Gelenke; Ziehen in den Ellbogen-, Hand- und Finger-Gelenken; Geschwulst der Arme; **Schweiss der Handteller**; Zittern der Hände bei feinen Arbeiten; **Abgestorbenheit einiger Finger**; Knorpel an den Fingern; Kriebeln an den Finger- und Zehspitzen; Rothe Flecke an den Beinen; Stiche im Oberschenkel beim schnell Gehen; **Schwere der Beine**; Kälte der Oberschenkel, bei Schweiss der Unterschenkel, früh, im Bette; Schwäche in den Knieen und Armen; Kriebeln in den Waden und Armen; Verrenkungs-Schmerz des Fuss-Gelenkes; Steifigkeit im Fuss-Gelenke; Fussschweiss; Unruhe in den Füssen; Rothlauf am Unterschenkel; **Kalte Füsse**; Kälte und Steifheit der Zehen; Kälte der Füsse und Hände; Fressende Quaddeln an den Zehen; Frostbeulen an den Füssen; **Fuss-Schweiss**; Einzelne Rucke der Glieder, im Sitzen oder Liegen; Ziehschmerz im Knie und den übrigen Gelenken; Nessel-Ausschlag; Jücken am ganzen Körper; **Gelbe Flecke am Körper**; Blut-Unterlaufung von mässigem Stosse; Empfindlichkeit gegen Luft und Wind; Fliegende Hitze; Eingeschlafenheit der Glieder; Stechende Schmerzen; Inneres Zittern; Muskel-Zucken; Verheben; Ohnmachten und Krämpfe; Gebücktheit des Kopfes beim Gehen; Angegriffenheit vom Sprechen; **Tages-Schläfrigkeit**; Allzulanger Nacht-Schlaf; Früh-Unausgeschlafenheit; Unerquicklicher Schlaf; Schläfrigkeit nach dem Mittag-Essen; Nächtliche Kolik; **Rucken und Zucken im Schlafe**; Schreck im Schlafe; Schlaflosigkeit; Allzuleiser Schlaf; Nächtliche Schlaflosigkeit, wegen Kriebeln in den Waden und Füssen; **Schwärmerische, ängstliche Träume**; Schreckhafte unruhige Träume und Schwatzen im Schlafe; Täuschung, früh, beim Erwachen, als sähe er Personen, die nicht da sind; Nacht-Durst; Schweiss, Tag und Nacht; Nacht-Schweiss; Saurer Schweiss, alle Nächte; Früh-Schweiss; Starker Schweiss bei der Arbeit; Frostigkeit.

Die Mit-Beobachter sind: (*Fr. H.*) *Friedrich Hahnemann* und (*Ng.*) der Ungenannte in *Hartlaub* und *Trinks* reiner Arzneimittellehre.

Schwefel [RAL IV (1825), S. 275–318]

(Aus einem Kolben in den Helm in fein spiesichter Gestalt aufgetriebene **Schwefelblumen,** flores sulphuris – durch Schütteln mit Weingeist abgewaschen, zur Wegnahme der etwa anhängenden Säure.)

So viele Jahrhunderte auch schon der Schwefel in der Krätze der Wollarbeiter von Aerzten und Nicht-Aerzten angewendet ward, so hat doch keiner unter ihnen gemerkt, daß, was sie Hülfreiches davon im Krätzausschlage sahen, vom Schwefel durch Aehnlichkeitswirkung und Homöopathie ausgerichtet werde.

Die genauen Unterscheidungszeichen der Aeußerung der Krätze habe ich in der Anmerkung zum Symptome 621. angegeben.

So heilten auch die Aerzte einige Hämorrhoidalbeschwerden mit **Schwefel** plumperweise, ohne zu ahnen, daß sie (in Unwissenheit) homöopathisch geheilt hatten; während sie andre Beschwerden des Mastdarms und Afters damit verschlimmerten, indem ihnen theils die Symptome, mittels deren der **Schwefel** (m. s. 313. 317. 318. 331. (36.) – 315. 316. 446. bis 450.) und die **Schwefelleber** (m. s. 103. 104. – 120. 121. 171. 172. 173. 174. 176.) nur ähnliche natürliche Leiden homöopathisch beseitigen kann, unbekannt waren, theils auch, weil sie allzu starke Gaben reichten, 5, 10, 20, 30 Gran auf einmal, während sie kaum $\frac{1}{10000}$ eines Grans hätten geben sollen.

Gesetzt, daß *Schmitjan* auch nicht auf den Einfall gekommen wäre, bei einer Herbstruhr Schwefel zu verordnen, so würden doch jeden ächten Arzt die Symptome des Schwefels und der kalkartigen Schwefelleber auffordern, ihn wenigstens zur Bestreitung des lästigen, vorzüglich nächtlichen Stuhlzwangs bei solchen Curen zu Hülfe zu nehmen, da diese Substanzen dergleichen in Aehnlichkeit selbst erregen. Hiezu bedarf es auf die Gabe weniger als eines $\frac{1}{10000}$ Grans – (ein Gran Schwefelblumen mit 100 Gran Milchzucker eine Stunde lang zusammen gerieben, und von dieser Mischung ein Gran wiederum eine Stunde lang mit 100 Granen Milchzucker gerieben).

Und so wird der homöopathische (der einzig naturgemäße) Arzt noch gar viele, wichtige Krankheitszustände antreffen, für welche er in den Schwefel-Symptomen viel Hülfe entdecken und erwarten kann.

Er scheint in den kleinsten Gaben 16 bis 20 Tage zu wirken und findet im Campher sein Beschränkungsmittel (Antidot).

Sulphur [CK], Schwefel [RAL]

■ Gemüt

Niedergeschlagenheit. [CK 1; RAL 754: ohne Hervorhebung]
Niedergeschlagen, untheilnehmend. [CK 2]
Traurig, ohne Muth. [CK 3; RAL 755]
Oft des Tages, minutenlange Anfälle, wo sie sich höchst unglücklich fühlt, ohne Veranlassung, wie Melancholie; sie wünscht zu sterben. [CK 4]
Traurig, kleinmüthig, voll Lebens-Ueberdruss (*Ng.*). [CK 5]
Jammer und Wehklagen, mit Händeringen, Tag und Nacht, bei vielem Durste und geringem Appetite, obgleich sie das Essen hastig verschlingt. [CK 6]
Betrübt über ihre Krankheit und verstimmt. [CK 7]
Tief hypochondrisch betrübt und seufzend, dass er nicht laut sprechen konnte (d. erste Woche). [CK 8]
Traurig den ganzen Tag, ohne Ursache (d. 2. T.). [CK 9]
Bang und weinerlich (*Ng.*). [CK 10]
Sie findet ihren Zustand sehr peinlich und es bangt ihr vor der Zukunft. [CK 11]
Grosse Beängstigung und Verstimmtheit. [CK 12] Sehr verstimmt, mit großer Beängstigung. [RAL 753]
Grosse Angst, Abends nach dem Niederlegen, dass sie nicht einschlafen kann, eine Stunde lang, doch ohne Herzklopfen. [CK 13]
Aengstlichkeit, Furchtsamkeit (d. 2. T.). [CK 14]
Beängstigung, als müsse er sogleich das Leben einbüssen. [CK 15]
Ungemein schreckhaft. [CK 16]
Starkes Erschrecken, selbst vom Gerufen werden beim Namen. [CK 17; RAL 630]
Nachmittags, bei vollem Wachen, schrickt er hoch auf, und zugleich fährt ihm ein Schauder durch den ganzen Körper. [CK 18; RAL 629]
Grosse Neigung zum Weinen, ohne Ursache. [CK 19]
Höchst empfindlich und leicht weinend über geringe Unannehmlichkeiten. [CK 20]
Sehr grosse Weinerlichkeit. [CK 21]
Bald zum Weinen, bald zum Lachen aufgelegt. [CK 22; RAL 739]
Beim nächtlichen Husten geräth der Knabe in langes Weinen und grosse Unruhe des Körpers. [CK 23]
Sie wähnt den Leuten Unrechtes zu geben, dass sie davon stürben. [CK 24]
Sie befürchtet für Andere mit Aengstlichkeit (n. etl. St.). [CK 25]
Aengstlichkeit bei Hitze im Kopfe und kalten Füssen, dass er nicht weiss, was er machen soll; jeden Augenblick vergisst er, was er thun wollte. [CK 26]
Unwillkürliche Hastigkeit im Zugreifen und Gehen. [CK 27]
Unruhe und Hast (am Tage), er konnte sich nicht halten. [CK 28; RAL 735]
Sie hat nirgends Ruhe, weder Tag noch Nacht (*Whl.*). [CK 29]
Er fühlt grosses Bedürfniss von Ruhe des Geistes, der immer in Bewegung ist. [CK 30]
Grosse Zerstreutheit; er kann seine Aufmerksamkeit nicht auf den gegenwärtigen Gegenstand heften und verrichtet sein Geschäft ungeschickt. [CK 31] Große Zerstreutheit; er kann seine Aufmerksamkeit nicht auf den gegenwärtigen Gegenstand richten und verrichtet sein Geschäft ungeschickt. [RAL 736]
Trödelig, unentschlüssig. [CK 32; RAL 737]
Widerwille gegen jede Beschäftigung. [CK 33]
Trödelige Aufgeregtheit, fast wie nach Kaffee-Trank. [CK 34]
Er bildet sich ein, er werde mager. [CK 35; RAL 738: in Klammern]
Sehr missmuthig, verdriesslich und **weinerlich**, besonders früh und Abends. [CK 36] Früh sehr mißmüthig, verdrießlich und **weinerlich**, besonders Abends. [RAL 740]
Höchst ärgerlich und missmuthig; es ist ihr Nichts recht (n. ½ St.). [CK 37; RAL 741: ohne Hervorhebung]
Er ärgert sich über Alles, nimmt jedes Wort hoch und übel auf, glaubt sich verantworten zu müssen und erbost sich. [CK 38] Er ärgert sich über alles, nimmt jedes Wort hoch auf und nimmt alles übel; glaubt, sich verantworten zu müssen und erboset sich. [RAL 742]
Er lässt sich von Aergerniss hinreissen. [CK 39]
Verdriesslich, finster im Kopfe und düster, wie beim Ausbruche von Schnupfen. [CK 40; RAL 743]
Verdriesslich, reizbar, keine Lust zu sprechen (*Ng.*). [CK 41]
Aergerlich und zornig (*Ng.*). [CK 42]
Misslaunig; sie ärgerte sich über sich selbst. [CK 43; RAL 744]
Uebellaunig und krittelig gestimmt. [CK 44; RAL 745: ohne Hervorhebung]
Das Kind wird unleidlich heftig und schwer zu beruhigen. [CK 45]

Gereizte Stimmung, leicht auffahrend und stets in sich gekehrt. [CK 46]

Trägheit des Geistes und Körpers den Tag über und zu keiner Beschäftigung und Bewegung aufgelegt (n. 7 T.). [CK 47] Tags über eine träge Stimmung des Geistes und Körpers und zu keiner Beschäftigung und keiner Bewegung aufgelegt (n. 7 Tagen). [RAL 746]

Alles, was sie vornimmt, macht sie ungeduldig. [CK 48]

Er hat keine Freude an Etwas. [CK 49] Er hat keine Freude an nichts. [RAL 747]

Die mindeste Arbeit ist ihm zuwider. [CK 50]

Er sitzt stundenlang unbeweglich und träge, ohne bestimmte Gedanken, obgleich er Manches zu verrichten hat. [CK 51]

Abends sehr unaufgelegt zu Allem, zur Arbeit, zum Frohseyn, zum Sprechen und Bewegen; es ist ihm höchst unbehaglich, und er weiss nicht, wo es ihm fehlt. [CK 52] **Abends sehr unaufgelegt zu Allem,** zur Arbeit, zum Frohseyn, zum Sprechen und sich zu bewegen; höchst unbehaglich ist's ihm, und er weiß nicht, wo es ihm fehlt. [RAL 748]

So eigensinnig und mürrisch, dass er Niemandem antwortet, er will Niemanden um sich leiden und kann, was er begehrt nicht schnell genug erlangen. [CK 53]

Mürrisch und ungestüm. [CK 54]

Vor innerem Unmuthe weiss sie sich nicht zu lassen, kann sich selbst Nichts zu Danke machen, ist hartnäckig und unbiegsam, ohne selbst zu wissen, warum. [CK 55] Mit sich selbst unzufrieden: vor innerm Unmuth weiß sie nicht sich zu lassen, kann sich selbst nichts zu Danke machen, hartnäckig und unbiegsam, ohne selbst zu wissen, warum? [RAL 749]

Gemüth erbittert, als wäre er beleidigt worden. [CK 56; RAL 750]

Laune zänkisch und ärgerlich über Alles. [CK 57; RAL 751]

Beim Gehen im Freien wird sie jählig traurig; es fallen ihr lauter ängstliche, ärgerliche, niederschlagende Gedanken ein, von denen sie sich nicht losmachen kann, was sie bedenklich und ärgerlich weinerlich macht. [CK 58; RAL 752]

Es fallen ihr eine Menge meist unangenehme, Groll erregende, kränkende Ideen (doch auch lustige Dinge und Melodieen) meist aus der Vergangenheit ein; sie drängen sich ihr, eine über die andere zu, dass sie sie nicht loswerden kann, am Tage, bei Geschäftslosigkeit, am schlimmsten aber Abends im Bette, wo sie am Einschlafen hindern (n. 4 St.). [CK 59]

An gleichgültige Dinge und an Alles im Leben Vorkommende, reihen sich ihr ärgerliche, kränkende Ideen aus der Vergangenheit an, die sich mit neuen verdriesslichen fort und fort verbinden, dass sie sich nicht losreissen kann; zugleich mit einer Herzhaftigkeit des Gemüthes, die zu grossen Entschlüssen bereit ist. [CK 60]

Grosse Neigung zu philosophischen und religiösen Schwärmereien. [CK 61]

Sie bildet sich ein, schöne Kleider zu haben, sieht alte Lumpen für schöne Kleider an, einen Rock für eine Jacke, eine Mütze für einen Hut (*Whl.*). [CK 62]

Wahnsinn; sie verderbt ihre Sachen, wirft sie weg, meinend sie habe Alles im Ueberfluss, wobei sie bis zum Gerippe abmagert (*Whl.*). [CK 63]

■ Schwindel, Verstand und Gedächtnis

Tag und Nacht spricht sie lauter ungereimtes Zeug (*Whl.*). [CK 64]

Auffallende Vergesslichkeit, besonders der Eigennamen. [CK 65]

Sehr vergesslich. [CK 66] (Vergeßlich.) [RAL 16]

Sie vergisst das Wort im Munde. [CK 67]

So vergesslich, dass selbst das nächst Geschehene ihm nur dunkel erinnerlich war. [CK 68] So vergeßlich, daß selbst das kurz vorher Geschehene ihm entweder gar nicht, oder nur dunkel erinnerlich war. [RAL 15]

Wie stumpfsinnig, ist er unbesinnlich, verlegen, meidet Umgang. [CK 69]

Redet ihn Jemand an, so ist er vertieft und wie aus einem Traume erwachend; er sieht wie blödsinnig aus und muss sich anstrengen, um zu begreifen und richtig zu antworten. [CK 70]

Es gehen ihm gehörte Worte und Redensarten unwillkürlich wieder durch den Kopf. [CK 71]

Wie Nebel im Kopfe und Düseligkeit, die ihn traurig macht; unbestimmte Ideen mit Unentschlossenheit. [CK 72]

Sie lief 5 Minuten in der Stube herum, ohne zu wissen, wo sie war, mit offenen Augen. [CK 73]

Sie konnte nicht zwei Gedanken in Verbindung bringen und war wie schwachsinnig. [CK 74]

Befangenheit im Kopfe, wie nicht ausgeschlafen. [CK 75] Befangenheit im Kopfe, wie wenn man nicht ausgeschlafen hat. [RAL 10]

Eingenommenheit des Kopfes, früh und gepresst in der Stirne, bis Mittag. [CK 76] Früh ist der

Kopf eingenommen und gepreßt in der Stirne, bis Mittag. [RAL 11]
Eingenommenheit des Kopfes, Abends. [CK 77] Abends, Eingenommenheit des Kopfs. [RAL 12]
Eingenommenheit des Kopfes nach Gehen im Freien. [CK 78] Nach Gehen in freier Luft, Eingenommenheit des Kopfs. [RAL 13]
Grosse Dummheit und Düsterheit. [CK 79; RAL 17]
Düseligkeit mit Stechen im Kopfe. [CK 80; RAL 18]
Dumpfheit im Kopfe, wie von Blut-Andrang, besonders beim Treppen-Steigen. [CK 81]
Düseligkeit, wie ein Brummen und Summen zur Stirn heraus, wenn sie schnell geht oder den Kopf schnell bewegt. [CK 82]
Taumel im Kopfe. [CK 83; RAL 9]
Taumel, Betäubung und grosse Mattigkeit, Vormittags, 11 Uhr; sie musste sich legen und lag bis 3 Uhr in unruhigem Schlummer, in dem sie Alles hörte. [CK 84]
Betäubungsartige Schwäche im Kopfe, beim Gehen im Freien, mit dunkeln, unangenehmen Ideen, mehrere Minuten lang, bald schwächer, bald stärker. [CK 85] Beim Gehen im Freien, Schwäche im Kopfe, wie Betäubung, mit dunkeln, unangenehmen Ideen, mehre Minuten lang, bald schwächer, bald stärker. [RAL 14]
Betäubung des Kopfes, dass sie den Verstand verloren zu haben glaubte (*Morgagni*, de sed. et caus. mort.). [CK 86] Eine solche Kopfbetäubung, daß sie glaubte, den Verstand verloren zu haben. [RAL (2)]
Schwindel im Sitzen; beim Aufstehen, Wanken. [CK 87; RAL 8: in Klammern]
Drehender Schwindel, Abends, nachdem er eine Viertelstunde im Bette gelegen, als solle er in Ohnmacht fallen, und gehe ihm Alles im Kopfe herum; zwei Abende nacheinander. [CK 88] Abends, nachdem er eine Viertelstunde im Bette gelegen hatte, drehender Schwindel, als wollte er in Ohnmacht fallen, als ginge ihm alles im Kopfe herum; zwei Abende nach einander. [RAL 7]
Schwindel, wenn sie Nachts auf dem Rücken liegt. [CK 89; RAL 6]
Schwindel, früh, mit einigem Nasenbluten. [CK 90] Schwindel, früh, mit wenigem Nasenbluten. [RAL 1] Früh viel Schwindel, mit wenig Nasenbluten (*Fr. Hahnemann*). [RAL (1)]
Schwindel und Schwäche, früh, beim Aufstehen, zum Fallen. [CK 91]
Starker Schwindel, früh, beim Aufstehen; sobald er zu stehen versuchte, fiel er jedes Mal sogleich wieder aufs Bett hin, was sich erst nach einer halben Stunde verlor (d. 10. T.). [CK 92]
Kurzer Schwindel zum seitwärts Fallen. [CK 93]
Schwindel im Gehen, wie Taumel. [CK 94]
Schwindel zum vorwärts Fallen, bei schnellem Aufstehen vom Sitze. [CK 95]
Schwindel im Gehen, wie eine Benebelung vor den Augen, ein Schwanken auf die linke Seite, etliche Minuten lang (d. 3. T.). [CK 96]
Schwindeligte Unsicherheit im Kopfe und Körper, früh, 3 Stunden lang, als wenn sie auf einem wankenden Boden stünde (d. 3. T.). [CK 97]
Schwindel beim Bücken. [CK 98; RAL 2: ohne Hervorhebung]
Schwindel beim Gehen im Freien (nach dem Abend-Essen); sie durfte sich nicht bücken, nicht niedersetzen, und musste sich anhalten, um nicht zu fallen. [CK 99] Beim Gehen im Freien (nach dem Abendessen) Schwindel; sie durfte nicht niedersehen, auch sich nicht im mindesten bücken; sie mußte sich anhalten, um nicht zu fallen. [RAL 3]
Schwindel, 8 Minuten lang, beim Gehen im Freien auf eine Anhöhe; er konnte nicht sicher auftreten, unter Benebelung der Sinne (n. 4 T.). [CK 100] Beim Gehen im Freien auf eine Anhöhe, ein acht Minuten langer Schwindel; er konnte nicht sicher auftreten, unter Benebelung der Sinne (n. 4 Tagen.). [RAL 4]
Schwindel-Anwandlung beim Gehen und Bänglichkeit, wenn sie vor sich hin sieht, wobei ihr gleich kriebelig vor den Augen wird. [CK 101]
Schwindel, beim Gehen über Fliess-Wasser, bis zum Umfallen, und wie gelähmt an allen Theilen. [CK 102]
Schwindel, Abends, beim Stehen, mit Blutdrang nach dem Herzen. [CK 103] Beim Stehen, Schwindel (Abends) mit Drange des Blutes nach dem Herzen. [RAL 5]
Schwindel mit Brecherlichkeit. [CK 104]
Schwindel mit Brecherlichkeit, zum seitwärts Fallen, beim Gehen im Freien. [CK 105]

■ Kopf

Kopfschmerz mit Uebelkeit. [CK 106; RAL 22: ohne Hervorhebung]
Kopfweh wie von Blähungs-Versetzung. [CK 107] (Kopfschmerz, wie von versetzten Blähungen.) [RAL 21]
Kopfweh alle Morgen, über den Augen, wie von Stockschnupfen; er muss immer niesen. [CK

108] Alle Morgen, Kopfschmerz über den Augen, wie von Stockschnupfen; er muß immer nießen. [RAL 20]

Kopfweh in der Luft ärger, im Zimmer gelinder (*Ng.*). [CK 109]

Kopfweh, wobei es ihr die Augen gleichsam zuzieht. [CK 110; RAL 32]

Kopfschmerz bloss beim Treppensteigen. [CK 111]

Starker, fieberartig mehrere Morgen kommender Kopfschmerz im Wirbel des Hauptes, 12 Stunden lang. [CK 112] Starker Kopfschmerz im Wirbel der Hauptes, zwölf Stunden lang (n. 1 1/2 St.), fieberartig, mehre Morgen. [RAL 44]

Schmerz oben auf dem Wirbel, beim Kauen, Husten und Schnauben. [CK 113] Beim Kauen, Husten und Schnauben, Schmerz oben auf dem Wirbel. [RAL 45]

Starker Schmerz mitten im Kopfe, von Husten und Niesen. [CK 114] Von Husten und Nießen, starker Schmerz mitten im Kopfe. [RAL 46]

Viel Kopfschmerz, besonders beim Bücken. [CK 115; RAL 47]

Er fühlt jeden Tritt schmerzhaft im Kopfe. [CK 116]

Kopfweh im Hinterhaupte, von Mittag an; es dröhnte darin betäubend beim Auftreten; sie musste vier Stunden lang ganz ruhig sitzen. [CK 117]

Kopfweh im Scheitel, als wenn oben auf das Gehirn gedrückt würde (d. 9. T.). [CK 118]

Druck vorn im Kopfe, wie nach Nacht-Schwärmerei, der nach einigen Tagen in glühendes Reissen in der rechten Kopf-Seite und den Zähnen übergeht, durch Berührung mit kaltem Wasser verschlimmert. [CK 119] Druck vorn im Kopfe, wie nach Nachtschwärmerei, der nach einigen Tagen in glühendes Reißen übergeht, in der rechten Seite des Kopfs und der Zähne (durch Berührung mit kaltem Wasser verschlimmert). [RAL 23]

Druck-Schmerz in der Stirne, meist Vormittags. [CK 120]

Druck im Kopfe, früh, gleich nach dem Aufstehen. [CK 121]

Drückender Kopfschmerz; er fühlt jeden Tritt schmerzhaft in der Stirn, bei Stirn-Schweiss. [CK 122]

Drückender Kopfschmerz (auch früh, nach dem Aufstehen), meist auf dem Scheitel, als wenn die Augen herabgedrückt würden (*Ng.*). [CK 123]

Drückender Kopfschmerz über dem linken Auge, Nachmittags. [CK 124; RAL 24]

Drückender Kopfschmerz in der Stirn, heftiger bei Bewegung. [CK 125] Drückender Kopfschmerz in der Stirne, bei Bewegung heftiger. [RAL 25]

Druck im Kopfe, von einer Schläfe zur andern, früh, nach dem Aufstehen. [CK 126]

Einseitiger, scharf drückender Kopfschmerz unter dem linken Seitenbeine, gleich nach dem Abend-Essen. [CK 127] Gleich nach dem Abendessen, einseitiger, scharfdrückender Kopfschmerz unter'm linken Seitenbeine. [RAL 27]

Schmerz im ganzen Kopfe, als wäre derselbe von aussen, z.B. durch einen engen Hut gedrückt worden. [CK 128] Im ganzen Kopfe, Schmerz, als wäre der Kopf von außen gedrückt worden, z.B. von einem engen Hute. [RAL 28]

Drückendes Kopfweh in der Stube, bei einer beengenden Kopf-Bedeckung; durch Entblössen des Kopfes vergehend. [CK 129] Bei einer beengenden Kopfbedeckung, in der Stube, drückendes Kopfweh, welches durch Entblößung des Kopfs vergeht. [RAL 29]

Drücken im Kopfe, einen Morgen um den andern, früh, 8, 9 Uhr, und so abwechselnd bis zum Schlafengehen. [CK 130]

Heftiges Drücken in der Stirn. [CK 131]

Druck in den Schläfen und Spannung im Gehirne, bei Nachdenken und geistigen Beschäftigungen. [CK 132]

Schmerzlicher Eindruck von Zeit zu Zeit, oben vom Scheitel bis tief in das Gehirn, vorzüglich Abends spät und Nachts im Bette; der Schmerz nöthigt, die Stirn zu runzeln und die Augen zusammen zu ziehen. [CK 133] Kopfschmerz, vorzüglich Abends spät und die Nacht im Bette: von Zeit zu Zeit ein sehr schmerzlicher Eindruck oben vom Scheitel bis tief ins Gehirn, welcher nöthigt, die Stirne zu runzeln und die Augen zusammenzuziehen. [RAL 31]

Nächtlicher Kopfschmerz, ein unerträglicher stets sich mehrender Druck unten im Hinterhaupte und im Scheitel, mit Druck auf die Augen, die er schliessen musste, und mit einer durch keine Bedeckung zu tilgenden Frostigkeit, bei heftig stinkendem Schweisse, während dessen er im Zimmer auf- und abgehen musste (n. 5 T.). [CK 134]

Herausdrückender Kopfschmerz in der Stirn (*Fr. H.*). [CK 135] Kopfschmerz in der Stirne, als wenn's da herausdrücken wollte. [RAL (3)]

Kopfweh, vorzüglich Vormittags, als zöge es den Kopf vorwärts und herab. [CK 136] Kopfweh, vorzüglich Vormittags, als zöge es den Kopf herunter und vorwärts. [RAL 33]

Vollheits-Gefühl im Kopfe, als wäre er mit Blut überfüllt. [CK 137]

Vollheits- und Schwere-Gefühl im Kopfe. [CK 138]
Schwere-Gefühl auf dem Wirbel. [CK 139]
Schwere des Kopfes, so dass jede Bewegung unangenehm wird. [CK 140]
Schwere des Kopfes, im Sitzen, Liegen, Bewegen und Bücken. [CK 141] **Schwere im Kopfe**, die sich nicht bloß beim Bewegen und Bücken, sondern auch im Sitzen und Liegen fühlt. [RAL 19]
Schwere-Gefühl und Dummheit **im Kopfe**, als wollte er vorfallen, im Gehen erleichtert; dann aber feines Stechen im Kopfe (*Ng.*). [CK 142]
Kopfweh wie eine von oben im Gehirn herabdrückende Last, und wie ein Reif um den Kopf. [CK 143]
Kopfweh, wie ein Brett vor dem Kopfe. [CK 144]
Spannen in der Stirne. [CK 145; RAL 30]
Spannender Schmerz im Kopfe. [CK 146]
Spannender Kopfschmerz in den Augen, doch bloss beim Aufheben derselben, mehrere Morgen im Bette, beim Erwachen. [CK 147]
Kopfweh wie zusammengeschraubt, in und über der Stirne. [CK 148]
Zusammenziehender Schmerz in den Schläfen, mehrere Morgen. [CK 149]
Zusammenschraubender Schmerz in der linken Kopf-Seite (*Ng.*). [CK 150]
Zusammenkneipen des Gehirns von einer Schläfe bis zur andern, öfters minutenlang. [CK 151] Oefterer, minutenlanger Kopfschmerz: ein Zusammenkneipen des Gehirns von einer Schläfe bis zur andern. [RAL 26]
Ziehen durch Stirn und Schläfe, sehr empfindlich, als ob ein Wurm da durchkröche (d. erst. Tage). [CK 152]
Ziehender Schmerz im Hinterhaupte, beim Kauen so stark, dass er zu essen aufhören muss (*Fr. H.*). [CK 153] Beim Kauen ziehender Schmerz im Hinterhaupte, beim Halsgelenk so stark, daß er zu essen aufhören muß. [RAL (4)]
Reissen im Kopfe, zum Ohre heraus. [CK 154]
Reissen im Kopfe, wie mit einer Säge. [CK 155; RAL 38]
Reissen und Drücken in der linken Schläfe und dem Auge. [CK 156]
Reissen in der Stirn. [CK 157; RAL 36]
Reissen im Kopfe, mehr Nachmittags, als Vormittags, mit Mattigkeit und durstloser Hitze; er musste den Kopf auf den Tisch legen, sich zu erleichtern. [CK 158] Reißen (?) im Kopfe, mehr Nachmittags, als Vormittags, mit Mattigkeit und Hitze, ohne Durst; er mußte sich mit dem Kopfe auf den Tisch legen, um sich zu erleichtern. [RAL 34]
Reissen im Kopfe, meist in den Seiten und der Stirn, zuweilen mit Ziehen und Stechen und Geschwürschmerz, und vorzüglich durch Bewegung des Kopfes, durch darauf Drücken und freie Luft erleichtert oder verschwindend (*Ng.*). [CK 159]
Nächtlicher Kopfschmerz, als wolle es die Hirnschale herausreissen. [CK 160; RAL 35]
Nach dem Erwachen aus dem Mittags-Schlafe, beim Oeffnen der Augen, ein schnell entstehender, meist halbseitiger Kopfschmerz, als wäre das Gehirn zerrissen oder wund (n. 36 St.). [CK 161] Nach dem Erwachen aus dem Mittagsschlafe, beim Oeffnen der Augen, ein schnell entstehender, arger, meist halbseitiger Kopfschmerz, als wäre das Gehirn zerrissen oder wundweh (n. 36 St.). [RAL 37]
Stichartige Risse, nach langen, ungleichen Pausen, bald durch verschiedene Theile des Kopfes, bald durch die Backen-Knochen, die Ohr-Gegend, die Unterkiefer und andere Gesichtstheile. [CK 162]
Ein Stich im Kopfe. [CK 163] Ein einzelner Stich im Kopfe. [RAL 41]
Stechender Kopfschmerz in den Schläfen. [CK 164]
Stechender Schmerz in der Stirn, doch nur beim Gehen. [CK 165]
Stiche in und über der Stirn. [CK 166]
Stiche in der Stirn, Abends, was späterhin immer heftiger ward. [CK 167]
Stiche zur Stirn heraus bei starkem Sprechen und Husten, dass sie die Stirn mit der Hand halten muss, am meisten Abends, viele Tage. [CK 168]
Stiche zur Stirn heraus bei jedem Tritte, alle Tage; auch beim laut Sprechen und Husten muss sie die Stirn runzeln. [CK 169]
Stiche im Kopfe und zu den Augen heraus. [CK 170; RAL 42]
Stechen zur Stirn heraus, alle Tage von 11 Uhr Vormittag bis Abend. [CK 171]
Einige Stiche im Wirbel des Hauptes. [CK 172]
Stechende Kopfschmerzen zu verschiedenen Zeiten, zuweilen auch Nachts anhaltend, mit Reissen im Unterkiefer oder Zerschlagenheits-Schmerz der Kopf-Seite darnach, durch Zusammendrücken des Kopfes manchmal kurz erleichtert; zuweilen zum Niederlegen zwingend (*Ng.*). [CK 173]
Schmerzhaftes Wirbeln und Kriebeln in den Schläfen. [CK 174] Kopfweh in den Schläfen, wie ein Wirbeln und Kriebeln. [RAL 43]

Zuckender Kopfschmerz. [CK 175; RAL 39]
Zuckende Schmerzen über dem rechten Auge. [CK 176; RAL 40]
Klopfen im Kopfe, früh. [CK 177; RAL 49]
Klopfen im Kopfe (Schläfe), am Halse und ums Herz; Alles pochte und zitterte an ihm. [CK 178; RAL 50]
Einzelne Schläge durch den ganzen Kopf. [CK 179]
Schmerzhafte Stösse in der rechten Kopf-Seite, Abends im Sitzen (*Ng.*). [CK 180]
Hämmernder Kopfschmerz bei lebhaftem Sprechen. [CK 181] Bei lebhaftem Sprechen, hämmernder Kopfschmerz. [RAL 51]
Sehr schmerzhaftes Hämmern im Kopfe. [CK 182]
Pulsiren im linken Hinterhaupte, das zuletzt in Zucken übergeht. [CK 183]
Pulsirendes Klopfen, äusserlich am Kopfe fühlbar. [CK 184] Am Kopfe, äußerlich fühlbares, pulsirendes Klopfen. [RAL 56]
Blutdrang nach dem Kopfe, selbst bei weichem Stuhle und nach Fahren. [CK 185]
Blutdrang nach dem Kopfe; es drückte darin und zu den Augen heraus; sie war wie taub vor den Ohren. [CK 186] Blutdrang nach dem Kopfe: es drückte drin, wie zu den Augen heraus; sie war wie taub vor den Ohren. [RAL 52]
Blut-Wallung im Kopfe und oft fliegende Hitze. [CK 187]
Blutdrang nach dem Kopfe, wie ein leises Drücken über den Kopf. [CK 188]
Schmerz in der linken Hinterhaupt-Seite, wie von Blut-Stockung, nach Erwachen aus dem Schlafe. [CK 189]
Hitze im Kopfe, früh. [CK 190] Früh, Hitze im Kopfe. [RAL 53]
Hitze im Kopfe, Abends, mit kalten Füssen. [CK 191] Abends, Hitze im Kopfe, mit kalten Füßen. [RAL 55]
Starke, trockne Hitze im Kopfe, mit glühendem Gesichte, früh beim Erwachen. [CK 192] Früh, beim Erwachen, starke, trockne Hitze im Kopfe; das Gesicht glühend. [RAL 54]
Aufsteigende Kopf-Hitze, mit Gesichts-Röthe und warmer Stirn (*Ng.*). [CK 193]
Brennen und Stechen auf der rechten Hinterhaupt-Seite (*Ng.*). [CK 194]
Sumsen oben im Scheitel. [CK 195]
Klingendes Brausen durch den Kopf, zu den Ohren heraus. [CK 196] Klingendes Brausen durch den Kopf, was gleichsam zu den Ohren herausgeht. [RAL 48]

Schmerz bei jedem Nicken mit dem Kopfe, als schlage das Gehirn an den Schädel an. [CK 197]
Anschlagen des Gehirns an den Schädel, bei Bewegung des Kopfes, mit drückendem Schmerze. [CK 198]
Aeusserliches Kopfweh auf der linken Seite, beim Befühlen wie unterköthig schmerzend. [CK 199]
Der Scheitel ist ausser und beim Befühlen sehr empfindlich. [CK 200]
Eine Stelle auf dem Scheitel schmerzt beim Befühlen. [CK 201]
Arger Schmerz auf dem Scheitel, Abends, als würden die Haare ausgerissen, die sich an der schmerzhaftesten Stelle emporheben. [CK 202]
Die Kopfhaare schmerzen beim Kratzen. [CK 203]
Schmerz der Haarwurzeln, besonders beim Befühlen. [CK 204]
Haar-Ausfallen. [CK 205; RAL 63]
Starkes Ausfallen der Haare. [CK 206] Starkes Ausgehen der Kopfhaare. [RAL 62]
Drücken äusserlich auf dem Scheitel, nach der Stirn zu. [CK 207; RAL 57]
Drücken äußerlich am Scheitel, nach der Stirne zu; auch schmerzt eine Stelle bei Berührung links am Kopfe. [RAL 58]
Bohrender Kopfschmerz oben unterm Scheitel; auch schmerzt die Stelle äusserlich bei Berührung. [CK 208; RAL 59]
Der Kopf thut zuweilen beim darauf Liegen an einer kleinen Stelle unten am Nacken, und vorzüglich nach Kratzen, brennend weh. [CK 209]
Der Kopf thut zuweilen beim Draufliegen, auf einer kleinen Stelle unten am Nacken, brennend weh, vorzüglich wenn er daselbst gekratzt hat. [RAL 60]
Kälte-Gefühl am Kopfe. [CK 210]
Immer eine kalte Stelle oben auf dem Kopfe. [CK 211]
Jücken auf dem Kopfe, mit Ungeduld. [CK 212]
Jücken auf dem Hinterkopfe. [CK 213; RAL 61]
Jücken an der Stirne. [CK 214]
Starkes Jücken an der Stirne. [CK 215]
Stechen an der Stirn, wie auf dem Knochen. [CK 216; RAL 65]
Jückende Blüthchen auf dem Haarkopfe (d. erst. 14 T.). [CK 217]
Jückende Blüthen an der Stirn; beim Reiben stachs darin. [CK 218; RAL 64]
Knötchen an der Stirn, bei Berührung schmerzhaft. [CK 219]
Bewegung der Kopfhaut vom Nacken über den Scheitel bis an die Stirn. [CK 220]

- **Augen**

Die Augenlider sind Abends schwer. [CK 221]
Schwere in den Augen. [CK 222; RAL 89]
Drücken in den Augenlidern, Abends. [CK 223]
Druck in beiden Augenhöhlen. [CK 224]
Drücken in den obern Augenlidern. [CK 225]
Drücken in den Augäpfeln, beim Gehen im Freien. [CK 226] **Drücken** in beiden **Augäpfeln**, beim Gehen in freier Luft. [RAL 88]
Drücken in den Augen, alle Abende, wie zum Schlafen, ohne Schläfrigkeit. [CK 227] Alle Abende Drücken in den Augen, wie zum Schlafen, und doch nicht schläfrig dabei. [RAL 87]
Drücken in den Augen, vorzüglich beim Arbeiten im Sonnenschein (*Fr. H.*). [CK 228] Drücken in den Augen, vorzüglich wenn er im Sonnenschein arbeitet. [RAL (7)]
Drücken in den Augenbrauen und im Augapfel. [CK 229]
Drücken und Jücken in den Augen, und beim Bücken Schwindel. [CK 230]
Die Augäpfel schmerzen, wenn er sie bewegt. [CK 231]
Schmerzhaftes Drücken über den Augenbrauen. [CK 232]
Zieh-Schmerz in den Augenhöhl-Knochen. [CK 233]
Jücken an den Augenlidern, als wollten sie sich entzünden. [CK 234; RAL 70: ohne Hervorhebung]
Viel Jücken in den Augenbrauen und an der Nasenspitze. [CK 235; RAL 66: ohne Hervorhebung]
Jückendes Beissen im äussern Augenwinkel (n. 6 St.). [CK 236]
Jücken und Beissen in den innern Augenwinkeln (*Ng.*). [CK 237]
Beissen in den Augen, wie von Salmiak-Geist. [CK 238]
Beissen in den Augen, alle Abende und dann Thränen derselben. [CK 239]
Stechen im rechten Auge, wie mit Messer. [CK 240; RAL 85]
Stechen und Brennen in den äussern Augenwinkeln mit Trübsichtigkeit, Abends (*Ng.*). [CK 241]
Zerschlagenheits-Schmerz des Auges, beim Zudrücken und darauf Fassen. [CK 242] Das Auge wie zerschlagen schmerzend, beim Zudrücken und Draufassen. [RAL 86]
Trockenheits-Schmerz an den Augäpfeln, und als rieben sie sich an den Lidern. [CK 243] Schmerz in den Augäpfeln, wie von Trockenheit, und als reiben sie sich an den Augenlidern. [RAL 75]
Schründender Trockenheits-Schmerz in den Augenlid-Rändern. [CK 244; RAL 73]
Schründen in den Augen, mit Gefühl, als thränten sie. [CK 245]
Schründen in den Augen, Abends; das Kerzen-Licht schien ein rothes Rad zu seyn, er konnte dabei nicht sehen. [CK 246]
Schründender Wundheits-Schmerz, nach Mitternacht, auf der Inseite der Augenlider; darauf Gefühl von reibender Trockenheit auf ihrer innern Fläche. [CK 247] Schründender Wundheitsschmerz auf der Inseite der Augenlider, nach Mitternacht; drauf Empfindung von reibender Trockenheit an der innern Fläche derselben. [RAL 74]
Hitz-Gefühl in den Augen. [CK 248] Empfindung, wie Hitze, im Auge. [RAL 84]
Gefühl von Blut-Fülle in den Augen. [CK 249]
Brennen in den Augen. [CK 250; RAL 83]
Brennen der Augen mit grosser Empfindlichkeit gegen das Tages-Licht (*Ng.*). [CK 251]
Brennen der Augen, mit Röthe des äussern Winkels und Ausfluss ätzender Thränen (*Ng.*). [CK 252]
Ein brennender Ruck im rechten Augenlide. [CK 253] Im rechten Augenlide ein brennender Ruck. [RAL 82]
Gefühl, wie von vielen brennenden Fünkchen auf den Augenlidern, die sogleich zugezogen wurden. [CK 254] Vom Schwefeldunste gleich Empfindung, wie von vielen brennenden Fünkchen auf den Augenlidern, die gleich davon zugezogen wurden. [RAL 81]
Brennen äusserlich auf den Augenlidern. [CK 255] Aeußerlich auf den Augenlidern, Brennen. [RAL 80]
Brennen an den obern Augenlidern. [CK 256]
Brennen in den Augenlidern, die entzündet und roth sind und bei Bewegung spannen. [CK 257; RAL 78]
Brennen und leichtes Ermüden der Augen beim Lesen. [CK 258]
Brennen in den Augen, ohne Röthe derselben. [CK 259]
Brennen und Drücken in den Augen; früh waren sie zugeschworen, und, wie das ganze Gesicht, geschwollen. [CK 260]
Röthe des Auges den Tag über; Abends starkes Jücken darin. [CK 261]

Brennender Schmerz über und unter den Augenbrauen, jeden Nachmittag (*Fr. H.*). [CK 262] Brennender Schmerz über und unter den Augenbrauen, jedesmal Nachmittags. [RAL (5)]

Entzündung der untern Augenlider, ohne besondere Geschwulst. [CK 263]

Geschwulst des obern Augenlides und trockner Eiter in den Wimpern. [CK 264] Das obere Augenlid geschwollen, und am Rande trockner Eiter in den Wimpern. [RAL 72]

Geschwulst des obern Augenlides, mit Röthe und Brenn-Schmerz. [CK 265]

Geschwulst und Schmerz der Augenlider, mit Thränen der Augen. [CK 266]

Geschwulst und Röthe der Augen, mit Blüthchen auf den Lidern. [CK 267] Geschwulst und Röthe der Augen, mit Blüthchen auf den Augendeckeln. [RAL 79]

Gerstenkorn am obern Augenlide, im innern Winkel. [CK 268] Gerstenkorn im obern Augenlide, im innern Winkel. [RAL 71]

Eine Ausschlags-Blüthe am obern Augenlide. [CK 269]

Ein weisses Bläschen im Augenweissen, dicht an der Hornhaut. [CK 270] Im Augenweiße, dicht an der Hornhaut, ein weißes Bläschen. [RAL 90]

Trockenheit innerhalb der Augenlider. [CK 271]

Trockenheit der Augen (auch *Ng.*). [CK 272]

Thränen der Augen, früh; darauf Trockenheit derselben. [CK 273] Früh Augenthränen, drauf Augentrockenheit. [RAL 76]

Thränen und Brennen der Augen, früh (*Ng.*). [CK 274]

Fettig anzufühlende Thränen kommen aus beiden Augen (*Fr. H.*). [CK 275] Beide Augen geben fettig anzufühlende Thränen von sich. [RAL (8)]

Eiterartiger Schleim in den Augen (n. 3 T.). [CK 276] Die Augen sind mit eiterartigem Schleime (Augenbutter) angefüllt (n. 3 Tagen.). [RAL 77]

Zugeschworne Augen, zwei Morgen (n. 20 T.). [CK 277]

Zugeschworne, verklebte Augen, früh (nach abendlichem Brennen) (*Ng.*). [CK 278]

Die Augen sind früh zugeklebt, die Lider dick und roth; später trockner Schleim in den Wimpern. [CK 279]

Zucken in den Augenlidern, meist Nachmittags (*Fr. H.*). [CK 280] Zucken in den Augenlidern, am meisten Nachmittags. [RAL (6)]

Zucken am untern Augenlide. [CK 281]

Zucken im linken untern Augenlide, fast stets. [CK 282]

Zucken in den Augenlidern. [CK 283] In den Augenlidern, Zucken. [RAL 68]

Fippern des untern Augenlides, alle Tage. [CK 284] Tägliches Fippern des untern Augenlides. [RAL 67]

Fippern des obern Augenlides. [CK 285]

Mehrtägiges Fippern der Augenlider. [CK 286]

Zittern der Augen. [CK 287] Augenzittern. [RAL 69]

Es zieht ihr oft früh, nach dem Aufstehen, die Augenlider zu. [CK 288]

Pupillen allzusehr verengerbar. [CK 289]

Verzerrtheit der linken Pupille. [CK 290]

Gesichts-Verdunkelung beim Lesen. [CK 291]

Wie Flor vor den Augen, und trübsichtig für Nahes und Fernes. [CK 292] (Wie Flor vor den Augen, und trübsichtig für nahe und entfernte Gegenstände.) [RAL 95]

Die Gegenstände scheinen entfernter, als sie sind. [CK 293]

Dunkle Punkte und Flecke vor dem Gesichte. [CK 294] Vor dem Gesichte schwebende, dunkle Punkte und Flecke. [RAL 94]

Trübsichtigkeit, wie durch Nebel, bei den Kopfschmerzen (*Ng.*). [CK 295]

Gesichts-Täuschung, als wäre ihre Haut gelb (*Ng.*). [CK 296]

Schwarze Fliegen scheinen unweit des Gesichtes zu schweben (n. 12 St.). [CK 297]

Ein weisser Fleck vor den Augen, beim Sehen in die Luft. [CK 298] Beim Sehen in die Luft ein weißer Fleck vor den Augen. [RAL 93]

Flimmern vor den Augen (n. 48 St.). [CK 299; RAL 92]

Wie geblendet vor den Augen, bei längerem Schauen auf einen Gegenstand. [CK 300]

Die Augen sind früh wie geblendet. [CK 301]

Unleidlichkeit des Sonnen-Lichtes. [CK 302; RAL 91]

Beim Sehen in die Flamme des Kerzen-Lichtes schmerzen die Augen. [CK 303]

Beim Befühlen der Lider der geschlossenen Augen schmerzen diese. [CK 304]

■ Ohren

Ohrenzwang im linken Ohre. [CK 305; RAL 108: in Klammern]

Starkes Drücken in den Ohren, beim Schlingen und Niesen. [CK 306]

Ziehen im linken Ohre, beim Aufstossen aus dem Magen. [CK 307]

Reissen im linken Ohre, bis in den Kopf (auch *Ng.*). [CK 308] Reißen im linken Ohre. [RAL 107]

Stiche im linken Ohre (d. 6. T.). [CK 309]
Stich-Schmerz im Ohre, bis zum Schlunde. [CK 310]
Eingeschlafenheits-Gefühl des äussern Ohres, 8 Tage lang. [CK 311]
Starkes Jücken äusserlich an den Ohren. [CK 312]
Kitzel im Ohre. [CK 313]
Jücken im Ohre (sogleich) und drauf Jücken und Hitze des äussern Ohres. [CK 314]
Jücken im linken Ohre (*Ng.*). [CK 315]
Schmerzhaftes Kriebeln und Nagen im äussern linken Gehörgange (*Ng.*). [CK 316]
Das Innere des Ohres schmerzt beim Reinigen. [CK 317]
Am Ohrbocke ein grosser Blutschwär. [CK 318]
In der Ohrdrüsen-Geschwulst starke Stiche, mehrere Tage. [CK 319]
Schwappern im Ohre, als wenn Wasser darin wäre, mit Ueberempfindlichkeit des Gehöres (bei Peitschenknall). [CK 320; RAL 113]
Ueberempfindlichkeit des Gehöres. [CK 321]
Ueberempfindlichkeit der Gehör-Nerven bei einer Schwerhörigen, sodass sie beim Clavierspielen Uebelkeit bekam. [CK 322]
Jedes Geräusch beschwert ihn. [CK 323]
Widriges Verstopftheits-Gefühl beider Ohren, mehrere Tage. [CK 324]
Taubheit beider Ohren, schnell vorübergehend (n. 9 T.). [CK 325] (Schnell vorübergehende) Taubheit beider Ohren (n. 9 Tagen). [RAL 114]
Es ist ihm Etwas vor das linke Ohr getreten, sodass er Alles wohl hören, doch nicht Menschen-Sprache verstehen kann. [CK 326]
Beim Schnauben tritt es ihr jedes Mal vor das Ohr. [CK 327]
Gefühl beim Schnauben, als dränge Luft in die Ohren. [CK 328]
Sumsen im Ohre, mit Taubhörigkeit, bei der die Ohren den Schall nicht zu empfinden schienen, der wie durch einen innern Sinn nur dumpf vernommen ward. [CK 329]
Brummen vor den Ohren, mehrere Tage lang. [CK 330; RAL 112]
Sumsen vor den Ohren, bald vor dem einen, bald vor dem andern, und dann hört sie mit dem sumsenden schwer. [CK 331]
Sumsen und Pulsiren im Ohre. [CK 332]
Sausen der Ohren. [CK 333]
Brausen vor den Ohren, Abends im Bette, bei Blutdrang nach dem Kopfe. [CK 334] Abends im Bette Brausen vor den Ohren und Andrang des Blutes nach dem Kopfe. [RAL 109]

Viel Klingen auf beiden Ohren, im Sitzen. [CK 335] **Viel Ohrenklingen,** auf beiden Ohren, im Sitzen. [RAL 111]
Starkes Ohrklingen, früh, im Bette, 5 Minuten lang. [CK 336]
Läuten im rechten Ohre (*Ng.*). [CK 337]
Klingen in den Ohren, beim Mittag-Essen, mit Taubheit (*Ng.*). [CK 338]
Klingen in den Ohren und Sausen, wie vom Winde, besonders nach Niederlegen. [CK 339] Ohrenklingen und wie Sausen vom Winde, besonders nach Niederlegen. [RAL 110]
Knacken im Ohre, oder wie Platzen einer Luftblase. [CK 340]
Knacken vor dem Ohre, im Kiefer-Gelenke, beim Kauen. [CK 341]
Oefteres Knallen in den Ohren, als wenn darin eine Saite spränge. [CK 342]
Flatterndes Geräusch im Ohre. [CK 343]

- **Nase**

In der Nase eine Art Krampf. [CK 344]
Bohren über der Nasenwurzel. [CK 345; RAL 115]
Druck im rechten Nasenbeine, Abends. [CK 346]
Knacken, oder wie Platzen einer Luftblase, oben in der Nase. [CK 347]
Trockenheit der innern Nase. [CK 348]
Schmerz der Nasenspitze bei Berührung. [CK 349]
Reissen in der Nase, nach dem Mittag-Essen, durch darauf Drücken kurze Zeit vergehend (*Ng.*). [CK 350]
Jücken in der Nase. [CK 351]
Röthe und Brennen der Nasenlöcher, wie wund (*Ng.*). [CK 352]
Entzündung in der Nase (n. 9 T.). [CK 353; RAL 116]
Geschwollne Nase. [CK 354]
Schmerz an der Nase, die geschwollen und innerlich geschwürig ist. [CK 355]
Entzündete, geschwollne Nasenflügel. [CK 356]
Schwarze Schweisslöcher auf der Nase, Oberlippe und Kinn. [CK 357; RAL 117]
Gefühl, wie von Blutdrang nach der Nase, besonders im Freien. [CK 358]
Gelbliche, klebrige, starkriechende Flüssigkeit tröpfelt zwei Abende und Morgen aus der Nase, ohne Schnupfen. [CK 359]
Blut-Schnauben. [CK 360; RAL 121: ohne Hervorhebung]
Geronnenes Blut geht bei jedem Schnauben aus der Nase. [CK 361] Bei jedem Schnauben der

Nase Abgang einiger Stücke geronnenen Blutes. [RAL 122]

Nasenbluten, sieben Tage lang (n. 11 T.). [CK 362; RAL 118: ohne Hervorhebung]

Blut aus der Nase beim Schnauben (auch *Fr. H.*). [CK 363] Beim Ausschnauben etwas Blut aus der Nase. [RAL (9)]

Starkes Nasenbluten, früh, beim Schnauben. [CK 364] Früh, beim Schnauben, starkes Nasenbluten. [RAL 120]

Nasenbluten von Zeit zu Zeit, mehrere Tage (*Fr. H.*). [CK 365; RAL (10)]

Nasenbluten, zwei Nachmittage (3 Uhr) nach einander; darauf Schmerz der Nase beim Befühlen. [CK 366] Nasenbluten, Nachmittags (um 3 Uhr), zwei Nachmittage nach einander; hinterdrein thut die Nase beim Befühlen weh. [RAL 119]

Geruchlosigkeit. [CK 367]

Er kann keine Gerüche vertragen. [CK 368]

Geruch in der Nase, wie von gequellten Erbsen. [CK 369]

Scharfer, beissender Geruch in der Nase, wie von Rauch. [CK 370]

Geruch in der Nase, wie von verbranntem Horne. [CK 371] In der Nase Geruch, wie von verbranntem Horne. [RAL 123]

Geruch in der Nase, wie von altem, stinkendem Schnupfen. [CK 372; RAL 124: mit Hervorhebung]

Uebler Geruch des Nasenschleimes beim Schnauben. [CK 373]

Abgestumpfter Geruchs-Sinn. [CK 374]

■ Gesicht

Gesichts-Blässe. [CK 375]

Bleiches, elendes Ansehen, wie nach langer Krankheit, mit grosser Unbehaglichkeit (*Ng.*). [CK 376]

Blaue Ränder um die Augen. [CK 377; RAL 97]

Tiefliegende Augen mit blauen Rändern darum. [CK 378; RAL 96]

Dunkle Röthe und Hitze im Gesichte, besonders beim Gehen im Freien. [CK 379] Hitze und dunkle Röthe im Gesichte, besonders beim Gehen in freier Luft. [RAL 98]

Fliegende Hitze in der linken Backe, Vor- und Nachmittags, eine Stunde. [CK 380] Vormittags und Nachmittags fliegende Hitze in der linken Backe, 1 Stunde lang. [RAL 99]

Hitze und Brennen im Gesichte, mit einigen, vorzüglich rothen Flecken zwischen Auge und Ohr. [CK 381] Brennende Empfindung und Hitze im Gesichte, mit einigen, vorzüglich rothen, Flecken zwischen Auge und Ohr. [RAL 100]

Gesichts-Hitze, alle Nachmittage von 5 bis 9 Uhr. [CK 382]

Brennend schmerzende Hitze im Gesichte und am Halse, mit rothen Stellen im Gesichte. [CK 383] Brennend schmerzende Gesichtshitze und Hitze am Halse; im Gesichte fleckenweise roth. [RAL 101]

Röthe und Hitze des Gesichtes, mit Brennen, vorzüglich um den Mund. [CK 384] Brennende Empfindung im Gesichte und Hitze und Röthe desselben; das Brennen war vorzüglich um den Mund herum stark. [RAL 102]

Brennen im Gesichte und am Halse, ohne Röthe. [CK 385; RAL 103]

Röthe und heftiges Brennen auf beiden Backen-Knochen. [CK 386]

Hitze des Gesichtes, den Tag über, mit Brennen am Jochbeine und Röthe der ganzen Nase. [CK 387]

Gefühl, als würde sie unter der Gesichts-Haut mit kaltem Wasser begossen, unter fühlbarer Kälte des Gesichtes, in Anfällen zu einigen Minuten. [CK 388]

Laufendes Gefühl im Gesichte. [CK 389]

Fippern, zuweilen am Jochbeine, zuweilen am Kinne. [CK 390] Zuweilen ein Fippern auf dem Backen, am Jochbeine, zuweilen am Kinne. [RAL 104]

Drücken und Brennen in den Backen und Backen-Knochen. [CK 391]

Schmerzhaftes Drücken auf dem Jochbeine und unter dem Auge. [CK 392]

Ziehender Schmerz auf der linken Gesichts-Seite, wie in der Haut, über dem Auge, an der Schläfe, und auf dem Jochbeine, bis ins Ohrläppchen, früh am meisten. [CK 393] Ziehender Schmerz auf der linken Gesichtsseite, wie in der Haut, über dem linken Auge, an der linken Schläfe und auf dem Jochbeine bis ans Ohrläppchen (früh am meisten). [RAL 105]

Reissen in der rechten Gesichts-Hälfte. [CK 394; RAL 106]

Reissen im Jochbeine, auch zu andern Zeiten im Unterkiefer, als sollten die Theile herausgerissen werden (*Ng.*). [CK 395]

Zerschlagenheits-Schmerz im rechten Jochbeine auch Nachts (*Ng.*). [CK 396]

Nagen im Knochen vor dem linken Ohre, auch beim Schlingen (*Ng.*). [CK 397]

Geschwulst der Backen mit Stich-Schmerz und Schmerz auch bei Berührung, 8 Tage lang. [CK 398]

Rothe Backen-Geschwulst, ohne Schmerz. [CK 399]
Ein weisser jückender Fleck an den Backen. [CK 400]
Arges Jücken im Gesichte, mit kleinen, schmerzlosen Blüthen, die nach Kratzen nässen. [CK 401]
Lippen immer heiss, stechend und brennend. [CK 402]
Brennen der Lippen. [CK 403]
Trockenheit der Lippen. [CK 404]
Trockenheit des Rothen der Unterlippe, mit Schorfen und Spann-Schmerze. [CK 405]
Aufgesprungene Lippen. [CK 406]
Brennende Schrunden in der Unterlippe (*Ng.*). [CK 407]
Schülfrige, trockne, rauhe Oberlippe und Nasen-Ränder mit Brennen (*Ng.*). [CK 408]
Geschwulst der Oberlippe, auch Abends, mit Schmerz. [CK 409] **Geschwulst der Oberlippe.** [RAL 125]
Geschwulst der Unterlippe, mit Ausschlag darauf. [CK 410]
Zittern der Lippen. [CK 411; RAL 128]
Zucken in den Lippen. [CK 412]
Eine Blase an der Mitte der Unterlippe. [CK 413] Eine Ausschlagsblase an der Mitte der Unterlippe. [RAL 127]
Ein rother, jückender Punkt in der Mitte der Oberlippe (*Ng.*). [CK 414]
Ein rother Knoten am Rande des Rothen der Unterlippe, nur beim Berühren stechenden Schmerzes. [CK 415]
Ein Schorf-Geschwür, brennenden Schmerzes am Rande des Rothen der Unterlippe. [CK 416] Am Rande des Rothen der Unterlippe, ein Schorfgeschwür brennenden Schmerzes. [RAL 126]
Erhabner, flechtenartiger Ausschlag am Mundwinkel, gegen den Backen zu. [CK 417]
Ums Kinn Jücken. [CK 418]
Schmerzhafter Ausschlag um das Kinn. [CK 419]
In den Kiefern, krampfhaftes Ziehen. [CK 420] Krampfhaftes Ziehen in den Kinnladen. [RAL 130]
Ein ziehender Ruck im linken Unterkiefer. [CK 421]
Zuckungen im Unterkiefer, beim Einschlafen. [CK 422; RAL 129]
Reissen im rechten Oberkiefer, Abends. [CK 423]
Stechen im Unterkiefer, zum Ohre heraus. [CK 424] Im Unterkiefer Stechen, zum Ohre heraus. [RAL 131]
Schmerzliche Geschwulst am Oberkiefer, über dem Zahnfleische (n. 3 T.). [CK 425]

Schmerzhafte Geschwulst am Unterkiefer, unter dem Zahnfleische. [CK 426]
Ein dicker, schmerzloser Knoll am Unterkiefer, spannend beim Kauen. [CK 427]
Drüsen-Geschwulst am Unterkiefer. [CK 428] Unterkieferdrüsen geschwollen. [RAL 132]
Nadel-Stiche in den Unterkiefer-Drüsen, die auch bei Berührung schmerzen. [CK 429]

■ **Mund und innerer Hals**

Zahnweh in der freien Luft. [CK 430; RAL 138: ohne Hervorhebung]
Ein Backzahn schmerzt bei Berührung. [CK 431]
Zahnweh vom geringsten Luft-Zuge. [CK 432]
Zahnweh, das sich durch kaltes Ausspülen des Mundes erneuert. [CK 433]
Zahnschmerz, der in Backen-Geschwulst übergeht. [CK 434]
Zahnweh, in Anfällen von 2, 3 Stunden, worauf Wühlen folgt; eher Kaltes, als Warmes kann sie daran ertragen. [CK 435] Zahnschmerz in Anfällen von 1, 2 Stunden, worauf Wühlen folgt; eher Kaltes, als Warmes kann sie dran vertragen. [RAL 144]
Grosse Empfindlichkeit der Spitzen der linken Oberzähne; von kaltem Wasser ärger, mit schiessendem Schmerze; auch früh (*Ng.*). [CK 436]
Schmerzhaftes Zucken in einem hohlen Zahne, nach dem Mittag-Essen (*Ng.*). [CK 437]
Drückendes Zahnweh, mit Schmerz der Unterkiefer-Drüse darunter. [CK 438]
Ziehender Zahnschmerz. [CK 439; RAL 141: ohne Hervorhebung]
Arger Zieh-Schmerz in einem Schneidezahne, bis Nachts, 11 Uhr, dann Schlaflosigkeit bis gegen Morgen. [CK 440]
Ziehender Schmerz in den Backzähnen, durch Einziehen kalter Luft verschlimmert. [CK 441] Ein ziehender Schmerz in den Backzähnen, durch Einziehen der Luft in den Mund verschlimmert. [RAL 142]
Zieh-Schmerz der Zähne in freier Luft. [CK 442]
Reissend ziehender Zahnschmerz bald auf der rechten, bald auf der linken Seite, zu Stunden lang und oft eine halbe oder ganze Stunde nachlassend; auch Nachts, beim Erwachen. [CK 443]
Ziehen und Reissen in den Zähnen, meist durch kaltes Wasser verschlimmert, zuweilen durch warmes erleichtert; oft mit Zucken in den Spitzen (*Ng.*). [CK 444]

Mucken und Ziehen in den Zähen. [CK 445] Zahnweh, Mucken und Ziehen. [RAL 143]

Rucke durch einzelne Zähne. [CK 446]

Rucke und Stiche in den Zähnen, periodisch, auch nach Mitternacht und früh, bei und ausser dem Essen; beim Einziehen der Luft fährt es schmerzhaft in das Zahnfleisch, das für sich wie locker und los weh thut. [CK 447] Zahnweh, wie Rucke und etliche Stiche, periodisch, auch nach Mitternacht und früh, er mag essen oder nicht; beim Einziehen der freien Luft fährt's in das Zahnfleisch, welches für sich weh thut, als wenn es locker und los wäre. [RAL 145]

Stechender Zahnschmerz in allen Zähnen, Tag und Nacht, durch Beissen beim Essen erhöht. [CK 448] Zahnschmerz: Stechen in allen Zähnen Tag und Nacht; vom Beißen beim Essen ward's schlimmer. [RAL 147]

Stechendes Zahnweh in allen Zähnen, Tag und Nacht. [CK 449] Zahnweh: Tag und Nacht Stechen in allen Zähnen. [RAL 148]

Stechendes Zahnweh bis ins Ohr; es weckte Nachts auf. [CK 450]

Ein starker Stich durch die Zähne, von jedem kalten Trunke. [CK 451]

Stechen, Brennen und Pochen in den Zähnen, bis in die Augenhöhlen und das Ohr. [CK 452] Zahnschmerz: Stechen, Pochen und Brennen, was auch in die Augenhöhlen und das Ohr geht. [RAL 149]

Pochender, ziehender Zahnschmerz. [CK 453]

Klopfen und Bohren in den Zähnen. [CK 454]

Bohren in den Zähnen, wie mit einem heissen Eisen. [CK 455] **Zahnschmerz, wie Bohren** mit einem heißen Eisen. [RAL 140]

Bohrendes Pressen in den Zähnen und am äussern Kopfe, nur einige Minuten nach dem Essen. [CK 456]

Schneiden öfters durch alle Zähne rechter Seite, wie ein kalter Luftzug. [CK 457]

Zahnweh alle Nachmittage, als würden die Zähne herausgebrochen, mit Frost; im Bette vergehend. [CK 458]

Lockerheits-Gefühl der Zähne, Abends. [CK 459]

Die Zähne sind beim Aufbeissen wie locker, und beim Essen wie gelähmt. [CK 460] Die Zähne sind beim Essen wie gelähmt und wie etwas locker beim Aufbeißen. [RAL 146]

Lockerheit der Zähne und Bluten des Zahnfleisches, drei Wochen lang. [CK 461; RAL 135]

Ein Backzahn wird locker und wie zu lang, mit einfachem Schmerze beim Anstossen und Kauen. [CK 462]

Der Zahn ist höher und schmerzt einfach, ohne Berührung und Beissen. [CK 463] Der Zahn schmerzt einfach für sich, selbst ohne Berührung und ohne Draufbeißen, und ist höher. [RAL 139]

Die Zähne wurden hoch, dass sie kaum kauen konnte. [CK 464]

Die Zähne deuchten ihr zu lang. [CK 465]

Die Zähne schmerzten wie zu lang, und als dröhnte es darin, wie Schwingungen. [CK 466]

Die Vorderzähne deuchten zu lang, mit Empfindlichkeit beim darauf Drücken und in der Luft, wo sie zuckend schmerzen, und mit Reissen darnach in der linken Schläfe hinauf, wo es auch beim darauf Drücken schmerzt (*Ng.*). [CK 467]

Stumpfheit der Zähne. [CK 468; RAL 136]

Stumpfheit der Zähne und Schmerz bloss beim Aufbeissen; er konnte, wegen Schmerz, schwarzes Brod nicht kauen (n. 5 T.). [CK 469] Die Zähne sind so stumpf, sie thun aber bloß beim Aufbeißen weh; er konnte, weil es schmerzte, schwarzes Brod nicht kauen (n. 5 Tagen). [RAL 137]

Brauner Schleim setzt sich an die Zähne. [CK 470]

Rothes, salzigsaures Wasser kommt aus einem hohlen linken untern Backzahne (*Ng.*). [CK 471]

Bluten der Zähne. [CK 472]

Das Zahnfleisch blutet beim Ausspucken. [CK 473; RAL 134: ohne Hervorhebung]

Bluten des Zahnfleisches (*Ng.*). [CK 474]

Geschwulst des Zahnfleisches, mit klopfendem Schmerze darin. [CK 475]

Geschwulst des Zahnfleisches an den alten Zahnstummeln. [CK 476] Zahnfleischgeschwulst an den alten Zahnstummeln. [RAL 133]

Im Munde zusammenziehende Empfindung. [CK 477] Zusammenziehende Empfindung im Munde. [RAL 186]

Bläschen im Munde, brennenden Schmerzes. [CK 478]

Blasen im Munde, beim Essen schmerzhaft. [CK 479]

Kleine, wundschmerzende Bläschen im Munde; selbst gelind gesalzene Speisen machen Beissen. [CK 480]

Abschälen der Haut des innern Backens. [CK 481]

Sehr schleimiger Mund, früh. [CK 482] Früh sehr schleimiger Mund. [RAL 156]

Trocken im Munde, früh. [CK 483]

Nach dem Essen so trocken im Munde. [RAL 161]

Trockenheit im Munde, und Kratzen im Halse, als wollte die Speise nicht hinunter. [CK 484; RAL 162]

Trocken, lätschig und klebrig im Munde, früh (*Ng.*). [CK 485]
Brennen im Munde, früh, ohne Durst. [CK 486] Früh Brennen im Munde, ohne Durst. [RAL 167]
Trockenheit im Munde und Blut-Geschmack. [CK 487]
Brennen im Munde, mit Ausschlägen um denselben. [CK 488]
Brennen im Munde, wie von Pfeffer, mit Durst davon, den kein Trinken stillt, Tag und Nacht. [CK 489]
Viel Hitze im Munde und viel Durst, Nachts. [CK 490] Nachts viel Hitze im Munde und viel Durst. [RAL 168]
Hitze im Munde, ohne Durst (n. 19 T.). [CK 491]
Krampfhaftes Zusammenziehen des Mundes, beim ersten Bissen. [CK 492]
Blutiger Speichel. [CK 493] Blut unter dem Speichel. [RAL 177]
Blut-Räuspern, mit süssem Mund-Geschmacke (*Ng.*). [CK 494]
Blutiger Speichel-Auswurf, bei süssem Geschmacke im Halse (*Ng.*). [CK 495]
Salziger Speichel (*Ng.*). [CK 496]
Wasser-Zufluss im Munde, vom Magen herauf, nach Essen vergehend (*Ng.*). [CK 497]
Speichel-Zufluss im Munde, selbst nach dem Essen. [CK 498]
Speichel-Zufluss im Munde, sauer und bitter. [CK 499] Wasserzusammenlaufen im Munde (sauer und bitter). [RAL 179]
Uebler Mundgeruch, nach Tische. [CK 500] **Uebler Geruch aus dem Munde** nach Tische. [RAL 184]
Uebler Geruch aus dem Munde, früh, beim Aufstehen. [CK 501] Früh beim Aufstehn übler Mundgeruch. [RAL 185]
Uebler Mund-Geruch, Abends. [CK 502]
Starker übler Geruch aus dem Munde, früh, und auch später noch. [CK 503]
Viel Schleim-Ansammlung im Munde nach Mitternacht, mit Kitzel, der zu öfterem Räuspern nöthigt (*Ng.*). [CK 504]
Saurer Geruch aus dem Munde. [CK 505]
Auf der Zunge, Brenn-Schmerz. [CK 506]
Beissen auf der Zunge, als wenn Bläschen darauf wären. [CK 507; RAL 150: in Klammern]
Ein schründendes Bläschen auf der rechten Zungen-Seite. [CK 508]
Rothe Zunge, mit weissen Tüpfelchen, wie Schwämmchen. [CK 509] Zunge roth, mit sehr weißen Tüpfelchen besetzt, wie Mundschwämmchen von Ansehen. [RAL 151]

Weisse Zunge. [CK 510; RAL 152]
Weisse Zunge, früh; Nachmittags rothe und reine. [CK 511] Zunge früh sehr weiß, Nachmittags roth und rein. [RAL 153]
Belegte Zunge. [CK 512] Zunge belegt. [RAL 154]
Sehr trockne Zunge, früh. [CK 513] Früh sehr trockne Zunge. [RAL 155]
Salziger Schleim klebt alle Morgen auf der Zunge. [CK 514] Alle Morgen ein salziger Schleim, welcher auf der Zunge klebt. [RAL 157]
Fippern auf der Zunge. [CK 515]
Er stösst beim Sprechen mit der Zunge öfters an. [CK 516]
Hals-Trockenheit; die Zunge klebt am Gaumen, ist aber feucht und schäumig schleimig (n. 6 T.). [CK 517] Trockenheit im Halse: die Zunge klebt am Gaumen, und ist gleichwohl feucht, doch schäumig schleimig (n. 6 Tagen.). [RAL 160]
Sehr trocken im Halse, früh, und darauf sehr salziger Mund-Geschmack, der sich nach dem Essen verliert. [CK 518] Früh sehr trocken im Halse, und drauf ein sehr salziger Geschmack im Munde (der sich nach dem Essen verliert). [RAL 158]
Trockenheit im Halse, Nachts, und beim Erwachen viel Schleim auf der Zunge. [CK 519] Nachts Trockenheit im Halse, und beim Erwachen viel Schleim auf der Zunge. [RAL 159]
Dürre im Halse. [CK 520; RAL 163]
Arge Trockenheit am Gaumen, mit viel Durst; sie muss viel trinken. [CK 521] Eine arge Trockenheit im Gaumen, mit Durst; sie muß viel trinken. [RAL 164]
Trockenheit im Schlunde. [CK 522; RAL 165]
Schleim-Auswurf ohne Husten. [CK 523; RAL 178]
Blasen oben am Gaumen, welche im Reden und Essen hindern. [CK 524]
Halsweh mit Geschwulst der Hals-Drüsen. [CK 525]
Drückender Schmerz im Halse, beim Schlingen, wie von Geschwulst des Gaumens. [CK 526; RAL 174]
Drücken im Halse, wie von einem Pflocke, bei und ausser dem Schlingen. [CK 527] Drückender Schmerz im Halse, wie von einem Pflocke, außer und beim Schlingen. [RAL 175]
Drücken im Schlunde, wie im Genicke, in Absätzen, die Nacht durch bis gegen Morgen, selbst beim Athmen fühlbar. [CK 528] Absatzweise ein Drücken hinten im Schlunde (gleich als wäre es im Genicke), selbst beim Athemholen fühlbar, die Nacht hindurch bis gegen Morgen. [RAL 176]

Drücken oben im Halse, beim Schlucken, und Schmerz oben in der Brust. [CK 529]

Gefühl beim Essen, als sey Etwas drückendes im Schlunde stecken geblieben, was dann wieder vergeht. [CK 530]

Halsweh beim leeren **Schlingen, als schlucke sie einen Bissen Fleisch** mit **hinunter**, oder wie von Verlängerung des Zäpfchens. [CK 531] Halsweh, wie von Verlängerung des Zäpfchens, mit Gefühl beim Schlingen, als schlucke sie einen Bissen Fleisch hinunter. [RAL 170] Halsweh: beim leeren Schlingen ist's, als schlucke sie einen Bissen Fleisch hinunter. [RAL 171]

Beim Schlingen schmerzt es im Ohre, wie geschwürig. [CK 532]

Würgen und Wundheits-Gefühl im Halse, als wären die Mandeln geschwollen, mit Stechen bis in die Ohren; nur bei jedesmaligem Schlingen (*Ng.*). [CK 533]

Es steigt ihr wie eine harte Kugel in den Hals, und scheint ihr den Schlund zuzuziehen und den Athem zu beengen. [CK 534]

Geschwulst-Gefühl im Halse, mit Ausräuspern eines grossen, festen Stückes weissen Schleimes (*Ng.*). [CK 535]

Zusammenziehen im Halse, wie von herben Dingen, mit kleinen Stichen, ärger beim Schlingen (*Ng.*). [CK 536]

Gefühl im Halse, als werde er ausgedehnt. [CK 537]

Krampfhaftes Verengerungs-Gefühl in der Mitte des Schlundes, die Speisen wollen nicht hinunter. [CK 538] In der Mitte des Schlundes Gefühl von krampfhafter Verengerung; die Speisen finden beim Hinterschlingen Widerstand. [RAL 173]

Zusammenziehen im Schlunde, mit Gefühl, als könne sie keine Speise und Nichts hinunterbringen, was sie doch konnte (n. etl. St.). [CK 539]

Gefühl wie verschwollen im Halse, mit Stichen darin beim Essen; auch äusserlich an den Unterkiefer-Winkeln fühlt sie Hals-Geschwulst. [CK 540] Im Halse Gefühl, wie inwendig verschwollen, und Stechen darin, wenn sie ißt; auch äußerlich an den Winkeln des Unterkiefers fühlt sie Halsgeschwulst. [RAL 172]

Stiche im Halse, beim Schlucken. [CK 541]

Stechen im Halse, mehr beim leeren, als beim Speise-Schlingen; ausser dem Schlingen, Schmerz, wie ein Pflock. [CK 542]

Kratzen im Halse, Rachsen und Räuspern. [CK 543]

Kratzig und rauh im Halse, mit Durst, Abends (*Ng.*). [CK 544]

Verlängerung des Zäpfchens (Zäpfchen ist gefallen). [CK 545] Das Zäpfchen ist ihm gefallen. [RAL 169]

Röthe und Geschwulst der Mandeln. [CK 546]

Brennen im Schlunde, Abends, mit Hitze auf der Zunge. [CK 547] Abends ein Brennen im Schlunde und heiß auf der Zunge. [RAL 166]

Brennen den Schlund herauf, mit saurem Aufstossen (*Fr. Walther*). [CK 548; RAL (11)]

Gähren oben im Halse. [CK 549]

Mund-Geschmack pappig, früh. [CK 550] Früh, pappiger Geschmack im Munde. [RAL 181]

Teigiger Mund-Geschmack. [CK 551]

Lätschigkeit im Munde mit Appetitlosigkeit. [CK 552; RAL 183: ohne Hervorhebung] Lätschigkeit im Munde. [RAL 182]

Fauliger Geschmack im Munde, früh. [CK 553]

Gefühl im Halse, wie von fettem Dunste aus dem Magen. [CK 554]

Große Süssigkeit im Munde, früh, beim Erwachen, mit vielem Schleime. [CK 555] Früh beim Erwachen große Süßigkeit im Munde, mit vielem Schleime. [RAL 180]

Steter, nüchterner, süsslicher Geschmack im Munde, mit öfterm Schleim-Rachsen. [CK 556]

Widrige Uebelkeit erregende Süssigkeit im Munde, den ganzen Vormittag. [CK 557]

Süsslich faulichter Mund-Geschmack. [CK 558]

Süsslich und übel im Munde, den ganzen Tag. [CK 559]

Kupfer-Geschmack im Munde, früh, beim Erwachen (*Ng.*). [CK 560]

Säuerlicher Geschmack im Munde. [CK 561]

Säuerlicher Mund-Geschmack früh, bis nach dem Frühstücke. [CK 562]

Sehr saurer Geschmack im Munde, Abends, vor Schlafengehen. [CK 563]

Säuerlicher Mund-Geschmack, früh, nach gutem Schlafe (*Ng.*). [CK 564]

Essigsaurer Geschmack im Munde, den ganzen Tag. [CK 565]

Bitterer Mund-Geschmack, bei Missmuth und Kopf-Eingenommenheit. [CK 566] Bitterer Geschmack im Munde, Mißmuth und Eingenommenheit des Kopfs. [RAL 187]

Bitterer Mund-Geschmack, früh, beim Erwachen (auch *Ng.*). [CK 567] Bittrer Geschmack im Munde, früh beim Erwachen. [RAL 188]

Bittrer, verdorbner Geschmack im Munde, alle Morgen. [CK 568]

Gall **bitterer Mund-Geschmack nüchtern; doch schmecken die Speisen gut.** [CK 569]

Geschmack im Munde ist bitter, obgleich das Essen schmeckt. [RAL 190]
Bittrer Geschmack früh, der durch Essen vergeht (*Fr. H.*). [CK 570; RAL (13)]
Bitter schmeckender Schleim im Munde, am schlimmsten früh. [CK 571]
Bittrer Geschmack im Gaumen und Halse, früh, beim Erwachen; durch Schleim-Rachsen gemindert. [CK 572]
Bittrer Geschmack bald nach dem Essen. [CK 573] (Bald nach dem Essen bekommt sie bittern Geschmack.) [RAL 191]
Bitter-Geschmack jeder Speise, z.B. des Brodes. [CK 574] Jede Speise, z.B. Brod, schmeckt bitter. [RAL 192]
Bitter-Geschmack aller Speisen, bei sehr belegter Zunge. [CK 575] Zunge sehr belegt; es schmeckt alles bitter. [RAL 193]
Bittersäuerlicher Geschmack im Munde, Mittags beim Essen. [CK 576]
Salzig saurer Geschmack im Munde, beim Essen. [CK 577]
Allzusalziger Geschmack aller Speisen. [CK 578] Geschmack aller Speisen allzu salzig. [RAL 194]
Gar kein Geschmack an Speisen; sie schmecken alle, wie Stroh (*Fr. H.*). [CK 579] Gar kein Geschmack an Speisen: es schmeckt alles wie Stroh. [RAL (14)]
Was er isst, schmeckt wie Nichts, wie faules Holz. [CK 580; RAL 195]
Tabakrauchen schmeckt nicht dem gewohnten Raucher. [CK 581]
Die Speise roch ihm wie Kalk an, schmeckte aber gut. [CK 582; RAL 196]
Das Mittag-Essen roch ihm faulig an, schmeckte aber gut. [CK 583] Das Essen riecht ihn faulig an, Mittags, schmeckte aber gut. [RAL 197]

■ Magen

Gänzliche Appetitlosigkeit; bloss zu Saurem hat er Neigung. [CK 584; RAL 198]
Gänzliche Appetitlosigkeit, bloß zu Sauerm Verlangen (*Fr. Hahnemann*). [RAL (15)]
Ohne Hunger und Appetit isst sie nur aus Gewohnheit, bei richtigem Geschmacke der Speisen (*Ng.*). [CK 585]
Appetit-Mangel; es schmeckt ihr Nichts. [CK 586]
Gänzliche Appetitlosigkeit, als wäre es in der Herzgrube zugeschnürt. [CK 587] Gänzliche Appetitlosigkeit, als wenn es in der Herzgrube ganz zugeschnürt wäre. [RAL 199]

Leerheits-Gefühl im Magen, Vormittags. [CK 588]
Widerwille gegen Fleisch; es wird ihr brecherlich darauf. [CK 589; RAL 200]
Appetit nur zu weichen Speisen, nicht zu Brod oder Fleisch. [CK 590]
Widerwille gegen Saures und Süsses. [CK 591]
Alle süsslichen und Milch-Speisen werden ihm plötzlich zuwider. [CK 592]
Milch beschwert sehr; sie wird, geronnen, wieder weggebrochen. [CK 593]
Nach Milchtrinken säuerlich im Munde und **saures Aufstossen.** [CK 594]
Nach Milchtrinken gleich essigsaurer Geschmack im Munde. [CK 595] Von Milchtrinken gleich essigsaurer Geschmack im Munde. [RAL 215]
Milch stösst bitterlich kratzend auf. [CK 596] Milchtrinken stößt bitterlich kratzend auf. [RAL 217]
Milch macht heftiges Aufstossen, bis zum Schleim-Erbrechen. [CK 597] Milch bekommt nicht, macht heftiges Aufstoßen bis zum Schleim-Erbrechen. [RAL 216]
Säuren machen ihr Beängstigungen; sie kann sie nicht vertragen. [CK 598]
Mehlspeisen machen ihm Beschwerde im Unterleibe. [CK 599]
Unwiderstehliche Neigung zu Zucker. [CK 600]
Hunger-Gefühl im Bauche; doch schnelle Vollheit von wenig Bissen. [CK 601]
Er hat Esslust, doch sobald er nur das Essen sieht, vergeht ihm der Appetit und er fühlt sich im Bauche wie voll; wenn er anfängt zu essen, wirds ihm zuwider. [CK 602] Er hat einige Eßlust, aber sobald er das Essen sieht, vergeht ihm der Appetit und er fühlt sich im Unterleibe wie voll; wenn er anfängt zu essen, wird's ihm zuwider. [RAL 201]
Uebermässiger Hunger und Appetit (*Fr. H.*). [CK 603] Uebermäßiger Hunger. [RAL (16)] Uebermäßige Eßlust. [RAL (17)]
Durst, mehrere Stunden (sogleich) (*Walther*). [CK 604] Durst (sogleich), mehre Stunden. [RAL (18)]
Sehr viel Durst am Tage (*Fr. H.*). [CK 605; RAL (20)]
Vermehrter Appetit, die ganze erste Zeit (*Ng.*). [CK 606]
Starker Durst, und stets mehr Durst, als Hunger (*Ng.*). [CK 607]
Durst mit Trockenheit und Zusammenkleben des Mundes (*Ng.*). [CK 608]
Starker Durst auf Bier (*Fr. H.*). [CK 609] Ungemeiner Durst auf Bier. [RAL (19)]

Steter arger Durst auf Bier, am schlimmsten eine Stunde nach dem Essen. [CK 610] Beständig arger Durst auf Bier, am schlimmsten eine Stunde nach dem Essen. [RAL 211]

Grosser Durst, ohne Hitze; das Getränk schmeckt gut, stillt aber den Durst nicht und scheint auch den Magen zu beschweren. [CK 611; RAL 212]

Verlangen auf Zucker-Wasser. [CK 612]

Ganz ohne Esslust, aber beständiger Durst. [CK 613; RAL 213]

Auch wenig Bier macht ihm leicht Blut-Wallung. [CK 614; RAL 214]

Langer Nachgeschmack des Bieres. [CK 615]

Heisshunger, der ihn öfters Etwas zu essen nöthigt; isst er nicht, so bekommt er Kopfweh, grosse Lassheit und muss sich legen (n. 10 T.). [CK 616]

Er kann Abends weder Fleisch noch Fettes vertragen; es liegt ihm drückend im Magen, zieht ihm den Bauch aufwärts und verhindert den Stuhl. [CK 617]

Nach dem Essen, Kopfweh, mit Drücken in den Augen. [CK 618]

Nach dem Essen Kopfweh über dem Auge und Uebelkeit; darauf Schwere des Kopfes. [CK 619]

Beim Mittag-Essen, Schwäche und Eingenommenheit des Kopfes, bis Abend anhaltend. [CK 620]

Beim Essen, Schweiss im Gesichte und Röthe des Weissen im Auge. [CK 621]

Nach Tische, Röthe im Gesichte und Schweiss. [CK 622]

Beim Mittag-Essen, Schmerz fast in allen Zähnen. [CK 623]

Gleich nach dem Essen, arges Leibschneiden. [CK 624]

Nach dem Essen, lautes Knurren im Bauche. [CK 625] Nach dem Essen lautes, unschmerzhaftes Knurren im Bauche. [RAL 205]

Nach Tische, Kollern im Bauche. [CK 626]

Nach wenig Essen gleich voll im Bauche, wie überladen, **mit Athem-Beengung**. [CK 627] Von wenigem Essen gleich so voll im Leibe, wie überladen und Athem beengend. [RAL 202]

Gleich nach dem Essen, Magen-Drücken. [CK 628] Nach dem Essen Magendrücken. [RAL 204]

Eine Stunde nach dem Essen, Magen-Drücken mit Uebelkeit und Würmerbeseigen. [CK 629]

Eine Stunde nach dem Mittag-Essen, sehr angegriffen, als hätte sie lange gehungert. [CK 630]

Nach dem Mittag-Essen, träge in allen Gliedern, besonders in den Beinen. [CK 631]

Meist nach dem Mittag-Essen, Stuhlgang. [CK 632]

Mehrere Stunden nach dem Essen, grosse Athem-Beengung mit Gähnen darauf. [CK 633]

Nach dem Essen immer sehr angegriffen und abgespannt. [CK 634]

Nach dem Mittag-Essen, starker Frost. [CK 635]

Nach dem Essen, saures Aufstossen. [CK 636]

Wenn sie nur ein wenig zu viel isst, hat sie den folgenden Tag einen garstigen, sauer stänkerigen Geschmack. [CK 637]

Beim Anfange des Essens, Speichel-Zufluss im Munde. [CK 638]

Besonders nach dem Essen, lästiger, den Kopf verdüsternder Stockschnupfen. [CK 639; RAL 206]

Bei Tische quält ihn Kälte der Füsse, mit Jücken in den Nasenlöchern, aus denen Wasser tröpfelt; dabei Ungeduld, dass ihn Alles beschwert. [CK 640]

Nach dem Mittag-Essen, grosse Kälte der Füsse und Herzklopfen. [CK 641]

Nach dem Mittag-Essen, Schauder und Kälte-Gefühl. [CK 642] Nach Essen Schauder und Kältegefühl. [RAL 208]

Nach Tische (und früh) Frostigkeit. [CK 643; RAL 209: ohne Hervorhebung]

Nach dem Essen, Frostigkeit im Bauche. [CK 644] Nach dem Essen Frostigkeit im Unterleibe. [RAL 210]

Nach dem Essen, Brennen in den Händen. [CK 645; RAL 207]

Nach dem Essen ist es, als ob der Schlund oben verschlossen wäre. [CK 646] Nach dem Essen ist's, als wenn der Schlund oben fest verschlossen wäre. [RAL 203]

Nach dem Essen, Schlucksen, beim Gehen im Freien. [CK 647]

Sobald sie Etwas isst oder trinkt, muss sie sich erbrechen. [CK 648]

Eine Art Verdauungslosigkeit (n. 7 T.). [CK 649]

Schlucksen, früh nüchtern; auch Abends, selbst noch im Bette (*Ng.*). [CK 650]

Aufstossen, leeres, gleich nach jedem Essen. [CK 651]

Leeres Aufstossen, alle Morgen. [CK 652] Alle Morgen leeres Aufstoßen. [RAL 224]

Oefteres leeres Aufstossen (d. 10. T.). [CK 653]

Leeres Aufstossen, bei häufigem Gähnen mit Hinfälligkeit (*Ng.*). [CK 654]

Versagendes Aufstossen bei Schlafengehen. [CK 655; RAL 225]

Schlucksendes Aufstossen, jedes Mal mit Schmerz hinterm Gaumen. [CK 656]

Vor dem Aufstossen, Druck in der Milz-Gegend. [CK 657]
Aufstossen, wie nach Zwiebel. [CK 658]
Aufstossen wie faule Eier, mit Uebelkeit (auch *Ng.*). [CK 659; RAL 220: ohne Hervorhebung]
Süssliches Aufstossen, früh. [CK 660] Früh süßliches Aufstoßen. [RAL 222]
Saures Aufstossen und viel Beschwerde von Säure im Magen. [CK 661]
Saures Aufstossen, nach Tische (d. 2. T.). [CK 662]
Saures Aufstossen, mit Blei-Geschmack. [CK 663]
Saures Aufstossen, öfters des Tages (*Fr. H., Ng.*). [CK 664] Saures Aufstoßen, mehrmal des Tags. [RAL (21)]
Saures Aufstossen, mehrmals des Tages, und Drücken in der Herzgrube. [CK 665; RAL 221]
Bittres, kratziges Aufstossen des Essens. [CK 666] Essen stieß bitter und kratzig auf im Halse. [RAL 218]
Kratziges Aufstossen nach Weissbier-Trinken. [CK 667; RAL 219]
Aufstossen nach dem Geschmacke der Speisen. [CK 668; RAL 223: ohne Hervorhebung]
Aufschwulken der Speisen, eine Stunde nach dem Genusse. [CK 669]
Aufschwulken des genossenen Frühstückes (n. 3 ½ St.). [CK 670] Aufschwulken eines Theils der genossenen Speise (des Frühstücks) (n. 3 ½ St.). [RAL 226]
Aufschwulken unverdauter Speisen. [CK 671] Unverdaute Speisen schwulken wieder aus dem Magen zum Munde heraus. [RAL 227]
Soodbrennen, den ganzen Tag (auch *Ng.*). [CK 672] Den ganzen Tag Soodbrennen. [RAL 228]
Soodbrennen, früh; es kriebelt und brennt vorn in der Brust. [CK 673] Früh Empfindung von Soodbrennen vorne in der Brust; es brennt und kriebelt. [RAL 229]
Ranzig, wie Sood, im Halse, beim Schlingen, besonders wenn sie dabei auf die Luftröhre drückt (*Ng.*). [CK 674]
Uebelkeit, alle Morgen. [CK 675] Alle Morgen Uebelkeit. [RAL 235]
Uebelkeit bis zur Ohnmacht. [CK 676]
Uebelkeit vor der Mahlzeit. [CK 677]
Uebel im Magen, mit Zittern im ganzen Körper (*Ng.*). [CK 678]
Uebelkeit mit Speichel-Zufluss im Munde, nach dem Frühstücke. [CK 679] Uebelkeit im Munde mit Speichelzusammenfluß, nach dem Frühstück. [RAL 234]
Uebelkeit mit Aufstossen, erst wie Schleim, dann bitter kratzig. [CK 680] Es ward ihm übel und stieß ihm erst wie Schleim, dann bitter kratzig auf. [RAL 236]
Uebelkeit und Brecherlichkeit. [CK 681]
Brech-Uebelkeit, drei Morgen nach einander. [CK 682]
Brech-Uebelkeit, sehr oft, auch wenn sie Nichts gegessen hat. [CK 683]
Brech-Uebelkeit, kurz dauernd, aber öfters, den Tag über. [CK 684] Kurzdauernde, aber öftere Brecherlichkeit den Tag über. [RAL 238]
Brech-Uebelkeit, Nachts, und Wickeln in der Herzgrube, wie zum Würmerbeseigen. [CK 685] Die Nacht ein Uebelseyn und Wickeln in der Herzgrube (wie zum Würmerbeseigen). [RAL 233]
Würmerbeseigen, gleich vor dem Mittag-Essen; es wird ihm schwindelig und weichlich, worauf viel Wasser aus dem Magen ausläuft. [CK 686]
Würmerbeseigen nach dem Essen, Mittags und Abends; zuvor Drücken in der Herzgrube. [CK 687]
Würmerbeseigen mit Würgen und Wasser-Auslaufen aus dem Magen, früh, beim Mund-Ausspülen und Schleim-Rachsen. [CK 688]
Würmerbeseigen, täglich zweimal; es wickelt in der Herzgrube, wickelt und würgt, und es läuft viel Wasser aus dem Magen zum Munde heraus. [CK 689] Würmerbeseigen, täglich zwei Mal; es wickelt in der Herzgrube, es wird ihr übel und würgt, und es läuft ihr viel Wasser aus dem Munde, was unten herauf kommt. [RAL 231]
Würmerbeseigen, Abends; er musste viel Wasser aus dem Munde laufen lassen und konnte dabei nicht sprechen; dann Erbrechen der vor 7 Stunden genossenen Speisen. [CK 690] Abends lief ihm das Wasser im Munde zusammen; er mußte viel Wasser aus dem Munde laufen lassen (Würmerbeseigen), und konnte dabei nicht sprechen; dann Erbrechen der vor 7 Stunden genossenen Speisen. [RAL 230]
Würmerbeseigen, zwei Stunden nach dem Essen; es stösst ihm auf, das Wasser läuft ihm aus dem Munde und er muss das Essen wegbrechen, unter grosser Uebelkeit und Schauder. [CK 691] Zwei Stunden nach dem Essen stößt es ihm auf, das Wasser läuft ihm aus dem Munde; er muß das Essen wegbrechen, mit voller Uebelkeit, wobei er Schauder empfindet. [RAL 232]
Erbrechen (*Walther*). [CK 692; RAL (22)]
Erbrechen mit heftigem Schweisse (n. 24 St.) (*Fr. H.*). [CK 693; RAL (23)]
Erbrechen wasserheller, sehr salziger Flüssigkeit. [CK 694]

Saures Erbrechen. [CK 695] Er erbricht Saures. [RAL 241]

Erbrechen des Genossenen, früh, mit Zittern an Händen und Füssen. [CK 696] (Er bricht das Frühstück weg, mit Zittern an Händen und Füßen.) [RAL 240]

Erbrechen des Mittags Genossenen, Abends (d. 1. T.). [CK 697]

Schleim-Erbrechen, unter Würgen und Brecherlichkeit, früh. [CK 698] **Früh Brecherlichkeit, Würgen, Schleimerbrechen.** [RAL 239]

Bittres Erbrechen, Nachmittags, unter Uebelkeit. [CK 699] Nachmittags Uebelkeit und bitteres Erbrechen. [RAL 237]

Blut und schwärzliche, geschmacklose Feuchtigkeit erbricht sie unter Ohnmacht-Schwäche, bei Eintritt des Monatlichen. [CK 700]

Die Magen-Gegend wird höchst **schmerzhaft beim Befühlen** und selbst die Bettdecke macht Schmerz; doch macht Essen kein Drücken. [CK 701] Beim Befühlen schmerzt die Magen- und Lebergegend. [RAL 258]

Magenweh wie von verdorbnem Magen (*Ng.*). [CK 702]

Drücken im Magen, mit Uebelkeit (sogleich). [CK 703]

Drückender Magenschmerz mit Aengstlichkeit (*Walther*). [CK 704] Ein drückender Schmerz im Magen mit einiger Aengstlichkeit (n. 3 St.). [RAL (25)]

Druck unterm Magen, sehr heftig beim Liegen. [CK 705; RAL 247]

Drücken unter der Herzgrube (*Fr. H.*). [CK 706; RAL (24)]

Aengstliches Drücken im Magen. [CK 707]

Unerträgliches Drücken in der Herzgrube und dem Oberbauche, in Anfällen, meist früh, durch Aufdrücken der Hand etwas erleichtert, mehrere Tage (n. 6 T.). [CK 708; RAL 246: in Klammern]

Heftiges **Magen-Drücken**, ein paar Stunden **nach dem Essen**, wovon der Schmerz bis in den Rücken geht. [CK 709]

Schwere-Druck im Magen. [CK 710]

Schwere im Magen. [CK 711]

Vollheits-Gefühl im **Magen, als wäre er aufgeblasen**, ohne Dickheit desselben. [CK 712] Vollheitsgefühl des Magens, als wäre er aufgeblasen und er ist doch nicht dick. [RAL 249]

Gefühl im Magen, als wäre er ganz voll. [CK 713] Gefühl im Magen, als wäre er ganz (schwammig) voll. [RAL 250]

Wie voll und aufgeschwämmt im Magen, mit heftigem Durste, Nachmittags (*Ng.*). [CK 714]

Gefühl wie hohl in der Gegend des Magens. [CK 715]

Geschwulst der Herzgrube. [CK 716]

Spannen, Abends, im Magen und der Brust bis zum Rücken hin, als hätte er sich zu satt gegessen, mit Schmerz der Herzgrube beim Aufdrücken und Anfühlen. [CK 717] Abends ein Spannen in Brust und Magen bis zum Rücken hin; es war ihm, als hätte er sich zu satt gegessen; in der Herzgrube schmerzte es beim Anfühlen und Aufdrücken. [RAL 243]

Krallendes Gefühl im Magen bis zum Halse herauf. [CK 718] (Krallendes Gefühl im Magen bis in den Hals herauf.) [RAL 248]

Zusammenziehender Magenschmerz. [CK 719]

Zusammenzieh-Schmerz in der Magen-Gegend, der ihr die Luft benimmt. [CK 720]

Zusammenzieh-Schmerz im Magen, den ganzen Tag, mit Bohren im Nacken, was nach dem Essen sich erhöht, und mit grosser Empfindlichkeit der Kopfhaut, (den Tag vor der Regel) (*Ng.*). [CK 721]

Zusammenschrauben und Zerschlagenheits-Schmerz im Magen, und zugleich rechts in einer Unterribbe und in der Hüfte (*Ng.*). [CK 722]

Klammartiges Zusammenziehen in der Herzgrube, Mittags vor dem Essen, das den Athem benimmt. [CK 723] Mittags, vor dem Essen, ein klammartiges Zusammenziehen in der Herzgrube, was den Athem benimmt. [RAL 242]

Heftiger Magen-Krampf, Nachts, mehrere Stunden. [CK 724] Nachts, mehre Stunden, heftiger Magenkrampf. [RAL 251]

Arger Magen-Krampf, vor dem Mittag-Essen, und darauf grosser Schweiss, bis spät Abends. [CK 725]

Raffen im Magen, früh, beim Erwachen. [CK 726] Früh beim Erwachen rafft es im Magen, kurze Zeit. [RAL 252]

Kneipen in der Magen-Gegend, das sich nach abwärts zog (*Ng.*). [CK 727]

Beissender Magenschmerz. [CK 728]

Schneiden im Magen, Nachmittags. [CK 729]

Schmerzhaftes Nagen im Magen, dann im Bauche und darauf zweimal Stuhl (*Ng.*). [CK 730]

Stechen im Magen. [CK 731]

Stechen in der Herzgrube, früh, beim Stehen. [CK 732] Beim Stehen (früh) Stechen in der Herzgrube. [RAL 245]

Stechen in der Herzgrube, beim stark Athmen. [CK 733] Beim Starkathmen Stechen in der Herzgrube. [RAL 244]

Oefteres Stechen in der Herzgrube, wie von Nadeln. [CK 734]

Ein stumpfer Stich öfters von der rechten Magen- bis zur Lenden-Gegend, bei jedem Einathmen, Abends (*Ng.*). [CK 735]

Kälte-Gefühl in der Magen-Gegend. [CK 736] Die Magengegend ist von außen kalt anzufühlen. [RAL 257]

Kühles Gefühl im Magen. [CK 737; RAL 256]

Aeusserlich kalt anzufühlende Magen-Gegend. [CK 738]

Hitz-Gefühl in der Magen-Gegend, und Hacken darin, beim ruhig Sitzen. [CK 739] Empfindung wie von Hitze in der Magengegend, auch wie ein Hacken, beim Ruhigsitzen. [RAL 253]

Brennen im Magen und Bauche, am meisten beim Gehen und Stehen. [CK 740] Brennen im Magen und dann auch im Unterleibe, am meisten beim Gehen und Stehen. [RAL 254]

Brennen in der Herzgrube und um dieselbe. [CK 741]

Brennen im Magen, etliche Male des Tages. [CK 742] **Brennen im Magen,** Tags etliche Mal. [RAL 255]

Brennen im Magen, wie starker Sood. [CK 743]

Brennen, Schneiden und Winden im Magen (*Ardoynus*, de venen. Lib. II. C. XV.). [CK 744] Brennen im Magen, Schneiden und Winden. [RAL (26)]

Brennen im Magen, dann Kollern im Bauche, mit Durchfall-Stuhl darnach (*Ng.*). [CK 745]

Klopfen in der Herzgrube mit Ohnmachts-Gefühl, oder im Sitzen, wie Puls, mit Aufwallen in der Brust, als wolle es ihr den Athem versetzen (*Ng.*). [CK 746]

- Abdomen

Die Leber-Gegend schmerzt beim Befühlen. [CK 747] Beim Befühlen schmerzt die Magen- und Lebergegend. [RAL 258]

Druck in der Leber-Gegend, gleich nach dem Mittag-Essen. [CK 748]

Druck unter den rechten Ribben, wie in der Leber. [RAL 275]

Druck in der Leber weckt ihn Nachts, bei Gelbheit des Augenweissen. [CK 749; RAL 276]

Starkes Drücken und Zusammenziehen in der Leber-Gegend. [CK 750]

Spannender und brennender Schmerz in der Leber-Gegend. [CK 751; RAL 273]

Zieh-Schmerz in der Leber-Gegend benahm ihr den Athem; sie musste ganz krumm gehen, den ganzen Tag. [CK 752]

Die Leber scheint geschwollen, was sie am Athmen hindert. [CK 753]

Stiche in der Leber-Gegend und im rechten Schoosse, öfters. [CK 754]

Stechen und Stiche im rechten Hypochonder (*Ng.*). [CK 755]

Flüchtige **Stiche in der Leber-Gegend**, von innen heraus. [CK 756] In der Lebergegend flüchtige Stiche von innen heraus. [RAL 274]

Stechen in der Leber-Gegend, besonders beim Gehen im Freien. [CK 757]

Stich-Schmerz unter den rechten kurzen Ribben. [CK 758]

Kneipen im rechten Hypochonder, beim Gehen. [CK 759]

Bohrender Schmerz in der Leber-Gegend, nach dem Mittag-Essen. [CK 760]

Klopfen und Wippern in der Leber-Gegend, von Zeit zu Zeit. [CK 761]

Spannen und Klopfen auf einer rechten Unterribbe, durch Aufdrücken nur kurz erleichtert (*Ng.*). [CK 762]

Schneiden und Brennen an den linken Unterribben (*Ng.*). [CK 763]

Brennen und beim gebückt Sitzen, feine, brennende Stiche an der rechten Unterribben-Gegend (*Ng.*). [CK 764]

Im linken Hypochonder vorzüglich sind die Blähungs-Bewegungen stichartig schmerzhaft. [CK 765]

Stechen in der linken Bauch-Seite beim tief Athmen und Gehen im Freien. [CK 766; RAL 267: ohne Hervorhebung]

Stechen theils in der linken, theils in der rechten Bauch-Seite. [CK 767]

Eingeschlafenheit der linken Bauch-Seite, mit Frost-Gefühl. [CK 768]

Druck unter den linken Ribben. [CK 769]

Unter den Ribben (im Zwergfelle?), querüber, Schmerz beim Schnauben und Husten. [CK 770]

Empfindlichkeit, früh, in beiden Hypochondern, die beim Befühlen wie wund schmerzten. [CK 771]

Schmerz im Oberbauche, gleich unter der Brust, als wenn Alles darin losgehen wollte und mit Blut unterlaufen wäre, bloss beim Bewegen und Athmen. [CK 772; RAL 259]

Bauchweh nach jedem Essen (*Ng.*). [CK 773]

Bauchweh, Nachts, wie innerlich gequetscht und mit Blut unterlaufen. [CK 774] Die Nacht Schmerz im Unterleibe, wie innerlich gequetscht und mit Blut unterlaufen. [RAL 260]

Schmerzhafte Ueberempfindlichkeit im Bauche, als wenn Alles darin roh und wund wäre, wie gleich nach einer Geburt, wobei sich Etwas darin zu bewegen schien, oder plötzlich darin zu stechen und von da in den ganzen Kopf zu fahren. [CK 775] Eine Schmerzhaftigkeit und Ueberempfindlichkeit im Unterleibe, als wenn alles roh darin wäre, oder als wenn sie eben geboren hätte, wobei sich etwas darin zu bewegen schien (auch als wenn es plötzlich mitunter darin stäche und von da in den ganzen Kopf führe). [RAL 261]

Es scheint ihr sich etwas im Unterleibe zu bewegen (*Fr. Hahnemann*). [RAL (31)]

Bewegung im Bauche, wie von der Faust eines Kindes. [CK 776]

Bauchschmerz, der zum Zusammenkrümmen nöthigt. [CK 777]

Drücken über den Nabel herüber, bei geringem Appetite; er kann Nachts davor nicht schlafen. [CK 778]

Druck im Unterbauche. [CK 779]

Drücken im linken Unterbauche, als läge da Etwas Hartes; der Schmerz zieht sie so zusammen, dass sie seitwärts ganz krumm gehen muss. [CK 780]

Druck-Schmerz im rechten Unterbauche, beim Stehen oder gegen Wind Gehen, oder beim Drehen auf die linke Seite nach Liegen auf dem Rücken. [CK 781]

Schmerz im Unterleibe, als wenn ihr alles roh darin wäre und so überempfindlich, als wenn sie eben jetzt erst geboren hätte (*Fr. Hahnemann*). [RAL (30)]

Wundes Drücken im Unterbauche, nach Tische, und Aufstossen. [CK 782]

Voll und schwerfällig im Bauche, nach dem Essen, wie überladen. [CK 783] Nach dem Essen voll und schwerfällig im Unterleibe, wie mit Essen überladen. [RAL 277]

Vollheit des Bauches nach wenigem Essen. [CK 784] Unterleib voll, nach wenigem Essen. [RAL 278]

Auftreibung des Bauches, öfters. [CK 785] Leib-Auftreiben, öfters. [RAL 279]

Vollheit und Aufgetriebenheit des Bauches, auch früh im Bette, wo es nach Winde-Abgang vergeht (*Ng.*). [CK 786]

Auftreibung und Härte des Bauches, besonders Abends. [CK 787] Auftreibung und Härte des Unterleibes, besonders Abends. [RAL 280]

Auftreibungs-Gefühl und Gespanntheit des Bauches, alle Morgen beim Erwachen. [CK 788]

Spannung im Unterleibe. [CK 789; RAL 281]

Spannung im Bauche, wie von versetzten Blähungen. [CK 790] Spannung im Unterleibe, wie von versetzten Blähungen. [RAL 282]

Spannen und Drücken in der Nabel-Gegend. [CK 791]

Spannendes, gepresstes Gefühl im ganzen Bauche, besonders in den Hypochondern, mit ängstlicher, hypochondrischer Stimmung, einige Stunden nach dem Mittag-Essen (n. 4 T.). [CK 792] Spannendes, gepreßtes Gefühl im ganzen Unterleibe, besonders unter den kurzen Ribben, mit ängstlicher, hypochondrischer Gemüthsstimmung, einige Stunden nach dem Mittagsessen (n. 4 Tagen). [RAL 272]

Gefühl im Bauche, als drängte sich Etwas mit Gewalt durch die Därme. [CK 793]

Krampfartig zusammenziehendes Bauchweh, bis in die Brust, den Schooss und die Geburtstheile. [CK 794]

Klemmender Zusammenzieh-Schmerz um den Nabel, im Sitzen, nach Aufstehen vergehend (*Ng.*). [CK 795]

Kolik, nach Mitternacht, schmerzhaft in der Bauch-Seite. [CK 796] Nach Mitternacht Kolik, schmerzhaft in der Seite des Unterleibes. [RAL 289]

Heftiges Kneipen und Spannung im Bauche, von Mittag bis Abend. [CK 797] Von Mittag bis Abend Spannung und heftiges Kneipen im Unterleibe. [RAL 285]

Kneipen um den Nabel, gegen den Magen herauf, durch Winde-Abgang vergehend, Nachmittags und Abends (*Ng.*). [CK 798]

Ein stechendes Kneipen gleich über den Hüften und an der letzten falschen Ribbe. [CK 799] Stechend kneipender Schmerz gleich über den Hüften und an der letzten falschen Ribbe. [RAL 286]

Heftiges Kneipen im Unterbauche, dass sie kaum gehen konnte, und hätte weinen mögen; nach Eintritt ins Zimmer und vorgängigem Kollern im Bauche und Winde-Abgang; öfters aussetzend (*Ng.*). [CK 800]

Schneiden im Oberbauche, als wäre es in der Brust. [CK 801] Schneiden im Oberbauche, gleichsam als wenn es in der Brust wäre. [RAL 262]

Heftiges Schneiden im Bauche, auf Augenblicke. [CK 802] Heftiges Schneiden im Unterleibe auf Augenblicke. [RAL 263]

Schneiden im Bauche, Abends, und solche Müdigkeit beim Treppen-Steigen, als sollte die Regel kommen. [CK 803] Abends Schneiden im Unterleibe, und so eine Müdigkeit beim Treppensteigen, als wenn das Monatliche kommen wollte. [RAL 264]

Schneiden im Bauche, früh im Bette (n. 3 T.). [CK 804] Früh im Bette Leibschneiden (n. 3 Tagen.). [RAL 265]

Schneiden im Bauche, unter dem Nabel (sogleich). [CK 805]

Schneidender Bauchschmerz nach dem Mittag-Essen. [CK 806]

Arges Schneiden im Bauche mit grosser Brecherlichkeit und so heftigem Schweisse, dass Hemd und Bett zum Ausringen nass waren. [CK 807]

Schneiden im Bauche, zu verschiedenen Zeiten, auch nach dem Mittag-Essen, mit Umgehen im Bauche; oder mit Speichel-Zufluss im Munde bis zum Magen herauf; oder Abends, mit Aufblähung, durch Winde-Abgang erleichtert und nach dünnem Stuhle vergehend (*Ng.*). [CK 808]

Schneiden im Unterbauche, beim Anstrengen zum Stuhle, oder beim Drücken auf den Unterbauch, oder beim zurück Biegen; nicht beim gewöhnlichen Sitzen. [CK 809] Im Unterbauche Schmerz, wie ein Schneiden, wenn sie sich beim Stuhlgange anstrengt, oder sich auf den Unterleib drückt, oder sich zurückbiegt; beim gewöhnlichen Sitzen nicht. [RAL 266]

Schneiden im Bauche und Kreuze weckt sie nach Mitternacht, darauf Durchfall, mit Zwang darnach; ebenso den folgenden Morgen dreimal (*Ng.*). [CK 810]

Stechen plötzlich im Bauche, was ihr durch den ganzen Körper fährt (*Fr. H.*). [CK 811] Plötzliches Stechen im Unterleibe, was ihr durch den ganzen Körper fährt. [RAL (27)]

Stechen in den dünnen Därmen im Oberbauche, wie von Nadeln, drei Viertelstunden lang (*Fr. Walther*). [CK 812] Nadelstechen in den dünnen Därmen, im Oberbauche, dreiviertel Stunden lang. [RAL (28)]

Flüchtiges Stechen im Bauche. [CK 813]

Stechen und Kneipen im Bauche, früh. [CK 814]

Brennendes Stechen auf einer kleinen Stelle neben dem Nabel, eine Viertelstunde lang. [CK 815] Brennend stechender Schmerz auf einer kleinen Stelle neben dem Nabel, eine Viertelstunde lang. [RAL 268]

Stiche und heftiges Brennen tief im Unterbauche, mit einem krampfhaften Schmerze im rechten Beine. [CK 816] Stiche und heftiges Brennen tief im Unterbauche (mit einem krampfhaften Schmerze im rechten Beine). [RAL 269]

Stetes Wühlen im Bauche, und doch täglich nur ein Stuhl, einige Wochen über. [CK 817]

Hitze in der linken Bauch-Seite. [CK 818] Eine Hitze in der linken Seite des Unterleibes. [RAL 270]

Erst Angst im Bauche und darnach Schwäche-Gefühl in den Füssen, bis über die Knöchel, wie ein inneres Zittern. [CK 819] Erst Angst im Unterleibe, und wie diese verging, ein Gefühl von Schwäche in den Unterfüßen bis über die Knöchel, wie ein innerliches Zittern. [RAL 271]

Schmerz, wie von versetzten Blähungen in beiden Bauch-Seiten, früh beim Erwachen; die Winde gingen nur kurz abgebrochen ab, ohne Erleichterung. [CK 820] Früh beim Erwachen in beiden Seiten des Unterleibes Schmerz, wie von versetzten Blähungen, die nur kurz abgebrochen abgingen, ohne Erleichterung. [RAL 283]

Blähungen stauchen sich im linken Hypochonder, mit Aengstlichkeit. [CK 821; RAL 284]

Wenn sie lange keinen Stuhlgang hat, versetzen sich die Blähungen, und treten ihr in die linke Bauch-Seite mit argem Drucke, worüber sie bei der mindesten Bewegung laut schreien musste. [CK 822]

Kollern im Bauche, wie von heftigem Biere, drauf schnelles Notthun und während Leibschneiden Stuhl, dessen erster Theil hart, der folgende flüssig war, ohne Schleim, früh und Abends spät (*Fr. Walther*). [CK 823] **Kollern im Bauche, wie von heftigem Biere, drauf schnelles Notthun, und während Leibschneidens Stuhlgang, dessen erster Theil hart, der folgende flüssig war, ohne Schleim, früh und Abends spät** (n. 3 St.). [RAL (32)]

Knurren und Kollern im Bauche, Nachts, fast zwei Stunden lang (*Ng.*). [CK 824]

Knurren im Unterbauche, wie von Leerheit. [CK 825] Knurren im Unterbauche, wie wenn man gehungert hat. [RAL 292]

Knurren, Poltern und Kollern im Bauche (sogleich). [CK 826] **Ein Poltern, Kollern und Knurren im Unterleibe** (sogleich). [RAL 293]

Starkes Kollern in der linken Bauch-Seite. [CK 827]

Gluckern im Bauche. [CK 828]

Viel Blähungen. [CK 829; RAL 291]

Viel Winde-Abgang, besonders Abends und Nachts; auch von Fauleier-Geruche (*Ng.*). [CK 830]

Sehr übelriechende Winde, viele Tage lang. [CK 831]

Die Bauch-Muskeln schmerzen bei Berührung wie zerschlagen. [CK 832] Die Bauchmuskeln schmerzen wie zerschlagen bei Berührung. [RAL 294]

Abspannung der Bauch-Muskeln, dass er sich nicht gut aufrichten kann. [CK 833]

Der Bauch ist schmerzhaft bei Berührung und Gehen, mit dumpfem Schmerze darin. [CK 834]

Die Kleider drücken am Bauche. [CK 835]

Nachts, viel Jücken am Ober- und Unterbauche. [CK 836]

Nach dem Mittag-Essen, Jücken um den Bauch, und von Reiben ein Zusammenkneipen der Därme und Zusammenzwängen, vorzüglich im Schoosse, wie nach der Mitte zu, am schlimmsten beim Bücken und tief Athmen, besser im Gehen. [CK 837] Nach dem Mittagsessen Jücken um den Unterleib, und da sie sich rieb, entstand davon innerlich wie ein Zusammenkneipen der Gedärme, es zwängte zusammen, vorzüglich im Schooße, wie nach der Mitte zu; beim Bücken und Tiefathmen war's am schlimmsten, im Gehen besser. [RAL 287]

Drücken im Schoosse, über die ganze Schamgegend, als sey sie da fest zusammengebunden, anhaltend. [CK 838; RAL 295]

Reissen in beiden Leisten-Drüsen. [CK 839] Reißen (?) in beiden Leistendrüsen. [RAL 296]

Stiche in der rechten Weiche, auch den Athem versetzend (*Ng.*). [CK 840]

Brennende Stiche in der linken Weiche, Abends (*Ng.*). [CK 841]

Schmerzhafte Leisten-Drüsen-Geschwülste (*Whl.*). [CK 842]

Drängen im Bauchringe, als wolle da ein Darm-Bruch entstehen. [CK 843] Drängen in der Gegend des Bauchrings, als wollte ein Darmbruch da entstehen. [RAL 297]

Ein anfangender Leistenbruch drängt sich mit Gewalt heraus, unter Quetschungs- und Zerschlagenheits-Schmerz, und lässt sich mit der Hand nicht zurückhalten (n. 4 St.). [CK 844]

Die alte Bruch-Stelle wird herausgetrieben; er muss das Bruchband anlegen. [CK 845]

Ziehendes Drücken im rechten Schoosse und in der linken Bauch-Seite. [CK 846]

■ Rektum

Stuhl-Verstopfung, zwei Tage, darauf einmaliger Stuhl, ohne Leibweh, unversehens abgehend (*Fr. H.*). [CK 847] Zwei Tage verstopfter Leib, drauf einmaliger Stuhlgang, ohne Leibweh, der ihm unversehens entging. [RAL (35)]

Aussetzender Stuhl (*Ng.*). [CK 848]

Hartleibigkeit zuweilen. [CK 849; RAL 311]

Stuhl nur alle 2, 3, 4 Tage, hart und beschwerlich. [CK 850]

Sehr harter Stuhl und darauf Schmerz im After. [CK 851]

Harter Stuhl, mit Brenn-Schmerz im After und Mastdarme. [CK 852] Harter Stuhl mit Brennschmerze im Mastdarme und am After (n. 24 St.). [RAL 315]

Harter Stuhl, wie verbrannt. [CK 853]

Harter, geringer, kralliger Stuhl, mit Gefühl, als wolle der Mastdarm vorfallen (*Ng.*). [CK 854]

Harter, schwarzer, bröcklicher Stuhl, wie verbrannt (*Ng.*). [CK 855]

Knotiger, doch nicht harter Stuhl. [CK 856] Stuhl in Knoten, obgleich nicht hart. [RAL 310]

Knotiger, mit Schleim gemischter Stuhl [CK 857; RAL 309]

Ungenüglicher, zu geringer Stuhl. [CK 858] **Stuhl ungnüglich** und zu wenig. [RAL 312]

Stuhl mit Gefühl, als sey noch Etwas zurückgeblieben, und nicht genug abgegangen. [CK 859]

Oefteres vergebliches Nöthigen zum Stuhle. [CK 860; RAL 313: ohne Hervorhebung]

Eiliger Stuhldrang, und doch muss er sich anstrengen, ehe er Etwas los wird, obgleich der Stuhl weich und natürlich ist. [CK 861] Es treibt ihn mit großer Schnelligkeit zum Stuhle, und doch muß er sich anstrengen, ehe er etwas los wird, obgleich der Stuhl weich und natürlich ist. [RAL 314]

Stuhldrang vor und nach dem Stuhle. [CK 862]

Stuhlzwang (*Walther*). [CK 863; RAL (36)]

Pressen auf den Stuhl, als sollte der Mastdarm herausgedrängt werden, mit Pressen auf die Blase; Nachts muss er drei Mal dazu aufstehen. [CK 864]

Viel Pressen und Stuhlzwang, nach dem Stuhle, eine Stunde lang; sie konnte dann nicht sitzen vor Schmerz im After. [CK 865] Stuhlgang und hinterdrein viel Pressen (Stuhlzwang), eine Stunde lang; dann konnte sie nicht sitzen vor Schmerz am After. [RAL 317]

Stetes Pressen zum Stuhle, Nachts; sie musste zehnmal aus dem Bette, konnte nicht liegen noch sitzen wegen Stechen und Wundheits-**Schmerz am After**; es war, als hätte sie Alles herausgepresst, und es schmerzte besonders beim Einziehen des Afters. [CK 866] Die Nacht immerwährendes Pressen zum Stuhle; sie mußte zehnmal aus dem Bette; sie konnte nicht liegen und nicht sitzen wegen Stechen und einer Art Wundheitsschmerz am After; es war, als wenn sie alles herausgepreßt hätte, und vorzüglich, wenn sie den After einzog, schmerzte es da wie wund und wie Stecknadelstiche. [RAL 318]

Der Stuhl entgeht ihm schnell und unwillkürlich; er kann nicht schnell genug aus dem Bette kommen (*Fr. H.*). [CK 867] Der Stuhl entgeht ihm schnell und fast unwillkürlich; er kann nicht geschwind genug aus dem Bette kommen. [RAL (34)]

Viermal Stuhl täglich, mit Bauch-Kneipen zuvor und dabei. [CK 868; RAL 290]

Weicher, sehr dünn geformter Stuhl. [CK 869]

Oefterer breiartiger Stuhl, mit Schneiden im Bauche (*Walther.*). [CK 870; RAL (33)]

Weicher, halbflüssiger Stuhl, öfters. [CK 871; RAL 306]

Weicher Stuhl mit blutigem Schleime, nach vorgängigem Schneiden im Bauche (*Ng.*). [CK 872]

Weicher Stuhl, mit Zwang und Brennen im After, Abends; vorher Bauch-Auftreibung, dann Abgang heisser, stinkender Winde unter Kneipen in der Kreuz-Gegend (*Ng.*). [CK 873]

Dünner Stuhl, alle Morgen, mit Schneiden im Unterbauche, 20 Tage lang. [CK 874]

Zwei dünne Stühle, und darauf Magen-Drücken, Vormittags. [CK 875; RAL 302]

Dünnbreiiger Stuhl, gallichten Ansehens, geht unwillkürlich ab, unter dem Gefühl, als wolle ein Wind abgehen. [CK 876] Unter der Empfindung des Abgangs einer Blähung geht unwillkürlich und schnell dünnbreiiger Stuhl ab, galligen Ansehns. [RAL 303]

Durchfall, 4 Tage lang (n. 48 St.) [CK 877; RAL 304]

Durchfall, wie Wasser, alle halbe Stunden, jedes Mal nach Knurren im Bauche, ohne Schmerz (d. 3. T.). [CK 878]

Sechsmaliger Durchfall, bis zur Ohnmacht, erst mit Hitze und warmem Schweisse, dann mit kaltem Schweisse an Stirn und Füssen, und weisser Zunge. [CK 879; RAL 305]

Oeftere **schaumige Durchfall-Stühle**, mit Zwang, selbst Nachts (*Ng.*). [CK 880]

Durchfall-Stühle, mit Zwang und Schneiden im Bauche, der durch Auflegen warmer Tücher vergeht; früh um 4 und 6 Uhr (*Ng.*). [CK 881]

Blassfarbiger Stuhl. [CK 882]

Sauerriechender Stuhl. [CK 883]

Unverdauter Abgang der Speisen mit dem Stuhle. [CK 884]

Stuhl mit Schleim bezogen. [CK 885]

Dreimal täglich Stuhl mit Schleim. [CK 886; RAL 307]

Sehr schleimiger Stuhl. [CK 887] Stuhl sehr schleimig. [RAL 308]

Röthliche Schleim-Stühle, mit Fieber, Appetitlosigkeit, Niederliegen und Leibschneiden. [CK 888]

Schleim-Stühle, ohne Koth, mehrmals des Tages, mit rothen Blutäderchen gemischt, mehrere Tage (n. 5 T.). [CK 889]

Blut beim Stuhle, Abends. [CK 890]

Maden-Würmer gehen mit dem Stuhle ab. [CK 891]

Oefterer Abgang einzelner Maden-Würmer. [CK 892]

Die Maden-Würmer machen Jücken am Mastdarme. [CK 893]

Spulwürmer gehen nach heftigem Bauchschmerze mit hartem Stuhle ab (*Ng.*). [CK 894]

Bandwurm-Abgang mit hartem Stuhle (*Ng.*). [CK 895]

Vor jedem Stuhle, Leibschneiden. [CK 896]

Vor dem Stuhle, wie weh in den Gedärmen. [CK 897; RAL 298]

Vor dem Durchfall-Stuhle, Umsuchen und Kneipen im Bauche, viel Winde-Abgang, zuweilen mit Schmerz, als wollte es den After zerreissen, und mit Stuhldrang oder Zwang nach dem Stuhle (*Ng.*). [CK 898]

Beim Stuhle, Herzklopfen, was nachher verschwand. [CK 899]

Bei dem Früh-Stuhle eigensinnig und weinerlich. [CK 900]

Beim Stuhle, Abends, Uebelkeit, als müsse sie sich erbrechen. [CK 901] Beim Stuhlgange (Abends) Uebelkeit, so stark, als müßte sie sich erbrechen. [RAL 301]

Beim (weichen) Stuhle, schmerzhaftes Drücken im Mastdarme. [CK 902]

Beim weichen Stuhle, Blutdrang nach dem Kopfe. [CK 903]

Beim Stuhle, Gefühl, als sey es innerlich zusammengezogen. [CK 904]

Bei gutem Stuhle, Schneiden im Mastdarme. [CK 905] Guter Stuhlgang, mit Schneiden im Mastdarme verbunden. [RAL 321]

Beim Stuhle, Brennen im Mastdarme. [CK 906]

Beim Stuhle, Brenn-Gefühl am After, der wie roth und entzündet war, und mit Aderknötchen besetzt. [CK 907]

Beim Stuhle, Mastdarm-Vorfall. [CK 908] Mastdarmvorfall beim Stuhlgange. [RAL 323]

Vor dem Früh-Stuhle, Bauchkneipen. [CK 909]

Nach dem Stuhle, Bauch-Kneipen. [CK 910] Nach erfolgtem Stuhlgange Bauchkneipen. [RAL 288]

Nach dem Stuhle, Zerschlagenheit in den Därmen. [CK 911] Nach dem Stuhlgange Zerschlagenheitsgefühl in den Gedärmen. [RAL 299]

Nach dem Stuhle, grosse Ermattung. [CK 912; RAL 300]

Nach weichem Stuhle, Drücken im After und Mastdarme, wie nach hartem Stuhle. [CK 913] Nach weichem Stuhlgange drückender Schmerz im Mastdarme, wie nach hartem Stuhlgange. [RAL 316]

Nach schwierigem, nicht hartem Stuhle, so heftiges Nadel-Stechen vom After den Mastdarm hinauf, dass er vor Schmerz fast die Besinnung verlor; darauf Frost und Mattigkeit. [CK 914; RAL 319]

Nach dem Stuhle, klopfender Schmerz im Mastdarme, den ganzen Tag. [CK 915] Klopfender Schmerz nach dem Stuhlgange im Mastdarme, den ganzen Tag. [RAL 322]

Nach dünnem Stuhle, Brennen im After. [CK 916]

Nach weichem, geformtem Stuhle, Brennen im After, einige Minuten lang. [CK 917]

Nach dem Stuhle, Zusammenzieh-Schmerz im After. [CK 918] Nach dem Stuhlgange zusammenziehender Schmerz im After. [RAL 331]

Druck nach dem After zu. [CK 919]

Drücken im Mastdarme. [CK 920]

Reissen im Mastdarme. [CK 921]

Heftige Stiche im Mastdarme, vorzüglich Abends. [CK 922]

Arges Stechen im Mastdarme, auch ausser dem Stuhle, den Athem versetzend. [CK 923] **Arges Stechen im Mastdarme, auch außer dem Stuhlgange** (was den Athem versetzt). [RAL 320]

Brennen am After, nach einigem Sitzen (d. 4. T.). [CK 924]

Arges Brennen am After. [CK 925]

Würgender Wundheits-Schmerz im Mastdarme, beim Liegen. [CK 926] Beim Liegen wurgender Wundheitsschmerz im Mastdarme. [RAL 329]

Wundheits-Schmerz zwischen den Hinterbacken. [CK 927; RAL 330]

Jücken am After. [CK 928]

Jücken im Mastdarme. [CK 929; RAL 328: ohne Hervorhebung]

Arges Jücken im Mastdarme, öfters am Tage. [CK 930]

Kriebeln und Reissen im Mastdarme, wie von Würmern, Abends im Sitzen. [CK 931] Abends, beim Sitzen, ein Kriebeln und Beißen im Mastdarme, wie von Würmern. [RAL 327]

Knurren im Mastdarme. [CK 932; RAL 326]

Drängende Fülle im Mastdarme. [CK 933; RAL 325]

Geschwulst des Afters, mit brennendem Jücken. [CK 934]

After-Aderknoten, welche nässen, auch nach gutem Stuhle. [CK 935] Nach gutem Stuhlgange Afterblutknoten, welche nässen. [RAL 324]

Feuchtende Knoten am After, mit Schründen und Stechen beim Gehen und Sitzen. [CK 936]

Stumpfer Stich in den After-Blutknoten, dass er zusammenfährt. [CK 937]

Unwillkürlicher Ausfluss von Feuchtigkeit aus dem After, mit nachfolgendem Jücken daselbst. [CK 938]

Zusammenziehende Empfindung im Mittelfleische. [CK 939; RAL 332]

■ **Harnwege**

Harn sparsam (d. ersten 36 St.) (auch *Ng.*). [CK 940]

Starker Drang zum Harnen, mit Brennen in der Harnröhre. [CK 941]

Steter Trieb zum Harnen; es entgehen ihr unwillkürlich einige Tropfen. [CK 942]

Heftiger Harndrang, obgleich er lange nichts getrunken (n. 2 St.). [CK 943]

Ungeduldig vor dem Harnen. [CK 944]

Nach einer Pollution erwacht er mit heftigem Harndrange, der, wegen Reizes in der Mündung der Harnröhre (nicht in der Blase) auch nach Lassen vieles Urines nicht nachlässt. [CK 945]

Oefterer schneller Harndrang; sie muss oft uriniren. [CK 946] Oeftrer, schneller Harndrang: sie mußte oft hintereinander Urin lassen. [RAL 342]

Oft schnelles Treiben zum Harnen. [CK 947; RAL 343]

Gefühl in der Harnröhre, als solle er immer pissen. [CK 948; RAL 344]

Heftiger Drang zum Harnen, er muss gleich harnen, sonst würde der Urin unwillkürlich fortgehen. [CK 949] Heftiger Drang zum Harnlassen: sobald es ihm ankommt, muß er fort, ihn zu lassen, sonst würde der Urin unwillkürlich fortgehen. [RAL 345]

Stete Neigung zum Harnen, doch jedes Mal wenig Abgang. [CK 950] Beständige Neigung zum Harnen, doch jedesmal wenig Abgang. [RAL 348]

Der Harn geht beim Lassen mit grosser Gewalt fort. [CK 951] Der Harn geht, wenn er ihn läßt, mit großer Gewalt fort. [RAL 346]

Häufiger Harndrang, dem er fast keinen Augenblick widerstehen kann. [CK 952] Häufiger Drang zum Harnen, dem er fast keinen Augenblick widerstehen kann. [RAL 341]
Häufiger Urin-Abgang (n. 6 T.). [CK 953; RAL 347]
Es trieb sie öfters auf den Harn und schnitt stets vorher im Unter-Bauche. [CK 954; RAL 351]
Vermehrter Harn, besonders Nachts (*Ng.*). [CK 955]
Sehr oftes Uriniren, fast alle halbe Stunden, mit wollüstigem Pressen bis in den After (*Whl.*). [CK 956]
Er muss nach Mitternacht zum Harnen aufstehen und lässt sehr viel Urin. [CK 957] Er muß nach Mitternacht zum Uriniren aufstehen und läßt sehr viel Urin. [RAL 338]
Er muss Nachts zweimal zum Harnen aufstehen. [CK 958] Es muß die Nacht zweimal zum Harnen aus dem Bette aufstehen. [RAL 339]
Nachts, zweimal, nur langsamer Harn-Abgang. [CK 959]
Nachts, starker Harndrang. [CK 960] Nachts starker Drang zum Harnen. [RAL 340]
Harn fliesst weg bei Abgang eines Windes. [CK 961]
Beim Husten fliesst Urin ab. [CK 962]
Weit dünnerer Urinstrahl. [CK 963; RAL 350]
Absetzender Harn-Strahl. [CK 964] (Absetzender Urinstrahl.) [RAL 349]
Wasserfarbiger Harn wird sehr oft gelassen. [CK 965] Urin ganz wasserfarbig (n. 2 St.), und sehr oftes Harnen. [RAL 337]
Dunkelbrauner Urin. [CK 966; RAL 333]
Der Harn ist Abends roth und lässt über Nacht Satz fallen (*Ng.*). [CK 967]
Harn wird nach einigen Stunden trübe. [CK 968] Urin wird nach einigen Stunden trübe. [RAL 334]
Trüber Harn. [CK 969]
Weisslicher Harn, schon beim Lassen. [CK 970]
Weissmehlichter Satz im Harne. [CK 971]
Röthlicher Harn-Satz. [CK 972] Röthlicher Urinsatz. [RAL 335]
Eine Fetthaut auf dem Harne, sieben Tage lang. [CK 973]
Sehr stinkender Harn. [CK 974] Sehr stinkender Urin. [RAL 336]
Gestank des Harns, wie schweissige Füsse. [CK 975]
Blut geht mit dem Harne ab, der sehr schleimig war. [CK 976]
Vor dem Harnen, Schneiden im Bauche. [CK 977] Vor dem Urinlassen Schneiden im Unterleibe. [RAL 352]

Beim Harnen, Brennen vorn in der Harnröhre (auch *Ng.*). [CK 978] Während der Urin abgeht, Brennen vorne in der Harnröhre. [RAL 355]
Zu Ende des Harnens, und nachher, ein Schneiden in der Harnröhre, als wäre der Harn scharf, wie ätzende Lauge. [CK 979] Zu Ende des Harnens und nachher ein Schneiden in der Harnröhre, als wenn der Urin scharf und wie ätzende Lauge wäre. [RAL 354]
Beim Harnen, Brennen in der Harnröhre. [CK 980]
Nach dem Harnen, Drängen in der Blase, früh, nach dem Aufstehen (*Ng.*). [CK 981]
Harter Druck auf die Blase. [CK 982] Harter Druck auf die Harnblase. [RAL 353]
Stiche in der Blase, oder im Unterbauche. [CK 983]
Schneiden in der Harnröhre vor und beim Stuhlgange (*Walther*). [CK 984] Schneiden in der Harnröhre vor und während des Stuhlgangs. [RAL (37)]
Schründen in der weiblichen Harnröhre. [CK 985]
Brennen, vorne, in und an der Harnröhre, ausser dem Harnen. [CK 986; RAL 356]
Brennen in der Harnröhre, ausser dem Harnen (auch *Ng.*). [CK 987] Brennen in der Harnröhre. [RAL 357]
Jücken in der Mitte der Harnröhre. [CK 988; RAL 358]
Stiche vorn in der Harnröhre. [CK 989; RAL 359]
Flüchtig stechende Schmerzen in der Harnröhre (d. 9. T.). [CK 990]
Stiche oder Schnitte in der Harnröhre und im Unterbauche. [CK 991]
Stechen und Reissen in der Harnröhre. [CK 992]
Schmerzen in der Harnröhre, wie beim Anfange eines Trippers. [CK 993; RAL 360]
Röthe und Entzündung der Harnröhr-Mündung. [CK 994] Röthe und Entzündung der Mündung der Harnröhre. [RAL 361]

■ **Geschlechtsorgane**

Im Schamhügel öfteres Jücken und Feuchten. [CK 995]
Stiche in der Ruthe. [CK 996; RAL 362]
Stechen in der Ruthe, früh, beim Harnen, besonders in der Eichel, als würde die Harnröhre durchbohrt; der Harn tröpfelt dabei bloss Anfangs; später ward er zurückgehalten (*Fr. H.*). [CK 997] Früh, beim Harnen, Stechen in der Ruthe, besonders in der Eichel, als wenn die Harnröhre durchbohrt würde; der Harn tröpfelte dabei bloß Anfangs, nachgehends aber ward er gänzlich zurückgehalten. [RAL (38)]

Das Glied sieht missfarbig, bläulich aus, ist immer kalt und die Vorhaut zurückgezogen (*Whl.*). [CK 998]

Jücken an der Eichel. [CK 999; RAL 364]

Eichel und Vorhaut eiskalt. [CK 1000; RAL 365: in Klammern]

Brennen und Röthe der Vorhaut. [CK 1001]

Röthe und Geschwulst der Vorhaut. [CK 1002] Vorhaut dick und roth. [RAL 363]

Phimosa mit Auströpfeln stinkigen Eiters unter der Vorhaut (*Whl.*). [CK 1003]

Die Vorhaut hängt lang über die Eichel weg und ist durch Einrisse in 4 bis 5 Lappen getheilt (*Whl.*). [CK 1004]

Die Vorhaut wird ganz steif und hart, wie Leder, auf der innern Seite glänzt sie und sondert dünne, ekelhaft riechende Jauche ab (*Whl.*). [CK 1005]

In den Hoden und Zeugungstheilen ein Dröhnen. [CK 1006] In den Hoden- und Zeugungstheilen ein Dröhnen. [RAL 368]

Drücken und Spannen in den Hoden und Samensträngen. [CK 1007] Drücken und Spannen in den Hoden- und Samensträngen. [RAL 367]

Nadel-Stiche im Hoden. [CK 1008]

(Reißen im linken Hodensacke.) [RAL 366]

Hoden hängen welk herab, mehrere Wochen lang. [CK 1009]

Der Nebenhode ist verdickt und geschwollen. [CK 1010]

Hoden und Hodensack sehr schlaff, Abends im Bette. [CK 1011]

Kälte der Geschlechtstheile, früh. [CK 1012]

Männliches Unvermögen, selbst bei verliebten Phantasie-Bildern. [CK 1013; RAL 370]

Widerstreben der Geschlechtstheile gegen eine völlige Ausleerung des Samens. [CK 1014; RAL 369: in Klammern]

Fast gar kein Geschlechtstrieb mehr (*Whl.*). [CK 1015]

Erhöhtes Begattungs-Vermögen (n. 56 St.). [CK 1016; RAL 371]

Grosser Trieb zur Samen-Entleerung, ohne Erektion. [CK 1017]

Höchster Wollust-Reiz in den innern Geschlechtstheilen, früh, nach Erwachen, mit anderthalbstündiger, Anfangs starker, zuletzt schwacher Erektion, der in einen Brenn-Schmerz überging, der erst nach Entleerung des Samens sich allmählig legte (n. 24 St.). [CK 1018] Früh nach dem Erwachen der höchste Wollustreiz in den innern Geschlechtsorganen, anfangs mit starker, zuletzt mit schwacher Erection, welche anderthalb Stunden dauerte und zugleich mehr in einen Brennschmerz überging, der erst nach Entleerung des Samens allmälig sich legte (n. 24 St.). [RAL 372]

Aufregung des Geschlechtstriebes. [CK 1019]

Mehrere Pollutionen (d. ersten Nächte). [CK 1020; RAL 375]

Starke Pollution wässerichten Samens. [CK 1021]

Pollution mit Brenn-Schmerz in der Harnröhre. [CK 1022] Pollution mit einem brennenden Schmerze in der Harnröhre. [RAL 373]

Pollution bei einem bejahrten Manne, der seit vielen Jahren keine gehabt (d. 6. N.). [CK 1023]

Pollution, im Mittags-Schlafe im Sitzen, bei einem 70jährigen Manne, der seit 20 Jahren dergleichen nicht hatte (n. 5 St.). [CK 1024] Beim Mittagsschlafe, im Sitzen, Samenerguß bei einem 70jährigen Manne, der seit 20 Jahren dergleichen nicht hatte (n. 5 St.). [RAL 374]

Abgang von Prostata-Saft. [CK 1025]

Prostata-Saft tröpfelt nach Harnen und Stuhlgange in langen Faden aus der Harnröhre. [CK 1026]

In den Geburtstheilen, Schwäche-Gefühl. [CK 1027] Schwächegefühl in den Geburtstheilen. [RAL 376]

Jücken in der Mutterscheide, von Zeit zu Zeit. [CK 1028]

Belästigendes Jücken an den Geburtstheilen, mit Ausschlags-Blüthen umher. [CK 1029]

Unschmerzhafte Bläschen an der äussern Scham. [CK 1030]

Brennen in der Scheide, dass sie kaum sitzen konnte. [CK 1031]

Brennen in der Scham, ohne Jücken. [CK 1032]

Entzündung einer Schamlefze, mit Brenn-Schmerz am meisten beim Harnen. [CK 1033]

Eine wunde Stelle an der Scham und eine am Mittelfleische, 10 Tage lang. [CK 1034]

Heftiges Jücken an der Klitoris. [CK 1035; RAL 377]

Beim Beischlafe, Wundheits-Gefühl in der Scheide. [CK 1036]

Unordnung des monatlichen Blutflusses (*Lange, domest. Brunsv. S.* 291.). [RAL (39)]

Regel um einen Tag zu früh, sehr stark, mit heftigen Bauch- und Kreuzschmerzen; vorher Frost am ganzen Körper (*Ng.*). [CK 1037]

Regel 2 Tage länger und stärker (*Ng.*). [CK 1038]

Regel stärker, dick, schwarz und so scharf, dass sie die Schenkel wund macht (*Ng.*). [CK 1039]

Fast täglich etwas Blut-Abgang aus der Gebärmutter, mehrere Wochen lang nach Wiederherstellung der lang unterdrückten Regel (n. 3 T.). [CK 1040]

Regel fast sogleich, sieben Tage zu früh. [CK 1041]

Regel 7 Tage zu früh, und weniger (n. 15 T.). [CK 1042]

Regel um 2 Tage zu früh (n. 34 St.). [CK 1043]

Regel um 10 Tage zu spät und 8 Tage lang, mit Schmerzen die ersten Tage (*Ng.*). [CK 1044]

Regel um 11 Tage zu früh, mit Schneiden zuvor im Unterbauche herab (*Ng.*). [CK 1045]

Regel um 3 Tage zu spät. [CK 1046] Hält das Monatliche drei Tage über die gehörige Zeit zurück. [RAL 380]

Regel um 2 Tage zu spät, mit viel Unwohlseyn und Beklommenheit (d. 9. T.). [CK 1047]

Regel um 2 Tage zu spät, mit Leib-Verstopfung und aufgetriebenem Bauche. [CK 1048]

Die Regel blieb, im vollen Gange, **sogleich weg**, nachdem sie 2½ Tag gedauert hatte (auch *Ng.*). [CK 1049] Das Monatliche blieb, in vollem Gange, sogleich weg (nachdem es nur dritthalben Tag gedauert hatte). [RAL 379]

Stärkerer Abgang des Monats-Blutes, welches säuerlich roch. [CK 1050] Stärkerer Abgang des monatlichen Blutes, welches säuerlich roch. [RAL 378]

Den Tag vor der Regel, Unruhe und Bangigkeit. [CK 1051]

Gleich vor der Regel, Husten Abends im Bette; sie musste aufstehen, ihn zu erleichtern, wovon er verging. [CK 1052]

Vor der Regel, Krampf unter den linken Hypochondern. [CK 1053]

Drei Morgen vor der Regel, Stechen im hohlen Zahne früh von 7 bis 8 Uhr. [CK 1054]

Gleich vor der Regel, Brennen im Halse, wie Sood. [CK 1055]

Gleich vor und bald nach der Regel, Nasenbluten. [CK 1056]

Vor der Regel so voll auf der Brust, dass sie oft tief athmen muss. [CK 1057]

Bei der Regel, am 3ten Abend, Nasenbluten. [CK 1058]

Bei der Regel, Tages-Schläfrigkeit. [CK 1059]

Bei der Regel, bald schneidender, bald zusammenziehender Schmerz im Unterbauche. [CK 1060]

Bei der Regel, früh, unter geringem Blutflusse, heftige Bauch- und Kreuzschmerzen mit Aufblähung; Nachmittags stärkerer Blutfluss unter Verminderung der Schmerzen, die überhaupt durch starke Bewegung erleichtert werden (*Ng.*). [CK 1061]

Bei der Regel, Kneipen im Unterbauche, Kreuzschmerz (und Frost am ganzen Körper) (*Ng.*). [CK 1062]

Bei der Regel krampfhafter Schmerz im Unterbauche, als würden die Eingeweide an Fäden in ein Klümpchen zusammengezogen; sie konnte nicht liegen, noch gehen, sondern musste möglichst aufrecht sitzen. [CK 1063]

Bei der Regel, ziehendes Bauchweh. [CK 1064]

Bei der Regel, Drücken in der Stirn, meist Nachmittags. [CK 1065]

Bei der Regel, Drücken in der Herzgrube. [CK 1066]

Bei der Regel, viel Blutdrang nach dem Kopfe. [CK 1067]

Bei der Regel, arge Unterbauch-Schmerzen, mit grosser Hitze, Frost und einer Art Epilepsie; sie ward ganz steif, verzog den Munde und bewegte sich hin und her, ohne zu sprechen, bei kalter Stirn und kalten Händen. [CK 1068]

Nach der Regel, Jücken äusserlich an der Nase, viele Tage lang. [CK 1069]

Weissfluss, sehr arg (d. 2. T.). [CK 1070] (Weißfluß sehr arg.) [RAL 381]

Weissfluss, zwei Tage vor der Regel (*Ng.*). [CK 1071]

Dünner Weissfluss, früh, nach dem Aufstehen, mit Kneipen im Bauche zuvor (*Ng.*). [CK 1072]

Gelblicher Scheide-Fluss mit Kneipen im Unterbauche zuvor. [CK 1073]

Scheide-Fluss, 14 Tage nach dem Regel-Eintritt, 2 Tage lang, wie Nasenschleim. [CK 1074]

Scheide-Fluss, der beim Abgange wie Salz beisst. [CK 1075]

Weissfluss, der die Scham wund macht, brennenden Schmerzes (d. 2. T.). [CK 1076]

Weissfluss mit Leibschneiden vorher (d. 13. T.). [CK 1077]

Bei den ersten Kindes-Bewegungen, starkes Herzklopfen und Gesichts-Hitze, darauf Brennen im Bauche. [CK 1078]

■ Atemwege und Brust

Reiz zum Niesen, das sie fast krampfhaft erschüttert (*Ng.*). [CK 1079]

Sehr oftes Niesen, Abends und früh. [CK 1080]

Häufiges Niesen. [CK 1081; RAL 382]

Starkes Niesen, mehrere Tage. [CK 1082] **Starkes Nießen, mehre Tage.** [RAL 383]

Sehr oftes Niesen und vorher jedes Mal Uebelkeit. [CK 1083]

Schmerzhaftes Trockenheits-Gefühl in der Nase, bei starkem Schnupfen. [CK 1084]

Kriebeln in der Nase, wie zum Schnupfen. [CK 1085]
Schnupfen (n. 14 T.). [CK 1086; RAL 384]
Arger Schnupfen (n. 5, 17 T.). [CK 1087; RAL 385]
Oeftere kurze Schnupfen-Anfälle. [CK 1088]
Fliessschnupfen, wie Wasser. [CK 1089]
Fliess-Schnupfen brennenden Wassers (*Ng.*). [CK 1090]
Fliessschnupfen, und beim Schnauben auch blutiger Schleim. [CK 1091; RAL 386]
Aus der Nase träufelt Wasser. [CK 1092]
Verstopfung beider Nasenlöcher, mit öfterem Niesen. [CK 1093]
Fliessschnupfen, dessen Schleim durch die Choanen gezogen werden muss. [CK 1094]
Bei Verstopfungs-Gefühl der Nase, im oberen Theile, Fliessschnupfen und wundes Brennen, mit Ausfluss beissenden Wassers, bei rauher Bass-Stimme, Nachmittags und Abends (*Ng.*). [CK 1095]
Starke Verstopfung der Nase, mehrere Tage; beim Schnauben kommen zuweilen Blut-Klümpchen heraus. [CK 1096] Starke Verstopfung der Nase, mehre Tage, woraus beim Schnauben zuweilen Blutklümpchen kommen. [RAL 387]
Schnupfen mit Frostigkeit, Catarrh und Husten. [CK 1097] Schnupfen und Katarrh und Husten, mit Frostigkeit. [RAL 388]
Arger Schnupfen mit Rohheit auf der Brust und Husten mit vielem Auswurfe. [CK 1098; RAL 389]
Häufige Absonderung dicken, gelben, eiterähnlichen Nasenschleimes, mehrere Tage (*Ng.*). [CK 1099]
Rauhigkeit im Halse. [CK 1100; RAL 390]
Ziehen und Trockenheit im Kehlkopfe, zuweilen. [CK 1101]
Sehr rauher Hals (n. 16 T.). [CK 1102; RAL 391: ohne Hervorhebung]
Heiserkeit und völlige Stimmlosigkeit (n. 24 St.). [CK 1103]
Heiserkeit, früh (*Fr. H.*). [CK 1104] Früh Heiserkeit. [RAL (40)]
Heiserkeit, Abends. [CK 1105]
Heiserkeit und rauhe Sprache, mit Trockenheit im Halse und Brennen beim Schlingen (*Ng.*). [CK 1106]
Schnupfige Stimme, mit Verstopfungs-Gefühl in der Nasenwurzel, früh (*Ng.*). [CK 1107]
Harte Schleim-Stücke, wie Stärke, werden durch Räuspern ausgeworfen (*Ng.*). [CK 1108]
Kratzen im Halse, mit Husten-Reiz, Abends im Bette (*Ng.*). [CK 1109]

Kälte im Halse, beim Einathmen. [CK 1110; RAL 392]
Die ausgeathmete Luft ist heiss. [CK 1111]
Schleim liegt immer auf der Brust; er muss hüsteln. [CK 1112] Auf der Brust (in der Luftröhre) liegt immer Schleim; er muß hüsteln (kotzen). [RAL 393]
Verschleimung der Brust und des Halses. [CK 1113]
Wenn er Etwas trocken isst, bleibt es ihm im Halse stecken, versetzt ihm den Athem und er muss es wieder aushusten. [CK 1114]
Der Kehlkopf deuchtet angeschwollen. [CK 1115]
Ein schmerzhafter Stoss im Kehlkopfe, beim Husten. [CK 1116]
Der in der Nacht in der Brust gesammelte Schleim verursacht beim Erwachen Brecherlichkeit. [CK 1117]
Kriebeln im Kehlkopfe, Sprechen erregt Husten. [CK 1118]
Reiz zum Husten, nach dem Essen, so heftig, dass er nicht schnell genug Husten konnte; es zog ihm die Brust krampfhaft zusammen, und er würgte, wie zum Erbrechen. [CK 1119]
Er will husten und kann nicht; es wird ihm schwarz vor den Augen. [CK 1120]
Bei jedem Athem reizt es ihn zum Husten von 2, 3 Stössen, Nachmittags schlimmer. [CK 1121] Bei jedem Athemholen reizt es ihn zum Husten von 2, 3 Stößen, Nachmittags schlimmer. [RAL 394]
Trockner kurzer Husten, bloss beim Gehen im Freien. [CK 1122]
Kurzer Husten, Abends beim Schlafen im Sitzen. [CK 1123]
Husten jedes Mal von Rauhheit des Kehlkopfes. [CK 1124]
Viel Husten, bei Schlafengehen, mit Kopf- und Gesichts-Hitze und kalten Händen. [CK 1125] Beim Schlafengehen viel Husten, mit Kopf- und Gesichtshitze und kalten Händen. [RAL 395]
Trockner Husten, Abends lange im Bette, vor Einschlafen, und stärker, als am Tage. [CK 1126] Trockner Husten, Abends lange im Bette, ehe sie einschläft, und stärker, als am Tage. [RAL 396]
Trockner Husten weckt ihn Nachts aus dem Schlafe. [CK 1127; RAL 397]
Husten, nur die Nacht. [CK 1128] Husten die Nacht, am Tage nicht. [RAL 398]
Trockner Husten, der nicht schlafen lässt, bloss Nachts. [CK 1129]
Trockner Husten, mit Heiserkeit, Trockenheit im Halse und Fliessschnupfen hellen Wassers (*Ng.*). [CK 1130]

Kurzes Hüsteln mit wundem Brennen im Schlunde, das im Freien ärger wird, nach Niederlegen aber vergeht (*Ng.*). [CK 1131]

Trockner Husten plötzlich, als wolle es die Lunge heraus reissen, mit erhöhtem Kopfschmerze (*Ng.*). [CK 1132]

Trockner Husten, Abends, oder auch Nachts, und dann gegen Morgen mit etwas Auswurf und Gefühl, als ob innerlich kleine Bläschen zersprängen (*Ng.*). [CK 1133]

Lockerer Husten, mit Wundheits-Gefühl oder Drücken auf der Brust und dickem Schleim-Auswurfe; auch mit Rasseln in der Luftröhre und Heiserkeit (*Ng.*). [CK 1134]

Trockner Husten, am Tage, mit Stichen in der rechten Bauch-Seite; dabei Stockschnupfen. [CK 1135]

Um Mitternacht weckt ihn der Husten aus dem Schlafe; er muss ½ Stunde husten, bis Auswurf kommt; früh, beim Ankleiden, wieder Husten mit Auswurf, dann Tags nicht wieder. [CK 1136]

Trockner, kurzer, heftiger Husten, mit Schmerzen im Brustbeine, oder mit Brust-Stichen. [CK 1137]

Brust-Auswurf von Geschmacke, wie alter Schnupfen. [CK 1138; RAL 400: in Klammern]

Aushusten grünlicher Pflocken, süsslichen Geschmackes. [CK 1139]

Räuspern, bei jedem tief Athmen. [CK 1140]

Husten (*Hufel.* Journal d. pr. A. III. S. 773.). [RAL (41)]

Beim Husten, Kopfweh, wie zerschlagen und zerrissen. [CK 1141] Husten macht Kopfschmerz, wie zerschlagen und zerrissen. [RAL 399]

Beim Husten, arger Schmerz im Hinterkopfe, wie von einem Geschwüre (sogleich). [CK 1142]

Von (kurzem) Husten, Schmerz im Scheitel, wie Dröhnen, und Schmerz unter den rechten Ribben. [CK 1143]

Von Husten, Schmerz im Kopfe und Bauche. [CK 1144]

Beim Husten, Stiche in den Seiten- und Hinterhaupts-Beinen. [CK 1145]

Beim Husten, Stiche zur Stirn heraus, dass sie dieselbe mit der Hand halten muss. [CK 1146]

Beim Husten, schmerzhafte Stösse im Kopfe. [CK 1147]

Beim Husten, Erbrechen. [CK 1148]

Beim Husten scheinen Hals und Brust wie zerschnitten (*Ng.*). [CK 1149]

Beim Husten, Erschütterung in Bauch und Brust. [CK 1150]

Beim Husten, Stiche in der Gegend des Schwertknorpels. [CK 1151]

Beim Husten, fauliger Geruch des Athems. [CK 1152]

Beim Husten, Stiche unter der rechten Brust. [CK 1153]

Beim Husten, Schmerz auf der rechten Brust-Seite; beim Anfühlen that die Stelle weh. [CK 1154]

Beim Husten, Schmerz im Schulterblatte. [CK 1155]

Beim Husten Gefühl, als wenn die Lungen den Rücken berührten. [CK 1156]

Bei trocknem Husten, Leerheits-Gefühl in der Brust. [CK 1157]

Beim Husten, Stich-Schmerz über der linken Hüfte, bis ins Kreuz. [CK 1158]

Engbrüstigkeit. [CK 1159; RAL 401]

Athem-Versetzung in Anfällen, theils bei Bewegung und Gehen, theils im Sitzen und Liegen; er muss dann mit Gewalt tief athmen, worauf die Engbrüstigkeit sogleich vergeht. [CK 1160]

Die grösste Engbrüstigkeit, Zuckungen und Tod (n. 4 T.) (*Morgagni.*). [CK 1161] Die größte Engbrüstigkeit, Zuckungen und Tod binnen 4 Tagen. [RAL (42)]

Engbrüstig nach Spazierengehen; er muss oft tief athmen, bis Abend (n. 28 St.). [CK 1162] Nach Spazierengehen engbrüstig, daher muß er oft tief athmen bis Abends (n. 28 St.). [RAL 402]

Kurzäthmig beim Gehen im Freien (auch *Ng.*). [CK 1163; RAL 403: ohne Hervorhebung]

Kurzäthmig von vielem Sprechen. [CK 1164]

Athem-Verhinderung von Pressen auf der Brust. [CK 1165] Eine pressende Empfindung auf der Brust, die das Athmen hindert. [RAL 404]

Schnärcheln und Rasseln auf der Brust, von Auswurf erleichtert. [CK 1166]

Oft Stocken und Athem-Versetzung bis zum Ersticken, am Tage. [CK 1167] Am Tage oft Stecken und Athemversetzung bis zum Ersticken (n. 14 Tagen.). [RAL 406]

Athem-Versetzung auch beim Sprechen. [CK 1168]

Athem-Mangel, plötzlich, Nachts im Bette, beim Umwenden auf die linke Seite; beim Aufsitzen vergeht es. [CK 1169] Beim Umwenden, Nachts im Bette, auf die linke Seite, plötzlich Athemmangel, was beim Aufsitzen vergeht. [RAL 407]

Athem-Versetzung oft, im Schlafe; sie musste geweckt werden, um nicht zu ersticken. [CK 1170] Es versetzte ihr im Schlafe oft den Athem, so daß die Umstehenden sie wecken mußten, damit sie nicht erstickte. [RAL 408]

Erstickungs-Anfall, Nachts, im Schlafe, doch ohne Schmerz. [CK 1171] Es will ihn (um 1 Uhr) die Nacht im Schlafe ersticken, und doch fühlt er keinen Schmerz (n. einigen St.). [RAL 409]

Kaum eingeschlafen, Nachts, war der Athem weg, sie wollte ersticken, fuhr auf mit lautem Schrei, und konnte nicht wieder zu Athem kommen; gegen Morgen starkes Herzklopfen und matter Schweiss darnach. [CK 1172] Kaum eingeschlafen, die Nacht, war der Athem weg; sie wollte ersticken, fuhr mit einem lauten Schrei auf und konnte nicht wieder zu Athem kommen; gegen Morgen starkes Herzklopfen, mit einem matten Schweiße darauf (n. 13 Tagen.). [RAL 410]

Wenn sie 20 Schritte gegangen, ist ihr die Brust wie zugeschnürt, sie möchte immer stehen bleiben, sich wieder zu erholen. [CK 1173]

Obwohl nicht kurzäthmig, fällt ihm das ganz tiefe Athmen doch unmöglich. [CK 1174]

Wenn er tief athmen will, ist die Brust wie zusammengezogen. [CK 1175]

Engbrüstigkeit, früh, nüchtern, bis er Etwas geniesst; die Verhinderung des Athmens scheint in der Herzgrube zu seyn. [CK 1176]

Beengung und drückende Beklemmung, Nachmittags und Abends, im ganzen Körper, doch mehr um die Brust, wie äusserlich, mit Aengstlichkeit; nach dem Niederlegen schwitzte er und es ward ihm ganz frei. [CK 1177] Nachmittags und Abends drückende Beklemmung und Beengung im ganzen Körper, aber mehr um die Brust, wie äußerlich mit Aengstlichkeit; nach dem Niederlegen schwitzte er, und es ward ihm ganz frei. [RAL 405]

Eng auf der Brust, als wäre da Etwas angewachsen. [CK 1178] Auf der Brust enge, als wenn da etwas angewachsen wäre. [RAL 412]

Beklemmung des Athems beim Vorbeugen. [CK 1179] Beim Vorbücken Athem beklommen. [RAL 415]

Beklemmung der Brust, mit Stechen in der linken Seite, ohne Bezug auf Athmen (*Ng.*). [CK 1180]

Unwillkürlich schnelleres Athmen, bei und nach dem Einsteigen in das Bett. [CK 1181]

Schwerathmigkeit; er musste tief athmen, mehr im Sitzen, als im Gehen. [CK 1182]

Wie matt in der Brust, sie konnte nur schwer Athem holen. [CK 1183; RAL 411]

Schwäche in der Brust beim Sprechen. [CK 1184]

Aengstlichkeit auf der Brust. [CK 1185; RAL 414]

Die ganze Brust wie gespannt. [CK 1186; RAL 413]

Schmerzhafte Empfindlichkeit oben auf dem Brustbeine, auch bei Berührung, mit Beklemmung (*Ng.*). [CK 1187]

Spannung in der rechten Brust und Schulter. [CK 1188; RAL 420]

Drücken oben im Brustbeine, beim Gehen im Freien, was sich beim weiter Gehen verliert. [CK 1189]

Drücken quer über die Mitte der Brust, wie von einem verschluckten allzugrossen Bissen. [CK 1190] Ein Drücken quer über die Mitte der Brust, wie wenn man einen allzu großen Bissen verschluckt hat. [RAL 418]

Früh im Bette, ein sich immer mehrendes Brust-Drücken; er musste aufstehen, worauf es sich verlor. [CK 1191] Früh im Bette ein sich immer mehrendes Brustdrücken; er mußte aufstehen, und da verlor es sich. [RAL 419]

Drückender Schmerz im Brustbeine, beim Gehen; beim Betasten fühlt er Nichts. [CK 1192]

Drücken auf der Brust, mit Beängstigung. [CK 1193]

Schwere-Gefühl auf der Brust, mehrere Tage, mit trocknem Husten (*Ng.*). [CK 1194]

So schwer auf der Brust. [RAL 416]

Zusammenziehender Schmerz um die Brust (*Ng.*). [CK 1195]

Schmerzhaftes Zusammenschrauben in der Brust, öfters, bei Bewegung (*Ng.*). [CK 1196]

Brust-Krampf Abends, im warmen Zimmer; sie musste schwer athmen und konnte nicht genug Luft bekommen, bei starkem Herzklopfen; von Bewegung schlimmer; vom Liegen im Bette vergeht's. [CK 1197]

Heftiger Krampf in der Brust, zuweilen. [CK 1198] Zuweilen heftiger Krampf in der Brust. [RAL 417]

Aeusserst heftiger Schmerz, Abends, als wenn Jemand die Brust in der Tiefe packte, sie umdrehen und herausheben, oder zerreiben und zersprengen wollte. [CK 1199]

Stiche in der Brust, bis in den Rücken (n. 16 St.). [CK 1200] Einige Stiche in der Brust bis in den Rücken (n. 16 St.). [RAL 423]

Stiche in der linken Brust, beim Athmen, etliche Tage lang. [CK 1201]

Kurze Stiche in der Herz-Gegend. [CK 1202]

Stiche in der Herz-Gegend oder in der rechten Brust-Seite, Nachts, im Liegen auf dem Rücken, bei der mindesten Bewegung. [CK 1203] Nachts, auf der linken Seite liegend, bei der geringsten Bewegung, Stich in der Herzgegend oder in der rechten Brustseite. [RAL 421]

Stiche im Brustbeine. [CK 1204]

Heftige Stiche von der rechten Brust durch die Herzgrube und den Magen. [CK 1205] Heftige Stiche, die in der rechten Brust anfingen und durch die Herzgrube und den Magen gingen. [RAL 422]

Ein Stich von der rechten Brust bis in das Schulterblatt (d. 4. T.). [CK 1206]

Stechender Zusammenzieh-Schmerz in den Brust-Muskeln, die auch beim Befühlen wehthun. [CK 1207]

Stiche im Rücken bei jedem Athemzuge. [CK 1208; RAL 424]

Stechender Schmerz im Kreuzknochen bei jedem Ausathmen. [CK 1209]

Stechen in der Brust und in den Rücken-Muskeln. [CK 1210] Stechen in den Rückenmuskeln und in der Brust. [RAL 425]

Stechen oder Zwängen in der Mitte des Brustbeins, mehr äusserlich (*Ng.*). [CK 1211]

Schmerzhafte, erschreckende Stiche in die rechte Brust hinein (*Ng.*). [CK 1212]

Anhaltendes Stechen in die linke Brust hinein, zum Schreien, durch Tiefathmen nur kurz vergehend (*Ng.*). [CK 1213]

Schneiden, tief in der Brust, mit Brennen, nach Gehen im Freien (*Ng.*). [CK 1214]

Erschreckendes Schneiden in der Mitte der Brust, bis zur Herzgrube herab (*Ng.*). [CK 1215]

Klopfen, tief in der Brust, Nachts (*Ng.*). [CK 1216]

Knacken im Brustbeine bei Bewegung. [CK 1217]

Wie erhitzt in der Brust, früh, beim Erwachen. [CK 1218] Früh beim Erwachen die Brust wie erhitzt. [RAL 426]

Brennen im Halse und heisser Athem, früh, beim Erwachen. [CK 1219] Früh beim Erwachen Brennen im Halse und heißer Athem. [RAL 427]

Brennen in der Brust und starke Wärme im Gesichte. [CK 1220; RAL 428]

Brennen in der rechten Brust-Seite, schnell kommend und vergehend (*Ng.*). [CK 1221]

Brennen und Zusammenziehen auf einer kleinen Stelle des Brustbeins, mehr äusserlich (*Ng.*). [CK 1222]

Kälte-Gefühl in der Brust und im Bauche (*Ng.*). [CK 1223]

Kälte-Gefühl in der Brust, wie eine frostige Spannung. [CK 1224] Kältegefühl in der Brust, eine Art frostiger Spannung. [RAL 429]

Eine fremdartige Bewegung in der Herz-Gegend. [CK 1225] In der Gegend des Herzens, eine fremdartige Bewegung. [RAL 430]

Klopfen im Brustbeine, wie von einem Geschwüre. [CK 1226]

Stösse in der linken Brust, nach dem Herzen zu, den Athem versetzend, dabei grosser Durst. [CK 1227]

Knasterndes Pochen in der linken Brust-Seite im Sitzen und Liegen, was bei angehaltenem Athem schweigt. [CK 1228; RAL 431]

Schnelles und starkes Herzklopfen, Abends, beim Einschlafen. [CK 1229] Abends beim Einschlafen schnelles und starkes Herzklopfen. [RAL 432]

Herzklopfen zu jeder Tages-Zeit, ohne **Beängstigung**. [CK 1230]

Herzklopfen fast ohne Veranlassung, ohne Angst, z.B. beim Niederlegen zur Mittags-Ruhe. [CK 1231] Herzklopfen ohne Angst, fast ohne Veranlassung, z.B. beim Niederlegen zur Mittagsruhe. [RAL 433]

Starkes Herzklopfen, im Augenblicke des Aufstehens. [CK 1232]

Herzklopfen alle Vormittage. [CK 1233]

Aengstliches Klopfen des Herzens. [CK 1234; RAL 434]

Druck in der Herz-Gegend, gegen Abend. [CK 1235]

Gefühl, als wenn das Herz nicht Raum genug hätte. [CK 1236]

Gefühl wie hohl in der Herz-Gegend. [CK 1237]

Viel Blutdrang nach dem Herzen. [CK 1238] Viel Blutdrang am Herzen. [RAL 435]

Blutdrang nach der Brust, früh, beim Erwachen. [CK 1239] Erwacht früh mit Andrang des Blutes nach der Brust. [RAL 436]

Starke Blutwallung nach der Brust. [CK 1240] Ein starkes Blutwallen nach der Brust zu. [RAL 437]

Heftige Blutwallung in der Brust, wie ein Kochen, mit Weichlichkeit bis zur Ohnmacht und Zittern im rechten Arme. [CK 1241] Heftige Blutwallung in der Brust, wie ein Kochen, wobei ihm zugleich so weichlich ward bis zur Ohnmacht, mit einem Zittern im rechten Arme. [RAL 438]

Schmerz in der Brust, wie verrenkt, mit Beklemmung. [CK 1242; RAL 439]

Die Brust ist schmerzhaft bei Bewegung der Arme. [CK 1243] Die Brust ist bei Bewegung der Arme schmerzhaft. [RAL 441]

Die rechten Ribben schmerzen, vorzüglich beim Betasten. [CK 1244; RAL 442]

Schmerz im Brustbeine. [CK 1245; RAL 444]

Stechen im Brustbeine, für sich und noch mehr beim Betasten. [CK 1246; RAL 443]

Stechen in den Brust-Muskeln, bei Bewegung des Armes. [CK 1247]

Schmerz am obern Theile der Brust, als wäre er darauf gefallen. [CK 1248] Oft Schmerz am obern Theile der Brust, als wenn er drauf gefallen wäre. [RAL 440]

Zerschlagenheits-Schmerz oben an der Brust, beim Befühlen. [CK 1249]

Brennen tief in der Mitte des rechten Schlüsselbeines, bis an das Brustbein (*Ng.*). [CK 1250]

Jücken auf der Brust. [CK 1251]

Rothlauf an der Brust; sie entzündet sich, wird roth, heiss, hart, mit rothen Strahlen, von der Warze aus; und mit Stichen darin. [CK 1252]

Zucken in einer der Brüste, welche anschwoll, als wenn Milch eintreten wollte. [CK 1253; RAL 445: in Klammern]

■ Rücken und äußerer Hals

Kreuzschmerz (*Fr. Hahnemann*). [RAL (43)]

Kreuzschmerz, dass sie nicht gerade stehen konnte; sie musste gebückt gehn. [CK 1254]

Arge Kreuzschmerzen, nur beim Bücken, spannend, als wenn Alles zu kurz wäre; die Schmerzen gingen über den Bauch in die Herzgrube und bis in das Knie. [CK 1255] (Schreckliche Kreuzschmerzen beim Bücken (beim Liegen nicht), wie eine Spannung, als wenn alles zu kurz wäre; die Schmerzen gingen über den Unterleib in die Herzgrube und bis ins Knie.) [RAL 446]

Stiche im Kreuze. [CK 1256]

Stiche quer über das Kreuz. [CK 1257]

Pulsirende Stiche in der Lenden- und Nieren-Gegend. [CK 1258]

Arge Risse in der linken Lende, bei Bewegung. [CK 1259]

Brennender Kreuzschmerz, nahe beim After. [CK 1260]

Ein harter Druck im Kreuze, beim Gehen vermindert. [CK 1261; RAL 447]

Drücken im Kreuze, beim Gehen verschwindend, im Sitzen wiederkehrend. [CK 1262] Drücken im Kreuze, was beim Gehen verging und beim Sitzen wiederkam. [RAL 448]

Schmerz über dem Kreuze. [CK 1263; RAL 449]

Schmerz über dem Kreuze, beim Gehen, nicht im Sitzen. [CK 1264] **Schmerz über dem Kreuze** beim Gehen, aber im Sitzen nicht. [RAL 450]

Pressen im Kreuze, beim gebückt Stehen. [CK 1265]

Schmerzliches Nagen auf einer kleinen Stelle des Kreuzes; nach darauf Drücken bloss Zerschlagenheits-Schmerz (*Ng.*). [CK 1266]

Arger Zerschlagenheits-Schmerz im Kreuze und Steissbeine (*Ng.*). [CK 1267]

Schmerzhafte Steifheit im Kreuze; er kann nur schwierig vom Sitze aufstehen. [CK 1268]

Schmerz im Kreuze beim Aufstehen vom Sitze. [CK 1269]

Plötzlicher Schmerz im Kreuze und untern Rücken, wie verrenkt. [CK 1270] Plötzlicher Schmerz im Kreuze und den untern Rückenmuskeln, wie verrenkt. [RAL 451]

Ziehen und Schwäche im Kreuze. [CK 1271]

Zieh-Schmerz im Kreuze. [CK 1272]

Knarren im Kreuze, bis zum After. [CK 1273]

Plötzlich starker Verrenkungs-Schmerz im Kreuze, beim Niesen, dann Ziehschmerz dicht am Rückgrate und von da in die linke Leiste und den Hoden, besonders schmerzhaft beim Aufstehen vom Sitze und beim Gehen. [CK 1274]

Rückenschmerz, wie verstaucht, bei einem Fehltritte. [CK 1275] Bei einem Fehltritt Schmerz im Rücken, wie verstaucht. [RAL 452]

Verrenkungs-Schmerz in der Gegend des linken Beckens und zwischen den Schulterblättern, in der Ruhe, mit unerträglich schmerzhaften Rucken bei der mindesten Bewegung. [CK 1276]

In der Gegend des linken Beckens und zwischen den Schulterblättern in der Ruhe wie verrenkt, bei der mindesten Bewegung aber unerträglich schmerzhafte Rucke. [RAL 453]

Rücken- und Kreuzschmerzen, wie zerprügelt. [CK 1277; RAL 454]

Zerschlagenheits-Schmerz auf einem Flecke des Rückens. [CK 1278] Im Rücken ein Fleck, schmerzend wie zerschlagen. [RAL 455]

Rückenschmerz beim Bücken. [CK 1279; RAL 456]

Starker Schmerz in der Nieren-Gegend, nach langem Bücken. [CK 1280]

Schmerz im Rücken, wie nach langem Bücken. [CK 1281]

Müdigkeits-Gefühl auf der linken Rücken-Seite, bei Bewegung des Armes, wie nach zu grosser Anstrengung der Theile. [CK 1282]

Schwere im Rücken, früh, als habe er schlecht gelegen, und Müdigkeit, wie nicht ausgeschlafen. [CK 1283] Früh Schwere im Rücken, als hätte er schlecht gelegen, und Müdigkeit, als hätte er nicht ausgeschlafen. [RAL 458]

Steif im Rücken und in den Seiten, wie nach Verkältung. [CK 1284] Im Rücken und in den Seiten so steif, wie wenn man sich verkältet hat. [RAL 459]

Steifheit, bald im Rücken, bald in der Hüfte, schmerzhaft beim Umwenden im Bette; er musste den Athem dabei an sich halten. [CK 1285; RAL 460]

Steifigkeit im Rücken nach Sitzen. [CK 1286; RAL 461]

Steif im Rücken, bei längerem Sitzen, was durch Gehen nachlässt. [CK 1287] Bei längerm Sitzen steif im Rücken, was durch Gehen nachläßt. [RAL 462]

Drückender Schmerz im Rücken, unter den Schulterblättern, Abends. [CK 1288]

Ziehen im Rückgrate herauf, beim Bücken. [CK 1289] Beim Bücken ein Ziehen im Rückgrate herauf. [RAL 457]

Stich-Schmerz im Rücken, beim Gehen. [CK 1290]

Jückende Stiche auf dem Rücken. [CK 1291]

Knurren innerhalb des Rückgrates hin. [CK 1292]

Heisses herab Rieseln am Rücken. [CK 1293] Am Rücken ein heißes Herabrieseln. [RAL 463]

Brennen und Beissen im Rücken. [CK 1294] Brennen und Beißen auf dem Rücken. [RAL 464]

Reissen im Rücken. [CK 1295]

Aetzendes Brennen zwischen den Schultern, unter dem rechten Achsel-Gelenke, am Kreuze und auf dem Hinterbacken, Abends nach Niederlegen (*Ng.*). [CK 1296]

Brennen auf dem Rücken, unter der Achselgrube (*Ng.*). [CK 1297]

Reissen im linken Schulterblatte, im Sitzen (*Ng.*). [CK 1298]

Reissen zwischen den Schulterblättern, oder auch Stechen, Abends (*Ng.*). [CK 1299]

Brenn-Schmerz zwischen den Schulterblättern. [CK 1300; RAL 465]

Brennen zwischen den Schulterblättern. [CK 1301; RAL 466]

Spannendes Weh zwischen den Schulterblättern, beim Liegen und Bewegen. [CK 1302] Zwischen den Schulterblättern Weh; beim Liegen und Bewegen spannt's. [RAL 467]

Spannen und Zerschlagenheits-Schmerz zwischen den Schulterblättern und im Genicke, was bei Bewegung des Kopfes bis in die Achsel geht (*Ng.*). [CK 1303]

Spannung zwischen den Schulterblättern und an der einen Hals-Seite. [CK 1304; RAL 468]

Spann-Schmerz in der linken Rücken-Seite; bei Bewegung der Arme. [CK 1305]

Zieh-Schmerz im rechten Schulterblatte, Abends, bei Schlafengehen. [CK 1306]

Verrenkungs-Schmerz des rechten Schulterblattes, bei Bewegung des Armes. [CK 1307] Das rechte Schulterblatt schmerzt wie verrenkt, bei Bewegung des Arms. [RAL 469]

Stich-Schmerz im linken Schulterblatte, beim Stützen auf den linken Arm. [CK 1308]

Mehrere Stiche unter den Schulterblättern, die den Athem benehmen und das Bücken nicht gestatten. [CK 1309]

Genick-Steifigkeit und lähmiger Verrenkungs-Schmerz im Genicke. [CK 1310]

Knarren in den Halswirbeln beim zurück Biegen des Kopfes und Aufdrücken auf das Kissen. [CK 1311]

Knacken der Genick-Wirbel. [CK 1312]

Spann-Schmerz im Genicke und von da herum, bis über das Auge, wo es stach. [CK 1313]

Ziehendes Zucken in den Nacken-Muskeln (*Ng.*). [CK 1314]

Spannen und Stechen im Genicke, beim Gebückt-Sitzen; nach Ausstrecken vergehend (*Ng.*). [CK 1315]

Zieh-Schmerz im Nacken und den Schulterblättern. [CK 1316]

Reissen und Spannen in der linken Nacken-Seite, Vormitternacht, nach Erwachen, mit Gefühl wie zu kurz, beim Bewegen des Kopfes, sie musste schreien vor Schmerz, der in der Ruhe gelinder war (*Ng.*). [CK 1317]

Stiche im Genicke beim Bücken (*Ng.*). [CK 1318]

Entzündung und Geschwulst einer Drüse im Nacken, dicht an den Kopf-Haaren, jückender Empfindung. [CK 1319] Im Nacken, dicht an den Kopfhaaren, eine Drüse geschwollen und entzündet, mit jückender Empfindung. [RAL 470]

Eine Flechte im Nacken. [CK 1320]

Anhaltender Schweiss im Nacken, fast den ganzen Tag, zuweilen mit Kälte-Gefühl und Schauder, 14 Tage lang. [CK 1321]

Hals-Steifigkeit. [CK 1322]

Schmerz am Halse, rechts, beim Biegen des Kopfes nach dieser Seite. [CK 1323]

Zieh-Schmerz an der rechten Hals-Seite. [CK 1324]

Pressen am Halse, wenn sie viel spricht. [CK 1325]

Pulsiren in den linken Hals-Adern. [CK 1326]

Schmerzhafte Geschwulst des äussern Halses, vorn (*Fr. H.*). [CK 1327] Schmerzhafte Geschwulst des äußern vordern Halses. [RAL (12)]

Jücken am Halse. [CK 1328]

Hitz-Blüthen am Halse. [CK 1329]

Eine geschwollene Drüse am Schild-Knorpel schmerzt beim Befühlen. [CK 1330]

- **Extremitäten**

Achseldrüsen-Geschwulst. [CK 1331; RAL 476]
Eine geschwollene, nässende Drüse unter dem rechten Arme (*Ng.*). [CK 1332]
Eiter-Geschwulst der Achsel-Drüsen. [CK 1333] Eine Achseldrüsengeschwulst, welche in Eiterung übergeht. [RAL 477]
Schweiss der Achsel-Gruben. [CK 1334] **Achselgrubenschweiß.** [RAL 478]
Sehr ekelhaft stinkender Achselgruben-Schweiss. [CK 1335]
Kneipen, bald in der linken Schulter, bald in den Füssen (*Ng.*). [CK 1336]
In der Achsel, flussartiger Schmerz. [CK 1337] Flußartiger Schmerz in der linken Schulter. [RAL 473]
Rheumatischer Schmerz in der linken Achsel. [CK 1338] Rheumatischer Schmerz in der linken Schulter. [RAL 472]
Schmerz in der rechten Achsel, beim Athmen (*Fr. H.*). [CK 1339] In der rechten Achsel Schmerz beim Athemholen. [RAL (44)]
Drücken auf der Achsel, wie eine Last, beim Gehen im Freien. [CK 1340; RAL 474: in Klammern, ohne Hervorhebung]
Zieh-Schmerz im Achsel-Gelenke und im Arme. [CK 1341]
Reissen vom Schulter-Gelenke, bis in den Oberarm-Knochen herab. [CK 1342] Reißen, was aus dem Schultergelenk entspringt und in den Oberarmknochen herabzieht. [RAL 471]
Reissen in den Achseln, oder Achsel-Gelenken, besonders Nachts mit Nagen oder argem Zerschlagenheits-Schmerze und Stechen, durch Bewegung des Armes erst verstärkt, dann gebessert (*Ng.*). [CK 1343]
Stiche unter der rechten Achselgrube (*Ng.*). [CK 1344]
Reissen in den Achsel-Gelenken in der Ruhe, das bei Bewegung vergeht (*Ng.*). [CK 1345]
Stiche aus der Achsel, bis in die Brust, nur bei Bewegung. [CK 1346]
Stiche vom Schulter-Gelenke bis in den Arm vor, beim darauf Liegen und beim Ein- und Ausathmen. [CK 1347; RAL 479]
Klopfen in der linken Schulter, wie im Knochen (*Ng.*). [CK 1348]
Schmerz des Schulter-Gelenkes, wie ausgefallen, vorzüglich Nachts, beim Liegen. [CK 1349] Schultergelenk schmerzt wie ausgefallen, vorzüglich beim Liegen die Nacht. [RAL 475]
Die Arme schmerzen wie zerschlagen. [CK 1350] (Zerschlagenheitsschmerz der Arme.) [RAL 480]
Eingeschlafenheit des Armes, 24 Stunden lang. [CK 1351]
Oefteres Einschlafen der Arme, zu Viertelstunden lang, besonders nach Arbeit; er muss sie liegen lassen. [CK 1352]
Klamm in den Armen, nach Mitternacht. [CK 1353; RAL 485]
Drücken und Ziehen innerlich im Arme, mehr bei Bewegung, als in der Ruhe, besonders beim Ausstrecken oder Aufheben desselben. [CK 1354]
Ein inneres Drücken und Ziehen im Arme, weniger in der Ruhe, als bei Bewegung, besonders wenn es ihn ausstreckte, oder aufhob. [RAL 484]
Ziehen und Reissen in den Armen und Händen. [CK 1355; RAL 486]
Zuckendes Ziehen, Nachts im Bette, von einem Gelenke des Armes bis zum andern, doch mehr in den Gelenken. [CK 1356] Zuckend ziehender Schmerz (die Nacht im Bette) von einem Gelenke des Arms bis zum andern, doch mehr in den Gelenken. [RAL 487]
Reissende, langsame Rucke aus dem Achsel- oder Ellbogen-Gelenke durch das Glied herab, im Gelenke am empfindlichsten, so dass er nöthigt, die Stirne zu runzeln und die Augen zusammenzuziehen. [CK 1357] Langsame, fast reißende Rucke aus dem Achsel- oder dem Ellbogengelenke heraus durch das jedesmalige Glied herab; ein Schmerz, den man den gichtischen nennt, im Gelenke selbst am empfindlichsten, so daß er nöthigt, die Stirne zu runzeln und die Augen zusammenzuziehen. [RAL 488]
Reissen und Lähmigkeit im rechten Arme. [CK 1358]
Reissen im Arme, ohne Bezug auf Bewegung. [CK 1359] Reißen in den Muskeln des Arms, was die Bewegung nicht hindert. [RAL 483]
Rothe, brennende Flecke an den Ober- und Unterarmen (nach Waschen mit Seifen-Wasser). [CK 1360] An den Ober- und Unterarmen, nach Waschen mit Seifenwasser, rothe Flecke, welche Brennen verursachten. [RAL 481]
Am Oberarme Empfindung, als hinge Etwas Schweres daran. [CK 1361]
Schwäche im Oberarme, dass sie ihn nicht heben kann. [CK 1362]
Zuckendes Drücken im Dreieck-Muskel des Oberarmes (*Walther*). [CK 1363; RAL (45)]
Reissen im linken Oberarm-Knochen auf der vordern Fläche (*Ng.*). [CK 1364]

Zwängendes Stechen im rechten Oberarme (*Ng.*). [CK 1365]

Zerschlagenheits-Schmerz im linken Oberarme, der auch gegen äussern Druck empfindlich ist (*Ng.*). [CK 1366]

Harte, heisse Geschwulst am linken Oberarme, worin es stach. [CK 1367]

Unter der Ellbogen-Beuge, Brenn-Schmerz; beim Befühlen aber, wie boll oder taub. [CK 1368; RAL 482]

Zerschlagenheits-Schmerz um das rechte Ellbogen-Gelenk, beim Heben mit dem Arme und beim Zusammenballen der Hand. [CK 1369]

Empfindliches scharfes Ziehen im rechten Ellbogen-Gelenke. [CK 1370]

Drücken im Ellbogen-Gelenke, beim Bewegen. [CK 1371; RAL 491]

Reissen vom Ellbogen-Gelenke den Oberarm hinauf und den Vorderarm hinab, auch in der Ruhe. [CK 1372; RAL 490]

Reissen in und über dem rechten Ellbogen-Gelenke, in der Ruhe, durch Bewegung des Armes vergehend (*Ng.*). [CK 1373]

Die Flechsen der Ellbogen-Beuge sind wie gespannt. [CK 1374] In der Ellbogenbeuge die Flechsen wie gespannt. [RAL 492]

Eiter-Blasen in der Ellbogen-Beuge, mit vielem Jücken. [CK 1375; RAL 493]

In den Vorderarmen langsames, schmerzliches Ziehen, wie in den Nerven, vom Ellbogen bis in die Handwurzel und wieder zurück. [CK 1376] Langsames, sehr schmerzliches Ziehen, wie in den Nerven, vom Ellbogen bis in die Handwurzel und wieder zurück. [RAL 489]

Jücken in den Ellbogen- und Hand-Gelenken und vorzüglich an den Händen, besonders Abends; es entstehen hie und da kleine Bläschen voll gelblichen Wassers. [CK 1377] Jücken, vorzüglich an den Händen, in den Handgelenken und in den Ellbogengelenken, besonders Abends; es entstehen hie und da kleine Bläschen, welche ein gilbliches Wasser enthalten. [RAL 494]

Spannen auf einer Stelle des rechten Vorderarms, als würde die Haut mit einer Nadel in die Höhe gehoben, nach Reiben in Jücken verwandelt (*Ng.*). [CK 1378]

Reissen in den Vorderarm-Knochen, zuweilen durch Aufdrücken und Bewegen erleichtert (*Ng.*). [CK 1379]

Eingeschlafenheits- und Schwere-Gefühl des rechten Unterarmes (*Ng.*). [CK 1380]

Der rechte Unterarm ist wie gelähmt und ohne Gefühl, was durch Reiben vergeht; Nachts, beim Liegen auf der linken Seite (*Ng.*). [CK 1381]

In den Handknöcheln, Reissen. [CK 1382] Reißen in den Knöcheln der Hand. [RAL 509]

Reissender Schmerz in den Hand-Gelenken. [CK 1383] Schmerz in den Handgelenken, wie Reißen. [RAL 497]

Ziehen auf der Hand, mit abwechselnden Stichen. [CK 1384] Auf der Hand Ziehen mit abwechselnden Stichen. [RAL 510]

Schmerzhafte Stiche durch das Hand-Gelenk hindurch, herauswärts. [CK 1385] Sehr schmerzhafte Stiche durch das Handgelenk durch und durch, herauswärts. [RAL 498]

Ein brennender Stich plötzlich auf dem Handrücken. [CK 1386] Auf dem Handrücken jähling ein brennender Stich. [RAL 511]

Reissen im rechten Handrücken, zuweilen wie im Knochen, zuweilen in den Streck-Flechsen (*Ng.*). [CK 1387]

Verrenkungs-Schmerz im rechten Hand-Gelenke, bei Ruhe und geringer Bewegung, durch starke Bewegung endlich ganz vergehend (*Ng.*). [CK 1388]

Schmerz im Hand-Gelenke, wie verrenkt. [CK 1389; RAL 495: ohne Hervorhebung]

Steifheit der Hand-Gelenke, vorzüglich früh, die sich am Tage verliert. [CK 1390] In den Handgelenken Steifheit, vorzüglich früh, die sich am Tage verliert. [RAL 496]

Brennen in den Händen. [CK 1391; RAL 500]

Angeschwollene Adern auf den Händen. [CK 1392; RAL 502]

Oeftere Geschwulst auf den Händen. [CK 1393] Oeftere Händegeschwulst [RAL 503]

Kriebeln in der Hand, wie von Ameisen. [CK 1394] Kriebeln in der linken Hand. [RAL 506]

Eingeschlafenheit der Hände, mit Kriebeln, sogleich nach Eintauchen derselben in kaltes oder warmes Wasser. [CK 1395] Nach Eintauchen der Hände in kaltes oder warmes Wasser gleich Eingeschlafenheit in der ganzen Hand, mit Kriebeln. [RAL 507]

Müdigkeit der rechten Hand, mit Reissen im Daumen. [CK 1396]

Kraftlosigkeit der Hände, früh, nach dem Aufstehen; er muss sie sehr anstrengen, Etwas damit zu halten. [CK 1397]

Zittern der Hände, beim Schreiben. [CK 1398]

Zittern der rechten Hand, früh. [CK 1399] Früh Zittern in der rechten Hand. [RAL 508]

Zitter-Gefühl in beiden Händen. [CK 1400]

Eine Art Aengstlichkeit in den Händen; er muss Etwas angreifen. [CK 1401]

Unwillkürliches Zugreifen mit den Händen, am meisten Nachmittags (*Fr. H.*). [CK 1402; RAL (47)]

Schweissige Hände. [CK 1403; RAL 501]

Jücken in den Hand-Flächen. [CK 1404] In den Handflächen Jücken. [RAL 499]

Jücken in den Handtellern; er muss reiben, worauf es brennt. [CK 1405]

Jückend stichlichtes Brennen in den Handtellern; er muss reiben. [CK 1406]

Jückender Blasen-Ausschlag auf dem Handrücken (d. 4. T.). [CK 1407]

Nessel-Ausschlag auf dem Handrücken. [CK 1408]

Röthe und Geschwulst der Hände und Finger, wie erfroren, mit abendlichem Jücken und mit Spannen bei Bewegung. [CK 1409]

Harte, trockne Haut der Hände. [CK 1410]

Aufgesprungene Haut der Hände. [CK 1411; RAL 504]

Aufspringen der Haut der Hände, fast schmerzlos, vorzüglich dicht am Anfange der Finger (*Fr. H.*). [CK 1412] Fast schmerzloses Aufspringen der Haut an den Händen, vorzüglich wo die Finger an die Mittelhand gränzen. [RAL (46)]

Ritze und Schnitte in der Haut der Hände, besonders in den Gelenken, wund schmerzend. [CK 1413] Die Haut an der Hand berstet auf, wie Ritze und Schnitte, besonders auf den Gelenken; die Ritze schmerzen wie wund. [RAL 505]

Die Hände sind um die hintersten Fingerknöchel aufgesprungen und rauh, wie Reibeisen. [CK 1414]

Eine kleine Verletzung am Finger wird böse, mit Pulsiren darin, später eine Fressblase daran, und die ganze Hand geschwillt, doch ohne Schmerz, ausser beim Befühlen. [CK 1415]

Die Flechsen in den Handtellern hinter den zwei ersten Fingern sind wie verkürzt, hart anzufühlen und spannend, so, dass er die Hand nicht flach auf einem Tische ausbreiten kann. [CK 1416]

In den Fingern, Zieh-Schmerz, in einzelnen kurzen Rucken, Nachmittags. [CK 1417]

Klamm in den drei mittlern Fingern. [CK 1418]

Unwillkürliches Zucken der Finger (*Fr. H.*). [CK 1419; RAL (48)]

Reissen in den Fingern (auch *Ng.*). [CK 1420] Reißen in den Fingern. [RAL 515]

Reissen im hintern Daumen-Gelenke bis in das Mittel-Gelenk und die Hälfte des Handrückens (*Ng.*). [CK 1421]

Reissendes Stechen hinter dem Nagel, des linken Ringfingers, als würde eine Nadel hineingestossen, Abends besonders heftig (*Ng.*). [CK 1422]

Klamm-Zerschlagenheits- und Geschwulst-Gefühl im Mittel-Gelenke des 3ten und 4ten Fingers (während der Regel) (*Ng.*). [CK 1423]

Kneipen und Drücken am Ballen des linken kleinen Fingers, alle 5 Minuten, beim Aufstützen des Ellbogens bis in den Arm heraufstrahlend, mit Frost; am Tage verwandelt sich der Schmerz in starke Stiche, ebenfalls mit Frost, wobei es ihm in allen Gliedern lag, wie nach starker Strapatze. [CK 1424] Am Ballen des linken kleinen Fingers, alle fünf Minuten, ein Schmerz aus Kneipen und Drücken zusammengesetzt, welcher bis in den Arm heraufstrahlt, wenn er den Ellbogen aufstützt, mit Frost; am Tage verwandelt sich dieser Schmerz in starke Stiche, ebenfalls mit Frost, wobei es ihm, wie nach einer ermüdenden Strapaze, in allen Gliedern lag. [RAL 516]

Anhaltend brennend reissender Stich auf dem Rücken des Mittelfingers. [CK 1425] Auf dem Rücken des Mittelfingers ein anhaltend brennend reißender Stich. [RAL 513]

Ein brennender Ruck im linken Mittelfinger. [CK 1426] Im linken Mittelfinger ein brennender Ruck. [RAL 514]

Brennen in den Finger-Ballen (Vormittags). [CK 1427] In den Finger-Ballen ein Brennen (Vormittags). [RAL 512]

Brennen in den Fingerspitzen. [CK 1428]

Verrenkungs-Schmerz im hintersten **Daumen-Gelenke**. [CK 1429] Verrenkungsschmerz im hintersten Gelenke des Daumens (n. 10 St.). [RAL 517]

Schmerz in der Beuge-Seite des rechten Mittelfingers, wie von einem stechenden Splitter. [CK 1430]

Stiche in den Fingerspitzen. [CK 1431]

Kriebeln und Brickeln in den Fingerspitzen, sehr empfindlich; beim herab Hangen der Arme schlimmer. [CK 1432]

Einschlafen der zwei letzten Finger, Abends im Bette. [CK 1433]

Taubheit des kleinen Fingers, eine Zeit lang. [CK 1434] Der kleine Finger ist einige Zeit lang taub. [RAL 518]

Taubheit und Eingeschlafenheit der beiden kleinen Finger. [CK 1435]

Absterben der Finger, früh; sie werden blutleer, mit Trübheit und Kriebeln, und schrumpfiger

Haut an den Spitzen, zwei Stunden lang, drei Tage nach einander. [CK 1436]
Absterben der Finger, Vormittags. [CK 1437]
Kälte der Finger (*Fr. H.*). [CK 1438; RAL (50)]
Starke Geschwulst der drei Mittelfinger beider Hände (*Fr. H.*). [CK 1439; RAL (49)]
Dicke, steife, rothe Finger-Gelenke, wie erfroren, mit Kriebeln darin. [CK 1440] Fingergelenke, dick, steif, roth, wie erfroren; es kriebelt drin. [RAL 519]
Geschwulst der Finger, früh. [CK 1441]
Dicke, rothe, Frostbeulen an den Fingern, die in der Wärme sehr jücken. [CK 1442] Frostbeulen an den Fingern. [RAL 520]
Abgänge an den Fingern (die Oberhaut schält sich ab in runden Stellen). [CK 1443]
Starker Schweiss zwischen den Fingern. [CK 1444; RAL 521]
Schmerz der Fingerspitzen, früh, als habe er die Nägel zu kurz verschnitten. [CK 1445]
Viel Neidnägel an den Fingern. [CK 1446; RAL 522: ohne Hervorhebung]
Nagel-Geschwür am Finger (Panaritium), zweimal nach einander. [CK 1447] Fingernägelgeschwür (Panaritium), zweimal nach einander. [RAL 523]
Geschwür am Fingernagel (Panaritium). [RAL 524]
Der rechte Hinterbacken schmerzt. [CK 1448]
Wenn er lange sitzt, thut ihm das ganze Gesäss mit den Sitz-Knochen weh. [CK 1449; RAL 525]
Jückendes Fressen an den Hinterbacken. [CK 1450]
Im Hüft-Gelenke spannender Schmerz beim Gehen. [CK 1451; RAL 527]
Arger Schmerz im rechten Hüft-Gelenke, bei der geringsten Bewegung im Bette, wie verrenkt, so dass er früh nicht auftreten, noch gehen konnte; auch bei Berührung, Schmerz. [CK 1452]
Zucken öfters, tief in der linken Hüfte, bei Bewegung vergeht es (*Ng.*). [CK 1453]
Zerschlagenheits-Schmerz in der rechten Hüfte, beim Niedersetzen und beim Bewegen des Körpers nach einer Seite (*Ng.*). [CK 1454]
Schmerz in der Hüfte, bloss bei Bewegung und beim Anfühlen, als wäre er da blau geschlagen, oder darauf gefallen. [CK 1455]
Schmerz in den Sitz-Knochen, dass sie weder sitzen noch liegen konnte, auch beim Befühlen, wie unterschworen; beim Aufstehen vom Sitze war der Oberschenkel wie eingeschlafen, mit Kneipen am Sitz-Knochen. [CK 1456]
Klammartige, jählinge, sehr schmerzhafte Rucke um das Hüft-Gelenk. [CK 1457] Jählinge, klammartige, äußerst schmerzhafte Rucke um das Hüftgelenk. [RAL 528]
Zieh-Schmerz in der linken Hüfte. [CK 1458; RAL 529: ohne Hervorhebung]
Nessel-Ausschlag unter der Hüfte. [CK 1459]
In den Beinen, Zieh-Schmerz, früh und Abends im Bette. [CK 1460] Im Bette, früh und Abends, Ziehschmerz in den Beinen. [RAL 535]
Arges Reissen im Beine, von der Ferse bis in den Oberschenkel, und bis in das Hüft-Gelenk, im Stehen am ärgsten im Knie-Gelenke; Gehen erleichterte, und besserte endlich ganz (*Ng.*). [CK 1461]
Stossweise heftiges Reissen, Abends, im rechten Beine und Hüft-Gelenke, beim Gehen; auch konnte sie, ohne das Bein auszustrecken, und ohne Schmerz es nicht auf einem niedrigen Sitze aushalten. [CK 1462]
Wie zerschlagen in den Beinen, nach Gehen im Freien. [CK 1463]
Unruhe in den Beinen, dass sie nicht in der Stube bleiben konnte, zwei Abende, bis zum Schlafengehen. [CK 1464] Unruhe in den Beinen, Abends, daß sie in der Stube nicht bleiben konnte, bis zum Schlafengehen, zwei Abende. [RAL 531]
Trockne Hitze in den Beinen. [CK 1465; RAL 532]
Kälte im linken Beine. [CK 1466]
Das rechte Bein ist wie taub, selbst im Liegen. [CK 1467]
Gefühl im Liegen, als könne er den einen Schenkel nicht heben, was er doch wirklich vermochte. [CK 1468]
Er fühlt im Sitzen oft seine Beine nicht; eine Art Eingeschlafenheit. [CK 1469]
Eingeschlafenheit des linken Beines, eine Stunde lang, zwei Abende nach einander. [CK 1470; RAL 533]
Eingeschlafenheit beider Beine, früh im Bette, mit grosser Schwere. [CK 1471]
Schwere in den Beinen und Spannen in den Knieen und Oberschenkeln, mehr Nachts, als am Tage. [CK 1472; RAL 534: ohne Hervorhebung]
Schmerzhafte Schwere der Beine. [CK 1473]
Schwere und Müdigkeit der Beine, früh im Bette, die nach dem Aufstehen sogleich verging. [CK 1474] Früh im Bette Schwere und Müdigkeit der Beine, die nach dem Aufstehen gleich verging. [RAL 536]
Beine wie abgeschlagen. [RAL 537]
Schwere und Mattigkeit der Beine nach kleinen Spaziergängen. [CK 1475] Nach kleinen Spazier-

gängen Mattigkeit und Schwere der Beine. [RAL 538]

Ungemeine Schwere der Beine beim Gehen, fast wie gelähmt. [CK 1476]

Sumsen der Beine, wie von Müdigkeit. [CK 1477] Die Beine sumsen, wie von Müdigkeit. [RAL 530]

Aengstlichkeits- und Schwäche-Gefühl im ganzen rechten Beine, beim Gehen. [CK 1478]

Schwäche in den Beinen, dass sie kaum gehen konnte, und Schmerz, als wäre kein Mark in den Knochen. [CK 1479]

Plötzliche Schwäche der Beine, besonders der Unterschenkel, nach einem kurzen Spaziergange. [CK 1480]

Im Oberschenkel eine Art Lähmung, wie in der Hüfte, über dem Hinterbacken. [CK 1481] (Eine Art Lähmung im Oberschenkel, wie in der Hüfte über dem Hinterbacken.) [RAL 526]

Zucken in beiden Oberschenkeln, wie im Knochen (*Ng.*). [CK 1482]

Klamm im rechten Oberschenkel. [CK 1483]

Kriebelndes Jücken am innern Oberschenkel (*Fr. H.*). [CK 1484; RAL (51)]

Trockne Hitze an den Oberschenkeln und am Kreuze, bei Kälte des Rückens. [CK 1485]

Schmerz der hintern Oberschenkel-Muskeln im Sitzen. [CK 1486] **Die hintern Oberschenkelmuskeln sind beim Sitzen schmerzhaft.** [RAL 543]

Die Oberschenkel sind wie mit einem Bande zusammengeschnürt. [CK 1487; RAL 544: in Klammern]

Zucken im Ober- und Unterschenkel [CK 1488] Im Ober- und Unterschenkel Zucken. [RAL 545]

Ziehender Schmerz im Oberschenkel. [CK 1489] Im Oberschenkel ziehender Schmerz. [RAL 546]

Heftige Risse im rechten Oberschenkel, vom Knie bis an den Kamm des Darmbeins, und darauf Abgeschlagenheit des ganzen Körpers. [CK 1490]

Reissen in den Oberschenkeln, auch in deren Knochen, oft bis ins Knie, meist durch Gehen gebessert (*Ng.*). [CK 1491]

Stechen und Brennen an der Inseite des linken Oberschenkels, durch Reiben gebessert (*Ng.*). [CK 1492]

Zerschlagenheits-Schmerz an der Aussenseite des Oberschenkels, auch beim Berühren. [CK 1493] In der Aussenseite der Oberschenkel Zerschlagenheitsschmerz, auch bei Berühren. [RAL 542]

Heftiger Schmerz im Oberschenkel, Nachts, wie nach einem Schlage. [CK 1494] In der Nacht heftiger Schmerz im Oberschenkel, wie nach einem Schlage. [RAL 541]

Schmerz, wie verwundet, am innern rechten Oberschenkel, Abends. [CK 1495; RAL 540]

Wundheit zwischen den Oberschenkeln, besonders beim Gehen im Freien. [CK 1496; RAL 539]

Jückende Blüthen an der Inseite der Oberschenkel. [CK 1497]

Knieschmerz, wie von Steifheit, beim Aufstehen vom Sitze. [CK 1498; RAL 551]

Steifheit in den Kniekehlen. [CK 1499; RAL 552]

Verstarren der Knie. [CK 1500; RAL 550]

Gefühl in den Knieen, als würden sie mit beiden Händen gepackt, Abends (*Ng.*). [CK 1501]

Spannen in den Knieen, beim Aufstehen vom Sitze, beim Gehen und vorzüglich beim Treppen-Steigen. [CK 1502]

Spannung im rechten Knie, dass er das Bein nicht strecken kann. [CK 1503]

Strammen in den Kniekehlen, beim Auftreten, wie zu kurz. [CK 1504] In den Kniekehlen Schmerz, wie zu kurz, beim Auftreten. [RAL 553]

Die Flechsen der Beine deuchten beim Stehen wie zu kurz. [CK 1505] Die Flechsen der Beine deuchten zu kurz beim Stehen. [RAL 554]

Spannen in den Kniekehlen, bis zum Fusse. [CK 1506]

Die Knie werden (im Bette) mehrmals krampfhaft gebogen und wieder ausgestreckt (*Fr. H.*). [CK 1507] Die Kniee werden (im Bette) mehrmals krampfhaft gebogen und wieder unwillkürlich jähling ausgestreckt. [RAL (52)]

Heftiges klammartiges Drücken in der Kniekehle bis an die Fussknöchel, meist im Sitzen, täglich zweimal eine Stunde lang, Nachmittags, bei grosser Müdigkeit und strammendem Kopfschmerze. [CK 1508] Ein heftiges, klammartiges Drücken von der Kniekehle an bis an die Fußknöchel, meist im Sitzen, Nachmittags, täglich zweimal eine Stunde lang, bei großer Müdigkeit und strammenden Schmerze im Kopfe. [RAL 555]

Drücken auf der linken Kniescheibe, im Sitzen und Gehen. [CK 1509] Auf der linken Kniescheibe ein Drücken, selbst im Sitzen, doch auch im Gehen. [RAL 556]

Drücken im Knie-Gelenke, beim Bewegen desselben. [CK 1510; RAL 557]

Stumpf stechender Druck auf einem sehr kleinen Punkte in der äussersten Knie-Spitze. [CK 1511] Stumpf spitziger Druck in der äußersten Kniespitze auf einem sehr kleinen Punkte. [RAL 558]

Reissen im linken Knie, nur im Gehen (*Ng.*). [CK 1512]

Reissen äusserlich in der linken Kniescheibe, durch wiederholtes Gehen verschwindend (*Ng.*). [CK 1513]

Abends, Reissen und Verrenkungs-Schmerz im linken Knie, nur beim Auftreten; nach Niederlegen vergeht es, kommt aber am Morgen wieder (*Ng.*). [CK 1514]

Stechen im rechten Knie. [CK 1515]

Stechen im Knie und dem Schienbeine (d. 3. T.). [CK 1516]

Stechen im rechten Knie, nur beim Stehen, dann im linken Hand-Gelenke. [CK 1517]

Stechende Schmerzen in den Knieen. [CK 1518]

Lange Stiche im Knie, die Schauder und Schreck erregen. [CK 1519]

Stechen im Knie bei geringer Bewegung (da knorpelt es darin), und beim Treppen-Steigen, aber fast nicht beim Gehen auf Ebenem. [CK 1520]

Glühend brennender Stich in der linken Kniebeuge, dass sie zusammenfuhr (*Ng.*). [CK 1521]

Lähmigkeit im Knie, beim Treppen-Absteigen, wie verstaucht. [CK 1522] Lähmung im Knie, beim Treppensteigen wie verstaucht. [RAL 549]

Mattigkeit in den Knieen, vorzüglich Vormittags; nach Steigen einer Treppe brennt es in den Gelenken derselben. [CK 1523] Vorzüglich Vormittags Mattigkeit in den Knieen; nach Steigen einer Treppe brennt's in den Kniegelenken. [RAL 548]

Zerschlagenheits-Schmerz der Knie, beim Aufstehen vom Sitze und Biegen derselben. [CK 1524]

Ermüdungs-Schmerz in den Knie-Gelenken. [CK 1525]

Müdigkeits-Gefühl in den Knieen, früh im Bette. [CK 1526]

Schlaffheit in den Knieen, als wollten sie zusammensinken. [CK 1527]

Zusammenknicken der Knie beim Gehen. [CK 1528]

Knacken in den Knieen (d. 2. T.). [CK 1529]

Jücken um die Knie. [CK 1530]

Der Unterschenkel ist beim Aufstehen wie eingeschlafen und kriebelnd brennend. [CK 1531]

Kälte und Kälte-Gefühl der Unterschenkel, Abends. [CK 1532; RAL 565]

Geschwollne Adern an den Unterschenkeln. [CK 1533] An den Beinen geschwollene Adern. [RAL 568]

Zittern und Müdigkeit, Stechen und Reissen in beiden Unterschenkeln, von den Knieen bis in die Füsse; beim Sitzen mehr Reissen, im Gehen Stechen und Spannen, während die Zehen eiskalt sind. [CK 1534] In den beiden Unterschenkeln Zittern, Stechen und Reißen und Müdigkeit von den Knieen bis in die Unterfüsse; beim Sitzen mehr Reißen, beim Gehen Stechen und Spannen, während die Zehen eiskalt sind. [RAL 559]

Reissen in den Unterschenkeln, von den Knieen bis zu den Füssen, im Gehen und Sitzen. [CK 1535]

Reissen in beiden Unterschenkeln, bis zur Mitte der Oberschenkel (*Ng.*). [CK 1536]

Reissen von den Knieen bis in die Zehen, mit Schwere der Füsse, dass sie sie kaum erschleppen kann. [CK 1537] Reißen in den Knieen bis in die Zehen (Vormittags); die Füße sind so schwer, daß sie sie kaum erschleppen kann. [RAL 547]

Zerschlagenheits-Schmerz im innern Theile der Unterschenkel, bei den Schienbeinen, beim Befühlen, als wäre das Fleisch von den Knochen los; Abends. [CK 1538] (Am innern Theile der Unterschenkel, bei den Schienbeinen (Abends), beim Befühlen, Schmerz wie zerschlagen, oder als wenn das Fleisch von den Knochen los wäre.) [RAL 564]

Neigung zu Klamm im Unterschenkel, beim Ausstrecken des Fusses. [CK 1539] Beim Ausstrecken des Unterfußes Neigung zu Klamm im Unterschenkel. [RAL 567]

Die Waden schmerzen beim Treppensteigen sehr. [CK 1540] Beim Treppensteigen schmerzen die Waden sehr. [RAL 563]

Stechender Schmerz in der rechten Wade. [CK 1541]

Ziehen, abwechselnd in der Wade, im Schienbeine, in der Sohle. [CK 1542]

Greifendes Ziehen in den Waden, im Sitzen; im Gehen erleichtert (*Ng.*). [CK 1543]

Glühendes Brennen und Bohren in der rechten Wade, Abends (*Ng.*). [CK 1544]

Müdigkeits-Schmerz in den Waden, Nachts, nur im Bette (*Ng.*). [CK 1545]

Gluckern in der linken Wade herab, wie von Wasser-Tropfen (*Ng.*). [CK 1546]

Reissen mit Stechen hin und her, von den Waden bis in die Zehen, Abends, beim Stehen und Niedersetzen zuckten die Füsse inwendig, dabei Zitter-Gefühl im ganzen Körper, Schwere und Reissen im ganzen Rücken, Frost ohne Durst mit rothen Backen ohne Hitze daran; dann kam's in die Herzgrube, spannte und zog unter den Ribben zusammen, mit beklemmtem Athem und

vielen Stichen in der ganzen Brust und im Oberbauche. [CK 1547] Von den Waden bis in die Zehen Reißen mit Stechen hin und her (Abends); beim Stehen und wenn sie sich setzte, zuckten die Füße inwendig; dabei zitteriges Gefühl durch den ganzen Körper, eine Schwere, mit Reißen vermischt, im ganzen Rücken, Frost, ohne Durst, mit rothen Backen, ohne Hitze daran; dann kam's in die Herzgrube, spannte und zog zusammen unter den Ribben, mit beklemmtem Athem und vielen Stichen in der ganzen Brust und im Oberbauche. [RAL 560]
Zusammenziehender Schmerz in der Wade. [CK 1548]
Strammen, Spannen und Zusammenzieh-Schmerz in den Waden, als wären sie zusammengenäht. [CK 1549] Strammender, spannender, zusammenziehender Schmerz in den Waden, als wären sie zusammengenäht. [RAL 562]
Klamm in den Waden, selbst im Gehen, wo die Wade schmerzt wie zu kurz. [CK 1550] Wadenklamm, selbst im Gehen, wo die Wade schmerzt, als wäre sie zu kurz. [RAL 561]
Starker Waden-Klamm, früh im Bette. [CK 1551]
Waden-Klamm im Tanze. [CK 1552]
Zitter-Gefühl in den Waden, beim Stehen. [CK 1553]
Geschwulst der Wade. [CK 1554]
Die Füsse sind eiskalt, Abends, bis Schlafengehen. [CK 1555]
Kalte Füsse, den ganzen Tag und Abends, bis Schlafengehen. [CK 1556]
Kälte in den Fusssohlen. [CK 1557]
Immer kalte Füsse, sie kann sie Abends im Bette nicht erwärmen. [CK 1558; RAL 566]
Die Sohlen werden weich, empfindlich und schmerzhaft beim Gehen. [CK 1559]
Die Fusssohlen schmerzen beim Auftreten und Gehen wie unterschworen. [CK 1560; RAL 586]
Stiller Schmerz in den Fusssohlen. [CK 1561]
Starker, augenblicklicher Schmerz in der linken Ferse. [CK 1562]
Strammen in den Sohlen, wie zu kurz, beim Auftreten. [CK 1563] In den Fußsohlen Schmerz wie zu kurz beim Auftreten. [RAL 594]
Spannung in der Höhlung der Fusssohle. [CK 1564] In der Höhlung der Fußsohle eine Spannung. [RAL 592]
Strammen um die Fussknöchel, beim Gehen. [CK 1565] Schmerz, wie Strammen, um die Fußknöchel beim Gehen. [RAL 572]
Spannung im rechten Fusse, bei Bewegung der Zehen. [CK 1566]

Klamm in der Fusssohle bei jedem Tritte. [CK 1567] In der Fußsohle Klamm beim Auftreten, bei jedem Tritte. [RAL 593]
Steifheit im Fuss-Gelenke, um die Knöchel. [CK 1568]
Ziehen in den Füssen und bis in die Hüfte herauf, mit Knacken der Gelenke bei jeder Bewegung. [CK 1569]
Ziehen aussen an der linken Ferse, Abends, nach dem Niederlegen (Ng.). [CK 1570]
Zieh-Schmerz in den Fusssohlen, früh, im Bette; auch beim Auftreten arger Schmerz darin. [CK 1571] In den Fußsohlen, früh im Bette, Ziehschmerz; auch früh beim Auftreten arger Schmerz drin. [RAL 585]
Schmerzloses Zucken in beiden Fusssohlen, das durch Bewegung vergeht (Ng.). [CK 1572]
Reissen in der rechten Fusssohle, das durch Reiben vergeht, Abends (Ng.). [CK 1573]
Reissen im rechten Fusse. [CK 1574]
Reissen in der rechten Ferse, eine halbe Stunde lang. [CK 1575; RAL 584]
Reissen und Stechen im bösen Fusse, Nachts. [CK 1576] Nachts Reißen und Stechen im bösen Fuße. [RAL 577]
Stechen im rechten Fusse. [CK 1577; RAL 578]
Starke Stiche an der Achill-Senne, fast alle 5 Minuten. [CK 1578] An der Achillsenne starke Stiche, fast alle fünf Minuten. [RAL 579]
Stechen unter dem linken Fussknöchel, selbst in der Ruhe, doch mehr noch beim Ausstrecken des Fusses, und auch sonst bei der mindesten Bewegung, was ihn am Gehen hinderte. [CK 1579] Unter dem linken Fußknöchel Stechen, selbst in Ruhe, doch weit mehr beim Ausstrecken des Fußes und auch sonst bei der mindesten Bewegung, wodurch er am Gehen gehindert ward. [RAL 580]
Stiche in den Fusssohlen. [CK 1580; RAL 595]
Stiche im rechten Fussballen. [CK 1581]
Stechen in der rechten Ferse, wie von einem Splitter. [CK 1582] Stechen in der rechten Ferse, als sey ein Splitter drin. [RAL 583]
Klemmendes Stechen im rechten Fussrücken, ärger bei Bewegung. [CK 1583] Ein klemmendes Stechen im Fußrücken, bei Bewegung heftiger. [RAL 581]
Stechendes Kriebeln in der rechten Ferse. [CK 1584]
Klopfen, wie vom Hüpfen einer Maus, am äussern Rande des rechten Fusses (Ng.). [CK 1585]
Ein brennender Stich plötzlich auf dem linken Fussrücken. [CK 1586] Auf dem Fußrücken jählling ein brennender Stich. [RAL 582]

Schneiden in der Ferse, bis in die Höhlung der Sohle. [CK 1587]

Brennen über den Fussrücken. [CK 1588]

Brennen und Jücken in den Sohlen, vorzüglich beim Gehen nicht auszuhalten. [CK 1589]

Brennen in den Fusssohlen, beim Auftreten nach langem Sitzen. [CK 1590; RAL 587: ohne Hervorhebung]

Starkes Brennen in der Höhlung der linken Sohle, Abends (*Ng.*). [CK 1591]

Brennendes Kneipen im Fuss-Gelenke, nach Reiben vermehrt sich das Brennen. [CK 1592] Im Gelenke des Unterfußes ein brennendes Zwicken; nach dem Reiben vermehrte sich das Brennen. [RAL 576]

Geschwulst der Füsse in der Bett-Wärme, ausser dem Bette vergehend. [CK 1593] Fußgeschwulst in der Bettwärme, welche außer dem Bette vergeht. [RAL 570]

Geschwulst des rechten Fusses, beim Gehen im Freien. [CK 1594]

Geschwulst am Fussknöckel, mit Verrenkungs-Schmerz beim Bewegen. [CK 1595] Am Fußknöchel Geschwulst, mit Verrenkungsschmerz beim Bewegen. [RAL 571]

Schmerz, wie vertreten, im linken Fuss-Gelenke, beim Stehen und Gehen. [CK 1596] Im linken Unterfußgelenke, beim Stehen und Gehen, Schmerz wie vertreten. [RAL 573]

Knicken des Fuss-Gelenkes beim Auftreten, wie ausgerenkt. [CK 1597] Beim Auftreten knickte das Gelenke, wie ausgerenkt. [RAL 574]

Umknicken des Fusses beim Gehen. [CK 1598]

Leichtes Umknicken des Fuss-Gelenkes, vorzüglich beim Treppen-Absteigen. [CK 1599] In den Unterfußgelenken leichtes Umknicken, vorzüglich beim Treppenabsteigen. [RAL 575]

Knacken des Fuss-Gelenkes bei Bewegung desselben. [CK 1600]

Taubheit und Kriebeln in der Fusssohle, das durch Reiben vergeht (*Ng.*). [CK 1601]

Eingeschlafenheit der linken Fusssohle, Abends (*Ng.*). [CK 1602]

Grosse Schwere in den Füssen, besonders im Gelenke. [CK 1603]

Pochen in der hohlen Fusssohle, Abends, mit starkem Brennen, eine Stunde lang. [CK 1604] Abends Pochen in der hohlen Fußsohle, mit starkem Brennen, eine Stunde lang. [RAL 588]

Schweiss in den Fusssohlen. [CK 1605; RAL 589]

Kalter Schweiss auf der linken Fusssohle. [CK 1606; RAL 590]

Kaltschweissige Füsse. [CK 1607]

Blaue Flecke und Krampfadern um die Fussknöchel. [CK 1608] Krampfadern und blaue Flecken um die Fußknöchel. [RAL 569]

Blüthen-Ausschlag um die Fussknöchel. [CK 1609]

Geschwür-Bläschen auf den Fusssohlen. [CK 1610; RAL 591: in Klammern]

In den Zehen Klamm, beim Ausstrecken der Füsse. [CK 1611] Beim Ausstrecken der Füße Klamm in den Zehen. [RAL 602]

Klamm und Krummziehen der Zehen, mit Zerschlagenheits-Schmerz; durch starkes Drücken gebessert; bei der Regel (*Ng.*). [CK 1612]

Reissen im hintern Gelenke der rechten grossen Zehe (*Ng.*). [CK 1613]

Stiche vorn in der linken grossen Zehe (*Ng.*). [CK 1614]

Stechen in den Zehspitzen, im Sitzen und Liegen. [CK 1615]

Feine Stiche in den mittlern und beiden grossen Zehen. [CK 1616] In den mittlern Zehen und in beiden großen Zehen feine Stiche. [RAL 596]

Druck-Schmerz und Weh der innern Nagel-Seite der grossen Zehe. [CK 1617]

Schmerz des Nagels der grossen Zehe. [CK 1618]

Stumpfer Schmerz im linken Zehballen. [CK 1619; RAL 601]

Entzündung und Geschwulst der grossen Zehe, mit Schmerz. [CK 1620] (Geschwulst und Entzündung und Schmerz der linken großen Zehe.) [RAL 600]

Geschwulst der Zehen. [CK 1621]

Jücken in den ehemals erfrornen Zehen (d. erst. Tage). [CK 1622]

Zwischen den Zehen, weisse, schmerzhafte Blüthen. [CK 1623]

Hühneraugen schmerzen wie gedrückt von engen Schuhen. [CK 1624; RAL 599: ohne Hervorhebung]

Heftiges Stechen oft in den Hühneraugen. [CK 1625] Oft in den Hühneraugen heftiges Stechen. [RAL 597]

Stechendes Brennen im Hühnerauge, in weiten Schuhen. [CK 1626; RAL 598]

Entzündung der Hühneraugen, mit Schmerzen. [CK 1627]

■ Allgemeines und Haut

Die Glieder schlafen beim Liegen sogleich ein. [CK 1628] Beim Liegen schlafen die Glieder gleich ein. [RAL 603]

Leichtes Einschlafen der Glieder, der Arme, Halsmuskeln, der Kopfhaut, der Hinterbacken und Füsse, besonders beim Liegen. [CK 1629] Leichtes Einschlafen der Glieder beim Liegen, der Arme, Halsmuskeln u.s.w. [RAL 604]

Drücken in Armen und Beinen, als wollten sie einschlafen. [CK 1630; RAL 605]

Ziehschmerz in allen Gliedern. [RAL 608]

Zieh-Schmerz in den Gliedern, Abends. [CK 1631; RAL 609: ohne Hervorhebung]

Drängen in den Gliedern, fast wie Ziehen. [CK 1632; RAL 607]

Ein seit 6 Wochen vergangener Schmerz von Quetschung (an der Brust) erneuert sich wieder, als Druck-Schmerz, vorzüglich Abends. [CK 1633]

Ziehen im Knie, Arm und Schulter, auf Augenblicke. [CK 1634; RAL 610]

Reissen im Rücken, in den Knieen und Unterschenkeln, Abends im Bette. [CK 1635] Abends im Bette reißender Schmerz im Rücken, in den Knieen und Unterschenkeln. [RAL 611]

Plötzliches Reissen oder Rucken hie und da im Körper (*Ng.*). [CK 1636]

Zieh-Schmerz im Bauche und in allen Gliedern, in den Armen zu Stunden, in den Oberschenkeln Tage lang. [CK 1637]

Arges Ziehen und Reissen durch die Knie und Schienbeine, besonders Abends; sie weiss nicht, wo sie die Beine hinlegen soll. [CK 1638]

Die ziehenden (reissenden) Schmerzen in den Gliedern erhöhen sich unter Feder-Betten bis zum Unerträglichen. [CK 1639]

Aeussere Wärme lindert die Schmerzen; Kälte mehrt sie (*Ng.*). [CK 1640]

Die meisten Beschwerden entstehen bloss in der Ruhe und vergehen durch Bewegung des leidenden Theiles, oder im Gehen (*Ng.*). [CK 1641]

Die Beschwerden, vorzüglich des Kopfes und Magens stellen sich im Freien bei Spazierengehen ein. [CK 1642]

Zerschlagenheit der Glieder, früh, gleich nach dem Aufstehen. [CK 1643] Früh, gleich nach dem Aufstehen, Zerschlagenheit der Glieder. [RAL 612]

Knochenschmerz der Glieder, beim Anfühlen, als wäre das Fleisch los. [CK 1644]

Im Stehen fühlt sie sich am schlimmsten (*Ng.*). [CK 1645]

Knacken in den Knieen und Ellbogen. [CK 1646; RAL 606]

Kneipen hie und da in den Muskeln. [CK 1647] Ein Kneipen im Fleische hie und da am Körper. [RAL 613]

Unbehagliches Gefühl, als sey ihr ganzer Körper verschoben. [CK 1648]

Sonderbar drückendes Gefühl durch den ganzen Körper. [CK 1649]

Spannen in allen Gliedern, als wären sie zu kurz; er musste sich ausdehnen. [CK 1650]

Spannendes Wehthun in allen Gliedern und in den Fuss-Flechsen, nach kurzem Spazierengehen. [CK 1651]

Nach einem kurzen Spaziergange, Mittags, Herzklopfen und Zittern der Hände. [CK 1652]

Ameisen-Laufen auf der Haut des ganzen Körpers. [CK 1653]

Stichlichtes Brickeln in der ganzen Körper-Haut, Abends, nach Warmwerden im Bette. [CK 1654] Abends, nach Warmwerden im Bette, ein stichlichtes Brickeln in der Haut des ganzen Körpers. [RAL 614]

Brennen in Händen und Füssen, mit Schwäche und Mattigkeit des ganzen Körpers. [CK 1655]

Sticheln auf der Haut der Backen, der Achsel und Oberschenkel. [CK 1656; RAL 615]

Stechendes Jücken, vorzüglich beim Gehen im Freien. [CK 1657; RAL 616]

Brennen in der ganzen Körper-Haut. [CK 1658] Brennende Empfindung in der Haut des ganzen Körpers. [RAL 617]

Die jückende Stelle schmerzt nach Kratzen. [CK 1659] Die jückende Stelle thut nach dem Kratzen bloß weh (brennt nicht). [RAL 623]

Nach geringem Reiben schmerzt die Haut sehr und lange, wie hautlos und wund. [CK 1660] Bei geringem Reiben der Haut am Ellbogen schmerzt es sehr und lange, wie hautlos und wund gerieben. [RAL 619]

Beissen, wie von Flöhen, Abends, nach Niederlegen und Nachts, den Schlaf hindernd, nach Kratzen stets an andern Stellen erscheinend (*Ng.*). [CK 1661]

Widrig kriebelndes Jücken mit Schmerz der Stelle nach Kratzen. [CK 1662] Ein widrig kriebelndes Jücken; nach dem Kratzen wird die Stelle schmerzhaft. [RAL 622]

Jückendes Brennen an verschiedenen Theilen; nach Kratzen that es wie wund weh. [CK 1663] Jückendes Brennen an verschiednen Theilen; nach dem Kratzen that's wie eine Wunde weh, brannte aber nicht. [RAL 624]

Die jückende Stelle blutet und beisst nach Kratzen. [CK 1664] Wenn er die jückende Stelle gekratzt hat, so blutet's und beißt, brennt aber nicht. [RAL 625]

Jücken, am schlimmsten Nachts, und früh im Bette, nach Erwachen. [CK 1665; RAL 626]

Jücken in den Achselhöhlen und Kniekehlen. [CK 1666]

Jücken an verschiedenen Stellen des Körpers, meist nach Kratzen vergehend, zuweilen auch mit Stechen darnach, auch wohl Brennen darauf (*Ng.*). [CK 1667]

Nach Kratzen wird die Stelle wie heiss. [CK 1668; RAL 627: in Klammern]

Ausschlag auf der Haut (Hufel. Journ.). [CK 1669] Hautausschlag. [RAL (55)]

Friesel am ganzen Körper, jückend stechend. [CK 1670]

Friesel am ganzen Körper, argen Jückens, dann Abschälen der Haut. [CK 1671]

Arg fressender Friesel-Ausschlag im Gesichte, an Armen und Beinen. [CK 1672]

Nessel-Ausschlag mit Fieber (d. 26. T.). [CK 1673]

Jückende Quaddeln am ganzen Körper, an Händen und Füssen (n. 35 T.). [CK 1674]

Ausschlag brennenden Jückens. [CK 1675] Hautausschläge brennenden Jückens[1]. [RAL 621]

Rothe (jückende) Blüthchen, die zuweilen nach Kratzen brennen, auf der Nase, der Oberlippe, um das Kinn und an den Vorderarmen (*Ng.*). [CK 1676]

Empfindungslose Blüthchen auf dem Rücken, nach abendlichem starkem Jücken (*Ng.*). [CK 1677]

Ausschlag, wie nach Kuhpocken zu entstehen pflegt. [CK 1678] Hautausschlag, dergleichen nach den Kuhpocken zu entstehen pflegt. [RAL 628]

Leberflecke auf Rücken und Brust, welche Abends jücken. [CK 1679; RAL 620]

Die alten Flechten fangen an, stark zu jücken; er muss sie blutig kratzen (n. 9 T.). [CK 1680]

Schuppenartiger Flechten-Ausschlag, der durch äussere Mittel vertrieben war, erscheint wieder, mit heftigem nach Kratzen brennendem Jücken (*Whl.*). [CK 1681]

Eine alte Warze (unter dem Auge) fängt an kitzelnd zu stechen (n. 5 T.). [CK 1682]

Die Haut springt hie und da auf, besonders in freier Luft. [CK 1683] Die Haut springt hie und da auf, besonders in freier Luft (*Fr. Hahnemann*). [RAL (56)]

Blutschwäre. [CK 1684]

Geschwüre in den Gedärmen (*Andoynus*). [CK 1685; RAL (29)]

Starke Blutung der alten Geschwüre. [CK 1686]

Spann-Schmerz im Geschwüre. [CK 1687]

Das Geschwür am Nagel fängt sehr an zu stinken. [CK 1688]

Der Eiter des (schorfigen) Geschwüres riecht sauer. [CK 1689]

Eine kleine Schnitt-Wunde fängt an, erst schründend, dann brennend weh zu thun, und entzündet sich darauf unter klopfendem Schmerze. [CK 1690] Eine kleine geschnittene Wunde fängt an, erst schründend, dann brennend zu schmerzen; sie entzündet sich und verursacht klopfenden Schmerz. [RAL 618]

Einzelnes Zucken einer Hand und eines Fusses, am Tage. [CK 1691; RAL 631]

Muskel-Zucken hie und da, wie von Elektricität erregt. [CK 1692]

Oefteres krampfhaftes Zucken im ganzen Körper, nach dem Abend-Essen, mit Schmerz im Rücken und dann auch in der rechten Bauch-Seite. [CK 1693]

Fallsucht-Anfall, nach Erschrecken oder starkem Laufen. [CK 1694] (Nach Erschrecken oder starkem Laufen, Fallsucht.) [RAL 632]

Fallsucht-Anfall, es kam vom Rücken oder vom Arme aus gelaufen, wie eine Maus, zog den

---

[1] 621. bis 626. In diesen Symptomen – vergl. (51.) und bei der kalkerdigen Schwefelleber 188. 232. offenbart sich das Eigenthümliche des jückenden Ausschlags, welchen Schwefel erzeugen kann, woraus zwar ein der Krätze ähnliches (homöopathisches) Uebel, aber **nicht dasselbe**, zum Vorschein kömmt. Und nur ähnliche Uebel erregende Arzneien befiehlt die Homöopathie zur Heilung anzuwenden. Denn da sie sich der **Arzneien** zur Hülfe bedient, und nicht der Erregungsursachen der Krankheit, also nicht so thöricht ist, Schankergift zur Heilung der venerischen, oder Krätzmiasma zur Kur der Krätzkrankheit zu brauchen, so kann es ja nicht der Homöopathie einfallen, etwas anders von ihren Arzneien zu erwarten, als bloß die Kraft, ein nur ähnliches Uebelbefinden zu erzeugen. Doch der stupide Widersprechungsgeist will doch etwas haben, was er den Nichtärzten gegen die Homöopathie weißmachen und einreden könnte, und da er keinen gerechten Einwurf hat, so bedient er sich eines ungerechten, einer Lüge. Nie aber, und nie hat diese Lehre eine gleiche und dieselbe Krankheit mit den Arzneien hervorbringen wollen, sondern **stets** nur eine, **ähnliches** Uebel erregende Arznei zur Kur zu wählen gelehrt. Und dennoch wiederholt man diesen lügenhaften Vorwurf – ob aus Dummheit und Unkenntniß der Lehre, oder aus Bosheit? überlasse ich Andern zur Beurtheilung. So ähnlich auch *Canova's* Bildsäule dem Gefangenen auf *St. Helena* gewesen seyn mag, so ist sie doch kein *Napoleon*! Begreift der dumme Widersacher das nicht? Begreift er denn gar nicht den Unterschied, welcher zwischen **identisch** (**gleich**) und **ähnlich** statt findet? oder will er ihn nicht begreifen? Der Krätze der Wollarbeiter von Ansehn sehr ähnliche Blüthen und Bläschen bringt der Schwefel hervor und auch am meisten an den Gelenken und in der Nacht, aber die Empfindung zeigt mehr Verschiedenheit, indem die Krätze eine Art **unerträglich angenehm, kriebelnd jückenden Fressens**, wie von Läusen, erzeugt, was auch mit dem Ausdrucke eines **unleidlich wohllüstigen, kitzelnden Jückens** bezeichnet wird, welches sogleich, wenn man den Finger zum Kratzen ansetzt, zu jücken aufhört und zu **brennen** anfängt und nach dem Kratzen auf der Stelle zu brennen fortfährt.

Mund links und rechts, ging im Leibe schmerzhaft herum, drehte dann den linken Arm mit eingeschlagenem Daumen; dann Zittern im rechten Arme; darauf warf es den ganzen Körper rüttelnd herunter und herauf unter sehr kurzem Athem, der nach dem Anfalle noch kürzer war; sie schrie im Anfalle, konnte aber nicht sprechen (n. 12 T.). [CK 1695]

Anfall beim Gehen über die Strasse; es kommt ihr jähling in den Kopf, wird ihr schwarz vor den Augen; sie geht wohl 15 Schritte rückwärts, setzt sich plötzlich, wie fallend, auf die Seite, wie besinnungslos, und lässt sich eben so bewusstlos nach Hause führen; darauf wie steif in allen Gelenken. [CK 1696]

Das Kind hängt nach Waschen den Kopf seitwärts und nach Aufrichten desselben auf die andere Seite, Gesicht und Lippen werden blass, die Augen zwei Minuten lang starr, dann niesst es, schliesst darauf einen Augenblick Mund und Augen fest zu, und lässt Schleim aus dem Munde laufen; nachgehends sanfter Schlaf (n. 3 T.). [CK 1697] Das Kind hängt (nach Waschen mit lauem Wasser) den Kopf seitwärts, und nach Aufrichten desselben auf die andre Seite; das Gesicht und die Lippen werden blaß, die Augen etwa zwei Minuten lang starr, dann Nießen, und darauf schließt sie Mund und Augen fest zu, doch nur auf einen Augenblick, und es läuft ihr etwas Schleim aus dem Munde, nachgehends sanfter Schlaf (n. 3 Tagen.). [RAL 633]

Anfall von Augen-Verdunkelung, beim Gehen im Freien, mit heftigem Drücken und Pochen im Kopfe, Uebelkeit und Mattigkeit (d. 6. T.). [CK 1698]

Anfall von Stichen im Kreuze, die den Athem benehmen, unter Kopf- und Genickschmerz und bald Frost, bald Hitze darauf, oft abwechselnd, mit Bangigkeit um die Herzgrube, bis Abends. [CK 1699]

Anfall, gegen Abend, von vielem Aufstossen mit Uebelkeit, Schlaffheit des Körpers, argem Rollen im Bauche und Winde-Abgang. [CK 1700]

Von einer unangenehmen Nachricht, Frostigkeit; darauf kann er sich die Nacht im Bette kaum erwärmen. [CK 1701]

Sprechen strengt sie sehr an und erregt ihr Schmerzen. [CK 1702; RAL 634]

Zucken und Rucken aller Glieder, wobei er die Zähne zusammenbeisst, und leise wimmert, 8 Minuten lang; dann ein viertelstündiger Schlummer, dann wieder Rucken und krampfhaftes Ziehen in den Gliedern, wonach er sehr matt wird (*Fr. H.*). [CK 1703] Zucken und Rücken aller Glieder, wobei er die Zähne zusammenbeißt und leise wimmert, acht Minuten anhaltend; dann ein viertelstündiger Schlummer; darauf wieder das Rücken und krampfhafte Ziehen in den Gliedern, wonach er sehr matt wird. [RAL (53)]

Der Körper wird hoch in die Höhe geworfen, wie bei starken Zuckungen (*Fr. H.*). [CK 1704; RAL (54)]

Erschütterung durch den ganzen Körper, Abends im Bette, wie Schaudern durch die Haut. [CK 1705]

Bebendes Gefühl in den Armen und Beinen. [CK 1706; RAL 635]

Drang in den Händen und Zehen, sie auszustrecken und einzuziehen. [CK 1707]

Grosse Unruhe, die ihn nicht lange sitzen lässt; auch beim Liegen muss er immer die Füsse rühren. [CK 1708] Große Unruhe: es läßt ihn nicht lange sitzen; beim Liegen muß er immer die Füße rühren[2]. [RAL 636]

Starke Blutwallung und starkes Brennen in den Händen. [CK 1709] Starke Blutwallung, starkes Brennen in den Händen. [RAL 637]

Unruhe im Blute, mit geschwollnen Adern auf den Händen. [CK 1710; RAL 638]

Trockne Hitze im Körper, es ist ihm jedes Zimmer zu warm. [CK 1711]

Innere Hitze mit Durst. [CK 1712]

Oft fliegende, schnell vorübergehende, grosse Hitze. [CK 1713]

Hitz-Gefühl im ganzen innern Körper, es brennt ihr in der Brust herauf; doch kein Durst dabei; sie muss sich zum Trinken zwingen. [CK 1714]

Unsicher im Gehen, Nachmittags und zittrig in den Händen. [CK 1715] Nachmittags unsicher im Gehen und zitterig in den Händen. [RAL 639]

Zittern der Glieder, vorzüglich der Hände. [CK 1716; RAL 640]

Starkes Zittern, Vormittags, des linken Schulterblattes, des Armes und der Hand. [CK 1717]

Zitter-Gefühl durch den ganzen Körper, früh, doch mit Wärme. [CK 1718]

Frostigkeit. [CK 1719]

Oefteres Frösteln. [CK 1720]

Sehr zu Verkältung geneigt. [CK 1721]

Das Kind ist äusserst empfindlich gegen freie Luft und will nicht hinaus (d. erst. T.). [CK 1722]

---

[2] S. auch 531.

Bei etwas starker Bewegung grössere Aufgeregtheit und Leidenschaftlichkeit. [CK 1723]
Nach Gehen im Freien, starkes Herzklopfen. [CK 1724]
Beim Spazieren, Nachmittags, Kopfweh und Müdigkeit, Abends in Zahnweh und Schläfrigkeit übergehend (n. 8 T.). [CK 1725]
Nach Spazieren, Uebelkeit und Hinfälligkeit, mit Zittern der Glieder. [CK 1726]
Beim Gehen im Freien, trockner, kurzer Husten. [CK 1727]
Freie Luft macht ihn so frostig, als ginge er nackt. [CK 1728]
Beim Gehen im Freien viel Schweiss-Verlust. [CK 1729; RAL 641]
Starkes Schwitzen im Sitzen; Nachts kein Schweiss. [CK 1730]
Starker Schweiss bei geringer Bewegung oder Hand-Arbeit. [CK 1731]
Bei der geringsten Bewegung Neigung zu Schweiss. [CK 1732]
Bei Sitzen, Lesen, Schreiben, Sprechen und Gehen grosse Neigung zu schwitzen. [CK 1733]
Bei der geringsten Anstrengung, Schweisstropfen im Gesichte. [CK 1734]
Früh, im Bette, Schweiss im Gesichte und Nacken, und Zerschlagenheit der Glieder beim Aufstehen. [CK 1735] Früh im Bette Gesichts- und Nackenschweiß, und beim Aufstehn die Glieder wie zerschlagen. [RAL 642]
Sehr schwer und matt in den Gliedern, von früh bis Abend. [CK 1736] Von früh bis Abends sehr schwer und matt in allen Gliedern. [RAL 643]
Lassheit, den ganzen Tag. [CK 1737; RAL 644]
Ohnmacht ähnliches Schwinden der Kräfte in Arm und Bein, er war nahe daran, die Besinnung zu verlieren (d. 7. T.). [CK 1738]
Ohnmacht, eine Viertelstunde lang. [CK 1739]
Es liegt in allen Gliedern. [CK 1740; RAL 645]
Immer müde und matt. [CK 1741; RAL 646]
Müde, wie nach einer Krankheit. [CK 1742] Müdigkeit, wie nach einer Krankheit. [RAL 647]
Müdigkeit in den Füssen. [CK 1743; RAL 648]
Müdigkeit, die sich beim Gehen verliert. [CK 1744; RAL 649]
Beim Niederlegen, Schwäche zum ohnmächtig werden. [CK 1745]
Sehr abgeschlagen, matt und arbeitsscheu, Alles, selbst das Reden ist ihr zuwider (*Ng.*). [CK 1746]
Nach einigem Gehen ist alle Mattigkeit in den Gliedern verschwunden, die im Zimmer nur schwächer wiederkehrt (*Ng.*). [CK 1747]

Mattigkeit der Glieder, dass sie bei jeder Bewegung zitterte (*Ng.*). [CK 1748]
Zittern an Händen und Füssen, mit grosser Abgeschlagenheit (*Ng.*). [CK 1749]
Mangel an Leben, wie innere Kälte; fast stets mit Frost wechselnde Hitze; blasses Ansehen mit blauen Rändern um die Augen, mit Furcht vor Hitze in der Kälte und mit Furcht vor Kälte in der Hitze. [CK 1750]
Von Spazieren (nach Cigarre-Rauchen) ganz matt und zittrig. [CK 1751]
Von einem kleinen Spaziergange wird er sehr matt. [CK 1752]
Bei geringer Bewegung, athemlos und matt, bei steter Aufgetriebenheit des Bauches und öfterer Fuss-Geschwulst. [CK 1753]
Nachmittags, Ohnmacht und Schwindel, mit viel Erbrechen und Schweiss. [CK 1754]
Schwere Füsse, beim Gehen im Freien, die beim Fortgehen leichter werden. [CK 1755] Beim Gehen im Freien Anfangs schwere Füße, die beim Fortgehen leichter werden. [RAL 650]
Das Gehen wird ihr sauer; die Füsse wollen sie nicht tragen, es ist als hätte sie eine Last daran; dabei Spannen über die Brust. [CK 1756] Das Gehen wird ihr sauer, die Füße wollen sie nicht tragen; es ist, als wenn sie eine Last an den Füßen hätte (es spannt im Gehen über die Brust). [RAL 651]
Matt und niedergeschlagen, Nachmittags. [CK 1757] Nachmittags matt und niedergeschlagen (n. 8 Tagen). [RAL 652]
So matt von Fahren, dass er sich nicht wieder erholen konnte; er schlief darauf den ganzen Tag. [CK 1758]
Sehr matt Nachmittags; er musste sich immer setzen und hatte keine Kraft zu gehen. [CK 1759] Nachmittags sehr matt: er mußte sich immer setzen und hat keine Kräfte zu gehen. [RAL 653]

■ Schlaf, Träume und nächtliche Beschwerden

Krampfhaftes, unablässiges Gähnen, Abends vor Schlafengehen. [CK 1760] Abends vor Schlafengehen krampfhaftes, unablässiges Gähnen. [RAL 654]
Häufiges Gähnen und Dehnen, ohne Schläfrigkeit (*Ng.*). [CK 1761]
Sehr müde und schläfrig, den ganzen Tag. [CK 1762]
Viel Gähnen und Schläfrigkeit am Tage. [CK 1763]

Häufiges Gähnen und kalte Hände. [CK 1764]
Unüberwindliche Schläfrigkeit am Tage, sie kann sich im Sitzen bei der Arbeit des Schlafes nicht erwehren. [CK 1765] **Große, unüberwindliche Schläfrigkeit am Tage; sie kann sich im Sitzen, am Tage bei der Arbeit des Schlafs nicht erwehren.** [RAL 655]
Er kann sich mehrstündigen Schlafes am Tage nicht erwehren. [CK 1766]
Arge Tages-Schläfrigkeit, sobald er sich setzt, schläft er ein. [CK 1767; RAL 656]
Nachmittags-Schläfrigkeit. [CK 1768; RAL 657]
Sehr matt und schläfrig, alle Nachmittage von 2 bis 3 Uhr. [CK 1769] Alle Nachmittage von 2 bis 3 Uhr sehr matt und schläfrig (dann wieder munter). [RAL 658]
Abends sehr schläfrig, sowie das Licht auf den Tisch kam, musste sie schlafen. [CK 1770; RAL 659: ohne Hervorhebung]
Abends, eine Stunde lang, fast stetes Gähnen, und eine nicht zu bekämpfende Müdigkeit. [CK 1771]
Langer Schlaf; er musste sich zwingen, früh aufzustehen. [CK 1772; RAL 660]
Er schläft zuviel und ist früh doch unerquickt. [CK 1773]
Früh nicht erquickt durch den Nacht-Schlaf. [CK 1774]
Ganz ohne Neigung, früh aus dem Bette aufzustehen. [CK 1775; RAL 661]
Früh bis 8 Uhr noch schläfrig, mit Unlust zur Arbeit. [CK 1776]
Früh übernächtig, die Augen geschwollen, mit Drang sich zu dehnen. [CK 1777]
Viele Morgen eine halbe Stunde lang sehr träge, mit Schmerz des Rückens und der Beine, dass sie sich oft setzen muss. [CK 1778]
Früh wird ihm das Aufstehen aus dem Bette schwer. [CK 1779] Das Frühaufstehen nach dem Erwachen wird ihm schwer. [RAL 662]
Tiefer Schlaf gegen Morgen, ohne sichtbare Athemzüge. [CK 1780]
Früh, beim Erwachen, Gesichts-Hitze und Uebelkeit. [CK 1781]
Früh, beim Aufstehen, Schwere im Rücken und in den Beinen. [CK 1782] Schwere im Rücken und in den Beinen früh beim Aufstehen. [RAL 663]
Sie ist die Nächte sehr schläfrig und die Augen fallen ihr zu, wie schwer, sie kann aber durchaus nicht einschlafen, obgleich ihr Nichts fehlt. [CK 1783; RAL 664]
Sie kann vor 12 Uhr nicht einschlafen, erwacht dann öfters und wirft sich herum. [CK 1784]
Sie kann Abends im Bette unter einer Stunde nicht einschlafen, ohne jedoch Beschwerden zu fühlen. [CK 1785; RAL 665: ohne Hervorhebung]
Sie schläft schwer ein und erwacht Nachts alle Stunden (*Ng.*). [CK 1786]
Schwieriges Einschlafen, wegen grosser Gedanken-Fülle (*Ng.*). [CK 1787]
Sie erwacht aus gutem Schlafe öfters, ohne Veranlassung (*Ng.*). [CK 1788]
Er kann vor grosser Unruhe nach Mitternacht nicht schlafen (*Ng.*). [CK 1789]
Er wacht Nachts alle halbe Stunden auf, und kann bloss gegen Morgen ein paar Stunden schlafen. [CK 1790] **Er wacht die Nacht alle Stunden auf, und kann bloß gegen Morgen ein Paar Stunden schlafen.** [RAL 666]
Schwieriges Einschlafen, bei Neigung zu Schweisse. [CK 1791]
Schlaflosigkeit und Munterkeit, die ganze Nacht. [CK 1792; RAL 667]
Er wacht Nachts oft halb auf und wird nicht ganz munter, kann aber denken und fühlt sich kalt im Bette. [CK 1793]
Er wacht jede Nacht früh, 3 Uhr auf und kann nicht wieder einschlafen. [CK 1794]
Schlaflosigkeit, wie von Ueberreiztheit und Unruhe. [CK 1795; RAL 668]
Sie schläft die Nacht keine Viertelstunde, obgleich sie müde ist. [CK 1796]
Schlaflosigkeit und Munterkeit, die ganze Nacht, wie am Tage. [CK 1797]
Unruhiges hin und her Werfen, Nachts, im Bette. [CK 1798; RAL 669]
Oefteres Umwenden, Nachts im Bette, ohne zu erwachen. [CK 1799]
Sie schläft die Nächte unruhig, doch ohne wach zu werden. [RAL 671]
Allzugrosse Munterkeit, Abends, das Blut stieg ihm nach dem Kopfe und die Nacht war schlaflos. [CK 1800] Abends allzu große Munterkeit, das Blut stieg ihm nach dem Kopfe und die Nacht war schlaflos. [RAL 670]
Ideen von einem schon abgethanen Geschäfte drängen sich ihr Abends wieder unwillkürlich auf. [CK 1801]
Abends, unter kleinen Geschäften schwitzte sie kurze Zeit und hatte hinterdrein wachend einen Traum, als habe sie ein Kleid an, von dem sie sich sehr hüten müsse, es nicht zu beschmutzen. [CK 1802]
Lautes Sprechen im Schlafe von den am Tage gehaltenen Gesprächen. [CK 1803]

Unruhige Nächte; er erwacht jedes Mal mit Schreck, wie aus einem fürchterlichen Traume und war nach dem Erwachen noch mit ängstlichen Phantasieen, wie von Gespenstern, beschäftigt, wovon er nicht sogleich loskommen konnte (*Walther*). [CK 1804; RAL (57)]

Unruhiger, traumvoller Schlaf; er redet vor Mitternacht im Schlafe irre, wie in ängstlichen Delirien. [CK 1805]

Dinge, die sie geträumt hat, glaubt sie wirklich erlebt zu haben. [CK 1806]

Sie träumt Nachts meist Dinge, die sie Tages darauf wirklich sieht. [CK 1807]

Aufschrecken beim Einschlafen, Abends im Bette, zweimal. [CK 1808] Aufschrecken zweimal Abends im Bette beim Einschlafen. [RAL 672]

Abends beim Einschlafen wird er durch eingebildetes Geräusch hoch aufgeschreckt, ein Schreck, der ihm durch den ganzen Körper fuhr. [CK 1809; RAL 673]

Sie schrickt oft ängstlich aus dem Schlafe auf. [CK 1810]

Starkes Zusammenfahren beim Einschlafen. [CK 1811; RAL 674]

Aufschrecken im Mittags-Schlafe. [CK 1812; RAL 675]

Zucken mit dem Fusse im Schlummer (*Ng*.). [CK 1813]

Nachts heftige Kopfschmerzen, die den Schlaf stören; sie hat in keiner Lage Ruhe (*Ng*.). [CK 1814]

Früh, Erwachen mit schwindeligter Kopf-Eingenommenheit. [CK 1815] Früh-Erwachen mit schwindliger Eingenommenheit des Kopfs. [RAL 676]

Nachts, beim Erwachen, Eingenommenheit des Kopfes. [CK 1816]

Er wacht Nachts oft auf über Pochen des Blutes im Kopfe, dann auch in der Brust. [CK 1817; RAL 677]

Nachts beim Wenden im Bette, starkes Herzklopfen. [CK 1818]

Nachts, Blutschnauben. [CK 1819]

Nachts, Wühlen in der Stirn. [CK 1820]

Nachts, Brennen im Munde, mit Durst. [CK 1821; RAL 678]

Nachts, nach Erwachen, zusammendrückendes Magenweh, durch Krümmen des Körpers vergehend. [CK 1822]

Nachts, Magen-Drücken, eine Stunde lang, durch Aufstossen erleichtert. [CK 1823; RAL 679: ohne Hervorhebung]

Nachts, beängstigendes Drücken in der Herzgrube, mit Herzklopfen; mehrere Nächte, Stunden lang. [CK 1824]

Nach Mitternacht, Magen-Drücken und klopfendes Kopfweh. [CK 1825; RAL 680]

Nachts, beim Erwachen, Schwindel. [CK 1826]

Nachts, im Schweisse, Schwindel und Uebelkeit, dass Alles mit ihr herumging, bis an den Morgen. [CK 1827]

Nachts, Schmerz der Vorderzähne. [CK 1828]

Nachts wacht er oft über Uebelkeit auf, doch ohne Erbrechen. [CK 1829]

Um Mitternacht weckt sie Stechen und Schneiden im Bauche. [CK 1830]

Nächtliche Blähungs-Kolik, mit Brech-Würgen, Angst und Kopf-Eingenommenheit. [CK 1831]

Nachts, scharfe Stiche im Bauche und darauf häufiger Winde-Abgang. [CK 1832]

Nachts, krampfhaftes Drücken im Unterbauche. [CK 1833]

Nachts, plötzlich zusammenziehendes Leibweh. [CK 1834]

Nachts, beim Liegen im Bette, Druck und Pressen im Bauche nach unten, worüber sie erwacht. [CK 1835]

Nachts, beim Liegen im Bette, Hervortreten der Nabel-Gegend bei einer Schwangern, wie von der Gebärmutter, in Anfällen von etlichen Minuten (n. 14 T.). [CK 1836]

Nachts, Schweiss über den ganzen Bauch, bis in den Schooss, bei kalten Füssen bis an die Knöchel und stumpfem Schneiden in den Sohlen. [CK 1837]

Nachts im Schlafe entging ihr eine Feuchtigkeit aus dem After und dann auch Koth. [CK 1838]

Abends im Bette, engbrüstig. [CK 1839]

Nachts, Anfälle von Athem-Mangel. [CK 1840]

Nachts, Brust-Beklemmung, als läge eine schwere Last darauf, was drückend wurde, sobald er sich bewegte; er musste sitzen. [CK 1841]

Er erwacht früh mit Rohheit auf der Brust. [CK 1842; RAL 683]

Nachts, Stösse in der linken Brust, nach dem Herzen zu, was ihr den Athem benahm, bei grossem Durste (n. 3 T.). [CK 1843]

Abends, gleich nach dem Niederlegen, Hüsteln eine ganze Stunde, wovon ihr heiss wird; um 3 Uhr wachte sie wieder dazu auf. [CK 1844] Abends gleich nach dem Niederlegen Hüsteln, eine ganze Stunde; es ward ihr davon heiß; um 3 Uhr wachte sie wieder auf zum Hüsteln. [RAL 682]

Nachts, Blut-Auswurf, bei fettigem, süsslichem Mund-Geschmacke. [CK 1845]

Abends im Bette, nach einigem Wenden, schneller Herzschlag. [CK 1846]

Mehrere Nächte, arge Rückenschmerzen, mit Zerschlagenheit im Kreuze, wovor sie nicht schlafen kann, bei grosser Wallung im Blute. [CK 1847]

Nachts arger Schmerz im Hüft-Gelenke; er kann nicht auftreten; auch bei Berührung schmerzt es. [CK 1848]

Abends im Bette unschmerzhafte Rucke im Kreuze. [CK 1849]

Die ganze Nacht drückender Schmerz im Oberschenkel. [CK 1850]

Nachts im Bette, Reissen im Ober- und Unterschenkel; sie konnte sich im Bette nicht erwärmen. [CK 1851]

Nachts muss er die Beine aus dem Bette legen vor Reissen. [CK 1852] Er muß die Nacht die Beine aus dem Bette legen vor Reißen. [RAL 686]

Nachts riss es ihm in beiden Füssen, die dann wie erstarrt waren, was allen Schlaf raubte. [CK 1853]

Nachts im Bette, Stechen im Hühnerauge. [CK 1854]

Nachts, Wadenklamm, beim Ausstrecken des Beines. [CK 1855]

Abends im Bette, Hitze der Füsse, mit Brenn-Gefühl, dass sie mehrere Stunden sie entblössen musste; darauf Unruhe, Jücken und Kriebeln darin; sie musste reiben. [CK 1856]

Nachts, Herumwerfen im Bette, mit heissen Füssen. [CK 1857] Herumwerfen die Nacht im Bette, mit heißen Füßen. [RAL 687]

Abends im Bette, zwei Stunden lang, kitzelndes Kriebeln im linken Arme und Beine, was zu öfterem Anziehen desselben nöthigt. [CK 1858] Abends im Bette, zwei Stunden lang, im linken Beine und Arme, kitzelndes Kriebeln, was ihn zu öftern Anziehn derselben nöthigt. [RAL 685]

Nachts, viel Dehnen und Recken. [CK 1859; RAL 684]

Im Schlafe legt er die Arme über den Kopf. [CK 1860]

Schnarchen im Schlafe. [CK 1861] Er schnarcht alle Nächte. [RAL 681]

Nachts, im Bette, Herzklopfen. [CK 1862]

Schlaf mit halbgeöffneten Augen (*Whl.*). [CK 1863]

Unverständliches Murmeln im Schlafe (*Whl.*). [CK 1864]

Nachts, im halben Erwachen, Gefühl, als wenn Alles an ihm zitterte und pochte. [CK 1865]

Abends im Bette (zum Vollmonde), grosse Beängstigung. [CK 1866]

Nachts, Erwachen mit grosser Angst und Hitze über und über, und mit Gefühl eines krampfhaften Zustandes im Körper. [CK 1867] Sie wachte die Nacht in großer Angst auf, mit Hitze über und über, und fühlte ihren Körper in einem krampfhaften Zustande. [RAL 688]

Nachmitternacht unruhiger Schlaf; sie träumt, sie bekomme das Fieber und erwacht in vollem Schweisse, mit grosser Hitze, vorzüglich im Gesichte, dass sie das Bett nicht über sich leiden konnte, mit grossem Durste und Frost-Schauder, der beim Bewegen ärger ward bis zum Zähneklappen. [CK 1868; RAL 689: in Klammern]

Unruhiger Schlaf, oder öfteres Erwachen, Nachts, mit Frostigkeit, ohne Hitze darauf (*Ng.*). [CK 1869]

Unbewusstes Aufschreien im Schlafe; sie sey schwarz u.s.w. (*Ng.*). [CK 1870]

Aufschreien im Schlafe (auch *Ng.*). [CK 1871]

Er lamentirt und winselt im Schlafe. [CK 1872]

Nachts, grosse Hitze, mit Frost wechselnd. [CK 1873]

Schreckhafter Traum, ein Hund habe ihn gebissen. [CK 1874]

Lebhafte, ängstliche Träume. [CK 1875]

Fürchterliche Träume von Feuer, die ganze Nacht. [CK 1876]

Aengstliche Träume, als komme Feuer vom Himmel. [CK 1877] **Aengstliche Träume die Nacht:** Träume, als komme Feuer vom Himmel. [RAL 690]

Aengstlicher Traum, als wollte ihn Etwas erdrücken (Alp). [CK 1878] Aengstlicher Traum, als wenn ihn etwas erdrücken wollte (Alb). [RAL 691]

Träume, alle Nächte, theils ängstlich, theils gleichgültig. [CK 1879]

Aengstliche Träume nach Mitternacht, alle Nächte. [CK 1880] Nachmitternachts ängstliche Träume, alle Nächte. [RAL 692]

Schreckliche, angstvolle Träume, alle Nächte. [CK 1881; RAL 693: ohne Hervorhebung]

Erschreckende, ängstliche Träume von Todes-Gefahr und Todten (*Ng.*). [CK 1882]

Schreckhafte Träume, als falle er von oben herab. [CK 1883] Schreckhafte Träume: er fällt von oben herab. [RAL 694]

Aergerliche, ängstliche Träume. [CK 1884; RAL 695]

Träume voll Ekel, und beim Erwachen Uebelkeit. [CK 1885] Träume voll Ekel, die Nacht, und beim Erwachen Uebelkeit. [RAL 696]

Die ersten drei Nächte ging er nachtwandlerisch aus dem Bette, wie in Bewusstlosigkeit; schwatzte: „mein Kopf! mein Kopf! ich bin irre!" und griff sich an die Stirn; nach einigem Umhergehen gab es sich. [CK 1886]

Aengstliche Träume, in denen sie bewusstlos aus dem Bette geht; darauf heftiges Kopfweh (n. 3, 4 T.). [CK 1887]

Aengstlicher Traum, Vormitternacht; sie steht nachtwandlerisch auf, glaubt, es sey Feuer, zieht sich an, redet zum Fenster hinaus und erschrickt, da sie hört, es sey Nichts; drauf 3 Tage lang sehr ermattet und wie zerschlagen. [CK 1888]

Viele und lebhafte Träume, Nachts, und öfteres Erwachen. [CK 1889] Viele und **lebhafte** Träume die Nacht, worüber sie öfters aufwachte. [RAL 697]

Vor dem Einschlafen, lächerliche Phantasieen im halben Träume; sie lachte laut; viele Abende [CK 1890] Ehe sie einschlief lächerliche Phantasieen in halbem Traume: sie lachte laut (viele Abende). [RAL 698]

Drei Nächte nach einander lag er in schwärmerischen Phantasieen und schwatzte laut, was die Phantasie ihm vorgaukelte, bei offnen Augen. [CK 1891]

Beim Schliessen der Augen, gleich Traumbilder. [CK 1892; RAL 699]

Abends im Bette, gleich nach Schliessen der Augen, schweben ihr scheussliche, abentheuerliche Fratzen-Gesichter vor, deren sie sich nicht erwehren kann (n. 4 St.). [CK 1893]

Nachts, beim Erwachen kam ihm eine Zahl vor die Phantasie, dehnte sich aus und die Striche wurden eine Viertelelle dick; beim Legen auf die andere Seite verschwand es. [CK 1894]

■ Fieber, Frost, Schweiß und Puls

Furcht, er möchte sich im Freien verkälten, von der er nicht weiss, ob es aus der Phantasie oder dem Körper entspringt. [CK 1895] Furcht, er möchte sich in freier Luft verkälten; ein Gefühl, von dem er nicht bestimmen kann, ob's aus dem Körper oder aus der Phantasie entspringt (doch war er sonst nie geneigt, sich zu verkälten und scheute die Veranlassung dazu nie). [RAL 700]

Abends, im Bette, vor dem Einschlafen, Frösteln und darauf Hitze. [CK 1896]

Viel Frost, Nachts. [CK 1897]

Schauder, bei der mindesten Bewegung im Bette. [CK 1898]

Kurzer Frost, alle Nachmittage, dann Hitze mit Durst, bei kalten Füssen und Schweiss im Gesichte und den Händen. [CK 1899]

Kriebelnder Schauder über die Haut, ohne Frost. [CK 1900; RAL 701]

Vorübergehender Frost, an Brust, Armen und Rücken. [CK 1901; RAL 702]

Kälte der Nase, Hände und Füsse. [CK 1902; RAL 703]

Mehrstündiges Kälte-Gefühl, ohne Frost, dann Hitze mit wenig Durst, geringer Schweiss mit Kopfweh und Heiserkeit, grosse Mattigkeit, Appetitlosigkeit. [CK 1903]

Kälte-Gefühl durch alle Glieder, ohne Hitze darauf, Vormittags. [CK 1904; RAL 704]

Frost im Rücken heran, Abends, eine Stunde lang, ohne Hitze darnach. [CK 1905] Abends eine Stunde Frost im Rücken herauf, ohne Hitze nachher. [RAL 705]

Innerlicher Frost. [RAL 706]

Innerer Frost oft, ohne Durst. [CK 1906] Oft innerer Frost, ohne Durst. [RAL 707]

Frost, Nachts im Bette, 4 Stunden lang, nach Leibschneiden, zugleich mit Hitze ohne Schweiss; doch die folgende Nacht starker Schweiss. [CK 1907]

Frost alle Abende, nicht durch Ofenwärme zu tilgen; im Bette starke Wärme und alle Morgen säuerlicher Schweiss. [CK 1908]

Frost mit Durchfall, einige Stunden lang (*Fr. H.*). [CK 1909; RAL (58)]

Schüttelfrost, Abends, und grosse Gesichts-Blässe. [CK 1910] Abends Schüttelfrost und große Gesichtsblässe. [RAL 708]

Oft Abends, schüttelnder Fieber-Frost. [CK 1911; RAL 709]

Abends, von 7 bis 8 Uhr Schüttelfrost ohne Durst, mit kalten Händen und starkem Magen-Drücken, wie von Schwere; später wieder gewöhnliche Wärme mit Durst. [CK 1912] Abends (von 7 bis 8 Uhr) Schüttelfrost mit kalten Händen, ohne Durst, und starkem Magendrücken, wie ein Druck von Schwere; nachgehends wieder gewöhnliche Wärme mit Durst. [RAL 710]

Frost und Kälte im ganzen Körper, Abends von 5 bis 6 Uhr; auch von Nachmittag bis Abend (*Ng.*). [CK 1913]

Frost von früh 9 bis Nachmittag 5 Uhr (*Ng.*). [CK 1914]

Frost-Rieseln am Rücken herauf, durch Ofenwärme getilgt, Abends (*Ng.*). [CK 1915]

Frost mit Durst, auch in der Ofen-Wärme, **nach dem Mittag-Essen bis 4 Uhr, Abends** (*Ng.*). [CK 1916]

Frost und später Schütteln über den ganzen Körper, wie von den Zehen aus, ohne Hitze oder Durst darauf, Nachmittags 4 bis 6 Uhr (*Ng.*). [CK 1917]

Frost mit Kopfschmerz, Abends; nach dem Niederlegen vergehend (*Ng.*). [CK 1918]

Frost läuft ihr fortwährend vom Kreuze im Rücken herauf, ohne Hitze oder Durst darauf, Abends von 6 bis 8 Uhr (*Ng.*). [CK 1919]

Frostig, Nachts im Bette, besonders am Bauche, sie kann sich nicht erwärmen (*Ng.*). [CK 1920]

Frost, bei fühlbarer Hitze, mit öfterem Schauder, fast alle halbe Stunden (*Ng.*). [CK 1921]

Frost und Schütteln, Nachmittags, von 5 bis 6 Uhr; dann, nach Niederlegen, Hitze an den Händen und Fusssohlen, bald vergehend, ohne Durst (*Ng.*). [CK 1922]

Frost und Kälte im ganzen Körper, von früh 10 bis Abends 6 Uhr; sie musste sich ins Bette legen, wo der Frost aufhörte; darnach brennende Hitze in den Handflächen und endlich einstündige Wärme des ganzen Körpers (ohne Durst), ausser am Kopfe (*Ng.*). [CK 1923]

Frostigkeit mit Durst, ohne Hitze darauf, Nachmittags (*Ng.*). [CK 1924]

Schauder von den Füssen herauf über den Rücken bis in die Arme, Nachmittags 6 Uhr, 1/2 Stunde lang (*Ng.*). [CK 1925]

Schauder im ganzen Körper, Abends von 8 bis 9 Uhr, bis zum Niederlegen, ohne Hitze oder Durst darauf (*Ng.*). [CK 1926]

Abends erst Schauder, dann Hitze im Gesichte und den Händen, mit Durst. [CK 1927] Abends erst Schauder, dann Hitze in den Händen und im Gesichte mit Durst. [RAL 711]

Wacht Nachts mit Fieberschauder auf und ist doch warm anzufühlen; darauf etwas Hitze. [CK 1928; RAL 712]

Viel Kälte-Gefühl, Nachmittags; sie ward dann wärmer; aber die Füsse blieben kalt. [CK 1929] Viel Kältegefühl Nachmittags; sie war dann wohl wärmer, aber die Füße blieben doch kalt. [RAL 713]

Frostig, Vormittags, Nachmittags Hitze-Gefühl, obgleich sie kalt anzufühlen war. [CK 1930] Vormittags frostig, Nachmittags Hitzgefühl, ob sie gleich kalt anzufühlen war. [RAL 714]

Schauder, früh, 8 Uhr, 5 bis 8 Minuten lang. [CK 1931]

Einstündiges Fröstelen, Vormittags 10 Uhr, dann Ruhe bis Nachmittags 3 Uhr, wo eine zweistündige Hitze im Kopfe und in den Händen erfolgt, mit Durst auf Bier; einige Tage wiederholt. [CK 1932] Früh um zehn Uhr einstündiges Fröstelen, dann Ruhe bis Nachmittags 3 Uhr, wo eine zweistündige Hitze im Kopfe und in den Händen erfolgt, mit Durst auf Bier; einige Tage wiederholt. [RAL 715]

Nachmittags ganz kalte Hände und Füsse, dann halbstündiger Schüttelfrost mit blauem Gesichte; darauf Hitze und Schweiss bis 9 1/2 Uhr. [CK 1933]

Abends Fröstelen, Nachts gelinder Schweiss. [CK 1934]

Starker Frost, Abends im Bette, dann schwärmerisches Phantasiren, dann Hitze und starker Schweiss. [CK 1935]

Arger Frost von Abends 7 Uhr die Nacht durch und den folgenden Tag (n. 33 T.). [CK 1936]

Frost, Abends 5 1/2 Uhr, dann Hitze, dann wieder Frost mit etwas Durst, bis 8 Uhr. [CK 1937] Abends (5 1/2 Uhr) Frost; dann Hitze; dann wieder Frost mit etwas Durst bis 8 Uhr. [RAL 716]

Fliegende Hitze im Gesichte, darauf Kälte und Kälte-Gefühl am ganzen Körper, darauf Mattigkeit der Bein-Knochen, vorzüglich im Sitzen fühlbar, als wenn das Mark darin fehle. [CK 1938] Fliegende Hitze im Gesichte; drauf Kälte und Kältegefühl am ganzen Körper; drauf Mattigkeit der Knochen der Untergliedmaßen, vorzüglich im Sitzen fühlbar, als wenn das Mark in den Knochen fehlte. [RAL 717]

Starke Gesichts-Hitze gegen Abend, bei Frost über den Rücken und Haarkopf. [CK 1939]

Fliegende Gesichts-Hitze, mit Fieberschauder am Leibe. [CK 1940] Fliegende Hitze im Gesichte und Fieberschauder am Leibe. [RAL 718]

Hitze, Nachmittags, mit Frost untermischt und anhaltendem Herzklopfen. [CK 1941] Nachmittags Fieberhitze mit Frost untermischt und mit anhaltendem Herzklopfen. [RAL 719]

Am Tage Hitze im Gesichte, dann alle Abende, um 5, 6 Uhr, halbstündiger Frost und darauf Hitze über und über, eine Stunde lang. [CK 1942]

Gefühl, als wenn warme Luft an die Unterschenkel ginge, bald mehr, bald weniger, Abends 8 Uhr (d. 1. T.) (*Ng.*). [CK 1943]

Fieber, Mittags, viel innere Hitze mit Gesichts-Röthe und zugleich Frost; alle Glieder waren müde, wie zerschlagen, bei grossem Durste, bis Nachts, 12 Uhr, wo Frost und Hitze nachliess und sie in Schweiss fiel, über und über, 3 Stunden lang (d. 19. T.). [CK 1944]

Fieber-Hitze, erst im Gesichte, mit Gefühl, als habe sie eine schwere Krankheit überstanden; nach der Hitze etwas Frost mit vielem Durste (n. 4 T.). [CK 1945] Fieber: erst Hitze im Gesichte und Gefühl, als habe sie eine schwere Krankheit überstanden; nach der Hitze etwas Frost mit vielem Durste (n. 4 Tagen.). [RAL 720]

Fieber, alle Vormittage, innerer Frost, täglich stärker, mit Schwindel, als wolle der Kopf niedersinken, ohne Durst; darauf so grosse Mattigkeit, dass er nicht mehr die Treppe steigen konnte, mit Schweiss Tag und Nacht, bloss am Kopfe, der aufgedunsen war. [CK 1946; RAL 721]

Zweistündiger Frost, alle Abende 8 Uhr, ohne Hitze; die Nacht drauf, beim Erwachen aber Hitze ohne Durst. [CK 1947] Alle Abende (um 8 Uhr) zweistündiger Frost, ohne Hitze; die Nacht drauf aber, wenn sie aufwacht, hat sie Hitze, ohne Durst. [RAL 722]

Früh sehr durstig. [CK 1948; RAL 723]

Viel Durst am Tage. [CK 1949; RAL 724]

Von Mittag bis Abend, Fieber-Hitze mit Durst. [CK 1950]

Hitze mit vielem Durste, doch bloss den ganzen Tag, nicht Nachts. [CK 1951] Hitze den ganzen Tag mit viel Durst, aber die Nacht nicht. [RAL 725]

Trockne Hitze, früh im Bette. [CK 1952; RAL 726]

Hitze, früh, beim Erwachen, die bald vergeht. [CK 1953; RAL 727]

Früh, im Bette, ängstliche, widrige Hitze, mit Schweiss und Trockenheit im Halse. [CK 1954; RAL 728]

Hitze, gegen Morgen, als wollte Schweiss ausbrechen. [CK 1955] Gegen Morgen Hitze, als wenn Schweiß ausbrechen wollte. [RAL 729]

Häufiger Früh-Schweiss, bloss an den jückenden Theilen (*Fr. Walther*). [CK 1956] Häufiger Frühschweiß, bloß an den dem Jücken unterworfnen Theilen. [RAL (59)]

Früh im Schlafe, Schweiss, der beim Erwachen verging. [CK 1957; RAL 730]

Früh, Schweiss an Händen und Füssen. [CK 1958; RAL 731]

Früh-Schweiss, jeden Morgen nach dem Erwachen, gegen 6, 7 Uhr. [CK 1959]

Starker Früh-Schweiss, der erst beim Erwachen erfolgt. [CK 1960]

Nachts, Schweiss, nur im Nacken, so dass das Hemde und Halstuch durchnässt waren (*Ng.*). [CK 1961]

Nacht-Schweiss, erst nach dem Erwachen. [CK 1962]

Nacht-Schweisse, säuerlich brenzlichen Geruches. [CK 1963]

Säuerlicher starker Nacht-Schweiss gleich vom Abende an. [CK 1964]

Abends, vor dem Niederlegen, Schweiss, vorzüglich in den Händen, und nach dem Niederlegen sogleich Hitze und schwieriges Einschlafen. [CK 1965; RAL 732]

Abends im Bette, etwas Schweiss. [CK 1966]

Abends etwas Schweiß im Bette. [RAL 733]

Abends ängstlicher Schweiss mit Zittern; darauf Erbrechen; bei der Aengstlichkeit Drängen zum Stuhle; darauf Schwere im Kopfe und Schwäche in den Armen. [CK 1967] Abends ängstlicher Schweiß mit Zittern, drauf Erbrechen; Drängen zum Stuhle bei der Aengstlichkeit; drauf Schwere im Kopfe und Schwäche in den Armen. [RAL 734]

Aengstlichkeit, fieberhaftes Delirium mit grosser Engbrüstigkeit, Brennen im Magen, Erbrechen, Zuckungen des ganzen Körpers – Tod (*Morgagni*). [CK 1968] Aengstlichkeit, fieberhaftes Delirium, mit großer Engbrüstigkeit; er klagte, es brenne ihn im Magen, Erbrechen, Zuckungen des ganzen Körpers – Tod. [RAL (60)]

Puls 84 und nach ½ Stunde 73 Schläge (n. 1 St.) (*Ng.*). [CK 1969]

Dunst des brennenden Schwefels [RAL IV (1825), S. 318]

(Antidot: Elektrischer Schlag.)

Steifigkeit (schmerzhafte) des Rückgrats zwischen den Schulterblättern, bei und nach Bewegung mit Schmerz, als wäre es zerbrochen. [RAL 1]

Schmerzhafte Steifigkeit in der Zusammenfügung des Kreuzbeins mit den Beckenknochen; bei Bewegung entstanden dann sehr schmerzhafte Rucke. [RAL 2]

Sulphuricum acidum

Sulphuricum acidum. **Schwefel-Säure** [CK V (1839), S. 405–427]

Die bekannte, jetzt aus dem Schwefel selbst bereitete, in konzentrirtem Zustande äusserst ätzende Säure, welche ehedem aus dem Eisen-Vitriole durch Destillation gezogen ward und daher **Vitriol-Säure** genannt ward.

Ein Tropfen der Schwefel-Säure in konzentrirtem Zustande wird, zum Behufe der Homöopathik, zuerst mit 99 Tropfen destillirten Wassers durch Schüttel-Schläge dynamisirt und hievon ein Tropfen zur weiteren Potenzirung mit 99 Tropfen Weingeist geschüttelt und auf letztere Weise fortgefahren.

Wo sie homöopathisch angezeigt war, hob sie auch folgende, mit gegenwärtige Beschwerden:

Spannung, früh, in den Augenlidern; Kurzsichtigkeit; Schwerhörigkeit; Leistenbruch; Chronische Weichleibigkeit; Allzustarke Regel; Mutter-Blutfluss; Rauhigkeit im Halse; **Engbrüstigkeit**; Fuss-Geschwulst; Kälte der Füsse.

Die Namens-Verkürzungen meiner Mit-Beobachter sind: (*Fr. H.*) *Friedrich Hahnemann;* (*Frz.*) *Franz;* (*Gr.*) *Gross;* (*Lgh.*) *Langhammer;* (*Ng.*) der Ungenannte aus den Annalen von *Hartlaub und Trinks.*

Sulphuricum acidum

■ Gemüt

Niedergeschlagenheit, mürrische Laune (*Lgh.*). [CK 1]

Melancholisch und lebensüberdrüssig. [CK 2]

Grosse Bangigkeit, von früh bis Abend (d. 13. T.) (*Ng.*). [CK 3]

Bang und kümmerlich, mit Neigung zum Weinen (d. 2. T.) (*Ng.*). [CK 4]

Sehr trübe, reizbare Stimmung. [CK 5]

Weinerlich, ohne Ursache (d. 1. T.) (*Ng.*). [CK 6]

Viel befürchtend, höchst misstrauisch. [CK 7]

Sehr befürchtend, niedergeschlagen, verdriesslich. [CK 8]

Grämliche Verdriesslichkeit. [CK 9]

So reizbar und angegriffen, dass sie über Alles heftig erschrak. [CK 10]

Unruhe (n. 12 St.). [CK 11]

Hastiges Wesen; alles, was sie thut, kann sie nicht schnell genug verrichten, was sie jedoch ungemein angreift. [CK 12]

Uebler Laune, den ganzen Tag; sie scheute sich mit Jemand zu sprechen. [CK 13]

Dumpfes, düstres Wesen, früh (*Frz.*). [CK 14]

Es verdriesst sie, zu reden (*Ng.*). [CK 15]

Verdrossen, ärgerlich, gleich ungeduldig, wenn die Arbeit ihm nicht gelingt (*Ng.*). [CK 16]

Aergerlich, zornig, sie antwortet nur mit Widerwillen (*Ng.*). [CK 17]

Höchst ärgerlich, früh, beim Erwachen. [CK 18]

Sehr ärgerlich, auch am Tage. [CK 19]

Verminderung des ängstlichen, beklommenen Wesens und des mit Exaltation wechselnden Kleinmuthes, und dafür (als Heilwirkung) beruhigte Abkühlung (*Frz.*). [CK 20]

Gesetzter, ernsthafter Sinn. [CK 21]

Allzugrosse Spasshaftigkeit. [CK 22]

Erhebung des Geistes und Gemüthes. [CK 23]

■ Schwindel, Verstand und Gedächtnis

Grosse Zerstreutheit; sie giebt oft ganz unpassende Antworten (*Ng.*). [CK 24]

Betäubung des Geistes (*Jacobson* in Hufel. Journ.). [CK 25]

Schwäche im Kopfe (*Fr. H.*). [CK 26]

Drückende Eingenommenheit des Kopfes. [CK 27]

Eingenommenheit und Schwere des Kopfes, früh (*Ng.*). [CK 28]

Schwere- und Vollheits-Gefühl im Kopfe, sie muss ihn vorwärts halten (*Ng.*). [CK 29]

Schwere-Gefühl in der linken Kopf-Seite (*Ng.*). [CK 30]

Schwere des Kopfes, und Schmerz darin, als fiele das Gehirn vor und wollte heraus. [CK 31]

Verdüsterung plötzlich in der rechten Kopf-Seite, wie von Rauch, im Sitzen (*Ng.*). [CK 32]

Dummelich und wie voll im Kopfe, fast den ganzen Vormittag (*Ng.*). [CK 33]

Schwindel im Zimmer, der im Freien vergeht (*Ng.*). [CK 34]

Schwindel, Nachmittags beim Nähen, als fiele sie vom Stuhle. [CK 35]

Schwindel zum Wanken; er musste immer liegen, dann sobald er sich aufrichtete, war der Schwindel wieder da. [CK 36]

Schwindel im Sitzen, die Gegenstände gehen im Kreise um ihn herum (bald) (*Ng.*). [CK 37]

■ Kopf

Betäubender klopfender Schmerz in der rechten Kopf-Seite beim Aufrichten nach Bücken (*Ng.*). [CK 38]

Schmerz, wie zertrümmert, im Kopfe, früh, nach dem Erwachen, und doch grosse Schläfrigkeit (*Ng.*). [CK 39]

Dumpfer Schmerz im Kopfe, wie voll (*Ng.*). [CK 40]

Schmerz, als sollte der Kopf zerspringen. [CK 41]

Drückender Schmerz auf dem Scheitel, im Stehen (*Ng.*). [CK 42]

Drücken und Stechen in der linken Hinterhaupt-Seite (*Ng.*). [CK 43]

Drückender und brennender Kopfschmerz oft, in der Stirn und den Augen. [CK 44]

Drücken in der rechten Stirn-Seite, wie von einem Schlage, erst steigend, dann plötzlich verschwindend (*Gr.*). [CK 45]

Zusammendrückender Schmerz in den Hinterhaupt-Seiten, schon durch Halten der Hände gegen den Kopf, ohne Berührung, erleichtert (*Ng.*). [CK 46]

Wie eingeschraubt in der linken Kopf-Seite, über dem Ohre (*Ng.*). [CK 47]

Zusammenschnürung der Stirn, erst steigend, dann plötzlich verschwindend (*Gr.*). [CK 48]

Einwärts Pressen in beiden Schläfen (*Gr.*). [CK 49]

Ziehender Kopfschmerz, Abends. [CK 50]

Ziehen und Spannen im Kopfe. [CK 51]

Ziehen in der linken Schläfe, mehr äusserlich und auf einer kleinen Stelle (*Ng.*). [CK 52]

Ziehender Kopfschmerz, besonders in der rechten Seite, nach der Stirn zu (*Ng.*). [CK 53]

Ein schmerzhafter Riss in der Mitte der Stirn, gegen die linke Seite zu (*Ng.*). [CK 54]

Reissen und Stechen im rechten Vorderhaupte, durch darauf Drücken erleichtert, Abends (*Ng.*). [CK 55]

Reissen in der rechten Schläfe, gegen Abend (*Ng.*). [CK 56]

Ein schmerzhafter Riss in der linken Schläfe, im Sitzen, während des Frühstückes (*Ng.*). [CK 57]

Reissen im ganzen Kopfe, Tag und Nacht (*Ng.*). [CK 58]

Mucken in den Schläfe-Knochen von Zeit zu Zeit (*Gr.*). [CK 59]

Ein starker Ruck von Zeit zu Zeit unter dem linken Stirnhügel, schnell verschwindend (*Gr.*). [CK 60]

Schmerzliches, schnelles Rucken über dem linken Stirnhügel (*Gr.*). [CK 61]

Stösse in der rechten Schläfe, als würde ein darin steckender Pflock immer tiefer eingedrückt (*Gr.*). [CK 62]

Stossende, einzelne Rucke in der rechten Schläfe (*Gr.*). [CK 63]

Schmerz, wie von einem eingestossenen Pflocke, gleich über der linken Augenhöhle, erst steigend, dann schnell verschwindend (*Gr.*). [CK 64]

Stiche, schnell, stumpf und sehr empfindlich, wie Stösse, unter dem linken Stirnhügel, bis ins Hirn (*Gr.*). [CK 65]

Ein stumpfer Stich tief ins Hirn, unter dem linken Stirnhügel, plötzlich steigend, dann abnehmend und zuletzt plötzlich verschwindend (*Gr.*). [CK 66]

Stumpfe Stiche im Vorderkopfe, bald rechts, bald links, bis tief ins Gehirn (*Gr.*). [CK 67]

Stich-Schmerz, bald in der Stirn, bald im Hinterkopfe. [CK 68]

Stechen, bald hie, bald da im Kopfe, beim Gehen im Freien (*Ng.*). [CK 69]

Brennender Schmerz in der Schläfe, wie von Stoss oder Quetschung, in wellenförmigen Absätzen (*Gr.*). [CK 70]

Schmerz, wie von einem Schlage, neben dem linken Stirnhügel, erst steigend, dann plötzlich verschwindend (*Gr.*). [CK 71]

Schmerzliches Wundheits-Gefühl oberhalb des linken Stirnhügels, das in einzelnen Rucken stets empfindlicher wird (*Gr.*). [CK 72]

Gefühl in der Stirn-Gegend, als wäre das Gehirn locker und fiele hin und her (*Ng.*). [CK 73]

Empfindlicher Schmerz unter dem rechten Stirnhügel, als wäre das Gehirn los und träfe beim Schütteln des Kopfes schmerzhaft an den Schädel an (*Gr.*). [CK 74]

Aeusserer Schmerz des ganzen **Kopfes, wie unterschworen, auch beim Befühlen schmerzend.** [CK 75]

Starkes Jücken auf dem Haarkopfe. [CK 76]

Arges Jücken am Kopfe (*Ng.*). [CK 77]

Starker Ausschlag auf dem Kopfe, im Gesichte und im Nacken. [CK 78]

Die Haare werden grau und fallen aus. [CK 79]

- **Augen**

Die Augenlider sinken nieder und er kann sie nicht öffnen. [CK 80]

Gefühl im rechten äussern Augenwinkel, wie von einem fremden Körper, früh, im Gehen; im Zimmer vergehts (*Ng.*). [CK 81]

Drücken im äussern Augenwinkel. [CK 82]

Stechendes Jücken am untern Augenlide; er muss reiben (*Gr.*). [CK 83]

Beissen öfters im rechten Auge (d. 1. T.) (*Ng.*). [CK 84]

Beissen, Brennen und Thränen des linken Auges, beim Lesen am Tage (*Gr.*). [CK 85]

Brennen und Thränen des Auges beim Lesen in beginnender Dämmerung (*Gr.*). [CK 86]

Starkes Brennen der Augen, öfters (n. 6 T.) (*Ng.*). [CK 87]

Brennendes Drücken in der vordern Seite des Augapfels, im Freien; im Zimmer hört der Schmerz auf, und nur beim scharf Sehen schmerzt es dann, so dass sie vom Sehen ablassen muss (*Fr. H.*). [CK 88]

Rothe Augen mit Lichtscheu und stetem Thränen. [CK 89]

Thränen der Augen (*Ng.*). [CK 90]

Die Augen sind früh etwas zugeschworen. [CK 91]

Zucken im rechten innern Augenwinkel (*Ng.*). [CK 92]

Trübsichtigkeit, früh. [CK 93]

Drehende Empfindung vor dem Gesichte, mit Mattigkeit. [CK 94]

- **Ohren**

In der Ohrmuschel heftiges Kitzeln (*Ng.*). [CK 95]

Ziehen im rechten Ohrgange, wie von innen heraus (*Gr.*). [CK 96]

Reissen vor dem linken Ohre und an der Schläfe hinauf (*Ng.*). [CK 97]

Reissen tief im linken Ohre, dann Kriebeln darin (*Ng.*). [CK 98]

Ein paar heftige Risse, dass sie erschrak, vor dem linken Ohre, bis in die Wange, wo es dann kriebelte (*Ng.*). [CK 99]
Reissen und Stechen im rechten Ohre, mehr äusserlich. [CK 100]
Zucken im rechten Ohre; zuvor geht angenehme Wärme heraus (*Ng.*). [CK 101]
Gehör-Verminderung, als wäre ein Blatt vor das Ohr gezogen (*Ng.*). [CK 102]
Helles Glocken-Geläute im rechten Ohre (*Lgh.*). [CK 103]
Sumsen im linken Ohre, beim Oeffnen des Mundes, wie bei einem Wasserfalle, während des Mittag-Essens (*Ng.*). [CK 104]
Sausen in den Ohren, Abends. [CK 105]
Starkes Sausen in den Ohren, 4 Stunden lang. [CK 106]
Tacktmässiges Sausen in den Ohren. [CK 107]

■ Nase

An der rechten Nasen-Seite fein stechendes Brickeln, dass er reiben muss (*Gr.*). [CK 108]
Bluten der Nase, Abends, im Sitzen und Stehen (*Lgh.*). [CK 109]

■ Gesicht

Gesicht sehr bleich, mit Umgehen im Magen (d. 4. T.) (*Ng.*). [CK 110]
Röthe und Hitz-Gefühl im rechten Backen. [CK 111]
Kältendes Brennen auf dem linken Backen (*Gr.*). [CK 112]
Gefühl, als wäre das Gesicht ausgedehnt, und als trockene Eiweiss auf der Haut desselben (*Ng.*). [CK 113]
Geschwulst der linken Backe (*Ng.*). [CK 114]
Mehrmaliges Zucken im Gesichte, um das linke Ohr herum, bei jedem Bewegen des Kopfes; später auch in der Ruhe (*Ng.*). [CK 115]
Reissen in den linken Gesichts-Knochen, dann in der rechten Kopf-Seite (*Ng.*). [CK 116]
Reissen am rechten Augenhöhl-Rande, nach der Schläfe zu, wie unter der Haut (*Ng.*). [CK 117]
Kneipen in der Wangen-Haut unter dem rechten Auge, erst steigend, dann vergehend (*Gr.*). [CK 118]
Ein starker Stich öfters in der rechten Wange hinauf (*Ng.*). [CK 119]
Zerschlagenheits-Schmerz im linken Jochbeine, erst steigend, dann schnell nachlassend (*Gr.*). [CK 120]

Kleine Blüthchen an der Stirn und Nasen-Seite (*Ng.*). [CK 121]
Lippen werden schülfrig und schälen sich ab (*Ng.*). [CK 122]
Abschälen der innern Fläche der Lippen, ohne Schmerz (*Ng.*). [CK 123]
Druck gleich über dem linken Mundwinkel, wie mit einem Finger (*Ng.*). [CK 124]
Wundheits-Schmerz beider Mundwinkel (*Ng.*). [CK 125]
Im Unterkiefer Reissen, bald da, bald dort. [CK 126]
Die Drüsen des Unterkiefers schmerzen bis in die Zunge, wie geschwollen, die Zunge wie verbrannt. [CK 127]
Geschwulst und Entzündung der Unterkiefer-Drüsen, zuweilen mit Stechen darin. [CK 128]

■ Mund und innerer Hals

Zahnweh, Abends, nach dem Niederlegen, in der linken untern Reihe (*Ng.*). [CK 129]
Hineindrückender Schmerz in einem rechten obern Schneidezahne (*Ng.*). [CK 130]
Zahnschmerz, der durch Kälte ärger, durch Wärme milder wird und die ganze Nacht nicht schlafen lässt (*Ng.*). [CK 131]
Ein schmerzhafter Riss öfters in den Zähnen der linken Seite (*Ng.*). [CK 132]
Reissen in den linken untern Zähnen, von Abend bis Mitternacht, im Bette (*Ng.*). [CK 133]
Reissen im linken Augenzahne und im Unterkiefer, die ganze Nacht, während der Regel (*Ng.*). [CK 134]
Nagender Zahnschmerz in der rechten untern Reihe; Abends, nach Niederlegen ärger, bis 2 Uhr Nachts (*Ng.*). [CK 135]
Nagender Schmerz in einem Backzahne und einem Schneidezahne, bloss beim Beissen auf etwas Hartes (*Ng.*). [CK 136]
Grabender Schmerz in einem hohlen Backzahne, bei und nach Kauen von Hartem (*Ng.*). [CK 137]
Stumpfheit der Zähne, den ganzen Nachmittag (n. 4 St.). [CK 138]
Stumpfheit der Zähne, zu verschiedenen Zeiten (*Ng.*). [CK 139]
Zahnfleisch von pelzartigem Gefühle, blutend beim geringsten Anstossen (*Frz.*). [CK 140]
Zahnfleisch-Geschwulst am rechten Unterkiefer; beim darauf Drücken kommt Eiter heraus (*Ng.*). [CK 141]
Zahnfleisch-Geschwür. [CK 142]
Im Munde flüchtige Trockenheit. [CK 143]

Unangenehmes Trockenheits-Gefühl im Munde, zwei Tage lang. [CK 144]
Viel Speichel-Zufluss im Munde, auch früh, süsslichen Geschmackes (*Ng.*). [CK 145]
Oefters wässrichter Speichel im Munde. [CK 146]
Speichel-Zufluss im Munde, wie vor Hunger, mehrere Stunden lang (*Lgh.*). [CK 147]
Speichel-Fluss mit beschleunigtem Pulse (*Kinglake*, im phys. med. Journ. Leipz. 1802.). [CK 148]
Heftiger Speichel-Fluss, ohne Geschmack (*Ng.*). [CK 149]
Bläschen an der Inseite der linken Wange (*Ng.*). [CK 150]
Schwämmchen im Munde (*Jacobson*). [CK 151]
Trockne Zunge (*Jacobson*). [CK 152]
Schleim kommt häufig in den Mund, der Verschlückern und Kotzen erregt; er muss ihn schnell verschlucken (*Gr.*). [CK 153]
Im Halse Gefühl von Schleim, der weder herauf noch hinunter geht, auch nicht zum Räuspern nöthigt (*Ng.*). [CK 154]
Rauhheit im Halse, fast nach jeder neuen Gabe (*Ng.*). [CK 155]
Krallig und Rauhheit im Halse (*Ng.*). [CK 156]
Kratzig im Halse. [CK 157]
Halsweh, beim Schlingen, Abends, ärger in der linken Seite (*Ng.*). [CK 158]
Stechen im Schlunde, beim Schlingen ärger, auf der linken Seite, auch Abends, mit äusserem Schmerze beim Befühlen (*Ng.*). [CK 159]
Zusammenziehendes Gefühl im Halse, besonders rechter Seite, bei und ausser dem Schlingen (*Ng.*). [CK 160]
Verschwollen im Halse, als wäre ein Knäutel darin. [CK 161]
Uebler Geschmack im Munde, früh, nach dem Erwachen (d. 5. T.) (*Ng.*). [CK 162]
Lätschig und pappig im Munde, früh im Bette, was nach dem Aufstehen vergeht (*Ng.*). [CK 163]
Sehr übler, fauliger Geschmack im Munde. [CK 164]

- Magen

Appetitlosigkeit und Unbehaglichkeit; die Speisen schmecken richtig, doch nicht angenehm (*Gr.*). [CK 165]
Ekel vor Essen, der sich gegen Abend wieder verliert (*Ng.*). [CK 166]
Sie hat Hunger; aber sobald sie Etwas zum Munde bringt, ekelt es sie an (*Ng.*). [CK 167]
Kaffee-Geruch ist ihr höchst zuwider; sie bekommt Schwäche und Zittern davon. [CK 168]
Brod schmeckt bitter, wie Galle und drückt sehr im Magen. [CK 169]
Milch-Genuss macht Blähungen. [CK 170]
Neigung zu frischen Pflaumen (*Ng.*). [CK 171]
Nach Milch-Genuss matt und abgeschlagen, früh (*Ng.*). [CK 172]
Sie hat Hunger, doch isst sie ohne Appetit, mit Unbehaglichkeit im Magen nach dem Essen, mehrere Tage lang (*Ng.*). [CK 173]
Vermehrter Hunger und Appetit (d. 1. T.) (*Ng.*). [CK 174]
Grosser Appetit und Wohlgeschmack an Speisen; doch Weichlichkeit nach dem Essen, dass er, ohne satt zu seyn, mit Essen aufhören muss (*Gr.*). [CK 175]
Gleich nach dem ihm wohlschmeckenden Mittag-Essen erzeugen sich mehr Beschwerden (*Gr.*). [CK 176]
Bei und nach dem Mittag-Essen, Hitze, bei gutem Appetite (*Ng.*). [CK 177]
Bei Genuss von Warmem, sogleich kalter Schweiss, vorzüglich der Stirn und des Gesichtes, auch des übrigen Körpers (*Frz.*). [CK 178]
Nach Essen, Leibschneiden und gleich darauf Wühlen und Unruhe im Leibe, ohne Durchfall. [CK 179]
Nach dem Essen, ausserordentliche Mattigkeit (*Frz.*). [CK 180]
Nach dem Essen, Beengung der Magen-Gegend zum Zerplatzen. [CK 181]
Jedes Getränk erkältet den Magen, wenn nichts Geistiges beigemischt ist. [CK 182]
Häufiges, langdauerndes, leeres Aufstossen (bald) (*Ng.*). [CK 183]
Saures Aufstossen, auch beim Gehen im Freien (bald) (*Ng.*). [CK 184]
Säuerliches Aufstossen. [CK 185]
Säure im Halse. [CK 186]
Säuerlich bittres Aufschwulken (d. 4. T.). [CK 187]
Bittres Aufstossen, mehrmals, nach dem Mittag-Essen (*Ng.*). [CK 188]
Bittres Aufstossen (*Ng.*). [CK 189]
Süssliches Wasser-Aufschwulken (*Ng.*). [CK 190]
Wasser-Aufsteigen vom Magen in den Mund (*Ng.*). [CK 191]
Wasser-Aufschwulken, öfters, nach dem Mittag-Essen vergehend (*Ng.*). [CK 192]
Aufsteigen salzigen Wassers im Munde, vor dem Erbrechen (*Ng.*). [CK 193]
Zwiebelartiges Aufstossen. [CK 194]
Ekel und Speichel-Zufluss im Munde, mit Zusammenzieh-Schmerze im Magen und Bauche, öfters (d. 8. T.) (*Ng.*). [CK 195]

Ekel im Munde, gegen Mittag, obgleich Speisen und Getränke gut schmecken (*Fr. H.*). [CK 196]
Schlucksen (beim gewohnten) Tabakrauchen (*Lgh.*). [CK 197]
Anhaltendes Schlucksen (*Jacobson*). [CK 198]
Schlucksen, Nachts (*Ng.*). [CK 199]
Uebelkeit mit Frost. [CK 200]
Brech-Uebelkeit im Magen, mit Schleim-Gefühl im Halse (*Ng.*). [CK 201]
Brech-Uebelkeit, ohne Ekel gegen Etwas, durch Aufstossen vergehend (bald) (*Ng.*). [CK 202]
Brecherlich und wie verdorben im Magen (*Ng.*). [CK 203]
Er muss sich mit Gewalt zurückhalten, um sich nicht zu erbrechen. [CK 204]
Arge Uebelkeit; es kehrt sich Alles im Magen um, schwulkt auf und will heraus; sie muss es aber wieder hinabschlucken (*Ng.*). [CK 205]
Erbrechen reinen Wassers, nach plötzlicher Uebelkeit im Magen (d. 3. T.) (*Ng.*). [CK 206]
Erbrechen, erst reinen Wassers, dann des am vorigen Abend Genossenen, und darauf noch fortdauernde Übelkeit (*Ng.*). [CK 207]
Nach dem Erbrechen, Durst (*Ng.*). [CK 208]
Die Magen-Gegend ist äusserlich sehr empfindlich. [CK 209]
Drücken im Magen, mit Gefühl, als steige ein harter, sehr bitterer Körper in der Brust herauf; dabei häufiges Aufschwulken von Schleim, der aber später bloss im Halse gefühlt wird (*Ng.*). [CK 210]
Drücken im Magen, fortwährend, mit vergeblicher Neigung zum Aufstossen (d. 1. T.) (*Ng.*). [CK 211]
Drücken im Magen, wie ein Stein, was sich in die Höhe zieht, mit Aufsteigen wässrichten Speichels in den Mund, wonach das Drücken vergeht (*Ng.*). [CK 212]
Drücken im Magen, mit stetem Ekel und Gähnen (*Ng.*). [CK 213]
Voll und ekelhaft im Magen, nach jedem Einnehmen, lang anhaltend (*Ng.*). [CK 214]
Vollheit und Aufgetriebenheits-Gefühl des Magens (*Ng.*). [CK 215]
Zusammenzieh-Gefühl im Magen, mit Ekel, wie zum Erbrechen (*Ng.*). [CK 216]
Heftiger Zusammenzieh-Schmerz im Magen und Bauche (*Ng.*). [CK 217]
Aengstlicher Zusammenzieh-Schmerz, plötzlich, in der Herzgrube, das Athmen hindernd (*Gr.*). [CK 218]
Schmerzhaftes Zusammenschnüren in der Herzgrube, lang dauernd (*Ng.*). [CK 219]

Raffen im Magen, alle Abende, wie nach Verkältung. [CK 220]
Schneiden links neben dem Magen, nach dem Rücken zu ziehend (*Ng.*). [CK 221]
Schneiden um den Magen und schmerzhaftes Umgehen darin, im Sitzen und Gehen, mehrmals, in kurzen Anfällen (*Ng.*). [CK 222]
Stechen im Magen (*Ng.*). [CK 223]
Ein 5 Minuten dauernder Stich im Magen (n. 1 St.). [CK 224]
Angenehmes Wärmegefühl im Magen (n. 1 St.). [CK 225]
Brennen im Magen, mit Dummlichkeit im Kopfe (sogleich) (*Ng.*). [CK 226]
Plötzliches Brennen im Magen, dass er erschrak (*Ng.*). [CK 227]
Kälte im Magen (bald nach der neuen Gabe) (*Ng.*). [CK 228]
Kältlichkeit und Schlaffheit im Magen, mit Appetitlosigkeit (*Frz.*). [CK 229]
Kneipen, gleich unter der Herzgrube; beim Drücken auf die Herzgrube schmerzt es empfindlich, wie nach einem Stosse (*Gr.*). [CK 230]

■ **Abdomen**

In der Leber-Gegend ein Stich, in der Nähe des Magens. [CK 231]
Stechen in der rechten Ribben-Gegend, durch Einathmen verschlimmert, während der Regel (*Ng.*). [CK 232]
Stumpfes einwärts Drücken unter den rechten Ribben, in Absätzen verschlimmert (*Gr.*). [CK 233]
Glucksender Schmerz in der rechten Bauch-Seite, fast nach dem Rücken zu (*Gr.*). [CK 234]
In der linken Hypochonder-Gegend ein Stich, beim Neigen auf die rechte Seite (*Ng.*). [CK 235]
Stechen in der linken Hypochonder-Gegend, durch Aufdrücken vergehend (*Ng.*). [CK 236]
Stechen an den linken Unterribben, oft mit Stechen zugleich in der Brust (*Ng.*). [CK 237]
Langsam pulsirender, glucksender Schmerz unter den linken Ribben (*Gr.*). [CK 238]
Brennen in beiden Hypochondern, im Sitzen, den ganzen Tag (*Ng.*). [CK 239]
Bauch-Auftreibung, mit Kollern und (stillem) Winde-Abgange (*Ng.*). [CK 240]
Drücken auf den Nabel, oberflächlich, aber heftig (*Gr.*). [CK 241]
Kneipender Schmerz im Bauche, auch Abends (*Ng.*). [CK 242]

Kneipen im Unterbauche, nach der Lenden-Gegend hin, dass ihm der Angst-Schweiss ausbrach. [CK 243]

Kneipen im Bauche, Nachts. [CK 244]

Kneipen und Schneiden im Bauche, mit heftigem Drängen zum Stuhle, Nachts (d. 1. T.). [CK 245]

Heftiges Kneipen, Schneiden und Winden im Bauche, unter wehenartigen Schmerzen, als sollte Alles herausdringen, bei ohnmachtartiger Uebelkeit (n. 30 T.). [CK 246]

Wehenartige Schmerzen durch den ganzen Bauch, bis in die Hüften und dann wie Zerschlagenheit im Kreuze. [CK 247]

Schneiden und Umgehen in der Nabel-Gegend (*Ng.*). [CK 248]

Schneiden um den Nabel, mehr beim Gehen im Freien, als im Zimmer (*Ng.*). [CK 249]

Stechen in der linken Unterbauch-Seite, wie Milzstechen, bei Bewegung; im Sitzen vergehend (*Ng.*). [CK 250]

Ein langer, stumpfer Stich links neben dem Nabel, bis in den Bauch (*Gr.*). [CK 251]

Brennen und Drücken unter dem Nabel, wie in der Gebärmutter (*Ng.*). [CK 252]

Gefühl in der Nabel-Gegend, wie eine kränkelnde Wärme, oder wie beim Soodbrennen (*Gr.*). [CK 253]

Aengstliches Gefühl im Bauche, früh im Bette. [CK 254]

Im Schoosse rechter Seite, klemmender Schmerz (*Ng.*). [CK 255]

Zucken in der linken Weiche, und Herausdrücken, wie mit einem Finger, erst im Sitzen entstehend und vergehend, dann im Stehen wiederkommend und im Gehen verschwindend, endlich auch im Gehen erscheinend (*Ng.*). [CK 256]

Kneipen in der linken Weiche (*Ng.*). [CK 257]

Reissen in der linken Leisten-Gegend, im Sitzen (*Ng.*). [CK 258]

Stechen in der linken Weiche (*Ng.*). [CK 259]

Ein Stich in der linken Weiche beim Einathmen, und darnach feine Stiche oben an der linken Brust-Seite; Abends, nach dem Niederlegen (*Ng.*). [CK 260]

Brennen in der rechten Weiche, beim Hüsteln (*Ng.*). [CK 261]

Herausdrängen in der rechten Leisten-Gegend, früh im Bette, beim Erwachen, als sollte ein Bruch entstehen, beim Aufstehen vergehend, aber noch öfter wiederkehrend (*Gr.*). [CK 262]

Arger Schmerz in der rechten Leisten-Gegend, im Gehen und Stehen, als träte eben ein Bruch heraus, dass er nicht husten noch einathmen darf; später tritt von Zeit zu Zeit, besonders beim Sprechen, doch auch ohne Veranlassung, unter grossen Schmerzen ein Bruch heraus, der bei ruhigem Verhalten, besonders beim Sitzen, wieder hineingeht, und dann ohne Beschwerde zu athmen und zu husten gestattet (*Gr.*). [CK 263]

Herausdrängender Schmerz plötzlich im rechten Schoosse, wie zu einem Leistenbruche, beim Aufstehen nach dem Stuhle, ohne Bezug auf Husten und Athmen (*Gr.*). [CK 264]

Unaufhaltbarer Drang eines Bruches zum Bauchringe heraus, mit schründendem Schmerze des Bauchringes, selbst nach Zurückbringung des Bruches (n. 2 St.). [CK 265]

An der Stelle des Leistenbruches, Klopfen, mehrere Tage. [CK 266]

Stiche in der Gegend des Leistenbruches. [CK 267]

Ein über den Unterbauch verbreitetes, mehr oberflächliches, scharfes Zucken, fast wie in Absätzen zuckendes Leibweh (*Gr.*). [CK 268]

Starkes Kollern im Bauche, mit Winde-Abgang (*Ng.*). [CK 269]

Lautes Knurren um den Nabel, Abends, vor dem Niederlegen und den andern Morgen nach dem Aufstehen (*Ng.*). [CK 270]

Knurren um den Nabel, mit Gefühl, als wenn Stuhl kommen sollte (*Ng.*). [CK 271]

Knurren und Kollern im Bauche mit Heisshunger, was auf's Essen vergeht. [CK 272]

Kulksen, wie von Wasser, im Bauche, bei Bewegung desselben durch Athmen, im Liegen. [CK 273]

■ Rektum

Mühsam erfolgende, kurz abgebrochene Winde (*Gr.*). [CK 274]

Stuhl aussetzend (d. 1. 3. 19. T.) (*Ng.*). [CK 275]

Vergeblicher Stuhldrang, zwei Stunden lang (d. 1. T.) (*Ng.*). [CK 276]

Harter, zuweilen verspäteter Stuhl (erst Abends), auch wohl mit Schmerz beim Abgange (*Ng.*). [CK 277]

Harter, schwieriger, knotiger Stuhl, wie verbrannt, oder wie Schafkoth (d. 4. 6. 7. T.) (*Ng.*). [CK 278]

Sehr harter, blutiger Stuhl (d. 19. T.) (*Ng.*). [CK 279]

Harter Stuhl, in kleinen, zusammenhängenden, schwarzen Knoten, mit Blut gemischt, und mit so heftigen Nadelstichen im After, dass sie aufstehen musste vor Schmerz; bei der Regel (*Ng.*). [CK 280]

Erst harter, dann weicher Stuhl, früh. [CK 281]
Sehr dickgeformter Stuhl. [CK 282]
Weicher, breiartiger Stuhl, mit Pressen am After bei und nach dem Abgange (n. 6 St.) (*Lgh.*). [CK 283]
Weicher Stuhl, in sehr dünnem Zuge (d. 3. T.) (*Ng.*). [CK 284]
Weicher Stuhl, mit Stechen im After zuvor (d. 2. T.) (*Ng.*). [CK 285]
Weicher Stuhl mit Leerheits-Gefühl im Bauche darnach (d. 4. T.) (*Ng.*). [CK 286]
Durchfall bis Abends; es geht bloss Schleim-Gäsch ab, unter Brennen im Mastdarme, Blähungen und Kollern. [CK 287]
Wässrichter, grüner Durchfall (*Jacobson*). [CK 288]
Gelbweisser Stuhl. [CK 289]
Das Kind hat häufige Stühle, wie gehackt, safrangelb und dehnig schleimig. [CK 290]
Sehr übel riechende Stühle, halb fest und halb flüssig, mit viel flüssigem Schleime und Blutstreifen. [CK 291]
Mit Blut gefärbter Stuhl. [CK 292]
Blutiger Stuhl, hart und nur alle 2, 3 Tage (n. 25 T.) (*Ng.*). [CK 293]
Blutiger Stuhl, erst hart, dann weich, mit Brennen im After (*Ng.*). [CK 294]
Beim Stuhle, Kneipen in den Oberbauch-Seiten (*Ng.*). [CK 295]
Beim Stuhle, Schmerz, als würde der Mastdarm zerrissen. [CK 296]
Nach dem Stuhle, Abgeschlagenheits-Gefühl in den Därmen. [CK 297]
Viel Blutdrang gegen den Mastdarm. [CK 298]
After-Aderknoten mit Stechen und Brennen. [CK 299]
Starkes Jücken der After-Aderknoten. [CK 300]
Feuchten der After-Aderknoten und Schmerz bei Berührung. [CK 301]

■ **Harnwege**

Der Harn scheint in der Erstwirkung zurückgehalten zu werden, wie auch der Stuhl (*Ng.*). [CK 302]
Der Harn bleibt aus (d. 2. Morgen.) (*Ng.*). [CK 303]
Er harnt nur früh und Abends, mit Brennen dabei (d. 5. T.) (*Ng.*). [CK 304]
Verminderter Harn, mit Brennen beim Lassen (d. 2. T.) (*Ng.*). [CK 305]
Steter Drang zum Harnen und immer vor den letzten Tropfen arges Schneiden in der Röhre, 7 Tage lang; drauf jedes Mal Drang im Schoosse und in den Lenden. [CK 306]

Früh erst vermehrte, dann verminderte Harn-Absonderung mit Brennen (d. 3. T.) (*Ng.*). [CK 307]
Vermehrter Harn-Abgang (n. 4 bis 12 Tagen.) (*Ng.*). [CK 308]
Sie muss Nachts zum Harnen aufstehen (n. 2 T.) (*Ng.*). [CK 309]
Urin wie Wasser. [CK 310]
Harn wie Wasser, und bald dünnen Schleim-Satz absetzend (d. 1. T.) (*Ng.*). [CK 311]
Dicker, verminderter Harn (*Ng.*). [CK 312]
Der Harn wird im Stehen trübe, wie Lehmwasser, und setzt später lehmigen Satz ab (*Ng.*). [CK 313]
Weisser Satz im Harne. [CK 314]
Braunrother Harn. [CK 315]
Harn mit blutähnlichem Satze, und auf der Oberfläche mit einer feinen Haut bezogen. [CK 316]
Vor, bei und nach dem Harnen, Kneipen im Unterbauche (*Ng.*). [CK 317]
Blasenschmerz, wenn er den Trieb zum Harnen nicht sogleich befriedigt. [CK 318]
Starkes Drücken auf den Blasenhals, als sollte Alles herausdringen, gleichstark im Gehen, Stehen und Sitzen, zum Zusammendrücken der Oberschenkel nöthigend; durch Beischlaf gebessert (d. ersten 10 Tage). [CK 319]

■ **Geschlechtsorgane**

In den Geschlechtstheilen und Hoden, Wärme. [CK 320]
Erschlaffung des Hodensacks. [CK 321]
Jückender Schmerz am obern Rande der Eichel. [CK 322]
Erektionen am Tage, ohne verliebte Gedanken. [CK 323]
Samen-Erguss ohne Wollust-Gefühl. [CK 324]
Nach dem Beischlafe, Brennen in der Harnröhre. [CK 325]
Viel Reiz des Weibes zum Beischlafe, deren Reiz mehr in den äussern Schamtheilen vorhanden ist; doch wird sie vom Beischlafe nicht stark erregt. [CK 326]
Traum des Weibes als übe sie Beischlaf zweimal und auch Entladung zweimal (d. 1. Nacht). [CK 327]
Traum des Weibes wie Wunsch des Beischlafs und beim Erwachen heftiges, stürmisches Verlangen darnach, was mehr in der Klitoris rege war (n. 40 Stunden). [CK 328]
Weichliches Gefühl im Bauche, als wollte die Regel eintreten. [CK 329]

Verzögert den Fluss der Regel um 8 Tage, ohne Beschwerde. [CK 330]

Regel um 5 Tage zu spät, mit Bauch- und Kreuzschmerzen (*Ng.*). [CK 331]

Regel um 6 Tage zu früh (*Ng.*). [CK 332]

Zwei Tage vor der Regel, Nachts, Alpdrücken; es lag wie Etwas Schweres auf ihr; sie konnte nicht sprechen, es war, als hielte ihr Jemand den Hals zu, und sie erwachte im Schweisse. [CK 333]

Bei der Regel, Durst und trockne Zunge (*Ng.*). [CK 334]

Bei der Regel, Stiche im Bauche und in der Scheide. [CK 335]

Nach der Regel, grosse Aufgelegtheit zum Beischlafe (n. 11 T.). [CK 336]

Nach der Regel, grosse Abneigung vor Beischlaf (n. 38 T.). [CK 337]

Häufiger Schleim-Fluss aus der Scheide, fressender Empfindung (n. 16 T.). [CK 338]

Scharfer, brennender Weissfluss. [CK 339]

Weissfluss, durchsichtig, oder wie Milch, ohne Empfindung. [CK 340]

Abgang blutigen Schleimes aus den Geburtstheilen, als wollte die Regel erscheinen (n. 2 St.). [CK 341]

■ **Atemwege und Brust**

Vergeblicher Niese-Reiz (*Ng.*). [CK 342]

Es stieg ihr wie Dunst durch die Nase; drauf 20maliges Niesen und dann Verstopfung der Nase (*Ng.*). [CK 343]

Schnupfen mit Geruchs-Verlust (d. 4. 5. T.) (*Ng.*). [CK 344]

Arger Schnupfen mit bösen Augen. [CK 345]

Hartnäckiger Stockschnupfen. [CK 346]

Heftiger Stockschnupfen; bisweilen hat er durch das eine oder das andere Nasenloch keine Luft (*Gr.*). [CK 347]

Fliessender Schnupfen (d. 4. T.) (*Ng.*). [CK 348]

Es läuft ihr viel Wasser aus der Nase, bei Verstopfung eines Nasenloches (*Ng.*). [CK 349]

Heiser, trocken und rauh im Halse und Kehlkopfe (*Ng.*). [CK 350]

Heiserkeit, Schnupfen- und Husten-Reiz. [CK 351]

Schmerz im Kehlkopfe; das Sprechen wird ihm sauer, als fehlte die gehörige Biegsamkeit und Beweglichkeit in diesen Theilen. [CK 352]

Stich-Schmerz im Kehlkopfe. [CK 353]

Husten und Schnupfen mit starkem Hunger (n. 14 T.). [CK 354]

Früh, beim Erwachen, liegt es ihm katarrhalisch auf der Brust, es reizt zum Husten, ohne dass Etwas losgeht; nach mehreren Stunden leichter Schleim-Auswurf. [CK 355]

Husten, von freier Luft. [CK 356]

Husten, nur beim Gehen im Freien (d. 6. T.) (*Ng.*). [CK 357]

Hüsteln (*Jacobson*). [CK 358]

Einzelne (seltene) trockne Hustenstösse, auch früh, nach dem Aufstehen (*Ng.*). [CK 359]

Oefteres kurzes Hüsteln (*Ng.*). [CK 360]

Lockerer Husten mit schleimigem Auswurfe, früh (*Ng.*). [CK 361]

Trockner, kurzer Husten, mit keichenden Stössen. [CK 362]

Bei jedem Husten-Stosse, ein stumpfer Stoss, gleich über dem rechten Augenlid-Rande heraus (*Gr.*). [CK 363]

Nach Husten muss er die Speise wieder herausschwulken. [CK 364]

Nach Husten, früh, erst leeres, dann bitterschleimiges Aufstossen. [CK 365]

Blutspeien, bei langsamem Gehen (*Fr. H.*). [CK 366]

Engbrüstig zuweilen, auf Augenblicke. [CK 367]

Athem-Beengung und Würgen in der Kehle, oft des Nachts. [CK 368]

Beklemmung auf der Brust, früh, mit Uebelkeit. [CK 369]

So schwach auf der Brust, dass sie nur mit Mühe reden konnte. [CK 370]

Vollheit auf der Brust. [CK 371]

Drücken auf der linken Brust und in der Herzgrube. [CK 372]

Ziehendes Spannen in der linken Brust (*Ng.*). [CK 373]

Stumpfer Schmerz mitten auf dem Brustbeine, wie von einem Stosse (*Gr.*). [CK 374]

Stechendes Drücken auf der Brust und im Halse, Athem hemmend, im Stehen und Gehen gleich stark, durch freie Luft gebessert, in anhaltenden Anfällen. [CK 375]

Stechen in der rechten Brust (*Ng.*). [CK 376]

Heftiges Stechen in der rechten Brust, öfters und anhaltend; durch darauf Drücken geht der Schmerz noch tiefer (d. 5. T.) (*Ng.*). [CK 377]

Starke Stiche im Brustbeine, beim Eintritte in das Zimmer aus der freien Luft, die sich bis in die andere Brust-Seite erstrecken, tief innerlich; Abends (d. 1. T.) (*Ng.*). [CK 378]

Stumpfe Stiche links neben dem Brustbeine, an einem Ribben-Knorpel (*Gr.*). [CK 379]

Stumpfer Stich plötzlich, heftig und durchdringend, im obern Theile der linken Brust, bis zum Rücken (*Gr.*). [CK 380]

Feine Stiche tief in die linke Brust (-Seite) hinein, mit Athem-Versetzung, oder mit Empfindlichkeit danach an einer kleinen Stelle links über dem Schwertknorpel (*Ng.*). [CK 381]

Stechen in der linken Brust, ärger beim Einathmen und Husten; im Gehen; in der Ruhe erleichtert. [CK 382]

Stiche vor der linken Achsel-Grube, beim Wegsetzen einer schweren Last, dann arger Zerschlagenheits-Schmerz auf einem grossen Theile des Brustbeins (*Ng.*). [CK 383]

Viele, heftige Stiche durchs Herz, bei Tag und Nacht, mit Wundheits-Schmerz bald darauf. [CK 384]

Herzklopfen, ohne Aengstlichkeit, bei vorgedrücktem Oberkörper, unter Aufstützung beider Arme, mit Neigung zum tief Athmen, was auch ohne Anstoss geht (*Gr.*). [CK 385]

Oefteres einzelnes Brennen in der linken Brust (*Ng.*). [CK 386]

Brennen, öfters, an der äussern linken Brust-Seite, wie von siedendem Wasser, bald stärker, bald schwächer (*Ng.*). [CK 387]

■ Rücken und äußerer Hals

Kreuzschmerz wie zerschlagen, im Stehen und Sitzen (*Ng.*). [CK 388]

Kreuz- und Rücken-Schmerzen. [CK 389]

Schmerz im Kreuze beim Bewegen, wie Wundheit, oder wie krampfhaftes Ziehen. [CK 390]

Brenn-Schmerz im Kreuze. [CK 391]

Rückenschmerz, wie wund und zerschlagen (*Ng.*). [CK 392]

Zieh-Schmerz im Rücken, beim Bewegen und Auftreten. [CK 393]

Steifheit im Rücken, mehrere Morgen, die am Tage bei Bewegung vergeht. [CK 394]

Ein feiner Stich im Rückgrate und zugleich links im Nacken (*Ng.*). [CK 395]

Blutschwäre auf dem Rücken. [CK 396]

Schneiden zwischen den Schultern mit Brennen, als wollte es da durchschneiden (*Ng.*). [CK 397]

Die linken Achsel-Drüsen sind schmerzhaft empfindlich. [CK 398]

Schmerz wie von einem Geschwüre unter dem rechten Arme bis an die Brust, vorzüglich beim Steigen, doch auch beim Gehen, so stark, dass er sich setzen muss (*Fr. H.*). [CK 399]

Ziehen auf der rechten Hals-Seite unter dem Ohre. [CK 400]

Schmerz zwischen der Hals-Seite und der linken Achsel, wie von einer drückenden Last (*Gr.*). [CK 401]

■ Extremitäten

Auf der linken Achsel ein zitterndes Drücken, in ungleichen Absätzen (*Gr.*). [CK 402]

Stechen im Achsel-Gelenke, beim Aufheben des Armes. [CK 403]

Stechendes Reissen in der linken Achsel (*Ng.*). [CK 404]

Ein Ruck im rechten Achsel-Gelenke, beim Schreiben (*Ng.*). [CK 405]

Schneidender Schmerz vor der linken Achselgrube (*Ng.*). [CK 406]

Stechen vor und unterhalb der rechten Achselgrube (*Ng.*). [CK 407]

Im rechten Arme zuweilen, beim Schreiben; ein ziehender und krampfhaft zusammenziehender, lähmiger Schmerz. [CK 408]

Schwere des Armes. [CK 409]

Stiche in den Arm-Gelenken. [CK 410]

Zuckendes, feines Reissen im rechten Arme, oft vom Daumen aus bis in die Brust, im Sitzen (*Ng.*). [CK 411]

Ein schmerzhafter Riss am rechten Oberarme, hinten unter dem Achsel-Gelenke und bis zu demselben hinauf (*Ng.*). [CK 412]

Schründender Schmerz, wie aufgeschlagen, an der äussern Seite des linken Ellbogens (*Gr.*). [CK 413]

In der linken Ellbogen-Röhre, dicht am Hand-Gelenke, alle 3 Sekunden Schmerz wie ein Schlag, der plötzlich mit Heftigkeit beginnt, dann schwächer werdend im Arme hinaufstrahlt, wo er erlischt (*Gr.*). [CK 414]

Spann-Schmerz in beiden Ellbogen-Gelenken. [CK 415]

Bläuliche Flecke auf dem Vorderarme, wie von Blutunterlaufung. [CK 416]

Im Hand-Gelenke, Ziehen und Müdigkeit. [CK 417]

Spann-Schmerz und Schwere in der rechten Mittelhand, beim Gehen im Freien mit herabhangenden Armen, als wenn sich das Blut darin ansammelte (*Gr.*). [CK 418]

Zucken im Mittelhand-Knochen des rechten Zeigefingers bis in den Arm hinauf, sehr empfindlich (*Gr.*). [CK 419]

Empfindlich schmerzhafte Schläge im Mittelhand-Knochen des rechten Zeigefingers (*Gr.*). [CK 420]

Schmerzliche Rucke, wie stumpfe Stösse, in der Anfügung des Mittelhand-Knochens des Daumens an die Handwurzel, bisweilen durch das Hand-Gelenk bis in den Arm hinauf strahlend (*Gr.*). [CK 421]

Dunkelrothe kleine Erhöhungen auf dem Handrücken, mit einem Grindchen, unter dem Eiter zu seyn schien, von 4 Tagen Dauer, doch unschmerzhaft (*Fr. H.*). [CK 422]

Ausschlag auf den Händen und zwischen den Fingern, der mehr nach Mitternacht jückt. [CK 423]

Die Finger zucken im Schlummer krampfhaft zusammen und krümmen sich zur Faust, so dass er erschrickt (*Gr.*). [CK 424]

Zuckender Schmerz in den Fingerspitzen, wie in den Nerven (*Gr.*). [CK 425]

Brennende oder schründende feine Stiche an der Seite des Mittelfingers (*Gr.*). [CK 426]

Brennend stechendes Kriebeln an der Spitze des kleinen Fingers, wie von Eingeschlafenheit, wie auch an einer kleinen Stelle des Mittelfingers (*Gr.*). [CK 427]

Scharf zuckender Schmerz durch den rechten Daumen, von seiner Spitze an (*Gr.*). [CK 428]

Feines Reissen im rechten Daumen, wie im Knochen des hintern Gelenkes (*Ng.*). [CK 429]

Stumpfe Stiche in den mittlern Finger-Gelenken. [CK 430]

Reissen unter dem Nagel des Zeigefingers, wie beim Fingerwurm, durch Eintauchen in kaltes Wasser vermehrt (*Gr.*). [CK 431]

Mehrere kleine Frostbeulen an den Fingern, empfindlichen Schmerzes. [CK 432]

In der rechten Hüfte, Klamm. [CK 433]

Das rechte Bein ist sehr zur Taubheit geneigt. [CK 434]

Einschlafen des linken Schenkels im Sitzen, noch ärger im Gehen (*Ng.*). [CK 435]

Dehnen und Strecken der Beine. [CK 436]

Schwere der Beine. [CK 437]

Reissen in den Aderkröpfen des rechten Ober- und Unterschenkels, früh, im Bette. [CK 438]

Im Oberschenkel, schneidender Schmerz. [CK 439]

Krampfhaft zusammenziehender, lähmiger Schmerz im rechten Ober- und Unterschenkel. [CK 440]

Absetzendes Kneipen an einer kleinen Stelle der Inseite des linken Oberschenkels (*Gr.*). [CK 441]

Drücken, oben an der Inseite des rechten Oberschenkels, in Absätzen (*Gr.*). [CK 442]

Zusammenziehen ganz unten am Oberschenkel, das in Absätzen in den Unterschenkel hinabstrahlt (*Gr.*). [CK 443]

Brennend schneidendes Kriebeln an den Oberschenkeln, in ungleichen Absätzen, wie Wundheit von Etwas Aetzendem (*Gr.*). [CK 444]

Stumpfstechender Druck, aussen an der Mitte des linken Oberschenkels (*Gr.*). [CK 445]

In den Knieen schmerzhafte Schwäche im Stehen, mit empfindlichen Rucken darin (*Gr.*). [CK 446]

Reissen tief im linken Knie, auf und ab, durch Reiben vergehend (*Ng.*). [CK 447]

Empfindlicher Schmerz, wie von einem Schlage, schräg über dem linken Knie, in wellenförmigen Absätzen (*Gr.*). [CK 448]

Schmerzliche Rucke an der Inseite des linken Kniees, wie stumpfe Stösse (*Gr.*). [CK 449]

Stumpfe Stiche, wie Stösse, mitten im rechten Knie, im Sitzen; darauf noch lange einfacher Schmerz darin (*Gr.*). [CK 450]

Brennendes Stechen am linken Knie (*Gr.*). [CK 451]

Empfindlich brickelnde Stiche in der linken Kniekehle (*Gr.*). [CK 452]

Brenn-Schmerz in der rechten Kniekehle. [CK 453]

Im linken Schienbeine, Kriebeln. [CK 454]

Brennend jückende, rothe Flecke an den Schienbeinen, mit einem Knoten in ihrer Mitte, nach Kratzen schwillt der Theil auf und nach Aufhören der Geschwulst beginnt das Jücken wieder (*Ng.*). [CK 455]

Waden-Klamm beim Gehen, mit Kriebeln darin. [CK 456]

Schmerz der Waden, mehr im Sitzen, als beim Gehen. [CK 457]

An der linken Achill-Senne, feine, brickelnde Stiche (*Gr.*). [CK 458]

Auf dem rechten Fuss-Spanne, ab- und zunehmendes empfindliches Drücken (*Gr.*). [CK 459]

Reissen in der linken Ferse, früh, beim Erwachen, ¼ Stunde lang. [CK 460]

Brennendes Stechen in der Ferse. [CK 461]

Steifheit der Fussknöckel beim Gehen. [CK 462]

Abendliches Einschlafen des linken Fusses, im Sitzen (*Ng.*). [CK 463]

Stumpfer, empfindlicher Druck unter dem äussern Knöchel des linken Fusses, in Absätzen, wie Stösse oder Rucke (*Gr.*). [CK 464]

Zerschlagenheits-Schmerz in der linken Fusssohle, erst steigend, dann ruckend, dann plötzlich verschwindend (*Gr.*). [CK 465]

Zuckendes Kneipen in der mittleren Zehe, in Absätzen (*Gr.*). [CK 466]

Brickelnde, feine, durchdringende Stiche unter der grossen Zehe (*Gr.*). [CK 467]

Stiche im Hühnerauge. [CK 468]

Risse im Hühnerauge, wobei er den Fuss in die Höhe ziehen musste. [CK 469]

- **Allgemeines und Haut**

Jücken hie und da am Körper, selbst am Kopfe; nach Kratzen erscheint es wieder an andern Stellen (*Ng.*). [CK 470]

Ein früher dagewesenes allgemeines Jücken über den ganzen Körper verschwindet (Heilwirkung) (*Frz.*). [CK 471]

Stichlichte Empfindung auf der Haut, wie von wollener Bekleidung. [CK 472]

Stechen in den Brand-Narben. [CK 473]

Aetzende Empfindung im Geschwüre. [CK 474]

Gelbsucht, (bei den Arbeitern in Vitriol-Brennereien). [CK 475]

Stumpfer Druck an verschiedenen kleinen Stellen des Körpers, erst steigend, dann plötzlich verschwindend (*Gr.*). [CK 476]

Reissen in allen Gliedern, besonders Abends; beim Monatlichen (*Ng.*). [CK 477]

Rheumatisches Reissen und Ziehen im ganzen Körper, selbst im Gesichte (sogleich). [CK 478]

Geneigtheit zu Klamm in Händen und Füssen (*Lgh.*). [CK 479]

Sennenhüpfen (*Jacobson*). [CK 480]

Im Freien scheint sie sich schlimmer zu befinden (*Ng.*). [CK 481]

Frostigkeit, den ganzen Tag. [CK 482]

Beim Gehen, Gefühl, als würde er nach einer der beiden Seiten sinken. [CK 483]

Schwäche in den Beinen und im Kreuze, dass er kaum frei stehen konnte. [CK 484]

Mattigkeit des ganzen Körpers, dass sie sich kaum getraut, den Arm aufzuheben. [CK 485]

Zitter-Gefühl im ganzen Körper, ohne Zittern, früh weniger (*Fr. H.*). [CK 486]

Müdigkeit, mit Kopfweh in der Stirn, im Freien erleichtert (*Ng.*). [CK 487]

- **Schlaf, Träume und nächtliche Beschwerden**

Häufiges Gähnen, nach dem Mittag-Essen (*Ng.*). [CK 488]

Sehr schläfrig, früh, nach dem Erwachen, als hätte er gar nicht geschlafen (*Ng.*). [CK 489]

Kann Abends lange nicht einschlafen, schläft aber dann gut (*Ng.*). [CK 490]

Spätes Einschlafen, Abends und leichtes Erwachen, Nachts. [CK 491]

Sie schläft spät ein, schläft dann ruhig und erwacht oft. [CK 492]

Abends, im Bette, Röcheln auf der Brust, schneller Puls, kurzer Athem. [CK 493]

Er wacht, Nachts, nach zwei Stunden auf, wie ausgeschlafen, munter. [CK 494]

Wachende Munterkeit, die ganze Nacht. [CK 495]

Oefteres Aufschrecken aus gutem Schlafe (*Ng.*). [CK 496]

Im Schlafe, aufschreckende Zuckungen und Speichel-Fluss. [CK 497]

Erwachen nach Mitternacht, ohne Veranlassung (d. 2. N.) (*Ng.*). [CK 498]

Erwachen nach Mitternacht, mit Hitze, Trockenheit im Halse, und Durst; sie konnte das Aufdecken nicht vertragen (*Ng.*). [CK 499]

Nachts, grosse Engbrüstigkeit mit zweistündigem Husten (d. 1. N.). [CK 500]

Schlafend fühlt sie Schmerz in den Gelenken, der beim Erwachen verschwindet. [CK 501]

Aergerliche Träume zum Aufschreien. [CK 502]

Aengstliche Träume, von Feuer, von Verstorbenen, von Gefahr (*Ng.*). [CK 503]

Häufige, doch unerinnerliche Träume (d. 1. N.) (*Ng.*). [CK 504]

- **Fieber, Frost, Schweiß und Puls**

Frostig; sie will immer beim Ofen sitzen (d. 20. T.) (*Ng.*). [CK 505]

Frostig, früh im Zimmer, weniger im Freien (n. 12 T.) (*Ng.*). [CK 506]

Augenblickliches Schütteln, wie von Frost, mit Gänsehaut (sogleich) (*Ng.*). [CK 507]

Flüchtiger Schauder, von Zeit zu Zeit, durch den Rumpf, mehr innerlich, ohne andere Theile zu berühren (*Gr.*). [CK 508]

Steter Schauder den Rumpf herab, ohne Frostigkeit (*Gr.*). [CK 509]

Wärme des Körpers, überhingehend, bei eiskalten Händen (*Frz.*). [CK 510]

Trockne Hitze, Abends, nach einer Reise von 8 Stunden, mit starkem Durste, bis 8 Uhr; dabei Brennen der Augen und einmal auch Frost-Ueberlaufen (d. 7. T.) (*Ng.*). [CK 511]

Er fühlt stets mehr Wärme, als Kälte, was sonst umgekehrt war (*Ng.*). [CK 512]

Grosse Wärme im ganzen Körper, Abends, nach dem Niederlegen (d. 3. T.) (*Ng.*). [CK 513]

Vermehrte, auch angenehme Wärme im ganzen Körper (d. 2. 3. T.) (*Ng.*). [CK 514]

Puls um 10 Schläge vermehrt (*Ng.*). [CK 515]

Kleiner, schneller Puls (*Kinglake, Jacobson*). [CK 516]

Neigung zu starkem Schweisse, bei jeder Bewegung. [CK 517]

Sie schwitzt sehr im Sitzen, vorzüglich am Oberkörper. [CK 518]

Leichte Schweiss-Erregung am Tage (*Fr. H.*). [CK 519]

Arger Früh-Schweiss (n. 20 St.). [CK 520]

Säuerliche Früh-Schweisse und Heiserkeit darauf. [CK 521]

Taraxacum officinale

Löwenzahn (Leontodon Taraxacum)
[RAL V (1826), S. 166–187]

(Der frisch ausgepreßte Saft der ganzen, noch nicht völlig blühenden Pflanze, mit gleichen Theilen Weingeist gemischt.)

Auch diese Pflanze ist, wie viele andere, bloß aus theoretischen Voraussetzungen, in ungeheurer Menge bei Krankheiten gemißbraucht worden, als ein allgemeiner, alltäglicher Scherwenzel.

Nämlich in allen Krankheiten, von denen der Alles, selbst das Innere der kranken Natur durchschauen zu können, sich vermessende, sogenannte praktische Blick nicht sah, was er aus ihnen machen sollte, so wie in allen denen, welche zu irgend einem Namen in der Pathologie nicht passen wollten, wurden zähe, verdickte Säfte und Verstopfungen der feinen, namenlosen Gefäße im Innern des Körpers, die Niemand sehen konnte, theoretisch postulirt, um nach dieser phantastischen Annahme den allbeliebten Löwenzahn verordnen zu können, von welchem man schon wegen seines Milchsaftes theoretisch vorausgesetzt hatte, er müsse wie eine Seife wirken, und wie diese allerlei Substanzen im Geschirre chemisch auflöst, so müsse auch der Löwenzahn im Innern des **lebenden** Körpers auflösen, was man nur für Zähigkeiten, Verdickungen und Verstocktheiten im kranken Menschen zu erträumen für gut finden würde.

Wären aber je die reinen Kräfte des Löwenzahns in Veränderung des menschlichen Befindens geprüft und so in Erfahrung gebracht worden, welche besondern, krankhaften Zustände er eigenthümlich zu erzeugen fähig sey, und hätte man dann einen reinen, auch nur therapeutischen Versuch mit dieser Pflanze gemacht und sie in irgend einem Krankheitsfalle, **allein gebraucht,** schnell und dauerhaft heilend gefunden, so würde man bei Vergleichung des vollständig mit allen seinen Symptomen aufgezeichneten Bildes der durch dieses Mittel geheilten Krankheit mit den Krankheits-Symptomen, welche Löwenzahn im gesunden Körper zu erregen pflegt, eingesehen und sich überzeugt haben, daß dieß Kraut **einzig wegen seiner, dem Krankheitsfalle ähnlichen Symptome helfen und ihn daher nach dem ewigen, homöopathischen Naturgesetze nicht ungeheilt lassen konnte,** eben deshalb aber auch in solchen Krankheitszuständen nicht helfen könne, deren ähnliche der Löwenzahn von selbst hervorzubringen nicht fähig ist.

Diese einleuchtende Erscheinung würde sie von ihrer erträumten Indication eines angeblichen Auflösens innerer, nicht vorhandener, pathologischer Verstopfungs-Ungeheuer bekehrt haben, wenn sie zu bekehren wären.

Etwas werden beigehende, reine Krankheits-Symptome des, hiemit immer noch nicht ausgeprüften, Löwenzahns zu einer solchen Bekehrung von diesem pathologisch-therapeutischen Selbstbetruge beitragen können. Sie werden noch mehr vermögen, nämlich im voraus uns lehren, in welchen Krankheitsfällen dieser Pflanzensaft ein gewiß helfendes Heilmittel seyn werde und seyn müsse, um die Kranken, für welche er unpassend (unhomöopathisch) ist, nicht, wie bisher, vergeblicher und schädlicher Weise mit seinem Gebrauche in großen Gaben quälen zu dürfen.

Wo dieses Kraut mit homöopathischer Aehnlichkeit paßt, bedarf man kaum eines einzigen Tropfens des angegebenen Saftes zur Gabe, um Heilung zu bewirken, des Saftes, sage ich, welcher nicht, wie oft das fabrikmäßig bereitete Extract, durch vieles Rühren im kupfernen Kessel mit diesem Metalle verunreinigt ist.

Löwenzahn

■ Gemüt

◇ Unentschlossenheit und Scheu vor Arbeit, ob sie gleich gut von Statten geht, sobald er nur angefangen hat (*Carl Franz*, in einem Aufsatze). [RAL (259)]
Ohne Beschäftigung ist er ganz düster; er weiß sich nirgend zu lassen, und kann sich dennoch zu nichts entschließen (*Ders.* a.a.O.). [RAL (260)]
Früh, mißvergnügt und zu Geschäften, wie zum Sprechen unaufgelegt (n. 25 St.) (*Chr. Fr. Langhammer*, in zwei Aufsätzen). [RAL (261)]
Sehr zum Lachen geneigt (*Ders.* a.a.O.). [RAL (262)]
Redeseeligkeit und unaufhaltbare Schwatzhaftigkeit (*Ders.* a.a.O.). [RAL (263)]
Religiöser, getroster Muth, Fröhlichkeit, Zufriedenheit mit sich selbst und seiner Lage (*Ders.* a.a.O.). [RAL (264)]

■ Schwindel, Verstand und Gedächtnis

◇ Schwindel beim Gehen im Freien, wie trunken; bald fiel der Kopf auf die linke, bald auf die rechte Seite zu (n. 2 1/4 St.) (*Langhammer*, a.a.O.). [RAL (1)]
Beim Gehen im Freien, unfester Tritt und Schwindel, als wolle er vor sich hinfallen (n. 10 St.) (*Ders.* a.a.O.). [RAL (2)]
Beim Gehen im Freien, große Benommenheit und Duseligkeit des Kopfs; wie schwindlicht deuchtet er sich zu taumeln (*Franz*, a.a.O.). [RAL (3)]
Bald Zusammenziehen und Wirbeln über der Nase in der Stirne, wie Schwindel, bald Empfindung, als würde das Gehirn hier und da ausgedehnt, schmerzlos (*Ders.* a.a.O.). [RAL (4)]

■ Kopf

◇ Empfindung im Kopfe, als würde das Gehirn von allen Seiten durch einen weichen Druck zusammengeschnürt (*Ders.* a.a.O.). [RAL (5)]
Beim Gehen im Freien, drückend krabbelnder Schmerz in der Stirne, der sich von der Mitte derselben weiter ausbreitet, als wenn etwas Lebendiges darin wäre (n. 4 St.) (*Langhammer*, a.a.O.). [RAL (6)]
Eine aus Drücken und Jücken zusammengesetzte Empfindung im Kopfe (*Salom. Gutmann*, in einem Aufsatze). [RAL (7)]
Drücken tief unten im Hinterkopfe und Schwere desselben (n. 9 1/2 St.) (*Ders.* a.a.O.). [RAL (8)]
Kopfschwere mit Hitze und Röthe des Gesichts (*Ders.* a.a.O.). [RAL (9)]
Im Vorderkopfe, drückender Schmerz nach der Stirne heraus (*Ders.* a.a.O.). [RAL (10)]
Drückend betäubender Schmerz an der Stirne, wie nach einem Rausche (n. 1 St.) (*Langhammer*, a.a.O.). [RAL (11)]
Drückender Schmerz in der rechten Schläfe (n. 35 St.) (*Gutmann*, a.a.O.). [RAL (12)]
Aufwärts gehender, brennend drückender Kopfschmerz (*Ders.* a.a.O.). [RAL (13)]
Drückender Kopfschmerz von innen nach außen (n. 2 1/2 St.) (*Ders.* a.a.O.). [RAL (14)]
Schwere im Hinterkopfe, welche jedesmal beim Bücken vergeht und sich beim Aufrichten und Geradehalten des Kopfs erneuert und dann am schlimmsten ist (*Ders.* a.a.O.). [RAL (15)]
Im Sitzen, drückend betäubender Schmerz in der ganzen Stirne, so daß er beim Lesen unbesinnlich ward und nicht wußte, wo er war, verbunden mit Uebelkeit; nur an der freien Luft ward's ihm besser (n. 1 3/4 St.) (*Langhammer*, a.a.O.). [RAL (16)]
Anhaltend drückender Schmerz auf der Stirne (n. 4 St.) (*Gutmann*, a.a.O.). [RAL (17)]
Ziehend drückender Kopfschmerz in der Schläfe (*Franz*, a.a.O.). [RAL (18)]
Im Stehen, ziehend drückender Schmerz auf dem Stirnbeine (*Ders.* a.a.O.). [RAL (19)]
Beim Sitzen, ziehender Schmerz an der linken Schläfe, der im Gehen und Stehen aufhört (n. 5 St.) (*Langhammer*, a.a.O.). [RAL (20)]
Im Gehen, reißender Schmerz im Hinterhaupte, welcher beim Stillstehen vergeht (*Franz*, a.a.O.). [RAL (21)]
Beim Gehen, Reißen im Hinterkopfe, äußerlich (*Ders.* a.a.O.). [RAL (22)]
Stechendes Reißen im Hinterhaupte, hinter dem rechten Ohre (*Ders.* a.a.O.). [RAL (23)]
Schnell auf einander folgende, reißende Stiche an der linken Stirnseite (*Langhammer*, a.a.O.). [RAL (24)]
Ein anhaltender Stichschmerz in der linken Seite des Kopfs (6 Stunden lang) (*Rosazewsky*, in einem Aufsatze). [RAL (25)]
Beim Sitzen, Nadelstiche in der linken Schläfe, welche im Stehen aufhören (n. 1 1/2 St.) (*Langhammer*, a.a.O.). [RAL (26)]
Beim Gehen im Freien, ein heftiger, anhaltender Stich in der linken Schläfegegend, welcher beim Stehen nachließ (n. 38 St.) (*Ders.* a.a.O.). [RAL (27)]

Scharfe Stiche, links, äußerlich auf der Stirne, welche beim Befühlen nicht nachlassen (n. 13 St.) (*Ders.* a.a.O.). [RAL (28)]

Stumpf stechender Druck auf der Stirne (n. ½ St.) (*Gutmann*, a.a.O.). [RAL (29)]

Ein Blüthchen auf dem Haarkopfe rechter Seite, über der Schläfe, welches bei Berührung schmerzt, als ob die Stelle unterköthig wäre (n. 15 St.) (*Langhammer*, a.a.O.). [RAL (30)]

Die vordere Haut des Haarkopfs spannt, als wenn sie straff auf den Scheitel befestigt wäre (*Ernst Kummer*, in einem Aufsatze). [RAL (31)]

■ Gesicht und Sinnesorgane

◇ Ein Blüthchen in der Mitte der Haare der linken Augenbraue, bei Berührung drückend schmerzend (n. 27 St.) (*Langhammer*, a.a.O.). [RAL (32)]

Verengerte Pupillen (n. 4 St.) (*Ders.* a.a.O.). [RAL (33)]

Erweiterte Pupillen (n. 26 St.) (*Ders.* a.a.O.). [RAL (34)]

Früh beim Erwachen, von Eiter zugeklebte Augenlider, mehre Tage lang (*Kummer*, a.a.O.). [RAL (35)]

Eine Art Augenentzündung; die Augen vertragen das Augenlicht nicht und sind beständig wässerig, mit einem Drucke am rechten obern Augenlide, als ob da etwas sey, was er wegzuwischen sich vergebens bemüht (*Ders.* a.a.O.). [RAL (36)]

Augenbutter mehr früh, als am Tage (*Ders.* a.a.O.). [RAL (37)]

Brennen im linken Augapfel (n. 11½ St.) (*Gutmann*, a.a.O.). [RAL (38)]

Heftiges Brennen im rechten Augapfel nach dem innern Winkel zu (*Ders.* a.a.O.). [RAL (39)]

Brennendes, feines Sticheln in beiden linken Augenlidern (n. ½ St.) (*Ders.* a.a.O.). [RAL (40)]

Stechend brennender Schmerz im linken Augapfel (n. 20 St.) (*Ders.* a.a.O.). [RAL (41)]

Ein brennendes Stechen im linken Augapfel, nach dem äußern Winkel zu (n. ½ St.) (*Ders.* a.a.O.). [RAL (42)]

Scharf stechender Schmerz im rechten Auge (*Ders.* a.a.O.). [RAL (43)]

Scharfes Drücken, wie von einem Sandkorne, im rechten innern Augenwinkel, mit Empfindung, als wären da die Augenlider geschwollen (*Franz*, a.a.O.). [RAL (44)]

(Abends, Schwerhörigkeit; es liegt ihm vor den Ohren; er hört nur dumpf) (*Ders.* a.a.O.). [RAL (45)]

Einwärts-Drücken im Innern des linken Ohres (*Gutmann*, a.a.O.). [RAL (46)]

Zirpen im linken Ohre, wie von Grashüpfern (n. 33 St.) (*Langhammer*, a.a.O.). [RAL (47)]

Im äußern Gehörgange, Reißen, und hinter dem Aste des Unterkiefers, scharfes Drücken (*Franz*, a.a.O.). [RAL (48)]

Stiche hinter dem Ohre, mit Reißen an der Seite des Halses herab (*Ders.* a.a.O.). [RAL (49)]

Im rechten Ohre, ein Stechen von innen heraus, was jedesmal wieder einwärts wich (*Gutmann*, a.a.O.). [RAL (50)]

Jückend brennendes Stechen im rechten Ohre (*Ders.* a.a.O.). [RAL (51)]

Ziehender Schmerz am äußern Ohre (n. 5 St.) (*Langhammer*, a.a.O.). [RAL (52)]

Ein scharfer Druck in der rechten Wange (n. ½ St.) (*Langhammer*, a.a.O.). [RAL (53)]

Ein drückender Stich im Backen (*Ders.* a.a.O.). [RAL (54)]

Ein eiterndes Blüthchen oben am linken Backen, mit rothem Umfange, was beim Berühren nagend schmerzt (n. 24 St.) (*Langhammer*, a.a.O.). [RAL (55)]

Ein eiterndes Blüthchen am rechten Nasenflügelwinkel (n. 8 St.) (*Ders.* a.a.O.). [RAL (56)]

Zweimaliges Nasenbluten aus dem linken Nasenloche, Mittags vor dem Essen (n. 30 St.) (*Ders.* a.a.O.). [RAL (57)]

Die Oberlippe springt in der Mitte auf (n. 6 St.) (*Kummer*, a.a.O.). [RAL (58)]

Ein eiterndes Blüthchen am rechten Mundwinkel (n. 49 St.) (*Langhammer*, a.a.O.). [RAL (59)]

Plötzliches Jücken unter dem Kinne (n. 1 St.) (*Ders.* a.a.O.). [RAL (60)]

In der Gegend der untern Ohrdrüse und an den Halsmuskeln und vom Brustbeine bis zum Zitzfortsatze, ein empfindlicher Schmerz bei Bewegung des Kiefers und des Halses (*Kummer*, a.a.O.). [RAL (61)]

Zucken unten, auf der Seite des Halses (n. 15 St.) (*Gutmann*, a.a.O.). [RAL (62)]

Scharfe, bohrende Stiche in der linken Seite des Halses von innen heraus, einige Minuten lang (sogleich) (*Ders.* a.a.O.). [RAL (63)]

Drückendes Zucken in den Nackenmuskeln, hinter dem linken Ohre (n. 3½ St.) (*Ders.* a.a.O.). [RAL (64)]

Stechen links im Nacken, wie von einer etwas stumpfen Nadel, beim Stehen, was beim Niedersetzen verging (n. 1½ St.) (*Langhammer*, a.a.O.). [RAL (65)]

Drückendes Stechen im Nacken (*Gutmann*, a.a.O.). [RAL (66)]

■ Mund und innerer Hals

◊ Drückender Schmerz, wie Stöße, in zwei Schneidezähnen, mehr in der Krone (*Ders.* a.a.O.). [RAL (67)]

Aus den hohlen Zähnen der rechten Seite fließt Blut (was sauer schmeckt) (*Kummer*, a.a.O.). [RAL (68)]

Beim Kauen der Speisen, Gefühl in den Zähnen, als wären sie von sauerm Obste abgestumpft (n. 37 St.) (*Langhammer*, a.a.O.). [RAL (69)]

Ziehender Schmerz in den hohlen Zähnen der rechten Seite, welcher sich an dem Backen heraufzieht bis an den Augenbraubogen (*Kummer*, a.a.O.). [RAL (70)]

Brennendes Stechen in der linken Seite der Zunge (n. 9 St.) (*Gutmann*, a.a.O.). [RAL (71)]

Weiß belegte Zunge (n. 2 3/4 St.) (*Langhammer*, a.a.O.). [RAL (72)]

Weiß belegte Zunge, welche sich stellenweise nach und nach abschält (n. 11 1/2 St.) (*Ders.* a.a.O.). [RAL (73)]

Die Zunge wird überzogen mit einer weißen Haut, unter Rohheits-Empfindung daran, worauf sie sich stückweise abschält und dunkelrothe, zarte, sehr empfindliche Stellen zurückläßt (n. 34 St.) (*Ders.* a.a.O.). [RAL (74)]

Früh, beim Erwachen, eine ganz trockne, braun belegte Zunge (*Kummer*, a.a.O.). [RAL (75)]

Zusammenfluß des Speichels im Munde, und Gefühl, als würde der Kehlkopf zugedrückt (n. 31 St.) (*Langhammer*, a.a.O.). [RAL (76)]

Schweres Schlingen; eine Art Drücken, wie von innerer Geschwulst im Halse (*Gutmann*, a.a.O.). [RAL (77)]

Scharfes Drücken an die vordere Wand des Schlundes und Kehlkopfs, außer dem Schlingen, welches zum Husten reizt, aber beim Schlingen vergeht (*Franz*, a.a.O.). [RAL (78)]

Im Munde läuft Wasser zusammen von säuerlichem Geschmacke (*Kummer*, a.a.O.). [RAL (79)]

Der ausgerackste Schleim schmeckt ganz sauer und stumpft die Zähne (n. 3, 4 St.) (*Ders.* a.a.O.). [RAL (80)]

Trockenheit und Stechen im Halse (*Franz*, a.a.O.). [RAL (81)]

Trockenheits-Empfindung im Rachen und ein bitterer Schleim daselbst, welcher die Sprache heiser macht (*Ders.* a.a.O.). [RAL (82)]

Die Butter schmeckt an der Zungenspitze widerlich, salzigsauer; am Gaumen aber schmeckt sie wie gewöhnlich (*Kummer*, a.a.O.). [RAL (83)]

Das Fleisch, besonders aber die Bratenbrühe, schmeckt ihm ganz sauer, wenn sie mit der Zungenspitze in Berührung kommt (*Ders.* a.a.O.). [RAL (84)]

Vor dem Essen, bitterlicher Geschmack im Munde; die Speisen aber schmecken natürlich (*Langhammer*, a.a.O.). [RAL (85)]

Ein bitterer Geschmack steigt im Schlunde zu dem Munde heran (*Franz*, a.a.O.). [RAL (86)]

Der Rauchtabak schmeckt nicht, macht Brennen im Halse, fast wie Soodbrennen, und versetzt den Athem; durch Trinken vergeht es wieder (*Kummer*, a.a.O.). [RAL (87)]

■ Magen

◊ Bittres Aufstoßen und Schlucksen (*Franz*, a.a.O.). [RAL (88)]

Leeres Aufstoßen, welches mehre Tage anhielt und vorzüglich nach Trinken kam (n. 1/2 St.) (*Kummer*, a.a.O.). [RAL (89)]

Uebelkeit, mit Aengstlichkeit verbunden, im Sitzen, welche im Stehen vergeht (n. 2 1/2 St.) (*Langhammer*, a.a.O.). [RAL (90)]

Uebelkeit, wie von Ueberladung mit fetten Speisen; er glaubte, sich erbrechen zu müssen, bei drückend betäubendem Schmerze in der Stirne – nur an der freien Luft ward es ihm besser (n. 1 3/4 St.) (*Ders.* a.a.O.). [RAL (91)]

Weichlichkeit und Uebelkeit im Schlunde (n. 2 3/4 St.) (*Ders.* a.a.O.). [RAL (92)]

Nach dem Essen, große Frostigkeit, und vorzüglich nach dem Trinken (*Franz*, a.a.O.). [RAL (93)]

■ Abdomen

◊ Unschmerzhafte Bewegung und Knurren im Unterleibe (*Kummer*, a.a.O.). [RAL (94)]

Kollern in der Nabelgegend, nach der linken Seite zu (*Gutmann*, a.a.O.). [RAL (95)]

Eine schnell entstehende, anhaltende Bewegung im Unterbauche, als wenn Blasen darin entständen und zerplatzten (n. 5 1/2 St.) (*Langhammer*, a.a.O.). [RAL (96)]

Spannen in der Herzgrube und Druck auf den Schwerdknorpel, beim Bücken (*Franz*, a.a.O.). [RAL (97)]

Drücken unter den Ribben der linken Seite (*Gutmann*, a.a.O.). [RAL (98)]

Drückender Schmerz in der linken Seite des Unterleibes (*Ders.* a.a.O.). [RAL (99)]

Kneipen im Bauche (n. 1¼ St.) (*Ders.* a.a.O.). [RAL (100)]

Bauchweh: Kneipen im Unterleibe, darauf Blähungsabgang (n. 3, 16 St.) (*Langhammer,* a.a.O.). [RAL (101)]

Anhaltend drückende Stiche in der linken Bauchseite (n. 24, 30 St.) (*Gutmann,* a.a.O.). [RAL (102)]

Von innen heraus bohrender Schmerz in der Gegend des Nabels, nach der rechten Seite zu (*Ders.* a.a.O.). [RAL (103)]

Spannend drückende Stiche in der rechten Bauchseite (*Ders.* a.a.O.). [RAL (104)]

Einzelne, heftige und scharfe Stiche theils im linken Oberbauche, theils in der linken oder rechten Bauchseite, theils auch im Unterbauche (n. 14, 31 St.) (*Ders.* a.a.O.). [RAL (105)]

Ein starker Stich in der Bauchseite, eine Minute lang anhaltend (*Rosazewsky,* a.a.O.). [RAL (106)]

Brennende Stiche im linken Unterbauche, nach den Geschlechtstheilen zu (n. 25 St.) (*Gutmann,* a.a.O.). [RAL (107)]

Druck in der linken Lendengegend von innen nach außen (*Ders.* a.a.O.). [RAL (108)]

Jückend stechender Schmerz in den rechten Bauchmuskeln (*Ders.* a.a.O.). [RAL (109)]

Schmerzloses Gluckern in den Muskeln des linken Unterbauchs (*Ders.* a.a.O.). [RAL (110)]

Schmerzgefühl im linken Schooße beim Gehen, wie verrenkt, was beim Stehen und Berühren sich etwas vermindert (n. 6 St.) (*Langhammer,* a.a.O.). [RAL (111)]

- **Rektum**

◊ Kitzelndes Jücken am Mittelfleische, zwischen dem After und den Schamtheilen, was zum Kratzen nöthigt (n. 14 St.) (*Ders.* a.a.O.). [RAL (112)]

Wohllüstiges Jücken am Mittelfleische, was zum Kratzen nöthigte, worauf ein fressender Schmerz an dieser Stelle entstand, viele Stunden lang dauernd (n. 32 St.) (*Ders.* a.a.O.). [RAL (113)]

Zum zweiten Male, den ersten Tag, ein schwierig und mit vielem Pressen erfolgender, nicht harter Stuhl (n. 8½ St.) (*Ders.* a.a.O.). [RAL (114)]

Zum dritten Male, den ersten Tag, mit vielem Pressen abgehender, weniger harter Stuhl (n. 16 St.) (*Ders.* a.a.O.). [RAL (115)]

Stuhl früher, als gewöhnlich und breiicht; das Drängen zum Stuhlgange dauerte aber fort, ohne daß weiter etwas abging (*Franz,* a.a.O.). [RAL (116)]

- **Harnwege**

◊ **Harndrang ohne Schmerzen** (n. 1 St.) (*Langhammer,* a.a.O.). [RAL (117)]

Häufiges Drängen zum Harnen, mit vielem Urinabgange[1] (n. 3 St.) (*Ders.* a.a.O.). [RAL (118)]

Häufiger Drang zum Harnen mit wenigem Urinabgange[1] (n. 25 St.) (*Ders.* a.a.O.). [RAL (119)]

- **Geschlechtsorgane**

◊ Kitzel an der Vorhaut, welcher zum Reiben nöthigt (n. 7½ St.) (*Ders.* a.a.O.). [RAL (120)]

In der Eichel ein anhaltend bohrender Schmerz (*Gutmann,* a.a.O.). [RAL (121)]

Ein feiner Stich im linken Hoden (*Ders.* a.a.O.). [RAL (122)]

Brennendes Stechen im rechten Hoden (*Ders.* a.a.O.). [RAL (123)]

Samenergießung eine Nacht um die andre (*Kummer,* a.a.O.). [RAL (124)]

Langdauernde, unwillkürliche Erectionen (n. 9 Tagen). [RAL (125)]

- **Atemwege und Brust**

◊ Beim Gehen im Freien, öfteres Nießen (n. 4, 28 St.) (*Langhammer,* a.a.O.). [RAL (126)]

Kitzelnder Reiz zum Hüsteln, in der Gegend des Halsgrübchens, dessen Anfall er jedesmal einige Secunden vorher gewahr ward, was er aber nicht unterdrücken konnte (n. 40 St.) (*Ders.* a.a.O.). [RAL (127)]

Ein bohrender und wühlender Schmerz in der rechten Brust, stärker und anhaltender beim Gehen (n. 3 St.) (*Gutmann,* a.a.O.). [RAL (128)]

Druck in der linken Brustseite unter der Achselgrube (*Ders.* a.a.O.). [RAL (129)]

---

[1] Man sieht aus diesen beiden Symptomen, wovon ersteres die Erstwirkung, das zweite aber die Nachwirkung, oder bleibende Gegenwirkung des Organismus ist, wie verkehrt die gewöhnliche Praxis verfährt, wenn sie durch Löwenzahn langwierige Geschwulsten mit verminderter Harnabsonderung heilen will. Bringet er auch seiner Natur nach anfänglich mehr Harnabgang hervor, so verringert er ihn doch nur um desto mehr in der bleibenden Nachwirkung. Eher würde er dagegen in übrigens zu Löwenzahn passenden Arten von krankhaftem Harnflusse (diabetes) homöopathische Dienste leisten, wo kein miasmatisches Siechthum dem Uebel zum Grunde liegt – wie freilich oft.

In der rechten Seite der Brust, von der Lebergegend bis in die Brust herauf, auf einer mehr als handgroßen Fläche, ein Drücken von innen an den Ribben, beim Ausathmen, im Stehen (*Franz*, a.a.O.). [RAL (130)]

Brennendes Drücken im Brustbeine, beim Ausathmen heftiger, als beim Einathmen (n. ½ St.) (*Gutmann*, a.a.O.). [RAL (131)]

Ein drückender Stich in der rechten Brust, welcher beim stärkern Ein- und Ausathmen verging; da er aber auf die Stelle drückte, kam er heftiger wieder und verbreitete sich weiter, als ein fortgesetzter Stichschmerz (n. 2 St.) (*Ders.* a.a.O.). [RAL (132)]

Ein Stich in die rechte Brustseite (n. 4 St.) (*Ders.* a.a.O.). [RAL (133)]

Stumpfes Stechen in der linken Brust (n. 1 St.) (*Ders.* a.a.O.). [RAL (134)]

Stechen in der linken Brustseite, nach dem Rücken zu (*Ders.* a.a.O.). [RAL (135)]

Im Stehen, einwärts gehende Stiche in der Brust, beim Einathmen (*Franz*, a.a.O.). [RAL (136)]

Beim Gehen, anhaltendes Stechen in der rechten Brustseite (*Gutmann*, a.a.O.). [RAL (137)]

Heftiges Stechen im Brustbeine (n. 6 St.) (*Ders.* a.a.O.). [RAL (138)]

Stich in der rechten Brust, gleich unter der Achselgrube (n. 1½ St.) (*Ders.* a.a.O.). [RAL (139)]

Unter der letzten Ribbe der linken Seite, nach hinten zu, drei heftige Stiche, bei jedem Athemzuge einer (*Kummer*, a.a.O.). [RAL (140)]

Ein starker Stich in der Gegend der sechsten Ribbe (*Ders.* a.a.O.). [RAL (141)]

Heftiges Stechen in der linken Brustseite, an der untersten Ribbe (*Gutmann*, a.a.O.). [RAL (142)]

Stechen in der rechten Seite des Zwergfells, beim Liegen auf dieser Seite (*Ders.* a.a.O.). [RAL (143)]

Am Schulter-Ende des rechten Schlüsselbeins, ein bohrend stechendes Ziehen (*Franz*, a.a.O.). [RAL (144)]

Zucken in den linken Ribbenmuskeln (*Gutmann*, a.a.O.). [RAL (145)]

Zucken in den rechten Ribbenmuskeln (n. 14 St.) (*Ders.* a.a.O.). [RAL (146)]

Beim stärkern Einathmen, spannender Schmerz in der Gegend des Zwergfells (n. 11 St.) (*Ders.* a.a.O.). [RAL (147)]

■ **Rücken und äußerer Hals**

◊ Drücken im Kreuze (*Ders.* a.a.O.). [RAL (148)]

Weicher Druck im Kreuze, beim Stehen (*Franz*, a.a.O.). [RAL (149)]

Unschmerzhaftes Laufen im Kreuze (*Gutmann*, a.a.O.). [RAL (150)]

Spannendes Stechen im Rücken, nach der rechten Seite zu (*Ders.* a.a.O.). [RAL (151)]

Drückend stechender Schmerz im ganzen Rückgrate, nach der rechten Seite zu, beim Liegen, mit erschwertem Athem – besonders heftig im Kreuze (*Ders.* a.a.O.). [RAL (152)]

Ein anhaltender stumpfer Stich im rechten Schulterblatte von innen nach außen (n. 21 St.) (*Ders.* a.a.O.). [RAL (153)]

Kollern und Gluckern im rechten Schulterblatte (*Ders.* a.a.O.). [RAL (154)]

→ Äußerer Hals: *Gesicht und Sinnesorgane*

■ **Extremitäten**

◊ Pulsirendes Klopfen auf der linken Achsel, eine Minute lang (*Kummer*, a.a.O.). [RAL (155)]

Zucken in der linken Schulterhöhe (*Gutmann*, a.a.O.). [RAL (156)]

Unschmerzhaftes Kollern auf der linken Schulter, mit Frost über und über (*Ders.* a.a.O.). [RAL (157)]

Zucken in den linken Oberarm-Muskeln, äußerer Seite (n. 4 St.) (*Ders.* a.a.O.). [RAL (158)]

Fippern im Oberarme (*Ders.* a.a.O.). [RAL (159)]

Innerhalb am Oberarme pulsirendes Klopfen, absatzweise (*Kummer*, a.a.O.). [RAL (160)]

Drückender Schmerz in den linken Oberarm-Muskeln (n. 30 St.) (*Gutmann*, a.a.O.). [RAL (161)]

Drückender Schmerz auf der innern Seite des linken Arms (*Ders.* a.a.O.). [RAL (162)]

Schmerz, wie electrische Schläge auf der äußern Seite des linken Oberarms (*Ders.* a.a.O.). [RAL (163)]

Stechender Schmerz auf der innern Seite des linken Oberarms (*Ders.* a.a.O.). [RAL (164)]

Scharfes Stechen an der äußern Seite des linken Arms (*Ders.* a.a.O.). [RAL (165)]

Hinten am Oberarme, eine Reihe empfindlicher, zum Theil heftiger Nadelstiche, die durch Reiben vergehen (*Kummer*, a.a.O.). [RAL (166)]

Absetzende Stiche an der äußern Seite zwischen den Ellbogen und der Mitte des rechten Oberarms, in der Ruhe (*Franz*, a.a.O.). [RAL (167)]

Stechen im rechten Ellbogengelenke (*Gutmann*, a.a.O.). [RAL (168)]

Feinstechen im linken Vorderarme, in Ruhe und Bewegung (n. 13 St.) (*Langhammer*, a.a.O.). [RAL (169)]

Scharfe Stiche im rechten Vorderarme, welche bei Berührung vergehen (n. 13 St.) (*Ders.* a.a.O.). [RAL (170)]

Zucken in den linken Vorderarm-Muskeln (n. 10 St.) (*Gutmann*, a.a.O.). [RAL (171)]

Brennen im rechten Vorderarme (*Ders.* a.a.O.). [RAL (172)]

Drückender Schmerz auf der innern Seite des rechten Vorderarms (*Ders.* a.a.O.). [RAL (173)]

Im Vorderarme, oft wiederkehrende, ziehende Schmerzen (*Kummer*, a.a.O.). [RAL (174)]

Im linken Handgelenke ein reißendes Ziehen, was sich bis in die drei letzten Finger erstreckt (*Ders.* a.a.O.). [RAL (175)]

An den Händen, ein Blüthen-Ausschlag, besonders an den Seiten der Finger, auch auf dem Handrücken, mit einigem Jücken (*Ders.* a.a.O.). [RAL (176)]

Brennender Schmerz im dritten und vierten Finger der linken Hand (*Gutmann*, a.a.O.). [RAL (177)]

Stechender Schmerz im vierten Finger der linken Hand (*Ders.* a.a.O.). [RAL (178)]

Drückender Schmerz in den drei letzten Fingern der rechten Hand (*Ders.* a.a.O.). [RAL (179)]

Die Fingerspitzen sind eiskalt (n. 6 St.) (*Langhammer*, a.a.O.). [RAL (180)]

Zucken in den linken Gesäßmuskeln nach unten zu (*Gutmann*, a.a.O.). [RAL (181)]

Jücken in den linken Gesäßmuskeln (*Ders.* a.a.O.). [RAL (182)]

Fippern in den obern Muskeln des Oberschenkels (n. 2 St.) (*Ders.* a.a.O.). [RAL (183)]

Stechender Schmerz im ganzen linken Oberschenkel (n. 9½, 10½ St.) (*Ders.* a.a.O.). [RAL (184)]

Im Sitzen, bohrendes Stechen an der innern Seite des Oberschenkels (*Franz*, a.a.O.). [RAL (185)]

Ganz oben, vorne, am Oberschenkel schmerzt eine Stelle wie zerschlagen, mehr beim Befühlen, als beim Gehen (*Kummer*, a.a.O.). [RAL (186)]

Drücken an der innern Seite des rechten Oberschenkels, beim Sitzen und Stehen, aber nicht beim Gehen (n. 2 St.) (*Gutmann*, a.a.O.). [RAL (187)]

Fressendes Jücken am linken Oberschenkel, zum Kratzen nöthigend (n. 7½ St.) (*Langhammer*, a.a.O.). [RAL (188)]

Reißen in der Kniekehle, an der äußern Senne derselben, im Sitzen (*Franz*, a.a.O.). [RAL (189)]

Ziehend stechender Schmerz an der Außenseite des rechten Kniees, in Ruhe und Bewegung (n. 3 St.) (*Langhammer*, a.a.O.). [RAL (190)]

Ein am ganzen Kniegelenke verbreiteter, stechender Schmerz (*Gutmann*, a.a.O.). [RAL (191)]

An der äußern Seite des Kniees, scharfes Drücken, wenn er den Unterschenkel biegt (*Franz*, a.a.O.). [RAL (192)]

Brennender Schmerz in der linken Kniescheibe (*Gutmann*, a.a.O.). [RAL (193)]

Ein anhaltend brennender Schmerz vorne im rechten Knie (*Ders.* a.a.O.). [RAL (194)]

Brennender Schmerz an der äußern Seite des rechten Unterschenkels (*Ders.* a.a.O.). [RAL (195)]

Brennender Schmerz unten am rechten Unterschenkel (*Ders.* a.a.O.). [RAL (196)]

Brennen vorne am Schienbeine (*Ders.* a.a.O.). [RAL (197)]

Im rechten Unterschenkel, ein von unten herauf ziehendes, heftiges Feinstechen beim Stehen, welches im Sitzen verging (n. 30 St.) (*Langhammer*, a.a.O.). [RAL (198)]

An der äußern Seite des linken Unterschenkels, heraufziehende Nadelstiche, im Stehen, welche beim Sitzen vergehen (n. 31 St.) (*Ders.* a.a.O.). [RAL (199)]

Ziehende Schmerzen in den Unterschenkeln, im Sitzen und beim Gehen (*Kummer*, a.a.O.). [RAL (200)]

Mattigkeit der Unterschenkel, besonders beim Treppensteigen (*Ders.* a.a.O.). [RAL (201)]

Der rechte Unterschenkel ist beim Gehen schwächer, als der linke, und dennoch ists, als ob seine Muskeln mehr angespannt wären (*Ders.* a.a.O.). [RAL (202)]

Fressend nagender Schmerz am rechten Unterschenkel (beim Stehen) (n. 1½ St.) (*Langhammer*, a.a.O.). [RAL (203)]

Reißender Schmerz am äußern Rande des linken Unterschenkels (im Stehen) (n. 2 St.) (*Ders.* a.a.O.). [RAL (204)]

Pochende, stumpfe Stiche auf der rechten Wade, gleich unter der Kniekehle (*Franz*, a.a.O.). [RAL (205)]

Stechen in der rechten Wade (*Gutmann*, a.a.O.). [RAL (206)]

Anhaltend brennende Stiche in der Wade (beim Sitzen) (*Ders.* a.a.O.). [RAL (207)]

Drückender Schmerz in der linken Wade (n. ¾ St.) (*Ders.* a.a.O.). [RAL (208)]

Zuckender Schmerz in der rechten Wade, welcher beim Anfühlen schnell vergeht (n. 1 St.) (*Langhammer*, a.a.O.). [RAL (209)]

Heftiges Jücken an der linken Wade, Abends beim Niederlegen, welches zum Kratzen nöthigt, nach dem Kratzen aber fortjückt; dann ward die Stelle roth und nässete (n. 17 St.) (*Ders.* a.a.O.). [RAL (210)]

Ein Stich im linken Fußrücken, nach der großen Zehe zu (n. 37 St.) (*Gutmann*, a.a.O.). [RAL (211)]

Ein Stich im innern Knöchel des rechten Fußes, im Sitzen (n. 32 St.) (*Ders.* a.a.O.). [RAL (212)]

Jückendes Stechen am innern Fußknöchel (*Ders.* a.a.O.). [RAL (213)]

Im Stehen, ein ziehender Schmerz auf dem rechten Fußrücken, welcher im Sitzen verging (n. 1 St.) (*Langhammer*, a.a.O.). [RAL (214)]

Im Stehen ein drückend ziehender Schmerz im linken Fußrücken (n. ¾ St.) (*Ders.* a.a.O.). [RAL (215)]

Im linken Fußgelenke, ein reißendes Ziehen (*Kummer*, a.a.O.). [RAL (216)]

Brennender Schmerz im rechten Unterfuße, auswärts (*Gutmann*, a.a.O.). [RAL (217)]

Brennendes Ziehen auf dem Rücken des linken Fußes (n. 37 St.) (*Ders.* a.a.O.). [RAL (218)]

Drücken auf dem rechten Fußrücken, im Sitzen (n. 22 St.) (*Ders.* a.a.O.). [RAL (219)]

Jücken auf dem Rücken des rechten Unterfußes, was durch Kratzen verging (n. 1¾ St.) (*Ders.* a.a.O.). [RAL (220)]

Auf dem Fußrücken, einige Bläschen, welche jücken (*Kummer*, a.a.O.). [RAL (221)]

Stiche vom Fußrücken in die Fußsohle hinein (n. 1½ St.) (*Gutmann*, a.a.O.). [RAL (222)]

Bohrender Schmerz in der rechten Fußsohle (*Ders.* a.a.O.). [RAL (223)]

Brennendes Bohren in der linken Fußsohle nach der kleinen Zehe zu (*Ders.* a.a.O.). [RAL (224)]

Theils heftig, theils fein stechender Schmerz in der rechten Fußsohle, von innen nach außen, im Sitzen (n. 10, 21 St.) (*Ders.* a.a.O.). [RAL (225)]

Jückendes Stechen in der rechten Fußsohle (n. 32 St.) (*Ders.* a.a.O.). [RAL (226)]

Brennend drückender Schmerz in der rechten Fußsohle, nach den Zehen zu, im Sitzen (*Ders.* a.a.O.). [RAL (227)]

Ein fortgehender Zug aus der kleinen Zehe, am Schienbeine heran, im Sitzen (*Franz*, a.a.O.). [RAL (228)]

Anfälle von Brennen in den Zehen, besonders oben auf der rechten großen Zehe (*Gutmann*, a.a.O.). [RAL (229)]

Stechen in der rechten großen Zehe, nach der zweiten Zehe zu (*Ders.* a.a.O.). [RAL (230)]

Brennendes Stechen in der rechten großen Zehe, beim Gehen (n. 9 St.) (*Ders.* a.a.O.). [RAL (231)]

Reißende Stiche in den Zehen (*Franz*, a.a.O.). [RAL (232)]

Heftiges Jücken auf der vierten Zehe beider Füße (n. 25 St.) (*Langhammer*, a.a.O.). [RAL (233)]

Zwischen den Zehen viel Schweiß, besonders am rechten Fuße (*Kummer*, a.a.O.). [RAL (234)]

■ **Allgemeines und Haut**

◊ Alle Glieder bewegen sich zwar leicht, es ist ihm aber dabei, als ob die bewegenden Kräfte in einem gebundenen Zustande wären (*Franz*, a.a.O.). [RAL (235)]

Schwächegefühl im ganzen Körper; ein Hinschmachten aller Kräfte, daß er sich immer legen oder setzen möchte, wo er sich dann in einem Zwischenzustande von Bewußtseyn und Unbewußtseyn, wie beim Einschlafen, befindet (*Ders.* a.a.O.). [RAL (236)]

Inneres Gefühl, als sey er sehr krank; alle Glieder schmerzen bei Berührung und in unrechter Lage (*Ders.* a.a.O.). [RAL (237)]

Fast alle Beschwerden kommen bloß im Sitzen; beim Gehen verschwinden sie fast alle (*Gutmann*, a.a.O.). [RAL (238)]

■ **Schlaf, Träume und nächtliche Beschwerden**

◊ Beim Sitzen häufiges Gähnen, als ob er nicht ausgeschlafen hätte (n. 5½ St.) (*Langhammer*, a.a.O.). [RAL (239)]

Tagesschläfrigkeit (beim Lesen); es schlossen sich sogar die Augen zu, daß er sich wirklich legen mußte; bei Bewegung verging die Schläfrigkeit (n. 5 St.) (*Ders.* a.a.O.). [RAL (240)]

Unüberwindliche Schläfrigkeit nach Tische; beim Erwachen drängte es ihn zum Harnen mit etwas Brennen, doch bloß vor und nach dem Abgange des Harns (*Kummer*, a.a.O.). [RAL (241)]

Beim Anhören wissenschaftlicher Dinge schläft er, aller Gegenanstrengungen ungeachtet, ein, und es entstanden sogleich lebhafte Traumbilder (*Ders.* a.a.O.). [RAL (242)]

Aengstliche, lebhafte, unerinnerliche Träume (*Ders.* a.a.O.). [RAL (243)]

Lebhafte, unerinnerliche Träume (*Langhammer*, a.a.O.). [RAL (244)]

Die Nacht, Träume voll Zänkerei (*Ders.* a.a.O.). [RAL (245)]

Wohllüstige Träume (*Ders.* a.a.O.). [RAL (246)]

Oefteres Aufwachen aus dem Schlafe, mit häufigem Herumwerfen im Bette; er konnte nirgend Ruhe finden (*Ders.* a.a.O.). [RAL (247)]

Oefteres Erwachen aus dem Schlafe, wie ausgeschlafen (*Ders.* a.a.O.). [RAL (248)]

■ **Fieber, Frost, Schweiß und Puls**

◇ Beim Erwachen aus dem Schlafe, gelinder Schweiß über den ganzen Körper, der Beißen in der Haut über und über erregt, welches zum Kratzen reizt (n. 23 St.) (*Ders.* a.a.O.). [RAL (249)]

Beim Einschlafen, Abends im Bette, schwitzte er sogleich über den ganzen Körper und so die ganze Nacht hindurch; früh befand er sich munter (*Ders.* a.a.O.). [RAL (250)]

Gleich beim Einschlafen fing er an, über und über zu schwitzen, so daß er öfters darüber aufwachte, wo er dann jedesmal eine Hitze am ganzen Körper, eine weit bedeutendere, glühende Hitze aber in den Wangen fühlte; vom Schweiße ward er ganz naß, war aber früh munter (*Ders.* a.a.O.). [RAL (251)]

Gelinder Schweiß über den ganzen Körper (n. 22 St.) (*Ders.* a.a.O.). [RAL (252)]

Beim Gehen im Freien, plötzliche Wärme des Gesichts, wie auch am übrigen Körper, ohne Durst (n. 37 St.) (*Ders.* a.a.O.). [RAL (253)]

Hitzempfindung und Hitze im Gesichte, mit Röthe (n. 1½ St.) (*Ders.* a.a.O.). [RAL (254)]

Gesicht, Hände und der übrige Körper sind heiß, ohne Durst (n. 6½ St.) (*Ders.* a.a.O.). [RAL (255)]

Ein Frösteln durch den ganzen Körper (n. 26 St.) (*Ders.* a.a.O.). [RAL (256)]

Frost, etliche Stunden, mit anhaltendem, drückendem Kopfschmerze (*Gutmann*, a.a.O.). [RAL (257)]

Beim Gehen im Freien, heftiger Frostschauder über den ganzen Körper, wie ein Fieberanfall, ohne Durst und ohne Hitze darauf (n. 2½ St.) (*Langhammer*, a.a.O.). [RAL (258)]

Thuja occidentalis

Lebensbaum (Thuja occidentalis) [RAL V (1826), S. 122–165]

(Die grünen Blätter werden erst für sich allein zur feinen Masse gestampft, dann mit zwei Dritteln seines Gewichts Weingeist angerührt und so der Saft ausgepreßt.)

In Europa ist vor mir wohl nie ein ernsthafter arzneilicher Gebrauch von diesem, dem Juniperus Sabina etwas im Aeußern verwandten Gewächse gemacht worden; denn was **Parkinson** und **Herrmann** davon sagen, ist offenbar nur theoretische Vermuthung, nach dem Zuschnitte der lieben Therapia generalis. Nach **Boerhave** soll das destillirte Wasser in Geschwulst-Krankheiten dienlich gewesen seyn. Nach **Kalm** wird es in Nordamerika vom Volke äußerlich gegen unbestimmte Gliederschmerzen angewendet.

Beifolgende, von dieser ungemein kräftigen Arzneisubstanz rein beobachtete, künstliche Krankheits-Elemente wird der homöopathische Arzt als eine große Bereicherung des Heilmittel-Vorraths zu schätzen wissen und sie in einigen der schwierigsten Krankheiten der Menschen, für welche es bis jetzt noch kein Mittel gab, heilsamlich anzuwenden nicht unterlassen. Er wird, zum Beispiele, aus diesen Symptomen ersehen, daß der Lebensbaum-Saft in jenem scheußlichen Uebel von unreinem Beischlafe, den Feigwarzen, wenn sie nicht mit andern Miasmen complicirt sind, specifisch helfen **müsse**, und die Erfahrung zeigt auch, daß er das einzige helfende Mittel darin ist; so wie er denn auch aus gleicher Ursache jene schlimmere Art, von unreinem Beischlafe entstandener Tripper, wenn sie nicht mit andern Miasmen complicirt sind, am gewissesten heilt.

Ich bediene mich der decillionfachen Verdünnung des Saftes, und zwar eines sehr kleinen Theils eines solchen Tropfens zur Gabe, auch in den schlimmsten Fällen.

Da der Feigwarzen-Tripper eine von den wenigen festständigen, miasmatischen Krankheiten ist, so konnte ich die Grade von Kräftigkeit der höhern und höhern Verdünnungen des Lebensbaum-Saftes am gewissesten ausprüfen. Da fand ich dann, daß selbst die höhern Verdünnungen, z.B. die decillionfache, oder wohl gar die vigesillionfache Verdünnung ($\frac{1}{xx}$, wozu 60 Verdünnungsgläschen, jedes zu 100 Tropfen, gehören), wenn jedes Verdünnungsglas zehn und mehre Male (d.i. mit 10 und mehren Schlägen eines kräftigen Armes) geschüttelt worden war, nicht etwa schwächer an Kraft, als die minder verdünnten, oder, des ungeheuer niedrigen arithmetischen Bruches wegen, wohl gar zur völligen Kraftlosigkeit, zum Nichts herabgesunken – nein! im Gegentheil, an lebensbaum-arzneilicher Wirkung eher stärker und stärker[1] geworden waren.

In unzähligen, genauen Versuchen fand ich dieß (auch von den übrigen flüssigen, ähnlich bereiteten, hohen Arznei-Verdünnungen) so vollkommen bestätigt, daß ich es aus Ueberzeugung versichern kann.

Um also durch die Verdünnungen der Arzneisubstanzen zu homöopathischem Gebrauche selbst für die empfindlichern und empfindlichsten Kranken auch wirklich Präparate von zwar hinlänglich entwickelter, doch auch gehörig verminderter Kraft zu erlangen, pflege ich schon seit geraumer Zeit bei allen flüssigen Arzneien jedes Verdünnungsglas bloß mit zwei Armschlägen zu schütteln.

Die Wirkungsdauer selbst der kleinsten Gaben reicht fast bis zu drei Wochen.

Kampher scheint die übermäßige Wirkung dieses Saftes in größern Gaben noch am besten zu hemmen.

---

[1] Die **Entdeckung**, daß die rohen Arzneisubstanzen (trockene und flüssige) durch Reiben oder Schütteln mit unarzneilichen Dingen ihre Arzneikraft immer mehr entfalten und in desto größerm Umfange, je weiter, länger und mit je mehr Stärke dieses Reiben oder Schütteln mit unarzneilichen Substanzen fortgesetzt wird, so daß aller materielle Stoff derselben sich nach und nach in lauter arzneilichen Geist aufzulösen und zu verwandeln scheint –; diese, vor mir unerhörte Entdeckung ist von unaussprechlichem Werthe und so unleugbar, daß die Zweifler, welche aus Unkenntniß der unerschöpflichen Natur in den homöopathischen Verdünnungen nichts als mechanische Zertheilung und Verkleinerung bis zum Nichts (also Vernichtung ihrer Arzneikraft) vermuthen, verstummen müssen, sobald sie die Erfahrung fragen.

Lebensbaum

■ Gemüt

(Bei starkem Gehen ward er unruhig und mißmüthig.) [RAL 328]
Unruhe im Gemüthe viele Tage lang; es ist ihm alles lästig und widrig. [RAL 329]
Sehr mißmüthig und niedergeschlagen. [RAL 330]
Lebensüberdruß. [RAL 331]
Unzufriedenheit. [RAL 332]
Weit gehende **Nachdenklichkeit** über die geringste Kleinigkeit. [RAL 333]
Es ist ihm alles zuwider; er ist ängstlich und sorgevoll für die Zukunft. [RAL 334]
◊ Mürrisch, erzürnt über unschuldigen Spaß (*W. E. Wislicenus*, in einem Aufsatze). [RAL (294)]
Verdrießlichkeit, wenn nicht alles nach seinem Willen geht (*Ders.* a.a.O.). [RAL (295)]
Das Gehen ist ihr überleicht; es ist ihr, als wenn ihr Körper von Flügeln getragen würde; sie lief mehre Meilen in ungemein kurzer Zeit und mit ungewöhnlicher Aufgeräumtheit (sogleich) (*Fr. Hahnemann*). [RAL (296)]
Gute Laune[2] (n. 15 St.) (*Chr. Fr. Langhammer*, in einem Aufsatze). [RAL (297)]
Heitere Gemüthsstimmung, ohne Ausgelassenheit[2] (n. 7 St.) (*Ders.* a.a.O.). [RAL (298)]
Lust zu sprechen[2] (n. 16 St.) (*Ders.* a.a.O.). [RAL (299)]
Zerstreutheit, Unstetigkeit und Neigung, bald dieß, bald jenes zu verrichten (n. 6 St.) (*Ders.* a.a.O.). [RAL (300)]

■ Schwindel, Verstand und Gedächtnis

Wenn er sich gebückt hat, so schwankt er. [RAL 1]
Drehender Schwindel, auch im Sitzen; beim Gehen wankt sie. [RAL 2]
Oefters Schwindel, auch liegend im Bette. [RAL 3]
Viel Schwindel im Sitzen, wie ein Hin- und Herbewegen, im Liegen noch viel mehr verschlimmert. [RAL 4]
Schwindel, vorzüglich wenn er saß und die Augen zu hatte; im Liegen verging er. [RAL 5]
Der Kopf ist ihm eingenommen und zum Denken unfähig. [RAL 6]
Langsames Besinnen und langsames Sprechen – sie sucht im Reden die Worte (n. 3 Tagen). [RAL 7]

Innere Kopfschwäche; das Gehirn ist ihm wie taub und todt. [RAL 8]
Befangenheit des Geistes; den Gedanken, welchen er eben hatte, konnte er nicht los werden. [RAL 9]
◊ Empfindung von Taumel, wie nach öfterm Herumdrehen im Kreise (n. ¾ St.) (*Fr. Hartmann*, in einem Aufsatze). [RAL (1)]
Umnebelung in der Stirne (sogleich) (*C. Franz*, in einem Aufsatze). [RAL (2)]
Früh, Betäubtheit des Kopfs (n. 6 St.) (*Wislicenus*, a.a.O.). [RAL (3)]
Mangel an Aufmerksamkeit auf das, was um ihn vorging (*Ders.* a.a.O.). [RAL (4)]
Es wird ihm nebelig um den Kopf, daß er gar nicht weiß, wo er ist, während des Stehens (n. ¾ St.) (*Franz*, a.a.O.). [RAL (5)]
Dumm im Kopfe, mit Uebelkeit (*Fr. Hahnemann*). [RAL (6)]
Duttend und wie betrunken, vorzüglich früh (*Ders.*). [RAL (7)]
Der Kopf ist ihm wüste, im Sitzen und Gehen (n. 6½ St.) (*Langhammer*, a.a.O.). [RAL (8)]

■ Kopf

Früh, Kopfschmerz, bald als wenn der Kopf im Jochbeine und dem Oberkiefer auseinander geschraubt würde, bald im Wirbel, als würde, wie durch Ruck, ein Nagel eingeschlagen, bald in der Stirne, als wollte sie herausfallen, mit innerlichem Froste; alles dieß besserte sich beim Gehen in freier Luft. [RAL 10]
Früh, Kopfschmerz, wie nach allzu tiefem Schlafe, oder wie nach Bücken; ein Pulsiren, oder drückende, kurze Rucke in der Stirne, mit Röthe im Gesichte. [RAL 11]
Im Kopfe, ein bohrendes Drücken. [RAL 12]
Ziehender Kopfschmerz. [RAL 13]
Reißen in der rechten Seite des Vorderkopfs und Gesichts, quer über die Nase bis ins Jochbein und über den Augen; früh und Abends am stärksten. [RAL 14]
Stechendes Kopfweh. [RAL 15]
Kopfweh: ein feinstichlichtes Kriebeln im Kopfe, früh. [RAL 16]
Ziehen in den Schläfemuskeln, ein äußerer Kopfschmerz, beim Kauen schlimmer. [RAL 17]
Stichelnder Schmerz an den Schläfen. [RAL 18]
Drei rothe, schmerzhafte Knoten an beiden Schläfen. [RAL 19]
Ein Jücken am Hinterkopfe. [RAL 20]

---

[2] Alle drei Symptome waren heilende Gegenwirkung des Organism's.

◇ Dumpfer Schmerz im ganzen Kopfe, wie Betäubung (n. 1 St.) (*Ders.* a.a.O.). [RAL (9)]

Ein Taubheitsgefühl und Sumsen in der linken Hälfte des Gehirns und im linken Ohre (n. 3 St.) (*Hartmann*, a.a.O.). [RAL (10)]

Eine klammartige Empfindung in der linken Seite des Kopfs, mit nachfolgender Wärmeempfindung (*Franz*, a.a.O.). [RAL (11)]

Unschmerzhaftes Ziehen im rechten Seitenbeine, mit leisem Drücken, während sich eine fast angenehme Wärme über den Körper verbreitet (n. 4 St.) (*Ders.* a.a.O.). [RAL (12)]

Dumpf ziehender Druck quer über die Stirne, als wenn sich eine Last darin herabsenkte (n. 4½ St.) (*Langhammer*, a.a.O.). [RAL (13)]

Ein tiefes Drücken in der rechten Schläfe (n. 1¾ St.) (*Hartmann*, a.a.O.). [RAL (14)]

Ruckartiges Drücken im linken Stirnhügel (n. 4 St.) (*Ders.* a.a.O.). [RAL (15)]

Ruckartiges Drücken im rechten Stirnhügel, welches nach dem Auge herabzog (n. 4½ St.) (*Ders.* a.a.O.). [RAL (16)]

Drücken im linken Seitenbeine, mit einem dumpfen Schmerze (n. 2 St.) (*Franz*, a.a.O.). [RAL (17)]

Dumpf drückende Schmerzen im Hinterkopfe, sechs Stunden lang (n. 1 St.) (*Gustav Wagner*, in einem Aufsatze). [RAL (18)]

Ein drückender Schmerz quer über die Stirne (n. ½ St.) (*Langhammer*, a.a.O.). [RAL (19)]

Wüthendes Pressen in beiden Schläfen nach innen, als ob das Gehirn herausgedrückt würde (*Hartmann*, a.a.O.). [RAL (20)]

Starkes, schmerzhaftes Drücken im Kopfe, bald hier, bald da, nur augenblicklich (n. 2 St.) (*Ders.* a.a.O.). [RAL (21)]

Drückendes Ziehen in der linken Schläfe (*Franz*, a.a.O.). [RAL (22)]

Zuckendes Reißen im Hinterhaupte, mehr rechts (n. 1 St.) (*Hartmann*, a.a.O.). [RAL (23)]

Ziehend reißender Kopfschmerz vom Scheitel nach der Mitte des Gehirns zu (*Adolph Haynel*, in einem Aufsatze). [RAL (24)]

Schwere im Kopfe, als drückte eine Last das Gehirn nach innen zu (n. 1½ St.) (*Hartmann*, a.a.O.). [RAL (25)]

Gefühl von Schwere im Kopfe, besonders im Hinterhaupte, bei jeder Bewegung verstärkt (n. ½ St.) (*Wagner*, a.a.O.). [RAL (26)]

Schwere des Kopfs, mit Verdrießlichkeit und Unlust zu sprechen (n. 3 St.) (*Ders.* a.a.O.). [RAL (27)]

Ein aus Drücken, Zerschlagenheit und Zerrissenheit zusammengesetzter Kopfschmerz von der Stirne bis zum Hinterhaupte, beim Erwachen aus dem Schlafe, welcher sich durch fortgesetzten Schlaf verlor (*Fr. Hahnemann*). [RAL (28)]

Empfindung im obern Theile des Schädels, als wäre er eingeschlagen (*Franz*, a.a.O.). [RAL (29)]

Empfindung im rechten Seitenbeine, als würde da ein Nagel eingeschlagen, welches bei Berührung dieser Stelle verschwindet (n. ½ St.) (*Ders.* a.a.O.). [RAL (30)]

Ruckartiger Stich durch den ganzen Kopf, welcher eine drückende Empfindung zurückläßt (n. 1 St.) (*Hartmann*, a.a.O.). [RAL (31)]

Nadelstiche, vorzüglich längs in der Stirne hin (n. 5½ St.) (*Langhammer*, a.a.O.). [RAL (32)]

Heftig reißender Stich durch die rechte Hälfte des Gehirns, vom Hinterhaupte nach der Stirne hin (n. 11 St.) (*Hartmann*, a.a.O.). [RAL (33)]

Heftiges, zusammenziehendes Drücken äußerlich auf dem linken Stirnhügel, welches gleichsam das obere Augenlid herabzudrücken schien (n. 1½ St.) (*Ders.* a.a.O.). [RAL (34)]

Kopfschmerz, als wenn ihm der Kopf von außen zusammengedrückt würde, mit pulsähnlichen Schlägen und Stichen an den Schläfen, welche Schmerzen durch äußeres Drücken und Hinterwärtsbiegen vergehen, durch Vorwärtsbiegen aber wieder kommen (n. 4 St.) (*Chr. Teuthorn*, in einem Aufsatze). [RAL (35)]

Kopfweh hinten im Schädel, als würde er von beiden Seiten verengt (*Franz*, a.a.O.). [RAL (36)]

Anschwellung der Adern an den Schläfen, in der Ruhe, ohne Hitze (n. 18 St.) (*Langhammer*, a.a.O.). [RAL (37)]

Starke Stiche, äußerlich an der linken Schläfegegend (n. 8, 12 St.) (*Ders.* a.a.O.). [RAL (38)]

Er liegt Nachts ungern auf der linken Seite, weil ihm da beim Drauffliegen, so wie bei Berührung, eine Stelle am Kopfe, neben dem Hinterhauptshöcker, schmerzt; selbst die Haare schmerzen da bei Berührung (*W. Groß*, in einem Aufsatze.). [RAL (39)]

Stumpf drückender Schmerz hinter dem linken Ohre (n. ½ St.) (*Wagner*, a.a.O.). [RAL (40)]

Heftig drückend brennender Schmerz hinter dem rechten Ohre (n. 9 St.) (*Ders.* a.a.O.). [RAL (41)]

Ein ätzendes Fressen in der Haut des Hinterhauptes, mit der Empfindung, als wenn etwas auf derselben in den Haaren herumliefe, eine halbe Stunde lang (n. 13 St.) (*Haynel*, a.a.O.). [RAL (42)]

An der rechten Seite des Haarkopfs, ein Beißen und ätzendes Fressen, Abends (*Ders.* a.a.O.). [RAL (43)]

- **Gesicht und Sinnesorgane**

Kurzsichtigkeit. [RAL 21]
Eine Trübheit, wie Flor vor den Augen und Drücken darin, als wenn die Augen aus dem Kopfe hervorgedrückt würden, oder die Augen angeschwollen wären. [RAL 22]
In freier Luft, Trübheit vor den Augen, wie Flor, in der Nähe und Ferne, mit Düsterheit im Kopfe, eine halbe Stunde lang. [RAL 23]
Beim Lesen sind ihm die Gegenstände dunkler, mit einer Empfindung um die Augen, als wenn er nicht recht ausgeschlafen hätte. [RAL 24]
Das nicht entzündete Auge ist dunkel im Sehen. [RAL 25]
Schwache Augen; es drückt darin wie feiner Sand. [RAL 26]
Stechen in den Augen (bei scharfer Luft), früh. [RAL 27]
Bei hellem Lichte, jedesmal einige Stiche im Auge. [RAL 28]
Das Augenweiß ist blutröthlich. [RAL 29]
Das Augenweiß ist sehr entzündet und roth, mit Beißen darin und Drücken wie Sand. [RAL 30]
Drücken in den Augen, zwei, drei Tage lang. [RAL 31]
Das untere Augenlid ist am Rande mit einem rothen Knoten besetzt. [RAL 32]
Bei scharfer Luft, Stechen in den Augen (früh). [RAL 33]
Von Zeit zu Zeit, ein heftiger, tief eindringender, scharfer Stich im rechten innern Augenwinkel (n. 2 St.) [RAL 34]
Ein brennendes Drücken im äußern Winkel des linken Auges, ohne Röthe (n. 9 Tagen). [RAL 35]
Das linke Auge wässert beim Gehen im Freien (n. 9 Tagen). [RAL 36]
Die Augen setzen im innern Winkel Augenbutter an, den ganzen Tag. [RAL 37]
Abends, im Bette, ein fürchterliches Hämmern und Reißen im Ohre bis nach Mitternacht; dabei Harnen alle halbe Stunden, bei kalten Füßen bis ans Knie. [RAL 38]
Krampf im innern Ohre, wie Zwängen und Zusammenpressen, darauf ein Stich darin, wie ein Blitzstrahl, so daß er zitterte; öfterer Abends. [RAL 39]
Druckschmerz im Ohrgange (Mittags). [RAL 40]
(Vermehrtes Ohrschmalz.) [RAL 41]
Kriebeln und Fippern nach den Jochbeinen zu. [RAL 42]
Ein zuckend feinstechender Schmerz in den Backenmuskeln, bloß beim Gehen in freier Luft. [RAL 43]
Drüsengeschwulst an der linken Backenseite. [RAL 44]
Brennende Hitze bloß im Gesichte und in den Backen, den ganzen Tag anhaltend. [RAL 45]
Am Backen, nicht weit vom Mundwinkel, ein schorfiger, jückender Ausschlag. [RAL 46]
Etwas Geschwüriges, einen halben Zoll tief in der Nase, wo sich ein Schorf angesetzt hat. [RAL 47]
Aetzendes Kriebeln auf der Nase. [RAL 48]
Nasenschleim, mit geronnenem Blute gemischt. [RAL 49]
Nasenbluten alle Tage, zwei, drei Mal. [RAL 50]
(In der Lippe, Stiche.) [RAL 51]
Zucken an der Oberlippe. [RAL 52]
Brennen auf dem Rothen der Lippen und am Gaumen. [RAL 53]
Stechen im Unterkiefer bis zum Ohre heraus. [RAL 54]
Schmerz in der linken Seite am Halse, wie von einem schlechten Lager, oder als wenn er unrecht gelegen hätte. [RAL 55]
Bei Bewegung des Halses, ein kurzer Stich in den Halsmuskeln, der ihn erschreckte. [RAL 56]
Schmerz in den (geschwollenen) Halsdrüsen, daß er die Nacht nicht davor liegen konnte. [RAL 57]
Die Adern am Halse sind aufgetrieben und von blauer Farbe. [RAL 58]
◊ Im Nacken, Empfindung, als wäre er entzwei geschlagen (n. 3 St.) (*Franz*, a.a.O.). [RAL (44)]
Spannen der Nackenhaut bei Bewegung des Kopfs (n. 16 St.) (*Wislicenus*, a.a.O.). [RAL (45)]
Steifheits-Gefühl im Nacken und auf der linken Seite des Halses, bis zum Ohre hinauf, selbst in der Ruhe, welches aber der Bewegung des Halses keineswegs hinderlich ist (der Steifheits-Schmerz mehrte sich durch die Bewegung des Halses nicht) (n. 2¼ St.) (*Hartmann*, a.a.O.). [RAL (46)]
Von unten herauf drückender und ziehender Schmerz an der rechten Seite des Halses, selbst in der Ruhe (n. 2 St.) (*Wagner*, a.a.O.). [RAL (47)]
Reißender Schmerz am linken Augenbraubogen, nach der Berührung vergehend (n. 11 St.) (*Langhammer*, a.a.O.). [RAL (48)]
Ein drückendes Stechen über dem linken Auge, was sich gegen das rechte hin zieht und dort verschwindet (*Teuthorn*, a.a.O.). [RAL (49)]

Bohrender Schmerz über dem innern Winkel des rechten Auges (n. 3 Tagen) (*Wislicenus*, a.a.O.). [RAL (50)]

Im äußern Winkel des linken Auges, Gefühl von Hitze und Trockenheit, als wenn sich die Theile entzünden wollten (n. 29 St.) (*Haynel*, a.a.O.). [RAL (51)]

Starke Erweiterung der Pupillen (n. 6 St.) (*Langhammer*, a.a.O.). [RAL (52)]

Starke Verengerung der Pupillen, welche fünf Tage lang verengter, als in gesunden Tagen, blieben (n. 1 St.) (*Teuthorn*, a.a.O.). [RAL (53)]

Gesichtstäuschung: beim Schreiben schienen ihm alle Gegenstände umher zu zittern (gleich nach dem Essen) (*Ders.* a.a.O.). [RAL (54)]

Schwarze Punkte vor den Augen, selbst beim Zumachen derselben, welche nicht fest stehen, sondern unter einander zu gehen scheinen, mit einer Eingenommenheit im Hinterhaupte (*Franz*, a.a.O.). [RAL (55)]

Früh, im Weißen des linken Auges, nahe bei der Hornhaut, eine Röthe, ohne Empfindung (n. 74 St.) (*Langhammer*, a.a.O.). [RAL (56)]

Heftiger Stich im innern Winkel des linken Auges, welcher Feuchtigkeit auspreßte und dadurch das Sehen verdunkelte (n. 1 1/4 St.) (*Hartmann*, a.a.O.) [RAL (57)]

Trockenheits-Gefühl in den Augen (*Haynel*, a.a.O.). [RAL (58)]

Ueber dem rechten Auge ein bedeutendes Drücken, äußerlich (n. 3 3/4 St.) (*Hartmann*, a.a.O.). [RAL (59)]

Anschwellung der obern Augenlider (n. 76, 120 St.) (*Langhammer*, a.a.O.). [RAL (60)]

Ausschlagsblüthen zwischen den Augenbrauen, mit Eiter in der Spitze, welche etwas jücken (n. 6 St.) (*Ders.* a.a.O.). [RAL (61)]

Ein wühlendes, schmerzhaftes Jücken im linken Jochbeine (n. 1/2 St.) (*Ders.* a.a.O.). [RAL (62)]

Bohrender Schmerz am linken Jochbeine, durch Berührung sich mindernd (n. 7, 29 St.) (*Ders.* a.a.O.). [RAL (63)]

Blüthenausschlag im ganzen Gesichte (n. 17 St.) (*Ders.* a.a.O.). [RAL (64)]

Ein Jücken im Gesichte, so daß er kratzen muß (*Franz*, a.a.O.). [RAL (65)]

Feiner, klammartiger Schmerz im rechten äußern Gehörgange, am stärksten, wenn er die Kopfhaut vom obersten Punkte des Scheitels herabzieht (n. 4 Tagen) (*Wislicenus*, a.a.O.). [RAL (66)]

Heftige, stoßartige Stiche in der rechten Seite des Rachens, welche schnell in das Ohr übergehen und beim Auf- und Zumachen des Mundes im Ohre die Empfindung verursachen, als ob ein Loch in demselben wäre, wodurch die Luft eindringen könnte (n. 6 1/2 St.) (*Hartmann*, a.a.O.). [RAL (67)]

Drückend stechender Schmerz im rechten Gehörgange (n. 5 St.) (*Wagner*, a.a.O.). [RAL (68)]

Ein kneipender Schmerz im rechten Ohre (*Hartmann*, a.a.O.). [RAL (69)]

Klingen in den Ohren (n. 1 St.) (*Wagner*, a.a.O.). [RAL (70)]

Brausen der Ohren, wie ein ziehender Ofen (n. 1 St.) (*Ders.* a.a.O.). [RAL (71)]

Am untern Theile des äußern Ohres, ein Spannen, als ob da ein Band nach unten zöge (n. 6 St.) (*Wislicenus*, a.a.O.). [RAL (72)]

Klamm-Empfindung im rechten äußern Ohre (n. 4 1/2 St.) (*Franz*, a.a.O.). [RAL (73)]

Klammartiger Schmerz in der rechten Wange, wenn diese Theile in Ruhe sind (n. 1/2 St.) (*Hartmann*, a.a.O.). [RAL (74)]

Eine rothe Blüthe in der Vertiefung hinter dem linken Nasenflügel, voll wässeriger Feuchtigkeit, etwas jückend (n. 6 St.) (*Langhammer*, a.a.O.). [RAL (75)]

Empfindung von Spannen über dem rechten Nasenflügel, welche nach Reiben verging (n. 24 St.) (*Haynel*, a.a.O.). [RAL (76)]

Geschwulst und Härte am linken Nasenflügel, mit spannendem Schmerze (*Ders.* a.a.O.). [RAL (77)]

Unter dem rechten Nasenloche, Empfindung, als wollte sich da eine Stelle verhärten (n. 3 1/2 St.) (*Franz*, a.a.O.). [RAL (78)]

Ziehender Schmerz zwischen dem Munde und der Nase, als wenn die Knochenhaut straffer angespannt wäre; weiterhin verbreitet sich dieser Schmerz über die Nasenbeine, als wenn ein Sattel darüber wäre (*G. Hempel*, in einem Aufsatze). [RAL (79)]

Empfindung von Zucken in der Oberlippe, nahe am Mundwinkel (*Haynel*, a.a.O.). [RAL (80)]

Feines Jücken an der innern Seite der Oberlippe (*Franz*, a.a.O.). [RAL (81)]

Jückende Blüthe am Rande der Oberlippe, gegen die Mitte zu (n. 6 St.) (*Langhammer*, a.a.O.). [RAL (82)]

Rothe Pusteln über der Lippe, welche beim Kratzen Blut von sich geben (n. 36 St.) (*Wislicenus*, a.a.O.). [RAL (83)]

Trockenheit der Lippen, ohne Durst (n. 11 St.) (*Langhammer*, a.a.O.). [RAL (84)]

Jückende Blüthen am Kinne (n. 5 Tagen) (*Ders.* a.a.O.). [RAL (85)]

Steifigkeit der linken Kaumuskeln, beim Eröffnen der Kinnbacken schmerzhaft (n. 4 Tagen) (*Wislicenus*, a.a.O.). [RAL (86)]

Nach jeder Tasse gewohnten Thees, welche er trank, entstand sogleich im ersten, untern linken Backzahne ein heftig pressender Schmerz, als wenn der Zahn aus einander gesprengt würde, ein Schmerz, welcher sich dann dem ganzen Unter- und Oberkiefer mittheilte und nach und nach verschwand (n. 1 St.) (*Hartmann*, a.a.O.). [RAL (87)]

Heftiges Reißen im linken Oberkiefer nach dem Auge zu (n. 2 St.) (*Ders.* a.a.O.). [RAL (88)]

Ziehendes Reißen im rechten Unterkiefer, Abends (*Haynel*, a.a.O.). [RAL (89)]

Wiederholend nagend bohrender Schmerz im linken Oberkiefer (n. 1½ St.) (*Langhammer*, a.a.O.). [RAL (90)]

■ Mund und innerer Hals

Beim Ausschnauben, ein pressender Schmerz im hohlen Zahne (seitwärts). [RAL 59]

Scharf ziehender Zahnschmerz in den Zähnen des Unterkiefers von unten herauf, oft ohne Veranlassung, gewöhnlich am meisten bei dem Essen. [RAL 60]

Stechender Schmerz in einem Schneidezahne. [RAL 61]

Zuckender Schmerz im hohlen Zahne, früh. [RAL 62]

Zahnschmerz von Abend bis Mitternacht, dumpf, als wenn der Nerve fein berührt würde; zuweilen zuckte es darin. [RAL 63]

Geschwollenes und wund schmerzendes Zahnfleisch. [RAL 64]

Starke Geschwulst des Zahnfleisches und der Zunge, welche schmerzt, wenn sie etwas Hartes daran bringt oder ißt. [RAL 65]

Die Zungenspitze thut wund-weh, beim Berühren. [RAL 66]

Ein weißes Bläschen an der Seite der Zunge, dicht an ihrer Wurzel, was sehr wundartig schmerzt. [RAL 67]

Rauhes, kratziges Gefühl auf der Zunge, welche weiß belegt ist; vor ihrer Mitte eine länglichte, weiße Blase, die etwas schmerzhaft ist. [RAL 68]

Der innere Mund ist sehr angegriffen, wie voll Blasen, gleich als habe er sich im Munde verbrannt, mit vielem Durste die Nacht. [RAL 69]

Beim Schlingen des Speichels, eine Art von Wundheitsschmerz, wie wenn Luft in eine Wunde kommt im ganzen Gaumen, nach dem linken Ohre zu, innerlich. [RAL 70]

Ein Drücken und wie eine Schwere am Gaumenvorhange. [RAL 71]

Die Speicheldrüsen sind sehr angelaufen; viel Speichelauswurf. [RAL 72]

Die Mandeln und der innere Hals sind geschwollen. [RAL 73]

Empfindung im Halse, als könne er vor Schleim nicht schlingen und als wäre der Schlund wie zusammengezogen; nach Racksen ward es rauh im Halse. [RAL 74]

Inneres Halsweh, wie Geschwulst von Erkältung entstanden. [RAL 75]

Beim Schlingen, ein Drücken hinten im Halse. [RAL 76]

Stechen im Halse. [RAL 77]

Reiz zum Schlingen. [RAL 78]

Der Speichel ist etwas blutig. [RAL 79]

Trockenheit hinten im Munde und Durst, selbst früh. [RAL 80]

Ranziges Aufstoßen. [RAL 81]

Beim Bücken, Sodbrennen. [RAL 82]

Scharrig im Halse. [RAL 83]

Rauheit im Halse, wie von Schnupftabake. [RAL 84]

Ein lätschiger, süßlicher Geschmack im Munde, mehre Abende. [RAL 85]

Das Essen schmeckt zu wenig gesalzen. [RAL 86]

(Der Tabak schmeckt beim Rauchen moderig.) [RAL 87]

Während des Essens, viel Schleim im Halse, den sie ausracksen muß, sonst kann sie das Essen nicht hinunter schlingen. [RAL 88]

◇ In einem hohlen Zahne, anhaltend fressender Schmerz, welcher die ganze Kopfseite einnimmt und durch alles Kalte (Getränk und Luft), so wie durch Kauen vermehrt wird (n. 4 Tagen) (*Wislicenus*, a.a.O.). [RAL (91)]

Plötzliches, heftiges Reißen in dem ersten, untern linken Backzahne, welches sich schnell in den ganzen Unterkiefer verbreitet (n. ¾ St.) (*Hartmann*, a.a.O.). [RAL (92)]

Stechendes Zucken durch das Zahnfleisch der hintern untern Backzähne (n. 34 St.) (*Wislicenus*, a.a.O.). [RAL (93)]

Ein heftig ziehender Stich im Winkel des linken Unterkiefers, der nach Berührung verschwindet (n. 8 Min.) (*Langhammer*, a.a.O.). [RAL (94)]

Nadelstiche im linken Unterkiefer (n. 1½ St.) (*Ders.* a.a.O.). [RAL (95)]

Wundheits-Schmerz unter den hintern Zähnen, rechter Seite (*Hempel*, a.a.O.). [RAL (96)]

Wundheits-Gefühl am untern linken Zahnfleische, beim Berühren (n. 48 St.) (*Wislicenus*, a.a.O.). [RAL (97)]

Zahnschmerz, wie Hacken oder scharfes Klopfen im Zahnfleische (*Fr. Hahnemann*). [RAL (98)]

An beiden Seiten des Halses, von hinten nach vorne zu, ein Streif kleiner, dicht an einander gereiheter, rother Blüthchen, mit Wundheits-Gefühl bei Berührung (n. 26 St.) (*Wislicenus*, a.a.O.). [RAL (99)]

Jücken an der vordern Fläche des Halses, was zum Kratzen reizt (*Ders.* a.a.O.). [RAL (100)]

Stechende Schmerzen vorne am Halse, unter dem Kehlkopfe (n. 9 St.) (*Wagner*, a.a.O.). [RAL (101)]

Kneipender Stich auf der rechten Seite des Halses, welcher durch Bewegen und Drehen desselben verschwindet (n. 3¼ St.) (*Hartmann*, a.a.O.). [RAL (102)]

Rechts, unter der Zunge, ein allmälig sich verstärkender, drückender Stich, gleich als ob sich eine Nadel hinein gestochen hätte; zuweilen verschlimmerte es sich beim Schlingen (n. 4 St.) (*Ders.* a.a.O.). [RAL (103)]

Weiß belegte Zunge, ohne Durst (*Teuthorn*, a.a.O.). [RAL (104)]

Trockenheits-Gefühl am Gaumen, ohne Durst (n. 11 St.) (*Langhammer*, a.a.O.). [RAL (105)]

Heftiger Durst nach kaltem Getränke, den ganzen Tag, ohne Hitze (n. 8 St.) (*Ders.* a.a.O.). [RAL (106)]

Er rackset bluthrothen Schleim aus dem Rachen aus (*Groß*, a.a.O.). [RAL (107)]

Appetitlosigkeit; das Essen schmeckt ihm nicht (*Ders.* a.a.O.). [RAL (108)]

Bitterlicher Geschmack des Speichels im Munde (n. 2 St.) (*Langhammer*, a.a.O.). [RAL (109)]

Brod schmeckt ihm bitter (*Teuthorn*, a.a.O.). [RAL (110)]

■ Magen

(Alles, was er ißt, macht ihm Ekel.) [RAL 89]

Appetit; es schmeckt ihm aber nicht, und er ist nach dem Essen mattherzig und ängstlich, mit Herzklopfen. [RAL 90]

Nach dem Essen, schleimig süßlicher Geschmack im Munde. [RAL 91]

Nach dem Essen, weichlicher Geschmack im Munde, mehre Tage nach einander. [RAL 92]

Nach dem Essen wird ihr der Leib sehr dick. [RAL 93]

Bald nach dem Essen, Schlucksen, dann Drücken in der Herzgrube, dann Aufblähung und Aufstoßen, wie von verdorbenem Magen. [RAL 94]

(Nach dem Essen, bitteres Aufstoßen.) [RAL 95]

Abends spät, faulichtes Aufstoßen (n. 12 St.). [RAL 96]

Nach dem Essen, Schmerz in der Herzgrube, bei Bewegung des Körpers und beim Anfühlen der Magengegend (n. 11 Tagen.). [RAL 97]

Gleich nach dem Essen, Drücken in der Herzgrube. [RAL 98]

Gleich nach dem Essen, Schmerzhaftigkeit der Herzgrube, daß er die Hand nicht darauf leiden kann. [RAL 99]

Bangigkeit in der Herzgrube, welche bis in den Kopf stieg und wieder zurück; dabei Weichlichkeit. [RAL 100]

Krampfhafter Schmerz in der Herzgrubengegend. [RAL 101]

Magenkrampf, welcher gegen Abend ungeheuer zunimmt. [RAL 102]

◊ Aufstoßen des Geschmacks der Speise beim (gewohnten) Tabakrauchen (n. 8 St.) (*Langhammer*, a.a.O.). [RAL (111)]

Beim (gewohnten) Tabakrauchen, mehrmaliges Aufstoßen (n. 17 St.) (*Ders.* a.a.O.). [RAL (112)]

Es steigt ihm im Halse ein übler, ranziger Duft auf, durch den Geruch bemerkbar (*Franz*, a.a.O.). [RAL (113)]

Uebelkeit und Weichlichkeit in der Magengegend (n. ½ St.) (*Langhammer*, a.a.O.). [RAL (114)]

Uebelkeit und mehrmaliges Erbrechen säuerlich schmeckender Flüssigkeiten und Speisen (n. 3 St.) (*Fr. Hahnemann*). [RAL (115)]

Brecherlichkeit nach dem (gewohnten) Tabakrauchen, mit Schweiß-Ausbruche am ganzen Körper, ohne Durst; nach erfolgtem Stuhlgange verschwand Uebelkeit und Schweiß (n. 20 St.) (*Langhammer*, a.a.O.). [RAL (116)]

Gleich nach Tische, ungeheure Blähungsbeschwerden; der Bauch ist hoch aufgetrieben, mit Nadelstichen, Pressen und Drängen, wobei wenig Blähungen abgehen (*Groß*, a.a.O.). [RAL (117)]

Vor der Tischzeit und einige Zeit lang nach dem Essen, Durst auf kaltes Getränk (n. 10, 11 St.) (*Langhammer*, a.a.O.). [RAL (118)]

Während des Mittagsessens, ein öfteres Kneipen in der Magengegend (*Hartmann*, a.a.O.). [RAL (119)]

Nach Tische, große Mattigkeit und Trägheit; eine kleine Bewegung fällt ihm sehr schwer; er befindet sich dabei übel und muß sich niederlegen (*Groß*, a.a.O.). [RAL (120)]

In der Mitte der Herzgrube, ein feines, schmerzloses Klopfen, fast wie Arterienschlag (n. 3/4 St.) (*Hartmann*, a.a.O.). [RAL (121)]

→ Appetit, Verlangen, Abneigung etc.: *Mund und innerer Hals*

→ Durst: *Fieber, Frost, Schweiß und Puls*

■ **Abdomen**

Zusammenziehender Krampf im Oberbauche. [RAL 103]

Spannen im Unterleibe (n. 3 Tagen). [RAL 104]

Im Unterbauche, Spannung, wie zu fest gebunden (n. 12 St.). [RAL 105]

Aufgetriebenheit im Unterbauche, mit zusammenziehenden Schmerzen, wie Krämpfe. [RAL 106]

Dicker Unterleib. [RAL 107]

Vollheitsdruck in der rechten Bauchseite, in der Lendengegend, welcher das Athemholen erschwert, beim Liegen im Bette, nach Mitternacht (um 2, 3 Uhr). [RAL 108]

(Brennen im Bauche, doch mehr in der Brust, den Hypochondern und der Herzgrube, und alle diese Theile waren auch äußerlich heiß anzufühlen.) [RAL 109]

(Brennen vorzüglich in der Lebergegend.) [RAL 110]

Schmerz in den Bauchmuskeln beim Zurückbiegen, wie vom Verheben. [RAL 111]

Kollern im Unterleibe. [RAL 112]

Bewegung im Unterbauche, wie von etwas Lebendigem, wie ein Heraustreiben der Bauchmuskeln von einem Kindesarme, doch unschmerzhaft. [RAL 113]

Reißen im Unterleibe herauf, vom rechten Schooße an, ruckweiße (n. 7 Tagen). [RAL 114]

Geschwulst im Schooße, doch unschmerzhaft beim Gehen und Befühlen. [RAL 115]

Ziehender Schmerz im Schooße, wenn sie stand und ging, aber nicht im Sitzen. [RAL 116]

Ziehender Schmerz von den Schooßdrüsen aus durch den Oberschenkel bis ins Knie, beim Schlafengehen heftiger, mit nachfolgender Trägheit in den Gliedern. [RAL 117]

Stiche aus dem Schooße durch den Oberschenkel herab, bloß beim Niedersetzen, aber nicht beim Stehen und Gehen. [RAL 118]

◇ Kneipen in der linken Seite des Bauchs (n. 2 1/2 St.) (*Langhammer*, a.a.O.). [RAL (122)]

Beim seitwärts gelehnten Stehen fühlt er über der Hüfte, in der Lendengegend, dicht am Rückgrate, einen stumpf stechenden Schmerz, wie mit einer stumpfen Nadel (n. 1/4 St.) (*Hartmann*, a.a.O.). [RAL (123)]

Stechen in der linken Seite des Bauchs, wodurch das Gehen erschwert ward (n. 14 St.) (*Langhammer*, a.a.O.). [RAL (124)]

Drücken unten an der Leber, wie von einem Steine, im Gehen (n. 1/2 St.) (*Franz*, a.a.O.). [RAL (125)]

In der Seite, über der Leber, beim Einathmen, während des Gehens, ein Schneiden, welches beim Aufdrücken und im Stillstehen vergeht (*Franz*, a.a.O.). [RAL (126)]

Pressend herausdrückende Schmerzen in der linken Nierengegend, im Sitzen (n. 2 St.) (*Wagner*, a.a.O.). [RAL (127)]

Ziehend drückende Schmerzen in der linken Lendengegend (n. 1/2 St.) (*Ders.* a.a.O.). [RAL (128)]

Brennende Hitzempfindung in der Lendengegend (n. 1 St.) (*Ders.* a.a.O.). [RAL (129)]

Schmerz in den linken Bauchmuskeln, als ob ein Haken in ihnen heraufgezogen würde, ein Einkrallen von unten nach oben (*Wislicenus*, a.a.O.). [RAL (130)]

Ein brennendes Zusammenpressen quer über den Bauch, gleichsam äußerlich (n. 3/4 St.) (*Langhammer*, a.a.O.). [RAL (131)]

Ausspannung des Unterleibes, als würden die Eingeweide in der Nabelgegend zusammengeschnürt (*Hempel*, a.a.O.). [RAL (132)]

Einzelne schmerzhafte Nadelstiche im Mittelfleische, von innen nach außen, welche beim Einziehen des Afters vergehen (n. 8 St.) (*Wislicenus*, a.a.O.). [RAL (133)]

Klopfend stechende Schmerzen im rechten Schooße (n. 1 St.) (*Wagner*, a.a.O.). [RAL (134)]

Im rechten Schooße, ein Drücken nach innen zu (n. 4 St.) (*Franz*, a.a.O.). [RAL (135)]

Hörbares Knurren im Unterleibe (n. 1 St.) (*Haynel*, a.a.O.). [RAL (136)]

Knurren in der rechten Unterbauchseite, nach dem Stuhlgange (n. 10 St.) (*Langhammer*, a.a.O.). [RAL (137)]

Schneidende Schmerzen im Unterbauche (n. 1/2, 9 St.) (*Wagner*, a.a.O.). [RAL (138)]

- **Rektum**

Erst Pressen, als sollte sie zu Stuhle gehen, es erfolgte aber nichts; nachgehends (den ersten Tag) kam etwas Laxierstuhl; den Tag darauf ein Laxierstuhl ohne Pressen; den dritten Tag gar kein Stuhlgang. [RAL 119]

Dreimaliges Drängen zum Stuhle mit Ruthesteifheit. [RAL 120]

Stuhlgang erfolgt fast stets nur unter schmerzhaftem Zusammenziehen des Afters. [RAL 121]

Verminderter Stuhlgang (n. 5 Tagen). [RAL 122]

(Nach erfolgtem Stuhlgange, Ermattung) (n. 5 Tagen). [RAL 123]

Beim Stuhlgange, heftiger Schmerz im Mastdarme, daß sie ablassen mußte. [RAL 124]

Im Mastdarme und After, schmerzliches Zusammenziehen und Reißen herauf, wie in den Därmen, ruckweise. [RAL 125]

Starkes Brennen in der Kerbe, zwischen den Hinterbacken, beim Gehen (n. 9 Tagen.). [RAL 126]

Brennen im After. [RAL 127]

Brennendes Stechen im Mastdarme, außer dem Stuhlgange. [RAL 128]

Der Blutaderknoten am After schmerzt bei der mindesten Berührung. [RAL 129]

(Rothe, unschmerzhafte Knoten am After, wie Feigwarzen.) [RAL 130]

◇ **Blähungsabgang, ohne Geräusch** (n. ½ St.) (*Langhammer*, a.a.O.). [RAL (139)]

Pressen, vor dem Stuhlgange, im Unterbauche, vorzüglich gegen die Seiten, wie von Blähungen (n. 9 Tagen) (*Wislicenus*, a.a.O.). [RAL (140)]

Mehrmaliger, gewöhnlicher Stuhlgang (n. 13, 16 St.) (*Langhammer*, a.a.O.). [RAL (141)]

Weicher Stuhlgang (sogleich) (*Wislicenus*, a.a.O.). [RAL (142)]

Mehre Morgen nach einander, weicher Stuhlgang (*Ders.* a.a.O.). [RAL (143)]

Mehrmaliger, weicher Stuhlgang (n. 2, 10, 12, 14 St.) (*Langhammer*, a.a.O.). [RAL (144)]

Oefterer Stuhlgang reichlichen, breiartigen Kothes, was ihn sehr erleichtert (*Groß*, a.a.O.). [RAL (145)]

Es geht harter, dicker, brauner Darmkoth in Kugeln ab, die mit Blutstriemen überzogen sind (n. 14 Tagen) (*Ders.* a.a.O.). [RAL (146)]

Harter, schwierig abgehender Stuhl, vorzüglich Nachmittags[3] (n. 8 St.) (*Wislicenus*, a.a.O.). [RAL (147)]

Oefteres Noththun, ohne daß Stuhlgang erfolgt (n. 16 St.) (*Ders.* a.a.O.). [RAL (148)]

Auf eine starke, nächtliche Samenergießung, mehrtägige Leibverstopfung (*Hempel*, a.a.O.). [RAL (149)]

- **Harnwege**

Harnen sehr oft, fast alle Stunden, doch ohne Schmerz. [RAL 131]

Viel Harnabgang; er mußte auch die Nacht zum Uriniren aufstehen (n. 12 St.). [RAL 132]

Oefteres Harnen einer großen Menge Urins. [RAL 133]

Er muß, wenn er harnen will, drücken; es nöthigt ihn alle Minuten dazu; es kommt aber nur ruckweise etwas Harn, und bloß dann schmerzt es brennend in der Harnröhre. [RAL 134]

Das Harnen setzt fünf, sechs Mal ab, ehe der Urin völlig herauskommt und die Blase leer wird. [RAL 135]

Empfindung in der Harnröhre, als ob eine Feuchtigkeit darin hervorliefe, vorzüglich Abends. [RAL 136]

Nach dem Harnen, Empfindung, als ob aus der Harnröhre noch einige Tropfen vorliefen, eine Viertelstunde lang. [RAL 137]

Nach dem Harnen verhält sich noch etwas Urin in der Röhre, welcher hinterdrein bloß tropfenweise herauskommt, nicht aus der Blase, sondern nur aus der Harnröhre. [RAL 138]

Brennen, während des ganzen Abgangs des Urins, in der Harnröhre. [RAL 139]

Brennen in der Harnröhre beim Uriniren, und noch ein Weilchen darauf. [RAL 140]

Brennen in der Harnröhre, außer dem Harnen. [RAL 141]

Schneiden beim Harnlassen. [RAL 142]

Schründend brennender Schmerz in der Harnröhre, beim Harnen (n. 48 St.). [RAL 143]

Brennendes Jücken in der Spitze der Eichel, beim Harnen. [RAL 144]

In den weiblichen Schamtheilen, Beißen und Jücken, am meisten in der Harnröhre beim Harnen und noch ein Weilchen darnach. [RAL 145]

Schmerz in den Schamtheilen, wie wund und beißend, vorzüglich beim Harnen. [RAL 146]

In der Harnröhre, einige Stiche von hinten nach vorne, außer dem Harnen, nicht beim Harnen selbst. [RAL 147]

Ein ungeheurer Stich aus dem Mastdarme vor in die Harnröhre unter dem Bändchen. [RAL 148]

---

[3] Dieß ist bloß Erstwirkung; in der Nachwirkung, nach 12, 14 Tagen, erfolgt das Gegentheil.

Ein starker Stich in der Harnröhre, Abends (n. 3 Tagen.). [RAL 149]

Bei öfterer Ruthesteifigkeit, die Nacht, Stiche in der Harnröhre, daß er davon nicht schlafen kann. [RAL 150]

Reißende Stiche in dem vordern Theile der Harnröhre. [RAL 151]

Ein zuckend schneidendes Stechen in der Harnröhre, außer dem Harnen (n. 30 St.). [RAL 152]

◊ Oefterer Harndrang und Harnabgang, ohne Schmerz (n. 1¾ St.) (*Langhammer*, a.a.O.). [RAL (150)]

Starker Urinabgang (n. 20 St.) (*Fr. Hahnemann*). [RAL (151)]

Er muß öfters Urin und in reichlicher Menge lassen (n. 4¼ St.) (*Hartmann*, a.a.O.). [RAL (152)]

Oefterer Harndrang, mit nachfolgendem Abgange reichlichen, wasserhellen Urins, auch Nachts (n. 36 St.) (*Groß*, a.a.O.). [RAL (153)]

Der Urin ist beim Lassen ganz wasserfarbig; nach langem Stehen aber zeigt sich etwas Wolkiges darin (*Hartmann*, a.a.O.). [RAL (154)]

Rother Urin, in welchem sich, wenn er steht, dickes Ziegel-Segment absetzt (*Groß*, a.a.O.). [RAL (155)]

Ausfluß von Vorsteherdrüsen-Saft, in Faden dehnbar, früh, nach dem Erwachen (*Hempel*, a.a.O.). [RAL (156)]

Nächtliche Samenergießung, mit anstrengendem Schmerze in der Mündung der Harnröhre, gleich als ob sie zu enge wäre (*Ders.* a.a.O.) [RAL (157)]

Nächtliche Samenergießung, worüber er aufwacht (n. 23, 48 St.) (*Langhammer*, a.a.O.). [RAL (158)]

Gleich vor dem Harnen und bei demselben, aber auch außerdem, hinter dem Schambeine, in der Blasengegend, ein schneidender Schmerz, beim Gehen am heftigsten (n. 12 Tagen) (*Haynel*, a.a.O.). [RAL (159)]

In der Nähe der Harnröhr-Öffnung, brennende, durchdringende Stiche, außer dem Harnen (n. 9 St.) (*Ders.* a.a.O.). [RAL (160)]

Ziehend schneidender Schmerz in der Harnröhre, beim Gehen (n. 10 St.) (*Ders.* a.a.O.). [RAL (161)]

■ Geschlechtsorgane

Einzelne Stiche an der Spitze der Eichel, außer dem Harnen, vorzüglich wenn der Theil gedrückt wird. [RAL 153]

Empfindliche Stiche im Innern der Vorhaut. [RAL 154]

Stechendes Jücken an der Seite der Eichel. [RAL 155]

Stechen und Jücken an der Eichel. [RAL 156]

Früh, im halben Schlafe, mehrstündige Ruthesteifheit. [RAL 157]

Nachts, lang dauernde Ruthesteifheit. [RAL 158]

Nadelstiche im Hodensacke. [RAL 159]

Jücken am linken Hodensacke (Abends). [RAL 160]

Ziehende Empfindung in den Hoden. [RAL 161]

Der linke Hode zieht sich stark an den Unterleib heran, mit Geschwulst der Schooßdrüsen. [RAL 162]

(Kropfaderschwulstige Ausartung des Nebenhodens.) [RAL 163]

Krabbeln im Hodensacke und Jücken; die geriebene Stelle schmerzt brennend. [RAL 164]

Schweiß des Hodensacks. [RAL 165]

Schweiß des Hodensacks auf der einen Hälfte. [RAL 166]

Starker Schweiß der männlichen Zeugungstheile über und über. [RAL 167]

Jücken in den weiblichen Schamtheilen, beim Gehen. [RAL 168]

Die Geburtstheile schmerzen wie wund und beißend. [RAL 169]

Geschwulst beider Schamlefzen, welche bloß beim Gehen und Berühren brennend schmerzen (n. 15 Tagen). [RAL 170]

Ein Brennen und Beißen in der Mutterscheide, im Gehen und Sitzen. [RAL 171]

Wenn sie (weit) geht, sticht's in den Schamtheilen. [RAL 172]

Im Sitzen, ein Schmerz in den Geburtstheilen, wie Pressen und Zusammenziehen. [RAL 173]

In den Geburtstheilen und im Mittelfleische, Klammschmerz, beim Aufstehen vom Sitze. [RAL 174]

Klammschmerz in den weiblichen Schamtheilen bis in den Unterbauch (n. 10 St.). [RAL 175]

Schleimfluß aus der weiblichen Harnröhre. [RAL 176]

An der Eichelkrone, ein ziemlich rundes, flaches, unreines Geschwür, brennenden Schmerzes, mit Röthe darum herum; nach einigen Tagen Stechen darin. [RAL 177]

(Im Innern der großen Schamlefze, ein weißliches Geschwür, erst wund schmerzend, dann jückend, von langer Dauer.) [RAL 178]

Am Hodensacke ein feuchtendes Blüthchen. [RAL 179]

Starke Geschwulst der Vorhaut. [RAL 180]

An der äußern Fläche der Vorhaut, ein rother, grieselich erhabner Fleck, welcher zu einem Geschwüre wird, mit Schorfe belegt, jückenden und zuweilen etwas brennenden Schmerzes. [RAL 181]

Am Innern der Vorhaut, kleine Blattern, welche in der Mitte vertieft sind und nässen und eitern; bloß bei Berührung schmerzhaft (n. 16 Tagen). [RAL 182]

Einige rothe, glatte Auswüchse von kriebelnder Empfindung, hinter der Eichel, unter der Vorhaut, 10 Tage anhaltend (n. 22 Tagen). [RAL 183]

Ein rother Auswuchs am Innern der Vorhaut, wie eine Feuchtwarze. [RAL 184]

Feuchten der Eichel, Eicheltripper (n. 8 Tagen). [RAL 185]

An der Eichel, ein kleines niedriges Bläschen, welches beim Harnen stechenden Schmerz verursacht (n. 24 Tagen). [RAL 186]

Kitzel in den Feuchtwarzen. [RAL 187]

Kitzelndes Jücken an den Feuchtwarzen. [RAL 188]

Jückendes Stechen an den Feuchtwarzen. [RAL 189]

Brennendes und schmerzendes Stechen in den Feuchtwarzen. [RAL 190]

Feine Stiche in den Feuchtwarzen am After, beim Gehen. [RAL 191]

Starke Stiche in den Feuchtwarzen an den Zeugungstheilen. [RAL 192]

Die Feuchtwarzen schmerzen bei Berührung brennend. [RAL 193]

(Die Feuchtwarzen am After schmerzen wie wund, auch beim Berühren.) [RAL 194]

Starkes Bluten der Feuchtwarzen. [RAL 195]

◊ Heftige Stiche in der Eichel, neben der Harnröhre, die stets mit einem Drange zum Uriniren begleitet sind; der Urin geht dann nur tropfenweise ab; bei diesem Urinabgange sind die Stiche zuweilen heftiger, zuweilen aber verschwinden sie ganz; der Drang zum Harnen aber dauert so lange fort, bis das Stechen ganz aufhört (n. 7¼ St.) (*Hartmann*, a.a.O.). [RAL (162)]

Oeftere, brennende Stiche in der Ruthe, fortlaufend bis zu den Hoden und der Nabelgegend, am stärksten im Sitzen, im Gehen verschwindend und im Sitzen wiederkehrend (n. 24 St.) (*Wagner*, a.a.O.). [RAL (163)]

Zuckender Schmerz in der Ruthe, als würde ein Nerve schnell und schmerzlich angezogen (*Hempel*, a.a.O.). [RAL (164)]

Im Gehen und Sitzen, ein drückender Schmerz in den Hoden, als wenn sie gequetscht worden wären, beim Gehen vermehrt (n. 2 St.) (*Langhammer*, a.a.O.). [RAL (165)]

Kitzelnd jückende Empfindung zwischen Vorhaut und Eichel (n. ½ St.) (*Wagner*, a.a.O.). [RAL (166)]

Mehre, brennende Stiche in der Eichel (n. 8 St.) (*Ders.* a.a.O.). [RAL (167)]

Drückend brennende Stiche längs durch den Hodensack und Samenstrang von unten herauf (*Ders.* a.a.O.). [RAL (168)]

Wiederholte, scharfe Stiche im linken Hoden (n. 7 St.) (*Ders.* a.a.O.). [RAL (169)]

▪ Atemwege und Brust

Kriebeln in der Nase, wie zum Schnupfen. [RAL 196]

Empfindung oben in der Nase, wie Stockschnupfen, Abends am stärksten, und doch ist die Nase wie verstopft. [RAL 197]

Heftiger, schnell entstehender Schnupfen. [RAL 198]

Eine Heiserkeit, wie von Zusammenziehung im Schlunde. [RAL 199]

Starker Fließschnupfen und Katarrh, dergleichen er seit Jahren nicht hatte. [RAL 200]

Starker Schnupfen mit Nachthusten (n. 13 Tagen). [RAL 201]

Stechen in der Luftröhre, in der Gegend des Halsgrübchens, beim Athemholen, zwei Tage lang. [RAL 202]

In den Halsmuskeln, im Genick und in der Brust, eine Unruhe, oder abwechselndes, langsames Klemmen und Nachlassen, mit einer Art von Uebelkeit verbunden. [RAL 203]

Bläue der Haut um die Gegend des Schlüsselbeins. [RAL 204]

Beklemmung der Brust, als wenn etwas darin angewachsen wäre (n. etlichen St.). [RAL 205]

Sichtbares Herzklopfen, ohne Aengstlichkeit. [RAL 206]

Engbrüstig, zum Tiefathmen oft genöthigt. [RAL 207]

Beengung bald in der linken Brust, bald im linken Hypochonder, welche zum Hüsteln reizt. [RAL 208]

Schweres, beengtes Athemholen mit großem Wasserdurste und vieler Aengstlichkeit. [RAL 209]

Empfindung, als würde die Brust von innen aufgetrieben. [RAL 210]

Schmerz in der Herzgegend. [RAL 211]

Drücken auf der Brust, nach dem Essen entstehend. [RAL 212]

Brustschmerz, wie ein Drücken, mehr nach dem Essen. [RAL 213]

An der Brust, um die Achselgrube herum, Anfälle von Drücken. [RAL 214]

Beim Treppensteigen, starke Blutwallung; das Herz pocht heftig; sie muß oft ausruhen. [RAL 215]

◊ Nießen (n. 28 St.) (*Haynel*, a.a.O.). [RAL (170)]

Er schnaubt oft Blut aus (*Groß*, a.a.O.). [RAL (171)]

Früh, nach Aufstehen aus dem Bette, bei geringem Schnauben, Nasenbluten, 2 Tage lang (*Haynel*, a.a.O.). [RAL (172)]

Nasenbluten, besonders wenn er sich erhitzt (n. 70 St.) (*Groß*, a.a.O.). [RAL (173)]

Ein drückendes Stechen auf der linken Seite der Luftröhre, dicht unter dem Kehlkopfe, welches beim Schlucken sich verschlimmert (n. 3½ St.) (*Hartmann*, a.a.O.). [RAL (174)]

Heiserkeit und Fließschnupfen (gegen Abend) (n. 11 St.) (*Langhammer*, a.a.O.). [RAL (175)]

Stockschnupfen, mit anhaltenden Kopfschmerzen, wie Stockschnupfen gewöhnlich ist (n. 48 St.) (*Ders.* a.a.O.). [RAL (176)]

Stockschnupfen, ohne Nießen, mit Schleime im Rachen, der zum Räuspern nöthigte, aber nicht ausgeräuspert werden konnte (n. 26 St.) (*Ders.* a.a.O.). [RAL (177)]

Stockschnupfen, welcher in freier Luft durch Nießen zu Fließschnupfen wird (n. 10 St.) (*Ders.* a.a.O.). [RAL (178)]

Früh, fließender Schnupfen (n. 70 St.) (*Ders.* a.a.O.). [RAL (179)]

Oefterer Schnupfenfluß (n. 2 St.) (*Ders.* a.a.O.). [RAL (180)]

Früh, beim Aufstehen, Husten, wie durch scharfe Genüsse erregt (n. 25 St.) (*Ders.* a.a.O.). [RAL (181)]

Auf der Mitte der Brust, ein starkes Drücken, wie von einem schweren Körper, was dem Athmen nicht hinderlich ist (im Sitzen) (n. ¼ St.) (*Hartmann*, a.a.O.). [RAL (182)]

Spannen von der ersten falschen Ribbe an bis zur Achselhöhle linker Seite, vorzüglich beim Aufheben des Arms (n. 1 St.) (*Wislicenus*, a.a.O.). [RAL (183)]

In der rechten Brust, ein kriebelndes Stechen (n. 3 St.) (*Franz*, a.a.O.). [RAL (184)]

Drückende, stumpfe Stiche in der linken Brustseite, sich gleich bleibend beim Ein- und Ausathmen (n. 1 St.) (*Wagner*, a.a.O.). [RAL (185)]

Mehre, klopfende Stiche auf der linken Brustseite (n. 2 St.) (*Ders.* a.a.O.). [RAL (186)]

Starke, stumpfe, absetzende Stiche in der Brust, von der linken Achselhöhle nach innen (n. 12 St.) (*Groß*, a.a.O.). [RAL (187)]

Kneipender Schmerz in der Gegend der fünften und sechsten Ribbe (*Wislicenus*, a.a.O.). [RAL (188)]

Bohrender Druck über der Herzgrube (n. 40 St.) (*Ders.* a.a.O.). [RAL (189)]

In der linken Brustseite, dicht neben der Herzgrubengegend, eine Empfindung, als ob er sich verrenkt, oder durch Heben einer großen Last sich Schaden gethan (verhoben) hätte (n. 6½ St.) (*Hartmann*, a.a.O.). [RAL (190)]

In der rechten Brust, unter dem Arme, ein Zerschlagenheits-Schmerz (n. 3½ St.) (*Franz*, a.a.O.). [RAL (191)]

■ Rücken und äußerer Hals

(Ein Stich im Rücken durch die Brust aufwärts.) [RAL 216]

Drückender Schmerz hie und da, auf kleinen Stellen im Rücken, beim Sitzen. [RAL 217]

Bohren auf einer kleinen Stelle im Rücken. [RAL 218]

Wundheitsgefühl auf dem Rücken (n. 4 Tagen). [RAL 219]

Ziehender Schmerz im Rücken, beim Sitzen. [RAL 220]

Spann-Schmerz im Kreuze. [RAL 221]

Ziehen im Kreuze. [RAL 222]

Früh, nach dem Aufstehen aus dem Bette, ein dumpf drückender Schmerz, wie Zerschlagenheit im Kreuze und in der Lendengegend, heftiger beim Stehen und Drehen des Rumpfs, im Gehen aber gemindert (n. 15 Tagen). [RAL 223]

Neben dem Kreuze, ein jückender Blutschwär, mit großem, rothem Rande. [RAL 224]

Reißen im linken Schulterblatte (n. 3 Tagen). [RAL 225]

Unter dem Schulterblatte, ein Schmerz wie zerschlagen, mehre Stunden lang. [RAL 226]

◊ Drückender Schmerz im Kreuze, beim Bücken (*Ders.* a.a.O.). [RAL (192)]

Drückende Stiche vom Kreuzknochen an bis in die Seite des Beckens (n. 7 St.) (*Wagner*, a.a.O.). [RAL (193)]

Auf der rechten Seite, dicht neben dem Kreuzknochen, ein ruckweises, brennendes Stechen, welches, nach starkem Reiben auf dieser Stelle, ganz verschwand (n. 3¾ St.) (*Hartmann*, a.a.O.). [RAL (194)]

Beim Gehen, heftige, stichartige Rückenschmerzen links an den Lendenwirbeln hin, durch Sitzen nicht zu ändern (n. 10 St.) (*Langhammer*, a.a.O.). [RAL (195)]

Drückende Stiche im Rücken (n. 3 St.) (*Wagner*, a.a.O.). [RAL (196)]

Brennend stechende Schmerzen im Rücken, zwischen den Schulterblättern, im Sitzen (n. 13 St.) (*Ders.* a.a.O.). [RAL (197)]

Abends, gleich nach dem Niederlegen, Rückenschmerzen, wie von anhaltendem Bücken (n. 66 St.) (*Langhammer*, a.a.O.). [RAL (198)]

Beim Sitzen, schmerzhaftes Ziehen im Kreuz- und Steißbeine und in den Oberschenkeln, welches ihn, nach anhaltendem Sitzen, am geraden Stehen hindert (n. 4 St.) (*Wislicenus*, a.a.O.). [RAL (199)]

Plötzlicher, klammartiger Schmerz im Kreuze, wenn er, nach langem Stehen auf einer Stelle, die Füße versetzt; der Körper will umsinken (n. 6 Tagen.) (*Ders.* a.a.O.). [RAL (200)]

Empfindung im Rückgrate, als ob eine große Schlagader daselbst pulsire, im Sitzen (n. 6¾ St.) (*Hartmann*, a.a.O.). [RAL (201)]

Steifheits-Empfindung im Rückgrate, wie nach langem Gebücktstehen (n. 13 St.) (*Ders.* a.a.O.). [RAL (202)]

Spitzige Stiche zwischen den Schulterblättern (n. ½ St.) (*Haynel*, a.a.O.). [RAL (203)]

→ Äußerer Hals: *Gesicht und Sinnesorgane*

■ Extremitäten

Ein Pochen und Klopfen im Schultergelenke. [RAL 227]

Knacken des Schultergelenks beim Rückbiegen des Arms; dann konnte sie den Arm nicht bewegen vor Schmerz, wie von Ausgerenktheit. [RAL 228]

In der Achselgrube, starker Schweiß. [RAL 229]

Im linken Arme, von der Mitte des Oberarms bis in die Finger, eine Schwere, bei Bewegung und in Ruhe fühlbar. [RAL 230]

Der Arm zuckt am Tage unwillkührlich. [RAL 231]

Aufzucken des Oberkörpers, am Tage. [RAL 232]

Schmerz, wie Toben, in beiden Armen, früh von 3 Uhr an bis zum Aufstehen früh um 6 Uhr. [RAL 233]

Wie in den Knochen der Arme, ein arges, mehrstündiges Ziehen. [RAL 234]

Im ganzen Arme, in der Beinhaut der Knochenröhre, ein wühlend ziehender Schmerz bis in die Finger, mit einem Drücken, wie von innen heraus; beim Tief-Aufdrücken bis auf die Beinhaut schmerzt es, als wenn das Fleisch von den Knochen los wäre. [RAL 235]

Im Oberarme, wenn er ihn drückt, fühlt er einen Schmerz auf dem Knochen, als wenn das Fleisch von dem Knochen los wäre. [RAL 236]

Kriebelndes Jücken auf dem Oberarme, und darauf ein feiner Stich auf einer kleinen Stelle. [RAL 237]

Wenn er eine halbe Stunde geschrieben hat, zittert der Arm, und es entsteht ein ziehender Schmerz darin. [RAL 238]

In beiden Armen, eine schmerzhafte Schwerbeweglichkeit, als wenn die Gelenke (wie eingerostet) ohne Gelenkschmiere wären. [RAL 239]

(Im Ellbogengelenke, stechender Schmerz.) [RAL 240]

Klopfen und Pochen, wie Pulsschlag, im Ellbogengelenke, am Tage; Abends Ziehen im Arme bis in die Finger. [RAL 241]

Ziehender Schmerz im linken Unterarme vor. [RAL 242]

Auf dem linken Vorderarme, ein roth marmorirter Fleck, unschmerzhaft. [RAL 243]

Trockenheits-Gefühl der Haut, besonders an den Händen. [RAL 244]

Reißen im linken Handgelenke. [RAL 245]

Schmerz, wie verrenkt, im rechten Handgelenke. [RAL 246]

Die Ballen der beiden Zeigefinger werden roth und dick. [RAL 247]

Feinstichlicher Schmerz auf den hintersten Fingergelenken. [RAL 248]

Feines Stechen auf den Fingern. [RAL 249]

In den Spitzen der drei mittlern, linken Finger, ein Feinstechen (Nachmittags). [RAL 250]

(Die Finger sind ihr alle wie taub.) [RAL 251]

Ein scharfer Stich im Nagel des linken Daumens (n. 48 St.). [RAL 252]

Die vordern Glieder der drei linken, mittlern Finger werden roth und geschwollen, mit Feinstichen bis in die Fingerspitzen (Nachmittags um 5 Uhr). [RAL 253]

Knacken in den Gelenken des Ellbogens, der Knie und Fußgelenke, beim Ausstrecken der Glieder. [RAL 254]

Ausschlagsblüthen auf der rechten Hinterbacke, welche jücken und beim Berühren und nach Kratzen brennen. [RAL 255]

Ein Spannen von dem Hüftgelenke zum Schooße herein und an dem hintern Oberschenkel herab bis in die Kniekehle, auch im ruhigen Sitzen, doch mehr beim Gehen, weniger beim Stehen. [RAL 256]

Beim Sitzen schläft der Ober- und Unterschenkel ein. [RAL 257]

Ganz oben im Oberschenkel, ein Stechen. [RAL 258]

Schweiß der Oberschenkel oben, nahe an den Zeugungstheilen, im Sitzen. [RAL 259]

Ueber der Mitte beider Oberschenkel, ein Schmerz, wie zerschlagen, beim Gehen im Freien. [RAL 260]

Anfallweise Müdigkeit der innern Muskeln beider Oberschenkel. [RAL 261]

Blüthen am Knie, wie wahre Kindblattern von Ansehn; sie eitern, jücken nicht, und verschwinden in 18 Stunden. [RAL 262]

An beiden Knieen, jückende Blüthchen, welche beim Berühren und nach dem Kratzen brennen. [RAL 263]

In den Knieen, einzelne Stiche bloß beim Anfange des Gehens und vorzüglich beim Aufstehen vom Sitze. [RAL 264]

Das Knie bewegt sich (bei stärkerm Schmerze) unwillkührlich hin und her. [RAL 265]

Das Bein ist steif und schwer beim Gehen. [RAL 266]

Im rechten Unterschenkel, ein abwärts ziehender Schmerz, ruckweise. [RAL 267]

Haselnuß-große, weiße Knoten an der Wade, welche heftig und weit umher jücken, nach dem Reiben aber einen stechend brennenden Schmerz verursachen. [RAL 268]

Ein Spannen durch den ganzen Unterschenkel, wie von Müdigkeit. [RAL 269]

Im Schienbeine, ein Drücken nach außen. [RAL 270]

(Die Schienbeinröhre verdickt sich, wie geschwollen.) [RAL 271]

Fußrücken und Zehen sind geschwollen, entzündet und roth, und schmerzen für sich, wie erböllt, beim Auftreten aber und Bewegen spannend. [RAL 272]

Der Unterfuß zuckt (bei stärkerm Schmerze) unwillkürlich auf. [RAL 273]

Auf dem rechten Fußrücken, ein roth marmorirter Fleck, unschmerzhaft. [RAL 274]

Schmerz in der Ferse, wie eingeschlafen, früh, beim Aufstehen aus dem Bette. [RAL 275]

In der Achillssenne, über der Ferse, ein scharfer Stich (n. 2 St.). [RAL 276]

Ziehen in allen Zehen, bis in den Unterschenkel herauf. [RAL 277]

Ziehen in der großen Zehe. [RAL 278]

Reißende Stiche zu beiden Seiten am Nagel der großen Zehe beider Füße. [RAL 279]

Reißende Stiche im Hühnerauge. [RAL 280]

Die Zehen sind alle entzündet, glänzend roth und geschwollen; sie jücken, und nach dem Reiben brennt's. [RAL 281]

Fußschweiß, vorzüglich an den Zehen. [RAL 282]

Schweiß an den Händen und Füßen. [RAL 283]

◊ Schmerzhaftes Stechen vorne auf der rechten Schulter, nahe am Schlüsselbeine, mit dumpfem Reißen verbunden (n. 5 St.) (*Franz*, a.a.O.). [RAL (204)]

Ziehende Stiche im rechten Schultergelenke und der rechten Ellbogenbeuge (*Haynel*, a.a.O.). [RAL (205)]

Lähmiges Gefühl in den Armen, als hätte er eine zu schwere Last gehoben (n. 8 St.) (*Wislicenus*, a.a.O.). [RAL (206)]

Oefterer, lähmiger Schmerz in der Mitte der Muskeln des linken Oberarms, in Ruhe und Bewegung (n. 1¼ St.) (*Langhammer*, a.a.O.). [RAL (207)]

Stiche auf dem rechten Oberarme, in allen Lagen bemerkbar, welche bei Berührung vergehen (n. 1¼ St.) (*Ders.* a.a.O.). [RAL (208)]

Zerschlagenheits-Schmerz in den Oberarmen, als wenn sie blau geschlagen wären (*Hempel*, a.a.O.). [RAL (209)]

Stechender Schmerz, wie mit einer stumpfen Spitze, im rechten Deltamuskel, beim Gehen im Freien (*Haynel*, a.a.O.). [RAL (210)]

Stechen, wie Nadelstiche, vorzüglich an der Außenseite des linken Ellbogens, in allen Lagen gleich, beim Anfühlen schnell verschwindend (n. ½ St.) (*Langhammer*, a.a.O.). [RAL (211)]

Bohrender Schmerz an den Ellbogengelenken (n. 5 Tagen.) (*Wislicenus*, a.a.O.). [RAL (212)]

Schwere in den Vorderarmen (n. 5 St.) (*Ders.* a.a.O.). [RAL (213)]

Schründender Schmerz am rechten Vorderarme (*Franz*, a.a.O.). [RAL (214)]

An der Außenseite des rechten Vorderarms, ein reißender Stich, von Zeit zu Zeit (n. 3½ St.) (*Hartmann*, a.a.O.). [RAL (215)]

Im linken Vorderarme, ein stechendes Reißen auf der innern Seite, von der Hand bis zum Ellbogengelenke (n. 3½ St.) (*Ders.* a.a.O.). [RAL (216)]

Zerschlagenheits-Schmerz in den Ellbogen- und Handwurzel-Gelenken, als wären sie zertrümmert und mürbe (n. 42 St.) (*Wislicenus*, a.a.O.). [RAL (217)]

Ein brennend stechender Schmerz gleich über der rechten Handwurzel (n. 6 St.) (*Wagner*, a.a.O.). [RAL (218)]

Trockenheits-Gefühl an den Händen (n. 26 St.) (*Wislicenus*, a.a.O.). [RAL (219)]

Beim Schreiben, Zittern der Hände, wie von Altersschwäche (n. 20 St.) (*Langhammer*, a.a.O.). [RAL (220)]

Stechen hinter dem Mittelgelenke des Mittelfingers, als wäre ein Dorn da hinein gestochen, am schmerzhaftesten beim Einbiegen der Finger (n. 16 St.) (*Wislicenus*, a.a.O.). [RAL (221)]

Heftiges, klammartiges Drücken an der linken Hand, zwischen dem kleinen und dem Gold-Finger an ihren innern Seiten, mit Hitzempfindung aller Finger dieser Hand, während die linke Mittelhand und die ganze rechte Hand eiskalt waren (n. 2½ St.) (*Hartmann*, a.a.O.). [RAL (222)]

Kriebeln in den Fingerspitzen der drei mittelsten Finger der linken Hand, wie von Eingeschlafenheit (n. 14 St.) (*Ders.* a.a.O.). [RAL (223)]

Stechendes Reißen am kleinen Finger (*Fr. Hahnemann*). [RAL (224)]

Flüchtige, brennende Stiche an den Untergliedmaßen, die sich allenthalben hin in denselben ausbreiteten (n. 28 St.) (*Langhammer*, a.a.O.). [RAL (225)]

Schmerzhafte Schlaffheit in den beiden Hüftgelenken, als wären die Gelenkkapseln zu schlaff und zu schwach, als daß sie den Körper tragen könnten, bloß beim Stehen (nicht im Gehen), bei Schwachheit des ganzen Körpers (n. 12 Tagen) (*Haynel*, a.a.O.). [RAL (226)]

(Abends) Schmerz im linken Oberschenkel, beim Gehen, als wollte er zusammenbrechen (n. 10 Tagen) (*Wislicenus*, a.a.O.). [RAL (227)]

Scharrige, schründende Empfindung an der innern Seite des rechten Oberschenkels (*Franz*, a.a.O.). [RAL (228)]

Der rechte Ober- und Unterschenkel schmerzt, wie ausgerenkt, wenn das Bein hinterwärts beim Gehen stand und eben nachgezogen werden sollte (*Fr. Hahnemann*). [RAL (229)]

Kurz abgebrochene, brennend beißende Stiche neben der innern Kniekehlsenne (*Haynel*, a.a.O.). [RAL (230)]

An der vordern Seite des linken Kniees, ein anhaltend brennend beißender Stich (n. 25 St.) (*Ders.* a.a.O.). [RAL (231)]

In der linken Kniekehle, ein lang anhaltendes Brennen, als ob ein Ausschlag da entstehen sollte (n. 25 St.) (*Ders.* a.a.O.). [RAL (232)]

Anhaltende, ätzende Stiche in der Haut der rechten Kniescheibe, mit fiperndem Zucken der Haut während des Stichs (n. ½ St.) (*Ders.* a.a.O.). [RAL (233)]

Klemmend drückender Schmerz unter und neben der Kniescheibe, bei Biegung und Ausstreckung des rechten Unterschenkels (n. 7½ St.) (*Hartmann*, a.a.O.). [RAL (234)]

Ein dumpf klopfender Schmerz an der äußern Seite des Kniees, im Sitzen, beim Gehen aber vermehrt (n. 6 St.) (*Wagner*, a.a.O.). [RAL (235)]

An der innern Seite des Kniees, ein schmerzhaftes Drücken nach innen, im Sitzen (n. 2¼ St.) (*Ders.* a.a.O.). [RAL (236)]

Klammartiger Schmerz über dem linken Knie, beim Sitzen (n. 46 St.) (*Wislicenus*, a.a.O.). [RAL (237)]

Unter dem Knie, Empfindung, als würde mit einem feinen Messer hinein geschnitten; ein grobes Stechen (*Franz*, a.a.O.). [RAL (238)]

Zerschlagenheits-Schmerz in den Unterschenkeln (*Hempel*, a.a.O.). [RAL (239)]

Absetzendes Kneipen in den Waden (n. 4 Tagen) (*Wislicenus*, a.a.O.). [RAL (240)]

Mattigkeit des linken Unterschenkels, im Sitzen, welche beim Gehen in eine schneidende Empfindung in den Wadenmuskeln überging, die sich nachher im Sitzen ruckweise erneuerte (n. 3 St.) (*Hartmann*, a.a.O.). [RAL (241)]

Scharf ziehender Schmerz am innern linken Fußknöchel, der sich von da allmälig bis in die Wade verbreitet (n. 21 St.) (*Langhammer*, a.a.O.). [RAL (242)]

Oefterer, betäubender Schmerz am innern rechten Fußknöchel (n. 1½ St.) (*Ders.* a.a.O.). [RAL (243)]

Feine Stiche auf dem äußern Knöchel des rechten Fußes (n. 4 Tagen) (*Wislicenus*, a.a.O.). [RAL (244)]

Neben dem äußern Knöchel des rechten Fußes, ein brennender, anhaltender Stich, in der Ruhe (n. 28 St.) (*Haynel*, a.a.O.). [RAL (245)]

Schnell auf einander folgende, feine, höchst empfindliche Stiche, wie Mückenstiche, in der Gelenkbeuge des rechten Unterfußes (*Ders.* a.a.O.). [RAL (246)]

Auf dem linken Fußrücken, am Gelenke, während des Gehens, eine Art Schneiden, mit nachgängiger Wärmeempfindung (*Franz*, a.a.O.). [RAL (247)]

Auf der innern Seite des rechten Fußrückens, ein wohllüstiges Jücken (n. 1 St.) (*Langhammer*, a.a.O.). [RAL (248)]

Klammartiges Ziehen im flechsichten Theile des vordern Gliedes der großen rechten Zehe, mit Wärmeempfindung, weniger fühlbar im Gehen, als im Sitzen (n. 3 St.) (*Franz*, a. a. O.). [RAL (249)]

Absetzendes Kneipen neben dem Mittelfußknochen der kleinen Zehe (n. 3 Tagen) (*Wislicenus*, a. a. O.). [RAL (250)]

Sitzend und gehend, Gefühl von Müdigkeit in der rechten Fußsohle, wie nach einer weiten Fußreise und wie zerschlagen (n. 6 St.) (*Langhammer*, a. a. O.). [RAL (251)]

Kriebelndes Zucken in den Fußsohlen, wie nach starkem Gehen (n. 4 Tagen) (*Wislicenus*, a. a. O.). [RAL (252)]

Wohllüstiges Jücken unter den Zehen des rechten Fußes, in allen Lagen bemerkbar (n. 10½ St.) (*Langhammer*, a. a. O.). [RAL (253)]

Schnell vorübergehendes, heftiges Stechen in der linken Fußsohle, nahe an die große Zehe hin (n. 2¼ St.) (*Ders.* a. a. O.). [RAL (254)]

Die Hühneraugen brennen (n. 5 Tagen) (*Wislicenus*, a. a. O.). [RAL (255)]

▪ Allgemeines und Haut

Ein aufwärts ziehender Schmerz aus den Beinen durch die Oberschenkel bis in den Kopf und von da zurück bis in die Herzgrube, wobei es ihr schwarz vor den Augen und weichlich ward. [RAL 284]

Auf einzelnen Punkten an den Oberschenkeln, den Ellbogen und Vorderarmen entstanden Blüthen, wie Spitzpocken, in der Spitze voll Eiter, mit einem großen rothen Rande herum. [RAL 285]

Jücken, wie Flohstiche, an dem Leibe, dem Rücken, den Armen und Beinen, besonders Abends und die Nacht. [RAL 286]

Stichlichtes Jücken über den ganzen Körper, die Nacht bis 1 Uhr, was nach Reiben keine Empfindung zurückließ. [RAL 287]

Eingeschlafenheit der Arme und Beine, die Nacht beim Erwachen. [RAL 288]

Kriebelndes Jücken über den ganzen Körper. [RAL 289]

Die jückenden Stellen des Körpers werden nach dem Reiben brennend schmerzend. [RAL 290]

(Nesselausschlag) (n. 20 Tagen). [RAL 291]

Ein mit kratziger, prickelnder Empfindung verbundenes Drücken in verschiedenen Theilen, selbst wie auf den Knochen. [RAL 292]

Schmerzhafte Empfindlichkeit der Haut des ganzen Körpers bei Berührung. [RAL 293]

Die Schmerzen sind am schlimmsten nach 3 Uhr, sowohl Nachmittags, als die Nacht – auch Abends am Einschlafen verhindernd. [RAL 294]

Anfall; beim Gehen im Freien ward es ihm übel und wie berauscht und drehend; er bekam Hitze im Gesichte und Angstschweiß und konnte kaum Athem kriegen; die Füße waren ihm so schwer, daß er taumelte (eine Stunde lang) (n. 20 St.). [RAL 295]

In der Achsel und den Oberschenkeln ist er sehr müde; er fühlt diese Theile wie zerschlagen, wie nach großer Ermüdung. [RAL 296]

Bei freier Thätigkeit des Geistes, Schwäche des Körpers. [RAL 297]

◊ Steifheit und Schwere in allen Gliedern (*Ders.* a. a. O.). [RAL (256)]

Große Müdigkeit und Zerschlagenheit des Körpers, mit Widerwillen gegen Bewegung, Nachmittags (n. 11 St.) (*Wagner*, a. a. O.). [RAL (257)]

Große Mattigkeit in allen Gliedern, Nachmittags, im Sitzen (n. 13 St.) (*Langhammer*, a. a. O.). [RAL (258)]

Mehrmalige Schläfrigkeit im Sitzen, ohne Mattigkeit (n. 4½ St.) (*Ders.* a. a. O.). [RAL (259)]

Gefühls-Täuschung, als wenn der ganze Körper sehr dünn und zart sey und jedem Angriffe weichen müsse, gleichsam als wenn der Zusammenhang des Körpers der Gefahr der Trennung sehr ausgesetzt und eine solche Auflösung zu befürchten wäre (*Hempel*, a. a. O.). [RAL (260)]

▪ Schlaf, Träume und nächtliche Beschwerden

Er wird zeitig schläfrig, schläft aber unruhig, mit Träumen, und erwacht sehr früh, verdrießlich und unaufgelegt zum Aufstehen. [RAL 298]

Sie warf sich im Vormitternacht-Schlafe unruhig herum, eine Stunde lang. [RAL 299]

Zweistündige Unruhe, Abends im Bette, ehe er einschlafen konnte. [RAL 300]

Unruhiger Schlaf; er wirft sich herum, wegen allzu großen Wärmegefühls. [RAL 301]

Viel trockene Hitze die Nacht und unruhiger Schlaf. [RAL 302]

Unruhe die Nacht und Bangigkeit; er kann nicht schlafen, bei Kälte beider Unterschenkel, welche mit kaltem Schweiße bedeckt sind. [RAL 303]

Er kann nicht einschlafen vor Mitternacht und wacht dann schon um 4 Uhr wieder auf. [RAL 304]

Große Unruhe vor dem Einschlafen; er wälzt sich herum und kann keine Ruhestelle finden. [RAL 305]

Schlaflosigkeit die Nacht, mit großer Unruhe und Kälte des Körpers; wenn er einen Augenblick einschlummerte, **so träumte er von todten Menschen.** [RAL 306]
Beim Einschlummern träumte er sogleich. [RAL 307]
Nachtschlaf voll Träumereien und Aufschrecken. [RAL 308]
Er schlief die Nacht bloß bis 12 Uhr und blieb dann ohne Beschwerde ganz munter, war auch früh nicht schläfrig. [RAL 309]
Brecherlichkeit die ganze Nacht hindurch; er würgte bloß Schleim heraus. [RAL 310]
Ruhiges Sprechen im Schlafe. [RAL 311]
Aengstliche Träume mit lautem Rufen. [RAL 312]
Sie weint die Nacht im Schlafe. [RAL 313]
Wenn er sich die Nacht auf die linke Seite legt, so träumt er von Gefahr und Tod. [RAL 314]
Geile Träume von ausgeübtem Beischlafe, doch ohne Samenerguß; beim Erwachen schmerzhafte Ruthesteifigkeit. [RAL 315]
Früh, beim Aufstehen, sehr müde. [RAL 316]
Nach einem tiefen Schlafe die Nacht, früh beim Erwachen, ein heftiger Kopfschmerz, als würde ihm das Gehirn aufgetrieben, bei Uebelkeit und dreimaligem Erbrechen bittern Wassers, unter einem fünfstündigen Froste; er ward nicht warm im Bette; dabei Mangel an Eßlust und Durstlosigkeit. [RAL 317]
◊ Nachmittags, ungeheure Schläfrigkeit; die Augen fielen ihm zu, im Sitzen (n. 14 St.) (*Langhammer*, a.a.O.). [RAL (261)]
Gegen Abend, Schläfrigkeit, ohne schlafen zu können (n. 9½ St.) (*Ders.* a.a.O.). [RAL (262)]
Früh hat er nicht ausgeschlafen, ist unaufgelegt zum Aufstehen und verdrießlich, müde und marode (n. 38 St.) (*Franz*, a.a.O.). [RAL (263)]
Erquickender Schlaf[4] (n. 24 St.) (*Langhammer*, a.a.O.). [RAL (264)]
Lange Träume, durch das Abendgespräch veranlaßt, mit tiefem Nachsinnen; er stützt sich bei angeschuldigten Verbrechen auf sein gutes Gewissen (*Wislicenus*, a.a.O.). [RAL (265)]
Unruhiger Schlaf, mit Träumen (n. 68 St.) (*Langhammer*, a.a.O.). [RAL (266)]
Schreckende Träume, worüber er aufwacht, mit Hitzempfindung im Körper (*Wagner*, a.a.O.). [RAL (267)]
Unruhige Nacht; er wachte oft auf und fiel aus einem Traume in den andern, mit Samenerguß (*Ders.* a.a.O.). [RAL (268)]

---
[4] Gegenwirkung des Organism's, Heilwirkung.

Beim Einschlafen, ein ängstliches Traumbild; da fühlt er einige stumpfe Stöße in der linken Seite, erwacht und schnappt nach Luft (n. 18 St.) (*Wislicenus*, a.a.O.). [RAL (269)]
Unruhiger Schlaf, mit geruchlosem Schweiße (n. 48 St.) (*Langhammer*, a.a.O.). [RAL (270)]
Sobald er die Nacht einschläft, tritt an allen bedeckten Theilen ein angenehmer, warmer Schweiß hervor, welcher beim Erwachen verschwindet, und dieß erfolgt die Nacht öfters (*Groß*, a.a.O.). [RAL (271)]

■ **Fieber, Frost, Schweiß und Puls**

Alle Morgen, Frost ohne Durst. [RAL 318]
Frost ohne Durst, Vormittags. [RAL 320]
Schüttelfrost, Abends im Bette, bloß auf der linken Körperseite, auf welcher er auch kalt anzufühlen war. [RAL 321]
Alle Abende (von 6 bis 7½ Uhr), Frost, bei äußerer Hitze des Körpers, Trockenheit im Munde und Durst. [RAL 322]
Arge Blutwallung jeden Abend; es klopfte und pochte in allen Adern, bei jeder Bewegung; beim Sitzen ist's ruhiger. [RAL 323]
Zwei Abende nach einander, Hitze im Gesichte und Brennen und Röthe in den Backen. [RAL 324]
Röthe und Brennen im linken Backen und dabei unter jeder Bewegung, wenn sie aufstand und sich setzte, Frost im Rücken herauf (beim Stehen und ruhigen Sitzen nicht); die Finger starben ihr ab. [RAL 325]
Früh um 3 Uhr, arger Schüttelfrost, eine Viertelstunde lang; darauf Durst, dann starker Schweiß über und über, doch nicht am Kopfe, welcher nur warm war. [RAL 326]
Gegen Morgen, schweißige Hitze. [RAL 327]
◊ Durst, früh beim Aufstehen, ohne Hitze (*Wislicenus*, a.a.O.). [RAL (272)]
Der Puls ist schwach und fällt bis unter 60 Schläge (n. 4 Tagen) (*Ders.* a.a.O.). [RAL (273)]
Schnelle Gesichtshitze und Röthe (n. 1 St.) (*Langhammer*, a.a.O.). [RAL (274)]
Uebersteigende Hitze des Gesichts, ohne Durst, während die Hände und der übrige Körper nur warm waren (n. ½ St.) (*Ders.* a.a.O.). [RAL (275)]
Gesichtshitze und Röthe, ohne Durst, im Sitzen (n. 3 St.) (*Ders.* a.a.O.). [RAL (276)]
Anhaltende Hitzempfindung des ganzen Gesichts, ohne Veränderung der Farbe und ohne Durst,

während die Fingerspitzen kalt, die übrige Hand lauwarm und der ganze übrige Körper heiß anzufühlen war (n. ¾ St.) (*Ders.* a.a.O.). [RAL (277)]

Im Gesichte, brennende Hitzempfindung, welche aber weder wirkliche Hitze, noch Röthe, noch Schweiß hervorbringt, bei eiskalten Händen, übrigens aber mäßig warmem Körper (n. 2 St.) (*Hartmann*, a.a.O.). [RAL (278)]

Anschwellung der Adern an den Schläfen und Händen (in der Ruhe), ohne Hitze (n. 18 St.) (*Langhammer*, a.a.O.). [RAL (279)]

Die Fingerspitzen sind eiskalt, wie abgestorben, während die übrige Hand, das Gesicht und der übrige Körper heiß anzufühlen sind, ohne Durst (n. ¼ St.) (*Ders.* a.a.O.). [RAL (280)]

Den ganzen Abend, eine angenehme Wärme über den ganzen Körper, mit kalten Fingern, besonders der linken Hand, ohne Durst; dabei zugleich Empfindung, als wenn Gänsehaut und ein leiser Schauder den Körper überliefe (n. 3½ St.) (*Franz*, a.a.O.). [RAL (281)]

Warme Hände, mit aufgetretenen Adern, während das Gesicht kalt, die Stirne aber heiß ist (n. 12 St.) (*Langhammer*, a.a.O.). [RAL (282)]

Schüttelfrost über den ganzen Körper, ohne äußerlich fühlbare Kälte desselben (n. 2 St.) (*Hartmann*, a.a.O.). [RAL (283)]

Schauder läuft ihm von Zeit zu Zeit über den Rücken (n. 32 St.) (*Wislicenus*, a.a.O.). [RAL (284)]

Kälte im Rücken, durch Ofenwärme nicht zu mindern (*Haynel*, a.a.O.). [RAL (285)]

Bei (geringer) Entblößung des Körpers in warmer Luft, Schauder durch und durch, mit oder ohne Gänsehaut, während Hände und Gesicht warm waren (n. 1¾ St.) (*Langhammer*, a.a.O.). [RAL (286)]

Angekleidet, bekommt er einen öftern Schauder durch den ganzen Körper, ohne Gänsehaut (n. 2¼ St.) (*Ders.* a.a.O.). [RAL (287)]

Schüttelfrost mit vielem Gähnen; die warme Luft kommt ihm kalt vor, und die Sonne scheint keine Kraft zu haben, ihn zu erwärmen (n. 3 St.) (*Wislicenus*, a.a.O.). [RAL (288)]

Uebelkeit und Erbrechen, und nach dem Erbrechen mehrmaliger Schüttelfrost, mit Schwere in den Ober- und Untergliedmaßen und Reißen im Hinterhaupte (*Fr. Hahnemann*). [RAL (289)]

Auch entkleidet, Blutandrang nach dem Kopfe, mit im Gesichte ausbrechendem Schweiße und Durste nach kaltem Getränke (n. 11¾ St.) (*Langhammer*, a.a.O.). [RAL (290)]

Nach gelinder Hitze, überlaufender Frost, mit eiskalten Händen, Abends (n. 5 bis 6 St.) (*Franz*, a.a.O.). [RAL (291)]

Hitze mit Durst, ohne Frost, weder vor-, noch nachher, und dabei Aufgelegtheit des Geistes (n. 1, 4 St.) (*Ders.* a.a.O.). [RAL (292)]

Während der Fieberwärme hatte er hellere Gedanken und war zu Allem wohl aufgelegt (n. 3½ St.) (*Ders.* a.a.O.). [RAL (293)]

Valeriana officinalis

***Valeriana officinalis*, L. [FVMP (1805), S. 251–252]**

(Tinktur aus der Wurzel.) Wirkung.

- **Gemüt**

Herzklopfen. [FVMP 6]
◇ Aengstlichkeit. (*Tissot*, traite de l'epilepsie S. 309.) [FVMP (2)]

- **Kopf**

Stechendes Kopfweh. [FVMP 17]
Achtstündiges drückend-stechendes Kopfweh. [FVMP 18]

- **Gesicht und Sinnesorgane**

Funken (*scintillae*) vor den Augen. [FVMP 5]

- **Mund und innerer Hals**

Zahnweh. [FVMP 3]

- **Magen**

Brecherliche Uebligkeit, als hänge ein Faden herab, entstehend um den Nabel herum und nach und nach bis in den Rachen heraufsteigend, und reichlichen Zufluss von Speichel herbeilockend. [FVMP 2]
Brecherlichkeit. [FVMP 7]
Erbrechen. [FVMP 8]
◇ Erbrechen. (*Ray*, hist. pl. Tom. I. S. 388. *Dodonaeus*, Pempt. S. 262.) [FVMP (3)]
Schwäche des Magens. (*Andree*, Cas. of epilepsy. S. 262.) [FVMP (5)]

- **Abdomen**

Drückender Schmerz im Unterleib. [FVMP 11]
Wühlender Schmerz im Unterleib. [FVMP 12]
Im Unterleib höchstes Ausdehnungsgefühl, als sollte er zerspringen. [FVMP 13]
Harter Unterleib.[1] [FVMP 14]

- **Rektum**

Durchfall. [FVMP 9]
◇ Durchfall. (*Ray*, a.a.O.) [FVMP (4)]

- **Harnwege**

◇ Häufiger Harnabgang. (*C. Hoffmann*, Off. S. 583. *Carminati*, Opusc. therap. Vol. I. S. 227.) [FVMP (6)]

- **Atemwege und Brust**

In der Brust ein zuckender (*vulsorius*) Schmerz. [FVMP 22]

- **Rücken und äußerer Hals**

Ziehender Schmerz im Rücken. [FVMP 21]

- **Extremitäten**

In den Schulterblättern rheumatische Schmerzen. [FVMP 19]

- **Allgemeines und Haut**

Flüchtige, stechende Schmerzen in den Zähnen, außen am Hals, über den Augen, in der Magengrube und im Nabel. [FVMP 4]
Lähmige Stumpfheit in den Gliedern. [FVMP 15]
In den Gliedern Schmerz, wie von Zerschlagenheit. [FVMP 16]
Rheumatische Schmerzen in den Gliedern. [FVMP 20]
◇ Zittern. (*Hill*, on Valerian.) [FVMP (1)]

- **Schlaf, Träume und nächtliche Beschwerden**

Schlaflosigkeit. [FVMP 24]
Herumwerfen im Schlafe. [FVMP 25]

- **Fieber, Frost, Schweiß und Puls**

Frostigkeit. [FVMP 1]
Synochus [FVMP 10]
Vermehrte Wärme. [FVMP 23]
◇ Vermehrter Pulsschlag. (*Carminati*, a.a.O. S. 238.) [FVMP (7)]
Vermehrte Wärme. (*Carminati*, a.a.O.) [FVMP (8)]
Häufiger Schweiß. (*Marchant*, Mem. de l'ac. d. s. de Paris 1706.) [FVMP (9)]

---

[1] In der vierten Stunde beobachtet.

Veratrum album

Weißnießwurzel [RAL III (1825), S. 325–368]

(Die geistige Tinctur der Wurzel des *Veratrum album*.)

So viel auch die nachfolgenden Symptome andeuten, wie mächtig dieser Arzneistoff auf das Menschenbefinden eingreift, wie mächtig er es umändert, folglich wie viel Großes wir von seiner richtigen Anwendung zu erwarten haben, so viel fehlt doch noch an seiner vollständigen Ausforschung aller seiner Arzneisymptome, so daß Beigehendes nur als ein Theil seines Reichthums anzusehen ist.

Indeß wollte ich doch wenigstens, so viel ich davon bis jetzt in Erfahrung habe bringen können, der Welt mittheilen, weil doch auch dieß schon brauchbar ist.

Ich hätte wohl die von den ältern griechischen Schriftstellern aufgezeichneten Symptome zur Bestätigung der meinigen mit anführen können; ich vermied es aber, um den Schein, als wolle ich mit Literatur glänzen, zu vermeiden.

Indeß ist so viel gewiß, daß die Alten nicht so viel Ruhm mit ihren Weißnießwurzel-Curen zu Anticyra und anderwärts in Griechenland hätten einerndten können, wenn sie nicht sehr viel damit ausgerichtet und nicht sehr viele Kranke mit diesem Arzneigewächse zur Gesundheit gebracht hätten.

Unsere heutigen Aerzte wissen keinen guten Gebrauch von dieser so hülfreichen Arznei zu machen, und brauchen sie überhaupt nicht, da sie von ihr keine *justam dosin*, d.i. sie nicht Quentchen- und Lothweise geben können, ohne um's Leben zu bringen.

Und so müssen sie denn auch die Krankheiten, **welche ohne diese Wurzel nicht geheilt werden können**, ungeheilt lassen.

Welche Kraft diese Arznei zur Beförderung der Heilung fast eines Drittels von den Wahnsinnigen in den Irrenhäusern (wenigstens als homöopathisches Zwischenmittel) besitze, ahneten die Aerzte nicht, da ihnen unbekannt blieb, welcher besondern Art von Wahnsinn diese Wurzel entgegenzusetzen, und in welcher Gabe sie wirksam und doch ohne Nachtheil anzuwenden sei.

Da es keine schnelle und dauerhafte Heilung dynamischer Krankheiten, wie ich schon oft genug dargethan habe, geben kann, als durch die dynamische Kraft ähnliche Krankheitszustände selbst erzeugender Arzneisubstanzen, so darf man sich nur, unter Rücksicht auf die übrigen Symptome, vorzüglich mit den Wahnsinnsarten beifolgender Beobachtungen bekannt machen, um zu erfahren, bei welchen unter den Manieen die Weißnießwurzel mit gutem Erfolge homöopathisch anzuwenden sey.

In der Gabe dürfen wir die Alten nicht nachahmen. Es wurden zwar viele von ihren Kranken geheilt, es starben aber auch nicht wenige unter ihren ungeheuern Gaben. Denn schon damals, wie noch bis heutigen Tag, herrschte in der Arzneikunst der Wahn, daß den Krankheiten eine **krankmachende Materie** im Körper zum Grunde liege, sie folglich ohne Ausfegung dieses (eingebildeten) Krankheitsstoffs nicht geheilt werden könnten. Deßhalb gaben die Alten ihre Weißnießwurzel zur Cur langwieriger Uebel fast nur in solchen Gaben (ein Quentchen und mehr in grobkörnigem, gesiebtem Pulver), welche ungeheures Erbrechen und zuletzt auch Purgiren von unten erregen konnten, und gelangten (geblendet durch jene Theorie) selbst durch die Fälle, wo die Kranken, auch ohne Erbrechen oder Purgiren von der Nießwurzel zu erleiden, dennoch von ihrer Krankheit genaßen, immer nicht zu der Ueberzeugung, daß die Heilungen überhaupt auf eine ganz andre Weise zugingen, als mittels Ausführung von oben und unten.

So ist es auch ganz unwahr, daß die Gemüths- und Geistes-Kranken überhaupt ungeheure Arzneigaben brauchten und vertrügen, wie sich noch jetzt unsre Aerzte einbilden. Die allopathisch und unpassend gewählten Arzneien scheinen zwar, auch in großen Gaben, den gröbern Theil des Organisms und die allgemeine Gesundheit solcher Kranken wenig anzugreifen. In solchen Krankheiten leidet aber auch die allgemeine Gesundheit überhaupt am wenigsten, und die Personen sind von dieser Seite oft sehr robust; größtentheils hat sich das Uebel auf die feinen, unsichtbaren, durch keine Anatomie zu entdeckenden Geistes- und Gemüths-Organe (die der bloß geistigen Seele zum *Medium* dienen, den gröbern Körper zu regieren) geworfen. Diese feinen Organe leiden am meisten in diesen Krankheiten, diese sind am krankhaftesten verstimmt.

Wurden nun solchen Kranken unpassende, unhomöopathische (allopathische) Arzneien in großen Gaben eingegeben, so litt freilich der massivere Körper davon wenig (man sah oft von 20 Gran Brechweinstein kein Erbrechen u.s.w. erfolgen), aber dagegen (was unsre Aerzte nicht bemerkten, wie sie denn überhaupt wenig zu bemerken pflegen) wurden die Geistes- und Gemüths-Organe desto stärker angegriffen: die Kranken verschlimmerten sich durch solche heftige, unpassende Mittel in ihrer Manie oder Melancholie auffallend, zuweilen bis zur Unheilbarkeit.

Dagegen ist es unwidersprechlich wahr, was bisher niemand ahnete, daß solche Geistes- und Gemüths-Kranke durch eben so kleine Gaben, als in andern, unpsychischen Uebeln gnügen, durch ganz kleine Gaben, aber nur des passend und völlig homöopathisch gewählten Arzneimittels, gar bald zur Gesundheit ihrer Geistes- und Gemüths-Organe, das ist, zur völligen Genesung und zur völligen Vernunft gelangen.

Ich habe von einer so weit verdünnten Weißnießwurzel-Tinctur, daß ein Tropfen ein Quadrilliontel eines Grans Kraft von dieser Wurzel enthielt, nie mehr, als einen einzigen Tropfen, oft nur einen sehr kleinen Theil eines solchen Tropfens zur Gabe nöthig gehabt, den man dem Kranken, wo nöthig, ihm unwissend, in seinem gewöhnlichen Getränke beibringen konnte – also ohne die mindeste Gewalt, die hier immer schadet, nöthig zu haben; vorausgesetzt, daß die übrige Lebensordnung so eingerichtet war, daß alle Bedingungen, die überhaupt zum gesunden Leben erfordert werden, dabei in Anwendung gebracht, und alle Störungen der Heilung von den fremdartigen, arzneihaft wirkenden Genüssen an bis zu den moralischen und psychischen Hinderungen auf das Sorgfältigste dabei vermieden wurden, wovon weitläuftiger zu handeln, hier der Ort nicht ist.

Solche Paroxysmen von Schmerzen, welche die Weißnießwurzel in Aehnlichkeit selbst erzeugen kann, und die den Kranken jedesmal auf kurze Zeit zu einer Art Delirium und Wahnsinn brachten, wichen oft der kleinsten Gabe der gedachten Auflösung.

Auch in Wechselfiebern, welche blos aus äusserer Kälte bestehen, oder doch nur mit bloß innerer Hitze und dunklem Harne vergesellschaftet sind, wird diese Wurzel oft nützlich angewendet, vorzüglich wo kalter Schweiß des Körpers oder doch der Stirne zugegen ist.

In mehren hypochondrischen Uebeln, so wie in gewissen Arten von Leistenbrüchen ist sie wenigstens als Zwischenmittel sehr brauchbar.

Jählinge, schlimme Zufälle von Weißnießwurzel nehmen einige Tassen starken Kaffees am sichersten weg. Sind aber drückendes Kopfweh mit Körperkälte und unbesinnlichem Schlummer die Hauptzustände, so ist **Kampfer** das Gegenmittel.

Ist ein ängstliches Außersichseyn, mit Körperkälte, oder auch wohl brennender Empfindung im Gehirne begleitet, zugegen, dann dient **Sturmhut**. Die von Weißnießwurzel-Mißbrauch übrigen langwierigen Uebel, z.B. das tägliche Vormitternacht-Fieber, tilgt die **Chinarinde** in kleinen Gaben am besten.

Unter den hier folgenden Symptomen der Weißnießwurzel scheinen einige der Nachwirkung (d.i. dem nach erfolgter Primärwirkung sich im Organism hervorthuenden entgegengesetzten Zustande) anzugehören, welches jedoch nur wiederholte Beobachtungen ins Licht setzen können.

Ich habe die positiven Wirkungen dieser Wurzel, selbst in kleinern Gaben, fünf und mehre Tage anhalten sehen.

Weißnießwurzel

■ **Gemüt**

Stillschweigen. [RAL 296]
Er redet nicht, außer wenn er gereizt wird, dann schimpft er. [RAL 297]
Aergerlichkeit bei Veranlassungen (n. 4 St.). [RAL 298]
Er sucht die Fehler an Andern auf (und rückt sie ihnen vor). [RAL 299]
Drang und Lust zur Arbeit. [RAL 300]
Geschäftige Unruhe. [RAL 301]
Thätigkeit und Beweglichkeit, bei Verminderung der Schmerzen und Leidenschaften. [RAL 302]
Ueberempfindlichkeit; erhöhete Geisteskraft. [RAL 303]
Er ist übermunter, excentrisch, ausgelassen. [RAL 304]
Zittern am ganzen Körper. [RAL 305]
Furcht. [RAL 306]
Muthlosigkeit, Verzweiflung. [RAL 307]
Melancholie, mit Froste, als wenn er mit kaltem Wasser beschüttet würde, und öfterer Brecherlichkeit. [RAL 308]
Betrübniß, Niedergeschlagenheit, Wehmüthigkeit, mit unwillkürlichem Weinen und Thränen der Augen und Neigung, den Kopf zu hängen. [RAL 309]
Ueber das eingebildete Unglück ist sie untröstlich, läuft heulend und schreiend in der Stube herum, mit dem Blick auf die Erde gerichtet, oder sitzt sinnend in einem Winkel, jammernd und untröstlich weinend; Abends am schlimmsten; Schlaf nur bis 2 Uhr. [RAL 310]
Er stöhnt, ist außer sich, weiß sich nicht zu lassen (n. 2, 3 St.). [RAL 311]
Angst, wie von bösem Gewissen, als wenn er etwas Böses begangen hätte. [RAL 312]
Angst, als wenn er ein Unglück ahnete, als wenn ihm etwas Böses bevorstände. [RAL 313]
Empfindung in seinem ganzen Wesen, als müßte es mit ihm nach und nach zu Ende gehen, doch mit Gelassenheit. [RAL 314]
Sanft wehmüthige Stimmung bis zum Weinen (n. 24 St.). [RAL 315]
◇ Aengstlichkeit (*J. de Muralto,* Misc. Nat. Cur. Dec. II. ann. 2 S. 240. – *Reimann,* in Bresl. Samml. 1724. S. 535. – *Lorry,* de Melanch. II p. 312. – *Rödder* in *Alberti,* Med. leg. Obs. 15.). [RAL (361)]
Aengstlichkeit und Schwindel (*Greding,* vermischte Schriften, S. 87.). [RAL (362)]
Abends und nach dem Mittagsessen, höchste Angst, so daß er nicht weiß, wo er sich hinwenden soll (*Greding,* a.a.O. S. 83.). [RAL (363)]
Die ganze Nacht hindurch, große Angst (*Greding,* a.a.O. S. 58. 59.). [RAL (364)]
Früh, große Angst (*Greding,* a.a.O. S. 58.). [RAL (365)]
Leichtes Delirium (*S. Grassius,* Misc. Nat. Cur. Dec. I. ann. 4. S. 93.). [RAL (366)]
Er lärmt sehr, will entfliehen und kann kaum zurückgehalten werden (*Greding,* a.a.O. S. 66.) [RAL (367)]
Fluchen und Lärmen die ganze Nacht, und klagt, daß ihm so dumm sei, bei Kopfweh und Speichelflusse (*Greding,* a.a.O. S. 78.). [RAL (368)]
Stampft mit den Füßen (bei Appetitlosigkeit) (*Greding,* a.a.O. S. 67.). [RAL (369)]
Bei anhaltender Wuth, große Hitze des Körpers (*Greding,* a.a.O. S. 69.). [RAL (370)]
Wuth: zerreißt die Kleider, und redet nicht (*Greding,* a.a.O. S. 69.). [RAL (371)]
Er zerbeißt seine Schuhe und verschluckt die Stücke (*Greding,* a.a.O. S. 42.). [RAL (372)]
Er verschlingt seinen eignen Koth (*Greding,* a.a.O. S. 43.). [RAL (373)]
Er kennt seine Anverwandten nicht (*Greding,* a.a.O. S. 41.). [RAL (374)]
Wahnsinn: er giebt sich für einen Jäger aus (*Greding,* a.a.O. S. 35.). [RAL (375)]
Er giebt sich für einen Fürsten aus, und thut stolz darauf (*Greding,* a.a.O. S. 43.). [RAL (376)]
Er giebt vor, taub und blind zu seyn und den Krebs zu haben (*Greding,* a.a.O. S. 42.). [RAL (377)]
Sie giebt vor, Geburtswehen zu haben (*Greding,* a.a.O. S. 54.). [RAL (378)]
Sie rühmt sich, schwanger zu seyn (*Greding,* a.a.O. S. 49.). [RAL (379)]
Sie giebt eine baldige Niederkunft vor (*Greding,* a.a.O. S. 45.). [RAL (380)]
Sie küßt jeden der ihr vorkommt, ehe die Monatreinigung ausbricht (*Greding,* a.a.O. S. 45.). [RAL (381)]
Hohe Röthe und Hitze des Gesichts mit fortwährendem Lachen (*Greding,* a.a.O. S. 51.). [RAL (382)]
Lachen mit Winseln abwechselnd (*Greding,* a.a.O. S. 86.). [RAL (383)]
Er singt ganz fröhlich und trällert, die Nacht (*Greding,* a.a.O. S. 69.). [RAL (384)]
Sie klatscht die Hände über den Kopf zusammen und singt; dabei Husten mit sehr zähem Schleime auf der Brust (*Greding,* a.a.O. S. 60.). [RAL (385)]

Oeftere Anfälle; Herumlaufen in der Stube bis zum Niedersinken (*Greding,* a.a.O. S. 60.). [RAL (386)]

Schreien und Umherlaufen, mit dunkelblauem Gesichte (*Greding,* a.a.O. S. 61.). [RAL (387)]

Gemüthsunruhe, Beklommenheit und Beängstigung (n. 1 St.) (*Huld. Becher,* in einem Aufsatze). [RAL (388)]

Aengstlichkeit, Schreien und Umherlaufen (*Greding,* a.a.O. S. 61.). [RAL (389)]

Schreien und Umherlaufen, mit Gesichtsblässe und Furchtsamkeit (*Greding,* a.a.O. S. 61.). [RAL (390)]

Furchtsamkeit, die sich mit öfterm Aufstoßen endigt (*Greding,* a.a.O. S. 61.). [RAL (391)]

Schreckhaftigkeit und Furchtsamkeit (*Greding,* a.a.O. S. 76.). [RAL (392)]

Schwatzhaftigkeit (*Greding,* a.a.O. S. 76.). [RAL (393)]

Stillschweigen: es grauet ihm ein Wort zu reden, das Reden wird ihm sauer, er spricht leise und mit schwacher Stimme (*E. Stapf,* in einem Briefe). [RAL (394)]

Leidet nicht, daß man ihn anredet (*Greding,* a.a.O. S. 76.). [RAL (395)]

Er wird sehr ärgerlich, jede Kleinigkeit bringt ihn auf (n. 1 St.) (*Stapf,* a.a.O.). [RAL (396)]

Bei der geringsten Veranlassung ärgerlich, und dabei Aengstlichkeit und Herzklopfen mit schnellem, hörbarem Athem (*Becher,* a.a.O.). [RAL (397)]

Fröhlichkeit, Scharfsinnigkeit (*Conr. Gesneri,* Epist. med. S. 69.). [RAL (398)]

Wenn er beschäftigt ist, ist der Kopf heiter, aber wenn er nichts zu thun hat, ist er wie verdutzt, kann nicht recht denken und ist still und in sich gekehrt (n. 2, 15 St.) (*Carl Franz,* in einem Aufsatze). [RAL (399)]

Geschäftige Unruhe; er nimmt vielerlei vor, wird's aber immer gleich überdrüssig, und es gelingt nichts (*Stapf,* a.a.O.). [RAL (400)]

Den ganzen Tag eine gewisse Gleichgültigkeit, so daß er öfters die Stirne rieb, um sich deutlich zu besinnen und seine Gedanken zu fassen (*Becher,* a.a.O.). [RAL (401)]

■ Schwindel, Verstand und Gedächtnis

Schwindel: es geht alles mit ihm um den Ring (n. 3 1/2 St.). [RAL 1]

Ideenmangel. [RAL 2]

Der Verstand verläßt ihn. [RAL 3]

Düselig, es ist ihm, als wäre nichts Festes im Kopfe. [RAL 4]

Früh, sehr düselig. [RAL 5]

Seine Besinnung ist nur wie im Traum. [RAL 6]

Mildes Delirium: kalt am ganzen Körper, bei offenen Augen, mit heiterm, zuweilen lächelndem Gesichte, schwatzt er von religiösen Dingen und von zu erfüllenden Gelübden, betet, und glaubt anderswo, als zu Hause, zu seyn (n. 1 St.). [RAL 7]

Düselig, unausgesetzt, drei Tage lang. [RAL 8]

Das Gedächtniß verläßt ihn. [RAL 9]

◊ Schwindel (*Smyth,* in Medical Communications, Vol. I. S. 107. – *S. Ledelius,* in Misc. Nat. Cur. Dec. III. ann. I. obs. 65.). [RAL (1)]

Schwindel: es geht alles mit ihm um den Ring im Kopfe (*Greding,* a.a.O. S. 87.). [RAL (2)]

Ungeheurer Schwindel (*Reimann,* a.a.O.). [RAL (3)]

Geistige Arbeiten wollen in der Dauer nicht vorwärts; es tritt bald ein Ideenmangel ein (*Stapf,* a.a.O.). [RAL (4)]

Rausch und Taumel (n. 24 St.) (*Fr. Hahnemann*). [RAL (5)]

Bis zum Taumel vermehrt sich das Kopfweh im Gehen, läßt aber beim Sitzen wieder nach (n. 2 St.) (*J. Chr. Teuthorn,* in einem Aufsatze). [RAL (6)]

Fast ganz vernichtetes Gedächtniß: er vergißt das Wort im Munde (*Greding,* a.a.O.). [RAL (7)]

Fast gänzliche Verschwindung der Sinne (*Vicat,* Plantes venen. de la Suisse, S. 167.). [RAL (8)]

Dumm im Kopfe mit Uebelkeit, zwei Tage lang (*Fr. Hahnemann*). [RAL (9)]

■ Kopf

Abgesetzt klopfendes Kopfweh (n. 6 St.). [RAL 10]

Klopfendes Kopfweh über dem linken Auge, eine Viertelstunde lang (n. 1 St.). [RAL 11]

Drückend klopfender Kopfschmerz. [RAL 12]

Früh nach dem Erwachen, stumpfes Drücken im Wirbel des Hauptes. [RAL 13]

Drückendes halbseitiges Kopfweh, zugleich mit Magenschmerz (n. 4 St.). [RAL 14]

Kopfweh, als wenn das Gehirn zerbrochen wäre. [RAL 15]

Anfallweise, hie und da im Gehirn Schmerz, aus Zerschlagenheit und Drücken zusammengesetzt. [RAL 16]

Zusammenschnürendes Kopfweh, mit zuschnürendem Schmerze im Schlunde. [RAL 17]

Das Blut dringt stark nach dem Kopfe beim Bücken (n. 8 St.). [RAL 18]

(Empfindung an der Schläfe herab, als ob ihm ein Tropfen Wasser dran herabliefe, doch nicht wie eine Kühlung). [RAL 19]

Gefühl von Wärme und Kälte zugleich auf dem Kopfe, wobei ihm die Haare empfindlich sind. [RAL 20]

Es friert ihn auf dem Wirbel des Kopfs und zugleich an den Füßen (n. 1 St.). [RAL 21]

Jücken an der Stirne. [RAL 22]

Kalter Stirnschweiß. [RAL 23]

◊ Kopfweh (*Ledelius*, a.a.O.). [RAL (10)]

Kopfweh mit einiger Steifigkeit (*Greding*, a.a.O.). [RAL (11)]

Kopfweh mit Erbrechen grünen Schleims (*Greding*, a.a.O.). [RAL (12)]

Kopfweh und Rückenschmerz mit Bauchweh und Brecherlichkeit (*Greding*, a.a.O. S. 85.). [RAL (13)]

Schmerzhafte Eingenommenheit des Kopfs, mit spannendem Drücken bald in den Schläfen, bald mehr im Scheitel, beim Geradesitzen und Stehen am heftigsten, beim Vorbücken aber, so wie beim Liegen auf dem Rücken, vermindert, mit mehr verengten Pupillen (*Stapf*, a.a.O.). [RAL (14)]

Dumpf drückender Kopfschmerz, der sich von den Schläfen nach der Stirne zieht, durch Vorwärtsliegen vermehrt wird, durch Rückwärtsbeugen aber und äußeres Daraufdrücken vergeht, hingegen wiederkommt nach dem Aufrichten (n. 3 St.) (*Teuthorn*, a.a.O.). [RAL (15)]

Plattdrückender Kopfschmerz im Scheitel, der bei Bewegung klopfend ward (*Becher*, a.a.O.). [RAL (16)]

Innerliches Schneiden im Scheitel (n. 4 St.) (*Franz*, a.a.O.). [RAL (17)]

Einzelne Stiche in der Stirne, selbst im Sitzen (n. 4 St.) (*Teuthorn*, a.a.O.). [RAL (18)]

Der Kopf ist ihm so schwer, und es drehet sich darin alles in einem Kreise herum (*Ledelius*, a.a.O.). [RAL (19)]

Brummen und Summen vorn in der Stirne, mit dumpfem, innerm Kopfschmerze (n. 4 St.) (*Franz*, a.a.O.). [RAL (20)]

Ziehender Schmerz im Kopfe und Kreuze (*Greding*, a.a.O. S. 87.). [RAL (21)]

Heftiges Kopfweh, mit Harnflusse (*Greding*, a.a.O. S. 80.). [RAL (22)]

Ungeheurer Kopfschmerz, welcher bei Erscheinung des Monatlichen verschwindet (*Greding*, a.a.O. S. 81.). [RAL (23)]

Erschütterung im Kopfe und Zucken im linken Arme, mit Blässe der Finger (*Greding*, a.a.O. S. 59.). [RAL (24)]

Jückend fressender, anhaltender Stich auf dem Haarkopfe, der zum Kratzen zwingt (n. 10½ St.) (*Franz*, a.a.O.). [RAL (25)]

Gefühl in den Haaren der rechten Kopfseite, als würde ein Büschel derselben elektrisirt, ein Kriebeln darin und wie Emporstreben derselben, mit einem leisen Schauder der Haut unter diesen Haaren (n. 5 St. und ferner) (*Stapf*, a.a.O.). [RAL (26)]

Beim Kopfweh, eine schmerzhafte Steifigkeit im Nacken (*Stapf*, a.a.O.). [RAL (27)]

■ Gesicht und Sinnesorgane

Die Pupillen sind geneigt, sich zu verengen. [RAL 24]

Verengerung der Pupillen (n. 1½ St.) mit fortwährendem zusammendrückendem Schmerze in den Augen. [RAL 25]

Erweiterte Pupillen. [RAL 26]

Sehr erweiterte Pupillen (n. 4 St.). [RAL 27]

Gefühl von Schwäche in den Augen. [RAL 28]

Mattes Ansehn der Augen **mit blauen Ringen darum.** [RAL 29]

Verdrehte, hervorquellende Augen. [RAL 30]

Doppelsehen. [RAL 31]

Eine Art Lähmung der Augenlider, sie deuchteten zu schwer, er konnte sie mit aller Anstrengung kaum aufheben. [RAL 32]

Empfindung von Trockenheit der Augenlider. [RAL 33]

Die Augenlider sind trocken, vorzüglich wenn er geschlafen hat; schmerzen, als wenn sie wund gerieben wären; sind starr und zusammengeklebt. [RAL 34]

Aeußerste Trockenheit der Augenlider. [RAL 35]

Heftiges Wasserauslaufen aus den Augen und schneidende Schmerzen, zugleich mit Trockenheitsgefühl und Hitze darin (n. ½ St.). [RAL 36]

Lang anhaltendes, starkes Hitzgefühl in den Augen. [RAL 37]

Die Augenlider kleben im Schlafe zusammen (n. 2 St.). [RAL 38]

Hitze in den Augen und dem Gesichte mit Backenröthe, wie von Anwehen eines heißen Dampfes. [RAL 39]

Schmerzhafte Augenentzündung mit ungeheurem Kopfweh, wovor er die Nächte nicht schlafen kann (n. 6 Tagen). [RAL 40]

Augenentzündung mit reißendem Schmerze. [RAL 41]

Entzündung des Weißen im Auge mit reißendem Schmerze darin. [RAL 42]

Kaltes, entstelltes Todtengesicht. [RAL 43]

Bläuliche Gesichtsfarbe. [RAL 44]

(Zuckend kneipende Empfindung in den muskeligen Theilen des Gesichts) (n. 3 St.). [RAL 45]

Ziehender und spannender Schmerz über die ganze rechte Seite des Gesichts und das rechte Ohr. [RAL 46]

(Schweiß im Gesichte und in den Achselhöhlen beim Gehen). [RAL 47]

Früh, ein Pressen im rechten Ohre (n. 2 Tagen.). [RAL 48]

Ohrenklingen. [RAL 49]

Brausen in den Ohren, wie Wind und Sturm. [RAL 50]

Gefühl, als wäre ein Fell über das Ohr gespannt. [RAL 51]

Taubhörigkeit; das eine oder das andre Ohr ist verstopft. [RAL 52]

Drückender Schmerz im Gehörgange. [RAL 53]

(Reißen in den Ohrläppchen). [RAL 54]

Scharfe Stiche dicht hinter dem linken Ohre und dem Kinnbacken. [RAL 55]

Es riecht ihm vor der Nase wie Mist (n. 16 St.). [RAL 56]

Empfindung, als wenn die Nase inwendig allzutrocken wäre, wie der Staub trockner Wege in der Nase hervor zu bringen pflegt (n. 3 St.). [RAL 57]

(Nasenbluten im Schlafe, die Nacht). [RAL 58]

Gefühl, als wenn die Nase inwendig geschwürig wäre. [RAL 59]

Gefühl, wie von Zusammendrückung und Eindrückung des Nasenbeins. [RAL 60]

Die Haut der Lippen springt auf. [RAL 61]

Ein Brennen am Rothen der Oberlippe und etwas drüber. [RAL 62]

Ausschlagsblüthe unweit des Mundwinkels, an der Grenze des Rothen, welche schon für sich, noch mehr aber bei Berührung schmerzte. [RAL 63]

Schaum vor dem Munde. [RAL 64]

Er kann nicht reden. [RAL 65]

Verschlossene Kinnbacken. [RAL 66]

Stumpfes Drücken in den linken Kinnbackenmuskeln, wie ein starker Druck mit einem stumpfspitzigen Holze. [RAL 67]

Schmerz der Unterkieferdrüsen, als wenn sie geknippen würden (n. 3 St.). [RAL 68]

◊ Zusammengezogene Pupillen (sogleich und n. 6 St.) (*Becher*, a.a.O.). [RAL (28)]

Sehr verengerte Pupillen, in den ersten sechs Stunden (*Stapf*, a.a.O.). [RAL (29)]

Sehr erweiterte Pupillen (n. 4 St.) (*Teuthorn*, a.a.O.). [RAL (30)]

Ungeheuer erweiterte Pupillen mit sehr merklicher Schwachsichtigkeit; er erkennt selbst nahe stehende Personen nicht, oder nur sehr langsam (Abends 7 Uhr) (n. 8 St.) (*Stapf*, a.a.O.). [RAL (31)]

Schmerz in den Augen (*Greding*, a.a.O. S. 34.). [RAL (32)]

Klagt Schmerz in beiden Augen und bewegt die Hände über den Kopf (*Greding*, a.a.O. S. 62.). [RAL (33)]

Drückender Schmerz im Auge, mit Mangel an Appetite[1] (*Greding*, a.a.O. S. 58.). [RAL (34)]

Nach kurzem Mittagsschlafe, Drücken in den Augenlidern, wie von allzu großer Trockenheit derselben; darauf Wässern der Augen (n. 6½ St.) (*Stapf*, a.a.O.). [RAL (35)]

Empfindliches Trockenheitsgefühl im obern Augenlide, als wäre Salz zwischen ihm und dem Augapfel, ohne bedeutende Röthe im Auge, Mittags nach Tische (*Stapf*, a.a.O.). [RAL (36)]

Schmerzhaftes, drückendes Stechen im obern Augenlide, am äußern Winkel (n. 10 St.) (*Franz*, a.a.O.). [RAL (37)]

Feine, scharfe Stiche in den Augenwinkeln (*Franz*, a.a.O.). [RAL (38)]

Innerlich in den Augenbedeckungen, ein feinstechendes Jücken (n. 2 St.) (*Franz*, a.a.O.). [RAL (39)]

Der rechte Augapfel schmerzt am äußern Augenwinkel wie zerschlagen, in wiederholten Anfällen; beim Draufdrücken hört er auf, weh zu thun (n. 3 St.) (*Franz*, a.a.O.). [RAL (40)]

Oft Thränen der Augen, mit Röthe derselben, wie beim Schnupfen (n. 6 St.) (*Becher*, a.a.O.). [RAL (41)]

Hitze in den Augen mit Kopfweh (*Greding*, a.a.O. S. 63.). [RAL (42)]

Röthe des Weißen im rechten Auge (*Greding*, a.a.O. S. 39.). [RAL (43)]

Entzündung des rechten Auges (*Greding*, a.a.O. S. 58.). [RAL (44)]

Entzündung des rechten Auges, mit Fieberhitze (*Greding*, a.a.O. S. 36.). [RAL (45)]

Starke Augenentzündung (*Greding*, a.a.O. S. 63.). [RAL (46)]

Augen von wässerigem Ansehn, als wären sie mit Eiweiß überzogen (*Teuthorn*, a.a.O.). [RAL (47)]

Bläue des linken Auges mit öfterm Aufstoßen (*Greding*, a.a.O. S. 62.). [RAL (48)]

Rückwärtsdrehung der Augen, so daß bloß das Weiße davon zu sehen ist, eine Stunde lang (*Borrichius*, Acta Hafn. VI. S. 145.). [RAL (49)]

---

[1] Dabei hatte das Blut eine Entzündungshaut.

Funkeln vor den Augen (*Greding,* a.a.O. S.35.). [RAL (50)]

Wenn er vom Sitze aufsteht, kommen schwarze Flecke und Funkeln vor die Augen; er konnte deßhalb acht Stunden lang davor nicht aufstehen, sondern mußte entweder sitzen oder liegen (n. 3 St.) (*Teuthorn,* a.a.O.). [RAL (51)]

Das Gesicht vergeht ihm; er kann nicht sehen (*Borrichius,* a.a.O.). [RAL (52)]

Gesichtsblässe (*Greding,* a.a.O. S.63.). [RAL (53)]

Dunkelrothes, heißes Gesicht (*Greding,* a.a.O. S.41. und 64.). [RAL (54)]

Gesichtsröthe mit großem Durste und Harnflusse (*Greding,* a.a.O. S.42.). [RAL (55)]

Außerordentliche Röthe und Hitze des Gesichts (*Greding,* a.a.O. S.80.). [RAL (56)]

Brennen im Gesichte und am Kopfe (*Gesner,* a.a.O.). [RAL (57)]

Ein Jücken hie und da im Gesichte und hinter den Ohren, als wenn Blüthchen da entstehen wollten (ohne sichtbare Röthe), mit Wundheitsgefühl hinter den Ohren (n. 28 St.) (*Stapf,* a.a.O.). [RAL (58)]

Kriebelndes (grieselndes) Jücken an verschiedenen Stellen im Gesichte, mehr beißend als stechend, worauf kleine rothe Blütchen hervordringen, mit rothem, hartem, erhabenem Rande und einem braunen, nachgehends gelbeiterigem Köpfchen, welche Anfangs unschmerzhaft sind, bei ihrer Reife aber wie wund bei Berührung schmerzen (*Franz,* a.a.O.). [RAL (59)]

Dichter Frieselausschlag auf der Backe, mit Schmerz im Gesichte (*Greding,* a.a.O. S.64.). [RAL (60)]

Kupferrother Ausschlag im Gesichte, um den Mund und das Kinn (*Greding,* a.a.O. S.81.). [RAL (61)]

Mehrtägige Gesichtsgeschwulst (*Greding,* a.a.O. S.49.). [RAL (62)]

Mittags, Zucken in der Wange, Funkeln vor dem linken Auge, Gesichtsblässe und Ohnmacht, dann Erbrechen einer Menge weißen Schaums – ein drei Tage lang wiederkehrender Unfall (*Greding,* a.a.O. S.60.). [RAL (63)]

Stiche in der rechten Backe und der rechten Brust, bei Speichelflusse (*Greding,* a.a.O. S.35.). [RAL (64)]

Einzelne Stiche tief im linken Ohre (*Teuthorn,* a.a.O.). [RAL (65)]

Im rechten Ohre erst Gefühl, wie von einem kalten Hauche, hierauf großes Hitzgefühl darin, dann wieder Kältegefühl, und so einige Mal abwechselnd (n. 26 St.) (*Stapf,* a.a.O.). [RAL (66)]

Wenn er vom Sitze aufsteht, so bekommt er gleich Sausen und Brausen vor den Ohren, und es ist ihm, als sähe er lauter Feuer vor den Augen, acht Stunden lang (n. 4 St.) (*Teuthorn,* a.a.O.). [RAL (67)]

Er klagt über Taubheit und Brustschmerz (*Greding,* a.a.O. S.43.). [RAL (68)]

Unter dem rechten Ohrläppchen, beißendes Kriebeln und Jücken (*Franz,* a.a.O.). [RAL (69)]

Auf der Nase, rothe Flecke (*Greding,* a.a.O. S.38.). [RAL (70)]

Auf der Nase, dicht bei einander stehende Bläschen (*Greding,* a.a.O. S.38.). [RAL (71)]

Blutfluß aus dem rechten Nasenloche (*Greding,* a.a.O. S.58.). [RAL (72)]

Am linken Winkel des Mundes, Bläschenausschlag (*Greding,* a.a.O. S.41.). [RAL (73)]

Rother Ausschlag um den Mund und am Kinne (*Greding,* a.a.O. S.52.). [RAL (74)]

Abends, trockne Lippen und Mund, nicht ohne Durst (n. 13 St.) (*Franz,* a.a.O.). [RAL (75)]

Bei Oeffnung der Kinnladen, stechender Schmerz im Kinnbackengelenke, der ihn hindert, den Unterkiefer gehörig herabzuziehen (n. 4 St.) (*Teuthorn,* a.a.O.). [RAL (76)]

Beim Essen thun ihm alle Muskeln des Unterkiefers weh, wie zerschlagen, so daß er aufhören muß, zu kauen (*Teuthorn,* a.a.O.). [RAL (77)]

Im Unterkiefer, ein schmerzhaftes Knötchen, welches bei Berührung erst einen zusammenziehenden Schmerz verursacht, dann aber zu einem Eiterblütchen mit entzündetem Rande wird (*Franz,* a.a.O.). [RAL (78)]

Vorn am Unterkiefer, ein schründender Schmerz für sich (n. 9 St.) (*Franz,* a.a.O.). [RAL (79)]

Die Drüsen des linken Unterkiefers schwellen an; zu gleicher Zeit innerliches Halsweh, besonders linker Seite, welches beim Schlingen eine Art Wurgen und Zusammenschnüren der Kehle verursacht, das auch kurze Zeit nach dem Schlingen fortdauert (n. 1 St.) (*Becher,* a.a.O.). [RAL (80)]

Ziehen und Drücken an der linken Seite des Halses (*Franz,* a.a.O.). [RAL (81)]

■ Mund und innerer Hals

Wackeln der Zähne. [RAL 69]

Krampfhafte Zusammenschnürung und Würgen im Schlunde, als wenn man eine unreife oder wilde Birne gegessen hätte. [RAL 70]

Verengerung des Schlundes, wie von einer drückenden Geschwulst. [RAL 71]

Brennen im Halse. [RAL 72]

Scharrig im Halse. [RAL 73]

Rauh im Halse. [RAL 74]

Eine taube Empfindung am Gaumen, als wenn eine verbrannte Stelle geheilt und mit dicker Oberhaut bedeckt, oder als wenn der Gaumen mit einem Pflaumenhäutchen überzogen wäre. [RAL 75]

Trockenheit im Halse, welche sich mit Getränken nicht tilgen läßt (n. 6 St.). [RAL 76]

Abneigung vor warmen Speisen, und da er davon aß, schmeckte es ihm nicht, ob er gleich lange nicht gegessen hatte; dagegen Verlangen auf Obst. [RAL 77]

Appetit auf Obst. [RAL 78]

Verlangen auf Citronensäure. [RAL 79]

Verlangen auf säuerliche Dinge. [RAL 80]

Verminderter Geschmack; ein breiichter Geschmack im Munde (n. 1/4 St.). [RAL 81]

(Beständig saurer Geschmack im Munde mit vielem wässerigen Speichelzusammenfluß). [RAL 82]

Unschmackhafter Speichel, Geschmacklosigkeit im Munde. [RAL 83]

Geschmack und Kühle im Munde und Halse, wie von Pfefferminzkügelchen. [RAL 84]

Fauler, kräuterartiger Geschmack im Munde, fast wie Pestwurzel[2] (n. 3 St.). [RAL 85]

Beißender Pfefferminzgeschmack im Halse, mit Gefühl, wie von aufsteigender Hitze aus dem Schlunde in den Mund, welche anhält und mit brecherlicher Uebelkeit sich gesellschaftet. [RAL 86]

Fauler Geschmack, wie Mist, im Munde. [RAL 87]

◊ Zähneknirschen (*Greding*, a.a.O. S.61.). [RAL (82)]

Geschwulst des Zahnfleisches und des Unterkiefers (*Greding*, a.a.O. S.56.). [RAL (83)]

Großer Zahn- und Kopfschmerz (*Greding*, a.a.O. S.69.). [RAL (84)]

Erst Zahnschmerz, dann geschwollenes, rothes Gesicht (*Greding*, a.a.O. S.63.). [RAL (85)]

Bei Zahnschmerz und Entzündung der Mandeln, große Schwäche (*Greding*, a.a.O. S.69.). [RAL (86)]

In den obern linken Backzähnen, Zahnschmerz, aus Drücken und Schwere zusammengesetzt, als wären sie mit Blei ausgegossen (*Franz*, a.a.O.). [RAL (87)]

Zahnschmerz erst drückend, dann beim Kauen sich endend in ein in die Zahnwurzel strahlendes Ziehen, selbst wenn er nur etwas Weiches zwischen die Zähne nimmt (*Franz*, a.a.O.). [RAL (88)]

Stammeln (*Grassius*, a.a.O.). [RAL (89)]

Sprachlosigkeit (*Rödder*, a.a.O.). [RAL (90)]

Brennen auf der Zunge und im Schlunde (*Gesner*, a.a.O.). [RAL (91)]

Im Munde brennt's, als wäre er mit Pfeffer ausgerieben, doch ist er nicht trocken (n. 1 St.) (*Stapf*, a.a.O.). [RAL (92)]

Brennen im Halse (*Bergius*, Mat. med. S.872.). [RAL (93)]

Entzündung im innern Munde (*Greding*, a.a.O. S.36.). [RAL (94)]

Hinten im Munde und Rachen, eine wärmliche Empfindung (*Franz*, a.a.O.). [RAL (95)]

Nach der Uebelkeit, erst Schmerz im Munde, dann starke Entzündung im Munde, zuletzt sehr rothe, geschwollene Zunge (*Greding*, a.a.O. S.31.). [RAL (96)]

Trockenheit im Munde, am Gaumen, und Durst nach Wasser (*Becher*, a.a.O.). [RAL (97)]

Klebrig und Trocken im Munde, ohne besondern Durst (*Stapf*, a.a.O.). [RAL (98)]

Früh, nach dem Erwachen und Aufstehen, eine Stunde lang höchst lästiges Gefühl von Trockenheit im Munde und Klebrigkeit, ohne Durst, welches selbst nach dem Ausspülen des Mundes sich nur wenig mindert (n. 20 St.) (*Stapf*, a.a.O.). [RAL (99)]

Mit Trockenheit und Klebrigkeit im Munde abwechselnde Wässerigkeit (n. 24 St.) (*Stapf*, a.a.O.). [RAL (100)]

Es läuft ihm viel geschmackloses Wasser im Munde zusammen (*Stapf*, a.a.O.). [RAL (101)]

Speichelfluß (*Greding*, a.a.O. S.35. und 45.). [RAL (102)]

Zäher Speichelfluß (*Greding*, a.a.O. S.40.). [RAL (103)]

In den Hals kommt jähling eine Menge Wasser (Würmerbeseigen), die er nicht geschwind genug hinunter schlingen kann, und woran er, da es in die Luftröhre gerathen will, sich öfters wie verschlückert (n. 12 1/2 St.) (*Franz*, a.a.O.). [RAL (104)]

Es kommt ihm im Schlunde so kalt herauf (auch eine Stelle tief im Gaumen ist so kalt), worauf bald eine Menge sehr warmer, süßlich-salzig schmeckender, schleimiger Feuchtigkeit herauf schwulkt (Würmerbeseigen), worauf die Kälte

---

[2] Tussilago petasites.

im Schlunde und Gaumen einige Augenblicke nachläßt, aber wiederkommt (n. 24 St.) (*Stapf,* a.a.O.). [RAL (105)]

Erhöheter Speichelfluß mit scharfem, salzigem Geschmacke im Munde und auf der Zunge und großer Hitze in der flachen Hand und in der Herzgrube (*Greding,* a.a.O. S. 82.). [RAL (106)]

Schleimausfluß aus dem Munde, gegen Mittag (*Greding,* a.a.O. S. 71.). [RAL (107)]

Ziehender Schmerz im Halse, Durst und Bauchweh (*Greding,* a.a.O. S. 87.). [RAL (108)]

Auftreibung des Schlundes (*Reimann,* a.a.O.). [RAL (109)]

Auftreibung des Schlundes mit Gefühl, als wenn er ersticken sollte (*Gesner,* a.a.O.). [RAL (110)]

- **Magen**

Leeres Aufstoßen (sogleich). [RAL 88]

(Aufstoßen, selbst nüchtern; saures Aufstoßen Nachmittags). [RAL 89]

Bittres Aufstoßen. [RAL 90]

Leeres Aufstoßen, Abends nach dem Niederlegen im Bette, und drauf eine kratzige, scharrige Empfindung am Kehlkopfe, fast wie nach Soodbrennen (n. 12 St.). [RAL 91]

(Aufstoßen mit Geschmack des Genossenen). [RAL 92]

Speichel läuft ununterbrochen aus dem Munde, wie Würmerbeseigen. [RAL 93]

Während des Essens, Uebelkeit mit Hunger und Drücken in der Magengegend, welches gleich nach dem Essen verschwindet. [RAL 94]

Auf das Frühstück entstand Brecherlichkeit, die nach Fleischessen Mittags verging (n. 12 St.). [RAL 95]

Große Uebelkeit vor dem Erbrechen. [RAL 96]

Brecherlichkeit mit galligem Geschmacke im Munde. [RAL 97]

Erbrechen in zwei Anfällen, jeder zu drei bis viermaligern Erbrechen; auch in den halbviertelstündigen, freien Zwischenräumen zwischen den Brechanfällen dauerten die Uebelkeiten fort; das Gebrochne roch sauer[3]. [RAL 98]

Erst Erbrechen von Galle, dann sehr zähen Schleimes. [RAL 99]

Vor dem Erbrechen jedesmal Schauder über den ganzen Körper. [RAL 100]

Schon beim Anfange des Erbrechens muß er sich niederlegen, und nach Beendigung desselben ist er so entkräftet, daß die Oberschenkelknochen aus dem Hüftgelenke entweichen zu wollen scheinen. [RAL 101]

Schlucksen. [RAL 102]

Schlucksen, früh, bei gewohntem Tabacksrauchen (n. 24 St.). [RAL 103]

Herzdrücken. [RAL 104]

Klemmender Schmerz in der Herzgrube, mehr beim Gehen. [RAL 105]

Magenschmerz, wie von Heißhunger. [RAL 106]

(Gefühl von Schwäche des Magens mit innerlicher Kälte in der Magengegend und schwachem Drucke). [RAL 107]

Heftiges Drücken in der Herzgrube, welches sich bis ins Brustbein, die Unterribbengegend und bis zu den Darmbeinen erstreckt (n. 8 St.). [RAL 108]

Nach mäßiger Mahlzeit, beim Gehen, Stechen in der Gegend der Milz (n. 24 St.). [RAL 109]

Spannender Schmerz in den Hypochondern, wie von Blähungen. [RAL 110]

Um die Herzgrube, drückende und ziehende Schmerzen. [RAL 111]

◊ Schlucksen (*Smyth,* a.a.O. – *Muralto,* a.a.O.). [RAL (111)]

Lang anhaltender Schlucksen (*Greding,* a.a.O. S. 43.). [RAL (112)]

In der Brust ist's ihm so voll, daß er immer aufstoßen möchte, ohne Uebelkeit (*Franz,* a.a.O.). [RAL (113)]

Oeftere Bewegung zum Aufstoßen (*Greding,* a.a.O. S. 31.). [RAL (115)]

Gewaltsames Aufstoßen, meist von Luft (n. 6¾ St.) (*Stapf,* a.a.O.). [RAL (116)]

Nach dem Essen, leeres Aufstoßen von Luft (*Teuthorn,* a.a.O.). [RAL (117)]

Nach öfterm Aufstoßen, häufiges Schleimauswerfen (*Greding,* a.a.O. S. 49.). [RAL (118)]

Immerwährendes, brecherliches Aufstoßen mit ungeheurem Husten (*Greding,* a.a.O. S. 86.). [RAL (119)]

Gefräßigkeit (*Greding,* a.a.O. S. 36.). [RAL (120)]

Gefräßigkeit, ohne Durst (*Greding,* a.a.O. S. 69.). [RAL (121)]

Bei Hunger, großer Durst (*Greding,* a.a.O. S. 39. und 69.). [RAL (122)]

Mittags kein Appetit zu warmen Speisen, aber desto mehr zu Obst (*Becher,* a.a.O.). [RAL (123)]

Verlangen bloß auf kalte Genüsse, Hering, Sardellen, Obst (*Becher,* a.a.O.). [RAL (124)]

Anhaltendes, sehr gieriges Verlangen nach sauern Gurken (*Fr. Hahnemann*). [RAL (125)]

---

[3] Das Erbrechen ließ sich mit Trinken kalter Milch stillen, aber es erfolgte im Bette ein erstaunlicher Frost darauf.

Kein Appetit und kein Hunger; wenn er aß, so schmeckte es ihm nicht (*Teuthorn*, a.a.O.). [RAL (126)]

Auf Trinken folgt Schauder und Gänsehaut (*Franz*, a.a.O.). [RAL (127)]

Unter Hunger und Durst, Harnfluß (*Greding*, a.a.O. S. 45.). [RAL (128)]

Es ist ihm so weichlich, er möchte gern etwas essen und hat doch keinen Appetit dazu (*Stapf*, a.a.O.). [RAL (129)]

Er ißt viel, beklagt sich aber doch über Hunger und Leerheit des Magens (*Greding*, a.a.O. S. 76.). [RAL (130)]

Weichlichkeit in der Herzgrube (*Stapf*, a.a.O.). [RAL (131)]

Uebelkeit (*Smyth*, a.a.O.). [RAL (132)]

Immerwährende Uebelkeit und Speichelfluß, bei gutem Appetite und Durste (*Greding*, a.a.O. S. 66.). [RAL (133)]

Starke Brechübelkeit mit großem Durste (*Greding*, a.a.O. S. 63.). [RAL (134)]

Große Uebelkeit mit starkem Speichelflusse (*Greding*, a.a.O. S. 54. 55. 56. 59. 63.) [RAL (135)]

Uebelkeit mit großem Durste und Harnflusse, drei Tage lang (*Greding*, a.a.O. S. 63.). [RAL (136)]

Große Uebelkeit, mit rothem, schweißigem Gesichte (*Greding*, a.a.O. S. 56.). [RAL (137)]

Brecherlichkeit und Heiserkeit, viel Husten (*Greding*, a.a.O. S. 85.). [RAL (138)]

Brecherlichkeit, wobei ihm Schaum aus dem Munde läuft (*Greding*, a.a.O. S. 80.). [RAL (139)]

Brecherlichkeit bei Kinnbackenverschließung (Mundsperre) (*Greding*, a.a.O. S: 82.). [RAL (140)]

Brecherlichkeit und Speichelfluß bei Kinnbackenverschließung (*Greding*, a.a.O. s: 83.). [RAL (141)]

Ungeheurer Brechreiz bis zur Ohnmacht (*Greding*, a.a.O. S. 68.). [RAL (142)]

Erbrechen (*Smyth*, a.a.O. – *Muralto*, a.a.O. – *Greding*, a.a.O. – (sogleich) *Ledelius*, a.a.O.). [RAL (143)]

Erbrechen des Genossenen (*Greding*, a.a.O. S. 39.). [RAL (144)]

Erbrechen des Genossenen mit grünem Schleime (*Greding*, a.a.O. S. 34.). [RAL (145)]

Erbrechen aller Speisen und langer Schlaf (*Greding*, a.a.O. S. 77.). [RAL (146)]

Erbrechen des Genossenen mit Schleim und grünem Wesen (*Greding*, a.a.O. S. 32.). [RAL (147)]

Erbrechen grünen Schleims (*Greding*, a.a.O. S. 37.). [RAL (148)]

Erbrechen grünen Schleims und dann häufigen Schaums (*Greding*, a.a.O. S. 59.). [RAL (149)]

Erbrechen grünen Schleims, dann Frost (*Greding*, a.a.O. S. 72.). [RAL (150)]

Erst Schaumerbrechen, dann Erbrechen gelbgrünen, sauer riechenden Schleims (*Greding*, a.a.O. S. 60.). [RAL (151)]

Nächtliches Erbrechen sehr zähen Schleims (*Greding*, a.a.O. S. 56.). [RAL (152)]

Erbrechen weißen Schleims, die Nacht (*Greding*, a.a.O. S. 76.). [RAL (153)]

Erbrechen weißen Schleims, bei gutem Appetite (*Greding*, a.a.O. S. 68.). [RAL (154)]

Bei Erbrechen dunkelgrünen Schleims und Durchfalle hat er Appetit zum Essen und Trinken (*Greding*, a.a.O. S. 80.). [RAL (155)]

Erbrechen vielen Schleims mit höchster Schwäche (*Greding*, a.a.O. S. 83.). [RAL (156)]

Erbrechen schwarzgrünen Schleims (*Greding*, a.a.O. S. 40.). [RAL (157)]

Schwarzes Erbrechen (*Alston*, Lectures on the materia med.). [RAL (158)]

Er erbricht erst Galle und Schleim, hieauf schwarze Galle, endlich Blut (*Benivenius* bei *Schenk*, VIII. obs. 174.). [RAL (159)]

Cholera (*Cl. Galenus*, Comment. V. Aphor. 1. – *P. Forestus*, XVIII. obs. 44. – *Reimann*, a.a.O.). [RAL (160)]

Gewaltsames, ungeheures Erbrechen (*Ettmüller*, Op. Tom. II. P. II. p. 435. – *Vicat*, a.a.O. – *Forestus*, a.a.O. – *Lorry*, a.a.O. – *Lentilius*, Misc. Nat. Cur. Dec. III. ann. 1 App.). [RAL (161)]

Vor dem Brechen, kalte Hände; nach dem Erbrechen heiße Hände, mit Wallung des Blutes (*Greding*, a.a.O. S. 83.). [RAL (162)]

Erbrechen mit Hitze des Körpers (*Greding*, a.a.O. S. 40.). [RAL (163)]

→ Durst: *Fieber, Frost, Schweiß und Puls*

■ Abdomen

Schmerz in den Hypochondern und in der Brust wegen Mangel an Abgang von Blähungen. [RAL 112]

Bald hie, bald da Schmerz im Unterleibe, als wenn es mit Messern darin schnitte (sogleich). [RAL 113]

Minuten lang ziehend reißender Schmerz tief im Unterbauche, am meisten über dem Schaambeine (n. 1 St.). [RAL 114]

Schneidende Bauchschmerzen (n. 12 St.). [RAL 115]

Ganz in der Frühe (um 4 Uhr), schneidende Bauchschmerzen mit Durchfall. [RAL 116]

Blähungskolik, welche bald hie, bald da die Gedärme und den ganzen Unterleib angreift; je später die Winde abgehen, desto schwieriger gehen sie fort (v. 6 bis 12 St.). [RAL 117]

Die Därme thun wie zerschlagen weh, da sich die Blähungen weigern abzugehen. [RAL 118]

Schmerzlicher Druck in der Blinddarmgegend, wie von einer krampfhaft eingesperrten Blähung (n. 1 St.). [RAL 119]

◊ Auftreibung des Unterleibes (*Reimann*, a.a.O.). [RAL (164)]

Auftreibung des Unterleibes, mit Speichelfluß (*Greding*, a.a.O. S. 82.). [RAL (165)]

Bauchgeschwulst mit Bauchweh und Blähungsabgang (*Greding*, a.a.O. S. 85.). [RAL (166)]

Lautes Kollern im Leibe (*Greding*, a.a.O. S. 50. und 56.). [RAL (167)]

Leibweh mit lautem Kollern (*Greding*, a.a.O. S. 39.). [RAL (168)]

Schmerzloses Knurren im Unterleibe, wie von Blähungen (n. ¾ St.) (*Stapf*, a.a.O.). [RAL (169)]

Im Unterleibe, blähungsartiges Knurren und Kneipen; es gehen auch, jedoch selten und wenige Blähungen ab (*Stapf*, a.a.O.). [RAL (170)]

Blähung-Abgang (n. 7 St.) (*Stapf*, a.a.O.). [RAL (171)]

Kollern im Unterleibe, als wenn er Durchfall hätte, wobei öfters Winde abgehen (n. 6 St.) (*Teuthorn*, a.a.O.). [RAL (172)]

Kardialgie (*Reimann*, a.a.O.). [RAL (173)]

Herzdrücken (*Greding*, a.a.O. S. 71. und 78.). [RAL (174)]

Brennen (incendium) in der Herzgrubengegend (*Muralto*, a.a.O.). [RAL (175)]

Klagt über Magenweh, und ißt und trinkt und schläft doch viel (*Greding*, a.a.O. S. 78.). [RAL (176)]

Magen- und Darmschmerzen (*Lorry*, a.a.O.). [RAL (177)]

Nachmittags, kurz nach dem Essen, Leibkneipen bald unter, bald über dem Nabel, welches beim Sitzen auf eine andre Stelle trat, als es beim Gehen war, und umgekehrt (*Becher*, a.a.O.). [RAL (178)]

Leibweh, Durst und Harnfluß (*Greding*, a.a.O. S. 63.). [RAL (179)]

Nächtliches Bauchweh mit Schlaflosigkeit (*Greding*, a.a.O. S. 54.). [RAL (180)]

Bauchweh in der Nabelgegend (*Greding*, a.a.O. S. 44. und 77.). [RAL (181)]

Bald auf's Essen schneidend stechender Schmerz im Unterbauche (n. 29 St.) (*Franz*, a.a.O.). [RAL (182)]

Schneidende Bauchschmerzen in der Nabelgegend, mit Harnfluß und Durst (*Greding*, a.a.O. S. 70.). [RAL (183)]

Theils stechendes Bauchweh, theils stechende Schmerzen hie und da am Körper, bei einem pfefferartigen Beißen im Halse (*Bergius*, a.a.O.). [RAL (184)]

Den ganzen Morgen hindurch in den Eingeweiden der Schaambeingegend, ein drückender, stumpfer Schmerz, wie von Zerschlagenheit, dabei im linken Schooße ein Gefühl, als sollte da ein Leistenbruch entstehen, am meisten beim Sitzen (*Stapf*, a.a.O.). [RAL (185)]

Ohne bedeutende Spannung des Unterleibes oder Schmerz beim Befühlen, Leibweh um den Nabel herum, wie von Blähungen (n. 6 St.) (*Stapf*, a.a.O.). [RAL (186)]

Kneipen im Unterleibe, wie bei Durchfall, doch ohne Drang zum Stuhle (n. 2 St.) (*Teuthorn*, a.a.O.). [RAL (187)]

Abends im Gehen, ziehend drückendes Bauchweh (*Franz*, a.a.O.). [RAL (188)]

Bauchweh vom Rücken her nach dem Nabel zu (*Greding*, a.a.O. S. 50.). [RAL (189)]

Auf ziehend kneipendes Bauchweh erfolgt eine Blähung und Stuhlgang zähen Kothes, der sich sehr an den Mastdarm anhängt (*Franz*, a.a.O.). [RAL (190)]

Oefteres Gefühl im Unterleibe, als sollte Durchfall kommen, doch ohne Drängen zum Stuhle; nur so eine Weichlichkeit und Kollern im Unterleibe (*Stapf*, a.a.O.). [RAL (191)]

→ Abdomen: *Rektum*

■ Rektum

Häufiger Abgang von Blähungen (die ersten Stunden). [RAL 120]

Die Winde gehen mit Gewalt von oben und unten fort. [RAL 121]

Zucken in den Bauchmuskeln mit nicht unangenehmer Wärme in der Brust (n. ½ St.). [RAL 122]

Vor dem Stuhlgange, eine Empfindung tief im Unterbauche, wie von einer bevorstehenden Ohnmacht. [RAL 123]

Vor dem Stuhlgange ein Winden im Unterleibe und Rücken, und große Mattigkeit vorher, nach dem Stuhlgange kräftiger und leichter. [RAL 124]

Bei der Ausleerung durch Stuhlgang eine Aengstlichkeit, mit Furcht vor einem Schlagflusse. [RAL 125]

Mit Blähungen geht unvermerkt etwas dünner Stuhlgang ab (n. 4, 16 St.). [RAL 126]

Schnelle, öftere weiche Stuhlgänge (die ersten St.). [RAL 127]

Nach dem Mittagsessen gehen Blähungen ab, unvermerkt, mit flüssigem Stuhlgange; dann Durchfall scharfen Kothes mit Stuhlzwang (n. 1 St.). [RAL 128]

Die Excremente sind scharf (n. 12 St.). [RAL 129]

Brennen im After beim Stuhlgange (n. 12 St.). [RAL 130]

Hartleibigkeit, Leibverstopfung wegen Härte und Dicke des Kothes (n. 3, 14 St.). [RAL 131]

Ein Noththun und Nöthigen zum Stuhlgange im Oberbauche, und dennoch erfolgt der Stuhl nur schwierig oder gar nicht, gleichsam wegen einer Unthätigkeit des Mastdarms und als ob er an der wurmförmigen Bewegung der übrigen Därme keinen Theil nähme (n. 4, 15 St.). [RAL 132]

Dumpfes Bauchweh von Auftreibung und Spannung des Unterleibes durch Blähungen, als wenn der Leib verstopft wäre, mit Unruhe. [RAL 133]

Alle Ausleerungen sind unterdrückt[4]. [RAL 134]

Durchfall mit Schmerzen während und nach dem Stuhlgange. [RAL 135]

Anstöße von einem Leistenbruche. [RAL 136]

Bewegung, als wenn ein Bruch sich einklemmen wollte. [RAL 137]

Beim Husten entstehen Stiche, welche aus dem Unterleibe, längs des Saamenstrangs, durch den Bauchring herausfahren (n. 3 St.). [RAL 138]

Pressen gegen den After, mit blinden Hämorrhoiden. [RAL 139]

Blinde Hämorrhoiden (n. 10 St.). [RAL 140]

◊ Früh nach dem Erwachen, im Bette, plötzliches (kneipendes?) Leibweh, und gleich darauf Ausleerungsdrang; er leerte unter dem Leibweh gelbgrünen, breiichten Koth aus, dessen letzter Theil zur Hälfte aus Schleim bestand; auch nach der Ausleerung blieb Drängen, worauf noch etwas fast bloßer Schleim erfolgte; zurück blieb ein Gefühl in den Därmen über den Schaambeinen, als wären sie zerschlagen, und eine wabbliche Empfindung in der Herzgrube (n. 20 St.) (*Stapf*, a. a. O.). [RAL (192)]

Uebermäßige Ausleerungen (*Rödder*, a. a. O.). [RAL (193)]

Sehr häufiger und schmerzhafter Bauchfluß (*Ledelius*, a. a. O.). [RAL (194)]

Oeftere und heftige Durchfallstühle (sogleich) (*Benivenius*, a. a. O.). [RAL (195)]

Allzu weicher Stuhl (*Fr. Hahnemann*). [RAL (196)]

Durchfall (*Lentilius*, a. a. O.). [RAL (197)]

Durchfall, mit starkem Schweiße (*Greding*, a. a. O. S. 56.). [RAL (198)]

Bei öftern Stuhlgängen, Frost und Schauder (*Greding*, a. a. O. S. 60.). [RAL (199)]

Beim Zustuhlegehen ausnehmende Mattigkeit (*Greding*, a. a. O. S. 44.). [RAL (200)]

Er wird blaß im Gesichte beim Stuhlgange (*Greding*, a. a. O. S. 40.). [RAL (201)]

Bei Durchfall, Appetit zum Essen und Trinken (*Greding*, a. a. O. S. 76.). [RAL (202)]

Heftiger, blutiger Durchfall (*Ettmüller*, a. a. O. – *Dessenius*, Composit. medicam. lib. X. p. 422.). [RAL (203)]

Ein durchfälliger Stuhl (n. 12 St.) (*Becher*, a. a. O.). [RAL (204)]

Stuhlgang, dessen erster Theil dick geformt, der folgende aber in dünne gezogenen Striemen, obwohl von gehöriger Festigkeit und Farbe, abgeht (*Stapf*, a. a. O.). [RAL (205)]

Den ersten Tag, Leibverstopfung (*Teuthorn*, a. a. O.). [RAL (206)]

Bei Hartleibigkeit, Harnfluß (*Greding*, a. a. O. S. 28.). [RAL (207)]

Bei Hartleibigkeit, Hitze und Schmerz im Kopfe (*Greding*, a. a. O. S. 44.). [RAL (208)]

Langwierige Leibverstopfung (*Greding*, a. a. O. S. 76.). [RAL (209)]

Bei Ausleerungen, kalter, häufiger Schweiß an der Stirne (*Alberti*, Jurisp. med. T. VI. S. 718.). [RAL (210)]

Ein Brennen im After beim Stuhlgange (*Greding*, a. a. O. S. 36.). [RAL (211)]

(Im After schründender Schmerz) (*Stapf*, a. a. O.). [RAL (212)]

■ Harnwege

Harnbrennen. [RAL 141]

Der wenige Harn ist gelb und trübe schon beim Lassen (n. 24 St.). [RAL 142]

Schärfe des Urins. [RAL 143]

Stich in der Mündung der Harnröhre, nach dem Harnen. [RAL 144]

Kneipender Schmerz in der Harnröhre, außer dem Uriniren. [RAL 145]

Schmerz in der Harnröhre, als wäre sie hinter der Eichel zugeschnürt, mit vergeblichem Harn-

---

[4] Einige Tage hindurch von einer allzu großen Gabe.

drange verbunden, da die Blase leer war (n. 24 St.). [RAL 146]
◊ Drückender Schmerz in der Blase und Brennen beim Harnen (*Greding* a. a. O. S. 55.). [RAL (213)]
Brennen vorne in der Harnröhre während des Urinirens (n. 3 St.) (*Teuthorn,* a. a. O.). [RAL (214)]
Unwillkürliches Harnen (*Greding,* a. a. O. S. 31.). [RAL (215)]
Bei Harnflusse, lautes Kollern im Bauche (*Greding,* a. a. O. S. 51.). [RAL (216)]
Harnfluß (*Kalm,* Nordameric. resa, III. p. 49.). [RAL (217)]
Harnfluß mit starkem Schnupfen (*Greding,* a. a. O. S. 85.). [RAL (218)]

■ Geschlechtsorgane

Wundheit der Vorhaut. [RAL 147]
Ziehender Schmerz in den Hoden. [RAL 148]
Steifigkeiten des männlichen Gliedes. [RAL 149]
Größere Empfindung und Empfindlichkeit der Geschlechtstheile (n. 12, 15 St.). [RAL 150]
Die lang unterdrückte Monatreinigung kommt zum Neumonde wieder. [RAL 151]
Beim Flusse des (sechs Wochen ausgebliebenen) Menstruums, Kopfweh (Reißen?), vorzüglich früh, mit Brecherlichkeit; Abends vermindert sich das Kopfweh. [RAL 152]
◊ Reichliche Monatreinigung (*Greding,* a. a. O. S. 45.). [RAL (219)]
Viele Jahre unterdrückte Monatreinigung erscheint wieder (*Greding,* a. a. O. S. 51. und 80.). [RAL (220)]
Vor der Monatreinigung Nasenbluten (*Greding,* a. a. O. S. 59.). [RAL (221)]
Monatreinigung kommt allzu zeitig, wohl den dreizehnten und neunten Tag wieder (*Greding,* a. a. O.). [RAL (222)]
Blütchen an der rechten Schaamlippe vor der Monatreinigung (*Greding,* a. a. O.). [RAL (223)]
Vor der Monatreinigung (gegen Mittag) Schwindel und (die Nacht) Schweiß (*Greding,* a. a. O. S. 70.). [RAL (224)]
Bei der Monatreinigung, Ohrensausen, Schmerz in allen Gliedern und großer Durst (*Greding,* a. a. O. S. 81.). [RAL (225)]
Gegen das Ende der Monatreinigung, Zähneknirschen und bläuliches Gesicht (*Greding,* a. a. O. S. 61.). [RAL (226)]

■ Atemwege und Brust

Schnupfen (n. 8 St.). [RAL 153]
Katarrh auf der Brust, ohne eigentlichen (unwillkührlichen) Husten; der zähe Schleim muß durch Kotzen herausgebracht werden (n. 8 St.). [RAL 154]
Im Halse ist es scharrig, wie Katarrh. [RAL 155]
Kitzeln ganz unten in den Luftröhrästen zum Husten, mit leichtem Auswurfe (n. 1, 6 St.). [RAL 156]
Trocknes Hüsteln, von einem Kitzel in der untersten Gegend des Brustbeins erregt (sogleich). [RAL 157]
Kitzel ganz unten in den Luftröhrästen zum Husten, ohne Auswurf (n. 24 St.). [RAL 158]
Beim Husten, Beklemmung auf der Brust. [RAL 159]
Bei der geringsten Bewegung, selbst zu Hause, kurzer Athem (eine Art Brustbeklemmung), welcher sich nur verliert, wenn man ganz still und ruhig sitzt. [RAL 160]
Krampfhafte Zusammenschnürung der Kehle, bei verengerter Pupille. [RAL 161]
Anfälle von Zuschnürung der Kehle, Erstickungsanfälle, mit hervorgequollenen Augen (n. $\frac{1}{2}$ St.). [RAL 162]
Es versetzt ihm den Athem. [RAL 163]
Fast ganz verloschener, unmerklicher Athem. [RAL 164]
Krampfhafte Zusammenziehung der Zwischen-Ribbenmuskeln nach der linken Seite zu, die den Athem hemmt (n. 3 St.). [RAL 165]
Schmerzhafte Zusammenschnürung der Brust. [RAL 166]
In der linken Brust wie Klamm zusammenziehender Schmerz, periodisch wiederkehrend (sogleich). [RAL 167]
Viele Beklemmungen auf der Brust, und beim Athemholen ein Schmerz in der Seite, besonders früh beim Aufstehen (n. 5 Tagen.). [RAL 168]
Mehr nach dem Trinken, als nach dem Essen, klemmender Schmerz in der Gegend des Brustbeins. [RAL 169]
Ein drückender Schmerz in der Gegend des Brustbeins nach Essen und Trinken. [RAL 170]
Drücken in der Gegend des Brustbeins (n. 2 St.). [RAL 171]
In Stich sich endigender Druck unter der letzten rechten Ribbe, am schlimmsten beim Athemholen (n. 24 St.). [RAL 172]

Schneidender Schmerz in der Brust (n. 15 St.). [RAL 173]

Schmerz unter den Ribben, vorzüglich beim Ausathmen. [RAL 174]

Einige Anfälle des Tags von stechendem Schmerze in der rechten Brust, der das Athmen unterbricht. [RAL 175]

In der linken Brust, auf einer kleinen Stelle, ein fein stechend klopfender Schmerz (n. 5 St.). [RAL 176]

Höchste Angst, die den Athem benimmt. [RAL 177]

Heftiges Klopfen des Herzens, welches die Ribben hervortreibt; das Herz schlägt sehr hoch hervor und treibt die Hand weg – ohne Schmerz. [RAL 178]

Schwere des Kopfs im Genicke; die Halsmuskeln wollen den Kopf nicht mehr halten. [RAL 179]

Die Muskeln des Genicks sind wie gelähmt. [RAL 180]

Rheumatische Steifigkeit des Genicks, welche, vorzüglich bei der Bewegung, Schwindel hervorbringt. [RAL 181]

Rings um den Hals und an der Brust, ein Feinstechen, wie von Brennnesseln, welches beim Streichen mit der Hand sich lindert (mit Röthe und frieselartigen Erhebungen der Haut, die blos beim Befühlen für die Hand bemerkbar waren). [RAL 182]

Schmerz äußerlich am Halse, als wäre da die Haut wund. [RAL 183]

◇ Es wird ihm in der Nase so trocken und heiß, wie bei Stockschnupfen (n. 6 St.) (*Stapf*, a.a.O.). [RAL (227)]

Starkes, sehr häufiges Niesen (*Muralto*, a.a.O.). [RAL (228)]

Herzklopfen mit Aengstlichkeit und schnellerem, hörbarem Athem (*Becher*, a.a.O.). [RAL (229)]

Brustbeklemmung nach einem Brennen im Halse und einem nagenden Magenschmerze (*Bergius*, a.a.O.). [RAL (230)]

Engbrüstigkeit und erschwertes Athemholen selbst im Sitzen, und zugleich Kopfschmerz (*Becher*, a.a.O.). [RAL (231)]

Engbrüstigkeit: er kann nicht genug Athem einziehen wegen Verengerung der Luftröhre durch zähen, festen Schleim (n. 4½ St.) (*Franz*, a.a.O.). [RAL (232)]

Höchst mühsames und beschwerliches Athemholen (*Benivenius*, a.a.O.). [RAL (233)]

Weiches Drücken auf der Brust, im Stehen, und Brustengigkeit (n. 11½ St.) (*Franz*, a.a.O.). [RAL (234)]

Im Gehen, Brustbeengung und Pressen darin, wie von Vollheit, so daß es ihm an Athem fehlt (*Franz*, a.a.O.). [RAL (235)]

Es versetzt ihm den Athem (*Forest*, a.a.O.). [RAL (236)]

Sie schwebten in der Gefahr des Erstickens, so beengt war ihr Athem (*L. Scholzius* bei *Schenk* lib. VIII. obs. 178.). [RAL (237)]

Zuschnüren der Kehle (*Muralto*, a.a.O. – *Winter*, in Breslauer Sammlung 1724. p. 267.). [RAL (238)]

Erstickendes Zuschnüren der Kehle (*Reimann*, a.a.O. – *Lorry*, a.a.O.). [RAL (239)]

Pulsartiges Drücken, wie mit einer stumpfen Spitze, auf der linken Brustseite, in der Gegend der vierten Ribbe; bei Berührung schmerzte die Stelle wundartig und wie unterköthig (*Franz*, a.a.O.). [RAL (240)]

Anfallsweise Angst am Herzen, welches dann sehr stark schlägt und mit einer Empfindung, als wenn es selbst sehr warm wäre (n. 4 St.) (*Teuthorn*, a.a.O.). [RAL (241)]

Stiche in der rechten Seite (*Greding*, a.a.O. S. 32.). [RAL (242)]

Schmerz in der Seite, mit Schmerzen in der Magengegend (*Greding*, a.a.O. S. 53.). [RAL (243)]

Schmerz in allen Ribben (*Greding*, a.a.O. S. 31.). [RAL (244)]

Schmerz in der Seite, in den Brüsten und den Oberschenkeln (*Greding*, a.a.O. S. 54.). [RAL (245)]

Scharfe, langsame Stiche neben der Brustwarze, die zuletzt jücken (*Franz*, a.a.O.). [RAL (246)]

Schmerz in der linken Brust, dann im Rücken (*Greding*, a.a.O. S. 54.). [RAL (247)]

Oft wiederkehrende Brustschmerzen (*Greding*, a.a.O. S. 44.). [RAL (248)]

Ein schmerzhaftes, taktweises Drücken im obern Theile des Brustbeins (*Becher*, a.a.O.). [RAL (249)]

Greifender Schmerz in der rechten Brust (n. 20 St.) (*Fr. Hahnemann*). [RAL (250)]

Brustschmerz bei trocknem Husten (*Greding*, a.a.O. S. 42.). [RAL (251)]

Bei fast trocknem Husten, Schmerz in der Seite und Kopfweh (*Greding*, a.a.O. S. 85.). [RAL (252)]

Bei Husten, Schmerz in der linken Seite, bei Schwäche und Schwerathmigkeit (*Greding*, a.a.O. S. 35.). [RAL (253)]

Abends, tiefer, hohler Husten von 3, 4 Stößen jedesmal, der aus dem Unterleibe zu kommen schien (*Becher*, a.a.O.). [RAL (254)]

Hohler Husten mit langen Stößen, bei schneidendem Schmerze im Unterleibe (n. 6 St.) (*Becher,* a.a.O.). [RAL (255)]

Kitzel auf der Brust, wie zum Husten, in der Mitte des Brustbeins (n. ½ u. 1 St.) (*Becher,* a.a.O.). [RAL (256)]

Abends, starker Husten, drei Stunden lang, mit Speichelflusse (*Greding,* a.a.O. S. 42.). [RAL (257)]

Die Nacht, heißer, trockner Husten (*Greding,* a.a.O. S. 61.). [RAL (258)]

Die Nacht und früh, starker, trockner Husten (*Greding,* a.a.O. S. 43.). [RAL (259)]

Nach trocknem Husten, öfterer Auswurf (*Greding,* a.a.O. S. 43.). [RAL (260)]

Husten und viel Auswurf, mit Bläue des Gesichts und unwillkürlichem Harnen (*Greding,* a.a.O. S. 85.). [RAL (261)]

■ Rücken und äußerer Hals

Es liegt ihm zwischen den Schulterblättern, auch im Sitzen; beim Wenden wird der Schmerz bedeutend zerrend. [RAL 184]

Bei Bewegung fühlbarer, rheumatischer Schmerz zwischen den Schulterblättern und vom Genick bis zum Kreuze, welcher sich besonders beim Zustuhlegehen hervorthut. [RAL 185]

Heftiger Druck auf den Schulterblättern, als wären sie zerschlagen und zerquetscht. [RAL 186]

Nach dem Aufstehen vom Sitzen, bei der Bewegung, ein lähmiger und Zerschlagenheitsschmerz im Gelenke des Kreuzes und des Kniees. [RAL 187]

Schmerz im Kreuze beim Gehen auf dem Ebenen hin, beim Sitzen nicht (früh). [RAL 188]

Beim Bücken entstand im Kreuze ein Stich, welcher lange fortdauerte. [RAL 189]

Beim Stehen, ein drückender Schmerz im Kreuze. [RAL 190]

◊ Brennen in der Gegend der Schulterblätter (*Gesner,* a.a.O.). [RAL (262)]

Schmerz von den Schulterblättern bis über den ganzen Rücken, bei Harnflusse, Durst und Hartleibigkeit (*Greding,* a.a.O. S. 53.). [RAL (263)]

Nach Rückenschmerzen, Bauchweh in der Nabelgegend (*Greding,* a.a.O. S. 80.). [RAL (264)]

Beim Bücken und Aufrichten, Schmerz im Rücken, drückend schmerzhaft und als wäre er zerbrochen, früh (*Franz,* a.a.O.). [RAL (265)]

Das Rückgrat schmerzt im Gehen und nach demselben ziehend drückend, wie zerschlagen; durch Draufdrücken vergeht dieser Schmerz (n. 11 St.) (*Franz,* a.a.O.). [RAL (266)]

Lendenschmerzen (*Greding,* a.a.O. S. 54.). [RAL (267)]

Lendenweh und gichtartig reißende Schmerzen in den Untergliedmaßen (*Greding,* a.a.O. S. 49.). [RAL (268)]

Beim Bücken sowohl, als Aufrichten schmerzt das Kreuz auf der linken Seite wie zerschlagen (*Franz,* a.a.O.). [RAL (269)]

Absetzende Stiche am Steißbeine, im Stehen, mehr jückend, als stechend (*Franz,* a.a.O.). [RAL (270)]

→ Äußerer Hals: *Gesicht und Sinnesorgane*

■ Extremitäten

Auf der Achsel, ein schneidender Schmerz, wie ein einziger Schnitt. [RAL 191]

Gichtartiger Schmerz in den dreieckigen Muskeln des Oberarms und im Kniee. [RAL 192]

Die Arme sind lähmig schmerzhaft, wie zerschlagen, nur mit Schmerz und Anstrengung kann er sie aufheben und aufrecht erhalten. [RAL 193]

Lähmiger Zerschlagenheitsschmerz des linken Oberarms beim Ausstrecken. [RAL 194]

Gefühl von Kälte der Arme beim Aufheben derselben. [RAL 195]

Empfindung im Arme, als wenn er zu voll und geschwollen wäre. [RAL 196]

Schmerz in der Mitte des linken Vorderarms, als würde der Knochen gedrückt. [RAL 197]

Zittern im Arme, wenn man mit der Hand etwas fasset. [RAL 198]

Zucken in der rechten Handwurzel und weiter nach dem Ellbogen zu. [RAL 199]

(Eine trockne Schwinde auf der Hand zwischen Daumen und Zeigefinger). [RAL 200]

Ein fressendes Jücken auf der innern Seite der Handwurzel (n. 24 St.). [RAL 201]

Kriebeln in den Händen und Fingern. [RAL 202]

Kriebeln in der Hand, als wäre sie eingeschlafen gewesen. [RAL 203]

Aengstlichkeit erregendes Kriebeln in den Fingern. [RAL 204]

Abgestorbenheit, Eingeschlafenheit der Finger (n. 1 St.). [RAL 205]

Die zweite Reihe der Knochenröhren der Finger ist schmerzhaft beim Angreifen (n. 20 St.). [RAL 206]

Rothe, unschmerzhafte Knötchen auf dem Rücken der Finger zwischen dem zweiten und dritten Gelenke (n. 20 St.). [RAL 207]

Spannender Schmerz im Mittelfinger bei der Bewegung (n. 20 St.). [RAL 208]

Schmerz, wie verrenkt, im Daumengelenke. [RAL 209]

Brennend jückender Schmerz im ersten Gliede des kleinen Fingers, als wenn es erfroren wäre. [RAL 210]

Schmerzhafte Lähmung, wie von allzu großer Strapaze, in den Ober- und Untergliedmaßen, bloß bei Bewegung; er kann sich kaum fortschleppen. [RAL 211]

Sehr beschwerliches Gehen, wie eine Lähmung, erst des rechten, dann auch des linken Hüftgelenkes. [RAL 212]

Die Oberschenkel und Hüften wollen zusammenbrechen und thun weh, wie gelähmt. [RAL 213]

Mattigkeit fast blos in den Oberschenkeln und Knieen. [RAL 214]

Schwankender Gang. [RAL 215]

Knarren am Kniee. [RAL 216]

Ein schneidender Schmerz, wie mit einem Messer, am Knie, überhingehend, als ein einziger Schnitt. [RAL 217]

(Stechen im Knie und Fußknöchel) (n. 5 Tagen.). [RAL 218]

In den Knieen zieht's zuweilen im Stehen, Gehen und Sitzen. [RAL 219]

Spannung in den Kniekehlen beim Stehen und Gehen, als wenn sie zu kurz wären. [RAL 220]

Zerschlagenheitsschmerz in den Knieen beim Absteigen der Treppen (n. 4 St.). [RAL 221]

Schmerzhaftes Zucken im rechten Knie. [RAL 222]

Einzelnes, sichtbares, hohes Aufheben des Kniees im Sitzen (Nachmittags), alle viertel und halbe Stunden einmal, ohne Schmerzen; doch erschrak sie jedesmal dabei; Abends nach dem Niederlegen hörte es auf. [RAL 223]

Gleichsam elektrische Erschütterungen, mit drauf folgendem Zerschlagenheitsschmerz im Knie und Ellbogen. [RAL 224]

Schmerzen in den Füßen, besonders den Knieen, wie von großer Ermüdung, als wenn große Steine daran gebunden wären; er muß sie der Erleichterung wegen bald dahin, bald dorthin legen (n. 48 St.). [RAL 225]

Schmerz beim Auftreten gleich unter dem Knie im Knochen, als wäre er zerbrochen gewesen und noch nicht recht haltbar. [RAL 226]

Schwerheitsschmerz der Unterschenkel, wie von Müdigkeit. [RAL 227]

Schmerz in den Waden und dem Schienbein, als wollten sie zusammenbrechen. [RAL 228]

Ein Kriebeln in den Unterschenkeln bis zum Knie; es wimmelt darin schmerzhaft. [RAL 229]

Schwerheitsschmerz der Unterschenkel, als wenn eine Lähmung bevorstände, früh. [RAL 230]

Ein abwärts reißender Schmerz im Schienbeine. [RAL 231]

Klamm in den Waden. [RAL 232]

Schnell schwellen die Füße an und werden nach einigen Stunden wieder dünn. [RAL 233]

Ein schnell hintereinander folgendes Zucken im schwachen Fuße beim Stehen, aber nicht beim Gehen (n. 3 Tagen.). [RAL 234]

Kälte in den Füßen, als wenn kaltes Wasser in ihnen herumliefe, mit Zittern. [RAL 235]

Beim Gehen, ein spannender Schmerz in den Ausstreckesennen der Zehen. [RAL 236]

Ein Brennen im Fußknöchel. [RAL 237]

In der großen Zehe stechende Schmerzen (n. 5 St.). [RAL 238]

Bringt das Podagra wieder hervor. [RAL 239]

Fast brennendes Jücken unten in der linken Ferse, tief darin (n. 2 St.). [RAL 240]

◊ Einzelne Stiche im linken Schultergelenke, selbst in der Ruhe (n. 4 St.) (*Teuthorn,* a.a.O.). [RAL (271)]

In der rechten Achselhöhle, ein leiser, unbeschreiblicher Schmerz (*Stapf,* a.a.O.). [RAL (272)]

Zuckungen in beiden Armen (*Greding,* a.a.O. S. 71.). [RAL (273)]

In der Mitte des linken Oberarmknochens ein herabziehender, aufliegender Schmerz (n. ½ St.) (*Franz,* a.a.O.). [RAL (274)]

Beim Heranbringen des Ellbogens ziehender Schmerz in der Beuge; es deuchet ihm darin geschwollen zu seyn und als könne er sie deshalb nicht vollkommen heranbiegen; dabei zugleich ein Lähmungsgefühl im Arme (n. 15 St.) (*Franz,* a.a.O.). [RAL (275)]

Oben in den Gesäßmuskeln ein klammartiges Ziehen beim Stehen (*Franz,* a.a.O.). [RAL (276)]

Sichtbar pulsirendes Zucken des großen, äußern Oberschenkelmuskels im Sitzen und Stehen; unschmerzhaft hob sich pulsmäßig der äußere große Schenkelmuskel und senkte sich in gleichem Takte, welches nach dem Gehen sogleich wiederkehrte (n. 9 St.) (*Franz,* a.a.O.). [RAL (277)]

In den Muskeln des Oberschenkels rheumatisch ziehender Schmerz im Stehen (n. 3 St.) (*Franz,* a.a.O.). [RAL (278)]

Klammartig drückender Schmerz im Oberschenkel oder in der Wade, wenn er sich beim Stehen

weniger auf diesen Fuß stützet (n. 3½ St.) (*Franz,* a.a.O.). [RAL (279)]
Die Oberschenkel schmerzen beim Sitzen wie zerbrochen (n. 8 St.) (*Franz,* a.a.O.). [RAL (280)]
Im Stehen krampfhaft heranziehender Schmerz von der Kniekehle aus im rechten Oberschenkel heran (n. 12 St.) (*Franz,* a.a.O.). [RAL (281)]
Außen am Kniegelenke eine kalte, schründende Empfindung (*Franz,* a.a.O.). [RAL (282)]
Die Schienbeine brennen ihn Abends, als wenn sie aus einer großen Kälte kämen (n. 14 St.) (*Franz,* a.a.O.). [RAL (283)]
In der Wade beißend jückende und kriebelnde Empfindung im Stehen (n. 4 St.) (*Franz,* a.a.O.). [RAL (284)]
Schmerzhaftes Ziehen quer durch die Gelenke des Unterfußes, im Sitzen (n. 1½ St.) (*Franz,* a.a.O.). [RAL (285)]
Die Fußgelenke schmerzen beim Gehen wie vertreten, wenn er vorher im Sitzen die Unterfüße so weit rückwärts gestreckt hatte, daß sie auf dem Rücken der Zehen zu liegen kamen, Abends (n. 15 St.) (*Franz,* a.a.O.). [RAL (286)]
Kurzstechende Schmerzen an den Zehen des rechten Fußes, beim Stehen, zwei Stunden lang (n. 14 St.) (*Becher,* a.a.O.). [RAL (287)]
Im Sitzen ein heftiger Stich im Hühnerauge des linken Fußes (n. 14 St.) (*Franz,* a.a.O.). [RAL (288)]
Wundheitsschmerz im Hühnerauge, wenn er den Fuß so erhebt, daß er nur auf den Zehen zu stehen kommt, Abends (n. 15 St.) (*Franz,* a.a.O.). [RAL (289)]

▪ Allgemeines und Haut

Fressendes Jücken in der Haut (n. 12 St.). [RAL 241]
Hautausschläge, wie Krätze. [RAL 242]
In einzelnen Stellen (Flecken) zusammengehäufte, schmerzhafte Blütchen. [RAL 243]
Frieselausschlag, welcher, wenn man warm wird, auch bei Tage jückt (blos in der Gegend der Gelenke?); nach dem Kratzen brennen die Stellen, und es fahren Quaddeln auf, wie von Brennnesseln. [RAL 244]
Ein Jücken, der Empfindung nach, in den Knochen drin. [RAL 245]
Schmerz in den muskeligen Theilen des Körpers aus Drücken und Zerschlagenheit zusammengesetzt. [RAL 246]
Empfindung in den Knochen, als wenn sie zerschlagen wären (n. 2 St.). [RAL 247]
Flüchtige Stiche hie und da im Körper. [RAL 248]
Ziehender Schmerz in den Gliedern. [RAL 249]
Beim Starkgehen, ziehender Schmerz in den Gliedern, welcher beim Weitergehen verschwindet. [RAL 250]
Beim Sitzen, reißender Schmerz in den Ausstreckemuskeln. [RAL 251]
(Schmerz in den Gliedern, auf denen man liegt, als wenn das Lager steinhart wäre). [RAL 252]
Drücken am Fußknöchel, als wenn der Knochen unmittelbar berührt und gedrückt würde, augenblicklich (n. 8 Tagen.). [RAL 253]
Steifigkeit der Glieder, vorzüglich Vormittags und nach dem Stehen. [RAL 254]
Eingeschlafenheit der Glieder. [RAL 255]
Schmerz aller Glieder, als wenn sie durch allzu große Ermüdung erschöpft wären. [RAL 256]
Langwierige Schwäche. [RAL 257]
Die freie Luft greift ihn an, wie dem von einer acuten Krankheit Genesenden die freie Luft auffällt und beschwerlich ist. [RAL 258]
Schwitzt leicht bei jeder Bewegung. [RAL 259]
Ermattung, wie von allzu großer Hitze der Luft. [RAL 260]
Ohnmacht. [RAL 261]
Langsame Bewegung des Körpers. [RAL 262]
Schlaffheit der Muskeln. [RAL 263]
Höchste Schwäche[5]. [RAL 264]
An Kräften erschöpft, sinkt er zusammen. [RAL 265]
Lähmungsartiges Sinken der Kräfte. [RAL 266]
Schnelles Sinken aller Kräfte, welches zum Schlafen einladet, Vormittags. [RAL 267]
Mattigkeit in allen Gliedern. [RAL 268]
Hang, sich zu legen. [RAL 269]
Früh, schläfrige Mattigkeit, welche ihn hindert, aus dem Bette aufzustehen. [RAL 270]
◊ Beim Gehen fühlt er eine Unbeholfenheit und Schwere in den Füßen und Knieen (*Stapf,* a.a.O.). [RAL (290)]
Die Arme und Füße sind ihm immer wie eingeschlafen, auch beim Liegen (n. 8 St.) (*Teuthorn,* a.a.O.). [RAL (291)]
Hitze und Kriebeln im ganzen Körper bis in die Spitzen der Finger und Zehen (*Greding,* a.a.O. S. 83.). [RAL (292)]
Ein Jücken auf den Armen und Füßen, als wenn Ausschlag kommen wollte, doch ohne Röthe (n. 2 St.) (*Stapf,* a.a.O.). [RAL (293)]

---
[5] Eisen schien sie aufzuheben.

Abschuppung der Oberhaut (*Smetius,* Misc. med. S. 265.). [RAL (294)]

Brennende Empfindung (*Kalm,* a.a.O.). [RAL (295)]

Ausstreckung (tensio) der Glieder (*Ledelius,* a.a.O.). [RAL (296)]

In den Gliedern krampfhaftes Heranziehen über den Gelenken, bei Bewegung (n. 10, 12 St.) (*Franz,* a.a.O.). [RAL (297)]

Zuckungen in den Gliedern und starker Schweiß; dann Kopfweh, Schwindel und viel Trinken (*Greding,* a.a.O. S. 71.). [RAL (298)]

Krampf, Convulsionen (*Muralto, – Winter, – Rödder, – Ledelius, – Lorry,* a.a.O.). [RAL (299)]

Epileptische Krämpfe[6] (*Lentilius,* a.a.O.). [RAL (300)]

Zittern in allen Gliedern, grausame Herzensangst und Neigung zu Ohnmacht (*Alberti,* Jurispr. med. Tom. VI. S. 718.). [RAL (301)]

Mattigkeit über den ganzen Körper, als wenn er sehr weit gegangen wäre (n. 2 St.) (*Teuthorn,* a.a.O.). [RAL (302)]

Hinfälligkeit und Schwäche des ganzen Körpers, besonders der Arme und Hände, so daß es ihm unmöglich ward, auch ein nicht schweres Buch frei vor sich hin zu halten (*Becher,* a.a.O.). [RAL (303)]

Er kann durchaus nicht aufstehen, acht Stunden lang, sondern muß entweder sitzen oder liegen; steht er auf, so quält ihn eine schreckliche Angst, wobei die Stirne mit kaltem Schweiße bedeckt ist und es ihm übel zum Erbrechen wird (n. 3 St.) (*Teuthorn,* a.a.O.). [RAL (304)]

Beim Liegen schwieg die Mattigkeit nicht, sonst aber alle Beschwerden, und erneuerten sich nur beim Aufstehen; im Sitzen schwiegen sie auch, nur das Kopfweh blieb zugegen (*Teuthorn,* a.a.O.). [RAL (305)]

Höchste Schwäche (*Benivenius, – Smyth, – Vicat,* a.a.O.). [RAL (306)]

Er befürchtet Ohnmacht (*Lorry,* a.a.O.). [RAL (307)]

Ohnmacht (*Forest,* a.a.O.). [RAL (308)]

Schlagfluß (*Dobolewsky,* in Eph. Nat. Cur. Dec. I. ann. 2 S. 279.). [RAL (309)]

Fast verlöschender Puls (*Vicat,* a.a.O.). [RAL (310)]

Unmerklicher Puls (*Rödder,* a.a.O.). [RAL (311)]

Der Puls von gewöhnlicher Zahl, doch ganz schwach und fast unmerkbar (n. 8 St.) (*Becher,* a.a.O.). [RAL (312)]

---

[6] **Allgemeine** Krämpfe scheinen bei der Weißnießwurzel fast nie, als kurz vor dem Tode, sich zu ereignen und ein ihre Unmacht andeutender Antagonism der Natur zu seyn.

■ **Schlaf, Träume und nächtliche Beschwerden**

Schlafbetäubung, wachende Schlummersucht. [RAL 271]

Wachende Schlummersucht; das eine Auge steht offen, das andere ist zu oder halb zu, und er fährt öfters zusammen, als wenn er erschreckte (n. ½ St.). [RAL 272]

(Nach dem Schlafengehen, Abends, bis fast Mitternacht, Aengstlichkeit und, bei wachender Schlummersucht, ziehende Bewegungen im Unterleibe, welche Sausen im Kopfe erregen). [RAL 273]

Schläfrigkeit mit schreckhaftem Zusammenfahren, welches ihn am Schlafe hindert; nachgehends fieberhafte Zufälle. [RAL 274]

Abends, wenn er einschlafen will, Schweiß über und über. [RAL 275]

Früh, etwas Schweiß, vorzüglich im Gesichte; auch am Tage zu Gesichtsschweiße geneigt. [RAL 276]

Abends im Bette, gleich Hitze und Schweiß, doch mehr Hitze. [RAL 277]

Während des Schlafes legt er die Arme über den Kopf (die ersten St.). [RAL 278]

Wimmern im Schlafe. [RAL 279]

Lebhaft ängstliche Träume von Räubern; er wachte mit Schreck auf und glaubte dann noch, daß der Traum wahr wäre. [RAL 280]

Traum, als wenn er heftig gejagt würde. [RAL 281]

(Allzu tiefer Schlaf). [RAL 282]

Gähnen. [RAL 283]

(Nachts, Aufwachen mit vielem frostigen Zittern im rechten Arme). [RAL 284]

◇ Nach dem Mittagschlafe, Gähnen und Dehnen (*Stapf,* a.a.O.). [RAL (313)]

Gähnen, oft so stark, daß ein Brausen in den Ohren davon entstand (*Becher,* a.a.O.). [RAL (314)]

Wiederholtes Gähnen und Dehnen, bei Schwäche und Zerschlagenheit in den Gelenken, als hätte er nicht recht ausgeschlafen (früh) (*Franz,* a.a.O.). [RAL (315)]

Allgemeine Kraftlosigkeit des Körpers, als hätte er nicht ausgeschlafen, bei übrigens lebhaftem Geiste (früh) (*Franz,* a.a.O.). [RAL (316)]

Er konnte wegen allzu großer Lebhaftigkeit des Geistes vor Mitternacht nicht einschlafen, zwei Nächte hintereinander; dabei ein unleidliches Hitzgefühl im Bette (er suchte sich zu entblößen) mit unruhigem Hin- und Herwerfen (*Stapf,* a.a.O.). [RAL (317)]

Er schläft spät ein (*Stapf,* a.a.O.). [RAL (318)]

Langer, ununterbrochener Schlaf (*Greding*, a.a.O. S. 43.). [RAL (319)]

Drei Tage langer Schlaf, selbst während der epileptischen Anfälle[7] (*Greding*, a.a.O. S. 32.). [RAL (320)]

Ruhiger Schlaf, mit Durst und Harnfluß (*Greding*, a.a.O. S. 49.). [RAL (321)]

Er schlief mit halbem Bewußtseyn auf dem Stuhle sitzend ein (*Stapf*, a.a.O.). [RAL (322)]

Unterbrechung des Schlafs durch Angst und Gemüthsverstörung, unter Klagen, daß das Blut in allen Adern, besonders des Kopfs, brenne und Krampf von der Brust nach dem Halse zu steige, bei vorzüglicher Hitze des Kopfs und der Hände; Hitze und Angst verschwanden aber in der freien Luft und es folgte öfteres Gähnen darauf (*Greding*, a.a.O. S. 82.). [RAL (323)]

Undeutliche Träume; früh wacht er ungewöhnlich zeitig auf (*Franz*, a.a.O.). [RAL (324)]

Schreckhafte Träume, und dann Erbrechen sehr zähen, grünen Schleims (*Greding*, a.a.O. S. 45.). [RAL (325)]

Nachts, fürchterlich ängstliche Träume, z.B. ein Hund biß ihn, und er konnte nicht entrinnen (*Becher*, a.a.O.). [RAL (326)]

Nachts, zänkische Träume (*Teuthorn*, a.a.O.). [RAL (327)]

■ Fieber, Frost, Schweiß und Puls

Fieberhafte Bewegungen. [RAL 285]

Der Puls sehr langsam und fast verschwunden (n. 4 und mehren St.). [RAL 286]

Schauder, Grießeln in der Haut, z.B. des Gesichts (n. 2 St.) [RAL 287]

Kalter Schweiß. [RAL 288]

Kälte des ganzen Körpers. [RAL 289]

Fieber[8], mehre Tage wiederkehrend, zuweilen lange Zeit. [RAL 290]

Tägliches Fieber, vor Mitternacht. [RAL 291]

Abends, **Hitze und Röthe im Gesichte** (und Schauder am Körper), auch früh im Bette, Gesichtshitze. [RAL 292]

Im Vorderkopfe und in der Stirne, Hitze, welche in erst warmen, dann anhaltenden kalten Stirnschweiß übergeht. [RAL 293]

Röthe und Hitze des Gesichts mit leisem Fieberschauder. [RAL 294]

Hitze und Röthe im Gesichte und Hitze der Hände, mit sorglosem, nur die nächsten Dinge um ihn herum achtenden Gemüthe, bei Schreckhaftigkeit (n. 1 St.). [RAL 295]

◊ Kälte des ganzen Körpers (*Vicat*, a.a.O.). [RAL (328)]

Kälte und Kältegefühl am ganzen Körper (n. 11 Minuten.) (*Becher*, a.a.O.). [RAL (329)]

Ueberlaufen von Kälte durch den ganzen Körper, bald auf's Einnehmen (*Becher*, a.a.O.). [RAL (330)]

Innere Frostempfindung durchlief ihn vom Kopfe bis in die Fußzehen beider Füße zugleich, mit Durste (gleich nach der Einnahme) (*Becher*, a.a.O.). [RAL (331)]

Frost am ganzen Körper (*Rödder*, a.a.O.). [RAL (332)]

Früh, Frost und Schauder (*Greding*, a.a.O. S. 60.). [RAL (333)]

Beständiges Frostschaudern im Rücken und über die Arme (*Stapf*, a.a.O.). [RAL (334)]

Den ganzen Tag Frost und Schauder und ziehender Schmerz am Halse und im Rücken (*Greding*, a.a.O. S. 87.). [RAL (335)]

Frost in den Gliedern und ziehender Schmerz darin (*Greding*, a.a.O. S. 87.). [RAL (336)]

Früh gleich nach dem Aufstehen, während des Ankleidens, Fieberfrost (*Becher*, a.a.O.). [RAL (337)]

Frost und Hitze von Zeit zu Zeit abwechselnd, dabei Schwindel, immerwährende Aengstlichkeit und Brecherlichkeit (*Greding*, a.a.O. S. 81.). [RAL (338)]

Jählinge Abwechslung von völliger Gesichtsblässe mit Hitze und Röthe des Gesichts (*Greding*, a.a.O. S. 37.). [RAL (339)]

Früh, Fieberfrost und Kälte mit Durst, eine halbe Stunde lang, ohne nachfolgende Hitze, mit Mattigkeit in den Gliedern, vorzüglich den Oberschenkeln (n. 24 St.) (*Becher*, a.a.O.). [RAL (340)]

Viel Durst auf kaltes Getränk (sogleich) (*Fr. Hahnemann*). [RAL (341)]

Nachmittags und Abends, viel Durst (*Becher*, a.a.O.). [RAL (342)]

Hitze und Feuern der Backen mit Röthe derselben, bei verengerten Pupillen und kalten Füßen (n. 10 St.) (*Franz*, a.a.O.). [RAL (343)]

Innere Hitze, und er versagt doch das Getränk (*Grassius*, a.a.O.). [RAL (344)]

Hitze über den ganzen Körper und allgemeiner Schweiß, ohne Durst, mit blassem Gesichte (n. 2 St.) (*Teuthorn*, a.a.O.). [RAL (345)]

Abends, bei langsamem Gehen im Freien, Hitze im Rücken, als sollte Schweiß ausbrechen (*Stapf*, a.a.O.). [RAL (346)]

---

[7] Eines epileptischen Kranken.
[8] Ich habe es zuweilen Abends, zuweilen früh beobachtet.

Schweiß blos an den Händen (*Greding*, a.a.O. S. 45.). [RAL (347)]

Sehr starker Schweiß über den ganzen Körper gegen Morgen (*Fr. Hahnemann*.). [RAL (348)]

Bitterlich riechender Schweiß gegen Morgen (*Fr. Hahnemann*). [RAL (349)]

Kalter Schweiß (*Reimann*, – *Rödder*, a.a.O.). [RAL (350)]

Sobald er vom Sitze aufsteht, kommt kalter Schweiß vor die Stirne (*Teuthorn*, a.a.O.). [RAL (351)]

Kalter Schweiß am ganzen Körper (*Vicat*, a.a.O.). [RAL (352)]

Es bricht kalter Schweiß am ganzen Kopfe und am Rumpfe aus (*Benivenius*, a.a.O.). [RAL (353)]

Saurer Schweiß (*Greding*, a.a.O.). [RAL (354)]

Starker, saurer Schweiß (*Greding*, a.a.O. S. 77.). [RAL (355)]

Unter dem Schweiße, ein Brennen in der Haut (*J. F. Müller*, in *Hufel.* Journ. XII. 1.). [RAL (356)]

Langdauernder Nachtschweiß (*Greding*, a.a.O. S. 51.). [RAL (357)]

Starker, anhaltender Schweiß bei langem Schlafe (*Greding*, a.a.O. S. 58.). [RAL (358)]

Heftiger Schweiß, bei großem Durste und gutem Appetite (*Greding*, a.a.O. S. 80.). [RAL (359)]

Beim Schweiße, ungeheurer Durst (*Greding*, a.a.O. S. 87.). [RAL (360)]

→ Puls: *Allgemeines und Haut*

Verbascum thapsus

Königs-Kerze (Verbascum Thapsus) [RAL VI (1827), S. 105–119]

(Der frisch gepreßte Saft des Krautes, zu Anfange des Blühens, mit gleichen Theilen Weingeist gemischt.)

Wer sollte glauben, daß die bisherige Arzneischule, statt ernsthaft zu erforschen, welche wahren, eigenthümlichen, dynamischen Kräfte diese Pflanze auf das Befinden des Menschen **erfahrungsmäßig** äußere, sich bloß damit begnügt hat, aus dem weichlichen Geruche ihrer Blume und, wenn sie mit den Fingern zerquetscht wird, aus dem Schleimigen ihres Saftes eine erweichende, auflösende, und schmeidigende Arzneikraft derselben im lebenden menschlichen Körper **vermuthungsweise** (fälschlich) anzunehmen und sie so, mit andern, arzneilich unbekannten Kräutern gemischt, in Gurgel-Brühen, Umschlägen und Klystiren blindhin zu solchen Vermuthungs-Zwecken zu gebrauchen?

Beigehende reine Symptome und Krankheits-Zustände, welche durch diese Pflanze im Befinden gesunder Personen zuwege gebracht worden, werden zeigen, wie sehr sich das bisherige Arztthum in seiner leichtsinnigen Vermuthung geirrt, und zu welchen wahren Heilzwecken sie dagegen mit sicherm Erfolge bei natürlichen Krankheits-Zuständen anzuwenden sey, welche den von ihr eigenthümlich erregten Symptomen an Aehnlichkeit entsprechen.

Ein kleiner Theil eines Tropfens von erwähntem Safte ist für den homöopathischen Behuf zur Gabe hinreichend.

Königs-Kerze

■ Gemüt

Aufgeregtheit der Phantasie, vorzüglich zu üppigen Bildern, mehre Tage lang. [RAL 32]
◊ Gleichgültigkeit gegen ihm sonst merkwürdige Dinge (n. 4 St.) (*Th. Moßdorf,* in einem Aufsatze). [RAL (137)]
Sehr große Verdrießlichkeit und mürrisches Wesen, ohne vorhergegangene Veranlassung dazu; dabei dennoch Lust und Trieb zur Arbeit; auch findet er Vergnügen daran, Menschen um sich zu haben und mit ihnen zu sprechen (n. 2½ St.) (*Franz Hartmann,* in einem Aufsatze). [RAL (138)]
Den ganzen Tag, ärgerliches Gemüth, welches sich jedoch gegen Abend etwas erheiterte (*Chr. Fr. Langhammer,* in einem Aufsatze). [RAL (139)]
Den ganzen Tag, zaghaftes Gemüth; alles Bemühen und Hoffen hielt er für fruchtlos (*Ders.* a.a.O.). [RAL (140)]
Uebertriebne Lustigkeit, mit Lachen (n. 24 St.) (*Hartmann,* a.a.O. [RAL (141)]

■ Schwindel, Verstand und Gedächtnis

Zerstreutheit: es drängen sich verschiedenartige Gedanken-Reihen und Phantasien zu (n. 8 Tagen). [RAL 1]
Es ist ihm dumm und wüste vor dem Kopfe, als wenn alles zur Stirne heraus wollte. [RAL 2]
◊ **Schwindel-Anfälle, wenn die linke Backe gedrückt und so der Kopf unterstützt wird** (*W. Groß,* in einem Aufsatze). [RAL (1)]
Plötzlicher Schwindel, wie von einem Drucke mitten auf den ganzen Kopf (*Ders.* a.a.O.). [RAL (2)]
Eingenommenheit des Kopfs (n. 5 St.) (*Moßdorf,* a.a.O.). [RAL (3)]
Vermindertes Gedächtniß: es kostet ihm Mühe, kurz vorher gehabte Ideen zu erneuern (n. 4 St.) (*Ders.* a.a.O.). [RAL (4)]

■ Kopf

In der rechten Schläfe, ein drückender Schmerz (sogleich). [RAL 3]
Dumpf schmerzende Schwere im Kopfe (n. ¾ St.) [RAL 4]
Drückender Kopfschmerz im Wirbel des Hauptes. [RAL 5]
Pressender Schmerz im Hinterkopfe (n. ⅛ St.). [RAL 6]
Drücken in der linken Schläfe von hinten vor. [RAL 7]
Ein Stich im linken Hinterkopfe (n. 1½ St.). [RAL 8]
◊ Heftiger Druck in der ganzen Stirne (*Groß,* a.a.O.). [RAL (5)]
Heftig drückender, aber schnell vorüber gehender Schmerz, nach außen zu, in der ganzen rechten Hirnhälfte, welcher allmälig wieder abnimmt (n. 4 St.) (*Hartmann,* a.a.O.). [RAL (6)]
Immerwährendes Pressen in der Stirne nach außen, vorzüglich zwischen den Augenbrauen (n. 3 St.) (*Ders.* a.a.O.). [RAL (7)]
Heftig drückender Schmerz in der Stirne, nach außen zu, welcher durch Bücken verschwindet (n. 2½ St.) (*Ders.* a.a.O.). [RAL (8)]
Zuckendes Drücken in der linken Hirnhälfte (n. 5 St.) (*Moßdorf,* a.a.O.). [RAL (9)]
Heftiges, betäubendes, tiefes Drücken im rechten Stirnhügel, beim Uebergange von der Kälte in die Wärme (*Groß,* a.a.O.). [RAL (10)]
Betäubender Druck auf die ganze linke Seite des Kopfs und Gesichts (der Backe) (*Ders.* a.a.O.). [RAL (11)]
Drückend betäubendes Kopfweh, was vorzüglich die beiden Stirnseiten ergriff, in jeder Lage (n. ½ St.) (*Langhammer,* a.a.O.). [RAL (12)]
Heftiges Hineindrücken in die linke Seite des Stirnbeins, wie eine Betäubung (*Groß,* a.a.O.). [RAL (13)]
Drückend betäubendes, mehr äußerliches Kopfweh, vorzüglich in der Stirne, in allen Lagen (n. ¾ St.) (*Langhammer,* a.a.O.). [RAL (14)]
Starkes Drücken im rechten Hinterhaupts Hügel (n. 4½ St.) (*Hartmann,* a.a.O.). [RAL (15)]
Reißendes Drücken in der rechten Hirnhälfte (n. 4 St.) (*Ders.* a.a.O.). [RAL (16)]
Mehr drückender, als reißender Schmerz über der linken Augenhöhle (n. 2¼ St.) (*Ders.* a.a.O.). [RAL (17)]
Ein absetzendes Drücken und Pucken neben dem linken Stirnhügel (*Groß,* a.a.O.). [RAL (18)]
Ein langsames Hämmern im linken Stirnhügel (sogleich) (*Ders.* a.a.O.). [RAL (19)]
Empfindung, als würden die beiden Schläfen mit einer Zange zusammengeknippen (*Ders.* a.a.O.). [RAL (20)]
Heftiges, absetzendes, tiefes Stechen hinter dem linken Scheitelbein-Höcker (*Ders.* a.a.O.). [RAL (21)]
Heftiger, langsam entstehender und langsam vergehender Stich im linken Stirnhügel, nach außen zu (n. 2 St.) (*Hartmann,* a.a.O.). [RAL (22)]
Sticheln in der linken Stirnhöhle (n. 5 St.) (*Moßdorf,* a.a.O.). [RAL (23)]

Betäubendes, tief eindringendes Stechen in der rechten Schläfe, während des Essens, durch äußerlichen Druck vermehrt; es zieht sich nach einigen Stunden bis in die obern Zähne dieser Seite, als ein Reißen (*Groß*, a.a.O.). [RAL (24)]

Drückender, sich lang ziehender Stich durch die linke Gehirnhälfte, von hinten nach vorne (n. 2 St.) (*Hartmann*, a.a.O.). [RAL (25)]

Gleich über der rechten Schläfe, scharfe, betäubende Messerstiche (*Groß*, a.a.O.). [RAL (26)]

Tiefe, scharfe, absetzende Stiche zwischen dem linken Stirnhügel und dem Scheitelbein-Höcker (*Ders.* a.a.O.). [RAL (27)]

Absetzende, feine Nadelstiche in der rechten Stirnseite (n. 1¾ St.) (*Langhammer*, a.a.O.). [RAL (28)]

Betäubendes Ziehen im linken Stirnhügel, in der Zugluft (n. 72 St.) (*Groß*, a.a.O.). [RAL (29)]

Brennen und Brickeln in der linken Schläfe (n. 8 Min.) (*Groß*, a.a.O.). [RAL (30)]

Beim Gehen dröhnt es im Kopfe (n. 4½ St.) (*Moßdorf*, a.a.O.). [RAL (31)]

Spannen auf der linken Seite des Scheitels, welches allmälig zum scharfen Drucke wird, wobei zugleich der linke Ast des Unterkiefers gegen den Oberkiefer angedrückt gefühlt wird (*Groß*, a.a.O.). [RAL (32)]

Stechendes Zucken äußerlich erst an der linken Schläfe (n. 1 St.), dann an der rechten, äußerlich (*Moßdorf*, a.a.O.). [RAL (33)]

■ **Gesicht und Sinnesorgane**

Hitze in den Augen und Empfindung von Zusammenziehn der Augenhöhle (n. ½ St.). [RAL 9]

Vor dem rechten Ohre, an der Backe, ein Blüthchen, welches bei Berührung stechend schmerzt (n. 24 St.). [RAL 10]

Reißendes Stechen vorne am linken Ohre, runterwärts (sogleich). [RAL 11]

Ein reißender Stich im linken Ohre (während des Essens) (n. 2 St.). [RAL 12]

Am Halse, neben dem Schildknorpel, ein großer, rother Knoten, welcher beim Aufdrücken schmerzt, 2 bis 3 Tage lang (n. 2 Tagen). [RAL 13]

◊ Erweiterte Pupillen (n. 7½ St.) (*Langhammer*, a.a.O.). [RAL (34)]

Ein Kurzsichtiger ward noch weit kurzsichtiger (trübsichtiger?); er konnte eine Elle weit entfernte Gegenstände vor floriger und wässeriger Trübsichtigkeit kaum erkennen; die Gegenstände schienen beim undeutlich Werden sich zu vergrößern, und überhaupt schien die Tages-Helle abgenommen zu haben, was doch nicht der Fall war (n. 8½ St.) (*Ders.* a.a.O.). [RAL (35)]

Heftiges Drücken auf das rechte Jochbein (n. 36 St.) (*Groß*, a.a.O.). [RAL (36)]

Stumpf drückend stechende Empfindung am linken Jochbogen (n. 2½ St.) (*Hartmann*, a.a.O.). [RAL (37)]

Betäubendes, absetzendes Drücken am obern Rande des linken Jochbeins (*Groß*, a.a.O.). [RAL (38)]

Ein absetzendes, fürchterliches Stechen im linken Jochbeine (*Ders.* a.a.O.). [RAL (39)]

Spannen im linken Jochbeine, im Gelenk-Höcker des Schläfebeins und am Stirnhügel beim Zugange der Luft und in Zugluft (*Ders.* a.a.O.). [RAL (40)]

Stumpfer Druck am Gelenkhöcker des Schläfebeins, durch Zusammenbeißen der Zähne schmerzhaft erhöhet (*Ders.* a.a.O.). [RAL (41)]

An dem stumpfen Drucke im linken Kiefergelenke nimmt der ganze Backen Theil und der Druck wird zu einem betäubenden Spannen (*Groß*, a.a.O.). [RAL (42)]

Empfindung, als wenn man auf das linke Jochbein bis zum Ohre hin heftig drückte, durch Druck mit der Hand verschlimmert, öfters am Tage, Abends vor dem Einschlafen und früh beim Erwachen (*Ders.* a.a.O.). [RAL (43)]

Empfindung, als würden beide Gelenkhöcker der Schläfebeine mit einer Zange gewaltsam gepackt und zusammengeknippen (*Ders.* a.a.O.). [RAL (44)]

Stumpfer Druck am Gelenk-Höcker des Schläfebeins, gleich vor dem linken Ohre (*Ders.* a.a.O.). [RAL (45)]

Schnell entstehender, mit einem starken Stiche sich erhebender Druck hinter dem rechten Ohre, welcher allmälig wieder verschwindet (n. ¾ St.) (*Hartmann*, a.a.O.). [RAL (46)]

Heftiges Reißen im Innern des rechten Ohres (*Groß*, a.a.O.). [RAL (47)]

Schmerzhaftes Reißen und Ziehen im linken Ohre hineinwärts (*Ders.* a.a.O.). [RAL (48)]

Empfindung, als wenn das linke Ohr hinein gezogen würde (*Ders.* a.a.O.). [RAL (49)]

Empfindung, als wenn es ihm vor die Ohren gefallen wäre, erst vor das linke, dann vor das rechte (*Ders.* a.a.O.). [RAL (50)]

Er ist wie taub auf dem linken Ohre (*Ders.* a.a.O.). [RAL (51)]

Beim laut Lesen, Gefühl von Verstopftheit der Nase, des Kehlkopfs und der Ohren, was aber das Gehör nicht erschwerte (n. 8 St.) (*Langhammer,* a.a.O.). [RAL (52)]

Ein drückend klemmender Schmerz auf der rechten Seite des Unterkiefers (n. ½ St.) (*Hartmann,* a.a.O.). [RAL (53)]

Starke Spannung in den Bedeckungen des Kinnes, der Kaumuskeln und des Halses, wobei sich doch die Kinnladen gut bewegen lassen (n. 10 Min.) (*Groß,* a.a.O.). [RAL (54)]

■ Mund und innerer Hals

(Salziges Wasser läuft ihm im Munde zusammen.) [RAL 14]

◊ Reißen in den großen Backzähnen des rechten Unterkiefers (*Ders.* a.a.O.). [RAL (55)]

Absetzendes Reißen in den kleinen Backzähnen des linken Unterkiefers (*Ders.* a.a.O.). [RAL (56)]

Braungelbe, mit zähem Schleim belegte Zunge, ohne übeln Geschmack, gleich nach dem Mittagsessen (*Ders.* a.a.O.). [RAL (57)]

Früh, beim Aufstehn, und Vormittags ist die Zungenwurzel braun, ohne übeln Mundgeschmack (*Ders.* a.a.O.). [RAL (58)]

Braune Zungenwurzel, mit fadem, ekeligem Geschmacke, Vormittags (*Ders.* a.a.O.). [RAL (59)]

Fader Geschmack, einige Zeit nach Tische (*Ders.* a.a.O.). [RAL (60)]

Fader Geschmack, mit widrigem Geruche des Athems, bei braungelb belegter Zunge, früh (n. 96 St.) (*Ders.* a.a.O.). [RAL (61)]

■ Magen

Viel leeres Aufstoßen. [RAL 15]
Schlucksen (n. ½ St.). [RAL 16]
Drücken im Magen. [RAL 17]

◊ Leeres Aufstoßen (sogleich) (*Langhammer,* a.a.O.). [RAL (62)]

Aufschwulken einer geschmacklosen Feuchtigkeit (n. 5 Min.) (*Hartmann,* a.a.O.). [RAL (63)]

Bittres, brecherliches Aufstoßen (sogleich) (*Moßdorf,* a.a.O.). [RAL (64)]

Oefteres Schlucksen (n. 2¼ St.) (*Langhammer,* a.a.O.). [RAL (65)]

Den Tag über, Hunger ohne Appetit; es schmeckt ihm nichts und doch will er essen (*Groß,* a.a.O.). [RAL (66)]

■ Abdomen

Ein reißendes Stechen im Unterleibe, runterwärts. [RAL 18]

◊ Absetzende, stumpfe Nadelstiche links neben dem Schwerdknorpel (*Ders.* a.a.O.). [RAL (67)]

Links neben dem Schwerdknorpel, unter den letzten Ribben, ein absetzendes, betäubendes, fürchterliches Schneiden (*Ders.* a.a.O.). [RAL (68)]

In der linken Seite, wo die Ribben aufhören, ein so heftiger, tiefer, scharfer Stich, daß er zusammenbebt (*Ders.* a.a.O.). [RAL (69)]

In der Gegend unter den rechten Ribben (Hypochondrium), ein stechendes Kneipen (n. ½ St.) (*Hartmann,* a.a.O.). [RAL (70)]

In der Herzgrube, Empfindung einer großen Leere, die sich durch ein Knurren in der Gegend unter den linken Ribben verlor (*Ders.* a.a.O.). [RAL (71)]

Aufgeblasenheit des Unterleibes, und hierauf mehrmaliges Knurren in der Gegend unter den linken Ribben, welches einige Mal ein lautes, starkes Aufstoßen zuwege brachte (n. 4 St.) (*Ders.* a.a.O.). [RAL (72)]

Immerwährendes Knurren und Kollern in der Gegend unter den linken Ribben (n. 5 St.) (*Ders.* a.a.O.). [RAL (73)]

Gluckern im Unterbauche (n. ¼ St.) (*Groß,* a.a.O.). [RAL (74)]

Spitzige, absetzende Stiche links über dem Nabel (*Ders.* a.a.O.). [RAL (75)]

Rechts beim Nabel, absetzende, stumpfe Nadelstiche (*Ders.* a.a.O.). [RAL (76)]

Absetzendes, stumpfes Stechen links unter dem Nabel, durch Vorbeugen des Körpers vermehrt, nach Tische (n. 3 St.) (*Ders.* a.a.O.). [RAL (77)]

Beim tiefen Einathmen und Vorbücken, Stiche wie von vielen Nadeln in der ganzen Nabelgegend bis hinten herum und auch in den Rückenwirbeln (*Ders.* a.a.O.). [RAL (78)]

Empfindliche, tiefe Messerstiche rechts im Unterbauche, über den Schambeinen (*Ders.* a.a.O.). [RAL (79)]

Kneipen im Unterleibe, wie von versetzten Blähungen, in jeder Lage (n. 1¾ St.) (*Langhammer,* a.a.O.). [RAL (80)]

Ein schneidendes Kneipen im ganzen Unterleibe, mit mehrmaligem Aufstoßen (*Hartmann,* a.a.O.). [RAL (81)]

Schneidend kneipendes Leibweh bald hie, bald dort, doch immer nach den Ribben hin steigend, wo es sich festsetzt (n. 3 St.) (*Ders.* a.a.O.). [RAL (82)]

Der bis tief herab sich erstreckende Bauchschmerz bewirkt ein krampfhaftes Zusammenziehn des After-Schließmuskels und einen überhin gehenden Drang zum Stuhle (*Hartmann*, a.a.O.). [RAL (83)]

Schmerzhafter harter Druck, wie von einem Steine auf dem Nabel, durch Vorbiegen des Körpers verschlimmert (*Groß*, a.a.O.). [RAL (84)]

Gefühl, als wären die Gedärme, beim Nabel, am Bauchfelle angewachsen und würden gewaltsam heraus gezogen, was durch äußern Druck vermehrt ward (*Ders.* a.a.O.). [RAL (85)]

Zusammenschnüren des Unterbauchs in der Nabelgegend, zu verschiednen Zeiten (*Ders.* a.a.O.). [RAL (86)]

■ Rektum

Ein weicher Stuhlgang, mit Drängen (n. 3 St.). [RAL 19]
◊ Außenbleiben des Stuhlgangs den ersten Tag (*Moßdorf*, a.a.O.). [RAL (87)]

Es geht wenig Koth in kleinen harten Stückchen ab, wie Schaflorbern, unter Pressen (n. 15 St.) (*Langhammer*, a.a.O.). [RAL (88)]

■ Harnwege

Oefterer Drang zum Harnlassen; der Harn ging in größerer Menge ab (n. 2 St.). [RAL 20]
◊ **Er muß sehr oft und viel Harn lassen** (n. ½ St.), **aber nach 36 Stunden geht ungewöhnlich wenig Harn ab** (*Hartmann*, a.a.O.). [RAL (89)]

Oefteres Drängen zum Harnen, mit wenigem Urinabgange (n. 7 St.) (*Langhammer*, a.a.O.). [RAL (90)]

■ Geschlechtsorgane

Nächtliche Samen-Ergießungen. [RAL 21]
◊ Nächtliche Samen-Ergießung, ohne geile Träume (*Ders.* a.a.O.). [RAL (91)]

■ Atemwege und Brust

Gleich nach dem Niederlegen, Abends im Bette, sogleich ein schmerzliches Spannen über die Brust, mit Stichen in der Gegend des Herzens. [RAL 22]
◊ Beim laut Lesen, Heiserkeit (*Ders.* a.a.O.). [RAL (92)]

Scharfer Druck gleich unter der linken Brustwarze (*Groß*, a.a.O.). [RAL (93)]

Unter der linken Brustwarze mehrmals ein heftiger Stich, beim Einathmen, welcher langsam verschwand, wodurch wieder ein tiefes Einathmen verursacht ward (n. 4 St.) (*Hartmann*, a.a.O.). [RAL (94)]

Drückend stechender Schmerz in der vorletzten falschen Ribbe, wo sie in den Knorpel übergeht, welcher durch Druck von außen schnell verschwindet, aber auch gleich zurückkehrt (*Hartmann*, a.a.O.). [RAL (95)]

In der Gegend des ersten und zweiten Ribben-Knorpels, ein betäubender, beklemmender, Athem versetzender Stich (n. 5 Min.) (*Groß*, a.a.O.). [RAL (96)]

■ Rücken und äußerer Hals

◊ Ein ganz feiner, anhaltender Stich im letzten Rückenwirbel, beim krumm Sitzen (n. ½ St.) (*Hartmann*, a.a.O.). [RAL (97)]

In der Mitte zwischen der rechten Lende und dem Rückgrate, absetzende, tiefe, scharfe Messerstiche, ganz im Innern der Eingeweide (*Groß*, a.a.O.). [RAL (98)]

Scharfe, absetzende Stiche im linken Schulterblatte (*Ders.* a.a.O.). [RAL (99)]

■ Extremitäten

Reißen in der linken Ellbogen-Röhre, runterwärts. [RAL 23]
Jücken am Unterarme (n. ¾ St.). [RAL 24]
Spannender Schmerz in der linken Handwurzel, bei Ruhe und Bewegung (n. 20 Min.). [RAL 25]
Reißendes Stechen in der hohlen Hand. [RAL 26]
Taubheit und Gefühllosigkeit des Daumens.[1] [RAL 27]
Reißen im Unterschenkel, runterwärts. [RAL 28]
◊ Auf der rechten Achsel-Höhe, ein mehr drückender, als reißender Schmerz, welcher durch Bewegung vergeht (n. 5½ St.) (*Hartmann*, a.a.O.). [RAL (100)]

Klammartiger Druck am linken Ellbogen bis in den Vorderarm, in allen Lagen (n. 8½ St.) (*Langhammer*, a.a.O.). [RAL (101)]

Stumpfes Stechen im äußern Knöchel der hohlen Hand (*Groß*, a.a.O.). [RAL (102)]

Einige stumpfe Stiche in dem Gelenke, wo sich der Handwurzel-Knochen des Daumens mit

---

[1] Vom äußern Bestreichen mit dem Safte.

der Speiche vereinigt, wie eine Art (Lähmung, oder) Verstauchung (Ders. a.a.O.). [RAL (103)]

Scharfes Stechen im hintern Gliede des linken Daumens (Ders. a.a.O.). [RAL (104)]

Beim Bewegen der Arme, klammartiger Druck bald auf der rechten, bald auf der linken Mittelhand, welcher in der Ruhe verging (n. 2¼ St.) (Langhammer, a.a.O.). [RAL (105)]

Im dicken Fleische, zwischen dem Mittelhandknochen des rechten Daumens und dem des Zeigefingers, ein heftiges Stechen, wie mit einem stumpfen Messer (Groß, a.a.O.). [RAL (106)]

Jückend kriebelndes Kitzeln an der einen Seite des linken Mittelfingers, zum Kratzen reizend (n. 3¼ St.) (Langhammer, a.a.O.). [RAL (107)]

Im mittelsten Gelenke des Zeigefingers, ein heftiges Picken (absetzendes, stumpfes Stechen) (Groß, a.a.O.). [RAL (108)]

Klammartiger Druck am hintern Gliede des rechten Daumens, welcher bei Bewegung wieder verging (n. 7 St.) (Langhammer, a.a.O.). [RAL (109)]

Lähmungsartiges Ziehen im ganzen linken Zeigefinger (Groß, a.a.O.). [RAL (110)]

Heftig reißender Stich durch den ganzen, kleinen Finger der linken Hand (n. 4 St.) (Hartmann, a.a.O.). [RAL (111)]

Lähmungsartiger Schmerz der Finger der linken Hand, besonders in den Gelenken, die sie mit ihrem Mittelhandknochen verbinden (Groß, a.a.O.). [RAL (112)]

Heftiges, absetzendes, stumpfes Stechen im vordern Gliede des Zeigefingers; bei Bewegung des Fingers zieht sich der Schmerz in das hinterste Gelenk (Ders. a.a.O.). [RAL (113)]

Schmerz an der äußern Seite des Mittelhand-Knochens des rechten und linken kleinen Fingers, wie von einer Quetschung – nur bei Berührung fühlbar (Ders. a.a.O.). [RAL (114)]

Auf dem Rücken der rechten Hand, ein mehr drückender, als reißender Schmerz (n. 1 St.) (Hartmann, a.a.O.). [RAL (115)]

Beim Auf- und Niedersteigen der Treppe, eine sehr große Schwere in den Untergliedmaßen, als wenn ein Gewicht dran hinge (n. 2 St.) (Ders. a.a.O.). [RAL (116)]

Beim Gehn im Freien, schwankender Gang, als wenn die Untergliedmaßen den übrigen Körper vor Schwäche nicht tragen könnten (n. 4 St.) (Langhammer, a.a.O.). [RAL (117)]

Beim übereinander Schlagen des rechten Oberschenkels über den linken, eine Schwäche und Müdigkeits-Empfindung im rechten Unterschenkel-Knochen, die er aber im Gehen nicht fühlt (n. 3½ St.) (Hartmann, a.a.O.). [RAL (118)]

Auf der innern Seite des rechten Oberschenkels, ein lähmungsartiger Schmerz bei angezogenem Beine, in sitzender Stellung – beim Auftreten schmerzhaft (wie Stechen) nach dem Kniee zu (Groß, a.a.O.). [RAL (119)]

Ziehend drückende Empfindung von der Mitte des rechten Oberschenkels bis zum Knie (im Sitzen) (n. 3 St.) (Hartmann, a.a.O.). [RAL (120)]

Beim Gehen im Freien, ein klammartiger Schmerz in den Muskeln des rechten Oberschenkels (n. 4½ St.) (Langhammer, a.a.O.). [RAL (121)]

Ueber dem rechten Knie, ein drückend krampfhafter Schmerz in den Muskeln, beim Sitzen und Stehen (n. ¾ St.) (Hartmann, a.a.O.). [RAL (122)]

Stumpfe Stiche gleich über der linken Kniescheibe, bloß beim Auftreten (n. 24 St.) (Groß, a.a.O.). [RAL (123)]

Die Kniee zittern ihm, wie wenn man einen großen Schreck gehabt hat (n. 2½ St.) (Hartmann, a.a.O.). [RAL (124)]

Plötzlicher Schmerz durch das rechte Knie, im Stehen, Sitzen und Gehen (n. 36 St.) (Ders. a.a.O.). [RAL (125)]

Klammartiger Druck am linken Unterschenkel, nahe beim Fußgelenke (n. 2¼ St.) (Langhammer, a.a.O.). [RAL (126)]

Heftiges, absetzendes, stumpfes Stechen in dem Mittelfuß-Knochen der großen und folgenden Zehe am linken Fuße, in der Ruhe (Groß, a.a.O.). [RAL (127)]

Beim Stehn, ein klammartiger Druck an der rechten Fußsohle, welcher beim Gehen wieder verging (n. 2½ St.) (Langhammer, a.a.O.). [RAL (128)]

- **Allgemeines und Haut**

Dehnen in den Gliedmaßen (n. ½ St.). [RAL 29]

◇ Müdigkeit der Untergliedmaßen (n. 5½ St.) (Moßdorf, a.a.O.). [RAL (129)]

Unlust zur Arbeit (n. 8 St.) (Hartmann, a.a.O.). [RAL (130)]

Trägheit und Schläfrigkeit, früh, nach dem Aufstehn (Groß, a.a.O.). [RAL (131)]

- **Schlaf, Träume und nächtliche Beschwerden**

Schlaf nur bis 4 Uhr früh, voll Träume von Krieg und Leichen, mehre Nächte. [RAL 30]
◇ Oefteres Gähnen und Dehnen, als wenn er nicht ausgeschlafen hätte (n. 2 St.) (*Langhammer*, a.a.O.). [RAL (132)]
Gleich nach Tische kann er sich des Schlafs nicht erwehren, die Augenlider fallen ihm zu (n. 7 St.) (*Moßdorf*, a.a.O.). [RAL (133)]
Unruhiger Nachtschlaf, er warf sich von der einen Seite zu der andern (*Langhammer*, a.a.O.). [RAL (134)]

- **Fieber, Frost, Schweiß und Puls**

Schauder, vorzüglich auf der einen Seite des Körpers, von den Achseln bis auf die Oberschenkel, als wenn kaltes Wasser dran heruntergegossen würde. [RAL 31]
◇ Geringe, vorübergehende Kälte im ganzen Körper, auch äußerlich an den Händen und Füßen fühlbar (*Groß*, a.a.O.). [RAL (135)]
Unersättlicher Durst (n. 2½ St.) (*Hartmann*, a.a.O.). [RAL (136)]

Viola odorata

Märzveilchen (Viola odorata.) **[ACS 8 (1829), Heft 2, S. 182–187]**

[Vorrede und Zusammenstellung der Symptome von Ernst Stapf.]

(Der frischausgepreßte und mit gleichen Theilen Weingeist vermischte Saft der ganzen, im Blühen stehenden Pflanze. –

Kampher hebt antidotarisch die entstandenen Beschwerden auf.

Die mit *Gß.* bezeichneten Symptome sind von Hrn. Dr. **Groß** beobachtet worden.)

■ Gemüt

Traurigkeit, in düstre Schwermuth übergehend. [ACS 70]

■ Schwindel, Verstand und Gedächtnis

Schwindel; es scheint sich alles im Kopfe zu drehen, auch im Sitzen. (*Gß.*) [ACS 1]

Verschwinden der Gedanken auf Augenblicke. (*Gß.*) [ACS 2]

Unzusammenhängende Ideen, von denen eine die andere verdrängt, und deren keine er jedoch zu fassen vermag; doch bleibt seine Urtheilskraft, daß er weiß, wie wenig man ihn verstanden haben würde, wenn er seine Gedanken ausgesprochen hätte; er ist daher still, doch auch meistens unfähig, auch nur ein Wort von seinen Phantasieen auszusprechen. [ACS 3]

Gedankenverwechselung; wenn er einen Gedanken durch Worte ausdrücken wollte, so war dieser gleich weg und ein andrer, fremdartiger fiel ihm dafür ein, und auf den erstern konnte er sich dann nicht wieder besinnen. (*Gß.*) [ACS 4]

Krankheit der Phantasie; es kommen Bilder vor die Phantasie, er strengt sich an, sie zu betrachten und, ehe er es kann, sind sie verschwunden. (n. 8 St.) [ACS 5]

Es entstehen nur immer halbe Ideen, welche bekannt zu seyn scheinen; er will sie an die gehörige Stelle ordnen und kann sie nicht festhalten; er beeifert sich, die andre Hälfte davon zu ergänzen, aber in demselben Augenblicke wird die halbe Idee schon wieder von einer andern unvollkommenen Idee verdrängt und so fort; ein Gedanke jagt den andern, doch sind nur immer halbe Gedanken, die er nicht festhalten, nicht ausdenken kann; die Urtheilskraft aber bleibt, er merkt die fehlerhafte Phantasie, kann sich aber nicht helfen; dabei hat er die Miene des Sinnens und der Niedergeschlagenheit. [ACS 6]

Große Gedächtnißschwäche, 24 Stunden fortdauernd. [ACS 7]

Abneigung vom Reden (Maulfaulheit), Düsterheit und hypochondrische Stimmung mit Gedächtnißschwäche. (n. 1½ St.) [ACS 8]

Gedächtnißschwäche; wenn er beim Lesen zu Ende einer Periode war, hatte er das erste schon wieder vergessen. (*Gß.*) [ACS 9]

Erhöhete Munterkeit, eine halbe Stunde lang (n. 1 St.); dann schweres Nachdenkensvermögen, eine ganze Stunde lang. (n. 1½ St.) [ACS 10]

Vorzüglicher Scharfsinn, welcher lange anhält. [ACS 11]

Besonders starke Gehirnkräftigkeit und Seelenthätigkeit, bei fortwährend schwachem Gedächtnisse mit nachfolgendem Kopfweh. (n. 9 St.) [ACS 12]

■ Kopf

Dumpfer, wüster Kopfschmerz. [ACS 13]

Schwere im ganzen Kopfe, wobei die Nackenmuskeln allzu schwach zu seyn schienen. (*Gß.*) [ACS 14]

Ein Prickeln vom Andrange des Blutes im Vorderkopfe. (n. 11 Minuten.) (*Gß.*) [ACS 15]

Ziehen im linken Stirnhügel. (n. ¼ St.) (*Gß.*) [ACS 16]

Spannung in den Bedeckungen des Hinterhauptes und der Stirne. (n. ¾ St.) (*Gß.*) [ACS 17]

Dumpfes Kopfweh mit einem Augenkampfe, wobei er einen feurigen zitternden Halbkreis vor dem Gesichte sah. [ACS 18]

Spannung, die sich bisweilen bis auf die obere Hälfte des Gesichts, besonders der Nase, von da auf die Stirne und die Schläfe, bis in die Ohren erstreckt und mit einem gleichen Zustande am Hinterhaupte und den Nackenmuskeln abwechselt. (*Gß.*) [ACS 19]

Einige Tage lang anhaltendes Spannen in den Bedeckungen des Hirnschädels am Hinterkopfe, selbst ohne Bewegung, doch mehr beim Vor-

und Zurückbiegen des Kopfs; ein schmerzhaftes Gefühl, welches nöthigt, die Stirnmuskeln oft zu ziehen. [ACS 20]
Heiße Stirne. [ACS 21]

- **Gesicht und Sinnesorgane**

Es zieht ihm die Augen zu. (*S. Hahnemann.*) [ACS 22]
Schläfrigkeit der Augen und Augenlider; sie wollen zufallen. (*Gß.*) [ACS 23]
Trieb die Augenlider zu schließen, ohne Schläfrigkeit des Körpers. (*Gß.*) [ACS 24]
Es ist ihm so dick über den Augen und alles so trübe. (*S. Hahnemann.*) [ACS 25]
Ein klammartiger Krampf in den Augenlidern bis zu den Jochbeingegenden, besonders dem linken. (*Gß.*) [ACS 26]
Schwere der Augenlider, bei gehöriger Munterkeit der Augen selbst, wie zuweilen, wenn man sehr früh aufgestanden ist. (n. 1 1/4 St.) [ACS 27]
Verengerte Pupillen. (n. 1 St.) [ACS 28]
Es ist ihm, als würde jeder der beiden Augäpfel von beiden Seiten zusammengedrückt. (n. 1 1/2 St.) (*Gß.*) [ACS 29]
Hitze und Brennen in den Augen. [ACS 30]
Brennender Schmerz im linken Auge. [ACS 31]
Beim Lesen scheinen die Umrisse der Buchstaben nicht scharf, sondern fließen zusammen. [ACS 32]
Er mußte, um etwas deutlich zu sehen, es noch näher halten, als gewöhnlich (Kurzsichtigkeit) (n. 2 St.) [ACS 33]
Gesichtstäuschung; er sieht, wohin er auch sehe, einen halben Punkt, der dann zu einem zitternden Lichte und immer feuriger wird, am Ende als eine in einem Halbkreise, als ein Zickzack sich schlängelnde Feuererscheinung aussieht, zuletzt aber schwach wird und so allmählig verschwindet; dabei sieht das Weiße im Auge röthlich aus. (n. 8 1/2) [ACS 34]
Scharfes Gesicht, Leichtigkeit im Sehen. (n. 9 St.) [ACS 35]
Spannung unter den Augen. [ACS 36]
Druck an den Jochbeinen. (*Gß.*) [ACS 37]
Heftig ziehendes Drücken von den Jochbeinen nach den Schläfen zu (sogleich.) [ACS 38]
Ziehen und Dehnen im linken Ohre, mehr äußerlich. (*Gß.*) [ACS 39]
Verabscheuung aller Musik, vorzüglich der Geige. [ACS 40]
Rauschen und Klingen vor den Ohren. [ACS 41]

Flüchtige, tiefe Stiche, abwechselnd unter dem Ohre der einen oder der andern Seite, besonders der linken. (*Gß.*) [ACS 42]
Stechen zum linken Ohre hinaus. [ACS 43]
Drückender Schmerz hinter dem linken Ohren äußerlich. [ACS 44]
Taubes Gefühl in der Nasenspitze, wie wenn man drauf geschlagen worden wäre und das Blut herausdränge. [ACS 45]
Reißender Schmerz im linken Unterkiefer zum Ohre heran. [ACS 46]

- **Mund und innerer Hals**

Reißen in den Zähnen des Unterkiefers rechter Seite. (n. 10 Minuten.) (*Gß.*) [ACS 47]
Zuckendes Ziehen in den Halsmuskeln, in der Nähe des Nackens abwärts, Abends, beim Liegen auf der entgegengesetzten Seite. (*S. Hahnemann.*) [ACS 48]
An der Gaumendecke Empfindung, wie von einer schwindenden Wunde, welche allzutrocken ist. (*S. Hahnemann.*) [ACS 49]

- **Rektum**

Zweitägige Leibesverstopfung, er hat Anregung dazu, aber es kömmt nichts. (*S. Hahnemann.*) [ACS 50]

- **Geschlechtsorgane**

Höchst ungewohnte nächtliche Pollutionen, die ihm nicht wohl bekommen; es erfolgte Kopfweh drauf. (*S. Hahnemann.*) [ACS 51]

- **Atemwege und Brust**

Kurzes Athmen. [ACS 52]
Fürchterliche Brustbeklemmung und Engbrüstigkeit mit Brustschmerz, wie von einem aufliegenden Steine. [ACS 53]
Kaum merkbar ist der Athem, er geht schwer aus und ein; beim Ausathmen ist er am schmerzhaftesten, unter großer Bangigkeit, mit starken Herzschlägen untermischt. (n. 8 1/2 St.) [ACS 54]

- **Extremitäten**

Ziehender Schmerz im rechten Ellbogengelenke. [ACS 55]
Drückender Schmerz in der rechten Handwurzel. [ACS 56]

Ziehender Schmerz in der linken Mittelhand auf dem Rücken derselben, gegen die Handwurzel hin. [ACS 57]

Stechen in der Spitze des Mittelfingers. (n. ¼ St.) [ACS 58]

Krampfhafter Schmerz im untern Gelenke des linken Zeigefingers, auch in der Ruhe. (n. 5 Minuten.) (*Gß.*) [ACS 59]

■ Allgemeines und Haut

Ein flüchtiges Brennen bald hie bald da am Körper; es ist, als zöge sichs zusammen auf einer kleinen Stelle und brennte auf, wie in einer kleinen, flüchtigen Flamme, sowohl im Sitzen am Tage, als die Nacht im Liegen. (*S. Hahnemann.*) [ACS 60]

Alle Symptomen waren mild und doch weit deutlicher fühlbar, als bei andern Arzneien; sie waren sich auch gleich in jeder Lage. (*Gß.*) [ACS 61]

Zittern der Glieder. (*Gß.*) [ACS 62]

Erschlaffung aller Muskeln. [ACS 63]

■ Schlaf, Träume und nächtliche Beschwerden

Alle Morgen Gähnen, wovon ihm die Augen voll Wasser treten. (*S. Hahnemann.*) [ACS 64]

Gähnen und Dehnen, ohne Schläfrigkeit. [ACS 65]

Früh nach dem Erwachen im Bette, Zerschlagenheitsschmerz in allen Gelenken des Körpers, der nach dem Aufstehen weggeht. (*S. Hahnemann.*) [ACS 66]

Er liegt, gegen Gewohnheit, die Nacht im Schlafe auf dem Rücken, die linke Hand unter dem Kopfe, und weit seitwärts liegenden, gebogenen Knieen. (*S. Hahnemann.*) [ACS 67]

■ Fieber, Frost, Schweiß und Puls

Fieberschauder. [ACS 68]

Nachtschweiß. (*S. Hahnemann.*) [ACS 69]

Auch der Saamen soll nach **Rajus** und **Paulli** ein starkes harntreibendes Mittel seyn.

Das Riechen an die Blumen bringt bei sehr empfindlichen Personen gleiche Wirkungen hervor als der Saft, innerlich genommen.

Viola tricolor

Freisam-Veilchen. (Viola tricolor. – Jacea)
[ACS 7 (1828), Heft 2, S. 173–186]

[Vorrede und Zusammenstellung der Symptome von Ernst Stapf.]

(Der frisch ausgepreßte Saft des jungen Krautes, mit gleichen Theilen Alkohol gemischt.)

Die mit (*Fz.*) bezeichneten Symptome sind vom Herrn D. Franz, die mit (*Wz.*) vom Herrn D. Wislizenus, und die mit (*Gtn.*) bezeichneten von Herrn S. Gutmann beobachtet worden.

■ Gemüt

Mißgestimmt, still, untheilnehmend. (n. 50 St.) (*Gtn.*) [ACS 167]
Unlust zu jeder geistigen Arbeit. (n. 52 St.) (*Gtn.*) [ACS 168]
Nicht aufgelegt zur Arbeit, am wenigsten zu ernsthafter. (*Gtn.*) [ACS 169]
Traurigkeit über seine häuslichen Verhältnisse. (*Gtn.*) [ACS 170]
In sich gekehrt, muthlos, unzufrieden mit seiner eigenen Arbeit. (n. 26 St.) (*Gtn.*) [ACS 171]
In sich gekehrt, unzufrieden mit sich selbst; Mißtrauen zu sich selbst, besonders auf die Zukunft. (n. 10 St.) (*Gtn.*) [ACS 172]
Stumpfheit des Geistes und so unaufgelegt zu sprechen, daß es ihm fast unmöglich ward; Nachmittags und Abends. (*Gtn.*) [ACS 173]
Mürrische Laune den ganzen Tag; er konnte leicht empfindlich werden und hat wenig Lust zu sprechen. (*Lgh.*) [ACS 174]
Ungehorsam. (*S. Hahnemann.*) [ACS 175]
Den ganzen Tag üble Laune und sehr aufgelegt zu streiten und sich zu zanken. (*Lgh.*) [ACS 176]
Laune, verdrießlich und weinerlich. (*Hahnemann.*) [ACS 177]
Den Tag hindurch üble Laune, Abends aber Heiterkeit und Sprechlust. (*Lgh.*) [ACS 178]
Hastigkeit in allem seinen Thun, wie von einer innern Angst getrieben und doch dabei großes Gefühl von Schwäche und Hinfälligkeit. (*Fz.*) [ACS 179]
Vorzüglich gelassenes Gemüth; er war weniger übelnehmig und konnte nicht leicht aus der Fassung gebracht werden. (Heilwirkung) (*Lgh.*) [ACS 180]

■ Schwindel, Verstand und Gedächtnis

Schwindlicht und taumelnd beim Gehen. (*Gtn.*) [ACS 1]
Wüstheit im ganzen Kopfe und Eingenommenheit. (n. 31 St.) (*Gtn.*) [ACS 2]

■ Kopf

Kopfweh, von der Nasenwurzel bis ins Gehirn, das im Freien verging. (*Hahnemann.*) [ACS 3]
Dumpfer Schmerz im Kopfe und Drücken in der Stirne. (n. 2 St.) (*Gtn.*) [ACS 4]
Sumsen in der Stirn beim Ruhigsitzen. (*Fz.*) [ACS 5]
Drücken in der Stirn und Eingenommenheit des ganzen Kopfs; im Gehen schwappert das ganz Gehirn mit einer Schwere, als wenn ein Stein darauf läge, der nach vorne zu dem Kopf zöge. (n. 11 St.) (*Gtn.*) [ACS 6]
Schwere des Kopfs, als wenn ein Gewicht darauf läge und nach vorne zöge; beim Bücken war der Kopf leichter, beim Aufrichten am schwersten. (n. 12 St.) (*Gtn.*) [ACS 7]
Wellenförmiges Drücken in der Stirn. (*Gtn.*) [ACS 8]
Drückender Schmerz im Gehirn, durch die Stirn nach außen zu. (*Gtn.*) [ACS 9]
Schwere des Kopfs mit Drücken nach der Stirn zu. (*Gtn.*) [ACS 9a]
Drückender Kopfschmerz über das ganze Gehirn gleichförmig. (*Gtn.*) [ACS 10]
Schwere des Kopfs mit Drücken nach der Stirne zu. (*Gtn.*) [ACS 11]
Drückender Kopfschmerz über dem rechten Auge, der beim Dranfühlen vergeht. (*Fz.*) [ACS 12]
Drückender und reißender Kopfschmerz mit Hitze im Gesicht und Durst. (*Fz.*) [ACS 13]
Brennend drückender Schmerz auf der rechten Seite des Scheitels, im Sitzen. (*Fz.*) [ACS 14]
Drücken in den Stirnknochen bei Eingenommenheit des ganzen Kopfs. (n. 2¼ St.) (*Gtn.*) [ACS 15]
Drücken zur rechten Kopfseite heraus. (*Gtn.*) [ACS 16]
Drücken zu beiden Schläfen heraus, (n ¾ St.) (*Gtn.*) [ACS 17]
Brennender Stich in der Stirn, wie äußerlich im Knochen. (*Gtn.*) [ACS 18]
Stumpfer, reißender Stich äußerlich an der linken Schläfe. (n. 52 St.) (*Gtn.*) [ACS 19]

Kopfweh, Stechen im linken Hinterkopfe, Tag und Nacht dauernd. (*S. Hahnemann.*) [ACS 20]

Brennen in der Schläfehaut vor dem rechten Auge. (n. 38 St.) (*Gtn.*) [ACS 21]

Drückender Schmerz an der Schläfe, in der Nähe des linken Auges (n. 8½ St.) (*Gtn.*) [ACS 22]

Brennen auf dem Haarkopfe über der Stirne, (n. 7½ St.) (*Gtn.*) [ACS 23]

Auf der Seite des Scheitelbeins, bloß beim Berühren, Schmerz, als hätte er sich gestoßen. (n. 24 St.) (*Wz.*) [ACS 24]

■ Gesicht und Sinnesorgane

Stechendes Jücken in der linken Augenbraune, das durch Reiben verging (n. 2 St.) (*Gtn.*) [ACS 25]

Verengerung der Pupillen. (n. 2¾ St.) (*Lgh.*) [ACS 26]

Beißende Empfindung im linken Auge, als wenn Schweiß drin wäre. (n. 10 St.) (*Gtn.*) [ACS 27]

Umnebelung der Augen, die Gegenstände erscheinen ihm in einiger Entfernung weit düsterer. (*Fz.*) [ACS 28]

Zusammenpressen der Augenlider, es zog ihm die Augen zu und war ihm schwer sie aufzuthun. (n. 11½ St.) (*Gtn.*) [ACS 29]

Zusinken der Augenlider mit Schläfrigkeit, Nachmittags. (*Gtn.*) [ACS 30]

Jückend schneidendes Stechen im rechten Auge von innen heraus. (n. 4½ St.) (*Gtn.*) [ACS 31]

Spannender Stich im linken Augapfel, anhaltend beim Bewegen. (n. 36 St.) (*Gtn.*) [ACS 32]

Augenbutter in den Augenwinkeln. (n. 3 St.) (*Lgh.*) [ACS 33]

Gefühl unter den obern Augenlidern, als wenn ein harter Körper zwischen ihnen und dem Augapfel läge, 3 Stunden lang. (*Gtn.*) [ACS 34]

Spannendes Ziehen, äußerlich von der linken Stirne an bis in die linken Nackenmuskeln. (n. 1½ St.) (*Gtn.*) [ACS 35]

Krampfhafter Zug in den Nackenmuskeln, der den Kopf jähling rückwärts zog. (n. 2¼ St.) (*Gtn.*) [ACS 36]

Spannendes Stechen in den rechten Hinterhauptmuskeln in der Ruhe, beim Drehen und Biegen des Kopfs anhaltend. (*Gtn.*) [ACS 37]

Beim Sitzen, eine jählinge Gesichtshitze ohne Durst. (n. 12 St.) (*Lgh.*) [ACS 38]

Abends im Bette, Hitze der einen Gesichtsseite, auf der er nicht liegt. (*Wz.*) [ACS 39]

Dicke, harte Haut im Gesichte. (Hufel. Journ. d. pr. A. XI. IV. S. 128. 129. 137.) [ACS 40]

Ausschlag von unerträglichem (brennenden) vorzüglich nächtlichem Jücken, der das ganze Gesicht einnimmt, selbst hinter den Ohren (nur die Augenlider ausgenommen); eine dichte, dicke Kruste, hie und da in Schrunden aufgerissen, woraus ein zäher, gelber Eiter fließt, der zu einer Substanz, wie Harz, verhärtet. (Hufel. Journ. a.a.O.) [ACS 41]

Unter dem linken Jochbeine ein Blüthchen, vor sich ohne Empfindung, bei Berührung aber einfach schmerzend. (n. 10 St.) (*Wz.*) [ACS 42]

Einige Quaddeln auf der linken Backe mit starkem Jücken, was zu heftigem Kratzen nöthigte und nach dem Kratzen gleich wieder kam. (n. 10½ St.) (*Gtn.*) [ACS 43]

Ziehendes Spannen im linken Backen vor dem Ohre. (n. ¾ St.) (*Gtn.*) [ACS 45]

Jückende Nadelstiche hinterm linken Ohre. (*Gtn.*) [ACS 46]

Drücken im Ohr auf das Trommelfell von außen hinein. (*Gtn.*) [ACS 47]

Jückendes Drücken nach der linken Nasenseite. (n. 4 St.) (*Gtn.*) [ACS 48]

Jücken am rechten Nasenflügel, zum Kratzen. (*Gtn.*) [ACS 49]

Ziehend drückender Schmerz vom linken Unterkiefer bis in die rechte Kopfseite. (n. ½ St.) (*Gtn.*) [ACS 49a]

Geschwulst der Halsdrüsen. (Hufel. Journ. a.a.O.) [ACS 50]

■ Mund und innerer Hals

Abends Halsweh. (*S. Hahnemann.*) [ACS 51]

Die Zunge ist weiß. (*Gtn.*) [ACS 52]

Die Zunge ist voll Schleim mit einem bittern Geschmacke; das Essen aber schmeckt richtig. (*Gtn.*) [ACS 53]

Viel Speichel mit Trockenheitsgefühl im Munde. (*Gtn.*) [ACS 54]

■ Magen

Er hat keinen Appetit und keinen Geschmack an Speisen. (*Gtn.*) [ACS 55]

Gleich nach dem Essen, große Hitze über den ganzen Körper, noch größere im Gesichte mit Schweiß desselben, Beklemmung auf der Brust mit großer Angst, welche ihn forttreibt. (*Fz.*) [ACS 56]

Leeres Aufstoßen (n. ½ St.) (*Lgh.*) [ACS 57]

Uebelkeit, Brechwürgen. (*Haase, Diss. de viola tricolor. Erlang. 1782.*) [ACS 58]

Beim Einathmen, ein zusammenziehender Schmerz in der Herzgrube. (n. 10 St.) (*Gtn.*) [ACS 59]

■ Abdomen

Schneiden im Unterleibe, ohne Stuhlgang. (n. 2½ St.) (*Lgh.*) [ACS 60]

Stechendes Schneiden in der linken Unterribbengegend, beim Einathmen, im zusammen gekrümmten Sitzen. (n. 15 St.) (*Wz.*) [ACS 61]

Schneiden durch den Unterleib und Drängen zum Stuhle. (*Fz.*) [ACS 62]

Schneiden im Unterleibe, mit Heulen und Schreien, worüber sie Mittags einschlief; beim Erwachen aber gleicher Leibschmerz; hierauf Abgang vieler Blähungen und Stuhl mit Schleim in großen Stücken. (*S. Hahnemann.*) [ACS 63]

Ein kneipendes Stechen in den Eingeweiden, so daß er beim Gehen still stehen mußte. (n. 7 St.) (*Gtn.*) [ACS 64]

Kneipender Schmerz im ganzen Bauche. (nach 1¼ St.) (*Gtn.*, a.a.O.) [ACS 65]

Nadelstichartiger Schmerz im Oberbauche, beim Ein- und Ausathmen anhaltend. (*Gtn.*) [ACS 66]

Einzelne, ruckweise Stiche vorne im Unterbauche, im Sitzen, die beim Aufstehn verschwinden und eine Brenn-Empfindung zurücklassen. (*Fz.*) [ACS 67]

Blitzschneller Stich in der ganzen rechten Bauch- und Brust-Seite, im Gehen. (*Gtn.*) [ACS 68]

Blähung-Abgang und zugleich Kollern in den Gedärmen (n. 2 St.) (*Gtn.*) [ACS 69]

Brennender Stich in der Haut des Oberbauchs, beim Gehen. (nach 32 St.) (*Gtn.*) [ACS 70]

Jückender Stich in der rechten Bauchhaut, beim Berühren vergehend. (n. 9 St.) (*Gtn.*) [ACS 71]

Stiche äußerlich um den Nabel herum. (n. 3 St.) (*Gtn.*) [ACS 72]

Feine Stiche im linken Schooße beim Sitzen, die beim Aufstehen noch etwas anhielten. (n. 18 St.) (*Gtn.*) [ACS 73]

Kneipendes Laufen im ganzen rechten Becken, im Sitzen. (n. 26 St.) (*Gtn.*) [ACS 74]

■ Rektum

Harter Stuhlgang. (n. 13 St.) (*Gtn.*) [ACS 75]
Weicher Stuhlgang. (n. 24 St.) (*Gtn.*) [ACS 76]
Stuhl wie gehackt. (*S. Hahnemann.*) [ACS 77]
Weicher Stuhlgang mit vorgängigen Blähungen. (*Gtn.*) [ACS 78]
Es treibt ihn mit großer Eile zum Stuhle, der aber gewöhnlich ist. (*Fz.*) [ACS 79]

■ Harnwege

Stich in der Gegend des Schaam-Hügels, rechter Seite. (n. 7 St.) (*Gtn.*) [ACS 80]

Häufiger und starker Harnabgang, weit mehr, als er getrunken hatte, er kann es kaum halten. (*Hahnemann.*) [ACS 81]

Er läßt häufigen Urin, welcher Brennen verursacht. (*Just. Schlegel.*) [ACS 82]

Harnzwang; es drängt, als wenn immer noch mehr Urin kommen sollte. (*Hahnemann.*) [ACS 83]

Sehr oftes Drängen zum Harnen. (Hufel. Journ. a.a.O.) [ACS 84]

Öfteres Drängen zum Harnen, mit viel Urinabgange. (n. 3½ St.) (*Lgh.*) [ACS 84a]

Urin vom Geruche wie Katzenurin. (Althof, in *Murray Appar. med. 1. S. 703* – Hufel. Journ.) [ACS 85]

Sehr stinkender Harn. (Haase, Diss. de Viola tricolore. Erlang. 1782.) [ACS 86]

Sehr trüber Harn. (*S. Hahnemann.*) [ACS 87]

Öfteres Drängen zum Harnen mit auffallend weniger Urin, (nach dem dritten Einnehmen alle Morgen.) (*Lgh.*) [ACS 88]

Wenig Harnabgang. (n. 24 bis 36 St.) (*Lgh.*) [ACS 89]

■ Geschlechtsorgane

Beim Stehen, ein mit Steifheit der Ruthe begleitetes wollüstiges Jücken an der Vorhaut, das zum Kratzen nöthigte. (n. 3½ St.) (*Lgh.*) [ACS 90]

Vorhautgeschwulst. (*S. Hahnemann.*) [ACS 91]

Brennen in der Eichel (sogleich.) (*Gtn.*) [ACS 92]

Drückender Schmerz in der Ruthe, zur Eichel heraus. (n. 2½ St.) (*Gtn.*) [ACS 93]

Früh, beim Erwachen, ein Ruck in dem männlichen Gliede, der es steif zu machen drohte. (*S. Hahnemann.*) [ACS 94]

Jückender Stich im Hodensacke. (n. 5 St.) (*Gtn.*) [ACS 95]

Jücken zwischen dem Hodensacke und dem Oberschenkel, im Sitzen durch Kratzen vergehend. (n. 26 St.) (*Gtn.*) [ACS 96]

Stumpfer Stich in der Harnröhre, außer dem Harnen. (n. 18 St.) (*Gtn.*) [ACS 97]

Jückendes Beißen in der obern Haut der Ruthe. (n. 60 St.) (*Gtn.*) [ACS 98]

Feiner Stich in dem Rücken der Ruthe. (n. 33 St.) (*Gtn.*) [ACS 99]

Früh Steifigkeit der Ruthe. (*Gtn.*) [ACS 100]

Samenerguß mit geilen Träumen. (*Gtn.*) [ACS 101]

Weißfluß der Scheide, Leukorrhöe. (*Just. Schlegel*, in F. H. G. Schlegels Materialien f. Staatsarzneikunde III. Samml. Jen. 1803.) [ACS 102]

■ Atemwege und Brust

Stich in der linken Brust, anhaltend beim Ein- und Ausathmen, beim Gehen. (n. 6½ St.) (*Gtn.*) [ACS 103]

Beklemmendes Stechen in der rechten Seite, beim Gehen. (n. 9 St.) (*Gtn.*) [ACS 104]

Stiche in der Brust, während des Stehens. (n. ¾ St.) (*Gtn.*) [ACS 105]

Stich in der linken Brust an den wahren Ribben. (n. 11½ St.) (*Gtn.*) [ACS 106]

Stumpfer, fortwährender Stich, oben im Brustbeine, beim Ausathmen heftiger. (n. 50 St.) (*Gtn.*) [ACS 107]

Stumpfe Stiche in der rechten Brust, beim Ein- und Ausathmen heftiger. (n. 74 St.) (*Gtn.*) [ACS 108]

Jückendes Stechen in den rechten Brustmuskeln. (n. 35 St.) (*Gtn.*) [ACS 109]

Beklemmungen und Stiche in der Gegend des Herzens, beim Vorbiegen der Brust, im Sitzen. (*Fz.*) [ACS 110]

Im Liegen, Beängstigung des Herzens, in wellenförmig anschlagendem Pochen. (*Fz.*) [ACS 111]

Zucken in den rechten Brustmuskeln. (n. 24 St.) (*Gtn.*) [ACS 112]

Schneidendes Drücken auf der rechten Brustseite, durch Einathmen nicht verstärkt, wohl aber durch Bewegung des Rumpfes und der Arme; vom Aufdrücken schmerzt es, wie zerschlagen. (n. 24 St.) (*Wz.*) [ACS 113]

Drückendes Stechen im Zwerchfelle, anhaltend beim Ein- und Ausathmen. (n. 10 St.) (*Gtn.*) [ACS 114]

■ Rücken und äußerer Hals

Jücken in den Rückenmuskeln, das nach Kratzen verging. (n. ½ St.) (*Gtn.*) [ACS 115]

Im Rückgrate, zwischen den Schulterblättern Klammschmerz, mit Schneiden und Kriebeln auf der Haut. (n. 18 St.) (*Wz.*) [ACS 116]

Kneipendes Zusammenziehen zwischen den Schulterblättern, mit Kältegefühl daselbst. (n. 10 St.) (*Wz.*) [ACS 117]

Jucken im rechten Schulterblatte. (*Gtn.*) [ACS 118]

Stumpfer Stich im linken Schulterblatte. (n. 26 St.) (*Gtn.*) [ACS 119]

Feine Stiche im linken Schultergelenke, beim Bewegen vergehend. (*Gtn.*) [ACS 120]

■ Extremitäten

Dumpfer Stich in der rechten Achselhöhle. (n. 24 St.) (*Gtn.*) [ACS 121]

Schneidende Stiche, nebst Jücken in der Achselgrube. (n. ½ St.) (*Wz.*) [ACS 122]

Feine Stiche in dem linken Ellbogen, in der Ruhe und bei Bewegung anhaltend. (*Gtn.*) [ACS 123]

Beim Gehen, einige zusammende Nadelstiche in den Muskeln des linken Vorderarms bei der Ellenbogenbeuge. (n. 12 St.) (*Lgh.*) [ACS 124]

Am vordern Gelenke des Zeigefingers, ein jückendes Blüthchen. (n. 24 St.) (*Lgh.*) [ACS 125]

Drückende Stiche im linken Ringfinger, blos in der Ruhe, bei Bewegung hörte es auf und kam in der Ruhe wieder. (*Gtn.*) [ACS 126]

Stich in den linken Gesäßmuskeln, beim Liegen. (n. 37 St.) (*Gtn.*) [ACS 127]

Die Oberschenkel sind früh beim Erwachen wie zerschlagen. (*Fz.*) [ACS 128]

Reißendes Glucksen vorn im obern Theile des Oberschenkels, im Sitzen. (n. 2 St.) (*Fz.*) [ACS 129]

Ziehen im rechten Oberschenkel, beim Stehen. (n. 1¾ St.) (*Fz.*) [ACS 130]

Jücken an der innern Oberseite des rechten Oberschenkels. (*Gtn.*) [ACS 131]

Brennendes Stechen in der Haut des linken Oberschenkels. (n. 22 St.) (*Gtn.*) [ACS 132]

Jückender Stich in der rechten Kniescheibe, beim Liegen, der beim Bewegen vergeht und im Sitzen wieder kömmt. (n. 27 St.) (*Gtn.*) [ACS 133]

Jücken vorne über dem linken Kniegelenke. (*Gtn.*) [ACS 134]

Jückender stumpfer Stich im linken Kniegelenke, nicht zum Kratzen nöthigend. (*Gtn.*) [ACS 135]

Gefühl von Muskelzucken in der linken Wade. (n. 2 St.) (*Gtn.*) [ACS 136]

Fippern in der rechten Wade, nach der innern Seite zu. (n. 30 St.) (*Gtn.*) [ACS 137]

Drückender Schmerz zum rechten Schienbeine heraus, anhaltend beim Gehen und Sitzen, beim Stehen heftiger. (n. 1 St.) (*Gtn.*) [ACS 138]

Feine Stiche im rechten Schienbeine, beim Gehen, (n. 36 St). (*Gtn.*) [ACS 139]

Im Gehen, Ziehen längs der Waden und Dickbeine, mit Zusammenknicken der Knie. (*Fz.*) [ACS 140]

Jückendes Stechen im rechten Fuße, hinter dem äußern Knöchel, das beim Bewegen nicht verging. (*Gtn.*) [ACS 141]

In der Ruhe, Reißen unter dem innern Fußknöchel in der Ferse, das beim Bewegen des Fußes vergeht und eine leise Brennempfindung zurückläßt. (*Fz.*) [ACS 142]

Jücken im innern linken Fußknöchel. (n. 12 St.) (*Gtn.*) [ACS 143]

Drückender Schmerz im rechten Unterfuße, besonders im Gelenke, beim Gehen. (*Gtn.*) [ACS 144]

Drückender Schmerz im rechten Fuße, in der Sohle. (n. 2½ St.) (*Gtn.*) [ACS 145]

Drücken in der rechten Fußsohle, beim Sitzen. (n. 4½ St.) (*Gtn.*) [ACS 146]

Spannendes Stechen im rechten Mittelfuße, beim Gehen. (n. 4½ St.) (*Gtn.*) [ACS 147]

Drückendes Brennen in der linken großen Zehe, im Sitzen. (n. 32 St.) (*Gtn.*) [ACS 148]

Jücken im Ballen der rechten großen Zehe, beim Stehen, heftiger beim Sitzen. (*Gtn.*) [ACS 149]

■ **Allgemeines und Haut**

Frieselausschlag über den ganzen Körper von stechend-fressender Empfindung, doch nicht zum Kratzen einladend. (*S. Hahnemann.*) [ACS 150]

Abgespanntheit des ganzen Körpers. (*Gtn.*) [ACS 151]

Öfteres als ob er nicht ausgeschlafen hätte, im Sitzen, Vormittags. (n. 3½ St.) (*Lgh.*) [ACS 152]

■ **Schlaf, Träume und nächtliche Beschwerden**

Schläfrigkeit, zwei Stunden lang, Nachmittags. (*Gtn.*) [ACS 153]

Nachmittags, unaufhaltbare Schläfrigkeit. (n. 11½ St.) (*Lgh.*) [ACS 154]

Verliebte Träume. (*Gtn. – Lgh.*) [ACS 155]

Unruhiger Schlaf. (*Gtn.*) [ACS 156]

Lebhafte Träume. (*Gtn. – Lgh.*) [ACS 157]

Spätes Einschlafen wegen einer Menge Gedanken; früh erwacht er sehr bald, liegt auf einer ganz ungewöhnlichen Seite und kann sich gar nicht völlig ermuntern vor Müdigkeit. (*Fz.*) [ACS 158]

Oefteres Erwachen aus dem Schlafe, wie von Munterkeit. (*Lgh.*) [ACS 159]

Oefteres Aufwachen ohne Ursache. (*Lgh.*) [ACS 160]

Im Schlafe zuckte das Kind mit den Händen, schlug die Daumen ein, bei großer trockner Hitze über den ganzen Körper, mit Gesichtsröthe. (*S. Hahnemann.*) [ACS 161]

■ **Fieber, Frost, Schweiß und Puls**

Vormittags eine Viertelstunde lang Frost, ein kaltes Wehen durch den ganzen Körper, als bliese ihn eine kalte Luft an, bei Düseligkeit des Kopfs, Schwindel und einem leisen Gefühl von Auseinander-Spannen in der Mitte des Gehirns. (n. 1 St.) (*Fz.*) [ACS 162]

In der kühlen, freien Luft friert es ihn sogleich durch und durch. (*Fz.*) [ACS 163]

Puls vermehrt um 10 bis 15 Schläge in der Minute. (*F. Schlegel*), (a.a.O.) [ACS 164]

Schnell vorübergehendes Hitzgefühl, ohne Durst (n. 1 St.) (*Lgh.*) [ACS 165]

Nachtschweiß, zwei Nächte hindurch. (*S. Hahnemann.*) [ACS 166]

Zincum metallicum

Zincum. Zink [CK V (1839), S. 428–488]

Von einem Stücke reinen metallischen Zinkes wird auf einem feinen Abzieh-Steine unter destillirtem Wasser in einer reinen, porcellanenen Schale etwas abgerieben, das zu Boden gesunkene, graue Pulver auf weissem Fliess-Papiere getrocknet und ein Gran davon zur Bereitung der dynamisirten Zink-Präparate angewendet, wie mit andern trocknen Arzneistoffen geschieht, nach der Anleitung zu Ende des ersten Theils der chronischen Krankheiten, doch mit mehreren Schüttelschlägen, als dort angegeben ist.

Wo die dynamisirte Zink-Bereitung homöopathisch passete, hob sie in angemessener Gabe auch folgende, etwa gegenwärtige Beschwerden:

Unlust zur Arbeit und zum Gehen; Todes-Gedanken, als wenn sie sterben müsse; Gedächtniss-Schwäche; Stete Kopf-Befangenheit; Düsterheit; Wundheits-Schmerz im Kopfe; Sumsen im Kopfe; Schmerz des Haarkopfes, wie unterschworen; Kahlköpfigkeit; Trockenheit der Augen; Amaurosis mit verengerten Pupillen; Lähmung und Herabfallen der Augenlider; Ohr-Sausen; Lockerheit der Zähne; Schmerzhaftigkeit der Zähne beim Kauen; Wundschmerzendes Zahnweh; Salziger Geschmack im Munde; Nach Brod-Essen Magen-Drücken mit Uebelkeit; Spannschmerz in den Bauch-Seiten; Leistenbruch; Leib-Verstopfung; Weicher und flüssiger Stuhl; Unwillkürlicher Abgang des Stuhles; Jücken am After; Harn-Verhaltung, wenn er harnen will; Unwillkürliches Harnen beim Gehen; Unaufhaltbarkeit des Harnes beim Husten, Niesen und Gehen; Anhaltende Nacht-Erektionen; Allzuschnelle Samen-Entladung im Beischlafe; Allzufrühe Regel; Schmerzhafte Regel; Bei der Regel, Aufgetriebenheit des Bauches; Weissfluss; – Schnupfen; Husten; Spann-Schmerz im Brustbeine; Herzklopfen; Herzklopfen mit Aengstlichkeit; Unregelmässige, krampfhafte Bewegungen des Herzens; Athem versetzende Herz-Stösse; Athem versetzendes Aussetzen der Herzschläge; Kreuzschmerzen; Rückenschmerzen; Alter Ziehschmerz im Arme; Trockenheits-Gefühl der Hände, früh; Einschlafen der Finger, früh, beim Aufstehen; Steifheit des Fuss-Gelenkes nach Sitzen; Schmerzhafte Frostbeulen an den Füssen; Fühllosigkeit im Körper; Kälte-Gefühl in den Knochen; Ueberbein; Früh, Unausgeschlafenheit, Schläfrigkeit; Schlaf-Bedürfniss nach Tische; Schwärmerischer Nacht-Schlaf; Schreckhafte Träume; Sprechen und Schreien im Schlafe; Neigung zu Schweiss am Tage; Nacht-Schweisse.

Eine allzuheftige Wirkung wird durch Kampher-Auflösung, doch nur auf kurze Zeit gemildert (zuweilen durch Riechen an eine Ignaz-Bereitung), das Riechen an eine Schwefelleber-Bereitung mildert aber am meisten.

Was die Beobachter im zweiten Hefte des sechsten Bandes des **Archives** für homöopathische Heilkunst, die Herren DD. *Franz* (*Frz.*), *Hartmann* (*Htm.*), *Haubold* (*Hbd.*), *Rückert* (*Rkt.*) und *Stapf* (*Stf.*) sowie der Herr Regierungs-Rath, Freiherr *von Gersdorff* (*Gff.*) an eigenthümlichen Symptomen des Zinks lieferten, habe ich zu meinen, sowie zu den Beobachtungen eines jungen Gelehrten aus der Schweiz, *Lesquereur* (*Lqr.*), denen der Herren DD. *Schweikert* (*Sw.*), *Rummel* (*Rl.*), *Hartlaub* (*Htb.*) und den neuern eben des um Beförderung der homöopathischen Heilkunst so verdienten Herrn Regierungsrathes, Dr. Freiherrn *von Gersdorff*, hinzugefügt. Die mit (*Ng.*) bezeichneten Symptome sind von dem bekannten Ungenannten in der reinen Arzneimittellehre der DD. *Hartlaub* und *Trinks*.

Zincum

■ **Gemüt**

Niedergeschlagen und traurig (*Ng.*). [CK 1]
Mürrisch, ärgerlich und verdrossen, Nachmittags (*Ng.*). [CK 2]
Mürrisch und ärgerlich Abends, doch gut aufgelegt (*Ng.*). [CK 3]
Verdriessliche, schweigsame Laune, besonders Abends (*Gff.*). [CK 4]
Höchst trübe und mürrisch (*Hbd.*). [CK 5]
Sie sieht ganz mürrisch, finster und zerstört aus, auch früh (*Ng.*). [CK 6]
Mürrisch, früh (d. 8. T.). [CK 7]
Missmüthig (*Sw.*). [CK 8]
Missmüthig und traurig (d. 2. T.). [CK 9]
Unüberwindliche Traurigkeit (*Lqr.*). [CK 10]
Angst vor Dieben oder grässlichen Gestalten, im Wachen, wie in fieberhafter Phantasie. [CK 11]
Bang und weinerlich, was sich Abends verliert (*Ng.*). [CK 12]
Bangigkeit und Langeweile; sie sucht Gesellschaft (*Ng.*). [CK 13]
Verzagtheit. [CK 14]
Ruhige Sterbe-Gedanken, Nachmittags, bei Ermattung. [CK 15]
Hypochondrische Stimmung, drei Stunden nach dem Mittag-Essen, bei Druck unter den kurzen Ribben, besonders rechter Seite, bei Abneigung vor Arbeit und Unbehaglichkeit des ganzen Körpers, doch ohne Spur von Blähungen oder Magen-Ueberladung (n. 5 T.). [CK 16]
Schlaffe Gemüths-Stimmung (n. 6 T.). [CK 17]
Gleichgültig (n. 13 T.). [CK 18]
Scheu vor Beschäftigung, Arbeits-Unlust. [CK 19]
Aergerlich und ängstlich. [CK 20]
Verdriesslich, mürrisch, mehrere Tage, zu innerem Groll und Aerger geneigt; er ist meist still und es verdriesst ihn, wenn er ein Wort sprechen soll (*Frz.*). [CK 21]
Wimmern vor Aergerlichkeit, ohne äussere Veranlassung, bei Druckschmerz im Oberkopfe. [CK 22]
Leicht zu erzürnen (auch *Ng.*). [CK 23]
Leicht zu Zorn erregbar, doch ruhig. [CK 24]
Leicht zu Zorn geneigt und sehr angegriffen davon (*Gff.*). [CK 25]
Er wünscht Jemanden zu haben, an dem er seinen (durch Nichts gereizten) Zorn thätlich auslassen könne (*Lqr.*). [CK 26]
Reizbar, schreckhaft. [CK 27]
Leicht zu reizendes, grämliches Gemüth; das Sprechen Anderer, so wie jedes Geräusch ist ihm unerträglich (*Gff.*). [CK 28]
Grosse Empfindlichkeit für Geräusch. [CK 29]
Jede kleine Gemüths-Aufregung erregt ein inneres Zittern (*Gff.*). [CK 30]
Nach einer kleinen Gemüths-Aufregung, langdauerndes Zittern, wie von Frost (*Gff.*). [CK 31]
Aufgeregte Einbildungs-Kraft (d. 1. T.) (*Lqr.*). [CK 32]
Vieles Reden Anderer, selbst ihm lieber Personen, greift seine Nerven an und macht ihn mürrisch und ungeduldig (*Gff.*). [CK 33]
Sehr ungeduldig, doch ohne üble Laune (*Lqr.*). [CK 34]
Unruhige, unstäte Stimmung (n. 2 T.). [CK 35]
Sehr veränderliche Laune; zu Mittag Traurigkeit, Melancholie; Abends Zufriedenheit und Frohsinn (d. 2. 3. T.) (*Lqr.*). [CK 36]
Abwechselnd reizbar, schreckhaft, zornig, verzagt, schwermüthig. [CK 37]
Mittags reizbar, ärgerlich, schreckhaft; Abends weniger. [CK 38]
Sehr fröhlich zuweilen (*Lqr.*). [CK 39]
Er kann über eine Kleinigkeit öfters sehr lachen, doch sich auch eben so leicht ärgern. [CK 40]
Anwandlung von grosser Redseligkeit (*Gff.*). [CK 41]
Sehr heitere, aufgeregte Stimmung, besonders gegen Abend (*Gff.*). [CK 42]
Verstimmt und träge die ersten Tage; die späteren lebhaft und heiterer. [CK 43]
Heiter und aufgeräumt (*Hbd.*). [CK 44]
Gut aufgelegt und gesprächig (*Ng.*). [CK 45]
Unfähigkeit zu aller Arbeit (nach dem Erbrechen), am wohlsten ist ihm beim Liegen mit geschlossenen Augen (*Ng.*). [CK 46]
Phantasie-Täuschung beim Niederhalten des Kopfes, als habe sie einen grossen Kopf, der sie hinderte, darüber hinweg zu sehen (*Ng.*). [CK 47]

■ **Schwindel, Verstand und Gedächtnis**

Unzusammenhängende Ideen (n. 16 T.). [CK 48]
Schwere Fassungs-Kraft und schwere Gedanken-Verbindung. [CK 49]
Gedankenlosigkeit und Schlummer-Zustand des Geistes. [CK 50]
Vergessenheit des am Tage verrichteten. [CK 51]
Grosse Vergesslichkeit. [CK 52]
Düselig, wüste und schwer im Kopfe, wie nicht ausgeschlafen, früh (*Ng.*). [CK 53]

Schwere des Kopfes, als sollte er herabfallen (*Ng.*). [CK 54]

Schwäche-Gefühl im Kopfe, besonders auf den Augen (n. 2, 4 u. mehreren Tagen) (*Lqr.*). [CK 55]

Grosse Eingenommenheit des Kopfes, nach Tische (n. 7 St.) (*Frz.*). [CK 56]

Eingenommenheit und empfindliche Schwere des Hinterhauptes (n. ¼ St.) (*Htm.*). [CK 57]

Betäubt und schwindelig, Mittags. [CK 58]

Schwindelartige Betäubung in kurzen Anfällen mit Schwarzwerden vor den Augen und allgemeiner Schwäche, besonders Nachmittags und Abends, mehrere Tage (n. 11 T.) (*Lqr.*). [CK 59]

Schwindel im Sitzen und Stehen, der im Gehen sich verliert. [CK 60]

Schwindel mit Schwäche im Kopfe und Bauche, dass sie sich legen musste (n. 3 T.). [CK 61]

Schwindel im ganzen Gehirne, besonders im Hinterhaupte, als müsse er umfallen, ohne Bezug auf die Augen; im Stehen (n. 1, 2, 4 St.) (*Frz.*). [CK 62]

Schwindelhaftes Ziehen tief in der rechten Hinterhaupt-Seite, im Sitzen (*Frz.*). [CK 63]

Schwindel im Hinterhaupte, im Gehen, als solle er auf die linke Seite fallen (sogleich) (*Frz.*). [CK 64]

Starker Schwindel beim Sitzen im Bette, als wenn das Bett immer hin und her schwankte (n. 7 T.). [CK 65]

Schwindel, früh, beim Erwachen, als bewege sich der Kopf auf und nieder, und eben so schwankten die seiner Phantasie vorschwebenden Bilder; Alles im halben Bewusstseyn (*Rl.*). [CK 66]

Schwindel, als solle er vom Schlage getroffen werden, mit Angst vor Hinstürzen. [CK 67]

Schwindelartige Uebelkeits-Mattigkeit bei etwas langem Aufbleiben, Abends, gleich wie vom Rauchen eines allzustarken Tabaks (*Rl.*). [CK 68]

Schwindel im Hinterhaupte, Abends, im Sitzen, beim (gewohnten) Tabakrauchen, mit Stuhldrang (*Frz.*). [CK 69]

Heftiger Schwindel nach Aufrichten vom Bücken, als wenn Alles um sie herumginge, mit Summen im Kopfe, auch früh (*Ng.*). [CK 70]

- **Kopf**

Kopfweh nach dem Mittag-Essen, in der Gegend des linken Stirnhügels (*Frz.*). [CK 71]

Kopfschmerzen, Nachts (*Lqr.*). [CK 72]

Heftiger Kopf-, Leib- und Augenschmerz, Abends, beim Niederlegen (*Lqr.*). [CK 73]

Heftiger Kopfschmerz, durch kalt Waschen gemindert (*Ng.*). [CK 74]

Heftige Kopf- und Augenschmerzen nach Trinken eines Glases (gewohnten) Weines (*Lqr.*). [CK 75]

Dumpfer Schmerz in der Stirne, mit ungewöhnlicher Ungeduld (*Lqr.*). [CK 76]

Dumpfer Schmerz in der linken Kopf-Hälfte (*Lqr.*). [CK 77]

Schmerz, wie von Zerrissenheit des ganzen Gehirnes. [CK 78]

Zerschlagenheits-Schmerz im Hinterhaupte (*Ng.*). [CK 79]

Betäubender Kopfschmerz; er muss sich legen (n. 4 T.). [CK 80]

Betäubender Kopfschmerz, den ganzen Morgen, wie von Kohlendampf (n. 10 T.) (*Lqr.*). [CK 81]

Drücken im Kopfe, mit Dummlichkeit (n. 5 T.). [CK 82]

Drücken in der Stirn, mit Eingenommenheit, die das Denken erschwert (*Gff.*). [CK 83]

Drücken im Vorderhaupte mit Eingenommenheit. Mittags und Abends (*Gff.*). [CK 84]

Drückendes Kopfweh im rechten Stirnhügel (*Frz.*). [CK 85]

Drückendes Kopfweh in der Stirn, mit allgemeiner Eingenommenheit des Kopfes, Schläfrigkeit und Augenweh, Vormittags (*Gff.*). [CK 86]

Drückender Kopfschmerz in der Stirn, alle Morgen (n. 7 T.). [CK 87]

Heftiges Drücken auf einer kleinen Stelle in der Mitte der Stirn in kurzen Absätzen (*Gff.*). [CK 88]

Drückender Kopfschmerz in der Stirn, oft (*Lqr.*). [CK 89]

Drückendes Kopfweh in der Stirn, scharf drückend, früh, beim Erwachen, was später zu einem blossen Drucke in den Schläfen wird (*Rl.*). [CK 90]

Drücken im Vorderhaupte, mit Eingenommenheit, bis in die Augen, nach dem Mittag-Essen (*Gff.*). [CK 91]

Drückender Schmerz im Vorderkopfe, am ärgsten in beiden Schläfen (*Htm.*). [CK 92]

Druck in der linken Schläfe (*Htm.*). [CK 93]

Druck in der rechten Schläfe, schnell hineinfahrend (*Htm.*). [CK 94]

Drücken immerwährend, bald in den Schläfen, bald im Hinterhaupte (*Htm.*). [CK 95]

Drücken und Pressen, anhaltend, in beiden Schläfen (*Htm.*). [CK 96]

Drücken in der rechten Hinterhaupt-Seite (*Gff.*). [CK 97]

Druck im Hinterhaupte, mehrere Stunden, nach Gehen im Freien. [CK 98]

Scharfes Drücken an einer kleinen Stelle der Stirn, Abends (*Sw.*). [CK 99]
Ein stumpf stechender Druck auf einer kleinen Stelle des Hinterhauptes (*Gff.*). [CK 100]
Scharfer, klemmender Druck in der linken Schläfe (*Gff.*). [CK 101]
Klammartiges, stumpfes Drücken in beide Schläfen hinein (*Htb.*). [CK 102]
Zusammenschraubender Schmerz, öfters, auf beiden Kopf-Seiten, Abends (*Ng.*). [CK 103]
Zwängen an der rechten Kopf-Seite, pulsirend, drückend und fast nicht zum Aushalten (*Ng.*). [CK 104]
Auseinanderpressender Schmerz in der rechten Hinterhaupt-Seite (*Htm.*). [CK 105]
Schmerzliches Auseinanderdrücken in der linken Hinterhaupt-Seite, dicht an den Halswirbeln (*Htm.*). [CK 106]
Ziehen in der linken Hinterhaupt-Seite (*Gff.*). [CK 107]
Ziehen und Klopfen in der Stirn (*Ng.*). [CK 108]
Ziehen im Hinterhaupte, mit Nagen in der Stirn, wie von Würmern (*Ng.*). [CK 109]
Ziehen und Stechen in der Stirn, mit Schmerz, als wäre der Scheitel gespalten (*Ng.*). [CK 110]
Reissen in der rechten Schläfe (*Ng.*). [CK 111]
Reissender Schmerz und Krabbeln, vorn in der Stirn, beim Abend-Essen (*Ng.*). [CK 112]
Reissen in der rechten Schläfe, oder auch dicht über derselben (*Gff.*). [CK 113]
Reissen in den Schläfen, nach dem Mittag-Essen, mit Stichen im rechten Ohre (n. 2 T.) (*Frz.*). [CK 114]
Reissen in der rechten Kopf-Hälfte (d. 2. u. 8. T.) (*Gff.*). [CK 115]
Reissen in der rechten Kopf-Seite und in den Zähnen, Nachmittags (n. 16 T.). [CK 116]
Reissen in der vordern linken Kopf-Hälfte, über der Stirn (*Gff.*). [CK 117]
Reissen im obern Theile des Kopfes und über der Stirn (*Gff.*). [CK 118]
Reissen vorn in der Stirn (d. 4. T.) (*Gff.*). [CK 119]
Reissen im linken Stirnhügel (*Gff.*). [CK 120]
Reissen im rechten Stirnhügel, bis in die Augenhöhle und das obere Augenlid (*Gff.*). [CK 121]
Reissen in der Stirn, argen Schmerzes (*Ng.*). [CK 122]
Reissen hinter dem Wirbel des Kopfes (d. 9. T.) (*Gff.*). [CK 123]
Reissen im linken und rechten Hinterhaupte (d. 3. u. 4. T.) (*Gff.*). [CK 124]
Reissen im Hinterhaupte, rechts, mit stumpfen Stichen oben auf dem Kopfe (*Gff.*). [CK 125]

Reissen in der rechten Hinterhaupt-Seite beim Lachen (*Ng.*). [CK 126]
Scharfes Reissen im Scheitel und im linken Seitenbeine (*Gff.*). [CK 127]
Flüchtiges Reissen in beiden Schläfen (*Gff.*). [CK 128]
Ein klemmendes Reissen in der rechten und linken Schläfe, zu verschiedenen Zeiten (*Gff.*). [CK 129]
Ein drückendes Reissen rechts neben dem Wirbel (n. 3 T.) (*Gff.*). [CK 130]
Ein drückendes Reissen im linken Stirnhügel, nach dem Mittag-Essen (*Frz.*). [CK 131]
Ein ziehendes Reissen in der linken Kopf-Hälfte (*Gff.*). [CK 132]
Ein ziehend drückendes Reissen oben auf dem Kopfe und noch mehr in der Stirn, in häufigen flüchtigen Anfällen (*Gff.*). [CK 133]
Ein zuckendes Reissen oben über der linken Schläfe (*Gff.*). [CK 134]
Ein stechendes Reissen in der Stirn, mit grossem, vergeblichem Niese-Reize; gegen Mittag (*Lqr.*). [CK 135]
Ein stechendes Reissen in den Schläfen (*Lqr.*). [CK 136]
Reissen und Stechen in der rechten Kopf-Seite, nach dem Mittag-Essen (*Ng.*). [CK 137]
Scharf reissendes Stechen in der linken Stirnhaut über der Augenbraue (*Gff.*). [CK 138]
Stechen in der Stirn, mit einem Risse darin, als sollte der Kopf zerspringen (*Ng.*). [CK 139]
Stechen und Reissen im Kopfe, und Schneiden im Bauche, mit Gähnen, bei und nach dem Mittag-Essen (*Ng.*). [CK 140]
Stiche in der linken Schläfe, wie von Nadeln (*Frz.*). [CK 141]
Stumpfe Stiche, von Zeit zu Zeit, in der rechten Schläfe (n. etl. St.) (*Frz.*). [CK 142]
Feine, brennende Stiche in der Mitte des Scheitels (*Sw.*). [CK 143]
Ein bohrender, stumpfer Stich gerade über dem rechten Stirnhügel (d. 9. T.) (*Gff.*). [CK 144]
Bohrender Schmerz in der rechten Kopf-Seite, mehr am Hinterhaupte, Abends (*Ng.*). [CK 145]
Bohren in das linke Seitenbein hinein (*Ng.*). [CK 146]
Bohren im rechten Seitenbeine, mit Gefühl von Zersprengen, Abends, im Stehen (*Ng.*). [CK 147]
Aeusserst schmerzhaftes, drückendes Bohren und Pressen in der rechten Kopf-Seite (d. 19. T.) (*Ng.*). [CK 148]

Ein drückendes, ziehendes Bohren in der linken Kopf-Seite. nach dem Mittag-Essen (*Ng.*). [CK 149]

Klopfender Schmerz in der rechten Kopf-Seite, Abends. [CK 150]

Klopfen und Reissen im Vorderkopfe, nach dem Mittag-Essen (*Ng.*). [CK 151]

Arges Klopfen und Reissen im ganzen Kopfe, besonders in der rechten Stirn-Gegend, von früh, bis Abends nach dem Niederlegen (*Ng.*). [CK 152]

Schmerzhaftes Toben, wie Wellen-Anschlagen, mit Hitze-Gefühl auf einer Stelle des rechten Hinterhauptes, bis über den Scheitel, Abends (*Ng.*). [CK 153]

Schmerzhaftes Toben bald hier, bald da im Kopfe (*Ng.*). [CK 154]

Dröhnen und Tönen im Kopfe bei starkem Sprechen. [CK 155]

Gefühl in den Stirnhöhlen, als dränge die freie Luft allzuempfindlich da ein. [CK 156]

Hitze-Gefühl im Kopfe, mit Gesichts-Röthe (*Ng.*). [CK 157]

Hitze im Kopfe, Abends, mit Röthe und erhöhter Wärme der Wangen (*Ng.*). [CK 158]

Die Kopfschmerzen sind in der Luft gelinder, im Zimmer ärger (*Ng.*). [CK 159]

Aeusserliche Empfindlichkeit des Scheitels beim Befühlen, als wäre ein Geschwür dort, Abends (*Ng.*). [CK 160]

Ziehen in der Haut auf dem Scheitel (*Ng.*). [CK 161]

Schmerzhaftes Wundheits-Gefühl auf einer kleinen Stelle des Haarkopfes rechter Seite (*Gff.*). [CK 162]

Schmerzhaftes Nagen am rechten Hinterhaupts-Höcker, wie von einer Maus (*Ng.*). [CK 163]

Unterschworenheits-Schmerz auf einer Seite des Haarkopfes. [CK 164]

Wundheits-Gefühl der äusseren Kopf-Bedeckungen, ohne Bezug auf Berührung (n. 3 T.) (*Frz.*). [CK 165]

Wundes Jücken, öfters, auf einer kleinen Stelle an der Mitte des Haarkopfes (*Gff.*). [CK 166]

Jückende Blüthen auf dem Haarkopfe (n. 5 T.). [CK 167]

Jückender und nässender Ausschlag an und über beiden Schläfen. [CK 168]

Gefühl, als würde die Kopf-Haut auf einer Stelle zusammengedrängt (*Rl.*). [CK 169]

Gefühl wie von Sträuben der Haare, besonders über dem linken Ohre (*Gff.*). [CK 170]

Schmerz der Haare auf dem Wirbel, auch bei der leisesten Berührung. [CK 171]

Starkes Ausfallen der Kopf-Haare. [CK 172]

■ **Augen**

Augenschmerz, als würden dieselben hineingedrückt (*Lqr.*). [CK 173]

Druck über dem rechten Auge, schnell entstehend und schmerzhaft, mit herabdrückendem Gefühle in den Lidern (*Htm.*). [CK 174]

Druck auf den Augen, gegen Abend (*Gff.*). [CK 175]

Druck auf den Augen, sehr häufig (*Lqr.*). [CK 176]

Druck im linken Auge, anhaltend, Abends (*Frz.*). [CK 177]

Drücken am Rande des linken untern Augenlides, nah am innern Winkel (*Gff.*). [CK 178]

Heftiges Drücken im rechten Auge und in der Schläfe. [CK 179]

Schmerzhaftes Drücken im rechten innern Augenwinkel, mit Röthe der Bindehaut. [CK 180]

Spannendes Drücken im rechten Auge, wie rheumatisch (*Gff.*). [CK 181]

Drückendes Reissen im linken Auge (*Gff.*). [CK 182]

Ein stechendes Reissen in den Augen und im Kopfe (*Lqr.*). [CK 183]

Fein stechendes Reissen in und über der linken Augenbraue (*Gff.*). [CK 184]

Ein reissender Stich über dem linken Auge, und zugleich in der Nabel-Gegend (*Lqr.*). [CK 185]

Feines Stechen, wie mit Nadeln, im untern rechten Augenlide, und auf dem linken oberen (*Gff.*). [CK 186]

Ein drückendes Stechen im rechten Augapfel (d. 3. T.) (*Gff.*). [CK 187]

Schneidend drückender Stich im rechten Auge (d. 1. u. 6. T.) (*Gff.*). [CK 188]

Jücken in den Augen (d. 5. T.) (*Lqr.*). [CK 189]

Jücken am Rande des linken obern Augenlides (*Gff.*). [CK 190]

Arges Jücken im linken Auge, durch Reiben vergehend (*Ng.*). [CK 191]

Kitzeln im rechten Auge, wie von eingedrungenem Staube, öfters (n. 4 T.) (*Lqr.*). [CK 192]

Beissen des linken Auges, durch Reiben vergehend (*Ng.*). [CK 193]

Beissen im innern Winkel des rechten Auges, durch Reiben vergehend (*Ng.*). [CK 194]

Brickelndes Beissen im untern Theile des linken Auges, und darunter, auf dem Backen (*Gff.*). [CK 195]

Wundschmerzendes Beissen der Augen, gegen Abend, besonders des rechten (*Gff.*). [CK 196]

Wundheits-Gefühl der innern Augenwinkel (d. 9. T.) (*Gff.*). [CK 197]

Wundheits-Gefühl auf dem rechten obern Augenlide (*Gff.*). [CK 198]

Wundheit der äussern Augenwinkel, mit beissendem Schmerze. [CK 199]

Brennen und Beissen, mit Licht-Scheu, in dem besonders Abends thränenden und früh zugeklebten Auge. [CK 200]

Brennen der Augen, anhaltend, Nachmittags (*Ng.*). [CK 201]

Brennen des linken Augenlides, als sey es zu trocken (*Rl.*). [CK 202]

Viel Brennen in den Augen und Lidern, früh und Abends, mit Trockenheits-Gefühl und Drücken darin (*Rl.*). [CK 203]

Ein drückendes Brennen, besonders im linken Augenlide, beim Lesen (*Rl.*). [CK 204]

Entzündung und Röthe der Bindehaut des rechten Auges; der innere Winkel eitert; Abends und Nachts schmerzt das Auge am meisten, wie von Sand darin, mit öfterem Thränen; auch das obere Lid ist nach dem innern Winkel zu roth und geschwollen. [CK 205]

Starke Entzündung der Augen, ohne Licht-Scheu (bei der Regel). [CK 206]

Thränen der Augen, früh, beim Erwachen, wie auch im Freien (*Ng.*). [CK 207]

Starkes Feuchten der Augen am Tage; früh sind sie zugeschworen. [CK 208]

Zugeklebtheit des innern Augenwinkels, früh, mit drückendem Wundheits-Gefühle (n. 13 T.). [CK 209]

Fippern im linken untern Augenlide (*Ng.*). [CK 210]

Fippern im linken Augapfel (*Ng.*). [CK 211]

Zucken im linken Augenbraubogen (sehr bald u. n. 2 St.) (*Sw.*). [CK 212]

Grosse Unruhe und unerträglicher Schmerz auf dem linken Auge, oft mit grosser Schwäche im Kopfe (n. 6 T.) (*Lqr.*). [CK 213]

Angegriffenheit der Augen (stets) (auch *Lqr.*). [CK 214]

Krankhaftes Mattigkeits-Gefühl in den Augen (*Frz.*). [CK 215]

Vergehen der Augen, mit Thränen und Brennen, nach dem Mittag-Essen und öfters beim Schreiben, 14 Tage lang (*Ng.*). [CK 216]

Stehenbleiben (Vergehen) der Augen, mit Abwesenheit des Geistes. [CK 217]

Dunkelheit der Augen (n. 34 T.). [CK 218]

Trübe und nebelig vor den Augen, früh, nach dem Erwachen (*Ng.*). [CK 219]

Flirren vor den Augen. [CK 220]

Gelbe, blaue und grüne Räder vor den Augen, bei elendem Aussehen und Schläfrigkeit (*Ng.*). [CK 221]

Feurige Flocken fliegen in grossen Bogen vor den Augen, beim Aufsehen nach dem Himmel (*Rl.*). [CK 222]

Scheu vor Sonnen-Licht, bei trüben, thränenden Augen (*Ng.*). [CK 223]

■ Ohren

Ohren-Reissen (*Gff.*). [CK 224]

Reissen in den Ohren, zu verschiedenen Zeiten, zuweilen mit Jücken, oder früh mit Kriebeln, oder Abends mit Brennen (*Ng.*). [CK 225]

Klemmendes Ziehen hinter dem linken Ohre, bis in den Unterkiefer hinein (*Gff.*). [CK 226]

Schmerzhafter Klamm im linken Ohrläppchen (*Rl.*). [CK 227]

Heftiger Klamm-Schmerz im linken Ohrläppchen, nach dem Halse herunter, beim Bohren mit dem Finger im linken Ohre. [CK 228]

Stechen im rechten Ohre (d. 7. T.) (*Gff.*). [CK 229]

Stechen und Jücken im Ohre. [CK 230]

Heftige Stiche in den Ohren (*Lqr.*). [CK 231]

Anhaltende empfindlich reissende Stiche, öfters, tief im rechten Ohre, nahe am Trommelfelle (d. 1. u. 2. T.) (*Frz.*). [CK 232]

Stechen und Reissen am linken Ohre, dicht am Läppchen (*Ng.*). [CK 233]

Jücken im linken Ohre, mit Gefühl, nach Einbringen des Fingers, als sprängen Flöhe darin herum (*Ng.*). [CK 234]

Jücken im rechten Ohre, durch Bohren darin getilgt (*Ng.*). [CK 235]

Kitzeln im linken Ohre, durch Reiben nicht vergehend (*Ng.*). [CK 236]

Auslaufen des linken Ohres (n. 24 St.). [CK 237]

Stinkende Feuchtigkeit kommt aus dem linken Ohre (n. 18 T.). [CK 238]

Viel Eiter-Ausfluss aus dem linken Ohre, Tag und Nacht; das Ohr ist an der Mündung heiss und geschwollen, mit Kopfweh auf der linken Seite (n. 24 St.). [CK 239]

Taubhörigkeit, sehr starke. [CK 240]

Wuwwern vor dem rechten Ohre (*Gff.*). [CK 241]

Dumpfes Wuwwern und abendliches Pulsiren im Ohre, sehr störend beim Schreiben (*Frz.*). [CK 242]

Klirren im Ohre, beim Einschlafen, als zerspringe eine Glasscheibe (*Rl.*). [CK 243]

Läuten im rechten Ohre, Nachts (*Ng.*). [CK 244]

Starkes Sausen in den Ohren. [CK 245]

Knallen und Schlagen im Ohre, nach dem Frühstücke (*Ng.*). [CK 246]

- **Nase**

Die Nasen-Scheidewand schmerzt stichartig bei Berührung (*Rl.*). [CK 247]

Druck auf der Nasenwurzel, als sollte sie in den Kopf hineingedrückt werden, fast unerträglich; oft, meist Mittags (*Lqr.*). [CK 248]

Klemmen in der Nasenwurzel, mit Eingenommenheit der Stirn (*Gff.*). [CK 249]

Klemmen in der Nasenwurzel, mit Stichen in den Kiefer (*Lqr.*). [CK 250]

Klemmen in der Nasenwurzel, bis ins Auge ziehend (*Lqr.*). [CK 251]

Ziehen und Reissen im rechten Nasenloche hinauf, nach dem Mittag-Essen (*Ng.*). [CK 252]

Zuckendes Reissen in der rechten Nasen-Seite (*Ng.*). [CK 253]

Ein feiner Riss äusserlich an der rechten Nasen-Seite (*Ng.*). [CK 254]

Scharfes Schneiden am innern Rande des linken Nasenflügels (*Gff.*). [CK 255]

Wundheits-Gefühl hoch oben in den Nasenlöchern, im rechten reissendes (*Gff.*). [CK 256]

Geschwulst der rechten Nasen-Seite (n. 48 St.). [CK 257]

Geschwulst und Schmerzhaftigkeit des linken Nasenflügels (*Rl.*). [CK 258]

Jücken im rechten Nasenloche (*Ng.*). [CK 259]

Erfrieren der Nasenspitze und der Ohrläppchen bei geringer Kälte (n. 36 St.). [CK 260]

Ein rother, geschwollner, harter Punkt am linken Nasenflügel, schmerzhaft beim Aufdrücken, 3 Tage lang (*Ng.*). [CK 261]

Blut-Schnauben öfters, die ersten Tage. [CK 262]

- **Gesicht**

Gesichts-Blässe (*Frz.* u. *Hbd.*). [CK 263]

Erdfahles Gesicht, wie nach langem Krankenlager (*Ng.*). [CK 264]

Schmerz beim Befühlen, wie nach Stoss, unter und vor dem rechten Ohre, im Knochen (*Gff.*). [CK 265]

Drückender Zusammenzieh-Schmerz im Knochen unter und vor dem rechten Ohre, mit Eingenommenheit der Stirne (*Gff.*). [CK 266]

Drückender Schmerz im Oberkiefer, neben dem linken Nasenflügel (*Gff.*). [CK 267]

Reissen in den Knochen vor dem linken Ohre (*Gff.*). [CK 268]

Reissen in der linken Wange (*Ng.*). [CK 269]

Reissen im rechten Jochbeine, mit Zerschlagenheits-Schmerz der Stelle beim darauf Drücken (*Ng.*). [CK 270]

Zerschlagenheits-Schmerz der Gesichts- und Augenhöhl-Knochen (n. etl. St.). [CK 271]

Stechen im Gesichte, wie von Nadeln, ruckweise. [CK 272]

Ein drückender, schneller Stich vom rechten Jochbogen bis an den obern Augenhöhl-Rand, tief im Knochen, und darauf grosse Empfindlichkeit der Stelle, Abends (*Ng.*). [CK 273]

Geschwulst und Jücken der linken Backe. [CK 274]

Jücken im Gesichte, Abends. [CK 275]

Ausschlags-Blüthen im Gesichte (*Rl.*). [CK 276]

Lippen-Schmerz, zuckendes Reissen in der rechten Seite der Oberlippe (*Gff.*). [CK 277]

Feines Stechen in der Oberlippe (n. 1/4 St.) (*Sw.*). [CK 278]

Ein flüchtiger Stich in der Oberlippe (n. 20 M.) (*Sw.*). [CK 279]

Starkes Muskel-Zucken in der linken Seite der Oberlippe (*Gff.*). [CK 280]

Geschwulst der Oberlippe (n. etl. St.). [CK 281]

Geschwulst der Lippen. [CK 282]

Jücken auf der Oberlippe, dem Kinne und um den Mund, ohne Ausschlag (n. 24 St.). [CK 283]

Brennen im rechten Mundwinkel (d. 1. T.) (*Gff.*). [CK 284]

Ausschlags-Blüthe an der Oberlippe (n. 14 St.). [CK 285]

Wasserhelle Bläschen, oder auch eiternde Blüthen an der Oberlippe (*Ng.*). [CK 286]

Flaches, rothes Blüthchen in der Mitte der Oberlippe, am Rande; schmerzhaft bei Berührung. [CK 287]

Kleine, weisse Blüthchen mit einiger Feuchtigkeit an der Oberlippe, am Kinn und an der Stirn (nach mässigem Weintrinken) (*Frz.*). [CK 288]

Grosse, gelblich weisse, jückende Blüthe an der Unterlippe. [CK 289]

Dicke, klebrige Feuchtigkeit auf den Lippen, ohne Geruch und Geschmack (d. 6. T.) (*Lqr.*). [CK 290]

Trockene, aufgesprungene Lippen. [CK 291]

Wunde, geschwürige Mundwinkel (*Hbd.*). [CK 292]

Böse, in der Mitte geschwürige Oberlippe (*Rl.*). [CK 293]

Ein gelbes Geschwürchen an der innern Fläche der Unterlippe (n. 4 T.) (*Sw.*). [CK 294]

Spannend schmerzende Schrunde an der Unterlippe (*Ng.*). [CK 295]

Brennende Schrunde an der Inseite der Oberlippe (*Ng.*). [CK 296]

Am Kinne, arges Jücken und Röthe am ganzen hervorragenden Theile desselben (n. 2 T.). [CK 297]

Sehr jückende Blüthe fast in der Mitte des Kinnes. [CK 298]

Viele kleine Eiter-Bläschen, nahe bei einander, unter dem Kinne, arges Jücken (n. 8 T.). [CK 299]

Reissende Stiche im Kinne und am Halse, die in einander übergehen (d. 6. T.) (*Lqr.*). [CK 300]

Im Unterkiefer hie und da klammartiges Reissen, besonders im Kinne (d. 3. T.) (*Gff.*). [CK 301]

Stechender Schmerz im Kiefer-Gelenke, unter und vor dem linken Ohre, beim Hinschieben des Unterkiefers, beim starken Aufbeissen und beim Drücken mit dem Finger auf das Gelenk. [CK 302]

Geschwulst der Unterkiefer-Drüsen. [CK 303]

■ **Mund und innerer Hals**

Zahnweh öfters, ziehenden Schmerzes in den Wurzeln der Schneidezähne (*Gff.*). [CK 304]

Ziehen in den linken obern Schneidezähnen (*Gff.*). [CK 305]

Ziehschmerz in den Wurzeln der obern Vorderzähne und zugleich im Schlunde bis in die Hals-Muskeln hinein (*Gff.*). [CK 306]

Ziehen bald rechts, bald links, im hintersten untersten Backzahne (*Gff.*). [CK 307]

Empfindliches Ziehen in den obern vordern Zähnen, mit Wundheits-Gefühl des Zahnfleisches; gegen Mittag (n. 9 T.). [CK 308]

Ein drückendes Ziehen in den rechten untern Backzähnen (*Gff.*). [CK 309]

Ein klopfendes Ziehen abwechselnd in den hintern Backzähnen rechter und linker Seite (*Gff.*). [CK 310]

Ruckendes, scharfes Ziehen in den beiden letzten obern Backzähnen, zu verschiedenen Zeiten (*Gff.*). [CK 311]

Scharfes, ruckweises Ziehen, plötzlich, in allen Schneidezähnen (*Gff.*). [CK 312]

Zucken in den rechten untern Backzähnen, Abends, nach dem Niederlegen, bis zum Einschlafen (*Ng.*). [CK 313]

Zucken in den linken Zähnen von Zeit zu Zeit (*Ng.*). [CK 314]

Ein schmerzhafter Ruck in einem Zahne (n. 1 St.). [CK 315]

Zuckendes, heftiges Reissen im letzten untersten Backzahne rechter Seite (*Gff.*). [CK 316]

Risse im letzten untern linken Backzahne, Abends (*Ng.*). [CK 317]

Reissen in den linken letzten Backzähnen, oben und unten; dann Reissen in der Wange an der Schläfe hinauf bis in die Stirn (*Ng.*). [CK 318]

Reissen in einem hohlen Backzahne; durch Saugen kommt Blut heraus und beim darauf Drücken mehrt sich der Schmerz zuweilen (*Ng.*). [CK 319]

Reissen von einer obern rechten Zahnwurzel gegen die Schläfe zu, Abends nach dem Niederlegen (*Ng.*). [CK 320]

Reissen in den rechten obern Zahnwurzeln (bald) (*Ng.*). [CK 321]

Reissen und Ziehen in den linken untern, besonders den Schneidezähnen (*Gff.*). [CK 322]

Reissen in den linken obern Backzähnen (*Gff.*). [CK 323]

Wundschmerzende Empfindlichkeit der obern Backzähne, mit ziehendem Wundheits-Schmerze in einem untern linken Backzahne, der aus seiner Höhle hervortritt und wackelt; dabei Geschwulst der Unterkiefer-Drüsen dieser Seite (*Frz.*). [CK 324]

Stechen in den untern linken Backzähnen, anhaltend, Abends (*Ng.*). [CK 325]

Stechen in den Wurzeln des linken obern Eckzahnes und des Schneidezahnes daneben (*Gff.*). [CK 326]

Stiche in der linken Zahnreihe, in dem Unterkiefer und den Hals herab (*Rl.*). [CK 327]

Zuckende Stiche in den hintern linken Backzähnen, auch Abends nach dem Einschlafen plötzlich aus dem Schlafe weckend (*Gff.*). [CK 328]

Brickeln und Picken in gesunden Zähnen, mit Zieh-Schmerz in den Kiefern (n. 9 T.). [CK 329]

Klopfender Schmerz im hohlen Zahne, nur nach dem Essen, oder nach Erhitzung und Erkältung. [CK 330]

Schmerzhaftes Brennen in allen Vorderzähnen, mit Beissen auf der untern Zungenfläche (*Gff.*). [CK 331]

Stumpfheits-Gefühl der Zähne (*Rl.*). [CK 332]

Zahn-Geschwür an einer faulen Zahnwurzel, die bei Berührung empfindlich ist, mit Verlängerungs-Gefühl des Zahnes; beim darauf Drücken kam Blut heraus (*Ng.*). [CK 333]

Das Zahnfleisch schmerzt an der innern Seite wie wund, als trennte es sich von den Zähnen los (*Rl.*). [CK 334]

Schmerz des Zahnfleisches, dass er davor nicht kauen kann (*Rl.*). [CK 335]

Fressen und Jücken an der Inseite des Zahnfleisches (*Rl.*). [CK 336]
Weisses Zahnfleisch. [CK 337]
Geschwulst des Zahnfleisches (n. 12 T.). [CK 338]
Wundschmerzende Geschwulst des Zahnfleisches (d. 15. T.). [CK 339]
Bluten des Zahnfleisches bei der geringsten Berührung. [CK 340]
Starkes Bluten des Zahnfleisches (auch *Gff.*). [CK 341]
Bluten aus den Zähnen und dem Zahnfleische (*Gff.*). [CK 342]
Im Munde, Speichel-Zufluss, mit Brecherlichkeit (*Htb.*). [CK 343]
Speichel-Absonderung vermehrt, mit metallischem Mund-Geschmacke (d. 1. T.) (*Sw.*). [CK 344]
Vermehrte Speichel-Absonderung mit metallischem Geschmacke und flüchtigen Stichen in der Zungen-Spitze (*Sw.*). [CK 345]
Vermehrte Speichel-Absonderung mit Kriebeln in der innern Wangen-Fläche (*Sw.*). [CK 346]
Kriebeln an der innern Wangen-Fläche, wie von starkem Blasen (bald) (*Sw.*). [CK 347]
Ein gelbes Geschwürchen an der linken innern Wangen-Fläche, vorzüglich früh schmerzhaft (d. 3. T.) (*Sw.*). [CK 348]
Die Zunge schmerzt, wie wund. [CK 349]
Gelblich weiss belegte Zunge, besonders nach der Wurzel zu (*Htb.*). [CK 350]
Weiss belegte Zunge, wie von Käse, ohne Geschmack, doch mit Gefühl von Eiskälte, früh (d. 4. T.) (*Ng.*). [CK 351]
Trockenheit der Zunge (*Ng.*). [CK 352]
Blasen auf der Zunge. [CK 353]
Eine Blase auf der Zunge, die beim Essen schmerzt. [CK 354]
Geschwulst der linken Zungen-Seite, was ihn am Sprechen hindert. [CK 355]
Schwäche der Sprach-Organe beim laut Lesen. [CK 356]
Am Gaumen, stechendes Beissen, dicht an den Wurzeln der Vorderzähne und in denselben (*Gff.*). [CK 357]
Geschwulst der Gaumen-Erhöhung dicht hinter den Schneidezähnen, mit Schmerz bei Berührung, drei Tage lang (*Gff.*). [CK 358]
Schmerzhaftigkeit des Gaumens und Zahnfleisches, beim Mittag-Essen; im Kauen (*Gff.*). [CK 359]
Einfacher Schmerz hinten am Gaumen und am Gaumen-Vorhange, vorzüglich beim Gähnen (n. 48 St.). [CK 360]

Hals-Trockenheit, Abends. [CK 361]
Trockenheit hinten im Rachen, früh, beim Erwachen, und auch später, mit Durst (*Ng.*). [CK 362]
Trockenheit im Halse, bei und ausser dem Schlingen, nach dem Mittag-Essen (*Ng.*). [CK 363]
Kratzige Rohheit im Schlunde, gegen Abend. [CK 364]
Rauhheit im Halse, auch beim Schlingen (*Ng.*). [CK 365]
Beissiges Kratzen öfters, hinten im Rachen, wie bei starkem Schnupfen (*Gff.*). [CK 366]
Gefühl hinten im Schlunde, wie von Schleim-Ansammlung, mit Reiz zum Räuspern von Zeit zu Zeit (*Gff.*). [CK 367]
Weisser Schleim kommt ohne Räuspern in einem grossen Klumpen durch die Choanen in den Mund (*Gff.*). [CK 368]
Grünlicher Schleim, der tief unten im Halse festsitzt, wird unter Wundheits-Schmerz im obern Theile der Brust ausgeräuspert. [CK 369]
Drückender Schmerz in beiden Mandeln, beim Schlingen, Abends und die Nacht durch. [CK 370]
Krampf- und Klamm-Gefühl im Halsgrübchen, oder dem obern Theile der Speiseröhre, wie ein Druck von unten herauf, oder wie beim Schlingen (bald) (*Frz.*). [CK 371]
Klammartiges, wurgendes Halsweh, mehr äusserlich in den Muskeln, beim Schlingen, selbst der Getränke (*Rl.*). [CK 372]
Verengerungs-Gefühl des Schlundes beim Schlingen, mit Drang, oft zu Schlingen. [CK 373]
Schmerz im Halse, wie von innerer Geschwulst, auch beim leer Schlingen (n. 2 u. 6 T.). [CK 374]
Wundheits-Schmerz im Halse, und wie Vollgepfropftheit der Speiseröhre. [CK 375]
Schmerz im Halse beim Schlingen, mit Geschwulst des äusseren Halses und der Mandeln. [CK 376]
Reissendes, ziehendes Halsweh, hinten zu beiden Seiten des Schlundes, mehr ausser, als beim leeren Schlingen (*Gff.*). [CK 377]
Scharfes, zuckendes Reissen aus dem Schlunde in die linken Hals-Muskeln hinein (d. 5. T.) (*Gff.*). [CK 378]
Brennen im Halse, wie Sood, auch beim Schlingen (*Ng.*). [CK 379]
Blut-Geschmack im Munde und herauf Süsseln aus dem Magen (*Ng.*). [CK 380]
Gefühl von Würgen innerlich in der rechten Hals-Seite, nur ausser dem Schlingen (*Ng.*). [CK 381]
Wie Blut kam ihr Abends, nach dem Niederlegen, Etwas mit süsslichem Geschmacke in den Hals (*Ng.*). [CK 382]

Geschmack vorn im Munde, wie fauler Käse, beim Schlingen, wozu Schleim im Halse nöthigte, vergehend (*Ng.*). [CK 383]

Blut-Geschmack im Munde, bei Trockenheits-Gefühl im Halse und Wundheits-Empfindung von der Brust herauf (*Ng.*). [CK 384]

Süsser Geschmack vorn unter der Zunge (*Rl.*). [CK 385]

Salzig im Munde und trocken im Halse. [CK 386]

Bitterer Mund-Geschmack (n. einig. T.). [CK 387]

Bitter schleimiger Mund-Geschmack, früh, beim Erwachen, nach dem Aufstehen vergehend (*Ng.*). [CK 388]

Geschmack im Munde, wie von gekauten, rohen Erbsen. [CK 389]

■ **Magen**

Brennender Durst (d. 6. T.) (*Lqr.*). [CK 390]

Arger Durst auf Wasser. [CK 391]

Durst auf Bier, Abends (*Ng.*). [CK 392]

Durst, von Mittag bis Abends, oder auch von früh bis Abend (*Ng.*). [CK 393]

Durst beim Mittag-Essen, oder nach demselben (*Ng.*). [CK 394]

Durst, Abends, bis zum Niederlegen, bei vermehrter Körper-Wärme (*Ng.*). [CK 395]

Durst, mit Hitze in den Handflächen, Nachmittags (*Ng.*). [CK 396]

Durst, Nachmittags, bei der Regel (*Ng.*). [CK 397]

Appetit geringer (*Frz.*). [CK 398]

Kein Appetit und fast kein Geschmack. [CK 399]

Wenig Appetit beim Mittag-Essen (*Lqr.*). [CK 400]

Abneigung gegen Fleisch und gekochte, warme Speisen. [CK 401]

Abneigung gegen Fische (die ihm sonst sehr angenehm waren). [CK 402]

Kein Hunger, Abends (*Htb.*). [CK 403]

Früh-Hunger bleibt aus (n. 1½ St.) (*Htb.*). [CK 404]

Verminderter Appetit, Mittags (*Htb.*). [CK 405]

Weniger Hunger Mittags, Nachmittags aber vermehrter (*Ng.*). [CK 406]

Das Mittag-Essen schmeckt nicht, bei Nüchternheits-Schmerz im Magen (*Ng.*). [CK 407]

Ekel vor Kalbfleisch, das sie sonst liebte, Abends; der Bissen schwoll ihr im Munde auf (*Ng.*). [CK 408]

Ekel und Widerwille gegen die Süssigkeit des Zuckers (*Htb.*). [CK 409]

Mittag-Essen schmeckt besser, als sonst (*Ng.*). [CK 410]

Kaum zu stillender Hunger, Abends (*Lqr.* u. *Gff.*). [CK 411]

Heisshunger. [CK 412]

Hast beim Essen. [CK 413]

Grosse Essgier und hastiges Schlingen. [CK 414]

Unersättlichkeit und doch kein Geschmack an Speisen. [CK 415]

Unersättlichkeit, Mittags und Abends, doch nach Essen, Ueberfülltheit. [CK 416]

Reiz zum Essen im Schlunde, auch nach der Mahlzeit, und nach Befriedigung derselben, Ueberfüllung im Magen und Drücken im Kopfe. [CK 417]

Verdauung schwierig (*Lqr.*). [CK 418]

Scheint die saure Magen-Verderbniss zu begünstigen. [CK 419]

Nach Speisen stösst es ihr sauer auf. [CK 420]

Nach Frühstück von Semmel und Milch stösst es ihr sauer auf. [CK 421]

Nach Genuss von Süssem steigt Schärfe in den Schlund herauf, welche lästiges Kratzen im Kehlkopfe macht, wie von Sood. [CK 422]

Nach dem Mittag-Essen, schienen die Speisen im Schlunde stecken geblieben zu seyn. [CK 423]

Nach dem Abend-Essen kommt bald starke Bitterkeit in den Mund, doch nur kurze Zeit (*Rl.*). [CK 424]

Anderthalb Stunden nach mässigem Mittag-Essen, Brennen im Magen, mit brecherlichem Aufstossen (*Gff.*). [CK 425]

Gleich, oder doch bald nach dem Essen, grosse Vollheit und Aufgetriebenheit des Bauches. [CK 426]

Zwei Stunden nach dem Mittag-Essen, unangenehmes Leerheits-Gefühl im Magen und Bauche, mit Hunger (*Frz.*). [CK 427]

Nach dem Mittag- und Abend-Essen, Ekel, Aufblähung und Brecherlichkeit im Magen, mit Neigung zum Aufstossen, die nach Winde-Abgang vergeht (*Ng.*). [CK 428]

Nach dem Essen, Drücken und Gluckern im Oberbauche (*Gff.*). [CK 429]

Beim Mittag-Essen, Greifen im Oberbauche. [CK 430]

Nach Suppe-Essen, Greifen meist im Oberbauche. [CK 431]

Nach dem Mittag-Essen, kurzes Nasenbluten beim Ausschnauben, darauf Betäubung in der Stirn, wie von einem Schlage, mit Schwimmen der Gegenstände vor den Augen. [CK 432]

Nach dem Mittag-Essen Düseligkeit (*Rl.*). [CK 433]

Nach Tische, Düseligkeit, als sähe er durch einen Flor (*Rl.*). [CK 434]

Aufstossen, öfters und leer, Abends oder Vormittags (*Ng.* u. *Gff.*). [CK 435]
Vergebliche Neigung zum Aufstossen, dann leeres, mit Erleichterung (*Ng.*). [CK 436]
Versagendes Aufstossen, mit Drücken auf die Mitte des Rückgrates (*Gff.*). [CK 437]
Durch leeres Aufstossen gehen Winde von oben ab, doch mit Druck auf der Brust und nicht ohne Anstrengung (*Gff.*). [CK 438]
Lautes Aufstossen, öfters, bei bald schnellerem, bald langsamerem, schwachem Pulse (*Ng.*). [CK 439]
Aufstossen mit Milch-Geschmack, Nachmittags (*Ng.*). [CK 440]
Süssliches Aufstossen (*Ng.*). [CK 441]
Säuerliches, leeres Aufstossen, nach Trinken, oder **nach dem Mittag-Essen** (*Ng.*). [CK 442]
Saures Aufstossen und Aufschwulken (*Ng.*). [CK 443]
Aufstossen mit Geschmack des genossenen Fleisches (*Ng.*). [CK 444]
Aufstossen während des Frühstückes, mit Geschmack desselben (*Ng.*). [CK 445]
Aufstossen, erst leer, dann mit Geschmack des genossenen Fettes (*Ng.*). [CK 446]
Schlucksen, eine halbe Stunde lang (n. 4 T.). [CK 447]
Schlucksen, auch sehr heftig Abends, oder nach dem Frühstücke (*Ng.*). [CK 448]
Uebelkeit während des Frühstückes (*Ng.*). [CK 449]
Uebelkeit, früh, wie von einem Brechmittel (*Lqr.*). [CK 450]
Uebelkeit im Magen, mit Zittern und Abgeschlagenheit im ganzen Körper (*Ng.*). [CK 451]
Uebelkeits-Gefühl im Magen, bei Erschütterung des Körpers durch Waschen und nach Bücken beim Niedersetzen (*Htb.*). [CK 452]
Uebelkeit, nach halbstündigem Mittags-Schlafe; er musste viel ausspucken; eine Stunde lang. [CK 453]
Uebelkeit mit Würgen und Erbrechen bitterlicher, schleimiger Flüssigkeit, und zuletzt des Genossenen, unter Husten-Stössen, bei Wärme-Gefühl besonders im Bauche, Schweiss, Frösteln über die Arme, Schütteln des Körpers, leerem Aufstossen, Schlucksen, Kollern und Kneipen im Bauche; krumm Sitzen mindert die Uebelkeit; beim gerade Sitzen aber, beim Bewegen und beim Drücken auf den Bauch meldet sich Uebelkeit und Erbrechen sogleich wieder (n. 10 Minuten bis nach 3½ Stunden) (*Htb.*). [CK 454]
Auswürgen blutigen Schleimes (n. 40 T.). [CK 455]

Magenweh, wie von Leerheit, mit Uebelkeit (*Ng.*). [CK 456]
Weichlich und übel im Magen, früh, im Bette; nach Aufstehen vergeht es (*Ng.*). [CK 457]
Weichlich im Magen nach dem Frühstücke; auch nach dem Mittag-Essen (*Ng.*). [CK 458]
Unangenehmes Gefühl im obern Magenmunde und etwas die Speiseröhre hinan (*Hbd.*). [CK 459]
Schmerz um den Magen und im Bauche, früh (*Ng.*). [CK 460]
Scharfe Schmerzen im Magen und der Herzgrube (*Lqr.*). [CK 461]
Schmerz in der Herzgrube beim Einathmen; der Athem wird zurückgehalten, nach dem Mittag-Essen (*Ng.*). [CK 462]
Schmerz in der Herzgrube, die beim Aufdrücken brennend weh thut, Abends (*Ng.*). [CK 463]
Drücken im Magen, dann Stechen in der Herz-Gegend, früh, nach dem Aufstehen (*Ng.*). [CK 464]
Drücken und Kälte-Gefühl im Magen, Mittags (*Ng.*). [CK 465]
Druck in der Herzgrube (*Gff.*). [CK 466]
Zusammenziehen von beiden Magen-Seiten, mit Aengstlichkeit und vermehrter Wärme im Kopfe und ganzen Körper (*Ng.*). [CK 467]
Zusammenschrauben in der Herzgrube (*Ng.*). [CK 468]
Schmerz, als werde der Magen zusammengedrückt, früh nüchtern. [CK 469]
Klemmen öfters in der Herzgrube (*Gff.*). [CK 470]
Beklemmung in der Herzgrube (*Gff.*). [CK 471]
Kneipen in der Tiefe der Herzgruben-Gegend, beim tief Athmen vermehrt (n. 1 St.) (*Sw.*). [CK 472]
Ziehen in und unter der Herzgrube (d. 1. u. 2. T.) (*Lqr.*). [CK 473]
Reissen und spitziges Stechen in und unter der Herzgrube, oft wiederholt (*Gff.*). [CK 474]
Stiche von beiden Magen-Seiten gegen einander, mit einem Stiche zugleich in die Mitte des Brustbeins (*Ng.*). [CK 475]
Klopfen unter der Herzgrube, wie in der Bauchhaut, wie Pulsiren oder wie Bewegen eines Wurmes (*Ng.*). [CK 476]
Brennen im obern Theile des Magens, nüchtern (*Gff.*). [CK 477]
Umgehen im Magen, mit Kälte-Gefühl, Mittags (*Ng.*). [CK 478]
Gurlen und Gluckern im Magen, beim Gähnen, Mittags, auch Abends (*Ng.*). [CK 479]

■ **Abdomen**

In den Hypochondern, krampfhafte Schmerzen, abwechselnd mit Brust-Beklemmung und erschwertem Athem (*Sw.*). [CK 480]
Im rechten Hypochonder, Druck auf einer kleinen Stelle (*Gff.*). [CK 481]
Klemmendes Drücken in der Leber-Gegend (*Gff.*). [CK 482]
Klemmend kneipender Druck auf einer kleinen Stelle der Leber-Gegend (*Gff.*). [CK 483]
Klemmen im rechten Hypochonder und der rechten Bauch-Seite, wie von versetzten Blähungen, erhöht bei Bewegung (*Gff.*). [CK 484]
Ruckweises Reissen, Ziehen und Drücken im rechten Hypochonder (*Gff.*). [CK 485]
Absetzendes Reissen in der Leber-Gegend (*Gff.*). [CK 486]
Stechen in der Leber-Gegend und der rechten Hüfte (*Gff.*). [CK 487]
Stechen in der rechten Hypochonder-Gegend, beim sauren Aufstossen und beim Einathmen (*Ng.*). [CK 488]
Stechen im rechten Hypochonder zu verschiedenen Zeiten, zuweilen zugleich in der Hüft-Gegend, zum Aufschreien heftig, oder mit Brennen, oder Beissen äusserlich; zuweilen auch Abends oder nach dem Mittag-Essen (*Ng.*). [CK 489]
Einige Stiche in der rechten Bauch-Seite. [CK 490]
Scharfe, zuckende Stiche in der Leber-Gegend, nach dem Abend-Essen (*Gff.*). [CK 491]
Auf den linken Hypochondern, Drücken (*Gff.*). [CK 492]
Drückendes Klemmen im linken Hypochonder (der Milz-Gegend), zuweilen in Absätzen (*Gff.*). [CK 493]
Druck mit Stechen im linken Hypochonder (*Rl.*). [CK 494]
Drückendes Stechen tief in der Milz-Gegend, durch Drücken auf die Stelle erhöht (*Gff.*). [CK 495]
Stechen im linken Hypochonder (der Milz-Gegend) (*Gff.*). [CK 496]
Stiche im linken Hypochonder, auch Abends im Gehen und Stehen (*Ng.*). [CK 497]
Stumpfes Stechen in der Milz-Gegend (*Gff.*). [CK 498]
Langsam pulsirendes Wundheits-Gefühl in den linken Hypochondern (*Gff.*). [CK 499]
Die Nieren-Gegend linker Seite ist bei Berührung empfindlich (*Gff.*). [CK 500]

Drücken in der Nieren-Gegend linker Seite, zuweilen heftig klemmend (*Gff.*). [CK 501]
Klemmen in der Nieren-Gegend (*Gff.*). [CK 502]
Reissen in der rechten Nieren-Gegend, zuweilen stechend (*Gff.*). [CK 503]
Scharfes, absetzendes Reissen in der linken Nieren-Gegend (*Gff.*). [CK 504]
Schneidendes Reissen zuweilen, zuweilen ziehendes Drücken in der rechten Nieren-Gegend (*Gff.*). [CK 505]
Stechen in den Nieren-Gegenden, zuweilen bis gegen die Brust, Abends, oder nach dem Mittag-Essen (*Ng.*). [CK 506]
Stechen in der linken Nieren-Gegend, in Absätzen (*Gff.*). [CK 507]
Stumpfes Stechen in der rechten Nieren-Gegend (d. 9. T.) (*Gff.*). [CK 508]
Stechender Druck in beiden Nieren-Gegenden (*Gff.* u. *Lqr.*). [CK 509]
Stechen und Zerschlagenheits-Schmerz in der linken Nieren-Gegend, im Stehen und Gehen (*Frz.*). [CK 510]
Wundheits-Schmerz in der linken Nieren-Gegend (*Gff.*). [CK 511]
Bauchweh, als wenn Durchfall entstehen wolle (*Lqr.*). [CK 512]
Heftige Bauchschmerzen zuweilen, mit Uebelkeit und Wasser-Auslaufen aus dem Munde, wobei ihr oft stinkender Schleim mit herauskommt, der ihr allen Appetit benimmt. [CK 513]
Drückendes Bauchweh, wie von Blähungen (*Gff.*). [CK 514]
Druck im ganzen Bauche (d. 4. T.) (*Gff.*). [CK 515]
Drücken im rechten Bauche, dicht an der Hüfte (d. 9. T.) (*Gff.*). [CK 516]
Drücken im Bauche und Aufgetriebenheit, von der Herzgrube bis unter dem Nabel, mit Empfindlichkeit des rechten obern Augenlides (*Gff.*). [CK 517]
Druck im Bauche, mit viel Aufblähung, nach einem geringen Genusse (d. 2. T.) (*Gff.*). [CK 518]
Drückendes Gefühl tief im Unterbauche, mit Kriebeln, bis zum Anfange der Harnröhre (*Gff.*). [CK 519]
Drücken in dem (sonst nicht) aufgetriebenen Bauche, gegen Abend, mit Abgang vieler geruchloser Winde (*Gff.*). [CK 520]
Drücken bis in den Bauch, vom Schlunde abwärts, als wenn ein fester Körper von unten herauf widerstände. [CK 521]
Drücken im Unterbauche, dann gewöhnlicher Stuhl, mit Aufhören des Schmerzes (*Ng.*). [CK 522]

Stumpfer Druck auf einer kleinen Stelle unter dem Nabel, wie von innerer Verhärtung, durch äusseren Druck, sowie vom Einziehen des Bauches erhöht (*Gff.*). [CK 523]

Harter Druck, wie von Blähungen, in den Bauch-Seiten, den Hypochondern und dem Rücken, schon früh im Bette; durch Gehen erhöht, ohne Winde-Abgang; nach Stuhl-Ausleerung nur wenig gemildert, sondern bei Bewegung durch Gehen wieder erneuert, viele Tage nach einander (d. 2. T.). [CK 524]

Scharfer Druck zwischen Herzgrube und Nabel, besonders beim Einziehen des Bauches erhöht, doch durch davon erregtes Aufstossen gemindert (*Gff.*). [CK 525]

Druck in der Mitte des Bauches, bald nach dem mässigen Abend-Essen (*Gff.*). [CK 526]

Spannen in beiden Bauch-Seiten (d. 1. T.) (*Gff.*). [CK 527]

Spannungs-Gefühl über dem Nabel, mit Weichlichkeits-Gefühl in der Herzgrube (*Frz.*). [CK 528]

Spannendes Leibweh in der linken Bauch-Seite, durch Aufstossen erleichtert (d. 1. T.) (*Gff.*). [CK 529]

Starke Aufgetriebenheit des Bauches, Abends, bei Schlafengehen, ohne Abend-Essen (n. 2 T.). [CK 530]

Vollheit im Bauche, gleich nach dem Essen, wie mit Blähungen angefüllt (n. 24 St.). [CK 531]

Schwere im Unterleibe. [CK 532]

Kolikartiges, dumpfes Bauchweh (*Lqr.*). [CK 533]

Zusammenschnürendes Bauchweh, das den Athem versetzt (*Rl.*). [CK 534]

Zusammenzieh-Schmerz in der linken Unterbauch-Seite, beim Gehen und darauf Drücken; im Sitzen vergehend; nach dem Mittag-Essen (*Ng.*). [CK 535]

Arges, den Bauch ganz zusammenziehendes Leibweh, schon nach Mitternacht beim Liegen, noch mehr aber beim Aufstehen (n. 5 T.). [CK 536]

Kneipen, sehr heftig, im Vorderbauche, mit Winde-Abgang, Abends (*Ng.*). [CK 537]

Kneipen im Bauche, Abends, bis zum Magen, wo es zusammenzieht; sie muss sich zusammenkrümmen (*Ng.*). [CK 538]

Kneipen im Oberbauche, mit häufigem Winde-Abgange und mit Jücken über der Hüfte, Abends (*Ng.*). [CK 539]

Kneipen im Bauche, zu verschiedenen Zeiten (auch in den Bauch-Seiten und um den Nabel) zuweilen beim Gähnen, oder nach dem Frühstücke, oder mit Schneiden nach dem Mittag-Essen (*Ng.*). [CK 540]

Leises Kneipen hie und da im Bauche (*Htb.*). [CK 541]

Ein drückendes Kneipen unter dem Nabel, beim Gehen, wie von Blähungen. [CK 542]

Ein spannendes Kneipen im Bauche, dann stumpfes Stechen gegen die Herzgrube hin, fühlbarer bei Erschütterung und Einziehung des Bauches (*Gff.*). [CK 543]

Ein stechendes Kneipen in der Nabel-Gegend (*Gff.*). [CK 544]

Kneipen, oder Schneiden im Bauche, zu verschiedenen Tagen, zuweilen früh, auch oft mit weichen oder durchfälligen Stühlen darnach (*Ng.*). [CK 545]

Schneiden im Oberbauche (*Gff.*). [CK 546]

Schneiden quer durch den Bauch, unterhalb des Nabels (*Gff.*). [CK 547]

Schneiden im Oberbauche, beim Essen (*Ng.*). [CK 548]

Schneiden im ganzen Bauche, von Abends nach dem Niederlegen, bis früh (*Ng.*). [CK 549]

Heftiges Schneiden im ganzen Bauche, nach Milch-Genuss, mit Knurren und häufigem Winde-Abgange (*Ng.*). [CK 550]

Scharfer, schneidender Stich im linken Unterbauche, gleich nach Abgang einiger Winde (*Gff.*). [CK 551]

Schneidender Stich quer über die Nabel-Gegend (*Gff.*). [CK 552]

Stechen im Bauche, bei Auftreibung desselben. [CK 553]

Stechen im Unterbauche, wie von Nadeln (*Gff.*). [CK 554]

Stumpfes Stechen, wie von einem innern Geschwüre, auf einer kleinen Stelle rechts über dem Nabel, durch Befühlen und Bewegen erhöht (d. 5. 9. T.) (*Gff.*). [CK 555]

Stiche in der linken Unterbauch-Seite (*Ng.*). [CK 556]

Scharfes Stechen im Bauche, als würden die Därme mit feinen Nadeln durchbohrt, in Absätzen (*Lqr.*). [CK 557]

Ein heftiger, durchdringender Stich durch das rechte Darmbein, von oben bis unten, beim Ueberneigen des Körpers mit fest aufliegendem Bauche (*Ng.*). [CK 558]

In Stechen verwandelt sich beim Gehen das nach dem Mittag- und Abend-Essen entstehende Drücken im Bauche, wie von Blähungen, und wird endlich durch Winde-Abgang beseitigt (*Gff.*). [CK 559]

Brennende Stiche im Bauche (d. 8. T.) (*Gff.*). [CK 560]
Reissende Stiche in der Nabel-Gegend (d. 8. T.) (*Lqr.*). [CK 561]
Stumpfes Reissen tief im rechten Unterbauche, in die Weiche hineinziehend, oft (d. 7. 8. T.) (*Gff.*). [CK 562]
Stumpfes Reissen tief in der linken Unterbauch-Seite, von der Hüft-Gegend aus (*Gff.*). [CK 563]
Windender Schmerz im Bauche, von jedem Winde-Abgang, früh im Bette (*Rl.*). [CK 564]
Beissen im ganzen Oberbauche (*Ng.*). [CK 565]
Zerschlagenheits-Gefühl in der rechten Unterbauch-Seite, als wäre da eine Stelle morsch (*Frz.*). [CK 566]
Im Schooss-Buge, Gefühl beim Gehen, als wären da die Muskeln zu kurz. [CK 567]
Zusammenschrauben in der linken Leisten-Gegend, bis in die Brust herauf (*Ng.*). [CK 568]
Heftiges Klemmen in der rechten Weiche und Leisten-Gegend, wie bei Harn-Zurückhaltung, in Ruhe und Bewegung, und beim Aufstehen vom Sitze erneuert (*Ng.*). [CK 569]
Stiche in der linken Weiche, früh, nach dem Erwachen (*Ng.*). [CK 570]
Stechender Druck, etwas über der Leisten-Gegend (*Frz.*). [CK 571]
Brickeln mit abwechselndem Ziehen in der linken Weichen-Gegend, Nachts, den Schlaf störend (d. 1. N.) (*Sw.*). [CK 572]
Ziehen öfters in der linken Weichen-Gegend (d. ersten Tage) (*Sw.*). [CK 573]
Zieh-Schmerz in der linken Weichen-Gegend, im Sitzen (*Frz.*). [CK 574]
Ziehen und Pressen in der Schambein- und Weichen-Gegend, viele Tage nach einander (*Sw.*). [CK 575]
Drücken und Pressen in der Schambein-Gegend, vier Tage lang (n. 24 St.) (*Sw.*). [CK 576]
Zuckendes Drücken in der rechten Leisten-Gegend (*Gff.*). [CK 577]
Schmerzhaftes Wurgen in der linken Weiche, als wolle ein Bruch entstehen (*Htm.*). [CK 578]
Ein Leistenbruch tritt heraus (n. 37 T.). [CK 579]
Es drängt den Leistenbruch mit Gewalt heraus (n. 5 T.). [CK 580]
In der Drüse im Schoosse, Gefühl, als sey sie geschwollen (*Rl.*). [CK 581]
Blähungs-Bewegung im Bauche (*Sw.*). [CK 582]
Viel Blähungen im Bauche, welche nicht abgehen; dann drückende Blähungs-Kolik bald nach Tische, durch Bewegung und Gehen sehr vermehrt. [CK 583]
Anhäufung und Versetzung der Blähungen im Bauche, mehr im Unterbauche, und drückende Blähungs-Kolik, Abends (n. 12 St.). [CK 584]
Anhäufung von Blähungen im Bauche, welche die Mastdarm-Aderknoten hervortreiben, die dann, vorzüglich beim Liegen, sehr schmerzen (n. etl. St.). [CK 585]
Blähungs-Verhaltung, früh, im Bette, wie Kolik schmerzend, mit lautem Knurren und Murren im Bauche (n. 4 T.). [CK 586]
Sie leidet sehr an Blähungen. [CK 587]
Unruhe im Bauche, ohne Schmerz, doch sehr unangenehm. [CK 588]
Umgehen und Knurren im Bauche, mit häufigem, besonders **abendlichem Winde-Abgange**, oder mit Schneiden im Unterbauche nach dem Mittag-Essen (*Ng.*). [CK 589]
Kollern und Knurren im ganzen Bauche, dann schmerzhaftes Einziehen desselben, mit Gefühl, als ob Stuhl kommen solle (*Ng.*). [CK 590]
Oefteres Knurren in der linken Bauch-Seite, Abends (*Ng.*). [CK 591]
Starkes, gährendes Poltern, dann Quarren in der rechten Bauch-Seite (*Htb.*). [CK 592]
Kollern und Poltern im Bauche, früh (n. 2 T.) (*Hbd. u. Frz.*). [CK 593]
Viel Knurren im Bauche, früh (*Gff.*). [CK 594]
Starkes und häufiges Kollern im Bauche. [CK 595]
Lautes Knurren im Bauche, stark und häufig, ohne Schmerz (n. 12 St.). [CK 596]
Häufiges Gurren im Ober- und Unterbauche (d. 7. 9. 10. T.) (*Gff.*). [CK 597]

■ **Rektum**

Häufiger Winde-Abgang (d. 1. T.) (*Frz.*). [CK 598]
Heisse Winde gehen häufig ab, laut und leise, Abends (auch *Ng.*). [CK 599]
Heisse, sehr stinkende Winde gehen nach dem Mittag-Essen bis Nachts häufig ab (*Ng.*). [CK 600]
Faulicht stinkende Winde. [CK 601]
Uebelriechende Winde gehen Abends häufig geräuschvoll ab, ohne Blähungs-Beschwerde im Bauche, mehrere Abende nach einander; die ersten Winde waren ohne Geruch (*Frz.*). [CK 602]
Stuhl-Anregung, bei Bewegung im Bauche (sehr bald) (*Sw.*). [CK 603]
Aussetzender Stuhl (d. 1. T.) (*Ng.*). [CK 604]
Stuhl-Verstopfung, die ganze erste Zeit (*Lqr.*). [CK 605]

Verstopfter Leib, doch einige Anregung zum Stuhle (*Gff.*). [CK 606]

Vergeblicher Drang zum Stuhle (d. 20. T.). [CK 607]

Oefterer vergeblicher Stuhl-Drang (n. 2 T.). [CK 608]

Drang zum Stuhle, früh und nach dem Essen. [CK 609]

Langes Notthun zum Stuhle, der endlich doch nur mit grosser Anstrengung, obwohl weich erfolgt. [CK 610]

Trockner, ungenüglicher Stuhl, nur alle 2, 3 Tage (d. 2. 4. 6. T.) (*Gff.*). [CK 611]

Zäher, sparsamer Stuhl, mit Drang darnach und Hitze und Brennen im After (d. 10. T.) (*Gff.*). [CK 612]

Zäher, hellgelber Stuhl, mit Stechen im After (d. 12. T.) (*Gff.*). [CK 613]

Schwieriger Abgang des (weichen) Stuhles, mit Abgang von Prostata-Saft. [CK 614]

Unförmlich dick geformter Stuhl, der nur mit grosser Anstrengung der Bauch-Muskeln ausgeleert wird (*Rl.*). [CK 615]

Schwieriger, harter Stuhl, die ganze erste Zeit (*Lqr.*). [CK 616]

Harter Stuhl, mit etwas Blut-Abgang (n. 4 T.). [CK 617]

Harter Stuhl, mit erneutem Drange darnach (*Ng.*). [CK 618]

Harter, oft bröcklicher, nur stückweise erfolgender **Stuhl, mit Pressen** und Krallen im After (*Ng.*). [CK 619]

Harter, kleiner, ziemlich trockner Stuhl, mit vielem Pressen und mit Kollern im Bauche, Abends (*Htb.*). [CK 620]

Harter Stuhl, Anfangs, der gegen das Ende leicht und weich wird (d. 13. T.) (*Lqr.*). [CK 621]

Harter, dicker Stuhl erst, gegen das Ende weich; im Ganzen hellfarbig. [CK 622]

Harter Stuhl, früh, ohne Pressen; gleich nach dem Mittag-Essen dann sehr weicher, mit Schwindel und Sumsen im Kopfe dabei und darnach (*Ng.*). [CK 623]

Erst wenig harter Stuhl, dann mehrere ganz kleine, weiche Abgänge, Abends (*Htb.*). [CK 624]

Weicher Stuhl, nach dem Mittag-Essen, mit Aufhören der Bauchschmerzen (*Ng.*). [CK 625]

Mehrere, weiche, musige Stühle täglich, in hellrothes, schäumiges Blut gehüllt und mit Leibweh zuvor (d. 1. T.) (*Frz.*). [CK 626]

Dünner, leichterer Stuhl, als sonst (n. 6 St.) (*Gff.*). [CK 627]

Ganz dünner, durchfälliger Stuhl mit viel Winde-Abgang, (zum zweiten Male des Tages) (*Htb.*). [CK 628]

Durchfall, Abends, mit Bauchkneipen (d. 2. T.) (*Ng.*). [CK 629]

Zwei Durchfall-Stühle in zwei Stunden, und nach denselben Weissfluss (d. 7. T.) (*Ng.*). [CK 630]

Vieltägiger breiartiger Durchfall, ohne Schmerz, nur nach dem Stuhle einiges Zwängen, als sollte noch mehr kommen (*Stf.*). [CK 631]

Bei jedem Stuhl- und Winde-Abgange, Bauchweh (n. 6 T.). [CK 632]

Beim Stuhle, Brennen im After (*Ng.*). [CK 633]

Gleich nach dem Stuhle, Brennen im After. [CK 634]

Nach dem trocknen Stuhle, Drücken im Unterbauche (*Gff.*). [CK 635]

Nach dem (guten) Stuhle, stechender Schmerz im Bauche (n. 5 T.). [CK 636]

Nach reichlichem Stuhle, Bauchweh (*Lqr.*). [CK 637]

Der Mastdarm scheint von Blähungen gedrückt zu seyn, doch gehen keine ab (*Lqr.*). [CK 638]

Gefühl im Mastdarme, Abends, als würden die Blähungen gegen das Steissbein gedrängt und dort zurückgehalten. [CK 639]

Pressen und Bohren vom Mastdarme bis in den Bauch, wovor sie nicht sitzen konnte. [CK 640]

Schwere im Mastdarme, beim Stehen, die durch Winde-Abgang vergeht. [CK 641]

Zieh-Schmerz im Mastdarme, bis in den Bauch (n. 24 St.). [CK 642]

Schneiden und Schründen im Mastdarme. [CK 643]

Ruckweises Schneiden am After (*Gff.*). [CK 644]

Reissen am After (*Gff.*). [CK 645]

Stiche im After (d. 10. T.). [CK 646]

Stechen in den After hinein (*Ng.*). [CK 647]

Ein wurgender Stich, blitzschnell und erschreckend, vom After in den Mastdarm hinein (n. 3 T.). [CK 648]

Zuckende Stiche vom Mastdarme bis in die Wurzel der Ruthe (*Gff.*). [CK 649]

Brennendes Stechen im After, Abends, beim Gehen (*Htb.*). [CK 650]

Kriebelndes Stechen im After, früh (*Gff.*). [CK 651]

Kriebelndes Drücken im After (d. 6. T.) (*Gff.*). [CK 652]

Kriebeln im After, wie von Würmern (*Gff.*). [CK 653]

Jücken im Mastdarme. [CK 654]

Jücken am After, Abends (*Ng.*). [CK 655]

Jücken im After, in einen stumpfen Schmerz endend (*Lqr.*). [CK 656]
Starkes Jücken am After, nach weichem Stuhle. [CK 657]
Heftiges Jücken am After, mehrere Tage (n. 4 T.) (*Lqr.*). [CK 658]
Heftiges Jücken im After, fast alle Tage (*Gff.*). [CK 659]
Arges Jücken am After, und Ausschwitzen fressender Feuchtigkeit. [CK 660]
Wundes Kriebeln im After (*Gff.*). [CK 661]
Wundheit im Mastdarme. [CK 662]
Brennendes Wundheits-Gefühl im After, Abends (d. 1. T.) (*Gff.*). [CK 663]
Brennen im After (d. 11. T.) (auch *Ng.*). [CK 664]
After-Aderknoten treten hervor, schründenden Schmerzes. [CK 665]
Blut-Abgang aus dem After (d. 10. T.). [CK 666]

■ Harnwege

Der Harn drückt sie sehr in der Blase (n. 4 T.). [CK 667]
Oefteres Drängen zum Harnen, Nachts, mit geringem Abgange (*Ng.*). [CK 668]
Drang zum Harnen, alle Abende, nach dem Harnen, beim Niederlegen, doch gehen allezeit nur 3 bis 4 Tropfen ab, doch ohne Schmerzen (*Ng.*). [CK 669]
Nur langsamer und sehr dünnstrahliger Harn-Abgang (*Ng.*). [CK 670]
Tropfenweiser Abgang des Harns, Abends, 3 Tage lang (d. 16. T.) (*Ng.*). [CK 671]
Scheinbar verminderter Harn, nach dem Mittag-Essen (*Ng.*). [CK 672]
Verminderter blasser Harn, Abends und früh (d. 2. u. 3. T.) (*Ng.*). [CK 673]
Vermehrt scheinender Harn, Abends (*Ng.*). [CK 674]
Oefterer und etwas vermehrter Harn-Abgang, von wasserheller bis citrongelber Farbe (d. erst. Tage) (*Sw.*). [CK 675]
Ungeheurer Drang zum Harnen; er lässt sehr viel Urin. [CK 676]
Mehrmaliges Lassen nicht reichlichen, aber sehr hellgelben Harnes, nach Mitternacht (*Gff.*). [CK 677]
Nachts muss sie viel harnen, ohne viel getrunken zu haben (d. 1. N.). [CK 678]
Unwillkürlicher Harn-Abgang, beim Nase-Schneuzen (nach mühsamem Stuhl-Abgange). [CK 679]
Röthlicher Harn (*Gff.*). [CK 680]

Der wenige Harn wird trübe, wie Lehmwasser (n. 1 St.) (*Ng.*). [CK 681]
Der Urin von der Nacht ist früh ganz trübe und lehmfarbig (n. 2 Tagen u. später.) (*Gff.*). [CK 682]
Der gelbe Harn lässt Nachts lehmartigen Satz fallen (*Ng.*). [CK 683]
Der gelbe Harn bekommt wolkigen Satz (*Ng.*). [CK 684]
Der sehr gelbe Harn setzt bei längerem Stehen weissliche Flocken ab (d. 1. T.) (*Gff.*). [CK 685]
Der helle, pomeranzengelbe Harn bekommt später flockigen Satz (d. 3. T.) (*Sw.*). [CK 686]
Blut-Ausfluss aus der Harnröhre, nach dem schmerzhaften Harnen. [CK 687]
Viel Blut fliesst aus der Harnröhre. [CK 688]
Auf die Blase ein Druck, doch nicht zum Harnen. [CK 689]
Wie Krampf in der Blase, nach vorgängigem Bauchweh (*Rl.*). [CK 690]
In der Harnröhre und der Ruthe, vorn, sehr empfindliches Ziehen (*Gff.*). [CK 691]
Empfindliches Ziehen und Kriebeln vom Bauche aus in die Harnröhre vor (*Gff.*). [CK 692]
Ziehen und Reissen im vordern Theile der Harnröhre (*Gff.*). [CK 693]
Reissen und Beissen vorn in der Harnröhre, ausser dem Harnen (*Gff.*). [CK 694]
Beissen in der Harnröhr-Mündung, nach dem Harnen (d. 3. T.) (*Gff.*). [CK 695]
Scharfes, reissendes Schneiden in der Mitte der Harnröhre nach vorn zu (d. 5. T.) (*Gff.*). [CK 696]
Schneiden in der Harnröhr-Mündung, Abends im Sitzen (*Frz.*). [CK 697]
Stechen an der Mündung der Harnröhre (d. 11. T.) (*Gff.*). [CK 698]
Ein wurgender Stich in der Harnröhre, blitzschnell von vorne nach ganz hinten (n. 2 T.). [CK 699]
Jücken in der Harnröhre (n. 36 St.). [CK 700]
Brennen in der Harnröhre nach dem Harnen. [CK 701]
Brennen vor und bei dem Harnen (*Ng.*). [CK 702]
Ein reissendes Brennen in der Harnröhre (d. 6. T.) [CK 703]
Wundheits-Schmerz des vordern Theiles der Harnröhre, ausser dem Harnen (*Gff.*). [CK 704]

■ Geschlechtsorgane

An den Zeugungstheilen, starkes Ausfallen der Haare. [CK 705]
Ruthe schmerzhaft empfindlich beim Gehen, als wäre das Hemd zu rauh und reibend (*Rl.*). [CK 706]

Zucken aus dem Schoosse nach der Ruthe zu (*Rl.*). [CK 707]

Schmerzhaftes Zucken an der Wurzel der Ruthe (*Gff.*). [CK 708]

Reissendes Ziehen in der Wurzel der Ruthe, nach dumpfem Stechen nah' an den Geschlechtstheilen im Unterbauche (*Gff.*). [CK 709]

In der Eichel-Spitze, Reissen (*Gff.*). [CK 710]

Dumpfe Stiche in die Eichel, aus dem Hodensacke herauf. [CK 711]

Am Hodensacke und den nahen Theilen, Schauder, wie bei Gänsehaut (*Sw.*). [CK 712]

Schauder am Hodensacke, mit Zusammenschrumpfen desselben (*Sw.*). [CK 713]

Zusammenschrumpfen des Hodensackes (d. 2. T.) (*Sw.*). [CK 714]

Jücken des Hodensackes, stark, fast wundartig und durch Kratzen nicht zu tilgen, viele Abende nach einander (*Frz.*). [CK 715]

Ein Blüthchen, klein, roth und wund schmerzend, um eine Haarwurzel des Hodensackes, drei Tage lang (n. 5 T.) (*Gff.*). [CK 716]

Wundheits-Gefühl an der Seite des Hodensackes und, wo er anliegt, auch am Oberschenkel (*Gff.*). [CK 717]

Der Hode rechter Seite schmerzt, vorzüglich bei Berührung (d. 3. T.) (*Sw.*). [CK 718]

Drückende, flüchtige Stiche im linken Hoden in der Ruhe (*Htm.*). [CK 719]

Ziehender Schmerz in den Hoden. [CK 720]

Ziehen im linken, dann im rechten Hoden (*Sw.*). [CK 721]

Ziehen, öfters, von den Hoden aus nach dem Laufe des Samenstranges herauf (d. 2. 3. T.) (*Sw.*). [CK 722]

Brickelnder Zieh-Schmerz in den Hoden, am meisten beim Sitzen und Bücken, viele Tage lang (*Sw.*). [CK 723]

Brickelndes Drücken und Ziehen im linken Hoden, zuweilen nach dem Samenstrange herauf (*Sw.*). [CK 724]

Heraufgezogenheit des rechten, oder des linken **Hodens, mit etwas Schmerz und Geschwulst** (*Sw.*). [CK 725]

Das Geschlechts-Organ und die Phantasie wird im Umgange mit Frauenzimmern allzuhitzig erregt, und der Same geht allzuschnell ab (*Rl.*). [CK 726]

Grosser Reiz zum Beischlafe in den Zeugungstheilen, und dennoch schwieriger und fast unmöglicher Abgang des Samens (n. 48 St.). [CK 727]

Starke Erektionen (d. 10. T.). [CK 728]

Langdauernde, heftige Erektion, mit Druck im Bauche (*Gff.*). [CK 729]

Pollution, ohne geile Träume, zwei Nächte nach einander (d. 7. 8. T.) (*Lqr.*). [CK 730]

Starker Abgang von Prostata-Saft, ohne Veranlassung (n. 9 T.). [CK 731]

Weiblicher Geschlechts-Reiz, mehrmals die Nacht, ohne geile Träume (d. 2. N.). [CK 732]

Unwiderstehlicher Drang zur Onanie bei einem Weibe, ohne geile Träume (d. 7. Nacht). [CK 733]

Drängen nach den Geburtstheilen, mit Schneiden um den Nabel (*Ng.*). [CK 734]

Pressen in den Geburtstheilen und im Mastdarme (n. 13 T.). [CK 735]

Aderkröpfe (varices) an der Scham. [CK 736]

Die Lochien einer Wöchnerin werden unterdrückt, und die Milch in den Brüsten nimmt ab. [CK 737]

Die seit drei Monaten unterdrückte Regel kommt wieder, unter abwechselnder Blässe und Röthe des Gesichtes. [CK 738]

Regel bleibt zur richtigen Zeit aus (*Ng.*). [CK 739]

Regel, nachdem sie 37 Tage ausgeblieben, ziemlich stark, besonders Nachts und im Gehen, mit argem Schneiden und Drängen im Bauche und Kreuze (d. 26. T.) (*Ng.*). [CK 740]

Regel um 5 Tage zu früh, stärker als gewöhnlich und 3 Tage lang (*Ng.*). [CK 741]

Abgang ganzer Stücke geronnenen Blutes bei der Regel, meist beim Gehen (*Ng.*). [CK 742]

Regel um 14 Tage zu früh (n. 18 T.). [CK 743]

Regel-Termin verlängert. [CK 744]

Regel nur drei Tage (*Ng.*). [CK 745]

Bei der Regel, Mattigkeit in den Füssen und weicher Stuhl, Abends (*Ng.*). [CK 746]

Bei der Regel, grosse Schwere in den Beinen, mit argem Ziehen um die Knie, als sollten sie abgedreht werden. [CK 747]

Bei der Regel, Entzündung der Augen. [CK 748]

Während der Regel, Brennen beim Harnen (*Ng.*). [CK 749]

Bei der Regel, plötzliche Engigkeit und Beklemmung der Magen-Gegend, dass sie Alles aufbinden musste. [CK 750]

Bei der Regel, matt in Händen und Füssen (*Ng.*). [CK 751]

Bei der Regel, Abends, Schwere in der Stirn, mit Gefühl, als wollte der Kopf rückwärts gezogen werden (*Ng.*). [CK 752]

Bei der Regel, frostig, den ganzen Tag (*Ng.*). [CK 753]

Bei der Regel, ärgerlich und weinerlich. [CK 754]

Bei der Regel, Aengstlichkeit. [CK 755]

Bei der Regel, Stechen, Beissen und Jücken an den Geburtstheilen, mit Gefühl, als wären sie geschwollen. [CK 756]

Nach der Regel, Abgang blutigen Schleimes, welcher Jücken an der Scham erregt. [CK 757]

Weissfluss kam wieder, doch nur einen Tag, dann nicht mehr (n. 15 T.). [CK 758]

Weissfluss nach vorgängigen schneidenden **Bauchschmerzen**, unter stetem Gähnen (*Ng.*). [CK 759]

Schleimiger Weissfluss mit Kneipen im Oberbauche (*Ng.*). [CK 760]

Weissfluss, vorzüglich nach jedem Stuhle. [CK 761]

Weissfluss dicken Schleimes, 3 Tage lang, besonders früh und Abends, auch vor und bei der Regel (d. 18. 19. T.) (*Ng.*). [CK 762]

■ Atemwege und Brust

Niesen, nach vorhergehendem, schneidendem Kriebeln in der Nase, Abends (*Gff.*). [CK 763]

Häufiges Niesen, ohne Schnupfen (*Gff.*). [CK 764]

Niesen, früh und Nachmittags (*Ng.*). [CK 765]

Niesen, nach Tische (*Htb.*). [CK 766]

Jücken im rechten Nasenloche (*Ng.*). [CK 767]

Jücken im linken Nasenloche, dann öfteres Niesen, darauf sehr starkes Nasenbluten, das sich durch kaltes Wasser stillen liess (d. 10. T.) (*Ng.*). [CK 768]

Schnupfen-Gefühl mit wunder Empfindlichkeit der innern Nase (*Ng.*). [CK 769]

Verstopfung der Nase (n. 14 T.) (auch *Ng.*). [CK 770]

Verstopfung beider Nasenlöcher; sie bekommt gar keine Luft dadurch und muss mit offnem Munde schlafen (n. 5 T.). [CK 771]

Schnupfen, plötzlich Abends, nach dem Niederlegen (*Ng.*). [CK 772]

Starker Stockschnupfen, den ganzen Tag, mit Schmerz im Rücken, besonders beim Sitzen. [CK 773]

Fliessschnupfen mit Stockschnupfen wechselnd, besonders Abends. [CK 774]

Fliessschnupfen die erste Zeit, später Stockschnupfen. [CK 775]

Fliessschnupfen unter Kriebeln in der Nase und öfterem Niesen. [CK 776]

Fliessschnupfen gegen Abend, mit Drücken in der rechten Mandel beim Schlingen und Gähnen. [CK 777]

Vermehrter Schleim-Abgang aus der Nase, ohne Schnupfen (n. 12 St.). [CK 778]

Starker Schnupfen und rauher Hals (d. 4. T.). [CK 779]

Rauhheit und Trockenheit im Halse und der Kehle, öfters und zu verschiedenen Zeiten, besonders früh, oder nach dem Mittag-Essen, oft zum Rachsen oder zum Husten treibend, zuweilen nach Genuss von Speisen vergehend (*Ng.*). [CK 780]

Rauh und roh auf der Brust, dabei Nachts Hitze und Schweiss (n. 13. 14 T.). [CK 781]

Ausräuspern vielen schwarzen, gestockten Blutes, nach Rauhheit und Trockenheit im Halse und Schleim-Rachsen, früh im Gehen, und unter Wundheits-Schmerz tief im Halse; darauf den ganzen Tag süsser Mund-Geschmack, Trockenheit im Halse und blutiger Speichel (*Ng.*). [CK 782]

Heiserkeit und Rauhheit im Halse, dass sie kaum athmen konnte (*Ng.*). [CK 783]

Heiser, wie voll Schleim auf der Brust. [CK 784]

Heiserkeit, mit Brennen in der Luftröhre. [CK 785]

Durch Räuspern (Kotzen) löset sich viel Schleim von der Brust. [CK 786]

Hüsteln, doch selten, bei anhaltender Rauhheit im Halse, Abends (*Ng.*). [CK 787]

Oefteres trocknes Hüsteln, ohne Schmerz (*Ng.*). [CK 788]

Kitzel-Husten, sehr abmattend, auch bei Tage, doch am schlimmsten, Nachts. [CK 789]

Kurzer Husten von Kitzel unter dem Brustbeine (d. 4. T.) (*Gff.*). [CK 790]

Erstickungs-Husten; der kitzelnde Reiz benimmt ihm den Athem. [CK 791]

Trockner Husten, Abends, mit Schwere auf der Brust, die nach dem Niederlegen vergeht (*Ng.*). [CK 792]

Trockner Husten weckt sie Nachts öfters auf, während der Regel (*Ng.*). [CK 793]

Trockner Husten mit argem Stechen in der Brust und dem Gefühle, als sollte dieselbe zerspringen; sie kann nur mühsam athmen und sprechen (*Gr.*). [CK 794]

Husten, der ihn die ganze Nacht nicht schlafen lässt, mit Stechen in der Brust, bei geringem Durste (n. 22 T.). [CK 795]

Husten mit Stechen im Kopfe. [CK 796]

Zäher Schleim-Auswurf durch Husten, wie alter Schnupfen, und nach dem Auswerfen Gefühl, als sey es in der Brust hohl und kalt. [CK 797]

Blutiger Schleim-Auswurf durch Husten, nach vorgängigem Seiten-Stechen (n. 40 T.). [CK 798]

Blut-Auswurf beim Husten. [CK 799]

Blut-Auswurf bei trocknem **Husten**, mit Brennen und Wundheits-**Schmerz in der Brust, früh** und **Abends**, auch vor und bei der Regel (*Ng.*). [CK 800]

Dicker, eiterartiger Auswurf von Husten bei Tag und Nacht (n. 18 T.). [CK 801]

Das Athmen ist beengter, als gewöhnlich (d. 1. T.) (*Lqr.*). [CK 802]

Athem und Brust sind ungewöhnlich frei und leicht (*Lqr.*). [CK 803]

Eng um die Brust, wie zusammengeschnürt, mit Schmerz darin, wie zerschnitten (*Ng.*). [CK 804]

Beengung in der Mitte der Brust, unter dem Brustbeine, Abends (*Ng.*). [CK 805]

Beengung der Brust, beim Gehen im Freien, wie mit einem Bande querüber zugeschnürt (*Frz.*). [CK 806]

Beengung der Brust, zwei Abende nach einander, mit stumpfem Stechen und Drücken in der Mitte des Brustbeines, bei kleinem, schnellem Pulse (d. 2. 3. T.) (*Frz.*). [CK 807]

Beklemmung der Brust, früh (*Lqr., Sw.*). [CK 808]

Beklemmung und Druck auf der Brust (n. 7 St.) (*Frz.*). [CK 809]

Beängstigung in der Brust, die Abends vergeht, mit Kopfschmerz (n. 13 T.). [CK 810]

Brustschmerz vorzüglich in der rechten Seite, als träte das Blut in die feinsten Gefässe der Lunge, mit Gewalt (*Hbd.*). [CK 811]

Brust-Drücken, früh, am rechten Ende des linken Schlüsselbeines (d. 10. T.) (*Gff.*). [CK 812]

Drücken auf der Brust, bis in den Hals, als wenn ein fremder Körper heraufstiege (*Ng.*). [CK 813]

Drücken in der linken oder der ganzen Brust, bald hie, bald da (*Gff.*). [CK 814]

Drückender Schmerz in der Brust, öfters, (die ersten beiden Tage) (*Sw.*). [CK 815]

Drücken auf der Brust, wie von Rheumatism und versetzten Blähungen (*Gff.*). [CK 816]

Druck auf der Brust, von der Herzgrube herauf, durch Aufstossen vergehend (d. 8. T.) (*Gff.*). [CK 817]

Druck auf den obern Theil des Brustbeins, oder auf den unteren der Brust, nach Tische, längere Zeit (d. 1. 2. T.) (*Frz.*). [CK 818]

Druck unterhalb der linken Brustwarze (d. 2. T.) (*Gff.*). [CK 819]

Drücken, wie rheumatisch ziehend, gleich unterhalb des Schlüsselbeines, nah' am Ober-Arm-Gelenke (*Gff.*). [CK 820]

Druck am linken Schlüsselbeine (*Ng.*). [CK 821]

Scharfes Drücken in der rechten Brust, nah' an der Achselgrube (*Ng.*). [CK 822]

Reissendes Drücken unten in der linken Brust (*Gff.*). [CK 823]

Absetzendes heraus Drücken und ziehendes Spannen hie und da in der linken Brust (*Gff.*). [CK 824]

Spannende Schmerzen auf der Brust (*Lqr.*). [CK 825]

Spannen und Ziehen am linken Schlüsselbeine. [CK 826]

Spannen, Zerschlagenheits-Schmerz und Stechen in der ganzen rechten Brust-Seite (*Ng.*). [CK 827]

Spannen und Stechen in der Herz-Gegend (*Ng.*). [CK 828]

Klemmender Schmerz vorn in der rechten Brust, dann Stechen in den letzten rechten Hypochondern, bis in die Herz-Gegend, mit lang nachbleibendem Zerschlagenheits-Schmerze der Stelle (*Ng.*). [CK 829]

Klemmender Brustschmerz, in Absätzen, mit Wabblichkeit, früh (d. 2. T.) (*Sw.*). [CK 830]

Kneipender und zwängender Brustschmerz von Zeit zu Zeit (*Sw.*). [CK 831]

Reissen in der rechten Brust (d. 11. T.) (*Gff.*). [CK 832]

Reissen in der linken Brust, unter der Achselgrube (*Gff.*). [CK 833]

Reissen auf den rechten oberen Ribben, fast im Rücken (*Gff.*). [CK 834]

Stumpf reissender Brust-Schmerz über der Herzgrube (d. 8. T.) (*Gff.*). [CK 835]

Scharf stechendes Reissen in der linken Brust (n. 10 T.) (*Gff.*). [CK 836]

Reissende Stiche in der Brust, unterhalb der Achselgrube, mit Wundheits-Gefühl der Stelle darnach (*Gff.*). [CK 837]

Stechen in der Brust, sehr heftig, beim Gehen im Freien, bis zur linken Hals-Seite herauf, mit sehr schwerem Athmen, mehrere Stunden lang. [CK 838]

Stechender Schmerz im Brustbeine. [CK 839]

Stechen und Beengung in der Mitte der Brust, bei und nach dem Einathmen (*Ng.*). [CK 840]

Stechen an irgend einer Stelle der Brust, beim tief Athmen (*Ng.*). [CK 841]

Stiche mitten in das Brustbein, zuweilen zum Schreien arg beim Bücken, zuweilen mit schmerzhaftem Drücken darnach tief innerlich bis in den Hals hinauf (*Ng.*). [CK 842]

Ein Stich am obern Theile des Brustbeins bis in die linke Lenden-Gegend, mit Scheu vor Bücken, früh (*Ng.*). [CK 843]

Stechen in der rechten Brust, zuweilen beim rechts Wenden des Rumpfes, oder nach dem Mittag-Essen, mit Drücken darnach, oder mit Stechen in der rechten Weiche und Bauch-Seite wechselnd (*Ng.*). [CK 844]

Ein Stich unter der rechten Brustwarze (*Lqr.*). [CK 845]

Stechen, stumpfes, in der rechten Brust (auch *Gff.*). [CK 846]

Stechen, stumpfes, auf den rechten kurzen Ribben (d. 7. T.) (*Gff.*). [CK 847]

Ein Stich in die linke Brust, bei Bewegung des Armes (*Ng.*). [CK 848]

Stechen unter der linken Brust (*Ng.*). [CK 849]

Stechen in der Gegend der linken Ribben, der Herzgrube gegenüber, mit Geschwürschmerz für sich und beim darauf Drücken, Abends (*Ng.*). [CK 850]

Stechender Schmerz auf einer Handgrossen Stelle der linken Brust-Seite, mit Gefühl, als wäre die Stelle morsch und zertrümmert (*Frz.*). [CK 851]

Stechen in der linken Brust, zuweilen sehr heftig (*Gff.*). [CK 852]

Stiche in der linken Brust, Abends im Stehen, mit Zerschlagenheits-Schmerz der Stelle (*Frz.*). [CK 853]

Stiche unter dem Herzen, wie Seiten-Stechen, Abends (*Lqr.*). [CK 854]

Stiche über dem Herzen, Abends (d. 24. T.) (*Lqr.*). [CK 855]

Ein Stich im linken Schlüsselbeine, sehr empfindlich (*Ng.*). [CK 856]

Heftige Stiche in der linken Seite, schlimmer beim Athmen, besser beim Ausdehnen (*Rkt.*). [CK 857]

Scharfe Stiche, tief im Innern der rechten Brust (*Gff.*). [CK 858]

Scharfes Stechen in der Herz-Gegend, durch starkes Ausathmen vermehrt (d. 9. T.) (*Gff.*). [CK 859]

Stumpfes Stechen oben in der linken Brust (d. 5. 6. T.) (*Gff.*). [CK 860]

Stumpfer Stich unter dem Brustbeine, beim Essen (*Frz.*). [CK 861]

Stumpf drückendes Stechen und Spannen in der Brust, unter der rechten Achselgrube (d. 7. 9. T.) (*Gff.*). [CK 862]

Anhaltend drückender Stich in der rechten Brust-Seite, besonders beim stark Ausathmen vermehrt (*Gff.*). [CK 863]

Gefühl von Schwäche und Brennen im Brustbeine (n. etl. St.). [CK 864]

Brennen in der linken Brust (*Gff.*). [CK 865]

Brennen in der rechten **Brust** (d. 2. T.) (*Gff.* u. *Ng.*). [CK 866]

Die Brust-Leiden sind ärger bei Bewegung, wenn sie Etwas hebt oder mit den Händen angreift. [CK 867]

Schmerzhaft pulsirendes Klopfen in der linken Brust, an der Achselgrube, Mittags (*Ng.*). [CK 868]

Herzklopfen, öfters, ohne besondere Aengstlichkeit (n. 2 T.). [CK 869]

Schmerzhaftes Herzklopfen, und bei jedem Herz-Schlage ein Stich. [CK 870]

Brustschmerz, wie zerschlagen, beim Fahren (*Rl.*). [CK 871]

Schmerz des linken Brust-Muskels, wie zerschlagen, oder wie wund. [CK 872]

Drückender Wundheits-Schmerz um die rechte Brustwarze (*Gff.*). [CK 873]

Dünnes, scharfes Ziehen um die linke Brustwarze, mit Wundheits-Schmerz beim Befühlen, der bald pulsirend wird (*Gff.*). [CK 874]

Heftiger Druck-Schmerz in der rechten weiblichen Brust. [CK 875]

Ausdehnungs-Gefühl in der linken weiblichen Brust (*Ng.*). [CK 876]

Stiche in die linke weibliche Brust, stumpf und schmerzhaft, früh (*Ng.*). [CK 877]

Ein Stich unter der rechten weiblichen Brust (*Ng.*). [CK 878]

Brennen auf einer kleinen Stelle der Brust, rechts neben der Herzgrube, auch über der linken Warze (*Gff.*). [CK 879]

Brennen auf der rechten Brust, wie in der Haut, bis in den Rücken gehend (*Gff.*). [CK 880]

■ **Rücken und äußerer Hals**

Kreuzschmerz beim Gehen und Niedersetzen. [CK 881]

Heftiger Kreuzschmerz im Gehen, so dass er oft still stehen musste, doch minderte er sich bei fortgesetztem Gehen immer mehr. [CK 882]

Drängend drückende, bisweilen kneipende Schmerzen am Steissbeine. [CK 883]

Drücken über dem Kreuze auf den unteren Theil des Rückgrates (*Gff.*). [CK 884]

Drückend lähmiger Schmerz im Kreuze, bei unrechter Lage im Bette, am stärksten beim Aufstehen vom Sitze und im Anfange des Gehens. [CK 885]

Spannung und Schwäche-Gefühl im Kreuze, im Sitzen, mit Spannen im Kopfe. [CK 886]

Wie eingeschraubt im Kreuze, beim Aufrichten vom Sitzen, Abends (*Ng.*). [CK 887]

Ziehen im Kreuze und Rückgrate, wie schmerzhafte Schwäche, beim Sitzen und Bücken (*Rkt.*). [CK 888]

Arges Schneiden im Kreuze, bei der geringsten Bewegung, bis in die Waden und Füsse, so dass er weder gehen, noch stehen, noch liegen kann. [CK 889]

Stechendes Reissen im heiligen Beine (d. 3. 4. T.) (*Gff.*). [CK 890]

Knacken im Kreuze, beim Gehen. [CK 891]

Schwäche-Gefühl im Kreuze, beim Gehen. [CK 892]

Rückenschmerz, mehr beim Sitzen. [CK 893]

Steifheit und Schmerz der oberen Rücken-Muskeln, besonders beim Bewegen, 4 Nächte hindurch, nicht am Tage (*Sw.*). [CK 894]

Scharfer Druck im Rücken, dicht am rechten Schulterblatte (*Gff.*). [CK 895]

Ein brennender Druck auf dem Rückgrate, etwas über dem Kreuze (d. 4. T.) (*Gff.*). [CK 896]

Drücken im Rücken, unter dem linken Schulterblatte. [CK 897]

Drücken rechts neben der Mitte des Rückgrates (*Gff.*). [CK 898]

Drückendes Spannen im Rücken, unter dem rechten Schulterblatte, am Rücken hinab und nach der Achselgrube hin (*Gff.*). [CK 899]

Spannender Druck im Rücken, auf einer kleinen Stelle am Rande des rechten Schulterblattes (*Gff.*). [CK 900]

Spannende Schmerzen, sehr heftig, wie rheumatisch, in der Lenden-Gegend und auf den Schultern (d. 8. T.) (*Lqr.*). [CK 901]

Spannender Schmerz, wie rheumatisch, im Rückgrate (*Gff.*). [CK 902]

Spann-Schmerz zwischen den Schultern, in Ruhe und Bewegung (*Ng.*). [CK 903]

Spann-Gefühl, wie von einem Pechpflaster, nah' am innern Rande des rechten Schulterblattes (*Gff.*). [CK 904]

Kneipen und Brenn-Schmerz auf einzelnen Stellen des Rückens. [CK 905]

Ziehen, brennendes, im Kreuze und Rücken. [CK 906]

Ein brennendes Reissen zwischen dem Rückgrate und rechten Schulterblatte (d. 11. T.) (*Gff.*). [CK 907]

Reissen im rechten Schulterblatte (d. 11. T.) (*Gff.*). [CK 908]

Arger Zerschlagenheits-Schmerz im Rücken, beim Gehen im Freien, mit Mattigkeit, dass sie kaum nach Hause kommen konnte (d. 19. T.). [CK 909]

Stiche unter dem linken Schulterblatte, bis vorn in die linke Brust-Gegend (*Ng.*). [CK 910]

Stich-Schmerz im Rücken und Kreuze, beim Sitzen und Gehen. [CK 911]

Stechen im Rücken, beim Stehen, sehr heftig. [CK 912]

Ein Stich in das linke Schulterblatt hinein (*Ng.*). [CK 913]

Anhaltendes Stechen im Rande des linken Schulterblattes, nach der Achsel-Höhle zu, so heftig, dass sie erschrak; dabei Hitz-Aufsteigen nach dem Kopfe (*Ng.*). [CK 914]

Scharfes Stechen dicht am Obertheile des rechten Schulterblattes, am empfindlichsten beim Aufstossen, viele Tage lang (*Lqr.*). [CK 915]

Stumpfe Stiche unter dem rechten Schulterblatte (d. 9. T.) (*Gff.*). [CK 916]

Stumpfe Stiche und Drücken am innern Rande des rechten Schulterblattes (*Gff.*). [CK 917]

Stumpfes, zuckendes Stechen gleich unter und neben dem linken Schulterblatte (*Gff.*). [CK 918]

Brennen in der linken Seite und dem linken Schulterblatte (d. 5. 11. T.) (*Gff.*). [CK 919]

Brennen auf der Haut des rechten Schulterblattes (d. 5. T.) (*Gff.*). [CK 920]

Jücken zwischen den Schulterblättern, Abends, mit viel Ausschlag. [CK 921]

Jückende Flecken auf dem Rücken, und Blätterchen, die beim Befühlen schmerzen. [CK 922]

Nacken und Rücken schmerzen wie zerschlagen und wie übermüdet durch allzugrosse Anstrengung (*Rl.*). [CK 923]

Schmerz im Nacken, beim Sitzen und Schreiben, als wolle er den Kopf nicht mehr recht tragen. [CK 924]

Ermüdung im Genicke, Abends, beim Schreiben. [CK 925]

Steifheit und Schmerz der Nacken- und oberen Rücken-Muskeln, mehrere Morgen, nicht am Tage (*Sw.*). [CK 926]

Krampfhafte Steifheit der linken Nacken-Seite (d. 1. T.) (*Frz.*). [CK 927]

Spannen und Ziehen in der rechten Nacken-Seite, in Ruhe und Bewegung (*Ng.*). [CK 928]

Ein Knoten in der rechten Nacken-Seite, beim Aufdrücken geschwürig schmerzend. [CK 929]

Die Hals-Muskeln schmerzen Nachts, als habe man den Kopf lange in unbequemer Stellung gehalten; auch im Schlafe fühlbar (d. 6. 7. 8. T.) (*Lqr.*). [CK 930]

Spannen in den vordern Hals-Muskeln (n. ½ St.) (*Sw.*). [CK 931]

Strammen an der linken Hals-Seite. [CK 932]

Klemmendes Gefühl an beiden Hals-Seiten, nahe am Rumpfe (*Gff.*). [CK 933]

Klammartiges Ziehen die Hals-Muskeln herab, beim Kauen (*Rl.*). [CK 934]

Klammartiges Ziehen rechts am Halse, beim gerade Halten des Kopfes, als sey der Hals steif (*Rl.*). [CK 935]

Schmerz an der Seite des Halses bis zur Schulter, mit Steifheit der Theile, mehrere Morgen im Bette; am Tage vergehend (*Sw.*). [CK 936]

Druck an der rechten Hals-Seite, wie mit einem Finger, beim Sprechen (*Ng.*). [CK 937]

Reissen, rechts am Halse, hinten, so wie gleich unterhalb der Kinnlade, und hinter und unter dem Ohre (*Gff.*). [CK 938]

Reissen in der linken Hals-Seite, bis hinter das linke Ohr (*Gff.*). [CK 939]

Heftiges Reissen, öfters, in der linken Hals-Seite, jedes Mal durch Drücken vergehend; früh (d. 13. T.) (*Ng.*). [CK 940]

Stumpfes Reissen rechts hinten am Halse (*Gff.*). [CK 941]

Reissende Stiche am Halse und im Kinne, die in einander übergehen (d. 6. T.) (*Lqr.*). [CK 942]

Stechendes Reissen hinten und unten an der rechten Hals-Seite, auf einer kleinen Stelle (*Frz.*). [CK 943]

Stiche in den Hals-Muskeln (d. 7. T.) (*Lqr.*). [CK 944]

Kitzeln am Kehlkopfe, zugleich mit Stechen darin (d. 3. T.) (*Lqr.*). [CK 945]

Oefteres, empfindliches Kitzeln in der Kehlkopf-Gegend (d. 3. T.) (*Lqr.*). [CK 946]

■ **Extremitäten**

In den Achselgruben, Wundheits-Gefühl auf einer kleinen Stelle, wie nach einem Stosse (*Gff.*). [CK 947]

Stechen in der linken Achselgrube, und vorn an der Brust herab, mit Athem-Versetzung, Abends (*Ng.*). [CK 948]

Stumpfstechendes Reissen in der rechten Achselgrube (*Gff.*). [CK 949]

Reissen bis in die Achselgrube, unter dem linken Arme (d. 5. T.) (*Gff.*). [CK 950]

Brennen in der linken Achselgrube (d. 3. T.) (*Gff.*). [CK 951]

In der Achsel-Gelenk-Kugel des linken Oberarmes, rheumatisches Spannen (*Gff.*). [CK 952]

Spannen und Reissen im linken und rechten Achsel-Gelenke (*Gff.*). [CK 953]

Reissender Druck links auf der Schulter, wo der Hals anfängt (*Gff.*). [CK 954]

Reissen auf der rechten Schulterhöhe (d. 2. T.) (*Gff.*). [CK 955]

Reissen auf der rechten Schulter, mit Drücken in der Mitte des Oberarmes, durch Kratzen vergehend (*Ng.*). [CK 956]

Schmerzliches Reissen in der Achsel (*Ng.*). [CK 957]

Heftiges Reissen im Achsel-Gelenke, auf dem sie lag, tief im Knochen, Abends im Bette (*Ng.*). [CK 958]

Stechendes Reissen auf der rechten Schulterhöhe (*Gff.*). [CK 959]

Stechen in der linken Achsel (*Ng.*). [CK 960]

Stumpfe Stiche unter der rechten Achsel, nach dem Mittag-Essen (*Ng.*). [CK 961]

Zucken in der rechten Achsel, und darauf Zerschlagenheits-Schmerz im linken Schulterblatte (*Ng.*). [CK 962]

Eingeschlafenheits-Gefühl der Achsel-Gelenke. [CK 963]

Blutschwärartige, kleine Blüthchen auf beiden Achseln (*Gff.*). [CK 964]

Der Arm linker Seite zuckt, früh im Schlafe (*Ng.*). [CK 965]

Drang, sich mit den Armen zu bewegen. [CK 966]

Reissen in den Armen und Händen. [CK 967]

Zerschlagenheits-Schmerz der Arme, am meisten früh und Abends. [CK 968]

Zerschlagenheits-Schmerz des linken Armes; er kann ihn vor Schmerz im Delta-Muskel nicht aufheben. [CK 969]

Im Oberarme rechter Seite, dumpfer Schmerz (n. 3 St.) (*Sw.*). [CK 970]

Rheumatischer Schmerz in den Delta-Muskeln beider Oberarme, durch Aufheben des Armes vermehrt (*Frz.*). [CK 971]

Rheumatisches empfindliches Ziehen von der Schulterhöhe an den Delta-Muskeln beider Arme herab, vermehrt durch Aufheben des Armes (d. 2. T.) (*Frz.*). [CK 972]

Ziehen im linken Oberarme, dicht am Ellbogen (*Gff.*). [CK 973]

Reissen an der vordern Fläche der Oberarme, links nahe am Ellbogen, rechts nah' an der Achsel (*Ng.*). [CK 974]

Reissen im linken und rechten Oberarme, dicht am Ellbogen (*Gff.*). [CK 975]

Reissen im linken Oberarme, nah' an der Achsel (*Gff.*). [CK 976]

Reissen in beiden Oberarmen, von den Delta-Muskeln herab (d. 1. T.) (*Frz.*). [CK 977]

Absetzendes Reissen in der Mitte der Inseite des linken Oberarmes (*Gff.*). [CK 978]

Stechen am rechten Oberarme, früh, beim Ankleiden, in Ruhe und Bewegung unverändert (*Ng.*). [CK 979]

Stechen und Brennen an der vordern Fläche des linken Oberarmes, nach dem Mittag-Essen (*Ng.*). [CK 980]

Zerschlagenheits-Schmerz im Knochen des rechten Oberarmes (*Ng.*). [CK 981]

Gluckern im linken Oberarme (*Gff.*). [CK 982]

Beissendes Brennen, hinten oben auf der Haut des linken Oberarmes (d. 10. T.) (*Gff.*). [CK 983]

Ein grosser Blutschwär am linken Oberarme (n. 31 T.). [CK 984]

In den Ellbogen, rheumatisches Drücken (*Gff.*). [CK 985]

Rheumatisches Ziehen im rechten Ellbogen (*Gff.*). [CK 986]

Reissen in der Ellbogen-Beuge (*Gff.*). [CK 987]

Reissen im rechten Ellbogen-Gelenke, durch Reiben vergehend, früh (*Ng.*). [CK 988]

Reissen im linken Ellbogen herauf und hinab, auf einer Handbreiten Stelle (*Ng.*). [CK 989]

Stechen und Spannen im rechten Ellbogen-Gelenke, Abends, beim Gähnen (*Ng.*). [CK 990]

Friesel-Ausschlag in der Ellbogen-Beuge (*Rl.*). [CK 991]

In den Unterarmen, oder in den Fingern, zuweilen krampfhaftes Ziehen. [CK 992]

Ziehender Schmerz im Unterarme, wie auf dem Knochen (*Htm.*). [CK 993]

Reissen im Knochen des linken Unterarmes, dann im Knie, öfters, in Ruhe und Bewegung (*Ng.*). [CK 994]

Scharfes Reissen im linken Unterarme, meist in der obern Hälfte (*Gff.*). [CK 995]

Zerschlagenheits-Schmerz in den Unterarmen, beim Befühlen und Drehen des Armes, mit Reissen zuweilen im dicken Theil derselben (*Gff.*). [CK 996]

Glucksendes, stumpfes Reissen in den Muskeln der Inseite des rechten Unterarmes unweit der Ellbogen-Beuge (*Gff.*). [CK 997]

Brennen im Vorderarme, über dem rechten Hand-Gelenke, bei Bewegung des Armes (*Ng.*). [CK 998]

Brennen auf dem linken Unterarme, Nachts (n. 6 T.) (*Gff.*). [CK 999]

Ausschlags-Blüthen am Unterarme, die am Tage heftig jücken. [CK 1000]

Am Handballen linker Seite, Drücken (*Gff.*). [CK 1001]

Steifigkeit auf dem Handrücken, und wie Klamm in den Strecke-Muskeln des Daumens, beim Klavierspielen (d. 1. T.) (*Frz.*). [CK 1002]

Spannen im Mittelhand-Knochen des kleinen Fingers, nach dem Hand-Gelenke zu. [CK 1003]

Spannen im rechten Hand-Gelenke, als wären die Muskeln zu kurz. [CK 1004]

Rheumatisches Spannen oberhalb des linken Hand-Gelenkes (*Gff.*). [CK 1005]

Rheumatisches Ziehen im rechten Hand-Gelenke (*Gff.*). [CK 1006]

Zieh-Schmerz im rechten Hand-Gelenke, wie verrenkt (*Rl.*). [CK 1007]

Schmerzhaftes Ziehen und Reissen im rechten Hand-Gelenke, in Ruhe und Bewegung (*Ng.*). [CK 1008]

Reissendes Ziehen im linken Handteller, zwischen Daumen und Zeigefinger (*Gff.*). [CK 1009]

Reissen an den Händen, von der Handwurzel bis in das hintere Daumen-Glied, im Fahren (*Ng.*). [CK 1010]

Reissen im rechten Hand-Gelenke (d. 3. T.) (*Gff.*). [CK 1011]

Reissen inwendig an der Handwurzel (*Gff.*). [CK 1012]

Reissen in der Beuge des linken Hand-Gelenkes, mit reissenden Stichen im linken Handrücken (*Gff.*). [CK 1013]

Reissen auf dem rechten Handrücken, im vierten und fünften Mittelhand-Knochen und im Hand-Gelenke (*Gff.*). [CK 1014]

Reissen in den Mittelhand-Knochen beider Zeigefinger (*Gff.*). [CK 1015]

Reissen im linken Handrücken, zuweilen auch mit Reissen am rechten wechselnd (*Gff.*). [CK 1016]

Reissen im rechten Handteller, nahe an den Fingern, öfters (n. 5 T.) (*Gff.*). [CK 1017]

Ein Riss in der Mitte des rechten Hand-Gelenkes, dann Reissen gegen die Finger-Rücken (*Ng.*). [CK 1018]

Scharfes Reissen in der rechten Hand, gleich unter dem Gelenke (*Gff.*). [CK 1019]

Ein spannendes Reissen im rechten Handteller (*Gff.*). [CK 1020]

Ein drückendes Reissen an der Handwurzel, in der Gegend des Erbsenbeines (*Gff.*). [CK 1021]

Ein stechendes Reissen in der rechten Hand, in der Gelenk-Beuge und in der Handfläche, nah' am kleinen Finger (*Gff.*). [CK 1022]

Klemmendes, oder drückendes Stechen im linken Handballen, hinter dem kleinen Finger, sehr schmerzhaft (*Ng.*). [CK 1023]
Schwäche und **Zittern der Hände**, beim Schreiben (auch *Frz.*). [CK 1024]
Zittern der Hände, während der Regel (*Ng.*). [CK 1025]
Zittern der Hand, mehr beim ruhig Halten auf dem Tische, als beim Aufstützen des Ellbogens (*Ng.*). [CK 1026]
Erstarren der Hände, am meisten der rechten (*Hbd.*). [CK 1027]
Lähmungsartiger Zustand der rechten Hand, sie ist ganz bläulich, todtenähnlich, schwer und gefühllos, und der Puls daran klein, kaum fühlbar und fadenförmig (*Hbd.*). [CK 1028]
Kühle Hände (n. 8 St.) (*Frz.*). [CK 1029]
Brenn-Schmerz in der rechten Handwurzel und im Handballen (*Rl.*). [CK 1030]
Brennen auf einer Stelle der linken Hand (*Rl.*). [CK 1031]
Brennen der Haut auf der Kante der rechten Hand (d. 3. T.) (*Gff.*). [CK 1032]
Beissen auf dem rechten Handrücken, bis über das Hand-Gelenk, als wolle ein Ausschlag entstehen (*Gff.*). [CK 1033]
Ein jückendes Blüthchen auf dem Handrücken. [CK 1034]
Rothe, kleine runde Flecke an den Händen und Fingern (*Ng.*). [CK 1035]
Stark schweissige Hände. [CK 1036]
Die Oberhaut der Hände springt bei sehr geringer Kälte auf, wird rissig und schmerzhaft. [CK 1037]
Starke Frostbeulen an den Händen, die heftig jückten und aufschwollen (n. 10 T.). [CK 1038]
In den Fingern durchdringendes Stechen (n. 6 T.). [CK 1039]
Ein grosser Nadelstich durch das hintere Glied des linken Daumens, einige Male (*Ng.*). [CK 1040]
Scharfschneidender Stich in beiden Daumenspitzen (d. 5. 7. T.) (*Gff.*). [CK 1041]
Scharfstechendes Reissen im oberen (vorderen?) rechten Daumen-Gelenke (*Gff.*). [CK 1042]
Reissende Stiche in den Fingern (*Lqr.*). [CK 1043]
Reissende Stiche in den Mittel-Gelenken der drei letzten Finger beider Hände (*Gff.*). [CK 1044]
Reissen in den unteren (hinteren?) Gelenken und Gliedern der Finger (*Gff.*). [CK 1045]
Reissen im rechten Daumen, so wie hinter diesem und den zwei folgenden Fingern (*Ng.*). [CK 1046]
Reissen in den Spitzen des Zeige-, Mittel- und kleinen Fingers (*Gff.*). [CK 1047]
Reissen unter dem Nagel des rechten Daumens (*Gff.*). [CK 1048]
Reissen und schmerzhaftes Klopfen im linken Daumen gegen die Spitze zu, wie in einem Geschwüre, mit Eingeschlafenheits- und Taubheits-Gefühl darin und mit auch äusserlich fühlbarer Hitze (*Ng.*). [CK 1049]
Reissendes Ziehen in den vordersten Gliedern des linken Ring- und Mittel-Fingers (*Gff.*). [CK 1050]
Ziehendes Reissen im rechten Daumen (*Ng.*). [CK 1051]
Zuckendes Reissen von den hintern Finger-Gelenken der linken Hand nach den Spitzen zu, Abends (*Ng.*). [CK 1052]
Zucken im rechten hintern Daumen-Gelenke, ohne Schmerz (*Ng.*). [CK 1053]
Drückender Schmerz im mittleren Gelenke des rechten Zeigefingers, und in Absätzen im unteren Gliede desselben (*Gff.*). [CK 1054]
Kriebeln und Klopfen, öfters, im linken Daumen, mit Hitz-Gefühl darin, ohne äusserlich fühlbare Hitze (*Ng.*). [CK 1055]
Brennen auf der Beuge-Fläche des Fingers (*Rl.*). [CK 1056]
Stechendes Jücken auf einer Stelle des linken vierten Fingers, und bald ein rothes Eiterblüthchen daselbst, klopfend brennenden Schmerzes (*Htm.*). [CK 1057]
Ein Knoten unter der Haut in der vordern Gelenk-Beuge des Ringfingers (*Ng.*). [CK 1058]
Brennend schmerzende Schrunde zwischen zwei Fingern der linken Hand (*Ng.*). [CK 1059]
Die Hüfte linker Seite schmerzt nach hinten zu (*Gff.*). [CK 1060]
Dumpfes Drücken gleich über der rechten Hüfte (*Gff.*). [CK 1061]
Drückendes Ziehen gleich über dem rechten Hinterbacken (*Gff.*). [CK 1062]
Drücken und Ziehen an der Hinterseite des Oberschenkels, so dass er nicht sitzen kann; beim Gehen verliert es sich allmählig. [CK 1063]
Drückendes Reissen in der linken Hüfte (*Gff.*). [CK 1064]
Zieh-Schmerz im Hinterbacken, nach Weintrinken (*Gff.*). [CK 1065]
Ziehendes Reissen und Brennen hinten an der linken Hüfte (*Gff.*). [CK 1066]
Reissen vorn am Beckenkamme, im Sitzen (*Frz.*). [CK 1067]
Reissen am Hinterbacken, unter der linken Hüfte (*Gff.*). [CK 1068]

Reissen gleich unter beiden Hüften und hinten an der rechten (*Gff.*). [CK 1069]

Stechendes Reissen am Hinterbacken, unter der rechten Hüfte (*Gff.*). [CK 1070]

Zerschlagenheits-Schmerz mit Klemmen, Hitze und Brennen in der linken Hüft-Gegend, bis in die Mitte des Oberschenkels, bei Mattigkeit des Beines und anhaltender Empfindlichkeit der Hüfte im Gehen und Stehen; im Sitzen verging der Schmerz (*Ng.*). [CK 1071]

Zerschlagenheits-Schmerz im Hüft-Gelenke, als wäre das Fleisch von den Knochen los. [CK 1072]

Zerschlagenheits-Schmerz der Gesäss- und hinteren Oberschenkel-Muskeln, zwei Tage lang (d. 5. 6. T.) (*Sw.*). [CK 1073]

Gluckern im rechten Hinterbacken (*Gff.*). [CK 1074]

Im Beine rechter Seite rheumatisches Ziehen (*Gff.*). [CK 1075]

Schwere in den Beinen, mit Reissen darin, dass sie dieselben kaum heben kann. [CK 1076]

Schwere in den Beinen (sogleich). [CK 1077]

Schwäche der Beine, besonders der Waden, wie nach langem Gehen, beim Aufstehen vom Sitze (*Ng.*). [CK 1078]

Schwäche-Gefühl im linken Beine, in allen Lagen, Abends (*Ng.*). [CK 1079]

Mattigkeit und Schmerz im Beine, dass sie kaum auftreten kann, mit Empfindlichkeit gegen jede Luft, die in das Zimmer geht, Abends (*Ng.*). [CK 1080]

Arges Jücken an den ganzen Beinen. [CK 1081]

In den Oberschenkeln rheumatisches Ziehen (*Gff.*). [CK 1082]

Zieh-Schmerz in den Oberschenkeln von Zeit zu Zeit, Abends (d. 9. T.). [CK 1083]

Zieh-Schmerz an der Inseite des rechten Oberschenkels (*Sw.*). [CK 1084]

Dumpf zuckender Schmerz an der Inseite des Oberschenkels (*Rl.*). [CK 1085]

Ziehender Wundheits-Schmerz in den äussern Muskeln des Oberschenkels (*Gff.*). [CK 1086]

Ziehendes Reissen im Gelenkkopfe des linken Oberschenkels und unter der Hüfte (d. 5. T.) (*Gff.*). [CK 1087]

Reissen in den Oberschenkeln, besonders im dicken Theile derselben, auch stark und anhaltend (*Gff.*). [CK 1088]

Reissen an der Inseite des linken Oberschenkels, durch Bewegung vergehend (*Ng.*). [CK 1089]

Schmerzhaftes Reissen im linken Oberschenkel, vom Knie aufwärts, bis in die Mitte (*Ng.*). [CK 1090]

Heftiges Reissen an der Aussenseite des Oberschenkels, wie im Knochen von der Hüfte bis in die Mitte des Oberschenkels herab; im Sitzen (*Frz.*). [CK 1091]

Reissende Stiche im Oberschenkel, beim Gehen und Liegen. [CK 1092]

Stechen an der hinteren Fläche des Oberschenkels, beim Gähnen, Abends (*Ng.*). [CK 1093]

Stumpfe Stiche in der Mitte des rechten Oberschenkels (*Gff.*). [CK 1094]

Zerschlagenheits-Schmerz an der Vorderseite des linken Oberschenkels, wo es auch beim Aufdrücken weh thut, lang anhaltend (*Ng.*). [CK 1095]

Schwere und lähmiger Schmerz im linken Oberschenkel-Knochen, über dem Knie, im Gehen, Stehen und Sitzen sehr heftig; Abends (*Ng.*). [CK 1096]

Schmerzliches Schwere- und Lähmigkeits-Gefühl im rechten Oberschenkel, beim Gehen (*Htm.*). [CK 1097]

Lähmiger Schmerz im rechten Oberschenkel, erst oben, dann gegen das Knie hinab, im Stehen; im Sitzen erleichtert, Abends (*Ng.*). [CK 1098]

Jückendes Brennen auf der Aussenseite des rechten Oberschenkels, über dem Knie (*Gff.*). [CK 1099]

Jücken der Oberschenkel und Kniekehlen, sehr heftig, Abends, mit nessel-artigen Quaddeln nach Kratzen (*Frz.*). [CK 1100]

Jücken an der Vorderseite der Oberschenkel, über dem Knie, fünf Abende nach einander, mit leicht aufzukratzenden Blüthchen daselbst (*Frz.*). [CK 1101]

Aderkröpfe am Oberschenkel, bis zu den Schamlefzen. [CK 1102]

Im Knie dumpfer Schmerz, allmählig zu und abnehmend (*Sw.*). [CK 1103]

Dumpfer, wühlender Schmerz öfters in den Knieen (d. 2. T.) (*Sw.*). [CK 1104]

Die Knie-Gelenke deuchten ihm im Traume schmerzhaft und fast unbeweglich, und beim ungewöhnlich frühen Erwachen schmerzen sie wirklich wie nach grosser Anstrengung, doch mehr in der Ruhe, als bei Bewegung (*Gff.*). [CK 1105]

Heftige Schmerzen, erst in der rechten, dann in der linken Kniescheibe, und in der Ferse, Abends und Nachts. [CK 1106]

Spann-Schmerz im rechten Knie-Gelenke, beim Gehen (*Gff.*). [CK 1107]

Spannen, dann Brennen gleich unter dem rechten Knie (oben am Schienbeine) (*Ng.*). [CK 1108]

Schmerzhafte Spannung in der Kniekehle, beim Gehen im Freien. [CK 1109]

Rheumatisches Ziehen im rechten Knie und im Schienbeine hinab (*Gff.*). [CK 1110]

Reissen im rechten Knie, wie auch am äussern Rande der Kniebeuge, bis in die Wade (*Gff.*). [CK 1111]

Reissen an der Aussenseite der linken Kniescheibe (n. 3 St.) (*Htm.*). [CK 1112]

Reissen und Zerschlagenheits-Schmerz in beiden Knie-Beugen, im Gehen schlimmer, im Sitzen leichter; früh (*Ng.*). [CK 1113]

Reissen im linken Knie-Gelenke, oder auch vom Knie herauf mit Zerschlagenheits-Schmerz der Stelle (*Ng.*). [CK 1114]

Reissen im rechten Knie, durch Reiben vergehend (*Ng.*). [CK 1115]

Reissen und Zusammenziehen im linken Knie, wie im Knochen, sehr schmerzhaft in Ruhe und Bewegung (*Ng.*). [CK 1116]

Reissen und Nagen im linken Knie, auf- und abwärts, sehr schmerzhaft (*Ng.*). [CK 1117]

Nagen und Bohren im linken Knie, mit Spannen oben an der Wade; nach Niedersetzen erneut (*Ng.*). [CK 1118]

Stiche im Knie (n. 15 T.). [CK 1119]

Ein Stich an der Inseite des rechten Kniees, wie Flohbiss (*Ng.*). [CK 1120]

Drückender Stich auf der Inseite des rechten Kniees in der Ruhe (*Htm.*). [CK 1121]

Schmerzhaftes Bohren in den Knieen, besonders im rechten, Abends (*Ng.*). [CK 1122]

Beben der Kniee im Sitzen, nach kurzem Gehen. [CK 1123]

Starkes Jücken im rechten Knie-Gelenke (*Rl.*). [CK 1124]

Im Unterschenkel spannt und drückt es am Schienbeine herab (*Ng.*). [CK 1125]

Drücken erst, dann Reissen auf der Inseite des linken Unterschenkels, zwischen Knöchel und Wade (d. 3. T.) (*Gff.*). [CK 1126]

Abwechselndes Drücken und Ziehen in beiden Knochen des rechten Unterschenkels (*Hbd.*). [CK 1127]

Rheumatisches Ziehen und Spannen im rechten Schienbeine (*Gff.*). [CK 1128]

Zieh-Schmerz in den Unterschenkeln, Abends. [CK 1129]

Zieh-Schmerz im rechten Schienbeine (n. 5 St.) (*Htm.*). [CK 1130]

Ziehen an beiden Waden hinab (*Ng.*). [CK 1131]

Ziehen und Zusammenzieh-Gefühl in der rechten Achill-Senne (*Ng.*). [CK 1132]

Reissen am rechten Unterschenkel, vorn unter dem Knie, mit Zerschlagenheits-Schmerz der Stelle darnach (*Ng.*). [CK 1133]

Reissen in der rechten und linken Wade (auch *Ng.* u. *Gff.*). [CK 1134]

Reissen auf dem rechten Schienbeine (d. 4. T.) (*Gff.*). [CK 1135]

Reissen im Schienbeine hinab, bis in den Fussrücken (*Ng.*). [CK 1136]

Reissen im linken Unterschenkel, zwischen Schienbein und Fuss-Gelenke (*Gff.*). [CK 1137]

Reissen an der Wade, bis zum Fussknöchel (*Ng.*). [CK 1138]

Reissen am untern Ende des rechten Schienbeines (*Frz.*). [CK 1139]

Ein Stich über dem rechten Fusse, beim Laufen (*Ng.*). [CK 1140]

Stich-Schmerz in beiden Schienbeinen, beim Spazieren. [CK 1141]

Durchdringendes Stechen in den Schienbeinen (n. 6 T.). [CK 1142]

Zucken in der linken Wade (*Sw.*). [CK 1143]

Straffheit und Steifheit der Waden-Muskeln, beim Gehen (*Frz.*). [CK 1144]

Strammen und Ziehen in der Wade (d. 1. T.) (*Frz.*). [CK 1145]

Klammschmerz in der linken Wade, Nachts (*Sw.*). [CK 1146]

Klammschmerz in der Wade und dem Fusse linker Seite (*Rl.*). [CK 1147]

Klamm im Unterschenkel, früh im Bette, beim Heranziehen desselben (*Rl.*). [CK 1148]

Klamm in den Waden droht beim Umwenden des Körpers zu entstehen (*Rl.*). [CK 1149]

Blutstockungs-Gefühl im linken Beine, vorzüglich im Unterschenkel, öfters (*Sw.*). [CK 1150]

Einschlafen des rechten Unterschenkels bis an's Knie, Nachts. [CK 1151]

Mattigkeit der Unterschenkel, ärger im Gehen (*Ng.*). [CK 1152]

Kriebeln und Ameisenlaufen in beiden Waden, bis in die Zehen, in Ruhe und Bewegung (*Ng.*). [CK 1153]

Brennen der Haut unter der rechten Wade (*Gff.*). [CK 1154]

Brenn-Schmerz am Schienbeine. [CK 1155]

Rothlauf-Entzündung und schmerzhafte Geschwulst der Achill-Senne (*Ng.*). [CK 1156]

Pulsirendes Reissen in den Achill-Sennen (*Gff.*). [CK 1157]

Ein rother Fleck am Unterschenkel, überzog sich mit Schorfe, unter Jücken. [CK 1158]

Die Krampf-Adern am Unterschenkel vergehen (Heilwirkung) (*Htb.*). [CK 1159]

Im Fuss-Gelenke linker Seite, rheumatische Spannung in der Ruhe (*Gff.*). [CK 1160]

Schmerz im rechten äussern Fussrande, als wollte es die Knochen zerbrechen, im Gehen, beim Aufheben des Fusses, sowie beim seitwärts Halten und Stellen desselben auf die Spitze; sonst nicht (*Ng.*). [CK 1161]

Spannen im rechten Fusse, an der Ferse herab, als wäre der Fuss vertreten oder die Muskeln zu kurz. [CK 1162]

Strammen in der rechten Sohle, als wären die Flechsen zu kurz, beim Auftreten und Gehen, Abends (*Ng.*). [CK 1163]

Druck-Schmerz unter dem äusseren Fussknöchel. [CK 1164]

Ziehendes Reissen im rechten Fusse, bis in die Knöchel, mit Schwere-Gefühl in der Ruhe (*Htm.*). [CK 1165]

Ziehendes Reissen um beide innere Fussknöchel und in den Achill-Sennen (*Frz.*). [CK 1166]

Reissen in der Beuge der Fuss-Gelenke, wie auch am Rande und auf dem Rücken des linken Fusses (*Gff.*). [CK 1167]

Reissen in der linken und rechten Fusssohle (*Gff.*). [CK 1168]

Reissender Schmerz im äussern Knöchel des rechten Fusses (*Ng.*). [CK 1169]

Reissen im rechten äussern Fussknöchel, durch Reiben vergehend (*Ng.*). [CK 1170]

Reissen und Kriebeln im linken Fussrücken, mit Taubheits-Gefühl in den Sohlen, im Gehen verschwindend (*Ng.*). [CK 1171]

Reissen am äussern rechten Fussrande, gegen die Zehen zu, durch Reiben vergehend (*Ng.*). [CK 1172]

Reissen unter dem rechten innern Fussknöchel bis in die Ferse, Abends im Sitzen (*Frz.*). [CK 1173]

Reissen und Spannen an den Rändern des rechten Fusses (*Gff.*). [CK 1174]

Reissen und Schmerz in den Fersen; die Füsse deuchten wie abgeschlagen vom Körper (*Frz.*). [CK 1175]

Stechendes Reissen in der Fusssohle, in der Gelenk-Beuge der kleineren rechten Zehen (*Gff.*). [CK 1176]

Stiche in der Ferse. [CK 1177]

Durchdringendes Stechen im Fussballen (n. 6 T.). [CK 1178]

Brennende Stiche in den Knochen der Fussrücken, hie und da (*Gff.*). [CK 1179]

Brennen unter dem rechten innern Fussknöchel (*Gff.*). [CK 1180]

Brennen unter der rechten Ferse, beim Auftreten und Gehen am schlimmsten, minder im Sitzen, Abends (*Ng.*). [CK 1181]

Brennen und Hitze der Fusssohlen, Abends (*Ng.*). [CK 1182]

Brennen und Geschwür-Schmerz in beiden Sohlen, früh (*Ng.*). [CK 1183]

Geschwür-Schmerz in beiden Fersen, ärger im Gehen, als beim Sitzen (*Ng.*). [CK 1184]

Unerträglich bohrender Schmerz in der Ferse, **nach Wein-Trinken** (*Gff.*). [CK 1185]

Verrenkungs-Schmerz im Fuss-Gelenke. [CK 1186]

Verrenkungs-Schmerz im Fuss-Gelenke, bei Bewegung des Fusses (n. 4 St.) (*Htm.*). [CK 1187]

Schmerz in den Sohlen beim Auftreten; sie deuchten geschwollen, mit Gefühl, als kratze ein gezähntes Werkzeug darauf, mehrere Tage (*Rkt.*). [CK 1188]

Starke, entzündliche Geschwulst am Fusse (n. 11 T.). [CK 1189]

Geschwulst um die Fussknöchel (an dem früher kranken Fusse) (*Htb.*). [CK 1190]

Kalte Füsse, Abends, noch lange im Bette (d. 11. T.). [CK 1191]

Arger Fuss-Schweiss von üblem Geruche; er geht sich wund [CK 1192]

Oefteres empfindliches Einschlafen der Füsse, gegen Abend (*Rl.*). [CK 1193]

Sehr matt in den Füssen, früh im Bette; nach Aufstehen und Umhergehen vergehend (*Ng.*). [CK 1194]

Zittern des Fusses, beim Aufheben desselben im Sitzen, sonst nicht (*Ng.*). [CK 1195]

Jücken auf der Fusssohle. [CK 1196]

Schmerzhaftes Jücken in der rechten Sohle (*Ng.*). [CK 1197]

Eine Geschwür-Blase auf dem rechten Fussrücken, wie von Verbrennung (n. 8 T.). [CK 1198]

Die Zehen schmerzen, als wären sie wund gegangen (*Rl.*). [CK 1199]

Geschwür-Schmerz in der rechten grossen Zehe, Abends (*Ng.*). [CK 1200]

Gefühl, als habe er sich Blasen an den Zehen gegangen (*Rl.*). [CK 1201]

Reissender Wundheits-Schmerz an der Spitze der grossen Zehe und unter dem Nagel (d. 9. T.) (*Gff.*). [CK 1202]

Schmerz, wie unterschworen am Nagel der grossen Zehe, beim Befühlen. [CK 1203]

Verstauchungs-Schmerz in den hintersten Gelenkbeugen der Zehen (*Frz.*). [CK 1204]

Ziehendes Reissen in den Zehen und der vordern Hälfte des Fusses (*Htm.*). [CK 1205]

Reissen unten an den zwei ersten rechten Zehen (*Gff.*). [CK 1206]

Reissen in der rechten grossen Zehe, mit zuckendem Reissen an der Aussenseite der linken Wade (*Ng.*). [CK 1207]

Reissen in der rechten kleinen Zehe, Abends (*Ng.*). [CK 1208]

Stechendes Reissen in allen Zehen (*Gff.*). [CK 1209]

Stechendes **Reissen im hintersten Gelenke der rechten** grossen Zehe (*Ng. u. Gff.*). [CK 1210]

Stechendes Reissen in den vordern Gelenk-Beugen der zwei ersten rechten Zehen (*Gff.*). [CK 1211]

Pulsirendes Stechen in der Spitze des rechten grossen Zehes (d. 2. T.) (*Frz.*). [CK 1212]

Brickelndes Stechen im linken grossen Zeh (d. 2. T.) (*Frz.*). [CK 1213]

Kriebelndes Stechen, wie nach Eingeschlafenheit, in der vordern Gelenk-Beuge der linken grossen Zehe, an der Inseite (*Gff.*). [CK 1214]

Heftig stechendes Jücken im vordern Ballen der grossen Zehe, Abends (*Ng.*). [CK 1215]

Brennen und Stechen im Ballen der grossen Zehe, in der Ruhe, als wäre der Theil erfroren gewesen. [CK 1216]

Schmerzhaftes Jücken, mit Hitze, Röthe und Geschwulst, an den rechten Zehen, als wären sie erfroren gewesen, Abends; Reiben und Kratzen droht den Schmerz zu mehren. [CK 1217]

Buckel auf dem kleinen Zeh und am Fussballen, stechenden Schmerzes beim Gehen. [CK 1218]

■ Allgemeines und Haut

Jücken an fast allen Haut-Stellen (selbst im Gesichte und auf dem Kopfe), zuweilen mit Brennen, oder mit Röthe, oder mit Blüthchen und Knötchen nach Kratzen, die zuweilen bei Berührung wund schmerzen (*Ng.*). [CK 1219]

Jücken, Nachts, wie von Läusen, nach Kratzen sogleich an einer andern Stelle erscheinend (*Ng.*). [CK 1220]

Jücken in den Beuge-Flächen der Gelenke (*Rl.*). [CK 1221]

Jücken am ganzen Körper, ohne Ausschlag (n. 9 T.). [CK 1222]

Jücken an den Armen und Beinen, ausser den Gelenken. [CK 1223]

Heftiges Jücken in allen Gelenken nach einander, zuletzt am Hüft-Gelenke (*Rl.*). [CK 1224]

Oefteres Jücken in der Haut (*Rkt.*). [CK 1225]

Oft heftiges Jücken, Nachts, wie von vielen Flohbissen, besonders im Rücken und am Bauche (*Gff.*). [CK 1226]

Einzelne jückende Punkte auf der Haut, vorzüglich der Hände, ohne äussere Röthe und Erhabenheit (*Hbd.*). [CK 1227]

Schnelles Jücken bald hier, bald da, vorzüglich Abends im Bette, auf Berührung sogleich vergehend. [CK 1228]

Stechen bald hie, bald da am Körper, Abends (*Ng.*). [CK 1229]

Stechend brickelndes Jücken, Abends im Bette, an der Stirn, dem Oberschenkel, Fussknöchel, Fuss- und andern Haut-Stellen (*Frz.*). [CK 1230]

Stechendes Jücken in der Haut, mit Friesel-Ausschlag nach Reiben. [CK 1231]

Jückender Friesel-Ausschlag in der Kniekehle und Ellbogen-Beuge (*Rl.*). [CK 1232]

Rothe Blüthchen an der Brust und im Gesichte (*Htb.*). [CK 1233]

Kleine Blüthchen an den Oberschenkeln, Waden und um die Kniee, argen Jückens, das nach Kratzen sogleich aufhört (*Frz.*). [CK 1234]

Blüthchen auf der Stirn, dem Rücken und dem dritten linken Zeh, wund drückenden Schmerzes beim Befühlen (*Gff.*). [CK 1235]

Kleine Blutschwäre im Rücken, zwischen den Schulterblättern und an andern Stellen. [CK 1236]

Eine kleine Verletzung der Haut blutet sehr stark (n. 3 T.). [CK 1237]

Leichtes Erfrieren der äussern Theile (Ohrläppchen, Nasenspitze u.s.w.), bei geringer Kälte. [CK 1238]

Grosse Empfindlichkeit gegen Kälte, besonders in den Fingerspitzen und an den Füssen. [CK 1239]

Die Schmerzen von Zink scheinen zuweilen zwischen Haut und Fleisch zu seyn (*Lqr.*). [CK 1240]

Wein erhöht sehr fast alle Beschwerden, selbst wenn sie schon durch Kampher getilgt schienen (*Frz.*). [CK 1241]

Wein und Krähenaugen erhöhen die Beschwerden von Zink (besonders die Nacht-Unruhe und die Leib-Verstopfung) und rufen sie hervor (*Gff.*). [CK 1242]

Nach dem Mittag-Essen und gegen Abend erscheinen die meisten Beschwerden (*Frz.*). [CK 1243]

Im Sitzen und in der Ruhe überhaupt kommen die meisten Beschwerden, bei Bewegung aber und im Freien fühlt sie wenig (*Ng.*). [CK 1244]

Früh scheint sie sich besser zu befinden (*Ng.*). [CK 1245]

Muskel-Zucken hie und da am Körper (*Rl.*). [CK 1246]

Fippern in verschiedenen Muskeln (*Rl.*). [CK 1247]

Fippern und Zucken in verschiedenen Muskel-Theilen (*Sw.*). [CK 1248]

Viel sichtbares Zucken am Körper und im Gesichte (n. 5 T.). [CK 1249]

Sichtbares Zucken in beiden Armen und Händen (n. 16 T.). [CK 1250]

Heftiges Zittern aller Glieder (*Rkt.*). [CK 1251]

Anfall zittriger Schwäche der Unterglieder, bei grosser Gesichts-Blässe; durch Gehen verschwand er (d. 5. T.). [CK 1252]

Klamm-Schmerz hie und da in den Muskeln (*Rl.*). [CK 1253]

Klamm in den Armen und Beinen (n. 5 T.). [CK 1254]

Benommenheit, wie leise Uebelkeit, mit zittrigem Gefühle in der Brust, Kopfweh in der Stirn und verminderter Fassungs-Kraft, dass er das Gelesene nicht versteht, 2 Stunden nach dem Mittag-Essen (*Gff.*). [CK 1255]

Den ganzen Tag, allgemeine Erschöpfung, Schläfrigkeit, Widerwille gegen Geräusch und doch Schwerhörigkeit, träumerisches Wesen, wie nach durchwachten Nächten, nebst Schauder und kaltem Ueberlaufen, wie nach Erkältung auf Schweiss. [CK 1256]

Unbehagliches Gefühl von Druck und Pressen auf die innern Wände des Rumpfes, als sollte der ganze Körper auseinander getrieben werden, ohne Spur von Blähungen, mehr wie von den Nerven aus und stärker auf der rechten, als auf der linken Seite (*Frz.*). [CK 1257]

Starkes Klopfen durch den ganzen Körper (*Rkt.*). [CK 1258]

Drücken hie und da, auf Brust und Rücken. [CK 1259]

Druck-Schmerz im linken Schoosse, links neben dem Nabel, in der linken Brust, und an der linken Kopf-Seite (d. 3. T.). [CK 1260]

Stechendschneidender Schmerz in der ganzen rechten Seite (*Rkt.*). [CK 1261]

Sehr heftig ziehendes Reissen in der Mitte fast aller Glieder-Knochen, so dass sie vor Schmerz fast keinen Halt haben (*Rkt.*). [CK 1262]

Durchdringendes Stechen in den Gelenken (n. 7 T.). [CK 1263]

Stechen und Reissen in allen Gliedern, bis in die Fingerspitzen, am schlimmsten nach jeder Erhitzung im Sitzen. [CK 1264]

Reissen in allen Gliedern, nach Körper-Bewegung und schnell Gehen. [CK 1265]

Fast brennende Hitze entsteht beim Sitzen an einzelnen kleinen Stellen, z.B. zwischen dem Oberschenkel und dem Bauche, an der Unterbauch-Seite u.s.w. (*Gff.*). [CK 1266]

Beim Spazieren im Freien, arger Schweiss (n. 19 T.). [CK 1267]

Beim Gehen im Freien, starker Druck-Schmerz im linken Auge. [CK 1268]

Beim Gehen im Freien, Zerschlagenheits-Schmerz im Rücken. [CK 1269]

Empfindlich gegen die freie Luft, Nachmittags und Abends. [CK 1270]

Von durchdringendem Winde, Schauder, nicht von Kälte. [CK 1271]

Grosse Schwere in den Gliedern, beim Gehen ins Freie. [CK 1272]

Beim Gehen, gleich Anfangs, vermehrte Kraft und grössere Leichtigkeit; drauf grosse Mattigkeit, die ganze Versuchs-Zeit hindurch (*Frz.*). [CK 1273]

Beim Gehen grosse Mattigkeit in den Kniekehlen und im Kreuze, den ganzen Tag (n. 2 T.) (*Frz.*). [CK 1274]

Beim Anfange des Gehens, Schwäche-Gefühl im Kreuze und flüchtige Mattigkeit in den Beinen. [CK 1275]

Plötzlich, Mittags, allgemeine Schwäche in den Gliedern, mit Zittern und Gefühl von Heisshunger, mehr im Stehen, als im Sitzen (d. 12. T.). [CK 1276]

Lähmige Schwäche und Schwere in den Beinen, Nachmittags, beim Anfange des Gehens, was sich beim weiter Gehen verlor. [CK 1277]

Matt, abgeschlagen im Körper, öfters, besonders nach dem Mittag-Essen, auch zuweilen mit Zittrigkeit und Kopf-Schwere (*Ng.*). [CK 1278]

Plötzliches Schwäche-Gefühl in den Armen und Beinen, bei Heisshunger. [CK 1279]

Grosse Mattigkeit in allen Gliedern. [CK 1280]

Plötzliche, ohnmachtartige Mattigkeit im Stehen, dass sie vor Schwäche kaum einen Stuhl erreichen konnte. [CK 1281]

Zerschlagenheit in allen Gliedern und Müdigkeit, früh, beim Erwachen. [CK 1282]

So müde, früh, beim Erwachen, dass er gar nicht aufstehen zu können glaubt (*Frz.*). [CK 1283]

Früh, beim Erwachen, unwillkürlicher Abgang dünnen Stuhles (*Rl.*). [CK 1284]

Früh im Bette kann er das eine Bein nicht gebogen liegen lassen vor Unbehaglichkeit; er muss es ausstrecken (*Rl.*). [CK 1285]

Früh, beim Erwachen sind ihm die Hände eingeschlafen. [CK 1286]

Früh im Bette, Schwere-Gefühl im Körper und Müdigkeit in den Beinen, auch wie nach allzuschwerem Schlafe (*Gff.*). [CK 1287]

Träge und matt, besonders in den Beinen, früh (*Ng.*). [CK 1288]

Dehnen und Recken des Körpers und der Glieder, bei blassem eingefallenem Gesichte (*Htb.*). [CK 1289]

Müdigkeit, häufiges Gähnen und grosse Abspannung des ganzen Körpers (*Hbd.*). [CK 1290]

■ Schlaf, Träume und nächtliche Beschwerden

Beständiges Gähnen (*Rkt.*). [CK 1291]

Viel und öfteres Gähnen, mit und ohne Schläfrigkeit, auch früh oder Abends (*Ng.*). [CK 1292]

Gähnen und beständige Neigung dazu, Vormittags, nach gutem Nacht-Schlafe (*Gff.*). [CK 1293]

Häufiges Gähnen, den ganzen Tag (d. 1. T.) (*Frz.*). [CK 1294]

Schläfrig, früh (*Ng.*). [CK 1295]

Schläfrig und träge, gleich nach dem Mittag-Essen (*Ng.*). [CK 1296]

Stete Lust zu schlafen; selbst früh kann er sich kaum wach erhalten (*Rkt.*). [CK 1297]

Sie kann sich Nachmittags 2 Uhr des Schlafes nicht erwehren, und schläft bei der Arbeit ein; in freier Luft verging es (*Ng.*). [CK 1298]

Viel Schlaf. [CK 1299]

Schläfrigkeit, mit spannend krampfhafter Eingenommenheit des Kopfes, ohne schlafen zu können. [CK 1300]

Spätes Einschlafen, wegen Lebhaftigkeit des Geistes. [CK 1301]

Spätes Einschlafen, Abends, doch guter Schlaf (*Ng.*). [CK 1302]

Spätes Einschlafen, Abends, doch zeitige Munterkeit, früh (*Ng.*). [CK 1303]

Abends geistig sehr lebendig, was ihn am zeitigen Einschlafen hindert (d. 8. T.). [CK 1304]

Nacht-Schlaf öfters unterbrochen; die Nacht deuchtet ihm sehr lang (*Sw.*). [CK 1305]

Unruhiger Schlaf; sie konnte Nachts nur wenig schlafen, doch langer Früh-Schlaf (*Ng.*). [CK 1306]

Oefteres Erwachen Nachts, ohne Ursache (n. 5 T.) (auch *Ng.*). [CK 1307]

Oefteres Erwachen, Nachts, wegen Aengstlichkeit (*Ng.*). [CK 1308]

Unruhe im Schlafe nach Mitternacht; er wacht allzufrüh auf, mit grosser Müdigkeit und dem Gefühle, als lägen die Augen zu tief im Kopfe (*Gff.*). [CK 1309]

Oefteres Erwachen, Nachts und schwieriges wieder Einschlafen; gegen Morgen ängstliche Träume. [CK 1310]

Trotz grosser Schläfrigkeit erwacht er Nachts sehr oft mit starkem Herzklopfen und Geschrei aus ängstlichen Träumen von Dieben. [CK 1311]

Unruhiger Schlaf mit ängstlichen Träumen (d. 4. 33. N.). [CK 1312]

Sehr unruhiger Schlaf mit schreckhaften Träumen (*Lqr.*). [CK 1313]

Oefteres Erwachen über schreckhaften Träumen (d. 1. N.). [CK 1314]

Unruhiger Schlaf mit vielen lebhaften Träumen; früh, beim Erwachen, Müdigkeits-Gefühl (*Gff.*). [CK 1315]

Tiefer, ermüdender Schlaf mit vielen Träumen (*Lqr.*). [CK 1316]

Er träumt die ganze Nacht, wacht dazwischen auf und ist dann früh sehr müde (*Gff.*). [CK 1317]

So lebhafte Träume, nach Mitternacht, dass er sie früh noch vor Augen hat (*Gff.*). [CK 1318]

Schwärmerischer Schlaf. [CK 1319]

Lebhafte Träume beunruhigen den Nacht-Schlaf. [CK 1320]

Sehr unruhiger Schlaf voll Phantasien und Gedanken, worüber sie nachdenken musste (d. 1. N.). [CK 1321]

Ekelhafte Träume, von Besudelung mit Menschen-Koth und Urin (n. 2 T.) (*Frz.*). [CK 1322]

Aergerliche, oder zänkische, oder traurige Träume (*Ng.*). [CK 1323]

Beängstigende Träume. [CK 1324]

Aengstliche Träume, von denen die Angst auch nach dem Erwachen noch blieb. [CK 1325]

Träume von Leichen und von Pferden, die sich unter ihm in Hunde verwandelten (*Frz.*). [CK 1326]

Unruhige Nacht; erwacht schreit er, wie irre, es bissen ihn Gänse. [CK 1327]

Traum, als werde sie erdrosselt, und früh, nach dem Erwachen, Furcht, der erdrosselnde Mann möchte wiederkommen. [CK 1328]

Abends, gleich nach dem Niederlegen, richtete sie sich wieder im Bette auf und sprach unverständliche Worte; der Athem war kurz und zitternd. [CK 1329]

Aufschrecken aus dem Nacht-Schlafe, mit einem unwillkürlichen Rucke des linken Beines (d. 5. N.) (*Gff.*). [CK 1330]

Aufschrecken im Nacht-Schlafe, ihr unbewusst, während der Regel (*Ng.*). [CK 1331]

Lautes Aufschreien, Nachts im Schlafe, ohne davon zu wissen (*Ng.*). [CK 1332]

Rucke durch den ganzen Körper im Nacht- und Mittags-Schlafe (n. 32 St. u. n. 2 T.). [CK 1333]

Nachts, Unruhe in den Beinen, dass er sie nicht still liegen lassen kann (n. 10 T.). [CK 1334]

Nachts, Erwachen über Bauchschmerzen mit dickem Weissflusse darnach (*Ng.*). [CK 1335]

Nachts vorzüglich, ängstliches Wundheits-Gefühl im Schlunde. [CK 1336]

Nachts, zwei weiche Stühle. [CK 1337]

Nachts, Aufstossen der Mittags genossenen Speisen. [CK 1338]

Nachts wird sie von Kälte der Füsse geweckt (n. 36 St.). [CK 1339]

Nachts, Seiten-Stechen (n. 8 T.). [CK 1340]

Nachts, heftige Kreuz- und Bauchschmerzen mit Stechen in der linken Seite und Zieh-Schmerz in den Beinen (n. 40 T.). [CK 1341]

Nachts, Zieh-Schmerz im Knie. [CK 1342]

Nachts, plötzliche heftige Stiche in der linken Bauch-Seite, durch Athmen und Aufdrücken verschlimmert. [CK 1343]

Im Früh-Schlafe, brennender Zieh-Schmerz im Kreuze und Rücken, auch Gefühl von Einschlafen im Achsel-Gelenke, den Schlaf störend, beim Erwachen verschwindend. [CK 1344]

■ Fieber, Frost, Schweiß und Puls

Schauder, Abends, dass sie sich lange im Bette nicht erwärmen konnte (*Ng.*). [CK 1345]

Schauder in freier Luft, der im Zimmer vergeht, Abends (*Ng.*). [CK 1346]

Schauderige Unbehaglichkeit, wie Vorempfindung von Sturm. [CK 1347]

Oefteres fieberhaftes Schaudern den Rücken herab, fünf Tage lang (n. 3 T.). [CK 1348]

Frost-Schütteln, Abends, wenn sie mit der Hand auf Kaltes greift; auch für sich Frost-Schütteln, dass sie sich legen musste, worauf es verging (*Ng.*). [CK 1349]

Frost, der im Zimmer vergeht, überläuft sie gleich beim Austritte an die freie Luft (*Ng.*). [CK 1350]

Frost nach dem Mittag-Essen, bis Abend (*Ng.*). [CK 1351]

Frostig Vormittags; Nachmittags öfteres Hitze-Aufsteigen, mit Röthe des Gesichtes (*Ng.*). [CK 1352]

Frostigkeit, früh im Bette, beim Erwachen (*Rl.*). [CK 1353]

Stetes Frösteln, bei vermehrter innerer Wärme (*Hbd.*). [CK 1354]

Frost beim Schreiben ¼ Stunde lang, mit Gefühl, als sey ihm ein fremder steinharter Körper in den Hals gerathen, bei stetem Gähnen (*Ng.*). [CK 1355]

Frost-Schütteln von Nachmittag 4 bis 8 Uhr Abends, beim Niederlegen, ohne Hitze, Durst oder Schweiss darauf; selbst im Bette konnte er sich lange nicht erwärmen; doch war der Schlaf gut (*Ng.*). [CK 1356]

Fieber-Anfall, täglich mehrmals, Vor- und Nachmittags wiederkehrend; Frösteln und Schauder, fliegende Hitze über den ganzen Körper, **heftiges Zittern aller Glieder**, höchstes Unwohlseyn bis zur Ohnmacht, weichlicher Geschmack, wobei der Bissen im Munde quoll, Leerheits-Gefühl im Magen, **starkes Klopfen durch den ganzen Körper, kurzer, heisser Athem**, sehr trockner Mund, heisse und trockne Hände (*Rkt.*). [CK 1357]

Hitze im Kopfe, Abends und nach zwei Stunden, Frösteln. [CK 1358]

Arge Hitze im Kopfe, Abends, dass ihm die Augen brannten; drei Abende nach einander (n. 10 St.). [CK 1359]

Gesichts-Hitze ohne Kopfweh, bei kühlem Körper, den ganzen Vormittag. [CK 1360]

Angenehme Wärme mit gelindem Schweisse am ganzen Körper, Nachmittags (*Ng.*). [CK 1361]

Vermehrte Wärme innerlich, nicht von aussen fühlbar, Abends, nach 6 Uhr (*Ng.*). [CK 1362]

Vermehrte Wärme im ganzen Körper, mit Schweiss in der Achselgrube (*Ng.*). [CK 1363]

Vermehrte Wärme im ganzen Körper; nur im Bauche Kälte-Gefühl; Abends (*Ng.*). [CK 1364]

Vermehrte Wärme im ganzen Körper, ausser an den Füssen, als wolle Schweiss ausbrechen; Nachmittags (*Ng.*). [CK 1365]

Hitze am ganzen Körper, besonders am Kopfe, mit Röthe der Wangen, ohne äussere Hitze (*Ng.*). [CK 1366]

Hitze-Gefühl im ganzen Körper, besonders im Rücken, wo sie zu schwitzen glaubte; nicht an den Füssen (*Ng.*). [CK 1367]

Hitze, Abends nach dem Niederlegen, mit Aengstlichkeit, die ganze Nacht (*Ng.*). [CK 1368]

Hitz-Gefühl mit Kälte der Stirn, Abends (*Ng.*). [CK 1369]

Hitze und Durst, mit kühler Haut fast am ganzen Körper, Abends (*Ng.*). [CK 1370]

Puls schneller (72, 79, 85 Schläge), **Abends**, zuweilen bei Gefühl vermehrter Wärme (*Ng.*). [CK 1371]

Nacht-Schweiss am ganzen Körper, vorzüglich an den Beinen, viele Nächte nach einander (n. 3 T.). [CK 1372]

Nacht-Schweiss, die ganze Nacht, mit Hitze; sie konnte keine Decke leiden (*Ng.*). [CK 1373]

Starker Nacht-Schweiss (n. 33 T.). [CK 1374]

Sauer riechender Schweiss. [CK 1375]

ANHANG

Glossar

Dieses Glossar enthält von Hahnemann verwendete Begriffe, die heute nicht mehr gebräuchlich sind. Es soll dazu beitragen, einzelne Symptome besser verstehen zu können. Dahingegen werden keine Erklärungen zu Einzelheiten aus den Vorreden, die z. B. die Arzneien, ihre Herkunft und Herstellung betreffen, gegeben.

Bei Nutzung des Glossars sollte beachtet werden, dass es bei vielen Begriffen keine „Eins-zu-Eins-Übersetzung" gibt. Als „Flechte" bezeichnete man beispielsweise eine Vielzahl von Hauterkrankungen, für die wir mittlerweile verschiedene Begriffe verwenden. Ob heute das, was damals in einem individuellen Fall „Flechte" genannt wurde, als Mykose, Impetigo oder Ekzem klassifiziert werden würde, ist nicht mehr eindeutig zu rekonstruieren. Insofern sind die meisten „Übersetzungen" nur Annäherungen an den damaligen Inhalt eines Begriffes. Diese Annäherung wird zusätzlich durch die Wellenlinie „~" angedeutet.

Erstellt wurde das Glossar mithilfe zeitgenössischer Nachschlagewerke. Besonders hilfreich war das Deutsche Wörterbuch der Gebrüder Jacob und Wilhelm Grimm (Der Digitale Grimm. Zweitausendeins, Frankfurt 2004).

Augenbutter ~ eitriges Augensekret

Aussiegern ~ langsam tropfen

Bähen, Bähung ~ etwas mit erhitzten Kräutern wärmen und trocknen; Kräuterauflage

Balg-Geschwulst ~ Tumor, der in einer Haut wie in einem Säckchen eingeschlossen ist; Atherom

Bährmutter, Bärmutter ~ auch: Mutter; Uterus

Beinhaut ~ Periost

Blatter ~ Pustel, Papel, Bläschen; auch Pocken

Blatterrose ~ Herpes zoster

Bleichsucht ~ Anämie

Blutfluss ~ Hämorrhagie

Blüthchen, Ausschlags-Blüthen ~ Papel, Pustel, Pickel

Blutschwär, Blutschwäre ~ ein Furunkel „kurz vor dem Platzen"

Blutsturz ~ heftige, schwallartige Blutung

Boll ~ hohl; geschwollen, rund, kugelig; steif; ungeschmeidig

Brand ~ Gangrän (heißer Brand), Nekrose (trockener Brand)

Bräune ~ Angina, Halsentzündung

Bräune, häutige ~ Croup; Diphtherie

Bruch ~ Hernie

Brustbräune ~ Angina pectoris

Bubo ~ (eiternde) Lymphknotenschwellung

Cardialgie ~ auch: Kardialgie; Schmerzen im Bereich des Epigastriums; Magenkrampf

Charpie ~ Verbandsmaterial

Dämisch ~ benebelt, schwindelig, verdummt, albern, taumelig

Dickbein ~ Oberschenkel

Dünnung ~ die weiche Gegend unterhalb der Rippenbögen

Durchlauf ~ Diarrhöe

Engbrüstigkeit ~ beengendes Gefühl in der Brust, wodurch das Atmen erschwert wird; Dyspnoe

Erdfalbe Gesichtsfarbe ~ blassgelbe Gesichtsfarbe

Fallsucht ~ Epilepsie

Feuchten ~ Nässen

Fieber ~ Zustand, bei dem Frost, Hitze, Übelbefinden, unregelmäßiger Puls, Mattigkeit, Durst, Angst, Schweiß, Benommenheit und Schmerzen abwechseln; die Temperatur wurde noch nicht regelmäßig mit einem Thermometer gemessen

Fingerwurm ~ Paronychie

Flechse ~ Sehne

Flechte ~ Herpes, Lichen, Impetigo, Mykose

Gebsen ~ nach Luft schnappen, heftig atmen

Geifer ~ schäumender Speichel

Gekröse ~ Mesenterium

Geschwulst ~ Schwellung, Tumor

Goldader ~ Hämorrhoide

Grind ~ Ausschlag, der mit Krusten und Verschorfung einhergeht

Halbschlag ~ halbseitiger Apoplex

Halsbräune ~ Halsentzündung

Harnfluss ~ Enuresis; starker Urinabgang (z. B. beim Diabetes mellitus)

Harnstrenge ~ auch: Harnzwang; Dysurie

Harnzwang ~ auch: Harnstrenge; Dysurie

Heiliges Bein ~ Os sacrum

Herzgrube ~ Epigastrium

Hypochonder ~ die Gegend unterhalb der Rippenbögen

Jauche ~ dünnflüssiger (stinkender) Eiter in Wunden oder Geschwüren

Kardialgie ~ auch: Cardialgie; Schmerzen im Bereich des Epigastriums; Magenkrampf

Klamm ~ Krampf

Kotzen ~ starkes Husten mit Würgen; Erbrechen

Krallig ~ wie durch Krallen verursacht

Krunken ~ stöhnen, ächzen

Kulkern ~ lautmalerisch für gurgeln, gluckern o. Ä.; beschreibt das Geräusch bei der hörbaren Verdauung

Lassheit ~ Trägheit, Lässigkeit

Lineamente ~ Linien auf der Haut, Falten

Mittelfleisch ~ Perineum

Monatsreinigung ~ Menstruation

Mutter ~ auch: Bährmutter, Bärmutter; Uterus

Nagelgeschwür ~ Paronychie, Panaritium

Neidnagel ~ Niednagel

Offener Leib ~ Stuhlgang

Ohrenzwang ~ Ohrenschmerz

Purgiren ~ abführen, reinigen

Rachsen ~ Ausräuspern des Rachenschleims

Riebisch ~ rau, spröde

Ruthe ~ Penis

Schlagfluß ~ Apoplex, Insult

Schlucksen ~ Schluckauf

Schooßdrüsen ~ Leisten-Lymphknoten

Schrunde ~ Spalte, Riss, Fissur, Rhagade

Schwanzbein ~ Os coccygis

Schwäre ~ Eiterbeule, Furunkel

Schwären ~ eitern, schwellen

Schweißlöcher ~ Komedonen, „Mitesser"

Schwinde ~ Mykose, Ekzem

Schwulken ~ wogen, wallen, aufsteigen, überschwappen

Senne ~ Sehne

Sennenhüpfen ~ Faszikulationen

Skirrhös ~ (krebsartig) verhärtet

Starrkrampf ~ Krampf, der von Erstarrungserscheinungen begleitet ist

Stickfluss ~ plötzliches Ersticken

Stuhlzwang ~ Tenesmus

Sumsen ~ summen

Synochus ~ anhaltendes Fieber

Ueberbein ~ Ganglion, Exostose

Unterköthig ~ auch: unterschworen; Gefühl, wie wenn sich unter einer Beule oder Wunde Eiter befindet

Unterschworen ~ auch: unterköthig; Gefühl, wie wenn sich unter einer Beule oder Wunde Eiter befindet

Wadenklamm ~ Wadenkrampf

Wassersucht ~ generalisiertes Ödem

Weiche ~ knochenlose Stelle zwischen Rippen und Lenden

Windbruch ~ Geschwulst des Hodensacks durch Winde, Leistenhernie

Würmerbeseigen ~ Sodbrennen mit übermäßiger Speichelproduktion

Zitzfortsatz ~ Mastoid

Zuschwären ~ vereitern

Zwang, zwängen ~ zwingendes Drängen zum Stuhlgang oder Wasserlassen

Tab. 6 Tabellarische Übersicht aller Arzneimittel.

Quelle / Arzneimittel	FVMP Jahr	FVMP Band	FVMP Hahnemanns Symptome	FVMP Symptome gesamt	RAL 1. Aufl. Jahr	RAL 1. Aufl. Band	RAL 1. Aufl. Hahnemanns Symptome	RAL 1. Aufl. Symptome gesamt	RAL 2. Aufl. Jahr	RAL 2. Aufl. Band	RAL 2. Aufl. Hahnemanns Symptome	RAL 2. Aufl. Symptome gesamt	RAL 3. Aufl. Jahr	RAL 3. Aufl. Band	RAL 3. Aufl. Hahnemanns Symptome	RAL 3. Aufl. Symptome gesamt	CK 1. Aufl. Jahr	CK 1. Aufl. Band	CK 1. Aufl. Hahnemanns Symptome	CK 1. Aufl. Symptome gesamt	CK 2. Aufl. Jahr	CK 2. Aufl. Band	CK 2. Aufl. Hahnemanns Symptome	CK 2. Aufl. Symptome gesamt	ACS Jahr	ACS Band	ACS Hahnemanns Symptome	ACS Symptome gesamt
Aconitum napellus	1805	1	137	214	1811	I	206	314	1822	I	246	329	1830	I	342	541												
Agaricus muscarius																					1835	II	26	715	1831	10	13	130
Agnus castus																												
Alumina																					1835	II	431	1161	1830	9	213	213
Ambra grisea									1827	VI	342	490																
Ammonium carbonicum																					1835	II	471	789				
Ammonium muriaticum																					1835	II	84	397				
Anacardium orientale																					1835	II	245	622				
Angustura vera					1821	VI	93	302	1827	VI	96	299																
Antimonium crudum																					1835	II	78	471				
Antimonium tartaricum																									1824	3	97	411
Argentum metallicum					1818	IV	40	184	1825	IV	56	223																
Argentum nitricum					1818	IV	8	16	1825	IV	8	16																
Arnica montana	1805	1	117	150	1811	I	175	230	1822	I	278	592	1830	I	382	638												
Arsenicum album					1816	II	294	662	1824	II	431	948	1833	II	553	1068					1838	V	588	1231				
Arsenicum sulphuratum flavum									1824	II	0	11	1833	II	0	11												
Asa foetida					1817	III	14	268	1825	III	16	270																
Asarum europaeum																									1822	1	?	325
Aurum fulminans					1818	IV	0	3	1825	IV	0	3									1835	II	0	3				

Tab. 6 – Fortsetzung –

Arzneimittel	FVMP Jahr	FVMP Band	FVMP Symptome Hahnemanns	FVMP Symptome gesamt	RAL 1. Aufl. Jahr	RAL 1. Aufl. Band	RAL 1. Aufl. Symptome Hahnemanns	RAL 1. Aufl. Symptome gesamt	RAL 2. Aufl. Jahr	RAL 2. Aufl. Band	RAL 2. Aufl. Symptome Hahnemanns	RAL 2. Aufl. Symptome gesamt	RAL 3. Aufl. Jahr	RAL 3. Aufl. Band	RAL 3. Aufl. Symptome Hahnemanns	RAL 3. Aufl. Symptome gesamt	CK 1. Aufl. Jahr	CK 1. Aufl. Band	CK 1. Aufl. Symptome Hahnemanns	CK 1. Aufl. Symptome gesamt	CK 2. Aufl. Jahr	CK 2. Aufl. Band	CK 2. Aufl. Symptome Hahnemanns	CK 2. Aufl. Symptome gesamt	ACS Jahr	ACS Band	ACS Symptome Hahnemanns	ACS Symptome gesamt
Aurum metallicum					1818	IV	95	283	1825	IV	157	358									1835	II	232	440				
Aurum muriaticum					1818	IV	15	17	1825	IV	16	18									1835	II	18	21				
Baryta acetica																												
Baryta carbonica																	1828	II	0	180	1835	II	257	794				
Belladonna	1805	1	102	408	1811	I	176	649	1822	I	380	1422	1830	I	394	1440												
Bismuthum subnitricum					1821	VI	4	101	1827	VI	11	108					1828	II	105	105								
Borax veneta																					1835	II	28	460				
Bryonia alba					1816	II	408	510	1824	II	541	781	1833	II	541	781												
Calcarea acetica					1819	V	0	235	1826	V	34	270					1828	II	104	335								
Calcarea carbonica Hahnemanni																	1828	II	850	1089	1835	II	1373	1631				
Camphora officinarum	1805	1	74	148	1818	IV	104	344	1825	IV	105	345	1830	I	60	330												
Cannabis sativa					1811	I	15	69	1822	I	42	308																
Cantharis vesicatoria	1805	1	20	95	1821	VI	277	346	1827	VI	275	344																
Capsicum annuum	1805	1	144	147					1827	VI	156	191																
Carbo animalis																	1830	IV	453	930	1837	III	459	728				
Carbo vegetabilis									1827	VI	364	720					1830	IV	721	1014	1837	III	727	1189				
Causticum Hahnemanni	1805	1	30	30	1816	II	99	275	1824	II	106	307									1837	III	925	1505				
Chamomilla	1805	1	271	274	1817	III	448	481	1825	III	461	494													1833	13	118	118
Chelidonium majus					1818	IV	23	151	1825	IV	28	156																

Tab. 6 – Fortsetzung –

Arzneimittel	FVMP Jahr	FVMP Band	FVMP Hahnemanns Symptome	FVMP Symptome gesamt	RAL 1. Aufl. Jahr	RAL 1. Aufl. Band	RAL 1. Aufl. Hahnemanns Symptome	RAL 1. Aufl. Symptome gesamt	RAL 2. Aufl. Jahr	RAL 2. Aufl. Band	RAL 2. Aufl. Hahnemanns Symptome	RAL 2. Aufl. Symptome gesamt	RAL 3. Aufl. Jahr	RAL 3. Aufl. Band	RAL 3. Aufl. Hahnemanns Symptome	RAL 3. Aufl. Symptome gesamt	CK 1. Aufl. Jahr	CK 1. Aufl. Band	CK 1. Aufl. Hahnemanns Symptome	CK 1. Aufl. Symptome gesamt	CK 2. Aufl. Jahr	CK 2. Aufl. Band	CK 2. Aufl. Hahnemanns Symptome	CK 2. Aufl. Symptome gesamt	ACS Jahr	ACS Band	ACS Hahnemanns Symptome	ACS Symptome gesamt
China officinalis	1805	1	123	223	1817	III	391	1082	1825	III	427	1143																
Cicuta virosa					1821	VI	36	241	1827	VI	36	241																
Cina					1811	I	33	48	1822	I	40	287	1830	I	54	301												
Cinnabaris					1811	I	20	20	1822	I	36	36	1830	I	45	45					1837	III	28	150	1823	2	126	189
Clematis erecta																									1826	6	3	337
Cocculus indicus	1805	1	157	163	1811	I	224	229	1822	I	330	554	1830	I	325	557												
Coffea cruda																												
Colchicum autumnale																												
Colocynthis					1821	VI	17	241	1827	VI	26	250									1838	III	53	283				
Conium maculatum	1805	1	29	58	1818	IV	87	373	1825	IV	89	375					1830	IV	402	700	1837	III	615	912				
Copaiva officinalis					1819	V	3	200	1826	V	5	202																
Cuprum metallicum	1805	1	12	20	1818	IV	63	418	1825	IV	73	428									1837	III	152	387				
Cyclamen europaeum					1821	VI	124	279	1827	VI	132	287																
Digitalis purpurea	1805	1	23	56	1811	I	31	123	1822	I	52	349									1837	III	83	702				
Drosera rotundifolia	1805	1	37	41																								
Dulcamara					1819	V	25	115	1826	V	37	127	1830	I	50	401					1837	III	58	409				
Euphorbium officinarum																												
Euphrasia officinalis					1816	II	228	264	1824	II	249	290									1837	II	43	281				
Ferrum metallicum													1833	II	255	295												

Tab. 6 – Fortsetzung –

Quelle / Arzneimittel	FVMP Jahr	FVMP Band	FVMP Hahnemanns Symptome	FVMP Symptome gesamt	RAL 1. Aufl. Jahr	RAL 1. Aufl. Band	RAL 1. Aufl. Hahnemanns Symptome	RAL 1. Aufl. Symptome gesamt	RAL 2. Aufl. Jahr	RAL 2. Aufl. Band	RAL 2. Aufl. Hahnemanns Symptome	RAL 2. Aufl. Symptome gesamt	RAL 3. Aufl. Jahr	RAL 3. Aufl. Band	RAL 3. Aufl. Hahnemanns Symptome	RAL 3. Aufl. Symptome gesamt	CK 1. Aufl. Jahr	CK 1. Aufl. Band	CK 1. Aufl. Hahnemanns Symptome	CK 1. Aufl. Symptome gesamt	CK 2. Aufl. Jahr	CK 2. Aufl. Band	CK 2. Aufl. Hahnemanns Symptome	CK 2. Aufl. Symptome gesamt	ACS Jahr	ACS Band	ACS Hahnemanns Symptome	ACS Symptome gesamt
Graphites																	1828	II	590	590	1837	III	937	1144				
Guajacum officinale	1805	1	32	57	1818	IV	26	142	1825	IV	29	145									1837	III	34	160				
Helleborus niger					1817	III	90	198	1825	III	92	288																
Hepar sulphuris calcareum					1818	IV	182	198	1825	IV	282	298									1837	III	644	661				
Hyoscyamus niger	1805	1	45	336	1818	IV	103	539	1825	IV	104	582																
Ignatia amara	1805	1	158	177	1816	II	570	624	1824	II	620	674	1833	II	624	795												
Iodium purum																	1828	II	49	133	1837	III	109	704				
Ipecacuanha	1805	1	72	85	1817	III	144	231	1825	III	146	233																
Kali carbonicum																	1830	IV	644	938	1838	IV	947	1650				
Kali nitricum																					1838	IV	33	710				
Lamium album					1818	IV	182	312	1825	IV	186	337																
Ledum palustre	1805	1	76	81																					1832	12	40	104
Lycopodium clavatum																	1828	II	710	891	1838	IV	1311	1608				
Magnesia carbonica					1816	II	243	294	1824	II	244	393	1833	II	248	297	1828	II	128	128	1838	IV	216	890				
Magnesia muriatica					1816	II	236	247	1824	II	307	453	1833	II	311	459	1828	II	62	69	1838	IV	141	749				
Magnetis poli ambo					1816	II	237	285	1824	II	310	387	1833	II	310	387												
Magnetis poli arcticus																												
Magnetis poli australis																												
Manganum aceticum					1821	VI	89	331	1827	VI	89	331																

Tab. 6 – Fortsetzung –

Quelle	Fragmenta de viribus medicamentorum (FVMP)				Reine Arzneimittellehre (RAL)													Die Chronischen Krankheiten (CK)									Archiv für die homöopathische Heilkunst (ACS)			
					RAL 1. Aufl.				RAL 2. Aufl.				RAL 3. Aufl.				CK 1. Aufl.				CK 2. Aufl.								
Statistik / Arzneimittel	Jahr	Band	Hahnemanns Symptome	Symptome gesamt	Jahr	Band	Hahnemanns Symptome	Symptome gesamt	Jahr	Band	Hahnemanns Symptome	Symptome gesamt	Jahr	Band	Hahnemanns Symptome	Symptome gesamt	Jahr	Band	Hahnemanns Symptome	Symptome gesamt	Jahr	Band	Hahnemanns Symptome	Symptome gesamt	Jahr	Band	Hahnemanns Symptome	Symptome gesamt
Manganum					1819	V	28	297	1826	V	28	295									1838	IV	124	469				
Menyanthes trifoliata					1811	I	15	15	1822	I	20	20	1830	I	20	20												
Mercurius aceticus					1811	I	19	19	1822	I	35	35	1830	I	36	51												
Mercurius corrosivus					1811	I	1	1	1822	I	1	1	1830	I	1	1												
Mercurius dulcis					1811	I	2	2	1822	I	2	2	1830	I	2	2												
Mercurius praecipitatus ruber					1811	I	152	152	1822	I	576	1221	1830	I	686	1264												
Mercurius solubilis Hahnemanni					1811	I	0	110	1822	I	0	116	1830	I		116												
Mercurius-Verbindungen, verschiedene																												
Mezereum	1805	1	62	96																	1838	IV	132	610				
Moschus					1811	I	0	39	1822	I	2	152	1830	I	2	151												
Muriaticum acidum					1819	V	57	274	1826	V	61	279									1838	IV	171	574				
Natrum carbonicum																	1828	II	266	310	1838	IV	527	1082				
Natrum muriaticum																	1830	IV	713	897	1838	IV	1154	1349				
Nitricum acidum																	1828	II	715	803	1838	IV	1243	1424				
Nux vomica	1805	1	257	308	1811	I	907	960	1822	I	1198	1267	1830	I	1208	1300												
Oleander					1811	I	10	28	1822	I	16	352	1830	I	17	352												
Opium	1805	1	82	273	1811	I	114	571	1822	I	119	638	1830	I	116	662												
Paris quadrifolia																									1829	8	10	121

Tab. 6 – Fortsetzung –

Quelle	Fragmenta de viribus medicamentorum (FVMP)				Reine Arzneimittellehre (RAL)												Die Chronischen Krankheiten (CK)								Archiv für die homöopathische Heilkunst (ACS)			
					RAL 1. Aufl.				RAL 2. Aufl.				RAL 3. Aufl.				CK 1. Aufl.				CK 2. Aufl.							
Arzneimittel	Jahr	Band	Hahnemanns Symptome	Symptome gesamt	Jahr	Band	Hahnemanns Symptome	Symptome gesamt	Jahr	Band	Hahnemanns Symptome	Symptome gesamt	Jahr	Band	Hahnemanns Symptome	Symptome gesamt	Jahr	Band	Hahnemanns Symptome	Symptome gesamt	Jahr	Band	Hahnemanns Symptome	Symptome gesamt	Jahr	Band	Hahnemanns Symptome	Symptome gesamt
Petroleum					1819	V	160	571									1828	III	623	623	1838	IV	776	776				
Phosphoricum acidum					1816	II	971	1073	1826		268	679									1838	V	357	818				
Phosphorus					1816	II	79	194	1824	II	1046	1163	1833	II	1043	1153	1828	III	963	1025	1839	V	1200	1915				
Platinum metallicum					1816	II	409	743	1824	II	94	209	1833	II	93	208					1839	V	52	527				
Pulsatilla pratensis	1805	1	280	309	1818	IV	23	223	1824	II	575	936	1833	II	576	976												
Rheum palmatum	1805	1	39	52					1825		26	288																
Rhus toxicodendron					1819	V	19	116	1826	V	20	119													1825	4	6	400
Ruta graveolens					1818	IV	34	145	1825	IV	34	145													1826	5	93	290
Sabadilla officinalis																	1817	III	1083	1242	1839	V	142	561				
Sabina																	1817	III	558	567	1839	V	1360	1655				
Sambucus nigra					1819	V	95	638	1826	V	130	672									1839	V	946	1193				
Sarsaparilla officinalis					1821	VI	89	316	1827	VI	156	391																
Sepia					1817	III	85	286	1825	III	86	288																
Silicea terra					1821	VI	95	552	1827	VI	204	660					1839	V	223	648								
Spigelia anthelmia					1819	V	210	608	1826	V	283	721																
Spongia tosta																												
Squilla maritima																												
Stannum metallicum																												
Staphysagria																												

Tab. 6 – Fortsetzung –

Quelle / Arzneimittel	Statistik	Fragmenta de viribus medicamentorum (FVMP)				Reine Arzneimittellehre (RAL)												Die Chronischen Krankheiten (CK)								Archiv für die homöopathische Heilkunst (ACS)			
						RAL 1. Aufl.				RAL 2. Aufl.				RAL 3. Aufl.				CK 1. Aufl.				CK 2. Aufl.							
Arzneimittel		Jahr	Band	Hahnemanns Symptome	Symptome gesamt	Jahr	Band	Hahnemanns Symptome	Symptome gesamt	Jahr	Band	Hahnemanns Symptome	Symptome gesamt	Jahr	Band	Hahnemanns Symptome	Symptome gesamt	Jahr	Band	Hahnemanns Symptome	Symptome gesamt	Jahr	Band	Hahnemanns Symptome	Symptome gesamt	Jahr	Band	Hahnemanns Symptome	Symptome gesamt
Stramonium		1805	1	59	202	1817	III	83	546	1825	III	96	569																
Sulphur						1818	IV	112	161	1825	IV	755	815					1830	IV	986	1041	1839	V	1654	1969				
Sulphuricum acidum																						1839	V	191	521				
Taraxacum officinale						1819	V	0	209	1826	V	0	264																
Thuja occidentalis						1819	V	222	509	1826	V	334	634																
Valeriana officinalis		1805	1	25	34																								
Veratrum album		1805	1	163	270	1817	III	307	711	1825	III	315	716													1829	8	11	70
Verbascum thapsus						1821	VI	32	175	1827	VI	32	173													1829	8	25	180
Viola odorata																													
Viola tricolor																													
Zincum metallicum																		1828	III	125	743	1839	V	369	1375				

Vorrede
[RAL I (1830), S. 3–9]

*Ich schreibe keine Kritik der bekannten Arzneimittellehren, sonst würde ich umständlich die bisherigen vergeblichen Bemühungen vorlegen, die Kräfte der Arzneien aus der Farbe, dem Geschmacke und Geruche zu beurtheilen, oder sie durch die Chemie zu eruiren, in wässeriger und trockner Destillation, um aus ihnen Phlegma, ätherische Öle, bränzlichte Säure und bränzlichte Oele, Salz-Anflüge, und aus dem Todtenkopfe fixe Salze und Erden (**fast gleichförmig**) zu ziehen, oder, nach dem neuern chemischen Verfahren, durch Auflösung ihrer auflöslichen Theile in verschiednen Flüssigkeiten, Eindickung der Auszüge oder durch Zusatz mancherlei Reagenzen, Harz, Gummi, Kleber, Stärkkemehl, Wachs- und Eiweisstoff, Salze und Erden, Säuren und Alkaloiden daraus zu scheiden, oder sie in Gasarten zu zersetzen. Es ist bekannt, daß die Arzneistoffe nach allen diesen technischen Torturen doch nie zum Geständnisse zu bringen waren, mit welcher Heilkraft jedes einzelne der unzähligen Arzneimittel individuell beseelet sey; die wenigen ausgeschiednen materiellen Stoffe waren nicht der, jeden einzelnen Arzneistoff zur Heilung besondrer Krankheitszustände beseelende individuelle Geist – dieser läßt sich nicht mit Händen betasten, sondern ist bloß aus seinen Wirkungen im lebendigen Körper erkennbar.*

*Der Tag für die wahre Erkenntniß der Arzneimittel, und für die wahre Heil- und Gesundmachungs-Kunst wird anbrechen, wenn man nicht mehr so unnatürlich verfahren wird, Arzneien, die man nur nach vermutheten Tugenden und vagen Lobsprüchen, das ist, im Grunde **gar nicht** kennt, vielfach unter einander zu mischen, um mit solchen Gemengen[1] die (nicht individuell nach allen ihren Zeichen und Symptomen ausgeforschten) Krankheits-Fälle, nach jenen selbstgemachten Krankheits-Formen und Krankheits-Namen, die die Pathologie ausgedacht hat, blindhin zu behandeln, und so weder zu erfahren, welcher einzelne Arzneistoff unter so vielen half oder schadete, noch auch in der Kenntniß der Heil-Tendenz jedes einzelnen Mittels weiter zu kommen.*

Der Tag für die wahre Kenntniß der Arzneimittel und für die wahre Heil- und Gesundmachungs-Kunst wird anbrechen wenn man einem einzelnen Arzneistoffe zutrauen wird, ganze Krankheits-Fälle allein heilen zu können, und wenn man, unrücksichtlich auf bisherige Systeme, jedem einzelnen, nach allen seinen Symptomen erforschten Krankheits-Falle bloß einen einzigen von den nach ihren positiven Wirkungen gekannten Arzneistoffen zur Auslöschung und Heilung entgegensetzen wird, welcher in seinen Symptomen-Reihen eine dem Krankheits-Falle sehr ähnliche Symptomengruppe aufzuweisen hat.

*Bei den fremden, hier mit beigefügten Beobachtungen sind einige, die an schon kranken Personen aufgezeichnet wurden. Da es aber chronische Kranke waren mit bekannten Krankheits-Symptomen, die man nicht mit unter die neuen Effecte von der zum Versuche genommenen Arznei mischte, die wenigstens **Greding** sorgfältig gethan zu haben scheint, so sind diese Beobachtungen doch nicht ohne Werth, dienen wenigstens hie und da zur Bestätigung, wenn ähnliche, oder dieselben Symptome bei reinen Versuchen an gesunden Personen erscheinen.*

Bei meinen eignen Versuchen und denen meiner Schüler ward alles in Acht genommen, was nur irgend zu ihrer Reinheit beitragen konnte, damit sich die wahre Wirkungskraft des jedesmaligen Arzneistoffs durch die wahrzunehmenden Erfolge klar aussprechen konnte. Sie wurden an möglichst gesunden

---

[1] Die gewöhnliche Arztwelt mag noch so fort, so lange sie's nicht einsieht, ihre mehrfach zusammengesetzten Recepte in die Apotheke verschreiben. Dazu braucht sie den Umfang der Wirkungen und die genaue und vollständige Bedeutung jedes einzelnen Ingredienzes gar nicht zu wissen; die Vermischung mehrerer hebt ohnehin alle Einsicht in die Wirkung des Gemisches auf, wenn man auch mit der Kraft der Dinge, einzeln gegeben, genau bekannt gewesen wäre.
Sie nennen das **Curiren** und dabei mögen sie bleiben, bis ein Geist der Besserung in ihnen erwacht, der sie treibe, nun auch bald zu **heilen** anzufangen, was bloß mit einfachen Arzneisubstanzen möglich ist.
Bloß dieser ihre reine Wirkung läßt sich genau erforschen, folglich voraus bestimmen, ob diese im gegebenen Falle helfen könne, oder jene andere.

Welcher gewissenhafte Mann wollte aber wohl ferner auf das wankende Leben, auf den Kranken, mit Werkzeugen, welche Kraft zu schaden und zu zerstören besitzen, ohne diese Kraft genau zu kennen, blindlings hinein arbeiten!
Kein Zimmermann bearbeitet sein Holz mit Werkzeugen, die er nicht kennt; er kennt jedes einzelne derselben genau und weiß daher, wo er das eine, und wo er das andere anzuwenden hat, um das **gewiß** zu bewirken, was die Absicht erfordert. Und es ist doch nur Holz, was er bearbeitet, und er ist nur ein Zimmermann!

Personen und bei möglichst gleichen und gemäßigten äußern Verhältnissen angestellt.

Wenn aber zu dem Versuche ein außerordentlicher Umstand von außen hinzukam, welcher auch nur wahrscheinlich den Erfolg hätte abändern können, z.B. Schreck, Aergerniß, Furcht, eine beträchtliche äußere Beschädigung, eine Ausschweifung in irgend einem Genusse, oder sonst ein großes, wichtiges Ereigniß, – so ward von da an kein Symptom mehr bei diesem Versuche aufgeschrieben; sie wurden ferner alle unterdrückt, um nichts Unreines in die Beobachtung eingehn zu lassen.

Nur wenn ein kleines Ereigniß dazwischen kam, von welchem man eine gewisse Abänderung des Arzneierfolgs nicht erwarten konnte, wurden die erfolgenden Symptome, als nicht entschieden rein, in Klammern eingeschlossen.

Was die bei jedem einzelnen Arzneistoffe angegebene **Wirkungsdauer** *anlangt, die ich durch vielfältige Versuche zu bestimmen suchte, so muß ich erinnern, daß sie nur in Versuchen an möglichst gesunden Personen erfahren ward, in Krankheiten aber, je nachdem der zu behandelnde Krankheits-Fall mehr oder weniger akut, mehr oder weniger chronisch ist, um Vieles schneller verläuft oder um Vieles länger anhält, als hier angegeben worden, überhaupt aber nie zutreffen kann, wenn man die Arznei in großer Gabe (oder in unpassenden Krankheits-Fällen) reicht. In dem einen, so wie in dem andern Falle kürzt sie sich nämlich ungemein ab, indem die Arznei sich dann durch erfolgende Ausleerungen (durch Nasenbluten, und andre Blutungen, durch Schnupfen, Harnfluß, Durchfall, Erbrechen oder Schweiß) gleichsam entladet, und so ihre Kraft schnell aushaucht. Der lebende Körper spuckt sie, so zu reden, auf diese Weise schnell von sich, wie er oft mit dem Miasm der ihn ansteckenden Krankheiten zu thun pflegt, wo er auch durch Erbrechen, Durchfall, Blutflüsse, Schnupfen, Convulsionen, Speichelfluß, Schweiß und andere dergleichen Bewegungen und Ausleerungen das Feindselige entkräftet und zum Theil von sich stößt. Daher kömmts, daß man, in der gewöhnlichen Praxis, z.B. weder die eigenthümlichen Wirkungen, noch die Wirkungsdauer des tartatus emeticus, noch der Jalappe erfährt, weil man alle diese Dinge bloß in Gaben reicht, deren Uebergröße den Organism zur schnellen wieder von sich Stoßung reizt; – nur dann, wenn der Körper dieß zuweilen nicht thut, d.i., wenn diese zur heftigen Ausleerung gereichten Mittel nicht ausleerten, sondern, wie der gemeine Mann sagt,* **stehen blieben**, *erfolgen die reinen, oft sehr bedeutenden und langdauernden Zufälle (die eigenthümliche Arzneiwirkung), welche man aber der Beobachtung und Aufzeichnung höchst selten gewürdigt hat.*

Das Erbrechen, was 2, 3 Gran Brechweinstein, oder 20 Gran Ipekakuanhe; das Purgiren, was 30 Gran Jalappe, und der Schweiß, den eine Hand voll Holder-Blumen, als Thee getrunken, erregen, sind weniger eigenthümliche Wirkung dieser Substanzen, als vielmehr ein vom Organism ausgehendes Bestreben, die eigenthümlichen Arzneiwirkungen dieser Stoffe möglichst schnell zu vernichten.

Daher haben die ganz kleinen Gaben, die die homöopathische Heillehre vorschreibt, eben jene ungemeine Wirkung, weil sie nicht die Größe haben, daß der Organism sich genöthigt sieht, sie auf eine so revolutionäre Weise, wie jene Ausleerungen sind, von sich zu spucken. Und auch diese ganz kleinen Gaben reizen noch die Natur zu Ausleerungen (die ihre Wirkungsdauer verkürzen), in Krankheits-Fällen, wo das Mittel unpassend und nicht genau homöopathisch gewählt war.

*Wer die in meiner Heillehre (***Organon der Heilkunst***) enthaltene Wahrheit, daß die dynamisch wirkenden Arzneien bloß nach ihrer Symptomen-Aehnlichkeit Krankheiten auslöschen, begriffen hat, und einsieht, daß wenn irgend eine Arzneistofflehre mit Sicherheit die Bestimmung der Heilwerkzeuge an den Tag legt, es eine solche seyn müsse, welche alle leere Behauptung und Vermuthung über die angeblichen Tugenden der Arzneien ausschließt, und bloß angiebt, was die Medikamente von ihrer wahren Wirkungs-Tendenz in den Symptomen aussprechen, die sie für sich im menschlichen Körper erregen, der wird sich freuen, hier endlich einen Weg zu finden, auf welchem er die Krankheits-Leiden der Menschen mit Gewißheit, schnell und dauerhaft heben und ihnen das Glück der Gesundheit mit ungleich größerer Sicherheit verschaffen könne.*

Hier ist der Ort nicht, Anleitung zu geben, wie nach der vorgefundenen Symptomen-Gruppe des jedesmaligen Krankheits-Falles ein Heilmittel auszuwählen sey, welches die möglichst ähnliche Gruppe von eigenthümlichen Symptomen in seiner reinen Wirkung gezeigt hat. Dieß wird im **Organon** *gelehrt, so wie das, was über die Gaben zu homöopathischem Behufe im Allgemeinen zu sagen war.*

Die möglichste Kleinheit derselben in potenzirter Ausbildung reicht zu dieser Absicht hin.

Ich habe die Symptome der vollständiger beobachteten in einer gewissen Ordnung aufgeführt, wodurch die Aufsuchung des verlangten Arzneisymptoms vor der Hand ziemlich erreicht wird, wiewohl in den komponirten Symptomen sich nicht selten einige befinden, auf die an ihrer eigentlichen Stelle wenigstens mit Parallelcitationen hätte hingewiesen werden sollen, wenn es meine Zeit verstattet hätte.

Die gewöhnliche Ordnung der Symptome ist folgende:

Schwindel,
Benebelung,
Verstandes-Mängel,
Gedächtniß Mängel,
Kopfweh, inneres, äußeres,
Stirne, Haare,
Gesicht überhaupt (vultus) } oder { *visus*
Augen und Gesicht (visus) } { *vultus*
Ohren, Gehör, (Kiefer-Gelenk),
Nase, Geruch,
Lippen,
Kinn,
Unterkiefer, (Unterkieferdrüsen),
Zähne,
Zunge, (Sprachfehler),
Speichel,
Innerer Hals, Rachen,
Schlund, Speiseröhre,
Geschmack,
Aufstoßen, Sood, Schlucksen,
Uebelkeit, Erbrechen,
Eß- und Trink-Lust[2], Hunger,
Herzgrube, (Magengrube), Magen,
Unterleib, Oberbauch, Lebergegend, Hypochondern, (Unterribbengegend),
Unterbauch,
Lendengegend[3],

Schooß, Bauchring,
Mastdarm, After, Mittelfleisch,
Stuhlgang,
Harn, Harnblase, Harnröhre,
Geschlechtstheile,
Geschlechtstrieb,
Geschlechtsvermögen, Samenerguß,
Monatsreinigung, Scheidefluß,

Niesen, Schnupfen, Katarrh, Heiserkeit,
Husten,
Odem,
Brust,
Herz-Bewegung,
Kreuz-Gegend, Lendenwirbel,
Rücken,
Schulterblätter,
Nacken,
Aeußerer Hals[4],
Schultern, (Achseln),
Arme, Hände,
Hüften, Becken,
Hinterbacken,
Ober- Unter-Schenkel, Unterfüße,
Die gemeinsamen Körper-Beschwerden und Hautübel,
Beschwerden in freier Luft,
Ausdünstung, Körpertemperatur, Verkältlichkeit,
Verheben, Paroxysmen,
Krämpfe, Lähmung, Schwäche, Ohnmacht,
Gähnen, Schläfrigkeit, Schlummer, Schlaf, Nachtbeschwerden,
Träume,
Fieber, Frost, Hitze, Schweiß,
Aengstlichkeit, Herzklopfen[5],
Unruhe, Zittern[6], Gemüthsveränderungen, Seelenkrankheiten.

Köthen, im Jenner 1830.
Samuel Hahnemann.

---

[2] Durst steht zuweilen hinter dem Schlucksen, und kömmt zum Theil auch unten bei den Fiebern mit vor.

[3] Zuweilen beim Rücken und den Lendenwirbeln mit eingeschaltet.

[4] Der äußere Hals kömmt zuweilen nach dem Unterkiefer mit vor.

[5] Das nicht ängstliche Herzklopfen kömmt unter den Brust-Beschwerden vor.

[6] Unruhe und Zittern, was bloß körperlich ist, und woran das Gemüth keinen Antheil nimmt, kömmt gewöhnlich bei den Gliedern oder unter den gemeinsamen Körper-Beschwerden vor.

Arzneimittelverzeichnis

Alle Arzneien in **fett** entsprechen der aktuellen, modernen Nomenklatur und somit den Kapitelüberschriften. In Grundschrift sind die zahlreichen Synonyme aufgelistet, die Hahnemann in seinen Originalwerken verwendet hat.

	Band	Seite		Band	Seite
A					
Acetas mercurii	2	1237	Belladonne	1	349
Acidum hydrochloricum	2	1265	Bergöl	3	1446
Acidum muriaticum	2	1265	Bilsenkraut	2	918
Acidum phosphoricum	3	1463	Bisam	2	1259
Aconitum napellus	1	23	Bismuthum	1	387
Aetzstoff	1	563	**Bismuthum subnitricum**	1	387
Agaricus muscarius	1	39	Bitterklee	2	1191
Agnus castus	1	56	Bittersalzerde	2	1088
Alaunerde	1	61	Bittersüß	2	813
Alumina	1	61	Blatt-Gold	1	311
Ambra	1	92	Blatt-Silber	1	197
Ambra ambrosiaca	1	91	Boras natricus	1	392
Ambra grisea	1	91	Borax	1	392
Ammonium carbonicum	1	103	**Borax veneta**	1	392
Ammonium muriaticum	1	123	Braunstein	2	1168
Ammonium-Salz	1	103	Braunstein, essigsaurer	2	1168
Anacardium	1	136	Brechweinstein	1	178
Anacardium orientale	1	136	Brenn-Waldrebe	1	679
Anakardien-Herznuß	1	136	**Bryonia alba**	1	406
Anemone pratensis	3	1551			
Angustura	1	154	**C**		
Angustura vera	1	154	**Calcarea carbonica**	1	427
Antimonium crudum	1	165	**Calcarea carbonica Hahnemanni**	1	427
Antimonium tartaricum	1	178	**Camphora officinarum**	1	471
Argentum metallicum	1	197	**Cannabis sativa**	1	483
Argentum nitricum	1	197	**Cantharis vesicatoria**	1	493
Argentum vivum	2	1202	**Capsicum annuum**	1	496
Argentum-Verbindungen	1	195	**Carbo animalis**	1	506
Arnica montana	1	205	Carbo ligni	1	527
Arsenicum	1	233	**Carbo vegetabilis**	1	526
Arsenicum album	1	222	Causticum	1	563
Arsenicum sulphuratum flavum	1	280	**Causticum Hahnemanni**	1	563
Arsenik	1	222	Chamille	1	601
Asa	1	281	Chamille-Mettram	1	598
Asa foetida	1	281	**Chamomilla**	1	598
Asarum europaeum	1	294	Chelidonium majus	1	613
Atropa Belladonna	1	349	**China officinalis**	1	619
Augentrost	2	839	Chinarinde	1	619
Augusturae	1	154	Cicuta virosa	1	661
Auripigmentum	1	280	Cina	1	669
Aurum	1	304	Cinasamen	1	669
Aurum foliatum	1	311	**Cinnabaris**	2	1238
Aurum fulminans	1	378	Clematis erecta	1	679
Aurum metallicum	1	311	**Cocculus indicus**	1	685
Aurum muriaticum	1	310	Coffea arabica	1	700
Aurum-Verbindungen	1	304	**Coffea cruda**	1	700
			Colchicum autumnale	1	708
B			**Colocynthis**	1	721
Bärlapp-Staub	2	1052	**Conium maculatum**	1	735
Baryta carbonica	1	329	Copaifera balsamum	1	761
Belladonna	1	349	**Copaiva officinalis**	1	761

	Band	Seite		Band	Seite
Cortex Angusturae	1	154	**I**		
Cucumis Colocynthis	1	721	**Ignatia amara**	2	934
Cuprum	1	762	Ignazbohne	2	934
Cuprum metallicum	1	762	**Iodium purum**	2	958
Cyclamen europaeum	1	772	**Ipecacuanha**	2	974
			Ipekakuanha	2	974
D					
Daphne Mezereum	2	1243	**J**		
Delphinium Staphisagria	3	1814	Jacea	3	1978
Digitalis	2	782	Jode	2	958
Digitalis purpurea	2	781	Jodine	2	958
Drosera rotundifolia	2	803	Jodium	2	958
Dulcamara	2	813			
			K		
E			Kaffee	1	700
Eisen	2	844	Kali	2	981
Erdscheibe	1	773	**Kali carbonicum**	2	981
Erdscheibe-Schweinsbrod	1	772	**Kali nitricum**	2	1018
Essigsaures Quecksilber	2	1237	Kalkerde	1	427
Euphorbium	2	831	Kalkerde, essigsaure	1	429
Euphorbium officinarum	2	831	Kalk-Schwefelleber	2	898
Euphrasia officinalis	2	839	Kampher	1	471
			Kanthariden	1	493
F			Kapsikum	1	496
Feld-Chamille	1	598	Kellerhals	2	1243
Ferrum	2	844	Keuschlamm	1	56
Ferrum metallicum	2	844	Kieselerde	3	1713
Fingerhut	2	781	Knall-Gold	1	328
Flammula Jovis	1	679	Kochsalz	2	1312
Flecken-Schierling	1	735	Kochsalzsäure	2	1265
Flieder	3	1653	Kochsalzsaure Bittersalzerde	2	1111
Fliegen-Pilz	1	39	Kockel	1	686
Flüchtiges Laugensalz	1	103	Kockelsamen	1	685
Freisam-Veilchen	3	1978	Kohle	1	506, 527
			Koloquinte	1	721
G			Königs-Kerze	3	1968
Gewächs-Laugensalz	2	981	Krähenaugen	2	1373
Gold	1	304	Kupfer	1	762
Gold-Auflösung	1	310			
Graphit	2	853	**L**		
Graphites	2	853	**Lamium album**	2	1037
Graue Ambra	1	91	Lebensbaum	3	1929
Guajacum	2	879	**Ledum palustre**	2	1042
Guajacum officinale	2	879	Leontodon Taraxacum	3	1920
Guajak	2	879	Lichtblume	1	708
Guajak-Gummi	2	879	Löwenzahn	3	1920
			Lycopodii pollen	2	1052
H			Lycopodium	2	1055
Hälmerchen	1	598	**Lycopodium clavatum**	2	1052
Hanf	1	483			
Haselwurzel	1	294	**M**		
Helleborus niger	2	888	Magnes artificialis	2	1130
Hepar sulphuris calcareum	2	898	**Magnesia carbonica**	2	1088
Herbstzeitlose	1	708	**Magnesia muriatica**	2	1111
Hollunder	3	1653	Magnesie	2	1088
Holzkohle	1	526	Magnesium	2	1168
Hyoscyamus niger	2	918	Magnet	2	1130
			Magnetis poli ambo	2	1134

	Band	Seite		Band	Seite
Magnetis polus arcticus	2	1155	**Platinum metallicum**	3	1536
Magnetis polus australis	2	1146	Porst	2	1042
Magnet-Wirkungen	2	1130	**Pulsatilla pratensis**	3	1551
Malacka-Nuß	1	136	Pulsatille	3	1551
Manganesium	2	1168	Purpur-Fingerhut	2	781
Manganum	2	1168			
Manganum aceticum	2	1168	**Q**		
Märzveilchen	3	1975	Quecksilber	2	1202
Meerzwiebel	3	1775	Quecksilber-Sublimat	2	1236
Meerzwiebel-Squille	3	1775			
Menispermum Cocculus	1	685	**R**		
Menyanthes trifoliata	2	1191	Raute	3	1618
Mercurius	2	1202	Reissblei	2	853
Mercurius aceticus	2	1237	Rhabarber	3	1583
Mercurius corrosivus	2	1236	Rheum	3	1583
Mercurius dulcis	2	1235	**Rheum palmatum**	3	1583
Mercurius praecipitatus ruber	2	1238	Rhus radicans	3	1590
Mercurius solubilis Hahnemanni	2	1206	**Rhus toxicodendron**	3	1590
Mercurius-Verbindungen	2	1202	Roher Spießglanz	1	165
Mercurius-Verbindungen, verschiedene	2	1239	Röst-Schwamm	3	1762
			Rothes Quecksilberoxyd	2	1238
Mezereum	2	1243	**Ruta graveolens**	3	1618
Mineralisches Laugensalz	2	1286			
Mohnsaft	3	1418	**S**		
Moschus	2	1259	**Sabadilla officinalis**	3	1628
Murias magnesiae	2	1111	Sabadillsaamen	3	1628
Muriaticum acidum	2	1265	**Sabina**	3	1642
			Sadebaum	3	1642
N			Sal culinare	2	1312
Natrium chloratum	2	1312	Salmiak	1	123
Natron	2	1286	Salpeter	2	1018
Natron (sub) boracicum	1	392	Salpetersäure	2	1343
Natrum carbonicum	2	1286	Salzsaure Gold-Auflösung	1	310
Natrum muriaticum	2	1312	Salzsaures Ammonium	1	123
Nerium Oleander	3	1407	**Sambucus nigra**	3	1653
Nitri acidum	2	1343	Sarsaparilla	3	1658
Nitricum acidum	2	1343	**Sarsaparilla officinalis**	3	1658
Nitrum	2	1018	Sassaparilla	3	1658
Nordpol des Magnetstabes	2	1155	Sassaparille	3	1658
Nux vomica	2	1373	Schierling	1	736
			Schöllkraut	1	613
O			Schwarz-Christwurzel	2	888
Oleander	3	1407	Schwarzes Quecksilberoxyd	2	1206
Oleum petrae	3	1446	Schwefel	3	1853
Operment	1	280	Schwefel, Dunst des brennenden	3	1906
Opium	3	1418	Schwefelleber, kalkerdige	2	898
			Schwefelleberluft in Mineralwässern	2	917
P			Schwefel-Säure	3	1907
Paris	3	1441	Schwefel-Spießglanz	1	165
Paris quadrifolia	3	1441	Schwererde	1	329
Petroleum	3	1446	Sem. Contra	1	669
Phosphor	3	1495	Semen Cinae	1	669
Phosphoricum acidum	3	1463	Semen Sabadillae	3	1628
Phosphor-Säure	3	1463	Semen Santonici	1	669
Phosphorus	3	1495	**Sepia**	3	1676
Platigña	3	1537	Sepia-Saft	3	1676
Platigne	3	1536	Silber	1	195
Platiña	3	1536	Silberauflösung, salpetersaure	1	197

	Band	Seite
Silicea	3	1716
Silicea terra	3	1713
Solanum Dulcamara	2	813
Sonnenthau	2	803
Spießglanz, weinsteinsaures	1	178
Spigelia anthelmia	3	1740
Spigelie	3	1740
Spongia marina tosta	3	1762
Spongia tosta	3	1762
Squilla maritima	3	1775
Stannum	3	1784
Stannum metallicum	3	1784
Staphysagria	3	1814
Stechapfel	3	1837
Steinöl	3	1446
Stephanskörner	3	1814
Stibium sulphuratum nigrum	1	165
Stibium tartaricum	1	178
Stramonium	3	1837
Strychnos	2	1373
Sturmhut	1	23
Südpol des Magnetstabes	2	1146
Sulphur	3	1853
Sulphuricum acidum	3	1907
T		
Taraxacum officinale	3	1920
Tartarus emeticus	1	178
Tartarus stibiatus	1	178
Terra calcarea acetica	1	429
Thierkohle	1	506
Thonerde	1	61
Thuja occidentalis	3	1929

	Band	Seite
V		
Valeriana officinalis	3	1947
Veratrum album	3	1948
Veratrum Sabadilla	3	1628
Verbascum thapsus	3	1968
Verschiedne Quecksilbermittel	2	1239
Versüßtes Quecksilber	2	1235
Vierblätterige Einbeere	3	1441
Viola odorata	3	1975
Viola tricolor	3	1978
Vitex agnus castus	1	56
W		
Weißbienensaug	2	1037
Weißnießwurzel	3	1948
Wismuth	1	387
Wismuthum	1	387
Wohlverleih	1	205
Wurzelsumach	3	1590
Wütherich	1	661
Z		
Zaunrebe	1	406
Zincum	3	1983
Zincum metallicum	3	1983
Zink	3	1983
Zinn	3	1784
Zinnober	2	1238